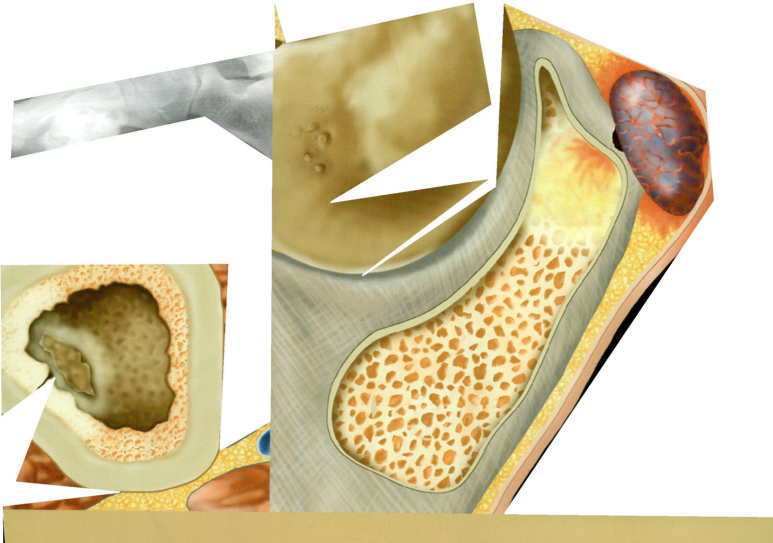

Diagnóstico por Imagem

Musculoesquelético
Doenças não Traumáticas
SEGUNDA EDIÇÃO

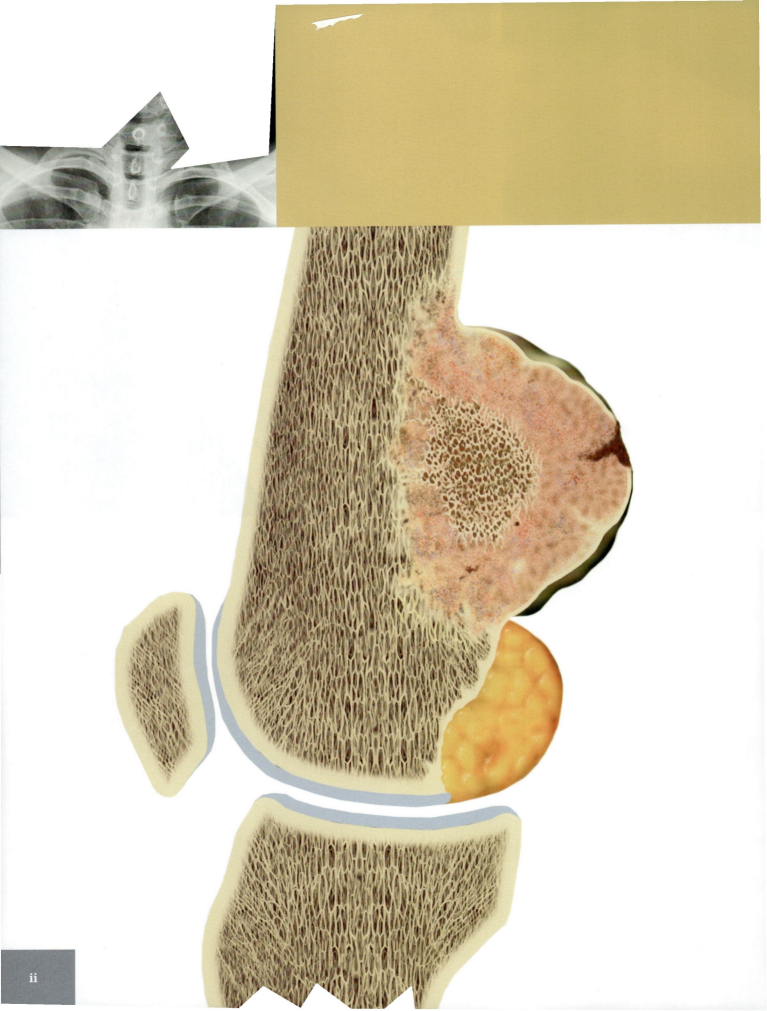

Diagnóstico por Imagem

Musculoesquelético
Doenças não Traumáticas
SEGUNDA EDIÇÃO

B.J. Manaster, MD, PhD, FACR
Emeritus Professor
Department of Radiology
University of Utah School of Medicine
Salt Lake City, Utah

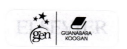

© 2019 Elsevier Editora Ltda.

Todos os direitos reservados e protegidos pela Lei 9.610 de 19/02/1998.

Nenhuma parte deste livro, sem autorização prévia por escrito da editora, poderá ser reproduzida ou transmitida sejam quais forem os meios empregados: eletrônicos, mecânicos, fotográficos, gravação ou quaisquer outros.
ISBN: 978-85-352-8838-4
ISBN versão eletrônica: 978-85-352-8960-2

DIAGNOSTIC IMAGING: MUSCULOSKELETAL: NON-TRAUMATIC DISEASE, SECOND EDITION
Copyright © 2016 by Elsevier. All rights reserved.

This translation of Diagnostic Imaging: Musculoskeletal: Non-Traumatic Disease, Second Edition, by B.J. Manaster, MD, PhD, FACR was undertaken by Elsevier Editora Ltda. and is published by arrangement with Elsevier Inc.

Esta tradução de Diagnostic Imaging: Musculoskeletal: Non-Traumatic Disease, Second Edition, de B.J. Manaster, MD, PhD, FACR foi produzida por Elsevier Editora Ltda. e publicada em conjunto com Elsevier Inc.
ISBN: 978-0-323-39252-5

Capa
Studio Creamcrackers

Editoração Eletrônica
Thomson Digital

Elsevier Editora Ltda.
Conhecimento sem Fronteiras

Rua da Assembléia, n° 100 – 6° andar
20011-904 – Centro – Rio de Janeiro – RJ

Rua Quintana, n° 753 – 8° andar
04569-011 – Brooklin – São Paulo – SP

Serviço de Atendimento ao Cliente
0800 026 53 40
atendimento1@elsevier.com

Consulte nosso catálogo completo, os últimos lançamentos e os serviços exclusivos no site www.elsevier.com.br

---

NOTA

Esta tradução foi produzida por Elsevier Brasil Ltda. sob sua exclusiva responsabilidade. Médicos e pesquisadores devem sempre fundamentar-se em sua experiência e no próprio conhecimento para avaliar e empregar quaisquer informações, métodos, substâncias ou experimentos descritos nesta publicação. Devido ao rápido avanço nas ciências médicas, particularmente, os diagnósticos e a posologia de medicamentos precisam ser verificados de maneira independente. Para todos os efeitos legais, a Editora, os autores, os editores ou colaboradores relacionados a esta tradução não assumem responsabilidade por qualquer dano/ou prejuízo causado a pessoas ou propriedades envolvendo responsabilidade pelo produto, negligência ou outros, ou advindos de qualquer uso ou aplicação de quaisquer métodos, produtos, instruções ou ideias contidos no conteúdo aqui publicado.

CIP-BRASIL. CATALOGAÇÃO NA PUBLICAÇÃO
SINDICATO NACIONAL DOS EDITORES DE LIVROS, RJ

M235d
2. ed.

    Manaster, B. J.
        Diagnóstico por imagem : musculoesquelético : doenças não traumáticas / B. J. Manaster ; [tradução Adriana Nascimento] ... [et al.] ; [revisão científica Frederico Celestino Miranda]. - 2. ed. - Rio de Janeiro : Elsevier, 2019.
        : il.

        Tradução de: Diagnostic imaging : musculoskeletal : non-traumatic disease, second edition
        Inclui índice
        ISBN 978-85-352-8838-4

        1. Sistema musculoesquelético. 2. Diagnóstico por imagem. I. Nascimento, Adriana. II. Miranda, Frederico Celestino. III. Título.
18-49316   CDD: 616.7
                CDU: 616.7

Meri Gleice Rodrigues de Souza - Bibliotecária CRB-7/6439
25/04/2018 03/05/2018

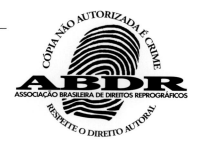

Tradução e Revisão Científica

TRADUÇÃO

Adriana Paulino Nascimento
Mestre em Morfologia pela UERJ
Doutora em Biologia Humana e Experimental pela UERJ
Pós-doutora do Laboratório de Histocompatibilidade e Criopreservação (HLA-UERJ)

Fernando Diniz Mundim
Professor adjunto (aposentado) do Instituto de Psiquiatria, Faculdade de Medicina da UFRJ

José de Assis Silva Júnior
Mestre e Doutor em Patologia pela UFF
Especialista em Estomatologia pela UFRJ

Miriam Yoshie Tamaoki
Odontóloga formada pela Faculdade de Odontologia da Universidade São Paulo

Paula Diniz
Doutora em Estudos da Linguagem pela PUC-Rio

Soraya Imon de Oliveira
Bacharel em Ciências Biológicas – mod. Médica pelo IB/UNESP – Botucatu – SP
Doutora em Ciências – Imunologia pelo ICB/USP – São Paulo – SP

Teodoro Lorent
Mestre em Literatura Comparada
Mestre em Letras (Português/Espanhol)
Bacharelado em Jornalismo
Universidade de Wisconsin-Madison, EUA

REVISÃO CIENTÍFICA

Frederico Celestino Miranda
Membro Titular do Colégio Brasileiro de Radiologia e Diagnóstico por Imagem
Médico Radiologista do Departamento de Imagem do Hospital Israelita Albert Einstein, São Paulo-SP
Médico Radiologista do Centro de Diagnósticos Brasil (CDB), São Paulo-SP

Dedicatória

Esse livro é dedicado a todos os membros de minha família, meus colegas e meus alunos. Aprendi muito com cada um de vocês, e essa parceria é para mim um tesouro de valor inestimável.

BJM

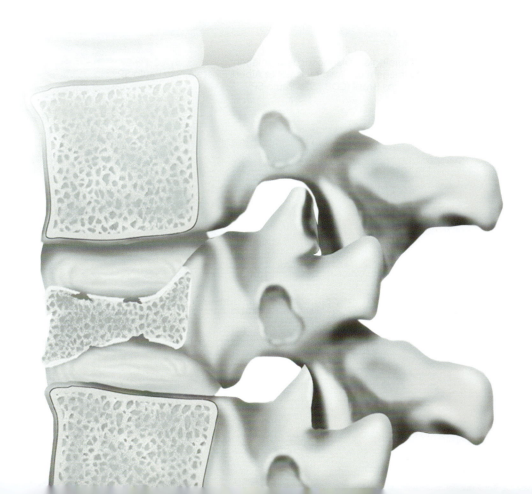

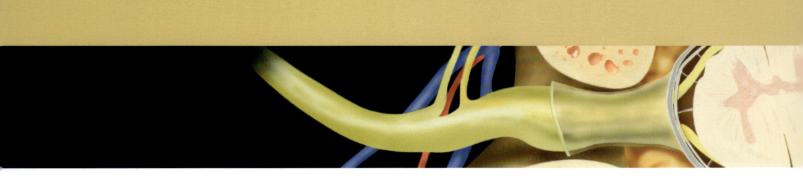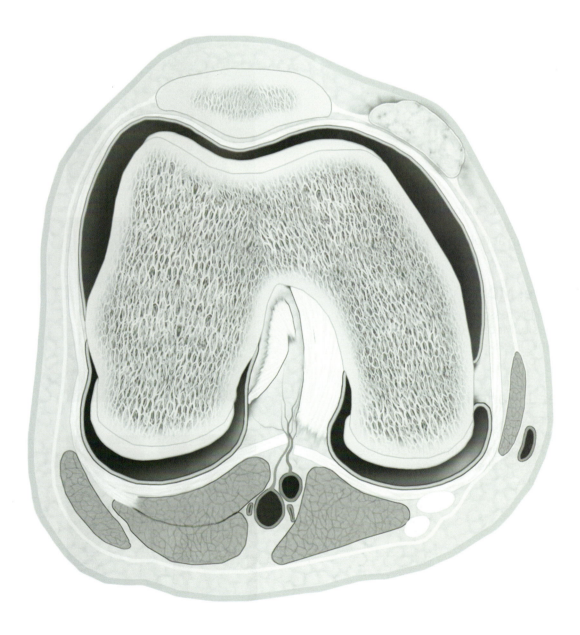

Autores Colaboradores

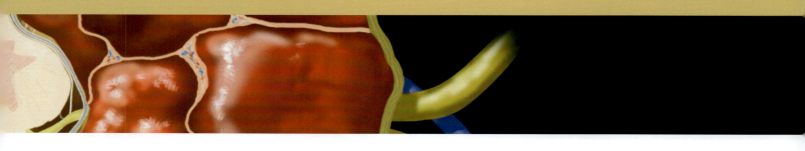

Catherine C. Roberts, MD
Professor of Radiology
Mayo Clinic
Scottsdale, Arizona

Cheryl A. Petersilge, MD, MBA
Clinical Professor of Radiology
Cleveland Clinic Lerner College of Medicine
Case Western Reserve University
Cleveland, Ohio

Julia R. Crim, MD
Chief of Musculoskeletal Radiology
Professor of Radiology
University of Missouri at Columbia
Columbia, Missouri

Sandra Moore, MD
Assistant Clinical Professor
New York University Medical Center
Hospital for Joint Diseases
New York, New York

Christopher J. Hanrahan, MD, PhD
Associate Professor
Musculoskeletal Division Section Chief
Department of Radiology and Imaging Sciences
University of Utah School of Medicine
Salt Lake City, Utah

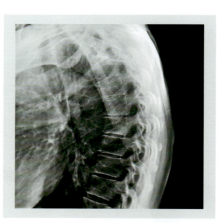

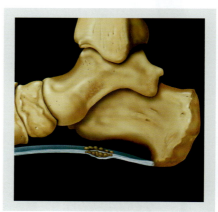

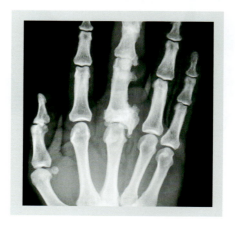

Prefácio

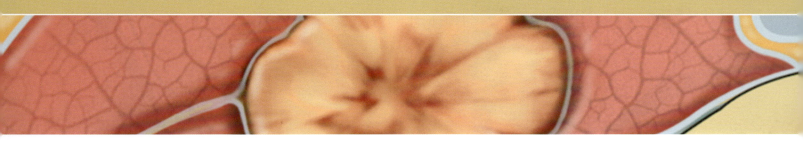

É com muito prazer que apresentamos a segunda edição de *Diagnóstico por Imagem: Musculoesquelético: Doenças não Traumáticas*. Junto com o livro complementar, *Diagnóstico por Imagem: Musculoesquelético: Traumatismo*, proporcionamos a cobertura completa do extenso tópico de aquisição de imagens musculoesqueléticas no formato padrão da obra *Diagnóstico por Imagem*. Mais de 1.000 páginas e milhares de imagens fornecem conhecimento detalhado sobre artrites, tumores ósseos, tumores de partes moles, doenças metabólicas ósseas, processos infecciosos, doenças sistêmicas, o que colabora para a compreensão de anomalias ósseas, anomalias medicamentosas e nutricionais, em complementação a doenças ósseas e anomalias musculoesqueléticas congênitas de desenvolvimento. Diante da expectativa de se encontrar tópicos sobre implantes e "aparelhos" ortopédicos em livros de doenças traumáticas ou não traumáticas optamos por incluir tais assuntos na presente publicação.

Como na primeira edição, mantivemos uma equipe bem reduzida de autores. Assim, preservamos a vantagem de uma qualidade uniforme em todo o livro, para assegurar que não haja duplicação de temas ou de informações e, ao mesmo tempo, garantir a cobertura completa dos tópicos.

Respeitamos o estilo do *Diagnóstico por Imagem*, de texto em itens e com os setores Dados Principais. As introduções das seções principais em forma de narrativa apresentam a abordagem do autor sobre temas difíceis, e sua leitura vale a pena. As informações em tabelas e também em gráficos aumentam a compreensão de alguns tópicos e podem servir de referência rápida.

As imagens clínicas foram atualizadas para esta edição e, assim como na anterior, estão disponíveis em número maior que na maioria dos tratados atuais. Como muitas das doenças musculoesqueléticas, se não sua totalidade, raramente têm uma única apresentação na aquisição de imagens, incluímos suas variações em aparência e não desperdiçamos espaço mostrando casos semelhantes.

O texto e as referências foram atualizados para esta edição. Foram adicionados alguns tópicos novos, especialmente na seção Condições Musculoesqueléticas Induzidas por Fármacos e Nutricionais. Os autores têm a esperança e a expectativa de que você considere nossa contribuição valiosa para sua prática.

B.J. Manaster, MD, PhD, FACR
Emeritus Professor
Department of Radiology
University of Utah School of Medicine
Salt Lake City, Utah

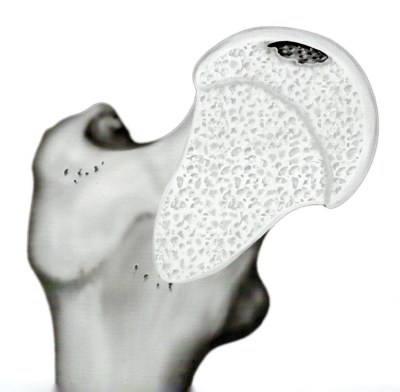

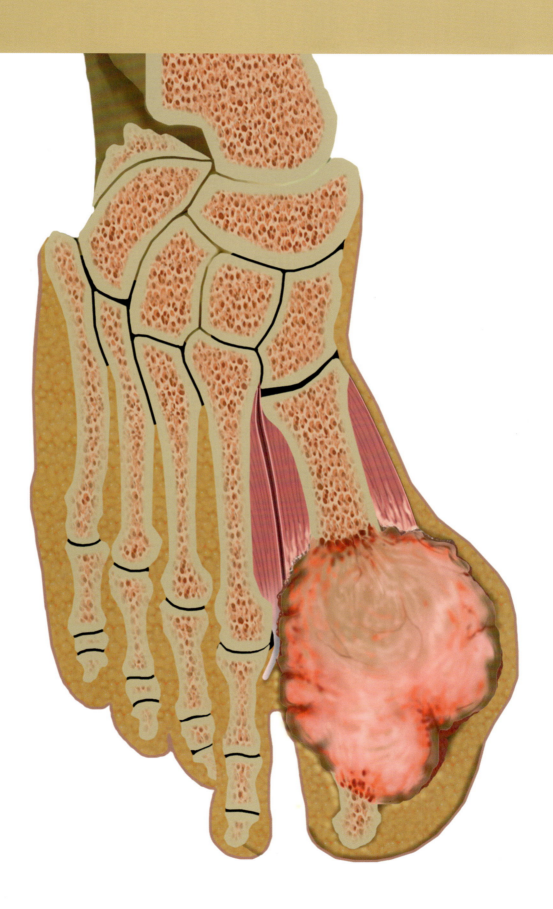

Agradecimentos

Text Editors
Arthur G. Gelsinger, MA
Nina I. Bennett, BA
Terry W. Ferrell, MS
Karen E. Concannon, MA, PhD
Emily C. Fassett, BA
Matt Hoecherl, BS
Tricia L. Cannon, BA

Image Editors
Jeffrey J. Marmorstone, BS
Lisa A. M. Steadman, BS
Medical Editor
Megan K. Mills, MD

Illustrations
Richard Coombs, MS
Lane R. Bennion, MS
Laura C. Sesto, MA

Art Direction and Design
Tom M. Olson, BA
Laura C. Sesto, MA

Lead Editor
Lisa A. Gervais, BS

Production Coordinators
Angela M. G. Terry, BA
Rebecca L. Hutchinson, BA

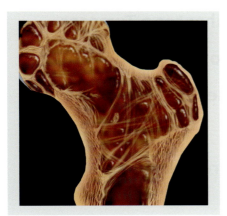
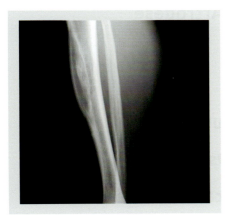
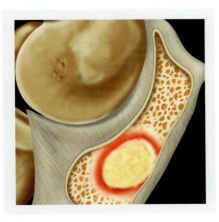
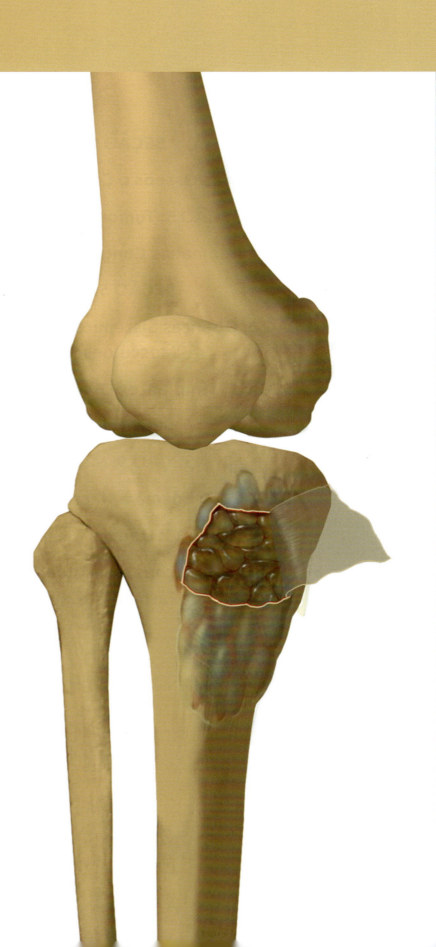

Seções

SEÇÃO 1: Artrites

SEÇÃO 2: Tumores Ósseos e Condições Semelhantes a Tumores

SEÇÃO 3: Tumores de Partes Moles

SEÇÃO 4: Anomalias Congênitas e de Desenvolvimento

SEÇÃO 5: Displasias

SEÇÃO 6: Doenças Sistêmicas com Comprometimento Musculoesquelético

SEÇÃO 7: Implantes Ortopédicos ou Artrodese

SEÇÃO 8: Infecções

SEÇÃO 9: Medula Óssea

SEÇÃO 10: Edema e Necrose de Medula Óssea

SEÇÃO 11: Doença Metabólica Óssea

SEÇÃO 12: Condições Musculoesqueléticas Induzidas por Fármacos e Nutricionais

SUMÁRIO

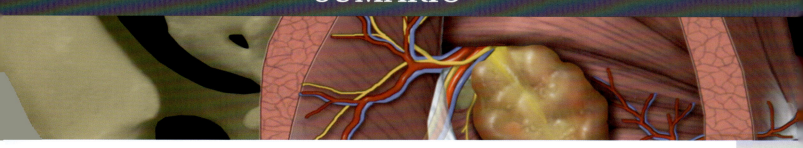

SEÇÃO 1 : ARTRITES

INTRODUÇÃO E REVISÃO

4   Introdução a Artrites
    B.J. Manaster, MD, PhD, FACR

EROSIVAS

10 Artrite Reumatoide de Esqueleto Axial
    B.J. Manaster, MD, PhD, FACR
16 Artrite Reumatoide de Ombro e de Cotovelo
    B.J. Manaster, MD, PhD, FACR
22 Artrite Reumatoide de Punho e de Mão
    B.J. Manaster, MD, PhD, FACR
28 Artrite Reumatoide de Quadril
    B.J. Manaster, MD, PhD, FACR
32 Artrite Reumatoide de Joelho
    B.J. Manaster, MD, PhD, FACR
36 Artrite Reumatoide de Tornozelo e de Pé
    B.J. Manaster, MD, PhD, FACR
40 Artrite Reumatoide Robusta
    B.J. Manaster, MD, PhD, FACR
41 Síndrome de Felty
    B.J. Manaster, MD, PhD, FACR
42 Artrite Idiopática Juvenil
    B.J. Manaster, MD, PhD, FACR
48 Doença de Still Adulta
    B.J. Manaster, MD, PhD, FACR

PRODUTIVAS

50 Osteoartrite de Esqueleto Axial
    B.J. Manaster, MD, PhD, FACR
54 DISH
    B.J. Manaster, MD, PhD, FACR
60 OPPL
    B.J. Manaster, MD, PhD, FACR
64 Osteoartrite de Ombro e de Cotovelo
    B.J. Manaster, MD, PhD, FACR
68 Osteoartrite de Punho e de Mão
    B.J. Manaster, MD, PhD, FACR
72 Osteoartrite de Quadril
    B.J. Manaster, MD, PhD, FACR
78 Osteoartrite de Joelho
    B.J. Manaster, MD, PhD, FACR

EROSIVAS E PRODUTIVAS MISTAS

84 Espondilite Anquilosante
    B.J. Manaster, MD, PhD, FACR
90 Artrite de Doença Inflamatória Intestinal
    B.J. Manaster, MD, PhD, FACR

96 Artrite Psoriática
    B.J. Manaster, MD, PhD, FACR
102 Artrite Reativa Crônica
    B.J. Manaster, MD, PhD, FACR

CAUSADAS POR TRANSTORNOS BIOQUÍMICOS OU POR DOENÇAS POR DEPÓSITO

108 Gota
    B.J. Manaster, MD, PhD, FACR
114 Artropatia por Pirofosfato
    B.J. Manaster, MD, PhD, FACR
120 Doença por Depósito de Hidroxiapatita
    B.J. Manaster, MD, PhD, FACR
126 Depósito Amiloide
    B.J. Manaster, MD, PhD, FACR
132 Hemocromatose
    B.J. Manaster, MD, PhD, FACR
133 Ocronose
    B.J. Manaster, MD, PhD, FACR
134 Doença de Wilson
    B.J. Manaster, MD, PhD, FACR
135 Oxalose
    B.J. Manaster, MD, PhD, FACR

TRANSTORNOS ARTICULARES DIVERSOS

136 Sinovite Vilonodular Pigmentada (PVNS)
    B.J. Manaster, MD, PhD, FACR
142 Condroma Intra-articular
    B.J. Manaster, MD, PhD, FACR
146 Sinovite Nodular (Intra-articular)
    B.J. Manaster, MD, PhD, FACR
150 Reticulo-histiocitose Multicêntrica
    B.J. Manaster, MD, PhD, FACR
151 Malformação Vascular Sinovial
    B.J. Manaster, MD, PhD, FACR
152 Condromatose Sinovial
    B.J. Manaster, MD, PhD, FACR
158 Charcot (Neuropático)
    B.J. Manaster, MD, PhD, FACR
164 Osteoartropatia Hipertrófica
    B.J. Manaster, MD, PhD, FACR
170 Síndrome de Dor Regional Complexa
    B.J. Manaster, MD, PhD, FACR

SEÇÃO 2 : TUMORES ÓSSEOS E CONDIÇÕES SEMELHANTES A TUMORES

INTRODUÇÃO E REVISÃO

178 Tumores Ósseos: Diagnóstico, Estadiamento e Biopsia
    B.J. Manaster, MD, PhD, FACR

SUMÁRIO

186 Tumores Ósseos: Opções de Tratamento e Acompanhamento
B.J. Manaster, MD, PhD, FACR

TUMORES FORMADORES DE OSSO

192 Enostose (Ilhota Óssea)
B.J. Manaster, MD, PhD, FACR

196 Osteoma
B.J. Manaster, MD, PhD, FACR

202 Osteoma Osteoide
B.J. Manaster, MD, PhD, FACR

208 Osteoblastoma
B.J. Manaster, MD, PhD, FACR

214 Osteossarcoma Convencional
B.J. Manaster, MD, PhD, FACR

220 Osteossarcoma Parosteal
B.J. Manaster, MD, PhD, FACR

226 Osteossarcoma Periosteal
B. J. Manaster, MD, PhD, FACR

230 Osteossarcoma Telangiectásico
B.J. Manaster, MD, PhD, FACR

234 Osteossarcoma Intraósseo de Baixo Grau
B. J. Manaster, MD, PhD, FACR

238 Osteoswarcoma de Superfície de Alto Grau
B.J. Manaster, MD, PhD, FACR

240 Osteossarcoma Secundário
B.J. Manaster, MD, PhD, FACR

TUMORES FORMADORES DE CARTILAGEM

244 Encondroma
B.J. Manaster, MD, PhD, FACR

250 Osteocondroma
B.J. Manaster, MD, PhD, FACR

256 Exostoses Múltiplas Hereditárias
B.J. Manaster, MD, PhD, FACR

262 Condroblastoma
B.J. Manaster, MD, PhD, FACR

266 Fibroma Condromixoide
B.J. Manaster, MD, PhD, FACR

270 Condroma Periosteal
B.J. Manaster, MD, PhD, FACR

276 Condrossarcoma
B.J. Manaster, MD, PhD, FACR

282 Condrossarcoma Desdiferenciado
B.J. Manaster, MD, PhD, FACR

284 Condrossarcoma Periosteal
B.J. Manaster, MD, PhD, FACR

286 Condrossarcoma de Células Claras
B. J. Manaster, MD, PhD, FACR

TUMORES DA MEDULA ÓSSEA

288 Plasmacitoma
B.J. Manaster, MD, PhD, FACR e Chris Hanrahan, MD, PhD

294 Mieloma Múltiplo
Chris Hanrahan, MD, PhD

300 Síndrome de POEMS
B.J. Manaster, MD, PhD, FACR

302 Sarcoma de Ewing
B.J. Manaster, MD, PhD, FACR

308 Leucemia: Manifestações Ósseas
B.J. Manaster, MD, PhD, FACR

312 Linfoma Ósseo
B.J. Manaster, MD, PhD, FACR

318 Metástases: Medula Óssea
B.J. Manaster, MD, PhD, FACR

OUTROS TUMORES ÓSSEOS

324 Fibroma Desmoplásico
B.J. Manaster, MD, PhD, FACR

326 Tumor Lipoesclerosante Mixofibroso
B.J. Manaster, MD, PhD, FACR

328 Histiocitoma Fibroso Maligno Ósseo
B.J. Manaster, MD, PhD, FACR

332 Fibrossarcoma
B.J. Manaster, MD, PhD, FACR

334 Lipoma Intraósseo
B.J. Manaster, MD, PhD, FACR

338 Tumor de Células Gigantes
B.J. Manaster, MD, PhD, FACR

344 Adamantinoma
B.J. Manaster, MD, PhD, FACR

348 Hemangioma: Intraósseo
B. J. Manaster, MD, PhD, FACR

354 Hemangiopericitoma: Ósseo
B.J. Manaster, MD, PhD, FACR

355 Hemangioendotelioma: Ósseo
B.J. Manaster, MD, PhD, FACR

356 Angiossarcoma: Ósseo
B.J. Manaster, MD, PhD, FACR

360 Cordoma
B.J. Manaster, MD, PhD, FACR

CONDIÇÕES SEMELHANTES A TUMORES

364 Doença de Paget
B.J. Manaster, MD, PhD, FACR

370 Histiocitose de Células de Langerhans
B.J. Manaster, MD, PhD, FACR

376 Displasia Fibrosa
B.J. Manaster, MD, PhD, FACR

382 Displasia Osteofibrosa
B.J. Manaster, MD, PhD, FACR

388 Cisto Ósseo Simples
B.J. Manaster, MD, PhD, FACR

394 Cisto Ósseo Aneurismático
B.J. Manaster, MD, PhD, FACR

400 Fibroxantoma
B.J. Manaster, MD, PhD, FACR

404 Doença de Trevor-Fairbank
B.J. Manaster, MD, PhD, FACR

ANORMALIDADES INDUZIDAS POR RADIAÇÃO

406 Complicações Esqueléticas Induzidas por Radiação
B.J. Manaster, MD, PhD, FACR

SUMÁRIO

SEÇÃO 3 : TUMORES DE PARTES MOLES

INTRODUÇÃO E REVISÃO

414 Introdução aos Tumores de Partes Moles
Catherine C. Roberts, MD

TUMORES ADIPOCÍTICOS

TUMORES ADIPOCÍTICOS BENIGNOS

422 Lipoma: Partes Moles
Catherine C. Roberts, MD, e B.J. Manaster, MD, PhD, FACR

428 Lipomatose
Catherine C. Roberts, MD

434 Lipomatose: Nervo
Catherine C. Roberts, MD, e B.J. Manaster, MD, PhD, FACR

438 Macrodistrofia Lipomatosa
Catherine C. Roberts, MD

442 Lipoma Arborescente: Joelho
Catherine C. Roberts, MD, e B.J. Manaster, MD, PhD, FACR

446 Lipoblastoma/Lipoblastomatose
Catherine C. Roberts, MD

448 Hibernoma
Catherine C. Roberts, MD

452 Lipoma Parosteal
Catherine C. Roberts, MD, e B.J. Manaster, MD, PhD, FACR

TUMORES ADIPOCÍTICOS INTERMEDIÁRIOS

456 Tumor Lipomatoso Atípico
Catherine C. Roberts, MD

TUMORES ADIPOCÍTICOS MALIGNOS

460 Lipossarcoma Mixoide
Catherine C. Roberts, MD, e B.J. Manaster, MD, PhD, FACR

464 Lipossarcoma Pleomórfico
Catherine C. Roberts, MD

465 Lipossarcoma Desdiferenciado
Catherine C. Roberts, MD

TUMORES FIBROBLÁSTICOS/MIOBLÁSTICOS

TUMORES FIBROSOS BENIGNOS

466 Fasciíte Nodular Proliferativa
Catherine C. Roberts, MD

467 Proliferação Osteocondromatosa Parosteal Bizarra
Catherine C. Roberts, MD

468 Elastofibroma
Catherine C. Roberts, MD

472 Hamartoma Fibroso da Infância
Catherine C. Roberts, MD

473 Miofibroma/Miofibromatose
Catherine C. Roberts, MD

474 Fibromatose Coli
Catherine C. Roberts, MD

475 Fibromatose Hialina Juvenil
Catherine C. Roberts, MD

476 Fibroma da Bainha do Tendão
Catherine C. Roberts, MD

480 Fibroblastoma Desmoplásico
Catherine C. Roberts, MD

482 Fibroma Aponeurótico Calcificante
Catherine C. Roberts, MD

TUMORES FIBROSOS INTERMEDIÁRIOS (LOCALMENTE AGRESSIVOS)

484 Fibromatose Superficial
Catherine C. Roberts, MD

488 Fibromatose Tipo Desmoide
Catherine C. Roberts, MD, e B.J. Manaster, MD, PhD, FACR

TUMORES FIBRO-HISTIOCÍTICOS INTERMEDIÁRIOS (RARAMENTE METASTATIZANTES)

494 Tumor Fibroso Solitário e Hemangiopericitoma
Catherine C. Roberts, MD, e B.J. Manaster, MD, PhD, FACR

500 Tumor Miofibroblástico Inflamatório
Catherine C. Roberts, MD

504 Fibrossarcoma Infantil
Catherine C. Roberts, MD

TUMORES FIBROSOS MALIGNOS

506 Fibrossarcoma: Partes Moles
Catherine C. Roberts, MD

510 Mixofibrossarcoma
Catherine C. Roberts, MD

514 Sarcoma Fibromixoide de Baixo Grau
Catherine C. Roberts, MD

516 Fibrossarcoma Epitelioide Esclerosante
Catherine C. Roberts, MD

TUMORES DITOS FIBRO-HISTOCÍTICOS

TUMORES FIBRO-HISTIOCÍTICOS BENIGNOS

520 Tumor de Célula Gigante da Bainha do Tendão
Catherine C. Roberts, MD, e B.J. Manaster, MD, PhD, FACR

526 Tumor de Célula Gigante Tipo Difuso (SVNP Extra-articular)
Catherine C. Roberts, MD

528 Histiocitoma Fibroso Benigno Profundo
Catherine C. Roberts, MD

TUMORES FIBRO-HISTIOCÍTICOS MALIGNOS

530 Sarcoma Pleomórfico Indiferenciado
Catherine C. Roberts, MD, e B.J. Manaster, MD, PhD, FACR

534 Sarcoma Pleomórfico Indiferenciado com Inflamação Proeminente
Catherine C. Roberts, MD

SUMÁRIO

536 Dermatofibrossarcoma Protuberante
Catherine C. Roberts, MD

TUMORES DO MÚSCULO LISO

TUMORES DO MÚSCULO LISO, BENIGNOS

540 Angioleiomioma
Catherine C. Roberts, MD

542 Leiomioma: Superficial e Profundo
Catherine C. Roberts, MD

TUMORES DO MÚSCULO LISO, MALIGNOS

546 Leiomiossarcoma
Catherine C. Roberts, MD, e B.J. Manaster, MD, PhD, FACR

TUMORES PERICÍTICOS (PERIVASCULARES)

552 Tumor Glômico
Catherine C. Roberts, MD

TUMORES DO MÚSCULO ESQUELÉTICO

TUMORES DO MÚSCULO ESQUELÉTICO, BENIGNOS

556 Rabdomioma
Catherine C. Roberts, MD

TUMORES DO MÚSCULO ESQUELÉTICO, MALIGNOS

558 Rabdomiossarcoma
Catherine C. Roberts, MD

TUMORES VASCULARES E LINFÁTICOS

TUMORES VASCULARES BENIGNOS

564 Hemangioma e Malformações Vasculares: Partes Moles
Catherine C. Roberts, MD, e B.J. Manaster, MD, PhD, FACR

570 Angiomatose
Catherine C. Roberts, MD

572 Síndrome de Klippel-Trenaunay-Weber
Catherine C. Roberts, MD

576 Linfangioma
Catherine C. Roberts, MD

TUMORES VASCULARES INTERMEDIÁRIOS (RARAMENTE METASTATIZANTES)

580 Sarcoma de Kaposi
Catherine C. Roberts, MD

584 Hemangioendotelioma: Partes Moles
Catherine C. Roberts, MD

TUMORES VASCULARES MALIGNOS

586 Angiossarcoma: Partes Moles
B.J. Manaster, MD, PhD, FACR

TUMORES CONDRO-ÓSSEOS

590 Condroma: Partes Moles
Catherine C. Roberts, MD

592 Condrossarcoma Mesenquimal Extraesquelético
Catherine C. Roberts, MD

594 Osteossarcoma Extraesquelético
Catherine C. Roberts, MD

TUMORES DE DIFERENCIAÇÃO INCERTA

TUMORES BENIGNOS DE DIFERENCIAÇÃO INCERTA

598 Mixoma Intramuscular
B.J. Manaster, MD, PhD, FACR

TUMORES INTERMEDIÁRIOS (RARAMENTE METASTÁTICOS) DE DIFERENCIAÇÃO INCERTA

604 Tumor Fibromixoide Ossificante
Catherine C. Roberts, MD

TUMORES MALIGNOS DE DIFERENCIAÇÃO INCERTA

606 Sarcoma Sinovial
Catherine C. Roberts, MD, e B.J. Manaster, MD, PhD, FACR

612 Sarcoma Epitelioide
Catherine C. Roberts, MD

616 Condrossarcoma Mixoide Extraesquelético
Catherine C. Roberts, MD, e B.J. Manaster, MD, PhD, FACR

620 TNEP/Sarcoma de Ewing Extraesquelético
Catherine C. Roberts, MD

TUMORES DA BAINHA DO NERVO PERIFÉRICO

NÃO NEOPLÁSICO

622 Neuroma de Morton
Catherine C. Roberts, MD

626 Neuroma Traumático
Catherine C. Roberts, MD

NEUROFIBROMA

628 Neurofibroma
Catherine C. Roberts, MD, e B.J. Manaster, MD, PhD, FACR

SCHWANNOMA

634 Schwannoma
Catherine C. Roberts, MD, e B.J. Manaster, MD, PhD, FACR

TUMOR MALIGNO DA BAINHA DO NERVO PERIFÉRICO

640 Tumor Maligno da Bainha de Nervo Periférico
Catherine C. Roberts, MD

LESÕES DE PELE E SUBCUTÂNEAS

644 Cisto de Inclusão Epidérmica
Catherine C. Roberts, MD

646 Nódulo Reumatoide
Catherine C. Roberts, MD

SUMÁRIO

650 Metástases: Partes Moles
Catherine C. Roberts, MD

654 Melanoma
Catherine C. Roberts, MD

IMITAÇÃO DE TUMOR DE PARTES MOLES

660 Imitação de Tumor de Partes Moles: Infecção/Inflamação
Catherine C. Roberts, MD

664 Imitação de Tumor de Partes Moles: Vascular
Catherine C. Roberts, MD

668 Imitação de Tumor de Partes Moles: Doença por Deposição de Cristal
Catherine C. Roberts, MD

672 Imitação de Tumor de Partes Moles: Outros
Catherine C. Roberts, MD

678 Miosite Ossificante/Ossificação Heterotópica
B.J. Manaster, MD, PhD, FACR

684 Xantoma
Catherine C. Roberts, MD

SEÇÃO 4 ANOMALIAS CONGÊNITAS E DE DESENVOLVIMENTO

GERAL

690 Artrogripose
B.J. Manaster, MD, PhD, FACR

691 Síndrome da Banda Amniótica
B.J. Manaster, MD, PhD, FACR

692 Paralisia Cerebral
B.J. Manaster, MD, PhD, FACR

693 Síndrome de Down (Trissomia 21)
B J. Manaster, MD, PhD, FACR

694 Fibrodisplasia Ossificante Progressiva
B.J. Manaster, MD, PhD, FACR

695 Distrofia Muscular
B.J. Manaster, MD, PhD, FACR

696 Neurofibromatose
B.J. Manaster, MD, PhD, FACR

702 Osteogênese Imperfeita
B.J. Manaster, MD, PhD, FACR

708 Síndrome de Turner
B.J. Manaster, MD, PhD, FACR

EXTREMIDADE SUPERIOR

709 Hipoplasia da Glenoide
B.J. Manaster, MD, PhD, FACR

710 Deformidade de Madelung
B.J. Manaster, MD, PhD, FACR

714 Variância Ulnar
B.J. Manaster, MD, PhD, FACR

EXTREMIDADE INFERIOR

718 Displasia do Desenvolvimento do Quadril
B.J. Manaster, MD, PhD, FACR

724 Deslizamento da Epífise Femoral Capital
B.J. Manaster, MD, PhD, FACR

730 Deficiência Femoral Focal Proximal
B.J. Manaster, MD, PhD, FACR

734 Doença de Osgood-Schlatter
B.J. Manaster, MD, PhD, FACR

735 Doença de Sinding-Larsen-Johansson
B.J. Manaster, MD, PhD, FACR

736 Doença de Blount
B.J. Manaster, MD, PhD, FACR

738 Pé Chato (Pes Planus)
B.J. Manaster, MD, PhD, FACR

744 Pé Torto (Talipes Equinovarus)
B.J. Manaster, MD, PhD, FACR

748 Tálus Vertical Congênito (Pé em "Mata-borrão")
B.J. Manaster, MD, PhD, FACR

749 Pé Cavo
B.J. Manaster, MD, PhD, FACR

750 Coalizão Tarsal
B.J. Manaster, MD, PhD, FACR

SEÇÃO 5 : DISPLASIAS

DISPLASIAS ESQUELÉTICAS

DISPLASIA RELACIONADA COM NANISMO

758 Introdução às Displasias Relacionadas com Nanismo
Cheryl A. Petersilge, MD, MBA

762 Acondroplasia
Cheryl A. Petersilge, MD, MBA

766 Pseudoacondroplasia
Cheryl A. Petersilge, MD, MBA

767 Acondrogênese
Cheryl A. Petersilge, MD, MBA

768 Nanismo Tanatofórico
Cheryl A. Petersilge, MD, MBA

770 Distrofia Torácica Asfixiante de Jeune
Cheryl A. Petersilge, MD, MBA

771 Displasia Condroectodérmica (Ellis-van Creveld)
Cheryl A. Petersilge, MD, MBA

772 Displasia Espondiloepifisária
Cheryl A. Petersilge, MD, MBA

776 Displasia Epifisária Múltipla
Cheryl A. Petersilge, MD, MBA

DISPLASIAS NÃO RELACIONADAS COM NANISMO

780 Doença de Ollier
Cheryl A. Petersilge, MD, MBA

784 Síndrome de Maffucci
Cheryl A. Petersilge, MD, MBA

785 Condrodisplasia Punctata
Cheryl A. Petersilge, MD, MBA

786 Displasia Cleidocraniana
Cheryl A. Petersilge, MD, MBA

787 Doença de Caffey
Cheryl A. Petersilge, MD, MBA

788 Doença de Fong (Síndrome da Unha-patela)
Cheryl A. Petersilge, MD, MBA

DISPLASIAS ESCLEROSANTES

790 Mielorreostose
Cheryl A. Petersilge, MD, MBA, e B.J. Manaster, MD, PhD, FACR

SUMÁRIO

794 Displasia Diafisária Progressiva
Cheryl A. Petersilge, MD, MBA

798 Osteopetrose
Cheryl A. Petersilge, MD, MBA

804 Picnodisostose
Cheryl A. Petersilge, MD, MBA

808 Osteíte Condensante
Cheryl A. Petersilge, MD, MBA

810 Osteíte Púbica: Origem não Traumática
Cheryl A. Petersilge, MD, MBA

812 Osteoesclerose Intramedular
Cheryl A. Petersilge, MD, MBA

813 Outras Condições Esclerosantes do Osso
Cheryl A. Petersilge, MD, MBA

SEÇÃO 6 : DOENÇAS SISTÊMICAS COM COMPROMETIMENTO MUSCULOESQUELÉTICO

GERAL

816 Complicações da Paraplegia
B J. Manaster, MD, PhD, FACR

820 Acro-osteólise
B.J. Manaster, MD, PhD, FACR

824 Anemia Falciforme
B.J. Manaster, MD, PhD, FACR

830 Talassemia
B.J. Manaster, MD, PhD, FACR

836 Mielofibrose
B.J. Manaster, MD, PhD, FACR

840 Hemofilia
B.J. Manaster, MD, PhD, FACR

846 Diabetes
B.J. Manaster, MD, PhD, FACR

852 HIV-AIDS
B.J. Manaster, MD, PhD, FACR

858 Sarcoidose: Osso
B.J. Manaster, MD, PhD, FACR

862 Sarcoidose: Músculo
B.J. Manaster, MD, PhD, FACR

864 Sarcoidose: Articulação
B.J. Manaster, MD, PhD, FACR

865 Sarcoidose: Partes Moles
B. J. Manaster, MD, PhD, FACR

866 Mastocitose
B.J. Manaster, MD, PhD, FACR

868 Esclerose Tuberosa
B.J. Manaster, MD, PhD, FACR

DISTÚRBIOS DE ARMAZENAMENTO

872 Doença de Gaucher
B.J. Manaster, MD, PhD, FACR

876 Mucopolissacaridose
B.J. Manaster, MD, PhD, FACR

878 Doença de Erdheim-Chester
B.J. Manaster, MD, PhD, FACR

DISTÚRBIOS DO TECIDO CONJUNTIVO

880 Lúpus Eritematoso Sistêmico
B.J. Manaster, MD, PhD, FACR

884 Esclerose Sistêmica Progressiva
B. J. Manaster, MD, PhD, FACR

888 Miopatia Inflamatória
B.J. Manaster, MD, PhD, FACR

894 Doença Mista do Tecido Conjuntivo/Síndrome de Sobreposição
B.J. Manaster, MD, PhD, FACR

DISTÚRBIOS DO TECIDO CONJUNTIVO COM ARACNODACTILIA

895 Homocistinúria
B.J. Manaster, MD, PhD, FACR

896 Síndromes de Marfan e de Ehlers-Danlos
B.J. Manaster, MD, PhD, FACR

DISTÚRBIOS DAS PARTES MOLES

898 Hipertrofia por Desnervação
B.J. Manaster, MD, PhD, FACR

VASCULAR

900 Doença Embólica
B.J. Manaster, MD, PhD, FACR

901 Meningococcemia
B.J. Manaster, MD, PhD, FACR

SEÇÃO 7 : IMPLANTES ORTOPÉDICOS OU ARTRODESE

ARTROPLASTIAS E ARTRODESE

904 Introdução a Artroplastias
B.J. Manaster, MD, PhD, FACR

912 Implantes de Quadril
B.J. Manaster, MD, PhD, FACR

918 Artroplastias de Revisão
B.J. Manaster, MD, PhD, FACR

922 Implantes de Joelho
B.J. Manaster, MD, PhD, FACR

928 Implantes de Ombro
B.J. Manaster, MD, PhD, FACR

932 Implantes de Cotovelo
B.J. Manaster, MD, PhD, FACR

934 Implantes de Tornozelo
B.J. Manaster, MD, PhD, FACR

936 Artrodese de Tornozelo
Julia R. Crim, MD

938 Implantes de Pequenas Articulações e Artrodese: Mãos e Dedos dos Pés
B.J. Manaster, MD, PhD, FACR

FIXAÇÃO INTERNA

944 Correções do Hálux Valgo
Julia R. Crim, MD

946 Haste/Prego Intramedular
Cheryl A. Petersilge, MD, MBA

SUMÁRIO

950 Fixação de Placa
Cheryl A. Petersilge, MD, MBA

954 Fixação de Parafusos
Cheryl A. Petersilge, MD, MBA

960 Cimentos e Preenchedores Ósseos
Cheryl A. Petersilge, MD, MBA

966 Fixação de Cabo/Fio/Cerclagem
Cheryl A. Petersilge, MD, MBA

967 Dispositivos de Ancoragem
Cheryl A. Petersilge, MD, MBA

SEÇÃO 8 : INFECÇÕES

OSTEOMIELITE

970 Osteomielite Aguda: Crianças
Cheryl A. Petersilge, MD, MBA

974 Osteomielite Aguda: Adultos
B.J. Manaster, MD, PhD, FACR

980 Infecções Espinais
Cheryl A. Petersilge, MD, MBA

986 Osteomielite Crônica
Cheryl A. Petersilge, MD, MBA

PARTES MOLES E ARTICULAÇÕES

990 Artrite Séptica
B.J. Manaster, MD, PhD, FACR

996 Tenossinovite Infecciosa
B. J. Manaster, MD, PhD, FACR

997 Bursite Infecciosa
B.J. Manaster, MD, PhD, FACR

998 Infecções de Partes Moles
B.J. Manaster, MD, PhD, FACR

1002 Fasciíte Necrosante
B.J. Manaster, MD, PhD, FACR

PATÓGENOS ESPECÍFICOS

1004 Tuberculose
Cheryl A. Petersilge, MD, MBA

1010 Infecções por Fungos
Cheryl A. Petersilge, MD, MBA

1011 Brucelose
B.J. Manaster, MD, PhD, FACR

1012 Pé de Madura
Cheryl A. Petersilge, MD, MBA

1013 Febre Maculosa das Montanhas Rochosas
B.J. Manaster, MD, PhD, FACR

1014 Hanseníase
B.J. Manaster, MD, PhD, FACR

1015 Sífilis
B.J. Manaster, MD, PhD, FACR

1016 Pólio
B.J. Manaster, MD, PhD, FACR

1017 Infestações Parasitárias
Cheryl A. Petersilge, MD, MBA

CONDIÇÕES DE ETIOLOGIA NÃO DETERMINADA

1018 SAPHO
Cheryl A. Petersilge, MD, MBA

1019 Osteomielite Multifocal Recorrente Crônica
Cheryl A. Petersilge, MD, MBA

SEÇÃO 9 : MEDULA ÓSSEA

PADRÃO DE DISTRIBUIÇÃO

1022 Distribuição da Medula: Normal
Sandra Moore, MD

1026 Celularidade Aumentada ou Diminuída da Medula
Sandra Moore, MD

1032 Infiltração e Substituição Medular Difusa
Sandra Moore, MD

1038 Infiltração e Substituição Medular Focal
Sandra Moore, MD

SEÇÃO 10 : EDEMA E NECROSE DE MEDULA ÓSSEA

INTRODUÇÃO E REVISÃO

1044 Introdução a Osteonecrose
Cheryl A. Petersilge, MD, MBA

EDEMA DE MEDULA ÓSSEA

1048 Edema Transitório da Medula Óssea e Osteoporose Migratória Regional
Cheryl A. Petersilge, MD, MBA

OSTEONECROSE

1050 Infarto Ósseo
B.J. Manaster, MD, PhD, FACR

1054 Osteonecrose de Quadril
Cheryl A. Petersilge, MD, MBA, e B.J. Manaster, MD, PhD, FACR

1060 Osteonecrose de Ombro
Cheryl A. Petersilge, MD, MBA

1061 Osteonecrose de Joelho
Cheryl A. Petersilge, MD, MBA

1062 Osteonecrose de Punho
Cheryl A. Petersilge, MD, MBA, e B.J. Manaster, MD, PhD, FACR

1066 Osteonecrose de Tornozelo e de Pé
Cheryl A. Petersilge, MD, MBA, e B.J. Manaster, MD, PhD, FACR

1070 Doença de Legg-Calvé-Perthes
B.J. Manaster, MD, PhD, FACR

SEÇÃO 11 : DOENÇA METABÓLICA ÓSSEA

INTRODUÇÃO E REVISÃO

1078 Introdução à Doença Metabólica Óssea
Cheryl A. Petersilge, MD, MBA

DOENÇAS DA HOMEOSTASIA DO CÁLCIO

1084 Hiperparatireoidismo
Cheryl A. Petersilge, MD, MBA

1090 Osteomalacia e Raquitismo
Cheryl A. Petersilge, MD, MBA

1094 Osteodistrofia Renal
Cheryl A. Petersilge, MD, MBA, e B.J. Manaster, MD, PhD, FACR

SUMÁRIO

1100 Doença Relacionada com Diálise, Calcificação Metastática
Cheryl A. Petersilge, MD, MBA

1101 Doença Relacionada com Diálise, Espondiloartropatia
Cheryl A. Petersilge, MD, MBA

1102 Hipoparatireoidismo, Pseudo e Pseudopseudo-hipoparatireoidismo
Cheryl A. Petersilge, MD, MBA

OSTEOPOROSE

1104 Osteoporose Primária
Cheryl A. Petersilge, MD, MBA

1108 Osteoporose por Desuso
Cheryl A. Petersilge, MD, MBA

1109 Osteoporose Juvenil Idiopática
Cheryl A. Petersilge, MD, MBA

1110 Anorexia
B.J. Manaster, MD, PhD, FACR

1111 Osteoporose: Outras Causas
Cheryl A. Petersilge, MD, MBA

DISTÚRBIOS HIPOFISÁRIOS

1112 Distúrbios Hipofisários: Acromegalia e Deficiência de Hormônio do Crescimento
Cheryl A. Petersilge, MD, MBA
Tireoidopatia

1114 Hipotireoidopatia e Cretinismo
Cheryl A. Petersilge, MD, MBA

1116 Hipertireoidismo
Cheryl A. Petersilge, MD, MBA

1117 Acropaquia da Tireoide
Cheryl A. Petersilge, MD, MBA

CONDIÇÕES METABÓLICAS DIVERSAS

1118 Hipofosfatasia
Cheryl A. Petersilge, MD, MBA

1120 Síndrome de Cushing
Cheryl A. Petersilge, MD, MBA

1121 Calcinose Tumoral (Idiopática)
Cheryl A. Petersilge, MD, MBA

SEÇÃO 12 : CONDIÇÕES MUSCULOESQUELÉTICAS INDUZIDAS POR FÁRMACOS E NUTRICIONAIS

CONDIÇÕES INDUZIDAS POR FÁRMACOS

1124 Esteroides: Complicações
B.J. Manaster, MD, PhD, FACR

1125 Álcool: Complicações
B.J. Manaster, MD, PhD, FACR

1126 Vitamina A: Complicações
B.J. Manaster, MD, PhD, FACR

1127 Vitamina D: Complicações
B.J. Manaster, MD, PhD, FACR

1128 Fluoreto: Complicações
B.J. Manaster, MD, PhD, FACR

1129 Osteoartrite Relacionada a Retinoide
B.J. Manaster, MD, PhD, FACR

1130 Envenenamento por Chumbo
B.J. Manaster, MD, PhD, FACR

1131 Varfarina (Cumarínicos): Complicações
B.J. Manaster, MD, PhD, FACR

1132 Vorriconazol: Complicações
B.J. Manaster, MD, PhD, FACR

1133 Bisfosfonatos: Complicações
Cheryl A. Petersilge, MD, MBA, e B.J. Manaster, MD, PhD, FACR

1134 Tendinopatia por Fluoroquinolonas
B.J. Manaster, MD, PhD, FACR

DEFICIÊNCIAS NUTRICIONAIS

1135 Escorbuto
B.J. Manaster, MD, PhD, FACR

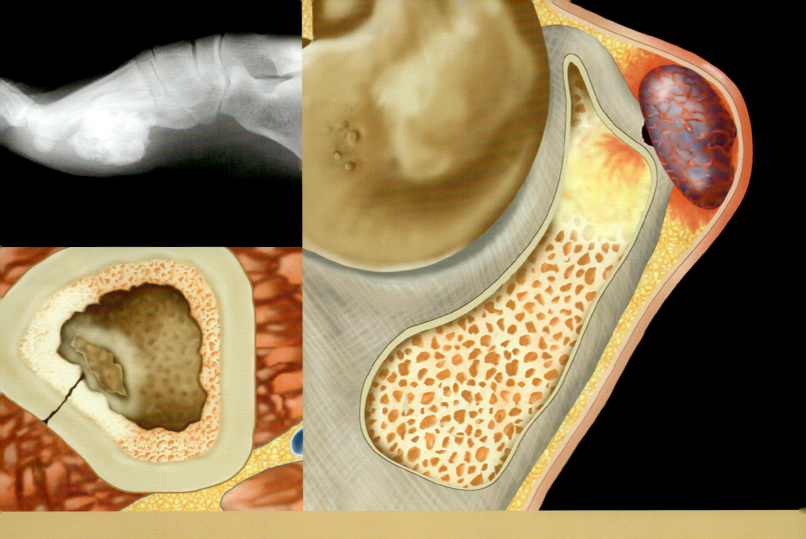

Diagnóstico por Imagem:

Musculoesquelético:
Doenças não Traumáticas

SEGUNDA EDIÇÃO

SEÇÃO 1
Artrites

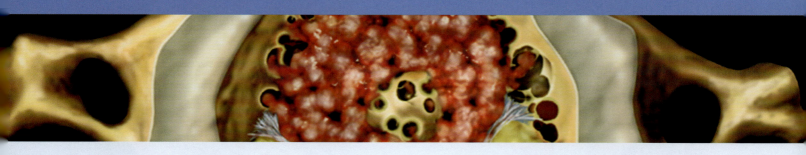

Introdução e Revisão
Introdução a Artrites	4

Erosivas
Artrite Reumatoide de Esqueleto Axial	10
Artrite Reumatoide de Ombro e de Cotovelo	16
Artrite Reumatoide de Punho e de Mão	22
Artrite Reumatoide de Quadril	28
Artrite Reumatoide de Joelho	32
Artrite Reumatoide de Tornozelo e de Pé	36
Artrite Reumatoide Robusta	40
Síndrome de Felty	41
Artrite Juvenil Idiopática	42
Doença de Still Adulta	48

Produtivas
Osteoartrite de Esqueleto Axial	50
DISH	54
OPPL	60
Osteoartrite de Ombro e de Cotovelo	64
Osteoartrite de Punho e de Mão	68
Osteoartrite de Quadril	72
Osteoartrite de Joelho	78

Erosivas e Produtivas Mistas
Espondilite Anquilosante	84
Artrite de Doença Inflamatória Intestinal	90
Artrite Psoriática	96
Artrite Reativa Crônica	102

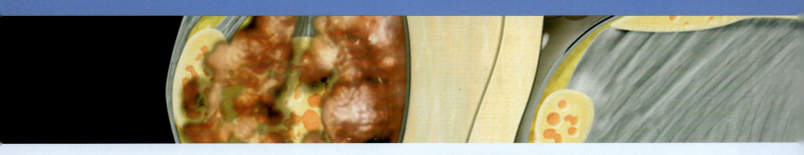

Causadas por Transtornos Bioquímicos ou por Doenças por Depósito

Gota	**108**
Artropatia por Pirofosfato	**114**
Doença por Depósito de Hidroxiapatita	**120**
Depósito Amiloide	**126**
Hemocromatose	**132**
Ocronose	**133**
Doença de Wilson	**134**
Oxalose	**135**

Transtornos Articulares Diversos

Sinovite Vilonodular Pigmentada (PVNS)	**136**
Condroma Intra-articular	**142**
Sinovite Nodular (Intra-articular)	**146**
Reticulo-histiocitose Multicêntrica	**150**
Malformações Vasculares Sinoviais	**151**
Condromatose Sinovial	**152**
Charcot (Neuropático)	**158**
Osteoartropatia Hipertrófica	**164**
Síndrome de Dor Regional Complexa	**170**

Introdução a Artrites

Aparência Clássica dos Processos Artríticos

Um processo artrítico que se encontre bem estabelecido em um paciente específico vai revelar comumente uma aparência típica, que possibilita o diagnóstico pela aquisição de imagens. Nesse estágio moderadamente inicial ou médio da doença, as radiografias são em geral suficientes para se fazer o diagnóstico correto. O diagnóstico depende habitualmente da localização das anomalias articulares e de uma gama de outras características radiográficas.

A **localização das articulações envolvidas** pode com frequência afastar alguns diagnósticos e aumentar a probabilidade de outros. O acometimento articular interfalangiano distal é, por exemplo, visto comumente na artrite psoriática, na osteoartrite e na osteoartrite erosiva. Entretanto, não é observado na artrite reumatoide até uma etapa extremamente avançada da doença; a AR, portanto, não deve ser considerada em uma artrite ao início da evolução. Assim também, uma doença envolvendo as articulações sacroilíacas deveria levantar a possibilidade de espondilite anquilosante, de doença inflamatória intestinal, de espondiloartropatia psoriática, de artrite reativa crônica, de osteoartrite e de DISH. As localizações comuns do envolvimento articular estão ilustradas por diagramas nesta seção. Veja que as articulações que são afetadas mais precoce e mais comumente são distinguidas das envolvidas em frequência menor ou em uma doença em estágio terminal.

Embora a localização das articulações envolvidas contribua certamente para criar listas de diagnósticos razoáveis, estas podem ser relativamente longas, tal como nos exemplos anteriores. Há vários outros parâmetros que ajudam a se reduzir essas listas a um único diagnóstico e que estão delineados nas tabelas que se seguem. Outras explicações sobre alguns desses parâmetros podem ser úteis, como se observará a seguir.

Idade e gênero são os parâmetros de aplicação mais fácil. Há um número mínimo de processos artríticos afetando crianças (artrite inflamatória juvenil, artropatia hemofílica, artropatia da doença inflamatória intestinal e articulação séptica) e adolescentes (além dos que afetam crianças, artrite reumatoide adulta de início precoce e espondilite anquilosante). Algumas doenças apresentam especificidade de gênero (artropatia hemofílica e hemocromatose), enquanto outras são encontradas em frequência bem maior em determinado gênero (gota, espondilite anquilosante e artrite reativa crônica em indivíduos masculinos e artrite reumatoide em mulheres).

A **natureza do processo** é um dos parâmetros mais importantes. Algumas artrites são **puramente erosivas**; a artrite reumatoide é o exemplo típico desse grupo. Outras são **puramente formadoras de osso** (também conhecidas por "produtivas"). Essa formação de osso pode se evidenciar sob a apresentação de osteófitos (como na osteoartrite), de entesopatia ou ossificação ligamentar (como na espondilite anquilosante, DISH ou OLLP) ou de periostite (como na artrite psoriática, na artrite reativa crônica e na artrite juvenil idiopática). Outros processos podem ser **mistos**, iniciando-se por vezes por erosões e evoluindo para a formação de osteófitos (como na artropatia por pirofosfato ou na gota) ou começando por periostite e evoluindo para erosões e osteófitos mistos (como na artrite psoriática ou na artrite reativa crônica). Esses processos tendem a se mostrar característicos para cada tipo de artrite no momento em que estão bem estabelecidos; o diagnóstico geralmente pode ser firmado entre a avaliação da natureza do processo e sua localização primária em um indivíduo.

A **simetria bilateral** de um processo artrítico pode ser uma característica útil. A artrite reumatoide é particularmente bem conhecida por seu aparecimento bilateralmente simétrico. Veja que os reumatologistas não exigem articulações específicas de dedos específicos para qualificar a artrite como simétrica. O envolvimento da 5ª IFP da mão esquerda e da 3ª IFP da mão direita seria considerado, por exemplo, um acometimento simétrico, simplesmente por causa do envolvimento IFP de cada mão. Veja também que a simetria bilateral pode não estar presente nos estágios iniciais da doença artrítica, até mesmo na artrite reumatoide. Assim também, embora não consideremos habitualmente a sacroileíte da espondilite anquilosante como bilateralmente simétrica, em seus estágios iniciais a simetria se mostra com frequência notavelmente ausente. Por esse motivo, as generalizações úteis a respeito da simetria bilateral são feitas mais comumente nos estágios tardios do processo mórbido. Ao se avaliar uma artrite ao início da evolução, porém, deve-se evitar a aplicação rígida de "regras" de simetria.

A **tumefação das partes moles** pode ser a chave para se encontrar as primeiras alterações de uma artrite em uma radiografia. Um dedo em salsicha pode levar à descoberta de uma periostite sutil, mesmo na ausência de estreitamento do espaço articular ou de erosões. A tumefação em torno de uma articulação metacarpofalangiana pode levar a um exame mais atento da cabeça do metacarpo, mostrando uma região cortical indistinta ou o padrão de ponto e traço da doença inflamatória inicial. Certifique-se de focalizar cada uma das imagens para avaliar as partes moles, pois essas anormalidades podem levar ao exame mais atento de articulações adjacentes.

Massas de partes moles não são vistas com frequência em conjunção a processos artríticos. Contudo, podem levar à especificidade no diagnóstico. Tofos gotosos, vistos como massa contendo tecido denso em grau variável, podem ser diagnósticos. Como outro exemplo, nódulos de partes moles em combinação à acro-osteólise e a erosões de articulações interfalangianas levam ao raro diagnóstico de retículo-histiocitose multicêntrica.

A **natureza da ossificação paravertebral** pode sugerir com frequência o diagnóstico correto ao se diferenciar entre a ossificação ligamentar de DISH/OLLP, os osteófitos da espondilite anquilosante e a ossificação paravertebral da artrite psoriática e da artrite reativa crônica. Tal como ocorre com outros parâmetros, porém, é importante se observar que a ossificação paravertebral madura em cada uma dessas condições pode ter em todos os casos uma aparência semelhante. Osteófitos verdadeiros podem formar uma ponte através do espaço discal e produzir a aparência da ossificação da DISH. A espondilite anquilosante tardia tem sindesmófitos muito mais volumosos que os delgados sindesmófitos verticais que se evidenciam na doença inicial.

Cistos subcondrais são vistos em praticamente todos os processos artríticos e por isso raramente ajudam em sua diferenciação. Todavia, ocasionalmente os cistos subcondrais se mostram tão grandes que essa característica se torna útil para o diagnóstico. Cistos subcondrais particularmente grandes em um contexto que fora isso se assemelha à artrite reumatoide levam ao diagnóstico de artrite reumatoide robusta. Cistos muito grandes são também notados na artropatia por pirofosfato e na sinovite vilonodular pigmentada. A osteoartrite e a gota também podem produzir cistos subcondrais muito grandes.

A **densidade óssea** deve ser sempre interpretada no contexto da idade e do gênero do paciente. Uma mulher idosa vai apresentar habitualmente uma osteoporose difusa, com ou sem uma artrite reumatoide sobreposta (descrita classicamente como causa de uma osteoporose justa-articular, seguida de osteoporose difusa). Assim, embora digamos que uma densidade óssea normal é uma característica da osteoartrite e da gota, em uma paciente de idade mais avançada esses processos artríticos podem ser vistos na presença de uma osteoporose difusa. Outro caso em que pode haver confusão é o do adulto jovem com doença renal em estágio terminal e um transplante renal.

Introdução a Artrites

Um acometimento erosivo nesses pacientes pode ser por gota ou por amiloide. A densidade óssea, porém, vai estar menor por causa de sua osteodistrofia renal como do provável uso de esteroides por seu transplante. Nesse caso, a gota deveria ser sugerida para se explicar a doença erosiva, apesar da aparência osteoporótica do osso. Uma osteoporose focal pode ser igualmente útil para a identificação de articulações com inflamação ativa, pois a hiperemia causada pelo processo inflamatório puxa o cálcio dos ossos.

O **padrão e a escala temporal da destruição da cartilagem** podem ser outros parâmetros úteis. Algumas artrites, como a gota, causam classicamente erosões proeminentes antes de uma destruição significativa da cartilagem, enquanto muitas artrites inflamatórias, como a artrite reumatoide, acarretam erosões marginais precoces, mas também a destruição relativamente precoce da cartilagem. O padrão de destruição da cartilagem também distingue as artropatias inflamatórias, nas quais esta destruição é uniforme em toda a articulação, em oposição à destruição mais focal da cartilagem vista nas partes de sustentação de carga da articulação na osteoartrite.

Densidades calcíficas ou ossíficas adjacentes podem ser particularmente úteis para o diagnóstico. A condrocalcinose não é específica da artropatia por pirofosfato, mas é observada mais frequentemente nessa doença. As calcificações em tofos gotosos têm comumente uma aparência específica. Os corpos calcíficos ou ossíficos na condromatose sinovial diferem dos detritos ósseos vistos em uma articulação de Charcot. A natureza de densidades calcíficas ou ósseas adjacentes, portanto, pode ajudar no processo diagnóstico.

A **anquilose** das articulações periféricas é verificada mais comumente na artrite psoriática e na artrite juvenil idiopática. É encontrada comumente na coluna vertebral de pacientes portadores de espondiloartropatias (mais comumente a espondilite anquilosante), DISH e artrite juvenil idiopática. Outros processos artríticos mais raros também podem evidenciar anquilose. Em casos de artrite reumatoide, por outro lado, a anquilose é extremamente rara. Não se deixe enganar por uma artrodese cirúrgica em um paciente com artrite reumatoide grave. A artrodese é frequentemente experimentada na estabilização dos dedos nessa doença e pode imitar a anquilose.

Aparência Precoce dos Processos Artríticos

Realizamos o diagnóstico dos processos artríticos atualmente em um estágio mais precoce, antes de qualquer alteração radiográfica. Essa capacidade é essencial, pois a aplicação imediata do tratamento farmacológico modificador da doença pode fazer cessar a destruição articular. O benefício do diagnóstico precoce é óbvio, ocasionando um tempo maior de atividade produtiva para o paciente e diminuindo a necessidade da artroplastia. Contudo, pode ser difícil se fazer o diagnóstico com base em achados radiográficos sutis ou ausentes e tem-se de tomar como base a RM ou a ultrassonografia. A tenossinovite precoce e os derrames articulares podem ser identificados pela ultrassonografia, e a RM pode mostrar a tenossinovite, o derrame e o edema da medula óssea muito antes que erosões propriamente ditas sejam vistas em casos de artrite reumatoide. Pode ser identificada pela RM uma alteração inflamatória nos cantos de corpos vertebrais, indicando uma espondiloartropatia inicial. Ainda mais sutil pode ser a entesite e o edema da medula óssea adjacente detectados na espondilite anquilosante inicial, que são encontrados com frequência nos "cantos" da imagem (ligamentos interespinais, espinha ilíaca, trocânter maior) e passam despercebidos facilmente. Deve-se dar atenção especial a esses locais mesmo ao se avaliar uma "dor lombar de rotina" ao exame de RM da coluna.

Aparência Tardia dos Processos Artríticos

Os processos artríticos em estágio terminal podem ter uma aparência clássica. Alterações clássicas são vistas frequentemente nas deformidades e na alteração erosiva de pacientes reumatoides e nas alterações posturais à fusão da coluna vertebral em pacientes de espondilite anquilosante. Todavia, por vezes um processo artrítico, especialmente quando tratado de modo ineficaz, pode vir a apresentar uma aparência não padrão potencialmente causadora de confusão. Um exemplo disso é o paciente reumatoide no qual a terapia farmacológica se mostrou ineficaz, ocasionando a aparência de artrite mutilante das mãos (lembre-se de que o lápis na caneca e a artrite mutilante não são vistos única e exclusivamente na artrite psoriática). Outro exemplo é o do índio norte-americano portador de espondilite anquilosante, que é tratado sem o uso de medicações ocidentais e pode se apresentar não apenas com a espondiloartropatia esperada na espondilite anquilosante como também com uma doença erosiva envolvendo todas as articulações periféricas, incluindo mãos e pés. Por fim, o processo mórbido clássico que pode se prestar a confusões é a gota, que, quando diagnosticada incorretamente ou tratada de maneira insuficiente, pode ocasionar uma doença erosiva espetacular em locais inesperados. É importante lembrar que a gota pode se assemelhar a qualquer coisa e pode se localizar em qualquer articulação!

Coexistência de Processos Artríticos

Não é raro que dois processos artríticos mais comuns possam coexistir, especialmente em pacientes idosos. Isso pode ser confuso inicialmente, mas pode ser esclarecido pelo conhecimento da prevalência das doenças na população de pacientes, assim como pela atenção dada à aparência e à localização das anormalidades presentes. A combinação mais comum é de uma artrite reumatoide de início recente em sobreposição a uma osteoartrite. A osteoartrite, nesse caso, mostra-se bem estabelecida, envolvendo de maneira clássica a primeira articulação carpometacarpal e as articulações interfalangianas, mas há alterações inflamatórias de início recente nas articulações metacarpofalangianas. Um paciente idoso também pode vir a apresentar uma artropatia por pirofosfato sobreposta a uma osteoartrite ou a uma artrite reumatoide. O paciente com uma articulação de Charcot diabética pode apresentar uma artrite séptica sobreposta. Ter em mente essas possibilidades é útil para o responsável pela interpretação, pois o padrão de acometimento pode não ser clássico.

Conclusão

Há muitas sutilezas envolvidas em localizações articulares específicas, que não podem ser discutidas em uma introdução tão ampla quanto esta. Seus detalhes apropriados serão abordados nas seções individuais que se seguem.

REFERÊNCIAS

1. Navallas M, et al: Sacroiliitis associated with axial spondyloarthropathy: new concepts and latest trends, Radiographics. 33(4):933-956, 2013.
2. Rowbotham EL, et al: Rheumatoid arthritis: ultrasound versus MRI, AJR Am J Roentgenol. 197(3):541-546, 2011.
3. Narváez JA, et al: MR imaging of early rheumatoid arthritis, Radiographics. 30(1):143-163, discussion 163-5, 2010.
4. Emad Y, et al: Can magnetic resonance imaging differentiate undifferentiated arthritis based on knee imaging? J Rheumatol. 36(9):1963-1970, 2009.
5. Haavardsholm EA, et al: Magnetic resonance imaging findings in 84 patients with early rheumatoid arthritis: bone marrow oedema predicts erosive progression, Ann Rheum Dis. 67(6):794-800, 2008.
6. Kim NR, et al: "MR corner sign": value for predicting presence of ankylosing spondylitis, AJR Am J Roentgenol. 191(1):124-128, 2008.

Introdução a Artrites

Características dos Processos Artríticos

Tipo de Artrite	Gênero	N° de Articulações	Simetria	Densidade Óssea	Natureza	Destruição da Cartilagem
AR	M < F (1:3)	Poliarticular	Sim, ao estágio terminal	Densidade ↓	Erosiva	Precoce, difusa
AR Robusta	M > F	Poliarticular	Sim, ao estágio terminal	Estágio terminal ↓	Erosiva	Precoce, difusa
AJI	M < F (1:4-5)	Pauciarticular ou poliarticular	Em geral não	Estágio terminal ↓	Erosiva	Precoce, difusa
Hemofilia	Unicamente M	Pauciarticular	Não	Normal	Erosiva	Precoce, difusa
Doença Still adulta	M = F	Poliarticular	Em geral, não	Estágio terminal ↓	Erosiva	Precoce, difusa
MCRH	M < F	Poliarticular	Sim	Relacionada com idade	Erosiva	Precoce, difusa
Osteoartrite	M < F	Poliarticular	Com frequência	Normal	Produz osso	Nenhuma
DISH, OLLP	M > F (2:1)	Não articular	Não articular	Normal	Produz osso	Estágio médio, difusa
EA/Artrite DII	EA: M > F (2,5-5:1); DII: M = F	Poliarticular	Sim, ao estágio terminal	Estágio médio a terminal ↓	Mista	Estágio médio, difusa
APS/ARC/HIV	APS: M = F; ARC/HIV: M > F (5-6:1)	Poliarticular	Em geral, não	Normal	Mista	Estágio médio, difusa
Gota	M > F (9:1)	Poliarticular	Não	Normal	Mista	Doença tardia
Pirofosfato	M < F (1:2-7)	Poliarticular	Em geral, não	Relacionada com idade	Mista	Estágio médio, difusa
Hemocromatose	Unicamente, M	Poliarticular	Em geral, não	Normal	Produz osso	Doença tardia
Amiloide	M > F	Poliarticular	Não	Densidade ↓	Erosiva	Precoce, focal
PVNS	M < F (1:2)	Monoarticular	Não (articulação única)	Normal	Erosiva	Tardia, focal
CSP	M > F	Monoarticular	Não (articulação única)	Normal	Erosiva	Tardia, focal
Charcot	M = F, relaciona-se com etiologia	Mono ou poliarticular	Não	Não se não for diabética	Destrutiva	Precoce, difusa
Artrite séptica	M = F	Monoarticular	Não (articulação única)	Normal	Erosiva	Precoce, difusa

Características dos Processos Artríticos (Continuação)

Tipo de Artrite	Cistos Subcondrais	Entesopatia	Periostite	Densidade Adjacente	Anquilose	Massas de Partes Moles
AR	Sim	Não	Não	Não	Não	Nódulos reumatoides
AR Robusta	Sim, grandes	Não	Não	Não	Não	Nódulos reumatoides
AJI	Sim	Não	Sim, precoce	Não	Sim	Não
Hemofilia	Sim	Não	Não	Não	Não	Não
Doença Still adulta	Sim	Não	Não	Não	Sim	Não
MCRH	Sim	Não	Não	Não	Não	Nódulos
Osteoartrite	Sim	Sim	Não	Não	Não	Nodos de Heberden
DISH/OLLP	Não	Sim, proeminente	Não	Não	Sim	Não
EA/Artrite DII	Sim	Sim, proeminente	Não	Não	Sim	Não
APS/ARC/HIV	Sim	Sim	Sim, proeminente	Não	Sim	Não
Gota	Sim	Não	Não	Sim, tofos	Não	Tofos
Pirofosfato	Sim, grandes	Não	Não	Condrocalcinose	Não	Não
Hemocromatose	Sim	Não	Não	Condrocalcinose	Não	Não
Amiloide	Sim, grandes	Não	Não	Não	Não	Nódulos amiloides
PVNS	Sim, grandes	Não	Não	Não	Não	Não
CSP	Sim	Não	Não	Corpos calcificados	Não	Raras extra-articulares
Charcot	Sim	Não	Ocasionalmente	Detritos ósseos	Não	Grandes coleções líquidas
Artrite séptica	Quando crônica	Não	Sim	Não	Rara	Não

Artrite reumatoide = AR, artrite juvenil idiopática = AJI, reticulo-histiocitose multicêntrica = MCRH, hiperostose óssea idiopática difusa = DISH, ossificação do ligamento longitudinal posterior = OLLP, espondilite anquilosante = EA, doença inflamatória intestinal = DII, artrite psoriática = APS, artrite reativa crônica = ARC, sinovite vilonodular pigmentada = PVNS e condromatose sinovial primária = CSP.

Introdução a Artrites

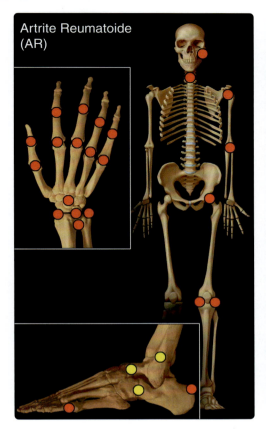

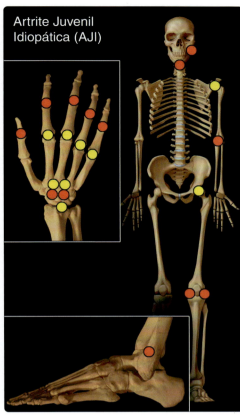

(À esquerda) *É mostrada a distribuição da AR (comum: vermelho; menos comum: amarelo). A mão é a localização mais típica da doença, com envolvimento da articulação radioulnar distal, da articulação radiocarpal, da articulação intercarpal e das articulações MCFs e IFPs. O envolvimento retrocalcâneo e da 5ª MTF é o mais comum no pé, com outras articulações do tornozelo/pospé envolvidas em menor frequência. É também comum o envolvimento de quadril e joelho, ombro, cotovelo, temporomandibular e cervical.* (**À direita**) *É mostrada a distribuição da AJI. O joelho, o tornozelo e o cotovelo são as articulações mais frequentemente envolvidas. Na mão, o acometimento mais frequente é das articulações interfalangianas proximais e do pericapitato, seguido das articulações radiocarpal, carpometacarpais e metacarpofalangianas. É comum o envolvimento temporomandibular e da coluna cervical, enquanto o do ombro e do quadril é menos frequente.*

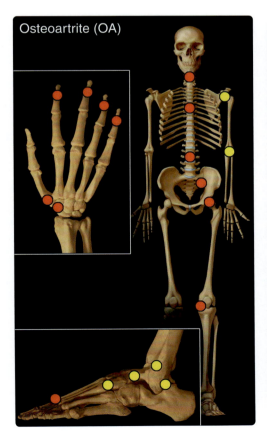

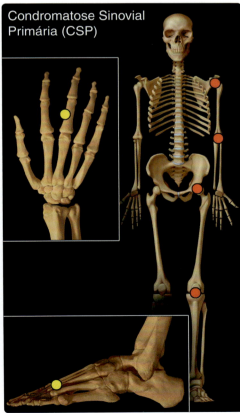

(À esquerda) *É mostrada a distribuição da OA (comum: vermelho; menos comum: amarelo). As mãos apresentam o envolvimento comum da 1ª articulação carpometacarpal e da articulação escafo-trapézio-trapezoide, bem como das articulações interfalangianas distais. O envolvimento do pé é mais frequente à 1ª articulação metatarsofalangiana, com as articulações do tornozelo, subtalar, talonavicular e tarsometatarsais envolvidas em frequência menor. A OA do quadril e a do joelho são comuns, enquanto a do ombro e a do cotovelo são menos frequentes. Todos os elementos da coluna vertebral são comumente afetados.* (**À direita**) *É mostrada a distribuição da CSP. O envolvimento mais comum é o de joelho, seguido de cotovelo, ombro e quadril. O raro processo de condromatose sinovial afeta as mãos e os pés.*

Introdução a Artrites

(**À esquerda**) *É mostrada a distribuição da DISH e da ossificação do ligamento longitudinal posterior (OLLP) (comum: vermelho; menos comum: amarelo). Esses processos são apresentados juntos porque apresentam uma sobreposição considerável na distribuição, com a OLLP predominando na coluna cervical e a DISH predominando na coluna torácica. As partes não sinoviais das articulações sacroilíacas (1/2 a 2/3 superiores) são afetadas na DISH.* (**À direita**) *É mostrada a distribuição da EA e da espondiloartropatia da doença inflamatória intestinal (DII). Estas são mostradas juntas; sua distribuição é idêntica. Todos os elementos da coluna vertebral podem ser envolvidos, junto com as articulações sacroilíacas e grandes articulações proximais (quadris, ombros e, mais raramente, joelhos). O punho e os tornozelos podem ser afetados na doença avançada.*

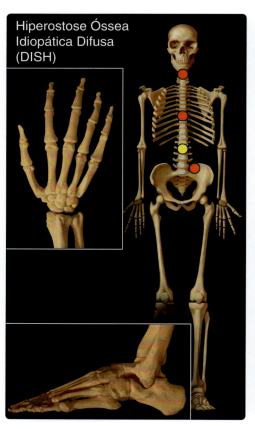

Hiperostose Óssea Idiopática Difusa (DISH)

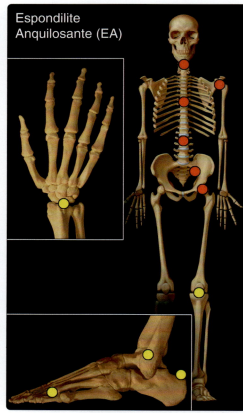

Espondilite Anquilosante (EA)

(**À esquerda**) *É mostrada a distribuição da APS (comum: vermelho; menos comum: amarelo). A espondiloartropatia envolve todos os elementos da coluna vertebral, assim como as articulações sacroilíacas. As mãos apresentam o envolvimento mais frequente das articulações periféricas, especialmente nas articulações IFs e no pericapitato. Mais raramente podem ser envolvidos os membros inferiores (pé, tornozelo, joelho, quadril).* (**À direita**) *É mostrada a distribuição da ARC. A espondiloartropatia envolve todos os elementos da coluna vertebral, assim como as articulações sacroilíacas. A distribuição axial é idêntica à da artrite psoriática. Os pés evidenciam o envolvimento mais frequente das articulações periféricas, com o retrocalcâneo, o pospé, o mediopé e o antepé todos em risco. Também é visto o envolvimento do joelho. O envolvimento da mão e do punho ocorre em frequência consideravelmente menor, observado na doença esporádica ou ocasionalmente.*

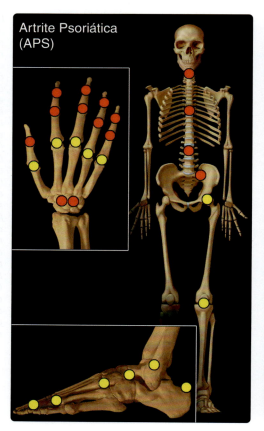

Artrite Psoriática (APS)

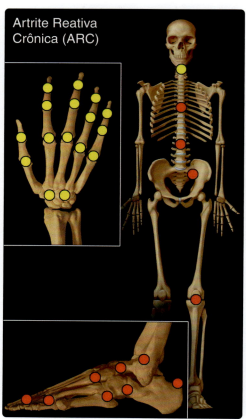

Artrite Reativa Crônica (ARC)

Introdução a Artrites

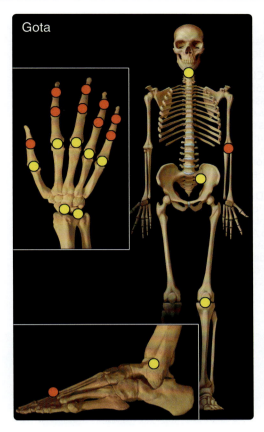
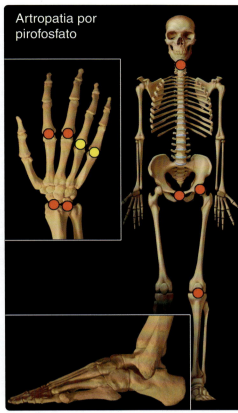

(À esquerda) É mostrada a distribuição da gota (comum: vermelho; menos comum: amarelo). O envolvimento da 1ª MTF é a característica típica da doença, porém outras articulações do pé e do tornozelo podem ser afetadas. Na mão as articulações IFs são muito mais frequentemente afetadas que as MCFs ou as do carpo. Entre as articulações mais proximais, o cotovelo é mais frequentemente envolvido que o joelho. O envolvimento axial da coluna cervical e das articulações SIs é visto raramente. (À direita) É mostrada a distribuição da artropatia por pirofosfato. O punho apresenta uma predileção específica pelo envolvimento radiocarpal, levando com frequência à deformidade SLAC, enquanto as articulações MCFs são afetadas na mão (2ª e 3ª mais precoce e mais frequentemente que a 4ª e a 5ª). O joelho é comumente envolvido, assim como os quadris e a sínfise púbica. Os elementos superiores da coluna cervical são também frequentemente afetadas.

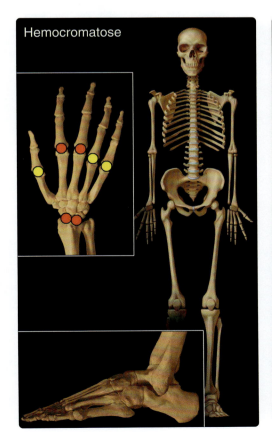
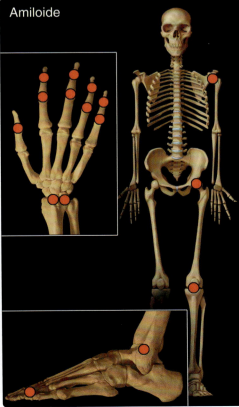

(À esquerda) Distribuição da hemocromatose (comum: vermelho; menos comum: amarelo). A doença afetando o punho mostra uma nítida predileção pela articulação radiocarpal. Na mão, as articulações metacarpofalangianas são caracteristicamente envolvidas; a 2ª e a 3ª são verificadas como anormais tanto mais precocemente quanto mais gravemente que a 1ª, a 4ª e a 5ª. Veja que essa distribuição é semelhante àquela da artropatia por pirofosfato no punho e na mão. O restante do esqueleto só raramente é afetado. (À direita) Distribuição do amiloide. As grandes articulações proximais (ombro, quadril e joelho) são particularmente propensas ao envolvimento. Qualquer articulação da mão pode ser envolvida, mas as articulações interfalangianas e as radiocarpais se mostram mais frequentemente anormais. As articulações interfalangianas do pé e as do tornozelo podem ser igualmente afetadas.

Artrite Reumatoide de Esqueleto Axial

DADOS PRINCIPAIS

TERMINOLOGIA
- Doença inflamatória sistêmica progressiva crônica em que as articulações são o alvo principal

IMAGENS
- Doença puramente erosiva envolvendo mais frequentemente C1-C2
- Achados radiográficos
  - Erosões do odontoide
  - Subluxação atlantoaxial
  - Impactação atlantoaxial: pode ser uni ou bilateral
    – Quando unilateral, colapso acarreta torcicolo
  - Subluxação subaxial
  - Articulações esternoclaviculares envolvidas em 30% dos pacientes com AR, porém visualização radiográfica é difícil
  - Osteoporose
- Radiografias podem incluir flexão lateral-extensão
- TC: aditiva às radiografias
  - Extensão da doença erosiva mais evidente
  - Impactação atlantoaxial (AA) bem demonstrada
- RM: aditiva às radiografias
  - Pânus, geralmente em torno do odontoide, visto nitidamente
  - Compressão medular espinal e danos à medula espinal observados diretamente

QUESTÕES CLÍNICAS
- Pacientes com acometimento axial raramente apresentam sintomas associados até muito tardiamente
  - Sintomas medulares espinais à impactação AA
  - Sintomas medulares espinais a > 9 mm de subluxação AA
  - Acometimento unilateral das facetas C1-C2 → torcicolo doloroso
- Pacientes com acometimento axial praticamente sempre têm uma doença periférica significativa

CHECKLIST DO DIAGNÓSTICO
- Observar a localização do arco anterior do atlas relativamente ao odontoide para avaliar quanto à impactação AA
  - Arco anterior deve se alinhar à parte superior do odontoide
- Lembrar-se de que a subluxação AA pode ser subestimada às radiografias laterais neutras e à TC

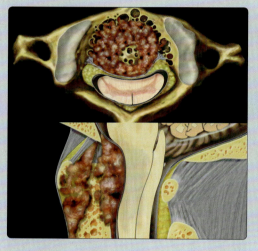
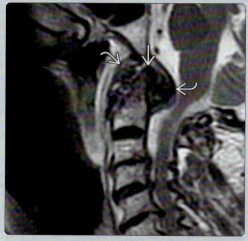

(À esquerda) Gráfico nos planos axial e sagital do nível atlantoaxial da coluna cervical mostra pânus inflamatório circundando processo odontoide, que é uma ocorrência frequente em pacientes com artrite reumatoide (AR). Observe a erosão do odontoide, assim como a compressão pela faceta da medula espinal. (À direita) RM T2WI sagital mostra extensas alterações erosivas do processo odontoide ➡, assim como grande quantidade de pânus ➡, com apagamento do saco dural e deslocamento posterior da medula espinal.

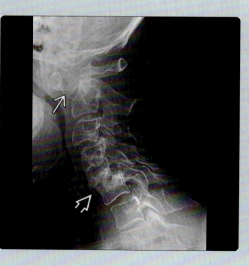
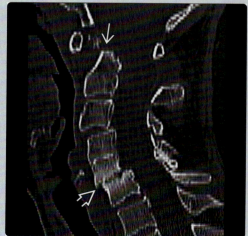

(À esquerda) Exame de raios X lateral mostra grave (> 9 mm) subluxação ➡ e impactação atlantoaxial (AA). Observe a rotura da linha espinolaminar de C1-C2. Muitas das facetas apresentam erosão e o movimento anormal do osso osteoporótico acarretou a destruição da placa terminal ao nível C5-C6 ➡. (À direita) TC sagital no mesmo paciente enfatiza a grave erosão do odontoide ➡ e a subluxação com impactação AA. Não há tumefação das partes moles em C5-C6 ➡, indicando que a perda do espaço discal é mecânica e não infecciosa.

Artrite Reumatoide de Esqueleto Axial

TERMINOLOGIA

Abreviaturas
- Artrite reumatoide (AR)

Definições
- Doença inflamatória sistêmica progressiva crônica em que as articulações são o alvo principal
  - Subluxação atlantoaxial = subluxação C1-C2 = subluxação atlantoaxial (AA)
  - Impactação atlantoaxial = assentamento craniano = impactação C1-C2 = impactação AA

IMAGENS

Características Gerais
- Melhor dica para diagnóstico
  - Doença puramente erosiva, envolvendo mais frequentemente a articulação C1-C2
- Localização
  - Facetas C1 e C2, articulações uncovertebrais, odontoide, bolsa periodontoide
  - Envolvimento subaxial (abaixo de C2) de facetas cervicais e de articulações uncovertebrais
  - Articulações esternoclaviculares envolvidas em 30% dos pacientes com AR, porém a visualização às radiografias é difícil
  - Coluna toracolombar e articulações sacroilíacas podem apresentar envolvimento microscópico não evidente às radiografias
- Tamanho
  - Varia da leve formação pânus uma instabilidade significativa com envolvimento da medula espinal

Achados na Radiografia
- Erosões do odontoide
  - Decorrentes de pânus inflamatório na bursa circunvizinha
  - Vistas nas incidências odontoides laterais ou com a boca aberta
- Subluxação AA
  - Decorrente da rotura do ligamento transverso por um pânus inflamatório
  - Distância normal entre a margem inferior do arco anterior do atlas e o odontoide < 4 mm
    - Subluxação AA geralmente não sintomática até a distância atingir 9 mm
  - Avaliada nas radiografias laterais
    - Pode não se evidenciar sem incidências em flexão-extensão
      - Flexão geralmente mostra subluxação máxima
      - Extensão pode indicar pânus impedindo a redução integral
- Impactação AA
  - Decorrente de erosões e do colapso das facetas articulares em C1-C2
    - Na presença de um colapso bilateral das facetas, o odontoide pode fazer protrusão através do forame magno e causar sintomas medulares espinais
  - Avaliada nas radiografias laterais
    - Arco anterior do atlas deve se situar normalmente adjacente à parte superior do odontoide
      - Localização do arco anterior adjacente ao corpo do odontoide ou ao corpo de C2 indica impactação AA
    - Impactação do odontoide através do forame magno pode não ser vista com facilidade em decorrência da sobreposição de mastoides nas radiografias laterais
      - Caso a impactação seja sugerida pela posição do arco anterior do atlas relativamente a C2, a TC vai mostrar extensão do processo
- Impactação AA unilateral
  - Em razão de erosões e do colapso de uma única faceta articular em C1-C2
    - Colapso unilateral ocasiona torcicolo agudo
- Subluxação subaxial
  - Decorrente de combinação de instabilidade ligamentar, doença erosiva de facetas e de articulações uncovertebrais e osteoporose
    - Erosões e rotura ligamentar possibilitam o movimento anormal através das placas terminais de corpos vertebrais → subluxação
    - Pânus na articulação uncovertebral, combinado à osteoporose subjacente e ao movimento anormal → destruição de placas terminais
  - Vista em radiografias laterais como deformidade em degraus de escada
    - Destruição de placas terminais associada pode sugerir infecção
  - Fusão extremamente incomum na AR adulta, mas pode ocorrer após a destruição de placas terminais
- Osteoporose

Achados na TC
- Extensão da doença erosiva mais evidente
- É possível ver pânus em torno do odontoide
- Reformatações coronais e sagitais mostram extensão de erosões uncovertebrais e de facetas
- Impactação AA pode ser muito mais evidente
  - Projeção do odontoide > 5 mm acima da linha de Chamberlain (estende-se do palato duro ao opístion em incidências sagitais)
  - Interseção do odontoide com a linha de Wackheim (estende-se ao longo do clivo em incidências sagitais)
- Observar que a subluxação AA pode ser reduzida (portanto, subestimada) na TC dada a posição de decúbito dorsal do paciente no aparelho

Achados na RM
- T1WI
  - Pânus tem sinal baixo semelhante ao de massas
- T2WI
  - Pânus tem sinal baixo e alto heterogêneo
  - Sinal alto do líquido sinovial em facetas e em articulações uncovertebrais
  - Sinal alto de erosões e do edema da medula óssea
- STIR
  - Iguais aos da T2WI, mas sinal medular espinal anormal pode ser mais evidente
    - Contusão ou siringe
- T1WI C+ FS
  - Sensibilidade aumentada no diagnóstico da AR ao início da evolução
  - Pânus demonstram realce ávido
  - Erosões iniciais se realçam

Recomendações para Aquisição de Imagens
- Melhor ferramenta para aquisição de imagens
  - Radiografias com flexão lateral-extensão
  - TC: aditiva às radiografias
    - Extensão das erosões visualizada de maneira melhor
    - Impactação AA bem demonstrada
  - RM: aditiva às radiografias
    - Pânus vistos nitidamente, em geral em torno do odontoide
    - Compressão medular espinal e danos à medula espinal visualizados diretamente

Artrite Reumatoide de Esqueleto Axial

DIAGNÓSTICO DIFERENCIAL

Diagnóstico Diferencial da Subluxação Atlantoaxial
- Espondiloartropatias soronegativas
  - A subluxação pode ser vista na espondilite anquilosante, na espondilite enteropática, na espondilite psoriática ou na espondilite reativa crônica
  - Sindesmófitos indicam uma espondiloartropatia
  - A fusão de corpos vertebrais ou de facetas indica uma espondiloartropatia; a fusão é extremamente rara na AR adulta
- Artrite juvenil idiopática
  - Frequentemente evidencia níveis em fusão, com afilamento de corpos hipoplásicos

Diagnóstico Diferencial das Anomalias de Placas Terminais
- Infecção do espaço discal
  - Ocorrência em um único nível mais sugestiva de infecção
  - Densidade óssea normal em níveis adjacentes sugestiva de infecção
- Espondiloartropatia da hemodiálise
  - Destruição de placas terminais, frequentemente com listese
  - Pode ser em múltiplos níveis
  - Em geral, não envolve C1-C2

PATOLOGIA

Características Gerais
- Etiologia
  - Etiologia da AR não conhecida
  - Fisiopatologia presumida como relacionada com uma resposta imunológica persistente de um hospedeiro geneticamente suscetível a algum antígeno não determinado
- Genética
  - Predisposição genética
    - Concordância em gêmeos monozigóticos (25%)
    - Familiares em primeiro grau apresentam AR quatro vezes mais frequentemente que a população em geral
  - Ainda assim, indivíduo pode não ter um familiar afetado

Características Patológicas e Cirúrgicas Macroscópicas
- Revestimento sinovial se mostra hipertrofiado e edemaciado
- Distensão articular, erosão óssea, destruição da cartilagem

Características Microscópicas
- Acúmulos organizados de células T auxiliares CD4, células introdutoras de antígenos, folículos linfoides
- Produção de imunoglobulina em grande quantidade, incluindo fator reumatoide
- Angiogênese na sinóvia

QUESTÕES CLÍNICAS

Apresentação
- Sinais/sintomas mais comuns
  - Pacientes com acometimento axial raramente apresentam sintomas associados até muito tardiamente
    - Sintomas medulares espinais à impactação AA
    - Sintomas medulares espinais a uma subluxação AA significativa (> 9 mm)
    - Torcicolo doloroso ao colapso unilateral das facetas C1-C2
  - Pacientes com acometimento axial quase sempre apresentam igualmente uma doença periférica significativa (mãos/pés)

Demografia
- Idade
  - Pico de idade de início: 4ª a 5ª décadas
- Gênero
  - M:F = 1:3
- Epidemiologia
  - AR em 1% da população de todo o mundo
    - 5% em algumas populações de índios norte-americanos
  - 50% dos pacientes de AR apresentam envolvimento da coluna cervical

Histórico Natural e Prognóstico
- Em casos de doença grave, pode haver radiculopatia ou mielopatia cervical
- ↑ de morbidade e mortalidade, caso o paciente apresente instabilidade da junção craniocervical

Tratamento
- Tratamento da AR: geralmente uma combinação dirigida ao alívio da dor ao mesmo tempo que se intensifica o tratamento rapidamente para suprimir a doença antes da destruição articular
  - Fármacos anti-inflamatórios não esteroides (AINEs)
    - Alívio sintomático; não alteram o processo mórbido
  - Glicocorticoides (orais ou intra-articulares)
    - Controlam rapidamente a inflamação; dão tempo para que fármacos de ação mais lenta façam efeito
  - Fármacos antirreumáticos modificadores da doença (ARMDs)
    - Suprimem a destruição articular (p. ex., metotrexate, sulfassalazina, antimaláricos, ouro)
  - Fármacos biológicos: fármacos antifator de necrose tumoral-α (anti-FNT-α), anti-interleucina-1
    - Papel das citocinas (especialmente, fator de necrose tumoral-α [FNT-α] e interleucina-1) na fisiopatologia da AR reconhecido atualmente
- Tratamento da instabilidade sintomática da coluna cervical
  - Odontoidectomia transoral
  - Fusão posterior occipício-C1-C2
  - Laminectomia e fusão/estabilização de facetas
- Alguns consideram que o tratamento cirúrgico liberal da instabilidade C1-C2 pode melhorar a morbidade e a mortalidade

CHECKLIST DO DIAGNÓSTICO

Dicas para Interpretação de Imagem
- Observar a localização do arco anterior do atlas relativamente ao odontoide para avaliar quanto à impactação AA
- Lembrar-se de que a subluxação AA pode ser subestimada em radiografias laterais neutras e na TC

REFERÊNCIAS

1. Wallis D, et al: Tumour necrosis factor inhibitor therapy and infection risk in axial spondyloarthritis: results from a longitudinal observational cohort, Rheumatology (Oxford). 54(1):152-156, 2015.
2. Del Grande M, et al: Cervical spine involvement early in the course of rheumatoid arthritis, Semin Arthritis Rheum. 43(6):738-744, 2014.
3. Kaito T, et al: Predictors for the progression of cervical lesion in rheumatoid arthritis under the treatment of biological agents, Spine (Phila Pa 1976). 38(26):2258-2263, 2013.
4. Narváez JA, et al: Bone marrow edema in the cervical spine of symptomatic rheumatoid arthritis patients, Semin Arthritis Rheum. 38(4):281-288, 2009.
5. Restrepo CS, et al: Imaging appearances of the sternum and sternoclavicular joints, Radiographics. 29(3):839-859, 2009.

Artrite Reumatoide de Esqueleto Axial

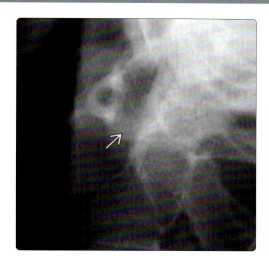
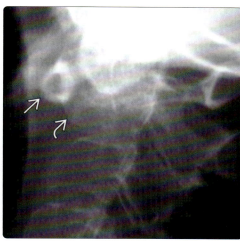

(À esquerda) *Radiografia lateral mostra subluxação AA ➡. Ainda mais importante, o arco anterior do atlas está em uma posição baixa relativamente ao odontoide. Isso indica uma impactação AA. É difícil se visualizar radiograficamente a impactação AA propriamente dita, dada a sobreposição dos processos mastoides.* (À direita) *Radiografia lateral no mesmo paciente 1 ano depois mostra o arco anterior do atlas ➡ localizado no nível do corpo do odontoide ➡. A impactação AA se mostra grave.*

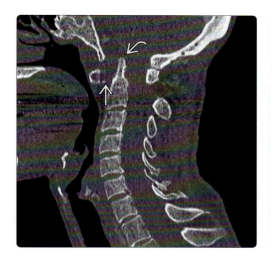
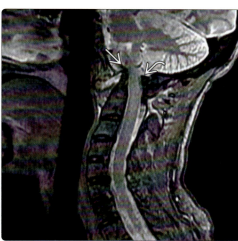

(À esquerda) *TC sagital mostra padrão típico de assentamento craniano na AR decorrente de impactação AA. Há a translocação ascendente do odontoide relativamente ao forame magno ➡; a linha de Wackheim do clivo se mostra anormal. São igualmente observadas a erosão do odontoide e a subluxação AA ➡.* (À direita) *RM STIR sagital no mesmo paciente mostra posição impactada do odontoide ➡ e estreitamento do espaço subaracnoide no forame magno, com compressão da medula espinal entre o odontoide e o opístion ➡.*

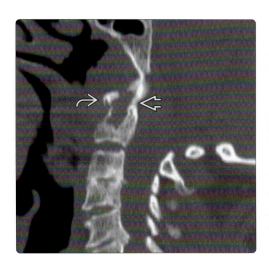
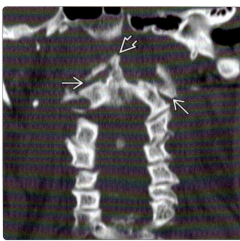

(À esquerda) *TCSC sagital mostra alterações erosivas graves em C1 e no processo odontoide ➡. A localização do remanescente arco anterior de C1 ➡ em oposição ao corpo de C2 indica impactação AA.* (À direita) *TCSC coronal mostra extremidade impactada do odontoide erodido ➡. São mostrados igualmente as erosões e o colapso das massas laterais (facetas) em C1-C2 ➡. Compare isso às facetas da coluna subaxial, que estão normais. É o colapso das massas laterais que acarreta a impactação AA.*

Artrite Reumatoide de Esqueleto Axial

(**À esquerda**) *TC óssea sagital em paciente com AR mostra erosões em múltiplos níveis da coluna cervical, causando instabilidade no occipício-C1, subluxação AA ➡, impactação AA (assentamento craniano) ➡ e também erosões de placas terminais e erosões uncovertebrais em níveis inferiores ➡. Esse envolvimento difuso é comum.* (**À direita**) *Radiografia AP em paciente com AR mostra angulação da mandíbula ➡. A coluna cervical está reta; essa inclinação mandibular deve sugerir impactação AA unilateral.*

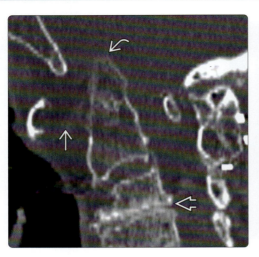 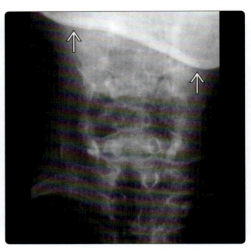

(**À esquerda**) *Radiografia odontoide de boca aberta em paciente de AR com torcicolo agudo mostrando uma faceta C1-C2 direita normal ➡, porém faceta C1-C2 esquerda com erosões ➡. Essa discrepância pode acarretar o colapso unilateral dessa articulação e um torcicolo doloroso associado.* (**À direita**) *TC óssea coronal do mesmo paciente confirma as erosões e o colapso da faceta C1-C2 esquerda ➡ em comparação à faceta C1-C2 direita normal ➡. Veja que as facetas do occipício-C1 ➡ também estão normais.*

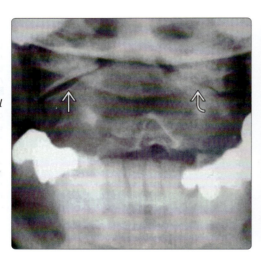 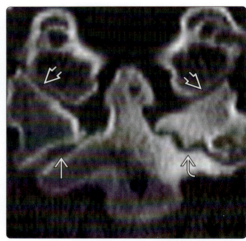

(**À esquerda**) *TC óssea sagital nesse mesmo paciente de AR mostra erosões e colapso da faceta C1-C2 esquerda ➡.* (**À direita**) *É mostrada para comparação a faceta articular C1-C2 direita normal ➡ nesse mesmo paciente. As facetas articulares estão sob risco de doença erosiva em qualquer local da coluna. As facetas C1-C2, porém, parecem estar particularmente em risco. O paciente pode vir a apresentar impactação AA, caso ambas as facetas C1-C2 sofrerem erosão e colapso. No caso de um colapso unilateral, o paciente pode vir a apresentar um torcicolo doloroso.*

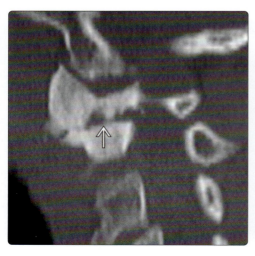 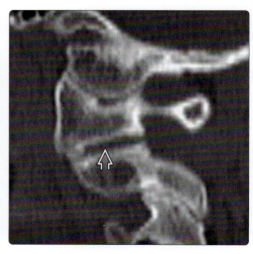

Artrite Reumatoide de Esqueleto Axial

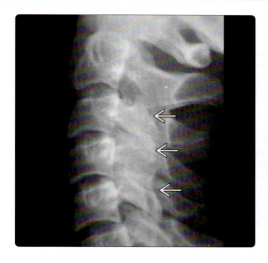
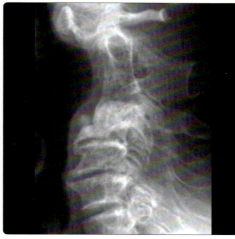

(À esquerda) *Radiografia lateral em paciente de AR com estruturas AA normais mostra alterações erosivas em múltiplas facetas articulares ➡. Isso ainda não acarretou um alinhamento anormal nem a destruição das placas terminais.* (À direita) *Radiografia lateral em paciente com AR mostra grave acometimento erosivo, ocasionando subluxação AA, erosões de facetas e uma presumida rotura ligamentar. A combinação leva ao desalinhamento e a subsequentes erosões mecânicas de placas terminais e à destruição de discos intervertebrais.*

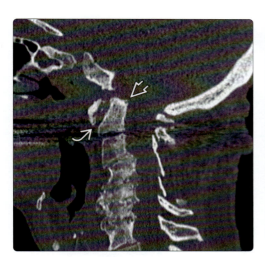
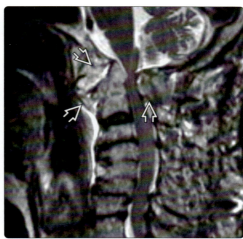

(À esquerda) *TCSC sagital mostra impactação C1-C2 ➡. O processo odontoide apresenta erosões ➡. A coluna subaxial evidencia uma degeneração difusa acentuada de discos intervertebrais e de placas terminais em decorrência de uma combinação de rotura ligamentar e erosões de facetas/articulações uncovertebrais.* (À direita) *RM STIR sagital mostra formação de pânus ➡ causando uma compressão grave da medula espinal. A subluxação e a impactação C1-C2 são proeminentes. As subluxações em múltiplos níveis da coluna cervical subaxial refletem o envolvimento de facetas e de articulações uncovertebrais.*

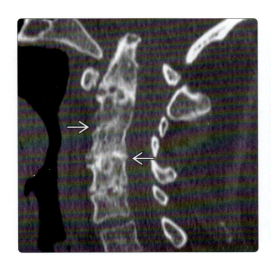
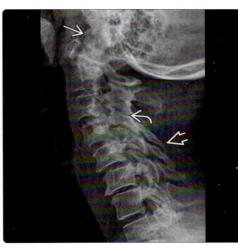

(À esquerda) *TC sagital mostra impactação C1-C2 por AR. Observe a fusão de vários corpos vertebrais ➡. A fusão na AR não é comum, mas pode ocorrer no local dessas erosões mecânicas e de degeneração discal.* (À direita) *Radiografia lateral mostrando leve subluxação AA e grave impactação AA ➡. Observe ainda as facetas erodidas em múltiplos níveis ➡, assim como os processos espinhosos mais finos ➡, típicos da AR. O paciente apresenta leves subluxações em degraus de escada dos corpos vertebrais secundariamente a uma combinação de movimento anormal e osteoporose.*

Artrite Reumatoide de Ombro e de Cotovelo

DADOS PRINCIPAIS

TERMINOLOGIA
- Doença inflamatória sistêmica progressiva crônica em que as articulações são o alvo principal

IMAGENS
- Artropatia puramente erosiva
- Estreitamento uniforme da cartilagem
- Osteoporose
- Articulação glenoumeral
  - Erosões maiores e mais precoces nas margens
  - As erosões acabam finalmente por envolver de modo uniforme a cabeça do úmero e a glenoide
  - Os cistos subcondrais podem ser grandes, porém a osteoporose subjacente pode mascarar seu tamanho
  - Elevação da cabeça umeral em decorrência da rotura do manguito rotador
  - Erosão mecânica em machadinha no colo cirúrgico medial do úmero
  - A tumefação articular pode ser proeminente dada a descompressão do líquido sinovial por rotura do manguito rotador (RMR) na bolsa subacromial/subdeltoide
- Articulação do cotovelo
  - Derrame (coxins adiposos anterior e posterior elevados)
  - Bursite do olécrano comum na artrite reumatoide (AR)
  - Erosões uniformes em toda a extensão da articulação
- RM na AR
  - Espessamento, sinal baixo, pânus e sinóvia avidamente realçada pelo contraste
  - Corpos de arroz de sinal baixo no interior do derrame
  - Edema da medula óssea subcondral
  - RMR, parcial ou completa
  - Descompressão do derrame sinovial bem vista

CHECKLIST DO DIAGNÓSTICO
- Outras causas de sinovite, especialmente no caso de infecção monoarticular

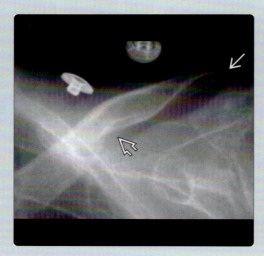
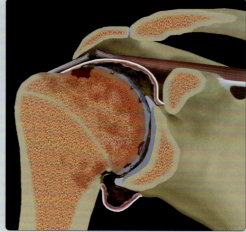

(À esquerda) Radiografia AP mostra erosões na extremidade distal da clavícula ➡, assim como no local de inserção do ligamento coracoclavicular na clavícula ➡, locais típicos de erosões na artrite reumatoide (AR). (À direita) Gráfico coronal mostra AR do ombro avançada. A sinóvia espessada revestindo a cápsula está distendida pelo derrame. A cartilagem se mostra uniformemente mais fina. São vistas grandes erosões marginais nos locais em que o osso não está coberto por cartilagem e estão presentes erosões subcondrais menores. Edema da medula óssea e rotura do manguito rotador completam o quadro.

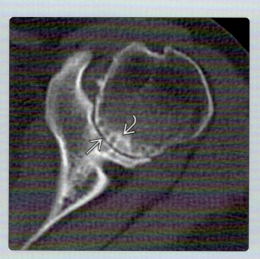
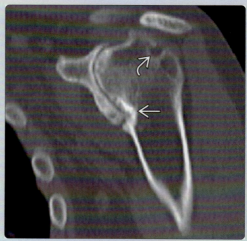

(À esquerda) TC óssea axial mostra redução uniforme típica da cartilagem glenoumeral ➡ que é vista na AR, junto com erosões da cabeça umeral e cistos subcondrais ➡. (À direita) TC óssea coronal mostra erosão marginal na cabeça umeral ➡. A cabeça apresenta subluxação superior secundariamente à rotura crônica do manguito rotador. Isso ocasionou uma erosão mecânica no colo cirúrgico do úmero ➡; isso coloca o paciente em risco ainda maior de fratura.

Artrite Reumatoide de Ombro e de Cotovelo

TERMINOLOGIA

Abreviaturas
- Artrite reumatoide (AR)
- Rotura do manguito rotador (RMR)

Definição
- Doença inflamatória sistêmica progressiva crônica em que as articulações são o alvo principal

IMAGENS

Características Gerais
- Melhor dica para diagnóstico
  - Artropatia puramente erosiva
  - Estreitamento uniforme da cartilagem
  - Osteoporose
- Localização
  - Alterações iniciais são vistas na sinóvia, seguidas da cartilagem e do osso

Achados na Radiografia
- Articulação acromioclavicular (AC)
  - Erosões em ambos os lados da articulação
  - Ponta da clavícula afilada como a de um lápis no estágio final
  - Pode haver a reabsorção da clavícula na inserção dos ligamentos coracoclaviculares
- Articulação glenoumeral
  - Estreitamento uniforme da cartilagem
  - Erosões
    - Maiores e mais precoces na margem (junção da cabeça umeral coberta de cartilagem à tuberosidade maior)
    - Erosões acabam finalmente por envolver de maneira uniforme a cabeça umeral e a glenoide
    - Destruição no estágio final de toda a cabeça umeral e da glenoide
  - Os cistos subcondrais podem ser grandes, porém a osteoporose subjacente pode mascarar seu tamanho
  - Elevação da cabeça umeral dada a RMR
    - Com a cronicidade, a cabeça parece se articular ao lado inferior do acrômio, moldando-o a uma concavidade
  - Erosão mecânica em machadinha no colo cirúrgico medial do úmero
    - Decorrente da elevação crônica da cabeça umeral e do consequente roçar do colo umeral osteoporótico contra a glenoide inferior
    - Aumenta o risco de fraturas por insuficiência no colo cirúrgico
  - Tumefação articular pode ser proeminente dada a descompressão do líquido sinovial por RMR à bursa subacromial/subdeltoide
- Articulação do cotovelo
  - Derrame (coxins adiposos anterior e posterior elevados)
  - Tumefação em torno da articulação
    - Sobre o olécrano: bursite do olécrano comum na AR
    - Em outros locais dada a descompressão do líquido sinovial através da cápsula ou para a bursa bicipital radial
  - Erosões uniformes em toda a extensão da articulação
    - Envolvendo igualmente capítulo, tróclea, ulna, cabeça/colo radial
    - Destruição uniforme no estágio final das estruturas ósseas

Achados na TC
- Mesmos achados ósseos notados na radiografia
  - Erosões e cistos ossos mais evidentes
- Sinóvia inflamada se intensifica ao realce

Achados na RM
- T1WI
  - Espessamento, sinal baixo e pânus
  - Sinal baixo de derrame, erosões e cistos subcondrais
  - Depósitos têm sinal baixo em casos de sobreposição de amiloide
    - Intra-articulares ou em tendões espessados
- Sequências sensíveis a fluido
  - Derrame tem sinal alto
  - Pânus espessado de sinal baixo reveste a sinóvia Corpos de arroz de sinal fraco em derrame
  - Erosões e cistos subcondrais de sinal alto
  - Edema da medula óssea subcondral
  - RMR, parcial ou completa
  - Descompressão do derrame sinovial bem visualizado
    - Ombro: geralmente por RMR à bursa subacromial/subdeltoide
    - Cotovelo: à bursa bicipital radial ou às partes moles adjacentes
  - Na presença de depósitos amiloides, permanecem com sinal baixo
  - ↑ de sinal do nervo ulnar à compressão no cotovelo
- T1WI FS + contraste
  - Realce ávido do pânus espessos ao longo da sinóvia
  - Cistos subcondrais e erosões apresentam sinal alto circundando o conteúdo líquido de sinal baixo

Recomendações para Aquisição de Imagens
- Melhor ferramenta para aquisição de imagens
  - Radiografias geralmente fazem o diagnóstico
  - RM frequentemente adiciona informações
    - Integridade do manguito rotador
    - Diagnóstico precoce (pré-radiográfico): sinovite
    - Fase destrutiva óssea precoce: avaliação mais precisa de erosões e de cistos subcondrais

DIAGNÓSTICO DIFERENCIAL

Artrite Séptica
- No diferencial da AR inicial
- Sinovite e derrame se realçam pelo contraste
- Edema da medula óssea ou erosões iniciais

Charcot, Neuropática
- No diferencial da AR do ombro tardia
- Destruição da cabeça umeral e da glenoide
- Grande derrame, descompressão ao subdeltoide por RMR
- Presença de detritos ósseos e ausência de pânus ajudam na diferenciação
- Comumente unilateral; etiologia é siringomielia

Espondiloartropatias
- Espondilite anquilosante e espondilite entérica envolvem com frequência grandes articulações proximais
- Ao início da doença, a aparência pode ser puramente inflamatória, com sinovite e erosões
- Mais tardiamente na evolução da doença, geralmente erosivas/produtivas mistas
- Envolvimento da coluna/articulação SI diferente da AR

PATOLOGIA

Características Gerais
- Etiologia
  - Etiologia não conhecida
  - Fisiopatologia presumida como relacionada com uma resposta imunológica persistente de um hospedeiro geneticamente suscetível a algum antígeno não determinado

Artrite Reumatoide de Ombro e de Cotovelo

- Genética
  - Predisposição genética
    - Concordância em gêmeos monozigóticos: 25%
    - Familiares em primeiro grau apresentam AR quatro vezes mais frequentemente que a população em geral
  - Indivíduo tem pouca probabilidade de ter um familiar afetado
- Anomalias associadas
  - Nódulos reumatoides subcutâneos em 30% dos casos
    - Superfícies extensoras (ulna, calcâneo) e dedos da mão
  - Depósito amiloide
  - Torácica: derrames pleurais, nódulos reumatoides, em raros casos fibrose intersticial
  - Vasculite
  - Síndrome de Felty: AR + esplenomegalia + leucopenia
  - Síndrome de Sjögren: AR + ceratoconjuntivite + xerostomia
  - ↑ risco de linfoma
  - Inflamação sistêmica por toda a vida pode contribuir para ↑ risco de doenças cardiovasculares, doença renal e infecções
  - ↑ taxa de mortalidade, sobrevida reduzida a 10 a 18 anos

Características Patológicas e Cirúrgicas Macroscópicas
- Revestimento sinovial se mostra hipertrofiado, edemaciado
- Distensão articular, erosões ósseas, destruição da cartilagem
- Corpos de arroz: vilosidades sinoviais desprendidas

Características Microscópicas
- Acúmulos organizados de células T auxiliares CD4, células introdutoras de antígenos, folículos linfoides
- Produção de imunoglobulinas em grande quantidade, incluindo fator reumatoide
- Angiogênese na sinóvia

QUESTÕES CLÍNICAS

Apresentação
- Sinais/sintomas mais comuns
  - Poliartrite simétrica, especialmente pequenas articulações
  - Sintomas constitucionais de fadiga, febre baixa
  - Manifesta-se geralmente no decorrer de semanas ou meses; ocasionalmente doença fulminante
- Outros sinais/sintomas
  - Ombro/cotovelo
    - Dor, tumefação, ↓ amplitude de movimento
    - Sintomas de RMR

Demografia
- Idade
  - Pico da idade de início: 3ª a 5ª décadas
- Gênero
  - M:F = 1:3
- Epidemiologia
  - AR em 1% da população em todo o mundo
    - 5% em algumas populações de índios norte-americanos
  - Ombro envolvido em 5% dos pacientes com AR
  - Região acromioclavicular envolvida em 50% dos pacientes com AR
  - Cotovelo envolvido em 50% dos pacientes com AR

Histórico Natural e Prognóstico
- Até 60% dos pacientes apresentam remissão
  - Muitos melhoram com um Rx agressivo por múltiplos fármacos
- Mau prognóstico quanto à função do ombro na presença de erosões graves e de RMR

Tratamento
- Tratamento da AR: geralmente por combinação de fármacos, visando ao alívio da dor e ao mesmo tempo intensificando o tratamento rapidamente para suprimir a doença antes da destruição articular
  - Fármacos anti-inflamatórios não esteroides
    - Alívio sintomático; não alteram a evolução da doença
  - Glicocorticoides (orais e intra-articulares)
    - Controlam rapidamente a inflamação; possibilitam que fármacos de ação mais lenta façam efeito
  - Fármacos antirreumáticos modificadores da doença
    - Suprimem a destruição articular (p. ex., metotrexate, sulfassalazina, antimaláricos, ouro)
  - Fármacos biológicos: fármacos anti-FNT-α, anti-interleucina-1
    - Papel de citocinas (especialmente, FNT-α e interleucina-1) reconhecido atualmente
- Tratamento cirúrgico
  - Sinovectomia pode fazer cessar/retardar a progressão
  - Ombro
    - Mau prognóstico quanto aos reparos de RMR
    - Artroplastia: com frequência se opta por um dispositivo de reversão do ombro em razão da rotura do manguito rotador
      - Pacientes de AR particularmente em risco de fratura periprótese, especialmente do acrômio
  - Cotovelo
    - Ressecção da cabeça radial → alívio sintomático
    - Artroplastia falha frequentemente (afrouxamento, fratura periprótese) em decorrência de osso osteoporótico fino

CHECKLIST DO DIAGNÓSTICO

Considerar
- Outras etiologias de sinovite, especialmente infecção quando monoarticular

REFERÊNCIAS

1. Levy O, et al: Surface replacement arthroplasty for glenohumeral arthropathy in patients aged younger than fifty years: results after a minimum ten-year follow-up, J Shoulder Elbow Surg. 24(7):1049-1060, 2015.
2. Morris BJ, et al: Risk factors for periprosthetic infection after reverse shoulder arthroplasty, J Shoulder Elbow Surg. 24(2):161-166, 2015.
3. Cross MB, et al: Results of custom-fit, noncemented, semiconstrained total elbow arthroplasty for inflammatory arthritis at an average of eighteen years of follow-up, J Shoulder Elbow Surg. 23(9):1368-1373, 2014.
4. van der Zwaal P, et al: The natural history of the rheumatoid shoulder: a prospective long-term follow-up study, Bone Joint J. 96-B(11):1520-1524, 2014.
5. Jämsen E, et al: The decline in joint replacement surgery in rheumatoid arthritis is associated with a concomitant increase in the intensity of antirheumatic therapy: a nationwide register-based study from 1995 through 2010, Acta Orthop. 84(4):331-337, 2013.
6. Bøyesen P, et al: Prediction of MRI erosive progression: a comparison of modern imaging modalities in early rheumatoid arthritis patients, Ann Rheum Dis. 70(1):176-179, 2011.
7. Narváez JA, et al: MR imaging of early rheumatoid arthritis, Radiographics. 30(1):143-163, discussion 163-5, 2010.

Artrite Reumatoide de Ombro e de Cotovelo

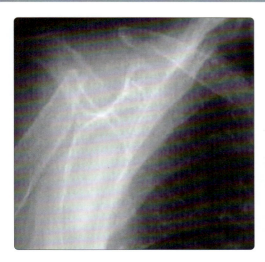
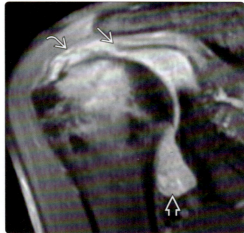

(À esquerda) *Radiografia AP mostra caso de AR grave de evolução longa, com erosões da clavícula, da glenoide e da cabeça umeral.* (À direita) *RM PD FS coronal mostra tendão infraespinal retraído ➡, parte da rotura crônica do manguito rotador que é geralmente vista na AR avançada. Há um edema leve na cabeça umeral. A articulação glenoumeral se mostra distendida, e uma sinovite de sinal baixo enche a bursa axilar ➡ e se estende através da rotura do manguito rotador até a bursa subacromial ➡. Observe a elevação da cabeça umeral.*

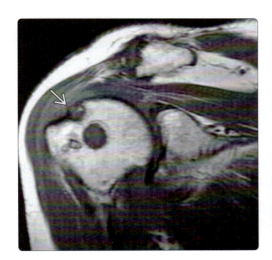
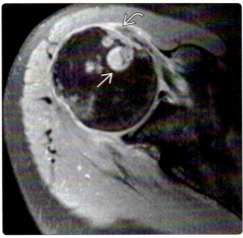

(À esquerda) *RM T1WI coronal mostra achados típicos da AR do ombro. Há cistos subcondrais de sinal baixo, assim como uma erosão marginal da cabeça umeral ➡.* (À direita) *RM PD FSE FS axial no mesmo paciente mostra cistos subcondrais e também erosão marginal ➡. Observe o tendão subescapular fino e roto ➡, com presença de líquido tanto na articulação glenoumeral como na bursa subdeltoide. Parece notável que a radiografia nesse caso se mostrou normal.*

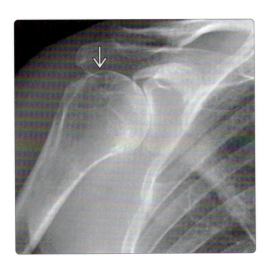
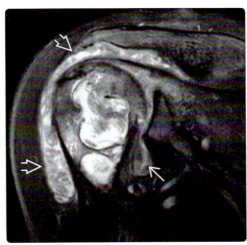

(À esquerda) *Radiografia AP em paciente com AR mostra apenas osteopenia e pequena erosão marginal ➡. A osteopenia vista às radiografias em pacientes portadores de AR disfarça muitas vezes a extensão total da doença erosiva e dos cistos subcondrais.* (À direita) *RM T2WI FS coronal no mesmo paciente mostra uma sinovite enorme tanto na articulação glenoumeral ➡ como na bursa subacromial ➡. As massas nodulares difusas de sinal baixo no líquido são da sinovite.*

Artrite Reumatoide de Ombro e de Cotovelo

(À esquerda) *RM T2WI FS sagital no mesmo paciente enfatiza grande sinovite tanto na articulação glenoumeral como na bursa subacromial/subdeltoide ➡. Estão bem evidenciadas tanto a sinovite como a extensão dos cistos subcondrais descendo pela medula óssea ➡. (À direita) RM PD FS axial no mesmo paciente mostra tamanho das erosões ➡. É bastante notável que as radiografias mostrem unicamente osteopenia e uma pequena erosão, mesmo retrospectivamente. Esta metadiáfise umeral está sob risco de fratura.*

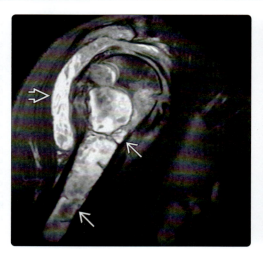
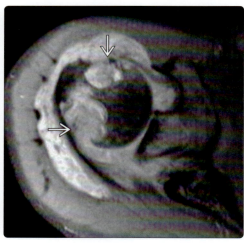

(À esquerda) *RM T1 FS pós-contraste coronal no mesmo paciente confirma que a anomalia da medula óssea é constituída por erosões e cistos subcondrais, com um líquido de sinal baixo circundado pela sinovite realçada pelo contraste ➡. É também vista uma rotura do manguito rotador, com retração do supraespinal ➡. (À direita) Radiografia lateral de cotovelo mostra osteopenia difusa e tumefação das partes moles sobre o olécrano ➡. A localização é típica da bursite do olécrano, nesse caso secundária à AR.*

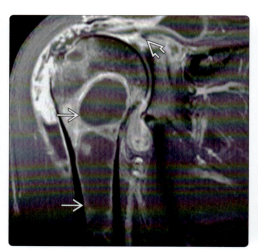
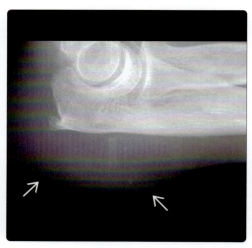

(À esquerda) *Radiografia anteroposterior mostra caso clássico de AR grave e de evolução prolongada. Há um acometimento erosivo simétrico do úmero distal, do rádio proximal e da ulna proximal, junto com osteopenia. (À direita) Radiografia lateral confirma as erosões, assim como uma erosão mecânica na diáfise proximal da ulna ➡, em que o remanescente da cabeça radial vem roçando. A simetria do processo e sua natureza puramente erosiva fazem o diagnóstico de AR.*

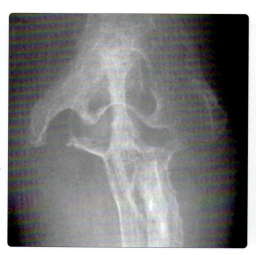
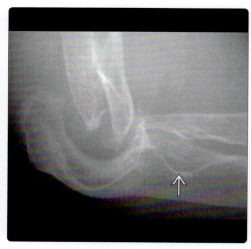

Artrite Reumatoide de Ombro e de Cotovelo

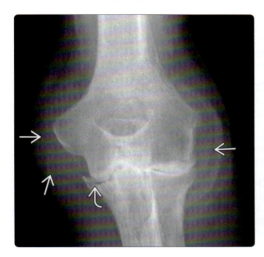
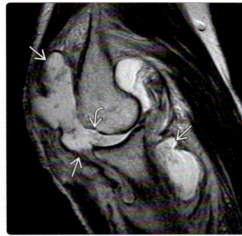

(À esquerda) *Radiografia AP mostra afilamento uniforme extenso da cartilagem em toda a extensão do cotovelo e erosões subcondrais no coronoide ➔. Há uma extensa tumefação das partes moles ➔ e uma osteopenia difusa. Não são vistas alterações produtivas; os achados são típicos de AR.* (À direita) *RM T2FS no mesmo caso de AR mostra redução completa da cartilagem e afilamento do córtex no capítulo ➔. O líquido está inteiramente contido em uma articulação extremamente distendida ➔ e contém um material de sinal baixo que foi denominado corpos de arroz.*

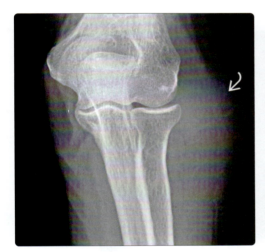
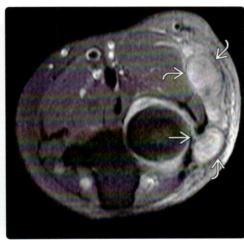

(À esquerda) *Radiografia AP mostra massa nas partes moles laterais ➔, porém não há outra anormalidade em um paciente com AR.* (À direita) *RM PD FS axial realizada para a avaliação da massa de partes moles no mesmo paciente mostra sinovite e líquido circundando o colo radial. Há um fino colo de líquido ➔ se estendendo do derrame articular até a massa ➔. Isso prova que a massa consiste simplesmente em líquido da articulação, que apresentou descompressão às partes moles lateralmente, tal como ocorre em articulações restringidas apresentando sinovite ativa.*

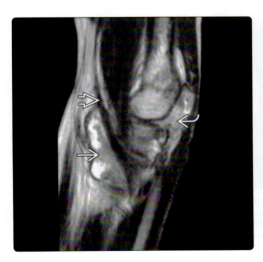
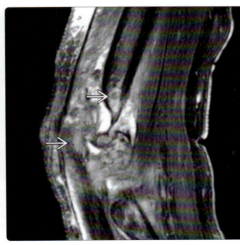

(À esquerda) *RM T2WI sagital mostra bursite radial bicipital relacionada com AR. Uma sinovite lobular realçada pelo contraste é vista na bursa radial bicipital ➔ em torno do tendão do bíceps ➔. Líquido e sinovite são também vistos na articulação do cotovelo ➔.* (À direita) *RM T2WI sagital em um paciente com AR mostra destruição articular, um grande derrame e um sinal anormal da medula óssea ➔. Esses achados poderiam ser decorrentes simplesmente de AR avançada, mas uma infecção precisa ser considerada e foi comprovada à cirurgia.*

Artrite Reumatoide de Punho e de Mão

DADOS PRINCIPAIS

IMAGENS
- Erosões
    - Padrão ósseo mais precoce consiste em uma perda da nitidez cortical, seguida por um padrão de perda cortical em ponto e traço
    - Erosões marginais tendem a ocorrer precocemente na parte do osso que está dentro da cápsula, porém não está coberta por cartilagem
    - Erosões subcondrais diretas
    - Doença agressiva tardia: aparência de lápis na caneca das falanges
- Estiloide ulnar pode evidenciar formação de gorro: único local de alteração produtiva na AR
- Desalinhamento causado por rotura de ligamentos/tendões
- RM: pânus: sinóvia nodular espessa, de sinal baixo, delineada por um derrame
    - Edema da medula óssea: sinal alto subcondral
    - Sinóvia espessada e avidamente realçada pelo contraste delineia o derrame de sinal baixo e as erosões
    - A tenossinovite pode ser a anormalidade mais precoce das partes moles, mas é inespecífica
- Ultrassonografia: excelente para derrames iniciais em pequenas articulações
    - Tenossinovite e rotura de tendões vistas diretamente

QUESTÕES CLÍNICAS
- AR em 1% da população em todo o mundo
    - 5% em algumas populações de índios norte-americanos
- Mulheres > homens (3:1)
- Carpo envolvido em 80% dos pacientes com AR
- MCFs envolvidas em 85% dos pacientes com AR
- IFPs de mão envolvidas em 75% dos pacientes com AR

CHECKLIST DO DIAGNÓSTICO
- AR mais ao início pode ser monostótica ou assimétrica
    - É preciso ser diferenciada da articulação séptica
- Usar locais de tumefação focal de partes moles para lhe orientar quanto a achados ósseos sutis à radiografia
- Observar quanto à falta de nitidez cortical e a um padrão de ponto e traço para os primeiros sinais radiográficos de erosão

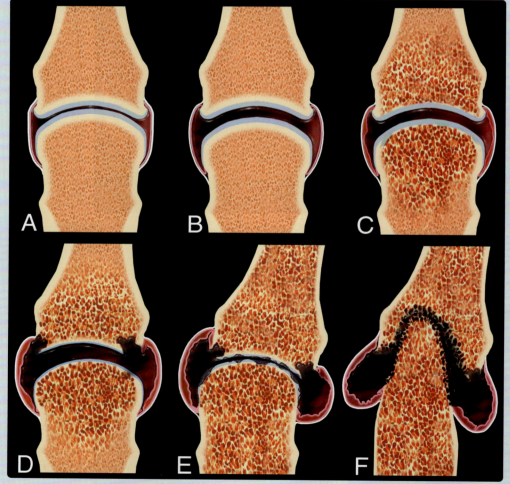

Gráfico PA de uma articulação IFP mostra destruição progressiva da articulação. (A) está normal, com córtex, cartilagem, densidade óssea e cápsula intactos. (B) mostra doença inicial, apenas com sinovite e derrame articular. (C) mostra osteoporose justa-articular, com córtex se tornando indistinto, o padrão de ponto e traço. (D) mostra afilamento da cartilagem e erosões marginais na parte do osso que é intracapsular, mas não está protegida por cartilagem. (E) mostra progressão da osteopenia e erosões subcondrais estendendo-se por defeitos da cartilagem. (F) mostra artrite mutilante, com deformidade de lápis na caneca, vista na doença em estágio terminal.

Artrite Reumatoide de Punho e de Mão

TERMINOLOGIA

Abreviatura
- Artrite reumatoide (AR)

Definição
- Doença inflamatória sistêmica progressiva crônica em que as articulações são o alvo principal

IMAGENS

Características Gerais
- Melhor dica para diagnóstico
  - Doença puramente erosiva
  - Osteoporose
  - Desalinhamento
- Localização
  - Simetria da doença é clássica
    - Pode ser unilateral ao início da evolução da doença
  - Envolvimento inicial da doença
    - Articulação metacarpofalangiana (MCF) ou interfalangiana proximal (IFP)
    - Articulação radioulnar distal (ARUD)
    - Articulação radiocarpal (RC)
  - Envolvimento mais tardio
    - Articulações intercarpais
  - Articulações interfalangianas distais (IFDs) e 1ª articulação carpometacarpal (CMC) não envolvidas até o estágio terminal

Achados na Radiografia
- Mão e pé apresentam envolvimento mais precoce; ficar atento a alterações sutis
- Tumefação focal das partes moles pode ser a indicação de um envolvimento ósseo subjacente
  - Especialmente em torno da MCF, IFP, do estiloide ulnar
- Osteoporose
  - Inicial: justa-articular
  - Tardiamente: difuso
- Erosões
  - Padrão mais precoce é a perda da nitidez cortical, seguida de um padrão de perda cortical em ponto e traço
  - Erosões marginais tendem a ser do osso que está dentro da cápsula, mas não estão cobertas por cartilagem
    - Aparência de orelhas de camundongo na base das falanges
    - Processos estiloides ulnar e radial
  - Erosões subcondrais diretas
  - Destruição tardia grave das estruturas ósseas
    - Pode ocasionar aparência de lápis na caneca das falanges
    - Pode destruir ulna distal ou fileira proximal do carpo
- Destruição da cartilagem
  - Radiografias iniciais podem parecer amplas dada a distensão pelo derrame
  - Afilamento da cartilagem e estreitamento articular são uniformes
- Cistos subcondrais são achados frequentes na AR, porém inespecíficos
- Estiloide ulnar pode evidenciar formação de gorro: único local de alteração produtiva na AR
- Desalinhamento em razão de rotura de ligamentos/tendões
  - Carpo
    - Translocação ulnar (subluxação ulnar de carpo de modo que o semilunar se articula principalmente com a ulna)
    - Subluxação volar do carpo sobre o rádio
    - Dissociação escafossemilunar
    - Instabilidade segmentar intercalada volar ou dorsal (ISIV ou ISID)
  - Dedos
    - Desvio ulnar às MCFs
    - Subluxação volar das MCFs
    - Polegar de caroneiro
    - Deformidades tipo "boutonnière" (hiperflexão IFP, hiperextensão IFD) e de "pescoço de cisne" (hiperextensão IFP, hiperflexão IFD)

Achados na TC
- Achados radiográficos especulares; raramente utilizados, exceto na avaliação pós-operatória

Achados na RM
- T1WI
  - Derrame, erosões com sinal baixo
- Sequências sensíveis a fluido
  - Sinal alto de derrame, erosões, cistos subcondrais
  - Sinal alto de tenossinovite
  - Pânus: sinóvia nodular espessa, de sinal baixo, delineada pelo derrame
  - Edema da medula óssea: sinal alto subcondral
- T1WI C+ FS
  - Sinóvia espessada realçando-se avidamente pelo contraste delineia derrame e erosões de sinal baixo
  - Tenossinovite: realce pelo contraste dos tendões envolvidos
  - Nervo mediano pode se realçar pelo contraste caso comprimido por tenossinovite no túnel do carpo

Achados na Ultrassonografia
- Excelente para derrames iniciais em pequenas articulações
- Tenossinovite: hiperecoica
- Rotura de tendões: visualização direta
- Doppler em cores avalia hipervascularidade
- Nódulo reumatoide: massa hipoecoica homogênea

Recomendações para Aquisição de Imagens
- Melhor ferramenta para aquisição de imagens
  - Aquisição de imagens inicial é por radiografia
  - Em caso negativo, ultrassonografia ou RM é útil para a detecção da doença inicial
    - Excelente para a detecção, porém não prognóstica para o indivíduo
  - Após o tratamento (geralmente estudos farmacológicos)
    - Ultrassonografia com Doppler é boa para derrames, inflamações
    - RM é melhor para o acompanhamento de erosões iniciais
- Orientações de protocolo
  - Radiografias: PA e incidência em livro aberto (Norgard)
    - Incidência em livro aberto útil para a identificação de erosões iniciais do piramidal, pisiforme
    - Caso seja solicitada a avaliação do alinhamento do carpo, deve-se acrescentar a incidência lateral efetiva
  - Meia-dose de contraste à RM 3T suficiente para a avaliação de sinovite/tenossinovite na AR inicial

DIAGNÓSTICO DIFERENCIAL

Lúpus Eritematoso Sistêmico
- Deformidades em padrão semelhante, porém redutíveis
- Não erosivo até uma etapa avançada da doença; tenossinovite proeminente

Osteoartrite Erosiva
- Erosiva, mas distribuição é a da OA
  - IFD > IFP; 1ª articulação carpometacarpal, articulação escafo-trapezoide-trapézio

Artrite Reumatoide de Punho e de Mão

Artrite Psoriática
- Pode ser puramente erosiva ao início
- Distribuição preferencial às articulações IFDs, mas pode envolver outras
- Distribuição no carpo imprevisível
- Pode haver evidências de periostite (reação perióstea irregular ao longo da diáfise ou na base dos dedos)
- Padrão de realce dinâmico pode diferenciar artrite psoriática de AR a 15 minutos

Hiperparatireoidismo
- Reabsorção subcondral nas extremidades de dedos ou de ossos do carpo pode levar ao colapso, simulando erosão
- Outros sinais de hiperparatireoidismo: reabsorção subcondral, reabsorção de tufos, calcificações vasculares

PATOLOGIA
Características Gerais
- Etiologia
  - Etiologia não estabelecida
  - Fisiopatologia presumida como relacionada com resposta imunológica persistente de um hospedeiro geneticamente suscetível a algum antígeno não determinado
- Genética
  - Predisposição genética
    - Concordância em gêmeos monozigóticos: 25%
    - Familiares em primeiro grau apresentam AR quatro vezes mais frequentemente que a população em geral
  - Indivíduo tem pouca probabilidade de ter um familiar afetado

Característica Patológicas e Cirúrgicas Macroscópicas
- Revestimento sinovial se mostra hipertrofiado e edemaciado
- Distensão articular, erosão óssea, destruição da cartilagem

QUESTÕES CLÍNICAS
Apresentação
- Sinais/sintomas mais comuns
  - Poliartrite simétrica, envolvendo especialmente pequenas articulações da mão e do pé
    - Pode ser inicialmente assimétrica ou monoarticular
  - Sintomas constitucionais de fadiga, febre baixa
  - Manifesta-se comumente em um período de semanas ou meses; ocasionalmente doença fulminante
- Outros sinais/sintomas
  - Deformidades do punho e da mão
    - Translocação ulnar do carpo
    - Dissociação escafossemilunar; instabilidade do carpo
    - Subluxação volar e desvio ulnar das MCFs
    - Deformidades tipo "boutonnière", "pescoço de cisne", "polegar de caroneiro"

Demografia
- Idade
  - Pico de início: 3ª a 5ª décadas
- Gênero
  - Mulheres > homens (3:1)
- Epidemiologia
  - AR em 1% da população em todo o mundo
    - 5% em algumas populações de índios norte-americanos
  - Carpo envolvido em 80% dos pacientes com AR
  - MCFs envolvidas em 85% dos pacientes com AR
  - IFPs de mão envolvidas em 75% dos pacientes com AR

Histórico Natural e Prognóstico
- Pode haver remissão ao Rx agressivo por múltiplos fármacos
- Aqueles resistentes ao tratamento evidenciam o agravamento continuado de erosões, acometimento de ligamentos e de tendões
  - Dor progressiva e perda de função

Tratamento
- Geralmente por combinação de fármacos, visando ao alívio da dor e ao mesmo tempo intensificando-se o tratamento rapidamente para suprimir a doença antes da destruição articular
  - Tratamento biológico: fármacos anti-FNT-α, anti-interleucina-1
    - Papel das citocinas (especialmente, FNT-α e interleucina-1) na fisiopatologia da AR reconhecido atualmente
- Tratamento cirúrgico
  - Sinovectomia, tenossinovectomia
  - Carpo
    - Ressecção da ulna distal
    - Carpectomia proximal
    - Artrodese (geralmente fixação dorsal por placa do rádio, através do escafoide, semilunar, capitato ao 3º MC)
    - Artroplastia do carpo pode falhar e ser complicada por osteólise maciça
  - MCFs, IFPs
    - Artrodese, frequentemente IF de polegar e dedos
    - Artroplastia: complicações comuns
      - Fratura do dispositivo ou do dedo
      - Osteólise e sinovite maciças

CHECKLIST DO DIAGNÓSTICO
Considerar
- Ao início, a AR pode ser monostótica ou assimétrica
  - É preciso ser diferenciada da articulação séptica

Dicas para Interpretação de Imagem
- Usar a tumefação das partes moles em torno da mão para lhe orientar quanto a achados ósseos sutis às radiografias
- Ficar atento à falta de nitidez cortical e a um padrão de ponto e traço para os primeiros sinais radiográficos de erosão

REFERÊNCIAS
1. Navalho M, Bilateral MR: et al: imaging of the hand and wrist in early and very early inflammatory arthritis: tenosynovitis is associated with progression to rheumatoid arthritis, Radiology. 264(3):823-833, 2012.
2. Bøyesen P, et al: Prediction of MRI erosive progression: a comparison of modern imaging modalities in early rheumatoid arthritis patients, Ann Rheum Dis. 70(1):176-179, 2011.
3. Rowbotham EL, et al: Rheumatoid arthritis: ultrasound versus MRI, AJR Am J Roentgenol. 197(3):541-546, 2011.

Artrite Reumatoide de Punho e de Mão

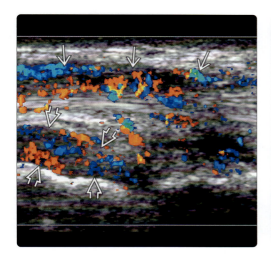
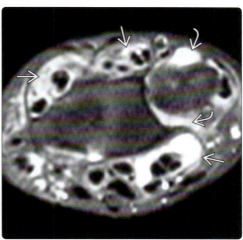

(À esquerda) *Ultrassonografia com Doppler em cores longitudinal mostrando tenossinovite típica com aumento acentuado na vascularização, indicando hiperemia* ➡. *Há também um espessamento sinovial e a hiperemia do aspecto palmar da cápsula articular* ➡, *indicando uma sinovite articular. Esse caso mostrou tratar-se de AR inicial, normal às radiografias.* (À direita) *RM T2WI FS axial mostra tenossinovite de sinal alto* ➡ *circundando tendões extensores e flexores normais e sinovite na ARUD* ➡. *Não há erosões; a radiografia estava normal.*

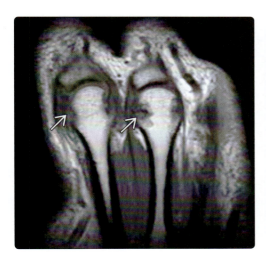
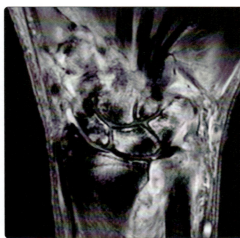

(À esquerda) *RM T1WI coronal, obtida em paciente com dor e tumefação articulares unilaterais de início recente, mostra as cabeças MC apresentando erosões marginais* ➡. *Essas erosões não estavam visíveis às radiografias.* (À direita) *RM T2WI FS coronal no mesmo paciente mostra o envolvimento além das MCFs. Os ossos do carpo, a articulação radiocarpal e a ARUD apresentam achados semelhantes de derrame e de erosões tanto marginais quanto subcondrais. A distribuição e o padrão de doença erosiva são típicos da AR.*

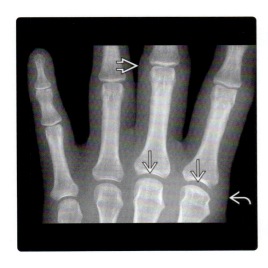
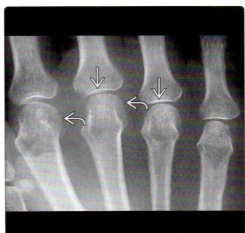

(À esquerda) *Radiografia PA em paciente com dor e tumefação na mão de início recente mostra tumefação das MCFs* ➡ *e das IFPs* ➡. *Não há osteoporose nem erosões focais, mas pode ser vista a distensão das MCFs 2 e 3* ➡. *Isso se deve a sinovite e derrame, sinais radiográficos muito precoces de AR.* (À direita) *Radiografia PA mostra osteopenia justa-articular e afilamento da cartilagem nas MCFs* ➡. *A pouca nitidez cortical nas cabeças MC* ➡ *constitui o padrão de ponto e traço, indicando uma alteração erosiva inicial.*

Artrite Reumatoide de Punho e de Mão

(À esquerda) *Radiografia PA mostra caso típico de erosões marginais por AR* ➔. *São vistas logo ao início da evolução do processo erosivo, ocorrendo em ossos que são intracapsulares, porém não estão protegidos pela cartilagem. É essa região do osso que é mais vulnerável ao processo inflamatório.* (À direita) *Radiografia PA em paciente com AR inicial mostra que a densidade óssea está normal. A única articulação envolvida é uma IFP* ➔, *evidenciando erosão e danos graves à cartilagem. Lembre-se de que as erosões iniciais em casos de AR têm tanta probabilidade de envolver a IFP quanto a MCF.*

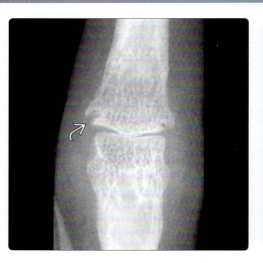 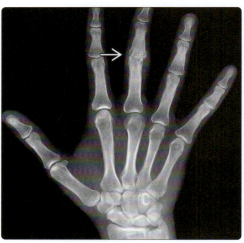

(À esquerda) *Radiografia PA mostra nódulo* ➔, *que causa um recorte em curvas do osso subjacente* ➔. *Observe a largura diminuída da cartilagem na 2ª MCF, junto com a erosão marginal da cabeça MC* ➔. *A aparência e a distribuição são típicas de AR com um nódulo reumatoide.* (À direita) *Radiografia PA em homem de 48 anos de idade mostra osteopenia grave de início rápido em um padrão em faixa no rádio distal* ➔, *assim como tumefação das partes moles e uma possível erosão no estiloide ulnar* ➔.

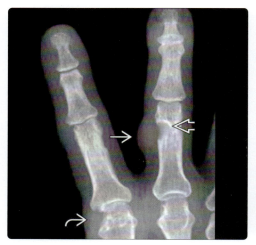 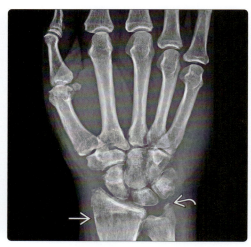

(À esquerda) *Artrograma RM T1 coronal no mesmo paciente mostra edema e erosões do estiloide ulnar e do piramidal* ➔. *Além disso, há a rotura do ligamento escafossemilunar* ➔.
(À direita) *RM T2 FS coronal no mesmo paciente confirma as erosões no estiloide ulnar e no piramidal e mostra outra no escafoide* ➔. *Observe o leve afilamento da cartilagem na articulação radioescafoide* ➔, *com outras cartilagens apresentando aparência normal. As erosões desse paciente são mais extensas que se suspeitou nas radiografias.*

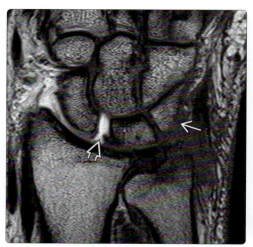 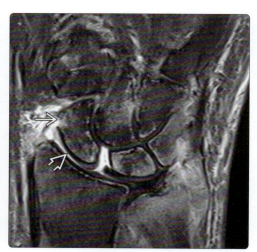

Artrite Reumatoide de Punho e de Mão

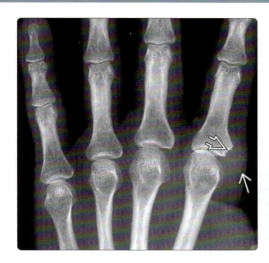
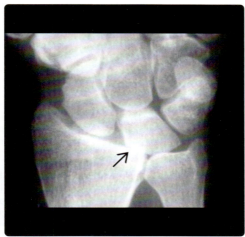

(À esquerda) Radiografia PA mostra densidade óssea normal e apenas uma MCF com tumefação das partes moles ➡ e uma erosão associada ➡. Este é o único sinal de AR nessa mulher jovem.
(À direita) Radiografia PA em paciente com AR inicial mostra estreitamento da articulação radiocarpal, assim como translação ulnar de todo o carpo ➡. Observe que a maior parte do semilunar se superpõe à ulna, confirmando essa translação.

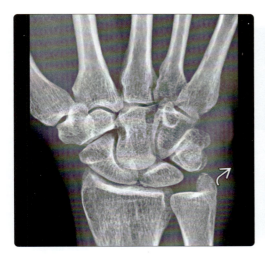
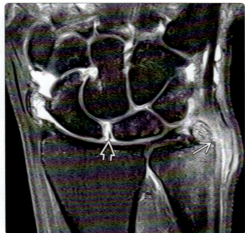

(À esquerda) Radiografia PA em homem de meia-idade com dores articulares mostra apenas tumefação das partes moles ➡ nas proximidades do estiloide ulnar. Isso sugeriria uma AR inicial.
(À direita) No mesmo paciente, um artrograma RM T2 C+ FS indireto mostra tenossinovite do lado ulnar e pequena erosão do estiloide ulnar ➡, com um edema extenso. Há também a rotura do ligamento escafossemilunar ➡.

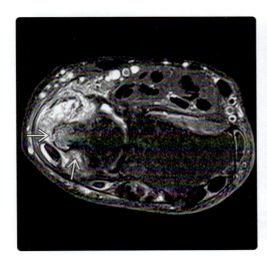
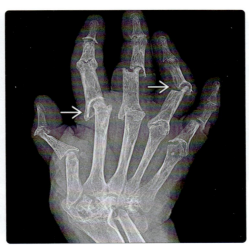

(À esquerda) RM PD C+ FS axial no mesmo paciente, ao longo do carpo distal, mostra erosão mais extensa na ulna distal ➡ que se suspeitou na incidência coronal. *(À direita)* Radiografia PA mostra osteopenia grave em um caso de artrite mutilante. As erosões são tão graves que a morfologia de "lápis na caneca" é vista em múltiplas articulações ➡. Embora seja típica da artrite psoriática, a artrite mutilante é também vista em qualquer artropatia inflamatória grave, incluindo a AR.

Artrite Reumatoide de Quadril

DADOS PRINCIPAIS

IMAGENS
- Radiografias frequentemente diagnósticas
  - Afilamento da cartilagem uniforme e bilateralmente simétrico
  - Protrusão
  - Osteoporose
  - Fraturas por insuficiência
    - Colo femoral: aspecto medial da base e da parte média do colo
    - Cabeça femoral e acetábulo sustentador de carga
  - Fratura patológica da região subtrocantérica em pacientes fazendo uso de bisfosfonatos para osteoporose
    - Visualizada como uma esclerose linear adjacente à saliência no córtex lateral na região subtrocantérica
- RM T1WI: complicações das partes moles
  - Rotura e retração de tendões do glúteo, circundadas por tecido adiposo de sinal alto
  - Atrofia do tecido adiposo glúteo em casos de rotura crônica dos tendões
  - Fratura por insuficiência com sinal baixo linear
- Sequências RM sensíveis a fluido
  - Edema da medula óssea de sinal alto
  - Espessamento sinovial de sinal baixo e pânus com derrame de sinal alto
  - Derrame descomprimido mostra sinal líquido alto na bursa do iliopsoas
  - Na presença de derrame, rotura do lábio e afilamento da cartilagem podem ser vistos diretamente
  - Tenossinovite de sinal alto e rotura de tendões
- RM: osteonecrose secundária ao uso de esteroides

CHECKLIST DO DIAGNÓSTICO
- Protrusão bilateral é vista também em outros processos, porém mais frequentemente na artrite reumatoide (AR)
- Massa de partes moles na bursa do iliopsoas mostrando características líquidas é muito provavelmente líquido sinovial descomprimido em paciente portador de AR; cápsula do quadril é mais fraca anteriormente
- Observar quanto a fraturas por insuficiência, tanto na região cervical medial como na cabeça femoral/no acetábulo

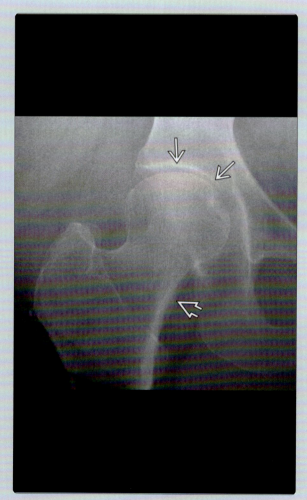

Radiografia em AP mostra osteopenia difusa, claramente anormal nessa mulher de 52 anos de idade. Além disso, há um afilamento uniforme da cartilagem na articulação do quadril ➡. A paciente ainda não evidenciou protrusão, erosões nem cistos subcondrais, mas há um espessamento cortical do calcar ➡.

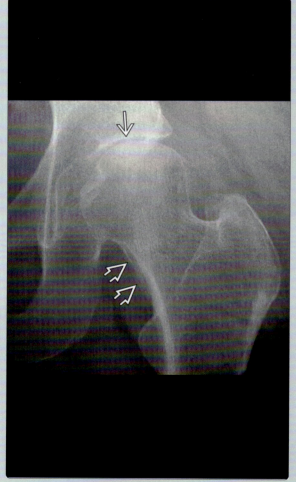

Radiografia AP do quadril contralateral na mesma paciente mostra igualmente um afilamento difuso simétrico da cartilagem ➡ e um espessamento cortical do calcar mais proeminente ➡. O processo mórbido primário é de AR, mas a paciente está desenvolvendo uma osteoartrite secundária, conforme indicado pelo reforço.

Artrite Reumatoide de Quadril

TERMINOLOGIA

Abreviatura
- Artrite reumatoide (AR)

Definição
- Doença inflamatória sistêmica progressiva crônica em que as articulações são o alvo principal

IMAGENS

Características Gerais
- Melhor dica para diagnóstico
  - Estreitamento uniforme e bilateralmente simétrico da cartilagem
  - Protrusão
  - Osteoporose

Achados na Radiografia
- Osteopenia difusa
  - Envolvimento do quadril se dá depois do envolvimento periférico, de modo que o paciente já veio a apresentar uma osteoporose de moderada a grave
- Derrame articular
  - Coxins adiposos distendidos
    - Iliopsoas, glúteo, obturador
- Estreitamento uniforme da cartilagem
  - Cartilagem cobre toda a cabeça femoral
  - Cartilagem acetabular tem forma de ferradura
    - Parte medial do acetábulo não é coberta por cartilagem
- Erosões
  - Inicialmente erosões marginais
    - Observadas no corte da cabeça e do colo do fêmur, regiões do osso que estão dentro da cápsula, porém não estão protegidas por cartilagem
  - Mais tardiamente erosões subcondrais difusas em torno da cabeça femoral e do acetábulo
  - Na presença de osteopenia e de erosões difusas a cabeça femoral migra medialmente (protrusão)
- Formação de cistos subcondrais comum
- Fraturas por insuficiência
  - Colo femoral: aspecto medial da base e da parte média do colo
    - Visualizada como esclerose linear; linha de fratura raramente vista às radiografias
  - Parte de sustentação de carga está na cabeça femoral e no acetábulo
  - Região subtrocantérica em pacientes que usam bisfosfonatos para tratamento de osteoporose
    - Vista inicialmente como produção focal de osso esclerótico ao longo do córtex lateral, 5 a 8 cm abaixo do trocânter
    - Representa região de osso desorganizado no local de um estresse máximo
      - Bisfosfonatos inibem osteoclastos, de modo que não pode haver remodelagem do osso formado em reação ao estresse
      - Osso desorganizado nesse local se mostra fraco
    - Visualizada como esclerose linear adjacente à saliência sobre o córtex lateral na região subtrocantérica
      - Pode completar a fratura
- Osteonecrose secundária ao uso de esteroides
  - Esclerose central na cabeça femoral
  - Ao progredir, fratura subcondral e colabamento

Achados na TC
- TC reflete os achados radiográficos de erosões, cistos, alterações da morfologia
- Fraturas por insuficiência podem ser visualizadas com mais facilidade
- Realce pelo contraste da sinovite
- Líquido sinovial apresenta descompressão para a bursa do iliopsoas

Achados na RM
- T1WI
  - Sinal baixo de pânus e de derrame articular
  - Sinal baixo de edema da medula óssea, erosões e cistos subcondrais
  - Linhas de fratura por insuficiência com sinal baixo linear
  - Sinal baixo subcondral indicando osteonecrose (secundária ao uso de esteroides)
  - Complicações relativas às partes moles
    - Rotura e retração dos tendões do glúteo, circundadas por tecido adiposo com sinal alto
    - Atrofia adiposa do músculo glúteo em casos de rotura crônica de tendões
- Sequências sensíveis a fluido
  - Edema da medula óssea com sinal alto
  - Sinóvia espessa e pânus de sinal baixo circundados por derrame articular de sinal alto
  - Erosões e cistos subcondrais de sinal alto
  - Derrame do quadril apresenta descompressão para a bursa do iliopsoas → massa anterior de sinal alto
  - Na presença de um derrame articular, podem ser vistos diretamente a rotura do lábio e o afilamento da cartilagem
  - Tenossinovite e rotura de tendões com sinal alto
  - Fratura por insuficiência pode apresentar sinal alto linear, ou o edema pode obscurecer a linha de fratura
  - Sinal da linha dupla de osteonecrose
- T1WI C+ FS
  - Realce ávido da sinóvia espessa em torno de um derrame de sinal baixo
  - Comprova características líquidas do líquido descomprimido na bursa do iliopsoas

Achados na Ultrassonografia
- Derrame articular e líquido na bursa bem visualizados

Recomendações para Aquisição de Imagens
- Melhor ferramenta para aquisição de imagens
  - Radiografia é diagnóstica na doença intermediária a avançada
  - RM com frequência mais útil
    - Comprova a doença inicial
    - Diagnostica fraturas por insuficiência
    - Diagnostica complicações relativas às partes moles

DIAGNÓSTICO DIFERENCIAL

Artrite Séptica
- Processo unilateral
- Derrame articular, erosões, reação sinovial podem não ser distinguíveis de AR

Doença de Paget
- Osso amolecido acarreta protrusão, de maneira semelhante à morfologia da AR
- Doença de Paget ao início da evolução pode evidenciar uma osteoporose difusa (ou causada por desuso se o paciente estiver acamado)
- Padrão trabecular desorganizado e espessamento cortical do quadril/bacia devem ajudar na diferenciação
- Não há erosões

Osteomalacia/Hiperparatireoidismo
- Osso amolecido ocasiona protrusão, de maneira semelhante à morfologia da AR
- Osteopenia difusa
- Reabsorção subperióstea e calcificações vasculares podem diferenciar
- Não há erosões efetivas

Artrite Reumatoide de Quadril

PATOLOGIA

Características Gerais
- Etiologia
  - AR: etiologia não estabelecida
  - Fisiopatologia presumida como relacionada com resposta imunológica persistente de um hospedeiro geneticamente suscetível a algum antígeno não conhecido
- Genética
  - Predisposição genética
    - Concordância em gêmeos monozigóticos: 25%
    - Familiares em primeiro grau apresentam AR quatro vezes mais frequentemente que a população em geral
  - Indivíduo tem pouca probabilidade de ter um familiar afetado
- Anomalias associadas
  - Nódulos reumatoides subcutâneos em 30% dos casos
    - Superfícies extensoras (ulna, calcâneo) e dedos
  - Depósito amiloide
  - Torácica: derrames pleurais, nódulos reumatoides, em raros casos, fibrose intersticial
  - Vasculite
  - Síndrome de Felty: AR + esplenomegalia + leucopenia
  - Síndrome de Sjögren: AR + ceratoconjuntivite + xerostomia
  - ↑ risco de linfoma
  - ↑ mortalidade, redução da sobrevida em 10 a 18 anos
    - Inflamação sistêmica por toda a vida pode contribuir para ↑ risco de doença CV, doença renal e infecções

Características Patológicas e Cirúrgicas Macroscópicas
- Revestimento sinovial se mostra hipertrofiado e edemaciado
- Distensão articular, erosão óssea, destruição da cartilagem

Características Microscópicas
- Acúmulos organizados de células T auxiliares CD4, células introdutoras de antígenos, folículos linfoides
- Produção de imunoglobulina em grande quantidade, incluindo fator reumatoide
- Angiogênese na sinóvia

QUESTÕES CLÍNICAS

Apresentação
- Sinais/sintomas mais comuns
  - Poliartrite simétrica, especialmente de pequenas articulações da mão e do pé
  - Sintomas constitucionais de fadiga, febre baixa
  - Manifesta-se comumente em um período de semanas ou meses; ocasionalmente doença fulminante
- Outros sinais/sintomas
  - Massa de partes moles anteriormente ao quadril, secundária à descompressão do líquido sinovial para a bursa do iliopsoas

Demografia
- Idade
  - Pico de início: 3ª a 5ª décadas
- Gênero
  - M:F = 1:3
- Epidemiologia
  - 1% da população em todo o mundo
    - 5% em algumas populações de índios norte-americanos
  - Quadril envolvido em 50% dos pacientes com AR

Histórico Natural e Prognóstico
- Quando a remissão não é obtida pela farmacoterapia, evolui para uma diminuição dolorosa da amplitude de movimento
- Risco de fratura por insuficiência é alto

Tratamento
- Geralmente em combinação, visando ao alívio da dor e ao mesmo tempo intensificando o tratamento rapidamente para suprimir a doença antes da destruição articular
  - AINEs
    - Alívio sintomático: não alteram a evolução da doença
  - Glicocorticoides (orais ou intra-articulares)
    - Controlam rapidamente a inflamação; possibilitam que fármacos de ação mais lenta façam efeito
  - ARMDs
    - Suprimem a destruição articular (p. ex., metotrexate, sulfassalazina, antimaláricos, ouro)
  - Tratamentos biológicos: fármacos anti-FNT-α, anti-interleucina-1
    - Papel das citocinas (especialmente, FNT-α e interleucina-1) na fisiopatologia da AR reconhecido atualmente
- Tratamento cirúrgico
  - Sinovectomia
  - Artroplastia
    - Em maior risco de fratura periprótese, afrouxamento imediato, infecções
    - Número maior de revisões que as artroplastias efetuadas para osteoartrite
    - Comorbidade da AR → estada hospitalar mais longa
  - Fixação da fratura por haste intramedular

CHECKLIST DO DIAGNÓSTICO

Considerar
- Protrusão bilateral é vista igualmente em outros processos, porém é mais frequente na AR
- Massa de partes moles na bursa do iliopsoas demonstrando características líquidas em paciente com AR é muito provavelmente líquido sinovial descomprimido

Dicas para Interpretação de Imagem
- Ficar atento quanto a fraturas por insuficiência, tanto na região cervical medial como na região subtrocantérica lateral

REFERÊNCIAS

1. Bause L: Short stem total hip arthroplasty in patients with rheumatoid arthritis, Orthopedics. 38(3 Suppl), S46-50, 2015.
2. Nikiphorou E, et al: The effect of disease severity and comorbidity on length of stay for orthopedic surgery in rheumatoid arthritis: results from 2 UK Inception Cohorts, 1986-2012, J Rheumatol. 42(5):778-785, 2015.

Artrite Reumatoide de Quadril

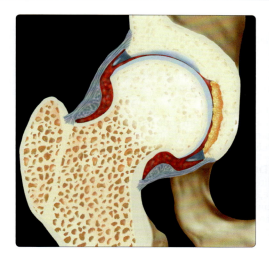
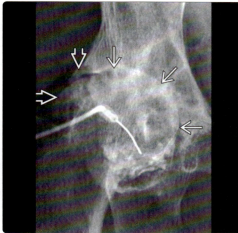

(À esquerda) *Gráfico coronal mostra fase inicial pré-erosiva de artrite reumatoide, com sinóvia hipertrofiada (em vermelho), afilamento difuso da cartilagem (produzindo um estreitamento concêntrico do espaço articular) e edema reativo da medula óssea na cabeça femoral e no acetábulo.* (À direita) *Radiografia AP obtida durante a parte artrográfica de uma injeção terapêutica em paciente reconhecidamente portador de artrite reumatoide (AR) mostra redução uniforme da cartilagem ⇒ e grandes erosões associadas. Há osteófitos ⇒; desenvolveu-se uma osteoartrite secundária.*

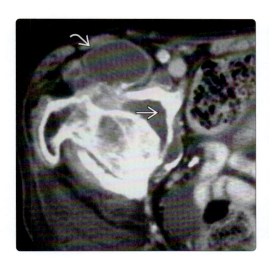
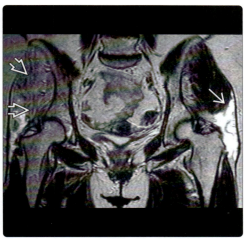

(À esquerda) *TCCC axial mostra erosões do quadril esquerdo ⇒ em paciente com AR. Há também uma coleção líquida na bursa do iliopsoas ⇒. A articulação do quadril não é ampla, e o líquido sinovial apresenta descompressão pela cápsula anterior fraca.* (À direita) *RM T2WI coronal mostra complicações relativas à AR, com rotura aguda da inserção do músculo glúteo esquerdo na tuberosidade maior ⇒. Há uma rotura crônica do lado direito, com atrofia adiposa do músculo ⇒.*

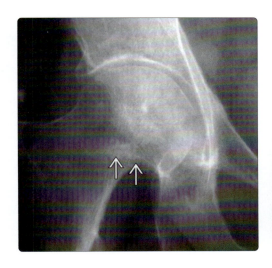
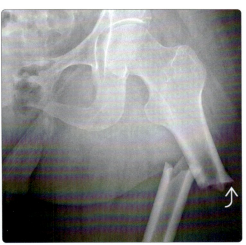

(À esquerda) *Radiografia AP mostra osteopenia grave e redução uniforme do espaço articular, típicas de AR. Este paciente apresentou recentemente o agravamento das dores; a esclerose linear do colo femoral medial ⇒ representa uma fratura por insuficiência, um risco frequente nestes pacientes.* (À direita) *É mostrada a radiografia AP em paciente tratado por bisfosfonatos para osteoporose relacionada com AR e uso de esteroides. A fratura transversal na diáfise femoral subtrocantérica com bico lateral ⇒ é uma complicação típica do uso de bisfosfonatos.*

Artrite Reumatoide de Joelho

DADOS PRINCIPAIS

IMAGENS
- Radiografias: osteopenia
  - Derrame articular distorce recesso suprapatelar, coxim adiposo de Hoffa
  - Descompressão comum a um cisto poplíteo
  - Afilamento uniforme da cartilagem, visualizado como estreitamento do espaço articular, envolvendo todos os três compartimentos
  - Erosões inicialmente marginais (platô tibial, patela)
  - Deformidade, relacionada com o relaxamento ligamentar e capsular
- RM T1WI
  - Edema da medula óssea de sinal baixo, erosões iniciais
  - Linhas de fratura por insuficiência de sinal baixo linear
- Sequências RM sensíveis a fluido
  - Derrame articular de sinal alto circundado por sinóvia espessada de sinal baixo
  - Cartilagem visualizada diretamente, especialmente em sequências com saturação adiposa, que mostram sinal diferente na cartilagem em relação ao derrame articular
  - Edema da medula óssea de sinal alto
  - Lesão ligamentar bem visualizada
  - Sequências PD mostram roturas de menisco associadas
- RM T1WI C+ FS
  - Realce sinovial ávido, circundando derrame articular e cisto poplíteo de sinal baixo

QUESTÕES CLÍNICAS
- AR em 1% da população em todo o mundo
- 5% em algumas populações de índios norte-americanos
- Joelho envolvido em 75% dos pacientes com AR

CHECKLIST DO DIAGNÓSTICO
- Cistos poplíteos (de Baker) podem dissecar proximal e distalmente, de modo a ficar suscetível a confusão
- Rotura de um cisto poplíteo pode causar confusão tanto clinicamente quanto à aquisição de imagens; pode ser interpretada erroneamente como um tumor
- Ficar atento a uma esclerose linear, indicativa de fratura por insuficiência, tanto antes como após a artroplastia
  - Pré-artroplastia: nos côndilos femorais, na metáfise tibial

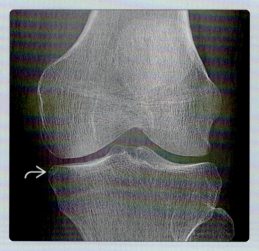
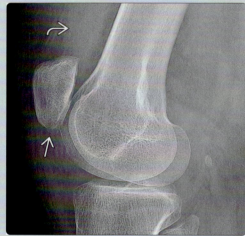

(À esquerda) Radiografia AP em mulher de 43 anos de idade mostra achados de AR inicial. Há um leve afilamento uniforme da cartilagem, e uma única erosão ➡ é vista nessa imagem. Pode-se suspeitar de uma osteopenia, mas é difícil avaliar isso ao início da evolução do processo. (À direita) Radiografia lateral no mesmo paciente mostra novamente leve Afilamento uniforme da cartilagem. Há um grande derrame suprapatelar ➡ e uma sugestão de desossificação na margem patelar inferior ➡. Nesse ponto, o processo parece ser puramente erosivo, porém indiferenciado.

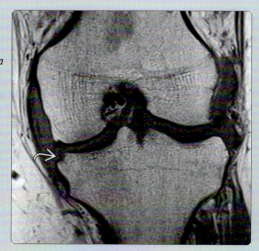
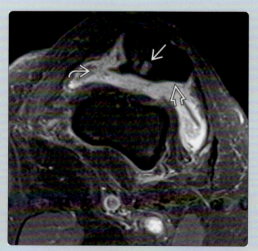

(À esquerda) RM T1 coronal no mesmo paciente confirma erosão única ➡. Observe também que o corpo de ambos os meniscos está roto. A sequência PD é mais precisa que a T1, mas as informações estão presentes nesta imagem. (À direita) RM T2 FS axial mostra corpos de arroz ➡ no grande derrame articular, típicos de AR. Além disso, a cartilagem patelar está praticamente ausente ➡ e há uma proeminente formação de cisto subcondral ➡. Os achados são típicos de AR, e o diagnóstico foi confirmado na sorologia.

Artrite Reumatoide de Joelho

TERMINOLOGIA

Abreviatura
- Artrite reumatoide (AR)

Definição
- Doença inflamatória sistêmica progressiva crônica em que as articulações são o alvo principal

IMAGENS

Características Gerais
- Melhor dica para diagnóstico
  - Estreitamento simétrico e uniforme do espaço articular
  - Doença puramente erosiva
  - Osteoporose
  - Deformidade em valgo

Achados na Radiografia
- Osteopenia
  - Inicialmente: justa-articular
  - Mais tardiamente: difusa
  - Ficar atento à esclerose linear associada, indicativa de uma fratura por insuficiência (especialmente da tíbia medial)
- Grande derrame articular
  - Distorce o recesso suprapatelar, o coxim adiposo de Hoffa
  - Descompressão comum a um cisto poplíteo (de Baker)
    - Pode ser grande, dissecando proximal ou distalmente
- Afilamento uniforme da cartilagem, visualizado como estreitamento do espaço articular, envolvendo todos os três compartimentos
- Erosões
  - Inicialmente marginais
    - Platô tibial, imediatamente abaixo da linha articular
    - Côndilos femorais, 1 a 2 cm acima da linha articular
    - Patela, bordas não articulares
  - Na doença avançada, subcondrais e uniformes
- Cistos subcondrais proeminentes
- Deformidade, relacionada com relaxamento ligamentar e capsular
  - Angulação em valgo (ligamento colateral)
  - Translação medial ou lateral da tíbia relativamente ao fêmur (cápsula, ligamento colateral)
  - Translação anterior ou posterior da tíbia (cruzados)

Achados na RM
- T1WI
  - Derrame articular e cisto poplíteo de sinal baixo
  - Erosões, cistos subcondrais e edema da medula óssea de sinal baixo
  - Linhas de fratura por insuficiência de sinal baixo linear
- Sequências sensíveis a fluido
  - Derrame articular de sinal alto, circundado por sinóvia espessada de sinal baixo
  - Cisto poplíteo de sinal alto
    - Identificar na bursa do gastrocnêmio/semimembranoso, dissecando proximal ou distalmente
    - Cisto roto apresenta sinal alto não tão bem definido, com edema das partes moles circunvizinhas; com frequência tem colo demonstrando a localização/anatomia original
  - Cartilagem visualizada diretamente, em particular em sequências com saturação adiposa, que mostram um sinal diferente na cartilagem com relação ao derrame articular
  - Edema da medula óssea de sinal alto
  - Erosões e cistos subcondrais de sinal alto
  - Sinal alto ao longo de linhas de fratura linear
  - Lesões ligamentares e tendíneas bem visualizadas
    - Quadríceps em risco na AR
  - Sequências PD mostram roturas de menisco associadas
- T1WI C+ FS
  - Realce sinovial ávido, circundando derrame articular e cisto poplíteo de sinal baixo
  - Bordas ósseas realçadas pelo contraste em torno de líquido de sinal baixo em erosões e cistos subcondrais
- Um estudo demonstrou que a RM ajuda a diferenciar a AR da artrite indiferenciada e/ou da espondiloartropatia envolvendo o joelho
  - AR mostrou mais alterações destrutivas (espessamento sinovial, edema da medula óssea, erosões)
  - Espondiloartropatia mostrou entesite (ausente em casos de AR)

Achados na Ultrassonografia
- Confirmam o cisto poplíteo

Recomendações para Aquisição de Imagens
- Melhor ferramenta para aquisição de imagens
  - Diagnóstico obtido com radiografia quando a doença evoluiu para o estreitamento do espaço articular
  - RM faz o diagnóstico mais precocemente e acrescenta informações a respeito de distúrbios internos

DIAGNÓSTICO DIFERENCIAL

Artrite Séptica
- Aparência semelhante de sinóvia reativa espessada, destruição da cartilagem, erosões ósseas
- Processo monostótico deve diferenciar; extremamente raro que a AR seja monostótica envolvendo unicamente o joelho

Espondilite Anquilosante
- Osteopenia é semelhante
- Doença inicial pode ser puramente erosiva, tal como a AR
- Joelho envolvido tardiamente na doença; deve haver envolvimento axial e entesite, possibilitando a diferenciação

Artrite Psoriática/Artrite Reativa Crônica
- Pode envolver o joelho, ainda que em uma etapa relativamente tardia da doença
- Envolvimento pode ser de início puramente erosivo, tornando-se depois erosivo/produtivo misto
- Quando presente, o envolvimento axial possibilita a diferenciação relativamente à AR

Artrite Juvenil Idiopática
- Joelho comumente envolvido, com derrame articular, destruição da cartilagem e erosões
- Metáfises e epífises aumentadas de tamanho (relacionadas com a hiperemia e com o crescimento excessivo durante a imaturidade óssea) diferenciam da AR adulta

Artrite Hemofílica
- Joelho comumente envolvido, com derrame articular, destruição da cartilagem e erosão
- Metáfises e epífises aumentadas de tamanho (relacionadas com a hiperemia e com o crescimento excessivo durante a imaturidade óssea) diferenciam da AR adulta
- Geralmente unilateral, sempre no gênero masculino

PATOLOGIA

Características Gerais
- Etiologia
  - AR: etiologia não estabelecida
  - Fisiopatologia presumida como relacionada com resposta imunológica persistente de um hospedeiro suscetível a algum antígeno não determinado

Artrite Reumatoide de Joelho

- Genética
  - Predisposição genética
    - Concordância em gêmeos monozigóticos: 25%
    - Familiares em primeiro grau apresentam AR quatro vezes mais frequentemente que a população em geral
  - Indivíduo tem pouca probabilidade de ter um familiar afetado
- Anomalias associadas
  - Nódulos reumatoides subcutâneos em 30% dos casos
    - Superfícies extensoras (ulna, calcâneo) e dedos
  - Depósito amiloide
  - Torácica: derrame pleural, nódulos reumatoides, em raros casos fibrose intersticial
  - Vasculite
  - Síndrome de Felty: AR + esplenomegalia + leucopenia
  - Síndrome de Sjögren: AR + ceratoconjuntivite + xerostomia
  - ↑ risco de linfoma
  - Inflamação sistêmica por toda a vida pode contribuir para ↑ risco de doença CV, doença renal e infecções
  - ↑ mortalidade, sobrevivência reduzida em 10 a 18 anos

Estadiamento, Graduação e Classificação
- Critérios para diagnóstico clínico de AR (2010 American College of Rheumatologists/European League Against Rheumatism)
  - Algoritmo com base em escore: somar escore das categorias Aa D; escore ≥ 6/10 é necessário para a classificação do paciente como portador de AR definida
    - (A) Envolvimento articular
      - ☐ 1 grande articulação tem escore 0
      - ☐ 2 a 10 grandes articulações têm escore 1
      - ☐ 1 a 3 pequenas articulações têm escore 2
      - ☐ 4 a 10 pequenas articulações têm escore 3
      - ☐ > 10 articulações (pelo menos, 1 pequena) têm escore 5
    - (B) Sorologia (pelo menos, 1 resultado de teste é necessário para a classificação)
      - ☐ Fator reumatoide (FR) negativo **e** anticorpo antiproteína citrulinada (ACPA) têm escore 0
      - ☐ FR positivo baixo ou ACPA positiva baixa tem escore 2
      - ☐ FR positivo alto ou ACPA positiva alta tem escore 3
    - (C) Reagentes de fase aguda (pelo menos, 1 resultado de teste é necessário para a classificação)
      - ☐ CRP (proteína C-reativa) normal **e** VHS normal têm escore 0
      - ☐ CRP anormal ou VHS anormal tem escore 1
    - (D) Duração dos sintomas
      - ☐ < 6 semanas tem escore 0
      - ☐ ≥ 6 semanas tem escore 1

QUESTÕES CLÍNICAS

Apresentação
- Sinais/sintomas mais comuns
  - Sintomas constitucionais de fadiga, febre baixa
  - Dor, ocorrência de deformidade em valgo dos joelhos
  - Massa posterior (cisto poplíteo); doloroso em caso de rotura
  - Manifesta-se habitualmente em um período de semanas ou meses; ocasionalmente doença fulminante

Demografia
- Idade
  - Pico de início entre a 3ª e a 5ª décadas
- Gênero
  - M:F = 1:3
- Epidemiologia
  - 1% da população em todo o mundo
    - 5% em algumas populações de índios norte-americanos
  - Joelho envolvido em 75% dos pacientes com AR

Histórico Natural e Prognóstico
- Processo tem frequentemente a evolução interrompida por uma farmacoterapia agressiva
- Aqueles que não apresentam remissão evoluem para um grau significativo de destruição articular, dor e incapacidade funcional

Tratamento
- Geralmente em combinação, visando ao alívio da dor e ao mesmo tempo intensificando o tratamento rapidamente para suprimir a doença antes da destruição articular
  - Fármacos anti-inflamatórios não esteroides (AINEs)
    - Alívio sintomático: não alteram a evolução da doença
  - Glicocorticoides (orais ou intra-articulares)
    - Controlam rapidamente a inflamação; possibilitam que fármacos de ação mais lenta façam efeito
  - Fármacos antirreumáticos modificadores da doença
    - Suprimem a destruição articular (p. ex., metotrexate, sulfassalazina, antimaláricos, ouro)
  - Tratamentos biológicos: fármacos anti-FNT-α, anti-interleucina-1
    - Papel das citocinas (especialmente, FNT-α e interleucina-1) na fisiopatologia da AR reconhecido atualmente
- Tratamento cirúrgico
  - Artroscopia para reparo de lesões de menisco associadas
  - Artroplastia; ficar atento a complicações de infecção, afrouxamento, fraturas periprótese

CHECKLIST DO DIAGNÓSTICO

Considerar
- Cistos poplíteos podem dissecar proximal e distalmente a ponto de ser suscetível a confusão
- Rotura de cisto poplíteo pode causar confusão clinicamente e também à aquisição de imagens; pode ser interpretada erroneamente como um tumor

Dicas para Interpretação de Imagem
- Ficar atento a uma esclerose periarticular linear, indicativa de fratura por insuficiência, tanto antes como após a artroplastia

REFERÊNCIAS

1. Nikiphorou E, et al: The effect of disease severity and comorbidity on length of stay for orthopedic surgery in rheumatoid arthritis: results from 2 UK inception cohorts, 1986-2012, J Rheumatol. 42(5):778-785, 2015.
2. Flemming DJ, et al: MR imaging assessment of arthritis of the knee, Magn Reson Imaging Clin N Am. 22(4):703-724, 2014.
3. Bøyesen P, et al: Prediction of MRI erosive progression: a comparison of modern imaging modalities in early rheumatoid arthritis patients, Ann Rheum Dis. 70(1):176-179, 2011.

Artrite Reumatoide de Joelho

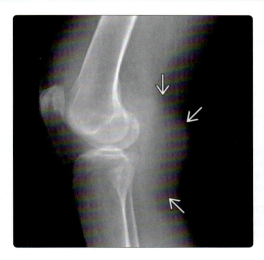
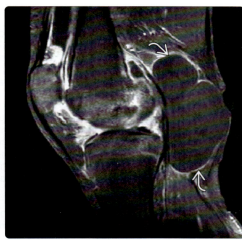

(À esquerda) *Radiografia lateral mostrando osteopenia, derrame articular e massa nas partes moles posteriores ➡, sem destruição óssea nítida. Essa aparência é inespecífica.* (À direita) *RM T1WI C+ FS sagital no mesmo paciente mostra que a massa ➡ é uma coleção líquida; as imagens axiais comprovaram se tratar de um cisto poplíteo. Observe a espessa parede realçada pelo contraste do cisto, indicando sinovite, de maneira semelhante à vista na articulação propriamente dita. Há um grave Afilamento da cartilagem, pequenas erosões e edema da medula óssea, todos típicos de AR.*

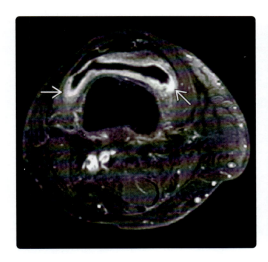
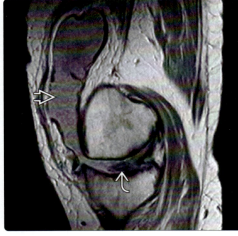

(À esquerda) *RM T1WI C+ FS axial mostra revestimento sinovial espessado e realçado pelo contraste ➡, confirmando a sinovite, mas isso é inespecífico e certamente poderia se decorrente de uma articulação séptica. A aspiração não revelou organismos nem cristais. O paciente foi tratado de uma exacerbação de AR, e a dor abrandou.* (À direita) *RM PD sagital mostra enorme derrame articular, contendo inúmeros corpos diminutos ➡, compatíveis com corpos de arroz vistos em transtornos inflamatórios articulares. Vê-se a redução completa da cartilagem, junto com a destruição do menisco ➡.*

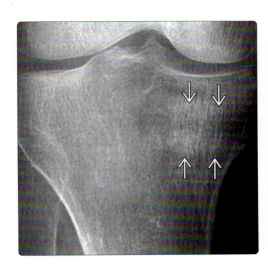
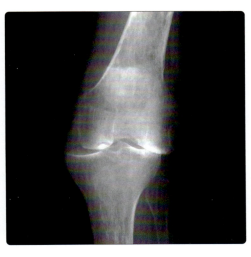

(À esquerda) *Radiografia AP mostra osteopenia e estreitamento modesto do compartimento medial em paciente portador de AR e dor de início recente. Veja também as duas linhas escleróticas no côndilo tibial medial ➡. Essas características são diagnósticas de fratura por insuficiência.* (À direita) *Radiografia AP clássica de diagnóstico de AR. Há uma redução uniforme do diâmetro articular. Os ossos apresentam uma osteopenia grave. Há também o relaxamento ligamentar, como se vê pelo deslocamento medial da tíbia em relação ao fêmur. Observe igualmente o típico alinhamento valgo do joelho.*

Artrite Reumatoide de Tornozelo e de Pé

DADOS PRINCIPAIS

IMAGENS
- Radiografia
  - Derrames articulares, especialmente tibiotalar e metatarsofalangiano (MTF)
  - Bursite pré-calcaneana
  - Local da erosão mais precoce no pé é MTF (especialmente a 5ª)
  - Erosões posteriormente ao tubérculo do calcâneo
  - Osteoporose, aumentando o risco de fraturas por insuficiência (vistas como esclerose linear)
- RM T1WI
  - Edema da medula óssea, erosões, cistos subcondrais de sinal baixo
  - Fraturas por insuficiência com sinal baixo linear
- Sequências RM sensíveis a fluido
  - Sinóvia espessa de sinal baixo banhada em líquido sinovial de sinal alto
  - Edema da medula óssea e erosões de sinal alto
  - Bursite de sinal alto (especialmente pré-calcaneana)
  - Tenossinovite de sinal alto e roturas parciais de tendão de morfologia anormal
- Realce ávido da sinóvia pelo contraste, com líquido adjacente de sinal baixo
- Ultrassonografia: confirma coleções líquidas e derrames articulares
  - Visualização direta de roturas de tendão

QUESTÕES CLÍNICAS
- Articulação tibiotalar envolvida em 75% dos pacientes com AR
- Mediopé envolvido em 60% dos pacientes com AR
- MTFs envolvidas em 75% dos pacientes com AR
- Desalinhamento do tornozelo e dos artelhos; calcâneo posterior dolorido

CHECKLIST DO DIAGNÓSTICO
- Erosões do tubérculo posterior do calcâneo vistas em casos de AR; artrite reativa crônica não é o único diagnóstico a ser considerado
- Nas radiografias, tumefação focal das partes moles deve ocasionar um exame cuidadoso de espaços articulares e ossos adjacentes
- Ficar atento a fraturas por insuficiência

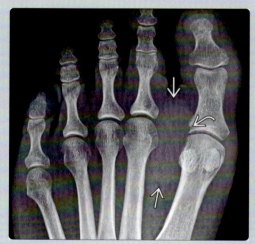 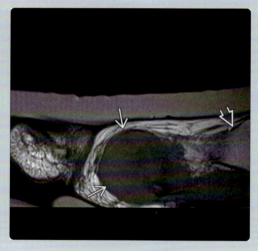

(À esquerda) Radiografia AP mostra massa de partes moles ➡ separando a 1ª e a 2ª metatarsofalangianas (MTFs). A massa era dolorosa nessa mulher de 45 anos de idade. Há uma diminuta erosão marginal na base da 1ª falange proximal ➡. Junto com a idade e o gênero da paciente, isso deveria sugerir AR, mas a massa necessita de uma avaliação mais a fundo. (À direita) RM T1 sagital na mesma paciente mostra que a massa ➡ é bastante inexpressiva e de intensidade intermediária. A parte do 1º metatarso que está no plano ➡ não apresenta nada digno de nota.

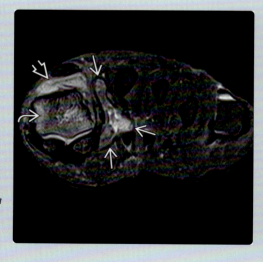 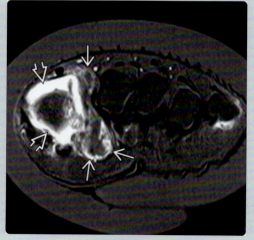

(À esquerda) RM T2FS do eixo curto na mesma paciente mostra edema da medula óssea em toda a cabeça do 1º metatarso ➡. Um derrame articular ➡ na 1ª MTF desloca o tendão extensor. Presença de massa de sinal misto ➡ separando os metatarsais 1 e 2. (À direita) RM T1FS pós-contraste do eixo curto mostra sinóvia realçada envolvendo o derrame na 1ª MTF ➡. O mais importante: a massa foi demonstrada como líquido de sinal baixo, com uma orla espessa realçada pelo contraste ➡. Dada a constelação de achados, a massa constitui uma bursite inflamatória intermetatarsal em uma paciente portadora de AR.

Artrite Reumatoide de Tornozelo e de Pé

TERMINOLOGIA
Abreviatura
- Artrite reumatoide (AR)

Definição
- Doença inflamatória sistêmica progressiva crônica em que as articulações são o alvo principal

IMAGENS
Características Gerais
- Melhor dica para diagnóstico
  - Osteoporose difusa
  - Estreitamento bilateralmente simétrico e uniforme do espaço articular, das articulações do pospé do mediopé
  - Erosões bilateralmente simétricas, especialmente na 5ª articulação metatarsofalangiana (MTF)

Recomendações para Aquisição de Imagens
- Melhor ferramenta para aquisição de imagens
  - Radiografias são utilizadas inicialmente; úteis após a ocorrência de erosões e de estreitamento do espaço articular
  - RM mostra doença em uma etapa anterior da evolução

Achados na Radiografia
- Osteopenia
  - Inicialmente justa-articular
  - Acaba por ser finalmente difusa
  - Linha de fratura por insuficiência esclerótica, relacionada com osteopenia
    - Fíbula e tíbia distais, calcâneo posterior, colo dos metatarsos
- Tumefação de partes moles
  - Derrames articulares, especialmente tibiotalar e MTF
  - Bursite pré-calcaneana e em outros locais
- Destruição da cartilagem
  - Uniforme, vista em radiografias como estreitamento do espaço articular
- Erosões
  - Inicialmente região cortical indistinta e padrão de ponto e traço
  - Local de erosão mais precoce é nas MTFs, especialmente a 5ª
  - Erosões do tubérculo posterior do calcâneo
  - Erosões mais tardias podem ser graves, com destruição subcondral
    - Deformidade de lápis na caneca pode ser vista em casos de AR (não específica da artrite psoriática)
- Deformidades
  - Primeiro metatarso varo, hálux valgo
  - Artelhos em martelo
  - Pospé valgo, colabamento do mediopé

Achados na TC
- TC reflete achados radiográficos ósseos
- Erosões delineadas com maior clareza
- Realce da sinóvia pelo contraste

Achados na RM
- T1WI
  - Sinóvia e derrames articulares de sinal baixo
  - Edema da medula óssea, erosões e cistos subcondrais de sinal baixo
  - Fraturas por insuficiência com sinal baixo linear
- Sequências sensíveis a fluido
  - Sinóvia espessa de sinal baixo banhada em líquido sinovial de sinal alto
  - Bursite (especialmente pré-calcaneana) de sinal alto
  - Erosões e cistos subcondrais de sinal alto
  - Edema da medula óssea de sinal alto
  - Edema de sinal alto em torno de fraturas por insuficiência; pode obscurecer linha de fratura efetiva
  - Danos a tendões
    - Tenossinovite de sinal alto
    - Roturas parciais de tendão de sinal alto e morfologia anormal (especialmente do tendão tibial posterior e do tendão do calcâneo)
- T1WI FS + contraste
  - Realce ávido da sinóvia, líquido adjacente de sinal baixo

Achados na Ultrassonografia
- Confirmam coleções líquidas e erosões
- Avaliação semiquantitativa da cartilagem articular
- A avaliação da sinovite com Doppler monitora o tratamento
- Visualização direta de roturas de tendão

DIAGNÓSTICO DIFERENCIAL
Artrite Reativa Crônica
- Anomalias proeminentes no pé e no calcâneo, tal como em casos de AR
  - Tubérculo posterior do calcâneo evidencia geralmente alterações erosivas e produtivas mistas na artrite reativa crônica (ARC)
  - Na presença de inflamação ativa predominam a osteoporose e as erosões, imitando a AR
- Procurar outros achados de ARC
  - Espondiloartropatia, entesite na RM
  - Uretrite, conjuntivite

Artrite Psoriática
- Anomalias mais proeminentes na mão, mas envolvem com frequência também o pé, artrite psoriática (APS) semelhante à AR neste aspecto
  - Tubérculo posterior do calcâneo e MTFs mostram geralmente alterações erosivas e produtivas mistas na APS
    - Ocasionalmente puramente erosiva na APS, imitando a AR
- Procurar outros achados de APS
  - Espondiloartropatia
  - Periostite

Artrite Séptica
- Monoarticular; AR quase sempre poliarticular
- Sinovite, danos à cartilagem, erosões podem ser indistinguíveis da AR nas imagens obtidas
- Artrite séptica também é um risco em casos de AR; em casos de dúvida deve-se aspirar a articulação

PATOLOGIA
Características Gerais
- Etiologia
  - AR: etiologia não estabelecida
  - Fisiopatologia presumida como relacionada com resposta imunológica de um hospedeiro geneticamente suscetível a algum antígeno não determinado
- Genética
  - Predisposição genética
    - Concordância em gêmeos monozigóticos: 25%
    - Familiares em primeiro grau apresentam AR quatro vezes mais frequentemente que a população em geral
  - Ainda assim, indivíduo tem pouca probabilidade de ter um familiar afetado
- Anomalias associadas
  - Nódulos reumatoides subcutâneos em 30% dos casos
    - Superfícies extensoras (ulna, calcâneo) e dedos
  - Depósito amiloide
  - Torácica: derrames pleurais, nódulos reumatoides, em raros casos fibrose intersticial
  - Vasculite
  - Síndrome de Felty: AR + esplenomegalia + leucopenia

Artrite Reumatoide de Tornozelo e de Pé

- Síndrome de Sjögren:
  AR + ceratoconjuntivite + xerostomia
- ↑ risco de linfoma
- Inflamação sistêmica por toda a vida pode contribuir para ↑ risco de doenças cardiovasculares, doença renal e infecções
- ↑ mortalidade, redução da sobrevida em 10 a 18 anos

Estadiamento, Graduação e Classificação
- Critérios para diagnóstico clínico de AR (2010 American College of Rheumatologists/European League Against Rheumatism)
  - Algoritmo com base em escore: somar escore das categorias A a D; escore ≥ 6/10 é necessário para a classificação do paciente como portador de AR definida
    - (A) Envolvimento articular
      - 1 grande articulação tem escore 0
      - 2 a 10 grandes articulações têm escore 1
      - 1 a 3 pequenas articulações têm escore 2
      - 4 a 10 pequenas articulações têm escore 3
      - \> 10 articulações (pelo menos, 1 pequena) têm escore 5
    - (B) Sorologia (pelo menos, 1 resultado de teste é necessário para a classificação)
      - Fator reumatoide (FR) negativo **e** anticorpo antiproteína citrulinada (ACPA) têm escore 0
      - FR positivo baixo ou ACPA positiva baixa tem escore 2
      - FR positivo alto ou ACPA positiva alta tem escore 3
    - (C) Reagentes de fase aguda (pelo menos, 1 resultado de teste é necessário para a classificação)
      - CRP (Proteína C-reativa) normal **e** VHS normal têm escore 0
      - CRP anormal ou VHS anormal tem escore 1
    - (D) Duração dos sintomas
      - < 6 semanas tem escore 0
      - ≥ 6 semanas tem escore 1

QUESTÕES CLÍNICAS

Apresentação
- Sinais/sintomas mais comuns
  - Poliartrite simétrica, especialmente de pequenas articulações
  - Sintomas constitucionais: fadiga, febre baixa
  - Manifesta-se habitualmente em um período de semanas ou meses; ocasionalmente doença fulminante
- Outros sinais/sintomas
  - Desalinhamento do tornozelo e dos artelhos; calcanhar dolorido

Demografia
- Idade
  - Ocorrência tem picos entre a 3ª a 5ª décadas
- Gênero
  - M:F = 1:3
- Epidemiologia
  - AR em 1% da população em todo o mundo
    - 5% em algumas populações de índios norte-americanos
  - Envolvimento da articulação tibiotalar em 75% dos pacientes com AR
  - Mediopé envolvido em 60% dos pacientes com AR
  - MTFs envolvidas em 75% dos pacientes com AR

Histórico Natural e Prognóstico
- Remissão pode ocorrer a uma farmacoterapia agressiva
- Aqueles que não apresentam remissão evoluem para pé dolorido e deformado

Tratamento
- Tratamento de AR: geralmente em combinação, visando ao alívio da dor e ao mesmo tempo intensificando o tratamento rapidamente para suprimir a doença antes da destruição articular
  - Fármacos anti-inflamatórios não esteroides (AINEs)
    - Alívio sintomático: não alteram a evolução da doença
  - Glicocorticoides (orais ou intra-articulares)
    - Controlam rapidamente a inflamação; possibilitam que fármacos de ação mais lenta façam efeito
  - ARMDs
    - Metotrexate, sulfassalazina, antimaláricos, ouro
    - Suprimem a destruição articular
  - Tratamentos biológicos: fármacos FNT-α, anti-interleucina-1
    - Papel das citocinas (especialmente FNT-α e interleucina-1) na fisiopatologia da AR reconhecido atualmente
- Tratamento cirúrgico de AR
  - Ressecção de cabeças/bases de falanges
  - Sinovectomia
  - Tenodese
  - Artrodese (difícil de ser realizada por causa da osteoporose, mas frequentemente melhora a função)
  - Artroplastia
    - Tornozelo: pode dar bom resultado; ficar atento a afrouxamento, infecções, fraturas periprótese
    - Dedos: artroplastias com Silastic podem não ser bem-sucedidas
      - Anomalia ligamentar causa desvios do alinhamento
      - Movimento anormal sobre um osso osteoporótico ocasiona detritos ósseos e falhas do dispositivo
      - Pode acarretar osteólise maciça

CHECKLIST DO DIAGNÓSTICO

Considerar
- Erosões do tubérculo posterior do calcâneo vistas em casos de AR; ARC e APS não são os únicos diagnósticos a serem considerados

Dicas para Interpretação de Imagem
- Nas radiografias, tumefação focal das partes moles deve ocasionar um exame cuidadoso de espaços articulares e ossos
- Ficar atento a fraturas por insuficiência

REFERÊNCIAS

1. Naredo E, et al: Predictive value of Doppler ultrasound-detected synovitis in relation to failed tapering of biologic therapy in patients with rheumatoid arthritis, Rheumatology (Oxford). 54(8):1408-1414, 2015.
2. Onodera T, et al: A comparative study with in vitro ultrasonographic and histologic grading of metatarsal head cartilage in rheumatoid arthritis, Foot Ankle Int. 36(7):774-779, 2015.

Artrite Reumatoide de Tornozelo e de Pé

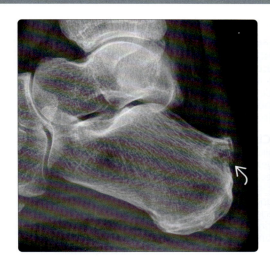
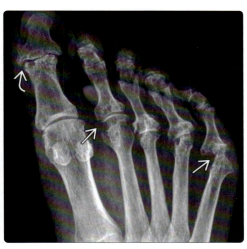

(À esquerda) *Radiografia lateral mostra erosão ➡ no tubérculo posterior do calcâneo. Este é um achado inespecífico de artropatia inflamatória; a AR é um diagnóstico tão provável quanto a artrite reativa crônica.* (À direita) *Radiografia AP no mesmo paciente mostra doença erosiva significativa envolvendo a MTF2-5 ➡, assim como a 1ª articulação IF ➡. Não há periostite sugerindo uma artrite psoriática ou artrite reativa crônica. A distribuição é típica de AR e confirma o diagnóstico.*

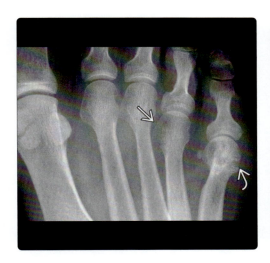
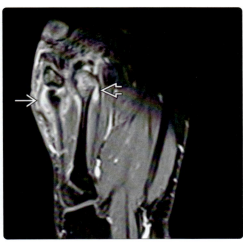

(À esquerda) *Exame de raios X AP mostra osteopenia focal na 4ª e na 5ª MTFs, com região cortical indistinta na cabeça do 4º MT ➡. Erosões efetivas e cistos subcondrais são vistos na cabeça do 5º MT ➡, a localização mais frequente da AR é no pé. A RM mostraria melhor a doença.* (À direita) *RM STIR axial em paciente com exame de raios x normal mostra doença erosiva da 5ª MTF, junto com derrame articular e sinovite ➡. Embora não haja erosão na 4ª MTF, há edema na cabeça do 4º metatarso e também derrame articular ➡. Os achados são de AR inicial.*

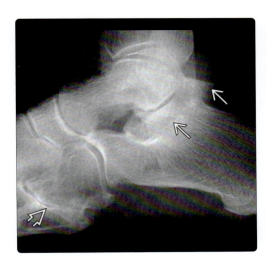
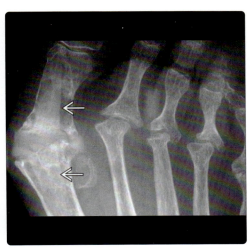

(À esquerda) *Radiografia lateral mostra acometimento erosivo do mediopé ➡, típico de AR. Observe também o rebordo esclerótico linear no calcâneo ➡. Esta fratura por insuficiência poderia passar despercebida facilmente, pois há outras nestes pacientes.* (À direita) *Radiografia AP mostra ressecção das cabeças dos MT 2-4, um tratamento frequente das deformidades dolorosas das MTFs em pacientes portadores de AR. A 1ª MTF foi substituída por uma artroplastia de Swanson ➡, que não teve êxito; as partículas acarretaram uma osteólise maciça.*

Artrite Reumatoide Robusta

DADOS PRINCIPAIS

TERMINOLOGIA
- Artrite reumatoide robusta: variante de AR em que a formação de cistos subcondrais é particularmente proeminente e a densidade óssea normal com frequência é mantida

IMAGENS
- Os achados são mais proeminentes no punho e na mão
  - Outros locais podem ser envolvidos, especialmente os pés
- Em geral, a localização é típica de AR
  - Distribuição no punho: articulações radioulnar distal, radiocarpais
  - Distribuição na mão: articulações MCFs e IFs
- Em geral, a aparência é típica de AR
  - Acometimento bilateralmente simétrico
  - Redução uniforme de cartilagem e consequente estreitamento
  - Erosões, tanto marginais como subcondrais
  - Deformidades: translocação ulnar do carpo, instabilidade carpal, subluxação volar de MCF e desvio ulnar
  - Proliferação sinovial
  - Nódulos reumatoides
- Densidade óssea pode ser variável
  - Se não estiver plenamente avançada e a mão não sofrer por desuso, pode conservar uma densidade óssea normal
  - Em casos avançados, a osteopenia é difusa
- Formação de grandes cistos subcondrais
  - Importante fator de diferenciação de AR
  - Formação de cistos é desproporcional na doença erosiva

QUESTÕES CLÍNICAS
- Ocorre habitualmente em indivíduos do gênero masculino
- Pacientes geralmente ativos e executam trabalhos físicos
- Dor e rigidez limitadas em comparação a pacientes AR de rotina
- Etiologia supostamente relacionada com uso continuado das mãos, especialmente em trabalhos manuais
  - Uso continuado ajuda na manutenção da densidade óssea
  - Uso continuado força o derrame e pânus por meio de defeitos da superfície articular e da cartilagem para os cistos subcondrais, elevando a pressão e causando a expansão gradativa dos cistos

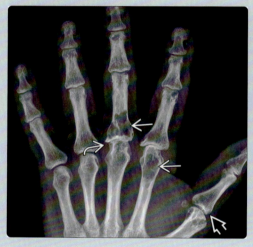
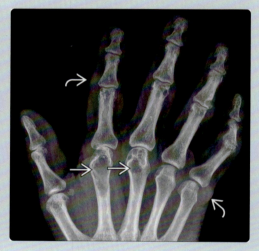

(À esquerda) *Radiografia PA mostra afilamento da cartilagem predominantemente nas MCFs ➔ e pequenas erosões marginais nas MCFs ➔, típicas de AR. Entretanto, estas não chamam tanto a atenção quanto os grandes cistos subcondrais vistos em diversos locais ➔. Veja também que a densidade óssea está normal. Este homem de 52 anos de idade é um trabalhador manual e apresenta AR robusta.* (À direita) *PA da mão contralateral mostra tumefação de partes moles (sinovite presumida) ➔ e grandes cistos subcondrais ➔ em uma distribuição simétrica, confirmando o diagnóstico.*

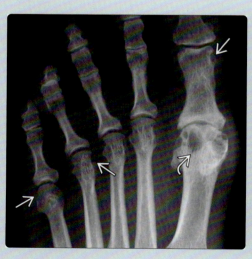
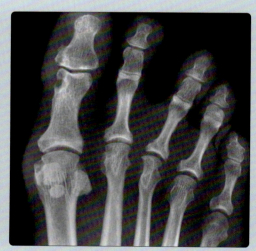

(À esquerda) *Radiografia AP mostra afilamento da cartilagem na 1ª MTF e múltiplas pequenas erosões marginais ➔ em uma distribuição típica de AR. Entretanto, o pé apresenta densidade normal e um cisto subcondral extremamente grande ➔, tornando isto atípico de AR de rotina. A constelação é de fato aquela de AR robusta neste homem ativo que não apresenta queixas significativas de dor.* (À direita) *Pé contralateral evidencia erosões e densidade óssea normal, porém menos cistos. Os níveis do fator reumatoide estavam altos, confirmando o diagnóstico.*

Síndrome de Felty

DADOS PRINCIPAIS

TERMINOLOGIA
- Síndrome de Felty: tríade de
  - Artrite reumatoide (AR)
  - Esplenomegalia
  - Neutropenia

IMAGENS
- Comumente AR gravemente deformante
  - Erosões
  - Destruição da cartilagem
  - Deformidades articulares
- Pode haver outras manifestações extra-articulares de AR
  - Nódulos reumatoides
  - Vasculite
  - Síndrome de Sjögren
  - Pericardite

QUESTÕES CLÍNICAS
- Processo raro
- Em geral, mulher caucasiana
- Título elevado de fator reumatoide (FR)
- Com frequência, apresenta HLA-DR4 e outros alelos associados à gravidade da doença na AR
- Etiologia não estabelecida
  - Neutropenia pode decorrer do sequestro esplênico de granulócitos
- Tratamento é paralelo ao da AR
  - Farmacoterapia modificadora da doença; rituximabe (anticorpo monoclonal anti-CD20) relatado como eficaz
  - Artroplastia, artrodese, quando houver necessidade para a recuperação da função
- Considerar esplenectomia se
  - Esplenomegalia for maciça
  - Paciente apresentar infecções recorrentes
- Leucemia linfocítica de grandes grânulos associada em 40% dos casos
- Muitos casos de neutropenia na AR são adquiridos e não são decorrentes da síndrome de Felty
  - Relacionada com medicações empregadas na AR

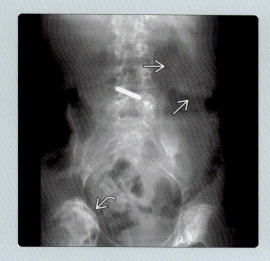
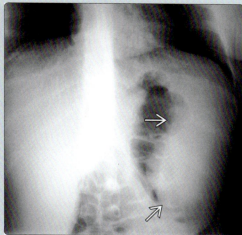

(À esquerda) Radiografia anteroposterior mostra esplenomegalia ➡, junto com grave acometimento erosivo dos quadris, ocasionando protrusão ➡. Esse é um caso típico da síndrome de Felty; o paciente apresentava igualmente neutropenia. Nesta síndrome rara, o processo artrítico é em geral grave, como neste caso. (À direita) Radiografia anteroposterior mostra esplenomegalia grave ➡, conforme delineado pelos gases intestinais na flexura esplênica. Ausência de outra anormalidade, e há tão somente um amplo diagnóstico diferencial com base nessa imagem.

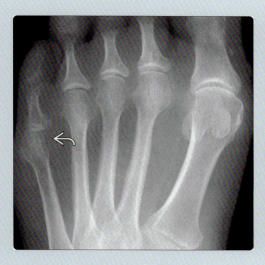
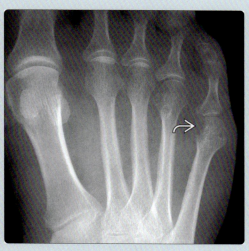

(À esquerda) Radiografia AP de antepé no mesmo paciente mostra estreitamento do espaço articular e alterações erosivas da cabeça do 5º metatarso ➡. (À direita) Radiografia AP de pé contralateral mostra padrão simétrico de afilamento da cartilagem e alteração erosiva da 5ª articulação metatarsofalangiana ➡. O paciente foi demonstrado como portador de artrite reumatoide e neutropenia, assim como de esplenomegalia acentuada, completando a tríade da síndrome de Felty. É raro que a AR tenha aparência tão leve em um paciente portador da síndrome de Felty.

Artrite Juvenil Idiopática

DADOS PRINCIPAIS

TERMINOLOGIA
- Grupo de artropatias inflamatórias que afetam crianças com <16 anos de idade

IMAGENS
- Quatro subtipos diferem quanto ao quadro clínico inicial e ao prognóstico
- Qualquer articulação afetada tem atributos semelhantes
  - Acometimento bilateral, porém nem sempre simétrico
  - Grandes derrames articulares, erosões, destruição da cartilagem
  - Anquilose no estágio terminal
- Anomalias do crescimento comuns
  - Ossos longos gráceis (diâmetro estreito, córtex fino)
  - Estatura baixa, asas do ilíaco hipoplásicas
  - Corpos vertebrais cervicais hipoplásicos
  - Epífises abalonadas (aumentadas de tamanho)
  - Incisuras intercondilar e troclear alargadas
  - Micrognatismo: ângulo da mandíbula hipoplásico com erosões da articulação temporomandibular
- Sinais radiográficos mais precoces
  - Periostite: vista unicamente nos estágios mais precoces, em crianças pequenas
  - Crescimento diferencial das epífises
    - Hiperemia focal acarreta crescimento focal avançado das epífises
    - Com frequência, para realizar o diagnóstico, faz-se necessário visualizar-se a face contralateral para comparação
- RM em geral não é utilizada, mas pode fornecer informações em um estágio precoce, antes das alterações radiográficas
  - Derrames articulares, tenossinovite: sinal T2WI alto
  - Edema da medula óssea: sinal T1WI baixo, sinal T2WI alto
  - Erosões: sinal T1WI baixo, sinal T2WI alto
  - Pânus: sinóvia espessada, sinal baixo em imagens T1 e T2, realce pelo contraste

PRINCIPAIS DIAGNÓSTICOS DIFERENCIAIS
- Artropatia hemofílica
- Sinovite tóxica do quadril
- Articulação séptica crônica

(À esquerda) *Radiografia lateral mostra joelho não afetado em criança com artrite juvenil idiopática (AJI) oligoarticular. Este é mostrado para comparação.* (À direita) *Radiografia lateral mostra joelho contralateral afetado no mesmo paciente. Embora à primeira vista esta radiografia pareça normal, há um significativo crescimento excessivo das epífises deste joelho. Veja os côndilos femorais, a epífise tibial proximal e especialmente a patela* ➡. *Há também uma crenulação ou irregularidade ao longo dos côndilos femorais* ➡.

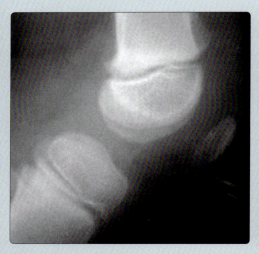 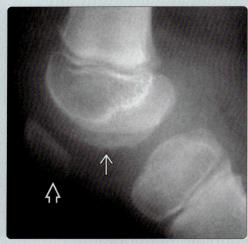

(À esquerda) *Radiografia AP mostra joelho normal na mesma criança.* (À direita) *Radiografia AP de joelho afetado obtida em distância e tempo iguais. Observe a dilatação do côndilo femoral e das epífises tibiais proximais. Isso ocorre em razão da hiperemia da articulação secundariamente à inflamação e à sinovite. Esse crescimento excessivo, ou balonamento, é com frequência o primeiro sinal radiográfico da AJI. Veja também a morfologia mais madura da epífise tibial medial* ➡. *Esta pode passar despercebida facilmente na ausência de radiografias comparativas.*

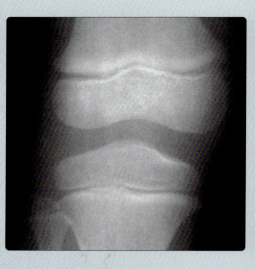 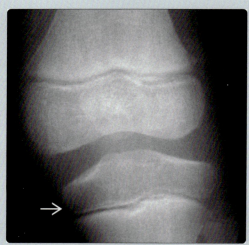

Artrite Juvenil Idiopática

TERMINOLOGIA

Abreviatura
- Artrite juvenil idiopática (AJI)

Sinônimos
- Artrite juvenil crônica
- Artrite reumatoide juvenil
- AJI sistêmica: doença de Still

Definições
- Grupo de artropatias inflamatórias afetando crianças com <16 anos de idade; quatro subtipos geralmente reconhecidos

IMAGENS

Características Gerais
- Melhor dica para diagnóstico
  - Os quatro subtipos diferem quanto ao quadro clínico inicial e ao prognóstico
  - Qualquer articulação afetada apresenta atributos semelhantes
    - Grandes derrames articulares
    - Erosões ósseas
    - Destruição da cartilagem
    - Acometimento com frequência bilateral, porém em geral não simétrico
    - Anquilose no estágio terminal
      - Carpo é o local mais frequente de fusão
      - Nos casos em que a coluna cervical é envolvida, há frequentemente a fusão de corpos vertebrais e de elementos posteriores
    - Osteoporose
- Localização
  - Subgrupos diferem quanto às articulações com maior probabilidade de serem afetadas
    - Oligoarticular (>50% dos casos)
      - Em geral, apenas 2 a 4 articulações
      - Joelho mais frequente, seguido por tornozelo e cotovelo
    - Artrite psoriática/artrite relacionada com entesite (10% dos casos)
      - Articulações sacroilíacas, joelho, tornozelo, quadril
    - Poliarticular [FR(+) ou FR(−)] (30% dos casos)
      - 5 + articulações
      - Mãos/pés; pode envolver todas as articulações como na AR adulta
    - Sistêmica (10% dos casos)
      - Poliarticular, acompanhando o padrão da AR adulta
  - Localização na mão/no punho diferentemente da AR adulta
    - Erosões do pericapitato predominam no carpo
    - Envolvimento metacarpofalangiano não domina o envolvimento interfalangiano
- Morfologia
  - Anomalias do crescimento comuns
    - Ossos longos gráceis (diâmetro estreito, córtex fino)
      - Consequência de doença crônica
    - Estatura baixa, asas do ilíaco hipoplásicas
      - Consequência de doença crônica, ausência de sustentação de carga
      - Fechamento precoce das epífises em decorrência de hiperemia
    - Corpos vertebrais cervicais hipoplásicos
      - Decorrentes da fusão dos corpos antes da maturidade óssea
      - Morfologia se mostra normal, mas corpos fundidos são uniformemente pequenos relativamente aos não fundidos
    - Micrognatismo: ângulo da mandíbula hipoplásico com erosões da articulação temporomandibular
    - Epífises abalonadas (aumentadas de tamanho)
      - Crescimento excessivo das epífises em decorrência da hiperemia pela sinovite inflamatória
      - Acarretam epífises proeminentes e aumentadas de tamanho relativamente às diáfises
      - Clinicamente articulações nodosas e aumentadas de tamanho
      - Particularmente proeminentes no joelho, tornozelo, cotovelo
    - Incisuras dilatadas
      - Decorrentes da erosão por pressão pelo pânus
      - Notadas na incisura intercondilar do joelho e na incisura troclear do cotovelo

Achados na Radiografia
- Osteopenia uniforme
- Sinais radiográficos mais precoces
  - Periostite: vista unicamente nos estágios iniciais, em crianças pequenas
  - Crescimento diferencial de epífises; frequentemente é necessária a avaliação da face contralateral para comparação
- Doença puramente erosiva
- Estreitamento uniforme da cartilagem
- Grandes derrames articulares
- Destruição progressiva, com anquilose no estágio terminal
- Anomalias do crescimento
  - Estatura baixa
  - Ossos longos gráceis
  - Epífises com crescimento excessivo e incisuras dilatadas

Achados na RM
- RM fornece informações em um estágio precoce, antes das alterações radiográficas
  - Derrames articulares, tenossinovite: T2WI alto
  - Edema da medula óssea: sinal T1WI baixo, sinal T2WI alto
  - Erosões: sinal T1WI baixo, sinal T2WI alto
  - Pânus: sinóvia espessada
    - Sinal baixo em imagens T1WI
    - Sinal baixo em imagens T1WI, podem ser nodulares, delineados pelo derrame articular de sinal alto
    - São realçados com a administração de contraste
  - Meniscos podem parecer pequenos ou comprimidos por causa do derrame articular
  - Contraste essencial para se distinguir inflamação sinovial ativa de derrame articular ou pânus fibrosado não realçado
- Pode ser útil para avaliar quanto à fusão fiseal precoce ao avaliar quanto ao potencial de crescimento

DIAGNÓSTICO DIFERENCIAL

Artropatia Hemofílica
- Restrita à população masculina
- Afeta mais comumente o joelho, o tornozelo, o cotovelo
- Sangramento intra-articular crônico → idêntico à AJI
  - Doença destrutiva, puramente erosiva
  - Crescimento excessivo das epífises por causa da hiperemia
  - Incisuras alargadas decorrentes de pânus
  - Sinal RM baixo por depósito sinovial de hemossiderina por sangramentos intra-articulares crônicos

Articulação Séptica Crônica
- Infecção tuberculosa ou por fungos
- Cronicidade possibilita a destruição da articulação
  - → erosões e destruição da cartilagem/óssea
  - Hiperemia prolongada → crescimento excessivo das epífises

43

Artrite Juvenil Idiopática

Características dos Subgrupos de Artrite Juvenil Idiopática

Subgrupos de AJI	Oligoarticular	Artrite Psoriática/ARE	Poliarticular [FR(+) ou FR(−)]	Sistêmica
Frequência	50%	10%	30%	10%
Idade de início (anos)	1-10	9-16	3-16	3-16
Predominância de gênero	M:F = 1:5	M:F = 4:1	M:F = 1:4	M = F
Padrão de artrite	Mono ou pauciarticular (1-4 articulações)	Sacroileíte ou oligoartrite assimétrica	Poliarticular (> 5 articulações), simétrica	Poliarticular; 1 ou mais
Características extra-articulares	Raras	Psoríase, entesite, doença inflamatória intestinal	Nódulos reumatoides, perda ponderal	Febre, erupção cutânea, linfadenopatia, serosite
Uveíte	10%-50%	10%	Rara	Rara
Achados laboratoriais	FR(−), 85% AAN(+)	50% HLA B27(+)	80% FR(−), 40% AAN(+)	Leucocitose, VHS = 50 mm/h, anemia, ↑ LFT, FR(−), AAN(−)
Prognóstico	Articulações: excelente; olhos: reservado	Risco de espondilite (20%-50%)	Artrite erosiva grave (20%)	Artrite crônica (50%), artrite erosiva grave (20%)

AJI indiferenciada: casos que não se ajustam a nenhuma das categorias ou a pelo menos duas das outras categorias.
ARE = artrite relacionada com entesite.

PATOLOGIA

Características Gerais
- Etiologia
  - Causa não estabelecida
    - Distúrbio da imunorregulação relatado
    - Possível infecção viral latente (rubéola sugerida)
    - Provavelmente a causa não é comum entre os subgrupos
- Genética
  - Associada a um gene IL2RA (CD25) (receptor para IL-2 α)
    - Gene de suscetibilidade geral para doenças autoimunes; representa possivelmente locus de suscetibilidade a AJI
  - Pacientes de AJI apresentando genótipos de FNT-α-308 GA/AA e -238 GA → prognóstico pior e menos resposta a fármacos anti-FNT-α
- Anomalias associadas
  - Oligoarticular: grande risco de uveíte
    - Pode se complicar por cegueira
  - Artrite psoriática/artrite relacionada com entesite
    - 50% dos casos HLA-B27(+)
  - Poliarticular: sintomas constitucionais
    - Febre baixa, perda ponderal
    - Linfadenopatia
    - Fator reumatoide positivo em 20% a 30% dos casos
    - AAN(+) em 40% dos casos
  - Sistêmica
    - Febre cotidiana (picos diários), erupção cutânea
    - Linfadenopatia
    - Hepatoesplenomegalia
    - Perda ponderal, mialgia
    - Leucocitose neutrofílica, anemia
    - Fator reumatoide e AAN(−); ↑ VHS

QUESTÕES CLÍNICAS

Demografia
- Idade
  - Início comumente antes da idade de 9 anos
    - Início mais precoce no tipo oligoarticular (<6 anos)
    - Início mais tardio na artrite psoriática/ARE (9-16 anos)
- Gênero
  - M:F = 1:4-5 para os tipos oligo e poliarticular
  - M:F = 4:1 para a artrite psoriática/ARE
  - M = F para a AJI sistêmica

- Epidemiologia
  - Relativamente rara; dois estudos diferentes citam 12-20/100.000 e 57-113/100.000

Histórico Natural e Prognóstico
- Oligoarticular
  - Quando tratada, função articular habitualmente permanece excelente
  - Prognóstico oftálmico reservado: todos os pacientes devem se submeter a exames oftalmológicos de rotina a cada 3 a 6 meses
- Artrite psoriática/ARE
  - 20% a 50% dos casos evoluem para espondiloartropatia crônica
- Poliarticular
  - 20% a 50% dos pacientes vêm a apresentar erosões graves, de maneira semelhante à AR adulta
- Início sistêmico
  - 50% artrite crônica
  - 20% vêm a apresentar uma artrite erosiva grave

Tratamento
- Farmacoterapia combinada agressiva, tal como na AR adulta

CHECKLIST DO DIAGNÓSTICO

Dicas para Interpretação de Imagem
- Ficar atento a alterações morfológicas: retardo do crescimento ou crescimento excessivo das epífises

Dicas de Relatórios
- Se possível, avaliar o esqueleto em uma extensão suficiente para ajudar a situar o paciente no subgrupo apropriado
  - Afeta o prognóstico; implicações oftálmicas

REFERÊNCIAS

1. Hinze C, et al: Management of juvenile idiopathic arthritis: hitting the target, Nat Rev Rheumatol. 11(5):290-300, 2015.
2. Sheybani EF, et al: Imaging of juvenile idiopathic arthritis: a multimodality approach, Radiographics. 33(5):1253-1273, 2013.

Artrite Juvenil Idiopática

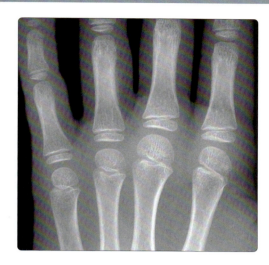
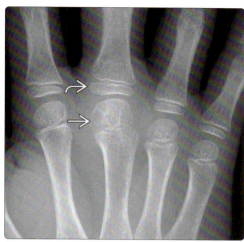

(**À esquerda**) *Radiografia PA mostra mão de criança com início recente de dor e tumefação metacarpofalangianas (as da mão direita piores que as da esquerda). Esta mão esquerda parecia normal.* (**À direita**) *É mostrada a radiografia PA da mão direita no mesmo paciente. Compare a cabeça do 3º metacarpo ➔; esta está aumentada de tamanho e erodida. Além disso, há um relativo crescimento excessivo da base da falange proximal ➔. Observe a tumefação das partes moles. Essa maturação óssea focalmente avançada é secundária à hiperemia pelo processo inflamatório.*

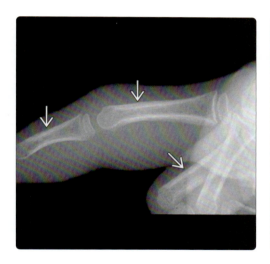
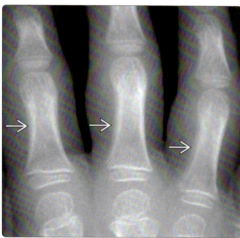

(**À esquerda**) *Radiografia lateral em criança pequena mostra reação periósterea regular se estendendo ao longo das falanges ➔. Há tumefação das partes moles, porém sem anomalia articular.* (**À direita**) *Radiografia PA na mesma criança mostra reação periósterea sutil semelhante, porém regular ➔. Os diagnósticos diferenciais para essa aparência incluem AJI, dactilite falciforme e dactilite tuberculosa. Esta foi comprovada como sendo uma das manifestações precoces da AJI.*

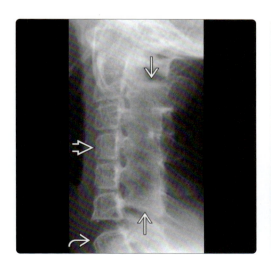
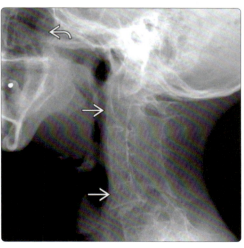

(**À esquerda**) *Radiografia lateral da coluna cervical na AJI mostra típica anquilose dos elementos posteriores e também dos corpos vertebrais, estendendo-se de C2-C6 ➔. Com a fusão a uma idade precoce, o crescimento é interrompido, deixando a hipoplasia dos corpos vertebrais envolvidos ➔ em comparação aos não envolvidos ➔.* (**À direita**) *É mostrada a radiografia lateral em paciente de AJI com fusão C2-C6 ➔ e hipoplasia nesse intervalo. Há micrognatismo, com ângulos da mandíbula hipoplásicos e erosão das articulações temporomandibulares ➔.*

Artrite Juvenil Idiopática

(**À esquerda**) *Radiografia AP em paciente com AJI de evolução longa mostra crescimento excessivo abalonado dos côndilos femorais e alargamento da incisura intercondilar. Além disso, há afilamento uniforme da cartilagem e erosões subcondrais proximais.*
(**À direita**) *Radiografia AP no mesmo paciente mostra destruição das articulações do quadril, com protrusão associada, típicas de AJI.*

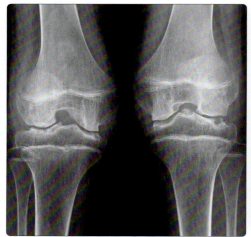
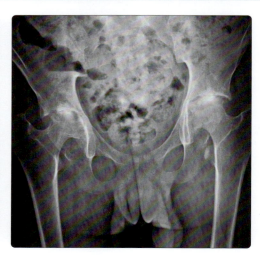

(**À esquerda**) *Radiografia PA do carpo em criança portadora de AJI mostra fusão precoce em diversos locais, incluindo o capitato-metacarpo ➡, trapezoide-metacarpo ➡, trapézio-trapezoide ➡ e hamato-piramidal ➡. O córtex parece levemente irregular ou crenulado. A anquilose do carpo é típica da AJI.* (**À direita**) *Radiografia PA de adulto jovem que veio a apresentar AJI na adolescência mostra anquilose praticamente total do carpo ➡. Isso é comum na AJI, porém não é esperado na artrite reumatoide adulta.*

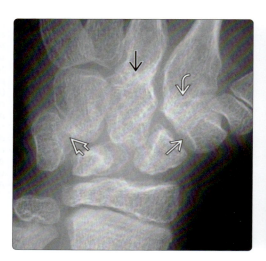
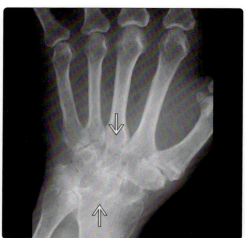

(**À esquerda**) *Radiografia AP em criança portadora de AJI mostra erosões ao longo do colo femoral lateral ➡. Essa parte do quadril está dentro da cápsula e constitui uma área nua do osso, que não está protegida por cartilagem. Está sob risco de erosão precoce. Há também um afilamento da cartilagem ➡.* (**À direita**) *Radiografia AP na mesma criança 1 ano depois mostra que as erosões do colo femoral evoluíram ➡, deixando um colo fino sob risco de fratura. Há a redução completa da cartilagem ➡, assim como erosões subcondrais ➡.*

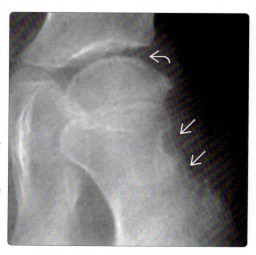
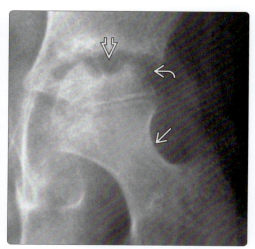

Artrite Juvenil Idiopática

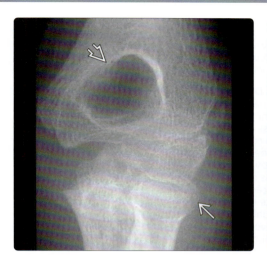
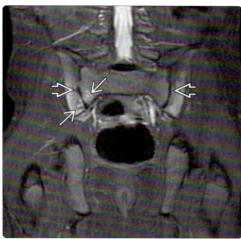

(À esquerda) *Radiografia AP mostra AJI, com alargamento da incisura troclear ➡ dada a erosão por pressão por pânus por um período longo. A cabeça radial está relativamente aumentada de tamanho ➡ por causa de hiperemia contínua na articulação. Todos os centros de crescimento podem se expandir, mas no cotovelo a cabeça radial evidencia um crescimento excessivo desproporcional.*
(À direita) *RM STIR coronal das articulações sacroilíacas em criança de 8 anos de idade mostra sacroileíte bilateral assimétrica ➡, com erosões e cistos ➡. Este é o subtipo de AJI de artrite relacionada com entesite.*

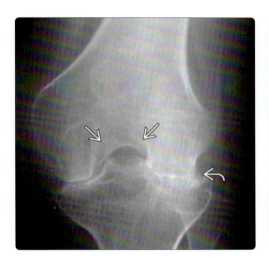
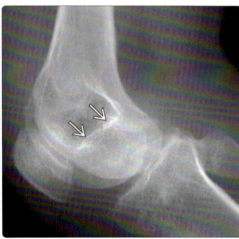

(À esquerda) *Radiografia AP mostra AJI grave clássica em paciente que é agora adulto. Há o crescimento excessivo dos côndilos femorais e uma incisura intercondilar alargada ➡ em sobreposição às alterações inflamatórias destrutivas erosivas ➡.* (À direita) *Radiografia lateral mostra crescimento excessivo dos côndilos femorais e da patela, ocorridos secundariamente à hiperemia crônica antes da maturação óssea. A incisura intercondilar dilatada pode ser diagnosticada à incidência lateral pelo arqueamento da linha de Blumenstadt ➡.*

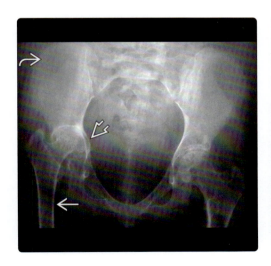
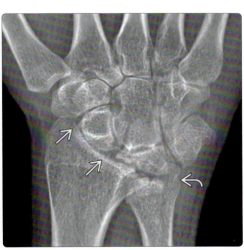

(À esquerda) *Radiografia AP mostra sequelas adultas da AJI, com hipoplasia das asas do ilíaco ➡ e fêmur grácil ➡, que são decorrentes da doença crônica e de sustentação pouco frequente de carga. Há a protrusão do quadril, com destruição grave ➡.*
(À direita) *Radiografia PA mostra inclinação ulnar causado pelo crescimento excessivo do estiloide radial ➡ durante o estágio de crescimento hiperêmico da AJI. Observe o crescimento excessivo correspondente do estiloide ulnar ➡. O aspecto radial colabado do semilunar ocorreu provavelmente em consequência de erosões e da impactação por traumatismos leves.*

Doença de Still Adulta

DADOS PRINCIPAIS

TERMINOLOGIA
- Doença inflamatória sistêmica, evidenciando tríade de
  - Febres cotidianas (com picos diários)
  - Erupção cutânea evanescente
  - Poliartrite crônica
- Considerada a continuação adulta da artrite juvenil idiopática (AJI)

IMAGENS
- Articulações interfalangianas (IFs) da mão mais comumente afetadas que as articulações metacarpofalangianas (MCFs)
  - Articulações interfalangianas proximais (IFPs) (50%)
  - Articulações interfalangianas distais (IFDs) (20%)
  - Articulações MCFs (33%)
- Punho: envolvido em 74% dos casos
  - Acometimento do pericapitato (carpal médio e carpometacarpal) é clássico, mas qualquer padrão de envolvimento carpal pode ser visto
- Redução uniforme da cartilagem
- Erosões, semelhantes à AR
- Carpo pode se mostrar notável pelo estreitamento do espaço articular, sem alterações erosivas significativas
- Anquilose, especialmente no carpo

PRINCIPAIS DIAGNÓSTICOS DIFERENCIAIS
- Artrite psoriática (APS)
  - Envolvimento de articulações IF > MCF é semelhante
  - Anquilose é semelhante
  - Erupção cutânea e sintomas constitucionais diferenciam a doença de Still adulta da APS
- Artrite reativa crônica
  - Sintomas constitucionais podem ser sugestivos
  - Localização das alterações artríticas é provavelmente diferente na doença de Still adulta, com predominância de mãos/punhos
  - Pode haver o envolvimento do pé/tornozelo, de maneira semelhante à ARC

QUESTÕES CLÍNICAS
- 75% dos casos têm início entre 16 e 35 anos; M = F

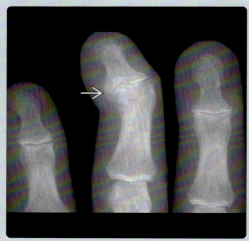
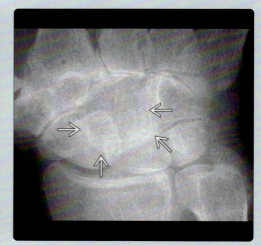

(À esquerda) Radiografia PA dos dedos em um paciente com sintomas constitucionais sugere doença de Still adulta. Há estreitamento do espaço articular e das alterações erosivas de uma articulação interfalangianas (IF) distal ➡. As outras articulações IFs evidenciaram estreitamento, mas não erosões. As articulações MCFs estavam normais. (À direita) É mostrada a radiografia PA do carpo no mesmo paciente. Embora haja estreitamento difuso do espaço articular, este é mais proeminente na distribuição do pericapitato ➡. Não são vistas erosões, mas pode haver anquilose. Esta é a doença de Still adulta clássica.

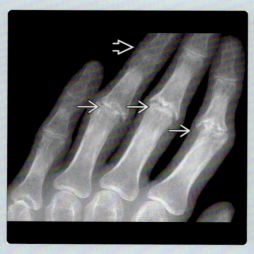
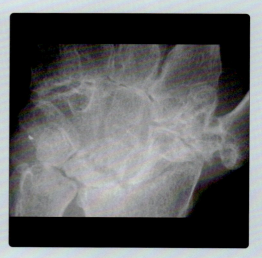

(À esquerda) É mostrada a radiografia PA da mão em um paciente com erupção cutânea e febres diárias. Há significativas erosões da articulação IF ➡ e anquilose de uma única articulação interfalangianas distal ➡. A aparência pode sugerir uma artrite psoriática, mas os sintomas constitucionais ajudam a se fazer o diagnóstico de doença de Still adulta. (À direita) É mostrada a radiografia PA do carpo no mesmo paciente. Há uma redução difusa de cartilagem e alterações erosivas. Esta é uma aparência inespecífica e não se presta à diferenciação da artrite psoriática da doença de Still adulta.

Doença de Still Adulta

TERMINOLOGIA

Sinônimos
- Síndrome de Wissler-Fanconi, subsepse hiperalérgica

Definições
- Doença inflamatória sistêmica, evidenciando tríade de
  - Febres cotidianas (com picos diários)
  - Erupção cutânea evanescente
  - Poliartrite crônica
- Considerada a continuação adulta da artrite juvenil idiopática (AJI)

IMAGENS

Características Gerais
- Melhor dica para diagnóstico
  - Diagnóstico por exclusão
  - 25% dos pacientes vêm a apresentar poliartrite, comportando-se como a artrite reumatoide (AR)
- Localização
  - Mão
    - Articulações interfalangianas (IFs) mais comumente afetadas que as articulações metacarpofalangianas (MCFs)
      □ Articulação interfalangiana proximal (IFP) (50%)
      □ Articulação interfalangiana distal (IFD) (20%)
      □ Articulação MCF (33%)
  - Punho
    - Envolvido em 74% dos casos
    - Acometimento do pericapitato (carpo médio e carpometacarpal) é clássico, mas qualquer padrão de envolvimento do carpo pode ser visto
  - Pé: articulações tarsais médias e tarso-metatarsais
  - Joelho: 84% de envolvimento, pelo menos por artralgias

Achados na Radiografia
- Redução uniforme da cartilagem
- Erosões semelhantes às da AR
- Carpo pode se mostrar notável pelo estreitamento do espaço articular, sem alterações erosivas significativas
- Anquilose, especialmente no carpo
- Distribuição das articulações envolvidas diferencia da AR
- Ausência de periostite; pode diferenciar da artrite psoriática

DIAGNÓSTICO DIFERENCIAL

Artrite Psoriática
- Envolvimento de articulações IFs > MCF é semelhante
- Anquilose é semelhante
- Erupção cutânea e sintomas constitucionais diferenciam a doença de Still adulta da artrite psoriática

Artrite Reativa Crônica
- Sintomas constitucionais podem ser sugestivos
- Localização das alterações artríticas é provavelmente diferente na doença de Still adulta, com predominância de mãos/punhos
  - Pode haver o envolvimento do pé/tornozelo, de maneira semelhante à artrite reativa crônica

Doença Inflamatória Intestinal
- Sintomas constitucionais podem ser sugestivos
- Distribuição das artralgias destrutivas em geral diferente; articulações axiais e proximais predominam na doença inflamatória intestinal

PATOLOGIA

Características Gerais
- Etiologia
  - Não estabelecidas; continuação adulta da AJI
    - Manifestações e evolução clínica iguais
  - Garganta inflamada prodrômica comum (70% dos casos)
  - Associada a diversas infecções virais

QUESTÕES CLÍNICAS

Apresentação
- Sinais/sintomas mais comuns
  - Tríade de picos febris diários, erupção cutânea evanescente e poliartrite crônica (geralmente mãos, pés)
- Outros sinais/sintomas
  - Mialgia
  - Perda ponderal
  - Linfadenopatia
  - Hepatoesplenomegalia
  - Pleurite, pericardite
  - Pode haver lesão miocárdica de início abrupto
- Não há um teste diagnóstico específico
  - Soronegativa para fator reumatoide e AAN

Demografia
- Idade
  - 75% dos casos têm início entre 16 e 35 anos
    - 10% com início depois da idade de 50 anos
- Gênero
  - M = F
- Etnia
  - Não há predileção por raça ou origem étnica
- Epidemiologia
  - Rara (0,16/100.000)

Histórico Natural e Prognóstico
- Quando crônica, 50% dos pacientes vêm a apresentar anquilose do carpo
- Exacerbações intermitentes durante toda a vida
- Manifestações sistêmicas não ↑ mortalidade

Tratamento
- Artrite controlada pela mesma farmacoterapia da AR
- Esteroides no caso de manifestações sistêmicas graves

CHECKLIST DO DIAGNÓSTICO

Dicas para Interpretação de Imagem
- Predominância do pericapitato no acometimento do carpo e predominância IF no acometimento da mão; aparência é altamente sugestiva na presença de anquilose
  - Principal diagnóstico diferencial na presença desses achados é a artrite psoriática; sintomas constitucionais diferenciam

REFERÊNCIAS

1. Dong MJ, et al: 18F-FDG PET/CT in patients with adult-onset Still's disease, Clin Rheumatol. 34(12):2047-2056, 2015.
2. Kadavath S, et al: Adult-onset Still's disease-pathogenesis, clinical manifestations, and new treatment options, Ann Med. 47(1):6-14, 2015.

Osteoartrite de Esqueleto Axial

DADOS PRINCIPAIS

TERMINOLOGIA
- Artropatia não inflamatória, redução progressiva de cartilagem levando a alterações hipertróficas nos ossos

IMAGENS
- Diagnóstico de alterações produtivas ósseas realizado com radiografias
  - Formação de osteófitos anteriores e laterais em corpos vertebrais (espondilose deformante)
  - Estreitamento e hipertrofia das facetas articulares
  - Osteófitos das articulações uncovertebrais (apofisárias)
    - Restritos à coluna cervical
  - Doença de Baastrup
    - Produção óssea desorganizada nos processos espinhosos
    - Superfícies justapostas hipertrofiadas e achatadas
    - Mais prevalente na coluna lombar
- Gravidade da estenose do canal/de forames avaliada com RM
  - Imagens de RM sagital oblíqua úteis para avaliar estenose de forames
- Articulações SI: geralmente duas aparências
  - Esclerose ao longo do córtex da parte sinovial
  - Osteófitos marginais

PRINCIPAIS DIAGNÓSTICOS DIFERENCIAIS
- Hiperostose óssea idiopática difusa
- Espondilite anquilosante
- Espondilose associada a retinoides
- Espondiloartropatia da artrite psoriática ou da artrite reativa crônica

PATOLOGIA
- Mecânica
- Artrite inflamatória (geralmente artrite reumatoide inativa na coluna cervical)
- Metabólica
- Alterações bioquímicas na cartilagem

QUESTÕES CLÍNICAS
- Prevalência nos Estados Unidos de 12% (20 milhões de pessoas)

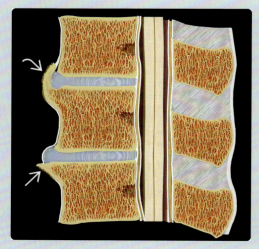
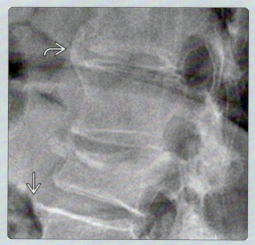

(À esquerda) Gráfico mostra osteófito horizontal inicial ➡ que se forma pela distensão das fibras de Sharpey por um anel fibroso saliente. A espondilose deformante ou a formação de osteófitos em corpos vertebrais está, portanto, relacionada com a doença degenerativa de discos intervertebrais. Ao crescimento continuado, o osteófito se dirige mais verticalmente e pode acabar por transpor o espaço discal ➡. (À direita) Radiografia lateral mostra osteófito horizontal ➡ se originando do córtex do corpo vertebral, assim como osteófito-ponte de tamanho maior ➡.

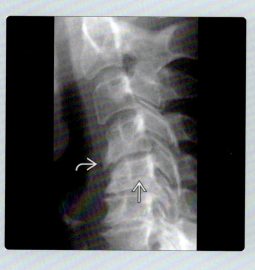
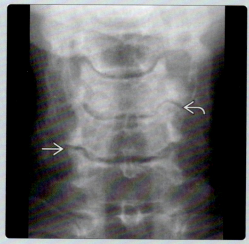

(À esquerda) Radiografia lateral mostra típica osteoartrite (OA) da coluna cervical, com espondilose anterior ➡ em um nível de degeneração discal. Os osteófitos formados nas articulações apofisárias aparecem com frequência como uma transparência cruzando o corpo vertebral ➡. Essa transparência se estende por uma distância surpreendente em direção anterior. (À direita) Radiografia AP no mesmo paciente mostra OA das articulações apofisárias, mais proeminente à direita em C6 ➡ e à esquerda em C4-C5 ➡. Junto com C6-C7, esses são os níveis mais frequentemente envolvidos.

Osteoartrite de Esqueleto Axial

TERMINOLOGIA

Abreviatura
- Osteoartrite (OA)

Sinônimos
- Doença degenerativa articular
- Artropatia das facetas articulares
- OA uncovertebral
- Osteofitose, espondilose deformante

Definições
- Artropatia não inflamatória, com redução progressiva de cartilagem e as consequentes alterações hipertróficas nos ossos
- Para facilitar a discussão, as alterações hipertróficas ósseas axiais não artríticas foram incluídas nesta seção
  - Espondilose deformante: produção de osteófitos em corpos vertebrais anterior e lateralmente, adjacente à placa terminal, originando-se do córtex ósseo
  - Doença de Baastrup: proliferação óssea entre os processos espinhosos

IMAGENS

Características Gerais
- Melhor dica para diagnóstico
  - Produção de osso em corpos vertebrais, facetas articulares, articulações uncovertebrais
  - Em geral, há uma doença degenerativa discal associada
- Localização
  - Espondilose deformante: osteófitos em corpos vertebrais anterior e lateralmente
  - Facetas articulares
  - Articulações uncovertebrais (apofisárias) (corpos vertebrais posterolaterais, coluna cervical)
  - Doença de Baastrup: mais comumente na coluna lombar
- Tamanho
  - Formação óssea varia de sutil a grande
- Morfologia
  - Formação óssea normal: quando suficientemente grande, osso hipertrófico contém medula óssea

Recomendações para Aquisição de Imagens
- Melhor ferramenta para aquisição de imagens
  - Diagnóstico obtido com radiografias
  - Gravidade da estenose do canal ou de forames avaliada com RM
- Orientações de protocolo
  - Imagens de RM sagital oblíqua úteis à para avaliar estenose de forames

Achados na Radiografia
- Densidade óssea normal
- Eburnação das placas terminais de corpos vertebrais
- Espondilose deformante (osteofitose espinal)
  - Projeção óssea originando-se do córtex da placa terminal de corpos vertebrais, adjacente ao disco
  - Não associada a articulações sinoviais
  - Comumente associada a estreitamento do espaço discal
- OA uncovertebral (apofisária)
  - Articulações posterolaterais de corpos vertebrais localizados unicamente na coluna cervical
  - Projeção óssea vista em três incidências
    - Projeção óssea posterior à incidência lateral, com transparência transversa projetada sobre metade posterior do corpo vertebral
    - AP: projeção óssea superior na borda lateral do corpo vertebral
    - Oblíqua: projeção óssea do corpo ao forame neural
- OA de facetas
  - Densidade aumentada das facetas às incidências AP e laterais
  - Projeção óssea ao forame neural na incidência oblíqua cervical
- Formação óssea hipertrófica em torno do odontoide e do arco anterior do atlas
- Ossificação do ligamento longitudinal posterior
- Doença de Baastrup
  - Produção óssea desorganizada em torno dos processos espinhosos
  - Processos se tornam hipertrofiados e achatados
  - Pode acarretar uma neoartrose e a formação de uma bolsa adventícia
- Articulações SI: geralmente duas aparências
  - Esclerose ao longo do córtex da parte sinovial das articulações
    - Não há erosões nem anquilose
  - Osteófitos marginais
    - Ou na parte inferior da articulação SI ou na junção da parte sinovial à não sinovial (1/2 a 1/3 da distância da parte superior da articulação SI)
    - Aparece como uma densidade arredondada, ocasionalmente confundida com uma ilhota óssea ou uma doença metastática

Achados na TC
- Hipertrofia do osso em todos os locais anteriormente descritos vista com facilidade
- Achados adicionais de
  - Herniação de disco
  - Estenose espinal
  - Estenose de forames
  - Hipertrofia do ligamento amarelo
- Doença de Baastrup
  - Formação óssea desorganizada circundando os processos espinhosos, com eburnação do osso
  - Formação óssea cística nos processos espinhosos
- Osteófitos marginais da articulação SI: pontes anteriores vistas com facilidade

Achados na RM
- Hipertrofia óssea
  - Quando pequena, osteófitos aparecem como sinal baixo às imagens T1WI, assim como às sequências sensíveis a fluido
  - Quando grande, osteófitos apresentam medula óssea, que tem sinal normal da medula óssea à RM
- Herniação de disco, roturas anulares
- Hipertrofia do ligamento amarelo (sinal baixo em todas as sequências) contribui para a estenose
- Cistos sinoviais originados das facetas articulares podem causar compressão/estenose
- Avaliar grau de estreitamento do canal espinal e dos forames
- Doença de Baastrup
  - Osso hipertrofiado de sinal baixo circundando processos espinhosos
  - Cistos de sinal alto em sequências sensíveis a fluido
  - Ligamento interespinal hipertrofiado (sinal baixo em todas as sequências) pode contribuir para a estenose espinal

DIAGNÓSTICO DIFERENCIAL

Espondilite Anquilosante
- Natureza dos sindesmófitos é diferente daquela dos osteófitos
- Osteoporose na espondilite anquilosante; densidade normal na OA
- Sacroileíte, erosões e/ou anquilose

Osteoartrite de Esqueleto Axial

Hiperostose Óssea Idiopática Difusa
- Ossificação do ligamento longitudinal anterior geralmente difere dos osteófitos quanto à aparência
- Ocasionalmente a formação óssea na hiperostose óssea idiopática difusa (DISH) vai ser indistinguível da espondilose deformante
- Degeneração de discos geralmente ausente na DISH
- Artrose das facetas articulares geralmente ausente na DISH

Espondilose Associada a Retinoides
- Espondilose indistinguível daquela da doença degenerativa da coluna
- Pacientes mais jovens; ausência de acometimento de discos ou de facetas articulares

Espondiloartropatia da Artrite Psoriática ou da Artrite Reativa Crônica
- Ossificação paravertebral volumosa tende a ocorrer a alguma distância da junção placa terminal/disco intervertebral
- Ossificação paravertebral se estende mais além do corpo vertebral que a maioria dos osteófitos
- Ossificação mais bem visualizada na incidência AP que na lateral
- Sacroileíte

PATOLOGIA
Características Gerais
- Etiologia
  - Mecânica
    - Traumatismo
    - Estresse/traumatismos repetidos
    - Obesidade
    - Morfologia anormal ou doença conectiva
      - Displasia
      - Doença de Marfan
      - Doença de Ehlers-Danlos
  - Artrite inflamatória
    - Habitualmente artrite reumatoide inativa (especialmente da coluna cervical)
    - Anomalia ligamentar por uma lesão anterior → estresse anormal sobre osso anormal
  - Metabólica
    - Doença de Wilson
    - Ocronose
    - Hemocromatose
  - Alterações bioquímicas em uma cartilagem em envelhecimento
    - ↓ de conteúdo hídrico, ↓ de proteoglicanos e de colágeno, ↓ do número de condrócitos → cartilagem amolecida e ↑ do risco de dano por traumatismos de qualquer natureza
- Genética
  - Traço multigenético, com base em estudos de gêmeos e de famílias
  - Predisposição genética de mulheres à OA das articulações interfalangianas distais (pode ser de até 65%)
- Anomalias associadas
  - Testes laboratoriais diagnósticos normais
  - Líquido sinovial normal

Características Patológicas e Cirúrgicas Macroscópicas
- Anatomia relevante
  - Fibras de Sharpey fixam fibras externas do anel fibroso ao córtex do corpo vertebral
  - Com a protrusão do anel fibroso, a fixação da fibra de Sharpey ao anel fibroso se eleva
  - Osteófitos se formam no ponto de fixação da fibra de Sharpey
    - Estendem-se horizontalmente
    - Ao crescimento, começam a se estender verticalmente
    - Pode acabar finalmente por transpor o espaço discal
- Patologia macroscópica
  - Formação de fissuras, depressões, ulceração da cartilagem
  - Osso adjacente reativo (osteófitos, esclerose subcondral)
  - Sinóvia normal ou levemente inflamada

QUESTÕES CLÍNICAS
Apresentação
- Sinais/sintomas mais comuns
  - Dor relacionada com o uso (nenhuma dor em repouso)
  - Rigidez matinal autolimitada
  - Crepitação
  - Diminuição da amplitude de movimento
  - Cistos subcondrais no odontoide podem predispor a fraturas por quedas a baixa velocidade
  - Doença de Baastrup universalmente associada a outra doença degenerativa da coluna
    - Deve-se ter cautela ao diagnosticá-la como causa de dores lombares
- Outros sinais/sintomas
  - Ausência de tumefação/calor
  - Não há sintomas constitucionais

Demografia
- Idade
  - Geralmente > 65 anos
    - Vista em 80% das pessoas com > 75 anos de idade
  - Gênero
    - M < F
- Epidemiologia
  - Prevalência nos Estados Unidos de 12% (20 milhões de pessoas)

Histórico Natural e Prognóstico
- Pode evoluir para a estenose do canal espinal e de forames

Tratamento
- Analgésicos para alívio da dor e manutenção da função
- Fisioterapia, perda ponderal
- Injeção intra-articular de corticosteroides
- Descompressão cirúrgica de estenose do canal ou de forames
- Fusão em caso de instabilidade

REFERÊNCIAS
1. Raastad J, et al: The association between lumbar spine radiographic features and low back pain: a systematic review and meta-analysis, Semin Arthritis Rheum. 44(5):571-585, 2015.
2. Maataoui A, et al: Association between facet joint osteoarthritis and the Oswestry Disability Index, World J Radiol. 6(11):881-885, 2014.

Osteoartrite de Esqueleto Axial

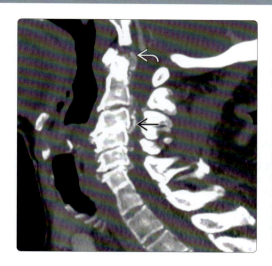
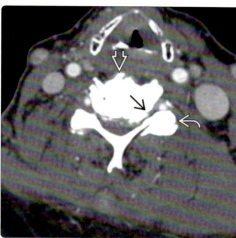

(À esquerda) *TCSC sagital mostra espondilose cervical em múltiplos níveis com estenose grave do canal central. Pode-se ver o acometimento discal em múltiplos níveis, com esclerose óssea nas placas terminais. É comum a hipertrofia óssea em torno de C1-C2 ➡. A ossificação do ligamento longitudinal posterior ➡ contribui para a estenose.*
(À direita) *TCSC axial no mesmo paciente mostra grave estenose bilateral dos forames e hipertrofia das articulações uncovertebrais ➡. São igualmente vistas espondilose deformante ➡ e hipertrofia das facetas articulares ➡.*

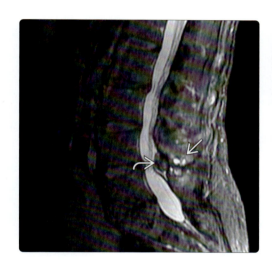
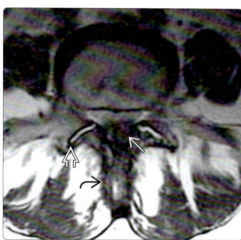

(À esquerda) *RM STIR sagital mostra típica degeneração dos processos interespinais (doença de Baastrup). Há a degeneração cística do ligamento L4-L5, com áreas de hiperintensidade T2 arredondadas ➡ em meio ao ligamento hipertrofiado de sinal baixo ➡.* (À direita) *RM T2WI axial no mesmo paciente mostra alterações degenerativas das margens corticais adjacentes dos processos espinhosos posteriores ➡. O ligamento amarelo redundante ➡ e a hipertrofia das facetas ➡ contribuem para a estenose do canal.*

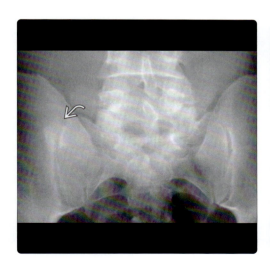
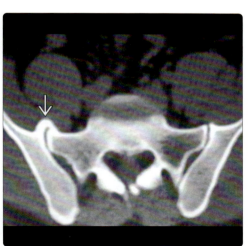

(À esquerda) *Radiografia AP mostra "lesão" esclerótica no nível da articulação SI superior direita ➡. É importante se lembrar de que a OA das articulações SIs pode se manifestar por esclerose difusa do córtex ou por uma esclerose arredondada, nas bordas superior ou inferior da articulação.* (À direita) *TC óssea axial no mesmo paciente comprova que o foco esclerótico representa um osteófito marginal típico transpondo a articulação SI ➡.*

DISH

DADOS PRINCIPAIS

TERMINOLOGIA
- Hiperostose óssea idiopática difusa (DISH, do termo em inglês **d**iffuse **i**diopathic **s**keletal **h**yperostosis)
- Diátese formadora de osso afetando predominantemente a coluna, com ossificação de tendões e de ligamentos

IMAGENS
- Radiografias fazem o diagnóstico
- Coluna vertebral
  - Ossificação anterior contínua
  - Ausência de artropatia ou anquilose significativa das facetas articulares, doença degenerativa discal mínima
  - Densidade óssea normal
  - Quando suficientemente volumosa, medula óssea é vista na ossificação
  - Ossificação de ligamentos adjacentes em torno da coluna cervical pode ocasionar dor e/ou disfagia
  - Pode haver ossificação associada do ligamento longitudinal posterior
- Articulações sacroilíacas (SIs)
  - Envolvem partes superiores não sinoviais
  - Partes sinoviais das articulações SIs permanecem normais
  - Vê-se com frequência a ossificação de ligamentos vizinhos
- Extensa entesopatia mole em tendões, ligamentos ou inserções de cápsulas articulares
- TC para a avaliação de complicações
  - Fraturas transversas após traumatismos de menor gravidade
  - Vistas em fusões longas da coluna e osteoporose (relativamente raras na DISH em comparação à EA)
- RM: avaliar a medula espinal após uma fratura transversa
  - Deslocamento de estruturas críticas no pescoço

QUESTÕES CLÍNICAS
- Em geral, é um achado acidental
  - Aparência geralmente pior que a dos achados clínicos
- DISH está se tornando muito mais prevalente
  - Associada ao envelhecimento da população, à obesidade e ao diabetes tipo 2
- Rara fratura em haste de cenoura da coluna vertebral pode ocasionar danos graves à medula espinal

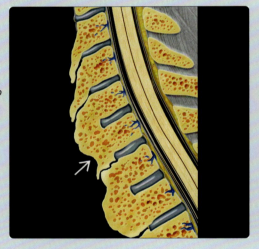 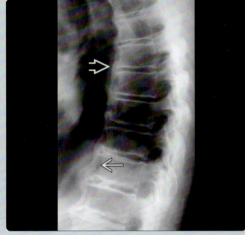

(À esquerda) Gráfico sagital mostra hiperostose óssea idiopática difusa (DISH) da coluna cervical. Os parâmetros essenciais contribuindo para o diagnóstico incluem a ossificação anterior contínua ➡, frequentemente transpondo corpos vertebrais, junto com discos e facetas articulares normais. (À direita) Radiografia lateral da coluna torácica mostra ossificação contínua clássica. Enquanto a maioria dos corpos vertebrais tem a ossificação aplicada anteriormente ao longo de toda a extensão do corpo vertebral ➡, pelo menos um deles mostra transparência na concavidade ➡.

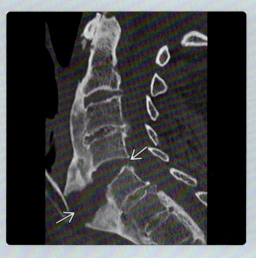 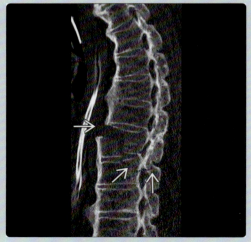

(À esquerda) TC sagital mostra ossificação anterior contínua típica de DISH. Este indivíduo de 81 anos de idade caiu da cama; a combinação de fusão longa da coluna e osteoporose o tornou vulnerável a fraturas ➡. 40% desses pacientes admitidos com fraturas vão ter déficits neurológicos; há uma mortalidade de 20% em 3 meses. (À direita) TC sagital em um indivíduo de 75 anos de idade mostra fratura transversa ➡ da coluna T, com fusão longa da coluna e osteoporose relacionadas com a DISH. Esse paciente era um diabético tipo 2 obeso, particularmente sob risco de DISH.

DISH

TERMINOLOGIA

Abreviatura
- Hiperostose óssea idiopática difusa (DISH, do termo em inglês **d**iffuse **i**diopathic **s**keletal **h**yperostosis)

Sinônimos
- Doença de Forestier, hiperostose anquilosante

Definição
- Diátese formadora de osso que afeta predominantemente a coluna, com ossificação de tendões e de ligamentos

IMAGENS

Características Gerais
- Melhor dica para diagnóstico
  - Ossificação contínua anterior envolvendo o ligamento longitudinal anterior (LLA), adjacente aos corpos vertebrais lateral direito e anterior
    - Não há artropatia nem anquilose significativa das facetas articulares, doença degenerativa discal mínima
- Localização
  - Coluna torácica: 100% dos casos
    - D > E (atribuído ao efeito de pulsações aórticas repetidas inibindo a proliferação óssea à esquerda)
  - Coluna lombar: > 90% dos casos
  - Coluna cervical: 75% dos casos
  - Articulações sacroilíacas: partes não sinoviais envolvidas
- Tamanho
  - Pequeno (estágios iniciais) a volumosa, grande ossificação
- Morfologia
  - Ossificação e não calcificação

Recomendações para Aquisição de Imagens
- Melhor ferramenta para aquisição de imagens
  - Radiografia para o diagnóstico
  - TC para complicações
    - Fraturas transversas após traumatismos de menor gravidade
      - Junção cervicotorácica ou toracolombar
      - Vista como fusão longa da coluna e osteoporose (relativamente raras em casos de DISH em comparação à espondilite anquilosante [EA])
  - RM para complicações
    - Avaliar a medula espinal após uma fratura transversa
    - Deslocamento de estruturas de importância crítica na região cervical

Achados na Radiografia
- Coluna vertebral
  - Ossificação contínua anterior
    - Formação mais precoce é adjacente ao corpo vertebral médio anterior
    - Pode haver também formação óssea com aparência de espondilose
    - Quando volumosa, a ossificação contém medula óssea
    - Pode haver hiperostose do odontoide e do arco anterior do atlas
  - Densidade óssea geralmente normal
    - Vai se tornar osteoporótica, em caso de fusão longa da coluna
  - Ossificação de ligamentos adjacentes em torno da coluna cervical pode ocasionar dor e/ou disfagia
    - Ossificação do ligamento estilo-hióideo
  - Com frequência, há a ossificação associada do ligamento longitudinal posterior (OLLP)
- Articulações sacroilíacas
  - Envolve partes superiores, não sinoviais
    - Pode haver produção óssea e formação de pontes
  - Partes sinoviais das articulações SIs permanecem normais
  - Vê-se com frequência a ossificação de ligamentos vizinhos
    - Iliolombar
    - Sacroespinal
    - Sacrotuberoso
- Enteses
  - Extensa entesopatia irregular em inserções de tendões, ligamentos e cápsulas articulares
    - Crista ilíaca: 66%
    - Tuberosidades isquiáticas: 53%
    - Trocânteres femorais: 40%
    - Parte não articular da patela: 29%

Achados na TC
- Confirmam a localização da ossificação e a presença da medula óssea
- Confirmam o envolvimento da parte não sinovial da articulação SI
- Frequentemente necessária para a demonstração de fraturas transversas sutis após traumatismos de menor gravidade

Achados na RM
- T1WI da ossificação
  - Sinal baixo na ossificação inicial
  - Desenvolve sinal alto da medula óssea a uma ossificação progressivamente mais volumosa
- Sequências sensíveis a fluido
  - Ossificação do LLA pode ser hipointensa, a não ser que seja tão grande que a medula amarela seja proeminente
  - Sinal alto por lesões medulares espinais após traumatismos
- Realce mínimo pelo contraste na ausência de fraturas

DIAGNÓSTICO DIFERENCIAL

Doença Degenerativa da Coluna Vertebral
- Quando avançada, espondilose pode ter aparência idêntica à ossificação de DISH
- Também evidencia alterações degenerativas em facetas articulares e em articulações apofisárias
- Doença degenerativa discal ajuda a diferenciar

Espondilite Anquilosante
- Osteoporose na EA é uma característica diferencial proeminente
- Sindesmófitos da EA: finos, verticais, formam-se no anel
- EA grave tardia pode se estender à ossificação do LLA
- Fusão longa da coluna pode ter aparência semelhante
- Envolvimento da articulação sacroilíaca é na parte sinovial

Alterações Degenerativas Relacionadas com Retinoides
- Uso prolongado de retinoides acarreta a formação de osteófitos proeminentes, que podem transpor o espaço discal como uma ponte
- Não há ossificação efetiva do LLA
- Habitualmente em população mais jovem que a vista na DISH

Fluorose
- Proliferação óssea na coluna vertebral
- Entesite
- Osteoporótica, com ossos frágeis

DISH

PATOLOGIA

Características Gerais
- Etiologia
  - Não estabelecida
- Anomalias associadas
  - 50% dos casos apresentam ossificação associada do ligamento longitudinal posterior (OLLP)
    - Reciprocamente, 44% dos pacientes com OLLP apresentam hiperostose vertebral anterior concomitante
    - A doença com ambas as características que seja mais proeminente na coluna torácica é conhecida por DISH
    - A doença com ambas as características que seja mais proeminente na coluna cervical é conhecida por OLLP
  - Traumatismos de menor gravidade podem causar fraturas transversas (em haste de cenoura), análogas às vistas na EA
    - Complicação muito mais rara que na EA
    - Vista em casos com fusão longa da coluna e alguns graus de osteoporose

Características Patológicas e Cirúrgicas Macroscópicas
- Anatomia: LLA se fixa à superfície anterior do corpo vertebral
  - LLA menos aderido aos discos intervertebrais que aos corpos vertebrais; isso pode estar relacionado com a aparência diferente da ossificação em casos de DISH
- São reconhecidos três tipos distintos de desenvolvimento patológico de DISH
  - Tipo 1: puramente limitado ao LLA
  - Tipo 2: idêntico à espondilose deformante
  - Tipo 3: formação de osso novo vista na parte média anterior do corpo vertebral
- A distinção desses tipos patológicos não é importante

Características Microscópicas
- Osso e medula óssea de aparência normal nas ossificações

Critérios Diagnósticos, Radiográficos Apenas
- Critérios estritos
  - Ossificação contínua ao longo do aspecto anterolateral de pelo menos quatro corpos vertebrais contíguos
    - Arbitrários, mas diferenciam DISH da espondilose deformante
  - Preservação relativa da altura dos corpos vertebrais, sem sinal de vácuo de esclerose de corpos vertebrais
    - Diferenciam DISH da coluna degenerativa com espondilose deformante
  - Não há anquilose óssea apofisária
    - Diferenciam das espondiloartropatias
  - Não há erosão ou fusão da articulação sacroilíaca
    - Visa diferenciar relativamente à EA e a outras espondiloartropatias
    - Lembrar: DISH pode apresentar anomalias da articulação sacroilíaca, que são distintas daquelas da EA
- Esses critérios estritos provavelmente subestimam a população portadora de DISH, por ignorar pacientes apresentando tanto DISH como doença degenerativa da coluna

QUESTÕES CLÍNICAS

Apresentação
- Sinais/sintomas mais comuns
  - Alguma rigidez e diminuição da mobilidade
    - Dor na coluna em geral não é tão proeminente quanto a extensão da ossificação pode sugerir
  - Disfagia em até 25% dos casos se deve à proeminente produção óssea cervical anterior
    - Combinação de compressão mecânica direta e inflamação/fibrose da parede esofágica

Demografia
- Idade
  - Geralmente > 50 anos
- Gênero
  - M:F = 2:1
- Epidemiologia
  - 12% dos indivíduos com mais de 65 anos de idade
    - Outro estudo com base em radiografias de tórax: 25% dos indivíduos masculinos e 15% das mulheres com mais de 50 anos de idade
  - Prevalência da DISH nos Estados Unidos vem aumentando dada sua associação à população idosa, à obesidade e ao diabetes tipo 2
  - Prevalência possivelmente subestimada em caso de uso de critérios estritos de DISH por se eliminar aqueles indivíduos concomitantemente portadores de doença degenerativa da coluna vertebral
  - Prevalência reduzida em afro-americanos, índios norte-americanos e asiáticos relativamente aos caucasianos

Histórico Natural e Prognóstico
- Comumente é um achado acidental; não há uma morbidade significativa
- Aparência na aquisição de imagens em geral é pior que a dos achados clínicos
- Rara fratura da coluna vertebral em haste de cenoura pode acarretar uma grave lesão medular espinal
  - 40% dos pacientes admitidos a um hospital com fratura apresentam déficits neurológicos
  - Mortalidade de 20% em 3 meses nos casos admitidos com fratura

Tratamento
- Analgésicos e AINEs para dor e rigidez
- Ressecção de osteófitos na presença de sintomas graves decorrentes do efeito de massa tumoral (especialmente na região cervical; rara)

CHECKLIST DO DIAGNÓSTICO

Considerar
- Nos raros pacientes de DISH com fusão longa da coluna e osteoporose, ficar atento a fraturas em haste de cenoura após traumatismos de menor gravidade
  - TC frequentemente necessária para se fazer esse diagnóstico, pois a fratura pode não evidenciar luxação

Dicas para Interpretação de Imagem
- Ficar atento a uma OLLP concomitante e a uma possível mielopatia
- Ficar atento à rara ossificação cervical anterior, que pode comprimir estruturas criticamente importantes

REFERÊNCIAS

1. Carmona R, et al: MR imaging of the spine and sacroiliac joints for spondyloarthritis: influence on clinical diagnostic confidence and patient management, Radiology. 269(1):208-215, 2013.
2. Campagna R, et al: Fractures of the ankylosed spine: MDCT and MRI with emphasis on individual anatomic spinal structures, AJR Am J Roentgenol. 192(4):987-995, 2009.
3. Westerveld LA, et al: Spinal fractures in patients with ankylosing spinal disorders: a systematic review of the literature on treatment, neurological status and complications, Eur Spine J. 18(2):145-156, 2009.

DISH

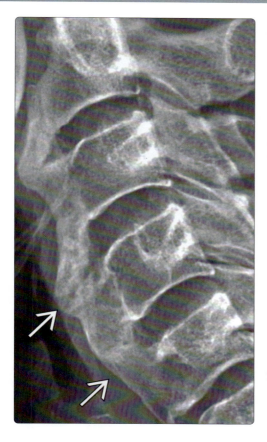
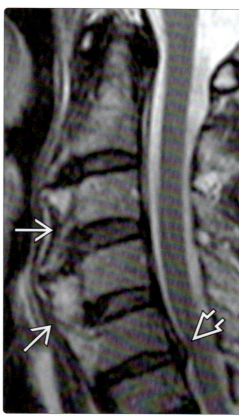

(**À esquerda**) *Radiografia sagital mostra típica formação óssea contínua anterior ➡, diagnóstica de DISH. Observe que os espaços discais estão mantidos de modo relativamente normal, ainda que haja um leve estreitamento em C5-C6. As facetas não evidenciam alterações artríticas significativas. Este paciente tem dores cervicais significativas.* (**À direita**) *RM T2WI FSE sagital no mesmo paciente confirma formação óssea anterior contendo medula óssea ➡. Todavia, a RM acrescenta informações significativas; há uma hérnia de disco em C5-C6 ➡, a causa da dor do paciente. É raro que a DISH seja a etiologia de dores de início recente significativas, e outros motivos devem ser procurados. O acometimento discal e a fratura com pseudoartrose podem ser etiologias de radiculopatia ou mielopatia; a disfagia decorre da formação óssea anterior.*

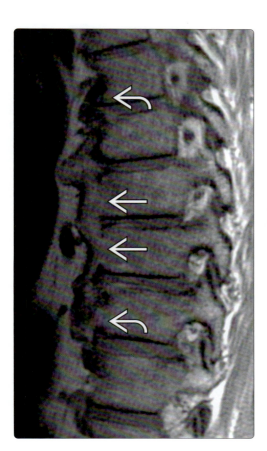
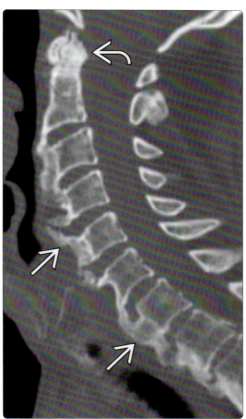

(**À esquerda**) *RM T1 sagital mostra paciente portador de DISH. A imagem é parassagital anterior; a formação óssea contínua anterior é bem mais proeminente aqui que à esquerda (não mostrada). A formação óssea anterior se origina diretamente do centro do corpo vertebral em algumas localizações ➡, porém do corpo vertebral inferior ou superior em outras ➡. Qualquer das formas é típica dessa doença. Os discos permanecem normais como as facetas articulares. A DISH não é efetivamente uma artropatia, mas em alguns casos há sobreposição à doença degenerativa da coluna.* (**À direita**) *TC sagital mostra a formação óssea contínua anterior de DISH ➡. O alinhamento está normal, assim como os espaços discais. Não há sugestão de osteoartrite de articulações apofisárias. Observe a formação óssea em torno do processo odontoide ➡, assim como do arco anterior do atlas; isso é típico da DISH, porém não específico dessa condição.*

DISH

(À esquerda) *Radiografia lateral obtida no serviço de emergência depois de um acidente com veículo a motor (AVM) mostra volumosa formação osteofítica contínua anterior* ➡, *típica de DISH. Não há tumefação das partes moles pré-vertebrais. Todavia, deve-se considerar uma fratura em razão do grau de osteoporose e da fusão efetiva da coluna cervical.*
(À direita) *TC óssea sagital confirma uma fratura em haste de cenoura ao nível C6-C7* ➡. *Esta foi uma lesão devastadora neste paciente que sofreu lesões maciças da medula espinal por esse traumatismo relativamente de menor gravidade.*

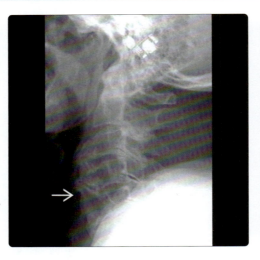 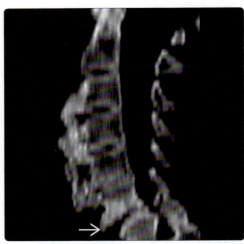

(À esquerda) *Radiografia lateral obtida após um AVM de menor gravidade mostra ossificação do ligamento longitudinal posterior* ➡, *um achado visto geralmente na OLLP, mas visto igualmente em casos de DISH. Os osteófitos anteriores se fundiram, deixando uma coluna sólida de osso osteoporótico* ➡.
Esse achado poderia levantar a possibilidade de uma fratura oculta nas proximidades da junção cervicotorácica, tal como ocorre em pacientes com espondilite anquilosante. (À direita) *A TC é confirmatória* ➡, *evidenciando uma fratura com luxação em haste de cenoura.*

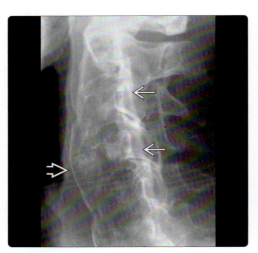 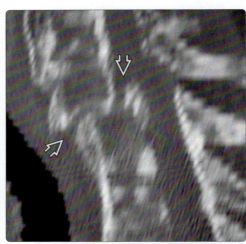

(À esquerda) *TCSC sagital mostra exuberante formação anterior de osteófitos* ➡ *em toda a extensão da coluna cervical e torácica superior, típica de DISH.* (À direita) *TCSC axial no mesmo paciente mostra um enorme osteófito deslocando a artéria carótida anterior e apagando a hipofaringe esquerda* ➡. *Grandes osteófitos anteriores ou anterolaterais podem causar uma disfagia significativa e ocasionalmente podem envolver outras estruturas adjacentes, como nesse caso.*

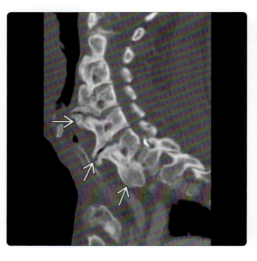 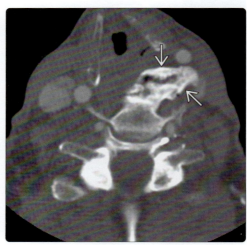

DISH

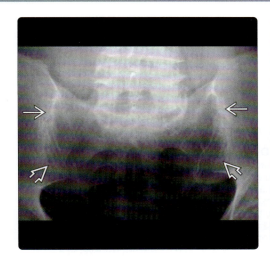 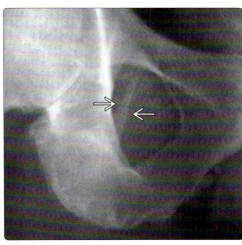

(À esquerda) *Radiografia anteroposterior das articulações sacroilíacas na DISH mostra que a parte superior não sinovial da articulação está fundida ➡, enquanto a parte sinovial anteroinferior da articulação SI permanece normal ➡.* (À direita) *Radiografia anteroposterior da bacia inferior no mesmo paciente mostra calcificação linear sobreposta ao forame obturador. Isso constitui a calcificação do ligamento sacrotuberoso ➡. Tanto o padrão de envolvimento da articulação SI como a ossificação do ligamento são típicos de DISH.*

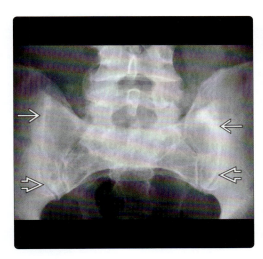 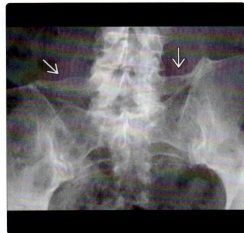

(À esquerda) *Radiografia anteroposterior das articulações sacroilíacas mostra a aparência típica e específica da DISH. Há geralmente a fusão pelas partes não sinoviais superiores ➡, enquanto as partes sinoviais inferiores das articulações permanecem normais ➡. Observe igualmente a densidade óssea normal.* (À direita) *Radiografia AP em um paciente com a aparência clássica de DISH da coluna vertebral, mostrando uma proeminente ossificação iliolombar ➡. As partes superiores das articulações SIs apresentam esclerose, mas ainda não estão fundidas.*

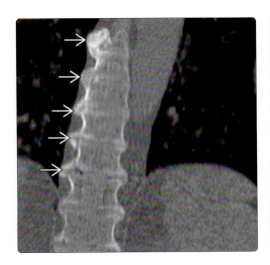 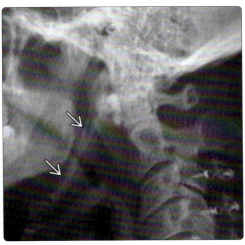

(À esquerda) *TC óssea coronal mostra caso típico de DISH torácica. É digna de nota a localização preferencial do lado direito da formação óssea ➡, com a coluna vertebral poupada à esquerda junto à aorta.* (À direita) *Radiografia lateral em paciente com DISH torácica mostra densa ossificação dos ligamentos estilo-hióideos ➡. Isso pode causar dores cervicais; a constelação foi denominada síndrome de Eagle. Este paciente apresentava uma doença degenerativa da coluna cervical sobreposta e foi submetido a uma laminectomia.*

OLLP

DADOS PRINCIPAIS

TERMINOLOGIA
- Ossificação do ligamento longitudinal posterior (OLLP)
- Definição: substituição do tecido do ligamento longitudinal posterior por osso novo ectópico

IMAGENS
- Radiografias: mais frequentes no 4º e no 5º níveis cervicais
  - Pode envolver coluna torácica ou lombar (20% dos casos)
  - Pode ser vista ao nível C1, posteriormente ao odontoide
- TC para uma avaliação integral da extensão da ossificação
- Em pacientes com sinais clínicos de mielopatia, RM para a avaliação da medula espinal
  - Esclerose linear da OLLP pode passar despercebida facilmente à RM
- 44% dos pacientes com OLLP apresentam hiperostose anterior concomitante
- Paciente pode vir a apresentar fusão longa da coluna vertebral na presença concomitante de um grau significativo de hiperostose óssea idiopática difusa (DISH) e OLLP

QUESTÕES CLÍNICAS
- Mielopatia sintomática praticamente universal caso o diâmetro do canal seja <6 mm
- Mielopatia sintomática rara, caso o diâmetro do canal seja >14 mm
- Paresia espástica evoluindo para paralisia: 17% a 22% dos casos
- Traumatismos de menor gravidade podem ocasionar fratura transversa caso a OLLP evidencie DISH e anquilose proeminentes
- Casos leves assintomáticos, descobertos acidentalmente

CHECKLIST DO DIAGNÓSTICO
- Avaliar cuidadosamente quanto à extensão até o nível de C1
  - Extensão até C1 com frequência não é esperada ou procurada
  - Caso considerada, a cirurgia descompressiva deve cobrir a extensão total da doença
- Na presença de ossificação do ligamento longitudinal posterior, considerar possibilidade de fusão longa da coluna
  - Coloca o paciente sob risco de fratura transversa a traumatismo de menor gravidade; pode ter um efeito devastador

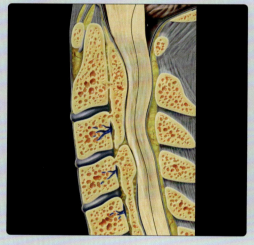
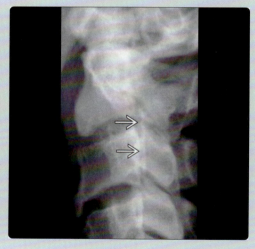

(À esquerda) Gráfico sagital cortado da coluna cervical mostra formação de osso maduro contínuo ao longo do trajeto do ligamento longitudinal posterior, OLPP. Ele se fixa firmemente aos corpos vertebrais posteriores, assim como às fibras do anel fibroso dos discos. (À direita) Radiografia lateral mostra ossificação linear sutil no trajeto do ligamento longitudinal posterior ➔, representando OLPP. O processo pode ser fino assim ou pode ser consideravelmente mais espesso e denso. Todavia, qualquer uma das aparências pode passar despercebida às radiografias.

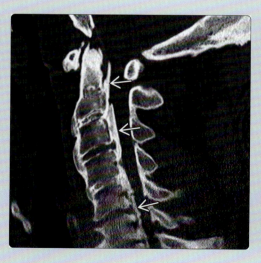
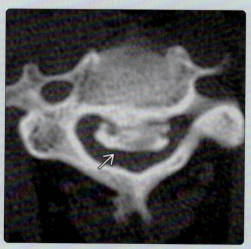

(À esquerda) TC sagital em homem de 30 anos de idade mostra alterações produtivas nos corpos vertebrais anteriores e no ligamento amarelo, porém uma formação óssea linear ainda mais proeminente posteriormente aos corpos vertebrais ➔. Esse caso de OLLP se estende ao longo de toda a coluna cervical. (À direita) TC óssea axial mostra OLLP ➔ que mostra grau significativo de estenose produzido neste paciente. (Publicado anteriormente em Musculoskeletal imaging: The Requisites, 2nd ed. Philadelphia, PA: Mosby, Elsevier; 2002.)

OLLP

TERMINOLOGIA
Sinônimo
- Ossificação do ligamento longitudinal posterior (OLLP)

Definição
- Substituição do tecido do ligamento longitudinal posterior por osso novo ectópico

IMAGENS
Características Gerais
- Melhor dica para diagnóstico
  - Ossificação contínua posteriormente aos corpos vertebrais
- Localização
  - Ligamento longitudinal posterior (LLP)
  - Mais frequente no 4º e no 5º níveis cervicais
  - Pode envolver coluna torácica ou lombar (20% dos casos)
    - Em geral, não contínua, comumente mais focal
  - Pode ser vista no nível C1, posteriormente no odontoide
    - Pode acarretar uma mielopatia cervical
    - Extremamente sutil às radiografias
      - Massas laterais sobrepostas em C1 obscurecem a ossificação nesse local
    - Provavelmente diagnosticada em frequência inferior à efetiva; estudo recente mostrou sua presença em 25% dos pacientes com OLLP em C4-C5
    - Geralmente há o envolvimento toracolombar, com frequência segmentar e não contínuo
    - Frequentemente há também a ossificação do ligamento longitudinal anterior (LLA)
- Tamanho
  - Varia de fino a espesso e volumoso
    - Amplitude de variação associada da estenose do canal espinal
- Morfologia
  - Ossificação madura linear
  - Localização no canal espinal anterior coloca o paciente sob risco de estenose espinal

Recomendações para Aquisição de Imagens
- Melhor ferramenta para aquisição de imagens
  - TC para a avaliação integral da extensão da ossificação
    - Avaliar cuidadosamente quanto ao envolvimento posteriormente a C1
    - Estenose do canal espinal
  - RM para a avaliação da medula espinal em pacientes com sinais clínicos de mielopatia

Achados na Radiografia
- Ossificação linear ao longo do trajeto do LLP
- Fixação ao aspecto posterior dos corpos vertebrais e ao anel fibroso
  - Contínua ou descontínua
- Comumente linear e não ondulante
- Pode haver o envolvimento da coluna C subaxial
  - Pode ser descontínuo
  - Coluna cervical superior difícil de ser avaliada em razão de tecidos sobrejacentes: mastoides, facetas C1, lóbulo da orelha
- Não há doença discal associada nem osteoartrite de facetas articulares/articulações apofisárias
- Não há artrite associada da articulação sacroilíaca ou de articulações periféricas
- Pode haver ossificação associada do ligamento longitudinal anterior (hiperostose óssea idiopática difusa [DISH])
  - 44% dos pacientes com OLLP apresentam hiperostose anterior concomitante
  - Reciprocamente, 50% dos pacientes com DISH apresentam igualmente ossificação do LLP
- Densidade óssea comumente normal
  - Pode haver fusão longa da coluna, em casos de DISH e OLLP concomitantes significativos
  - Pode se evidenciar osteoporose em casos de fusão crônica
    - Combinação de fusão e osteófitos põe os pacientes sob risco de fratura transversa por traumatismos de menor gravidade, de maneira semelhante à espondilite anquilosante

Achados na TC
- Essenciais para encontrar todos os locais de ossificação do LLP para a avaliação completa e o planejamento cirúrgico
- Ossificação seguindo o trajeto do LLP
  - Geralmente lisa
  - Raramente, em casos de doença avançada, pode-se ver medula óssea
- Podem ser contínuos com o corpo vertebral ou separada
- Axial: formação de T de cabeça para baixo (denominada como gravata-borboleta)
- Canal espinal estreitado
- Geralmente espaços discais, facetas articulares e articulações apofisárias normais
- Em casos pós-traumáticos com um componente significativo de DISH, ficar atento a fraturas transversas ao longo da coluna fundida
  - Podem ser sutis, porque geralmente não há luxação

Achados na RM
- T1WI
  - Ossificação tem sinal baixo; quando fina, pode ser difícil diferenciá-la do LLP normal
  - Quando espessa e crônica o bastante para apresentar medula óssea, a ossificação pode ter sinal T1 alto da medula óssea; essa aparência é incomum
  - Mais bem vista nas imagens sagitais
  - Axial: configuração em T invertido
- Sequências sensíveis a fluido
  - Ossificação ligamentar geralmente tem sinal baixo em todas as sequências
  - Avaliar o grau de estenose espinal
    - Possível hiperintensidade medular espinal secundariamente a mielomalacia
- Em casos de concomitância de DISH e OLLP, avaliar quanto a fraturas ao longo do segmento fundido e a lesões medulares espinais associadas
- RM pode subestimar todos os locais de ossificação do LLP; pode também tornar necessária a TC

DIAGNÓSTICO DIFERENCIAL
Hiperostose Óssea Idiopática Difusa
- DISH e OLLP são frequentemente vistas juntas
  - 44% dos pacientes de OLLP apresentam ossificação em fluxo do LLA
  - 50% dos pacientes de DISH apresentam ossificação do LLP
- Regra prática: nomear de acordo com a localização predominante
  - Caso a ossificação em fluxo anterior predominar na coluna torácica, designar como DISH, apesar da presença da OLLP
  - Caso a ossificação do LLA predominar na coluna torácica com OLLP densa, designar como OLLP

Osteoartrite por Espondilose Deformante
- Osteófitos, especialmente de articulações apofisárias, podem produzir a aparência de ossificação posterior
- Não evidencia continuidade por mais de um corpo vertebral
- Alterações degenerativas de facetas articulares e de discos intervertebrais

Esclerose Sistêmica Progressiva
- Depósito geralmente em torno das vértebras C1-C2
- Pirofosfato e hidroxiapatita
- Mais comumente semelhante a uma nuvem e não linear

Artropatia por Pirofosfato
- Depósito de pirofosfato de cálcio ocorre geralmente em torno do nível C1-C2 na coluna cervical
- Pode ser muito denso
- Síndrome do odontoide coroado
- Probabilidade muito menor de envolvimento de níveis subaxiais

Espondiloartropatia da Hemodiálise
- Calcificação dural curvilínea; pode ser circunferencial
- Pacientes em hemodiálise crônica
- Com frequência, há destruição concomitante de discos e irregularidade da placa terminal com reabsorção

Meningioma
- Massa de base dural que se realça avidamente pelo contraste + cauda dural, margens regulares
- Com frequência, T2 hipointenso secundariamente a calcificações
- Não apresenta ossificação característica em forma de "T" do LLP às imagens axiais

Disco Herniado Calcificado
- Massa calcificada focal centrada em um único espaço discal
- Não apresenta a ossificação característica em forma de "T" do LLP

PATOLOGIA
Características Gerais
- Etiologia
  - Não estabelecida
  - Pode ser parte de um espectro, com OLLP em estágio inicial em evolução notada
    - LLP hipertrofiado com calcificações puntiformes e não ossificação em fluxo regular
    - Dificuldade na distinção da espondilose
  - Etiologias possíveis incluem transtornos autoimunes, traumatismos ou infecções
- Genética
  - Gene do cromossomo 6 COL11A2 relacionado com OLLP
- Anomalias associadas
  - DISH vista em 50% dos casos de OLLP
  - Entesopatia quando DISH é concomitante

Estadiamento, Graduação e Classificação
- Estenose
  - Mielopatia sintomática é praticamente universal, caso o diâmetro do canal seja < 6 mm
  - Mielopatia sintomática é rara, caso o diâmetro do canal seja > 14 mm
  - Sintomas variáveis caso o diâmetro do canal seja de 6 a 14 mm
    - Mais provavelmente sintomática na presença de uma coluna altamente móvel

QUESTÕES CLÍNICAS
Apresentação
- Sinais/sintomas mais comuns
  - Com frequência é um achado acidental
  - Mielopatia referente ao nível de estenose
  - Clássicos; paciente japonês com tetra ou paraparesia progressiva

Demografia
- Idade
  - Habitualmente > 50 anos
  - Rara, caso idade < 30 anos
- Gênero
  - M:F = 2:1
- Epidemiologia
  - Prevalência de 2% a 4% no Japão (descrita originalmente nessa população)
  - Prevalência em caucasianos é menor, mas a doença tem sido vista em frequência maior ao maior uso de TC e de RM

Histórico Natural e Prognóstico
- Casos leves assintomáticos; descobertos acidentalmente
- Parâmetros correlacionados com mielopatia progressiva
  - Estenose do canal > 60%
  - Coluna cervical altamente móvel
- Paresia espástica evoluindo para paralisia: 17% a 22% dos casos
  - Progressão é provável se o paciente apresentar um quadro inicial de mielopatia
- Caso a OLLP apresente DISH e anquilose em grau proeminente, traumatismos de menor gravidade podem acarretar fraturas transversas
  - Danos medulares espinais podem ser significativos

Tratamento
- Caso assintomático → observação, tratamento não cirúrgico
- Paciente sintomático ou estenose em alto grau → opções de
  - Descompressão posterior (laminectomia ou laminoplastia)
  - Corpectomia e fusão anterior

CHECKLIST DO DIAGNÓSTICO
Considerar
- Avaliar cuidadosamente quanto à extensão até o nível de C1
  - Extensão até C1 com frequência não esperada ou procurada
  - Uma cirurgia de descompressão que seja considerada tem de cobrir toda a extensão da lesão

Dicas para Interpretação de Imagem
- Considerar possibilidade de fusão longa da coluna na presença de ossificação do LLA
  - Pode vir a apresentar osteoporose no caso de uma fusão longa crônica
  - Põe o paciente sob risco de fratura transversa a traumatismos de menor gravidade; pode ter um efeito devastador
- Ossificação segmentar do LLP pode ser encontrada em múltiplos níveis
  - Avaliar quanto a estenose e/ou danos à medula espinal em cada um desses níveis

REFERÊNCIA
1. Fujimori T, et al: Ossification of the posterior longitudinal ligament of the cervical spine in 3161 patients: A CT-based study, Spine (Phila Pa 1976). 40(7):E394-403, 2015.

OLLP

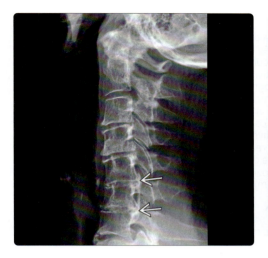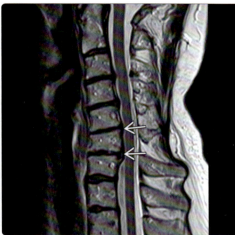

(À esquerda) *Radiografia lateral em paciente com doença degenerativa discal generalizada mostra igualmente OLLP como uma densidade linear posterior aos corpos vertebrais C5-C7 ➡. A uma observação cuidadosa, esse achado é visto facilmente às radiografias.* (À direita) *RM T2WI sagital no mesmo paciente mostra o acometimento de discos intervertebrais em múltiplos níveis. A OLLP de sinal baixo está presente ➡, mas passa despercebida facilmente à RM. É interessante que a OLLP é um dos poucos achados espinais que é mais visível às radiografias e à TC que à RM.*

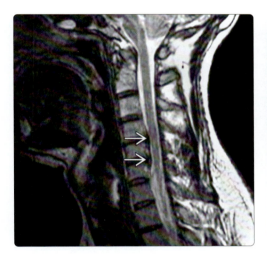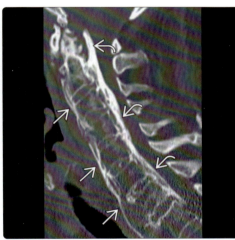

(À esquerda) *RM T2WI mostra caso típico de OLLP cervical leve. Há uma ossificação em fluxo do ligamento longitudinal posterior C4-C6 ➡. A intensidade do sinal é semelhante à da medula óssea vertebral adjacente, indicando a natureza ossifica da lesão.* (À direita) *TC óssea sagital mostra OLLP se estendendo ao longo de toda a coluna cervical ➡. Sua espessura ao nível C2-C4 suscita a preocupação de estenose espinal. Há também uma ossificação anterior em fluxo, sugestiva de uma hiperostose óssea idiopática difusa (DISH) ➡; as duas podem coincidir.*

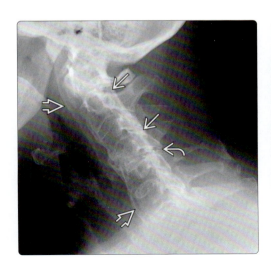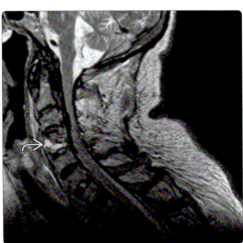

(À esquerda) *Radiografia lateral mostra caso fora do comum de OLLP com DISH sobreposta, que ao longo do tempo acarretou a fusão longa da coluna. Pode-se ver o espesso e densamente ossificado ligamento longitudinal posterior ➡, junto com osteófitos anteriores em fluxo ➡. O paciente sofreu um traumatismo de menor gravidade e pode ser vista uma fratura da coluna ➡.* (À direita) *RM T2WI sagital no mesmo paciente confirma OLLP, DISH e a fratura sobreposta ➡, análoga à fratura em haste de cenoura visto na EA.*

Osteoartrite de Ombro e de Cotovelo

DADOS PRINCIPAIS

TERMINOLOGIA
- Artrite não inflamatória caracterizada por redução progressiva de cartilagem
  - Alterações hipertróficas resultantes nos ossos

IMAGENS
- Radiografia do ombro
  - Anéis de osteófitos no colo anatômico da cabeça umeral
  - Anéis de osteófitos na glenoide; com frequência vistos de maneira melhor à tomada lateral axilar
  - Esclerose subcondral
  - Densidade óssea normal
  - Cistos subcondrais
  - Corpos livres intra-articulares
- Pode haver a subluxação da articulação glenoide, com base na anormalidade subjacente
  - Subluxação superior da cabeça umeral na presença de rotura crônica do manguito rotador (RMR)
  - Subluxação posterior da cabeça se crônica
- Radiografia do cotovelo
  - Formação de osteófitos: olécrano, coronoide, em anel na cabeça/colo radial
  - Corpos livres intra-articulares
- TC ou artrografia TC para procurar corpos livres
- RM ou artrografia RM para procurar danos iniciais à cartilagem antes da formação de osteófitos
  - Defeito osteocondral
  - Corpos livres
  - Ombro: realce do nervo axilar no espaço quadrilátero na presença de um osteófito enorme (raro)
  - Cotovelo: realce do nervo ulnar no túnel cubital (incomum)

PATOLOGIA
- Etiologia
  - Primária: microtraumatismos crônicos da órbita
  - Secundária: RMR crônica, traumatismos, doença por depósito de pirofosfato de cálcio ou de hidroxiapatita

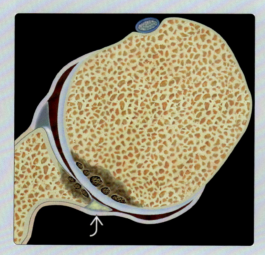 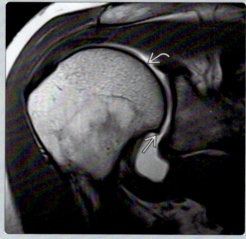

(À esquerda) *Gráfico no plano axial mostra osteoartrite (OA) da articulação glenoumeral (GU), com subluxação posterior do úmero, afilamento da cartilagem na glenoide, formação de cistos subcondrais e degeneração labial* ➡. (À direita) *RM T2 coronal mostra sinais iniciais de OA da articulação GU. Há um pequeno osteófito inferior* ➡, *porém, o que é ainda mais importante, há um ponto focal de 1 cm de graves danos à cartilagem na parte de sustentação de carga da cabeça umeral* ➡, *delineada por um derrame articular. O lábio e o manguito rotador estão intactos.*

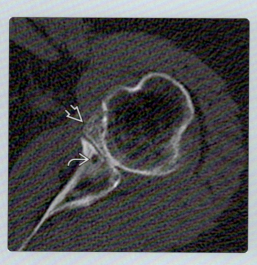 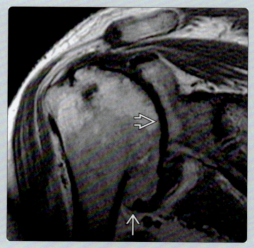

(À esquerda) *TCSC axial da articulação GU mostra grave formação de osteófitos* ➡ *e também estreitamento do espaço articular e formação de cistos subcondrais* ➡. *O osteófito está na posição inferomedial marginal típica.* (À direita) *RM T1WI coronal mostra acentuada formação de osteófitos na cabeça umeral inferomedial* ➡ *e estreitamento do espaço articular GU* ➡, *consistentes com uma OA grave. Esse grande osteófito se estendeu posteriormente, comprimindo o feixe neurovascular no espaço quadrilátero.*

Osteoartrite de Ombro e de Cotovelo

TERMINOLOGIA

Abreviatura
- Osteoartrite (OA)

Sinônimos
- Osteoartrose, doença degenerativa articular (DDA)

Definições
- Artrite não inflamatória caracterizada por redução progressiva de cartilagem
  - Alterações hipertróficas resultantes nos ossos
- Frequentemente especificada como OA primária ou secundária
  - OA primária: DDA decorrente de microtraumatismos crônicos e do envelhecimento
    - Ombro e cotovelo não têm tanta predisposição à OA primária quanto o quadril, o joelho, as articulações interfalangianas e a 1ª articulação carpometacarpal
  - OA secundária: DDA decorrente de um evento traumático específico, uma morfologia subjacente anormal, infecção ou anomalia metabólica

IMAGENS

Características Gerais
- Melhor dica para diagnóstico
  - Redução de cartilagem em partes da articulação que sustentam carga
  - Formação de osteófitos
  - Densidade óssea normal, esclerose subcondral
- Localização
  - Ombro
    - Cabeça umeral superomedial local mais precoce de redução de cartilagem
  - Cotovelo
    - Radiocapitelar, ulnotroclear ou ambos os locais
- Tamanho
  - Varia de sutil à formação de grandes osteófitos
    - Ombro pode particularmente vir a desenvolver enormes osteófitos inferomediais marginais na cabeça
- Morfologia
  - Produção de osso: esclerose, osteófitos

Achados na Radiografia
- Ombro
  - Densidade óssea normal
  - Esclerose subcondral
  - Formação de osteófitos
    - Faz um anel em torno da glenoide; com frequência mais bem observado na incidência axilar lateral
    - Faz um anel em torno do colo anatômico da cabeça umeral (marginal)
      □ Crescimento mais proeminente é inferomedial, para a bolsa axilar
  - Cistos subcondrais
  - Estreitamento do espaço articular
  - Pode haver a subluxação da articulação glenoumeral, com base na anormalidade subjacente
    - Subluxação superior da cabeça umeral na presença de rotura crônica do manguito rotador
    - Subluxação posterior da cabeça umeral na presença de instabilidade crônica (observada na incidência axilar lateral)
  - Corpos livres intra-articulares
    - Podem ser de difícil visualização radiográfica, a não ser que a articulação esteja distendida por um derrame
    - Ficar atento a corpos ossificados em recessos axilares e subcoracoides
- Cotovelo
  - Densidade óssea normal
  - Esclerose subcondral
  - Formação de osteófitos
    - Processo do olécrano
    - Processo coronoide
    - Em anel na cabeça/colo radial
  - Formação de cisto subcondral
  - Estreitamento do espaço articular
  - Subluxação
  - Corpos livres intra-articulares
    - Visualização difícil em radiografias na ausência de um derrame articular
    - Ficar atento a corpos livres no recesso articular anterior e no posterior, delineados por coxins adiposos

Achados na TC
- Cotovelo
  - TC usada para a busca de corpos livres
    - Artrografia TC pode ser necessária caso os corpos livres não estejam ossificados

Achados na RM
- T1WI
  - Sinal baixo: cistos subcondrais, esclerose subcondral
  - Sinal da medula óssea em grandes osteófitos maduros
  - Caso o osteófito da cabeça umeral inferomedial seja de grande tamanho, utilizar imagens T1WI sagitais e axiais para avaliar sua proximidade ao nervo axilar no espaço quadrilátero
- Sequências sensíveis a fluido
  - Sinal baixo: esclerose subcondral
  - Sinal alto: edema da medula óssea, cistos subcondrais
  - Sinovite vista como um espessamento, de sinal baixo, adjacente ao derrame articular de sinal alto
  - Na presença de um derrame articular, ficar atento a defeitos focais ou a um afilamento difuso da cartilagem
  - Corpos livres no derrame articular
  - Rotura de tendão ou tendinopatia associada
  - Neuropatia de sinal alto
    - OA do ombro: nervo axilar no espaço quadrilátero
    - OA de cotovelo: nervo ulnar no túnel cubital

Recomendações para Aquisição de Imagens
- Melhor ferramenta para aquisição de imagens
  - Radiografia diagnostica OA de leve a moderada
  - TC ou artrografia TC para a busca de corpos livres
  - RM ou artrografia RM para a busca de danos iniciais à cartilagem antes da formação de osteófitos

DIAGNÓSTICO DIFERENCIAL

Osteoartrite de Ombro
- Osteonecrose
  - Ocorre no mesmo local superomedial da cabeça umeral da OA inicial
  - Sinal da linha dupla pode simular esclerose subcondral
- Artrite séptica
  - Afilamento da cartilagem (estreitamento do espaço articular)
  - Derrame articular
  - Perda da nitidez cortical ou da placa óssea cortical distingue a articulação séptica de uma OA formadora de osso
  - Articulação deve ser aspirada, em caso de suspeita
- Rotura crônica do manguito rotador
  - Acarreta OA secundária
- Ombro de "Milwaukee"
  - Depósito de cristais de hidroxiapatita
  - Pode ocasionar graves alterações degenerativas, com destruição da cartilagem seguida de formação de osteófitos

Osteoartrite de Cotovelo
- Artrite juvenil idiopática (AJI)

Osteoartrite de Ombro e de Cotovelo

- Crescimento excessivo das epífises, especialmente da cabeça radial
- Em uma AJI ativa, a sinovite é muito mais proeminente que na OA
- Corpos livres, erosões, destruição da cartilagem
- Artropatia da hemodiálise
  - Crescimento excessivo das epífises, especialmente da cabeça radial
  - Na presença de um sangramento articular ativo, a sinovite é muito mais proeminente que na OA
  - Corpos livres, erosões, destruição da cartilagem
  - Floresce em imagens gradiente-eco secundariamente ao depósito de hemossiderina na sinóvia
- Condromatose sinovial primária (CSP)
  - Corpos livres tendem a ter tamanho semelhante na CSP
  - Pode ocasionar uma OA

PATOLOGIA
Características Gerais
- Etiologia
  - OA primária de ombro ou de cotovelo
    - Alterações bioquímicas na cartilagem
      - ↓ de conteúdo hídrico, ↓ de proteoglicanos, ↓ de número de condrócitos → cartilagem anormal, ↑ de risco de dano por microtraumatismos
    - Níveis baixos de estrogênio foram associados a um risco aumentado de OA
  - OA secundária do ombro
    - Traumatismos
      - Fratura ou luxação anterior
      - Sobrecarga ocupacional
    - Rotura completa não tratada anterior do manguito rotador
      - Elevação da cabeça → articulação anormal
    - Artropatia inflamatória anterior
      - Destruição da cartilagem
      - Relaxamento ligamentar/tendíneo → instabilidade
    - Doença por depósito de cristais
      - Geralmente depósito de hidroxiapatita
    - Morfologia anormal
      - Glenoide hipoplásica
      - Anomalias morfológicas metafisárias e epifisárias em displasias diversas
      - Relaxamento ligamentar nas doenças vasculares do colágeno
  - OA secundária de cotovelo
    - Traumatismo (fratura anterior com união deficiente)
    - Lesão por sobrecarga à extensão valgo
    - Destruição articular por artropatia inflamatória anterior
    - Destruição articular por corpos na condromatose sinovial
- Genética
  - Alguns genes se mostram acentuadamente suprarregulados em ombros com osteoartrite em comparação aos não osteoartríticos
    - Expressão de *GJA1*, *COX2*, *VCAN*, *COL1A1*, *ADAMTSS*, *MMP3* e *TNF* significativamente ↑
    - Podem servir como biomarcadores

QUESTÕES CLÍNICAS
Apresentação
- Sinais/sintomas mais comuns
  - Ombro
    - Dores progressivas ao movimento; ausência de dor em repouso
    - Com frequência, traumatismo anterior ou ocupacional
    - Diminuição da amplitude de movimento, crepitação
  - Cotovelo
    - Dores progressivas ao usar articulação
    - Flexão e extensão limitadas
    - Estalidos e trancamento secundariamente a corpos livres
    - Subluxação, deformidade
- Outros sinais/sintomas
  - Neuropatia axilar secundária a OA do ombro (rara)
  - Neuropatia ulnar secundária a OA do cotovelo (rara)

Demografia
- Idade
  - OA primária: pacientes idosos
  - OA secundária: pacientes mais jovens
- Gênero
  - M > F tanto para o ombro como para o cotovelo
    - Oposto da razão entre os gêneros na OA do joelho e interfalangiana da mão
    - Relaciona-se com a etiologia traumática e ocupacional no ombro e no cotovelo
- Epidemiologia
  - Ombro
    - 1 em cada 6 adultos sofre de dores crônicas no ombro
    - > metade desses adultos com sintomas do ombro no momento ainda apresentam sintomas 5 anos depois
    - População com estresse ocupacional sobre o ombro tem um risco maior de OA prolongada do ombro
    - Em 2004, os transtornos do ombro causaram as mais longas ausências do trabalho em comparação a outras lesões musculoesqueléticas ocupacionais nos Estados Unidos
  - Cotovelo: afetado em frequência menor que as articulações que sustentam carga, como o quadril e o joelho

Histórico Natural e Prognóstico
- Doença progressivamente debilitante na ausência de intervenção

Tratamento
- Habitualmente tradicional
  - Fisioterapia, AINEs
  - Injeção intra-articular de esteroides
- Cirurgia: artroplastia em caso de AOA grave

REFERÊNCIA
1. Kawanishi Y, et al: The association between cubital tunnel morphology and ulnar neuropathy in patients with elbow osteoarthritis, J Shoulder Elbow Surg. 23(7):938-945, 2014.

Osteoartrite de Ombro e de Cotovelo

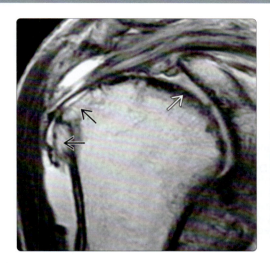
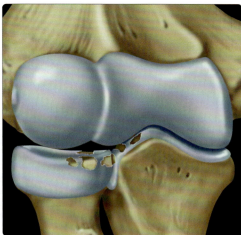

(À esquerda) RM PD coronal mostra OA, incluindo redução completa da cartilagem, esclerose subcortical ➡ e formação de osteófitos marginais superiores ➡. Há um afilamento grave do tendão supraespinal; outros cortes mostraram uma rotura em espessura integral do manguito rotador. Um derrame é visto tanto na articulação GU como na bolsa subacromial subdeltoide. (À direita) Gráfico mostra OA no cotovelo, com graves defeitos focais da cartilagem. A OA de cotovelo decorre frequentemente de um traumatismo anterior e/ou de corpos livres.

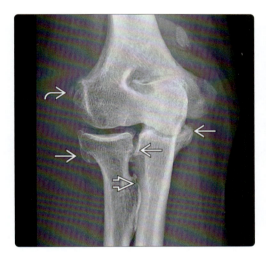
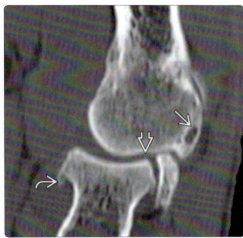

(À esquerda) Radiografia AP mostra OA moderada de cotovelo, com osteófitos ➡ e osso hipertrofiado na tuberosidade radial ➡. Um ossículo corticado no tendão extensor proximal ➡ é compatível com uma tendinopatia crônica ou com uma rotura anterior do tendão. (À direita) TCSC sagital mostra OA crônica de cotovelo, com cistos subcondrais ➡, osteófitos ➡ e estreitamento do espaço articular ➡. A extensão da doença óssea por vezes é mais bem demonstrada na TC que em radiografias.

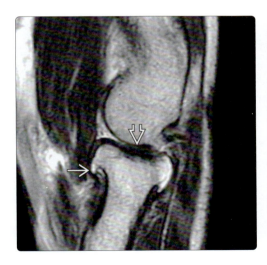
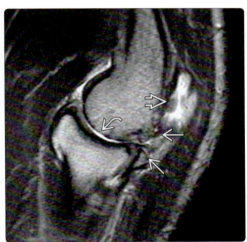

(À esquerda) RM T2WI sagital mostra OA de cotovelo leve a moderada, com osteófitos ➡ e leve afilamento condral ➡. (À direita) RM T2WI sagital mostra OA da articulação radiocapitelar e corpos livres no recesso posterior distendido ➡. Uma osteofitose é observada posteriormente ➡, e há esclerose subcondral e redução de cartilagem ➡. Pode ser difícil identificar os corpos livres na RM ou em radiografias, a não ser que sejam grandes.

Osteoartrite de Punho e de Mão

DADOS PRINCIPAIS

TERMINOLOGIA
- Osteoartrite (OA): artrite não inflamatória causada por redução progressiva de cartilagem
  - Alteração hipertrófica resultante nos ossos
- Osteoartrite erosiva (OAE): variante inflamatória da OA

IMAGENS
- Tanto a OA como a OAE têm localização altamente específica
  - Articulações IFs (especialmente IFDs)
  - 1ª articulação CMC e articulação ETT no carpo
- OA: afilamento da cartilagem + osteófitos
- OAE: afilamento da cartilagem + erosões ± osteófitos
- Sequências RM sensíveis a fluido
  - Sinal ↑ em locais inflamatórios, erosões iniciais
  - Sinal ↑ do edema da medula óssea

PRINCIPAIS DIAGNÓSTICOS DIFERENCIAIS
- Diagnóstico diferencial de OAE
  - Artrite psoriática
  - Doença de Still adulta
  - Reticulo-histiocitose multicêntrica
  - Hiperparatireoidismo

QUESTÕES CLÍNICAS
- M < < F para articulações IFs da mão
- M < < < F para OAE (M:F = 1:12)
- Sintomas de OAE
  - Ataques articulares agudos, geralmente nas articulações interfalangianas
- Sintomas de OA
  - Dores articulares relacionadas com uso
  - Rigidez matinal autolimitada

CHECKLIST DO DIAGNÓSTICO
- Usar a distribuição no carpo para diferenciar a OAE de outras artropatias inflamatórias erosivas
  - OAE quase sempre apresenta igualmente alterações na 1ª articulação CMC e/ou na ETT em decorrência da OAE ou da OA padrão

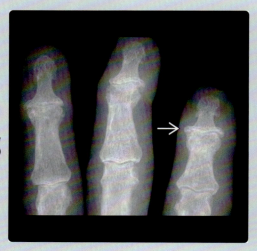 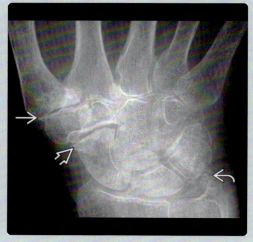

(À esquerda) *Radiografia PA mostra estreitamento do espaço articular em todas as articulações interfalangianas distais (IFDs); um estreitamento de menor gravidade está presente nas articulações interfalangianas (IFPs) proximais. Há osteófitos em todas as IFDs ➡, sem alterações erosivas. Esta é uma osteoartrite (OA) típica.*
(À direita) *Radiografia PA na mesma mão mostra esclerose da 1ª articulação carpometacarpal (CMC) ➡, assim como das articulações escafo-trapézio-trapezoide (ETT) ➡, típica da OA. Há condrocalcinose relacionada com traumatismos ➡.*

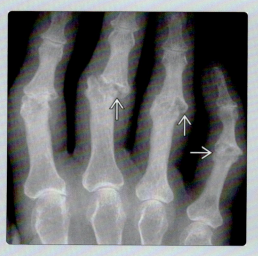 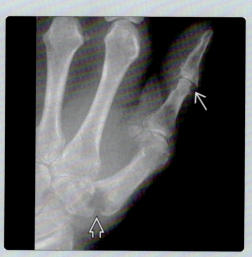

(À esquerda) *Radiografia PA mostra caso clássico de osteoartrite erosiva (OAE). As articulações IFDs mostram significativa doença erosiva ➡. A densidade óssea está normal. Seria possível considerar uma OAE ou uma artropatia psoriática.* (À direita) *Radiografia PA no mesmo paciente mostra significativa doença erosiva da articulação interfalangiana do polegar ➡, assim como grandes erosões na 1ª articulação CMC ➡. A localização da alteração erosiva na 1ª CMC confirma o diagnóstico de OAE; a artrite psoriática não envolve essa articulação.*

Osteoartrite de Punho e de Mão

TERMINOLOGIA
Abreviatura
- Osteoartrite (OA)

Sinônimos
- Doença degenerativa articular (DDA), osteoartrose
- Variante: osteoartrite erosiva (OAE)
  - Osteoartrite inflamatória

Definições
- OA: artrite não inflamatória causada pela redução progressiva da cartilagem
  - Alteração hipertrófica resultante nos ossos
- OAE: variante inflamatória de OA

IMAGENS
Características Gerais
- Melhor dica para diagnóstico
  - Tanto OA como OAE têm localização altamente específica
    - Na mão/no punho, articulações interfalangianas (IFs) e 1ª articulação carpometacarpal e/ou articulações escafo-trapézio-trapezoides
  - OA: afilamento da cartilagem + osteófitos
  - OAE: afilamento da cartilagem + erosões ± osteófitos
- Localização
  - Localizações da OA na mão
    - Articulações interfalangianas distais (IFDs)
    - Articulações interfalangianas proximais (IFPs)
    - Articulações metacarpofalangianas (MCFs) unicamente na presença de outros fatores predisponentes
      - Traumatismos, hemocromatose, p. ex.
  - Localizações da OA no punho
    - 1ª articulação CMC (1ª CMC)
    - Articulação escafo-trapézio-trapezoide (ETT)
    - Outras articulações do carpo envolvidas podem ter OA secundária, relacionada com traumatismos
      - Ulnossemilunar ou ulnopiramidal, secundário à variância ulnar positiva
      - Quatro cantos (semilunar-piramidal-capitato-hamato) relacionados com morfologia semilunar
      - Escafoide-estiloide radial relacionada com dissociação escafossemilunar ou com fratura radial
  - Localização da OAE
    - Mesmas localizações na mão que a OA: IFD, IFP
    - Mesmas localizações no carpo que a OA: 1ª CMC, ETT
    - Vista em articulações IFs do pé
    - Já descrita, mas vista raramente em MCF, joelho, quadril
- Morfologia
  - OA: artrite puramente produtiva, formação de osteófitos
  - OAE: artrite erosiva ou erosiva-produtiva mista

Achados na Radiografia
- Densidade óssea normal
  - Dificuldade: mulheres idosas podem ter osteoporose relacionada com a idade e com o gênero; podem ainda ter OA
- Estreitamento do espaço articular
  - Simétrico nas pequenas articulações da mão e do punho
- Osteofitose
  - Articulações IF: com frequência dorsal, mais bem visualizada na incidência lateral
  - 1ª CMC: osteófitos podem ser extremamente grandes, especialmente no aspecto radial da articulação
- Cistos ósseos subcondrais
- Desalinhamento
  - Na 1ª CMC, metacarpo apresenta com frequência subluxação na direção radial
  - Por outro lado, o desalinhamento não é uma parte significativa do processo
- Erosões
  - Não ocorrem na OA
  - OAE: erosões são, por definição, parte do processo
    - Em articulações IFs, as erosões estão localizadas centralmente na cabeça, levemente laterais em relação ao centro na base adjacente
      - Localização dessas erosões, com esclerose ao longo do osso subcondral, acarreta um padrão de asa de gaivota
      - Padrão de asa de gaivota típico da OAE, porém não patognomônico
    - Localização da doença no carpo é a mesma da OA: 1ª CMC e ETT
      - Doença do carpo pode ser erosiva
      - Mais comumente a doença do carpo é mista erosivo-produtiva ou puramente produtiva, com afilamento da cartilagem e osteófitos
- Condrocalcinose
  - Não considerada habitualmente, mas é vista com frequência como uma das manifestações de OA
    - Não implica necessariamente artropatia por pirofosfato
  - Traumatismo crônico no complexo fibrocartilaginoso triangular (CFCT) pode ocasionar condrocalcinose
    - Rotura crônica do CFCT
    - Variância ulnar positiva
- Anquilose
  - Não comum na OA; pode ser vista na OAE
- Simetria: geralmente presente
  - Progressão da doença pode ser mais rápida na mão dominante

Achados na TC
- Frequência mais alta de detecção da OA do carpo que às radiografias

Achados na RM
- RM comumente não utilizada na OA da mão/do punho
  - Grandes osteófitos seguem o sinal da medula espinal
  - Edema da medula óssea, esclerose subcondral
- RM na OAE
  - Sequências sensíveis a fluido
    - Sinal alto do edema da medula óssea
    - Sinal alto dos locais inflamatórios, erosões iniciais
    - Sinal alto dos derrames articulares
- Condrocalcinose pode ter sinal alto ou baixo

Achados na Ultrassonografia
- Avaliação ultrassonográfica da sinovite se correlaciona com progressão da doença em 5 anos

Recomendações para Aquisição de Imagens
- Melhor ferramenta para aquisição de imagens
  - Diagnosticada em radiografias

DIAGNÓSTICO DIFERENCIAL
DDx da Osteoartrite Erosiva
- Artrite psoriática (APS)
  - Acometimento de articulações IFs predomina na APS
  - APS é doença erosiva, mas pode haver osteófitos sobrepostos

Osteoartrite de Punho e de Mão

- Natureza da tumefação das partes moles (dedo de salsicha) pode diferenciar da OAE
- Periostite na APS, não na OAE
• Doença de Still adulta
  - Acometimento erosivo IF predomina sobre o MCF
  - Acometimento do carpo pericapitato pode diferenciá-la da OAE
  - Anquilose mais frequente na doença de Still adulta
• Retículo-histiocitose multicêntrica
  - Erosões de IFD e de IFP
  - Nódulos em partes moles
  - Reabsorção de tufos (acro-osteólise)

PATOLOGIA

Características Gerais
• Etiologia
  - Mecânica: traumatismos, estresse, morfologia anormal
  - Alterações bioquímicas na cartilagem
    – Acúmulo de produtos finais do glucagon na cartilagem → fragilidade aumentada da matriz de colágeno
    – Com a idade, ↓ de conteúdo hídrico, ↓ de número de condrócitos, ↓ de produção de proteoglicanos
      □ Leva a cartilagem mais mole, ↑ de risco de lesão
    – ↑ de fator de necrose tumoral e da interleucina-1 encontrado na OA; ↑ nas enzimas degradativas
  - Associação postulada com a diminuição do estrogênio nos idosos
• Genética
  - Estudos de gêmeos e de famílias: OA é um traço multigênico
  - Predisposição genética em mulheres com OA das articulações IFP pode ser de até 65%

Características Patológicas e Cirúrgicas Macroscópicas
• Fissuras, fossas, ulceração da cartilagem
• Osso reativo: osteófitos, esclerose subcondral
• Sinóvia
  - OA: normal a leve inflamação sinovial
  - OAE: inflamação sinovial leve a grave

QUESTÕES CLÍNICAS

Apresentação
• Sinais/sintomas mais comuns
  - Sintomas de OA
    – Dores articulares relacionadas com uso
      □ Ausência de dor em repouso
    – Rigidez matinal autolimitada
    – Crepitação
    – ↓ amplitude de movimento
    – Ausência de tumefação ou de calor
    – Ausência de sintomas constitucionais
  - Sintomas de OAE
    – Ataques articulares agudos, geralmente em articulações IFs
      □ Semelhante à artrite reumatoide

Demografia
• Idade
  - Mais comum em pacientes com > 65 anos de idade
  - OA em > 80% dos indivíduos com > 75 anos de idade
• Gênero
  - M < F em todas as formas de OA
  - M << F nas articulações IFs da mão
  - M <<< F para a OAE; (M:F = 1:12)
• Etnia
  - Mais comum em caucasianos que em afro-americanos
  - Mais prevalente em índios norte-americanos que na população em geral
• Epidemiologia
  - Artropatia mais comum; 20 milhões de casos nos Estados Unidos
  - Prevalência de 12% nos Estados Unidos

Histórico Natural e Prognóstico
• OA: dor e debilidade progressivas
• OAE
  - Pode ser autolimitada ao tratamento tradicional
  - Alguns casos evoluem para manifestações clínicas semelhantes às da artrite reumatoide

Tratamento
• Objetivo: aliviar a dor, manter a função
  - Fisioterapia
  - Analgésicos não narcóticos
  - Corticosteroides intra-articulares
• Artrodese
• Artroplastia
  - Artroplastias atuais têm elevada frequência de insucesso
    – Osteólise em afrouxamento
• Outras opções cirúrgicas no carpo
  - Reconstrução de ligamentos/interposição de tendões (RLIT)/suspensioplastia
    – Na OA da 1ª CMC
    – Ressecção do trapézio, ligamento do antebraço enrolado e colocado no defeito, passado pela base do 1º metacarpo
  - Fusão da coluna radial (escafoide-trapézio-trapezoide)
  - Fusão ulnar (4 cantos): semilunar-trapezoide-hamato-capitato
  - Carpectomia da fileira proximal

CHECKLIST DO DIAGNÓSTICO

Dicas para Interpretação de Imagem
• Utilizar a distribuição no carpo ao diferenciar a OAE de outras artropatias inflamatórias erosivas
  - OAE quase sempre tem alterações também na 1ª articulação CMC e/ou na ETT em decorrência da OAE ou da OA padrão
  - Outras artropatias não se localizam a essas articulações

REFERÊNCIAS

1. Haugen IK, et al: Increasing synovitis and bone marrow lesions are associated with incident joint tenderness in hand osteoarthritis, Ann Rheum Dis. ePub, 2015.
2. Mathiessen A, et al: Ultrasound-detected inflammation predicts radiographic progression in hand osteoarthritis after 5years, Ann Rheum Dis. ePub, 2015.
3. Saltzherr MS, et al: Computed tomography for the detection of thumb base osteoarthritis: comparison with digital radiography, Skeletal Radiol. 42(5):715-721, 2013.

Osteoartrite de Punho e de Mão

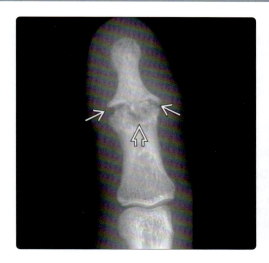
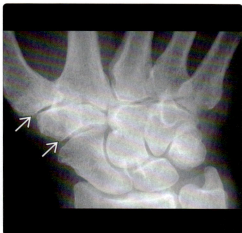

(À esquerda) *Radiografia PA mostra clássica deformidade em "asa de gaivota" da OAE. O corpo da "gaivota" é formado por uma erosão subcondral central direta da falange média ➡, e as "asas de gaivota" são formadas pelas erosões mais laterais da falange distal ➡.* (À direita) *Radiografia PA na mesma mão mostra estreitamento tanto a 1ª articulação CMC como a ETT ➡, sem osteófitos nem erosões. Essa distribuição da doença no carpo confirma o diagnóstico de OAE decorrente da aparência da articulação IFD.*

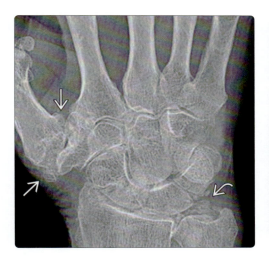
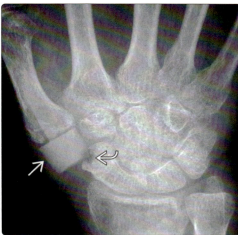

(À esquerda) *Radiografia PA do punho mostra enorme formação de osteófitos na 1ª CMC ➡. Esta é uma manifestação comum e dolorosa da OA. Veja a condrocalcinose ➡. Isso pode estar presente por causa da OA ou, então, do traumatismo pela variância ulnar positiva; não implica necessariamente uma CPPD.* (À direita) *Radiografia PA mostra ressecção do trapézio causada por OA e colocação de uma prótese de Silastic ➡. Essas artroplastias frequentemente falham, ocasionando osteólise. Uma erosão mecânica é vista no escafoide ➡.*

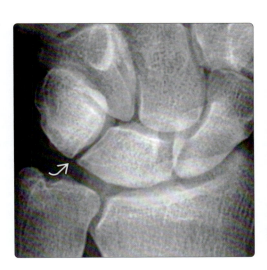
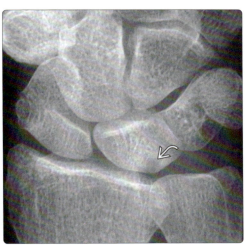

(À esquerda) *Radiografia PA mostra OA secundária do semilunar e do piramidal ➡, relacionada com a variância ulnar positiva. Uma causa secundária como essa deve ser procurada caso a OA envolva outras articulações do carpo que não a 1ª CMC ou a ETT.* (À direita) *Radiografia PA mostra cisto subcondral e formação de osteófitos sobre o semilunar ➡. Isso decorre do contato com o ulnar em razão da variância ulnar positiva. Este é um tipo de osteoartrite secundária e não primária.*

Osteoartrite de Quadril

DADOS PRINCIPAIS

TERMINOLOGIA
- Artrite não inflamatória decorrente da degeneração progressiva da cartilagem
  - Alteração hipertrófica resultante nos ossos

IMAGENS
- Radiografia
  - Densidade óssea normal, espaço articular mais estreito
  - Alteração produtiva de osso
    - Osteófito
    - Reforço do colo femoral (calcar e lateral)
      - ☐ Achado mais específico da osteoartrite (OA) (92% dos casos)
  - Formação de cistos subcondrais (cisto de Egger no acetábulo)
    - Cisto acetabular solitário denominado cisto de Egger
      - ☐ Pode imitar um tumor
  - Subluxação da cabeça femoral
    - 80% dos casos superolateral, 20% medial (protrusão)
  - Frequentemente associada a uma anomalia morfológica subjacente em adultos jovens
    - Impacto femoroacetabular (IFA)
    - Displasia do desenvolvimento do quadril (DDQ)
- RM: edema da medula óssea
  - Volume de edema se correlaciona com a gravidade da dor no quadril, com a gravidade da OA radiográfica e com o número de microfraturas no osso subcondral
  - Defeitos da cartilagem são vistos quando delineados por líquido
  - Cartilagem no quadril é fina, e a cápsula é apertada, tornando a avaliação da cartilagem mais difícil que no joelho
  - Rotura ou degeneração do lábio

CHECKLIST DO DIAGNÓSTICO
- Considerar outra etiologia que não a OA primária ao se avaliar uma OA em um adulto jovem
  - IFA ou DDQ (pode ser sutil)
  - Espondiloartropatia, como a espondilite anquilosante (pesquisar nas articulações sacroilíacas)
- Ocorre a protrusão em 20% das OAs do quadril; não pressupor uma artrite reumatoide pela aparência

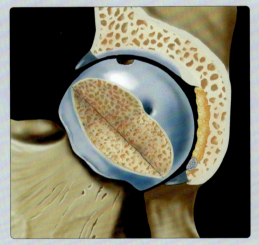
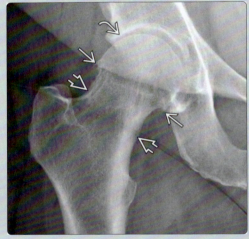

(À esquerda) *Gráfico da osteoartrite (OA) inicial do quadril mostra defeito focal da cartilagem na parte de sustentação de carga da cabeça femoral. A densidade óssea está normal, e o paciente ainda não veio a apresentar cistos subcondrais nem osteófitos. Os lábios estão igualmente normais.*
(À direita) *Radiografia AP mostra OA clássica do quadril. Há uma leve subluxação superolateral e o afilamento da cartilagem é visto superolateralmente ➡. Pode-se ver um osteófito anular ➡ e também o extenso reforço ➡ do calcar (colo femoral medial) e do colo femoral lateral.*

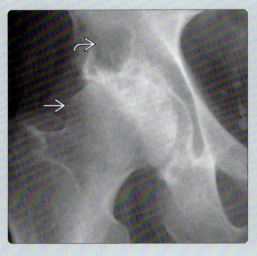
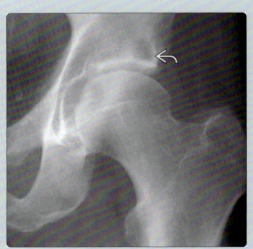

(À esquerda) *Radiografia AP mostra OA, com ↓ de cartilagem na parte superior de sustentação de carga da articulação, leve subluxação superolateral da cabeça femoral e osteófitos em torno da cabeça femoral ➡, bem como um grande cisto subcondral acetabular ➡.*
(À direita) *Radiografia PA do quadril esquerdo no mesmo paciente mostra anormalidade mais sutil, porém com cartilagem normal. Há um único pequeno cisto subcondral acetabular ➡, tão típico da OA que foi denominado cisto de Egger e é a característica inicial típica da doença.*

Osteoartrite de Quadril

TERMINOLOGIA

Abreviatura
- Osteoartrite (OA)

Sinônimo
- Doença degenerativa articular

Definições
- Artrite não inflamatória decorrente da degeneração progressiva da cartilagem
  - Alteração hipertrófica resultante no osso

IMAGENS

Características Gerais
- Melhor dica para diagnóstico
  - Radiografia: estreitamento do espaço articular em partes de sustentação de carga, osteófitos, cistos subcondrais
  - RM: defeito ou afilamento da cartilagem, danos labiais, cistos subcondrais
- Localização
  - Parte de sustentação de carga (anterossuperior) da articulação

Achados na Radiografia
- Densidade óssea normal
- Estreitamento do espaço articular (91% de sensibilidade, 60% de especificidade)
  - Parte de sustentação de carga focal da articulação
- Alteração produtiva óssea
  - Osteofitose (89% de sensibilidade, 90% de especificidade)
    - Osteófitos em anel na cabeça femoral; maiores inferomedialmente
    - Orla do acetábulo
  - Reforço: colo femoral lateral e calcar (92% de especificidade)
- Formação de cistos subcondrais
  - Mais proeminentes no acetábulo (denominados cistos de Egger)
    - Pode ser um achado isolado; pode imitar um tumor
- Subluxação da cabeça femoral
  - 80% superolateralmente, 20% medialmente (protrusão)
- Procurar morfologias subjacentes que levam à OA do quadril
  - Saliência da junção da cabeça femoral lateral/colo → compressão do acetábulo femoral tipo CAM (IFA)
  - Deformidade de coxa magna (Legg-Calvé-Perthes ou deslizamento da epífise da cabeça femoral) → IFA tipo CAM
  - Crescimento excessivo da orla do acetábulo → IFA tipo pincer
  - Acetábulo retrovertido (sinal do cruzamento) → IFA tipo pincer
  - Doença de Otto (não fusão da cartilagem trirradiada) → IFA tipo pincer
  - Displasia do desenvolvimento (DDQ) → frequentemente é considerada IFA tipo CAM e tipo pincer
    - Comumente diminuição da cobertura lateral ou anterior da cabeça femoral pelo acetábulo
    - Deformidade de coxa valga do colo femoral
- Achados frequentemente associados a IFA e subsequentemente a OA
  - Osso do acetábulo
  - Fossas localizadas no colo femoral anterolateral
- Fratura por insuficiência da cabeça femoral
  - Raramente notada inicialmente em radiografias
  - Evolui rapidamente para OA
  - Pode evoluir para a destruição da cabeça femoral → deformidade em "machadinha"
  - Constelação conhecida por OA rapidamente progressiva

Achados na TC
- TC raramente utilizada na avaliação
  - Como parte de um exame de "mira telescópica" para a avaliação quanto a torção, pode-se ver a retroversão do acetábulo ou do colo femoral
  - Artrografia TC para avaliar quanto a corpos livres, roturas do lábio, danos à cartilagem

Achados na RM
- T1WI
  - Osteófitos apresentam medula óssea quando grandes o bastante
  - Sinal baixo de esclerose, reforços, cistos subcondrais
- Sequências sensíveis a fluido
  - Edema da medula óssea
    - Volume de edema se correlaciona com a intensidade da dor no quadril, com a gravidade da OA radiográfica e com o número de microfraturas no osso subcondral
  - Defeitos da cartilagem vistos quando delineados por líquido
    - A cartilagem no quadril é fina, e a cápsula é apertada, tornando a avaliação da cartilagem mais difícil que do joelho
  - Rotura ou degeneração labial
  - Cistos subcondrais ou paralabiais
- Artrografia RM
  - Rotura ou descolamento do lábio
  - Cartilagem: defeito focal, afilamento difuso ou delaminação
  - Osteófitos
  - Cistos subcondrais ou paralabiais
  - Morfologia associada à DDQ ou à IFA

Recomendações para Aquisição de Imagens
- Melhor ferramenta para aquisição de imagens
  - Radiografias na OA de leve a avançada
  - Artrografia RM para lesões precoces da cartilagem ou do lábio
- Orientações de protocolo
  - Artrografia RM ou TC: articulação com pouco espaço limita a quantidade de contraste delineando a cartilagem
    - Tração durante a injeção ajuda a mover o contraste em torno da cabeça femoral
    - Tração durante a RM tem sido recomendada, com o contraste delineando bem a cartilagem
  - Sequência axial oblíqua tem maior produtividade no caso de roturas labiais; são necessárias várias sequências para a visualização de danos sutis à cartilagem

DIAGNÓSTICO DIFERENCIAL

Osteonecrose
- Osteonecrose (ON) inicial a razoavelmente tardia acarreta o achatamento da cabeça femoral sem anomalias articulares
- OA vista unicamente na ON em estágio avançado

Compressão do Acetábulo Femoral
- Compressão anterolateral da junção cabeça/colo (CAM)
- Compressão anterolateral ao acetábulo (pincer)
- Morfologia deve ser reconhecida como risco de OA inicial

Displasia do Desenvolvimento
- Acetábulo raso lateralmente, possivelmente anteriormente
- Morfologia deve ser reconhecida como risco de desenvolvimento de OA inicial

Artropatia por Pirofosfato (CPPD)
- CPPD na cartilagem e no lábio
- Alterações degenerativas no quadril, com osteófitos; erosões de difícil visualização; imita OA
- Cistos subcondrais podem ser grandes

Osteoartrite de Quadril

PATOLOGIA

Características Gerais
- Etiologia
  - Patogênese da OA não inteiramente esclarecida; fatores de risco heterogêneos
  - Microtraumatismos aplicados à cartilagem em associação a alterações bioquímicas do envelhecimento
    - ↓ de conteúdo hídrico, ↓ de proteoglicanos, ↓ de número de condrócitos
      - ☐ Leva a cartilagem quebradiça ou amolecida, sob risco de fissuras, ulceração e delaminação
  - Traumatismos
    - Fratura do acetábulo ou da cabeça femoral, geralmente relacionada com a luxação do quadril
    - Sustentação de carga anormal em razão de traumatismo ou de alterações degenerativas em outras articulações
      - ☐ Discrepância do comprimento dos membros à inclinação da bacia
      - ☐ Escoliose à inclinação da bacia
      - ☐ Artrite de joelho com desalinhamento e encurtamento relativo do membro
  - Anomalias do desenvolvimento
    - Legg-Calvé-Perthes (ON na infância)
    - Deslizamento da epífise da cabeça femoral
  - Morfologia anormal (por desenvolvimento)
    - DDQ
      - ☐ Displasia acetabular (mais comum)
      - ☐ Desalinhamento rotacional do colo femoral
    - Compressão do acetábulo femoral: morfologia
      - ☐ Tipo CAM: saliência anterolateral na cabeça femoral
      - ☐ Tipo pincer: cobertura excessiva da cabeça pelo acetábulo
      - ☐ Tipos CAM e pincer frequentemente coexistem
      - ☐ Várias etiologias para cada um desses tipos
  - Morfologia anormal (congênita)
    - Anomalias epifisárias, como a displasia espondiloepifisária
  - Níveis baixos de estrogênio foram associados ao ↑ do risco de OA
- Genética
  - Estudos de gêmeos e de famílias sugerem que a OA é um traço multigênico

Características Cirúrgicas e Patológicas Macroscópicas
- Fissuras, fossas, ulceração da cartilagem
- Osso reativo adjacente
- Sinóvia: normais a leves alterações inflamatórias

Características Microscópicas
- Padrão de edema da medula óssea na RM se correlaciona a vários achados histopatológicos
  - Esclerose subcondral
  - Necrose adiposa na medula óssea
  - Pseudocisto subcondral
  - Fibrose da medula óssea
  - Microfraturas em diversos estágios de consolidação
  - Elementos normais da medula óssea
  - Somente um pequeno volume de edema efetivo da medula óssea é visto histopatologicamente

QUESTÕES CLÍNICAS

Apresentação
- Sinais/sintomas mais comuns
  - Dores articulares relacionadas com uso (ausência de dor em repouso); dor pode se localizar na virilha
  - Rigidez matinal autolimitada
  - Crepitação, diminuição da amplitude de movimento
  - Ausência de tumefação ou de calor
  - Ausência de sintomas constitucionais

Demografia
- Idade
  - Mais comum a > 65 anos de idade
  - Vista em 80% dos pacientes com > 75 anos de idade
- Gênero
  - M > F para OA do quadril
- Epidemiologia
  - OA tem prevalência de 12% nos Estados Unidos
  - Estudo Frammingham: OA sintomática em 0,7% a 4,4% dos adultos norte-americanos
  - Acarreta a colocação de várias centenas de milhares de artroplastias do quadril por ano

Histórico Natural e Prognóstico
- Pode se estabilizar no tratamento tradicional
- Pode levar a dores debilitantes do quadril, limitando a função

Tratamento
- Fisioterapia, AINEs
- Para OA inicial em IFA
  - Reparo labial, osteocondroplastia
- Para OA inicial em DDQ
  - Reparo labial, osteotomia acetabular ou rotacional do colo femoral
- Artroplastia

CHECKLIST DO DIAGNÓSTICO

Considerar
- Considerar outra etiologia que não a OA primária ao se avaliar uma OA num adulto jovem
  - IFA ou DDQ (pode ser sutil)
  - Espondiloartropatia, como a espondilite anquilosante (observe as articulações sacroilíacas)
- Ocorre a protrusão em 20% das AOA do quadril; não pressupor uma artrite reumatoide a essa aparência

Dicas para Interpretação de Imagem
- Na presença de morfologia IFA ou DDQ, avaliar tanto o mecanismo de CAM quanto o de pincer

REFERÊNCIAS

1. Xu L, et al: The diagnostic performance of radiography for detection of osteoarthritis-associated features compared with MRI in hip joints with chronic pain, Skeletal Radiol. 42(10):1421-1428, 2013.
2. Taljanovic MS, et al: Bone marrow edema pattern in advanced hip osteoarthritis: quantitative assessment with magnetic resonance imaging and correlation with clinical examination, radiographic findings, and histopathology, Skeletal Radiol. 37(5):423-431, 2008.

Osteoartrite de Quadril

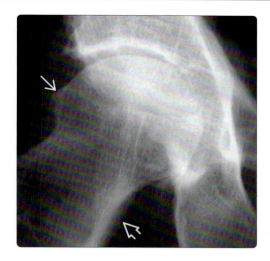
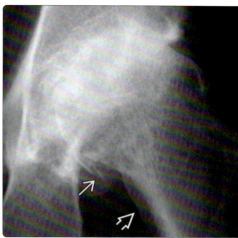

(À esquerda) *Radiografia AP mostra OA com osteófito anular ➡ e reforço do calcar ➡. Há um estreitamento articular medial e não superior, mas essa OA ainda é típica.* (À direita) *Radiografia AP do quadril esquerdo no mesmo paciente mostra OA mais grave, com grande osteófito marginal inferior ➡ e redução completa da cartilagem articular. Há a subluxação superolateral da cabeça relativamente ao acetábulo. O reforço ao longo do calcar (parte medial de sustentação de carga do colo femoral) também se mostra proeminente ➡.*

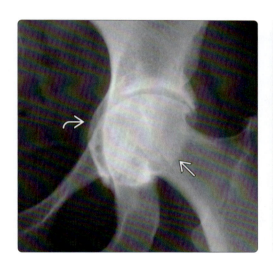
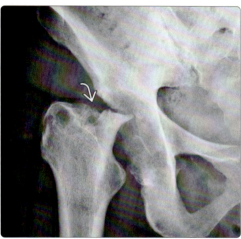

(À esquerda) *Radiografia AP mostra OA com osteófitos anulares na cabeça femoral ➡, afilamento da cartilagem e protrusão ➡. A protrusão ocorre em até 20% dos casos de OA do quadril.* (À direita) *Radiografia AP mostra deformidade em "machadinha", com a destruição completa da cabeça femoral ➡. Essa destruição evolui frequentemente num período de algumas semanas e foi definida como OA rapidamente progressiva do quadril ou OA Postel. As características distintivas são a margem reta no colo femoral e a rapidez do processo.*

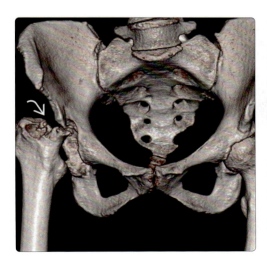
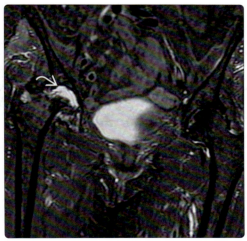

(À esquerda) *TC 3D anterior no mesmo paciente, obtida 3 semanas depois, mostra destruição ainda maior do acetábulo e da cabeça/colo femoral ➡. Considera-se que a AOA rapidamente destrutiva do quadril ocorra secundariamente a uma fratura por insuficiência subcondral, mas a fratura original raramente é vista. É preciso afastar tanto um quadril séptico quanto aquele de Charcot.* (À direita) *RM STIR coronal no mesmo paciente mostra que há uma quantidade relativamente pequena de líquido na articulação do quadril destruída ➡. Além da aspiração, isso afasta efetivamente tanto o quadril séptico como o de Charcot.*

Osteoartrite de Quadril

(À esquerda) *Artrograma RM T1WI FS coronal mostra aparência RM típica de OA, com irregularidade difusa de toda a cartilagem articular. A formação de osteófitos está presente na margem da superfície articular ➡. Há uma degeneração focal presente no lábio ➡. (À direita) Artrograma RM T1WI FS sagital no mesmo paciente mostra afilamento grave da cartilagem de sustentação de carga ➡. Focos de alteração de sinal subcondral são vistos no acetábulo ➡, e há degeneração labial com descolamento ➡.*

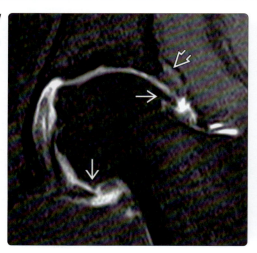 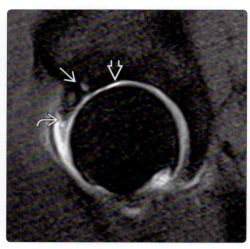

(À esquerda) *Artrograma RM T1WI FS coronal é mostrado. Embora seja incomum se realizar um artrograma RM em um paciente com OA, este apresenta achados clássicos. O afilamento da cartilagem é maior na parte de sustentação de carga ➡ e os danos labiais são graves ➡. (À direita) Artrograma RM T1WI FS sagital no mesmo paciente mostra grandes cistos subcondrais, localizados tanto no acetábulo como na cabeça femoral ➡. Tal como na imagem coronal, a redução total da cartilagem é evidenciada ➡, e o sinal e a morfologia do lábio estão anormais ➡.*

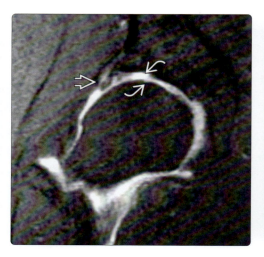 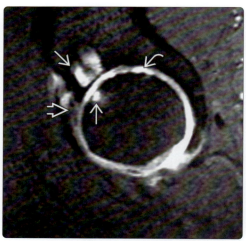

(À esquerda) *Artrograma RM T1WI FS coronal mostra típico impacto femoroacetabular, ocasionando OA. Este jovem paciente tem uma saliência no colo femoral lateral ➡ e também um defeito focal da cartilagem ➡ e um descolamento do lábio ➡. (À direita) Artrograma RM T1WI FS sagital no mesmo paciente mostra dois locais distintos de redução de cartilagem ➡, assim como o descolamento do lábio ➡. É digno de nota o fato de que a radiografia neste caso mostrou apenas a saliência femoral; a extensão da OA inicial não havia sido reconhecida antes do artrograma RM.*

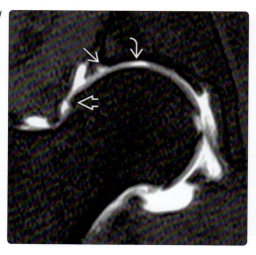 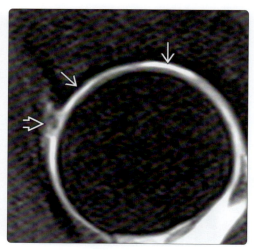

Osteoartrite de Quadril

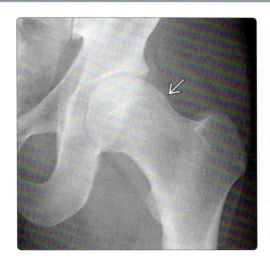
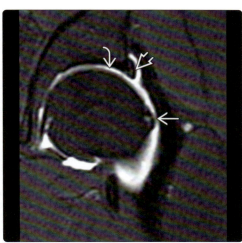

(À esquerda) Radiografia AP mostra saliência lateral ➡ na junção da cabeça ao colo femoral; essa aparência foi associada à compressão do acetábulo femoral (IFA) tipo CAM. Na há outros sinais de OA. *(À direita)* Artrograma RM T2WI FS coronal no mesmo paciente mostra que este é um caso típico de IFA. A saliência está presente ➡, junto com o afilamento da cartilagem superior ➡, indicando uma OA inicial. O lábio não parece roto ou descolado, mas apresenta sinal sugestivo de degeneração ➡.

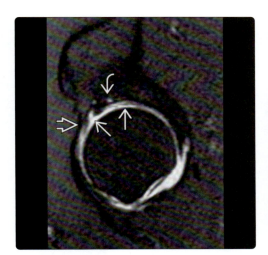
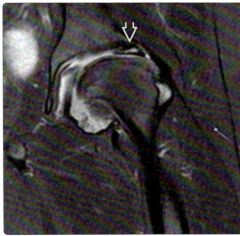

(À esquerda) Artrograma RM sagital no mesmo paciente mostra formação de um cisto ➡, assim como o afilamento da cartilagem ➡. Uma rotura complexa é vista no lábio ➡. Os achados são de IFA significativa. *(À direita)* RM T2WI FS coronal mostra deformidade de coxa magna. Como o acetábulo apresenta largura normal, a deformidade se deve à doença de Legg-Calvé-Perthes. Isso ocasiona a articulação anormal e a hipertrofia secundária do lábio. A morfologia acarreta uma IFA tipo CAM; é possível ver uma rotura labial ➡.

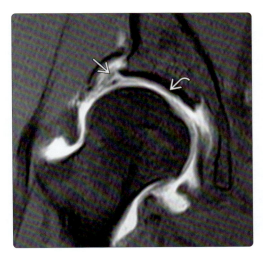
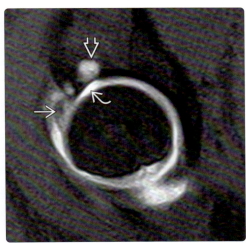

(À esquerda) RM T1WI FS coronal mostra leve displasia do desenvolvimento do quadril (DDQ, observe o ângulo centro-borda anormalmente baixo), com rotura e descolamento do lábio ➡. A irregularidade da cartilagem está presente em toda a extensão da articulação ➡. *(À direita)* RM T1WI FS sagital no mesmo paciente mostra extensão integral da rotura de maneira bem nítida ➡. Uma redução focal da cartilagem em espessura integral é vista ➡ nesse local; um cisto está presente no osso subcondral ➡. Lembre-se da associação da DDQ a roturas labiais e à OA inicial; a DDQ pode ser sutil.

Osteoartrite de Joelho

DADOS PRINCIPAIS

TERMINOLOGIA
- Artrite que se desenvolve secundariamente à degeneração da cartilagem
  - Decorre do desequilíbrio entre a biossíntese e a degradação dos componentes da cartilagem; os processos degradativos ocorrem a um ritmo maior que os de reparo
  - Definida atualmente como alterações radiográficas produtivas em combinação a dores articulares
  - Redução de cartilagem ocorre por vários anos antes do aparecimento de alterações de OA em radiografias; a definição pode vir a ser refinada futuramente

IMAGENS
- Achados radiográficos de OA
  - Estreitamento do espaço articular, comumente medial
  - Osteofitose, marginal e subcondral
  - Cistos subcondrais
  - Desalinhamento, varo > valgo
- Achados na RM preditivos de OA inicial
  - Defeitos ou afilamento da cartilagem
  - Edema da medula óssea: considerado correlacionado à dor em muitos indivíduos
  - Roturas ou degeneração de meniscos
  - Insuficiência do ligamento cruzado ou da estrutura de sustentação medial/lateral
  - Correlação alta das roturas de menisco aos danos à cartilagem adjacente, afilamento focal ou difuso
  - Extrusão do menisco comum na OA avançada e se correlaciona ao estreitamento do espaço articular

CHECKLIST DO DIAGNÓSTICO
- Danos iniciais à cartilagem devem ser pesquisados em todos os exames de RM
  - Se houver rotura de menisco, procurar danos à cartilagem adjacente
  - Edema da medula óssea sem evento traumático frequentemente sinaliza dano à cartilagem sobrejacente
- Caracterizar tipo de dano à cartilagem
  - Delaminação difusa, focal
- Procurar osteófitos subcondrais

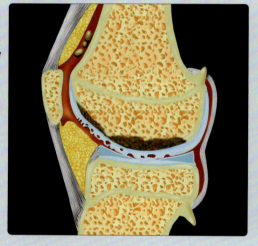 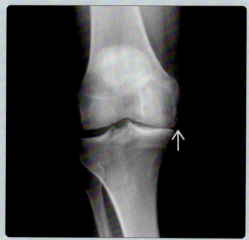

(À esquerda) Gráfico mostra osteoartrite (OA) moderadamente avançada do joelho. Os osteófitos marginais e a esclerose do osso subcondral demonstram a natureza produtiva da doença. Estão igualmente presentes defeitos da cartilagem e corpos livres. (À direita) Radiografia AP mostra redução quase total da cartilagem no compartimento medial ➡, ocasionando uma anomalia vara. Há uma leve esclerose subcondral, porém não é vista formação significativa de osteófitos. Esta é uma aparência típica de OA moderada.

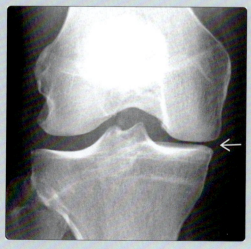 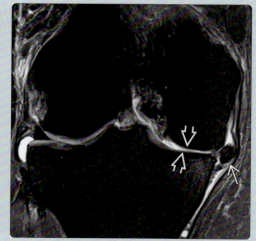

(À esquerda) Radiografia AP mostra osteófitos diminutos tanto no compartimento medial como no lateral, junto com o afilamento da cartilagem medial ➡. Isoladamente isso poderia ser interpretado como uma osteoartrite leve. (À direita) RM T2 FS coronal no mesmo paciente mostra extrusão do menisco medial ➡; veja que a extrusão pode ser vista na OA simples e não indica necessariamente uma rotura da raiz posterior. Há também a redução completa da cartilagem tanto no côndilo femoral medial como no tibial ➡.

Osteoartrite de Joelho

TERMINOLOGIA
Abreviatura
- Osteoartrite (OA)

Sinônimo
- Doença degenerativa articular (DDA)

Definições
- Artrite que se desenvolve secundariamente à degeneração da cartilagem
  - Decorre do desequilíbrio entre a biossíntese e a degradação dos componentes da cartilagem; os processos degradativos têm um ritmo maior que os de reparo
  - Definida atualmente como alterações radiográficas produtivas em combinação a dores articulares
  - A redução da cartilagem ocorre por vários anos antes da visualização da OA às radiografias; definição pode vir a ser refinada futuramente

IMAGENS
Características Gerais
- Melhor dica para diagnóstico
  - Radiografias: estreitamento do espaço articular + osteófitos
  - RM: defeitos focais ou difusos da cartilagem ± osteófitos

Achados na Radiografia
- Estreitamento do espaço articular
  - Avaliado frequentemente em AP e em PA com 15° de flexão (incidência da incisura), ambas com sustentação de carga
    - Compartimento medial com frequência o primeiro a ser envolvido ou o mais gravemente envolvido
      □ Envolvimento lateral primário não é tão raro, de modo que não deve afastar o diagnóstico
    - Compartimento patelofemoral mais gravemente envolvido caso o paciente apresente transtorno de rastreamento
- Osteofitose
  - Coluna marginal e tibial é local mais frequente
  - Osteófitos subcondrais (superfície de sustentação de carga) menos comuns, porém mais sintomáticos e associados a danos à cartilagem
- Cistos subcondrais
- Desalinhamento
  - Varo (angulação lateral da articulação) é o mais comum; relaciona-se com a redução de cartilagem no compartimento medial
  - Valgo (angulação medial da articulação) é menos comum; relaciona-se com a redução de cartilagem no compartimento lateral
  - A subluxação patelar, geralmente lateral, relaciona-se com transtorno de rastreamento
- Densidade óssea normal
- A condrocalcinose, especialmente na cartilagem hialina, pode ser vista na OA em estágio terminal

Achados na RM
- T1WI
  - Particularmente útil para a identificação da osteofitose
    - Ficar atento a osteófitos subcondrais; esses osteófitos acarretam maiores danos à cartilagem que os marginais
- Sequências sensíveis a fluido
  - Cartilagem: múltiplas sequências de aquisição de imagens especializadas
    - Cartilagem em geral avaliada de maneira adequada no contexto clínico por imagens de rotina PDWI FS e T2WI FS
  - Edema da medula óssea (hiperintenso): Considerado correlacionado à dor em muitos indivíduos
    - Ficar atento ao aumento do número e do tamanho das lesões, porém a correlação à dor não é estrita
    - Edema progressivo da medula óssea associado a um alto risco de redução de cartilagem na mesma região
  - Meniscos
    - Rotura ou degeneração de meniscos é mais bem visualizada em imagens PD
      □ Alta correlação com danos à cartilagem adjacente, afilamento focal ou difuso
    - Extrusão do menisco comum na OA avançada e se correlaciona ao estreitamento radiográfico do espaço articular
  - Lesão ligamentar
    - Ficar atento à insuficiência do ligamento cruzado ou da estrutura de sustentação medial/lateral
    - Instabilidade → traumatismo mecânico em cartilagem
  - Prega espessada associada a lesão em cartilagem
  - Cistos subcondrais: prevalência de 45% na OA
    - Cistos comunicantes adjacentes ao defeito da cartilagem
      □ Prevalência de 33% na OA grave
    - Cistos interespinhosos tibiais não comunicantes
      □ Prevalência de 38,5% na OA grave
      □ Possivelmente secundários ao estresse cruzado repetido

Recomendações para Aquisição de Imagens
- Melhor ferramenta para aquisição de imagens
  - Radiografias na OA leve a moderada
  - RM na degradação inicial da cartilagem, antes da formação de osteófitos

DIAGNÓSTICO DIFERENCIAL
Artropatia por Pirofosfato
- Condrocalcinose (pode estar presente também na OA)
- Acometimento predominantemente patelofemoral (na ausência de transtorno do rastreamento)

PATOLOGIA
Características Gerais
- Etiologia
  - Traumatismos
    - Não foi esclarecido se traumatismos repetidos (p. ex., corridas de longa distância) contribuem para a osteoartrite de joelho
      □ Estudo demonstrou tendência à recuperação rápida dos volumes cartilaginosos e meniscais 1 hora após uma corrida de 20 km (hiato de recuperação de meniscos e cartilagens)
      □ Um estudo de 10 anos demonstrou que os corredores de longa distância não sofrem danos permanentes sem danos preexistentes significativos
    - Traumatismos diretos podem levar a um defeito focal ou à delaminação da cartilagem
    - Instabilidade ligamentar ou roturas de menisco
      □ Instabilidade crônica por rotura do cruzado ou de estruturas de sustentação medial/lateral → traumatismos mecânicos → OA
      □ OA ocorre frequentemente 10 a 20 anos após uma rotura anterior do ligamento cruzado ou do menisco
      □ Rotura isolada da raiz medial posterior do menisco associada a uma redução de cartilagem tibiofemoral medial incidente e progressiva
  - Envelhecimento normal da cartilagem
    - Condrócito com ↓ em número, ↓ de produção de proteoglicanos → ↑ de fragilidade do colágeno
    - ↑ de fator de necrose tumoral e da interleucina na OA
      □ Aumentam enzimas degradativas
  - Morfologia anormal
    - Anomalia de rastreamento patelar → OA patelofemoral
    - Displasia metafisária ou epifisária → OA inicial

Osteoartrite de Joelho

Sistemas de Classificação dos Danos à Cartilagem

Descrição Macroscópica	RM (Outerbridge Modificado)	Avaliação Cirúrgica (Outerbridge)	Avaliação Artroscópica (Noyes)
Normal	Grau 0	Grau 0	Grau 0
Tumefação, amolecimento da cartilagem; superfície intacta	Grau I: alteração do sinal T2 com superfície intacta	Grau I: amolecimento e tumefação	Grau 1A: amolecimento moderado
			Grau IB: amolecimento e tumefação extensos da superfície articular
Fragmentação e fissuras superficiais	Grau II: irregularidade da superfície estendendo-se <50% da profundidade	Fragmentação e fissuras com diâmetro <1,25 cm	Grau IIA: Irregularidade da superfície <1/2 da espessura da cartilagem
Fragmentação e fissuras profundas	Grau III: defeito estende-se profundamente até 50% da espessura da cartilagem	Fragmentação e fissuras com diâmetro >1,25 cm	Grau IIB: irregularidade da superfície >1/2 da espessura da cartilagem
Osso exposto	Grau IV: osso exposto	Grau IV: osso exposto	Grau IIIA: osso exposto
			Grau IIIB: cavitação ou erosão do osso exposto

Adaptado de Mosher TJ et al: Degenerative Disease. In Pope et al: Imaging of the Musculoskeletal System, Philadelphia: Saunders, 2008.

- Mutações genéticas do gene do colágeno da cartilagem tipo II
  - Síndromes que apresentam início prematuro de OA
- Baixos níveis de estrogênio foram associados a ↑ de risco de OA

Características Patológicas e Cirúrgicas Macroscópicas
- Osso é ricamente inervado e pode ser fonte de dores no joelho em muitos pacientes

QUESTÕES CLÍNICAS

Apresentação
- Sinais/sintomas mais comuns
  - Dor à atividade, não ao repouso
  - Crepitação, trancamento
  - Deformidade em varo ou em valgo

Demografia
- Epidemiologia
  - 25% dos adultos com >55 anos de idade apresentam dores frequentes no joelho
    - Metade deles têm OA radiográfica; outros podem ter apenas sinais iniciais, visíveis unicamente na RM
  - Estudo Frammingham: OA sintomática do joelho em 6,1% dos adultos com >30 anos de idade
    - Achados acidentais do menisco na RM são comuns à população em geral e ↑ com a idade

Histórico Natural e Prognóstico
- Dores no joelho são comuns; a identificação dos pacientes que vão evoluir para uma OA funcional debilitante não é fácil
  - Fatores genéticos mostram correlação razoável à evolução final: índice de massa corporal, gravidade da dor às manifestações clínicas iniciais, distúrbio do humor
  - Histórico clínica, exame físico e gravidade da OA radiográfica têm todos um valor preditivo limitado

Tratamento
- AINEs e fisioterapia
- Injeção intra-articular de glicocorticoides
- Injeção intra-articular de ácido hialurônico
  - Diversos estudos mostram boa resposta clínica relativamente ao placebo no joelho (porém não em outras articulações)
- Opções de reparo focal da cartilagem
  - Microfraturas: perfuração da cartilagem por brocas, na expectativa de induzir a formação de fibrocartilagem
  - Enxerto de condrócitos autólogos: condrócitos crescidos em laboratório, injetados no defeito por sob a bainha perióstea
  - Transplante osteocondral autólogo: tampões de cartilagem e osso transplantados, geralmente a desde a tróclea
  - Transplante osteocondral de cadáver
- Alteração da sustentação de carga
  - Osteotomia tibial alta introduz varo ou valgo e altera a sustentação de carga para o compartimento lateral ou o medial, respectivamente
- Artroplastia total do joelho

CHECKLIST DO DIAGNÓSTICO

Dicas para Interpretação de Imagem
- Danos iniciais à cartilagem devem ser pesquisados em todas as RMs
  - Procurar danos à cartilagem adjacente em casos de rotura do menisco
  - Edema da medula óssea sem um evento traumático sinaliza com frequência dano à cartilagem subjacente

Dicas de Relatórios
- Tipo característico de dano à cartilagem
  - Difuso, focal, delaminação
- Procurar osteófitos subcondrais

REFERÊNCIAS

1. Alizai H, et al: Cartilage lesion score: comparison of a quantitative assessment score with established semiquantitative MR scoring systems, Radiology. 271(2):479-487, 2014.
2. Guermazi A, et al: Medial posterior meniscal root tears are associated with development or worsening of medial tibiofemoral cartilage damage: the multicenter osteoarthritis study, Radiology. 268(3):814-821, 2013.
3. Kijowski R, et al: Evaluation of the articular cartilage of the knee joint: value of adding a T2 mapping sequence to a routine MR imaging protocol, Radiology. 267(2):503-513, 2013.

Osteoartrite de Joelho

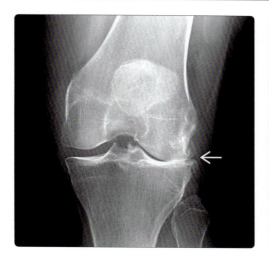 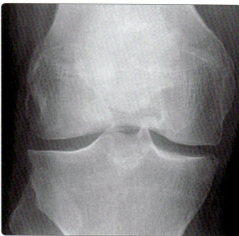

(À esquerda) Radiografia AP mostra OA do compartimento lateral ➡. Podem-se ver osteófitos e redução completa da cartilagem, junto com uma deformidade em valgo. Embora o envolvimento do compartimento medial seja considerado típico da OA, pode ser vista a predominância do compartimento lateral. (À direita) Radiografia AP mostra caso de OA inicial relacionada puramente com a formação de osteófitos. A radiografia é com sustentação de carga e não demonstra qualquer desalinhamento ou redução significativa de cartilagem. São vistos osteófitos nas espinhas tibiais, porém não em outros locais.

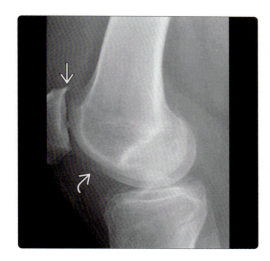 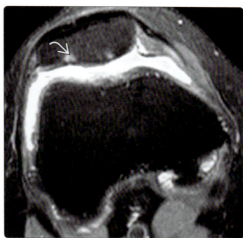

(À esquerda) Radiografia lateral no mesmo paciente mostra osteófitos patelares ➡. Há também um osteófito subcondral sobre a superfície condilar femoral ➡. Os osteófitos subcondrais frequentemente apresentam um defeito focal da cartilagem associado, como foi comprovado pela RM nesse caso. Observe que não são vistos corpos livres. (À direita) RM PD axial no mesmo paciente mostra redução total da cartilagem envolvendo ambas as facetas patelares ➡. Esse acometimento grave pode ser surpreendente em justaposição às radiografias menos significativas.

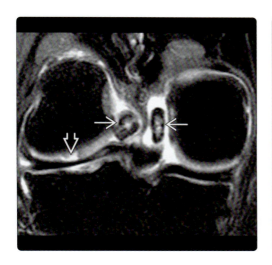 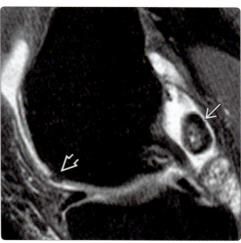

(À esquerda) RM PD FS coronal no mesmo paciente mostra corpos livres ➡ não vistos à radiografia. Há um profundo defeito focal da cartilagem ➡. (À direita) RM PD FS sagital no mesmo paciente mostra outro corpo livre ➡. Há um osteófito subcondral associado a um defeito da cartilagem ➡. As estruturas de estabilização estavam intactas. A OA inicial se relaciona aos corpos livres e aos osteófitos subcondrais com seus defeitos de cartilagem associados. Esses achados não são vistos às radiografias, de modo que a RM é valiosa nesse caso.

Osteoartrite de Joelho

(**À esquerda**) *Radiografia AP mostra afilamento da cartilagem medial e um considerável osteófito subcondral ➡, com apenas mínimos osteófitos marginais.*
(**À direita**) *RM T2WI FS sagital no mesmo paciente se localiza ligeiramente medial ao osteófito subcondral, mas demonstra a extensa redução de cartilagem ao longo da parte de sustentação de carga do côndilo femoral medial ➡, junto com sinais de delaminação. Os osteófitos subcondrais sinalizam significativos danos associados à cartilagem.*

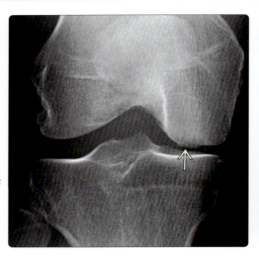
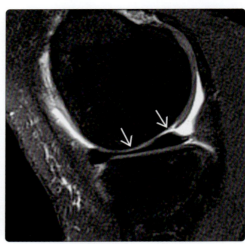

(**À esquerda**) *RM T2 WI FS sagital mostra defeito grande na cartilagem troclear ➡, junto com edema da medula óssea. É importante inspecionar cuidadosamente as regiões trocleares, porém pode ser difícil avaliar a extensão dos danos trocleares porque a superfície comumente não é ortogonal ao plano de aquisição de imagens.*
(**À direita**) *Fotografia artroscópica mostra o grande defeito em espessura integral da tróclea no mesmo paciente, antes do procedimento de tentativa de reparo da cartilagem.*

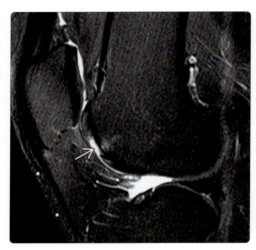
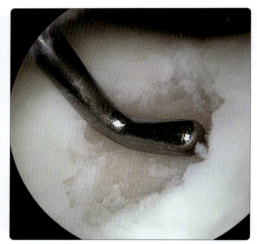

(**À esquerda**) *RM T2WI FS axial mostra fissura focal da cartilagem patelar no ápice ➡, chegando até o osso subcondral. Veja que o defeito se estende lateralmente no nível da placa óssea ➡; a delaminação deveria ser uma preocupação aqui.*
(**À direita**) *RM T2WI FS axial mostra sinal mais alto e redução de cartilagem em espessura parcial, predominantemente na faceta lateral da patela, particularmente bem visualizada em razão do derrame articular. Há também um edema ósseo subjacente ➡. A anomalia da cartilagem é de graus II a III.*

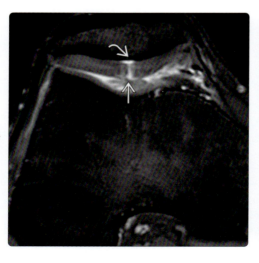
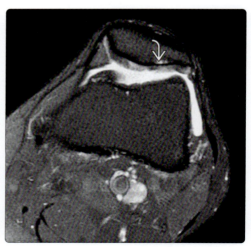

Osteoartrite de Joelho

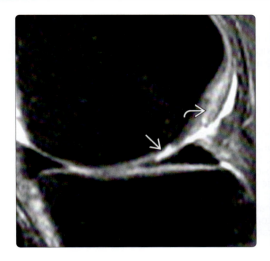
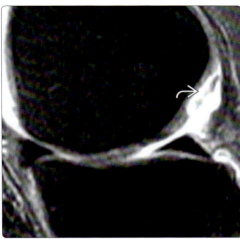

(À esquerda) *RM T2WI FS sagital mostra defeito focal da cartilagem* ➡. *É importante não deixar passar despercebido o sinal alto linear na parte mais posterior do côndilo femoral* ➡; *isso indica delaminação.* (À direita) *RM T2WI FS sagital no mesmo paciente mostra delaminação de uma grande parte da cartilagem do côndilo femoral de maneira muito mais nítida* ➡. *Este paciente tinha radiografias normais, mas com toda certeza é portador de osteoartrite.*

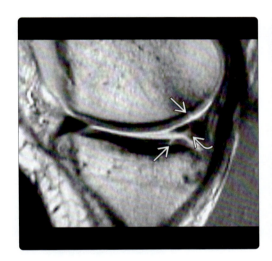
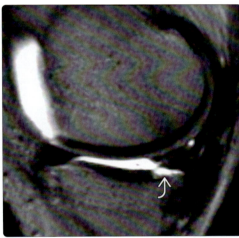

(À esquerda) *RM PD sagital mostra rotura do corno posterior do menisco medial* ➡, *e o corno posterior amortecido sugere cronicidade. São vistos defeitos e afilamento da cartilagem* ➡. (À direita) *RM T2WI sagital no mesmo paciente mostra defeito osteocondral tibial de maneira ainda mais proeminente, pois se encontra delineado por líquido* ➡. *Esse defeito grande coloca este paciente jovem sob risco de OA inicial. Lembre-se de que as roturas de menisco se associam com frequência a defeitos condrais adjacentes, que devem ser procurados ativamente.*

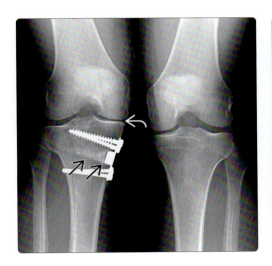
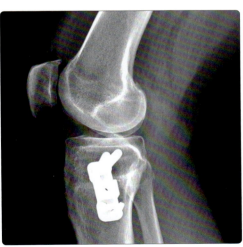

(À esquerda) *Radiografia AP mostra OA do compartimento medial* ➡. *O paciente foi submetido a uma osteotomia de abertura em cunha tibial, tendo a cunha sido colocada medialmente* ➡ *para promover a maior sustentação de carga pelo compartimento lateral.* (À direita) *Radiografia lateral no mesmo paciente mostra a osteotomia em cunha e a placa/os parafusos. Este procedimento é empregado em pacientes relativamente jovens apresentando OA de um compartimento único, na esperança de que a redução da sustentação de carga nesse compartimento, porém com a preservação do movimento, possa induzir o reparo fibrocartilaginoso.*

Espondilite Anquilosante

DADOS PRINCIPAIS

IMAGENS
- Radiografias mostram doença mais avançada
  - Coluna vertebral
    - Osteopenia: difusa, especialmente na presença de fusão
    - Sacroileíte: em geral bilateralmente simétrica
    - Osteíte nos cantos anteriores dos corpos vertebrais
    - Eventual fusão longa da coluna de corpos vertebrais e facetas articulares
      - □ "Coluna de bambu" com sinal da adaga
  - Restante do esqueleto axial
    - Erosões e fusão eventual: esternoclavicular, costocondral, costovertebral, púbis
  - Acometimento periférico: geralmente quadril e ombro
- RM mostra alterações mais precoces
  - Entesopatia de sinal alto pode ser sinal mais precoce
  - Lesões Romanus: alterações inflamatórias (sinal alto) nos cantos dos corpos vertebrais
- TC mais útil para a avaliação de fratura transversa sutil após traumatismos

QUESTÕES CLÍNICAS
- Prevalência de 0,1%
- ↑ de prevalência em algumas populações de índios norte-americanos
- Prevalência menor em afro-americanos que em caucasianos
- M > F (M:F = 2,5-5:1)
- Pico da idade de início: 15 a 30 anos

CHECKLIST DO DIAGNÓSTICO
- Primeiros sinais na RM passam despercebidos facilmente
  - Sindesmófitos finos reconhecidos mais facilmente em radiografias que na TC/RM
  - É preciso ficar atento a outras anormalidades que sugiram o diagnóstico: entesopatia, lesões Romanus
- Suspeitar de EA em jovens do gênero masculino com dores lombares
- Após traumatismos até mesmo de menor gravidade em pacientes com EA, é preciso efetuar uma TC para avaliar quanto a fraturas
  - Em caso de fratura, realizar RM para avaliar a medula espinal
  - Morbidade/mortalidade elevadas nesses pacientes quando admitidos em um serviço de emergência com fratura

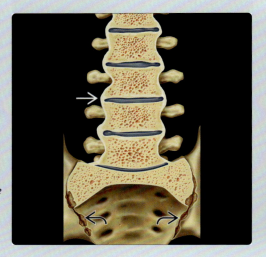
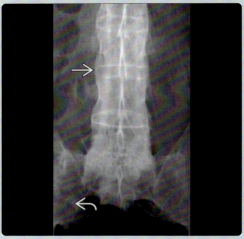

(À esquerda) Gráfico coronal ilustra achados da espondilite anquilosante avançada. Os sindesmófitos verticais parecem ondular ➡ e há uma fusão sólida da coluna ("coluna de bambu"). As articulações sacroilíacas (SIs) evidenciam uma doença erosiva simétrica ➡. (À direita) A radiografia AP é imediatamente reconhecível como um caso de EA. Os sindesmófitos verticais em ponte ➡ demonstram a fusão da coluna e a osteoporose difusa associada. As articulações SIs inferiores apresentam erosão ➡ e estão apresentando fusão inicial.

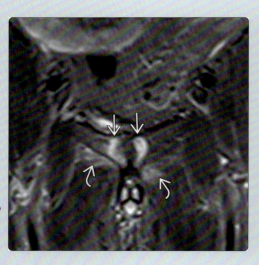
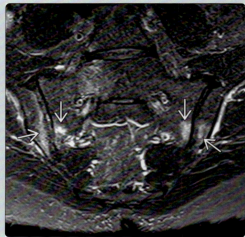

(À esquerda) RM T2 FS coronal em homem de 45 anos de idade reconhecidamente portador de EA mostra sinal hiperintenso na sínfise púbica ➡ e também nos adutores bilateralmente ➡. Essa aparência sugere uma pubalgia atlética por lesão por prática de esportes; todavia, ele não se exercitava mais vigorosamente que se utilizar de uma máquina elíptica. Lembre-se de que a EA pode evidenciar entesite e periostite, conforme visto aqui. (À direita) RM T2 FS coronal oblíqua, mesmo paciente, mostra sinal anormal de ambos os lados das articulações SIs ➡, típico da inflamação ativa na EA ou em outras espondiloartropatias.

Espondilite Anquilosante

TERMINOLOGIA
Abreviatura
- Espondilite anquilosante (EA)

Definição
- Artropatia e entesopatia inflamatória com predileção pelo esqueleto axial

IMAGENS
Características Gerais
- Melhor dica para diagnóstico
  - Sindesmófitos verticais finos com sacroileíte bilateral concomitante
- Localização
  - Articulações sacroilíacas (ASI): parte sinovial (1/2 -1/3 inferior)
  - Coluna vertebral
    - Cantos anteriores dos corpos vertebrais
    - Fibras anteriores do anel fibroso; por fim ligamento longitudinal anterior envolvido
    - Predominância lombar nos primeiros 20 anos da doença
      - Depois de 20 anos, coluna cervical igualmente envolvida
    - Sabedoria convencional: espondilose tem início na junção lombossacra ou toracolombar e progride, sem pular segmentos
      - Não usar isso para afastar o diagnóstico, especialmente no início da doença
      - RM mostra pela localização das lesões Romanus que isso não é invariável; envolvimento muito mais difuso, com áreas saltadas, ao início da doença
  - Periférica: grandes articulações proximais
  - Enteses: localização axial e apendicular proximal

Recomendações para Aquisição de Imagens
- Melhor ferramenta para aquisição de imagens
  - Doença de moderada a avançada: radiografias
  - Doença inicial: RM
  - Complicações de traumatismo: TC, talvez com RM
- Orientações de protocolo
  - RM ASI: STIR coronal oblíqua e com contraste

Achados na Radiografia
- Osteopenia: difusa, especialmente na presença de fusão
- Doença axial
  - Sacroileíte
    - Bilateral simétrica mais comum (86% dos casos)
      - Pode ser assimétrica ao início da doença
    - Erosões e alargamento; fusão eventual
  - Coluna vertebral
    - Sindesmófitos verticais finos se formam nas fibras externas do anel fibroso
    - Osteíte nos cantos anteriores dos corpos vertebrais
      - Osso amorfo irregular → "cantos luscentes"
      - Reabsorção dos cantos → corpo vertebral quadrado
    - Fusão longa eventual da coluna em corpos vertebrais e facetas articulares
      - "Coluna de bambu" com sinal da adaga
      - Fusão completa em 28% dos pacientes com EA com > 30 anos de idade, 43% daqueles com EA com > 40 anos de idade
    - Fusão + osteoporose põem a coluna sob risco de fraturas transversas por traumatismos leves
      - Fratura em "haste de cenoura"; com frequência sem luxação
      - Visualização radiográfica difícil
      - Frequentemente na junção C-T ou T-L
      - Envolve habitualmente três colunas; lesão do componente osteoligamentoso posterior é a característica típica
    - Pode haver subluxação atlantoaxial
  - Outras articulações axiais: erosões e fusão eventual
    - Esternoclavicular, costocondral, costovertebral
- Acometimento periférico
  - Geralmente grandes articulações (quadril > ombro)
  - Com frequência, assimétrico de um lado a outro
  - Redução de cartilagem
  - Pode haver alterações erosivas ou produtivas ósseas
    - Osteófitos no quadril podem sugerir saliências laterais na cabeça/colo femoral
    - Não interpretar erroneamente como morfologia tipo CAM do impacto femoroacetabular
  - Acometimento periférico mais distal menos frequente ou visto em associação a um tratamento inadequado
- Entesopatia: ligamentos interespinais e em torno da bacia

Achados na TC
- TC mais útil na avaliação quanto a fraturas transversas sutis após traumatismos; necessárias reformatações sagitais/coronais

Achados na RM
- T1WI
  - Lesões Romanus: edema triangular de sinal baixo nos cantos dos corpos vertebrais
  - Edema da medula óssea na articulação SI (sinal baixo)
  - Lesões Romanus e da articulação SI mais crônicas vêm a apresentar alterações da medula amarela (sinal alto)
  - Quando sindesmófitos anteriores se mostram maduros e espessos, medula óssea de sinal alto é vista em seu interior
- Sequências sensíveis a fluido
  - Entesopatia inicial de sinal alto pode ser o sinal mais precoce
    - Ficar atento a ligamentos interespinais, espinhas ilíacas, trocânter maior e menor, ramos do púbis
  - Lesões Romanus: alterações inflamatórias (sinal alto) nos cantos de corpos vertebrais
    - Vistas frequentemente antes da formação de sindesmófitos e anunciam sua formação
    - Passam despercebidas facilmente ou são presumidas como degenerativas
    - Lesões crônicas substituídas por tecido adiposo
  - Lesões Anderson: mesmas que as Romanus, porém localizadas mais centralmente na junção discovertebral
  - Sindesmófitos de sinal baixo propriamente ditos são difíceis de serem vistos na RM até se espessarem significativamente
  - Ficar atento a fratura transversa na coluna em fusão
    - Sinal alto de danos a ligamentos e à medula espinal
  - Partes sinoviais das ASIs apresentam sinal alto
    - Sequências coronais oblíquas mais úteis
- Imagens T1 FS pós-contraste mostram realce de
  - Lesões Romanus e Anderson ativas
  - Entesopatia ativa
  - Sinovite inicial da ASI é mais bem visualizada após contraste

DIAGNÓSTICO DIFERENCIAL
Artrite de Doença Inflamatória Intestinal
- Aparência idêntica de sacroileíte e de espondilite
- Acometimento e distribuição de articulações periféricas idênticos

Espondilite Anquilosante

Espondiloartropatia Psoriática
- Geralmente sacroileíte bilateral assimétrica
- Ossificação paravertebral assimétrica volumosa
- Densidade óssea normal
- Distribuição em articulações periféricas: mãos > outros locais

Artrite Reativa Crônica
- Geralmente sacroileíte bilateral assimétrica
- Ossificação paravertebral assimétrica volumosa
- Densidade óssea normal
- Distribuição em articulações periféricas: pés > outros locais

Osteoartrite
- Osteófitos dos corpos vertebrais se originam um pouco mais distantes do disco e se dirigem mais horizontalmente que os sindesmófitos
- Alterações degenerativas da placa terminal podem imitar lesões Romanus na RM; geralmente de forma mais larga e associadas à doença degenerativa discal
- Acometimento discal e osteoartrite das facetas associadas
- Esclerose e osteófitos marginais nas articulações SIs
- Densidade óssea normal

Hiperostose Óssea Idiopática Difusa
- Ossificação anterior em fluxo do ligamento e não formação de sindesmófitos
- Em geral, não há envolvimento de facetas articulares
- Não há uma sacroileíte efetiva; ossificação da parte não sinovial da articulação SI
- Densidade óssea normal

Impacto Femoroacetabular
- Saliências laterais no colo femoral na morfologia tipo CAM se assemelham a osteófitos na EA, mas não há sacroileíte no IFA

PATOLOGIA

Características Gerais
- Genética
  - Forte componente hereditário multigênico
  - HLA-B27 é associação mais forte
    - HLA(+) em > 90% dos caucasianos portadores de EA
    - HLA(+) em apenas 50% dos afro-americanos portadores de EA
    - EA se desenvolve em 1% a 2% dos indivíduos HLA(+)
    - 20% de risco de EA em caso de HLA(+) e um familiar em primeiro grau com EA

QUESTÕES CLÍNICAS

Apresentação
- Sinais/sintomas mais comuns
  - Início insidioso com dores lombares e rigidez
  - Doença oligoarticular periférica assimétrica
  - ↓ expansão torácica (< 4 cm)

Demografia
- Idade
  - Pico de início: 15 a 30 anos
- Gênero
  - M > F (M:F = 2,5-5:1)
    - Mulheres possivelmente diagnosticadas em frequência inferior à realmente existente
      - Menor acometimento axial e do quadril nas mulheres
      - Maior envolvimento de articulações periféricas, osteíte do púbis e acometimento isolado da coluna cervical
- Etnia
  - ↑ de prevalência em populações indígenas norte-americanas (5%)
  - Prevalência menor em afro-americanos que em caucasianos

- Epidemiologia
  - Prevalência de 0,1%

Histórico Natural e Prognóstico
- Com o tratamento, maioria dos pacientes conserva a mobilidade espinal
- Com frequência, há necessidade de artroplastia do quadril ou do joelho
- Lesões Romanus na RM são preditivas da formação de sindesmófitos
  - Tratamento à base de anti-FNT-α pode resolver evidências RM de inflamação, mas não parece afetar a probabilidade de formação de sindesmófitos nesses locais
- Alteração postural (grave cifose torácica e diminuição da lordose lombar) quando não tratada
- Uveíte não tratada → perda da visão
- Sobrevivência global comparável à da população em geral
- EA de início juvenil tem pequenas diferenças em comparação à EA de início adulto
  - Envolvimento axial de menor gravidade em radiografias
  - ↑ de envolvimento do quadril com ↑ de necessidade de artroplastia
  - Proporção de mulheres ligeiramente superior
  - Resultados funcionais semelhantes
- Sob risco de fratura da coluna com traumatismos de menor gravidade; TC deve ser efetuada
  - Medula espinal em risco; mesmo em caso de fx sem luxação, RM deve ser efetuada
  - Na admissão, 67% dos pacientes de EA com fraturas da coluna apresentam déficits neurológicos
    - Deterioração secundária ocorre frequentemente
  - Mortalidade dentro de 3 meses após a lesão = 17,7%

Tratamento
- Visa à diminuição da dor e da rigidez, com manutenção da postura e da mobilidade
- Anti-FNT-α: promissor, mas até aqui apenas acompanhamento por períodos curtos
  - Melhora significativa nos sintomas e na mobilidade espinal
  - Não ficou claro se ele modifica a progressão da doença

CHECKLIST DO DIAGNÓSTICO

Considerar
- Sindesmófitos mais facilmente reconhecidos em radiografias que na TC/RM
  - É preciso procurá-los cuidadosamente na TC/RM
  - É preciso ficar atento a outros locais de anormalidade que sugiram o diagnóstico: entesopatia, lesões Romanus
  - Suspeitar de EA em jovens do gênero masculino com dores lombares
- Após um traumatismo até mesmo de menor gravidade em paciente portador de EA, deve-se proceder a uma TC ou RM para avaliar quanto a uma fratura

Dicas para Interpretação de Imagem
- Sinais mais precoces à RM passam despercebidos facilmente
  - Entesopatia de sinal alto
  - Lesões Romanus: sinal alto, lesões dos cantos vertebrais realçadas pelo contraste quando ativas

REFERÊNCIA

1. Canella C, et al: MRI in seronegative spondyloarthritis: imaging features and differential diagnosis in the spine and sacroiliac joints, AJR Am J Roentgenol. 200(1):149-157, 2013.

Espondilite Anquilosante

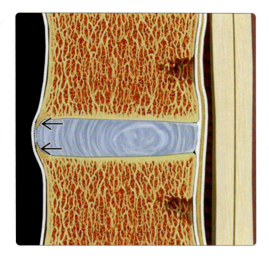
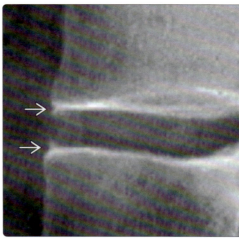

(À esquerda) *Gráfico no plano sagital através dos corpos vertebrais mostra sindesmófitos verticais finos se formando no anel fibroso de corpos adjacentes* ➡. *São estes sindesmófitos que acabam finalmente por se fundirem, ocasionando a anquilose do corpo vertebral.* (À direita) *Radiografia lateral correspondente ao gráfico mostra sinais radiográficos mais precoces da formação efetiva de sindesmófitos* ➡. *Essas projeções ósseas em geral são mais bem visualizadas na incidência lateral que no AP. Veja que os corpos vertebrais não apresentam formato quadrado nem esclerose.*

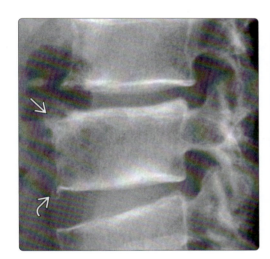
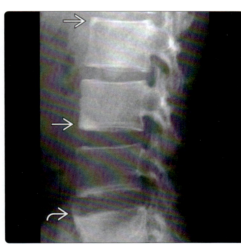

(À esquerda) *Radiografia lateral mostra dois locais de formação de sindesmófitos. O primeiro evidencia uma produção óssea amorfa que ainda não formou um sindesmófito* ➡, *enquanto o segundo mostra um sindesmófito bem definido, mais maduro, contendo medula óssea* ➡. (À direita) *Radiografia lateral mostra osteíte, ou "cantos brilhantes", em dois corpos vertebrais* ➡. *Veja que os corpos estão quadrados. Pode-se ver um sindesmófito vertical em um nível inferior* ➡; *todos esses são achados típicos da espondilite anquilosante.*

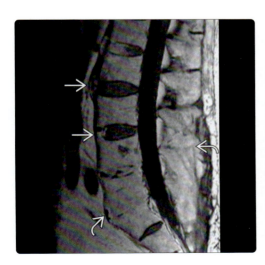
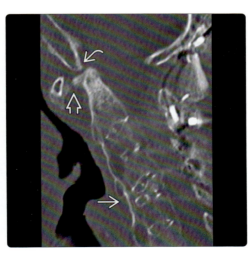

(À esquerda) *RM T1WI sagital mostra EA avançada, com ossificação do LLA e também formação de sindesmófitos* ➡. *São vistos vários níveis de anquilose dos elementos posteriores e também do corpo vertebral* ➡. *Esses achados avançados poderiam passar despercebidos se fosse avaliado unicamente o acometimento discal.* (À direita) *TC óssea sagital mostra EA com osteoporose e fusão longa da coluna* ➡. *A hiperostose do odontoide e do arco anterior de C1* ➡, *assim como a subluxação atlantoaxial* ➡, *conforme vistas aqui, não são achados incomuns na EA.*

Espondilite Anquilosante

(À esquerda) *RM STIR sagital mostra lesões Romanus avançadas* ➡. *Os locais de osteíte nos cantos anteriores são vistos de modo proeminente; o paciente ainda não apresenta sindesmófitos.*
(À direita) *RM T2WI FS sagital em paciente diferente mostra lesões Romanus mais sutis nos cantos anteriores* ➡. *As radiografias estavam normais, e pode ser fácil de essas anormalidades iniciais passarem despercebidas na RM. Todavia, podem estar presentes outras indicações. Nesse caso, há edema nos ligamentos intraespinais* ➘, *outra anormalidade precoce indicando entesite na EA.*

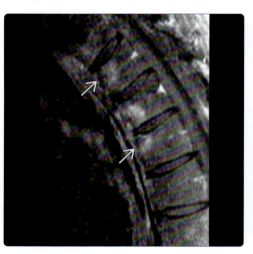
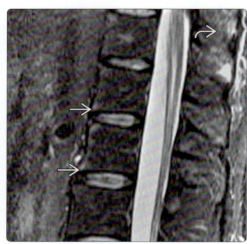

(À esquerda) *RM T2WI FS sagital em jovem atleta adulto do gênero masculino não mostra evidência alguma de sindesmófitos, osteíte ou outra anomalia do sinal vertebral. Apesar disso, há entesite nos ligamentos interespinais* ➡. *Isso deve levantar a questão de uma espondiloartropatia.* (À direita) *RM T2WI FS axial no mesmo paciente mostra edema da medula óssea e entesite no local de origem dos adutores do ramo do púbis* ➡, *assim como no trocânter maior* ➘. *A entesite é um sinal precoce de EA e pode estar presente como o achado mais precoce.*

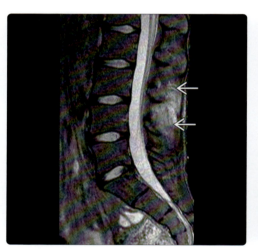
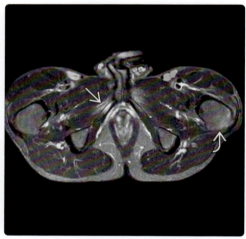

(À esquerda) *TC sagital em homem de 40 anos de idade mostra anquilose e osteoporose típicas da EA. O paciente teve um AVM de menor gravidade; pequenas fraturas sem luxação foram vistas em vários pontos* ➡. *Como a morbidade é significativa nestes pacientes com fraturas, é preciso se obter uma RM para se avaliar a medula espinal, apesar do fato de as fraturas não evidenciarem luxação.* (À direita) *RM T2WI FS sagital no mesmo paciente mostra hemorragia na medula espinal* ➘, *junto com duas fraturas sem luxação* ➡. *Há também uma lesão ligamentar significativa* ➡.

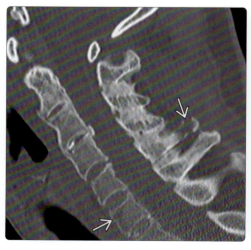
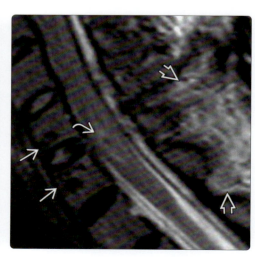

Espondilite Anquilosante

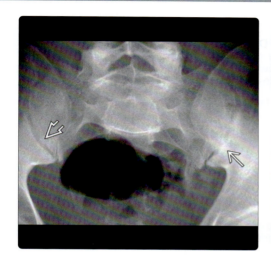
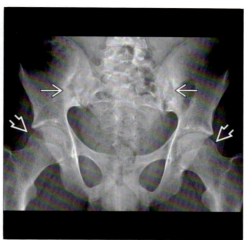

(À esquerda) *Radiografia AP mostra acometimento bilateral, porém altamente assimétrico, da articulação SI. A articulação SI esquerda mostra erosões e esclerose ➡, enquanto a direita evidencia apenas uma perda sutil da nitidez cortical ➡. A EA inicial pode se manifestar, no começo, por um acometimento assimétrico da articulação SI, como nesse caso.* (À direita) *Radiografia AP mostra saliências laterais bilaterais na cabeça/colo femoral ➡. Essas saliências poderiam ser erroneamente interpretadas como a morfologia tipo CAM do impacto femoroacetabular. Todavia, a sacroileíte bilateral ➡ confirma o diagnóstico de EA.*

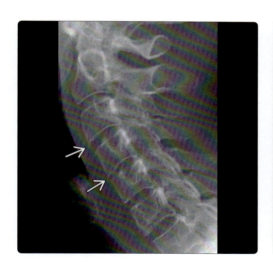
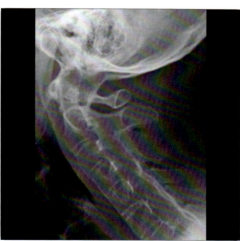

(À esquerda) *Radiografia lateral em homem de 21 anos de idade mostra a formação inicial de sindesmófitos ➡, assim como alguma diminuição da nitidez (porém não fusão) no nível das facetas articulares. Os ossos se mostram osteoporóticos para um homem dessa idade.* (À direita) *Radiografia lateral no mesmo paciente, obtida 10 anos depois, mostra progressão significativa da doença, com fusão de todos os corpos vertebrais e de todas as facetas articulares, assim como de alguns processos espinhosos. Esse grau de progressão é, infelizmente, típico da EA.*

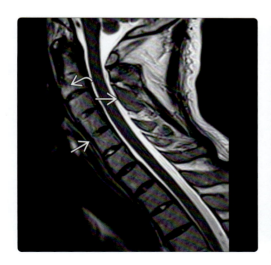
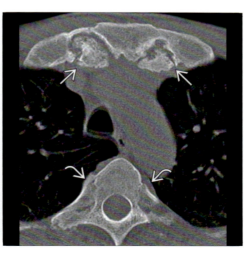

(À esquerda) *RM T2 sagital no mesmo paciente, obtida na mesma ocasião da segunda radiografia, mostra quão sutis podem ser os sinais de EA avançada na RM. A fusão óssea está presente ➡, mas não é óbvia. Há alguma alteração inflamatória nos cantos dos corpos vertebrais ➡. A RM pode parecer enganosamente benigna nesses pacientes.* (À direita) *TC axial mostra anomalias do esqueleto axial em paciente portador de EA, com alterações erosivas nas articulações esternoclaviculares ➡ e anquilose das articulações costovertebrais ➡. Esses achados podem alertar o leitor sobre a probabilidade de EA.*

Artrite de Doença Inflamatória Intestinal

DADOS PRINCIPAIS

TERMINOLOGIA
- Doença inflamatória intestinal com artrite periférica e/ou espondiloartropatia associada

IMAGENS
- Radiografias: espondiloartropatia, semelhante àquela da espondilite anquilosante (EA)
  - Sacroileíte bilateral
  - Sindesmófitos, com frequência → fusão de corpos vertebrais
  - Artropatia periférica, geralmente articulações proximais
  - Sinais de cirurgia para DII
- Pequenas articulações periféricas afetadas por poliartropatia
  - Em geral, não há alterações ósseas
- Uso de esteroides para DII põe o esqueleto sob risco de osteonecrose, especialmente as cabeças femorais
- Sequências RM sensíveis a fluido
  - Edema de partes moles em locais de entesite, incluindo cantos dos corpos vertebrais (lesões Romanus)
  - Sinais de inflamação inicial de sinal alto em articulações SIs e em articulações periféricas

PRINCIPAIS DIAGNÓSTICOS DIFERENCIAIS
- Espondilite anquilosante
- Osteoartrite (OA), impacto femoroacetabular (IFA) na presença de um acometimento pronunciado do quadril

CHECKLIST DO DIAGNÓSTICO
- Ao se considerar o diagnóstico de OA ou IFA em adultos jovens, investigar sempre as articulações SIs para se certificar de que a artrite da DII ou a EA não tenha passado despercebida
- Realizar TC em caso de dores abdominais em pacientes portadores de DII
  - Não se esquecer de investigar o esqueleto axial por um algoritmo ósseo para anomalias ósseas
- Considerar diagnóstico de artropatia da DII em paciente com aparência óssea de EA mais cirurgia intestinal
- Na RM, ficar atento à entesite às imagens sensíveis a fluido como indicação de doença inicial

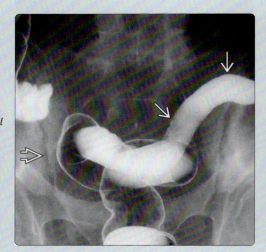
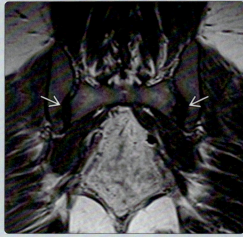

(À esquerda) *Radiografia AP em homem de 30 anos de idade submetido a enema baritado mostra intestino tubular ulcerado ➡️, típico da colite ulcerativa. A perda das pregas haustrais foi definida como aparência de cano de chumbo. As articulações sacroilíacas apresentam alargamento bilateral e erosões ➡️. A esclerose é maior à esquerda que à direita, mas os achados são razoavelmente simétricos. A aparência é clássica da espondiloartropatia da doença inflamatória intestinal (DII).*
(À direita) *RM T1 coronal em homem de 29 anos de idade com dores lombares mostra esclerose das articulações sacroilíacas bilateralmente ➡️.*

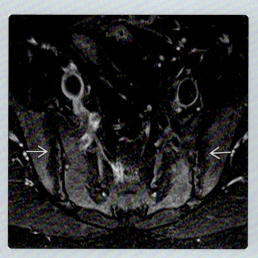
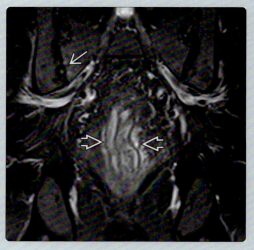

(À esquerda) *RM T2 FS axial oblíqua no mesmo paciente confirma a esclerose bilateral da articulação sacroilíaca ➡️ e as pequenas erosões, porém não há fusão alguma; a radiografia (não mostrada) confirmou essa densidade.* (À direita) *RM T2 FS coronal no mesmo paciente confirma sacroileíte ➡️. Há também espessamento das pregas retais, com edema associado ➡️. Os achados retais são típicos da doença de Crohn; o paciente apresenta a espondiloartropatia da DII.*

Artrite de Doença Inflamatória Intestinal

TERMINOLOGIA

Abreviatura
- Doença inflamatória intestinal (DII)

Sinônimo
- Artrite enteropática

Definição
- Doença inflamatória intestinal com artrite periférica e/ou espondiloartropatia associada

IMAGENS

Características Gerais
- Melhor dica para diagnóstico
  - Espondiloartropatia semelhante àquela da espondilite anquilosante (EA)
    - Sacroileíte bilateral
    - Sindesmófitos, com frequência → fusão de corpos vertebrais
  - Artropatia periférica, geralmente das articulações proximais
  - Sinais de cirurgia para DII
- Localização
  - Articulações sacroilíacas (SIs)
  - Coluna, toracolombar > cervical
  - Grandes articulações proximais: quadril > ombro

Recomendações para Aquisição de Imagens
- Melhor ferramenta para aquisição de imagens
  - Diagnóstico feito por radiografia quando a doença está moderadamente avançada
  - Diagnóstico inicial, pré-radiográfico, feito por RM

Achados na Radiografia
- Articulações sacroilíacas
  - Doença inflamatória bilateralmente simétrica, idêntica aos achados da EA
    - Inicialmente erosões e alargamento
    - Posteriormente esclerose e anquilose fibrosa
    - Em geral, bilateralmente simétrica
      - Pode ser assimétrica a qualquer altura do processo mórbido em qualquer paciente
      - Ainda quando assimétrico, o processo é quase sempre bilateral
      - Não utilizar assimetria da sacroileíte para afastar a hipótese de artropatia da DII no diagnóstico
- Coluna vertebral
  - Sindesmófitos verticais finos se formam em fibras externas do anel fibroso
    - Doença inicial mais bem visualizada m imagens laterais
    - Doença inicial pode demonstrar osso amorfo e em vez de sindesmófitos organizados
  - Cantos brilhantes → quadratura dos corpos vertebrais
  - Podem se estender até envolver o ligamento longitudinal anterior e transpor como pontes os corpos vertebrais
  - Pode haver em consequência disso a fusão longa da coluna vertebral
    - Coluna de bambu com aparência de adaga ao longo dos processos espinhosos em radiografias AP
    - Fusão crônica acarreta osteoporose
    - Sob risco de fratura transversa de três colunas por traumatismos relativamente de menor gravidade, como na EA
- Outras articulações axiais
  - Costovertebral, costocondral, esternoclavicular
    - Erosões, levando finalmente à anquilose
- Articulações periféricas
  - Predominam nas articulações proximais (quadris > ombros, joelhos)
    - Erosões ou formação de osteófitos
    - Não interpretar erroneamente osteófitos em pacientes jovens como morfologia da displasia acetabular femoral
  - Pequenas articulações periféricas afetadas por poliartropatia
    - Em geral, não há alterações ósseas
    - Quando ativas, se veem anormalidades sutis transitórias
      - Tumefação de partes moles
      - Osteopenia, perda focal da nitidez cortical
- Osteonecrose (ON)
  - Uso de esteroides para DII põe o esqueleto sob risco de ON, especialmente das cabeças femorais
  - Fratura subcondral
  - Achatamento da parte de sustentação de carga anterossuperior
- Osteoporose eventual
- Sinais de cirurgia intestinal
  - Colostomia
  - Fileiras de grampos na bacia sugerindo ressecção
  - Padrão de grampeamento transverso ileoanal

Achados na TC
- TC geralmente não é utilizada para a avaliação óssea na artropatia da DII
  - Exceção: avaliação pós-traumática quanto a fraturas em casos de fusão longa da coluna
- TC frequentemente é realizada no caso de dores abdominais em pacientes com DII
  - Diagnóstico da DII deve alertar o clínico a procurar anomalias ósseas no esqueleto axial

Achados na RM
- T1WI
  - Edema de sinal baixo em locais de inflamação inicial
  - Sindesmófitos de sinal baixo
    - Passam despercebidos facilmente à RM
- Sequências sensíveis a fluido
  - Sinais inflamatórios iniciais com sinal alto
    - Edema das partes moles em locais de entesite
      - Ligamentos interespinais
      - Enteses em torno da bacia: ramos do púbis, ísquio, espinhas ilíacas, trocânteres
    - Articulações sacroilíacas
    - Lesões Romanus nos cantos de corpos vertebrais
    - Edema ósseo em articulações periféricas
      - Quadril mais frequente: edema, erosões iniciais
      - Mãos, pés podem evidenciar edema e derrames articulares, que geralmente regridem sem danos ósseos
  - Osteonecrose: sinal da linha dupla na cabeça femoral
- T1WI C+ FS
  - Realce em lesões ativas de partes moles ou ossos

DIAGNÓSTICO DIFERENCIAL

Espondilite Anquilosante
- Coluna vertebral, articulações SIs, artrite periférica idêntica à da DII

Osteoartrite
- Osteófitos do quadril na artrite da DII frequentemente sugerem osteoartrite (OA)
- Pacientes de OA geralmente mais idosos
- Acometimento sacroilíaco e da coluna distingue as duas condições

Artrite de Doença Inflamatória Intestinal

Artrite Psoriática
- Erosões e osteófitos misturados podem ter aparência semelhante
- Sacroileíte pode ter aparência semelhante quando simétrica na artrite psoriática (APS)
- Ossificação paravertebral volumosa geralmente distingue a APS da DII ou da EA

Artrite Reativa Crônica
- Mesma aparência da APS; ocasionalmente semelhante à DII quando a sacroileíte é simétrica ou a ossificação espinal não é tão volumosa quanto o esperado na artrite reativa crônica (ARC) ou na APS

Impacto Femoroacetabular
- "Saliência" lateral na cabeça/colo femoral pode imitar um osteófito na DII ou na EA
  - Verificar sempre as articulações SIs ao considerar um diagnóstico de OA ou de impacto femoroacetabular (IFA) em pacientes jovens

PATOLOGIA
Características Gerais
- Etiologia
  - Evidência de genes predisponentes, que modulam a interação hospedeiro-patógeno nas superfícies mucosas
    - Ligações entre inflamação articular e intestinal sugeridas em diversos estudos
- Anomalias associadas
  - Atividade da artrite periférica acompanha paralelamente a inflamação intestinal
    - Artrite axial não tem essa associação
  - Associação estreita à espondilite anquilosante
    - 60% dos pacientes portadores de EA apresentam alterações subclínicas no intestino grosso ou no delgado
  - HLA-B27(+) em 50% dos pacientes portadores de artrite da DII

Características Microscópicas
- Líquido sinovial: alterações inflamatórias estéreis

QUESTÕES CLÍNICAS
Apresentação
- Sinais/sintomas mais comuns
  - Dores abdominais, perda ponderal, diarreia
  - Sintomas GI geralmente antecedem o aparecimento da artrite ou coincidem com este
  - Artrite clinicamente indistinguível daquela da EA
    - Dores lombares, rigidez
    - ↓ de expansão torácica (< 4 cm)
    - Dor e rigidez no quadril
    - Tumefação e dor em articulações periféricas

Demografia
- Gênero
  - M = F para artrite periférica associada à DII
  - M > F para artrite axial associada à DII
- Epidemiologia
  - Artrite é a mais comum anomalia extraintestinal na DII
  - 10% a 25% dos pacientes de DII vêm a apresentar artrite
    - Artrite axial acomete 10% a 15% dos pacientes de DII
    - Artrite periférica ocorre em 20% dos pacientes de DII (pode não haver danos ósseos)

Histórico Natural e Prognóstico
- *Salmonella, Yersinia, Shigella*
  - Poliartrite limitada: raras alterações radiográficas
  - Somente raras alterações sacroilíacas

- Colite ulcerativa, doença de Crohn, doença de Whipple
  - 10% a 15% dos pacientes apresentam artropatia
    - Na maioria dos casos, leve e periférica, com poucas alterações ósseas
    - 20% a 30% dos pacientes apresentam espondiloartropatia como a EA
- Mobilidade e função geralmente são mantidas ao tratamento adequado
  - Pode ser necessária a artroplastia do quadril ou do joelho
- Sem tratamento adequado, pode haver alterações posturais graves
  - Hipercifose torácica e achatamento da coluna lombar, semelhantes aos da EA
- Fusão longa da coluna + osteoporose põem o paciente sob risco de fratura de três colunas por traumatismos de menor gravidade
- Sob risco de osteonecrose quando tratado por esteroides para a doença intestinal

Tratamento
- Semelhante ao tratamento da EA
- AINEs, ARMDs
  - Melhoram os sintomas inflamatórios, controlam a dor
  - Nenhum efeito sobre a progressão da doença
- Corticosteroides
  - Frequentemente utilizados para o controle da doença intestinal; põem o esqueleto sob risco de osteonecrose
  - Esteroides intra-articulares podem ser usados em monoartrites
- Anti-FNT-α na doença axial refratária
  - Melhora a função e ↓ alterações inflamatórias na RM
  - Controle de longo prazo da progressão da doença ainda não comprovado
- Colectomia
  - Doença articular periférica pode melhorar, porém em proporção minoritária dos casos

CHECKLIST DO DIAGNÓSTICO
Considerar
- Ao se considerar o diagnóstico de AO ou IFA em adultos jovens, investigar sempre as articulações SIs para se certificar de que a artrite da DII ou a EA não esteja passando despercebida

Dicas para Interpretação de Imagem
- TC frequentemente realizada em razão de dores abdominais na DII
  - Não se esquecer de investigar o esqueleto axial com um algoritmo ósseo para anomalias ósseas
- Considerar diagnóstico de artropatia da DII em paciente com aparência óssea de EA mais cirurgia intestinal
- Na RM, ficar atento à entesite em imagens sensíveis a fluido como indicação da doença inicial

REFERÊNCIAS
1. Bazsó A, et al: Importance of intestinal microenvironment in development of arthritis. A systematic review, Immunol Res. 61(1-2):172-176, 2015.
2. Gamsjaeger S, et al: Altered bone material properties in HLA-B27 rats include reduced mineral to matrix ratio and altered collagen cross-links, J Bone Miner Res. 29(11):2382-2391, 2014.
3. Paparo F, et al: Seronegative spondyloarthropathies: what radiologists should know, Radiol Med. 119(3):156-163, 2014.

Artrite de Doença Inflamatória Intestinal

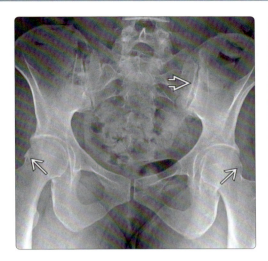
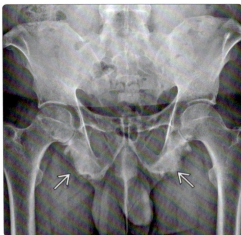

(À esquerda) *Radiografia AP mostra saliências bilaterais na junção cabeça/colo femoral* ➡️. *Essas saliências estão em posição para causar impacto femoroacetabular, e de fato o paciente apresentou sintomas desse processo. Entretanto, há também erosões assimétricas da articulação SI* ➡️. *O paciente tinha DII; as saliências e também a sacroileíte decorrem da espondiloartropatia associada.* (À direita) *Radiografia AP mostra fusão de ambas as articulações SIS e entesopatia* ➡️, *típicas da espondiloartropatia avançada da DII ou EA.*

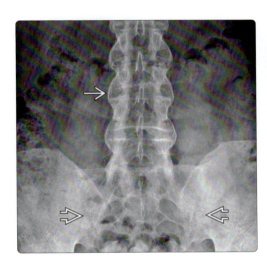
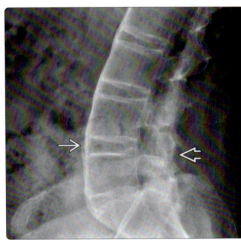

(À esquerda) *Radiografia AP no mesmo paciente mostra coluna lombar de bambu* ➡️ *(anquilose completa) e fusão simétrica praticamente completa das articulações SIs* ➡️. (À direita) *Radiografia lateral no mesmo paciente mostra sindesmófitos verticais e fusão completa dos corpos vertebrais da coluna lombar* ➡️. *Observe igualmente a fusão das facetas lombares* ➡️. *Esse grave acometimento ósseo surpreendentemente não havia sido suspeitado antes da consulta do paciente à clínica por causa de dores lombares. Ele tinha um diagnóstico de DII.*

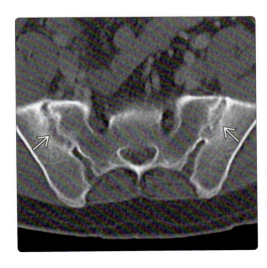
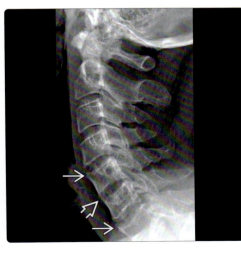

(À esquerda) *TC axial no mesmo paciente 5 anos antes mostra acometimento SI grave e bilateralmente simétrico* ➡️, *que não foi notado. O diagnóstico poderia ter sido estabelecido facilmente por ocasião desta TC e instituição do tratamento.* (À direita) *Radiografia lateral em paciente portador de DII mostra um típico sindesmófito vertical* ➡️ *e dois outros locais de formação anterior de sindesmófitos, não tão bem organizados* ➡️. *A coluna L estava inteiramente anquilosada; a coluna C em geral mostra um envolvimento de menor gravidade que a coluna toracolombar nestes pacientes.*

Artrite de Doença Inflamatória Intestinal

(À esquerda) *TC coronal em paciente reconhecidamente portador de colite ulcerativa (UC) mostra parede intestinal espessada e ulcerações submucosas ao longo do colo transverso ➡, a aparência é de cano de chumbo. Há um tecido adiposo mesentérico proeminente, típico em pacientes de UC.*
(À direita) *TC coronal no mesmo paciente mostra achados clássicos da espondiloartropatia da DII. Os sindesmófitos se fundiram ➡, ocasionando anquilose e aparência de bambu. As articulações SIs apresentam anquilose fibrosa simétrica ➡. Esta não pode ser distinguida da EA, mas a doença intestinal confirma o diagnóstico.*

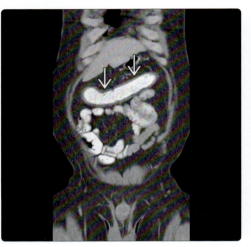 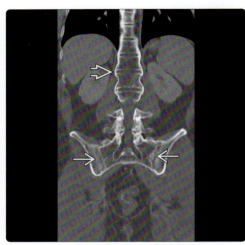

(À esquerda) *TC coronal no mesmo paciente, localizada mais posteriormente, mostra tecido adiposo mesentérico notável na bacia. Os achados ósseos são clássicos, com sindesmófitos verticais finos ➡. A esclerose e a entesopatia ao longo do ísquio ➡ são notáveis e típicas.* (À direita) *Radiografia AP mostra sacroileíte bilateral ➡. A fileira de grampos indica a fixação transversa ileoanal ➡ e diagnóstico de espondiloartropatia da DII. Observa-se também osteonecrose ➡ da cabeça femoral esquerda, decorrente do uso de esteroides.*

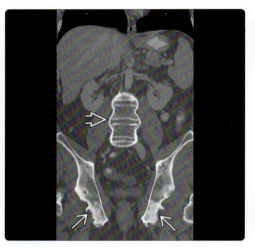 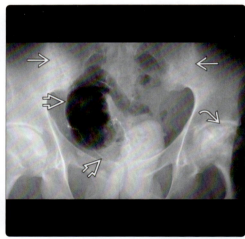

(À esquerda) *TC abdominal axial mostra espessamento da parede intestinal em paciente com artrite da DII. Há um depósito adiposo linear na parede intestinal ➡, típico da doença inflamatória intestinal. Observe a proliferação fibroadiposa mesentérica e os linfonodos proeminentes, também típicos dessa doença.*
(À direita) *Radiografia lateral de joelho no mesmo paciente mostra entesopatia de evolução prolongada do tendão infrapatelar ➡. Tal como na espondilite anquilosante, a entesopatia é proeminente na artrite da DII.*

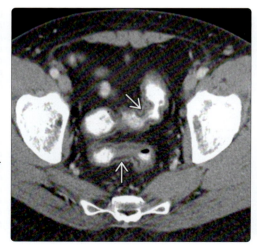 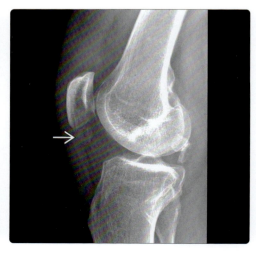

Artrite de Doença Inflamatória Intestinal

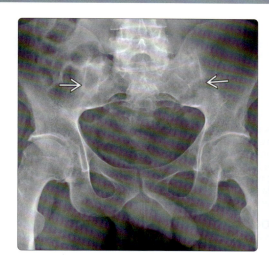
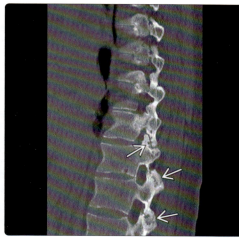

(À esquerda) *Radiografia AP em jovem do gênero masculino reconhecidamente portador de DII mostra fusão bilateral das articulações SIs ➡. Há também leve alteração produtiva nos quadris, típica da espondiloartropatia da DII.* (À direita) *TC sagital no mesmo paciente mostra tanto esclerose como erosões nas facetas articulares da coluna toracolombar ➡. A espondiloartropatia da DII, assim como a EA, é um processo erosivo/produtivo misto.*

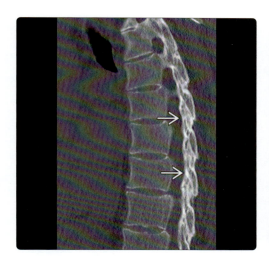
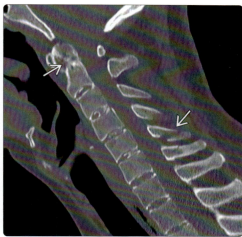

(À esquerda) *TC sagital, mais centralmente no mesmo paciente, mostra fusão total dos processos espinhosos ➡, porém os corpos vertebrais ainda não se fundiram.* (À direita) *TC sagital da coluna C no mesmo paciente foi obtida após traumatismo de menor gravidade. São vistas múltiplas fraturas sem luxação ➡. Todavia, em pacientes como este, com fusão longa da coluna, essas fraturas podem não ser inócuas. A RM se faz necessária para se avaliar quanto a danos à medula óssea.*

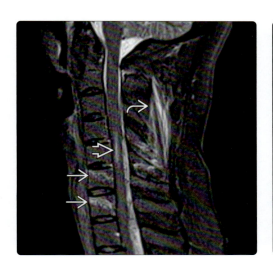
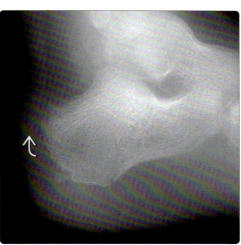

(À esquerda) *RM T2 FS sagital no mesmo paciente mostra fraturas não detectadas anteriormente de dois corpos vertebrais ➡, lesão ligamentar ➡ e evidências de traumatismo na medula espinal ➡. Há alta morbidade associada a fraturas até mesmo menores da coluna em pacientes como este, com fusão longa da coluna.* (À direita) *Radiografia lateral mostra anormalidade sutil do calcâneo. Há tumefação das partes moles posteriormente ao tendão do calcâneo ➡ e obliteração do coxim adiposo pré-calcaneano, indicando alteração inflamatória em criança com DII.*

Artrite Psoriática

DADOS PRINCIPAIS

TERMINOLOGIA
- Artrite inflamatória, desenvolvendo-se em geral depois das alterações cutâneas da psoríase ou concomitantemente a estas
  - Artrite precede as alterações cutâneas em 2 anos em 15% dos casos

IMAGENS
- Diagnóstico feito mais frequentemente por radiografias
- Artropatia periférica em mãos/pés
  - Padrão em fileira
    - Predomínio das articulações interfalangianas (IFs)
    - Erosiva; pode evoluir para artrite mutilante
    - Deformidades de "lápis na caneca", dedos em "telescópio"
  - Padrão de raios
    - Produtiva, com entesopatia, periostite
    - Tumefação de partes moles, dedo em salsicha
- Sacroileíte: 35% dos pacientes
  - Comumente tem início assimétrico, porém bilateral
  - Pode parecer simétrica a qualquer momento da evolução
- Espondilite: 30% dos pacientes
  - Ossificações paravertebrais volumosas
  - Vista de maneira mais proeminente na incidência AP que na lateral
  - Assimétrica com níveis pulados
- Anquilose é característica comum
- Densidade óssea normal
- Bilateralidade e simetria ocorrem em frequência menor que na artrite reumatoide
- Na doença inicial, a RM mostra anormalidades, ainda que comumente inespecíficas
  - Edema, sinovite em articulações periféricas inespecíficos
  - Edema da medula óssea
  - Entesopatia, periostite

CHECKLIST DO DIAGNÓSTICO
- Ficar atento à periostite ao longo de metáfises e diáfises dos dedos; pode ser sutil
  - Pode ser vista em radiografias ou na RM
  - Diferencia da artrite reumatoide e da osteoartrite erosiva

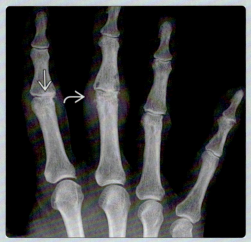
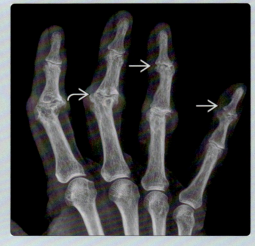

(À esquerda) *Radiografia PA em adulto jovem mostra redução de cartilagem e leves alterações erosivas na 2ª IFP ➡, porém alterações erosivas mais graves, junto com tumefação de partes moles e entesopatia ➡, na 3ª IFP. Observe as articulações MCFs normais e a densidade óssea normal. Esta é uma típica artrite psoriática.* (À direita) *Radiografia PA no mesmo paciente, 9 anos depois, mostra acometimento erosivo e produtivo misto avançado das articulações IFDs ➡ e IFPs ➡. Este é, então, de maneira mais convincente um padrão em fileira típico da artrite psoriática.*

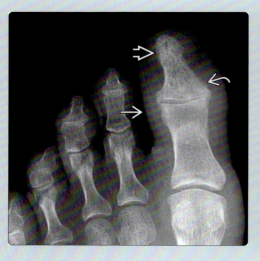
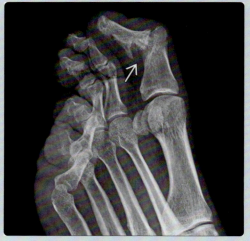

(À esquerda) *Radiografia AP de pé mostra doença que envolve unicamente o hálux. Há um edema difuso das partes moles ➡, uma leve acro-osteólise ➡ e uma periostite nítida ➡. As demais articulações na imagem estão normais. Essa aparência é clássica para o padrão de raios da artrite psoriática.* (À direita) *Radiografia oblíqua no mesmo paciente, 9 anos depois, mostra que a doença permaneceu monoarticular, mas que a periostite regrediu, enquanto a articulação IF passou a apresentar graves alterações erosivas ➡. As características podem ter se modificado, mas a doença continua sendo uma APS.*

Artrite Psoriática

TERMINOLOGIA
Abreviatura
- Artrite psoriática (APS)

Sinônimos
- Espondiloartropatia psoriática
  - Não de fato um sinônimo; acometimento da coluna e sacroilíaco encontrados em um subgrupo de pacientes com APS

Definições
- Artrite inflamatória, desenvolvendo-se comumente após as alterações cutâneas da psoríase ou coincidentemente às mesmas
  - Artrite precede as alterações cutâneas em até 2 anos em 15% dos pacientes

IMAGENS
Características Gerais
- Melhor dica para diagnóstico
  - Espondiloartropatia
    - Ossificação paravertebral volumosa
      - É mais bem visualizada na radiografia AP que na lateral
      - Assimétrica com áreas puladas
    - Sacroileíte bilateral, porém assimétrica
  - Artropatia periférica
    - Padrão em fileira
      - Predomínio das articulações interfalangianas (IFs)
      - Erosiva, pode evoluir para a artrite mutilante
      - Produtiva, com anquilose, periostite
    - Padrão de raios
      - Dedo em salsicha, entesopatia
- Localização
  - Espondiloartropatia
    - Toracolombar > cervical; pula segmentos
    - Articulações sacroilíacas (SIs) bilateralmente, assimétricas
  - Artropatia periférica: mão > pé > outras articulações
    - Articulações IFs > articulações metacarpofalangianas (MCFs) ou metatarsofalangianas (MTFs)
  - 2/3 assimétrica e monoarticular ou oligoarticular
  - 1/3 poliarticular; pode imitar a artrite reumatoide (AR)

Recomendações para Aquisição de Imagens
- Melhor ferramenta para aquisição de imagens
  - Diagnóstico feito mais frequentemente em radiografias
  - RM mostra anormalidades na doença inicial
    - Edema, sinovite em articulações periféricas: inespecíficos
    - Padrão de raios mais específico à RM
      - Edema da medula óssea e periósteo
      - Entesopatia, periostite
    - Um estudo demonstrou envolvimento frequente do pé por critérios de RM em pacientes psoriáticos sem sintomas articulares
      - Tendinite calcaneana (57%), bursite retrocalcânea (50%), derrame articular/sinovite (46%)
- Orientações de protocolo
  - Articulações SIs: RM T2WI FS ou STIR coronal angulada, em cortes finos

Achados na Radiografia
- Densidade óssea normal
- Bilateralidade e simetria ocorrem em frequência menor que na AR
- Mão
  - Envolvida em 25% dos casos
  - Padrão em fileira: prevalências das IFDs
    - Começa como erosões marginais
  - Evolui para erosões agressivas
    - Deformidade de "lápis na caneca": afilamento da parte proximal semelhante a um lápis, erosão em caneca da parte distal da articulação
    - Típica, porém não específica, da APS
  - 5% dos pacientes vêm a apresentar artrite mutilante
    - Destruição tão significativa que grande parte da falange é reabsorvida
    - Dedos clinicamente "em telescópio", em que o dedo pode ser esticado até o comprimento normal
  - Pode haver a reabsorção do osso nos tufos (acro-osteólise)
  - MCFs acabam por serem envolvidas em caso de controle deficiente
  - Anquilose é comum na APS moderadamente avançada
  - Padrão de raios: edema das partes moles de todo o raio conhecido por dedo em salsicha
    - Alteração produtiva é uma característica importante
      - Periostite ao longo da diáfise dos dedos
      - Entesite em locais de inserção de ligamentos/tendões
- Punho
  - Qualquer compartimento pode ser envolvido; razoavelmente inespecífico
  - Acometimento do pericapitato é levemente mais proeminente, mas pode não ajudar a diagnosticar casos individuais
  - Doença erosiva
  - Entesopatia pode ser sutil, mas está frequentemente presente
- Pé
  - Não tão frequentemente envolvido quanto a mão, porém comum
  - Predomínio do acometimento IF
  - Doença MTF não incomum
  - Mesmas características da mão: padrão de doença erosiva em fileira, padrão de raios de edema e periostite
  - Rara esclerose das falanges distais: falange de marfim
- Tornozelo
  - Entesite
    - Inserção do tendão do calcâneo e da aponeurose plantar
  - Pospé mais frequentemente envolvido nas alterações iniciais da APSs que no antepé
  - Erosões, especialmente do tubérculo posterior do calcâneo
- Articulações proximais
  - Quadril é envolvido raramente em relação às articulações mais acrais, mas pode apresentar erosões
- Sacroileíte: 35% dos pacientes com APS; 20% a 40% dos pacientes de APS com artrite periférica
  - Início geralmente assimétrico, porém bilateral
  - Pode parecer simétrica a qualquer momento na evolução
  - Estágio terminal: anquilose bilateral
- Espondilite: 30% dos pacientes
  - Predomínio da coluna toracolombar
  - Ossificação paravertebral volumosa
    - Origina-se do corpo vertebral, estende-se verticalmente em torno do disco até formar finalmente uma ponte
    - Aparece como ossificação amorfa no estágio inicial
    - Posteriormente vêm a apresentar uma medula óssea mais madura
    - Vista de maneira mais proeminente na incidência AP que na lateral
    - Assimétrica com corpos vertebrais saltados
  - Anquilose das facetas não tão comum como na espondilite anquilosante (EA)

Achados na RM
- T1WI
  - Edema de sinal baixo em locais de erosões iniciais

Artrite Psoriática

- o Derrames articulares de sinal baixo
- o Mais tardiamente na espondilite, sinal da medula óssea em ossificações paravertebrais
- Sequências sensíveis a fluido e sequência T1 C+ FS
  - o Alteração inflamatória enteseal: sinal alto
    - Inserção do tendão do calcâneo e fasciíte plantar
    - Em torno da bacia
    - Ligamentos interespinais
    - Cantos dos corpos vertebrais
  - o Padrão em fileira das articulações IFs
    - Erosões e cistos subcondrais com sinal alto
    - Derrame articular com sinal alto contendo sinovite de sinal baixo
    - Realce inespecífico da membrana sinovial
    - APS não distinguível da AR com base nas características articulares e sinoviais à RM
      - □ Relatos iniciais mostram que a APS pode apresentar uma diminuição mais abrupta (washout) no realce sinovial pelo contraste 15 minutos após a injeção
  - o Padrão de raios de mãos/pés mais específico da APS
    - Edema periósteo de sinal alto ao longo da diáfise
    - Edema da medula óssea começa na inserção capsular da falange e se dissemina até envolver todo o osso
    - Edema das partes moles pode se disseminar à subcútis
    - Pode ser visto espessamento fascial muscular

Achados na Ultrassonografia
- Derrames articulares, tenossinovite; inespecíficos

DIAGNÓSTICO DIFERENCIAL

Diagnóstico Diferencial da Espondiloartropatia na Artrite Psoriática
- Artrite reativa crônica (ARC)
  - o Mesma aparência da sacroileíte bilateral, mas assimétrica
  - o Mesma ossificação paravertebral volumosa

Diagnóstico Diferencial da Artrite Periférica na Artrite Psoriática
- Artrite reativa crônica (ARC)
  - o Mesma distribuição IF da doença erosiva
  - o Mesmos dedos em salsicha com periostite
  - o Predominância dos membros inferiores na ARC; dos superiores na APS
- Osteoartrite erosiva (OAE)
  - o Erosões interfalangianas podem ter aparência idêntica, porém erosões da OAE são centrais e não marginais
  - o Envolvimento IF > MCF
  - o Distribuição no carpo diferente: 1ª carpometacarpal e escafo-trapézio-trapezoide na OAE
- Artrite reumatoide (AR)
  - o Envolvimento MCF > IF (acometimento IFD raro, exceto em casos avançados)
  - o Ausência de periostite
  - o Pode apresentar aparência semelhante à da artrite mutilante na doença avançada
  - o Distribuição do carpo nem sempre diferencia, mas na AR há o predomínio da articulação radioulnar distal e das articulações radiocarpais

PATOLOGIA

Características Gerais
- Etiologia
  - o Não estabelecida: provável combinação de fatores ambientais e hereditários
- Anomalias associadas
  - o Alterações cutâneas da psoríase
  - o Alterações ungueais: depressões, cristas, onicólise

QUESTÕES CLÍNICAS

Apresentação
- Sinais/sintomas mais comuns
  - o Com frequência, histórico familiar de psoríase
  - o Dactilite
  - o Comumente oligoarticular, ocasionalmente poliarticular
  - o Ocasionalmente dores nas costas
  - o Dor por entesite, especialmente calcaneana ou plantar

Demografia
- Idade
  - o Pico de início da artrite psoriática de 30 a 35 anos
- Gênero
  - o M = F para a artrite psoriática
  - o M > F (M:F = 2-3:1) para a espondilite psoriática
- Epidemiologia
  - o Prevalência de 0,1% nos Estados Unidos
  - o Artrite em 5% a 20% dos pacientes com psoríase

Histórico Natural e Prognóstico
- Morbidade pode ser substancial
  - o Pior com
    - Histórico familiar positivo
    - HLA-B27 positivo
    - Início antes de 20 anos de idade
    - Acometimento poliarticular

Tratamento
- Igual ao das outras espondiloartropatias
  - o Anti-FNT-α: promissor, mas até aqui apenas estudos pequenos com acompanhamento curto

CHECKLIST DO DIAGNÓSTICO

Considerar
- Como tanto a psoríase como a APS podem ser características iniciais do HIV, é preciso se afastar a hipótese dessa doença

Dicas para Interpretação de Imagem
- Ficar atento quanto à periostite ao longo de metáfises e diáfises de dedos; pode ser sutil
  - o Diferencia a APS da AR e da osteoartrite erosiva

REFERÊNCIAS

1. Lew PP, et al: Imaging of disorders affecting the bone and skin, Radiographics. 34(1):197-216, 2014.
2. Braum LS, et al: Characterisation of hand small joints arthropathy using highresolution MRI--limited discrimination between osteoarthritis and psoriatic arthritis, Eur Radiol. 23(6):1686-1693, 2013.
3. Spira D, et al: MRI findings in psoriatic arthritis of the hands, AJR Am J Roentgenol. 195(5):1187-1193, 2010.

Artrite Psoriática

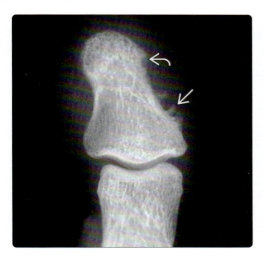
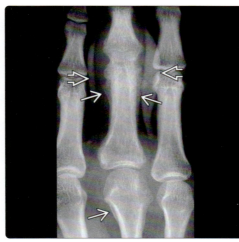

(À esquerda) *Radiografia AP do hálux mostra tanto periostite ➡ como uma sugestão de acro-osteólise ➡. A combinação sugere fortemente artrite psoriática, mas a artrite reativa crônica também é uma consideração. O paciente apresentava psoríase.* (À direita) *Radiografia PA mostra exemplo notável do padrão de envolvimento de um raio único em paciente com APS. Há uma acentuada tumefação das partes moles ➡, superpondo-se aos outros dedos. Pode-se ver um afilamento da cartilagem e proeminente a periostite ao longo das diáfises ➡.*

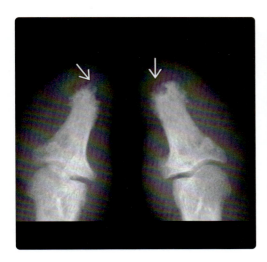
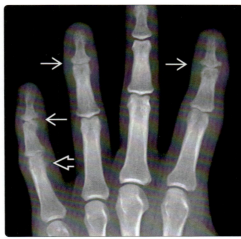

(À esquerda) *Radiografia oblíqua de ambos os polegares mostra acro-osteólise ➡ nos tufos. Este é um achado algo incomum em pacientes com APS, mas é visto muito mais frequentemente na APS que nas outras artrites comuns.* (À direita) *Radiografia PA mostra APS inicial. O carpo e as articulações MCFS estavam normais (não mostrados). Os dedos mostram o acometimento difuso das articulações IFs, com osteopenia, tumefação e erosões marginais ➡. Uma periostite sutil é mais bem visualizada na 5ª falange proximal ➡.*

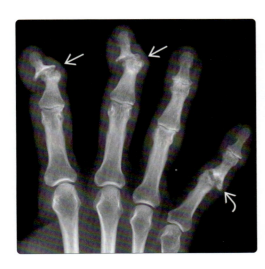
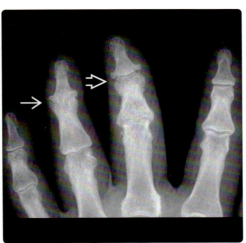

(À esquerda) *Radiografia PA mostra alterações erosivas e produtivas mistas EM um padrão em fileira envolvendo as articulações IFDs ➡ e IFPs ➡. Veja que as articulações MCFs estão normais, assim como a densidade óssea. Esta é uma típica artrite psoriática.* (À direita) *Radiografia PA mostra doença erosiva e anquilose em desenvolvimento em uma articulação IFD ➡ e uma doença puramente erosiva em outra ➡, típica da artrite psoriática. A densidade óssea está normal e os dedos estão difusamente tumefeitos.*

Artrite Psoriática

(À esquerda) *Radiografia PA mostra densidade óssea normal, mas há uma doença interfalangiana erosiva tão grave ➡ que se qualifica para o termo "artrite mutilante", que é por vezes empregado nesses casos e é visto mais normalmente na artrite psoriática. Clinicamente esses dedos estão "em telescópio", pois podem ser esticados a todo seu comprimento.* (À direita) *Radiografia AP em paciente com APS mostra artrite mutilante das articulações IFs ➡. As articulações MTFs apresentam um envolvimento de menor gravidade. Esta é uma aparência típica, mas esta pode ser vista na APS ou na ARC.*

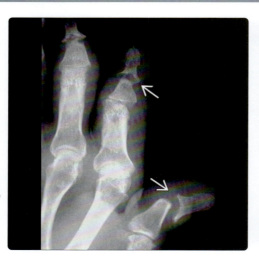 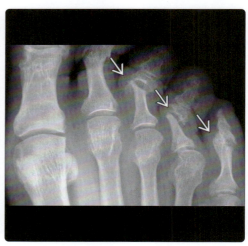

(À esquerda) *Gráfico mostra aparência da APS inicial. A ossificação paravertebral, visualizada de maneira melhor na incidência AP, é volumosa ➡ e pode acabar por transpor como ponte o espaço discal. A sacroileíte é bilateral, porém geralmente é assimétrica ➡ ao início da doença.* (À direita) *Radiografia AP em paciente com APS mostra osteófito inicial estendendo-se primeiramente para longe do corpo vertebral e a seguir verticalmente em torno do espaço discal ➡. Em outro nível, um osteófito paravertebral volumoso transpõe completamente o espaço discal ➡.*

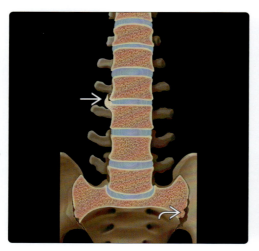 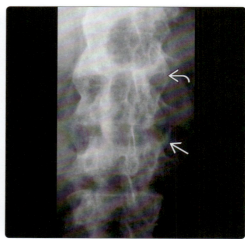

(À esquerda) *Radiografia lateral da coluna lombar em paciente com espondiloartropatia psoriática mostra ossificação paravertebral inicial ➡. Nesse estágio inicial, a ossificação parece irregular e bastante amorfa; posteriormente desenvolve aparência óssea madura.* (À direita) *Radiografia lateral mostra um único osteófito vertical ➡, junto com a anquilose completa das facetas da coluna cervical ➡. É incomum, mas não é inédito se ter um segmento tão longo de anquilose na artrite psoriática.*

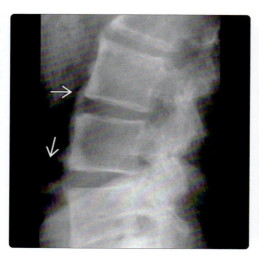 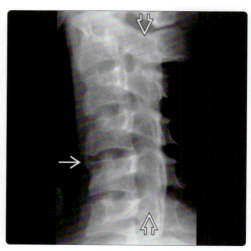

Artrite Psoriática

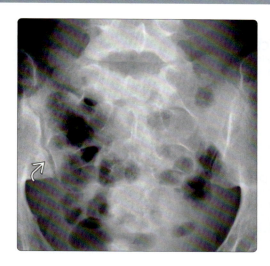
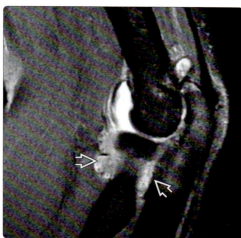

(À esquerda) Radiografia AP mostra articulação SI esquerda praticamente normal, mas a direita mostra leve alargamento e esclerose ➡. Essa assimetria bilateral é típica da espondiloartropatia psoriática ou reativa crônica. O paciente veio a apresentar as alterações cutâneas típicas da psoríase dentro de 1 ano. *(À direita)* Artrograma RM sagital mostra proliferação sinovial circundando o rádio proximal ➡. Os achados na RM são inespecíficos; o diagnóstico foi feito com base nas radiografias, na sorologia, na cultura e na patologia sinovial.

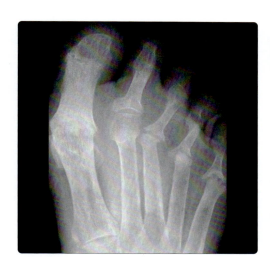
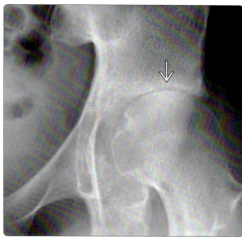

(À esquerda) Radiografia AP mostra artrite psoriática de evolução longa com anquilose do hálux e grave doença erosiva envolvendo não apenas as articulações IFs como também as articulações MTFs. O diagnóstico com base unicamente nessa radiografia é de APS ou de artrite reativa crônica. *(À direita)* Radiografia AP do quadril em mulher jovem mostra redução de cartilagem ➡ sem alterações erosivas ou osteófitos. Ela apresentava sacroileíte assimétrica, porém bilateral. Embora o acometimento articular proximal sugerisse mais uma espondilite anquilosante ou DII, comprovou-se APS na paciente.

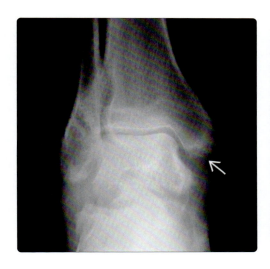
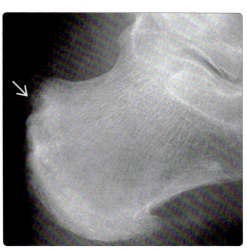

(À esquerda) Radiografia AP mostra extensa entesopatia nos maléolos ➡. Foi visto igualmente um grande derrame articular. A alteração produtiva pode ser vista na APS, na artrite reativa crônica, na espondilite anquilosante avançada ou na doença inflamatória intestinal. *(À direita)* Radiografia lateral do calcâneo no mesmo paciente mostra doença erosiva avançada no tubérculo posterior ➡. Tal como ocorre com a entesopatia, este é um achado inespecífico entre as espondiloartropatias; comprovou-se APS no paciente.

Artrite Reativa Crônica

DADOS PRINCIPAIS

TERMINOLOGIA
- Artrite vista como parte da tríade de artrite, uretrite (cervicite) e conjuntivite
- < 33% dos pacientes manifestam tríade completa como quadro clínico inicial

IMAGENS
- Radiografias geralmente fazem o diagnóstico
  - Calcânea: localização clássica da anomalia
    - Inicialmente: desossificação do tubérculo posterior
    - Posteriormente: erosões do tubérculo posterior, entesite
  - Dedo em salsicha: periostite, especialmente dos artelhos
- Acometimento axial
  - Sacroileíte bilateral, frequentemente, porém não invariavelmente simétrica
  - Ossificação paravertebral volumosa
    - Assimétrica: pula corpos vertebrais; nem sempre envolve os lados direito e esquerdo; mais bem visualizada na incidência AP
- Doença inicial torna necessária a RM para o estabelecimento das alterações inflamatórias, que ainda não ocasionaram achados radiográficos

QUESTÕES CLÍNICAS
- Dores no calcanhar em 6,1% dos pacientes
  - Uma das características mais incapacitantes
- M:F = 5-6:1
- Caucasianos afetados mais comumente que afro-americanos ou outros grupos étnicos (4:1)
- Pequenas articulações dos pés (64%)
- Dedos em salsicha (52%)
- Dores lombares em 61% dos pacientes (alterações radiográficas em 20%)

CHECKLIST DO DIAGNÓSTICO
- Acometimento axial na ARC é idêntico ao da APS
- Investigar cuidadosamente as partes moles; dedo em salsicha é um achado altamente diretivo para ARC ou APS
- Erosões calcâneas posteriores não são específicas da ARC
  - Considerar também AR, APS, artrite da DII/EA
- ARC pode se manifestar inicialmente por sintomas graves em pacientes de HIV; considerar essa doença subjacente

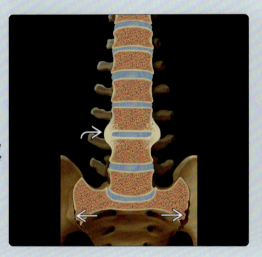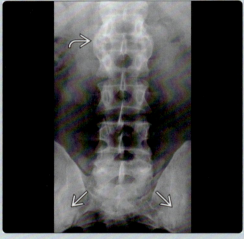

(À esquerda) Gráfico coronal da coluna lombossacra mostra as anomalias axiais comumente encontradas na artrite reativa crônica (ARC). Há uma sacroileíte bilateral, ainda que assimétrica ➡. Há também uma ossificação paravertebral volumosa transpondo os corpos vertebrais ➡. (À direita) Radiografia AP em paciente com ARC mostra uma ossificação paravertebral volumosa ➡. Esta não precisa ser simétrica e há com frequência áreas saltadas. Ambas as articulações sacroilíacas mostram alargamento e esclerose, na esquerda mais avançados que na direita ➡.

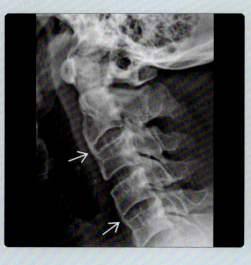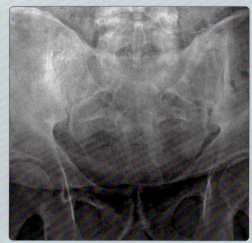

(À esquerda) Radiografia lateral em paciente com ARC mostra sindesmófitos em ponte ➡ em dois níveis da coluna C. O paciente apresentava sindesmófitos mais avançados e volumosos envolvendo a coluna toracolombar (não mostrados). Veja a densidade óssea normal. Dada a doença avançada, a densidade óssea normal torna a ARC ou a espondiloartropatia psoriática (APS) mais provável que a espondilite anquilosante (EA)/artrite de doença inflamatória intestinal. (À direita) Radiografia AP no mesmo paciente mostra esclerose bilateral assimétrica das articulações SI (direita mais estreita que a esquerda).

Artrite Reativa Crônica

TERMINOLOGIA

Abreviatura
- Artrite reativa crônica (ARC)

Sinônimos
- Artrite reativa, artrite reativa sexualmente adquirida, artrite relacionada com o HIV, doença de Reiter
  - Termo "Reiter" não está mais em uso dada a recente descoberta de seu tratamento incorreto de prisioneiros criminais

Definições
- Artrite vista como parte de uma tríade de artrite, uretrite (cervicite) e conjuntivite
  - < 33% dos pacientes manifestam a tríade completa como quadro clínico inicial

IMAGENS

Características Gerais
- Melhor dica para diagnóstico
  - Calcânea: erosões e entesite no tubérculo posterior
  - "Dedo em salsicha": periostite, especialmente dos artelhos
    - Dedos das mãos ocasionalmente envolvidos
  - Acometimento axial
    - Sacroileíte bilateral
    - Ossificação paravertebral assimétrica volumosa
- Localização
  - Calcânea > artelhos > outras articulações dos membros inferiores
  - Articulações sacroilíacas
  - Coluna toracolombar > cervical
- Morfologia
  - Erosões, periostite, anquilose

Recomendações para Aquisição de Imagens
- Melhor ferramenta para aquisição de imagens
  - Radiografias geralmente fazem o diagnóstico
  - Doença inicial torna necessária a RM para o estabelecimento das alterações inflamatórias, que ainda não ocasionaram achados radiográficos

Achados na Radiografia
- Densidade óssea: comumente normal
  - Osteopenia justa-articular em locais ativos, normaliza-se posteriormente
- Simetria: menos frequente que na artrite reumatoide (AR) ou na espondilite anquilosante (EA)
- Entesopatia é um achado proeminente
  - Ossificação na inserção tendinosa
    - Inserção do tendão do calcâneo
    - Patela
    - Bacia: espinhas ilíacas, tuberosidades isquiais, púbis
- Articulações periféricas
  - Calcâneo
    - Inicialmente: desossificação do tubérculo posterior
    - Mais tardiamente: erosões do tubérculo posterior
    - Posteriormente: entesite do tubérculo posterior, osso reativo
  - Dedos
    - Dedo em salsicha: tumefação das partes moles ao longo de todo o raio e não em torno de uma única articulação
    - Periostite: reação óssea ao longo da diáfise das falanges, em inserções tendíneas
    - Erosões: osteófitos tardios
- Esqueleto axial
  - Articulações sacroilíacas
    - Sacroileíte bilateral
      - Envolve parte sinovial da articulação (1/2 a 2/3 inferiores)
      - Geralmente assimétrica ao início da doença
      - Inicialmente: erosões, alargamento
      - Pode se tornar assimétrica a qualquer ponto da doença; não usar assimetria para afastar ARC
      - Tardiamente: esclerose, anquilose fibrosa ou óssea
  - Coluna vertebral
    - Envolvimento toracolombar > cervical
    - Ossificação paravertebral volumosa
      - Mais bem visualizada na incidência AP; estende-se em torno do espaço discal e não adjacente ao anel fibroso
      - Assimétrica: pula corpos vertebrais; nem sempre envolve os lados direito e esquerdo
    - Comumente pode ser diferenciada tanto da espondilose da osteoartrite como dos sindesmófitos da EA
      - Formação óssea inicial é irregular e amorfa em todos esses processos. e não tão facilmente diferenciada
    - Coluna cervical envolvida em frequência menor ou com menor gravidade
      - Pode evidenciar subluxação atlantoaxial
    - Pode ser vista a fusão das facetas articulares
      - Em frequência e em gravidade menores que na EA
      - Presença não deve ser usada para se afastar ARC
  - Outras articulações axiais podem apresentar alterações inflamatórias
    - Costovertebrais, esternoclaviculares

Achados na TC
- TC geralmente não é utilizada na ARC; reflete os achados radiográficos
- Ficar atento a alterações sacroilíacas na TC de coluna obtida em razão de dores lombares

Achados na RM
- Achados avançados refletem aparência radiográfica
  - Erosões, alterações inflamatórias
  - Medula óssea na ossificação paravertebral volumosa
  - Sacroileíte de sinal alto em sequências de líquido ou anquilose de sinal baixo
- Achados na RM iniciais semelhantes àqueles de outras artrites
  - Em sequências sensíveis a fluido
    - Entesopatia
      - Especialmente no tendão do calcâneo, na aponeurose plantar, em ligamentos interespinais, em torno da bacia
    - Edema da medula óssea em locais iniciais de inflamação óssea
      - Calcâneo posterior, artelhos
      - Articulações sacroilíacas, corpos vertebrais

Achados na Ultrassonografia
- Sinovite, tenossinovite

DIAGNÓSTICO DIFERENCIAL

Espondiloartropatia Psoriática
- Acometimento axial idêntico
  - Sacroileíte bilateral, frequentemente assimétrica
  - Ossificação paravertebral volumosa
- Acometimento periférico: predomínio das mãos na espondiloartropatia psoriática (APS) (pés na ARC), porém artelhos e calcanhar frequentemente e envolvidos em ambas

Artrite Reumatoide
- Doença erosiva das MTFs e do tubérculo calcâneo posterior têm aparência semelhante
- Não há alterações produtivas (periostite, entesite, formação de osteófitos) em casos de AR

Artrite Reativa Crônica

Espondilite Anquilosante/Artrite de Doença Inflamatória Intestinal
- Acometimento axial comumente diferente
  - Sacroileíte bilateral mais simétrica
  - Sindesmófitos verticais finos e não ossificação paravertebral volumosa
- Acometimento periférico: geralmente quadris, joelhos, ombros na EA/doença inflamatória intestinal (DII)
  - Doença avançada pode envolver artelhos e calcâneo
- Osteoporose na EA ou na DII avançada, não na ARC

PATOLOGIA

Características Gerais
- Etiologia
  - Não estabelecida, mas forte associação com HLA-B27
    - HLA(+) em 65% a 75% dos caucasianos com ARC
    - HLA(+) em 30% a 50% dos afro-americanos com ARC
  - Pode ser desencadeada por infecções GU (*Chlamydia*) ou GI (*Shigella, Salmonella, Yersinia, Campylobacter*)
    - Artrite geralmente sucede a infecção após 1 a 4 semanas
    - Culturas da sinóvia e do líquido articular são estéreis (daí a denominação de "reativa")
    - Com frequência não há histórico algum de infecção anterior, que pode ser subclínica
- Genética
  - + associação a HLA-B27
- Anomalias associadas
  - Associação indireta ao HIV
    - Prevalência e gravidade da ARC ↑ em pessoas portadoras de HIV
    - Etiologia pode ser doença sexualmente transmitida causada por microrganismos comuns tanto a ARC como a HIV

Características Patológicas e Cirúrgicas Macroscópicas
- Formação óssea reativa

Características Microscópicas
- Estéril, porém com sinóvia inflamatória e derrames articulares

QUESTÕES CLÍNICAS

Apresentação
- Sinais/sintomas mais comuns
  - Dores no calcanhar (61%)
    - Alterações radiográficas no calcâneo em 16% dos pacientes
    - Uma das características mais incapacitantes
  - Dores no joelho (68%)
  - Dores no tornozelo (49%)
  - Pequenas articulações dos pés (64%)
    - Pequenas articulações das mãos (42%)
    - Dedos em salsicha (52%)
  - Dores lombares
    - Dor em 61% dos pacientes
    - Somente 20% dos pacientes têm alterações radiográficas axiais (possivelmente em número maior no caso de imagens de RM)
      - Sacroileíte às radiografias (17%)
      - Espondilite às radiografias (7%)
  - Uretrite/cervicite: ulcerações mucocutâneas
  - Conjuntivite em 33% dos pacientes; geralmente leve
  - Uretrite/conjuntivite podem preceder sintomas articulares
- Outros sinais/sintomas
  - 25% apresentam ceratoderma blenorrágico
    - Erupção cutânea na sola dos pés/palma das mãos; assemelha-se clinicamente à psoríase pustular
  - Febre relativamente comum
  - Perda ponderal pode ser marcante
  - Artrite em 1% a 2% dos pacientes com doença de evolução longa
  - Amiloidose (rara)

Demografia
- Idade
  - Início: 16 a 60 anos
  - Média: 26 anos
- Gênero
  - M:F = 5-6:1
- Etnia
  - Caucasianos afetados mais comumente que afro-americanos ou outros grupos étnicos (4:1)
    - Não caucasianos têm frequência mais baixa de HLA-B27 positivo
- Epidemiologia
  - 3,5 casos/100.000 indivíduos masculinos < 50 anos de idade

Histórico Natural e Prognóstico
- Maioria dos casos regride espontaneamente em alguns meses
- Minoria substancial (15%): evolução recidivante com artrite/entesite persistente e incapacitante
  - 70% desses pacientes vêm a apresentar alterações artríticas axiais

Tratamento
- Igual ao da EA e da artrite psoriática
- AINEs, ARMDs para alívio sintomático
- Injeção de glicocorticosteroides em casos monoarticulares
- Anti-FNT-α é promissor, proporcionando alívio sintomático e ↓ inflamação
  - Ainda não comprovado como retardando a progressão da doença

CHECKLIST DO DIAGNÓSTICO

Considerar
- ARC pode se manifestar inicialmente por sintomas graves em pacientes portadores de HIV; considerar essa doença subjacente

Dicas para Interpretação de Imagem
- Acometimento axial na ARC é idêntico àquele da APS
- Erosões calcâneas posteriores não específicas da ARC
  - Considerar também AR, APS, EA, artrite DII
- Investigar cuidadosamente as partes moles; dedos em salsicha são um achado altamente diretivo para ARC ou APS
  - Comumente se observam periostite e doença articular inicial

REFERÊNCIAS

1. Keithlin J, et al: Systematic review and meta-analysis of the proportion of non-typhoidal Salmonella cases that develop chronic sequelae, Epidemiol Infect. 143(7):1333-1351, 2015.
2. Lew PP, et al: Imaging of disorders affecting the bone and skin, Radiographics. 34(1):197-216, 2014.
3. Hannu T: Reactive arthritis, Best Pract Res Clin Rheumatol. 25(3):347-357, 2011.

Artrite Reativa Crônica

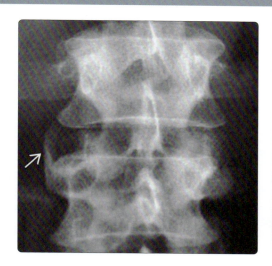
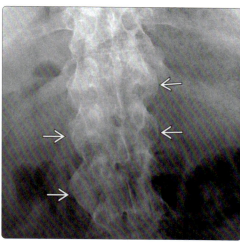

(À esquerda) *Radiografia AP mostra coluna em paciente com ARC. Podem-se ver as características de uma ossificação paravertebral inicial ➡ se originando do corpo vertebral a alguma distância da placa terminal e fazendo uma ponte em direção ao corpo vertebral adjacente, diferenciando-a de um sindesmófito.* (À direita) *Radiografia AP da junção toracolombar em homem de 48 anos de idade com ARC mostra formação avançada de sindesmófitos volumosos e um tanto assimétricos ➡, típicos desse processo mórbido.*

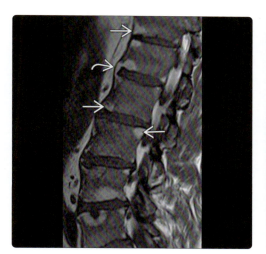
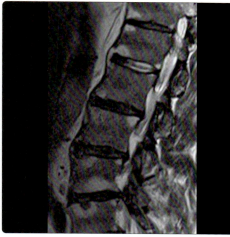

(À esquerda) *RM T1 sagital no mesmo paciente mostra sindesmófitos em ponte, alguns contendo medula óssea ➡. Observe também as lesões Romanus de sinal alto nos cantos ➡. O fato de essas lesões apresentarem sinal alto em imagens T1 indica cronicidade do processo, com o tecido adiposo substituindo o local da inflamação anterior. Uma inflamação que estivesse ativa teria sinal baixo em imagens T1, porém seria hiperintensa em imagens T2.* (À direita) *RM T2 sagital também mostra lesões Romanus e medula amarela no sidesmófito, porque a sequência não teve saturação adiposa.*

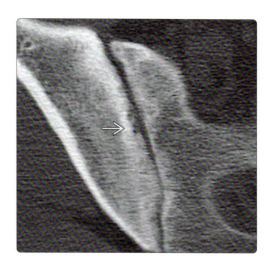
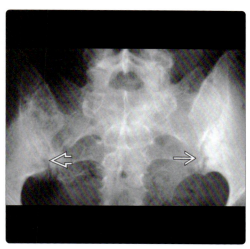

(À esquerda) *TC óssea axial mostra anomalias axiais iniciais algo sutis, com alterações erosivas iniciais ➡ da articulação sacroilíaca e uma leve esclerose associada. Isso foi mais proeminente no lado direito que no esquerdo; comprovou-se ARC no paciente.* (À direita) *Radiografia AP clássica de ARC. As articulações sacroilíacas mostram alterações erosivas bilaterais, porém assimétricas, com esclerose do lado esquerdo ➡ pior que do direito ➡.*

Artrite Reativa Crônica

(À esquerda) *Radiografia AP mostra radiografias SIs que estão ambas anormais, com esclerose e erosões. A anomalia é bilateral, porém assimétrica, com a esquerda ➡ pior que a direita ➡. Lembre-se, porém, de que qualquer paciente de ARC pode apresentar acometimento simétrico em alguma altura do processo.*
(À direita) *Radiografia AP mostra alterações avançadas de ARC, com fusão bilateral da articulação SI. Há erosão unilateral no quadril ➡; as articulações proximais podem vir a ser envolvidas quando há doença de evolução longa.*

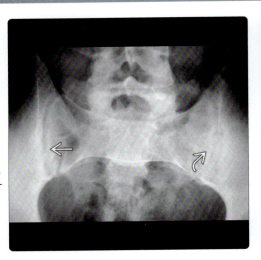
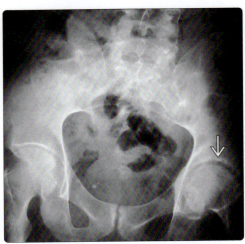

(À esquerda) *Radiografia lateral mostra erosões proeminentes no calcâneo posterior ➡. A densidade óssea está normal. Os achados são típicos, embora não patognomônicos, da ARC. Outras artrites erosivas, como AR, APS e EA, são possíveis, embora menos prováveis.* (À direita) *Radiografia lateral mostra manifestações iniciais clássicas da ARC, com alterações reativas densas e uma entesopatia na inserção do tendão do calcâneo ➡, assim como na aponeurose plantar ➡. Essas alterações reativas não devem ser vistas na AR ou na EA.*

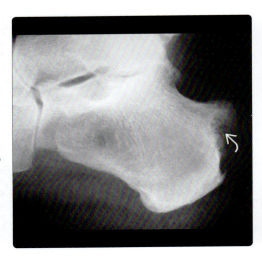
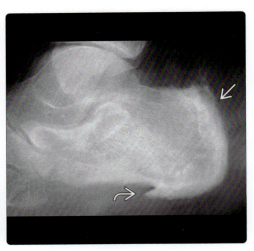

(À esquerda) *Radiografia lateral do calcâneo esquerdo em paciente com ARC se mostra normal, mostrando córtex nítido ➡ e coxim adiposo pré-calcaneano claro. Foi apresentada para comparação.* (À direita) *Radiografia lateral do calcanhar contralateral no mesmo paciente se mostra anormal, com córtex indistinto ➡ e alterações erosivas iniciais. O coxim adiposo pré-calcaneano foi substituído por tecido inflamatório. Este é um acometimento inicial, que pode ser sutil às radiografias e deve ser procurado ativamente.*

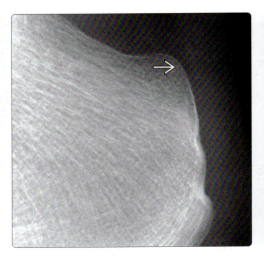
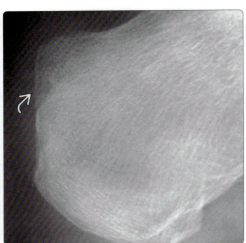

Artrite Reativa Crônica

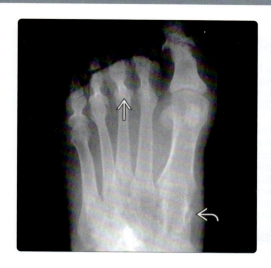
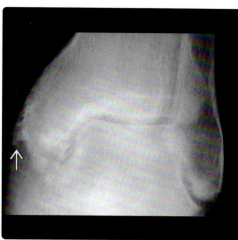

(À esquerda) *Radiografia AP de antepé em paciente com ARC mostra alterações predominantemente erosivas nas articulações MTFs e IFs ➡. Há uma sugestão de entesopatia no cuneiforme medial ➡. Lembre-se de que todas as espondiloartropatias podem a qualquer momento de sua evolução, apresentar padrões erosivos, produtivos ou mistos de doença artrítica.* (À direita) *Radiografia AP no mesmo paciente mostra alterações produtivas com entesopatia nos maléolos ➡. A localização e a aparência são típicas da ARC.*

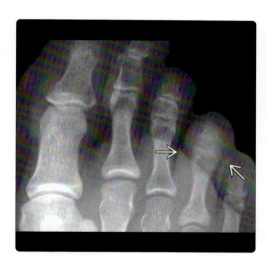
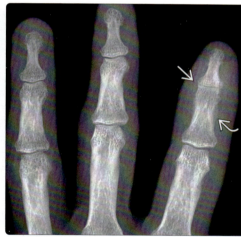

(À esquerda) *Radiografia AP em paciente com ARC e dores nos artelhos mostra um "dedo em salsicha" ➡, com tumefação de todo o raio. Nesse momento não há periostite nem alteração erosiva (o artelho está flexionado, obliterando o espaço articular IF). Dedos em salsicha são vistos na ARC e na APS.* (À direita) *Radiografia PA mostra dedo em salsicha com periostite ➡, assim como afilamento da cartilagem nas IFDs ➡. Esse dedo em salsicha pode ser visto na APS ou na ARC. Esse último diagnóstico está associado a pacientes com HIV, como nesse caso.*

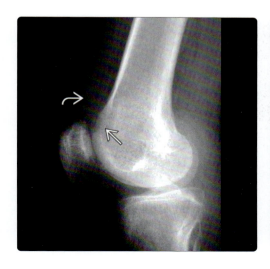
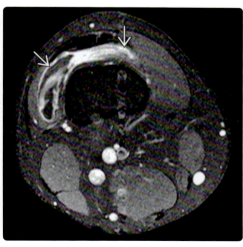

(À esquerda) *Radiografia lateral do joelho mostra derrame articular ➡, com osteoporose justa-articular e alterações erosivas iniciais ➡. Este paciente tem ARC; as articulações dos membros inferiores estão mais sob risco desse envolvimento.* (À direita) *RM T1WI C+ FS axial mostra sinovite típica, com sinóvia irregular, levemente espessada e realçada pelo contraste ➡. A aparência é inespecífica. O aspirado para afastar a hipótese de infecção não mostrou organismo algum nem crescimento em cultura. Outras investigações levaram ao diagnóstico de ARC.*

Gota

DADOS PRINCIPAIS

TERMINOLOGIA
- Hiperuricemia, decorrente do depósito de cristais de urato de sódio em partes moles e em articulações
  - Gota primária: decorre de anormalidades no metabolismo de purinas ou da excreção renal de urato ↓ idiopática
  - Gota secundária: decorre do aumento do nível sérico de ácido úrico, em consequência de um transtorno associado
    - Neoplasia, doença linfoproliterativa
    - Doença renal em estágio terminal (DRET)
    - Fármacos (diuréticos, etanol, citotóxicos)

IMAGENS
- Melhor indicação: tofos densos, erosões justa-articulares com margens suspensas
- Localização: local mais frequente é a 1ª metatarsofalangiana (MTF)
  - 50% dos pacientes apresentam esse como local inicial
  - 80% a 90% apresentam o envolvimento desse local em algum momento da doença
- Radiografias geralmente normais nos primeiros 7 a 10 anos da doença
- Densidade óssea normal mantida
- Danos à cartilagem ocorrem apenas mais tardiamente na doença
- Erosões são bem circunscritas e com margens escleróticas
- Erosões podem ter margens suspensas
- Tofos: nódulos densos
- RM: pânus sinovial: espessado, sinal T1 e T2 baixo com realce periférico
  - Edema das partes moles adjacentes e/ou da medula óssea: sinal T1 baixo, sinal T2 alto
  - Tofo gotoso tem aparência RM T1WI constante:; sinal intermediário homogêneo
  - Tofo gotoso tem aparência variável em imagens T2 e em outras sequências sensíveis a fluido: sinal baixo e alto misturado
  - Tofo gotoso se realça pelo contraste

CHECKLIST DO DIAGNÓSTICO
- Gota pode se parecer a qualquer coisa e se manifestar em qualquer ponto do sistema musculoesquelético
- Gota é comum; manter alto grau de suspeita

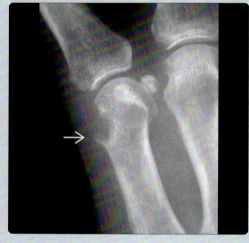

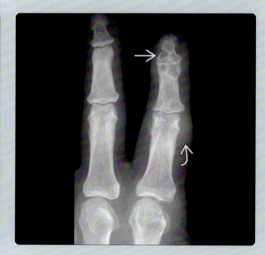

(À esquerda) Radiografia PA mostra aparência clássica da gota, com tumefação das partes moles na 5ª MCF. Uma erosão justa-articular tem margem suspensa ➡, estendendo-se perpendicularmente desde a metáfise. Veja que a largura da cartilagem é normal. (À direita) Radiografia PA mostra erosões particularmente bem marginadas na IFD ➡; esse tipo de marginação é típico da gota. Outras erosões não tão bem marginadas são vistas na IFP, junto com tumefação justa-articular contendo densidade típica de tofo ➡.

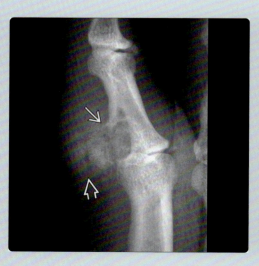

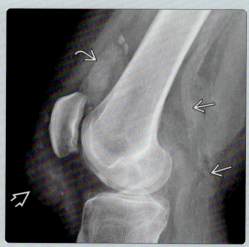

(À esquerda) Radiografia oblíqua mostra impressionante tofo de partes moles contendo densidade típica do depósito de urato de sódio ➡. Uma grande erosão na IFP ocasionou clássica margem suspensa ➡. A gota é o único diagnóstico possível. (À direita) Radiografia lateral em indivíduo de 55 anos de idade com doença renal em estágio terminal mostra derrame extraordinariamente denso ➡, assim como denso tofo pré-patelar ➡. São igualmente observadas calcificações proeminentes em grandes e pequenos vasos ➡, típicas da DRET. Depósitos gotosos não são raros nestes pacientes.

Gota

TERMINOLOGIA

Sinônimos
- Artrite gotosa, gota tofácea

Definições
- Hiperuricemia, decorrente do depósito de cristais de urato de sódio em partes moles e articulações
  - Gota primária: decorre de anormalidades no metabolismo das purinas ou da excreção renal ↓ idiopática de urato
  - Gota secundária: decorre de níveis séricos aumentados de ácido úrico, em consequência de um transtorno associado
    - Neoplasia, doença linfoproliferativa
    - Insuficiência renal crônica
    - Farmacoterapia (diuréticos, etanol, citotóxicos)
- Gota saturnina: decorre da intoxicação crônica por chumbo por exposição oculta ou ocupacional ou por ingestão de uísque caseiro (moonshine)

IMAGENS

Características Gerais
- Melhor dica para diagnóstico
  - Tofos, erosões justa-articulares, margens suspensas
- Localização
  - 1ª metatarsofalangiana (MTF) local mais frequente
    - 50% dos pacientes têm esse como o local inicial
    - 80% a 90% têm esse local envolvido em algum ponto da doença
  - Membro inferior > membro superior
  - Acometimento axial em 14% dos pacientes de gota; coluna L > T ou C
  - Pequenas articulações > grandes articulações
  - Qualquer local musculoesquelético pode ser envolvido
  - Comumente oligoarticular, mas pode ser poliarticular
  - Geralmente não simétrica
- Tamanho
  - Tofos e doença erosiva podem ser pequenos e discretos (alguns milímetros) ou ter vários centímetros de tamanho
- Morfologia
  - Margem suspensa apontada como característica: excrescência da erosão justa-articular se estendendo perpendicularmente desde o osso subjacente

Achados na Radiografia
- Radiografias habitualmente normais nos primeiros 7 a 10 anos de doença
- Características radiográficas clássicas
  - Densidade óssea normal mantida
  - Danos à cartilagem ocorrem apenas mais tardiamente na doença
  - Erosões são bem circunscritas, com margens escleróticas
    - Erosões podem ter margens suspensas
    - Erosões com frequência intra-articulares, mas classicamente são também justa-articulares
  - Tofos: nódulos densos
    - Densidade é geralmente turva, amorfa
    - Tofos ocasionalmente apresentam calcificações nítidas
    - Excêntricos, não necessariamente associados à articulação
- Características radiográficas tardias, incomuns
  - Calcificações intraósseas raras
    - Simulam a aparência de um encondroma ou infarto
    - Relacionadas com a penetração intraóssea de cristais
    - Geralmente gota de longa evolução associada a doença renal grave
    - Aspecto distal do 1º metatarso local mais frequente; pode ter calcificação de partes moles adjacente
  - Tofo pode ser tão grande e destruição óssea ser tão grave que se suspeita de um tumor
    - Procurar qualquer sinal de que o processo pode ser articular; tumores articulares destrutivos são raros

Achados na Ultrassonografia
- Combinação de derrame articular, tofo, erosão e sinal do duplo contorno (linha hiperecoica de cristais com linha hipoecoica subjacente de osso subcondral) diagnóstica em 97% dos pacientes

Achados na TC
- TC de dupla energia útil em casos desafiadores
  - Diferencia cristais de urato de cálcio utilizando coeficientes de atenuação específicos

Achados na RM
- Derrame articular: sinal T1 baixo e sinal T2 alto; visto em 50% dos casos
- Pânus sinovial: espessado, sinal T1 e T2 baixo com realce periférico pelo contraste
- Erosões (intra ou justa-articulares)
- Edema de partes moles adjacentes e/ou da medula óssea: sinal T1 baixo, sinal T2 alto
- Características dos tofos gotosos
  - Tofos gotosos apresentam aparência constante à RM T1WI: sinal intermediário homogêneo
  - Tofos gotosos têm aparência variável em imagens T2 e outras sequências sensíveis a fluido: sinal baixo e alto misturado
    - Variável esteja o tofo nas partes moles ou intraósseo
    - Variabilidade relacionada com a quantidade de cálcio presente
    - Aparência mais comum em sequências sensíveis a fluido: sinal intermediário a baixo, heterogêneo
  - Tofo gotoso se realça pelo contraste

DIAGNÓSTICO DIFERENCIAL

Artrites Inflamatórias (AR, CPPD)
- Qualquer local erosivo individual pode ter aparência semelhante
- Espessamento de pânus hipervascular/sinóvia

Depósito Amiloide
- Depósito intra e extra-articular tem características de sinal RM semelhantes às da gota
- Pode causar erosões

PVNS e Tumor de Células Gigantes da Bainha de Tendões
- Massa nodular tem características de sinal RM semelhantes às da gota, mas pode florescer às imagens GRE
- Erosões/cistos subcondrais podem se mostrar proeminentes

Osteocondromatose Sinovial
- Pode formar massa aglomerada de aparência nodular, que pode ter características de sinal RM semelhantes
- Pode causar erosões

Tumor Marrom do Hiperparatireoidismo
- Localização subcondral pode simular erosão
- Sinal baixo em imagens de RM tanto T1 como T2 simula aquele da gota intraóssea
- Com o tratamento, tumor marrom pode se hiperossificar com o tempo, diferenciando-o das doenças de depósito
- Pacientes com doença renal em estágio terminal estão sob risco de formação de tumor marrom, gota e amiloide

PATOLOGIA

Características Gerais
- Etiologia
  - Distúrbio bioquímico: hiperuricemia → depósito de cristais de urato em partes moles, cartilagens e ossos → resposta inflamatória e destruição

Gota

- Proporção minoritária dos pacientes com níveis séricos elevados de urato desenvolve ataques agudos de artrite gotosa
  - Gota tofácea: fase crônica da doença (em raros casos, tofos notados por ocasião do primeiro ataque)
- Maioria dos casos é de natureza idiopática; podem ser familiares
- Proporção minoritária dos casos vista em pacientes com doença crônica (doença renal em estágio terminal, psoríase) ou frequência elevada de rotatividade celular (tumor generalizado tratado)
- Anomalias associadas
  - Pode causar nefropatia gotosa: cristais alteram a função renal (pielonefrite, obstrução urinária)

Características Microscópicas
- Depósito de urato de sódio em cartilagens, ossos (geralmente epífises), estruturas periarticulares, rins
- Tofo: massa de uratos
  - Cristalino ou amorfo
  - Circundado por reação inflamatória vascular (macrófagos, linfócitos, fibroblastos)
- Líquido sinovial
  - Cristais birrefringentes negativos em forma de agulha à microscopia ótica polarizada
  - Contagem de leucócitos: 7.000 a 10.000

QUESTÕES CLÍNICAS

Apresentação
- Sinais/sintomas mais comuns
  - Pacientes geralmente apresentam gota por 10 a 12 anos antes que os tofos sejam vistos radiograficamente ou em um exame físico
  - Quadro clínico inicial clássico é o começo súbito de dor na 1ª MTF, com frequência à noite (podagra)
  - Manifestações clínicas iniciais de tofo de partes moles podem ser atípicas da gota
    - Manifesta-se ocasionalmente por tumefação e eritema, sem um processo erosivo ou articular
    - Considerações clínicas de massa dolorosa podem ser infecção ou neoplasia
    - Manifestam-se em raros casos por compressão de um nervo pelo tofo
- Outros sinais/sintomas
  - Até 40% dos pacientes podem ter níveis séricos de ácido úrico normais por ocasião do ataque inicial

Demografia
- Idade
  - 30 a 60 anos ao início, a não ser na presença de um fator predisponente
- Gênero
  - M:F = 20:1
  - Rara em mulheres pré-menopausa, mas incidência aumenta após a menopausa
- Etnia
  - Naturais de ilhas do Pacífico > caucasianos > afro-americanos
- Epidemiologia
  - < 5% dos pacientes com hiperuricemia vêm a apresentar gota
  - Prevalência da hiperuricemia sintomática: 5% a -8% nos Estados Unidos
  - < 0,5% da população dos Estados Unidos tem gota sintomática
  - 5% de todos os pacientes com artrite têm gota
  - Limite de variação da incidência em famílias afetadas pela gota: 6% a 80%

- Outros fatores predisponentes
  - Pacientes de síndrome metabólica (obesidade, hipertensão, hiperlipidemia, diabetes, estado protrombótico, estado proinflamatório): prevalência de gota notavelmente alta
  - Uso de diuréticos tiazídicos
  - Toxicidade do chumbo (especialmente por destilarias caseiras)
  - Consumo elevado de álcool
  - Doença renal em estágio terminal
  - Síndrome de lise tumoral (aumento no ácido úrico com resposta rápida à terapia oncológica)
  - Sistema imune inato pode estar relacionado com resposta à hiperuricemia

Histórico Natural e Prognóstico
- Quando não tratada, causa significativas dores episódicas
- Com o tempo, doença artrítica progressivamente destrutiva

Tratamento
- Ataques agudos: fármacos anti-inflamatórios não esteroides, especialmente indometacina
- Controle de longo prazo
  - Probenecida: aumenta a excreção de ácido úrico
  - Alopurinol: inibe a produção de ácido úrico
  - Formas diversas de uricase: catalisa a conversão de ácido úrico a alantoína, mais facilmente excretada
    - Dificuldade com antigenicidade; novas formas em produção; podem ser usadas como agentes indutores
- Modificações da dieta e do consumo de álcool
- Considerar a forte associação de síndrome metabólica e gota; reconhecer e tratar comorbidades
- Estão em andamento atualmente estudos visando demonstrar a eficácia da RM, da TC e da ultrassonografia para monitorar o tratamento farmacológico

CHECKLIST DO DIAGNÓSTICO

Considerar
- Radiografia comumente diagnóstica; elimina necessidade da RM
- RM da massa não deve ser interpretada sem radiografia correspondente (ou gota pode não ser considerada)
- Artrite séptica e artropatia induzida por cristais podem ocorrer simultaneamente; líquido aspirado deve ser avaliado quanto a ambas

Dicas para Interpretação de Imagem
- Gota pode se parecer a qualquer coisa e se manifestar em qualquer local do sistema musculoesquelético
  - Localização da doença pode ser atípica
  - Tofo de partes moles pode imitar infecção ou tumor
  - Gota é comum; manter alto grau de suspeita

REFERÊNCIAS

1. Girish G, et al: Advanced imaging in gout, AJR Am J Roentgenol. 201(3):515-525, 2013.
2. Lumezanu E, et al: Axial (spinal) gout, Curr Rheumatol Rep. 14(2):161-164, 2012.
3. Desai MA, et al: Clinical utility of dual-energy CT for evaluation of tophaceous gout, Radiographics. 31(5):1365-1375, discussion 1376-7, 2011.
4. Glazebrook KN, et al: Identification of intraarticular and periarticular uric acid crystals with dual-energy CT: initial evaluation, Radiology. 261(2):516-524, 2011.
5. Konatalapalli RM, et al: Gout in the axial skeleton, J Rheumatol. 36(3):609-613, 2009.

Gota

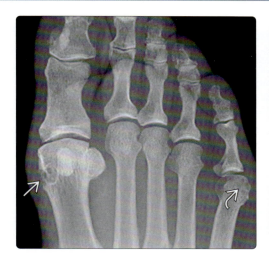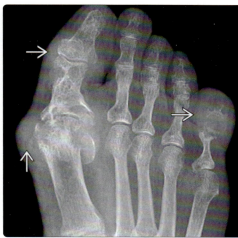

(À esquerda) *Radiografia AP mostra gota inicial, com erosão bem marginada em posição justa-articular nas proximidades da 1ª MTF ➡. O espaço articular e a densidade óssea estão normais. Não são vistas erosões intra-articulares nesta articulação, porém há uma na 5ª MTF ➡.*
(À direita) *Radiografia AP mostra gota muito mais avançada. São vistos tofos em diversos locais ➡, junto com uma doença erosiva altamente destrutiva. A essa altura do processo, pode-se ver também a destruição da cartilagem. A gota é o único diagnóstico possível dados os tofos.*

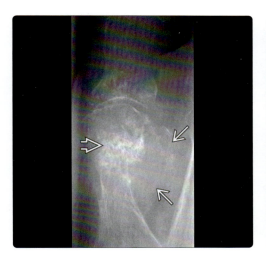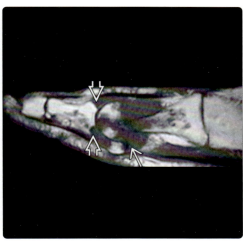

(À esquerda) *Radiografia AP mostra processo destrutivo no colo da 1ª MTF. O metatarso propriamente dito contém calcificações ➡. A massa de partes moles também apresenta calcificações tênues ➡. Um tumor contendo matriz ou uma gota avançada podem evidenciar essas calcificações de partes moles e intraósseas.* (À direita) *RM T1 sagital no mesmo paciente sugere a natureza articular do processo. Além da grave destruição circunferencial do colo do 1º metatarso, há erosões envolvendo a base plantar da falange proximal ➡ e também o sesamoide ➡.*

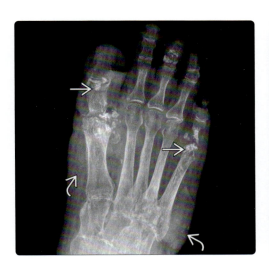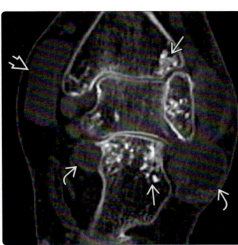

(À esquerda) *Radiografia AP em mulher de 65 anos de idade alérgica a colchicina mostra gota avançada, com depósitos tofáceos por toda a extensão das partes moles ➡, assim como densos depósitos intraósseos incomuns ➡. As erosões se mostram proeminentes na 1ª e na 5ª MTFs.*
(À direita) *TC coronal no mesmo paciente mostra os depósitos intraósseos ➡ ainda melhor que a radiografia. Além disso, há massas de partes moles, algumas das quais são tofos ➡ e outras são abscessos ➡ nesta paciente com gota crônica tratada de maneira insuficiente.*

Gota

(À esquerda) *RM PD axial de cotovelo em homem de 60 anos de idade mostra massa de intensidade intermediária ➡ na bolsa do olécrano, estendendo-se pelo tendão do tríceps ➡ e efetuando a erosão direta do olécrano ➡.*
(À direita) *RM PD FS sagital no mesmo paciente mostra tofo hiperintenso não homogêneo na bolsa do olécrano ➡. Podem-se notar edema da medula óssea e erosão ➡, assim como rotura e infiltração de grande parte do tendão do tríceps ➡. O processo é inteiramente extra-articular; não há um envolvimento articular efetivo neste paciente com gota.*

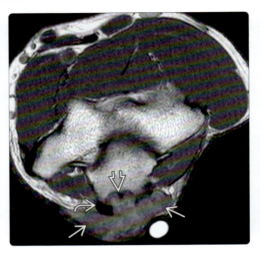
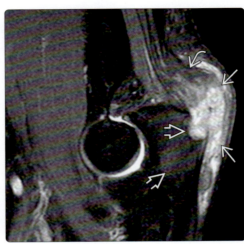

(À esquerda) *Radiografia lateral mostra bolsa do olécrano aumentada de tamanho contendo calcificações relativamente densas ➡. Os tofos gotosos apresentam comumente uma densidade mais amorfa, mas em raras ocasiões as calcificações vão ser tão proeminentes como se vê nesse caso.* (À direita) *RM T1 coronal em homem de 52 anos de idade mostra um único local de edema da medula óssea ➡ e uma erosão associada ➡. As radiografias estavam normais; esse achado é inespecífico.*

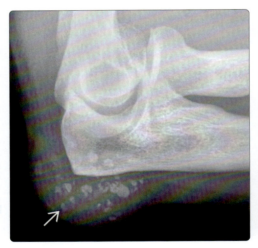
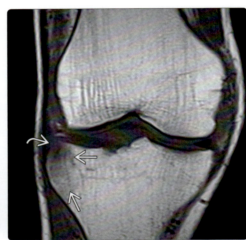

(À esquerda) *RM T2 FS axial no mesmo paciente, pelo platô tibial, mostra múltiplos locais de edema da medula óssea ➡ em uma posição justa-articular. Está presente um pequeno derrame articular.* (À direita) *RM T1 C+ FS sagital no mesmo paciente mostra edema da medula óssea ➡, uma pequena erosão ➡ e um ligeiro espessamento sinovial com realce periférico pelo contraste ➡. Esses achados continuam inespecíficos e poderiam indicar qualquer artropatia inflamatória; a aspiração comprovou a presença de gota.*

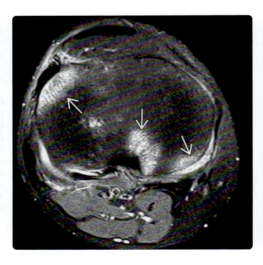
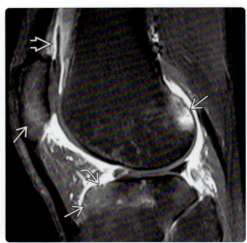

Gota

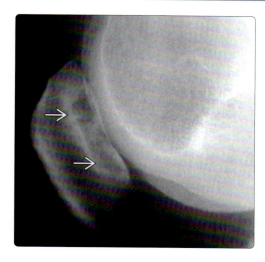 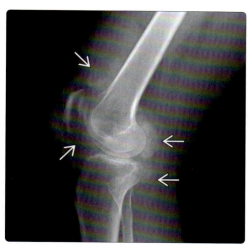

(**À esquerda**) *Radiografia lateral mostra lesão lítica na parte articular da patela ➡, sem outras anormalidades. Este caso mostrou tratar-se de gota; lembre-se de que a patela é um osso comumente envolvido nesse processo.* (**À direita**) *Radiografia lateral mostra nódulos densos ➡ centrados no joelho e em torno dele. A densidade óssea está normal e não há erosões. A gota pode ser extremamente dolorosa, geralmente pela sinovite/inflamação associada. A articulação foi aspirada, revelando cristais de urato.*

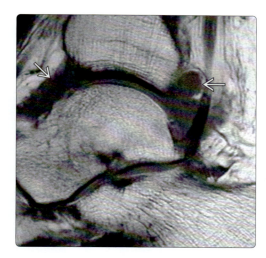 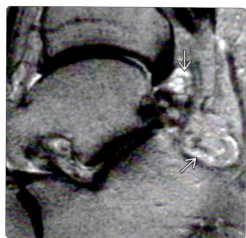

(**À esquerda**) *RM T1WI sagital mostra achados que ocasionam um diagnóstico diferencial de gota versus sinovite vilonodular pigmentada (PVNS). Ambas as entidades mórbidas podem ser monoarticulares; qualquer uma delas poderia ter a baixa densidade de sinal vista nesse caso ➡.* (**À direita**) *RM T2WI sagital no mesmo paciente mostra sinal heterogêneo, porém predominantemente baixo ➡. O paciente é de meia-idade, o que favorece levemente o diagnóstico de PVNS em relação à gota. Com a aspiração, mostrou tratar-se de gota.*

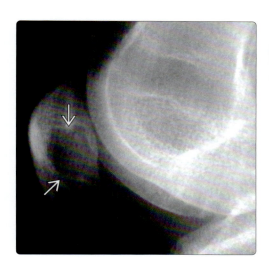 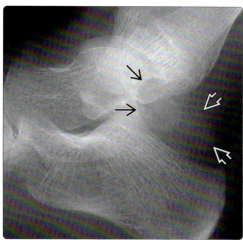

(**À esquerda**) *Radiografia lateral mostra grande erosão ou lesão lítica na patela ➡. Nada mais caracteriza a lesão.* (**À direita**) *Radiografia lateral no mesmo paciente mostra grande massa de partes moles no tálus posterior ➡, causando erosão dos ossos ➡. A natureza extrínseca da lesão talar sugere um processo erosivo. Este paciente jovem tem uma doença renal em estágio terminal e está sob risco de uma doença de depósito como gota ou amiloide. A biopsia comprovou a presença de gota em cada um desses locais.*

Artropatia por Pirofosfato

DADOS PRINCIPAIS

TERMINOLOGIA
- A terminologia tem se mostrado confusa, pois os termos têm sido usados como sinônimos
  - Condrocalcinose: termo geral para a calcificação de cartilagens (vista pela patologia ou pela aquisição de imagens)
  - Artropatia por pirofosfato: padrão específico de dano articular estrutural que ocorre pelo depósito de cristais CPPD, intra-articular e para-articular
  - Pseudogota: síndrome clínica semelhante à gota produzida pelo depósito de cristais CPPD; **não** é um diagnóstico radiológico

IMAGENS
- A localização é característica
  - Condrocalcinose: joelho > sínfise pubiana > punho > quadril (lábio do acetábulo) > ombro > cotovelo
  - Artropatia: joelho > punho > mão > ombro, quadril
    – Joelho: compartimento patelofemoral evidencia envolvimento isolado ou maior que o medial ou o lateral
    – Punho: radiocarpal + 2ª e 3ª MCFs
  - Coluna: especialmente no odontoide ("odontoide coroado")
- Aparência radiográfica
  - Condrocalcinose (não invariavelmente presente)
  - Artropatia inicial pode ser mista ou mesmo puramente erosiva (1/8 dos pacientes apresentam erosões)
  - Osteófitos em gancho ou "pendentes" da cabeça dos metacarpos
  - Cistos subcondrais comuns
  - Colapso escafossemilunar avançado no punho
- TC: densidades calcificadas podem ser mais conspícuas que em radiografias ou na RM
- RM da condrocalcinose
  - Condrocalcinose pode ter sinal baixo ou alto em imagens T1WI ou em sequências sensíveis a fluido
    – Pode não ser conspícua
  - Menisco pode parecer aumentado de tamanho
    – Sinal da condrocalcinose imita rotura de menisco
  - Calcificações em torno do odontoide têm sinal baixo; podem sugerir um pânus de artrite reumatoide
    – Sob risco de fratura ou mielopatia

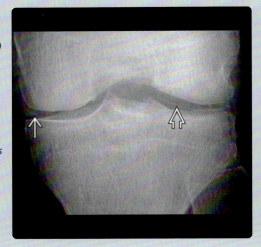 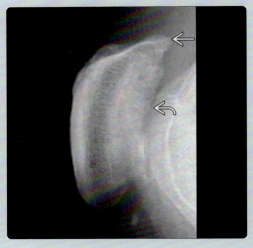

(À esquerda) Radiografia AP em paciente de 63 anos de idade mostra condrocalcinose densa tanto no menisco (fibrocartilagem) ➡ como na cartilagem hialina ➡. Há uma leve formação de osteófitos, mas com base unicamente nessa imagem é possível se diagnosticar apenas a condrocalcinose, não uma artropatia por pirofosfato.
(À direita) Radiografia lateral no mesmo paciente mostra alterações artríticas mistas, com grande erosão central ➡ e também formação de osteófitos ➡. A predominância das alterações artríticas patelofemorais leva ao diagnóstico de artropatia por pirofosfato.

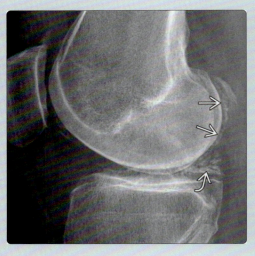 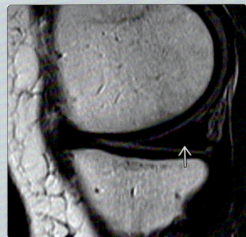

(À esquerda) Radiografia lateral em paciente de 55 anos mostra artrite preferencial no compartimento patelofemoral; mostra igualmente condrocalcinose tanto na cartilagem hialina ➡ como na fibrocartilagem (menisco) ➡. (À direita) RM PD sagital no mesmo paciente mostra sinal baixo, um tanto linear, no corno posterior do menisco medial ➡. Quando interpretado sem o benefício da radiografia, isso poderia ser considerado degenerativo, mas se deve de fato ao depósito de cristais, nesse caso de artropatia por pirofosfato.

Artropatia por Pirofosfato

TERMINOLOGIA

Abreviatura
- Di-hidrato pirofosfato de cálcio (CPPD)

Sinônimos
- Doença de depósito de cristais de CPPD, pseudogota, condrocalcinose
  - Não são sinônimos de fato, mas com frequência utilizados incorretamente como tal

Definições
- Condrocalcinose: termo geral para a calcificação da cartilagem (vista pela patologia ou pela aquisição de imagens)
  - Pode ou não ocasionar artropatia
  - Calcificação pode ser na cartilagem hialina ou na fibrocartilagem
  - Calcificação pode ser depósito de cristais de pirofosfato, de hidroxiapatita cálcio ou de di-hidrato pirofosfato de cálcio (ou combinações destes)
- Artropatia por pirofosfato: padrão específico de dano articular estrutural que ocorre do depósito de cristais de CPPD em localizações intra ou para-articulares
- Pseudogota: síndrome clínica semelhante à gota produzida pelo depósito de cristais de CPPD; **não** é um diagnóstico radiológico

IMAGENS

Características Gerais
- Melhor dica para diagnóstico
  - Joelho ou mão com condrocalcinose + artropatia radiocarpal, MCF ou patelofemoral
- Localização
  - Comumente poliarticular e simétrica (2/3)
  - Condrocalcinose: joelho > sínfise pubiana > punho > quadril (lábio do acetábulo) > ombro > cotovelo
  - Artropatia: joelho > punho > mão > ombro, quadril
    - Joelho: compartimento patelofemoral apresenta envolvimento isolado ou maior que o compartimento medial ou o lateral
    - Punho: articulação radiocarpal
    - Mão: metacarpos, especialmente 2º e 3º
  - Rara localização pseudorreumatoide, envolvendo articulações interfalangianas e também MCF
  - Coluna: Especialmente em torno do odontoide ("odontoide coroado")
- Morfologia
  - Colapso escafossemilunar avançado (SLAC) é deformidade associada do punho comum

Recomendações para Aquisição de Imagens
- Melhor ferramenta para aquisição de imagens
  - Radiografia

Achados na Radiografia
- Condrocalcinose (comumente, porém não invariavelmente, presente)
  - Não precisa estar radiograficamente presente para que a artropatia se desenvolva
  - Pode delinear a cartilagem hialina
    - No joelho, especialmente ao longo dos côndilos femorais
    - No punho, especialmente na articulação semilunar piramidal ou escafossemilunar
  - Pode ser vista mais facilmente na fibrocartilagem
    - Forma triangular nos meniscos
    - Forma triangular ou amorfa no complexo fibrocartilaginoso triangular
  - Vista em frequência menor na sinóvia e na cápsula articular
    - Linear ou, mais raramente, globular
- Artropatia
  - Aparência
    - Artropatia é geralmente produtiva
      - Osteófitos em gancho ou "pendentes" são típicos na cabeça dos metacarpos
    - Artropatia inicial pode ser mista ou até mesmo puramente erosiva (1/8 dos pacientes apresentam erosões)
    - Rara aparência pseudoneuropática com fragmentação e destruição grave
  - Localização: bastante específica
    - Mão e punho: radiocarpal e MCF (2ª e 3ª)
    - Joelho: compartimento patelofemoral significativamente mais afetado que o medial ou o lateral
- Afilamento da cartilagem
- Densidade óssea normal mantida
- Cistos subcondrais comuns
  - Bem delineados, com margens escleróticas
  - Podem ser grandes, simulando uma neoplasia
- Desalinhamento
  - Desvio radial das MCFs comum
  - SLAC é comum
    - Separação do escafoide e do semilunar, com o capitato migrando em direção proximal, forçando-se entre estes
    - Escafoide apresenta erosão na superfície articular distal
- Coluna cervical
  - Calcificações circundando o odontoide (odontoide coroado)
  - Erosões e remodelagem do odontoide; sob risco de fratura
  - Calcificação do ligamento amarelo
  - Calcificação de discos intervertebrais com estreitamento

Achados na TC
- TC reflete os achados em radiografias
  - Densidades calcíficas podem ser mais conspícuas que em radiografias e na RM
- Observados particularmente na coluna vertebral
  - Massa calcificada lobulada no ligamento amarelo ou na cápsula de facetas articulares
  - Calcificações em discos intervertebrais
  - Erosões por pressão, cistos subcondrais em torno do odontoide
  - Fratura ocasional (comumente do odontoide)

Achados na RM
- ± condrocalcinose
  - Pode não ser conspícua na RM
  - Menisco pode parecer aumentado de tamanho
  - Pode ter sinal baixo ou alto em imagens T1WI ou em sequências sensíveis a fluido
    - Alterações de sinal pela condrocalcinose diminuem significativamente a sensibilidade e a especificidade no diagnóstico de roturas de menisco
    - Interpretação junto com radiografias ajuda a evitar um diagnóstico falso-positivo de rotura de menisco
- Artropatia: achados inespecíficos, exceto pela localização característica
  - Alterações inflamatórias, tecido de granulação, fibrose
- Calcificações circundando o odontoide têm sinal baixo; podem sugerir pânus da artrite reumatoide (AR)

DIAGNÓSTICO DIFERENCIAL

Artrite Séptica
- Quadro clínico inicial muito semelhante (eritema, tumefação)
- Artrite séptica pode evidenciar desossificação
- Aspirado deve ser analisado quanto a cristais e infecção

Artropatia por Pirofosfato

Hemocromatose
- Indivíduos mais jovens do gênero masculino podem apresentar artropatia idêntica a artropatia por pirofosfato
  - Artropatia se manifesta em até 50% daqueles portadores de hemocromatose
- Natureza semelhante a gancho dos osteófitos MCFs é apontada como mais proeminente na hemocromatose, mas é dependente do tempo

Tumor de Células Gigantes
- Cistos subcondrais da artropatia por pirofosfato podem ser tão grandes que simulam tumor de células gigantes subcondral
- Diferenciação pela presença de condrocalcinose e multiplicidade de cistos na artropatia por pirofosfato

Condrossarcoma
- Condrocalcinose amorfa imita matriz condroide na articulação temporomandibular e na coluna vertebral
- Massa calcificada lobulada de condrocalcinose causa erosão adjacente, não como visto provavelmente no condrossarcoma

Artrite Reumatoide
- Massa de CPPD em torno do odontoide imita pânus de AR na RM
- Erosões e remodelagem do odontoide semelhantes a AR e CPPD
- Calcificações vistas na TC ou em radiografias servem para a diferenciação; AR não se calcifica

PATOLOGIA

Características Gerais
- Etiologia
  - Anormalidades enzimáticas ou de saturação possibilitam a formação de pirofosfato em excesso
  - Depósitos de pirofosfato na cartilagem, acarretando cascata inflamatória
  - Hipótese da alça circular de amplificação: cartilagem envelhecida pode predispor ao depósito de cristais em razão de alterações na concentração de proteoglicanos
- Anormalidades associadas
  - O depósito de cristais de CPPD pode ser visto em associação a diversas anormalidades metabólicas
    - Hemocromatose, doença de Wilson, hiperparatireoidismo
  - Depósito de cristais de CPPD pode se associar à osteoartrite (OA)
    - Pode ser sincrônico não relacionado com OA ou pode se dever a microtraumatismos repetidos

QUESTÕES CLÍNICAS

Apresentação
- Sinais/sintomas mais comuns
  - Pode ser assintomática (10% a 20% dos casos)
  - Pseudogota: ataques agudos autolimitados simulando gota ou artrite séptica (10% a 20% dos casos)
  - Pseudo-OA: alterações degenerativas articulares crônicas sem exacerbações agudas (35% a 60% dos casos)
  - Pseudo-AR: ataques agudos mais contínuos simulando AR clinicamente e na distribuição (2% a 6% dos casos)
  - Artropatia pseudoneuropática: forma de artrite rapidamente destrutiva (< 2% dos casos)
  - Diagnóstico comprovado por aspiração articular
- Outros sinais/sintomas
  - Dor, tumefação, febre, ↑ VHS
    - Podem acompanhar ataques de pseudogota
    - Simulam uma infecção
  - Síndrome do odontoide coroado
    - Quadro clínico inicial agudo de artropatia por pirofosfato envolvendo o odontoide
    - Dor, elevação da proteína C reativa
    - Instabilidade ocasional

Demografia
- Idade
  - Rara antes de 30 anos e, então, aumenta significativamente nos idosos (27%-50% dos casos ocorrem em pacientes com 85 a 90 anos)
- Gênero
  - M < F (M:F = 1:2-7)
- Epidemiologia
  - Localização apendicular: 5% dos adultos
  - Localização atlantoaxial: 12,5% dos adultos
    - Prevalência aumenta com a idade
      - 34%, se ≥ 60 anos, 49%, se ≥ 80 anos

Histórico Natural e Prognóstico
- Dor e incapacidade progressivas em associação à CPPD crônica

Tratamento
- Com base na prevenção da formação de cristais, na dissolução dos cristais e na redução das consequências biológicas
- Lavagem articular, injeção intra-articular de hialuronan
- AINEs, corticosteroides, colchicina em doses baixas

CHECKLIST DO DIAGNÓSTICO

Considerar
- Lembrar-se de que a condrocalcinose não precisa estar presente para se diagnosticar a artropatia por pirofosfato
- Distribuição da artropatia sugere o diagnóstico
  - Distribuição articular muito específica no punho/na mão
  - Distribuição específica nos compartimentos do joelho (patelofemoral > medial ou lateral)
- Caso se suspeite de uma articulação séptica em uma articulação que apresente condrocalcinose
  - Lembrar-se de que a artropatia por pirofosfato tem com frequência um quadro clínico inicial semelhante (pseudogota)
  - Enviar o aspirado para análise quanto a cristais e também para cultura

Dicas para a Interpretação das Imagens
- RM da condrocalcinose pode ser suscetível a confusão
  - Condrocalcinose na RM pode ser invisível, sutil, ter sinal baixo ou alto em imagens T1WI ou em sequências sensíveis a fluido
  - Sensibilidade e especificidade no diagnóstico da rotura de menisco é afetada adversamente pela condrocalcinose

REFERÊNCIA
1. Chang EY, et al: Frequency of atlantoaxial calcium pyrophosphate dihydrate deposition at CT, Radiology. 269(2):519-524, 2013.

Artropatia por Pirofosfato

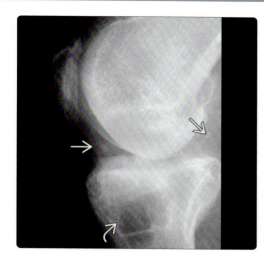
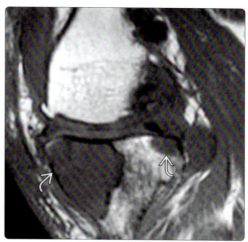

(À esquerda) Radiografia lateral mostra grande lesão lítica na tíbia proximal ➔. Isso poderia ser possivelmente interpretado erroneamente como um tumor. Todavia, a observação cuidadosa mostra também uma condrocalcinose ➔, o que deve considerar o diagnóstico de artropatia por pirofosfato.
(À direita) RM T1WI sagital no mesmo paciente mostra múltiplos cistos subcondrais ➔. Isso confirma o diagnóstico de artropatia por pirofosfato. Veja que a condrocalcinose propriamente dita não é visualizada na RM nesse caso.

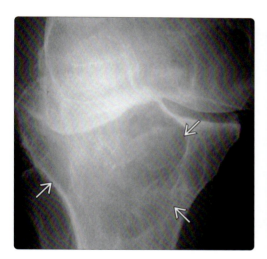
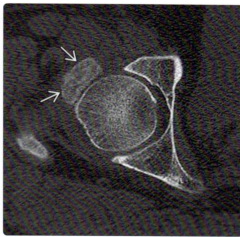

(À esquerda) Radiografia AP mostra fratura patológica em grande lesão lítica ocupando a região subcondral tibial ➔. Embora seja possível se considerar o diagnóstico de tumor, veja que há também um acometimento articular. Isso mostrou tratar-se uma artropatia por pirofosfato.
(À direita) TC axial mostra massa mineralizada na articulação do quadril ➔. Isso poderia constituir um corpo livre, um condroma intra-articular, uma condromatose sinovial aglomerada ou uma forma nodular incomum de depósito de condrocalcinose na sinóvia.

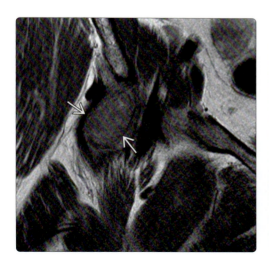
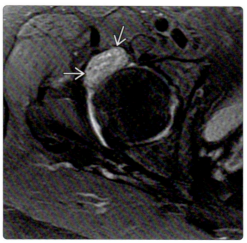

(À esquerda) RM T1 coronal no mesmo paciente mostra que a massa ➔ é levemente não homogênea e tem sinal semelhante à do músculo esquelético. (À direita) RM T2 FS axial mostra que a massa tem intensidade de sinal levemente ↑, mas contém focos de intensidade de sinal mais baixa ➔. Sem a radiografia seria possível se considerar uma sinovite vilonodular pigmentada, uma sinovite nodular, gota, amiloide ou hemofilia. No entanto, nenhum desses diagnósticos deveria mostrar a mineralização vista na TC. Isso mostrou tratar-se de um depósito nodular de condrocalcinose, e o diagnóstico foi de di-hidrato pirofosfato de cálcio (CPPD).

Artropatia por Pirofosfato

(À esquerda) *Radiografia AP mostra artropatia por pirofosfato com condrocalcinose no complexo fibrocartilaginoso triangular (CFCT) ➡ e também uma artropatia radiocarpal avançada. Pode-se ver uma deformidade do punho por colapso avançado escafossemilunar SLAC ➡ e grandes cistos subcondrais nos ossos do carpo.*
(À direita) *Radiografia PA mostra condrocalcinose no CFCT ➡, assim como na articulação escafossemilunar ➡. Há uma artropatia radiocarpal típica da artropatia por pirofosfato, com deformidade SLAC do punho ➡ e formação de cistos subcondrais.*

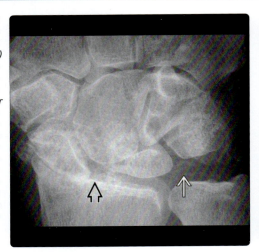
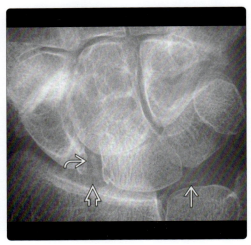

(À esquerda) *Radiografia PA mostra enorme formação de cistos subcondrais e também densa condrocalcinose no CFCT e em outras partes da articulação ➡. Há uma deformidade SLAC do punho, com alargamento escafossemilunar e escavação do rádio pelo escafoide ➡.* (À direita) *Radiografia lateral no mesmo paciente mostra condrocalcinose dorsal e volar ➡, além de tumefação das partes moles. O diagnóstico de artropatia por pirofosfato se torna simples com esses achados.*

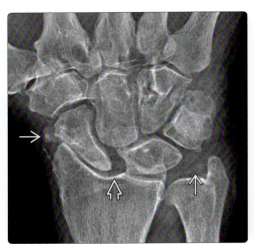
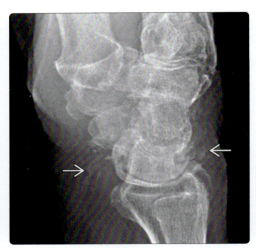

(À esquerda) *RM T2WI FS coronal no mesmo paciente mostra grande derrame articular abrangendo toda a extensão da articulação radiocarpal ➡, da carpal média e da radiocarpal distal. Grandes cistos são vistos nos ossos do carpo ➡, que apresentam material tanto de sinal baixo como de sinal alto; isso é um líquido articular com depósitos de cristais.* (À direita) *RM T2WI FS coronal mostra derrame articular, descomprimido ao longo da bainha dos tendões volares ➡. Um material globular de sinal baixo heterogêneo ➡ representa coleções nodulares de cristais na articulação.*

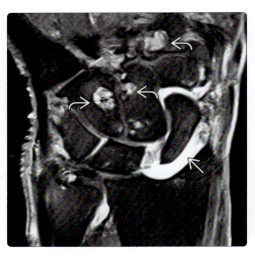
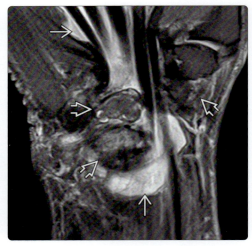

Artropatia por Pirofosfato

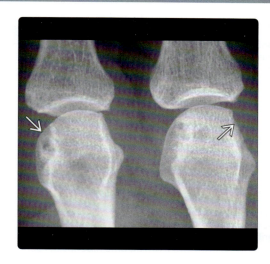
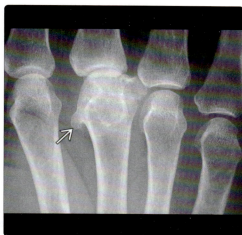

(À esquerda) *Radiografia PA mostra artropatia por pirofosfato clássica. A 2ª e a 3ª MCFs apresentam alterações erosivas iniciais ➡. Embora os osteófitos nas MCFs sejam típicos, deve-se lembrar de que a artropatia por pirofosfato pode se manifestar inicialmente como uma doença basicamente erosiva.* (À direita) *Radiografia PA mostra grandes osteófitos em forma de gancho na 3ª MCF ➡. A distribuição da doença produtiva sugere o diagnóstico de artropatia por pirofosfato; este paciente apresentou achados confirmatórios no punho.*

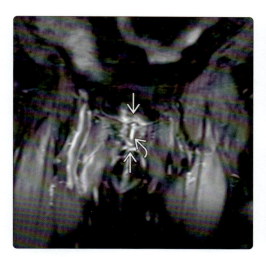
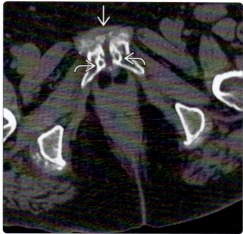

(À esquerda) *RM STIR coronal mostra edema em torno da sínfise pubiana ➡ e líquido na sínfise ➡. Os achados são inespecíficos; podem estar relacionados a osteoartrite, doença de depósito de cristais, microinstabilidade ou lesão anterior.* (À direita) *TCSC axial no mesmo paciente mostra aumento das partes moles ➡ com mineralização associada. Há cistos subcondrais ➡, mas não há destruição óssea alguma. A aspiração e a biopsia pareceram normais, mas a análise de cristais confirmou CPPD.*

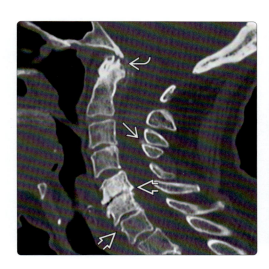
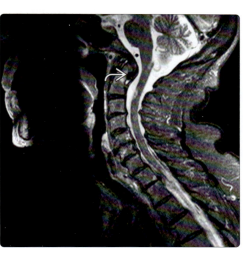

(À esquerda) *TC óssea sagital mostra calcificações posteriormente ao odontoide ➡, assim como cistos no odontoide e no arco anterior de C1. São também vistas calcificações no ligamento amarelo ➡ e nos discos intervertebrais ➡. Esses achados são característicos da artropatia por CPPD.* (À direita) *RM STIR sagital no mesmo paciente mostra massa circundando o odontoide ➡, que é uma aparência inespecífica. Na RM, a CPPD circundando o odontoide imita com frequência o pânus da artrite reumatoide. A TC diferencia os dois processos mórbidos.*

Doença de Depósito de Hidroxiapatita

DADOS PRINCIPAIS

TERMINOLOGIA
- Amplo espectro de patologia musculoesquelética decorrente do depósito de cristais de hidroxiapatita
  - HADD induz tendinites e bursites calcíficas

IMAGENS
- Calcificação homogênea localizada em um tendão ou em uma bolsa
- Geralmente monoarticular
- Ombro local mais frequente (69% dos casos)
  - Rotadores externos do quadril local mais comum depois deste
  - Coluna, cotovelo, joelho, punho, tornozelo
- Características das calcificações se alteram ao longo do tempo
  - Não homogêneas, vistas fracamente ao início
  - Tornam-se mais bem definidas e densas
  - Podem acabar por desaparecer
- Raras erosões corticais
  - Cauda de calcificações se estende desde a superfície erodida
- RM: foco globular de sinal baixo em todas as sequências
  - Pode haver hipointensidade em partes moles adjacentes
  - Edema da medula óssea decorrente do depósito de HÁ
  - Imagens gradiente-eco: floração do depósito
  - Dilatação fusiforme do tendão afetado
- Ultrassonografia: focos hiperecoicos no tendão mostrando outros sinais de tendinopatia

QUESTÕES CLÍNICAS
- Tratamento: habitualmente tradicional
- Depósitos podem ser puncionados por agulha e aspirados
  - 13% desses pacientes vêm a apresentar uma bursite dolorosa dentro de 3 meses

CHECKLIST DO DIAGNÓSTICO
- Invasão cortical por material de sinal baixo
  - Ficar atento à continuidade com a inserção tendinosa
- Considerar HADD na presença à RM de uma hiperintensidade de aparência reativa no local de inserção de um tendão
  - Usar radiografia para fazer o diagnóstico com facilidade
  - Pequenas calcificações frequentemente passam despercebidas tanto na RM como em radiografias

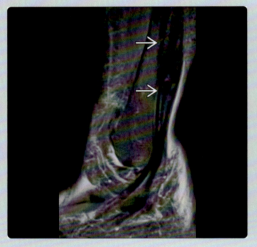 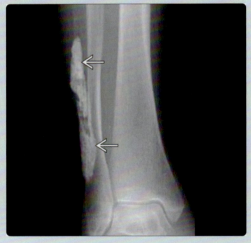

(À esquerda) *RM STIR sagital mostra enorme dilatação fusiforme do tendão do fibular longo ➡ ao longo de seu terço médio, com sinal baixo bastante homogêneo em toda sua extensão. Sem uma radiografia, o diagnóstico diferencial inclui condições com extenso tecido fibroso.* (À direita) *Radiografia AP no mesmo paciente mostra calcificação homogênea se estendendo por grande parte do comprimento do tendão ➡. A radiografia facilita o diagnóstico de um surpreendentemente extenso depósito de hidroxiapatita (HADD).*

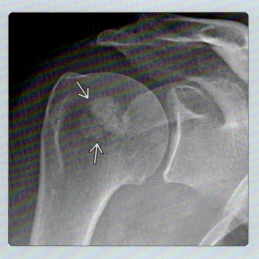 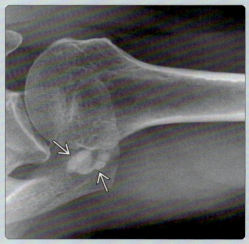

(À esquerda) *Radiografia AP mostra densidade esclerótica esparsa sobreposta à cabeça umeral ➡. Outra incidência é necessária para determinar se a densidade é nas partes moles ou no osso.* (À direita) *Radiografia lateral axilar proporciona a incidência ortogonal para se confirmar o diagnóstico. A densidade calcífica é agora vista como estando inteiramente nas partes moles posteriores à cabeça umeral, na posição do tendão infraespinal ➡. Esta é uma tendinite calcífica; lembre-se de que o supraespinal não é o único local afetado no ombro.*

Doença de Depósito de Hidroxiapatita

TERMINOLOGIA

Abreviatura
- Doença de depósito de hidroxiapatita (HADD)

Sinônimos
- Ombro de Milwaukee, tendinite calcífica, bursite calcífica

Definições
- Amplo espectro de patologia musculoesquelética decorrente do depósito de cristais de hidroxiapatita
  - HADD primária inclui tendinites e bursites calcíficas
  - Hidroxiapatita secundária relacionada com doença subjacente; não discutida adicionalmente nesta seção
    - Doença renal em estágio terminal
    - Doenças vasculares do colágeno
    - Intoxicação por vitamina D
    - Calcinose tumoral

IMAGENS

Características Gerais
- Melhor dica para diagnóstico
  - Calcificação homogênea localizada em local de tendão ou de bolsa
- Localização
  - Geralmente Monoarticular
  - Ombro local mais frequente (69% dos casos)
  - Rotadores externos do quadril local mais comum depois desse
  - Coluna: possivelmente mais comum do que é geralmente reconhecido
    - Longo do pescoço
    - Ligamento amarelo
  - Cotovelo: inserção do tríceps, do flexor e do extensor do antebraço
  - Joelho: inserção do tendão do quadríceps, do tendão patelar inferior
  - Punho: especialmente o flexor ulnar do carpo no pisiforme
  - Mão: periarticular (metacarpofalangianas, interfalangianas)
  - Tornozelo
- Tamanho
  - Varia de diminuta a grande
    - Grandes depósitos se estendem ao longo do trajeto do tendão
- Morfologia
  - Homogênea sem características internas

Recomendações para Aquisição de Imagens
- Melhor ferramenta para aquisição de imagens
  - Calcificações vistas às radiografias
    - Pode ser necessária uma incidência tangencial ou oblíqua para que pequenas calcificações não se superponham ao osso
  - RM obtida com frequência secundariamente a dores não explicadas
    - Sinal alto reativo pode ser muito mais evidente do que calcificações diminutas que o desencadeiam
    - Obtenção de radiografias pode ser extremamente útil na interpretação da RM

Achados na Radiografia
- Densidade calcífica globular homogênea
  - Pode ser ovoide, linear, até mesmo triangular
  - Ausência de características internas, como trabeculação
  - Ausência de corticação bem definida
- Na distribuição de um tendão ou uma bolsa
- Características das calcificações se modificam com o tempo
  - Inicialmente não homogênea, vista fracamente
  - Torna-se mais bem definida e densa
  - Pode acabar por desaparecer
- Erosões corticais raras
  - Geralmente na inserção do peitoral ou do glúteo
  - Cauda das calcificações se estende a partir da superfície erodida

Achados na TC
- Acompanha as características das radiografias
- Na presença de uma erosão óssea pode-se ver uma cauda de cometa de depósito de cristais calcificados
  - Estende-se da erosão às partes moles adjacentes
  - Extensão é ao longo do trajeto da inserção tendinosa

Achados na RM
- Foco globular de sinal baixo em todas as sequências
  - Depósito passa despercebido facilmente à RM, a não ser que seja grande
- Dilatação fusiforme do tendão afetado
  - Sinal de tendinopatia: com frequência sinal mais alto do que o esperado em sequências sensíveis a fluido
- Pode haver hiperintensidade nas partes moles adjacentes
  - Inflamação reativa: miosite ou bursite
  - Região de anormalidade ovoide ou alongada
  - Comumente não redonda nem semelhante a um tumor
- Edema da medula óssea decorrente do depósito de HA no osso adjacente
- Imagens gradiente-eco: floração do depósito
- Imagens pós-contraste
  - Depósito de HA propriamente dito não se realça
  - Partes moles circundantes inflamadas se realçam intensamente

Achados na Ultrassonografia
- Focos hiperecoicos no tendão evidenciando outros sinais de tendinopatia
  - US sensível a focos calcíficos pequenos, de até 2 mm
  - Focos calcíficos podem ou não apresentar sombras

DIAGNÓSTICO DIFERENCIAL

Tendinopatia ou Tenossinovite
- É preciso ser diferenciado o sinal baixo normal do tendão do sinal baixo globular dos depósitos de HA à RM
- HADD pode ter tendinopatia associada

Tumor
- Grandes depósitos nas partes moles, com edema circundante, podem imitar um tumor
- Depósitos nas partes moles com invasão óssea local podem imitar um tumor
  - Consideração de osteossarcoma parósteo ou periósteo é particularmente preocupante
  - Úmero proximal (inserção do peitoral) ou fêmur proximal (trocânteres ou inserção do adutor) são locais aos quais se deve ficar vigilante
  - Ficar atento a forma de cauda de cometa de calcificação associada se estendendo a partir de uma erosão ossífica

Calcificação Distrófica
- Uma calcificação tendinosa que seja extensa pode imitar outros depósitos em partes moles
  - Esclerose sistêmica progressiva
  - Polimiosite/dermatomiosite
  - Hiperparatireoidismo
  - Doença relacionada com diálise, calcificações metastáticas
  - Calcinose tumoral
- Localização no interior do tendão serve para diferenciar HADD dessas condições
- Muitos desses depósitos distróficos são mais amorfos ou em forma de nuvem que os depósitos de HADD

Doença de Depósito de Hidroxiapatita

PATOLOGIA

Características Gerais
- Etiologia
  - Patogênese não estabelecida
  - Hipótese: microtraumatismos ou estresses no tendão → região hipovascularizada → rotura degenerativa → necrose e calcificação
  - Hipótese: hipóxia intratendinosa focal decorrente de fatores mecânicos ou metabólicos → transformação fibrocartilaginosa do tendão → calcificação
- Anomalias associadas
  - Osteoartrite (OA)
    - Prevalência de cristais de HA no líquido sinovial da OA não é conhecida
      - Um estudo mostrou cristais de HA em 44/100 aspirados sinoviais de pacientes com OA
      - Cristais de pirofosfato também encontrados em algumas amostras de líquido sinovial de pacientes de OA
      - Cristais de HA foram também detectados na cartilagem de pacientes com OA
  - Ombro de Milwaukee constitui um exemplo perfeito da associação
    - Geralmente mulheres de idade avançada
    - Artropatia destrutiva da articulação glenoumeral com HA no líquido sinovial
    - Incidência elevada de rotura do manguito rotador
    - Altos níveis de ativação de colagenase e de enzimas protease neutras

Características Patológicas e Cirúrgicas Macroscópicas
- Tendinite calcífica propriamente dita pode ser indolente
  - Depósito de HA pode causar uma resposta inflamatória dolorosa nas partes moles adjacentes

Características Microscópicas
- Cristais de HA muito pequenos em comparação aos cristais de urato de sódio ou de pirofosfato
- Não há birrefringência
- Fagocitose dos cristais por neutrófilos →
  - Liberação de fatores quimiotáxicos →
  - Atração de neutrófilos adicionais →
  - Ativação e intensificação da inflamação aguda

QUESTÕES CLÍNICAS

Apresentação
- Sinais/sintomas mais comuns
  - Variação dos sintomas
    - Pode ser assintomática
      - HADD é um achado acidental frequente
    - Início agudo de dor
      - Diminuição da amplitude de movimento
      - Eritema, edema periarticular
      - Hipersensibilidade à apalpação
- Outros sinais/sintomas
  - Febre baixa
  - Leucocitose
  - VHS elevada
  - Proteína C reativa elevada
- Perfil clínico
  - Afeta mais frequentemente indivíduos sedentários que trabalhadores manuais
    - Pode se associar a atividades repetidas ou a microtraumatismos típicos da tendinopatia degenerativa

Demografia
- Idade
  - Pico de incidência: 4ª a 6ª décadas
- Gênero
  - Prevalência global levemente ↑ em homens
  - M < F no ombro
- Epidemiologia
  - Estimada em 3% da população em geral

Histórico Natural e Prognóstico
- Tende a ser autolimitada, com resolução tanto dos achados clínicos como daqueles à aquisição de imagens

Tratamento
- Geralmente tradicional
- Injeção de esteroides em caso de dores intensas
- Depósitos podem ser puncionados por agulha, lavados e aspirados
  - 50% de melhoras; 10% de complicações de menor gravidade
  - 13% dos pacientes vêm a apresentar uma bursite dolorosa dentro de 3 meses do tratamento

CHECKLIST DO DIAGNÓSTICO

Considerar
- Considerar HADD na presença no exame de RM de uma hiperintensidade de aparência reativa no local de inserção de um tendão
  - Utilizar radiografias para fazer o diagnóstico facilmente
  - Calcificações pequenas frequentemente passam despercebidas tanto na RM como em radiografias

Dicas para Interpretação de Imagem
- Invasão cortical por material de sinal baixo
  - Ficar atento à continuidade com a inserção tendinosa

REFERÊNCIAS

1. Greis AC, et al: Evaluation and Nonsurgical Management of Rotator Cuff Calcific Tendinopathy, Orthop Clin North Am. 46(2):293-302, 2015.
2. Lanza E, et al: Ultrasound-guided percutaneous irrigation in rotator cuff calcific tendinopathy: what is the evidence? A systematic review with proposals for future reporting, Eur Radiol. ePub, 2015.
3. Del Castillo-González F, et al: Treatment of the calcific tendinopathy of the rotator cuff by ultrasound-guided percutaneous needle lavage. Two years prospective study, Muscles Ligaments Tendons J. 4(4):407-412, 2014.
4. Gabra N, et al: Retropharyngeal calcific tendinitis mimicking a retropharyngeal phlegmon, Case Rep Otolaryngol. 2013:912628, 2013.
5. Torbati SS, et al: Acute calcific tendinitis of the wrist, J Emerg Med. 44(2):352-354, 2013.
6. Ogon P, et al: Prognostic factors in nonoperative therapy for chronic symptomatic calcific tendinitis of the shoulder, Arthritis Rheum. 60(10):2978-2984, 2009.
7. Serafini G, et al: Rotator cuff calcific tendonitis: short-term and 10-year outcomes after two-needle us-guided percutaneous treatment--nonrandomized controlled trial, Radiology. 252(1):157-164, 2009.

Doença de Depósito de Hidroxiapatita

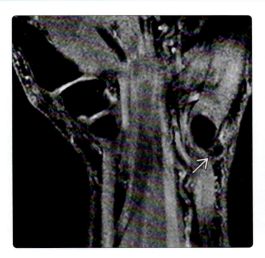
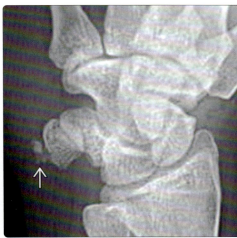

(À esquerda) *RM STIR coronal mostra foco de sinal baixo adjacente ao pisiforme, na inserção do flexor ulnar do carpo ➡. Este paciente sofria de dores crônicas nesse local sobre o aspecto volar e ulnar do punho não havia histórico de traumatismo.* (À direita) *Radiografia oblíqua no mesmo paciente confirma a calcificação globular adjacente ao pisiforme ➡. Esta é uma aparência típica, assim como uma localização típica da HADD no carpo. Pode ser de difícil visualização nas incidências de rotina do punho.*

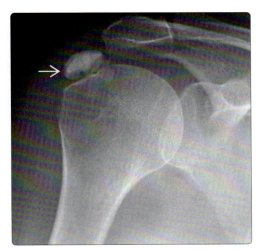
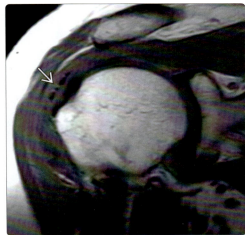

(À esquerda) *Radiografia AP de ombro dolorido mostra grande glóbulo de calcificação ➡ no tendão do supraespinal, típico de uma tendinite calcária.* (À direita) *RM T1 coronal confirma a posição da calcificação ➡ no tendão do supraespinal. O tendão parece tumefeito; uma sequência sensível a fluido (não mostrada) mostraria provavelmente alterações inflamatórias circundando o corpo calcífico. Foi determinado que o paciente deveria ser tratado por punção com agulha e aspiração do foco de calcificação.*

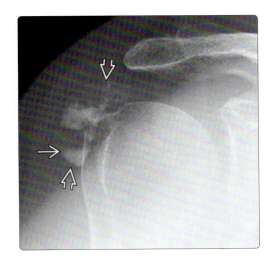
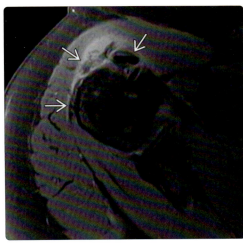

(À esquerda) *Radiografia AP no mesmo paciente, obtida 2 semanas depois da punção com agulha e da aspiração do foco calcífico. Nessa ocasião, grande parte da calcificação havia se dispersado para a bolsa subdeltoide ➡, delineando-a. Nesta imagem na posição ereta pode-se ver um nível líquido-calcificação ➡.* (À direita) *RM T2 FS axial confirma que a calcificação está dentro da bolsa subdeltoide ➡. Um estudo demonstrou que 13% dos pacientes vêm a apresentar uma bursite dolorosa dentro de 3 meses da punção com agulha e aspiração de uma tendinite calcária.*

Doença de Depósito de Hidroxiapatita

(À esquerda) *RM T1WI coronal parece praticamente normal. Todavia, uma grande região de sinal baixo diferencial é vista fracamente no músculo supraespinal ➡.* (À direita) *RM T2WI C+ FS coronal no mesmo paciente mostra de maneira melhor o material globular de sinal baixo ➡. Este é um foco enorme de calcificação HA. Há uma inflamação circundante no músculo e no tendão, que se realça fortemente ➡; essa reação inflamatória possivelmente causa quaisquer sintomas agudos que o paciente possa apresentar.*

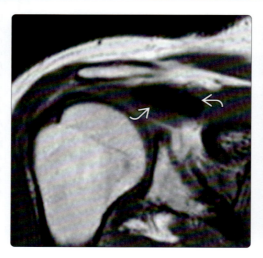
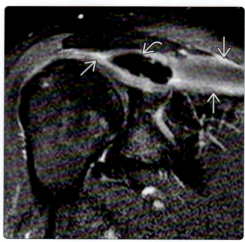

(À esquerda) *Série de duas imagens mostra a evolução da HADD. Esta radiografia AP mostra um grande foco globular adjacente ao trocânter maior ➡. Todavia, esse foi um achado incidental; a imagem foi obtida após um traumatismo e o paciente não apresentava sintomas associados.* (À direita) *Radiografia AP obtida 7 meses depois no mesmo paciente mostra que a calcificação alterou suas características. Esta não se mostra tão bem definida e está muito menor ➡. Apesar da resolução aparente, o paciente havia se tornado bastante sintomático.*

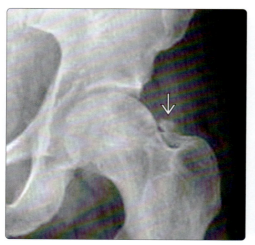
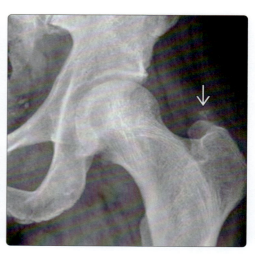

(À esquerda) *RM T1WI axial no mesmo paciente, obtida na ocasião em que ele apresentava dores intensas no quadril, mostra pequeno foco de HA depositado no tendão do glúteo médio ➡, correspondendo à radiografia.* (À direita) *RM STIR coronal, obtida na mesma ocasião, mostra hiperintensidade nas partes moles circundantes, indicativa de inflamação ➡. Vale a pena lembrar que a calcificação na HADD apresenta uma evolução em sua aparência. Esta é com frequência mais sintomática quando parece estar se resolvendo.*

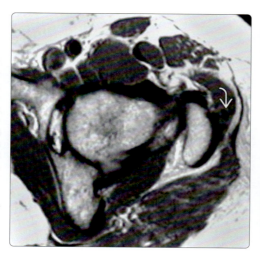
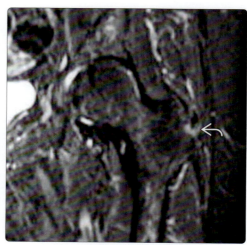

Doença de Depósito de Hidroxiapatita

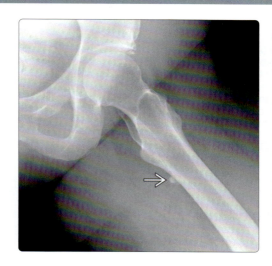
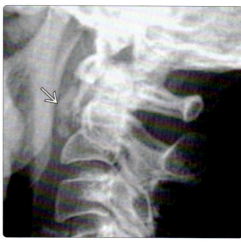

(**À esquerda**) *Radiografia lateral mostra um depósito calcífico amorfo na inserção do tendão do glúteo máximo ➡. Vale a pena lembrar a extensão distal da inserção do glúteo. Esses depósitos calcíficos podem produzir dores intensas. Em raros casos, podem ocasionar a erosão do osso adjacente ao depósito.* (**À direita**) *Radiografia lateral mostra uma calcificação globular anteriormente à coluna cervical ➡. Isso constitui um depósito de hidroxiapatita no longo do pescoço.*

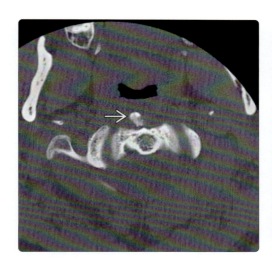
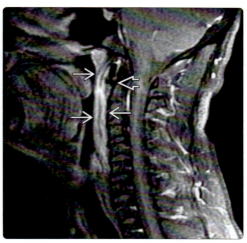

(**À esquerda**) *TC óssea axial mostra calcificação globular localizada anteriormente a C2 ➡. Esta é a localização do músculo longo do pescoço e constitui um local relativamente comum de HADD na coluna vertebral.* (**À direita**) *RM T1WI C+ FS sagital no mesmo paciente mostra a configuração alongada e afunilada típica da tendinite do longo do pescoço. O processo inflamatório realçado pelo contraste ➡ forma uma orla espessa em torno de uma estreita coleção líquida. Pode-se ver o depósito calcífico ➡ correspondendo à anormalidade vista na TC.*

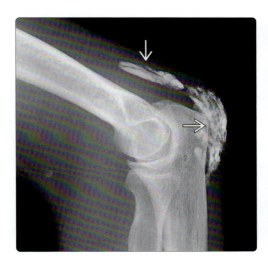
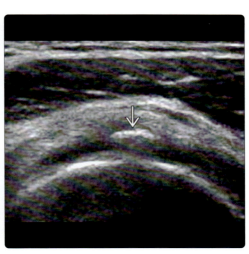

(**À esquerda**) *Radiografia lateral de cotovelo mostra a mineralização densa extensa na região da bolsa do olécrano ➡, indicativa de HADD. A natureza densa e bem definida indica envolvimento de longa duração da bolsa.* (**À direita**) *Ultrassonografia longitudinal do ombro mostra pequeno foco hiperecoicos com sombras acústicas ➡. Isso constitui uma calcificação no tendão do supraespinal, diagnóstica de HADD. O tendão propriamente dito se mostra espessado e tendinótico.*

Depósito Amiloide

DADOS PRINCIPAIS

TERMINOLOGIA
- Transtorno multissistêmico causado pelo depósito de agregados proteicos fibrilares

IMAGENS
- RM muito mais definitiva que as radiografias
- Espessamento tendinoso periarticular
  - Infiltração de tendões de sinal baixo em todas as sequências
  - Aumento de volume do tendão mais evidente no ombro e no punho (tendões flexores do túnel do carpo)
- Grades derrames articulares e bursites, sinal baixo em imagens T1 e sinal alto em sequências sensíveis a fluido
- Espessamento capsular de sinal baixo, todas as sequências
- Sinovite nodular ou espessa (sinal baixo em todas as sequências) delineada pelo derrame articular
- Grandes erosões repletas de material de sinal baixo
  - Sequências sensíveis a fluido podem apresentar intensidade de sinal baixa e alta mista nas erosões

PATOLOGIA
- Amiloidose (AL) primária
  - População monoclonal de plasmócitos produz proteína da cadeia leve imunoglobulínica amiloidogênica (λ mais frequentemente que κ)
- Artropatia amiloide relacionada com a diálise
  - Insuficiência da filtração glomerular → ↑ β2 microglobulina → depósito de fibrilas amiloides

QUESTÕES CLÍNICAS
- Somente 10% a 15% dos pacientes portadores de mieloma múltiplo têm amiloidose
- Praticamente 100% dos pacientes tratados por diálise por 15 a 20 anos vêm a apresentar amiloidose

CHECKLIST DO DIAGNÓSTICO
- Espessamento de tendões e da cápsula articular + erosões de sinal baixo em todas as sequências sugerem amiloidose

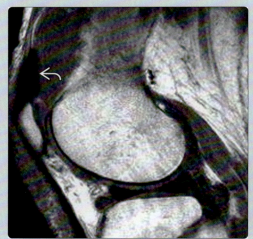 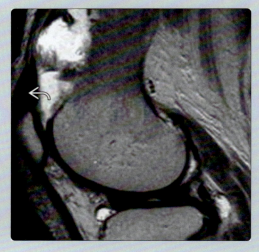

(À esquerda) *RM T1WI sagital mostra espessamento extremo com intensidade de sinal baixa uniforme no tendão do quadríceps* ➡. *Há um derrame articular.* (À direita) *RM T2WI sagital no local correspondente no mesmo paciente mostra que o tendão do quadríceps espessado permanece com sinal baixo* ➡. *O derrame articular contém massas nodulares de partes moles. Este paciente tem uma insuficiência renal crônica e tem sido tratado por diálise há 18 anos. O depósito espessando os tendões é uma manifestação clínica inicial clássica da amiloidose relacionada com a diálise.*

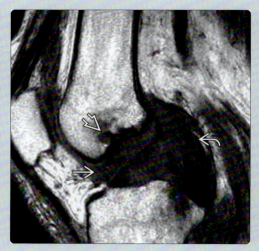 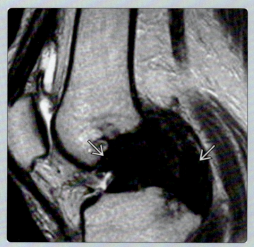

(À esquerda) *RM T1WI sagital mostra material de sinal baixo em toda a incisura intercondilar* ➡, *circundando o ligamento cruzado e espessando a cápsula posterior* ➡. *Há também uma erosão* ➡. (À direita) *RM T2WI sagital no mesmo paciente mostra que o tecido ocupando a incisura intercondilar e espessando a cápsula posterior permanece de sinal baixo* ➡. *Embora o material de sinal baixo na articulação possa não ser específico, o espessamento da cápsula ajuda a confirmar o diagnóstico de amiloidose.*

Depósito Amiloide

TERMINOLOGIA

Definições
- Transtorno multissistêmico causado pelo depósito de agregados proteicos fibrilares
  - Interferem na integridade estrutural e na função dos órgãos e dos tecidos envolvidos
- Quatro tipos principais, distinguidos pelas proteínas depositadas e pelas associações clínicas

IMAGENS

Características Gerais
- Melhor dica para diagnóstico
  - Proeminente aumento das partes moles, derrame articular, grandes cistos, com sinal baixo em todas as sequências RM
- Localização
  - Ombro, quadril, punho, joelho, coluna vertebral
- Tamanho
  - Infiltração do tendão e erosão óssea podem ser grandes, especialmente no ombro (sinal do coxim do ombro)

Recomendações para Aquisição de Imagens
- Melhor ferramenta para aquisição de imagens
  - RM muito mais definitiva que as radiografias

Achados na Radiografia
- Articulações periféricas
  - Tumefação de partes moles inespecífica
  - Grande derrame articular
  - Grandes "cistos" subcondrais (na realidade, erosões)
    - Bem definidos; podem ter margens escleróticas finas
  - Afilamento da cartilagem
  - Fratura patológica
- Coluna vertebral: destruição irregular das placas terminais

Achados na RM
- Espessamento tendinoso periarticular
  - Infiltração de tendões de sinal baixo em todas as sequências
  - Aumento de volume dos tendões, mais evidente no ombro e no punho (tendões flexores no túnel do carpo)
- Grandes derrames articulares e bursites, sinal baixo em imagens T1 e sinal alto em sequências sensíveis a fluido
- Espessamento capsular de sinal baixo em todas as sequências
- Sinovite nodular ou espessa (sinal baixo em todas as sequências) delineada por um derrame articular
- Grandes erosões repletas de material de sinal baixo
  - Sequências sensíveis a fluido podem mostrar sinal baixo e alto misto
- Ausência de efeito paramagnético às imagens gradiente-eco
- Contraste: sinovite e material no interior das erosões apresentam realce moderado
- Anomalias do túnel do carpo
  - Espessamento de tendões, dilatação ou realce do nervo mediano, arqueamento volar do retináculo
- Fraturas patológicas, completas ou incompletas
  - Sinal baixo linear em imagens T1, edema circundante de sinal alto em imagens T2
- Anomalias da coluna vertebral
  - Irregularidade das placas terminais com sinal mais alto às sequências sensíveis a fluido; estreitamento do espaço discal
  - Pode evoluir rapidamente e envolver múltiplos níveis
- Amiloidoma: rara massa discreta imitando um tumor

Achados na Ultrassonografia
- Erosões repletas de material ecogênico
- Espessamento de tendões
- "Coxins" ecogênicos de material entre as camadas musculares
- Coleções líquidas anormais

DIAGNÓSTICO DIFERENCIAL

Gota
- Sinal RM T1 baixo e T2 misto semelhante nos depósitos
- Erosões bem marginadas semelhantes
- Tende a não ter uma infiltração tendinosa tão proeminente e sim tofos mais focais

Tumores Marrons
- Sinal T1 e T2 baixo (ou não homogêneo)
- Pode ter aparência de erosão quando adjacente ao córtex, como no amiloide
- Roturas de tendão ocorrem tanto no amiloide como no hiperparatireoidismo

Artropatia Hemofílica
- Depósitos de sinal T1 baixo, T2 bastante baixo (não homogêneo)
- Erosões possivelmente repletas de líquido de sinal alto
- "Floração" dos depósitos de ferro às imagens GRE

Sinovite Vilonodular Pigmentada
- Depósitos de sinal T1 baixo, T2 bastante baixo (não homogêneo)
- Erosões possivelmente repletas de derrame articular de sinal alto
- "Floração" de depósitos nodulares de hemossiderina às imagens GRE

Artrite Reumatoide
- Amiloidose primária pode ter aparência semelhante, com erosões simétricas, cistos subcondrais, nodularidade
- Erosões na artrite reumatoide evidenciam material de sinal alto

PATOLOGIA

Características Gerais
- Etiologia
  - Amiloidose primária
    - População monoclonal de plasmócitos produz proteína amiloidogênica da cadeia leve imunoglobulínica (λ em frequência maior que κ)
  - Amiloidose secundária (relacionada a inflamação ou AA)
    - Estímulos inflamatórios → produção hepática da proteína amiloide A sérica → produção de fibrilas amiloides
  - Amiloidose hereditária
    - Grupo de doenças autossômicas dominantes
    - Mutações genéticas → proteínas amiloidogênicas → fibrilas amiloides
    - Não há gamopatia monoclonal associada
  - Artropatia amiloide relacionada com diálise
    - Insuficiência da filtração glomerular → ↑ β2 microglobulina → depósito de fibrilas amiloides

Características Microscópicas
- Microscopia eletrônica: arranjo fibrilar característico
  - Sinal baixo tanto em imagens T1 como em T2 pode ser decorrente da natureza fibrosa dos tecidos contendo material amiloide
- Microscopia ótica: cora-se por vermelho-congo
- Microscopia com luz polarizada: birrefringência verde-maçã
- Depósitos amiloides vistos na sinóvia e no líquido sinovial

Depósito Amiloide

Tipos de Amiloide

Tipo de Amiloide	Síndrome Clínica	Proteína	Doença Associada	Envolvimento MEQ
Imunoglobulina (AL)	Amiloidose primária	Cadeias leves Ig	Discrasias plasmocitárias	Sim, com frequência tipo reumatoide
Reativa (AA)	Secundária (doença inflamatória)	Amiloide A	AR, FMF	Raro
Hereditária	Familiar	Várias proteínas não Ig	Genética, nenhuma	Raro
β-2 microglobulina	Amiloidose relacionada com diálise	β-2 microglobulina	Doença renal em estágio terminal	Comum, articulações e tendões

QUESTÕES CLÍNICAS

Apresentação
- Sinais/sintomas mais comuns
  - Amiloidose (AL) primária
    - Fadiga, perda ponderal involuntária
    - Reflete os órgãos e sistemas envolvidos
      - Síndrome nefrótica (30%-50%), insuficiência cardíaca congestiva (40%), hepatomegalia (25%), síndrome do túnel do carpo (25%), neuropatia periférica (20%)
    - Poliartrite sistêmica com dor e tumefação
      - Acometimento articular semelhante ao da AR, com dor, rigidez, tumefação, nódulos e simetria
  - Amiloidose secundária (inflamatória ou AA)
    - 99% dos pacientes têm insuficiência renal
    - 20% deles apresentam náuseas, diarreia
  - Amiloidose hereditária
    - Neuropatia periférica
    - Envolvimento cardíaco e renal mais raro
  - Amiloidose associada à diálise
    - Primeiro sintoma pode ser no túnel do carpo (STC)
      - Relação direta entre a prevalência da STC e a diálise: prevalência após 10 anos (20%), após 15 anos (30%-50%), após 20 anos (80%-100%)
    - Dores articulares em 50% dos pacientes após 10 anos de diálise
    - Espondiloartropatia da hemodiálise

Demografia
- Idade
  - Qualquer uma, dependendo da causa subjacente
- Amiloidose primária (relacionada com mieloma ou AL)
  - Rara: 8 casos por 1 milhão
  - Afeta população mais idosa (geralmente > 65 anos)
  - Homens (65%) > mulheres
  - Somente 10% a 15% dos pacientes com mieloma múltiplo (MM) apresentam amiloidose
    - Desenvolvimento de MM incomum em pacientes com amiloidose
- Amiloidose secundária (inflamatória ou AA)
  - Vista em associação à AR > febre mediterrânea familiar (FMF) > artrite psoriática, espondilite anquilosante, artrite reativa, doença de Still adulta, artrite juvenil idiopática, lúpus eritematoso sistêmico, infecções crônicas (tuberculose), úlceras de decúbito
    - 75% dos casos ocorrem em associação à AR
    - Amiloide não se desenvolve em muitos pacientes de AR
  - Intervalo do diagnóstico da doença inflamatória subjacente ao desenvolvimento da amiloidose: 10 a 20 anos
- Amiloidose relacionada com a diálise
  - Praticamente 100% dos pacientes tratados por diálise por 15 a 20 anos vêm a apresentar depósitos amiloides
  - Ocorre na hemodiálise ou na diálise peritoneal
  - Pode ocorrer também na insuficiência renal crônica não tratada por diálise

Histórico Natural e Prognóstico
- Diagnóstico feito por biopsia tecidual
- Miocardiopatia resistente a terapia clínica
- Amiloidose primária: sobrevivência de 20% 5 anos após o diagnóstico
  - Envolvimento multissistêmico, progressão rápida
- Amiloidose secundária tem evolução mais lenta e mediana de sobrevida mais prolongada: > 10 anos após o diagnóstico
- Amiloidose hereditária: sobrevivência prolongada em caso de transplante de fígado antes da insuficiência do órgão
- Amiloidose associada à diálise
  - Muitos pacientes em diálise por um período longo vêm a apresentar amiloidose
  - Prognóstico determinado pela doença renal subjacente
  - Destruição de articulações e de tendões pode prejudicar significativamente a qualidade de vida

Tratamento
- Amiloidose primária
  - Quimioterapia por melfalan e prednisona
    - Não ficou claro se isso prolonga a sobrevida
  - Transplante de células-tronco da medula óssea autóloga
  - Suporte aos órgãos envolvidos
- Amiloidose secundária
  - Tratamento: controle do processo inflamatório subjacente
  - Colchicina em pacientes com FMF
- Anti-FNT-α pode beneficiar tanto a forma primária quanto a secundária
  - Até o momento estudos pequenos e não controlados
- Amiloidose hereditária
  - Transplante de fígado, medidas de apoio
- Amiloidose associada à diálise
  - Sintomático: AINEs, injeção local de esteroides
  - Cirurgia em casos de STC, rotura de tendões
  - Transplante de rim faz cessar a progressão

CHECKLIST DO DIAGNÓSTICO

Considerar
- Espessamento de tendão e de cápsula articular sugere amiloidose
- Sinal predominantemente baixo em erosões sugestivo de amiloide, porém não específico

REFERÊNCIAS

1. Loizos S, et al: Amyloidosis: review and imaging findings, Semin Ultrasound CT MR. 35(3):225-239, 2014.
2. Beggs SA, et al: A chronic thigh mass in a 69-year-old man. Amyloidoma presenting as a chronic soft tissue mass, Skeletal Radiol. 39(12):1237, 1259-61, 2010.

Depósito Amiloide

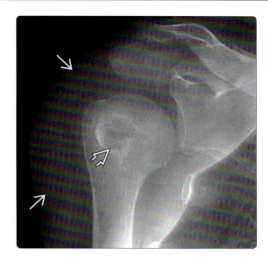
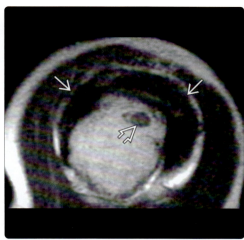

(**À esquerda**) *Radiografia AP mostra osteoporose difusa. Há uma grande massa nas partes moles, que obliterou todos os planos adiposos, circundando a articulação glenoumeral ⇒ e uma grande erosão na cabeça umeral ⇒. Esta é uma amiloidose crônica relacionada com a hemodiálise.* (**À direita**) *RM T2WI sagital no mesmo paciente mostra um enorme espessamento de sinal baixo dos tendões do manguito rotador ⇒, assim como uma erosão contendo material de sinal baixo ⇒. Não seria de se estranhar que se aplique aqui o sinal do coxim do ombro.*

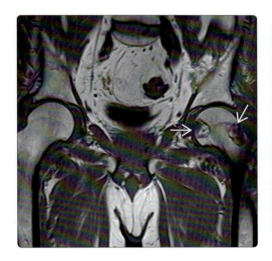
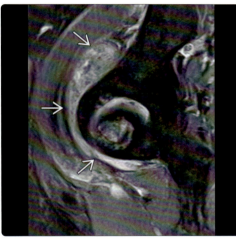

(**À esquerda**) *RM T1WI coronal em homem de 68 anos de idade mostra grandes erosões envolvendo a cabeça e o colo do fêmur esquerdo ⇒. As erosões apresentam predominantemente um material nodular de sinal baixo. O quadril direito apresenta uma osteoartrite mínima, mas fora isso se mostra normal. As considerações para o diagnóstico do quadril esquerdo incluem PVNS, gota, artropatia hemofílica e depósito amiloide.* (**À direita**) *RM PD FS sagital no mesmo paciente mostra a extensão da cápsula anterior à bolsa do iliopsoas ⇒. O conteúdo permanece predominantemente de sinal baixo, banhado em líquido de sinal alto.*

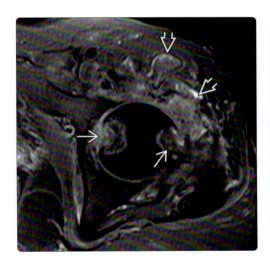
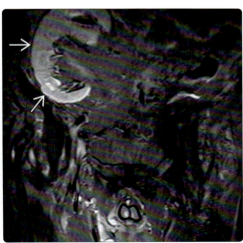

(**À esquerda**) *RM T2 FS axial no mesmo paciente mostra as grandes erosões femorais ⇒, contendo predominantemente material de sinal baixo, com um material semelhante na cápsula e na bolsa do iliopsoas distendidas ⇒. O diagnóstico diferencial permanece inalterado.* (**À direita**) *RM T2 FS coronal, em um corte mais anterior no paciente, mostra transplante de rim funcionante ⇒. Este paciente com doença renal em estágio terminal estava em diálise por muitos anos antes de seu transplante; a biopsia do quadril comprovou o depósito amiloide.*

Depósito Amiloide

(**À esquerda**) *Radiografia AP mostra erosões do capítelo ➡ e também da tróclea e da ulna ➡. Há osteopenia e uma tumefação difusa das partes moles. Com base na radiografia, tão somente isso poderia constituir uma artrite reumatoide, mas foi demonstrado como o depósito amiloide.*
(**À direita**) *Radiografia AP mostra osteoporose difusa e também grandes massas nas articulações do quadril ➡. Há também uma sugestão de erosão do colo femoral ➡. O histórico de hemodiálise crônica leva ao diagnóstico de artropatia da diálise.*

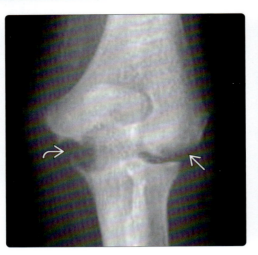
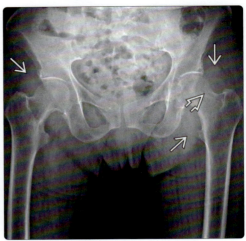

(**À esquerda**) *RM T1WI coronal no mesmo paciente, localizada anteriormente na articulação, mostra grandes coleções de sinal baixo nas articulações distendidas ➡.* (**À direita**) *RM T1WI coronal, localizada em posição levemente posterior no mesmo paciente, confirma a erosão da cabeça/colo femoral à esquerda ➡. O material intra-articular de sinal baixo pode consistir em uma mistura de cristais de pirofosfato e de urato de sódio, junto com um depósito amiloide. O amiloide foi comprovado pela biopsia tecidual; a gota foi comprovada pela avaliação do líquido sinovial.*

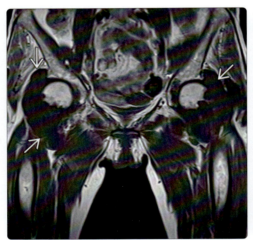
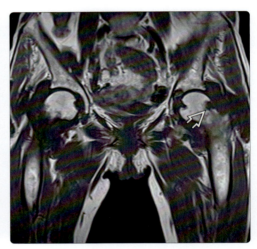

(**À esquerda**) *RM T2WI FS sagital do quadril esquerdo no mesmo paciente mostra que o material intra-articular é predominantemente de sinal baixo, com regiões de sinal alto entremeadas ➡. Esse material distende anteriormente à articulação.* (**À direita**) *RM PD FS axial do mesmo quadril mostra erosão acetabular contendo sinal misto ➡ e distensão articular anterior com o mesmo material ➡. Este é um extenso depósito amiloide relacionado com diálise, envolvendo a cápsula, os ossos e a sinóvia.*

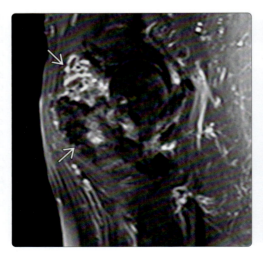
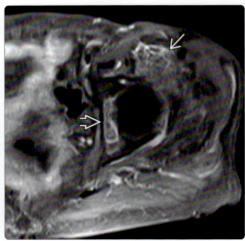

Depósito Amiloide

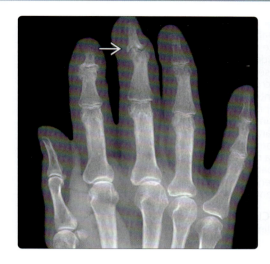
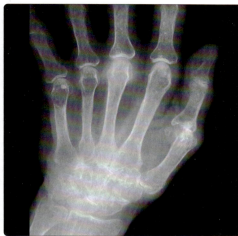

(**À esquerda**) *Radiografia PA mostra alterações erosivas nas articulações IFDs ➡. O depósito amiloide em uma articulação pode ocasionar erosões, o que por si só é inespecífico, mas é altamente sugestivo quando associado a grandes massas de partes moles.* (**À direita**) *Radiografia PA sugestiva de artrite reumatoide, com tumefação, erosões e osteoporose das partes moles das MCFs. O histórico de mieloma múltiplo do paciente e um fator reumatoide negativo devem fazer com que se considere o diagnóstico de depósito amiloide, que foi comprovado na biopsia.*

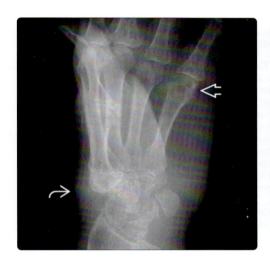
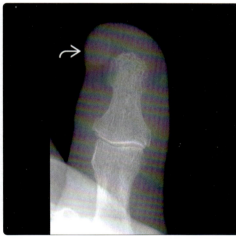

(**À esquerda**) *Radiografia oblíqua mostra tumefação nodular nas partes moles dorsais ➡ e também erosões na 5ª articulação MCF ➡.* (**À direita**) *Radiografia PA no mesmo paciente mostra nódulo nas partes moles ➡. Essa coleção de achados produz frequentemente o diagnóstico de artrite reumatoide, mas o paciente era negativo para o fator reumatoide. A biopsia das erosões do carpo demonstrou amiloide. Este paciente não apresentava insuficiência renal; pode-se considerar o diagnóstico de amiloidose primária por mieloma múltiplo.*

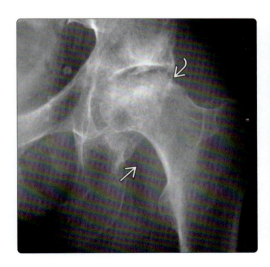
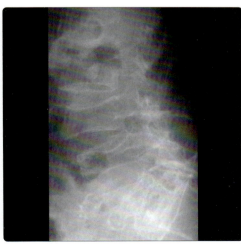

(**À esquerda**) *Radiografia AP no mesmo paciente mostra distensão da articulação ➡ e uma grave doença erosiva ➡, com o colabamento da cabeça femoral.* (**À direita**) *Radiografia lateral no mesmo paciente mostra osteoporose difusa e fraturas por compressão de todas as vértebras lombares. Não são vistas lesões focais. A biopsia mostrou mieloma múltiplo. A amiloidose pode ser vista secundariamente ao mieloma múltiplo e deve ser considerada ao se ver uma tumefação de partes moles em forma de protuberância em associação a erosões que não são típicas da artrite reumatoide.*

Hemocromatose

DADOS PRINCIPAIS

TERMINOLOGIA
- Artrite associada a hemocromatose
  - Hemocromatose: ↑ progressivo nas reservas corporais totais de ferro; depósito anormal de ferro em múltiplos órgãos

IMAGENS
- Melhor dica para diagnóstico: grandes osteófitos em forma de gancho envolvendo a 2ª e a 3ª articulações metacarpofalangianas (MCFs)
- Localização: envolve preferencialmente as articulações MCFs
  - Inicialmente 2ª e 3ª; acaba por envolver todas as MCF
  - Articulação radiocarpal
  - Em raros casos envolve ombro, cotovelo, quadril, joelho
- Anomalias radiológicas
  - Afilamento da cartilagem (estreitamento do espaço articular)
  - Esclerose subcondral e cistos subcondrais
  - Osteófitos nas cabeças MC acabam por se tornar grandes e em forma de gancho, curvando-se em direção oposta à articulação MCF
  - Densidade óssea normal
  - Simétrica por ambas as mãos estarem habitualmente envolvidas
  - Condrocalcinose (fibrocartilagem e cartilagem hialina)

PRINCIPAIS DIAGNÓSTICOS DIFERENCIAIS
- Artropatia por pirofosfato (CPPD)
  - Condrocalcinose
  - Envolvimento preferencial da 2ª e da 3ª articulações MCF
  - Osteófitos geralmente não tão grandes como na hemocromatose
  - Geralmente população de pacientes de CPPD de idade mais avançada

PATOLOGIA
- Hemocromatose primária: transtorno genético
  - Transtorno autossômico recessivo
  - Mutação de um único local no gene HFE
  - Possibilita a captação celular da transferrina com base no ferro
  - Pacientes também apresentam ↑ na absorção intestinal de ferro
- Hemocromatose secundária: etiologias diversas, mas decorre comumente de anemia hemolítica crônica
  - Hemossiderose por múltiplas transfusões de sangue
- Artropatia se desenvolve em 25% a 50% dos pacientes com hemocromatose primária, em geral em uma etapa relativamente precoce da doença
- Fígado é o principal órgão de depósito
  - Envolve inicialmente os hepatócitos periporta
  - Evolui para a fibrose perilobular e a cirrose
- Pâncreas também comumente envolvido
  - Ocasiona resistência à insulina e diabetes tipo 1
- Miocardiopatia e arritmias
- Hiperpigmentação da pele
- Ferro presente no líquido articular, na sinóvia e na cartilagem

QUESTÕES CLÍNICAS
- Sintomas clínicos
  - Tumefação nas articulações MCFs
  - Diminuição da amplitude de movimento
  - Dor ao uso, não em repouso
- Início em adultos: dos jovens aos de meia-idade
- M:F = 1,8:1
- 0,4% a 1% em caucasianos (menos em outros grupos étnicos)
- Não há ↑ da mortalidade, a não ser que se desenvolva cirrose
  - 1/3 dos pacientes que morrem de hemocromatose com cirrose vêm a apresentar carcinoma hepatocelular
- Presença da artropatia não afeta prognóstico global da hemocromatose

CHECKLIST DO DIAGNÓSTICO
- Considerar: sinais radiográficos da artropatia da hemocromatose podem ocorrer antes de outros sinais da hemocromatose primária
- Considerar: osteófitos em forma de gancho não precisam estar presentes para se fazer o diagnóstico
  - Tamanho e morfologia dos osteófitos se relacionam com longevidade da doença
- Considerar o diagnóstico de hemocromatose, caso um padrão artrítico sugestivo de artropatia por pirofosfato se evidencie em um adulto jovem (especialmente do gênero masculino)
  - Artropatia por pirofosfato rara em pacientes com < 30 anos de idade; geralmente em pacientes idosos

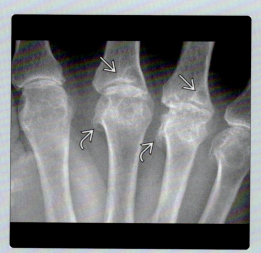 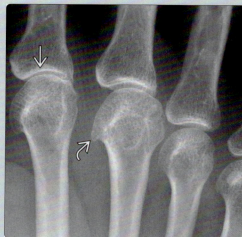

(À esquerda) *Radiografia PA mostra afilamento da cartilagem nas articulações metacarpofalangianas (MCFs), junto com cistos subcondrais ➡. Os osteófitos formados na cabeça dos metacarpos são grandes e adquiriram uma aparência semelhante à de um gancho ➡, típica da hemocromatose.* (À direita) *Radiografia PA em adulto jovem do gênero masculino com artrite MCF mostra afilamento da cartilagem ➡ e osteófitos ➡. Esta é uma doença relativamente inicial em comparação a outras que mostram grandes osteófitos em forma de gancho geralmente descritos, mas a distribuição é típica.*

Ocronose

DADOS PRINCIPAIS

TERMINOLOGIA
- Pigmentação patológica dos tecidos conjuntivos em pacientes com alcaptonúria
  - Defeito enzimático: deficiência da ácido homogentísico oxidase

PRINCIPAIS DIAGNÓSTICOS DIFERENCIAIS
- Espondilite anquilosante: ocronose grave pode acarretar pontes ósseas e osteoporose, semelhantes às da espondilite anquilosante
- Artrite reumatoide: osteoporose de articulações periféricas, redução de cartilagem, fragmentação óssea pode simular artrite reumatoide

QUESTÕES CLÍNICAS
- Geralmente não notada antes de 20 anos de idade
- Cinza-azulado: pigmentação dos ouvidos ou das escleróticas
- Adultos jovens apresentam dores lombares e artrite de grandes articulações proximais
- Anomalias espinais
  - Osteoporose
  - Calcificação/ossificação de discos
  - Estreitamento do espaço discal e fenômenos de vácuo
  - Poucos osteófitos
  - Em uma doença de evolução longa, a ossificação pode transpor os corpos vertebrais
- Outras anomalias axiais
  - Calcificação/ossificação nas articulações sacroilíacas e na sínfise pubiana
- Grandes articulações periféricas (ombro, quadril, joelho)
  - Estreitamento do espaço articular
  - Colabamento e fragmentação dos ossos
  - Corpos livres intra-articulares
  - Poucos e pequenos osteófitos
  - Calcificação/ossificação tendinosa
  - Envolvimento de pequenas articulações raro
  - RM: achados inespecíficos de edema da medula óssea, derrame articular, cistos subcondrais

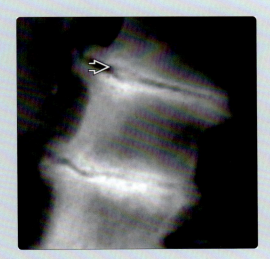
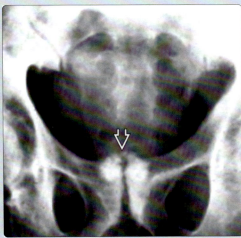

(À esquerda) *Radiografia lateral mostra aparência clássica da ocronose (alcaptonúria). Há uma calcificação nos discos intervertebrais* ➡ *e um estreitamento grave do espaço discal. As placas terminais mostram esclerose, mas a densidade óssea subjacente é osteoporótica.* (À direita) *Radiografia AP da bacia no mesmo paciente mostra calcificação da sínfise pubiana* ➡*. A ocronose é uma causa extremamente rara de ossificação nesses locais; a CPPD é uma causa muito mais comum de calcificação em ambas as regiões.*

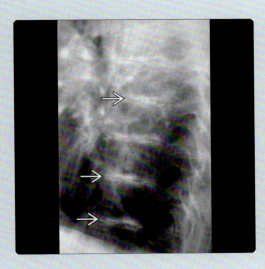
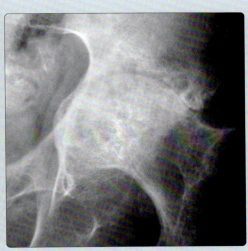

(À esquerda) *Radiografia lateral da coluna mostra osteoporose difusa e mais a calcificação densa de muitos dos discos* ➡*. Embora se possa ver a calcificação de discos por alterações degenerativas, a combinação de osteoporose e calcificação extensa de discos é vista na ocronose.* (À direita) *Radiografia AP do quadril mostra osteoporose difusa, protrusão e redução total da cartilagem. Ocasionalmente uma ocronose de evolução longa acarreta a fragmentação da cartilagem e uma doença degenerativa secundária, como neste caso.*

Doença de Wilson

DADOS PRINCIPAIS

TERMINOLOGIA
- Sinônimo: degeneração hepatolenticular
- Definição: transtorno hereditário caracterizado pelo acúmulo de cobre nos tecidos

IMAGENS
- Melhor dica para diagnóstico: Osteopenia + ossículos ou excrescências ósseas
- Localização: joelho, mão, punho, cotovelo, ombro, quadril
  - Articulação patelofemoral predomina no joelho
  - Articulações metacarpofalangianas e radiocarpais
- Osteopenia em 50% dos casos
  - Pode se associar a fraturas patológicas
- Já foi relatada condrocalcinose
  - Alguns investigadores são da opinião que muitos casos são ossículos e não uma condrocalcinose efetiva
- Afilamento da cartilagem
- Osso subcondral irregular e indistinto
  - Excrescências originando-se do osso subcondral contribuem para essa aparência
- Áreas focais de fragmentação da superfície articular
  - Podem ocasionar a presença de ossículos bem corticalizados
  - Quando maiores produzem a aparência de um defeito extracondral
- Cistos subcondrais
- Periostite nos trocânteres e no calcâneo inferior
- Coluna vertebral
  - Irregularidades no contorno das placas terminais: nodos de Schmorl, podem se assemelhar à doença de Scheuermann
  - Formação de uma cunha anterior nos corpos vertebrais torácicos médios

PRINCIPAIS DIAGNÓSTICOS DIFERENCIAIS
- Osteoartrite
  - Cisto subcondral e afilamento da cartilagem
  - Fragmentação do osteófito pode sugerir a doença de Wilson
  - Excrescências na doença de Wilson são claramente diferentes dos osteófitos
- Artropatia por pirofosfato e hemocromatose
  - Condrocalcinose tem aparência semelhante
  - Distribuição semelhante, especialmente nas articulações patelofemoral, radiocarpal e metacarpofalangianas
  - Pequenos ossículos e excrescências na doença de Wilson devem diferenciá-la

PATOLOGIA
- Herança autossômica recessiva
  - Mutação do gene *ATP7B* → disfunção da proteína ATP7B e ↓ excreção de cobre pelos hepatócitos
- Achados associados
  - Alterações degenerativas nos gânglios da base
  - Cirrose hepática
  - Anéis de Kayser-Fleischer na córnea
  - Doença tubular renal
- Cartilagem articular pode ter depósitos de cobre
- Origem da fragmentação nas articulações incerta
  - Lesões de menor gravidade pelos tremores e a espasticidade dos pacientes podem ocasionar danos a cartilagens e ossos
  - Disfunção tubular renal pode causar osteomalacia, acarretando fragilidade óssea
  - Cobre em cartilagens articulares pode causar degradação do colágeno e dos proteoglicanos

QUESTÕES CLÍNICAS
- Primeiras manifestações geralmente hepáticas e neurológicas
  - Tremor, rigidez, disartria, alteração de personalidade
  - Provas de função hepática anormais, finalmente cirrose
- Sintomas articulares
  - Vistos em 50% dos adultos; pode ser assintomática
  - Pode haver dor e tumefação
- Febre, anemia hemolítica
- Proteinuria, aminoaciduria, proteinuria
- Idade média ao diagnóstico de 9,5 anos; muitos assintomáticos, descobertos por provas de função hepática anormais, avaliação de triagem
- Idade de início: 50% sintomáticos por volta da idade de 15 anos
- Gênero: masculino levemente mais comum que o feminino
- Sintomas melhoram com o tratamento: D-penicilamina, fármacos quelantes de cobre, transplante de fígado

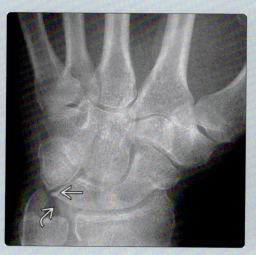 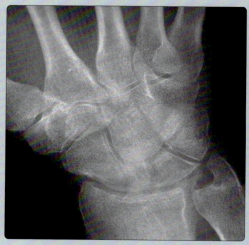

(À esquerda) *Radiografia PA de paciente do gênero feminino com a doença de Wilson mostra ossos que estão difusamente osteoporóticos para uma mulher jovem. Os punhos mostram excrescências ósseas bem proeminentes se originando do semilunar ⇨ e do rádio ➡.*
(À direita) *Radiografia PA da mão contralateral na mesma paciente mostra excrescências simétricas no carpo. Essas excrescências ósseas são vistas frequentemente na doença de Wilson, mas também podem assumir a aparência de pequenos ossículos. Pode haver condrocalcinose, mas isso não é visto nesse caso.*

Oxalose

DADOS PRINCIPAIS

TERMINOLOGIA
- Depósito de oxalato de cálcio em tecidos, incluindo ossos

IMAGENS
- Melhor dica para diagnóstico: ossos escleróticos associados a nefrocalcinose
- Localização
  - Coluna vertebral: corpos vertebrais e/ou placas terminais
  - Metáfise de ossos longos
- Achados radiográficos: padrões variados de esclerose
  - Esclerose óssea generalizada
  - Esclerose esparsa
  - Faixas densas metafisárias: todos os ossos longos
  - Esclerose subcondral do úmero proximal e do fêmur (pode imitar osteonecrose)
  - Aparência de osso dentro do osso: ilíaco, esterno, corpos vertebrais
  - Configuração dos metacarpos em baqueta de tambor (alargamento do osso na cabeça e no colo do metacarpo)
  - Esclerose da placa terminal de corpos vertebrais (simula coluna em camisa de jogador de rúgbi)
- Fraturas patológicas transversas
- Padrões de reabsorção secundariamente à insuficiência renal
- Condrocalcinose
- Calcificação de ligamentos e de tendões adjacentes
- Calcificações vasculares e de partes moles
- TC: rins pequenos e contraídos
  - Pode haver uma calcinose densa no córtex e nas partes medulares
  - Ossos escleróticos

PRINCIPAIS DIAGNÓSTICOS DIFERENCIAIS
- Osteodistrofia renal
- Hiperparatireoidismo
  - Nefrocalcinose, porém rins comumente não se mostram tão gravemente contraídos
- Displasias esclerosantes
  - Ausência de anomalia renal; isso deve diferenciar

PATOLOGIA
- Patologia macroscópica nos ossos: cristais de oxalato circundados por reação granulomatosa
- Depósito de cálcio nos rins, em pequenas artérias, olhos, partes moles, ossos
- Rins
  - Nefrolitíase
  - Nefrocalcinose: envolvimento cortical e medular
  - Glomérulos não afetados
  - Rins pequenos e contraídos
  - Por fim, rins substituídos por septos fibrosos e depósitos de cristais
- Estruturas ósseas
  - Densidade decorrente do depósito direto de cristais
  - Reação de corpo estranho de células gigantes sobreposta e estimula a formação de osso novo
- Articulações
  - Depósitos de cristais na sinóvia e na cartilagem articular são raros
  - Cristais encontrados em raros casos no líquido sinovial
  - Geralmente não uma artropatia efetiva
- Etiologia primária: raro processo hereditário
  - Autossômico recessivo, dois tipos
  - Produção excessiva de oxalato relacionada com defeitos enzimáticos
- Etiologia secundária
  - Relacionada com a doença renal crônica
  - Hiperoxaluria relacionada com ressecções do intestino delgado

QUESTÕES CLÍNICAS
- Oxalose primária comumente evidente por volta de 5 anos de idade
- M = F
- Insuficiência renal progressiva e uremia
- Sobrevivência prolongada à oxalose primária possível atualmente
  - Diálise
  - Transplante renal em duas etapas
  - Proeminentes depósitos de cristais ainda ocorrem

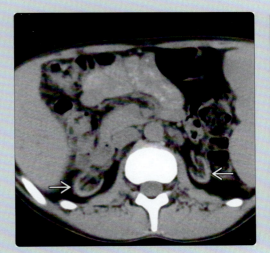 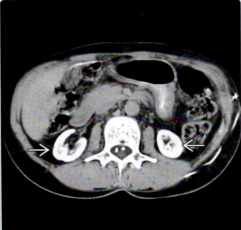

(À esquerda) TCSC axial mostra rins em estágio terminal pequenos ➡ com densidade elevada em toda a extensão do córtex e da medula (nefrocalcinose global). Também estão evidentes ossos muito densos, outra característica típica da oxalose. (À direita) TCSC axial mostra rins extremamente densos e pequenos ➡, uma característica típica de alguns pacientes com oxalose. A nefrocalcinose neste paciente é global, tanto cortical quanto medular. A densidade dos ossos está igualmente aumentada em razão do depósito de cristais de oxalato de cálcio.

Sinovite Vilonodular Pigmentada

DADOS PRINCIPAIS

IMAGENS
- Localização
  - Foco único: articulações, bolsas, bainha de tendões
  - PVNS intra-articular: 80% dos casos ocorrem no joelho
- Morfologia
  - Pode consistir em massa nodular focal
  - Pode ser difusa, com proliferação vilonodular de toda a sinóvia e em todos os recessos articulares potenciais
- RM mostra extensão; característica, porém não patognomônica (diagnóstica em 95% dos pacientes)
  - Imagens gradiente-eco mostram habitualmente fenômeno de floração de nódulos repletos de hemossiderina
- Grande derrame articular em radiografias ou na RM
  - Em raros casos, após sangramentos repetidos, o derrame tem aparência densa nas radiografias
- ± erosões; ocorrem em 50% dos casos
- ± grande cisto subcondral bem marginado

PRINCIPAIS DIAGNÓSTICOS DIFERENCIAIS
- Sinovite nodular
- Gota
- Amiloidose
- Artropatia hemofílica
- Condromatose sinovial

QUESTÕES CLÍNICAS
- 5% de todos os "tumores" primários de partes moles
- Tratamento
  - Ressecção com sinovectomia
  - Ressecção incompleta tem elevada taxa de recorrência

CHECKLIST DO DIAGNÓSTICO
- Empregar sequência gradiente-eco para detectar floração, em casos de suspeita de PVNS
- Investigar cuidadosamente todas as regiões de envolvimento, incluindo todos os recessos, para se obter uma ressecção completa

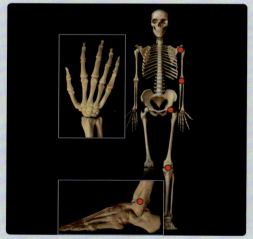
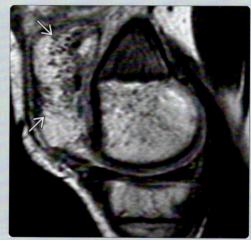

(À esquerda) *Gráfico mostra localizações mais comuns da sinovite vilonodular pigmentada (PVNS). A articulação do joelho é sem sombra de dúvida a localização mais comum destas mostradas.*
(À direita) *RM PD sagital mostra caso clássico de PVNS. Há um grande derrame suprapatelar, que contém nodularidade de sinal baixo →. A PVNS pode se manifestar inicialmente por uma nodularidade difusa, como nesse caso, ou como massa nodular focal. Grandes derrames articulares são praticamente invariáveis. O paciente é um adolescente, o que pode ser bastante típico.*

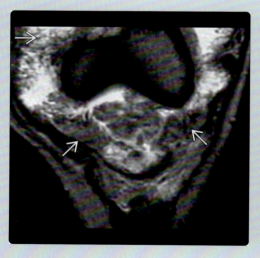
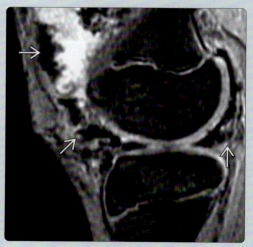

(À esquerda) *RM T2WI coronal no mesmo paciente mostra derrame articular de sinal alto contendo inúmeros nódulos de sinal baixo →. A sinóvia está espessada e o coxim adiposo de Hoffa está achatado e deslocado pela extensa coleção líquida.* (À direita) *RM T2* GRE sagital mostra floração dos nódulos de sinal baixo →. Os nódulos parecem maiores e com sinal ainda mais baixo que nas imagens T2. A floração se dá quando esses nódulos têm hemossiderina em seu conteúdo, como ocorre comumente. Essa característica confirma o diagnóstico.*

Sinovite Vilonodular Pigmentada

TERMINOLOGIA

Sinônimos
- Sinovite vilonodular pigmentada (PVNS): sinovioma benigno; tenossinovite nodular
- Tumor de células gigantes da bainha de tendões: patologicamente idêntico, mas discutido completamente em uma seção separada

Definições
- Proliferação monoarticular de sinóvia hemorrágica
- Ocorre em articulações, bolsas, bainha de tendões
  - PVNS: forma articular difusa
  - Tumor de células gigantes da bainha de tendões: forma extra-articular localizada

IMAGENS

Características Gerais
- Melhor dica para diagnóstico
  - Radiografias: grande derrame articular ± erosões e cistos subcondrais associados
  - RM: derrame articular com proliferação sinovial, sinal baixo em todas as sequências e geralmente floresce em imagens gradiente-eco
- Localização
  - Foco único; articulações, bolsas, bainha de tendões
    - Raros relatos de ocorrência multifocal
  - PVNS (intra-articular): 80% dos casos ocorrem no joelho
    - Joelho > tornozelo > quadril > ombro > cotovelo
  - Tumor de células gigantes da bainha de tendões
    - Mão e punho (65%-89% dos casos): aspecto volar dos dedos
    - Pé e tornozelo
- Tamanho
  - Começa como uma pequena massa focal presa à sinóvia
  - Pode aumentar de tamanho e envolver toda a articulação, revestindo toda a superfície sinovial
- Morfologia
  - Pode ser massa nodular focal
  - Pode ser difusa, com proliferação vilonodular de toda a sinóvia e em todos os recessos articulares potenciais
    - No joelho, pode se estender inferiormente pela bainha do tendão poplíteo e ao compartimento posterolateral, ao recesso coronário, recesso meniscofemoral, cisto poplíteo, incisura intercondilar e até mesmo ao longo dos ligamentos intercondilares

Recomendações para Aquisição de Imagens
- Melhor ferramenta para aquisição de imagens
  - RM mostra extensão do processo; aparência característica, porém não patognomônica (diagnóstica em 95% dos pacientes)
- Orientações de protocolo
  - Imagens gradiente-eco mostram fenômeno de floração de nódulos repletos de hemossiderina na maioria dos casos

Achados na Radiografia
- PVNS intra-articular
  - Grande derrame articular
    - Pode parecer denso em raros casos após sangramentos repetidos
  - Densidade óssea normal
  - Cartilagem preservada até bem tardiamente no processo
    - Afilamento da cartilagem somente em associação a alterações degenerativas secundárias
      - Osteófitos geralmente presentes nesse estágio avançado
  - ± erosões: ocorrem em 50% dos casos
  - ± grande cisto subcondral bem marginado
  - Pode apresentar calcificações distróficas muito rara e tardiamente
- Tumor de células gigantes da bainha de tendões
  - Massa de partes moles, geralmente do lado volar do dedo
  - Erosões por pressão do osso subjacente (15%)
  - Raras calcificações distróficas

Achados na TC
- Inespecífica, mas pode ser sugestiva se os cistos subcondrais forem grandes
- Derrame articular, massa de partes moles
  - Pode haver atenuação aumentada relacionada com depósitos de hemossiderina
  - Sinóvia se realça pós-contraste
- Erosões bem definidas com margens escleróticas

Achados na RM
- Derrame articular, geralmente grande
- Erosões (podem ser sutis)
- Massas de base sinovial
  - Pode ser massa nodular solitária ou múltiplas massas
  - Pode ocasionar espessamento e nodularidade da sinóvia pela maior parte da articulação
  - Pode se estender ao longo dos ligamentos justa-articulares por defeitos capsulares
  - RM T1WI: sinal baixo e homogêneo
    - Raros focos de sinal alto: macrófagos repletos de lipídios
  - T2 e outras sequências sensíveis a fluido: sinal variavelmente baixo e não homogêneo
    - Maior parte da massa comumente de sinal baixo em sequências sensíveis a fluido
    - Variabilidade relacionada com quantidades variáveis de tecido adiposo, tecido fibroso, derivados sanguíneos e edema presentes
  - Sequência GRE: floração, relacionada com a presença de hemossiderina
  - Imagens pós-contraste: realce de moderado a intenso não homogêneo
    - Pode aumentar a conspicuidade para a avaliação da extensão da lesão, mas não é necessária para o diagnóstico

DIAGNÓSTICO DIFERENCIAL

Sinovite Nodular Intra-articular
- Mais frequentemente no joelho, especialmente no coxim adiposo infrapatelar
- Sinal RM pode ser idêntico ao da PVNS
- Lesão é nodular, semelhante à forma nodular da PVNS
- Em geral, há menos hemossiderina presente que na PVNS
- Geralmente derrame articular menor que na PVNS

Gota
- T1: lesões nodulares de sinal baixo
- T2: sinal baixo/misto não homogêneo
- Localização justa-articular (quando presente) torna a gota mais provável que a PVNS

Amiloidose
- Semelhante à gota, massa articular e justa-articular com sinal T1 e T2 baixo
- Realça-se ao contraste, mas não há floração a sequências GRE
- Geralmente decorrente de um processo mórbido subjacente

Sinovite Vilonodular Pigmentada

Artropatia Hemofílica
- Derrame articular com proliferação sinovial de sinal baixo em imagens T1 e T2, do mesmo modo que na PVNS
- Sinóvia proliferativa se realça pelo contraste
- Floração em imagens GRE, assim como na PVNS
- Erosões do osso adjacente, assim como na PVNS
- Morfologia, com o crescimento excessivo de epífises/metáfises, deve diferenciar a artropatia hemofílica da PVNS
- Familiar (ligada ao cromossomo X, por isso encontrada unicamente em indivíduos masculinos)

Condromatose Sinovial
- Geralmente os corpos são vistos como entidades separadas, acompanhando frequentemente o sinal do osso ou da cartilagem
- Comumente os corpos são vistos nas radiografias, tornando simples a diferenciação dos diagnósticos
- Ocasionalmente massa aglomerada de sinal baixo na condromatose sinovial, não vista nas radiografias, pode ser tomada erroneamente por PVNS
  - Não floresce em imagens GRE

PATOLOGIA

Características Gerais
- Etiologia
  - Etiologia não estabelecida; possivelmente processo inflamatório reativo
  - Tratada como neoplasia localmente agressiva de gradação baixa
  - Sinóvia anormal é propensa a hemorragias a traumatismos de menor gravidade
    - Derrames articulares hemorrágicos repetidos acarretam depósitos de ferro na sinóvia e nos nódulos
  - Erosões focais e cistos subcondrais se evidenciam à proliferação da sinóvia anormal
- Genética
  - Aberrações cromossômicas clonais, aneuploidia
  - Padrões de expressão de genes e de proteínas sugerem que a proliferação contínua é mantida por resistência à apoptose

Características Patológicas e Cirúrgicas Macroscópicas
- PVNS intra-articular
  - Articulação repleta de sangue marrom-escuro não coagulado
  - Proliferação da membrana sinovial em franja vilonodular
    - Superfície cortada: marrom-amarelado (depósito de ferro)

Características Microscópicas
- Proliferação sinovial
  - Células gigantes multinucleadas, macrófagos repletos de hemossiderina
  - Hemossiderina intra e extracelular; em raras ocasiões pode conter pouca hemossiderina

QUESTÕES CLÍNICAS

Apresentação
- Sinais/sintomas mais comuns
  - Articulação tumefeita e dolorida; início insidioso
  - Amplitude de movimento limitada e dolorosa
  - ↑ agudo e súbito da dor em caso de torção de um nódulo
  - Quase sempre monoarticular
  - Derrame articular tem com frequência macroscopicamente cor marrom-chocolate
  - Rápido reacúmulo do derrame
  - Rara fratura patológica por um grande cisto subcondral

Demografia
- Idade
  - PVNS intra-articular
    - Ampla variação; adolescentes a idosos
    - Mais frequente: 30 a 40 anos
  - Tumor de células gigantes da bainha de tendões: 30 a 50 anos
- Gênero
  - PVNS intra-articular: M:F = 1:2
  - Tumor de células gigantes da bainha de tendões: M = F
- Epidemiologia
  - 5% de todos os "tumores" primários de partes moles
  - Tumor de células gigantes da bainha de tendões: segunda massa mais comum de partes moles da mão

Histórico Natural e Prognóstico
- Lesão benigna, localmente agressiva
- Quando não tratada, sangramentos repetidos e proliferação continuada levam à destruição articular

Tratamento
- Ressecção com sinovectomia
- Ressecção incompleta tem elevada taxa de recorrência
  - Recorrência global da PVNS intra-articular: 20% a 50% (frequência mais alta relacionada com a sinovectomai incompleta)
- Procedimento aberto pode ser necessário porque a sinovectomia artroscópica tem pouca probabilidade de ter acesso total a alguns locais de lesão
  - Posteriormente ao ligamento cruzado
  - Superiormente aos côndilos femorais
  - Inferiormente ao platô tibial
- Sinovectomia por radiação é ocasionalmente empregada após a recorrência ou como adjuvante em uma doença inicial extensa
- Casos refratários com osteoartrite grave tornam necessária uma artroplastia ou artrodese

CHECKLIST DO DIAGNÓSTICO

Considerar
- Usar sequência gradiente-eco para evocar floração em caso de suspeita de PVNS

Dicas para Interpretação de Imagem
- Floração às imagens GRE não é patognomônica da PVNS; hemofilia é outra consideração importante
  - Reciprocamente, ausência de floração às imagens GRE não afasta a PVNS, pois pode haver pouca hemossiderina presente
- Investigar cuidadosamente todas as regiões de envolvimento, incluindo os recessos, para se obter uma ressecção completa

REFERÊNCIAS

1. Mollon B, et al: Combined arthroscopic and open synovectomy for diffuse pigmented villonodular synovitis of the knee, Knee Surg Sports Traumatol Arthrosc. 24(1):260-266, 2014.
2. Manaster BJ, et al: *Musculoskeletal Imaging: The Requisites*, 2nd ed., Philadelphia, Mosby, Elsevier, 2002.

Sinovite Vilonodular Pigmentada

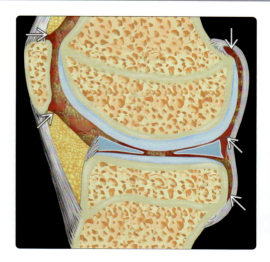
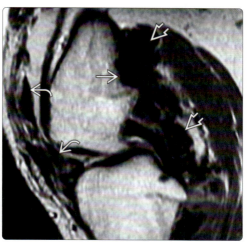

(À esquerda) *Gráfico sagital mostra forma difusa da PVNS, com inúmeros pequenos nódulos revestindo a sinóvia e preenchendo todos os recessos possíveis da articulação ➡. (À direita) RM PD sagital mostra um caso extenso de PVNS. Veja a nodularidade revestindo a sinóvia na parte anterior da articulação, assim como o coxim adiposo de Hoffa ➡. Há até mesmo depósitos nodulares de sinal baixo mais extensos delineando o ligamento cruzado posterior e a cápsula posterior ➡. Pode-se ver uma erosão do fêmur posterior ➡.*

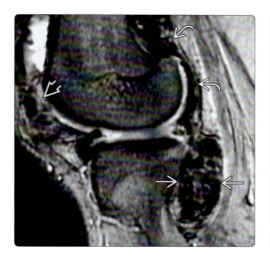
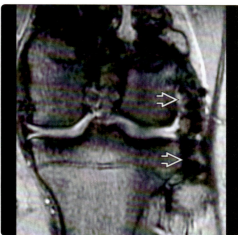

(À esquerda) *RM T2* GRE sagital no mesmo paciente mostra floração esperada das densidades nodulares em razão de sua hemossiderina retida. A mesma floração é vista ao longo da sinóvia anterior ➡ e da cápsula posterior ➡. Os depósitos de PVNS se estenderam pelo hiato poplíteo e circundaram o músculo poplíteo extra-articularmente ➡. (À direita) RM T2* GRE coronal no mesmo paciente mostra que os depósitos nodulares revestem o ligamento colateral fibular ➡. A PVNS neste caso é tanto intra como extra-articular.*

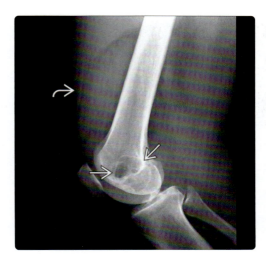
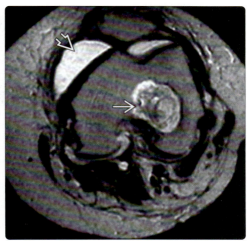

(À esquerda) *Radiografia lateral mostra enorme derrame articular ➡ em paciente com PVNS. Uma grande lesão lítica é vista na metáfise femoral ➡. (À direita) RM T2WI FS axial no mesmo paciente mostra conteúdo da lesão com sinal predominantemente heterogêneo e baixo ➡; veja também que há inúmeras diminutas densidades nodulares de sinal baixo no interior do derrame ➡, típicas da PVNS. Uma única erosão enorme é um pouco incomum, mas lembre-se de que não raro são vistas erosões na PVNS.*

Sinovite Vilonodular Pigmentada

(**À esquerda**) *RM PD sagital em mulher jovem que se queixa de aumento posteriormente a seu joelho mostra massa intra-articular única razoavelmente homogênea ➡, com sinal semelhante ao do músculo. A massa permaneceu com sinal um tanto heterogeneamente baixo em imagens T2WI FS (não mostradas).* (**À direita**) *RM T1WI C+ FS sagital pós-contraste na mesma paciente mostra realce forte ➡. Embora haja um diagnóstico diferencial, a localização e as características de sinal são típicas da PVNS nesta paciente adulta jovem.*

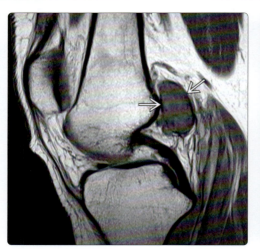
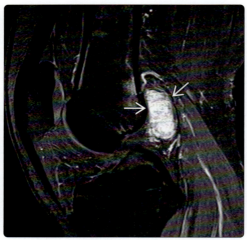

(**À esquerda**) *RM GRE sagital no mesmo paciente não mostra floração na massa não homogênea ➡. A ausência de floração não afasta o diagnóstico de PVNS; a PVNS foi comprovada na patologia e havia pouca hemossiderina presente.* (**À direita**) *Radiografia lateral mostra massa ➡ ocupando a região do coxim adiposo de Hoffa, deslocando o tendão patelar inferior e substituindo o tecido adiposo normal. A massa ocasionou a erosão da apófise tibial adjacente, resultando em aparente lesão lítica ➡. O diagnóstico mais provável neste adolescente é de PVNS.*

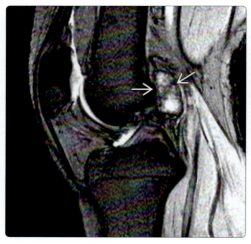
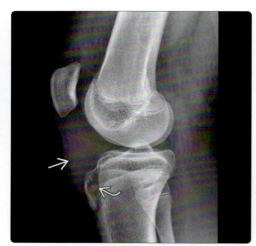

(**À esquerda**) *RM T1WI sagital no mesmo paciente mostra que a massa substituiu totalmente o coxim adiposo. A massa tem sinal baixo não homogêneo, tanto na região do coxim adiposo de Hoffa ➡ como na erosão óssea ➡. Há algum tecido adiposo residual em ambas as regiões. Grande parte da lesão permaneceu com sinal baixo em imagens T2 (não mostradas).* (**À direita**) *RM T1WI C+ FS sagital mostra o realce leve da massa e do material na erosão tibial ➡. A idade e as características de sinal do paciente tornam a PVNS o diagnóstico mais provável, comprovado na cirurgia.*

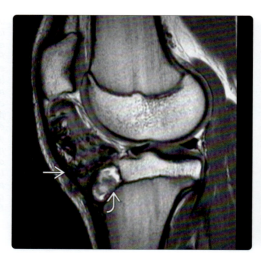
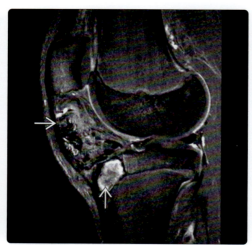

Sinovite Vilonodular Pigmentada

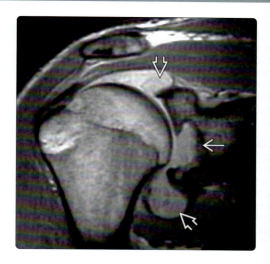
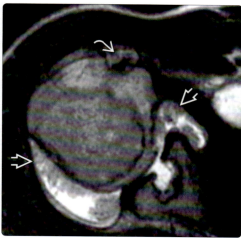

(À esquerda) *RM PD coronal mostra caso clássico de PVNS, com grande erosão glenoide ➡ e também nodularidade de sinal baixo revestindo a sinóvia circundando um enorme derrame articular ➡.* (À direita) *RM T2WI axial mostra de maneira mais proeminente o material nodular de sinal baixo revestindo a sinóvia ➡ e também se estendendo inferiormente pela bainha do tendão bicipital ➡. Este processo monoarticular foi comprovado como PVNS. (Publicado anteriormente em Musculoskeletal Imaging: The Requisites. 2nd ed. Philadelphia, PA: Mosby, Elsevier; 2002.)*

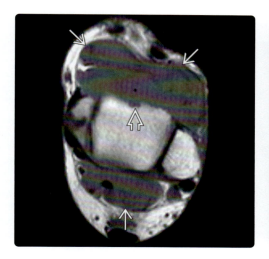
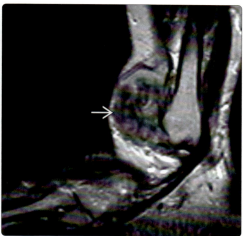

(À esquerda) *RM T1WI axial em paciente que apresentou grande massa de partes moles na articulação tibiotalar mostra processo intra-articular, com sinal baixo na massa de partes moles ➡ e erosão no aspecto anterossuperior do tálus ➡.* (À direita) *RM T2WI sagital no mesmo paciente mostra sinal não homogêneo, mas predominantemente baixo, no interior da massa ➡. De modo geral os achados nesse processo monoarticular são diagnósticos da PVNS, que foi comprovada na biopsia.*

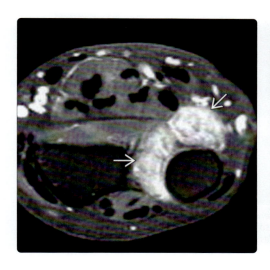
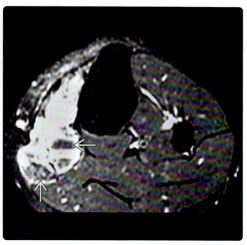

(À esquerda) *RM T1WI C+ FS axial de massa no punho envolvendo a articulação radioulnar distal mostra distensão e realce com nodularidade de sinal baixo ➡. O punho é um local incomum para a PVNS; a gota pode ser igualmente considerada, mas isso comprovou a PVNS.* (À direita) *RM T1WI C+ FS axial mostra caso muito incomum de PVNS em um pé anserino. Normalmente uma bursite do pé anserino mostraria simplesmente líquido circundando o tendão do pé. Nesse caso a biopsia mostrou que a nodularidade de sinal baixo ➡ na bolsa era de PVNS.*

Condroma Intra-articular

DADOS PRINCIPAIS

TERMINOLOGIA
- Massa de partes moles contendo cartilagem, originando-se geralmente no coxim adiposo infrapatelar do joelho

IMAGENS
- Localização
  - Intra-articular
  - Joelho > > quaisquer outras articulações
  - Coxim adiposo de Hoffa > > qualquer outra localização na articulação do joelho
- Radiografia lateral do joelho
  - Massa de partes moles oblitera a densidade adiposa do coxim adiposo de Hoffa
  - Matriz condroide (anéis, arcos ou calcificações puntiformes) frequentemente presente
  - Pode haver erosão mecânica do osso adjacente
- RM T1WI
  - Massa arredondada, não infiltrativa, no coxim adiposo de Hoffa
  - Sinal baixo não homogêneo, levemente hiperintenso em relação ao músculo
  - Contém matriz de sinal baixo
- Sequências sensíveis a fluido
  - Sinal alto não homogêneo, contendo matriz de sinal baixo
  - Se a matriz for esparsa, podem ser vistos lóbulos de sinal alto típicos de um tumor benigno da cartilagem
  - ± erosão óssea adjacente de sinal alto
  - Geralmente não há derrame articular
- RM pós-contraste
  - Lesão se realça, variavelmente viva

PRINCIPAIS DIAGNÓSTICOS DIFERENCIAIS
- Sinovite nodular
  - Massa arredondada contendo sinal ↓ em muitas sequências, pode (em raras ocasiões) conter calcificações
- Sinovite vilonodular pigmentada
  - Áreas de sinal ↓ em todas as sequências secundariamente ao depósito de hemossiderina; floração em imagens GRE; não se calcifica
- Condrossarcoma intra-articular
  - Extremamente raro; origina-se mais comumente da degeneração da condromatose sinovial

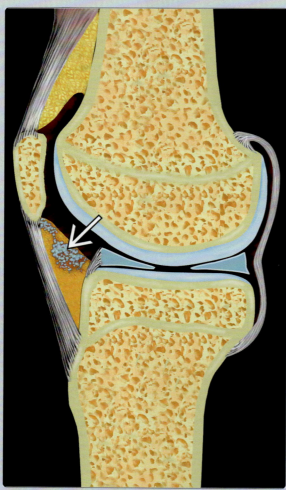

Gráfico sagital mostra lesão formadora de cartilagem no coxim adiposo de Hoffa ➡. A lesão forma com frequência uma típica matriz condroide, tornando-a reconhecível em radiografias. O joelho é o local mais comum do condroma intra-articular.

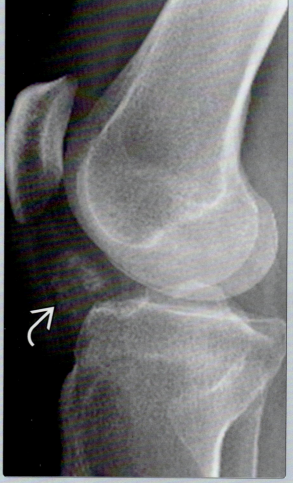

Radiografia lateral mostra grande lesão intra-articular, localizada no coxim adiposo de Hoffa ➡. A lesão produz matriz condroide, vista como densidades puntiformes e curvilíneas. Esta é uma aparência típica do condroma intra-articular.

Condroma Intra-articular

TERMINOLOGIA

Sinônimos
- Condroma ossificante gigante
- Osteocondroma sinovial intra-articular gigante
- Condrome intracapsular
- Condroma do coxim adiposo infrapatelar
- Osteocondroma do coxim adiposo infrapatelar

Definição
- Massa de partes moles contendo cartilagem, originando-se geralmente do coxim adiposo infrapatelar do joelho

IMAGENS

Características Gerais
- Melhor dica para diagnóstico
  - Matriz condroide na massa de partes moles ocupando o coxim adiposo de Hoffa
- Localização
  - Intra-articular
  - Joelho >> quaisquer outras articulações
  - Coxim adiposo de Hoffa >> qualquer outra localização na articulação do joelho
- Tamanho
  - Maior diâmetro geralmente < 5 cm
- Morfologia
  - Massa ovoide a arredondada

Recomendações para Aquisição de Imagens
- Melhor ferramenta para aquisição de imagens
  - Radiografia: lateral necessária para avaliação da matriz condroide calcificada
  - RM: necessária para avaliação da extensão total da lesão e para definição do conteúdo da cartilagem

Achados na Radiografia
- Radiografia lateral do joelho
  - Massa de partes moles oblitera a densidade adiposa do coxim adiposo de Hoffa
  - Matriz condroide (anéis, arcos ou calcificações puntiformes) frequentemente presente
  - Pode haver erosão mecânica do osso adjacente

Achados na TC
- Iguais aos das radiografias

Achados na RM
- T1WI
  - Massa arredondada, não infiltrativa, geralmente no coxim adiposo de Hoffa
  - Sinal baixo não homogêneo, levemente hiperintenso em relação ao músculo
  - Contém matriz de sinal baixo
  - ± erosão adjacente de sinal baixo
- Sequências sensíveis a fluido
  - Sinal mais alto não homogêneo, contendo matriz de sinal baixo
  - Se a matriz for esparsa, podem ser vistos lóbulos de sinal alto típicos de um tumor benigno da cartilagem
  - ± erosão óssea adjacente de sinal alto
  - Geralmente não há derrame articular
- T1WIFS + contraste: lesão se realça, variavelmente viva

DIAGNÓSTICO DIFERENCIAL

Sinovite Nodular, Intra-articular
- Massa arredondada contendo sinal baixo em muitas sequências é típica e semelhante ao condroma intra-articular
- Pode (em raras ocasiões) conter calcificações
- Joelho é a localização articular mais comum
- Localização no joelho é geralmente (porém não invariavelmente) no coxim adiposo de Hoffa

Sinovite Vilonodular Pigmentada
- Pode aparecer como massa nodular
- Contém áreas de sinal baixo em todas as sequências decorrentes de depósitos de hemossiderina; essas áreas florescem em imagens gradiente-eco
- Não se calcifica
- Grande derrame articular
- Joelho é a localização articular mais comum
- Localização no joelho é variável, pode ser no coxim adiposo de Hoffa

Condrossarcoma Sinovial
- Origina-se mais comumente da degeneração da condromatose sinovial
- Contém matriz condroide
- Joelho é a localização articular mais comum
- Localização no joelho é variável; localização no coxim adiposo de Hoffa é possível, porém não invariável

PATOLOGIA

Características Gerais
- Etiologia
  - Não estabelecida; proposta hipoteticamente como a doença de Hoffa em estágio terminal, relacionada com a inflamação crônica, fibrose e compressão

Características Patológicas e Cirúrgicas Macroscópicas
- Nódulos de cartilagem hialina
- ± calcificação encondral

QUESTÕES CLÍNICAS

Apresentação
- Sinais/sintomas mais comuns
  - Dor e tumefação no aspecto anterior do joelho
  - Trancamento, estalidos

Demografia
- Epidemiologia
  - Lesão rara

Tratamento
- Ressecção cirúrgica

REFERÊNCIAS

1. Malinowski K, et al: Selected cases of arthroscopic treatment of popliteal cyst with associated intra-articular knee disorders primary report, Ortop Traumatol Rehabil. 13(6):573-582, 2011.
2. Ozkur A, et al: Hoffa's recess in the infrapatellar fat pad of the knee on MR imaging, Surg Radiol Anat. 27(1):61-63, 2005.
3. Helpert C, et al: Differential diagnosis of tumours and tumour-like lesions of the infrapatellar (Hoffa's) fat pad: pictorial review with an emphasis on MR imaging, Eur Radiol. 14(12):2337-2346, 2004.
4. Jacobson JA, et al: MR imaging of the infrapatellar fat pad of Hoffa, Radiographics. 17(3):675-691, 1997.

Condroma Intra-articular

(**À esquerda**) *Radiografia anteroposterior mostra pequena erosão envolvendo o platô tibial anterior ⇒. Esta é uma erosão inespecífica e pode estar baseada em uma artrite inflamatória ou em um processo mecânico. Não é vista outra anormalidade.* (**À direita**) *RM PDWI FS sagital no mesmo paciente mostra massa relativamente grande localizada no coxim adiposo de Hoffa. A massa tem sinal heterogêneo nessa sequência por densidade de prótons, com partes levemente hiperintensas em relação ao músculo. Contém múltiplas regiões puntiformes e arredondadas de sinal mais baixo ⇒ disseminadas por toda sua extensão. Essas regiões correspondem à matriz condroide vista à radiografia lateral inicial. A aparência é típica do condroma intra-articular. O diagnóstico de sinovite vilonodular pigmentada poderia ser considerado na ausência da matriz calcificada.*

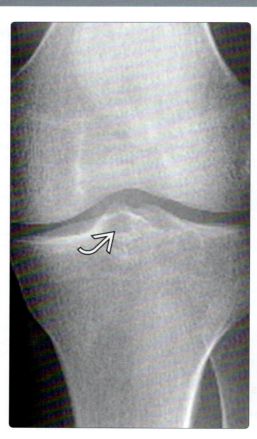 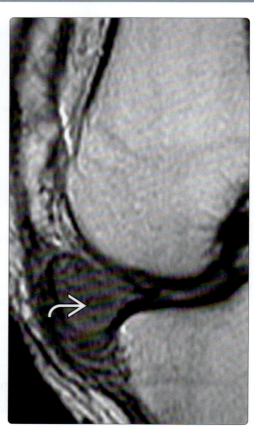

(**À esquerda**) *RM T2 sagital no mesmo paciente mostra erosão mecânica do platô tibial anterior ⇒. Não há derrame articular algum, o que assinala que o processo não é uma artrite inflamatória. Assim também, a PVNS apresenta habitualmente um grande derrame articular associado, de modo que este é um diagnóstico improvável. A lesão contém algumas regiões de sinal alto nas imagens T2 ponderadas, mas consiste predominantemente em material arredondado de sinal baixo ⇒. Embora o sinal baixo levante a suspeita de matriz, há necessidade da radiografia para se confirmar a natureza condroide da lesão.* (**À direita**) *RM T2 axial no mesmo paciente mostra a grande extensão da lesão ⇒, inteiramente contida no coxim adiposo de Hoffa. Além da matriz condroide de sinal baixo, há algumas regiões de sinal alto lobulado ⇒; essa aparência é típica de uma lesão benigna da cartilagem. O quadro total é aquele do condroma intra-articular.*

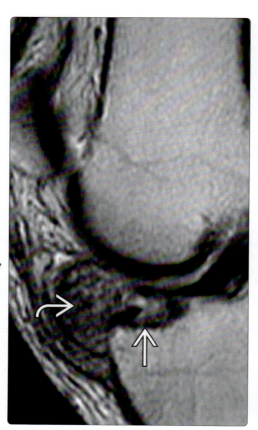 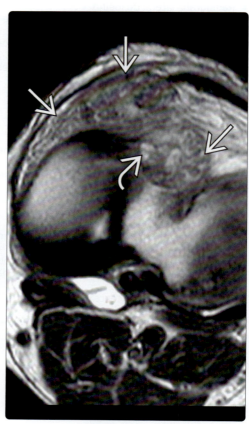

Condroma Intra-articular

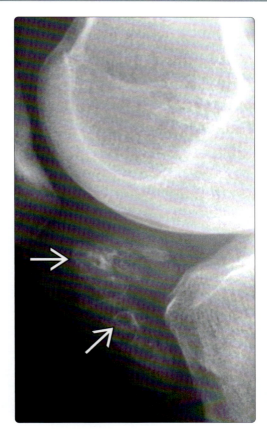
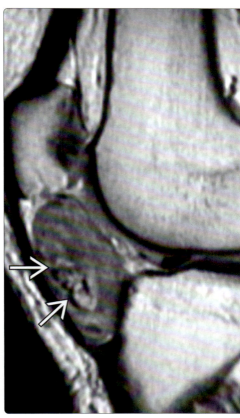

(À esquerda) *Radiografia lateral mostra grande massa envolvendo toda a extensão do coxim adiposo de Hoffa. A lesão contém uma calcificação tênue ➡ que é curvilínea, sugestiva de uma lesão da cartilagem. A mais frequente lesão da cartilagem nessa localização é o condroma intra-articular, o diagnóstico mais provável neste caso.* (À direita) *RM PDFS sagital no mesmo paciente mostra que a lesão ocupa toda a extensão do coxim adiposo de Hoffa. Locais curvilíneos de sinal baixo estão presentes em toda a lesão ➡. A lesão é heterogênea, e a maior parte do sinal é levemente hiperintenso relativamente ao músculo. Regiões esparsas de sinal mais alto estão contidas na lesão. Sem a confirmação radiográfica da matriz cartilaginosa, essa aparência poderia sugerir sinovite vilonodular pigmentada; todavia, a PVNS não desenvolve calcificação.*

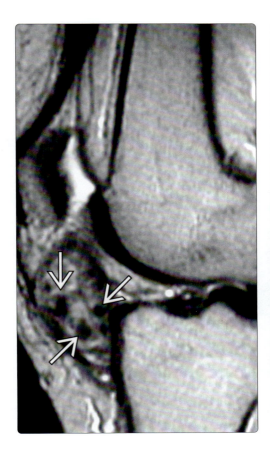
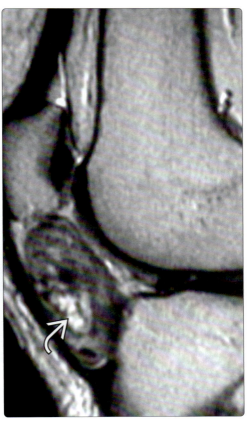

(À esquerda) *RM T2WI sagital no mesmo paciente mostra locais de calcificação esparsos arredondados de sinal baixo ➡, correspondendo aos vistos em radiografias. O tecido circundando a calcificação é heterogêneo.* (À direita) *RM T2WI sagital no mesmo paciente e em corte adjacente mostra calcificações esparsas de sinal baixo. Esta secção também mostra algumas áreas de sinal alto lobulado ➡, o que é visto geralmente em lesões benignas da cartilagem. No entanto, esta é apenas uma região pequena e não é específica. Não há derrame articular algum. Tanto a ausência do derrame articular quanto a presença da matriz tornam improvável o diagnóstico de sinovite vilonodular pigmentada. A sinovite nodular pode em raras ocasiões conter calcificações, mas essa raridade, assim como a ausência do derrame articular, torna a sinovite nodular bem menos provável que o condroma intra-articular.*

Sinovite Nodular (Intra-articular)

DADOS PRINCIPAIS

TERMINOLOGIA
- Proliferação sinovial localizada

IMAGENS
- Localização: no joelho, coxim adiposo infrapatelar (de Hoffa) >> recesso suprapatelar > incisura intercondilar posterior
- Radiografia lateral: nódulo de partes moles pode ser delineado pelo tecido adiposo caso a lesão esteja dentro do coxim adiposo
- RM T1WI
  - Sinal intermediário a levemente mais alto em relação ao músculo esquelético
  - Pode se mostrar levemente não homogêneo
- Sequências sensíveis a fluido
  - Sinal não homogêneo, relativamente alto
  - Regiões circulares variáveis de sinal baixo (hemossiderina)
- Pequeno derrame articular pode estar presente
- Realce de moderado a proeminente; não homogêneo

PRINCIPAIS DIAGNÓSTICOS DIFERENCIAIS
- Sinovite vilonodular pigmentada (PVNS)
- Condroma intra-articular
- Doença de Hoffa
- Gota

QUESTÕES CLÍNICAS
- Adultos; ampla variação etária
- Manifesta-se inicialmente por dor, tumefação
  - Em raros casos, dores agudas, relacionadas com torção
- Crescimento lento, não infiltrativa
- Excisão cirúrgica
  - Sinovectomia não necessária
  - Recorrência em associação a esse tratamento é rara

CHECKLIST DO DIAGNÓSTICO
- Lembrar-se de considerar esse diagnóstico, pois o comportamento e o tratamento são diferentes dos na PVNS

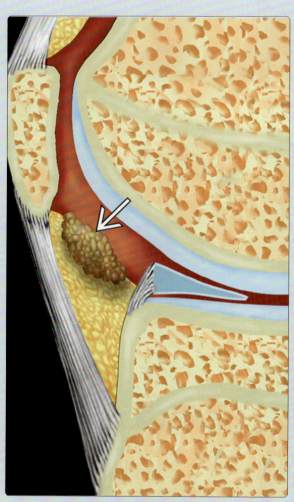

Gráfico mostra lesão ovoide ➡ típica da sinovite nodular deslocando parte do coxim adiposo de Hoffa. Não há cartilagem (como seria visto no condroma intra-articular) nem hemossiderina (como seria visto na forma nodular focal de PVNS) no interior da lesão.

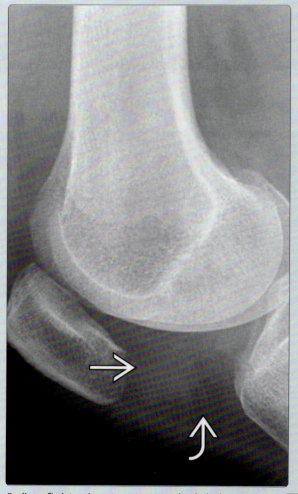

Radiografia lateral mostra massa arredondada de partes moles ➡ localizada no coxim adiposo de Hoffa e deslocando a densidade adiposa deste ➡. Não há calcificação alguma, o que torna mais improvável a hipótese de condroma intra-articular. Os diagnósticos mais prováveis são de sinovite nodular ou de uma forma nodular focal de PVNS.

Sinovite Nodular (Intra-articular)

TERMINOLOGIA

Sinônimos
- Tumor sinovial de células gigantes
- Tumor intra-articular de células gigantes
- Sinovite nodular localizada

Definição
- Proliferação sinovial localizada

IMAGENS

Características Gerais
- Melhor dica para diagnóstico
  - Massa de partes moles, especialmente no coxim adiposo de Hoffa
- Localização
  - No caso de processos intra-articulares, joelho > tornozelo
    - No joelho, coxim adiposo infrapatelar (de Hoffa) > > recesso suprapatelar > incisura intercondilar posterior, adjacente ao ligamento cruzado posterior

Recomendações para Aquisição de Imagens
- Melhor ferramenta para aquisição de imagens
  - RM
- Orientações de protocolo
  - Acrescentar sequência gradiente-eco para demonstrar a extensão do depósito de hemossiderina (geralmente menos que na PVNS)

Achados na Radiografia
- Nódulo de partes moles pode ser delineado pelo tecido adiposo caso a lesão esteja dentro do coxim adiposo
  - Se não estiver delineada pelo tecido adiposo, a massa provavelmente não é visível em radiografias
- Não deve conter calcificações

Achados na TC
- Iguais aos das radiografias: massa intra-articular de partes moles arredondada

Achados na RM
- T1WI: sinal de intermediário a levemente mais alto em relação ao músculo esquelético
  - Pode ser levemente não homogênea
- Sequências sensíveis a fluido
  - Não homogêneas, sinal relativamente alto
  - Regiões circulares variáveis de sinal baixo (hemossiderina)
  - Regiões lineares ou em forma de fenda de sinal alto relatadas
  - Pequeno derrame articular pode estar presente
  - Pode haver condromalacia associada
- Sequência gradiente-eco: pequenas quantidades de hemossiderina podem apresentar floração
- Imagens pós-contraste
  - Realce de moderado a proeminente; não homogêneo
  - Pode evidenciar sinovite leve, na presença de um derrame articular

DIAGNÓSTICO DIFERENCIAL

Sinovite Vilonodular Pigmentada
- Pode ser nodular e ocorrer no coxim adiposo de Hoffa, assim como em outros pontos da articulação
- Estatisticamente bem mais comum que a sinovite nodular
- Características de RM podem ser idênticas, com a massa contendo áreas não homogêneas de sinal baixo

- Imagens gradiente-eco mostram comumente floração das áreas de sinal baixo, em decorrência do depósito de hemossiderina
  - Quantidade de depósito de hemossiderina geralmente é muito maior na sinovite vilonodular pigmentada (PVNS) que na sinovite nodular
- Grande derrame articular hemorrágico geralmente presente
- Requer uma cirurgia mais extensa (sinovectomia)
- Elevada incidência de recorrência

Condroma Intra-articular
- Localizado no coxim adiposo de Hoffa
- Com frequência contém matriz calcificada visível em radiografias
- Sinal ↑ lobulado da cartilagem na RM sensível a fluido

Doença de Hoffa
- Inflamação e fibrose no coxim adiposo
- Margens mal definidas

Gota
- Áreas de sinal ↓ em sequências sensíveis a fluido semelhantes
- Realce forte
- Erosões associadas em caso de evolução prolongada

PATOLOGIA

Características Patológicas e Cirúrgicas Macroscópicas
- Massa bem definida amarela a marrom
- Pode haver pedículo se estendendo até a sinóvia

Características Microscópicas
- Depósitos de hemossiderina em quantidade variável
- Características que a diferenciam da PVNS
  - Ausência de franjas vilosas
  - Ausência de hemorragia
  - Menos depósitos de hemossiderina

QUESTÕES CLÍNICAS

Apresentação
- Sinais/sintomas mais comuns
  - Dor, tumefação
    - Em raros casos, dores agudas, relacionadas com torção
  - Trancamento, amplitude de movimento limitada

Histórico Natural e Prognóstico
- Crescimento lento, não infiltrativa

Tratamento
- Excisão cirúrgica; sinovectomia não necessária
  - Recorrência com esse tratamento é rara

CHECKLIST DO DIAGNÓSTICO

Considerar
- Lembrar-se de considerar esse diagnóstico, pois o comportamento e o tratamento diferem dos da PVNS

REFERÊNCIAS

1. Park JH, et al: Localized nodular synovitis of the infrapatellar fat pad, Indian J Orthop. 47(3):313-316, 2013.
2. Walker EA, et al: Magnetic resonance imaging of benign soft tissue neoplasms in adults, Radiol Clin North Am. 49(6):1197-1217, vi, 2011.

Sinovite Nodular (Intra-articular)

(À esquerda) *RM PDWI sagital no mesmo paciente mostra massa arredondada ⇒ localizada dentro do coxim adiposo de Hoffa ⇒ e deslocando-o. A massa não é infiltrativa e não afeta o osso ou a cartilagem adjacente. É homogênea e razoavelmente isointensa em relação ao músculo. Não há nenhum foco de sinal baixo na massa sugerindo calcificação ou depósito de hemossiderina. (À direita) RM T1WI axial no mesmo paciente mostra que a lesão ⇒ é levemente não homogênea, com áreas de sinal mais baixo numa parte da periferia. Deve-se notar a localização no coxim adiposo ⇒, assim como a ausência de distúrbio nos tecidos circundantes. Essa sequência não ajuda a estreitar ainda mais o diagnóstico diferencial de sinovite nodular, condroma intra-articular e sinovite vilonodular pigmentada (PVNS).*

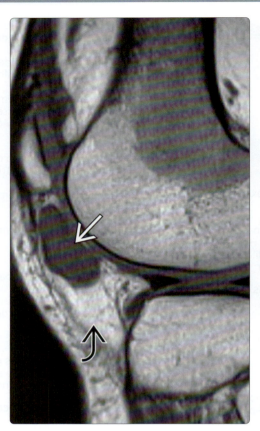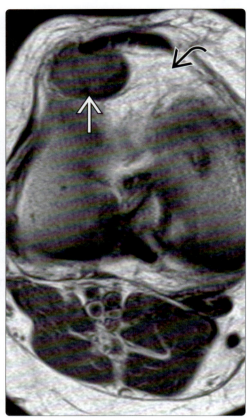

(À esquerda) *RM T2WI FS sagital mostra lesão ⇒ levemente não homogênea, com sinal alto. Não há nenhum sinal baixo sugerindo depósitos de hemossiderina ou calcíficos. O coxim adiposo de Hoffa adjacente ⇒ está inalterado, sem edema nem fibrose. Há um pequeno derrame articular ⇒, que tem aparência levemente complicada, sugestiva de sinovite. Isso ajuda na diferenciação dos possíveis diagnósticos. Enquanto o condroma intra-articular geralmente não evoca um derrame articular, a PVNS apresenta comumente um derrame muito maior que o que se vê aqui. (À direita) RM T1WI C+ FS sagital na mesma localização mostra que a massa se realça fortemente ⇒. O recesso suprapatelar apresenta grande realce da sinóvia espessada ⇒, com relativamente pouco derrame articular. Embora as outras lesões em consideração também tenham a expectativa de se realçar, a aparência geral é mais típica da sinovite nodular.*

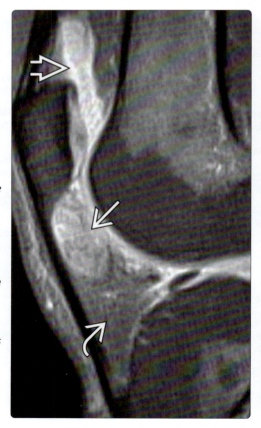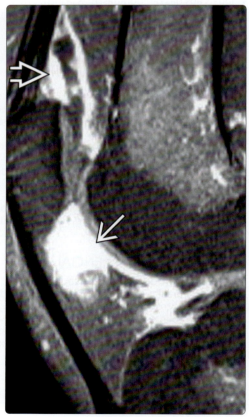

Sinovite Nodular (Intra-articular)

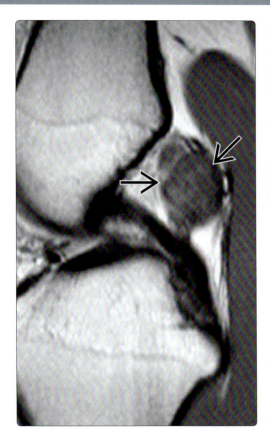
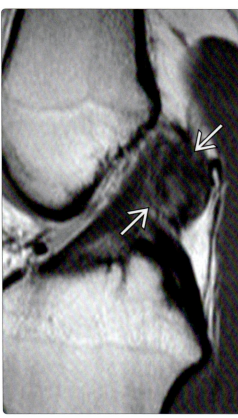

(À esquerda) *RM PDWI sagital mostra grande massa arredondada localizada na parte posterior da articulação do joelho ➡, adjacente ao ligamento cruzado posterior e ao ligamento de Wrisberg. A lesão é levemente não homogênea, mas é predominantemente isointensa em relação ao músculo esquelético.* (À direita) *RM PDWI sagital, corte adjacente, mostra que a lesão ➡ está intimamente associada às fibras proximais do ligamento cruzado anterior e arqueia levemente a cápsula posterior. Não há foco de sinal baixo sugerindo calcificação ou depósito de hemossiderina. O diagnóstico mais provável neste adolescente é de sinovite vilonodular pigmentada (PVNS), mas a sinovite nodular em uma localização incomum também deveria ser considerada. Embora se localize mais frequentemente no coxim adiposo de Hoffa, este último processo ocorre ocasionalmente em outros pontos da articulação do joelho.*

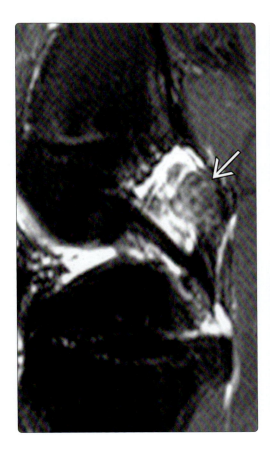
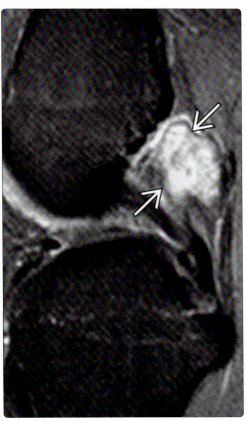

(À esquerda) *RM T2 FS sagital no mesmo paciente mostra que a massa ➡ é heterogênea, contendo regiões de sinal alto, mas também abundantes áreas de sinal baixo. Isso pode ser visto na sinovite nodular ou na PVNS. As imagens GRE poderiam diferenciar as duas se a hemossiderina da PVNS florescesse, mas isso não foi feito nesse caso. A sinovite nodular pode conter uma pequena quantidade de hemossiderina, porém geralmente menor que a encontrada na PVNS. Observe a ausência de derrame articular; isso torna a sinovite nodular mais provável que a PVNS, que tem habitualmente um grande derrame articular.* (À direita) *RM T1 C+ FS sagital mostra realce forte ➡. Isso não ajuda a diferenciar a PVNS da sinovite nodular. A biopsia mostrou que a lesão era de sinovite nodular, sem nenhuma hemossiderina presente. Lembre-se de que a sinovite nodular não tem sua localização restrita ao coxim adiposo de Hoffa.* (Cortesia de K. Suh, MD.)

Reticulo-histiocitose Multicêntrica

DADOS PRINCIPAIS

TERMINOLOGIA
- Também conhecido por dermoartrite lipoide
- Infiltração de histiócitos repletos de lipídios em tecidos diversos: pele, ossos, cartilagem, sinóvia
  - Acarreta a tríade de nódulos em partes moles, acro-osteólise e poliartrite destrutiva crônica

IMAGENS
- Nódulos cutâneos focais sem calcificação
- Destruição simétrica de articulações interfalangianas (IFs), com erosões bem definidas; MCFs em frequência menor
- Envolvimento erosivo em frequência menor no punho, no ombro, no quadril, no joelho
- Acro-osteólise

PRINCIPAIS DIAGNÓSTICOS DIFERENCIAIS
- Artrite psoriática (APS)
  - Acro-osteólise
  - Erosões IFs imitam as da APS
  - Nódulos são pequenos e nítidos, muito diferentes do "dedo em salsicha" da APS
- Artrite reumatoide (AR)
  - Nódulos semelhantes aos nódulos reumatoides
  - Erosões mais nítidas que as da AR
  - Articulações IFs mais comumente envolvidas que as MCFs; isso é o contrário da distribuição na AR
  - Acro-osteólise não vista na AR

QUESTÕES CLÍNICAS
- Nódulos se assemelham a nódulos reumatoides
  - Mais proeminentes nas mãos e no punho
  - Também vistos nas aurículas, no tórax, na face, em superfícies mucoides
  - Pode se manifestar inicialmente por um granuloma anular
- Doença progressiva; etiologia não estabelecida (suspeita-se de organismos infecciosos como *Mycobacterium*)
- Soronegativa para fator reumatoide
- Diagnóstico feito por biopsia
- Tratada por corticosteroides e por fármacos citotóxicos

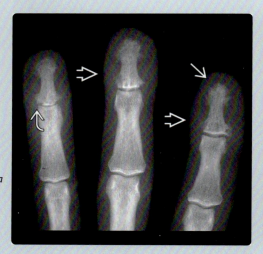
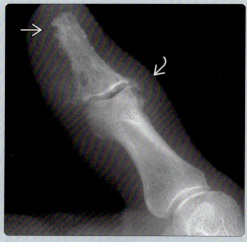

(À esquerda) Radiografia PA mostra acro-osteólise ➡ e também nodularidade dos dedos ➡. Há erosões das articulações IFDs ➡. As mãos estavam, fora isso, inteiramente normais. (À direita) Radiografia PA no mesmo paciente mostra acro-osteólise ➡, assim como nodularidade dos dedos ➡, e erosões IFs sutis. A acro-osteólise e o acometimento das articulações IFDs são sugestivos de artrite psoriática, mas a nodularidade é incomum nessa doença. Foi comprovada pela biopsia uma reticulo-histiocitose multicêntrica.

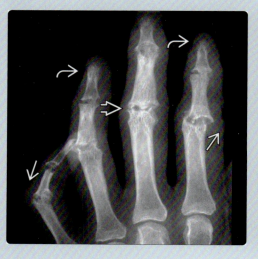
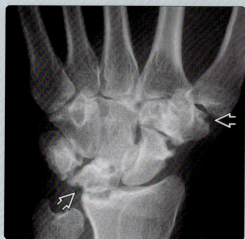

(À esquerda) Radiografia PA em paciente diferente mostra nodularidade ➡ e também acro-osteólise ➡. Além disso, há erosões bem definidas, envolvendo particularmente as articulações IFs ➡. (À direita) Radiografia PA no mesmo paciente mostra erosões bem definidas e proeminentes no carpo ➡. A combinação de achados é típica da reticulo-histiocitose multicêntrica (lipodermatoartrite). Os nódulos em partes moles ajudam a diferenciar essa doença da artrite psoriática.

Malformação Vascular Sinovial

DADOS PRINCIPAIS

TERMINOLOGIA
- Malformação vascular ocorrendo em localização intra-articular
- Sinônimo: hemangioma sinovial

IMAGENS
- Joelho > cotovelo e tornozelo > outras articulações
- Derrame articular, massa em partes moles
- Erosões por pressão bem marginadas
  - Relacionadas com episódios repetidos de sangramento
  - Não inflamatória; pode imitar a artropatia hemofílica
- Raro aparecimento de flebólitos
- RM ou TC podem mostrar informações cruciais
  - Vasos intra-articulares dilatados e tortuosos
  - Classificar como justa-articular, intra-articular ou intermediária (características de ambas)
  - Pode parecer localizada ou difusa na articulação
  - Isointensa em relação ao músculo em imagens T1; hiperintensidade não homogênea nas sequências sensíveis a fluido
- Realce variável da massa e dos vasos após a administração de contraste

PRINCIPAIS DIAGNÓSTICOS DIFERENCIAIS
- Artropatia hemofílica (tem sinal baixo proeminente)
- Sinovite vilonodular pigmentada (sinal baixo proeminente, floração às imagens GRE)

QUESTÕES CLÍNICAS
- Quadro clínico inicial
  - Histórico de massa de crescimento lento
  - Derrame articular e dores recorrentes
  - Sintomas mecânicos
  - Pode estar relacionada a traumatismos mínimos causando sangramento
  - Pode estar presente massa esponjosa palpável
  - Pode diminuir de tamanho à elevação do membro; aumenta de tamanho quando na posição pendente
- Idade: geralmente paciente jovem (criança, adolescente)
- Tratamento: excisão cirúrgica + sinovectomia

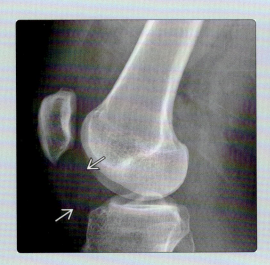 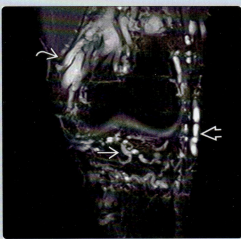

(À esquerda) *Radiografia lateral do joelho em adulto jovem que relatou massa esponjosa dolorosa que variava de tamanho mostra derrame articular. O exame cuidadoso mostra também massas arredondadas e alongadas em partes moles ➡, atravessando o coxim adiposo de Hoffa.* (À direita) *RM T2 coronal no mesmo paciente, anteriormente na articulação, mostra grandes vasos ➡ alimentando o fluxo a vasos menores, tanto no coxim adiposo de Hoffa ➡ como numa posição extra-articular ➡.*

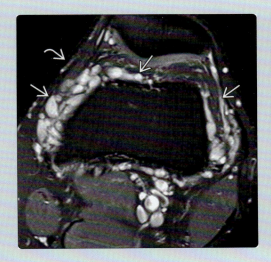 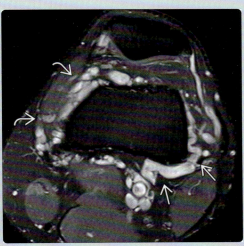

(À esquerda) *RM T2 FS axial no mesmo paciente mostra vasos tortuosos circundando a metáfise femoral ➡, com vasos extra-articulares de calibre menor ➡ como parte do mesmo processo.* (À direita) *RM T2 FS axial, localizada em um ponto levemente mais proximal, mostra os grandes vasos alimentadores ➡ levando a essa malformação vascular. Essa malformação é predominantemente intra-articular, com um pequeno componente extra-articular (visto aqui no vasto medial ➡). Essa lesão era conhecida anteriormente por hemangioma sinovial.*

Condromatose Sinovial

DADOS PRINCIPAIS

TERMINOLOGIA
- Neoplasia benigna com proliferação da membrana sinovial e formação de corpos cartilaginosos ou ósseos
- Pode ser na articulação, na bolsa ou em estruturas tenossinoviais

IMAGENS
- Múltiplos corpos arredondados de tamanho semelhante e calcificação variável
- Variam de diminutas calcificações em flocos a grandes corpos cartilaginosos ou ossificados arredondados lamelados
- Corpos podem se formar como massa aglomerada e não flutuando livremente
- Grau de calcificação altamente variável
- Erosões associadas não são incomuns
- Ocasionalmente se vê radiograficamente corpos não calcificados e apenas massa de partes moles ± erosão óssea
- Corpos têm sinal RM variável, dependendo da proporção de cálcio, condroide e tecido ossifico maduro
  - Variam de corpos de sinal baixo em todas as sequências a corpos com sinal de medula óssea em todas as sequências
  - Maioria dos casos (77%) tem sinal T1 baixo a intermediário, com sinal T2 hiperintenso
  - Aqueles com sinal da medula óssea podem conter calcificações hipointensas
- Transformação maligna: extremamente rara e sem uma característica distintiva fidedigna

CHECKLIST DO DIAGNÓSTICO
- Considerar o diagnóstico se a radiografia mostrar osteopenia e erosões monoarticulares
  - Calcificação/ossificação dos corpos ausentes em 15% dos casos; RM faz o diagnóstico
- Considerar o diagnóstico em localizações extra-articulares
  - Bolsas ou bainha de tendões, especialmente em mãos e pés
- Considerar a degeneração a condrossarcoma na presença de múltiplas recorrências e de destruição óssea agressiva, além das erosões superficiais

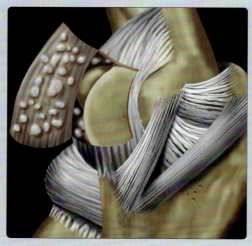
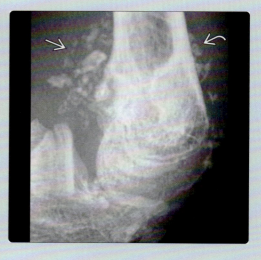

(À esquerda) *Gráfico de cotovelo lateral com cápsula anterior refletida mostra múltiplos corpos arredondados, alguns presos à sinóvia e outros livres no espaço articular. Esta é uma representação da aparência macroscópica da condromatose sinovial.* (À direita) *Radiografia lateral mostra caso clássico de condromatose sinovial. Esse paciente adolescente apresenta inúmeros diminutos corpos ossificados, todos de tamanho semelhante, vistos nessa incidência como estando distendendo o espaço articular tanto anterior ⇒ como posterior ⇒.*

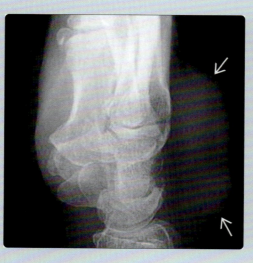
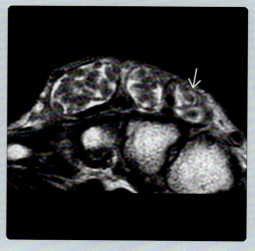

(À esquerda) *Radiografia lateral mostra massa de partes moles ⇒ reconhecidamente crônica. Não há nenhuma calcificação na massa nem qualquer outra característica típica.* (À direita) *RM T1 axial mostra múltiplas bainhas de tendões dorsais distendidas ⇒. Cada uma delas contém múltiplas lesões arredondadas de sinal baixo. Isso representa uma condromatose tenossinovial. Vale a pena lembrar que a condromatose sinovial pode ocorrer em qualquer espaço fechado revestido pela sinóvia.*

Condromatose Sinovial

TERMINOLOGIA

Abreviatura
- Condromatose sinovial primária (CSP)

Sinônimo
- Osteocondromatose sinovial (caso tenha havido a ossificação endocondral da cartilagem)

Definições
- Neoplasia benigna com proliferação da membrana sinovial e formação de corpos cartilaginosos ou ósseos
  - Em articulações, bolsas ou estruturas tenossinoviais

IMAGENS

Características Gerais
- Melhor dica para diagnóstico
  - Múltiplos corpos calcificados arredondados, de tamanho semelhante, vistos às radiografias
    - 85% dos casos estão suficientemente calcificados para a detecção radiográfica
  - Detecção e avaliação por RM daqueles que não estejam calcificados
- Localização
  - Geralmente monoarticular (não invariavelmente)
  - Intra-articular, especialmente em grandes articulações
    - Joelho (50%-65%) > quadril > ombro > cotovelo
  - Localizações em bolsas: as mais comuns são a subdeltoide e a poplítea
  - Condromatose tenossinovial: mãos e pés são os locais mais comuns
  - Disseminação extracapsular por locais habituais de descompressão articular
    - Por rotura do manguito rotador para a bolsa subacromial/subdeltoide
    - Do quadril para a bolsa do iliopsoas
  - Rara extensão ao músculo e ao tecido fascial adjacentes
- Tamanho
  - Corpos variam de mm a > 2 cm
- Morfologia
  - Corpos arredondados, geralmente de tamanho semelhante
  - Corpos podem ter aparência lamelada, com anéis concêntricos de calcificação
  - Ocasionalmente forma massa aglomerada na articulação ou se estende aos tecidos extracapsulares

Recomendações para Aquisição de Imagens
- Melhor ferramenta para aquisição de imagens
  - Radiografia, RM

Achados na Radiografia
- Múltiplos corpos arredondados de tamanho semelhante e de calcificação variável
  - Variam de diminutas calcificações em flocos a grandes corpos cartilaginosos ou ossificados arredondados lamelados
  - Corpos podem se formar como massa aglomerada e não livremente flutuantes
  - Grau de calcificação altamente variável
- Erosões ósseas associadas não incomuns
  - Causadas por saucerização; bem marginadas
  - Pode ser difícil visualizá-las às radiografias (20%-50% dos casos), porém sua ocorrência é mais frequente
- Ocasionalmente os corpos não se calcificam e se vê radiograficamente apenas massa com erosão ocasional
- Forma extra-articular: geralmente mãos ou pés
  - Calcificações em bainha de tendões ou bolsas
  - Pode causar saucerização (erosão por pressão) do osso adjacente

Achados na RM
- 80% dos pacientes têm erosões detectáveis à RM
- Grande derrame articular (hiperintenso a sequências sensíveis a fluido, sinal baixo nas imagens T1)
- Corpos têm sinal RM variável, dependendo da proporção de cálcio, condroide e tecido ossifico maduro
  - Pode acompanhar o sinal do osso maduro ou da cartilagem em todas as sequências ou pode ser menos específico
    - Variam de corpos de sinal baixo em todas as sequências a corpos com sinal de medula óssea em todas as sequências
      - Maioria (72%) tem sinal T1 de baixo a intermediário, com sinal T2 hiperintenso
      - Aqueles com sinal da medula óssea podem conter calcificações hipointensas
  - Corpos são arredondados, multifacetados
  - Corpos podem estar livres e pendentes na articulação
  - Corpos podem estar aglomerados, aparecendo como "massa" na articulação e se estendendo dela
- Contraste às imagens T1WI FS mostra sinóvia hiperplásica como realçada, circundando um derrame e corpos (com frequência obscurecidos) de sinal baixo
- Transformação maligna: extremamente rara e sem uma característica distintiva fidedigna
  - Ficar atento a aparência das calcificações em tempestade de neve, que difere daquela da condromatose
  - Ficar atento a massa de partes moles ou destruição óssea associada, especialmente após ressecções múltiplas

DIAGNÓSTICO DIFERENCIAL

Condrossarcoma Sinovial
- Significativamente mais rara que a CSP
- CSP que se transformou em condrossarcoma pode não ser diferenciada por imagens
  - Aparência de tempestade de neve da cartilagem calcificada, com aparência geral diferente de outros corpos de CSP, pode ser sugestiva

Condroma Intra-articular
- Localizado mais frequentemente no coxim adiposo de Hoffa
- Calcificação pode imitar manifestação inicial nodular em forma de massa da CSP

Sinovite Vilonodular Pigmentada
- Pode causar confusão se estiver disponível somente a RM ou se os corpos de CSP não estiverem calcificados
- Nodularidade intra-articular causando erosões extensas, de maneira semelhante à CSP
- Sinal baixo tanto nas imagens T1 como T2, com floração a sequências gradiente-eco, demonstra hemossiderina na sinovite vilonodular pigmentada

Osteocondromatose Sinovial Secundária
- Osteoartrite coexistente
- Geralmente os corpos são de tamanho e forma diferentes, assim como em número menor
- Anéis concêntricos de crescimento vistos patologicamente e por vezes radiograficamente

Condromatose Sinovial

PATOLOGIA

Características Gerais
- Etiologia
  - Características genéticas sugerem etiologia neoplásica benigna
  - Nódulos crescem depois de formados
    - Quando permanecem fixados à sinóvia desenvolvem irrigação sanguínea e podem se tornar ósseos
    - Quando livres na articulação são nutridos pelo líquido sinovial e se tornam cartilaginosos
  - Destruição da cartilagem articular é possivelmente de origem mecânica, não inflamatória
- Genética
  - Anomalias do cromossomo 6 comuns na CSP
    - Sugerem origem neoplásica e não metaplásica
  - Proteínas morfogênicas ósseas (BMP: fatores de crescimento multifuncionais) possivelmente envolvidos na biopatologia da metaplasia cartilaginosa e osteogênica
    - Níveis elevados de BMP presentes nos corpos e na sinóvia isolados desses pacientes
  - Desregulação da sinalização hedgehog parece ter papel importante na CSP
    - Característica de diversos outros tumores cartilaginosos benignos

Características Patológicas e Cirúrgicas Macroscópicas
- Sinóvia hiperplásica recobrindo projeções nodulares branco-azuladas da cartilagem hialina
- Corpos podem se fundir, formando um aglomerado

Características Microscópicas
- Cartilagem hialina, circundando revestimento sinovial
- Frequentemente hipercelular com características atípicas
  - Correlação a características à aquisição de imagens necessária para se distinguir CSP da rara diferenciação a um condrossarcoma
- Culturas de células de CSP são enriquecidas por osteoprogenitoras
  - Diferenciam-se ao longo de linhagens osteogênicas e condrogênicas
  - Distintas das culturas de células estabelecidas da osteoartrite ou da sinóvia normal

QUESTÕES CLÍNICAS

Apresentação
- Sinais/sintomas mais comuns
  - Massa, geralmente centrada na articulação
  - Geralmente dolorosa, mas pode ser assintomática
    - Dor com frequência tem duração de vários anos
  - Estalidos, trancamento, restrição da amplitude de movimento
- Outros sinais/sintomas
  - Manifesta-se ocasionalmente por osteopenia monoarticular e capsulite restritiva

Demografia
- Idade
  - Mais frequente na 3ª a 5ª décadas
  - Variação ampla, com menor frequência de casos observada em adolescentes e pessoas idosas
- Gênero
  - M > F

Histórico Natural e Prognóstico
- Em geral, aumento lento
- Evolui para osteoartrite quando intra-articular
- Rara progressão ao condrossarcoma sinovial (5%-6%)
  - Na doença de evolução longa
    - Tempo médio do diagnóstico à transformação maligna de 20 anos, com variação ampla
  - Geralmente após múltiplas tentativas de ressecção
  - Rapidez da recorrência e extensão da destruição podem ajudar a diferenciar da recorrência simples
  - Constitui etiologia mais frequente do condrossarcoma sinovial

Tratamento
- Ressecção dos corpos, junto com sinovectomia, demonstrada em alguns estudos como redutora da frequência de recorrência
  - Controverso; alguns investigadores recomendam a remoção dos corpos sem sinovectomia
- Doença extensa tem frequência elevada de recorrência, mesmo com sinovectomia (limites de variação de 3%-23%)
- Condromatose tenossinovial tem frequência particularmente alta de recorrência
- Radioterapia tem sido usada com êxito após múltiplas recorrências

CHECKLIST DO DIAGNÓSTICO

Dicas para Interpretação de Imagem
- Considerar o diagnóstico se a radiografia mostrar osteopenia e erosões monoarticulares
  - Calcificação/ossificação dos corpos ausente em 15% dos casos; RM faz o diagnóstico
- Considerar o diagnóstico em localizações extra-articulares
  - Bolsas ou bainha de tendões, especialmente em mãos e pés
- Considerar a degeneração a condrossarcoma na presença de múltiplas recorrências e de uma destruição óssea agressiva, além das erosões superficiais

REFERÊNCIAS

1. de Sa D, et al: Arthroscopic surgery for synovial chondromatosis of the hip: a systematic review of rates and predisposing factors for recurrence, Arthroscopy. 30(11):1499-1504, 2014.
2. Evans S, et al: Synovial chondrosarcoma arising in synovial chondromatosis, Sarcoma. 2014:647939, 2014.
3. Yao MS, et al: Synovial chondrosarcoma arising from synovial chondromatosis of the knee, JBR-BTR. 95(6):360-362, 2012.
4. Nakanishi S, et al: Bone morphogenetic proteins are involved in the pathobiology of synovial chondromatosis, Biochem Biophys Res Commun. 379(4):914-919, 2009.
5. Zamora EE, et al: Synovial chondrosarcoma: report of two cases and literature review, Eur J Radiol. 72(1):38-43, 2009.
6. Bui-Mansfield LT, et al: Magnetic resonance appearance of intra-articular synovial sarcoma: case reports and review of the literature, J Comput Assist Tomogr. 32(4):640-644, 2008.
7. Murphey MD, et al: Imaging of synovial chondromatosis with radiologicpathologic correlation, Radiographics. 27(5):1465-1488, 2007.

Condromatose Sinovial

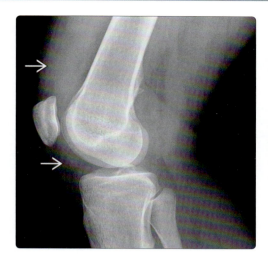
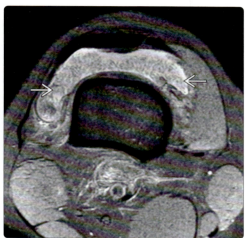

(**À esquerda**) *Radiografia lateral mostra derrame articular ➡ e ausência de calcificações, um achado inteiramente inespecífico.* (**À direita**) *RM PD FS axial no mesmo paciente mostra inúmeros defeitos de enchimento, característicos de uma condromatose sinovial primária ➡. Na artroscopia foi vista uma tempestade de neve desses corpos diminutos. Deve-se lembrar de que, em uma proporção minoritária dos casos, os corpos na condromatose sinovial não estão calcificados o suficiente para serem visíveis em radiografias.*

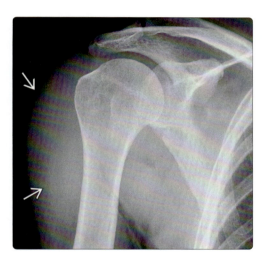
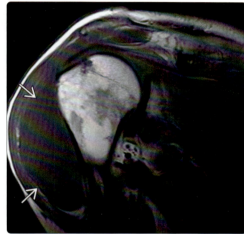

(**À esquerda**) *Radiografia AP mostra massa de partes moles ➡ na região do deltoide nessa mulher de 57 anos de idade. Não há nenhuma calcificação nem outros achados para caracterizar melhor a lesão.* (**À direita**) *RM T1 coronal na mesma paciente mostra sinal baixo homogêneo distendendo a bolsa subdeltoide ➡. Não há nessa sequência nenhuma evidência de qualquer outra coisa além de líquido no interior da bolsa.*

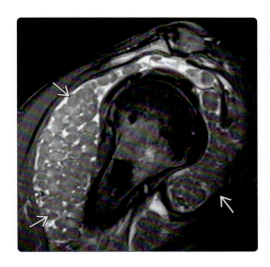
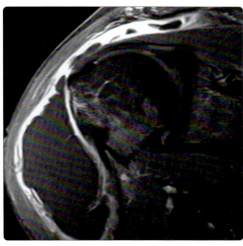

(**À esquerda**) *RM T2 FS sagital mostra que a bolsa subdeltoide está repleta de múltiplos corpos arredondados ➡, circundados por líquido sinovial. Os corpos na condromatose sinovial podem apresentar intensidade de sinal diferente em diferentes casos, dependendo de sua composição (predominantemente cartilagem versus osso).* (**À direita**) *RM T1 C+ FS coronal mostra sinóvia realçada pelo contraste; novamente não são vistos os corpos.*

Condromatose Sinovial

(**À esquerda**) *TC óssea axial mostra múltiplas calcificações arredondadas de tamanho semelhante, porém não idêntico, localizadas tanto em posição intra-articular ➡ como extra-articular, parecendo formar massa que invade o músculo bíceps femoral ➡. (**À direita**) TC óssea axial no mesmo paciente mostra corpos calcificados mais arredondados espalhados por toda a extensão das partes moles extra-articulares da perna. Há também uma significativa doença erosiva envolvendo a tíbia. Este é um exemplo de extensão extra-articular da condromatose sinovial.*

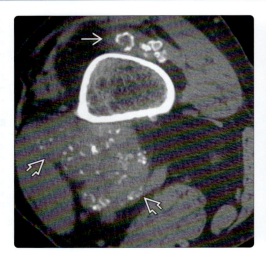 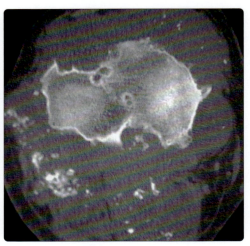

(**À esquerda**) *Radiografia AP mostra múltiplos corpos arredondados ➡, comprovados como dentro da articulação do joelho. Além disso, há massa que parece mais aglomerada ➡, localizada medialmente à articulação. (**À direita**) RM T1 coronal mostra que alguns dos corpos arredondados têm sinal de medula óssea ➡ e outros ➡ têm sinal baixo, típicos da condromatose sinovial. Além disso, a massa aglomerada ➡ tem sinal de medula óssea, sugerindo ser de osso.*

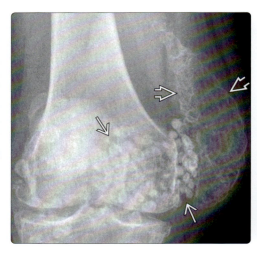 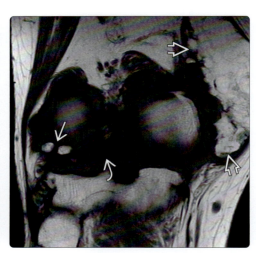

(**À esquerda**) *RM PD sagital no mesmo paciente confirma os múltiplos corpos intra-articulares de condromatose sinovial ➡. A massa aglomerada ➡ é parcialmente vista e continua a apresentar um sinal correspondente ao de medula óssea. (**À direita**) RM T2 FS axial confirma a aparência regular de condromatose sinovial ➡. A massa medial ➡ está saturada, como ocorre com a medula óssea. O paciente tem uma combinação incomum tanto de corpos múltiplos quanto de massa aglomerada, ambos indicativos de condromatose sinovial.*

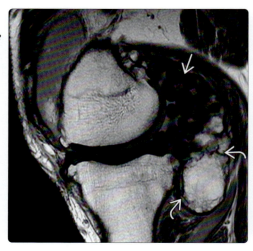 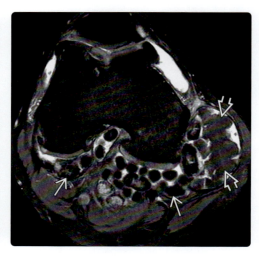

Condromatose Sinovial

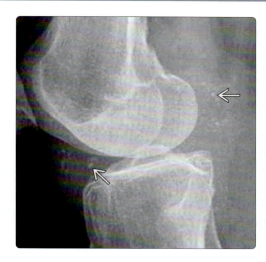
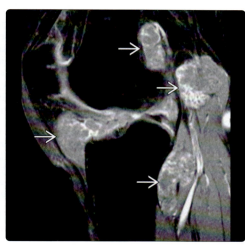

(À esquerda) *Radiografia lateral mostra múltiplos corpos puntiformes localizados na articulação do joelho ➡. Esses corpos haviam sido observados em uma radiografia anterior e permaneciam inalterados há 1 ano. O diagnóstico foi presumido como de CSP estável.* (À direita) *RM T1WI C+ FS sagital no mesmo paciente mostra que a extensão da doença foi subestimada pela radiografia. Pode-se ver o realce dentro e em torno de várias massas ➡, tanto intra como extra-articulares, típicas de CSP. À excisão não havia nenhuma área de degeneração sarcomatosa.*

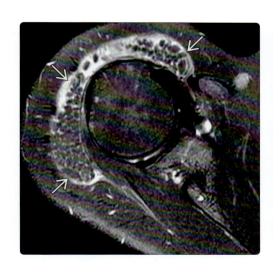
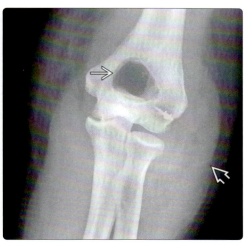

(À esquerda) *RM T2WI FS axial mostra bolsa deltoide distendida contendo múltiplos corpos arredondados de sinal baixo ➡. O manguito rotador estava intacto e não foram vistos corpos intra-articulares. Esta é uma CSP de bolsa.* (À direita) *Radiografia AP em paciente após múltiplas ressecções anteriores mostra erosão da incisura ➡ e grande massa no músculo braquiorradial ➡. Veja que não há calcificações, mas a patologia demonstrou condromatose sinovial em cada uma das ressecções anteriores.*

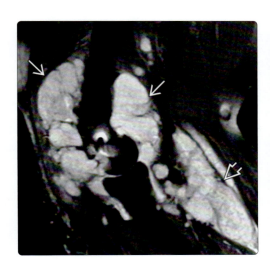
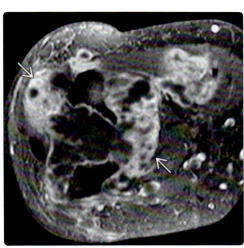

(À esquerda) *RM T2WI FS sagital no mesmo paciente detalha a extensão da lesão recorrente, tanto intra ➡ como extra-articular ➡.* (À direita) *RM T1WI C+ FS axial mostra que a sinóvia se realçou significativamente, enquanto parte da massa permaneceu com sinal baixo, com alguns focos de realce ➡. A patologia revelou uma atipia celular suficiente para alterar o diagnóstico para condromatose sinovial. Este constitui um dos raros casos de CSP que degenerou para condrossarcoma sinovial.*

Articulação de Charcot (Neuropática)

DADOS PRINCIPAIS

TERMINOLOGIA
- Processo articular grave e rapidamente destrutivo, com a etiologia frequentemente sugerida pela localização

IMAGENS
- Melhor indicação à aquisição de imagens: **5Ds**
  - **Densidade** óssea normal no paciente
  - **Distensão** articular
  - **Detritos** ósseos
  - **Destruição** da cartilagem
  - **Desorganização** (ou **deslocamento** ou **deformidade**) da articulação
- A localização é fortemente sugestiva da etiologia
  - Ombro: siringomielia
  - Punho: diabetes, siringomielia
  - Coluna vertebral: lesão medular espinal, tabes, diabetes
  - Quadril: álcool, diabetes
  - Joelho: tabes, indiferença ou insensibilidade congênita à dor, injeção de esteroides
  - Tornozelo/pé: diabetes
- Razão de destruição pode ser extremamente rápida
- RM da articulação é utilizada na resolução de problemas
  - Pode ajudar na diferenciação do pé de Charcot da osteomielite se desenvolvendo no pé de Charcot
    - Imagens de RM T1 e pós-contraste bem mais úteis que as sequências sensíveis a fluido ao se tentar diferenciar uma infecção de alterações neuropáticas
    - Há uma sobreposição significativa

QUESTÕES CLÍNICAS
- Até 30% dos pacientes têm propriocepção normal
- 15% dos diabéticos vêm a apresentar articulações de Charcot
- 20% dos pacientes de siringomielia vêm a apresentar articulações de Charcot

CHECKLIST DO DIAGNÓSTICO
- Detritos e outros achados podem ser distantes da articulação
  - Estabelecer que o processo primário é articular, o que ajuda a se fazer o diagnóstico

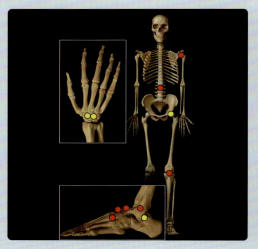
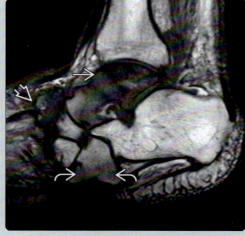

(À esquerda) Gráfico mostra locais comuns (vermelho) e menos comuns (amarelo) de articulações de Charcot. A etiologia é sugerida pela localização. (À direita) RM T1WI sagital, parte de uma série em paciente com pé de Charcot diabético, mostra numerosas anormalidades. Articulações de Charcot são observadas nos cuneiformes naviculares ➡. Há sinal ↓ nas partes moles plantares, com sinal ↓ confluente no cuboide adjacente ➡, preocupante quanto a osteomielite. São também mostrados sinais ↓ difusos por toda a extensão do tálus ➡, um achado inesperado.

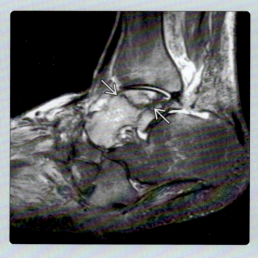
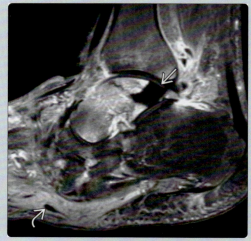

(À esquerda) RM STIR sagital no mesmo paciente delineia melhor a anomalia do tálus como uma fratura por insuficiência do ómus ➡. (À direita) RM T1WI C+ FS sagital, corte adjacente, mostra região em forma de cunha de hipointensidade ➡, constituindo um segmento de osteonecrose (ON) no corpo do tálus. Lembre-se de que o tálus é propenso à ON e que os ossos do tarso são propensos a fraturas por insuficiência em pés diabéticos. O rastreamento do trato fistuloso ➡ levou ao cuboide, confirmando uma osteomielite, que foi suspeitada com base tanto nas imagens T1 como nas STIR.

Articulação de Charcot (Neuropática)

TERMINOLOGIA

Sinônimo
- Articulação de Charcot = articulação neuropática

Definição
- Processo articular grave e rapidamente destrutivo, com a etiologia frequentemente sugerida pela localização

IMAGENS

Características Gerais
- Melhor dica para diagnóstico
  - 5 Ds
    - **Densidade** óssea normal para o paciente
    - **Distensão** articular
    - **Detritos** ósseos
    - **Destruição** da cartilagem
    - **Desorganização** (ou **luxação** ou **deformidade**) articular
- Localização
  - **A localização é fortemente sugestiva quanto à etiologia**
  - Ombro: siringomielia
  - Punho: diabetes, siringomielia
  - Coluna vertebral: lesão medular espinal, tabes, diabetes
    - Segmentos móveis caudalmente ao segmento estabilizado da coluna em um paraplégico estão em risco
  - Quadril: álcool, tabes
  - Joelho: tabes, indiferença ou insensibilidade congênita à dor, injeção de esteroides
  - Tornozelo/pé: diabetes
    - Lisfranc (tarso-metatarso) > talonavicular > intertarsal > Chopart (pospé-mediopé), tibiotalar, subtalar
- Morfologia
  - Hipertrófica (detritos ósseos proeminentes): 20% dos casos, observados especialmente no joelho
  - Atrófica (detritos ósseos predominantemente reabsorvidos): 40% dos casos, observados especialmente no tornozelo/pé diabético
  - Hipertrófica e atrófica combinada: 40% dos casos

Achados na Radiografia
- Velocidade da destruição pode ser extremamente rápida, rivalizando com a de articulações sépticas
- Todas as articulações de Charcot apresentam grandes derrames articulares
  - Derrames podem estar tão tensos que podem se evidenciar pela presença de "massa"
    - Derrames articulares maciços no ombro se estendem frequentemente da articulação glenoumeral até a bolsa subacromial/subdeltoide, passando através do manguito rotador
  - Derrames grandes podem se descomprimir, retirando da articulação os detritos ósseos
    - Visto particularmente no joelho, com os detritos dissecando inferiormente pelos planos fasciais da perna
  - Grandes coleções líquidas em torno da articulação de Charcot no pé ou no tornozelo podem ser tomados erroneamente por um abscesso
  - Coleções líquidas paraespinais na coluna de Charcot
- Detritos ósseos (quer proeminentes na apresentação hipertrófica, quer mínimos na apresentação atrófica)
  - Densidade é óssea, não condroide nem calcifica
  - Detritos flutuam em derrames grandes, de modo que podem vir a se situar a vários centímetros da articulação
  - Detritos podem se descomprimir junto com os derrames e se afastar da articulação por dissecação
- Densidade óssea se mostra geralmente normal, a não ser que a densidade subjacente esteja diminuída, como em pacientes idosos ou diabéticos
- Destruição precoce da cartilagem
- Alterações ósseas erosivas e produtivas mistas
  - Ombro: Charcot pode ser significativamente atrófica, reabsorvendo praticamente toda a cabeça e o colo do úmero; pode ter aparência de uma ressecção cirúrgica
- Relaxamento ligamentar, com subluxação/luxação articular
  - Avaliar a subluxação na articulação de Lisfranc em AP para a 1ª e a 2ª articulações TMTs, em oblíqua para a 3ª à 5ª articulações TMTs

Achados na TC
- Geralmente não utilizada para esse diagnóstico
- Mostra destruição articular
- Mostra espaço articular distendido contendo detritos ósseos
  - Dada a enorme distensão, esses detritos na massa aparente podem parecer estar a vários centímetros de distância da articulação
  - Tenha cuidado para não interpretar incorretamente essa aparência como massa contendo matriz (p. ex., condrossarcoma)
- Reformatações mostram distensão da articulação

Achados na RM
- RM pode ser usada na resolução de problemas, estabelece a natureza articular do processo
- T1
  - Destruição óssea de ambos os lados da articulação
  - Osso adjacente pode demonstrar sinal baixo reativo
    - Se o sinal baixo é provavelmente reativo, é provavelmente indistinto e reticulado
    - Se o sinal baixo se mostra confluente e proeminente, é mais provavelmente de osteomielite
  - Derrame articular de sinal baixo circundante
- Sequências sensíveis a fluido
  - Mostra enorme derrame distendendo a articulação
  - Pode mostrar o derrame descomprimido para a bolsa ou planos fasciais adjacentes
  - Detritos localizados no interior da coleção líquida
  - Destruição óssea de ambos os lados da articulação, delineada pelo derrame
  - Osso adjacente pode mostrar sinal reativo hiperintenso, difícil de ser diferenciado daquele da osteomielite
- Sequências realçadas pelo contraste
  - Orla de sinal alto circunda coleções líquidas, seja derrames, sejam bolsões de líquido descomprimido
  - Realce ósseo adjacente ao osso articular destruído
    - Esse realce pode ser visto em ossos simplesmente reativos e não indica necessariamente uma osteomielite

Recomendações para Aquisição de Imagens
- Melhor ferramenta para aquisição de imagens
  - Diagnóstico feito habitualmente por radiografia
  - RM da coluna cervical deve ser obtida para se avaliar quanto a uma siringe caso a artropatia do ombro seja determinada como neuropática
  - RM da articulação é utilizada para a resolução de problemas
    - Pode auxiliar na diferenciação do pé de Charcot da osteomielite se desenvolvendo em um pé de Charcot, mas há uma sobreposição significativa

Articulação de Charcot (Neuropática)

DIAGNÓSTICO DIFERENCIAL

Osteomielite ou Articulação Séptica, Tornozelo/Pé
- Articulações séptica e neuropática podem coexistir
- Ambas podem ter grandes derrames/coleções líquidas
- Ambos os diagnósticos podem evidenciar o realce dos ossos
- Há alguns fatores que podem favorecer uma infecção
  - Sinal T1 anormal em ossos infectados é confluente; padrão indistinto/reticular é reativo
    - Substituição adiposa em vez de infiltração
  - Coleções líquidas têm menos detritos ósseos em casos de infecção
  - Ar em trato fistuloso levando a um osso anormal diagnostica uma infecção

Condrossarcoma do Ombro
- Surpreendentemente, ainda que as duas lesões sejam diferentes, a articulação de Charcot é frequentemente diagnosticada erroneamente em radiografias como condrossarcoma
  - Matriz no condrossarcoma é condroide, e não os detritos ósseos vistos no ombro de Charcot
  - Massa no condrossarcoma não é intra-articular

Osteoartrite ou Artrite Inflamatória
- Osteoartrite no estágio terminal pode se assemelhar à articulação de Charcot inicial
- Detritos ósseos em geral não tão proeminentes
- Luxação articular pode não ser vista na artrite
- Derrames articulares geralmente menores na artrite

Discite da Coluna
- Tanto a discite como a coluna de Charcot podem apresentar massas de partes moles/coleções líquidas paraespinais
- Ambas apresentam destruição de discos e de placas terminais com detritos
- Ambas podem apresentar subluxação
- Pacientes portadores de lesões da medula espinal ou diabetes estão em risco tanto de discite como de coluna de Charcot
- Presença de detritos proeminentes, subluxação, disco em vácuo e envolvimento de facetas articulares torna coluna de Charcot mais provável
- Muitos casos vão precisar de aspiração para a comprovação do diagnóstico

PATOLOGIA

Características Gerais
- Etiologia
  - Patogênese primária incerta
  - Possível alteração inicial no controle nervoso simpático do fluxo sanguíneo ósseo →
    - Hiperemia e reabsorção óssea ativa
  - **Mecanismo neurotraumático secundário ocasionando um ciclo destrutivo**
    - Sensação de dor e propriocepção amortecidas →
    - Relaxamento de estruturas de sustentação do esqueleto →
    - Lesão recorrente por estresses biomecânicos normais, mas sobrecarga articular anormal →
    - Fragmentação óssea e desorganização articular
  - Diabetes: predominantemente articulações periféricas (pé, mão)
  - Tabes dorsalis: afeta coluna, joelho > quadril, tornozelo/pé
  - Siringomielia: ombro, punho
  - Lesões medulares espinais: coluna, mais caudal que o local da lesão (movimento não protegido)
  - Pacientes paraplégicos ativos (levantadores de peso, atletas em cadeira de rodas) põem em risco a parte não estabilizada de sua coluna vertebral
  - Insensibilidade/indiferença congênita à dor: membro inferior (joelho, tornozelo)
  - Uso intra-articular de esteroides: joelho é o mais comum
  - Alcoolismo: quadril, articulações metatarsofalangianas, IFs
  - Amiloidose: joelho e tornozelo
  - Hanseníase: articulações IFs da mão, articulações MTFs do pé
  - Esclerose múltipla
  - Meningomielocele: tornozelo e articulações intertarsais
  - Condições neurológicas: síndromes de Charcot-Marie-Tooth, Riley-Day (disautonomia autonômica)
  - Neuropatia Navajo: neuropatia sensorimotora; lesões progressivas da substância branca do SNC

Características Patológicas e Cirúrgicas Macroscópicas
- Quantidade significativa de detritos cartilaginosos e ósseos na membrana sinovial

QUESTÕES CLÍNICAS

Apresentação
- Sinais/sintomas mais comuns
  - Articulação tumefeita e instável
  - Até 30% dos pacientes apresentam propriocepção praticamente normal
    - Exame cuidadoso evoca anomalia neurológica
    - Resposta a dores profundas e propriocepção podem estar ↓

Demografia
- Idade
  - Relacionada com etiologia subjacente
    - Depende da idade de início de diabetes
    - Insensibilidade/indiferença congênita à dor: adolescentes
- Epidemiologia
  - 15% dos diabéticos vêm a apresentar articulações de Charcot
  - 20% dos pacientes portadores de siringomielia vêm a apresentar articulações de Charcot
  - Em todo o mundo, 10% a 20% dos pacientes com tabes dorsalis vêm a apresentar articulações de Charcot

Histórico Natural e Prognóstico
- Destruição rapidamente progressiva
- Com a piora do alinhamento, há risco de ulceração de pele e finalmente de osteomielite

Tratamento
- Há necessidade de reconstrução, caso o tratamento tradicional falhe
- Artrodese difícil de ser realizada; 25% dos pacientes apresentam recorrência ou complicações significativas

CHECKLIST DO DIAGNÓSTICO

Dicas para Interpretação de Imagem
- Estabeleça que o processo primário é articular, ainda que os detritos e outros achados possam estar distantes da articulação; isso faz o diagnóstico

REFERÊNCIAS

1. Peters EJ, et al: Diagnosis and management of infection in the diabetic foot, Med Clin North Am. 97(5):911-946, 2013.
2. Johnson PW, et al: Diagnostic utility of T1-weighted MRI characteristics in evaluation of osteomyelitis of the foot, AJR Am J Roentgenol. 192(1):96-100, 2009.

Articulação de Charcot (Neuropática)

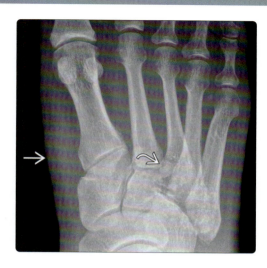
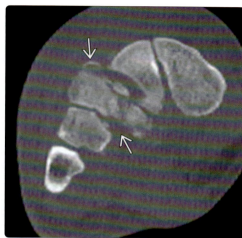

(**À esquerda**) *Radiografia AP mostra tumefação em torno das articulações tarsometatarsais ➡. A observação cuidadosa revela fragmentação ➡ da base do 3º metatarso, com possível fragmentação também da base do 4º e do 5º metatarsos. Não havia histologia de traumatismo; este é um pé de Charcot.* (**À direita**) *TC do eixo curto, no mesmo paciente comprova a fragmentação e a leve subluxação da base dos metatarsos ➡; com frequência são mais graves que as suspeitadas com base nas radiografias. Como seria de se esperar, o paciente é diabético.*

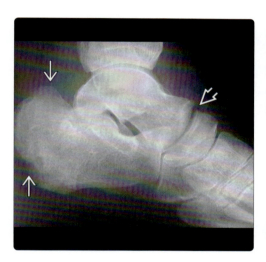
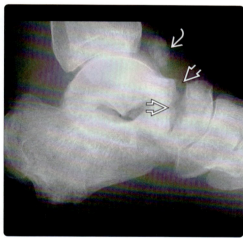

(**À esquerda**) *Radiografia lateral mostra fratura antiga e consolidada por avulsão e insuficiência do calcâneo ➡, típica de diabéticos. A articulação talonavicular mostra concavidade da superfície articular do tálus, junto com alguma esclerose ➡, suspeita de articulação de Charcot inicial.* (**À direita**) *Radiografia lateral no mesmo pé, obtida 2 meses depois, mostra destruição contínua da articulação talonavicular ➡. Os detritos migraram dorsalmente ao tálus, contidos em uma cápsula articular distendida ➡. Esta é uma clássica articulação de Charcot.*

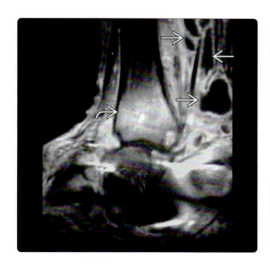
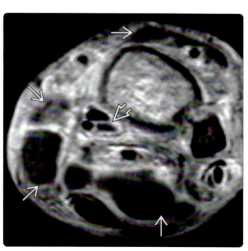

(**À esquerda**) *RM T1WI C+ FS sagital em pé de Charcot mostra coleções líquidas (algumas contendo detritos) circundando o tornozelo ➡ e sinal anormal na tíbia distal ➡. Artefatos metálicos obscurecem a articulação subtalar, a talonavicular e a calcaneonavicular.* (**À direita**) *RM T1WI C+ FS axial no mesmo paciente mostra coleções líquidas nas partes moles ➡ e na bainha de tendões ➡. Estas são coleções líquidas neuropáticas. Os ossos se realçam, o que está relacionado com as alterações reativas. Não havia infecção à biopsia.*

161

Articulação de Charcot (Neuropática)

(À esquerda) *Radiografia AP mostra luxação do ombro com fragmentação grave e detritos ósseos. A posição dos detritos sugere distensão maciça da articulação glenoumeral e da bolsa subacromial/subdeltoide ➡. A combinação de achados é típica do ombro de Charcot (neuropático).* (À direita) *RM T2 sagital no mesmo paciente mostra grande siringe cervicotorácica ➡. A siringomielia é a etiologia mais comum das alterações de Charcot na articulação glenoumeral.*

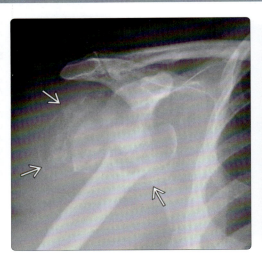
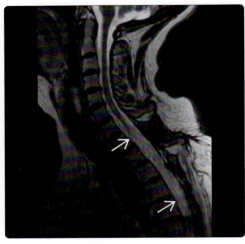

(À esquerda) *Radiografia lateral de paciente paraplégico mostra fratura explosiva de L1 tratada por corpectomia parcial, enxerto de suporte ➡ e bastões posteriores. Observe a destruição óssea e a instabilidade nos dois níveis subsequentes ➡. Essas vértebras de Charcot em geral se localizam em posição imediatamente caudal à coluna estabilizada.* (À direita) *Radiografia lateral mostra grau significativo de subluxação e de destruição de placas terminais, com detritos ósseos em dois níveis adjacentes ➡. Esse paciente paraplégico veio a apresentar instabilidade e coluna de Charcot.*

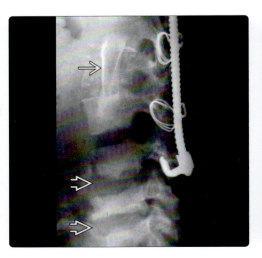
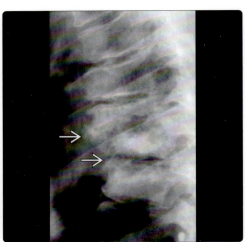

(À esquerda) *Radiografia AP mostra alterações destrutivas irregulares do côndilo femoral e detritos ósseos ➡ em paciente jovem. Seu joelho AP contralateral apresentava anormalidades semelhantes.* (À direita) *RM T2WI axial no mesmo paciente mostra grande derrame articular e um de múltiplos detritos osteocartilaginosos ➡. Os joelhos desse paciente apresentam detritos, distensão e destruição, típicos de articulações neuropáticas. A etiologia nesse caso foi de insensibilidade congênita à dor.*

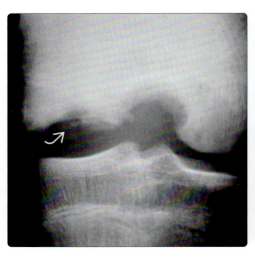
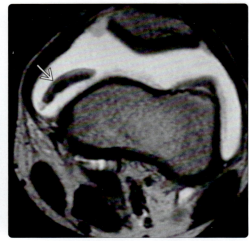

Articulação de Charcot (Neuropática)

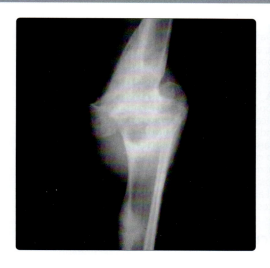
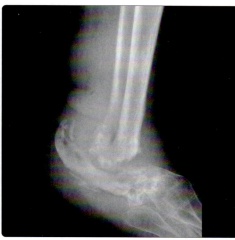

(À esquerda) *Radiografia AP mostra caso raro de articulação neuropática, decorrente da indiferença congênita à dor. O joelho esquerdo mostra desorganização grave com subluxação, fragmentação, tentativa de reparo e destruição completa da articulação.* (À direita) *Radiografia lateral do membro contralateral no mesmo paciente mostra desorganização igualmente grave, com destruição das articulações tibiotalar, subtalar e do mediopé. A indiferença congênita à dor é uma causa incomum de articulação de Charcot e é com frequência poliarticular.*

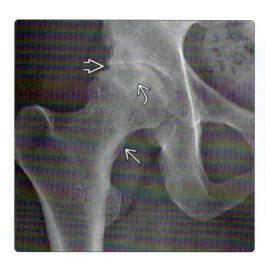
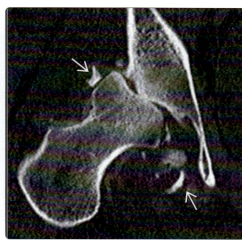

(À esquerda) *Radiografia AP em paciente de meia-idade dá a impressão inicial de osteoartrite não complicada, com redução de cartilagem ➡, formação de um grande cisto subcondral ➡, subluxação superolateral do quadril e reforço do calcar ➡.* (À direita) *TC coronal, obtida 2 meses depois no mesmo paciente, mostra progressão grave e rápida da destruição da cabeça femoral e do acetábulo. Detritos abundantes ➡ são observados na articulação.*

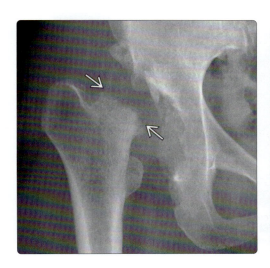
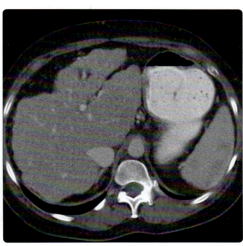

(À esquerda) *Radiografia AP no mesmo paciente, obtida 7 meses depois, mostra clássico sinal da machadinha ➡ de destruição rápida do quadril. A rapidez da destruição e a aparência sugerem um diagnóstico de osteoartrite rapidamente destrutiva do quadril. Entretanto, é preciso se considerar também como etiologia a artropatia de Charcot.* (À direita) *TC axial do mesmo paciente mostra um fígado pequeno e nodular, típico de cirrose. A etiologia mais comum do quadril de Charcot é o alcoolismo; a cirrose comprova a etiologia nesse caso.*

Osteoartropatia Hipertrófica

DADOS PRINCIPAIS

TERMINOLOGIA
- Síndrome caracterizada pela proliferação de pele (primária) e de osso (primária e secundária) nos membros distais

IMAGENS
- Radiografias/TC
  - Reação periósteal sem lesão ou dano ósseo subjacente
  - Mais frequente em tíbia, fíbula, rádio e ulna
  - Não tão comum em falanges
  - Grau de produção óssea, largura e extensão ao longo do córtex estão relacionados com a duração da doença
  - Não há uma anomalia subjacente da medula óssea ou das partes moles
  - Dedos em baqueta de tambor
- Articulações
  - Tumefação das partes moles
  - Ausência de estreitamento do espaço articular
  - Ausência de erosões ou outras alterações artríticas
- Cintilografia óssea: captação densa, razoavelmente linear e simétrica, ao longo de ossos longos
  - Dedos podem ser mais evidentes na cintilografia óssea, dada a forma de baqueta de tambor

PATOLOGIA
- Osteoartropatia hipertrófica (OAH) primária familiar (autossômica dominante): paquidermoperiostite
- OAH secundária: mecanismos incertos
  - Pulmonares: câncer, fibrose cística, fibrose pulmonar, infecção crônica
  - Pleurais: mesotelioma, fibroma pleural
  - Cardíacos: cardiopatia congênita cianótica, persistência do canal arterial, endocardite bacteriana
  - Gastrintestinais: doença inflamatória intestinal, câncer, cirrose

QUESTÕES CLÍNICAS
- 95% a 97% dos casos de OAH são do tipo secundário
- 90% dos casos de OAH secundária associados a condições malignas

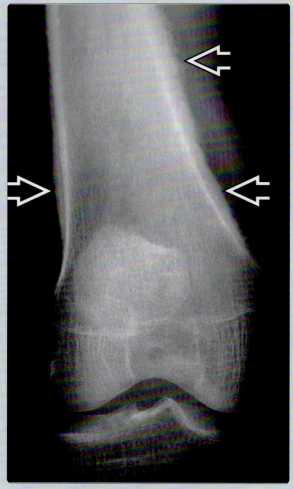

Radiografia anteroposterior mostra densa reação periósteal linear ao longo da diáfise femoral ⇨. A medula óssea subjacente está normal. O paciente se queixava de dor e tumefação no joelho, mas a articulação parece inteiramente normal.

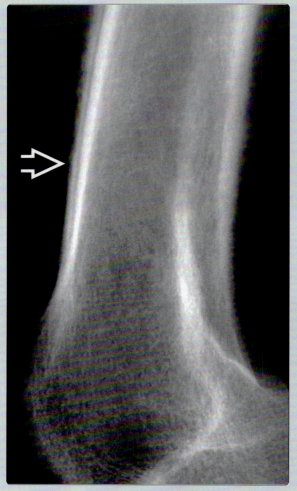

Radiografia lateral do mesmo joelho confirma a reação periósteal muito regular ⇨. Deve-se procurar uma causa secundária neste paciente com fortes dores artríticas. Foi comprovado um câncer de pulmão no paciente, não suspeitado antes desse exame.

Osteoartropatia Hipertrófica

TERMINOLOGIA

Abreviatura
- Osteoartropatia hipertrófica (OAH)

Sinônimos
- Osteoartropatia hipertrófica pulmonar; acropaquia; OAH secundária; síndrome de Marie-Bamberger
- OAH primária = paquidermoperiostite

Definição
- Síndrome caracterizada por proliferação da pele (primária) e de osso (primária e secundária) nos membros distais

IMAGENS

Características Gerais
- Melhor dica para diagnóstico
  - Reação periostea sem lesão ou dano ósseo subjacente
- Localização
  - Mais frequentes são tíbia, fíbula, rádio e ulna
    - Não tão comum em falanges
- Tamanho
  - Grau de produção óssea, largura e extensão no córtex estão relacionados com a duração da doença
- Morfologia
  - Reação periostea varia de densa e linear a irregular e exuberante

Achados na Radiografia
- Geralmente reação periostea simétrica
  - Pode ser espessa linear, densa, em camadas
  - Pode ser irregular, exuberante
  - Espessura/extensão dependem da duração da doença
    - Duração mais curta da doença → diafisária; estende-se posteriormente a metáfises e epífises
- Sem anomalia subjacente da medula óssea ou das partes moles
- Dedos em baqueta de tambor
- Hipertrofia dos tufos ou acro-osteólise (incomum)
  - Acro-osteólise vista mais comumente em pacientes com OAH primária e cardiopatia cianótica
  - Hipertrofia dos tufos vista mais comumente em pacientes portadores de condições malignas
  - Pode ser evolutiva, dependendo da duração da doença subjacente
- Articulações
  - Tumefação de partes moles
  - Ausência de estreitamento do espaço articular
  - Ausência de erosões ou outras alterações artríticas

Achados na TC
- Iguais aos dos achados radiográficos
- Mostra anomalias torácicas ou abdominais subjacentes

Achados na RM
- T1: reação periostea de sinal baixo; medula óssea normal
- Sequências sensíveis a fluido: Sinal alto linear pode ser visto de qualquer lado da reação periostea de sinal baixo

Achados de Medicina Nuclear
- Cintilografia óssea: captação densa, razoavelmente linear e simétrica, ao longo dos ossos longos
  - Ocasionalmente não simétrica
  - Dedos podem ser mais evidentes na cintilografia secundariamente à forma de baqueta de tambor

DIAGNÓSTICO DIFERENCIAL

Osteomielite Multifocal
- Anomalia da medula óssea associada em casos de infecção

Neoplasia
- Anomalia associada da medula óssea e das partes moles na presença de um tumor

Reação de Estresse, Especialmente das Tíbias
- Pode ser bilateral, simétrica e indistinguível da OAH

Estase Venosa: Membros Inferiores
- Pode evocar reação periostea; procurar varicosidades

Reação Periostea Multifocal em Crianças
- Doença de Caffey
- Hipervitaminose A: mais jovem que o esperado para a OAH primária
- Displasia diafisária progressiva (doença de Camurati-Engelmann): espessamento endósteo e também periósteo
- Leucemia: osteoporose, infiltração da medula óssea

PATOLOGIA

Características Gerais
- Etiologia
  - OAH primária: genética
  - OAH secundária: mecanismos incertos
    - Pulmonares: câncer, fibrose cística, fibrose pulmonar, infecção crônica
    - Pleurais: mesotelioma, fibroma pleural
    - Cardíacos: cardiopatia congênita cianótica, persistência do canal arterial, endocardite bacteriana
    - Gastrintestinais: doença inflamatória intestinal, câncer, cirrose
    - Transtornos malignos sistêmicos: linfoma, POEMS
    - Relatada em pacientes de HIV-AIDS que apresentam infecções pulmonares concomitantes
  - OAH secundária unilateral relatada em enxertos aórticos ou axilar-axilar infectados
  - Via final comum envolve supostamente a liberação de PDGF por megacariócitos
    - Depositado em tecidos periféricos em decorrência da incapacidade de filtração do pulmão
  - Relatos de tumor contendo GHRH → GH sérico elevado
    - Resolução da AOH após a ressecção do tumor e a ↓ simultânea do GH sérico também relatada
  - Dedos em baqueta de tambor: precursores plaquetários não se fragmentam na circulação pulmonar
    - → fragmentos enredados na vasculatura periférica
    - → PDGF e VEGF
    - → promoção da vascularização → dedos em baqueta de tambor
- Genética
  - OAH primária familiar (autossômica dominante)
  - Mutações em *HPGD* identificadas (codificando a 15-hidroxiprostaglandina desidrogenase, principal enzima de degradação de prostaglandinas)
- Anomalias associadas
  - Associação relatada da OAH primária à mielofibrose

Osteoartropatia Hipertrófica

Características Patológicas e Cirúrgicas Macroscópicas
- Formação de osso novo em superfícies corticais
  - Conversão gradual de osso esponjoso recém-formado em bainha externa compacta
  - Rarefação progressiva das camadas externas compactas do córtex original
- Dedos em baqueta de tambor: número aumentado de fibroblastos
- Membranas sinoviais podem ter características proliferativas

QUESTÕES CLÍNICAS

Apresentação
- Sinais/sintomas mais comuns
  - Artrite: pacientes alegam ter artrite (dores articulares), mas o único achado radiográfico é de periostite
    - Artrite é com frequência o sintoma inicial
      - Dor pior à noite, agravada pelo movimento
    - Artrite se manifesta clinicamente por tumefação, rigidez, diminuição da amplitude de movimento
    - Sintomas articulares em 30% a 40% dos casos de OAH secundária
  - Dedos em baqueta de tambor
    - Espessamento da pele
    - Hiperidrose
- Outros sinais/sintomas
  - OAH primária
    - Espessamento da pele (paquidermia), fronte, dorso da mão
    - Pele também grosseira com sulcos e oleosidade
    - Sudorese excessiva
    - Dores ósseas e articulares
    - Anomalias endócrinas
    - Pode vir a evidenciar mielofibrose
  - Acropaquia tireóidea
    - Dedos em baqueta de tambor
    - Periostite dos dedos dita como irregular e não linear
    - Exoftalmia
    - Mixedema pré-tibial

Demografia
- Idade
  - OAH primária: manifestação inicial em crianças ou adultos jovens
  - Formas secundárias se manifestam inicialmente na idade adulta mais avançada, em associação à anomalia subjacente
- Gênero
  - Masculino >> feminino (7:1) na OAH primária
  - OAH secundária: não há predominância de gênero
- Etnia
  - OAH primária é mais comum em afro-americanos que em caucasianos
- Epidemiologia
  - 95% a 97% dos casos de OAH são do tipo secundário
  - 90% dos casos de OAH secundária são associados a condições malignas
    - A mais comum é o câncer de células não pequenas do pulmão
    - OAH secundária ocorre em 4% a 17% dos pacientes com carcinoma de pulmão
    - OAH secundária ocorre em 20% a 35% dos pacientes com mesotelioma pleural

Histórico Natural e Prognóstico
- OAH primária é em geral autolimitada; dor diminui ou regride na idade adulta
  - Tempo médio do início à resolução dos sintomas: 10 anos (limites de variação 5-20)
  - Não afeta a duração da vida
  - Morbidade pode ser significativa, com cifose e sintomas neurológicos
- Dor e anormalidades à aquisição de imagens da OAH secundária podem regredir com o tratamento da anormalidade subjacente
  - Mortalidade relacionada com doença subjacente e não com a OAH

Tratamento
- AINEs para sintomas
- Bisfosfonatos podem aliviar sintomas
- Tratar doença subjacente nas formas secundárias

CHECKLIST DO DIAGNÓSTICO

Considerar
- Considerar OAH secundária, caso seja observada reação periostea simétrica ou haja reação periostea sem anomalia óssea subjacente
  - Procurar anomalia torácica, especialmente tumor
  - Considerar anomalia abdominal, se o tórax estiver normal

Dicas para Interpretação de Imagem
- Radiografias frequentemente vão estar centradas na articulação, dada a queixa de artrite do paciente
  - Ficar atento à reação periostea em ossos longos adjacentes a articulações (bordas do achado radiográfico)

REFERÊNCIAS

1. Li S, et al: Primary hypertrophic osteoarthropathy with myelofibrosis and anemia: a case report and review of literature, Int J Clin Exp Med. 8(1):1467-1471, 2015.
2. Tüysüz B, et al: Primary hypertrophic osteoarthropathy caused by homozygous deletion in HPGD gene in a family: changing clinical and radiological findings with long-term follow-up, Rheumatol Int. 34(11):1539-1544, 2014.
3. Booth TC, et al: Update on imaging of non-infectious musculoskeletal complications of HIV infection, Skeletal Radiol. 41(11):1349-1363, 2012.
4. Drakonaki EE, et al: Ten-year-old boy with finger and toe swelling, Skeletal Radiol. 41(8):1003, 2012.
5. Drakonaki EE, et al: Hypertrophic osteoarthropathy in a child due to thoracic Hodgkin's disease, Skeletal Radiol. 41(8):1027-1028, 2012.
6. Ede K, et al: Hypertrophic osteoarthropathy in the hepatopulmonary syndrome, J Clin Rheumatol. 14(4):230-233, 2008.
7. Martinez-Lavin M, et al: Hypertrophic osteoarthropathy: a palindrome with a pathogenic connotation, Curr Opin Rheumatol. 20(1):88-91, 2008.
8. Narla VV, et al: Atypical presentation of hypertrophic pulmonary osteoarthropathy on Tc-99m MDP bone scintigraphy, Clin Nucl Med. 33(10):702-704, 2008.
9. Armstrong DJ, et al: Hypertrophic pulmonary osteoarthropathy (HPOA) (Pierre Marie-Bamberger syndrome): two cases presenting as acute inflammatory arthritis. Description and review of the literature, Rheumatol Int. 27(4):399-402, 2007.
10. McNaughton DA, et al: AJR teaching file: Cavitated mass with hypertrophic osteoarthropathy, AJR Am J Roentgenol. 188(3 Suppl):S7-9, 2007.
11. Bachmeyer C, et al: Myelofibrosis in a patient with pachydermoperiostosis, Clin Exp Dermatol. 30(6):646-648, 2005.
12. Castori M, et al: Pachydermoperiostosis: an update, Clin Genet. 68(6):477-486, 2005.

Osteoartropatia Hipertrófica

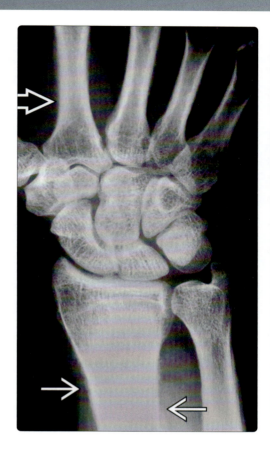
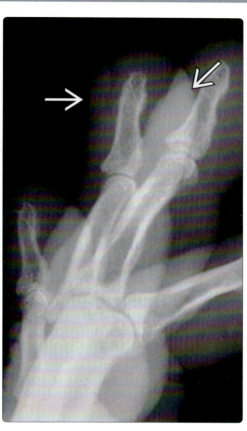

(À esquerda) *Radiografia PA, obtida em decorrência de dor e tumefação no punho, mostra carpo inteiramente normal. Todavia, há uma reação periósea densa, algo irregular, ao longo da diáfise do rádio ➡. Uma reação periósea muito mais sutil é vista ao longo do segundo metacarpo ➡. Não é vista anomalia óssea subjacente. As anomalias perióseas podem passar despercebidas facilmente nesses casos, pois o responsável pela interpretação tende a focalizar as articulações.* (**À direita**) *Radiografia lateral da mesma mão não mostra reação periósea alguma, mas evidencia a forma de baqueta de tambor da parte terminal dos dedos. Observe as partes moles do quarto dedo ➡. O tufo não apresenta nem acro-osteólise nem hiperostose, como se pode ver por vezes em casos de osteoartropatia hipertrófica (OAH) secundária. A combinação de dedos em baqueta de tambor e reação periósea é fortemente sugestiva do diagnóstico de OAH.*

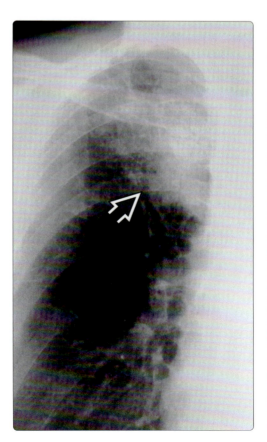
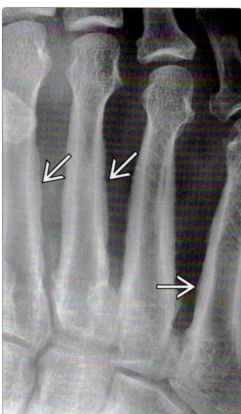

(À esquerda) *É mostrada a radiografia PA em cone do tórax no mesmo paciente. As radiografias do punho e da mão mostraram reação periósea e dedos em baqueta de tambor, sugerindo uma OAH secundária. Em consequência disso, foi sugerido um exame de tórax. Este exame confirma massa no lobo superior do pulmão ➡. A associação mais frequente à OAH secundária é a uma condição maligna, mais comumente o câncer de células não pequenas do pulmão.* (**À direita**) *Radiografia AP do pé, obtida em razão de dores artríticas, mostra densa formação de osso reativo periósteo ➡. O paciente apresentava achados semelhantes ao longo da diáfise tibial e os achados eram bilaterais. Uma radiografia de tórax foi obtida por sugestão do radiologista e confirmou a presença de um carcinoma de pulmão (não mostrado). Não é raro que tumores de pulmão não suspeitados sejam descobertos em associação à OAH.*

Osteoartropatia Hipertrófica

(À esquerda) *Radiografia AP obtida em razão de dores articulares é mostrada. A articulação está normal, mas há uma exuberante formação de osso adjacente à metadiáfise tibial medial ➡. Esta é uma aparência muito incomum; a morfologia poderia ser inicialmente preocupante quanto a um tumor ou uma exostose. Observe também outros locais de reação periósteo, mais regular e mais linear, no fêmur e na fíbula ➡. Isso é típico da OAH. A exuberante formação de osso na tíbia é um exemplo extremo de OAH. (De: DI Musculoskeletal Imaging,)* **(À direita)** *Radiografia lateral do mesmo joelho mostra exuberante osso periósteo sobreposto à metáfise tibial ➡, mas a reação fibular e femoral regular é vista com maior facilidade ➡. A anormalidade subjacente era um câncer de pulmão.*

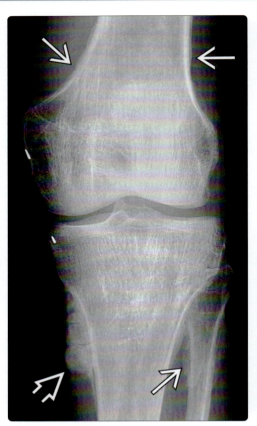 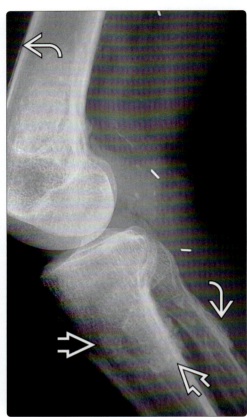

(À esquerda) *Radiografia PA de uma das mãos mostra reação periósteo regular nos metacarpos ➡ e, de maneira mais sutil, nas falanges ➡. A formação óssea é demasiado regular e simétrica de um osso para o outro para constituir uma periostite, como poderia ser visto na artrite psoriática. Apesar do fato de o paciente apresentar um quadro inicial de artrite, as articulações estão normais e uma OAH deve ser fortemente considerada. Nesse caso os pulmões estavam normais. A etiologia foi verificada como intra-abdominal: cirrose.*
(À direita) *Radiografia AP do antebraço de adulto jovem do gênero masculino mostra reação periósteo densa, espessa e levemente irregular envolvendo tanto o rádio como a ulna ➡. A anormalidade é predominantemente diafisária e se estende até as metáfises. O antebraço contralateral apresentava achados semelhantes. É preciso se considerar uma OAH.*

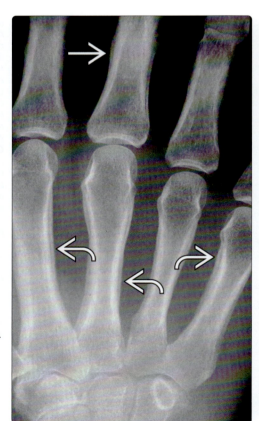 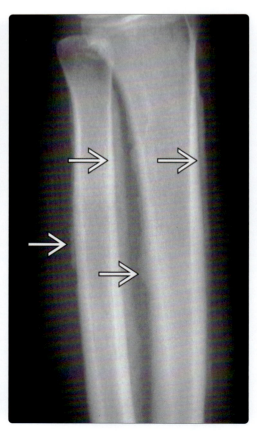

Osteoartropatia Hipertrófica

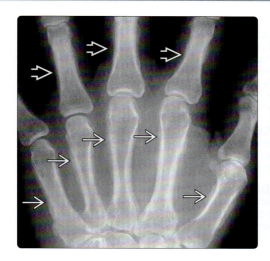
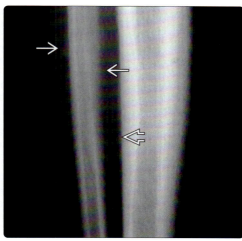

(À esquerda) *Radiografia PA no mesmo paciente mostra igualmente reação perióstea densa envolvendo os metacarpos* ➡, *assim como as falanges proximais* ➡. *O padrão é idêntico.* (À direita) *Radiografia AP no mesmo paciente mostra mesma formação de osso periósteo bastante irregular ao longo da fíbula* ➡ *e reação tibial mais sutil* ➡. *Com a medula óssea e o osso endósteo normais, o diagnóstico de escolha é de osteoartropatia hipertrófica.*

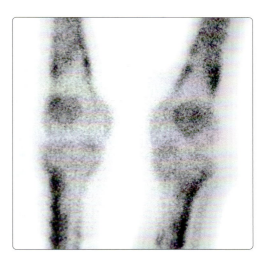
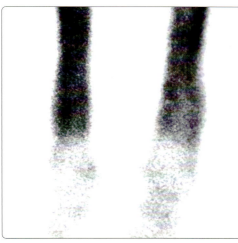

(À esquerda) *Cintilografia óssea frontal com Tc-99m do joelho no mesmo paciente mostra captação anormal esparsa ao longo das diáfises de fêmures e tíbias.* (À direita) *Cintilografia óssea frontal com Tc-99m no mesmo paciente mostra captação mais densa na tíbia e na fíbula distais. A cintilografia é típica de OAH. O paciente apresentava o espessamento da pele sobre o dorso de suas mãos, bem como na fronte. As imagens e a aparência clínica são típicas de uma OAH primária ou paquidermoperiostite.*

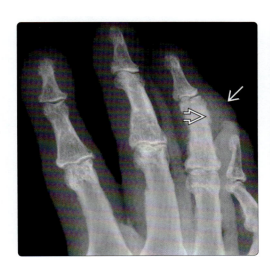
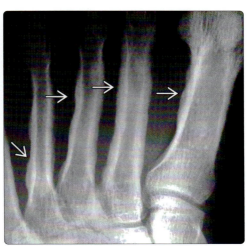

(À esquerda) *Radiografia oblíqua da mão mostra tumefação das partes moles dos dedos* ➡ *e também periostite irregular* ➡. *Este paciente era portador de acropaquia tireóidea.* (À direita) *Radiografia anteroposterior mostra densa reação perióstea ao longo dos metacarpos* ➡. *Isso é típico da OAH. Esse achado é com grande frequência seguido de uma radiografia de tórax, pois a etiologia mais comum é o câncer de pulmão. No entanto, a esclerose tuberosa é uma causa rara, como se vê neste caso.*

Síndrome de Dor Regional Complexa

DADOS PRINCIPAIS

TERMINOLOGIA
- Dor difusa persistente, geralmente em um membro, com frequência associada a
  - Distúrbios vasomotores
  - Alterações tróficas
  - Limitação da amplitude de movimento ou imobilidade das articulações
- SDRC tipo 1: não há lesão nervosa detectável
  - Substitui o termo distrofia simpática reflexa (DSR)
- SDRC tipo 2: lesão nervosa detectável com consequentes dores ao longo da distribuição do nervo
  - Substitui o termo causalgia

IMAGENS
- Radiografias podem mostrar osteoporose regional difusa
  - Pode haver predomínio de alterações subcorticais
  - Podem ser vistas alterações tróficas nas partes moles
  - Na mão pode haver osteoporose ao longo da distribuição do nervo ulnar ou do radial
- RM T1WI: focos de edema da medula óssea de sinal baixo
- Sequências sensíveis a fluido
  - Edema da medula óssea hiperintenso esparso
  - Ficar especialmente atento a anomalias subcorticais
  - Espessamento de pele, edema de partes moles
- Cintilografia óssea em três fases
  - Em geral ↑ de captação nas fases de fluxo sanguíneo, acúmulo no sangue e captação

QUESTÕES CLÍNICAS
- 50% dos pacientes ainda apresentam dor após 2 anos
- Intensidade elevada na cintilografia óssea sugere melhor prognóstico e melhor resposta ao tratamento

CHECKLIST DO DIAGNÓSTICO
- Considerar: cintilografia óssea imediata para se fazer o diagnóstico precoce, que pode responder ao tratamento
- RM comumente é um exame regional; certificar-se de que a anormalidade é focal antes de diagnosticá-la como SDRC
  - Não deixar passar despercebido um processo infiltrativo focal

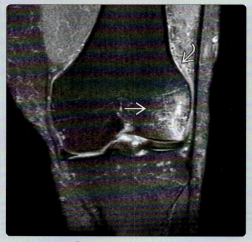
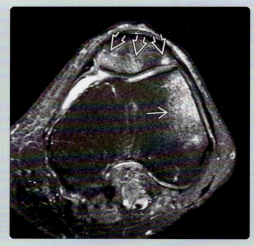

(À esquerda) *RM T2WI FS mostra síndrome de dor regional complexa (SDRC). A manifestação inicial mostra edema no côndilo femoral lateral ➡. Há também um leve edema das partes moles adjacentes ao côndilo femoral ➡.* (À direita) *RM T2WI FS axial no mesmo paciente, também obtida por ocasião das manifestações iniciais, confirma edema no côndilo lateral ➡. A patela também evidencia edema de sinal alto esparso ➡. Veja que o edema se localiza predominantemente em uma posição subcondral.*

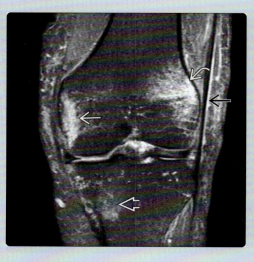
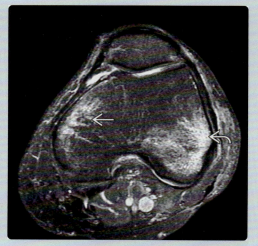

(À esquerda) *RM T2WI FS coronal mostra o mesmo paciente aproximadamente 3,5 meses depois. O joelho ainda estava dolorido, mas o padrão de edema se modificou. O côndilo femoral lateral evidencia um padrão diferente de edema ➡ e há um novo edema no côndilo femoral medial ➡ e na tíbia ➡. Um edema das partes moles é notado ao longo da faixa iliotibial ➡.* (À direita) *RM T2WI FS axial no mesmo paciente na mesma ocasião mostra edema da medula óssea condilar femoral medial ➡ e lateral ➡; o edema na patela regrediu.*

Síndrome de Dor Regional Complexa

TERMINOLOGIA

Abreviatura
- Síndrome de dor regional complexa (SDRC)

Sinônimos
- Distrofia simpática reflexa (DSR); síndrome ombro-mão; atrofia de Sudeck; algodistrofia, causalgia

Definições
- Dor difusa persistente, comumente em um membro; com frequência associada a
  - Distúrbios vasomotores
  - Alterações tróficas
  - Limitação da amplitude de movimento ou imobilidade das articulações
- Possível transtorno neurológico afetando o sistema vascular e os receptores para dor
  - SDRC tipo 1: não há lesão nervosa detectável
    - Substitui o termo distrofia simpática reflexa (DSR)
  - SDRC tipo 2: lesão nervosa detectável, com as consequentes dores ao longo da distribuição do nervo
    - Substitui o termo causalgia

IMAGENS

Características Gerais
- Melhor dica para diagnóstico
  - Cintilografia óssea: ↑ de atividade periarticular, em especial distalmente
  - RM: edema esparso de medula óssea, edema de partes moles
- Localização
  - Comumente unilateral (25% bilaterais)
  - Membro superior > membro inferior
    - Exceção: em crianças, há predomínio dos membros inferiores (5:1)
  - Toda a extensão de mão/pé ou acompanha a distribuição do nervo radial na mão

Recomendações para Aquisição de Imagens
- Melhor ferramenta para aquisição de imagens
  - Cintilografia óssea tem 80% de sensibilidade e de especificidade em geral
    - Sensibilidade: 25% no estágio 1, 85% no estágio 2, 95% no estágio 3
  - RM pode mostrar edema das partes moles no estágio 1; inespecífico
    - Anomalias da medula óssea observadas no estágio 2 podem ser mais específicas
      - Precisam ser identificadas como regionais para se aumentar a especificidade
  - Estudo comparativo mostra sensibilidade e especificidade baixas tanto da RM como da cintilografia óssea na doença inicial
- Orientações de protocolo
  - Comparar com a face contralateral
  - No caso de injeção de radionuclídeos ou de contraste, devem-se injetar os membros inferiores na avaliação dos membros superiores, e vice-versa

Achados na Radiografia
- Com grande frequência, normais ao início da doença
- Podem mostrar osteoporose regional difusa
  - Podem predominar as alterações subcorticais
  - Formação de túnel cortical, em casos graves
- Na mão, pode haver osteoporose ao longo da distribuição do nervo ulnar ou do nervo radial
- Podem ser vistas alterações tróficas nas partes moles (tumefação ou afilamento)

Achados na TC
- TC óssea
  - Osteopenia; inespecífica

Achados na RM
- T1WI: focos de edema da medula óssea de sinal baixo
  - Podem ser difusos, mas ficar atento a focos subcorticais
- Sequências sensíveis a fluido
  - Edema da medula óssea hiperintenso esparso
    - Ficar particularmente atento a alterações subcorticais
  - Alterações de pele
    - Espessamento da pele, edema de partes moles
    - Afilamento da pele é uma alteração tardia
  - Estágio terminal: atrofia muscular

Achados de Medicina Nuclear
- Cintilografia óssea em três fases mostra assimetria em todas
  - Geralmente ↑ de captação nas fases de fluxo sanguíneo, acúmulo no sangue e captação
    - Fluxo sanguíneo pode estar em raros casos ↓ por causa de vasoconstricção, geralmente em crianças
  - ↑ de atividade periarticular distalmente

DIAGNÓSTICO DIFERENCIAL

Osteoporose Senil
- Geralmente mais difusa que a SDRC
- Osteoporose migratória regional pode ser focal; predominam as grandes articulações

Osteoporose Difusa
- Pós-traumática, acidente vascular cerebral
- Cintilografia óssea ao início do processo mostra ↑ da captação mais proeminente proximal que distalmente
- Cintilografia óssea mostra ↓ da captação na doença crônica

Infiltração Difusa da Medula Óssea
- Ausência de anormalidades RM focais
- Pode se manifestar inicialmente por anomalias esparsas da medula óssea sem lesões focais
- Medula óssea esparsa é particularmente comum após o tratamento de um processo difuso como o mieloma múltiplo

Medula Óssea Esparsa Normal
- Medula vermelha é substituída na ordem específica das estruturas ósseas, mas pode parecer esparsa em qualquer momento
- Anemia, tabagismo, medicações diversas podem afetar a distribuição e a quantidade da medula vermelha
- Evidencia-se como um processo generalizado

PATOLOGIA

Características Gerais
- Etiologia
  - Patogênese é obscura
    - Idiopática em 25% a 35% dos casos
    - Morfologia alterada observada no córtex pré-frontal pode estar relacionada com a SDRC
    - Anticorpos antineuronais podem estar implicados em um subgrupo de pacientes
  - Processos associados
    - Traumatismo
      - Lesão de partes moles causou 40% dos casos da SDRC em um estudo
      - Fraturas (especialmente de Colles) causaram 25% dos casos da SDRC em um estudo

Síndrome de Dor Regional Complexa

- Hemiplegia (prevalência da SDRC: 12%-21%)
- Trombose arterial
- Lesão de nervos periféricos
- Doença arterial coronária aguda (5%-20% dos pacientes vêm a apresentar SDRC)
- Lesões dolorosas do manguito rotador
- Artroscopia pode predispor à SDRC no joelho
- Herpes-zóster com neuralgia pós-herpética
- Transtornos da medula espinal
  - Pode ser transtorno de sinalização e regulação da dor e lesão neural persistente produzindo sinais de dor
  - Mecanismos centrais de hipersensibilidade neuronal podem ser um fator
  - Atrofia encefálica cortical regional com alteração da conectividade está sendo investigada como etiologia
- Genética
  - HLA-A3, HLA-B7 e HLA-DR2(15) implicados
  - HLA-DR2(15) associado à resposta insuficiente ao tratamento
- Anomalias associadas
  - Distúrbios emocionais
  - Fibromialgia
  - Transtornos de sono

Estadiamento, Graduação e Classificação
- Estágio 1: dor vaga, pulsátil, em ardência; intolerância a frio e a calor; tumefação
  - Cintilografia óssea comumente normal
- Estágio 2: afilamento muscular, ↑ de dor, distúrbios vasomotores, edema de partes moles
- Estágio 3: contraturas, ↓ de amplitude de movimento, pele em cera, unhas com cristas, ↓ de dor

Características Patológicas e Cirúrgicas Macroscópicas
- Osso afetado se mostra hiperêmico e com osteoporose difusa
- Proliferação e inflamação sinovial
- Pele espessada e cérea
- Queda de cabelos
- Atrofia muscular

Características Microscópicas
- Mastócitos, neutrófilos, macrófagos
- Citoconas inflamatórias

QUESTÕES CLÍNICAS

Apresentação
- Sinais/sintomas mais comuns
  - Dor constante, ardente, intensa
  - Tumefação, alterações tróficas da pele
  - Sinais de instabilidade da pele (fenômeno de Raynaud, variação da temperatura e da sudorese)
  - Edema com cacifo ou sem cacifo
  - Hipersensibilidade extraordinária ao tato leve
- Outros sinais/sintomas
  - Tremor, descoordenação, fraqueza, alterações sensoriais

Demografia
- Idade
  - Mais comum de 40 a 60 anos
  - Em crianças, a idade mais comum é o período peripuberdade
- Gênero
  - Ligeira predominância feminina
- Etnia
  - Pode ser mais comum em caucasianos

Histórico Natural e Prognóstico
- Três estágios da SDRC que se superpõem
  - Estágio agudo (3-6 meses)
    - Dor intensa no membro, hipersensibilidade, tumefação, distúrbios vasomotores
  - Estágio subagudo (6-12 meses)
    - Sintomas agudos remitem enquanto alterações atróficas na pele evoluem; dores vagas crônicas ou dores em ardência
    - Pele seca, pode ficar edemaciada ou evidenciar um espessamento forte
  - Estágio atrófico
    - Atrofia cutânea e subcutânea
    - Contraturas
- 50% dos pacientes ainda apresentam dor após 2 anos
- Intensidade elevada à cintilografia óssea sugere melhor prognóstico e melhor resposta ao tratamento

Tratamento
- Adultos
  - Tratar anormalidade subjacente
  - Analgesia, aplicação local de calor e gelo
  - Fisioterapia
  - Programas de carga e dessensibilização a estresses
  - Prednisona pode ser útil ao início da doença
  - Manipulação de nervos
    - Bloqueios nervosos simpáticos
    - Estimulação nervosa elétrica transcutânea (TENS)
    - Estimulação da medula espinal
- Crianças
  - Boa resposta inicial à fisioterapia (90% de frequência de cura sem medicações)
  - Taxa de recorrência de 30% a 40% sugere frequência de cura de longo prazo significativamente mais baixa

CHECKLIST DO DIAGNÓSTICO

Considerar
- Cintilografia óssea imediata pode fazer um diagnóstico precoce, em que pode haver a resposta ao tratamento
- Intensidade elevada à cintilografia óssea preditiva de uma boa resposta ao tratamento imediato

Dicas para Interpretação de Imagem
- RM é geralmente um exame regional; certificar-se de que a anormalidade é focal antes de diagnosticá-la como SDRC
  - Não deixar passar despercebido um processo infiltrativo difuso

REFERÊNCIAS

1. Birklein F, et al: Complex regional pain syndrome-significant progress in understanding, Pain. 156(Suppl 1):S94-S103, 2015.
2. Dirckx M, et al: The prevalence of autoantibodies in complex regional pain syndrome type I, Mediators Inflamm. 2015:718201, 2015.
3. Lee DH, et al: Brain alterations and neurocognitive dysfunction in patients with complex regional pain syndrome, J Pain. ePub, 2015.
4. Bove GM: Focal nerve inflammation induces neuronal signs consistent with symptoms of early complex regional pain syndromes, Exp Neurol. 219(1):223-227, 2009.
5. Nishida Y, et al: Skeletal muscle MRI in complex regional pain syndrome, Intern Med. 48(4):209-212, 2009.

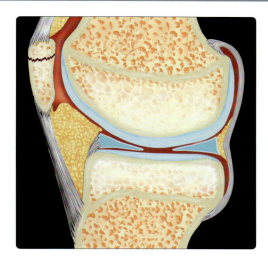
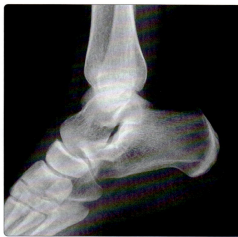

(À esquerda) *Gráfico sagital mostra fratura patelar apontada como etiologia de SDRC. O edema é mostrado como anomalia subcondral de cor marfim obscurecendo a trabeculação normal na região subcondral da patela, do côndilo femoral e do platô tibial.* (À direita) *Radiografia lateral do tornozelo, obtida por ocasião de lesão por torção de menor gravidade, mostra que estruturas ósseas estão normais. A densidade óssea também se mostra normal nesta jovem.*

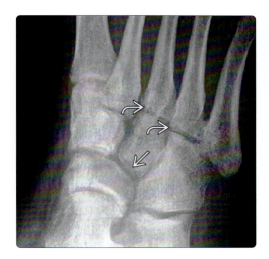
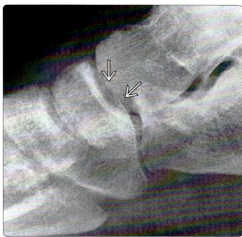

(À esquerda) *Radiografia oblíqua na mesmo paciente 3 meses depois, quando a dor havia se agravado significativamente, revela padrão sutil de osteoporose. Observe a transparência subcondral na base dos metatarsos em um padrão malhado* ➡, *assim como no cuneiforme lateral* ➡. (À direita) *Radiografia lateral na mesmo paciente mostra aparência subcondral malhada semelhante na cabeça talar* ➡. *Esta osteoporose subcondral esparsa é uma das mais precoces alterações radiográficas que podem ser identificadas em pacientes com SDRC.*

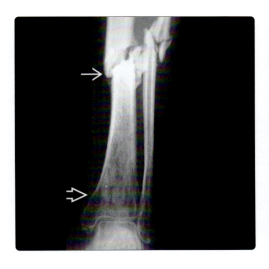
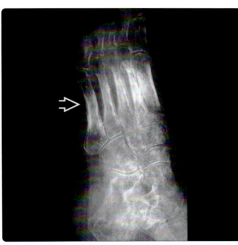

(À esquerda) *Radiografia anteroposterior mostra desunião atrófica de ambos os ossos da perna* ➡. *Veja que não há ponte óssea alguma, nem arredondamento esclerótico das bordas do local de fratura. A densidade óssea no local da fratura está normal. Distalmente à fratura, porém, há osteoporose grave, vista como um padrão ósseo permeativo de roído de traças, com formação de túnel cortical* ➡. (À direita) *Radiografia oblíqua do mesmo membro mostra osteoporose com formação de túnel cortical* ➡ *indicando SDRC.*

(**À esquerda**) *Radiografia anteroposterior mostra luxação inferior do ombro, denominada erecta de luxatio* ➡. *O ombro foi reduzido.* (**À direita**) *Radiografia posteroanterior do punho na mesma paciente obtida 4 semanas depois, apesar da função normal e indolor do ombro, mostra osteopenia grave, não típica de sua idade. A paciente se queixava de dor progressivamente agravada no antebraço e na mão. O diagnóstico da síndrome de dor regional complexa (SDRC) deve ser considerado em relação ao traumatismo.*

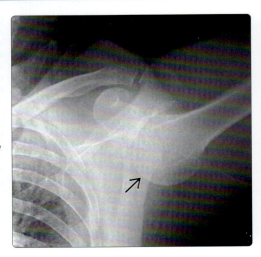
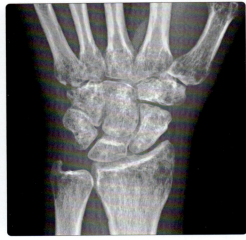

(**À esquerda**) *RM STIR coronal na mesma paciente mostra o espessamento do cordão posterior do plexo braquial* ➡. *Em combinação ao histórico de erecta de luxatio, isso indica uma lesão por distensão do nervo. Em paciente com lesão nervosa documentada isso constitui um caso da SDRC tipo 2, conhecida anteriormente por "causalgia."* (**À direita**) *Radiografia PA obtida 2 meses após traumatismo mostra padrão incomum da SDRC acompanhando a distribuição do nervo ulnar* ➡; *os demais ossos não apresentam osteoporose.*

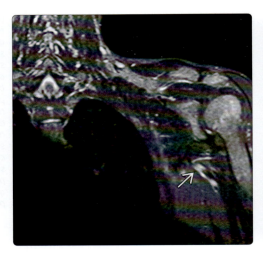
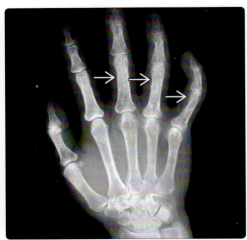

(**À esquerda**) *RM T2WI FS coronal em paciente com fortes dores no joelho mostra áreas esparsas de edema da medula óssea* ➡. *Além disso, há edema das partes moles ao longo do periósteo metafisário* ➡. (**À direita**) *RM T2WI FS coronal no mesmo paciente, em posição ligeiramente mais posterior, mostra novamente edema esparso da medula óssea* ➡ *e leve edema das partes moles adjacentes* ➡. *Não havia distúrbio interno algum; a paciente tinha um histórico de traumatismo leve no joelho 3 meses antes. O edema esparso e o histórico são diagnósticos da SDRC.*

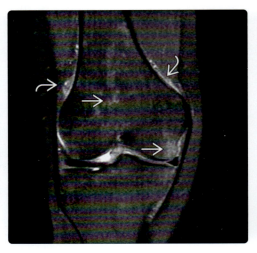
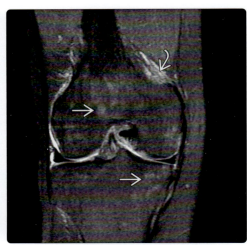

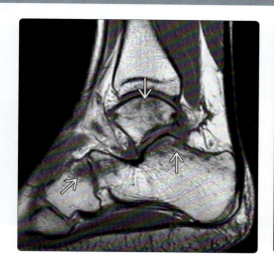 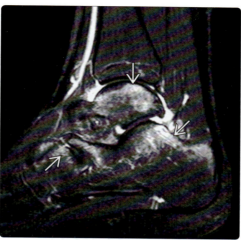

(**À esquerda**) *RM T1WI sagital em adolescente com pospé dolorido, vários meses após cirurgia para instabilidade lateral, mostra múltiplos locais de sinal baixo nas regiões subcorticais de múltiplos ossos ➡. Não há sinal baixo linear sugestivo de fratura.* (**À direita**) *RM STIR sagital no mesmo paciente mostra sinal alto esparso nas mesmas regiões subcorticais ➡. Essa aparência, combinada ao contexto clínico de um pé dolorido em criança atlética após cirurgia, é típica da síndrome de dor regional complexa (SDRC).*

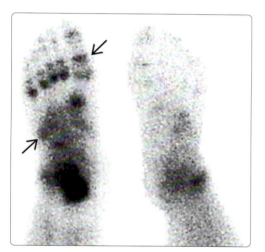 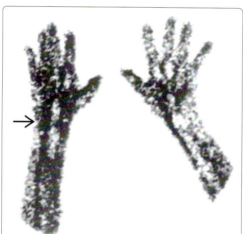

(**À esquerda**) *Cintilografia óssea plantar dos pés em paciente com dor em ardência nos membros inferiores após lesão de menor gravidade mostra atividade aumentada ➡ em uma distribuição periarticular no pé direito, achado clássico da SDRC. Veja que a imagem plantar mostra articulações distais excepcionalmente bem; ficar atento à técnica de exame é importante ao se considerar esse diagnóstico.* (**À direita**) *Cintilografia óssea palmar em fase angiográfica em um paciente com fortes dores na mão direita mostra fluxo sanguíneo aumentado ➡ no membro superior direito dolorido.*

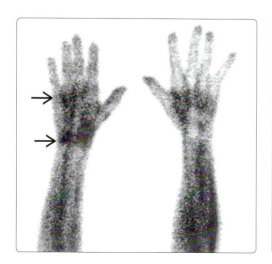 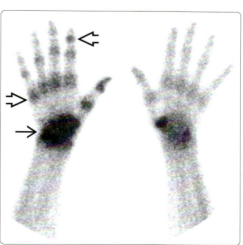

(**À esquerda**) *Cintilografia óssea palmar em fase de acúmulo no sangue no mesmo paciente mostra atividade aumentada em todo o membro superior direito ➡ em comparação ao esquerdo.* (**À direita**) *Cintilografia óssea palmar em fase retardada no mesmo paciente mostra atividade aumentada nas articulações e em torno destas no punho direito ➡ e na mão direita ➡, achados clássicos da SDRC. Essa atividade periarticular nítida, assimétrica na comparação de um lado a outro, é característica para esse diagnóstico. Todas as três fases da cintilografia são importantes.*

SEÇÃO 2
Tumores Ósseos e Condições Semelhantes a Tumores

Introdução e Revisão

Tumores Ósseos: Diagnóstico, Estadiamento e Biopsia	178
Tumores Ósseos: Opções de Tratamento e Acompanhamento	186

Tumores Formadores de Osso

Enostose (Ilha Óssea)	192
Osteoma	196
Osteoma Osteoide	202
Osteoblastoma	208
Osteossarcoma Convencional	214
Osteossarcoma Parosteal	220
Osteossarcoma Periosteal	226
Osteossarcoma Telangiectásico	230
Osteossarcoma Intraósseo de Baixo Grau	234
Osteossarcoma de Superfície de Alto Grau	238
Osteossarcoma Secundário	240

Tumores Formadores de Cartilagem

Encondroma	244
Osteocondroma	250
Exostoses Múltiplas Hereditárias	256
Condroblastoma	262
Fibroma Condromixoide	266
Condroma Periosteal	270
Condrossarcoma	276
Condrossarcoma Desdiferenciado	282
Condrossarcoma Periosteal	284
Condrossarcoma de Células Claras	286

Tumores da Medula Óssea

Plasmocitoma	288
Mieloma Múltiplo	294
Síndrome de POEMS	300
Sarcoma de Ewing	302

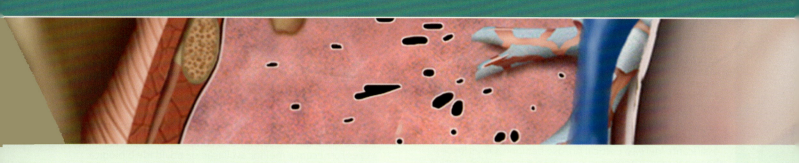

Leucemia: Manifestações Ósseas	**308**
Linfoma Ósseo	**312**
Metástases: Medula Óssea	**318**

Outros Tumores Ósseos

Fibroma Desmoplásico	**324**
Tumor Lipoesclerosante Mixofibroso	**326**
Histiocitoma Fibroso Maligno Ósseo	**328**
Fibrossarcoma	**332**
Lipoma Intraósseo	**334**
Tumor de Células Gigantes	**338**
Adamantinoma	**344**
Hemangioma: Intraósseo	**348**
Hemangiopericitoma: Ósseo	**354**
Hemangioendotelioma: Ósseo	**355**
Angiossarcoma: Ósseo	**356**
Cordoma	**360**

Condições Semelhantes a Tumores

Doença de Paget	**364**
Histiocitose de Células de Langerhans	**370**
Displasia Fibrosa	**376**
Displasia Osteofibrosa	**382**
Cisto Ósseo Simples	**388**
Cisto Ósseo Aneurismático	**394**
Fibroxantoma	**400**
Doença de Trevor-Fairbank	**404**

Anormalidades Induzidas por Radiação

Complicações Esqueléticas Induzidas por Radiação	**406**

Tumores Ósseos: Diagnóstico, Estadiamento e Biopsia

Introdução

Os tumores ósseos primários são relativamente incomuns, e os tumores ósseos malignos são muito menos comuns que os benignos. A verdadeira incidência de tumores ósseos benignos é difícil de estimar, uma vez que a maioria é assintomática e, por conseguinte, provavelmente nunca é descoberta. A incidência de sarcoma ósseo é estimada em 0,8/100.000 indivíduos; os sarcomas ósseos ocorrem 10 vezes menos que os sarcomas de partes moles. Enquanto alguns tumores ósseos ou lesões semelhantes a tumores podem ser facilmente identificados pelas características radiográficas, muitos requerem imagens adicionais. O diagnóstico, o estadiamento e a biopsia podem ser desafiadores e, geralmente, dependem muito da imagem.

Ao avaliar os tumores ósseos, é importante considerar a incidência relativa da lesão. O encondroma e o fibroma não ossificante/defeito cortical fibroso benigno são as lesões benignas mais frequentes, enquanto o tumor metastático e o mieloma múltiplo são as lesões malignas mais comuns, seguidos por osteossarcoma, condrossarcoma e sarcoma de Ewing.

Há também doenças associadas ao desenvolvimento de tumores ósseos; estas doenças subjacentes podem ser conhecidas pelo histórico clínico ou podem aparecer nos estudos de imagens. As associações de alto risco para o desenvolvimento de sarcomas incluem encondroma (particularmente na doença de Ollier e Mafucci, degenerando para condrossarcoma), síndrome de retinoblastoma familiar (osteossarcoma) e síndrome de Rothmund-Thompson (osteossarcoma). As associações de risco moderado incluem osteocondroma (condrossarcoma), doença de Paget (osteossarcoma e outros sarcomas) e irradiação prévia (osteossarcoma e outros sarcomas). As associações de baixo risco incluem infarto ósseo (histiocitoma fibroso maligno), displasia fibrosa (fibrossarcoma), osteomielite crônica, implantes metálicos e de polietileno, osteoblastoma, tumor de células gigantes e condroblastoma.

Diferenciando Tumores Ósseos Benignos de Tumores Ósseos Malignos

Há uma série de parâmetros radiográficos que predizem a malignidade, a saber
- Padrão permeativo (não geográfico)
- Grande zona de transição do normal para o anormal
- Ausência (ou interrupção) da margem esclerótica
- Reação periosteal agressiva
- Rotura cortical com massa de partes moles

Deve-se lembrar, no entanto, de que algumas lesões malignas podem ter uma aparência benigna ou não agressiva na radiografia. O osteossarcoma telangiectásico muitas vezes surge geográfico, com uma margem amplamente esclerótica. O condrossarcoma geralmente é de baixo grau em sua apresentação inicial, frequentemente com uma zona de transição estreita e margem esclerótica e, até mesmo, espessamento endosteal. Esta lesão comum pode ser subdiagnosticada, com resultados desastrosos para o paciente.

Por outro lado, algumas lesões benignas podem ter aparência altamente agressiva ou maligna. Estas incluem histiocitose de células de Langerhans, tumor de células gigantes, osteoblastoma, cisto ósseo aneurismático e osteomielite. O diagnóstico exagerado dessas lesões como malignas pode resultar em sofrimento desnecessário do paciente e até mesmo tratamento excessivo.

A ressonância magnética (RM) tem alto valor preditivo para malignidade. Observou-se que a presença de sinal focal normal na medula dentro de um tumor é altamente sugestiva de um tumor benigno. Em paralelo, os parâmetros a considerar que sugerem malignidade incluem necrose e massa de partes moles com realce proeminente. Entretanto, a RM não é uniformemente confiável em todos os casos na diferenciação de lesões benignas e malignas. Por exemplo, com as radiografias, a diferenciação entre o encondroma benigno o condrossarcoma de baixo grau continua a ser um desafio, assim como o reconhecimento precoce de um caso agressivo de histiocitose de células de Langerhans, que pode apresentar massa de partes moles. As técnicas de espectroscopia de prótons por RM de 3-T e imagens de RM ponderada por difusão mantêm a promessa de ferramentas não invasivas para a caracterização de lesões como malignas ou benignas, mas não estão atualmente em uso geral.

Previsão do Grau ou Prognóstico por Imagem

As radiografias ou a tomografia computadorizada (TC) muitas vezes fornecem a melhor avaliação da atividade biológica de uma lesão óssea. A natureza permeativa de uma lesão no interior do osso é mais bem estimada na radiografia/TC que na RM, assim como uma ampla zona de transição e a natureza da reação periosteal (agressiva versus não agressiva). Por outro lado, a RM mostra melhor a massa de partes moles, com qualquer necrose e extensão para vários compartimentos, o que também pode ser preditivo de grau. Os resultados preditivos da PET/TC com flúor 18-FDG são motivadores, particularmente nas lesões ávidas por FDG, como o sarcoma de Ewing ou osteossarcoma. É sugerido que tanto o valor padronizado de captação (SUV, do inglês standard uptake value) máximo das lesões quanto a heterogeneidade espacial podem predizer o pior resultado do paciente. Entretanto, deve-se lembrar de que muitas lesões benignas apresentam aumento da captação de FDG.

Previsão do Tipo Histológico de Tumores Ósseos

Entre os muitos parâmetros utilizados para auxiliar na previsão do tipo histológico de tumores ósseos destacam-se
- Matriz tumoral: produção de osteoide, condroide e/ou calcificação distrófica
- Localização em osso chato ou tubular, esqueleto axial ou apendicular ou osso específico (como tíbia, mandíbula)
- Localização na epífise, metáfise ou diáfise
- Localização em plano transversal (central, excêntrico, cortical ou de superfície)
- Lesão monostótica versus poliostótica
- Idade do paciente
- Características do sinal de RM

Na medida em que é estabelecido se a lesão é agressiva ou não agressiva, a utilização destes parâmetros muitas vezes resulta no diagnóstico histológico correto, ou pelo menos uma lista limitada de considerações diferenciais.

Estadiamento de Tumores Ósseos

O sistema AJCC é o mais frequentemente utilizado para o estadiamento de tumores ósseos malignos. O tamanho do tumor (T), que é moderadamente relacionado com o prognóstico, diferencia os subgrupos A e B dos estágios I e II. A RM é necessária para a avaliação do tamanho do tumor, que pode ser subestimado pela radiografia se a lesão é permeativa. O grau histológico (G) da lesão define a diferença entre o estágio I e o estágio II. A obtenção do grau histológico correto da lesão é fortemente associada à imagem; o realce pelo contraste da RM mostra áreas onde a lesão é mais ativa e de onde a biopsia deve ser obtida para confirmação de que se está avaliando o tecido representativo.

As "metástases saltitantes" (2ª lesão dentro do mesmo osso ou imediatamente adjacente ao osso) elevam uma lesão de alto grau para o estágio III. A avaliação de metástases saltitantes é

Tumores Ósseos: Diagnóstico, Estadiamento e Biopsia

feita por RM; o osteossarcoma está particularmente em risco para tais lesões, e pelo

menos uma sequência de RM de todo o comprimento do osso deve ser obtida quando se avalia tal tumor.

O envolvimento do linfonodo regional (N) eleva a lesão para o estágio IV; que é avaliado por RM ou TC. A presença de metástases (M) também eleva a lesão para o estágio IV. As metástases de tumores ósseos mais frequentemente afetam o pulmão, sendo os outros ossos o segundo lugar mais comum. As metástases pulmonares são avaliadas por TC. As metástases ósseas podem não ser ativamente procuradas, a menos que haja sinais clínicos de dor em outro osso. Entretanto, para as lesões que mais frequentemente sofrem metástase para outros ossos (sarcoma de Ewing, osteossarcoma, condrossarcoma, fibrossarcoma), a cintilografia óssea ou a PET/TC com FDG podem ser utilizadas. Deve notar-se que, pelo menos para alguns tipos histológicos de sarcomas ósseos, a combinação de PET/TC e imagens convencionais aumenta a acurácia no estadiamento do tumor no período pré-operatório.

O sistema de estadiamento cirúrgico da Musculoskeletal Tumor Society (MSTS) pode ser preferido por alguns oncologistas ortopédicos. A maior diferença entre este e o sistema AJCC está na definição de tumor primário (T). Em vez do tamanho do tumor, este sistema enfatiza a encapsulação do tumor (o tecido reativo que reveste o tecido tumoral) e se ele se estende além de seu compartimento de origem. Os compartimentos são estritamente definidos. Além disso, o sistema da MSTS aborda a adjacência ou o envolvimento do tumor com o feixe neurovascular. As imagens em corte transversal, geralmente de RM, são usadas para a avaliação deste local. Se este sistema for oficialmente utilizado ou não pelo oncologista ortopédico, todos os elementos deste sistema (feixe neurovascular e músculo específico/compartimento envolvido) devem ser incluídos em qualquer relatório de imagem. Estes elementos ajudam a refletir o prognóstico para o paciente e são usados para planejar a ressecção cirúrgica.

Reestadiamento de Tumores Ósseos

Os osteossarcomas convencionais, assim como vários outros sarcomas de alto grau, são tratados com quimioterapia pré-operatória. Os objetivos desta terapia incluem contrair o tumor desde as partes moles circundantes, tornar o salvamento do membro mais viável e controlar as micrometástases em outros tecidos. Além disso, a quimioterapia pré-operatória permite avaliar a eficácia do regime de quimioterapia por meio da avaliação do grau de necrose tumoral.

O reestadiamento é necessário nestes pacientes antes da cirurgia definitiva. O reestadiamento considera a TC torácica para avaliar as metástases pulmonares, que também inclui a RM em todos os três planos, com administração de contraste. Deve ser avaliado o tamanho da lesão em todas as dimensões. A descrição deve incluir o envolvimento de parte mole, incluindo as violações específicas de músculos e planos fasciais, assim como o compartimento afetado. O envolvimento neurovascular e articular deve ser avaliado. Por fim, é obrigatório comparar imagens-chave com a RM de estadiamento inicial para avaliar a eficácia da quimioterapia. Esta comparação deve incluir a avaliação de qualquer alteração no tamanho da lesão, mudança no grau de necrose e menção de qualquer tecido previamente envolvido que agora pareça estar livre do tumor.

É importante reconhecer que o osteossarcoma pode paradoxalmente parecer aumentar na imagem após a terapia. Uma vez que o tumor é tratado, o osteoide previamente depositado pelo tumor pode começar a amadurecer; à medida que isso se dá, a nova formação óssea pode surgir maior e mais densa. No entanto, apresenta aparência mais bem organizada, o que serve como a melhor sugestão de que o osso está amadurecendo em vez de simplesmente aumentando de tamanho e não respondendo ao tratamento. Nestes casos, é importante ficar atento a outros sinais de melhora, como aumento da necrose; o tamanho sozinho não é um critério confiável.

Em muitos casos, o PET/TC com FDG é incluído no reestadiamento para avaliação de nódulos, ossos e outros locais de metástase distante. O valor padronizado de captação comparativo também pode se correlacionar com a resposta quimioterápica e o prognóstico.

Considerações sobre a Biopsia

A biopsia é realizada tanto para fazer ou confirmar o diagnóstico histológico e para estabelecer o grau da lesão, se ela for maligna. A biopsia pode ser realizada por via percutânea ou ser aberta na cirurgia. Em ambos os casos, a imagem em corte transversal deve ser utilizada para determinar a abordagem tanto da agulha quanto do procedimento aberto e para determinar o local de tecido mais representativo para a amostra.

Vários requisitos devem ser levados em conta ao se planejar uma biopsia com agulha. Primeiro, somente um único compartimento de parte mole deve ser atravessado pela agulha, o que requer uma completa compreensão da anatomia compartimental do membro em questão. Segundo, os principais feixes neurovasculares devem ser evitados. Terceiro, é indispensável evitar a contaminação de uma articulação adjacente. O erro mais frequente em relação a uma articulação adjacente é feito em biopsias ao redor do joelho. Uma abordagem anterior ou lateral para uma lesão distal do fêmur pode facilmente passar pelo recesso suprapatelar. Lembre-se de que este recesso é bastante amplo, estando ou não distendido.

É importante consultar o cirurgião oncológico sobre o local em que ele deseja realizar a biopsia, visto que a trajetória deve ser ressecada no momento da cirurgia definitiva. Como regra geral, é importante não seguir através do tecido que será necessário para uma recuperação funcional do membro ou através do tecido que pode ser necessário para cobrir uma grande ressecção. O erro mais frequente deste tipo é na abordagem de uma lesão que se origina na asa do ilíaco. Se uma abordagem posterior (glútea) for escolhida, este tecido deve ser ressecado, o que é indesejável na maioria dos casos. A abordagem preferida é a anterior, tanto pela crista ilíaca anterolateral ou, se necessário, pelo ilíaco.

Observe que estas são diretrizes gerais para o planejamento de biopsia. Para uma orientação mais abrangente, delineada pelo local, devem-se consultar as tabelas do excelente artigo de autoria de Liu et al.

A biopsia deve incluir tecido representativo que possibilite um diagnóstico histológico preciso e uma classificação adequada. A classificação, por sua vez, afeta o estadiamento da lesão. É importante evitar a biopsia do tecido necrótico. A RM com contraste mostra estas regiões não realçadas; procurar evitá-las ao biopsiar uma lesão. Por outro lado, não se deve fazer biopsia da matriz densa do tumor ou do osso reativo denso. Estas lesões muitas vezes não contêm tecido ativo suficiente para determinar o grau da lesão de uma biopsia central. O erro mais frequente neste sentido é visar à matriz esclerótica no osteossarcoma ou no condrossarcoma.

Os tumores ossos primários muitas vezes precisam de mais tecido que o fornecido pela aspiração com agulha fina para avaliar o diagnóstico e o grau de lesão. É importante que um patologista esteja na sala durante uma biopsia para avaliar a presença de tumor na amostra, assim como para determinar se há quantidade suficiente de tecido para o diagnóstico. Geralmente, se o tumor é determinado como não metastático, biopsias com agulha devem ser obtidas da região central.

Tumores Ósseos: Diagnóstico, Estadiamento e Biopsia

Definições T, N, M e G para o Estadiamento de Tumor Ósseo Maligno Primário

TNM	Definições
Tumor Primário (T)	
TX	Tumor primário não pode ser avaliado
T0	Sem evidência de tumor primário
T1	Tumor ≤ 8 cm na maior dimensão
T2	Tumor > 8 cm na maior dimensão
T3	Tumores descontínuos no local ósseo primário
Linfonodos Regionais (N)	
NX	Linfonodos regionais não podem ser avaliados
N0	Sem metástase no linfonodo regional
N1	Metástase no linfonodo regional
Metástase Distante (M)	
MX	Metástase distante não pode ser avaliada
M0	Sem metástase distante
M1	Metástase distante
M1a	Metástase pulmonar
M1b	Metástase em local distante diferente do pulmão
Grau Histológico (G)	
GX	Grau não pode ser avaliado
G1	Bem diferenciado
G2	Moderadamente diferenciado
G3	Mal diferenciado
G4	Indiferenciado; observe que o sarcoma de Ewing é considerado G4

Agrupamento dos Estágios AJCC, Tumor Ósseo Maligno Primário

Estágio	T	N	M	G
IA	T1	N0	M0	G1, 2 (baixo grau)
IB	T2	N0	M0	G1, 2 (baixo grau)
	T3	N0	M0	G1, 2 (baixo grau)
IIA	T1	N0	M0	G3, 4 (alto grau)
IIB	T2	N0	M0	G3, 4 (alto grau)
III	T3	N0	M0	G3, 4 (alto grau)
IVA	Qualquer T	N0	M1a	Qualquer G
IVB	Qualquer T	N1	Qualquer M	Qualquer G
	Qualquer T	Qualquer N	M1b	Qualquer G

Todos os tumores de estágio I são de baixo grau e não se espalharam para os linfonodos regionais ou para outros locais distantes. Todos os tumores de estágio II são de alto grau e não se espalharam para outro local dentro do osso, para os linfonodos regionais ou para outros locais distantes. Os tumores de estágio III são de alto grau e se espalharam para outro local dentro do osso de origem ou para o osso imediatamente adjacente, mas não se espalharam para os linfonodos regionais ou para outros locais distantes. Os tumores de estágio IVA sofreram metástase para o pulmão, podem ser de qualquer tamanho e grau e não se espalharam para os linfonodos regionais. Os tumores de estágio IVB se espalharam para os linfonodos regionais e/ou sofreram metástase para outros locais além do pulmão. Podem ser de qualquer tamanho e grau. (Tabelas adaptadas de 7th edition AJCC Cancer Staging Forms.)

REFERÊNCIAS

1. Subhawong TK, et al: Diffusion-weighted MR imaging for characterizing musculoskeletal lesions, Radiographics. 34(5):1163-1177, 2014.
2. Rakheja R, et al: Necrosis on FDG PET/CT correlates with prognosis and mortality in sarcomas, AJR Am J Roentgenol. 201(1):170-177, 2013.
3. Subhawong TK, et al: Proton MR spectroscopy in metabolic assessment of musculoskeletal lesions, AJR Am J Roentgenol. 198(1):162-172, 2012.
4. Omura MC, et al: Revisiting CT-guided percutaneous core needle biopsy of musculoskeletal lesions: contributors to biopsy success, AJR Am J Roentgenol. 197(2):457-461, 2011.
5. Costelloe CM, et al: 18F-FDG PET/CT as an indicator of progression-free and overall survival in osteosarcoma, J Nucl Med. 50(3):340-347, 2009.
6. Liu PT, et al: Anatomically based guidelines for core needle biopsy of bone tumors: implications for limb-sparing surgery, Radiographics. 27(1):189-205, discussion 206, 2007.

Tumores Ósseos: Diagnóstico, Estadiamento e Biopsia

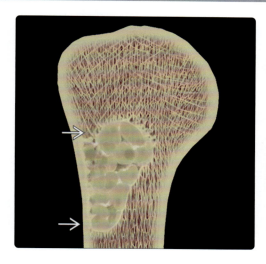
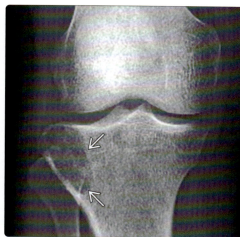

(À esquerda) *Gráfico demonstra estágio IA do tumor ósseo maligno primário. Para o estágio IA, a lesão é T1 (≤ 8 cm na maior dimensão) ➡, baixo grau (G1, 2) e não tem metástases nodais ou outras metástases (N0, M0).* (À direita) *Radiografia AP mostra lesão excêntrica lítica com uma estreita zona de transição ➡ medindo < 8 cm na maior dimensão (T1). Não há envolvimento nodal (N0) ou doença metastática (M0). A lesão provou se tratar de condrossarcoma G2, que é considerado de baixo grau. Assim, o estágio é IA.*

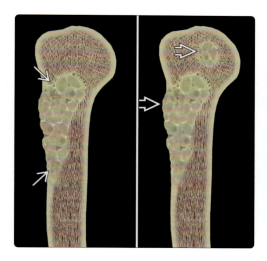
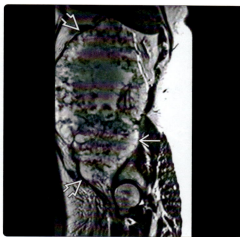

(À esquerda) *Gráfico demonstra estágio IB do tumor ósseo. Para o estágio IB, a lesão é T2 (> 8 cm na maior dimensão) ➡ ou T3 (tumores descontínuos no local primário) ➡. Todos são de baixo grau (G1, 2) e N0, M0.* (À direita) *RM T2WI sagital mostra lesão enorme (T2) ➡ surgindo da asa do ilíaco ➡. Este condrossarcoma é de baixo grau (G1) e não tem envolvimento nodal ou metastático (N0, M0). Por causa do tamanho e da localização, o prognóstico é ruim para a ressecção ampla. No entanto, a classificação AJCC é estágio IB.*

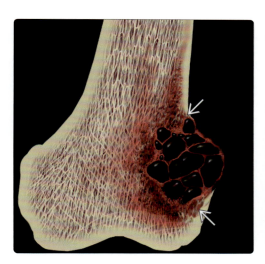
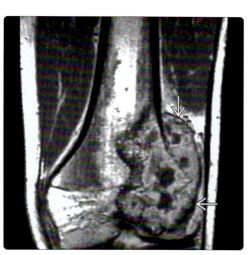

(À esquerda) *Gráfico demonstra o estágio IIA do tumor ósseo maligno primário. Para o estágio IIA, a lesão é T1 (≤ 8 cm na maior dimensão) ➡ e de alto grau (G3, 4). Nenhuma metástase nodal ou outras metástases podem estar presentes (N0, M0).* (À direita) *RM T1WI C+ coronal mostra osteossarcoma telangiectásico de alto grau (G3) com rotura cortical ➡. Como tem < 8 cm na maior dimensão (T1) sem apresentar envolvimento nodal ou metastático (N0, M0), é estágio IIA.*

Tumores Ósseos: Diagnóstico, Estadiamento e Biopsia

(**À esquerda**) *Gráfico demonstra o estágio IIB do tumor ósseo maligno primário. Para o estágio IIB, a lesão é T2 (> 8 cm)* ➡ *e de alto grau (G3, 4). Nenhuma metástase nodal ou outras metástases podem estar presentes (N0, M0).* (**À direita**) *Radiografia na incidência Y mostra osteossarcoma induzido por radiação surgindo da escápula* ➡. *A lesão muito grande (T2) foi de alto grau (G4) na biopsia, mas não teve envolvimento nodal ou metástases (N0, M0), tornando-a estágio IIB.*

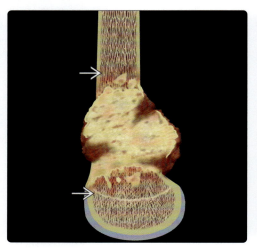 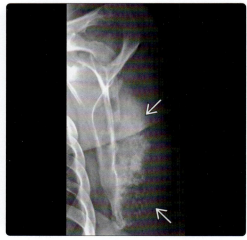

(**À esquerda**) *Gráfico demonstra o estágio III do tumor ósseo maligno primário. O estágio III requer uma designação T3, definida como tumores descontínuos dentro do primeiro local. Estes se apresentam como um tumor primário maior* ➡ *com um tumor secundário próximo* ➡, *mostrado neste caso dentro do mesmo osso.* (**À direita**) *Gráfico demonstra o segundo tipo de estágio III do tumor ósseo maligno primário. Os tumores descontínuos neste caso apresentam-se como um tumor primário maior* ➡ *com um tumor secundário próximo* ➡, *neste caso, em um osso imediatamente adjacente.*

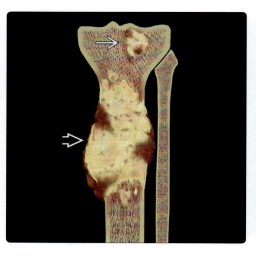 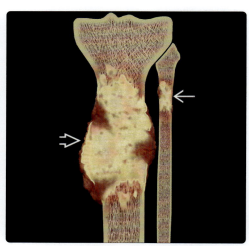

(**À esquerda**) *Radiografia lateral mostra osteossarcoma agressivo da fíbula* ➡, *que comprovou ser de alto grau (G3). Não há envolvimento nodal ou metástases distantes (N0, M0). Pelo tamanho, pode ser qualificado como T1 e, por conseguinte, ser estágio IIA. No entanto, a RM resultou na atualização do estadiamento.*
(**À direita**) *RM T1WI C+ FS coronal no mesmo paciente mostra grande lesão fibular* ➡. *Há também uma pequena lesão na tíbia* ➡, *que teve a mesma histologia. Isto é uma "metástase saltitante", atualizando a lesão (T3, G3, N0, M0) para o estágio III.*

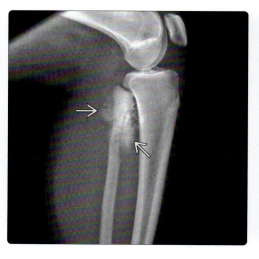 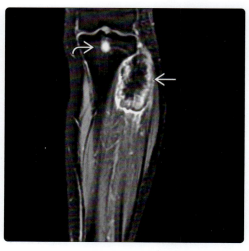

Tumores Ósseos: Diagnóstico, Estadiamento e Biopsia

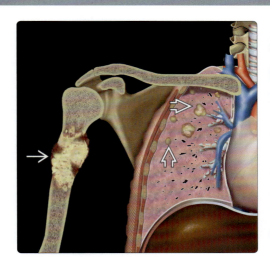
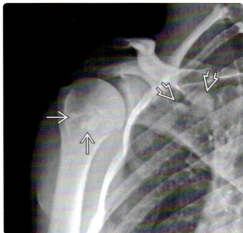

(À esquerda) *Gráfico demonstra o estágio IVA do tumor ósseo maligno primário. A primeira lesão está dentro do úmero ➡. Pode ser de qualquer grau ou tamanho (G ou T), mas não tem envolvimento do linfonodo regional (N0). Existem metástases dentro do pulmão (M1a) ➡, mas não em outros locais distantes.*
(À direita) *Radiografia AP mostra lesão esclerótica sutil ➡. Trata-se de uma pequena lesão (T1), mas que comprovou se tratar de um osteossarcoma de alto grau (G3). Não há envolvimento dos linfonodos (N0), mas a presença de metástases no pulmão ➡ (M1a) aumenta o estágio para IVA.*

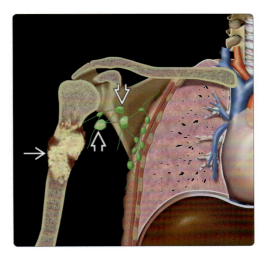
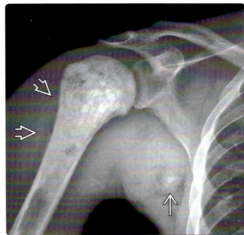

(À esquerda) *Gráfico demonstra o tipo 1 do estágio IVB do tumor ósseo maligno primário. Esta primeira lesão está no úmero ➡. Pode ser de qualquer tamanho (T) ou grau (G). Há linfonodos axilares regionais envolvidos (N1) ➡. Pode haver ou não metástases distantes em qualquer local.*
(À direita) *Radiografia AP mostra lesão esclerótica permeativa (T2), com um pouco de massa de partes moles ➡. Isto é diagnóstico de osteossarcoma (G4). Observe também a fraca ossificação de um linfonodo axilar ➡ (N1). Não há outras metástases; a lesão é estágio IVB.*

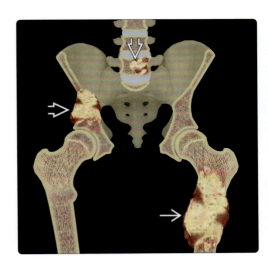
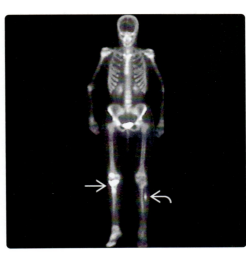

(À esquerda) *Gráfico demonstra outro tipo de tumor ósseo maligno primário do estágio IVB. Aqui, o tumor primário está no fêmur esquerdo ➡. Os linfonodos podem ser N0 ou N1. Há doença metastática que envolve qualquer órgão diferente do pulmão; metástases ósseas são mostradas ➡.* **(À direita)** *Cintilografia óssea AP mostra captação em uma lesão primária conhecida por ser um pequeno sarcoma de Ewing (T1, G4) ➡. Os linfonodos são negativos. A captação também está presente na fíbula contralateral ➡, que comprovou se tratar de metástase óssea (M1b). Isso torna a lesão estágio IVB.*

Tumores Ósseos: Diagnóstico, Estadiamento e Biopsia

(**À esquerda**) *Anatomia compartimental da coxa, para planejamento da biopsia, é mostrada. RM T1WI mostra compartimentos proximais da parte média da coxa para a biopsia: anterior ➡, posterior ⮕ e medial ➡. Evite o reto femoral e o vasto intermédio; não viole o septo intermuscular lateral (entre o vasto e a da cabeça longa lateral do bíceps), o nervo ciático ou a artéria femoral profunda (posteromedial ao septo intermuscular lateral).*
(**À direita**) *Imagem mostra compartimentos distais da parte média da coxa: anterior ➡, posterior ⮕ e medial ➡.*

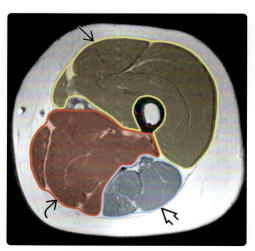 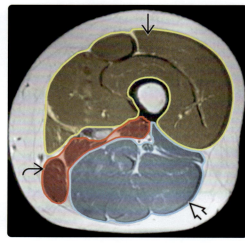

(**À esquerda**) *A imagem mapeia os compartimentos distais da coxa: anterior ➡ e posterior ⮕. Evite o canal dos adutores do feixe neurovascular femoral superficial, o feixe neurovascular poplíteo e a capa articular do joelho (o recesso suprapatelar estende-se para muito próximo dos côndilos femorais).* (**À direita**) *Imagem mostra compartimentos proximais da perna: anterior ➡, lateral ➡, posterior superficial ⮕ e posterior profundo ➡. Evite o tubérculo tibial, os feixes neurovasculares fibulares e tibiais anterior e posterior.*

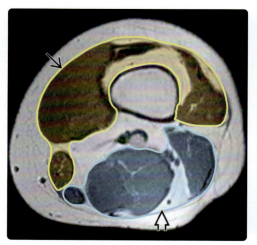 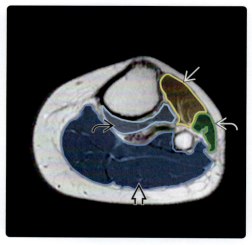

(**À esquerda**) *Compartimentos distais da perna são representados: anterior ➡, lateral ➡, posterior superficial ⮕ e posterior profundo ➡. Evite os feixes neurovasculares fibulares e tibiais anterior e posterior, o nervo fibular profundo e distalmente os tendões fibular curto e longo.* (**À direita**) *Pé: o aspecto plantar do pé é dividido em três compartimentos, o medial ➡, o lateral ➡ e o central ⮕. O dorso do pé e do tornozelo são considerados extracompartimentais.*

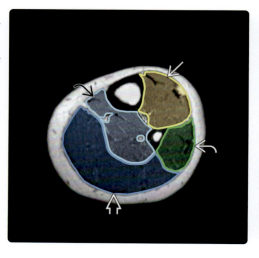 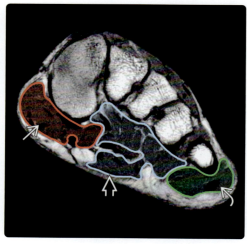

Tumores Ósseos: Diagnóstico, Estadiamento e Biopsia

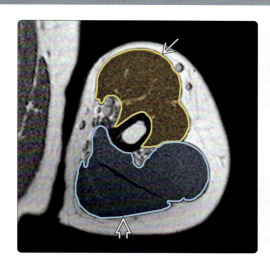
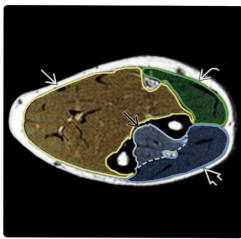

(À esquerda) *Compartimentos do braço são mostrados: anterior ➡ e posterior ➡. Evite a veia cefálica próxima ao intervalo deltopeitoral proximalmente, o aspecto anterolateral do braço médio e o nervo radial posterior à metáfise e diáfise proximal do úmero.* (À direita) *Gráfico exibe os compartimentos do antebraço: volar ➡, dorsal superficial ➡, dorsal profundo ➡ e "compartimento móvel" ➡. Evite o nervo radial/artéria radial, o nervo mediano e distalmente o extensor curto do polegar e o abdutor longo do polegar.*

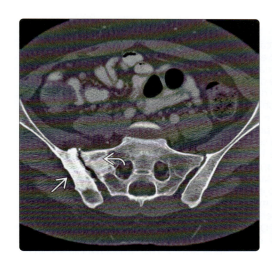
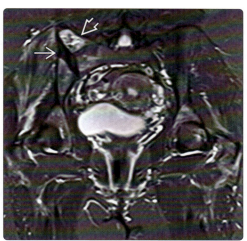

(À esquerda) *Este caso mostra importantes considerações de biopsia. A formação de osso denso é vista na TC axial, originando-se na asa do ilíaco ➡ e cruzando para envolver o sacro ➡. Infelizmente, a biopsia deste osteossarcoma foi tentada de uma abordagem posterior, no osso esclerótico, obtendo-se tecido não diagnóstico.* (À direita) *RM STIR coronal no mesmo paciente mostra osso esclerótico ➡ no local da biopsia malsucedida. A porção de parte mole de sinal mais ativo ➡ tem mais probabilidade de produzir tecido diagnóstico.*

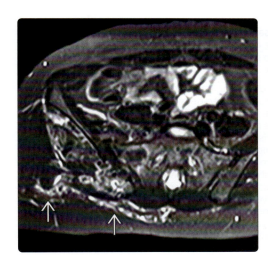
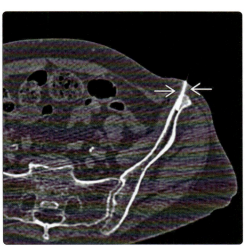

(À esquerda) *RM T2WI FS axial no mesmo paciente obtida várias semanas após a tentativa de biopsia posterior mostra rastreamento de hematoma e células tumorais ➡ através do glúteo. Este tecido deve ser submetido à ressecção, portanto não está disponível para a cobertura do grande leito cirúrgico planejado.* (À direita) *TC axial mostra agulha de biopsia entrando na crista ilíaca na região anterolateral ➡ em um trajeto que atravessa o eixo longo do osso. Esta é uma abordagem de biopsia preferida para uma lesão óssea da crista ilíaca.*

185

Tumores Ósseos: Opções de Tratamento e Acompanhamento

Opções de Tratamento para Tumores Ósseos Primários

A **injeção intralesional** pode ser considerada para o tratamento de cistos ósseos simples e, raramente, de outras lesões benignas, como histiocitose de células de Langerhans. Para os cistos ósseos simples, são usadas agulhas de grande diâmetro (muitas vezes guiadas por imagem), o contraste é injetado para mostrar continuidade ao longo da lesão, a lesão é vigorosamente lavada, e, em seguida, esteroides são injetados.

A **ablação por radiofrequência (ARF)**, sob anestesia geral e guiada por TC, é o tratamento de escolha para a maioria dos casos de osteoma osteoide. A ARF tem sido descrita como um tratamento bem-sucedido para o osteoblastoma. As metástases ósseas, que são dolorosas e não respondem a outros tratamentos, também podem ser tratadas com ARF.

A **cirurgia** é o principal tratamento para a maioria dos tumores ósseos sintomáticos ou malignos. As opções de tratamento cirúrgico são definidas como a seguir.
- Excisão intralesional (curetagem): o tumor é incompletamente ressecado; o procedimento geralmente não é apropriado para tumores malignos ou tumores com alta taxa de recorrência
- Excisão marginal (biopsia excisional): o plano de dissecção passa pelo tecido reativo da lesão; satélites de tumor residual são deixados para trás; geralmente é inadequada para lesões malignas
- Excisão ampla: toda a lesão é removida, junto com o tecido reativo, cercado pela bainha intacta de tecido normal; esta é a ressecção considerada adequada para a maioria dos sarcomas ósseos
- Excisão radical: a lesão é removida com todo o músculo, o osso ou outros tecidos envolvidos no compartimento; não é comumente necessária para o tratamento de tumores ósseos

A **quimioterapia** é o tratamento de primeira linha para o sarcoma de Ewing e o linfoma. Serve como terapia adjuvante para a maioria dos outros tumores ósseos malignos. As exceções a isto são aquelas lesões que geralmente são de baixo grau e não respondem à quimioterapia. Tais lesões incluem o condrossarcoma de baixo grau, osteossarcoma periosteal e osteossarcoma parosteal. A quimioterapia pode ser inicialmente usada (após a biopsia e confirmação histológica de tumor de alto grau) para o osteossarcoma convencional e para muitos outros sarcomas de alto grau, antes do tratamento cirúrgico definitivo. O objetivo desta terapia é diminuir a massa de partes moles, possibilitando uma ressecção mais fácil do tumor, particularmente em torno dos feixes neurovasculares. Espera-se também que a quimioterapia controle as micrometástases sistêmicas. Por fim, a quimioterapia administrada no pré-operatório é utilizada para avaliar a responsividade tumoral ao regime (a extensão da necrose tumoral é medida), que pode ajudar a direcionar o tratamento pós-operatório.

A **radioterapia (RT),** junto com a quimioterapia, pode ser considerada o tratamento de primeira linha para o sarcoma de Ewing e o linfoma ósseo primário, dependendo da instituição. A RT pode ser usada no pré-operatório para ajudar a diminuir e controlar a massa tumoral nas lesões de alto grau. É também usada no pós-operatório para lesões com ressecção marginal. Pode ser utilizada para tratar a recorrência tumoral local. As exceções para isto são o condrossarcoma de baixo grau e osteossarcomas de baixo grau (periosteal, parosteal), que não são responsivos à radiação.

Considerações de Salvamento de Membros

As operações de salvamento de membros são definidas como aquelas que oferecem controle do tumor sem sacrifício do membro. A grande maioria dos tratamentos cirúrgicos musculoesqueléticos resulta no salvamento do membro; estes incluem, naturalmente, excisão intralesional e excisão marginal, mas também incluem a maioria das excisões amplas.

O salvamento do membro deve ser tentado apenas se um resultado funcional é provável. Isso significa que não apenas as estruturas musculoesqueléticas mas também as estruturas neurovasculares devem ser viáveis ou restauradas. As crianças em crescimento apresentam uma dificuldade especial visto que a cirurgia de salvamento de membros pode não ser uma tentativa sensata se a placa de crescimento não puder ser preservada. Em razão de todas essas considerações para o salvamento de membros, são necessárias informações específicas da imagem pré-operatória do tumor, tais como
- Extensão proximal, distal e transversal do tecido ósseo e das partes moles envolvidas
- Localização das extremidades proximal e distal da lesão em relação a um marco anatômico palpável (p. ex., linha articular do joelho ou trocânter maior)
- Músculos e compartimentos específicos envolvidos pelo tumor devem ser identificados
- Principal envolvimento neurovascular deve ser notado
- Envolvimento articular
- Extensão tumoral em relação à placa epifisária; geralmente são necessários ~ 2 cm de osso livre de tumor adjacente ao lado metafisário da placa de crescimento para a cirurgia adequada de salvamento de membros, buscando manter a condição física

Após a ressecção do tumor, a escolha reconstrutiva depende da localização e da extensão da lesão, do resultado funcional antecipado e das demandas funcionais do paciente, e da probabilidade de complicações associadas. Após a remoção de toda ou parte de uma articulação principal, pode ser escolhida uma artroplastia, um enxerto ósseo osteocondral ou uma artrodese. Se o tumor está localizado no eixo de um osso longo e a ressecção pode poupar as articulações, a reconstrução do defeito ósseo segmentar pode ser realizada com enxerto de cadáver (enxerto intercalar), talvez suplementado com enxerto fibular vascularizado. As artroplastias compostas podem ser construídas usando um grande fragmento de aloenxerto ósseo para o defeito esquelético e uma prótese convencional para a articulação. A maioria dos resultados previsivelmente bons e o retorno antecipado à função sucedem as substituições por endoprótese. Os projetos modulares possibilitam diferentes comprimentos de próteses. A familiaridade com as técnicas de salvamento de membros auxilia o diagnóstico na avaliação de imagens pós-operatórias. Os resultados incluem as alterações pós-operatórias esperadas no tecido adjacente, assim como a falha mecânica de uma endoprótese ou complicações de infecção ou a recidiva tumoral local.

Principais Barreiras ao Tratamento

A trajetória da biopsia que contamina as articulações ou os tecidos necessários para a reconstrução pode impossibilitar o salvamento de membros; consultar o oncologista ortopédico como parte do planejamento de uma biopsia e evitar essa contaminação.

Regiões livres de tumor inadequadas para procedimentos específicos de salvamento de membros podem ser problemáticas. É útil para a imagem estar ciente de que, para o salvamento de membros em uma criança, são necessários 2 cm de osso metafisário normal adjacente a uma placa epifisária. Para uma hemipelvectomia interna, o cirurgião geralmente precisa de 2 cm de acetábulo superior livre de tumor, e o tumor não deve se estender para a zona 2 do sacro. Por fim, deve-se observar que as principais ressecções cirúrgicas com enxerto ósseo de cadáver cicatrizam mal e precisam de longos períodos de proteção contra o peso do rolamento. A cicatrização é por "progressiva substituição" do osso hospedeiro sobre a armação fornecida pelo osso do cadáver. A cicatrização pode

Tumores Ósseos: Opções de Tratamento e Acompanhamento

ser ainda mais demorada por ressecções musculares grandes resultando em insuficiente irrigação sanguínea e pela adição de quimioterapia e radioterapia local.

Classificação do Tumor Residual (Pós-operatório)

O tumor residual é sempre classificado após a ressecção, com base na avaliação cirúrgica macroscópica, bem como pela avaliação patológica microscópica. Dependendo do grau do tumor e do tecido residual, a quimioterapia e/ou a radioterapia pode ser necessária para tratar o paciente de maneira adequada ou otimizada. O sistema de classificação do tumor residual é como apresentado a seguir.
- RX: tumor residual não pode ser avaliado
- R0: nenhum tumor residual
- R1: tumor residual microscópico
- R2: tumor residual macroscópico

Acompanhamento de Tumores Ósseos Primários

A imagem basal do local do tumor deve ser obtida entre 3 e 6 meses da ressecção definitiva. As radiografias são obrigatórias. A RM deve ser obtida se o artefato metálico não for proibitivo; se a RM não é diagnóstica, a TC reformatada e/ou a ultrassonografia deve ser considerada.

As imagens de aloenxertos maciços e das reconstruções articulares podem ser difíceis. O enxerto é acoplado ao osso hospedeiro residual e estabilizado com extensas placas e parafusos. O enxerto ósseo não estrutural, bem como o enxerto ósseo estrutural (aloenxerto ou autoenxerto, o último frequentemente um segmento fibular vascularizado) podem ser utilizados como suplementos. Estes elementos podem obscurecer a interface osso hospedeiro-aloenxerto e dificultam a avaliação das pontes ósseas.

Os aloenxertos osteoarticulares necessitam de um longo período de proteção contra o peso do rolamento (até 1-2 anos) e as complicações ocorrem em aproximadamente 50% destes pacientes. Essas complicações incluem infecção, instabilidade articular, não união e fratura. Após, aproximadamente, 3 anos, o colapso articular ocorre em uma proporção significativa dos pacientes, mesmo quando o enxerto se incorporou ao osso hospedeiro.

As endopróteses com haste longa ou as artroplastias totais colocadas para o salvamento de membros frequentemente são associadas à ressecção extensiva das partes moles de suporte. Isso coloca a prótese em risco de instabilidade, que por sua vez pode levar ao afrouxamento protético (25% relatados em 5 anos), luxação ou fratura periprotética. A avaliação destas complicações geralmente é feita com radiografias, embora a TC longitudinal reformatada possa ser útil na descoberta de fraturas sutis.

Além do acompanhamento das construções de salvamento de membros para as complicações de infecção, fratura e não união, deve-se estar atento para a recorrência do tumor. O padrão de pesquisa deve incluir a avaliação para destruição óssea, formação de matriz tumoral, massa de partes moles e aumento dos linfonodos. Os implantes metálicos extensos podem parecer limitar a avaliação às radiografias. Entretanto, a TC longitudinal reformatada pode ser surpreendentemente reveladora.

Se os implantes metálicos são de titânio, a RM pode fornecer informações úteis em todas as regiões, com exceção das regiões mais densamente metálicas. No entanto, a interpretação da RM de aloenxertos maciços não é simples. A revascularização progressiva dos enxertos implantados ocorre de maneira focal desigual. Parece começar nas áreas intertrabeculares adjacentes ao córtex, dando uma aparência na RM de um padrão de medula granular e difuso com anormalidades geográficas focais. Isso pode mimetizar o padrão da RM de tumor recorrente ou infecção. Além disso, a radiação ou a quimioterapia pode alterar a aparência do osso hospedeiro. Dada a variabilidade da aparência esperada, a biopsia pode ser utilizada liberalmente se houver suspeita de recorrência com base nas imagens. Por outro lado, se houver córtex intacto dentro do enxerto e nenhuma massa de partes moles, a RM pode ser eleita para acompanhar essas anormalidades de perto, em vez de proceder imediatamente à biopsia, naturalmente sujeito às circunstâncias clínicas.

A ultrassonografia também pode fornecer uma vigilância útil para a massa de partes moles recorrente, desde que a lesão não seja excessivamente profunda.

A determinação do intervalo de acompanhamento para o paciente assintomático e um processo complicado, que se baseia na probabilidade do paciente de desenvolver recidiva local ou metástases distantes. Isso, por sua vez, correlaciona-se com as seguintes variáveis.
- Tipo de tumor
- Estágio do tumor: tamanho, grau e presença de metástases
- Completude da ressecção (classificação tumoral residual)
- Porcentagem de necrose encontrada na cirurgia, que está relacionada como sucesso da quimioterapia

O acompanhamento do paciente assintomático com doença maligna, mas de baixo risco, pode variar de acordo com a preferência local, mas geralmente envolve as avaliações a seguir.
- Avaliação regional (radiografia + RM, TC ou ultrassonografia) mais TC torácica a cada 6 meses nos primeiros 2 anos
- Avaliação regional (radiografia + RM, TC ou ultrassonografia) mais TC torácica anualmente depois disso

O acompanhamento do paciente assintomático com malignidade de alto risco pode variar de acordo com a preferência local, mas geralmente envolve o seguinte.
- Avaliação regional (radiografia + RM, TC ou ultrassonografia) mais TC torácica a cada 3 meses nos primeiros 2 anos
- Avaliação regional (radiografia + RM, TC ou ultrassonografia) mais TC torácica a cada 6 meses nos próximos 3 anos
- Avaliação regional (radiografia + RM, TC ou ultrassonografia) mais TC torácica anualmente depois disso
- Algumas instituições utilizam PET/TC no acompanhamento, particularmente para lesões mostradas como ávidas por FDG (p. ex., sarcoma de Ewing e osteossarcoma)
- Geralmente recorrência e nova doença metastática são improváveis após 10 anos de intervalo livre de doença

Acompanhamento após recorrência
- Avaliação regional (radiografia + RM, TC ou ultrassonografia)
- TC torácica
- Biopsia ou ressecção tecidual para documentação antes do tratamento com quimioterapia ou radioterapia

REFERÊNCIAS

1. Zbojniewicz AM, et al: Posttreatment imaging of pediatric musculoskeletal tumors, Radiographics. 34(3):724-740, 2014.
2. Fritz J, et al: Imaging of limb salvage surgery, AJR Am J Roentgenol. 198(3):647-660, 2012.
3. Chen BB, et al: Dynamic contrast-enhanced MR imaging measurement of vertebral bone marrow perfusion may be indicator of outcome of acute myeloid leukemia patients in remission, Radiology. 258(3):821-831, 2011.
4. Kotnis NA, et al: Magnetic resonance imaging appearances following hindquarter amputation for pelvic musculoskeletal malignancy, Skeletal Radiol. 38(12):1137-1146, 2009.
5. Motamedi D, et al: Thermal ablation of osteoid osteoma: overview and stepby-step Guide, Radiographics. 29(7):2127-2141, 2009.
6. Watts AC, et al: MRI surveillance after resection for primary musculoskeletal sarcoma, J Bone Joint Surg Br. 90(4):484-487, 2008.
7. Davies AM, et al: Follow-up of musculoskeletal tumors. I. Local recurrence, Eur Radiol. 8(5):791-799, 1998.

Tumores Ósseos: Opções de Tratamento e Acompanhamento

(À esquerda) *Radiografia AP mostra local cirúrgico onde uma lesão foi tratada com curetagem e cimento ⇨. Há também grande massa de partes moles ➡.*
(À direita) *RM T2WI axial no mesmo paciente mostra cimento ⇨ com massa de partes moles circunferencial ➡. O tratamento foi curetagem (excisão marginal) para lesão equivocadamente presumida como um tumor de células gigantes. Isto é um tratamento inadequado para condrossarcoma comprovado, agora recorrente. A biopsia adequada e o planejamento cirúrgico são temas comuns nas recidivas tumorais.*

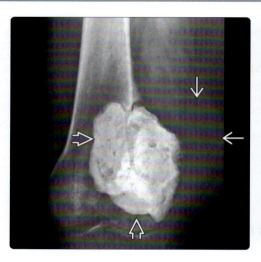
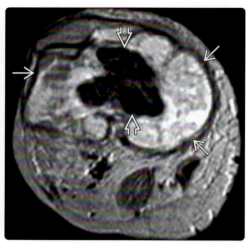

(À esquerda) *Exame de raios X AP mostra lesão metafisária excêntrica permeativa que provoca reação periosteal ➡, comprovada em biopsia como osteossarcoma. A epífise parece ser poupada ➡.*
(À direita) *RM T1WI coronal no mesmo paciente mostra que o tumor ➡ envolve a epífise ➡, que deve ser ressecada; considerações sobre o comprimento do membro devem ser uma parte do plano cirúrgico. (Publicado anteriormente em Manaster BJ et al: Musculoskeletal Imaging: The Requisites. 2nd ed. Philadelphia: Mosby, Elsevier; 2002.)*

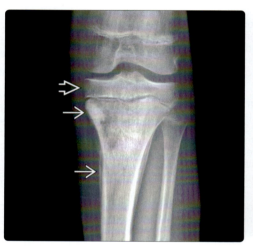
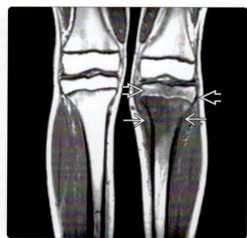

(À esquerda) *Radiografia AP mostra osteossarcoma da asa ilíaca posterior ➡. Para que seja realizada a hemipelvectomia interna (em vez de operação maior com resultado menos funcional), pelo menos 2 cm de acetábulo superior ⇨ devem estar livres de tumor.* (À direita) *RM T1WI na mesma lesão no nível do acetábulo superior esquerdo mostra baixo sinal de envolvimento tumoral ➡. Como não há 2 cm de acetábulo superior livres de tumor, a recomendação do cirurgião é contra a hemipelvectomia interna.*

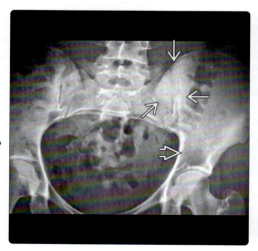
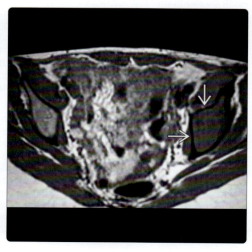

Tumores Ósseos: Opções de Tratamento e Acompanhamento

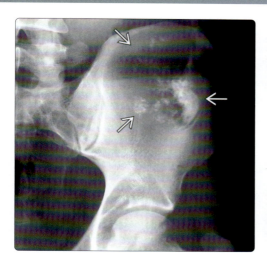
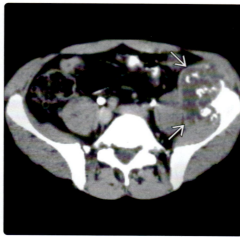

(À esquerda) *Radiografia AP mostra condrossarcoma da asa ilíaca ➡ que aparece estar em uma posição passível de hemipelvectomia interna, com adequado osso acetabular superior livre de tumor.* (À direita) *TCSC axial no mesmo paciente confirma grande massa de partes moles, que contém matriz condroide e áreas necróticas, bem como tumor ➡. Mesmo que a ressecção ampla seja o tratamento de escolha, cuidados devem ser adotados para não rastrear qualquer tumor. O condrossarcoma está particularmente em risco de recorrência local.*

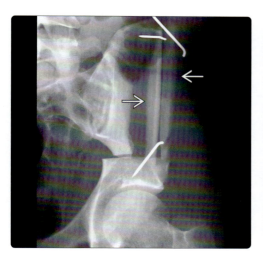
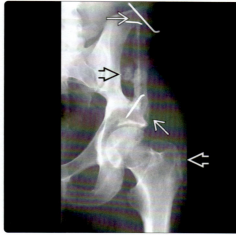

(À esquerda) *Radiografia AP no mesmo paciente mostra que este foi tratado com uma hemipelvectomia interna com enxerto fibular de suporte para estabilização ➡. A patologia mostrou que as margens estão livres de tumor (R0).* (À direita) *Radiografia AP de vigilância no mesmo paciente 12 meses depois mostra enxerto fibular incorporado ➡. Entretanto, há nova matriz vista dentro do leito tumoral ➡, bem como adjacente ao trocânter maior ➡, indicando recorrência tumoral, provavelmente espalhado pelo hematoma cirúrgico. A probabilidade de cura é baixa.*

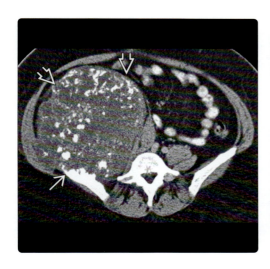
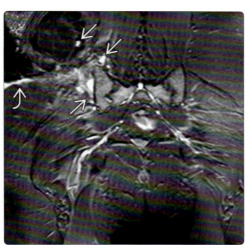

(À esquerda) *TC óssea axial mostra condrossarcoma enorme ➡ surgindo da asa ilíaca ➡. Apesar do baixo grau histológico, seu tamanho e posição tornam quase impossível conseguir uma ressecção ampla em bloco. O prognóstico é cauteloso, apesar do baixo grau da lesão. Este provou ser o caso; o grau de ressecção foi R1.* (À direita) *RM STIR coronal no mesmo paciente com 6 meses de pós-operatório mostra múltiplos nódulos de tumor recorrente ➡ e a recorrência ao longo da faixa cirúrgica ➡. O prognóstico é ruim.*

189

Tumores Ósseos: Opções de Tratamento e Acompanhamento

(**À esquerda**) *Radiografia lateral mostra lesão altamente permeativa ➡ com reação periosteal ➡. No entanto, a histologia pré-operatória sugeriu cisto. A discrepância entre a aparência radiográfica e a patologia deveria ter sido abordada e a repetição da biopsia considerada. Entretanto, a lesão foi considerada um cisto pelo cirurgião, e a curetagem (excisão marginal) foi realizada.* (**À direita**) *Exame de raios X AP pós-operatório no mesmo paciente mostra curetagem da lesão com enxerto ósseo e plaqueamento.*

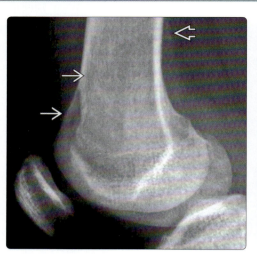 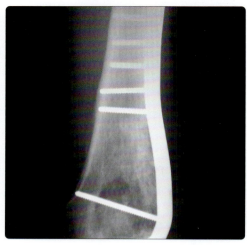

(**À esquerda**) *Radiografia lateral no mesmo paciente mostra destruição óssea e grande massa de partes moles recorrente ➡. O "cisto" foi um osteossarcoma telangiectásico inadequadamente tratado. Deve-se ficar atento à incompatibilidade entre a histologia e a imagem. A chance de sobrevivência deste paciente é agora inferior.* (**À direita**) *Radiografia lateral vários meses após o procedimento de salvamento do membro (artroplastia modular de haste longa) para osteossarcoma mostra massa de partes moles ➡. A ultrassonografia mostrou que a massa era sólida; a biopsia comprovou recorrência.*

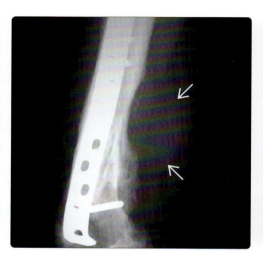 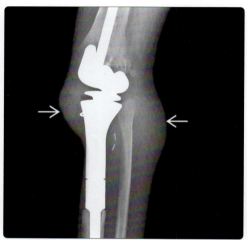

(**À esquerda**) *Radiografia lateral obtida 6 meses após a ressecção do osteossarcoma mostra aloenxerto ➡. A metáfise distal ➡ e a articulação nativa foram mantidas. Não há pontes ósseas na interface osso hospedeiro/enxerto. No entanto, há massa posterior de partes moles ➡; a recorrência deve ser suspeita. A ultrassonografia mostrou que a massa era sólida; a recorrência do tumor é confirmada.* (**À direita**) *Radiografia lateral 4 meses depois mostra aumento da massa ➡. Metástases pulmonares também se desenvolveram.*

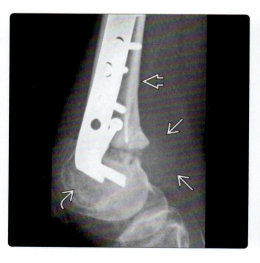 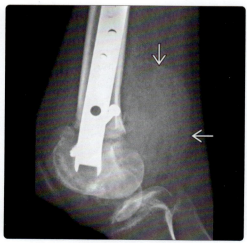

Tumores Ósseos: Opções de Tratamento e Acompanhamento

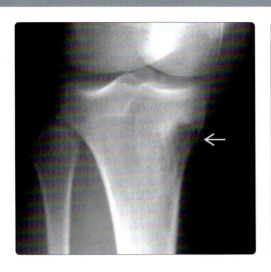
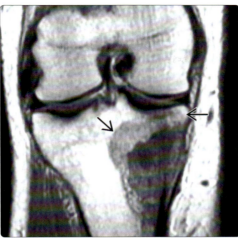

(À esquerda) *Exame de raios X oblíquo mostra lesão lítica moderadamente agressiva ➔; a biopsia mostrou osteossarcoma. O tamanho sugere que o salvamento do membro pode ser bem-sucedido, mas o osso subcondral adjacente é uma preocupação.* (À direita) *RM PDWI coronal no mesmo paciente mostra que a massa é subarticular ➔. Pelo menos parte da articulação do joelho do paciente deve, portanto, ser ressecada, tornando o salvamento do membro mais complicado. (Anteriormente publicado em Musculoskeletal Imaging: The Requisites. 2nd ed. Philadelphia, PA: Mosby, Elsevier; 2002.)*

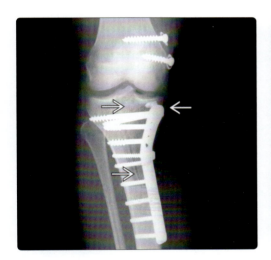
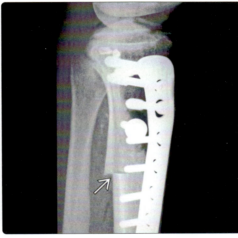

(À esquerda) *Radiografia AP no mesmo paciente mostra que a lesão foi ressecada e enxerto hemiosteoarticular foi colocado ➔.* (À direita) *Radiografia lateral mostra enxerto osteoarticular ➔ em sua junção com o osso hospedeiro. Este é um procedimento agressivo de salvamento do membro. O enxerto pode levar de 2 a 3 anos para incorporar, e existe um risco substancial de colapso articular após este período. No entanto, mesmo que haja colapso articular, haverá estoque de osso suficiente para suportar uma artroplastia de rotina.*

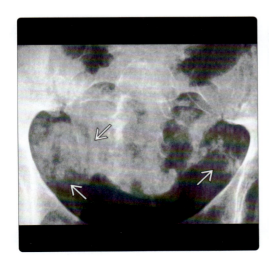
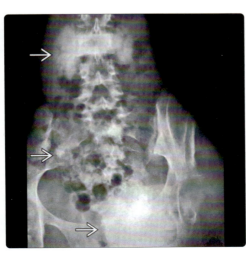

(À esquerda) *Radiografia AP obtida em um paciente vários meses após ressecção do osteossarcoma da perna mostra osteoide do tumor amorfo se formando dentro dos linfonodos ilíacos ➔. De todos os tumores ósseos malignos primários, o osteossarcoma mais frequentemente envolve os linfonodos.* (À direita) *Radiografia AP após 10 meses da desarticulação do quadril esquerdo pelo osteossarcoma mostra vários locais de metástases ósseas ➔. O paciente também apresentava metástases pulmonares; as metástases ósseas no osteossarcoma geralmente se desenvolvem mais tarde que as metástases pulmonares.*

Enostose (Ilha Óssea)

DADOS PRINCIPAIS

TERMINOLOGIA
- Foco benigno de osso compacto (cortical) localizado dentro do osso esponjoso (cavidade medular)

IMAGENS
- Geralmente diagnóstico radiográfico
  - Homogeneamente denso, atenuado na periferia e mesclando em trabéculas normais
  - Periferia descrita como em forma de escova; pode parecer um pouco estrelada
  - Nenhum edema de medula associado ou destruição cortical
  - Pode ser poliostótica
- TC pode mostrar características periféricas mais distintamente
  - Periferia se desvanece em trabéculas adjacentes
- RM: sinal baixo em todas as sequências
  - Sinal levemente mais alto que nas imagens de gordura saturada circundando o osso normal
  - Sem realce com contraste
- Cintilografia óssea pode ser normal, mas geralmente positiva
  - Depende do tamanho da lesão; geralmente algum ↑ de captação é visto se a lesão > 1 cm de diâmetro
  - Não diferencia de modo confiável ilha óssea de metástase
- Pelve, ossos longos, costelas e coluna vertebral são localizações mais frequentes
  - Pode ser encontrada em qualquer osso

CHECKLIST DO DIAGNÓSTICO
- Apenas dificuldade de diagnóstico ocorre em idosos, que estão em risco de metástases escleróticas
  - Características poliostóticas favorecem levemente a doença metastática, mas não invariavelmente
  - Cintilografia óssea pode mostrar ↑ de captação na enostose e na metástase esclerótica
  - RM T1 e T2WI podem ser idênticas; metástases geralmente apresentam algum realce de contraste, pelo menos perifericamente
  - Raramente, biópsia é necessária para diferenciar
- Borda periférica da lesão é distinta, desvanecendo no osso normal com sutis extensões em forma de dedos

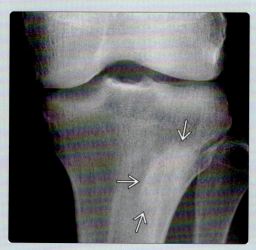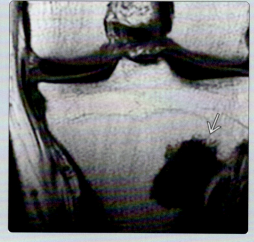

(À esquerda) *Radiografia AP mostra típica ilhota óssea grande ➡. A esclerose é regular e exibe bordas em forma de escova, desvanecendo no osso normal em vez de na margem esclerótica distinta.* (À direita) *RM T1 coronal no mesmo paciente mostra intensidade de sinal baixa ao longo da lesão, semelhante à do osso cortical. Particularmente na borda superior da lesão, se vê a borda em forma de escova da ilhota óssea ➡ fundindo-se no osso normal, uma característica típica da ilhota óssea.*

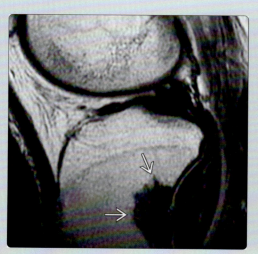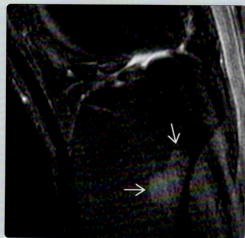

(À esquerda) *RM T2 sagital no mesmo paciente mostra intensidade de sinal baixa homogênea da lesão ➡ sendo idêntica à do osso cortical. Esta característica de intensidade de sinal é típica e se mantém sem realce de contraste.* (À direita) *RM T2 FS sagital no mesmo local da imagem T2 anterior mostra intensidade de sinal minimamente maior na ilhota óssea ➡ que no sinal intensamente baixo da gordura saturada ao redor do osso. Isto é típico de ilhota óssea e não deve ser mal interpretado como representando uma metástase.*

Enostose (Ilha Óssea)

TERMINOLOGIA

Definição
- Foco benigno de osso compacto (cortical) localizado dentro do osso esponjoso (cavidade medular)

IMAGENS

Características Gerais
- Melhor dica para diagnóstico
  - Lesão homogênea com características de osso cortical, ocorrendo dentro do espaço medular
- Localização
  - Pelve, ossos longos, costelas e coluna vertebral são mais frequentes
- Tamanho
  - Geralmente pequena (< 1 cm); pode ser gigante (vários cm)
  - Tamanho pode mudar ao longo do tempo: pode aumentar, permanecer estável ou diminuir/desaparecer
- Morfologia
  - Redonda ou oval, orientada ao longo do eixo longo do osso

Achados na Radiografia
- Homogeneamente densa, desbotamento na periferia e mesclando na medula normal
  - Periferia descrita como em forma de escova; pode parecer um pouco estrelada
- Nenhuma destruição cortical associada
- Pode ser múltipla no mesmo osso ou poliostótica
  - Se múltipla e concentrada na região metafisária, denominada osteopoiquilose

Achados na TC
- Lesão esclerótica segue a aparência radiográfica
- Extensões periféricas no osso normal adjacente (borda em escova) mais bem observadas na TC

Achados na RM
- Sinal baixo em todas as sequências; sinal levemente mais alto que no osso circundado com gordura saturada
- Periferia se desvanece na medula adjacente, como na radiografia e na TC
- Sem realce com contraste

Achados na Medicina Nuclear
- Cintilografia óssea pode ser positiva ou normal
  - Depende em parte do tamanho da lesão; frequentemente algum ↑ de captação é visto se a lesão > 1 cm de diâmetro

DIAGNÓSTICO DIFERENCIAL

Doença Metastática (Esclerótica)
- Pode ter aparência quase idêntica
  - Foco metastático pode não ser tão homogêneo por toda parte, possibilitando a diferenciação
- Metástases geralmente mostram algum realce na RM

Fibroxantoma (Fibroma não Ossificante)
- Geralmente cura durante a adolescência, com osso levemente esclerótico formado da periferia → centro da lesão
- Por fim, é substituído por osso normal ou deixa um traço leve de esclerose homogênea
- Corticada em vez de central

Osteoma
- Foco denso; localização habitual é o seio paranasal ou o crânio
  - Se localizado perifericamente, surge no córtex externo do osso, não dentro da medula
- Geralmente homogeneamente esclerótico, embora possa ter regiões de heterogeneidade

Osteoma Osteoide
- Geralmente tem nicho lítico ± foco esclerótico central
- Nicho pode ser obscurecido na radiografia pela reação óssea esclerótica homogênea: somente a aparência que poderia ser confundida com a ilha óssea
  - Nicho lítico sempre visto com TC ou RM

Enchimento de Cimento e Osso
- Cimento geralmente tem halo luminoso periférico
- Enxerto ósseo observado como múltiplos focos escleróticos, que gradualmente se fundem à medida que a cicatrização ocorre

PATOLOGIA

Características Gerais
- Etiologia
  - Provavelmente do desenvolvimento
    - Osso cortical normal, que não reabsorve durante o processo de crescimento da ossificação endocondral

QUESTÕES CLÍNICAS

Apresentação
- Sinais/sintomas mais comuns
  - Nenhuma; descoberta acidental

Demografia
- Idade
  - Observada em adultos muito mais frequentemente que em crianças
- Epidemiologia
  - Incidência relatada em 14%; pode ser maior

Histórico Natural e Prognóstico
- Nenhuma morbidade ou mortalidade associada

CHECKLIST DO DIAGNÓSTICO

Considerar
- Apenas dificuldade de diagnóstico ocorre em idosos, que estão em risco de metástases escleróticas
  - Características poliostóticas favorecem levemente a doença metastática
  - Cintilografia óssea geralmente mostra ↑ de captação na enostose e na metástase esclerótica
  - RM T1 e T2WI podem ser idênticas; metástases geralmente realçam, pelo menos perifericamente
  - TC espectral pode ser útil para diferenciar a metástase esclerótica da ilha óssea, particularmente usando o desvio padrão do valor da TC de alta energia, imagens espectrais monocromáticas virtuais
  - Raramente, biopsia é necessária para diferenciar

REFERÊNCIAS

1. Dong Y, et al: Differential diagnosis of osteoblastic metastases from bone islands in patients with lung cancer by single-source dual-energy CT: Advantages of spectral CT imaging, Eur J Radiol. 84(5):901-907, 2015.
2. Gould CF, et al: Bone tumor mimics: avoiding misdiagnosis, Curr Probl Diagn Radiol. 36(3):124-141, 2007.

Enostose (Ilha Óssea)

(À esquerda) *TC óssea axial mostra ilhota óssea descoberta acidentalmente dentro do sacro. A lesão homogeneamente esclerótica tem uma aparência típica de desvanecimento no osso adjacente em sua periferia ➡. Isso pode dar uma aparência em forma de escova, levemente infiltrativa ou estrelada, mas é típico da lesão.* (À direita) *Projeção posterior de cintilografia óssea no mesmo paciente mostra a captação redonda focal que corresponde à ilhota óssea ➡. Se a lesão é grande o suficiente, suas características escleróticas levam a uma cintilografia óssea positiva.*

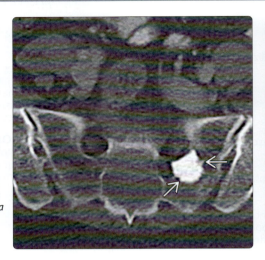 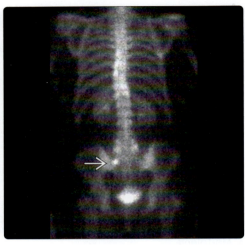

(À esquerda) *Escanograma por TC mostra ilhota óssea bastante grande ➡, homogeneamente densa e localizada no espaço medular. Em um homem de meia-idade como este, poderia haver preocupação com o câncer de próstata metastático.* (À direita) *TCSC axial mostra que a lesão se mistura ao osso normal circundante com espículas na periferia ➡, típico de ilhota óssea. Não se surpreenda ao descobrir que esta lesão tem captação na cintilografia óssea. A enostose, se for grande o suficiente, pode mostrar ↑ da captação na cintilografia óssea.*

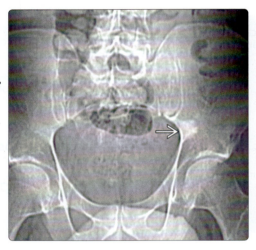 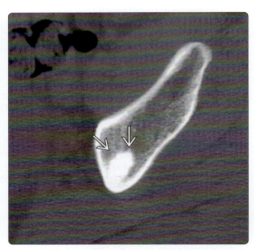

(À esquerda) *Radiografia AP realizada para dor contralateral do quadril observou incidentalmente múltiplas lesões escleróticas ➡ limitadas ao ílio esquerdo. Uma cintilografia óssea (não mostrada) não apresentou áreas anormais de captação. No entanto, este conjunto incomum de lesões escleróticas é preocupante para a doença metastática.* (À direita) *TC axial no mesmo paciente mostra que estas lesões são tão densas quanto o osso cortical com margens espiculadas ➡. Estas lesões estavam estáveis 4 anos mais tarde, portanto, não é necessário mais acompanhamento, estas representam um conjunto incomum de enostoses.*

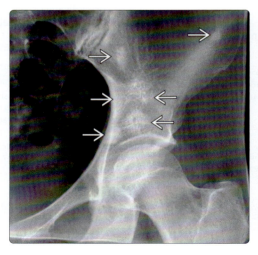 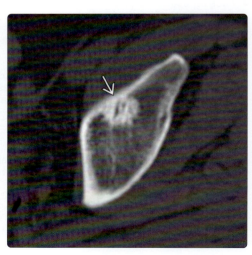

Enostose (Ilha Óssea)

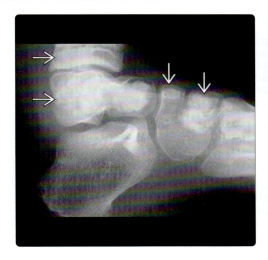
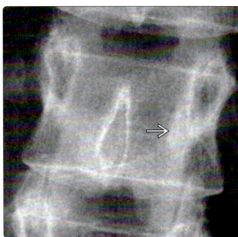

(À esquerda) *Radiografia lateral mostra várias ilhotas ósseas ➡; estas estavam presentes em outros locais também. Esta aparência é denominada osteopoiquilose e não requer mais estudo.* (À direita) *Radiografia AP mostra um caso típico de ilhota óssea vertebral. A lesão ➡ aparece adjacente ao pedículo nesta projeção, mas não é de outro modo bem caracterizada.*

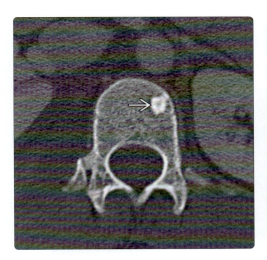
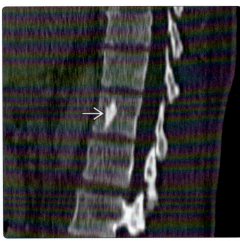

(À esquerda) *TC óssea axial no mesmo paciente foi realizada para caracterizar melhor a lesão vista na radiografia. A lesão é densamente esclerótica ➡, com leve espiculação que se estende desde a periferia.* (À direita) *TC óssea sagital reformatada confirma a esclerose densa com bordas irregulares em forma de escova de uma ilha óssea. Observe também que a lesão é orientada ao longo do eixo longo do corpo vertebral ➡. A morfologia da ilha óssea tende a ser redonda ou oval; não há outro diagnóstico razoável neste caso.*

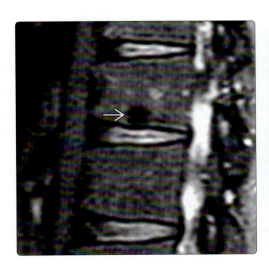
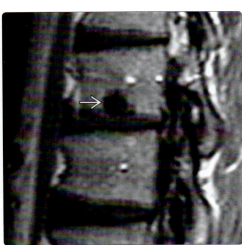

(À esquerda) *RM STIR sagital mostra pequena área focal de sinal marcadamente diminuído dentro de um corpo vertebral ➡. O sinal baixo permaneceu em todas as sequências. Observe que não há edema circundante ou alteração reativa nesta imagem STIR.* (À direita) *RM T1WI C+ sagital no mesmo paciente não apresenta aumento de contraste da lesão ➡, confirmando o diagnóstico de ilhota óssea. Se a imagem inicial deixa uma pergunta sobre ilha óssea versus metástase, a administração de contraste pode fornecer a resposta.*

Osteoma

DADOS PRINCIPAIS

TERMINOLOGIA
- Tumor benigno que forma osso maduro e bem diferenciado

IMAGENS
- Localização: seios paranasais: 75% em geral
  - Frontal (80%) > etmoide (20%) > maxilar
  - Crânio: superfície externa
  - Mandíbula: superfície
  - Ossos tubulares: fêmur > ossos tubulares curtos
  - Surge da superfície do osso
- Extensão e expansão intramedular raras nos ossos longos; pode ser observado nos seios paranasais
- Radiografia/TC: densidade óssea homogênea é a aparência mais frequente (produção de osso lamelar bem diferenciado)
  - Pode ter regiões menos homogeneamente densas, mas a matriz ainda é claramente osteoide
- RM de porções ósseas lamelares densas da lesão
  - Intensidade de sinal baixa em todas as sequências sem realce
- RM de porções ósseas menos densas da lesão
  - Intensidade de sinal baixa em T1, semelhante a outros ossos esponjosos
  - Intensidade de sinal levemente heterogênea nas sequências sensíveis a fluido, semelhante a outros ossos esponjosos

PRINCIPAIS DIAGNÓSTICOS DIFERENCIAIS
- No osso longo
  - Osteocondroma séssil
  - Osteossarcoma parosteal
  - Melorreostose
- No seio paranasal
  - Displasia fibrosa
  - Osteoblastoma
  - Osteossarcoma

PATOLOGIA
- Associações: síndrome de Gardner e esclerose tuberosa

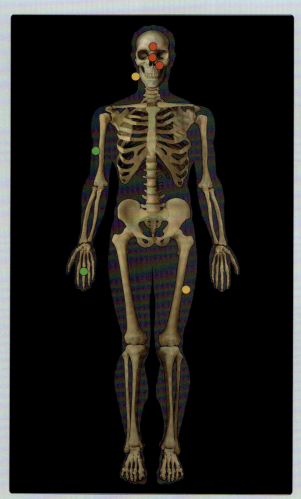

Gráfico das localizações mais frequentes de osteoma. Os seios paranasais são, de longe, os mais frequentes (vermelho: frontal > etmoide > maxilar > esfenoide). Os osteomas ósseos mandibulares e tubulares são vistos menos frequentemente (amarelo). Os locais menos frequentes são mostrados em verde.

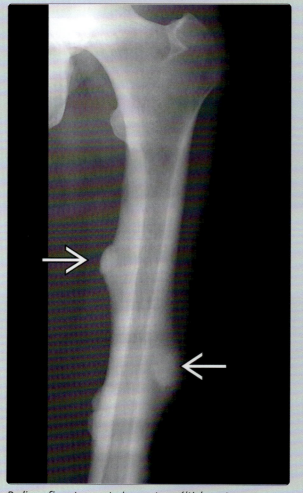

Radiografia anteroposterior mostra múltiplos osteomas densamente homogêneos ➡ surgindo ao longo da superfície do fêmur. Observe que a medula óssea não é acometida, não há reação periosteal e as lesões produzem matriz óssea madura.

Osteoma

TERMINOLOGIA

Sinônimos
- Osteoma de superfície, osteoma parosteal, osteoma do marfim, exostose do marfim, hamartoma de osso

Definição
- Tumor benigno que forma osso maduro e bem diferenciado

IMAGENS

Características Gerais
- Melhor dica para diagnóstico
  - Formação de osso bem diferenciado, sem características agressivas
- Localização
  - Seios paranasais: 75% em geral
    - Frontal (80%) > etmoide (20%) > maxilar > esfenoide
      - Tradicionalmente nomeado para o lúmen sinusal invadido pelo osteoma, não pelo seio de origem
    - Pode se estender intraorbitariamente ou intracranialmente
  - Crânio: superfície externa
  - Mandíbula: superfície; raramente surge centralmente
  - Ossos longos
    - Fêmur > úmero > ossos tubulares curtos
    - Surge da superfície do osso
- Tamanho
  - Geralmente 1 a 4 cm; intervalo é mais amplo
- Morfologia
  - Redondo a oval, bordas lisas
  - Séssil ou pedunculado no seio
  - Séssil em osso longo

Achados na Radiografia
- Matriz: osteoide
  - Densidade óssea homogênea é a aparência mais frequente (produção de osso lamelar bem diferenciado)
  - Pode ter regiões menos homogeneamente densas, mas a matriz ainda é claramente osteoide (produção de osso esponjoso ou reticulado)
    - Ossos lamelar e esponjoso misturados podem ser vistos nas lesões do seio paranasal, dando densidade mista, mais frequentemente que ossos longos
    - Um relato de caso de heterogeneidade no osteoma de osso longo decorrente de regiões adiposas dentro da lesão
- Surge da superfície do osso
  - Extensão intramedular rara em ossos longos
  - Extensão e expansão intramedulares mais frequentemente observadas nos seios paranasais
- Nenhuma massa de partes moles
  - Se o óstio está ocluído, os seios paranasais podem ter mucocele ou sinusite
  - Um relato de caso de nódulo separado, completamente ósseo em partes moles adjacentes
- Reação periosteal: nenhuma ou extremamente rara
- Bordas claramente demarcadas

Achados na TC
- Semelhantes aos da radiografia: lesão da superfície óssea
- Definem melhor a matriz
  - Osso liso, homogêneo e denso pode compreender toda a lesão (ou pelo menos a maior parte)
  - Pode ter regiões adjacentes de formação de osso esponjoso menos denso
  - Raramente contém regiões de densidade de gordura
- TC mostra qualquer expansão do osso envolvido (geralmente nas lesões do seio paranasal, não nos ossos longos)
- Associado a anormalidades da parte mole
  - Mucocele, opacificação sinusal de óstio obstruído

Achados na RM
- Porções ósseas lamelares da lesão densas
  - Intensidade de sinal baixa em todas as sequências
  - Raramente contém regiões com intensidade de sinal adiposo
  - Sem realce com contraste
- Porções ósseas esponjosas da lesão menos densas
  - Intensidade de sinal baixa em T1, semelhante a outros ossos esponjosos
  - Intensidade de sinal discretamente heterogênea em sequências sensíveis a fluido, semelhante a outros ossos esponjosos
  - Nenhum ou realce muito leve com contraste
- Tumor desmoide pode ser encontrado nas proximidades se o paciente tiver a síndrome de Gardner
  - Baixo sinal em T1, sinal em T2 homogêneo baixo a heterogêneo alto, ± realce

Recomendações para Aquisição de Imagens
- Melhor ferramenta para aquisição de imagens
  - Diagnóstico geralmente feito na radiografia
  - Se houver preocupação com o envolvimento de estruturas adjacentes, a RM é mais útil
- Orientações de protocolo
  - RM ou TC mais bem realçada para a avaliação de complicações
    - Mucocele, pneumatocele
    - Abscesso

DIAGNÓSTICO DIFERENCIAL

Nos Ossos Longos
- Osteocondroma séssil
  - Continuação normal da medula e do córtex do osso subjacente diferencia-se do osteoma
- Osteossarcoma (OS) parosteal
  - Se madura, a matriz no OS parosteal pode parecer tão densa quanto no osteoma, com arredondamento das bordas
  - Lesão no OS parosteal é organizada com zoneamento distintivo; osso maduro centralmente e osso menos maduro e parte mole perifericamente; zoneamento diferencia do osteoma
  - Origem superficial do OS parosteal é semelhante ao osteoma
  - OS parosteal muitas vezes envolve a medula adjacente, diferentemente do osteoma
  - Um relato de caso de osteoma contendo regiões heterogêneas mais foco nodular ósseo adjacente à parte mole, levando a diagnósticos errôneos como OS parosteal
- Melorreostose
  - Formação de osso endosteal e cortical, geralmente mais linear
    - Ocasionalmente aparecerá amontoado no córtex, mimetizando o osteoma
  - Patologicamente, indistinguível do osteoma

Osteoma

Nos Seios Paranasais
- Displasia fibrosa
  - Lesões escleróticas misturadas com aparência de vidro moído podem mimetizar o osteoma com osso esponjoso e lamelar
  - Predileção pela base do crânio em vez dos seios paranasais
- Osteoblastoma
  - Lesão rara; crânio é localização incomum, seios paranasais ainda menos
  - Pode ter regiões de formação óssea esclerótica e lítica misturadas, semelhante ao osteoma heterogêneo
- OS
  - Formação de osso tumoral inicialmente pode parecer semelhante
  - Geralmente mais agressivo: matriz óssea amorfa, destruição óssea
  - Massa de partes moles geralmente está presente

PATOLOGIA

Características Gerais
- Genética
  - Síndrome de Gardner: autossômica dominante
- Anormalidades associadas
  - Síndrome de Gardner
    - Osteomas nos ossos tubulares e mandíbula
    - Múltiplas lesões cutâneas e subcutâneas (cistos, fibromas)
    - Tumores desmoides: podem ser superficiais ou profundos
    - Múltiplos pólipos do cólon: propensão significativa para desenvolver adenocarcinoma
  - Esclerose tuberosa tem associação à formação de osteoma
  - Osteoma de parte mole (coristoma): raro, descrito na coxa e em localizações intraorais

Características Patológicas e Cirúrgicas Macroscópicas
- Aparência macroscópica de osso cortical duro, branco e denso

Características Microscópicas
- Pode mostrar mistura de tipos ósseos
  - Muitos acreditam que o osso esponjoso é precursor do osso compacto nos osteomas com aparência de densidade mista
  - Regiões esponjosas (trabecular, esponjosa): arquitetura trabecular fina, com medula adiposa
    - Contém osso reticulado
    - Muitas vezes mostra formação óssea ativa com transformação para osso lamelar
  - Osso reticulado: matriz bastante madura com fibras colágenas proeminentes
    - Grande número de lacunas de osteócitos arredondadas
  - Regiões lamelares (compacta): camadas paralelas estreitas de matriz óssea madura
    - Fibras colágenas densamente compactadas com lacunas menores e em menor número
    - Sem sistemas haversianos nos espaços medulares

QUESTÕES CLÍNICAS

Apresentação
- Sinais/sintomas mais comuns
  - Geralmente de descoberta acidental; < 5% dos osteomas são sintomáticos
  - Massa assimétrica; dor é incomum
  - Incomumente, anormalidades associadas às estruturas de parte mole adjacentes
    - Exoftalmia, diplopia
    - Sinusite, mucocele
    - Abscesso, como complicação do bloqueio sinusal

Demografia
- Idade
  - >50% na faixa etária de 50 a 70 anos; alcance: 10 a 80 anos
- Gênero
  - Masculino > feminino; razão 2:1
- Epidemiologia
  - 3% de incidência na população geral
  - Tumor benigno mais comum dos seios paranasais

Histórico Natural e Prognóstico
- Cresce lentamente; crescimento máximo ocorre quando o paciente se aproxima da maturação esquelética
- Geralmente permanece assintomático
- Nenhum caso relatado de degeneração maligna

Tratamento
- Tratamento é raramente necessário
- Tratamento recomendado para
  - Extensão intracraniana ou intraorbital
  - Localização próxima ao óstio do seio frontal
  - >50% do seio frontal preenchido pelo osteoma
  - Sintomas implacáveis
  - Evidência de crescimento significativo ocorrendo em pacientes esqueleticamente maduros
- Ressecção cirúrgica marginal é curativa

CHECKLIST DO DIAGNÓSTICO

Considerar
- Certificar-se de avaliar o efeito do osteoma do seio paranasal em estruturas adjacentes
- Múltiplos osteomas devem levantar a possibilidade de síndrome de Gardner
  - Paciente deve ser avaliado para pólipos intestinais e avisado do potencial para desenvolver adenocarcinoma

REFERÊNCIAS

1. Agrawal D, et al: External manifestations of Gardner's syndrome as the presenting clinical entity, BMJ Case Rep:2014, 2014.
2. Hansford BG, et al: Osteoma of long bone: an expanding spectrum of imaging findings, Skeletal Radiol. 44(5):755-761, 2014.
3. de Oliveira Ribas M, et al: Oral and maxillofacial manifestations of familial adenomatous polyposis (Gardner's syndrome): a report of two cases, J Contemp Dent Pract. 10(1):82-90, 2009.
4. Jack LS, et al: Frontal sinus osteoma presenting with orbital emphysema, Ophthal Plast Reconstr Surg. 25(2):155-157, 2009.
5. Lee BD, et al: A case report of Gardner syndrome with hereditary widespread osteomatous jaw lesions, Oral Surg Oral Med Oral Pathol Oral Radiol Endod. 107(3):e68-72, 2009.
6. Chen CY, et al: Sphenoid sinus osteoma at the sella turcica associated with empty sella: CT and MR imaging findings, AJNR Am J Neuroradiol. 29(3):550-551, 2008.
7. Larrea-Oyarbide N, et al: Osteomas of the craniofacial region. Review of 106 cases, J Oral Pathol Med. 37(1):38-42, 2008.
8. Sundaram M, et al: Surface osteomas of the appendicular skeleton, AJR Am J Roentgenol. 167(6):1529-1533, 1996.

Osteoma

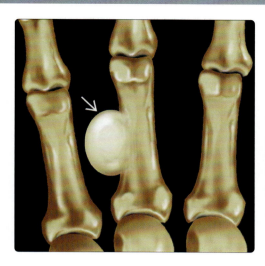
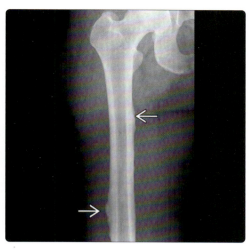

(**À esquerda**) *Gráfico de orientação volar mostra osteoma surgindo da superfície de uma falange ➔. A lesão branca e redonda é típica da aparência patológica macroscópica destas lesões. As lesões consistem em osso lamelar denso, que não tem aparência ou comportamento agressivo.* (**À direita**) *Radiografia AP, a primeira de cinco imagens em um paciente, mostra massas corticais escleróticas lobuladas ➔, típicas de osteomas. Uma vez que as lesões são múltiplas, a síndrome de Gardner deve ser considerada e procurada a polipose intestinal associada.*

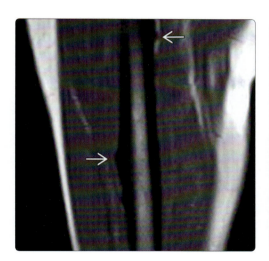
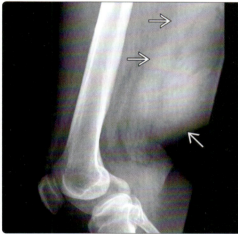

(**À esquerda**) *RM T1WI coronal no mesmo paciente confirma que as massas lobuladas são de sinal baixo e restritas ao córtex ➔. O envolvimento das corticais medial e lateral torna o osteoma um diagnóstico mais provável que uma displasia, como a melorreostose.* (**À direita**) *Radiografia lateral da mesma coxa mostra grande massa de partes moles na região posterior da coxa ➔, sem outras características. Considerando os múltiplos osteomas e a confirmação da polipose, a massa provavelmente representa um tumor desmoide.*

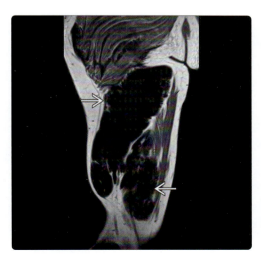
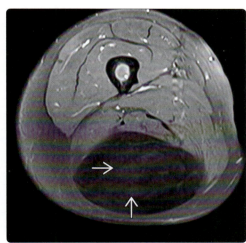

(**À esquerda**) *RM T1WI coronal da região posterior da coxa mostra grande massa altamente infiltrativa. A massa é homogênea e de sinal baixo em T1 ➔, bem como nas sequências sensíveis a fluido (não mostrado).* (**À direita**) *RM T1WI C+ FS axial mostra que o sinal denso baixo permanece proeminente após a administração de contraste; apenas uma sugestão de realce de contraste é vista centralmente ➔. O desmoide não necessita ter realmente este sinal densamente baixo e homogêneo, e, em geral, aumenta levemente mais que se vê aqui, mas nenhum outro diagnóstico é possível.*

Osteoma

(**À esquerda**) *Gráfico coronal representa osteoma grande, oval em "marfim" surgindo dentro da mandíbula. Esta é uma lesão "central" em vez de um osteoma de superfície mais comum. Embora a lesão e a mandíbula expandida sejam mostradas adjacentes à maxila, não há invasão ou sugestão de comportamento agressivo.*
(**À direita**) *TC 3D lateral mostra um caso de osteoma mandibular "central". Esta lesão fortemente marginada e homogeneamente hiperdensa ➡ surge na parte anterior da mandíbula esquerda e superiormente ao canal do nervo alveolar inferior ➡.*

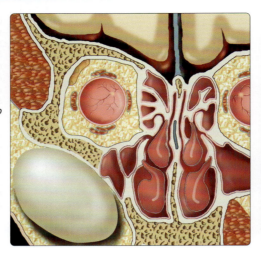
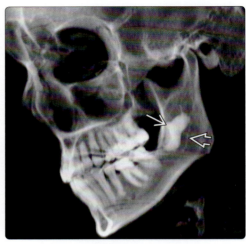

(**À esquerda**) *TC coronal mostra massa uniforme e densamente ossificada ➡ no seio frontal esquerdo típica de osteoma. A conexão com a parede sinusal não é vista nestas imagens. Não existe doença mucosa circundante no seio. A massa não obstrui a via de drenagem do seio frontal.*
(**À direita**) *TC coronal mostra osteoma de densidade mista dentro do seio etmoidal esquerdo ➡, com regiões de matriz densamente ossificada e outras áreas com aparência mais de vidro moído ➡.*

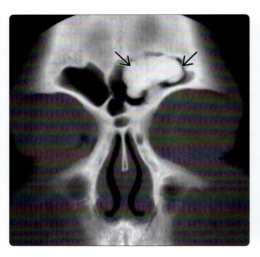
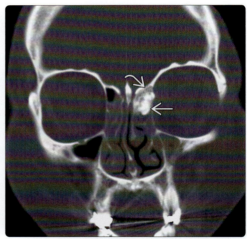

(**À esquerda**) *TC coronal mostra osteoma bem circunscrito de densidade mista ➡ dentro do seio frontal esquerdo obstruindo a via de drenagem do seio frontal. As secreções pós-obstrutivas ➡ são observadas lateralmente à lesão.* (**À direita**) *TC coronal mostra massa de densidade mista, ossificada e de partes moles ➡, surgindo da parede lateral do seio maxilar direito. Este tipo "misto" de osteoma é composto de quantidade variável de tecido ósseo e fibroso. Tanto a localização quanto a aparência são incomuns.*

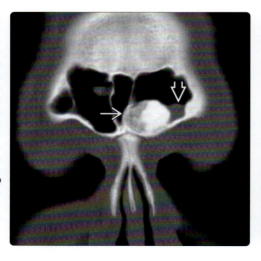
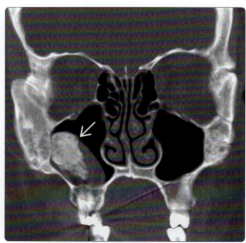

Osteoma

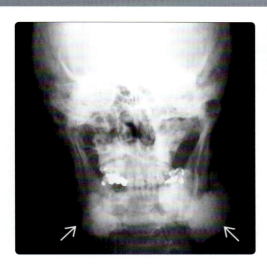
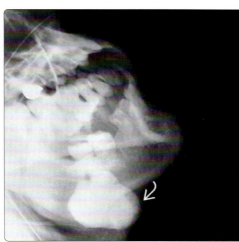

(À esquerda) *Exame de raios X AP mostra múltiplas densidades ossificantes nodulares ao longo de ambos os corpos mandibulares ➡. As ossificações grandes e bem diferenciadas representam osteomas e, neste caso, são parte da síndrome de Gardner.* (À direita) *Radiografia lateral no mesmo paciente mostra múltiplos osteomas. Há formação óssea grande, homogênea e densa vista no ângulo da mandíbula do lado esquerdo ➡. Este paciente tinha um longo histórico de polipose do cólon. Deve-se tomar cuidado para monitorar o adenocarcinoma.*

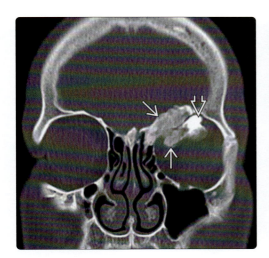
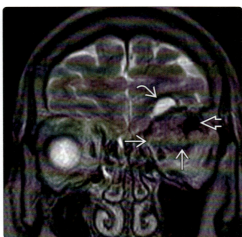

(À esquerda) *TC óssea coronal, primeira de quatro imagens, mostra osteoma de densidade mista surgindo do seio frontal. A parte densa, semelhante ao osteoma clássico, é observada coronalmente ➡, mas a maior parte da lesão tem aparência menos densa ➡, correspondendo ao osso esponjoso.* (À direita) *RM T2WI FS coronal na mesma lesão mostra o sinal baixo da porção densa ➡ e o sinal não homogêneo levemente mais alto da porção esponjosa ➡ da lesão. Uma porção de líquido de sinal alto é vista ➡ deslocando conteúdos intracranianos.*

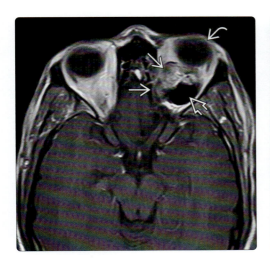
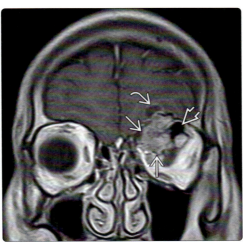

(À esquerda) *RM T1WI C+ FS axial no mesmo paciente mostra a parte óssea lamelar densa que permanece com sinal baixo ➡, enquanto o osso esponjoso menos denso ➡ mostra ligeiro aumento. Observe a proptose do olho esquerdo ➡.* (À direita) *RM T1WI C+ FS coronal confirma o deslocamento dos conteúdos orbitais por este osteoma de sinal misto. Uma porção densa de sinal baixo ➡ e uma porção menos densa levemente aumentada ➡ são observadas, com realce circundante mínimo. A porção de líquido ➡ representa a mucocele.*

Osteoma Osteoide

DADOS PRINCIPAIS

TERMINOLOGIA
- Tumor formador de osso benigno caracterizado pela reação extensa e dor desproporcional ao tamanho

IMAGENS
- Localização
  - Localização diafisária cortical: 65% a 70%
  - Fêmur > tíbia; juntos representam 60% de todos os osteomas osteoides (OOs)
  - Intracapsular (mais comumente no colo do fêmur)
  - Coluna vertebral: 10%; geralmente elementos posteriores
- Aparência radiográfica e na TC
  - Lesão lítica oval localizada dentro do osso cortical denso
  - Esclerose pode obscurecer o nicho lítico subjacente na radiografia
  - ± foco esclerótico central no interior do nicho
  - Se a lesão é intracapsular, o osso reativo esclerótico frequentemente é visto distante da lesão
  - Lesões intracapsulares podem resultar em osteoartrite prematura e anormalidades de crescimento
  - Lesão subperiosteal eleva o periósteo, mas não surge dentro do córtex
  - Lesões da coluna vertebral podem desenvolver escoliose não rotatória, côncava no lado da lesão
- Aparência na RM
  - Tecido periosteal reativo, parte mole e edema da medula óssea podem mimetizar lesões mais agressivas
- Nichos na RM
  - T2WI: maior hiperintensidade do que em T1
  - Podem ter nichos de menor intensidade, dependendo da vascularização e se é calcificado
  - Nichos geralmente bem vistos, mas podem ser relativamente discretos na RM em decorrência da média de volume

QUESTÕES CLÍNICAS
- Relativamente comum; 4% a 10% dos tumores ósseos primários
- Faixa etária mais comum: 10 a 25 anos; M:F = 3:1
- Dor torna-se ininterrupta na maioria dos casos não tratados
- Ablação guiada por TC ou RM é o tratamento de escolha

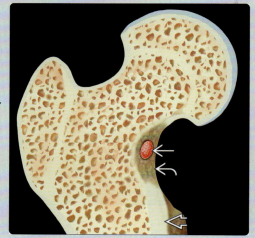 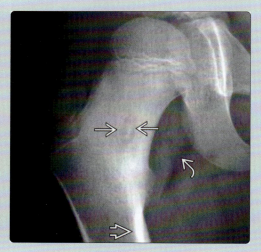

(À esquerda) Gráfico representa osteoma osteoide (OO) intracapsular. A lesão está localizada intracorticalmente. É pequena ➡ e, de fato, pode ser obscurecida pela esclerose reativa circundante ➡. A formação óssea reativa geralmente se estende distalmente para longe da lesão ➡. (À direita) Radiografia AP de OO intracapsular, com lesão lítica oval e esclerose central ➡, é mostrada. Há esclerose circundante, bem como reação esclerótica estendendo para baixo o calcar ➡. O derrame articular é mostrado pelo coxim adiposo distendido ➡.

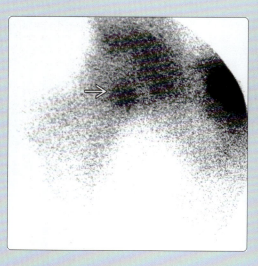 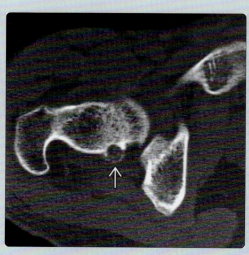

(À esquerda) A cintilografia óssea anteroposterior em um paciente diferente com OO intracapsular mostra uma região redonda focal de captação na região femoral direita da cabeça e do colo. A lesão mostra intensa captação, com captação menos intensa ao redor ➡, o que foi denominado sinal de densidade dupla. (À direita) TCSC axial da mesma lesão mostra que esta está localizada no aspecto posterior do colo do fêmur proximal ➡. Embora a reação esclerótica adjacente seja leve, houve reação mais proeminente distalmente.

Osteoma Osteoide

TERMINOLOGIA

Abreviatura
- Osteoma osteoide (OO)

Definição
- Tumor formador de osso benigno caracterizado pela reação extensa e dor desproporcional ao tamanho

IMAGENS

Características Gerais
- Localização
  - Foi relatado em quase todos os ossos
  - Localização diafisária cortical: 65% a 70%
    - Local mais comum
    - Fêmur > tíbia: juntos representam 60% de todos os OOs
    - Mãos e pés: ~ 20% (escafoide, tálus, calcâneo)
  - Localização intramedular é rara
    - Geralmente os ossos do carpo e do tarso
    - Raramente epífises
  - Localização intracapsular
    - Mais comum é o colo do fêmur, geralmente ao longo do calcar
    - Relatado em cotovelo, pé, punho, joelho e facetas articulares
  - Localização subperiosteal
    - Geralmente intracapsular; mais comuns quadril e tálus
  - Coluna vertebral: 10%
    - Elementos posteriores
    - Lombar (59%) > cervical > torácica > sacral
  - Raras lesões síncronas multifocais relatadas

Achados na Radiografia
- Localização diafisária cortical
  - Lesão lítica oval localizada dentro do osso cortical denso
  - Osso cortical circundante espesso e esclerótico
    - Esclerose pode obscurecer os nichos líticos subjacentes
  - ± foco esclerótico central dentro do nicho luzente
- Localização intracapsular (intra-articular)
  - Lesão lítica oval localizada no interior do córtex
  - ± osso reativo esclerótico circundante
  - Osso reativo esclerótico muitas vezes visto distante da lesão, em localização extracapsular
  - Derrame articular
  - Pode resultar em osteoartrite precoce com osteófitos
  - Anormalidades de crescimento, se crônico
    - Hiperemia → crescimento excessivo ou fusão precoce das placas epifisárias, dependendo da idade do esqueleto
- Localização subperiosteal
  - Foco esclerótico redondo eleva o periósteo, mas não surge dentro do córtex
  - ± reação esclerótica associada; reação tende a ser mais limitada que o OO em outras localizações
  - Geralmente intracapsular, associado a derrame articular
- Localização intramedular
  - Lesão bem circunscrita
  - Nicho parcial ou completamente calcificado
  - Pode ter zona radiolúcida circundante
  - Esclerose reativa mínima ou ausente
- Coluna vertebral
  - Elementos posteriores; difícil de discernir na radiografia
    - Incomum ver nicho lítico
    - Pode ver reação esclerótica ao redor do nicho
  - Escoliose não rotatória, côncava no lado da lesão

Achados na TC
- TC útil para diagnóstico e especificação da localização da lesão
  - Cortical versus subperiosteal ou medular
- Reação esclerótica adjacente e/ou distante
- Nicho lítico, ± foco esclerótico central
- Nicho muitas vezes adjacente ao vaso nutritivo
- Fratura patológica associada (rara)
- Orientação da TC para ablação percutânea por radiofrequência

Achados na RM
- Nicho na RM
  - T1WI: lesão redonda, levemente hiperintensa ao músculo
  - T2WI: maior hiperintensidade
    - Pode ter nicho de menor intensidade, dependendo da vascularização e se é calcificado
  - Nicho realça avidamente
    - Realce dinâmico: diferenciação da lesão da medula óssea é maior na fase arterial
  - Nicho geralmente bem visto, mas pode ser relativamente discreto na RM em razão da média de volume
- Resposta reativa na RM
  - Espessamento e reação cortical: intensidade de sinal baixa em todas as sequências
  - Mudança reativa dentro da medula óssea mostra edema em 63%
  - Elevação periosteal ou alterações reativas nas partes moles adjacentes em 50%; intensidade de sinal alta em sequências sensíveis a fluido
  - Lesões intracapsulares causam derrame articular
  - **Cuidado:** se o nicho não for visualizado, as alterações reativas podem ser mal interpretadas como tumor primário
- Orientação da RM pode ser usada para ablação a *laser*

Achados na Medicina Nuclear
- Cintilografia óssea mostra atividade muito intensa em torno do nicho
  - Altamente sensível
  - Sinal de densidade dupla: atividade central muito intensa no nicho, cercada por menor intensidade de osso reativo
  - Foco redondo ajuda a distinguir da fratura por estresse, que tem mais atividade linear
- Intensidade no nicho pode ser menor nas lesões intracapsulares que nas lesões corticais

Recomendações para Aquisição de Imagens
- Melhor ferramenta para aquisição de imagens
  - Frequentemente diagnosticado na radiografia
  - TC confirma e localiza especificamente o nicho
- Orientações de protocolo
  - TC de corte fino com reformatação necessária
  - Maior realce na fase arterial
    - RM pós-contraste deve ser por estudo dinâmico ou ser realizada 30 segundos após a injeção

DIAGNÓSTICO DIFERENCIAL

Diagnóstico Diferencial de Lesão Cortical Diafisária
- Fratura por estresse
  - Cicatrização provoca reação esclerótica, semelhante ao OO
  - Reação é linear, cruzando o osso; assegura o diagnóstico
  - TC ou RM deve confirmar a linearidade da fratura
- Osteomielite cortical crônica

Osteoma Osteoide

- Lesão lítica redonda ou oval cercada por reação esclerótica densa
- Pode ter uma faixa sinusal serpiginosa, vista por TC ou RM
- Pode conter sequestro denso

Diagnóstico Diferencial de Lesão Intracapsular
- Artrite
  - Derrame articular
  - Formação de osteófitos reativos
- Osteossarcoma ou sarcoma de Ewing
  - Esclerose reativa e/ou edema de medula pode mimetizar tais tumores malignos
  - Ausência de destruição óssea permeativa ou de massa de partes moles no OO deve diferenciar

PATOLOGIA

Características Patológicas e Cirúrgicas Macroscópicas
- Lesão redonda, vermelha, arenosa ou granular cercada por osso esclerótico branco-marfim

Características Microscópicas
- Região central de tecido conjuntivo vascularizado
  - Contém osteoblastos, que produzem osteoide
  - Arranjo microtrabecular revestido por osteoblastos aposicionais arredondados pode distinguir o OO do osteoblastoma
- Osso esclerótico hipervascular circunda a lesão central
  - Interface abrupta entre a lesão central e a esclerose circundante

QUESTÕES CLÍNICAS

Apresentação
- Sinais/sintomas mais comuns
  - Dor, pior à noite
    - Inicialmente intermitente, mais tarde implacável
      - Sintomas leves precoces podem atrasar a procura de tratamento
    - 80% relatam alívio da dor por salicilatos ou fármacos anti-inflamatórios não esteroides
  - Lesões intracapsulares presentes com sinais de sinovite, dor nas articulações, diminuição da amplitude de movimento
  - Exame físico: sensibilidade extrema muito localizada
    - Possível vermelhidão e inchaço associados
  - Na coluna vertebral, escoliose não rotatória dolorosa, côncava ao lado da lesão
- Outros sinais/sintomas
  - Alteração osteoartrítica prematura, se intracapsular e crônico (ocorre em até 50% das lesões intracapsulares do colo do fêmur)
  - Anormalidades de crescimento se intracapsular, dependendo da idade do esqueleto
  - Atrofia muscular rara
  - Sinais neurológicos raros

Demografia
- Idade
  - Faixa usual: 10 a 25 anos
    - Crianças e adolescentes mais frequentemente
- Gênero
  - M > F (razão 3:1)
- Epidemiologia
  - Relativamente comum; 4% a 10% dos tumores ósseos primários (excluindo mieloma)

Histórico Natural e Prognóstico
- Dor torna-se ininterrupta na maioria dos casos não tratados
- Relatos de involução da lesão e resolução da dor sem intervenção
  - Tempos variados, mas geralmente muitos meses a anos
- Se a lesão inteira for ablacionada ou excisada, a recorrência é extremamente rara
  - Recorrência provavelmente relacionada com o tratamento incompleto e o nicho residual
- Nenhum caso relatado de degeneração maligna

Tratamento
- Ablação térmica por radiofrequência guiada por TC
  - 75% a 90% de taxa de sucesso inicial relatada
    - Lesões grandes ou não esféricas podem exigir o segundo procedimento ablativo
  - Requer um planejamento cuidadoso da abordagem para evitar complicações
  - Queimadura de pele deve ser evitada, especialmente com lesões superficiais
- Ablação a *laser* guiada por RM e ablação por ultrassonografia podem ser utilizadas
- Ressecção cirúrgica é alternativa
  - Ressecção é geralmente maior que com a ablação térmica, deixando o osso enfraquecido
  - Lesão pode ser perdida e a reação esclerótica ressecada

CHECKLIST DO DIAGNÓSTICO

Considerar
- Diagnóstico de OO intracapsular é frequentemente tardio
  - Lesão muitas vezes não visualizada em razão do tamanho pequeno
  - Reação esclerótica distante e edema não reconhecidos como reação, mas tratados como lesão de interesse
  - Anormalidades de crescimento e artrite podem ofuscar a própria lesão
- OO deve ser considerado possível causa de escoliose em pacientes jovens
- Não desviar a atenção com esclerose reativa ou edema nos tecidos ósseos ou moles adjacentes
- RM dinâmica torna a lesão mais visível, pode auxiliar no diagnóstico de lesão em local incomum
- Antes da ablação percutânea do OO, esteja certo de que a lesão não é abscesso cortical crônico
  - Biopsia para confirmação patológica de OO em conjunto com a ablação
  - Infecção pós-ablação pode, de fato, ser ativação e propagação de focos pré-ablação de infecção

REFERÊNCIAS

1. Aiba H, et al: Conservative treatment for patients with osteoid osteoma: a case series, Anticancer Res. 34(7):3721-3725, 2014.
2. Bourgault C, et al: Percutaneous CT-guided radiofrequency thermocoagulation in the treatment of osteoid osteoma: a 87 patient series, Orthop Traumatol Surg Res. 100(3):323-327, 2014.
3. Fuchs S, et al: Postinterventional MRI findings following MRI-guided laser ablation of osteoid osteoma, Eur J Radiol. 83(4):696-702, 2014.
4. Ciftdemir M, et al: Atypical osteoid osteomas, Eur J Orthop Surg Traumatol. 25(1):17-27, 2013.

Osteoma Osteoide

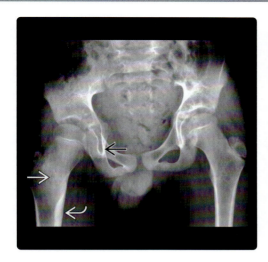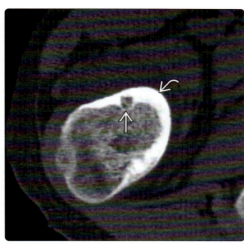

(À esquerda) *Radiografia AP mostra morfologia alterada por OO intracapsular em uma criança. Há uma sutil lesão lítica na região intertrocantérica ➡, com calcar espessado distalmente ➡. A cabeça do fêmur está subluxada lateralmente, em decorrência de derrame articular crônico, que viabiliza o crescimento do sinal da lágrima ➡. Por fim, há um quadril valgo causado por subluxação crônica e o suporte de peso alterado.* (À direita) *TCSC axial no mesmo paciente mostra OO localizado no córtex anterior ➡, junto com a reação calcar ➡.*

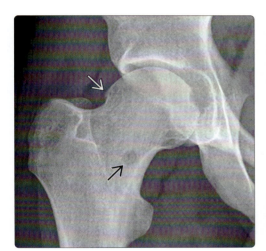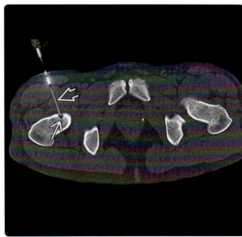

(À esquerda) *Radiografia AP mostra OO típico do colo do fêmur em adulto jovem. O nicho lítico está dentro do colo do fêmur ➡ e provocou reação proeminente, com calcar espessado e formação de osteófitos ➡. Há pouca esclerose em torno do próprio nicho; tal esclerose pode ser menos proeminente no OO intracapsular que no OO diafisário cortical.* (À direita) *TCSC axial mostra agulha ➡ na posição para ablação térmica percutânea neste OO, localizado no córtex anterior ➡.*

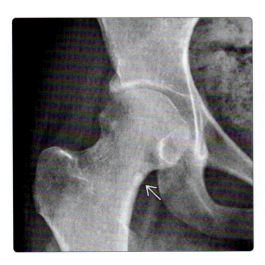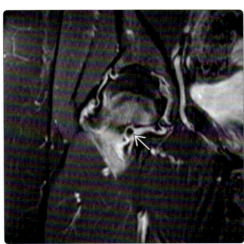

(À esquerda) *Radiografia AP de OO subperiosteal mostra lesão esclerótica redonda localizada no córtex medial do quadril ou adjacente a este ➡ em um paciente cujo histórico sugeriu OO. Observe que há mínima reação esclerótica e não há reação periosteal nesta lesão, o que a diferencia do OO cortical habitual.* (À direita) *RM T1WI C+ FS coronal no mesmo paciente mostra a lesão como de sinal baixo ➡ e localizada adjacente ao córtex, mas não dentro dele. Existe ligeiro edema da medula circundante.*

Osteoma Osteoide

(**À esquerda**) *Radiografia lateral mostra OO diafisário cortical, com espessamento proeminente do córtex posterior da tíbia ➡. O osso reativo espessado obscurece o próprio nicho.* (**À direita**) *TCSC axial no mesmo paciente mostra reação periosteal posterior ➡ circundando lesão lítica redonda enterrada no córtex profundo, quase dentro da própria medula ➡. Este OO está localizado imediatamente adjacente a um vaso nutritivo ➡, uma relação que é comumente observada.*

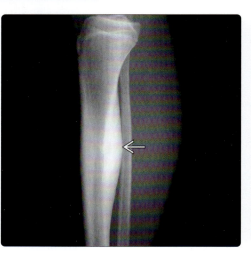
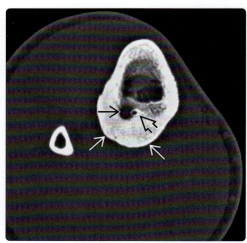

(**À esquerda**) *Radiografia lateral permite diagnóstico de OO, com lesão lítica oval ➡ e formação de osso reativo esclerótico denso ao seu redor ➡.* (**À direita**) *RM STIR coronal no mesmo paciente mostra que o nicho tem um típico sinal alto em STIR ➡. Observe que também há sinal alto no periósteo adjacente ➡, bem como dentro da medula adjacente ➡. Estas mudanças reativas podem fazer com que a lesão benigna pareça mais agressiva na RM que na radiografia, mas deve ser esperado com OO.*

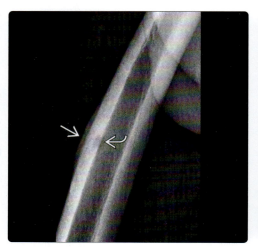
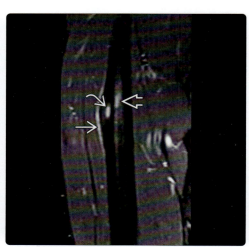

(**À esquerda**) *TCSC axial mostra interessante caso de OO. Neste nível, há osso cortical densamente esclerótico ➡ circundando uma fratura ➡. É tentador simplesmente diagnosticar a lesão como uma fratura por estresse.* (**À direita**) *Corte da TCSC axial obtido levemente distal à imagem anterior mostra linha de fratura ➡ levando a nicho bolhoso de aparência bastante incomum localizado no fundo do córtex, no espaço medular ➡. Este OO resultou em fratura patológica. A reação cortical é causada por ambos os processos.*

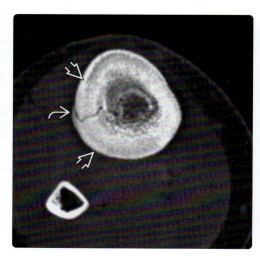
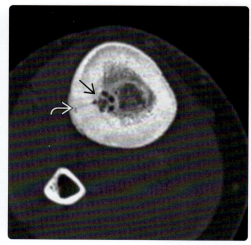

Osteoma Osteoide

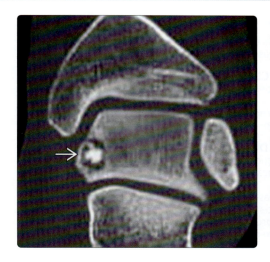
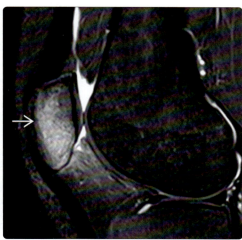

(À esquerda) TC óssea coronal mostra OO intramedular no interior do tálus ➡. Observe o nicho esclerótico cercado por um halo luminoso, típico deste tipo de OO. Não há esclerose circundante. A localização mão/pé é típica.
(À direita) RM T2FS sagital em paciente jovem com dor na região anterior do joelho mostra intenso edema no interior da patela inteira ➡, mas sem lesão focal neste corte. Sem ver o nicho, o edema pode levar a um diagnóstico errado de uma lesão mais agressiva.

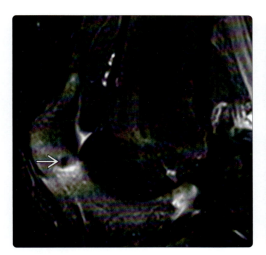
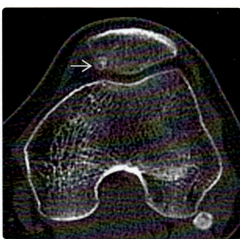

(À esquerda) Corte distante na RM T2 FS sagital mediana no mesmo paciente mostra pequena lesão redonda focal de sinal baixo ➡. Com o edema aparecendo tão generalizado na patela, este foco de sinal baixo não é específico. Embora OO deva ser considerado, também poderia representar uma pequena ilhota óssea com edema de medula patelar não relacionado.
(À direita) TC óssea axial no mesmo paciente mostra lesão lítica bolhosa de base cortical ➡ com leve reação circundante. Com esta imagem, o diagnóstico de OO é seguro.

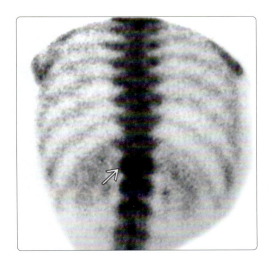
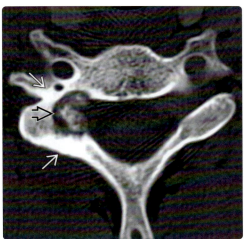

(À esquerda) Cintilografia óssea anteroposterior mostra captação aumentada no interior dos elementos posteriores de T12 ➡. Captação redonda está no ápice, no lado côncavo de uma escoliose. TC comprovou OO neste local. A escoliose não rotatória em um adolescente deve estimular uma busca por OO. (À direita) TC óssea axial mostra aparência clássica de OO. Há uma lesão lítica claramente demarcada no arco neural ➡; a lesão contém matriz óssea. A esclerose reativa está presente ao redor da lesão ➡.

Osteoblastoma

DADOS PRINCIPAIS

TERMINOLOGIA
- Tumor raro, benigno, formador de osso

IMAGENS
- Localização
  - De 40% a 55% ocorrem na coluna vertebral ou nos ossos chatos
  - Na coluna vertebral, mais frequentemente se origina em elementos posteriores (94%) em vez de no corpo da vértebra
  - 26% ocorrem em ossos tubulares longos
- Geralmente expandido, pode ser bolhoso com córtex afilado
- Pode ser totalmente lítico (25%-65%); pode conter grau variado de matriz mineralizada
- Geográfico, não agressivo (92%)
  - Ocasionalmente agirá de maneira mais agressiva
- Sequências de RM sensíveis a fluido: variações de intensidade de sinal de baixa a alta com graus variáveis de heterogeneidade
  - Pode ter edema extenso da medula óssea periférica e edema de parte mole associado (fenômeno de *flare*)
- A maioria está contida dentro do osso; variedades agressivas têm massa de partes moles

QUESTÕES CLÍNICAS
- Da 1ª à 3ª décadas; a 2ª década é mais comum
- Masculino > feminino, 2:1
- Pode progredir de maneira lenta ou bastante agressiva
- Tratamento: excisão cirúrgica

CHECKLIST DO DIAGNÓSTICO
- Considerações para casos de lesões formadoras de osso em localização típica de osteoblastoma, mas de aparência agressiva
  - Osteoblastoma atípico ou agressivo pode ser difícil para diferenciar de osteossarcoma
  - Edema proeminente da medula e das partes moles visto na RM de osteoblastoma pode mimetizar lesão mais agressiva (*flare*)
  - Osteoblastomas agressivos (tipo epitelioide) podem desenvolver, sem degeneração em osteossarcoma
  - Casos muitos raros de osteoblastoma degenerando em osteossarcoma foram relatados

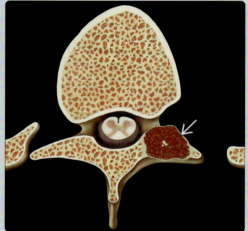
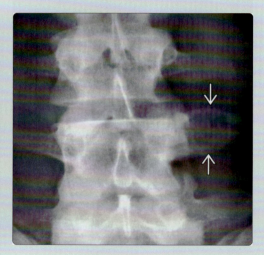

(À esquerda) Gráfico de osteoblastoma. A localização dentro de um elemento posterior da coluna vertebral é típica ➡, como é a natureza expandida da lesão, com margem fina e intacta. (À direita) Radiografia AP mostra osteoblastoma relativamente pequeno e lítico surgindo em processo transverso ➡. A natureza não agressiva da lesão, assim como sua localização, é típica deste diagnóstico. Uma pequena quantidade de matriz ossificada está presente, o que assegura o diagnóstico.

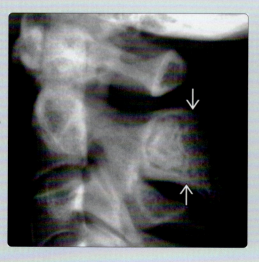
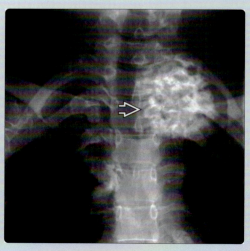

(À esquerda) Radiografia lateral mostra lesão amplamente expandida ocupando o processo espinhoso ➡. O grau de matriz ossificada é notável e a lesão parece não ser agressiva, permitindo que o diagnóstico de osteoblastoma seja feito com certeza. Se a lesão fosse completamente lítica, o diagnóstico de cisto ósseo aneurismático deveria ser considerado. (À direita) Radiografia AP mostra massa densa, mas irregularmente ossificada, surgindo no nível T3 ➡. Esta é outra aparência no espectro de ossificação de osteoblastoma.

Osteoblastoma

TERMINOLOGIA

Abreviatura
- Osteoblastoma (OB)

Sinônimos
- Osteoma osteoide gigante
  - Termo incorreto, mas enfatiza sua similaridade histológica com o osteoma osteoide
- Tumor de célula gigante ossificante
- Fibroma osteogênico (termo desatualizado)

Definição
- Tumor formador de osso, raro e benigno

IMAGENS

Características Gerais
- Melhor dica para diagnóstico
  - Lesão expansiva, ± matriz, geralmente não agressivo, envolvendo os elementos posteriores da coluna vertebral ou ossos longos
    - Grau de agressividade pode realmente variar
    - Aparência de agressividade na imagem pode variar, com aparência na RM mais agressiva que na radiografia/TC ou no comportamento clínico da lesão
- Localização
  - De 40% a 55% ocorrem na coluna vertebral ou nos ossos chatos
    - Na coluna vertebral, mais frequentemente se origina em elementos posteriores (94%) em vez de no corpo da vértebra
      - Lesão pode se estender dos elementos posteriores para envolver o corpo da vértebra, especialmente se agressivo
      - Distribuição igual nas regiões cervical, torácica, lombar e sacral
    - Ossos chatos: pelve, escápula
  - 26% ocorrem em ossos tubulares longos
    - Fêmur é a localização mais frequente dos ossos longos
    - Metadiafisário
    - De base excêntrica (46%) ou cortical (42%)
  - 26% nas mãos e nos pés
    - Maioria no tálus, geralmente no colo dorsal
  - Crânio e mandíbula: alguns consideram o cimentoblastoma como OB (aderido à raiz do dente)
  - Localização subperiosteal é rara, geralmente confinada às localizações facial e cranial; pode ser vista em ossos longos
  - Localização em parte mole é extremamente rara
  - OB multifocal é extremamente raro
- Tamanho
  - Geralmente > 2 cm; pode ser bastante grande
- Morfologia
  - Geralmente redondo a oval

Achados na Radiografia
- Geralmente expandido, com córtex afilado; pode ser bolhoso
- Pode ser totalmente lítico (25%-65%) ou pode conter graus variados de matriz mineralizada
- Geográfico, não agressivo (92%)
  - Margem esclerótica na maioria das lesões
  - Ocasionalmente agirá de maneira mais agressiva
    - Pode desenvolver um perímetro menos bem definido, roído pela traça ou permeativo
    - Pode ter rotura cortical e massa de partes moles
- Reação periosteal em 86%; geralmente linear, lamelada
  - Raramente reação espiculada
- Escoliose, côncava ao lado da lesão na coluna vertebral ou costela

Achados na TC
- Corresponde a achados na radiografia de lesão geográfica com características agressivas ocasionais
  - Ossificação da matriz pode ser mais bem visualizada na TC
  - Margem cortical afilada mais aparente na TC que no exame de raios X

Achados na RM
- T1WI: sinal de baixo a intermediário, bastante homogêneo
  - Focos de sinal mais baixos se a matriz estiver presente
- Sequências sensíveis a fluido: intensidade de sinal varia de baixa a alta com graus variáveis de heterogeneidade
  - Depende do grau de ossificação da matriz presente
- Realce varia de leve a intenso, dependendo da quantidade de ossificação da matriz
  - Com ossificação quase completa da lesão, o realce periférico é geralmente visto
- Pode ter edema extenso da medula periférica e edema de parte mole associado (fenômeno *flare*)
  - Edema reativo pode ser tão intenso e extenso que pode tornar a aparência da lesão mais agressiva na RM que na TC
- Maioria está contida no osso; variedades agressivas têm massa de partes moles associada
  - Características da massa de partes moles mimetizam as do osso, dependendo, pelo menos em parte, do grau de mineralização
- Cisto ósseo aneurismático pode surgir dentro da lesão
  - Níveis fluido-fluido observados na região da lesão

Achados na Medicina Nuclear
- Captação focal intensa na cintilografia óssea
- Todos os casos relatados metabolicamente ativos em PET com FDG

DIAGNÓSTICO DIFERENCIAL

Cisto Ósseo Aneurismático
- Na coluna vertebral, surge nos elementos posteriores, semelhante ao OB
- Nos ossos longos, metadiafisário e excêntrico
- Frequentemente tem níveis fluido-fluido; OB pode ter também
- Sem matriz calcificada

Tumor de Células Gigantes
- Na coluna vertebral, geralmente surge no corpo da vértebra em vez dos elementos posteriores (localização do OB)
- Totalmente lítico
- Sem margem esclerótica

Histiocitose de Células de Langerhans
- Lesão lítica, que pode ter graus variáveis de comportamento agressivo
- Sem matriz, mas pode mimetizar o OB totalmente lítico, particularmente na lesão pélvica de criança

Displasia Fibrosa
- Grau variável de densidade (lítica a em vidro moído a esclerótica) pode mimetizar o OB
- Muitas vezes poliostótica, o que a distinguiria do OB
- Em ossos tubulares é geralmente central em vez de excêntrica
- Menos frequentemente na coluna vertebral que o OB, a menos que poliostótico

Osteoblastoma

Osteoma Osteoide
- Geralmente, histórico clínico e aparência de imagem distintamente diferentes
- Histopatologia pode ser confusa
  - Historicamente, alguns autores sugerem que OB e osteoma osteoide (OO) são expressões clínicas diferentes ou estágios do mesmo processo patológico
  - Existem diferenças patológicas sutis; deve ser avaliada em conjunto com as imagens

Osteossarcoma
- Incomum na coluna vertebral
- Produção de osteoide no osteossarcoma (OS) pode ser difícil para distinguir da matriz no OB agressivo
- Pode ser difícil para distinguir do OB agressivo
  - Geralmente, o OS tem destruição óssea permeativa mais pronunciada que o OB
  - Geralmente, o OS tem maior massa de partes moles que o OB
  - Em geral, o OS tem reação periosteal mais agressiva que o OB

PATOLOGIA

Características Patológicas e Cirúrgicas Macroscópicas
- Hemorrágico, vermelho e marrom
- Consistência arenosa ou granulosa; pode ter regiões císticas

Características Microscópicas
- Produção de osteoide: formação muito ativa de osteoide e trabéculas de osso imaturo
  - Massas compactas de osteoblastos grandes
  - Bem vascularizado
  - Células gigantes multinucleadas tipo osteoclasto difusamente dispersas
  - Cartilagem hialina pode estar presente
- Osteoblastoma agressivo caracterizado por osteoblastos epitelioides
  - Significativamente maior que os osteoblastos normais
  - Nucléolos mais proeminentes com citoplasma abundante
- Diferenciação histológica entre OB e OO pode ser difícil
  - Deve ser interpretado no contexto dos resultados clínicos e das imagens
  - Produção de osteoide no OB é maior que no OO
  - Padrão menos organizado de osso trabecular que no nicho do OO

QUESTÕES CLÍNICAS

Apresentação
- Sinais/sintomas mais comuns
  - Dor maçante, localizada, que aumenta gradualmente
  - Sintomas neurológicos se há compressão da medula espinhal ou da raiz nervosa
    - Relatados em 38% das lesões espinhais
  - Sensibilidade a palpação no local da lesão
- Outros sinais/sintomas
  - Escoliose, côncava ao lado da lesão da costela ou da coluna vertebral
    - Não tão frequentemente associada como no OO
  - Osteomalacia associada a tumor (raro)
  - Níveis de fosfatase alcalina no pré-operatório podem distinguir entre OB convencional e agressivo

Demografia
- Idade
  - Da 1ª a 3ª décadas; a 2ª década é mais comum
    - Subgrupo de OB agressivo geralmente visto na faixa etária mais avançada
- Gênero
  - Masculino > feminino, 2:1
- Epidemiologia
  - De 1% a 2% de todos os tumores ósseos
  - De 3% a 6% de todos os tumores ósseos benignos

Histórico Natural e Prognóstico
- Progressão
  - Pode progredir de maneira lenta ou bastante agressiva
  - Raros relatos de degeneração maligna para OS
    - Geralmente após múltiplas recorrências de OB agressivo
    - Possibilidade de erro de diagnóstico da lesão inicial deve ser considerada

Tratamento
- Excisão cirúrgica
  - Ressecção ampla é curativa, mas pode não ser necessária
  - Excisão marginal (curetagem) seria a escolha mais frequente se a ressecção ampla resultasse em comprometimento funcional
    - Excisão incompleta pode resultar em recorrência (14%-24% relatados em diferentes séries)
    - 74% de sobrevivência livre de progressão em 10 anos em um estudo
    - Recorrência pode ser de até 50% no OB agressivo
- Ablação térmica percutânea é relatada

CHECKLIST DO DIAGNÓSTICO

Considerar
- Considerações para casos de lesão de formação óssea em localização típica de OB, mas de aparência agressiva
  - OB atípico ou agressivo pode ser difícil para diferenciar do OS
  - Edema de medula e de parte mole proeminente visto na RM de OB pode mimetizar lesão mais agressiva (*flare*)
    - Pode ter aparência discordante relativa a radiografia ou TC
    - Diferenciar esse fenômeno *flare* do OB realmente agressivo
  - OBs agressivos (tipo epitelioide) podem se desenvolver, sem degeneração para OS
  - Casos muito raros de OB degenerando para OS foram relatados

REFERÊNCIAS

1. Orguc S, et al: Primary tumors of the spine, Semin Musculoskelet Radiol. 18(3):280-299, 2014.
2. Ruggieri P, et al: Osteoblastoma of the sacrum: report of 18 cases and analysis of the literature, Spine (Phila Pa 1976). 39(2):E97-E103, 2014.
3. Yalcinkaya U, et al: Clinical and morphological characteristics of osteoid osteoma and osteoblastoma: a retrospective single-center analysis of 204 patients, Ann Diagn Pathol. 18(6):319-325, 2014.
4. Yin H, et al: Clinical characteristics and treatment options for two types of osteoblastoma in the mobile spine: a retrospective study of 32 cases and outcomes, Eur Spine J. 23(2):411-416, 2014.
5. Al-Muqbel KM, et al: Osteoblastoma is a metabolically active benign bone tumor on 18F-FDG PET imaging, J Nucl Med Technol. 41(4):308-310, 2013.

Osteoblastoma

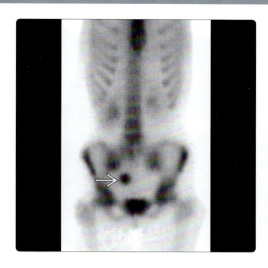
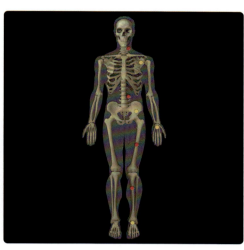

(À esquerda) *Cintilografia óssea AP mostra foco de captação sobreposto ao sacro direito* ➡, *correspondente a um local de dor maçante. A lesão provou se tratar de OB, que invariavelmente apresenta captação aumentada na cintilografia óssea e é metabolicamente ativo no PET com FDG.* (À direita) *Gráfico representa distribuição do osteoblastoma. A lesão é vista mais frequentemente nos elementos posteriores da coluna vertebral (vermelho). O fêmur e a tíbia são os ossos tubulares mais frequentemente envolvidos (vermelho). Os ossos chatos e os ossos da mão/pé são menos comumente envolvidos (amarelo).*

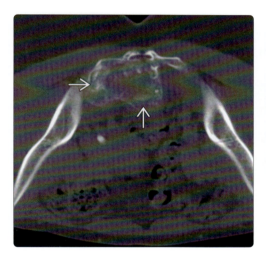
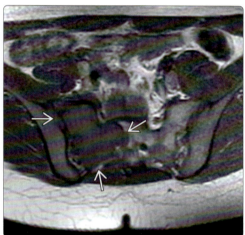

(À esquerda) *TC óssea axial na posição prona mostra lesão expandida surgindo do sacro em mulher de 19 anos de idade. Há focos de matriz* ➡ *dentro da lesão. Nenhuma rotura cortical é vista. O diagnóstico diferencial inclui osteoblastoma, cordoma e, menos provavelmente, condrossarcoma.* (À direita) *RM T1 axial na mesma paciente mostra que a lesão* ➡ *envolve o corpo e os elementos posteriores do sacro. É bastante homogeneamente hipointenso, semelhante ao músculo esquelético.*

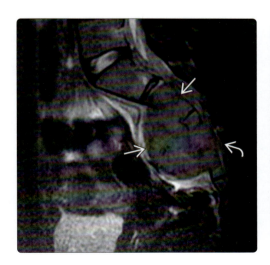
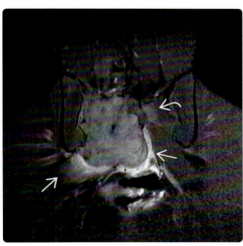

(À esquerda) *RM T2 FS sagital mostra que a grande lesão expandida* ➡ *envolve múltiplos elementos sacrais e se estende para dentro do canal* ➡. *O sinal é não homogêneo e relativamente baixo, relacionado com a formação de matriz osteoide vista na TC.* (À direita) *RM T1FS coronal pós-contraste mostra que a lesão aumenta de forma não homogênea, mas também regiões de realce de flare envolvendo o sacro adjacente* ➡ *e as partes moles* ➡. *Este flare não é esperado no cordoma ou no condrossarcoma, mas é visto no OB; este diagnóstico foi confirmado na biopsia.*

Osteoblastoma

(À esquerda) *RM T2WI axial mostra osteoblastoma típico da lâmina L2 direita. Há massa heterogênea que expande a lâmina de maneira muito significativa* ➡. *A lesão se mostrou moderada, com realce muito mais homogêneo com contraste.* (À direita) *RM T2WI coronal no mesmo paciente mostra novamente massa de expansão heterogênea* ➡. *Observe a escoliose, côncava do lado da lesão. O osteoblastoma deve sempre ser considerado no diagnóstico diferencial de escoliose dolorosa.*

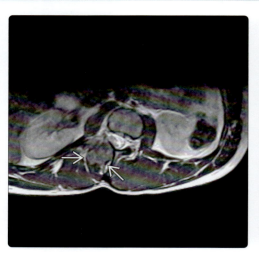
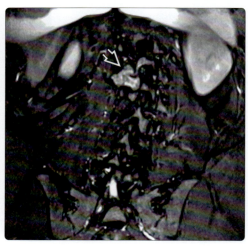

(À esquerda) *TC óssea axial mostra osteoblastoma típico* ➡, *que é completamente lítico, com leve expansão da lâmina. Não há rotura cortical, e nenhuma sugestão de comportamento agressivo.* (À direita) *RM T1WI C+ FS axial da mesma lesão mostra enorme realce dos tecidos epidurais* ➡, *dos músculos paravertebrais* ➡ *e do processo espinhoso* ➡, *dando uma aparência altamente agressiva. Esta descrição da RM é discordante com a aparência não agressiva da TC. Isto foi denominado fenômeno flare.*

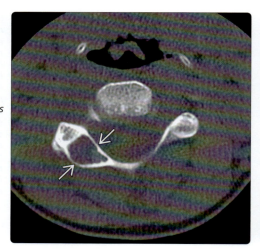
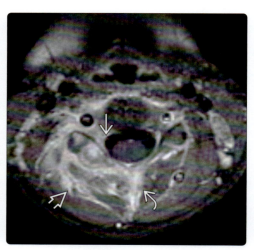

(À esquerda) *Radiografia AP mostra lesão metadiafisária esclerótica excêntrica* ➡. *A densidade e as lucências arredondadas centrais são incomuns para um diagnóstico de cicatrização de fibroma não ossificante (FNO). Ilhota óssea gigante é improvável, dada a borda afiada.* (À direita) *T1WI C+ coronal e o sinal principalmente baixo, coincidindo com pré-contraste T1. Entretanto, há regiões de realce de contraste centralmente* ➡, *inesperadas na cicatrização de FNO ou na ilhota óssea gigante. No entanto, um OB levemente ativo pode apresentar esta característica. A biopsia comprovou este diagnóstico.*

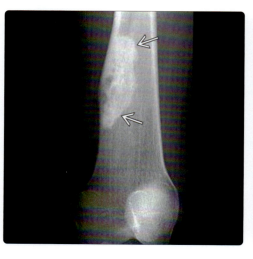
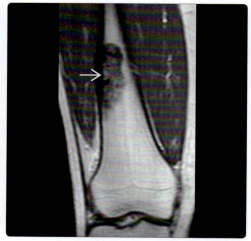

Osteoblastoma

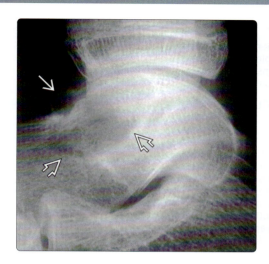
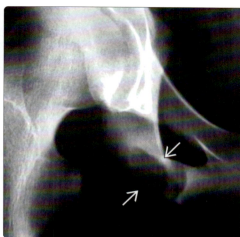

(À esquerda) *Radiografia lateral do tálus mostra lesão "em bolha" lítica surgindo no colo dorsal do tálus ➡. Esta é a aparência e a localização típicas do osteoblastoma quando este surge neste osso. Este paciente desenvolveu um cisto ósseo aneurismático secundário ➡.*
(À direita) *Radiografia AP mostra lesão lítica, bem circunscrita e não agressiva, surgindo no ísquio ➡. Sem matriz, vários outros diagnósticos são estatisticamente mais prováveis que osteoblastoma, mas este último foi comprovado na biopsia.*

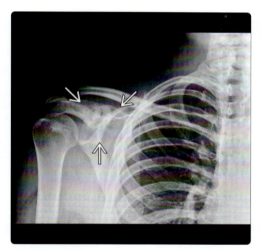
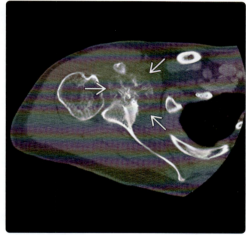

(À esquerda) *Radiografia AP revela lesão lítica e expansiva envolvendo escápula ➡. Esta é uma aparência não específica. Pela radiografia, nenhuma matriz é vista, e a lesão não tem aparência agressiva.* (À direita) *TCSC axial no mesmo paciente acrescenta informações significativas, demonstrando melhor a lesão como expandida, surgindo exofiticamente da parte anterior da glenoide. Nota-se matriz óssea interna ➡ não observada na radiografia inicial. Esta lesão surge em uma localização periosteal. Observe a cabeça do úmero subluxada.*

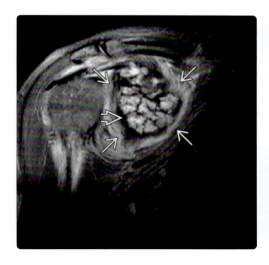
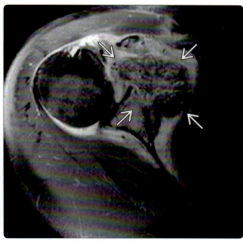

(À esquerda) *RM STIR coronal no mesmo paciente mostra que a lesão contém tecido lobulado de sinal alto não homogêneo ➡. Estão presentes poucos níveis de fluido ➡.* (À direita) *RM T1WI C+ FS axial no mesmo paciente enfatiza a lesão surgindo de localização periosteal na glenoide ➡, o que a realça de maneira não homogênea. Dada a matriz óssea, a lesão deve ser considerada um osteoblastoma periosteal agressivo ou um osteossarcoma telangiectásico. A histologia revelou osteoblastoma epitelioide, uma variante agressiva e rara de OB.*

Osteossarcoma Convencional

DADOS PRINCIPAIS

TERMINOLOGIA
- Tumor maligno produtor de osteoide originado no espaço intramedular

IMAGENS
- 91% na metáfise, 9% na diáfise
  - Observação: o envolvimento epifisário deve ser pesquisado; a placa epifisária não é uma barreira eficaz — 75% a 88% de extensão para epífise em crianças
- Lesão permeativa e destrutiva, localizada excentricamente
  - Ampla zona de transição, sem margem esclerótica
- Densidade varia de lítica a intensamente esclerótica
  - Presença de matriz visível na maioria (90%)
  - Metástases nodais adjacentes podem conter osteoide
  - Metástases pulmonares podem ser ossificadas
- Destruição cortical, massa de partes moles (90%)
- Raras metástases em salto: lesões não contínuas no mesmo osso ou no osso adjacente
- RM: sequências sensíveis a fluido
  - Edema peritumoral, tanto no tecido ósseo quanto na parte mole, pode exagerar o tamanho da massa
- Realce intenso da medula e da massa de partes moles
  - Diferencia regiões viáveis de áreas de necrose

QUESTÕES CLÍNICAS
- Ocorre mais comumente na 2ª década (75% ocorrem em pacientes < 25 anos de idade)
- Masculino > feminino, relação 3:2 (diferença de gênero menos significativa na população mais velha)
- Tumor ósseo maligno mais comum em crianças/adolescentes
- De 5% a 10% têm metástases pulmonares na apresentação
  - Metástases pulmonares > metástases ósseas e nodais
- Tratamento multidisciplinar resulta na sobrevivência livre de doença de 60% a 80% se os pacientes não responderem bem à quimioterapia (>90% de necrose tumoral)
- Recorrência local ou metástases sistêmicas geralmente ocorrem dentro de 2 anos, mas uma vigilância de longo prazo é necessária

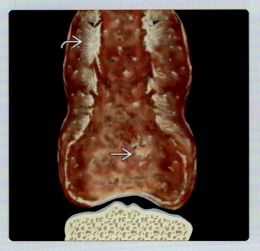
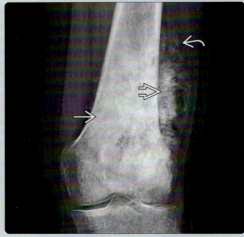

(À esquerda) Gráfico representa corte através do osteossarcoma (OS). A lesão permeativa destrói a arquitetura óssea e rompe pelo córtex, com massa de partes moles circunferencial. O osteoide amorfo é representado, tanto dentro do osso ➡ como nas partes moles ➡. (À direita) Radiografia AP em mulher de 25 anos de idade mostra osteoide do tumor denso e esclerótico substituindo medula metadiafisária ➡ e massa de partes moles contendo osteoide do tumor denso ➡ e amorfo ➡. OS convencional é o único diagnóstico possível.

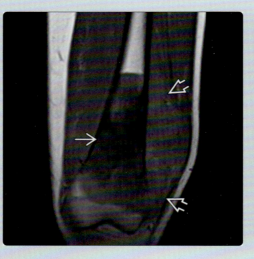
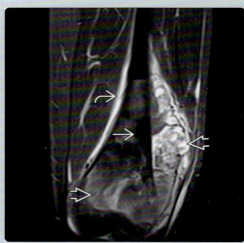

(À esquerda) RM T1 coronal na mesma paciente mostra substituição da medula hipointensa; sinal mais baixo representa osteoide do tumor ➡. Presença de massa de partes moles ➡ deslocando as partes moles. (À direita) RM T1 C+ FS coronal mostra realce do tecido ➡ junto com osteoide do tumor hipointensa ➡. A hiperintensidade da reação periosteal ➡ e o tumor se estendendo pelo córtex são notados. Esta é uma lesão extremamente agressiva.

Osteossarcoma Convencional

TERMINOLOGIA

Abreviatura
- Osteossarcoma (OS)

Sinônimos
- Sarcoma osteogênico, OS central, OS medular, osteossarcoma esclerosante, subtipos de sarcoma osteoblástico, OS condroblástico, OS fibroblástico

Definição
- Tumor maligno produtor de osteoide originado no espaço intramedular

IMAGENS

Características Gerais
- Localização
  - 91% na metáfise, 9% na diáfise
    - Observação: o envolvimento epifisário deve ser pesquisado; a placa epifisária não é uma barreira eficaz
      - 75% a 88% de extensão para epífise em crianças
      - Localização primária de OS na epífise é extremamente rara
  - Ossos longos: 70% a 80%
    - 50% ao redor do joelho
    - Fêmur (40%-45%) > tíbia (16%-20%) > úmero
  - Outros ossos envolvidos mais frequentemente em pacientes mais velhos
- Tamanho
  - Crescimento rápido, frequentemente > 6 cm no momento do diagnóstico

Achados na Radiografia
- Lesão permeativa e destrutiva, localizada excentricamente na metáfise ou na metadiáfise
  - Ampla zona de transição, sem margem esclerótica
  - Contorno do osso normalmente não expandido; reflete processo destrutivo rápido
- Densidade varia de lítica a intensamente esclerótica
  - Presença de matriz visível na maioria (90%)
  - Maioria é mista lítica/esclerótica
  - Matriz osteoide: geralmente menos densa que o osso, amorfa e desorganizada
- Destruição cortical, massa de partes moles (90%)
  - Massa de partes moles pode conter osteoide do tumor
- Reação periosteal: agressiva
  - Triângulo de Codman, interrompida, tipo "explosão solar"
- Raras metástases em salto: lesões não contínuas no mesmo osso ou no osso adjacente
- Metástases nodais adjacentes podem conter matriz osteoide
- Metástases pulmonares podem ser ossificadas
  - Raramente complicadas por pneumotórax espontâneo
- Radiografia de reestadiamento, após quimioterapia, muitas vezes mostra tumor aumentado
  - Osteoide do tumor amadurece à medida que a quimioterapia diminui a massa de partes moles; o volume do osteoide aumenta à medida que amadurece

Achados na TC
- Pode definir melhor a matriz osteoide, mas raramente é necessário
  - Formas incomuns (OS intracortical) mais bem definidas na TC
- Massa de partes moles observada, com necrose de baixa atenuação
- Necessário para estadiamento de metástases pulmonares

Achados na RM
- Osteoide com sinal baixo em todas as sequências
  - RM pode mostrar mais regiões de osteoide de baixo sinal que é evidente pela matriz calcificada na radiografia ou na TC
- T1: porções não osteoide com sinal próximo ao isointenso do músculo
- Sequências sensíveis a fluido (geralmente gordura saturada)
  - ↑ de sinal heterogêneo na massa óssea e de partes moles
  - Edema peritumoral, tanto no osso quanto na parte mole, pode exagerar o tamanho da massa
- Realce intenso da medula e da massa de partes moles
  - Diferencia regiões viáveis de ↓ de necrose de sinal

Achados na Medicina Nuclear
- Cintilografia óssea mostra
  - Lesão em salto no mesmo osso ou em osso adjacente
    - Admite lesão de pelo menos 1 cm de diâmetro
  - Metástases ósseas em outros locais
  - Pode mostrar linfonodo ossificado ou metástases pulmonares
- PET/TC: pode ser útil como indicador de prognóstico
  - Valor padronizado de captação (SUV, do inglês *standardized uptake value*) alto antes e após quimioterapia sugere pior sobrevivência livre de doença
  - ↑ da glicólise total da lesão (TLG, do inglês *total lesion glycolysis*) após quimioterapia está associado a pior prognóstico
  - >90% da necrose tumoral associada a ↓ do SUV
  - Um estudo mostrou que a PET/TC é útil pelo menos uma vez durante o tratamento de 9 de 20 pacientes com OS

Biopsia Guiada por Imagem
- Planejamento em conjunto com o cirurgião oncológico
  - Cruzar apenas um compartimento
  - O trajeto da agulha será ressecado, então não contaminar o tecido necessário para a cirurgia reconstrutiva
- Obter aspirado com agulha fina e amostras centrais
  - Certificar-se de que a biopsia é de tecido viável representativo
    - Evitar matriz óssea madura/regiões necróticas

Recomendações para Aquisição de Imagens
- Melhor ferramenta para aquisição de imagens
  - Geralmente diagnosticado na radiografia
  - TC necessária para avaliar metástases pulmonares e muitas vezes usada para biopsia guiada por imagem
  - RM com contraste necessária para avaliação do local e para planejamento da biopsia/cirurgia
  - RM usada para reestadiamento após quimioterapia inicial
  - Cintilografia óssea ou PET/TC pode ser útil para avaliar outros locais metastáticos, geralmente é necessário se o exame físico sugere doença sistêmica adicional

DIAGNÓSTICO DIFERENCIAL

Sarcoma de Ewing
- Lesão altamente agressiva, geralmente diafisária, mas pode ser metadiafisária
- Pode provocar formação óssea reativa proeminente, mimetizando a esclerose do OS
  - Esclerose no sarcoma de Ewing encontrada **apenas** no osso, não em massa de partes moles; diferenciando-o do OS

Osteoblastoma
- Tumor formador de osso que surge mais frequentemente nos elementos posteriores da coluna vertebral

Osteossarcoma Convencional

- Ocasionalmente, altamente agressivo e até mesmo maligno, mimetizando o OS

PATOLOGIA

Características Gerais
- Etiologia
  - Suscetibilidade genética em pacientes com retinoblastoma hereditário e síndrome de Li-Fraumeni
- Genética
  - Nenhuma translocação específica ou outra alteração estrutural; envolvimento recorrente de certas regiões cromossômicas

Características Microscópicas
- Altamente anaplásico, pleomórfico, contendo misturas de vários tipos celulares
  - Epitelioide, plasmocitoide, pequenas células redondas, células gigantes, células fusiformes
- Osteoide deve ser identificada para o diagnóstico
- Quantidade variável de cartilagem e/ou tecido fibroso
  - Subdivisão histológica de OS em osteoblástico (50%), condroblástico (25%) e fibroblástico (25%)
  - Aparência de imagem e prognóstico não se correlacionam diretamente com tais subtipos histológicos

QUESTÕES CLÍNICAS

Apresentação
- Sinais/sintomas mais comuns
  - Dor inespecífica profunda, torna-se ininterrupta
  - Massa sensível, limitação da função
  - Fratura patológica em 5% a 10%

Demografia
- Idade
  - Ocorre mais comumente na 2ª década (75% ocorrem em pacientes com < 25 anos de idade)
    - População de pacientes mais velhos frequentemente tem lesão predisponente com OS secundário
- Gênero
  - Masculino > feminino, relação 3:2 (diferença de gênero menos significativa na população mais velha)
- Epidemiologia
  - Mais comum tumor ósseo primário não hematológico (4-5/1.000.000 população), 2° apenas para mieloma
  - Mais comum tumor ósseo maligno em crianças/adolescentes
  - 15% de todos os tumores ósseos primários biopsiados
  - 85% de todos os tipos de OS

Histórico Natural e Prognóstico
- Universalmente fatal se não tratado (rápida disseminação hematogênica)
- De 5% a 10% têm metástases pulmonares na apresentação
- Metástases pulmonares > metástases ósseas e nodais
- Prognóstico refere-se a
  - Estágio inicial do tumor (tamanho, grau, metástases)
  - Resposta à quimioterapia inicial
  - Ressecção completa
- 80% a 90% de mortalidade se tratado apenas com ressecção ampla
  - Implica fortemente a presença frequente de micrometástases pulmonares subclínicas na maioria dos casos
- Tratamento multidisciplinar resulta em sobrevivência livre de doença de 60% a 80%, se os pacientes responderem bem à quimioterapia (>90% de necrose tumoral)
- Pacientes sem boa resposta à quimioterapia (<90% de necrose tumoral) têm < 15% de taxa de sobrevivência se o tratamento pós-operatório não for alterado
  - Se a alteração apropriada na quimioterapia é feita, a sobrevivência pode melhorar
- Recorrência local ou metástases sistêmicas geralmente ocorrem dentro de 2 anos; a vigilância de longo prazo é necessária

Tratamento
- Presumir doença sistêmica no momento da apresentação, mesmo se não visualizada por imagem
  - Tratamento inicial com quimioterapia ± radiação
  - Ressecção ampla; salvamento de membros, se possível
  - Quimioterapia pós-operatória
  - Radioterapia pós-operatória se as margens tumorais ressecadas não são claras
- Se houver doença sistêmica na apresentação
  - Metástases pulmonares ressecadas se limitadas em número
  - Quimioterapia pré-operatória mais intensa
  - Resposta histológica subótima (<90% de necrose) → alteração e aumento da intensidade da quimioterapia pós-operatória
  - Se as metástases progredirem na quimioterapia, pode deixar o tumor primário *in situ*
- Pré-tratamento com PET com FDG dupla fase pode ser útil na predição da resposta histológica ao tratamento

CHECKLIST DO DIAGNÓSTICO

Considerar
- Lesões líticas permeativas podem ser inicialmente negligenciadas
- Osteoide do tumor dentro de massa de partes moles é patognomônico para OS
  - Pode ajudar a diferenciar o OS do sarcoma de Ewing, que pode ter formação óssea reativa densa, mas é limitada em localização ao osso, não na parte mole
  - Miosite ossificante tem semelhante formação óssea amorfa e desorganizada de 3 a 8 semanas após a lesão
- Após quimioterapia inicial, OS pode aparecer aumentado na radiografia

Dicas de Relatórios
- Avaliação da RM deve incluir
  - Medição da localização do tumor em relação ao marco palpável (para planejamento cirúrgico)
  - Medição da lesão em todas as dimensões e identificação de músculos/compartimentos violados
  - Envolvimento neurovascular
  - Envolvimento da placa epifisária
  - Envolvimento intra-articular (19%-24%)
  - Quaisquer medidas conhecidas necessárias para o salvamento do membro
  - Metástases em salto no mesmo osso ou no osso adjacente (<5%)

REFERÊNCIA

1. Byun BH, et al: Prediction of response to neoadjuvant chemotherapy in osteosarcoma using dual-phase 18F-FDG PET/CT, Eur Radiol. 25(7):2015-2024, 2015.

Osteossarcoma Convencional

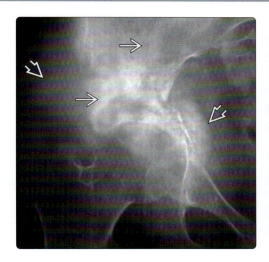 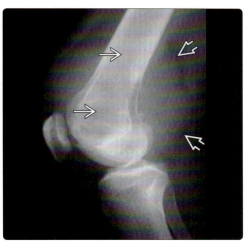

(À esquerda) *Radiografia AP de OS blástico mostra facilmente matriz osteoide dentro de osso ⇨ e massa de partes moles ⇨. A mudança permeativa no osso é facilmente vista; não há outro possível diagnóstico além de OS convencional.* (À direita) *Radiografia lateral de OS em uma adolescente mostra processo permeativo lítico com apenas matriz amorfa turva ⇨. Presença de grande massa densa de partes moles que não deve ser confundida com derrame articular ⇨. Este caso foi mal diagnosticado no departamento de emergência como traumatismo.*

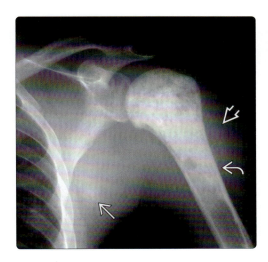 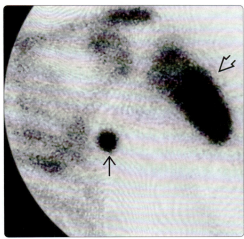

(À esquerda) *Radiografia AP mostra OS clássico, altamente agressivo e formando osso tumoral no úmero proximal. Reação periosteal é vista ⇨, assim como massa de partes moles ⇨. Observe também fraca matriz dentro de massa na axila ⇨. (Anteriormente publicado em Musculoskeletal Imaging: The Requisites. 2nd ed. Philadelphia, PA: Mosby, Elsevier; 2002.)* (À direita) *Cintilografia óssea AP mostra captação na lesão original ⇨ e foco intenso na axila ⇨. Esta captação corresponde à ossificação vista na radiografia e representa uma metástase nodal.*

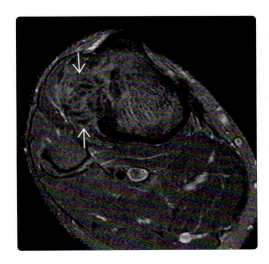 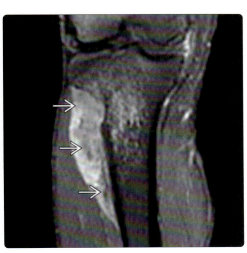

(À esquerda) *RM T2 FS axial em homem de 40 anos de idade mostra lesão metafisária que quase não tem hiperintensidade. Lesão contém regiões de sinal baixo ⇨ em padrão explosão solar, se estendendo pela rotura cortical em massa de partes moles.* (À direita) *RM T1 C+ FS coronal no mesmo paciente confirma a extensão da massa óssea e de partes moles. Observe as regiões hipointensas ⇨ dentro da massa de partes moles, correspondendo à osteoide tumoral neste OS convencional.*

217

Osteossarcoma Convencional

(À esquerda) *Radiografia AP mostra reação periosteal horizontal ➡, denominada "explosão solar", que indica um processo agressivo. Observe que há destruição permeativa do rádio, com osteoide tumoral formada na massa óssea e de partes moles. O único diagnóstico possível é OS.* (À direita) *Radiografia lateral mostra um caso típico de OS na fíbula proximal. A massa contém matriz osteoide e tem proeminente reação periosteal "explosão solar" ➡, assim como a formação de matriz na massa de partes moles. A tíbia parece normal.*

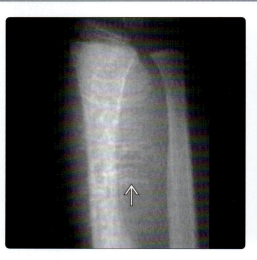
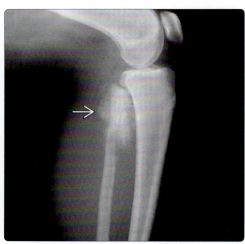

(À esquerda) *RM T1WI axial no mesmo paciente mostra que o OS é isointenso ao músculo ➡, com as regiões de intensidade de sinal baixa correspondente à reação periosteal "explosão solar" ➡.* (À direita) *RM T2WI FS axial mostra o sinal baixo da formação óssea na parte mole e a reação periosteal para melhor proveito ➡. O restante do OS ➡ é hiperintenso ao músculo. Há edema envolvendo muitos dos músculos adjacentes, sem massa definida ➡. Pode ser impossível ter certeza que estas regiões são livres de tumor.*

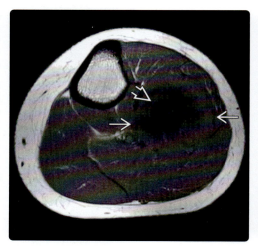
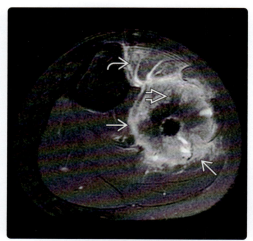

(À esquerda) *RM T1WI C+ FS axial mostra realce intenso e heterogêneo da massa de partes moles ➡. A massa óssea do tumor permanece com sinal baixo por causa da formação óssea densa. O fato de as partes moles anteriores, que apresentam hiperintensidade na imagem T2W FS, não aumentarem torna maior a probabilidade de que estejam livres de tumor.* (À direita) *RM T1WI axial mais proximal na mesma perna mostra um resultado crítico: duas lesões na tíbia ➡. As metástases em salto são raras e podem ocorrer no osso ou se desenvolver nas articulações.*

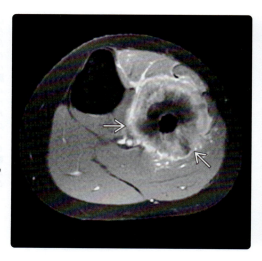
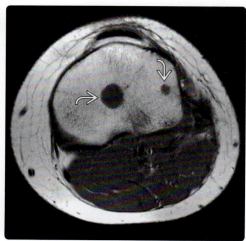

Osteossarcoma Convencional

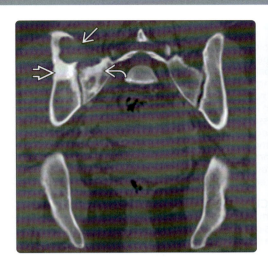
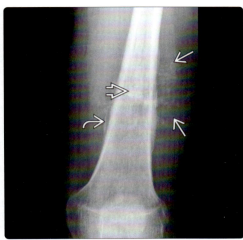

(À esquerda) *TC óssea coronal mostra características mistas de um OS com densa esclerose em uma parte ⮕ e massa adjacente completamente lítica ⮕. Esta última é o local ideal para a biopsia, uma vez que é mais ativo. Observe que a articulação sacroilíaca é facilmente atravessada pelo tumor ⮕.* (À direita) *Radiografia AP em homem de 24 anos de idade com lesão metadiafisária mostra osteoide do tumor um tanto amorfo, mas ainda definitivo, dentro de massa de partes moles ⮕. Há esclerose intramedular densa ⮕ e proeminente reação periosteal ⮕. O diagnóstico deve ser OS convencional.*

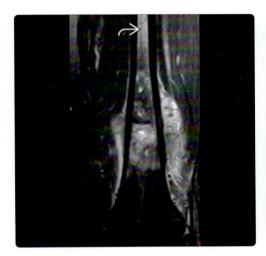
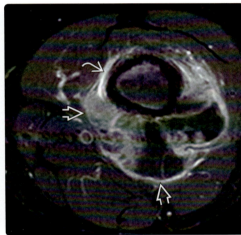

(À esquerda) *RM T2 FS coronal no mesmo paciente mostra esclerose mista e hiperintensidade na medula, bem como massa de partes moles. A reação periosteal é hiperintensa e proeminente. Observe que o envolvimento medular se estende proximalmente à porção da imagem da lesão ⮕.* (À direita) *RM T1 C+ FS axial no mesmo paciente mostra massa de partes moles quase circunferencial ⮕ e reação periosteal hiperintensa ⮕. Observe a esclerose variável e a hiperintensidade dentro da medula e da massa de partes moles.*

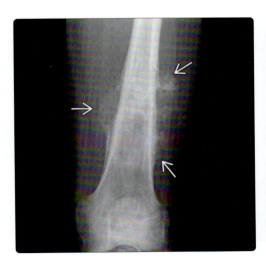
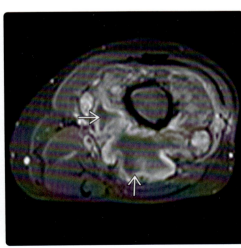

(À esquerda) *Radiografia AP obtida 4 meses após imagens anteriores e após quimioterapia mostra que osteoide do tumor se tornou mais denso e parece mais organizado. A extensão do osteoide do tumor parece maior ⮕ que no pré-tratamento, o que é típico na resposta do OS.* (À direita) *RM T1 C+ FS axial, 4 meses após o tratamento, mostra áreas extensas de necrose tumoral ⮕. Observe que a lesão pode parecer ter aumentado, mesmo que haja resposta significativa.*

Osteossarcoma Parosteal

DADOS PRINCIPAIS

TERMINOLOGIA
- Osteossarcoma (OS) de baixo grau que surge na superfície do osso

IMAGENS
- Metafisário em 90%
  - Forte preferência de localização para metadiáfise femoral distal, córtex posterior (65% de todas as lesões)
- Fusiforme ao longo do comprimento do osso, com tendência a "envolver" a circunferência à medida que aumenta
  - Intimamente associado (contínuo) à superfície
  - Inicialmente, pode parecer com espessamento cortical e ser mal interpretado como cicatrização da fratura por estresse
  - À medida que a lesão aumenta, partes desta podem estar adjacentes ao córtex sem aderir a este, dando a aparência de fenda
- Osso é maduro no local de origem, menos maduro na periferia
  - Padrão de zoneamento oposto ao da miosite ossificante
- Sequências de RM sensíveis a fluido
  - Sinal alto heterogêneo, com osso tumoral de sinal baixo
  - Parte mole de sinal alto observada na periferia da lesão
  - Envolvimento de sinal alto do córtex e da medula
- Realce da parte mole e da medula envolvida
- Envolvimento da medula em 40% a 50% mais bem observado na RM
  - Extensão intramedular não altera o prognóstico contanto que a ressecção seja completa
- Qualquer região de massa de partes moles não necrótica diferencialmente proeminente deve ser biopsiada
  - Pode representar região de grau mais alto de desdiferenciação para doença de alto grau
  - Desdiferenciação para doença de alto grau em 16% a 43%

QUESTÕES CLÍNICAS
- Mais comum na 3ª e na 4ª décadas; geralmente um pouco mais velhos que no OS convencional
- 4% a 5% de todos os OSs
- OS de superfície mais comum (65%)
- 90% a 95% de sobrevivência em 5 anos
- Se focos de desdiferenciação estão presentes (inicialmente ou em recorrência), o prognóstico é semelhante ao de OS convencional

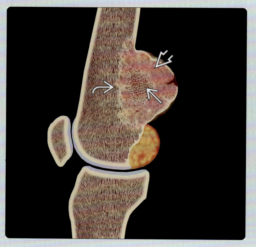
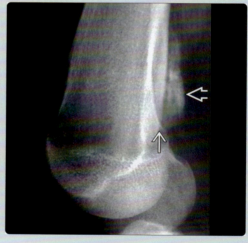

(À esquerda) Gráfico representa OS parosteal. Observe que existe osso relativamente maduro localizado centralmente dentro da lesão ➡, circundado de osteoide menos maduro ➡ e parte mole. Este padrão de zoneamento é típico de OS de baixo grau. Além disso, existe extensão intramedular da lesão ➡; isto é uma característica frequente da lesão e deve ser considerada ao planejar a ressecção. (À direita) Exame de raios X lateral mostra osso maduro ➡ em OS parosteal com fenda aparente na interface cortical ➡. As fendas são raramente vistas e não são completas.

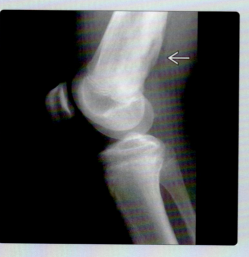
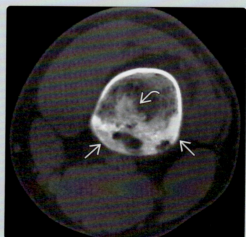

(À esquerda) Radiografia lateral mostra OS parosteal típico. Há espessamento e aparência quase em camadas do córtex posterior da região distal do fêmur ➡. A formação óssea é bastante madura. (À direita) TCSC axial no mesmo paciente confirma o córtex espessado na região posterior do fêmur ➡. No entanto, há regiões líticas também, o que mostra alguma não homogeneidade. Embora não haja massa de partes moles, existe envolvimento intramedular, com esclerose ➡ e lesões líticas. A medula geralmente não é completamente poupada no OS parosteal.

Osteossarcoma Parosteal

TERMINOLOGIA

Abreviatura
- Osteossarcoma (OS)

Sinônimos
- OS justacortical, OS justacortical de baixo grau

Definição
- Osteossarcoma de baixo grau que surge na superfície do osso

IMAGENS

Características Gerais
- Melhor dica para diagnóstico
  - Osso maduro intimamente associado ao córtex
- Localização
  - Metafisário em 90%
  - Forte preferência de localização pela metadiáfise do fêmur distal, no córtex posterior (65% de todas as lesões)
  - Outros locais comuns: tíbia proximal, fêmur proximal, úmero proximal
  - Ossos chatos: raros
- Tamanho
  - Variação: de 2 cm a muito grande (>10 cm) no momento do diagnóstico
- Morfologia
  - Fusiforme ao longo do comprimento do osso, com tendência a "envolver" a circunferência à medida que aumenta

Recomendações para Aquisição de Imagens
- Melhor ferramenta para aquisição de imagens
  - Radiografia para diagnóstico
  - RM para avaliação completa da extensão e do envolvimento da parte mole/medula

Achados na Radiografia
- Lesão surge da superfície cortical
  - Intimamente associada à superfície (contínua)
    - Inicialmente, pode parecer com espessamento cortical e ser mal interpretada como cicatrização da fratura por estresse
    - À medida que a lesão aumenta, partes desta podem estar adjacentes ao córtex sem aderir a este, dando a aparência de fenda (visto na radiografia em 30%)
  - Pode se desenvolver como espessamento cortical, parcialmente circunferencial
    - Córtex alargado contém mistura de formação óssea densa e desorganizada e regiões líticas
  - Pode se desenvolver como formações ósseas globulares ou ovais surgindo do córtex, mas em grande parte separadas deste
    - À medida que aumenta, pode parecer que "envolve" o osso
- Osso é maduro no local de origem, menos maduro na periferia
  - Lesão inicial pode conter somente osso imaturo, parecendo amorfo
  - Com o tempo, o osso amadurece, do centro da lesão para a periferia
    - Padrão de zoneamento oposto ao da miosite ossificante
  - Lesão de longo prazo pode até conter trabéculas
- Córtex é envolvido, mas difícil de avaliar por radiografia
  - Córtex endosteal pode mostrar espessamento esclerótico, mimetizando o envolvimento da medula
- Medula quase sempre envolvida, difícil de avaliar por radiografia
- Massa de partes moles na periferia da massa óssea: Inferida na radiografia pelo deslocamento dos planos do tecido adiposo

Achados na TC
- Mimetiza aqueles da radiografia; fendas vistas em 65%
- Pode ser mais fácil para avaliar a maturidade e o zoneamento da matriz óssea
- Envolvimento intramedular demonstrado, mas a extensão é mais bem avaliada na RM
- Massa de partes moles é mais aparente

Achados na RM
- T1: massa óssea de sinal baixo; sinal heterogêneo bastante isointenso ao músculo esquelético na massa de partes moles
  - Mostra envolvimento da medula (41% das lesões de baixo grau, 50% das lesões de alto grau)
- Sequências sensíveis a fluido
  - Sinal alto heterogêneo, contendo osso tumoral de sinal baixo
  - Parte mole de sinal alto observada na periferia da lesão
  - Envolvimento do córtex e da medula de sinal alto
    - Extensão intramedular não altera o prognóstico contanto que a ressecção seja completa
- Realce da parte mole e da medula envolvida
- Ficar atento a qualquer parte da lesão que tenha aparência mais agressiva ou diferente (p. ex., níveis de fluido)
  - Pode representar maior grau de osteossarcoma dentro da lesão
  - Pode representar desdiferenciação da lesão em sarcoma de superfície de alto grau, sarcoma de células fusiformes ou (raramente) OS telangiectásico

Biopsia Guiada por Imagem
- Biopsia deve ser direcionada para a parte mole não necrótica
- Qualquer região de massa de partes moles diferencialmente proeminente deve ser biopsiada
  - Pode representar região de grau mais alto de desdiferenciação para doença de alto grau
    - Desdiferenciação para doença de alto grau em 16% a 43%
    - Visto inicialmente ou em recorrência

DIAGNÓSTICO DIFERENCIAL

Osteocondroma
- Continuidade do córtex e da medula no tálus do osteocondroma deve ser característica de diferenciação
  - Imagem de corte transversal ocasionalmente necessária para mostrar isso

Miosite Ossificante
- Miosite madura tem padrão de zoneamento oposto do OS parosteal: mais maduro perifericamente, menos centralmente
- Miosite madura geralmente não é intimamente associada ao córtex adjacente
- Miosite imatura pode mimetizar o OS parosteal imaturo
  - Formação óssea amorfa
  - Reação cortical e periosteal
  - Edema de medula
  - Sinal alto, realçando a massa na RM (maior na miosite ossificante imatura que no OS parosteal imaturo)

Osteossarcoma Parosteal

Osteossarcoma Periosteal
- OS de superfície, geralmente mais diafisário na localização
- Matriz osteoide geralmente menos madura que no OS parosteal
  - OS parosteal imaturo pode mimetizar o OS periosteal maduro
  - Padrão de zoneamento é idêntico, como é o envolvimento cortical; medula raramente envolvida

Condroma Periosteal
- Lesão na superfície da cartilagem pode ter aparência semelhante à do OS parosteal inicial
  - Matriz pode parecer idêntica ao osso amorfo precoce; osso maduro tardio no OS parosteal é distintivo
  - Envolvimento cortical (frequentemente com bordas com serrilha ou estrias) mais semelhante ao OS periosteal que ao OS parosteal

Osteossarcoma de Superfície de Alto Grau
- OS parosteal inicial pode mimetizar a formação osteoide imatura desta lesão
- Geralmente mais diafisário na localização que o OS parosteal
- Geralmente maior massa de partes moles, crescimento mais rápido que o OS parosteal
- Lesão muito mais rara

PATOLOGIA

Características Gerais
- Genética
  - Um ou mais cromossomos anelares supranumerários
  - Diferente das alterações vistas no OS convencional
  - Anormalidade citogenética distinta resultando em amplificação dos genes *CDK4* e *MDM2*

Características Patológicas e Cirúrgicas Macroscópicas
- Massa lobulada dura aderida ao córtex
- Contém nódulos de cartilagem, alguns na superfície, mimetizando o capuz cartilaginoso incompleto
- 40% a 50% invadem a medula
- Periferia mais mole pode invadir o músculo esquelético adjacente
- Áreas carnudas devem ser avaliadas para desdiferenciação, particularmente na lesão recorrente

Características Microscópicas
- Trabéculas ósseas bem formadas, simulando o osso normal
  - Podem ou não apresentar borda osteoblástica
- Estroma hipocelular; células fusiformes mostrando atipia mínima
- 50% apresentam diferenciação cartilaginosa
  - Sem organização colunar como no osteocondroma
  - Pode levar ao diagnóstico errado como displasia fibrosa
- Pode ter grandes áreas desprovidas de osso e ricas em colágeno, semelhante ao fibroma desmoplásico
- 15% a 43% têm áreas de alto grau de desdiferenciação de células fusiformes
  - Podem estar presentes inicialmente ou na recorrência
  - Desdiferenciam para OS, fibrossarcoma ou histiocitoma fibroso maligno

QUESTÕES CLÍNICAS

Apresentação
- Sinais/sintomas mais comuns
  - Massa, geralmente indolor ou com dor de baixo grau
  - Ausência de flexão total do joelho (65% no fêmur distal posterior)

Demografia
- Idade
  - Mais comum na 3ª e na 4ª décadas; geralmente um pouco mais velhos que no OS convencional
- Gênero
  - Ligeira predominância feminina
- Epidemiologia
  - 4% a 5% de todos os osteossarcomas
  - OS de superfície mais comum (65%)

Histórico Natural e Prognóstico
- Crescimento lento e contínuo
- Metástases pulmonares tardias
- 90% a 95% de sobrevivência em 5 anos
- Se focos de desdiferenciação estão presentes (inicialmente ou em recorrência), o prognóstico é semelhante ao do OS convencional
- Se inicialmente tratado incompletamente, alta taxa de recorrência
  - Recorrência pode ser de grau superior ou desdiferenciação com maior potencial metastático

Tratamento
- Ressecção cirúrgica ampla, se for OS parosteal
- Se desdiferenciado, é tratado como OS convencional

CHECKLIST DO DIAGNÓSTICO

Considerar
- Necessário uma avaliação pré-cirúrgica com RM total
  - Parte mole e particularmente medula; o envolvimento deve ser delineado para permitir a ressecção ampla
  - Se a ressecção é marginal, alta taxa de recorrência
- Lesão potencialmente perigosa, uma vez que pode ser subestimada
  - Padrão histológico é frequentemente mal diagnosticado como displasia fibrosa, levando a ressecção incompleta
    - Discrepância entre a interpretação radiológica e patológica **deve** ser corrigida
    - Diagnóstico incorreto e subtratamento podem resultar em lesão tratável de baixo grau se transformando em lesão metastática de alto grau
  - Lesão pode conter regiões de grau mais alto (primariamente ou em recorrência)
    - Série de casos: ampla variedade deste achado (22%-64%)
    - Ficar atento aos focos de massa de partes moles não mineralizados

REFERÊNCIAS

1. Hang JF, et al: Parosteal osteosarcoma, Arch Pathol Lab Med. 138(5):694-699, 2014.
2. Yarmish G, et al: Imaging characteristics of primary osteosarcoma: nonconventional subtypes, Radiographics. 30(6):1653-1672, 2010.
3. Azura M, et al: Parosteal osteosarcoma dedifferentiating into telangiectatic osteosarcoma: importance of lytic changes and fluid cavities at imaging, Skeletal Radiol. 38(7):685-690, 2009.

Osteossarcoma Parosteal

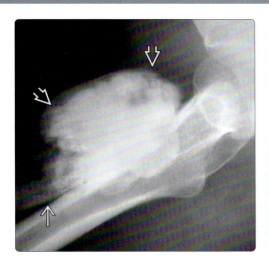 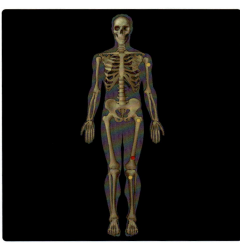

(À esquerda) *Radiografia lateral de fêmur proximal em paciente que relata crescimento lento desta massa por mais de 1 ano. Observe a aparência "colada" do osso maduro ➡ em um OS parosteal conforme este envolve o córtex. Uma fenda parcial é vista ➡.*
(À direita) *Gráfico representa a localização mais provável do OS parosteal (vermelho; 65% ocorrem no córtex femoral posterior) e as localizações menos comuns (amarelo: tíbia proximal, fêmur proximal, úmero proximal). As lesões são metafisárias.*

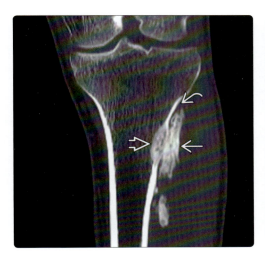 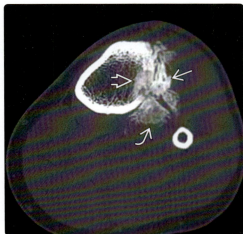

(À esquerda) *TC de reconstrução coronal em homem de 24 anos de idade mostra formação de osteoide maduro ➡ em tumor de superfície. Há uma fenda parcial ➡ na superfície. É visto o envolvimento da medula ➡; os resultados e a localização são típicos de OS parosteal.* (À direita) *TC axial, no mesmo caso, mostra novamente destruição cortical e envolvimento intramedular ➡ neste OS parosteal. A definição da extensão do envolvimento medular é fundamental para o planejamento cirúrgico. A formação óssea madura central ➡ com osso menos maduro perifericamente ➡ é típica.*

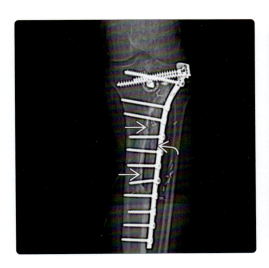 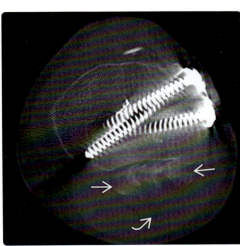

(À esquerda) *Escanograma por TC coronal no mesmo paciente obtido 5 anos depois mostra tratamento por saucerização do córtex ➡ e medula adjacente, com suporte por enxerto fibular ➡ e placa.* (À direita) *TC axial na extremidade proximal da placa mostra a recorrência do tumor, com osteoide do tumor formada posteriormente ➡, assim como massa de partes moles ➡ deslocando os tecidos circundantes. Uma recorrência de OS parosteal provavelmente apresenta um grau mais elevado de tumor ou a desdiferenciação do tumor para OS convencional. Uma amostragem cuidadosa do tecido é fundamental.*

Osteossarcoma Parosteal

(À esquerda) *Exame de raios X AP concede aparência bizarra a um OS parosteal. O fêmur distal inteiro parece estar expandido ➡. No entanto, observe que a formação óssea é bastante regular, contendo trabéculas e sem aparência agressiva.* (À direita) *Exame de raios X lateral no mesmo paciente mostra padrão trabecular bastante regular da formação óssea no OS parosteal ➡. Além disso, a origem da lesão parece concentrada no córtex posterior do fêmur distal, se estendendo em torno dos lados medial e lateral, a localização mais comum.*

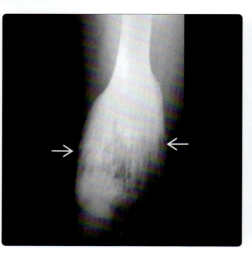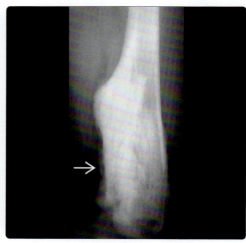

(À esquerda) *TC axial no mesmo paciente mostra a tremenda formação óssea ao redor dos 3/4 do córtex femoral ➡. Existe envolvimento da medula; não há dúvida do diagnóstico de OS parosteal. No entanto, a RM é necessária para a avaliação adequada da massa de partes moles externa ao tumor ósseo.* (À direita) *Exame de raios X lateral em paciente diferente mostra cura aparente do OS parosteal, com saucerização do córtex femoral posterior e incorporação do enxerto ósseo ➡. Se as margens estavam livres de tumor, a taxa de cura deveria ser > 90%.*

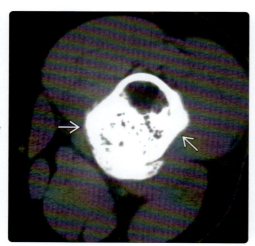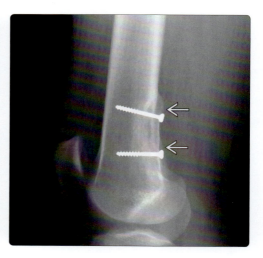

(À esquerda) *TCSC axial no mesmo paciente 8 anos depois mostra recorrência do tumor. Observe a formação óssea do tumor maduro no centro da massa de partes moles ➡, com osso menos maduro ao redor e parte mole ➡. Este é o padrão de zoneamento esperado do OS parosteal.* (À direita) *TCSC axial, mais distalmente no mesmo paciente, mostra matriz óssea menos madura e massa de partes moles considerável ➡. A recorrência pode ocorrer tardiamente, como neste caso, e é muitas vezes de grau mais alto que a lesão original ou desdiferenciado para OS convencional.*

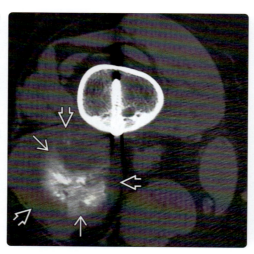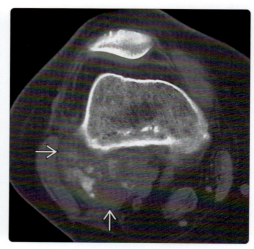

Osteossarcoma Parosteal

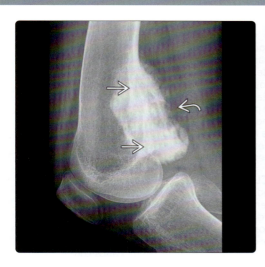
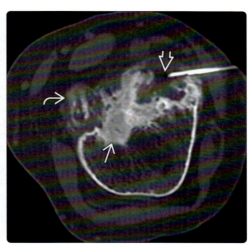

(À esquerda) *Exame de raios X lateral mostra matriz óssea densa que parece estar "colada" à metáfise femoral posterior. A matriz é mais madura centralmente ➡ que perifericamente ⮕. A aparência e a localização são típicas de OS parosteal.* (À direita) *TCSC axial em uma posição prona durante a biopsia mostra que há envolvimento da medula. A matriz central é madura ➡, com menos matriz madura perifericamente ⮕, o padrão de zoneamento típico de OS parosteal. Uma agulha de biopsia colocada na massa de partes moles ➡ mostrou desdiferenciação.*

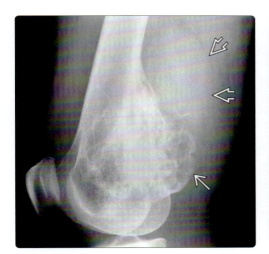
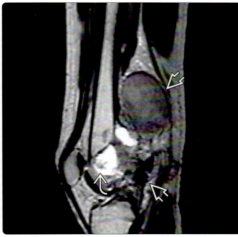

(À esquerda) *Exame de raios X lateral em paciente que relata ter tido um caroço removido 13 anos antes, considerado benigno, mostra lesão exofítica produzindo osso ➡ com massa de partes moles proximal ⮕. OS parosteal recorrente (previamente mal diagnosticado) deve ser assumido.* (À direita) *RM T2WI sagital da lesão mostra invasão óssea ➡ e grande massa ⮕. O caráter diferente do tumor em diferentes locais sugere que partes do tumor recorrente são de grau superior ao original. O diagnóstico correto no início é crucial.*

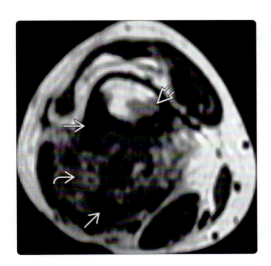
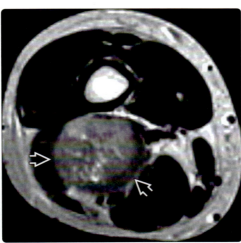

(À esquerda) *RM T1WI axial no mesmo paciente mostra invasão intraóssea pela lesão recorrente ⮕. A grande massa de partes moles contém osso tumoral de sinal baixo ➡, correspondendo ao que é visto na radiografia, assim como regiões de tumor de parte mole isointenso ao músculo. Observe que o feixe neurovascular ➡ é cercado.* (À direita) *RM T2WI axial, em um nível mais alto, mostra massa de sinal alto heterogêneo ⮕ sem osso. Esta é a região de tumor de grau mais alto; também deve ser cuidadosamente avaliado para as regiões de desdiferenciação.*

Osteossarcoma Periosteal

DADOS PRINCIPAIS

TERMINOLOGIA
- Osteossarcoma (OS) de superfície de grau intermediário, geralmente condroblástico

IMAGENS
- Localização: diáfise ou metadiáfise de ossos longos
  - Tíbia e fêmur (85%-95%) > ulna e úmero (5%-10%)
- Radiografia: espículas de osso calcificadas em 68%
  - Organizados perpendicularmente ao córtex; aparência de explosão solar
  - Formação óssea pode não ser típica; pode parecer mais densa, floculada
- Osso mais organizado e denso perto da superfície cortical, menos organizado e denso ao longo da borda externa
  - Padrão de zoneamento de maturação típico dos osteossarcomas de superfície
- Córtex tem aparência variável
  - Geralmente envolvimento cortical visível: espessamento (82%), que é com bordas com serrilha ou estrias (68%)
- Periósteo pode ser elevado nas extremidades proximal e distal da lesão, mimetizando, mas menos agressivo que os triângulos de Codman
- RM: matriz osteoide de sinal baixo exibido como raios perpendiculares ao córtex (75%)
  - Massa de partes moles de sinal alto heterogêneo, se estendendo desde a periferia do osteoide do tumor
  - Realce da massa de partes moles, mais qualquer envolvimento medular e cortical
  - Envolvimento medular é raro

QUESTÕES CLÍNICAS
- 2ª e 3ª décadas: geralmente um pouco mais tarde que no OS convencional, mas mais precoce que no OS parosteal
- Raro; < 2% de todos os osteossarcomas
- 25% de todos os osteossarcomas de superfície
- Tratamento: excisão cirúrgica ampla
- Prognóstico: 85% de sobrevivência em 5 anos com tratamento adequado
  - Melhor que o osteossarcoma convencional
  - Pior que o osteossarcoma parosteal

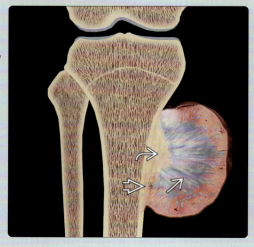
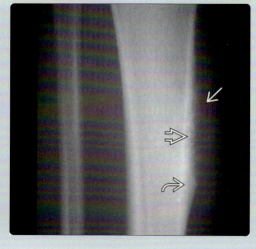

(À esquerda) *Gráfico de OS periosteal mostra lesão de base ampla que surge do córtex espessado ➔, com algumas regiões ossificadas que se misturam no tumor ➔. O componente de parte mole contém raios de cartilagem ou matriz óssea ➔ e regiões de células fusiformes.* (À direita) *Radiografia AP mostra OS periosteal típico. Há espessamento ➔, bem como estriação ➔ do córtex relacionado com esta lesão superficial. A lesão contém fraca matriz osteoide amorfa e reação periosteal perpendicular vista dentro da massa de partes moles ➔.*

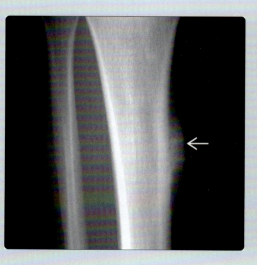
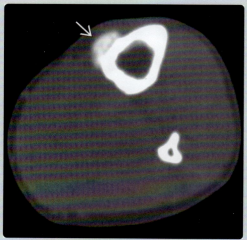

(À esquerda) *Radiografia AP em paciente diferente mostra outra aparência de OS periosteal. Esta lesão superficial produz aparência mais madura e menos osso espiculado ➔. Não há espessamento ou estriação cortical.* (À direita) *TCSC axial (mesmo paciente) permite melhor avaliação da matriz localizada completamente na superfície ➔. Essas características estão dentro da faixa da aparência esperada de OS parosteal, mas não tão clássico quanto os casos que mostram espículas e estriação cortical. O envolvimento da medula deve ser investigado por RM.*

Osteossarcoma Periosteal

TERMINOLOGIA

Abreviatura
- Osteossarcoma (OS)

Sinônimo
- OS condroblástico justacortical

Definições
- OS de superfície de grau intermediário, geralmente condroblástico; ± envolvimento da medula

IMAGENS

Características Gerais
- Localização
  - Diáfise ou metadiáfise de ossos longos
  - Tíbia e fêmur (85%-95%) > ulna e úmero (5%-10%)
  - Relatos raros de comprometimento da mandíbula, da clavícula, da pelve, da costela e do crânio
  - Um relato de caso de lesões metacronais bilaterais e um de lesões síncronas bilaterais
- Tamanho
  - Geralmente < 5 cm de comprimento
- Morfologia
  - Fusiforme ao longo do superfície cortical

Recomendações para Aquisição de Imagens
- Melhor ferramenta para aquisição de imagens
  - Diagnóstico na radiografia, avaliação completa na RM

Achados na Radiografia
- Espículas de osso calcificadas em 68%
  - Organizadas perpendicularmente ao córtex; aparência de explosão solar
  - Formação óssea pode não ser típica; pode parecer mais densa, floculada
  - Pode ter pouca formação óssea visível na radiografia
- Osso mais organizado e denso perto da superfície cortical, menos organizado e denso ao longo da borda externa
  - Padrão de zoneamento de maturação típico dos osteossarcomas de superfície
- Córtex tem aparência variável
  - Geralmente envolvimento cortical visível: espessamento (82%), com bordas com serrilha ou estrias (68%)
  - Córtex pode parecer irregular e permeado
- Periósteo pode ser elevado nas extremidades proximal e distal da lesão
  - Espessamento pode mimetizar a aparência do triângulo de Codman, mas não tão agressivo na aparência
  - Nenhuma reação periosteal verdadeiramente agressiva

Achados na TC
- Imita os resultados da radiografia
- Característica da matriz osteoide, inferior na atenuação, mais claramente delineada que na radiografia
  - Raios perpendiculares ao córtex vistos em 91%
  - Deve-se observar zoneamento, com osso mais organizado próximo à superfície cortical e osso menos organizado perifericamente
- Verdadeiro envolvimento do córtex pode ser determinado
  - Pode envolver circunferencialmente até 75% do córtex, mas geralmente consiste em 25% a 50%
- Pode mostrar pequena quantidade de envolvimento medular
- Massa de partes moles mostrada além de osteoide, mas toda a extensão é difícil de avaliar na TC

Achados na RM
- Necessária para avaliar a verdadeira extensão do envolvimento
- T1WI mostra sinal baixo do córtex e do osteoide
  - Massa de partes moles tende a ser quase isointensa ao músculo esquelético
- Sequências sensíveis a fluido: gordura saturada mais útil
  - Matriz osteoide de sinal baixo pode ser mostrada como raios perpendiculares ao córtex (75%)
  - Massa de partes moles de sinal alto heterogêneo, se estendendo desde a periferia do osteoide do tumor
    - Sinal pode ser tão alto que obscureça a matriz
    - Geralmente a massa que se estende além da matriz não é muito grande
  - Sinal alto dentro do córtex (geralmente sinal baixo) indica envolvimento cortical
  - Sinal alto dentro da medula de gordura saturada, contínuo com o tumor, indica extensão medular (incomum: 2%)
    - Envolvimento medular afeta a escolha da ressecção cirúrgica
    - Envolvimento medular geralmente é escasso, mas não deve impedir o diagnóstico
    - Sinal anormal da medula, não contínuo com o tumor, é mais provável edema que tumor
- Realce da massa de partes moles, mais qualquer comprometimento medular e cortical

DIAGNÓSTICO DIFERENCIAL

Condroma ou Condrossarcoma Periosteal
- Pode parecer idêntico ao OS periosteal
  - Pode não ser possível diferenciar o condroide calcificado do osteoide calcificado, respectivamente
  - Ambas as lesões tendem a formar serrilha ou estrias no córtex subjacente
  - Ambas as lesões tendem a comprometer a metadiáfise de ossos longos
- Condroma periosteal muito mais comum que OS periosteal; condrossarcoma periosteal é raro

Miosite Ossificante
- Miosite madura tem padrão distinto de ossificação, mais maduro periférica que centralmente
- Miosite imatura (4-12 semanas pós-traumatismo) pode mimetizar o OS periosteal
  - Formação óssea amorfa
  - Reação periosteal, edema na medula e no córtex
  - Sinal alto realçando a massa observada na RM
  - Halo fraco do osso periférico pode ser visto na RM ou na TC para ajudar a distinguir a miosite ossificante do OS periosteal

Osteossarcoma de Superfície de Alto Grau
- Mais raro que o OS periosteal
- Padrão de calcificação do osteoide do tumor mais variável, mas pode parecer semelhante
- Estriação ou destruição do córtex subjacente pode ter aparência semelhante
- Localização metadiafisária e ossos envolvidos (fêmur, tíbia, úmero) idênticos ao OS periosteal
- Lesão de grau mais elevado, de modo que a destruição possa ocorrer mais rapidamente
  - Massa de partes moles tende a ser maior

Osteossarcoma Periosteal

Osteossarcoma Parosteal
- Geralmente tem aparência distinta com lesão madura
  - Produção óssea mais organizada, às vezes contendo trabéculas
  - Osteoide do tumor é mais denso
  - Mesmo padrão de zoneamento, com osso mais organizado e maduro no local cortical de origem, osso menos maduro e massa de partes moles perifericamente
  - Pode parecer que envolve o osso, e pode ter fenda entre pelo menos parte do osso tumoral e córtex
  - Geralmente envolve o córtex e a medula adjacente
- Pode ser difícil para diferenciar do OS periosteal em duas circunstâncias
  - OS parosteal inicial pode ter pequenas quantidades de osso imaturo na posição justacortical, mimetizando OS periosteal
  - OS parosteal recorrente pode ser de grau mais alto, com menos osteoide maduro

PATOLOGIA

Características Gerais
- Genética
  - Pouca informação; mudanças cariotípicas complexas relatadas em três de quatro casos
  - Incidência familiar descrita em um relato

Estadiamento, Graduação e Classificação
- AJCC: incorpora tamanho do tumor, grau e metástases

Características Patológicas e Cirúrgicas Macroscópicas
- Fusiforme, aderido à superfície
- Espículas de osso surgindo perpendicularmente à superfície
  - Mais denso próximo ao centro de origem; afunila em direção à borda
  - Periferia pode não ser calcificada
- Pode apresentar aparência cintilante e cinzenta da cartilagem em partes do tumor

Características Microscópicas
- Massa ossificada intimamente aderida ao córtex
  - Osso maduro com ossificação endocondral
  - Condroblástico: predomina componente cartilaginoso
  - Diferentes graus de atipia celular; grau médio geral
- Espículas: núcleos vasculares alongados, rodeados por matriz óssea ou condro-óssea calcificada
  - Toda a espícula pode ser cercada por cartilagem não calcificada
- Periferia: geralmente não calcificada
  - Fascículos de células fusiformes, muitas vezes com atividade mitótica significativa

QUESTÕES CLÍNICAS

Apresentação
- Sinais/sintomas mais comuns
  - Massa indolor ou dolorosa de baixo grau

Demografia
- Idade
  - 2ª e 3ª décadas: geralmente um pouco mais tarde que no OS convencional, mas mais precoce que no OS parosteal
- Gênero
  - Ligeira predominância masculina

- Epidemiologia
  - Raro; < 2% de todos os osteossarcomas
  - 25% de todos os osteossarcomas de superfície
    - Mais comum que o OS de superfície de alto grau
    - Menos comum que o OS parosteal (relação 2:1 de parosteal para periosteal)

Histórico Natural e Prognóstico
- Progressão lenta em tamanho
- Prognóstico melhor que o OS convencional; não tão bom quanto o OS parosteal
  - 83% de sobrevivência livre de doença em estudo (acompanhamento de 15 anos)
  - Outro estudo mostrou sobrevivência em 5 anos melhor se não houver envolvimento medular (90% versus 75%)
- Se tratado inadequadamente (ressecção marginal), alta taxa de recorrência
  - 70% se as margens não forem claras
- 15% de taxa de metástase, geralmente para o pulmão
- Não tem propensão para a desdiferenciação

Tratamento
- Excisão cirúrgica ampla
  - Salvamento do membro normalmente viável, uma vez que a lesão é geralmente diafisária
- Quimioterapia tem sido usada em estudos europeus; não parece afetar a sobrevivência
  - Quimioterapia e radiação utilizadas de modo variável, de acordo com as preferências locais

CHECKLIST DO DIAGNÓSTICO

Considerar
- Ficar muito atento às partes moles e à extensão intramedular
  - Excisões sem margens claras resultam em significativa taxa de recorrência

Dicas para Interpretação de Imagens
- Determinação do comprometimento intramedular por RM pode ser difícil
  - Ocorre pouco, mas afeta o planejamento cirúrgico
  - Um estudo, com base em números bastante pequenos, sugere
    - Anormalidade do sinal medular que está em continuidade com a massa de partes moles deve ser interpretada como envolvimento da medula pelo tumor
    - Anormalidade do sinal medular que não está em continuidade com a massa de partes moles deve ser interpretada como edema

REFERÊNCIAS

1. Gulia A, et al: Oncological and functional outcome of periosteal osteosarcoma, Indian J Orthop. 48(3):279-284, 2014.
2. Cesari M, et al: Periosteal osteosarcoma: a single-institution experience, Cancer. 117(8):1731-1735, 2011.
3. Yarmish G, et al: Imaging characteristics of primary osteosarcoma: nonconventional subtypes, Radiographics. 30(6):1653-1672, 2010.
4. Murphey MD, et al: Imaging of periosteal osteosarcoma: radiologicpathologic comparison, Radiology. 233(1):129-138, 2004.

Osteossarcoma Periosteal

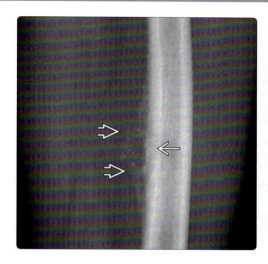
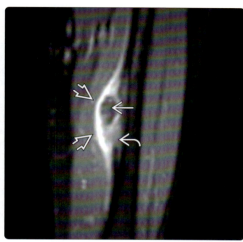

(À esquerda) *Radiografia lateral mostra matriz espiculada se estendendo para a massa de partes moles ➡. A lesão surge da superfície cortical, com irregularidades que sugerem envolvimento cortical ➡ e estriações. Nenhum comprometimento medular é visto na radiografia.* (À direita) *RM T1WI C+ FS coronal mostra sinal baixo do osso tumoral de superfície ➡, com sinal alto na massa circundante ➡. Este é o padrão de zoneamento esperado para um OS de superfície. Sinal fraco é visto dentro do córtex ➡, mas a cavidade medular não está envolvida. (Cortesia de K. Wright, MD.)*

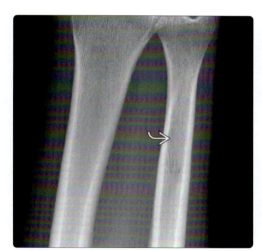
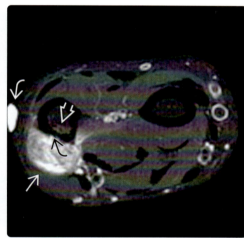

(À esquerda) *Radiografia AP em homem de 31 anos de idade com dor distal no antebraço mostra somente uma luz fraca ➡ para indicar lesão envolvendo a ulna distal.* (À direita) *RM T2 FS axial mostra grande massa de partes moles não homogêneo ➡ que causa estriação cortical ➡. Há um foco de hiperintensidade envolvendo a medula, sugerindo extensão intramedular ➡. Um marcador externo ➡ indica o local de dor. A lesão superficial com estriação cortical é típica de OS periosteal.*

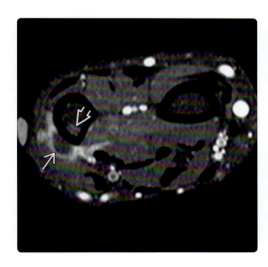
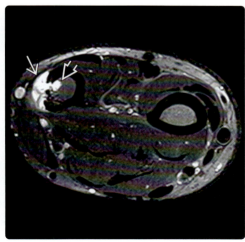

(À esquerda) *RM T1 C+ FS axial mostra a lesão que realça, circundando uma região necrótica ➡. Mais importante ainda, mostra também realce do foco suspeito dentro da medula ➡. O envolvimento medular deve ser diagnosticado, e a ressecção ampla incluindo a medula é recomendada. Infelizmente, o paciente recebeu apenas a ressecção marginal da porção de parte mole da lesão.* (À direita) *RM T2 FS axial 6 meses após ressecção marginal mostra recorrência nas partes moles ➡ e na medula ➡.*

Osteossarcoma Telangiectásico

DADOS PRINCIPAIS

TERMINOLOGIA
- Tumor formador de osso maligno contendo ou consistindo em grandes espaços cheios de sangue

IMAGENS
- Localização: 90% metáfise de osso tubular; outras localizações raras
  - Fêmur distal (48%) > tíbia proximal (14%), úmero proximal, fêmur proximal
- Lítico; lesão parcialmente geográfica
  - Zona estreita de transição pode ser vista em uma parte, zona ampla em outras partes
  - Ficar atento à região de bandeira vermelha onde a transição de osso normal para osso anormal é indistinta
  - Expansão aneurismática do córtex em 75%, apesar da expansão proeminente em menos casos (19%)
  - Geralmente matriz apenas sutilmente visível como pequenos focos na periferia da lesão (58%)
- RM T1WI: sinal não homogêneo semelhante ou levemente superior à intensidade do músculo
  - Pode conter ↑ de sinal por causa de meta-hemoglobina
  - Pequeno foco de sinal ↓ na periferia secundário às calcificações
- Sequências sensíveis a fluido: sinal alto não homogêneo
  - Níveis fluido-fluido em 90%
  - Partes sólidas nodulares das lesões vistas dentro da massa, muitas vezes na periferia
- Realce periférico e em qualquer tecido nodular

QUESTÕES CLÍNICAS
- Raro; 4% a 12% de todos os casos de osteossarcoma
- Mais comum na 2ª década; ampla faixa etária
- 68% de taxa de sobrevivência em 5 anos, semelhantemente à do osteossarcoma convencional
- Tratamento: igual ao do osteossarcoma convencional

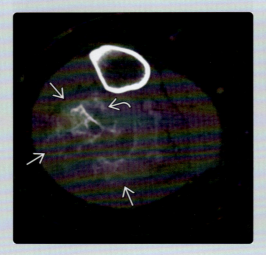 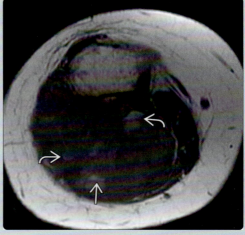

(À esquerda) TC óssea axial em mulher de 27 anos de idade mostra destruição da cabeça e do colo da fíbula, com pouco osso reconhecível restante, mas com matriz osteoide ➡. A massa ➡ é muito grande e apresenta atenuação inferior à do músculo. (À direita) RM T1 axial na mesma paciente mostra massa contendo regiões de níveis de fluido ➡, assim como áreas de intensidade de sinal alta ➡, indicando hemorragia. Ambos os resultados são típicos de osteossarcoma (OS) telangiectásico.

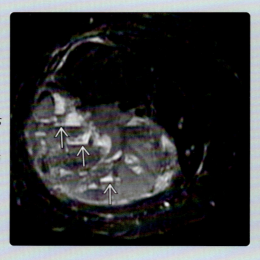 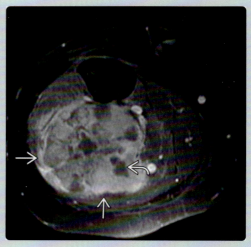

(À esquerda) RM STIR axial mostra vários níveis de fluido ➡ em grande parte da massa para melhor proveito. (À direita) RM T1 C+ FS axial obscurece os níveis de fluido, mas mostra intenso realce da massa ➡, bem como mais edema periférico. Há várias regiões de necrose tumoral ➡, típicas da natureza agressiva de OS telangiectásico. Com tratamento adequado, esta lesão tem taxas de sobrevivência semelhantes àquelas de OS convencional.

Osteossarcoma Telangiectásico

TERMINOLOGIA

Sinônimos
- Aneurisma ósseo maligno raro, osteossarcoma (OS) hemorrágico, OS semelhante ao cisto ósseo aneurismático

Definição
- Tumor formador de osso maligno contendo ou consistindo em grandes espaços cheios de sangue

IMAGENS

Características Gerais
- Localização
  - 90% metáfise de osso tubular; outras localizações raras
    - Fêmur distal (48%) > tíbia proximal (14%), úmero proximal, fêmur proximal
  - Lesão metafisária se estende até a epífise em 83%

Achados na Radiografia
- Lítico, pode parecer parcialmente geográfico
  - Zona estreita de transição pode ser vista em uma parte, zona ampla em outras partes
  - Pode ter pelo menos a margem esclerótica parcial
  - Com pouca frequência, é observado o padrão permeativo verdadeiro
  - Ficar atento à região de bandeira vermelha onde a zona de transição é indistinta
- Expansão aneurismática do córtex em 75%, apesar da expansão proeminente em menos casos (19%)
- Geralmente matriz apenas sutilmente visível como pequenos focos na periferia da lesão (58%)
  - Na parte óssea e/ou na parte mole da lesão
- Interrupção cortical (78%) com massa de partes moles na maioria, embora possa ser sutil na radiografia
- Reação periosteal agressiva é comum (72%)
- Alta incidência de fratura patológica (43%-61%)
- Aparência altamente agressiva também pode ocorrer

Achados na TC
- ↓ de atenuação heterogênea no centro da lesão
- Pequenos focos calcificados na periferia, geralmente mais bem vistos na TC (85%) que na radiografia (58%)
- Níveis fluido-fluido presentes, mas somente visíveis em 48%
- Destruição cortical e massa de partes moles
- Realce do tumor na periferia e no septo

Achados na RM
- T1WI: sinal não homogêneo semelhante ou levemente superior à intensidade do músculo
  - Pode conter ↑ de sinal por causa de meta-hemoglobina (96%)
  - Pode demonstrar níveis fluido-fluido
- Pequeno foco de sinal ↓ na periferia secundário às calcificações
- Sequências sensíveis a fluido: sinal alto não homogêneo
  - Níveis fluido-fluido em 90%
  - Partes sólidas nodulares das lesões vistas dentro da massa, muitas vezes na periferia
- Realce perifericamente e em qualquer tecido nodular

Achados na Medicina Nuclear
- Captação periférica com região fotopênica central (rosquinha) na maioria

DIAGNÓSTICO DIFERENCIAL

Cisto Ósseo Aneurismático
- Lesão lítica expandida surgindo na metáfise
- Geralmente mais geográfico que o OS telangiectásico
- Níveis fluido-fluido (raramente lesão sólida)
- Sem realce nodular ou no osteoide do tumor

PATOLOGIA

Características Gerais
- Genética
  - Poucos relatos mostram alteração cromossômica complexa

Características Patológicas e Cirúrgicas Macroscópicas
- Cístico, preenchido incompletamente com coágulo de sangue ("saco de sangue")
  - Ocupa > 90% da lesão; apenas pequena quantidade é sólida

Características Microscópicas
- Espaços cheios de sangue ou vazios separados por septos finos
  - Septo e periferia contêm células tumorais fusiformes altamente malignas
  - Osteoide fino visto em quantidades mínimas

QUESTÕES CLÍNICAS

Apresentação
- Sinais/sintomas mais comuns
  - Dor óssea profunda
  - Fratura patológica em 60%

Demografia
- Idade
  - Mais comum na 2ª década; ampla faixa etária
- Gênero
  - M:F = 1,5-2:1
- Epidemiologia
  - Raro; 4% a 12% de todos os casos de OS

Histórico Natural e Prognóstico
- 68% de taxa de sobrevivência em 5 anos, semelhante à do osteossarcoma convencional
  - Altamente sensível a quimioterapia, embora as taxas de sobrevivência não sejam diferentes das do OS

Tratamento
- Quimioterapia pré-cirúrgica
- Ressecção cirúrgica ampla, salvamento do membro, se possível
- Quimioterapia pós-operatória

CHECKLIST DO DIAGNÓSTICO

Considerar
- Observar os achados principais para evitar subdiagnóstico
  - Ausência de fronteira geográfica em qualquer parte da lesão
  - Rotura cortical
  - Massa de partes moles no septo ou na borda da lesão

REFERÊNCIAS

1. Yarmish G, et al: Imaging characteristics of primary osteosarcoma: nonconventional subtypes, Radiographics. 30(6):1653-1672, 2010.
2. Discepola F, et al: Telangiectatic osteosarcoma: radiologic and pathologic findings, Radiographics. 29(2):380-383, 2009.

Osteossarcoma Telangiectásico

(À esquerda) *Gráfico mostra OS telangiectásico. Observe a aparência extremamente hemorrágica, com coágulos sanguíneos ➡ e também pequenos nódulos de tumor ➡. (À direita) Radiografia oblíqua mostra lesão moderadamente agressiva com rotura cortical e massa de partes moles ➡. Está localizada na extremidade distal do fêmur e se estende para a superfície subarticular. Embora não haja matriz presente, condrossarcoma e OS devem ser considerados, junto com o tumor de células gigantes agressivo.*

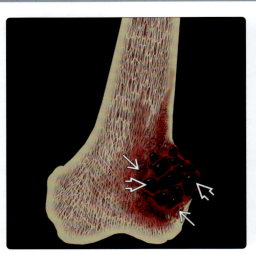
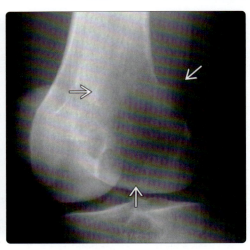

(À esquerda) *RM T2 axial no mesmo paciente mostra poucos níveis de fluido ➡ com massa sólida não homogênea circundante ➡. (À direita) RM T1 C+ coronal mostra realce da lesão ➡ e algumas regiões císticas ou necróticas. A biopsia mostrou OS telangiectásico. Esta lesão muitas vezes não aparece tão permeativa como um OS convencional; estas raramente contêm matriz e níveis de fluido são comuns. O diagnóstico correto é fundamento, pois o prognóstico e o tratamento são os mesmos do OS convencional; o subdiagnóstico pode ser desastroso.*

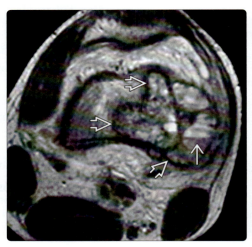
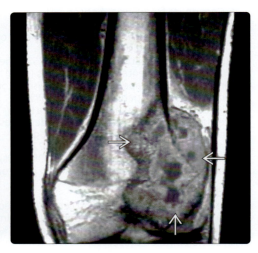

(À esquerda) *Exame de raios X AP mostra caso raro de sarcoma telangiectásico gravemente destrutivo. Há uma lesão lítica ➡ que contém matriz osteoide amorfa. Há reação periosteal e grande massa de partes moles. A imagem é a de um OS convencional agressivo. (À direita) RM T2WI axial no mesmo paciente mostra que a maioria da lesão contém níveis de fluido ➡, mais típicos de OS telangiectásico. Esta é uma disparidade surpreendente na aparência da radiografia e da RM, mas o diagnóstico foi confirmado na cirurgia.*

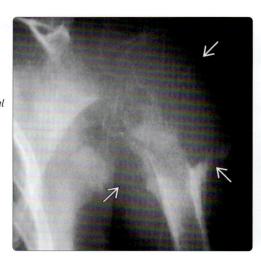
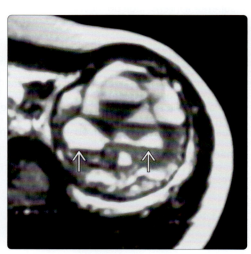

Osteossarcoma Telangiectásico

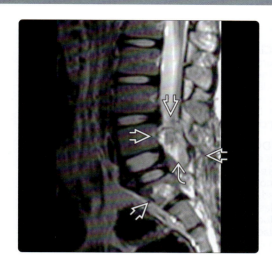
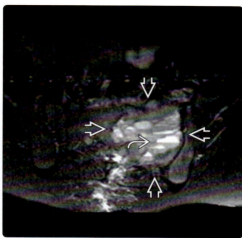

(À esquerda) *RM T2WI sagital de OS telangiectásico mostra massa agressiva originando-se no (agora colapsado) corpo vertebral de L5. A massa ⮕ se estende para elementos posteriores, canal espinhal, partes moles paravertebrais e sacro. Vários níveis fluido-fluido são vistos ➡.* (À direita) *RM T2WI FS axial no mesmo paciente mostra massa ⮕ junto com níveis fluido-fluido ➡. O último achado pode sugerir um cisto ósseo aneurismático; no entanto, a massa é mais extensa que o esperado para este diagnóstico e contém partes sólidas.*

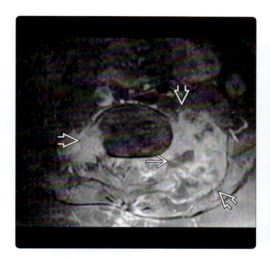
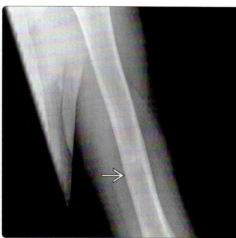

(À esquerda) *RM T1WI C+ axial obtida mais proximalmente mostra o realce dos componentes sólidos ⮕ em torno das áreas císticas de sinal baixo e não realçadas ➡. A combinação de destruição extensa e níveis de fluido leva ao diagnóstico de OS telangiectásico, comprovado na biopsia.* (À direita) *Radiografia AP mostra lesão sutil do úmero ➡ em criança que se queixou de dor neste local. Esta aparência pode ser mais sugestiva de histiocitose de células de Langerhans nesta criança. A RM foi realizada.*

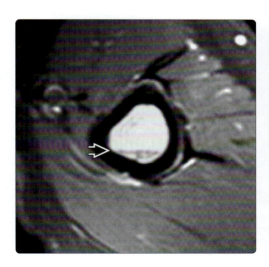
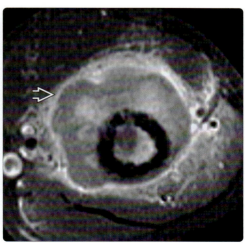

(À esquerda) *RM T2WI axial mostra um nível de fluido ⮕ dentro do úmero, considerado uma instituição externa para ser um cisto ósseo aneurismático (COA).* (À direita) *RM T1WI C+ axial obtida 2 meses depois mostra grande massa de partes moles ⮕ com extensa necrose e destruição óssea permeativa. Este caso demonstra a natureza agressiva do OS telangiectásico, assim como a aparência enganosamente não agressiva que pode ter no início. A bandeira vermelha é a disparidade entre a radiografia inicial e a RM; isto deve ser abordado.*

Osteossarcoma Intraósseo de Baixo Grau

DADOS PRINCIPAIS

TERMINOLOGIA
- Osteossarcoma de baixo grau que surge na cavidade medular óssea

IMAGENS
- Localização: Metadiafisário, geralmente ossos longos, particularmente fêmur e tíbia
- Permeativo; pode ser bastante sutil
- Insuficientemente marginado
- Até 1/3 pode apresentar margens bem definidas
- Pode conter trabeculação, esclerose
- Matriz: variável
- Maioria terá algum grau de destruição cortical
- ± reação periosteal
- ± massa de partes moles relativamente pequena
- RM frequentemente necessária para delinear a destruição cortical ou a massa de partes moles que pode estar presente

QUESTÕES CLÍNICAS
- Presente com dor de baixo grau, inchaço
  - Pode demorar meses ou anos antes de se buscar médicos
- Pico de incidência na 2ª e na 3ª décadas (média: 28 anos)
- Comportamento muito mais indolente que o osteossarcoma convencional
- Alta incidência de recorrência após ressecção inadequada

CHECKLIST DO DIAGNÓSTICO
- Lesões mais agressivas se enquadram na lista "pequena célula azul redonda" de lesões diafisárias permeativas
- Lesões menos agressivas, muitas vezes, inicialmente, mal diagnosticadas na patologia como displasia fibrosa e não reconhecidas até a recorrência
  - Excisão local com recorrência pode resultar em malignidade mais agressiva: desdiferenciação ou disseminação metastática

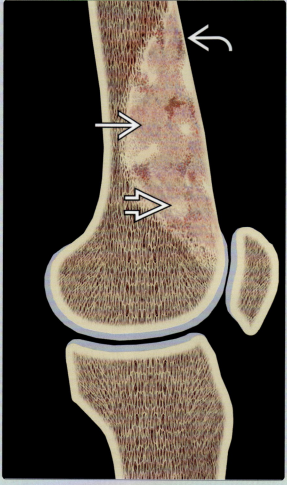

Gráfico sagital representa osteossarcoma intraósseo de baixo grau. Há uma mistura de osteoide imaturo ➡ e regiões maduras de formação óssea ➡. Não há margem esclerótica ou definida; a lesão é permeativa. O córtex é acentuadamente afilado ➡.

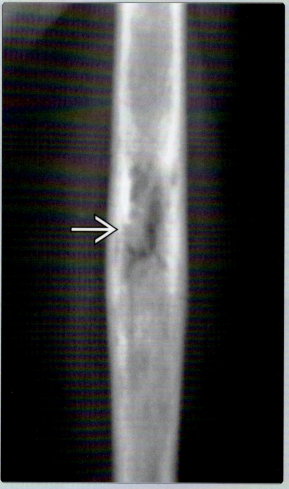

Radiografia AP de osteossarcoma intraósseo de baixo grau mostra lesão permeativa dentro da diáfise do úmero ➡. Não há matriz, rotura cortical, massa de partes moles ou reação periosteal.

Osteossarcoma Intraósseo de Baixo Grau

TERMINOLOGIA

Sinônimos
- Osteossarcoma central de baixo grau, osteossarcoma intramedular bem diferenciado, osteossarcoma esclerosante

Definição
- Osteossarcoma de baixo grau que surge na cavidade medular

IMAGENS

Características Gerais
- Melhor dica para diagnóstico
  - Lesão metadiafisária permeativa com aparência moderada de agressividade
- Localização
  - Geralmente ossos longos, particularmente fêmur e tíbia
  - Metadiafisário
- Tamanho
  - Tendem a ser grandes no momento da descoberta

Achados na Radiografia
- Permeativo; pode ser bastante sutil
- Insuficientemente marginado
  - Até 1/3 pode apresentar margens bem definidas
- Pode conter trabeculação, esclerose
- Matriz: variável
  - Pode ser lítica, mas muitas vezes densamente mineralizada
  - Regiões de mineralização amorfa também
- Maioria terá algum grau de destruição cortical
  - Expansão, adelgaçamento do córtex, ou permeativa
- ± reação periosteal (22%-50% relatada)
- ± massa de partes moles relativamente pequena

Achados na TC
- Mimetiza os resultados radiográficos; pode mostrar melhor a matriz, a rotura cortical e a reação periosteal

Achados na RM
- Variabilidade na presença de matriz afeta homogeneidade e sinal baixo persistente em todas as sequências
- Geralmente sinal baixo não homogêneo em T1 e sinal alto não homogêneo nas sequências sensíveis a fluido, com realce
  - Mostra melhor o envolvimento do córtex e a massa de partes moles

DIAGNÓSTICO DIFERENCIAL

Sarcoma de Ewing
- Sem matriz, mas pode provocar reação óssea esclerótica
- Diafisário e permeativo
- A maioria dos casos tem massa muito grande de partes moles, mas a minoria pode parecer menos agressiva inicialmente

Histiocitose de Células de Langerhans
- Permeativa, variando de não agressiva a altamente agressiva na aparência
- Pode ter massa de partes moles

Displasia Fibrosa
- Lesão expandida com densidade variável, córtex afilado
- Diagnóstico inicial de osteossarcoma intraósseo de baixo grau é muitas vezes displasia fibrosa (DF) nas imagens e na histologia

PATOLOGIA

Características Gerais
- Genética
  - Baixo número de desequilíbrios cromossômicos contrasta com aberrações complexas nos osteossarcoma de alto grau

Características Microscópicas
- Muito difícil de se diagnosticar: pode parecer DF, fibroma desmoplásico, osteoblastoma, fibroma condromixoide, osteossarcoma parosteal de baixo grau
- Estroma fibroblástico de hipo a moderadamente celular
- Quantidades variáveis de produção de colágeno e osteoide

QUESTÕES CLÍNICAS

Apresentação
- Sinais/sintomas mais comuns
  - Dor de baixo grau, inchaço
  - Pode demorar meses ou anos antes de buscar cuidados médicos

Demografia
- Idade
  - Pico de incidência na 2ª e na 3ª décadas (média: 28 anos)
- Gênero
  - M = F
- Epidemiologia
  - 1% a 2% de todos os osteossarcomas

Histórico Natural e Prognóstico
- Comportamento muito mais indolente que o osteossarcoma convencional
- Alta taxa de recorrência após ressecção inadequada
  - Recorrência pode apresentar maior grau histológico ou desdiferenciação com potencial para metástases
- De 15% a 20% progridem para sarcoma de célula fusiforme de alto grau

Tratamento
- Excisão ampla inicial deve ser definitiva para evitar a recorrência e a possível desdiferenciação

CHECKLIST DO DIAGNÓSTICO

Considerar
- Lesões mais agressivas se enquadram na lista "pequena célula azul redonda" de lesões diafisárias permeativas
- Lesões menos agressivas muitas vezes são inicialmente mal diagnosticadas na patologia como DF e não são reconhecidas como osteossarcoma até a recorrência
  - Excisão local com recorrência pode resultar em malignidade mais agressiva
  - Ficar atento às regiões de bandeira vermelha: destruição cortical, massa de partes moles, reação periosteal

REFERÊNCIAS

1. Gilg MM, et al: Central low-grade osteosarcoma with an unusual localization in the diaphysis of a 12-year old patient, Radiol Oncol. 47(2):192-196, 2013.
2. Yarmish G, et al: Imaging characteristics of primary osteosarcoma: nonconventional subtypes, Radiographics. 30(6):1653-1672, 2010.
3. Andresen KJ, et al: Imaging features of low-grade central osteosarcoma of the long bones and pelvis, Skeletal Radiol. 33(7): 373-379, 2004.

Osteossarcoma Intraósseo de Baixo Grau

(À esquerda) *Radiografia AP mostra caso típico de osteossarcoma intraósseo de baixo grau. Uma lesão lítica moderadamente agressiva é vista ocupando o espaço medular da metadiáfise da tíbia proximal. Grande parte da lesão parece permeativa ➡, mas regiões mais circunscritas também são vistas. Há uma pequena região de rotura cortical, que apresenta alguma matriz osteoide amorfa ➡.*
(À direita) *Radiografia lateral no mesmo paciente mostra que grande parte da lesão parece apenas moderadamente agressiva, com regiões geográficas ➡. A imagem radiográfica geral é de agressividade apenas moderada, mas o único local de rotura cortical deve alertar ao diagnosticador que algo mais agressivo que displasia fibrosa deve ser considerado. A RM deve ser considerada obrigatória neste caso.*

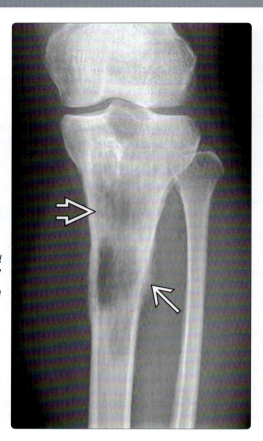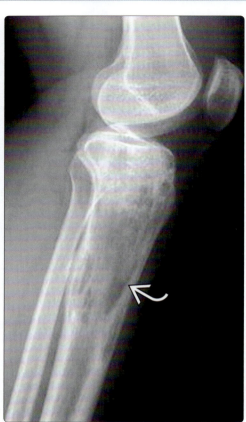

(À esquerda) *RM T1WI coronal no mesmo paciente mostra lesão permeativa que surge dentro da medula ➡. A rotura cortical e a massa de partes moles ➡ são maiores que o sugerido pela radiografia.* (À direita) *RM T2 FS axial mostra sinal medular alto não homogêneo. Há sinal alto dentro de grande parte do córtex ➡, indicando permeação e rotura cortical ➡. Massa de partes moles é vista circunferencialmente sobre a tíbia, o que poderia ser um osteossarcoma (OS) convencional por critérios de imagem. No entanto, há partes que parecem menos agressivas na radiografia que a maioria dos OS, e a massa de partes moles é relativamente menor que o frequentemente visto no OS convencional. Pode-se, portanto, considerar o diagnóstico de osteossarcoma intraósseo de baixo grau, que foi confirmado pela histologia. (Cortesia de KJ Suh, MD.)*

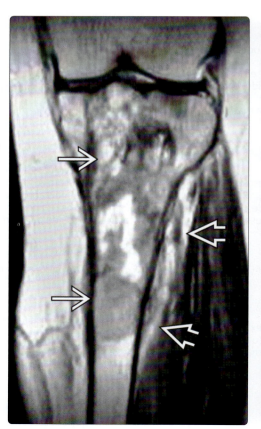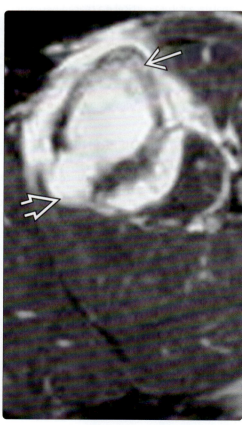

Osteossarcoma Intraósseo de Baixo Grau

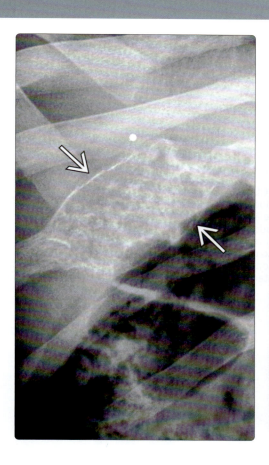
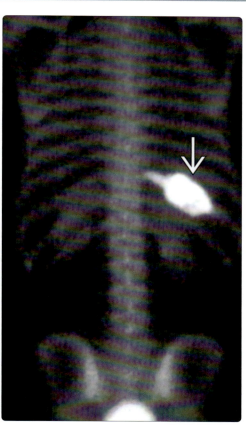

(À esquerda) *Radiografia AP mostra lesão solitária na costela ➡, que é expandida, bem marginada e contém matriz. A lesão contendo matriz mais frequente nas costelas é o encondroma. Entretanto, encondromas de costelas raramente atingem este tamanho. A displasia fibrosa é comum na costela, mas a matriz não deve ser distinta. Este paciente declarou que a massa estava presente há vários anos, mas agora era mais incômoda.* **(À direita)** *Cintilografia óssea posteroanterior no mesmo paciente mostra que a lesão solitária tem captação intensa ➡. Embora o encondroma ou a displasia fibrosa possam apresentar captação moderada, raramente é tão intensa; este grau de captação e a indicação do paciente de um aumento recente do desconforto merecem análise mais aprofundada.*

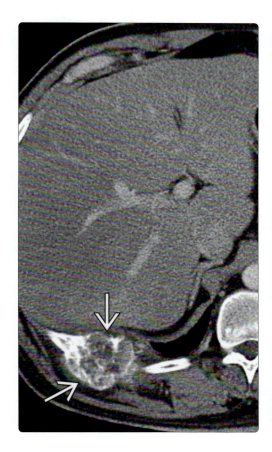
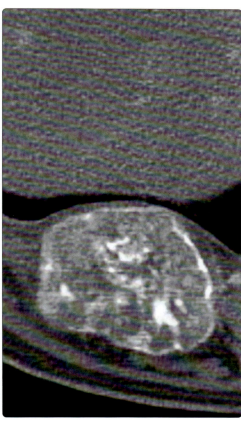

(À esquerda) *TC axial acrescenta informações importantes, mostrando nenhuma rotura cortical ou massa de partes moles relacionada com a lesão ➡. A matriz não é identificável como distintamente osteoide ou condroide.* **(À direita)** *TC axial em um corte diferente confirma que não se pode distinguir entre matriz osteoide e condroide. No entanto, a lesão parece não agressiva. Estatisticamente, esperava-se que esta lesão fosse um condrossarcoma de baixo grau que surge de um encondroma subjacente. A raridade do osteossarcoma em relação aos tumores formadores de cartilagem nas costelas levou a este diagnóstico. Entretanto, na cirurgia, provou se tratar de osteossarcoma intraósseo de baixo grau. Felizmente, o tratamento de ressecção ampla seria adequado para ambos.*

Osteossarcoma de Superfície de Alto Grau

DADOS PRINCIPAIS

TERMINOLOGIA
- Tumor formador de osso, de alto grau, que surge da superfície óssea

IMAGENS
- Localização: diafisário, superfície
  - Fêmur (46%) > úmero (16%) > tíbia/fíbula
- Matriz osteoide geralmente presente na massa de partes moles
- Córtex subjacente pode estar parcialmente destruído
- Reação periosteal comum; tende a ser perpendicular e agressivo
- RM: massa de partes moles contém quantidades variáveis de osteoide do tumor de sinal baixo
  - Afeta a homogeneidade e o sinal geral da massa
  - Geralmente, sequências sensíveis a fluido mostram sinal alto não homogêneo
  - Invasão da parte mole adjacente além dos limites aparentes da matriz
  - Comprometimento medular mínimo pode ser visto e deve ser procurado
  - Ávido realce com contraste

PRINCIPAIS DIAGNÓSTICOS DIFERENCIAIS
- Aparência da imagem pode ser quase idêntica nas lesões a seguir (histologia as diferencia)
  - Osteossarcoma parosteal
  - Osteossarcoma periosteal
  - Condroma periosteal

QUESTÕES CLÍNICAS
- Pico de incidência na 2ª década; distribuição de idade semelhante à do osteossarcoma convencional
- < 1% de todos os osteossarcomas; 10% de todos os osteossarcomas justacorticais
- Prognóstico um pouco melhor comparado ao do osteossarcoma convencional
- Mesmo tratamento que o do osteossarcoma convencional

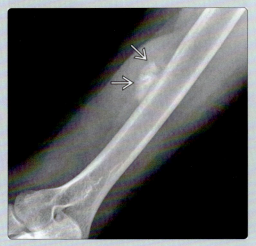
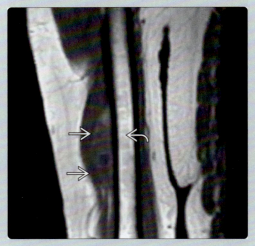

(À esquerda) Radiografia anteroposterior mostra osteossarcoma de superfície de alto grau com matriz osteoide na superfície diafisária ➡, parecendo um pouco agressivo, na medida em que não é organizado. Não há reação periosteal óbvia ou comprometimento do córtex ou da medula subjacentes. (À direita) RM T1WI coronal confirma que a lesão está confinada à superfície ➡. Sinal baixo não homogêneo, relacionado com matriz óssea conhecida. A medula ➡ e o córtex adjacentes parecem não ser perturbados pela lesão.

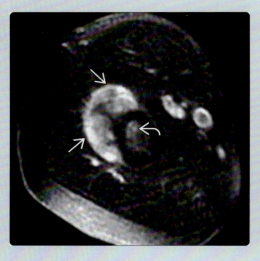
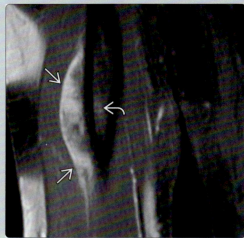

(À esquerda) RM T2 FS axial no mesmo paciente mostra sinal alto heterogêneo ➡, com sinal baixo da matriz visto mais centralmente. Observe que a lesão se estende para além dos limites da matriz para a parte mole. Existe um sinal alto sutil dentro da medula adjacente à lesão ➡, indicando extensão intramedular. (À direita) RM T1WI C+ FS coronal mostra ávido realce da lesão ➡ com extensão proximal e distal ao longo do periósteo. Não há sinal cortical, mas o sinal medular sutil ➡ suscita preocupação com o comprometimento.

Osteossarcoma de Superfície de Alto Grau

TERMINOLOGIA

Sinônimos
- Osteossarcoma justacortical, osteossarcoma de superfície

Definição
- Tumor formador de osso de alto grau que surge da superfície óssea

IMAGENS

Características Gerais
- Melhor dica para diagnóstico
  - Lesão produzindo matriz osteoide nas partes moles adjacentes ao osso longo e com comprometimento da superfície do osso longo
- Localização
  - Fêmur (46%) > úmero (16%) > tíbia/fíbula
  - Lesão superficial, diafisária

Achados na Radiografia
- Matriz osteoide geralmente presente na massa de partes moles
  - Sem matriz, apenas pode ver distorção dos planos adiposos em torno da massa de partes moles
- Córtex subjacente pode ser parcialmente destruído
  - Estriação do córtex ou mudança permeativa
- Reação periosteal comum; tende a ser agressivo

Achados na TC
- Imita aqueles da radiografia
- Matriz osteoide fraca pode ser mais bem observada na TC

Achados na RM
- Massa de partes moles contendo quantidades variáveis de osteoide do tumor de sinal baixo
  - Afeta a homogeneidade e o sinal geral da massa
  - Geralmente, sequências sensíveis a fluido mostram sinal alto não homogêneo
  - Invasão da parte mole adjacente além da matriz
- Reação periosteal com edema no córtex adjacente
- Comprometimento medular mínimo pode ser visto e deve ser procurado (relatado em 8%-48% dos casos)
- Ávido realce com contraste

DIAGNÓSTICO DIFERENCIAL

Osteossarcoma Periosteal
- Estriação semelhante e comprometimento do córtex
- Produção da matriz osteoide na massa superficial de partes moles pode parecer identicamente amorfa à do OS de superfície de alto grau
- Pode envolver menor circunferência do osso que o OS de superfície de alto grau, mas não é um fator diferenciador

Osteossarcoma Parosteal
- Osteossarcoma parosteal de rotina tem produção óssea mais madura e parece mais organizado
- Osteossarcoma parosteal desdiferenciado pode ter produção óssea amorfa semelhante

Condroma Periosteal
- Tumor benigno cartilaginoso de superfície
  - Matriz é condroide, embora nem sempre de diferenciação fácil do osteoide imaturo
- Pode desenvolver estriações semelhantes do córtex subjacente

PATOLOGIA

Características Patológicas e Cirúrgicas Macroscópicas
- Superfície multilobulada
- Cor varia dependendo da quantidade de matriz condroide, matriz osteoide, hemorragia e necrose
- Pontos "moles" na superfície ajudam a diferenciar do osteossarcoma parosteal

Características Microscópicas
- Mesma histologia do osteossarcoma convencional
- Atipia citológica de alto grau e alta atividade mitótica

QUESTÕES CLÍNICAS

Apresentação
- Sinais/sintomas mais comuns
  - Massa dolorosa
  - Raramente presente com fratura patológica

Demografia
- Idade
  - Pico de incidência na 2ª década; distribuição de idade semelhante à do osteossarcoma convencional
- Gênero
  - Ligeira predominância masculina (1,6:1)
- Epidemiologia
  - < 1% de todos os osteossarcomas; 10% de todos os osteossarcomas justacorticais

Histórico Natural e Prognóstico
- Prognóstico um pouco melhor que o do osteossarcoma convencional
  - 82% de taxa de sobrevivência em 5 anos em uma série
- Principal fator prognóstico é a resposta à quimioterapia

Tratamento
- Mesmo tratamento que o osteossarcoma convencional
  - Quimioterapia pré-operatória, seguida de reestabelecimento
  - Ressecção ampla
  - Quimioterapia adjuvante pós-operatória
  - ± radioterapia, frequentemente relacionada com a adequação das margens tumorais na cirurgia

CHECKLIST DO DIAGNÓSTICO

Considerar
- Pode ser impossível de se diferenciar dos outros osteossarcomas de superfície pelas imagens
  - Prognóstico e tratamento são significativamente diferentes
  - Maior agressividade no osteossarcoma de superfície deve sugerir este diagnóstico

REFERÊNCIAS

1. Yarmish G, et al: Imaging characteristics of primary osteosarcoma: nonconventional subtypes, Radiographics. 30(6):1653-1672, 2010.
2. Staals EL, et al: High-grade surface osteosarcoma: a review of 25 cases from the Rizzoli Institute, Cancer. 112(7):1592-1599, 2008.
3. Murphey MD, et al: Imaging of periosteal osteosarcoma: radiologicpathologic comparison, Radiology. 233(1):129-138, 2004.
4. Vanel D, et al: Radiological study of 12 high-grade surface osteosarcomas, Skeletal Radiol. 30(12):667-671, 2001.

Osteossarcoma Secundário

DADOS PRINCIPAIS

TERMINOLOGIA
- Sarcoma de formação óssea que surge no osso afetado por condição subjacente que o torna suscetível à degeneração sarcomatosa
  - Doença de Paget
  - Osso previamente irradiado
  - Condrossarcoma desdiferenciado

IMAGENS
- Mudança agressiva no caráter dentro da lesão subjacente
- Sarcoma de Paget: alterações subjacentes à doença de Paget
  - Padrão lítico ou misto lítico/esclerótico altamente destrutivo
  - Ocorre em qualquer osso afetado pela doença de Paget
  - Distribuição semelhante à doença de Paget, exceto ↓ de incidência nas vértebras e ↑ de incidência no úmero
- Sarcoma de radiação: alterações subjacentes à radiação prévia
  - Osso curto (hipoplásico) se irradiado na infância
  - Mudanças líticas e escleróticas mistas da osteonecrose por radiação em 50%
  - Alterações sobrepostas da nova destruição óssea, matriz osteoide e massa de partes moles
  - Localização: locais de radiação frequente, incluindo principalmente cintura escapular, asa ilíaca, ossos longos
- Condrossarcoma desdiferenciado: resultados subjacentes de condrossarcoma
  - Matriz condroide presente, ausente ou sutil
  - Mudança destrutiva sobreposta, muitas vezes em uma parte da lesão

QUESTÕES CLÍNICAS
- Idade de apresentação variável; tende a ser na população mais velha
  - Sarcoma de Paget: mediana é de 64 anos
  - Sarcoma de radiação: período mediano de latência é de 11 anos após a radiação, mas há ampla variedade
  - Condrossarcoma desdiferenciado: 50 a 60 anos
- Histórico natural: prognóstico extremamente ruim

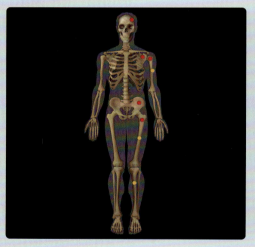
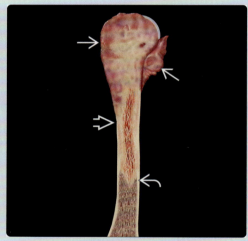

(À esquerda) Gráfico mostra os locais típicos de desenvolvimento do OS secundário. Estes são os locais que são frequentemente irradiados, ou as localizações frequentes para condrossarcoma ou para a doença de Paget.
(À direita) Gráfico representa o OS surgindo na doença de Paget. Há um grande tumor destrutivo localizado proximalmente ➡, com extensão para a parte mole. O tumor se mistura imperceptivelmente na doença de Paget, mostrando típico córtex espessado e trabéculas desordenadas ➡. Nota-se marginalização acentuada entre a doença de Paget e o osso normal adjacente ➡.

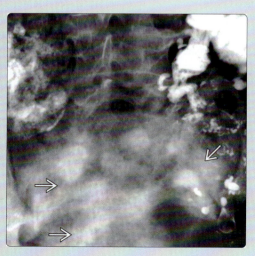
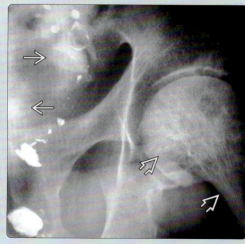

(À esquerda) Radiografia AP mostra o sarcoma de Paget. O sacro é substituído por uma densidade óssea amorfa fofa ➡. O osso é expandido, sem trabéculas normais. Esta aparência só pode representar o osteossarcoma; pacientes desta idade com osteossarcoma muitas vezes têm uma etiologia subjacente.
(À direita) Radiografia AP no mesmo paciente mostra o osteoide do tumor substituindo o sacro ➡. O quadril tem aparência distintamente diferente, com trabéculas grossas ➡. Esta é a típica doença de Paget, e a lesão sacral é o OS secundário.

Osteossarcoma Secundário

TERMINOLOGIA

Definição
- Sarcoma de formação óssea que surge no osso afetado por condição subjacente que o torna suscetível à degeneração sarcomatosa
  - Doença de Paget
  - Osso previamente irradiado
  - Condrossarcoma desdiferenciado
  - Outros distúrbios raros, incluindo desdiferenciação dos osteossarcomas (OSs) de superfície para o OS de alto grau

IMAGENS

Características Gerais
- Melhor dica para diagnóstico
  - Alteração agressiva dentro da lesão subjacente

Achados na Radiografia
- Sarcoma de Paget
  - Doença de Paget subjacente
    - Trabéculas grossas, misto de doença lítica/esclerótica, córtex espessado
  - Padrão lítico ou misto lítico/esclerótico altamente destrutivo
  - Rotura cortical, massa de partes moles
- Sarcoma de radiação
  - Alterações subjacentes à radiação prévia
    - Osso curto (hipoplásico) se irradiado na infância
    - Mudanças líticas e escleróticas mistas da osteonecrose por radiação em 50%
      □ Pode ser no osso inteiro se irradiado para o sarcoma de Ewing ou o linfoma
      □ Pode ser em configuração semelhante a uma porta; parte do osso pode estar comprometida se incluída no campo do tratamento, com outras partes normais
  - Alterações sobrepostas da nova destruição óssea, matriz osteoide e massa de partes moles
- Condrossarcoma desdiferenciado
  - Achados subjacentes de condrossarcoma
    - Córtex espessado ou fino, mas não agressivo
    - Matriz condroide presente, ausente ou sutil
  - Destruição sobreposta em uma parte da lesão
    - Nova rotura cortical, massa de partes moles, osteoide

PATOLOGIA

Características Gerais
- Etiologia
  - Sarcoma de Paget
    - Geralmente os pacientes têm a doença de Paget generalizada e de longo prazo (pelo menos 70%)
    - Ocorre de maneira incomum com doença monostótica
  - Sarcoma de radiação
    - Úmero glenoide ou proximal: radiação axilar para o câncer de mama
    - Cintura escapular proximal: radiação em manto para a doença de Hodgkin
    - Asa ilíaca: radiação para o tumor de Wilms
    - Ossos longos: radiação óssea total para o sarcoma de Ewing ou o linfoma ósseo primário
  - Condrossarcoma desdiferenciado
    - 10% dos condrossarcomas desdiferenciados
  - Outros sarcomas desdiferenciados
    - Osteossarcoma parosteal
      □ Ressecção incompleta → alta taxa de recorrência
      □ Recorrência frequentemente é de grau mais alto
      □ Menos comumente, a recorrência contém regiões de desdiferenciação para OS convencional
    - Infarto ósseo: transforma-se em histiocitoma fibroso maligno (HFM) mais comumente que o OS
    - Displasia fibrosa: desdiferenciação rara para o OS, associada à síndrome de Albright
    - Implantes metálicos: desenvolvimento raro de tumor; geralmente HFM, poucos relatos de OS

QUESTÕES CLÍNICAS

Demografia
- Idade
  - Sarcoma de Paget: mediana é de 64 anos
  - Sarcoma de radiação: período mediano de latência é de 11 anos após a radiação, mas há grande variação
  - Condrossarcoma desdiferenciado: 50 a 60 anos
- Epidemiologia
  - 5% a 7% de todos os osteossarcomas
  - Sarcoma de Paget
    - 67% a 97% dos casos de OS secundários
    - Alteração sarcomatosa ocorre em 0,7% a 0,95% dos pacientes com a doença de Paget
  - Sarcoma de radiação
    - 6% a 22% dos osteossarcomas secundários
    - Risco de desenvolvimento de OS em osso irradiado em 0,03% a 0,8%
      □ Prevalência pode ser aumentada dada a maior sobrevivência de crianças tratadas com radiação
    - Período mediano de latência: 11 anos; intervalo: 2 a 35 anos
  - Condrossarcoma desdiferenciado
    - 10% dos condrossarcomas desdiferenciados
    - Parte desdiferenciada, geralmente HFM, mas pode ser OS, fibrossarcoma ou rabdomiossarcoma

Histórico Natural e Prognóstico
- Prognóstico do sarcoma de Paget
  - Prognóstico ruim; 11% de sobrevivência em 5 anos
  - Metástases presentes em 25% das apresentações iniciais
- Prognóstico do sarcoma de radiação
  - 68,2% de sobrevivência em 5 anos para lesões de extremidade
  - 27,3% de sobrevivência em 5 anos para lesões axiais (pélvica, vertebral, cintura escapular)
- Condrossarcoma desdiferenciado
  - Prognóstico sombrio: 10% de sobrevivência em 2 anos

REFERÊNCIAS

1. Yagishita S, et al: Secondary osteosarcoma developing 10 years after chemoradiotherapy for non-small-cell lung cancer, Jpn J Clin Oncol. 44(2):191-194, 2014.
2. Murphey MD, et al: The many faces of osteosarcoma, Radiographics. 17(5):1205-1231, 1997.

Osteossarcoma Secundário

(À esquerda) *Radiografia AP obtida durante venografia mostra veia normal sobreposta a fêmur anormal, com espessamento cortical ao longo da diáfise ➡ e esclerose do côndilo lateral do fêmur ➡. Esta é a típica doença de Paget. O contraste é excepcionalmente bem visto na venografia, indicando obstrução proximal.* (À direita) *TCSC axial no mesmo paciente mostra grande OS na asa ilíaca ➡, que surge na doença de Paget e causa obstrução vascular. Este é um caso de degeneração de Paget para OS.*

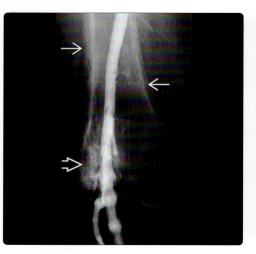 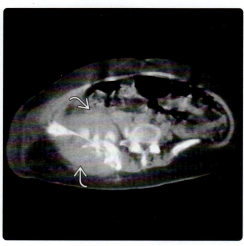

(À esquerda) *Radiografia lateral mostra condrossarcoma intramedular, com matriz central ➡ e espessamento cortical ➡. Sobreposto a isto está a massa de partes moles focal, que contém osteoide amorfo fraco ➡. Este é um caso de condrossarcoma que se desdiferenciou em um OS altamente agressivo.* (À direita) *TCSC axial, a primeira de três imagens, mostra curso de um condrossarcoma esternal. Esta imagem foi obtida na apresentação e mostra massa com matriz condroide dispersa ➡, típica de condrossarcoma.*

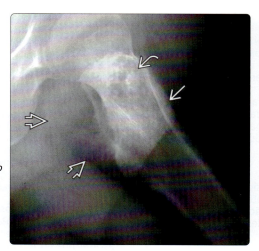 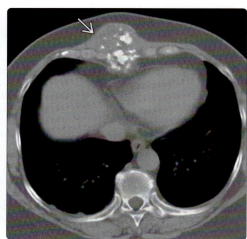

(À esquerda) *TCSC axial mostra que o paciente foi submetido ao tratamento padrão de ressecção ampla, sem sugestão de complicação ➡.* (À direita) *TCSC axial obtida 20 meses após ressecção mostrou pequena massa ou espessamento no local de ressecção. Apenas 3 meses após este exame, esta TC foi obtida, mostrando que a massa tinha aumentado significativamente em um período muito curto. Não há matriz dentro da massa ➡. Na cirurgia, provou-se ser um condrossarcoma, desdiferenciado para OS.*

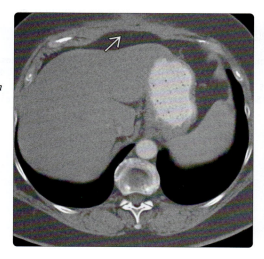 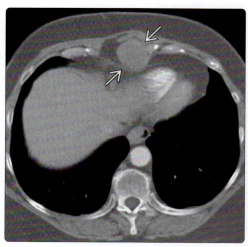

Osteossarcoma Secundário

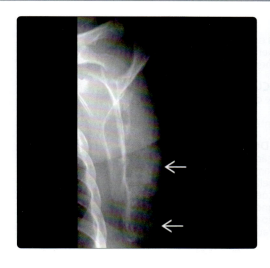
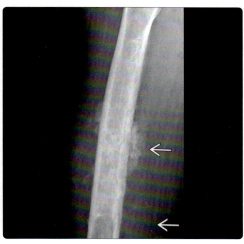

(À esquerda) *Radiografia na incidência Y mostra OS induzido por radiação. Há uma lesão gravemente destrutiva da escápula, com grande massa de partes moles contendo matriz osteoide ➡. Esta região foi irradiada 11 anos antes.* (À direita) *Radiografia lateral de um homem de meia-idade mostra ausência de trabeculação normal dentro da diáfise do fêmur, bem como matriz osteoide dentro do osso e grande massa de partes moles ➡. Esta região foi irradiada como tratamento para histiocitoma fibroso maligno 31 anos antes.*

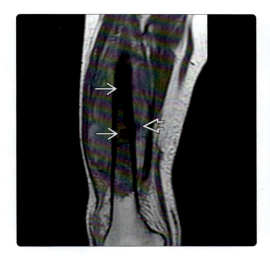
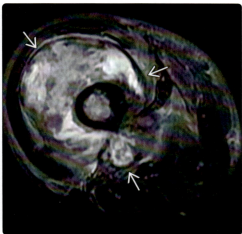

(À esquerda) *RM T1 coronal no mesmo paciente mostra substituição da medula adiposa por material de sinal baixo não homogêneo, alguns bastante hipointensos ➡. Presença de grande massa de partes moles circunferencial contendo também alguns focos de sinal baixo ➡. Este é o osteoide do tumor amorfo visto no OS secundário deste paciente.* (À direita) *RM T2 FS axial no mesmo paciente mostra massa de partes moles invasiva e heterogênea ➡ que viola mais de um compartimento. O sinal medular também não é homogêneo.*

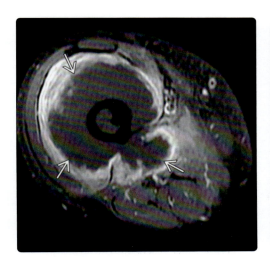
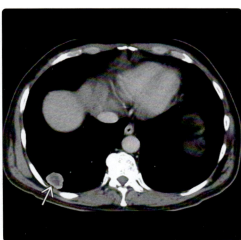

(À esquerda) *RM T1 FS pós-contraste axial da mesma região mostra que a maioria da massa de partes moles é necrótica ➡. Esta necrose extensa indica o grau de agressividade da lesão.* (À direita) *TC axial no mesmo paciente mostra doença pulmonar metastática ➡. O nódulo provavelmente contém pequena quantidade de osteoide do tumor. Os osteossarcomas secundários relacionados com radiação anterior, como neste caso, podem ocorrer várias décadas após a irradiação. Seu prognóstico é sombrio.*

243

Encondroma

DADOS PRINCIPAIS

TERMINOLOGIA
- Tumor benigno de cartilagem hialina originado no osso medular

IMAGENS
- Localização: 50% ocorrem nas mãos e nos pés
- Ossos longos: úmero proximal > fêmur proximal e distal > tíbia proximal
- Lesão central geográfica
- Sem destruição cortical completa ou massa de partes moles na ausência de fratura patológica
  - Em ossos tubulares pequenos, pode ser expandido e bolhoso
  - Pode provocar estriações leves do córtex endosteal em distâncias curtas
  - Se estriações > 2/3 do espessamento cortical ou > 2/3 do comprimento da lesão, considerar transformação para condrossarcoma (CS)
- Matriz condroide: pode ser sutil ou ausente
- Encondroma *protuberans*: encondroma exofítico
  - Pode apresentar defeito cortical, parecendo agressivo
- Sequências de RM sensíveis a fluido: sinal alto lobulado típico de lesões benignas cartilaginosas
  - Realce: periférico e septal, acentuando os lóbulos

QUESTÕES CLÍNICAS
- Geralmente descoberto acidentalmente no exame de raios X ou na RM
- Normalmente assintomático

CHECKLIST DO DIAGNÓSTICO
- Diferenciação entre encondroma e CS de baixo grau pode ser extremamente difícil
  - Dor semelhante a tumor clínico (não relacionada com articulações) é sugestiva de transformação para CS, mas não diagnóstica
- Na detecção de transformação de encondroma para CS de baixo grau, observar o seguinte
  - Estriação endosteal extensa é preocupante
  - Alteração no caráter da lesão (observada em qualquer modalidade) é fortemente sugestiva de transformação, mas não diagnóstica sutis extensões em forma de dedos

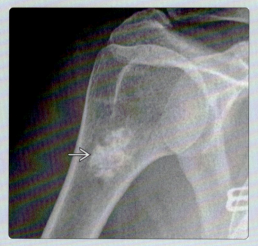
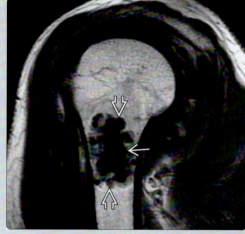

(À esquerda) *Radiografia AP mostra lesão metafisária proximal ➡ contendo matriz condroide. Embora a lesão pareça geográfica, não existe margem esclerótica circundante. Não há estriação endosteal; isto é um encondroma típico.* (À direita) *RM T1 coronal no mesmo paciente mostra que a lesão é muito maior que mostrado na radiografia. Há um sinal intensamente baixo no local da matriz condroide ➡ e um sinal mais intermediário em um padrão lobulado ➡ mais perifericamente.*

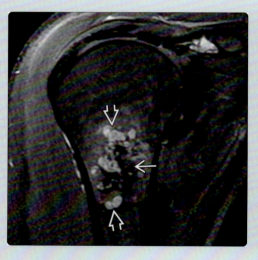
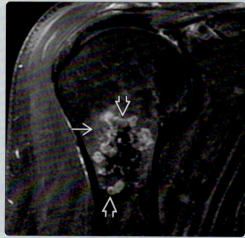

(À esquerda) *RM T2 FS coronal no mesmo paciente mostra matriz hipointensa ➡ com lóbulos hiperintensos ➡. Esta lobulação é típica de cartilagem benigna. e a combinação é a esperada em um encondroma benigno.* (À direita) *RM T1 C+ FS pós-contraste na mesma localização mostra o esperado realce periférico e septal dos nódulos de cartilagem ➡. Este é o padrão de realce esperado do encondroma. Às vezes, pode-se também ver o realce ➡ confluente suave que não é tão estritamente relacionado com os lóbulos.*

Encondroma

TERMINOLOGIA
Sinônimos
- Encondroma solitário, condroma central

Definição
- Tumor benigno de cartilagem hialina originado no osso

IMAGENS
Características Gerais
- Localização
  - Geralmente metafisário ou metadiafisário
    - Localização epifisária é tão rara que se deve considerar condrossarcoma (CS) em tais casos
  - Geralmente solitário
    - Ocorrem encondromas múltiplos, particularmente nas mãos
      - Não precisa representar encondromatose múltipla (doença de Ollier) na ausência de outros achados
  - Séries cirúrgicas: 50% ocorrem nas mãos e nos pés
    - Tumor mais comum de ossos tubulares pequenos
  - Ossos longos: úmero proximal > fêmur proximal e distal > tíbia proximal

Achados na Radiografia
- Lesão central geográfica, pode ser excêntrica
  - Embora geográfica, margem esclerótica é rara
  - Metafisária é a localização mais comum
    - Diafisária é menos frequente, mas não rara
- Sem destruição cortical completa ou massa de partes moles na ausência de fratura patológica
  - Em ossos tubulares pequenos, pode ser expandido e bolhoso
    - Expansão pode ser tão proeminente que existe rotura cortical
    - Pode parecer bastante agressivo em ossos pequenos sem ser maligno
  - Em ossos maiores, o encondroma geralmente não é grande o suficiente para causar a expansão do osso
    - Pode provocar estriações leves do córtex endosteal em distâncias curtas
      - Se estriações > 2/3 do espessamento cortical ou > 2/3 do comprimento da lesão central, considerar transformação para CS
      - É esperado que encondroma excêntrico que surge adjacente ao córtex provoque estriação endosteal e, até mesmo, pequena perturbação cortical
- Matriz condroide
  - Pode ser floculada, pontilhada ou apresentar anéis e arcos
  - Pode ser densa e extensa
  - Pode ser extremamente sutil ou totalmente ausente
- Encondroma pode mudar ao longo do tempo
  - Pode ampliar, aumentar a calcificação da matriz
  - Ficar atento à mudança no caráter da lesão
    - Nova região de destruição lítica na borda da lesão sem matriz sugere transformação para CS
    - Destruição de matriz condroide estabelecida sugere transformação para CS
- Encondroma *protuberans*: encondroma exofítico
  - Surge na cavidade medular, mas forma massa exofítica na superfície do osso
  - Visto mais frequentemente nas costelas e em ossos tubulares pequenos
  - Pode apresentar defeito cortical, parecendo agressivo

Achados na RM
- T1WI: intensidade de sinal de baixa a intermediária
  - Pode conter pequenas regiões de medula adiposa normal
  - Um estudo menciona que intensidade de sinal intermediária predominante sugere transformação para CS de baixo grau
- Sequências sensíveis a fluido: sinal alto lobulado típico de lesões cartilaginosas benignas
- Matriz vista como sinal baixo ou sem sinal
- Realce: Periférico e septal, acentuando os lóbulos
  - Imagem de RM de contraste e subtração dinâmica pode ser útil na diferenciação entre benigno e maligno
- Encondroma *protuberans*
  - Lesão surge na medula e se estende até a massa exofítica; continuidade é mostrada na RM
  - Defeito cortical + massa de partes moles arredondada bem definida são bem vistos

Recomendações para Aquisição de Imagens
- Melhor ferramenta para aquisição de imagens
  - Maioria é observada incidentalmente na radiografia
  - Com RM de esportes de rotina, muitos são incidentalmente notados
    - 2,1% de incidência na RM de rotina do ombro
  - Se preocupar com a diferenciação entre encondroma e CS de baixo grau, RM pode ser útil, mas muitas vezes não diagnóstica
- Orientações de protocolo
  - Realce dinâmico do contraste pode melhorar as chances de diferenciar o encondroma do CS de baixo grau

Achados na Medicina Nuclear
- A menos que seja muito pequeno, encondromas apresentam captação aumentada na cintilografia óssea (em no mínimo 30%)
- Grau de captação não tem implicações prognósticas em relação à degeneração

Biopsia Guiada por Imagem
- Biopsia da lesão considerada encondroma *versus* CS de baixo grau é controversa
  - Rastreamento de células tumorais (via trilha da agulha ou hematoma) pode ser devastador se a lesão provar ser CS; ocorre semeadura focal prontamente
  - Como a parte sarcomatosa da lesão pode ser pequena, erros de amostragem de tecido são prováveis com biopsia por agulha
- Muitos oncologistas ortopédicos preferem tratar cirurgicamente a lesão como se fosse CS de baixo grau (muitas vezes com excisão marginal)
  - Pode ajustar adequadamente o tratamento se a histologia do tumor ressecado cirurgicamente mostrar sarcoma

DIAGNÓSTICO DIFERENCIAL
Encondroma de Pequenos Ossos Tubulares
- Tumor de células gigantes
  - Sinal de RM T2 não homogêneo, diferente do sinal da cartilagem lobulada do encondroma
- Cisto ósseo aneurismático
  - Níveis de fluidos vistos na RM
- Cisto ósseo simples
  - Totalmente cístico na RM

Encondroma de Ossos Longos
- CS de baixo grau
  - Alterações no córtex

Encondroma

– Região bastante extensa de estriação endosteal
– Como alternativa, pode ter espessamento endosteal, o que não é visto no encondroma
o Mudança no caráter do encondroma é sugestivo, embora o próprio encondroma possa mudar sem transformação verdadeira para CS
- Tumor de células gigantes
  o Margem semelhante ao encondroma (não esclerótica)
  o Localização originando na metáfise, mas se estendendo para o osso subcondral, distingue-o do encondroma
  o Sinal de RM T2WI: alto, não homogêneo, frequentemente com áreas confluentes extensas de sinal baixo, diferente do sinal lobular alto do encondroma
- Infarto ósseo medular
  o Deve ser distinguível nas radiografias
    – Infarto geralmente tem mais margem esclerótica proeminente, calcificação distrófica mais espessa e mais densa
  o Distinguível na RM; não contém sinal T2 alto, sinal da cartilagem lobulada

PATOLOGIA

Características Gerais
- Etiologia
  o Incerta: a hipótese é que os focos de condrócitos displásicos na placa epifisária não se submetem à ossificação endocondral normal
    – Com o crescimento do osso, os focos são deslocados para a metáfise e, por fim, para a diáfise
    – Teoria desafiada em estudos que mostraram praticamente nenhum "resto" de cartilagem em 248 RMs de joelho

Características Microscópicas
- Hipocelular, avascular
- Matriz de cartilagem hialina abundante
- Pequenos encondromas ósseos podem ser muito mais celulares, com maior atipia citológica

QUESTÕES CLÍNICAS

Apresentação
- Sinais/sintomas mais comuns
  o Geralmente descoberto acidentalmente no exame de raios X ou na RM
  o Normalmente são assintomáticos, mas a presença ou a ausência de dor não é um parâmetro confiável para a diferenciação entre lesão maligna e lesão benigna
    – Encondroma pode ser doloroso
    – Fratura patológica no encondroma pode ser dolorosa
    – Degeneração maligna geralmente dolorosa

Demografia
- Idade
  o 5 a 80 anos de idade; maioria: 3ª a 5ª décadas
- Gênero
  o M = F
- Epidemiologia
  o Segundo tumor ósseo benigno mais comum
  o 10% a 25% de todos os tumores ósseos benignos
    – Incidência real é maior, já que grande número é descoberto incidentalmente
      □ Estudo de RM mostra encondroma incidental encontrado no joelho em 2,9% dos exames de RM de rotina; muito maior que a série de autopsias (0,2%)

Histórico Natural e Prognóstico
- Geralmente indolor e imutável ao longo da vida
- Fratura patológica pode ocorrer
- Transformação maligna para CS (raramente outros sarcomas)
  o Geralmente ossos tubulares grandes proximais ou ossos chatos
  o Raramente ocorre em falanges
- Relatos raros de resolução espontânea

Tratamento
- Pequenos encondromas acidentalmente notados
  o Paciente pode ser informado sobre estes, mas a decisão pode ser feita com o paciente para não haver aprofundamento ou acompanhamento, desde que não haja dor associada
- Grandes encondroma, ± sintomas clínicos
  o Aprofundamento com RM da lesão e TC torácica
  o Se o aprofundamento sugere encondroma em vez de CS, ressecção marginal ou ampla, dependendo da funcionalidade esperada do membro
  o Se o aprofundamento sugere CS de baixo grau, a ressecção ampla deve ser curativa
    – Se a histologia comprova CS de baixo grau, o acompanhamento adequado do sarcoma é necessário

CHECKLIST DO DIAGNÓSTICO

Considerar
- Diferenciação entre encondroma e CS de baixo grau pode ser extremamente difícil
  o Dor semelhante a tumor (não relacionada com articulações) é sugestiva de degeneração, mas não diagnóstica

Dicas para Interpretação de Imagens
- Na detecção de degeneração de encondroma para CS de baixo grau, observar o seguinte
  o Estriação endosteal extensa é preocupante
    – Estriação endosteal é normal em encondroma que surge adjacente ao córtex
  o Alteração no caráter da lesão (observada em qualquer modalidade) deve ser considerada sugestiva de transformação para CS
    – Observar que o encondroma pode normalmente aumentar ou apresentar mudança na matriz; não necessariamente indica transformação para CS, mas exames completos e cirurgia provavelmente são necessários nestas circunstâncias

REFERÊNCIAS

1. Herget GW, et al: Insights into Enchondroma, Enchondromatosis and the risk of secondary Chondrosarcoma. Review of the literature with an emphasis on the clinical behaviour, radiology, malignant transformation and the follow up, Neoplasma. 61(4):365-378, 2014.
2. Choi BB, et al: MR differentiation of low-grade chondrosarcoma from enchondroma, Clin Imaging. 37(3):542-547, 2013.
3. De Coninck T, et al: Dynamic contrast-enhanced MR imaging for differentiation between enchondroma and chondrosarcoma, Eur Radiol. 23(11):3140-3152, 2013.
4. Logie CI, et al: Chondrosarcoma: a diagnostic imager's guide to decision making and patient management, Semin Musculoskelet Radiol. 17(2):101-115, 2013.

Encondroma

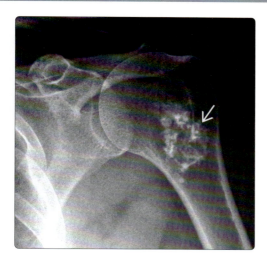 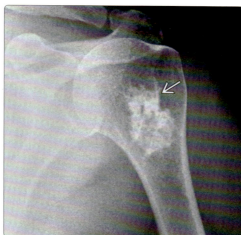

(À esquerda) *Radiografia AP de um encondroma de aparência típica em mulher de 46 anos de idade mostra lesão metafisária central contendo matriz condroide pontilhada ➡ e sem características agressivas.* (À direita) *Radiografia AP na mesma paciente obtida 16 meses depois mostra que a matriz na lesão se expandiu e parece mais confluente ➡. Este padrão de mudança em um tempo relativamente curto deve fazer com que se considere a possibilidade de transformação maligna da lesão.*

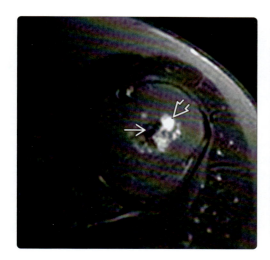 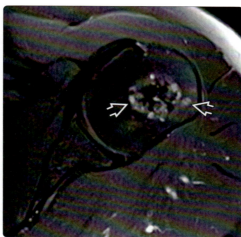

(À esquerda) *RM T2 FS axial na mesma paciente, obtida no momento da avaliação inicial, mostra matriz de sinal baixo ➡ e lobulação de sinal alto ⇒ da cartilagem benigna no encondroma.* (À direita) *RM T2 FS axial correspondente, 16 meses depois, mostra que a lesão teve mudanças significativas. Aumentou, apresentou maior calcificação central e tinha mais lobulação hiperintensa periférica ➡. Embora seja difícil combinar perfeitamente as imagens, o estudo mostrou de forma convincente mudanças na lesão.*

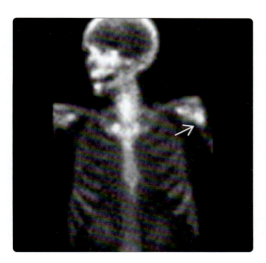 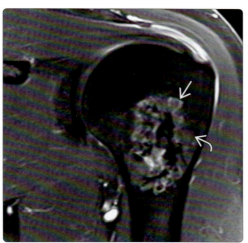

(À esquerda) *Cintilografia óssea AP mostra lesão com captação anormal ➡. No entanto, isto é esperado no encondroma.* (À direita) *RM T1 FS pós-contraste coronal na mesma paciente mostra realce periférico das lobulações ➡, assim como realce confluente leve não específico do osso ⇒. Neste caso, a mudança geral foi preocupante para transformação maligna, embora nenhum fator de imagem isolado tenha apontado para tal. A lesão foi curetada, e a patologia mostrou encondroma sem evidência de condrossarcoma.*

Encondroma

(À esquerda) *Radiografia AP mostra típica matriz condroide de um encondroma, com anéis e arcos ➡. A localização metafisária é típica deste diagnóstico, e não há característica agressiva para a lesão.* (À direita) *Radiografia AP de acompanhamento 4 anos depois mostra uma sutil mudança na lesão. Ainda não há sugestão de agressividade, mas novos lóbulos de matriz estão presentes ➡. Um encondroma pode apresentar mudança ao longo do tempo, mas qualquer mudança deve ser considerada por representar potencialmente uma transformação.*

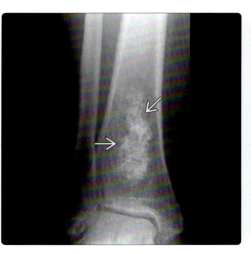 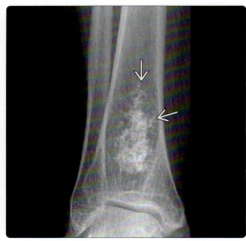

(À esquerda) *RM STIR coronal no mesmo paciente após radiografia anterior mostra que a lesão tem lobulações de sinal alto, com matriz de sinal baixo, típica de encondroma.* (À direita) *RM T1WI C+ FS coronal mostra áreas de poças de contraste fora da margem da lesão vistas na imagem STIR ➡. Entretanto, isto não pode ser considerado diagnóstico de transformação maligna. A análise da curetagem demonstrou algumas áreas de condrossarcoma grau 1, com a maioria da lesão representando encondroma.*

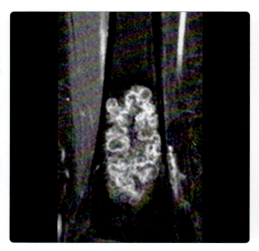 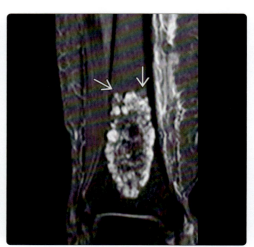

(À esquerda) *Radiografia lateral mostra encondroma grande, mas estável. A lesão diafisária contém matriz condroide proeminente. A lesão é geográfica, sem margem esclerótica e provoca estriações leves do endósteo ➡.* (À direita) *Radiografia AP mostra lesão central metadiafisária do úmero. A lesão é grande, mas parece ter uma estreita zona de transição. É completamente lítica e serrilha o endósteo ➡ sem reação do hospedeiro. Todos estes casos de encondroma comprovado mostram a aparência variável desta lesão.*

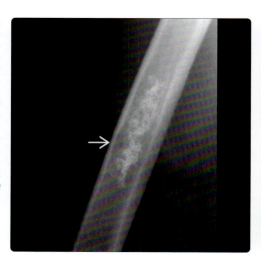 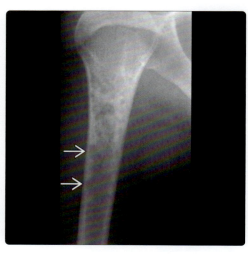

Encondroma

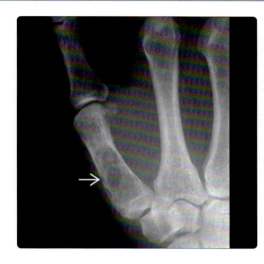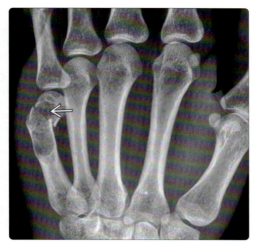

(À esquerda) *Radiografia AP mostra lesão lítica levemente expandida envolvendo a diáfise. A lesão é geográfica ➔ e tem uma estreita zona de transição. A lesão lítica mais comum da mão é o encondroma, mesmo na ausência de matriz condroide, e foi comprovado neste caso.* (À direita) *Radiografia PA mostra lesão lítica que expande levemente o osso e serrilha significativamente o córtex. Presença de matriz condroide pontilhada fraca ➔ vista dentro da lesão. Este típico encondroma era assintomático antes de sua fratura patológica.*

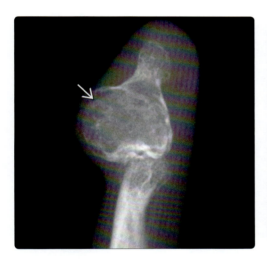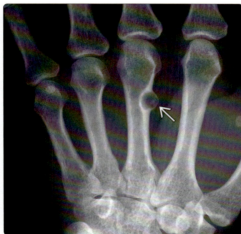

(À esquerda) *Radiografia lateral mostra lesão falangeana altamente expandida, que contém extensa matriz condroide ➔. O córtex sobrejacente é severamente afilado e, em locais, até mesmo destruído. Apesar da aparência agressiva, que alguns encondroma falangianos podem obter, a transformação para condrossarcoma é rara nesta localização. Este é um encondroma comprovado.* (À direita) *Radiografia AP concede aparência incomum de encondroma protuberans, surgindo dentro e expandindo o córtex, mas contendo matriz típica ➔.*

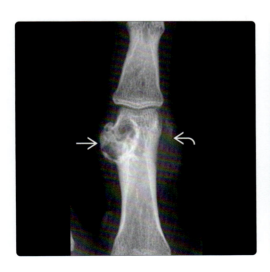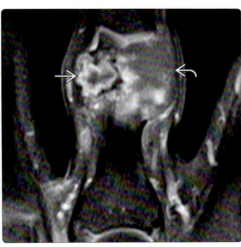

(À esquerda) *Radiografia PA mostra encondroma protuberans surgindo dentro da cavidade medular, mas expandindo o córtex significativamente ➔. É vista massa de partes moles ➔.* (À direita) *RM T1WI C+ FS coronal no mesmo paciente mostra realce periférico típico da porção da lesão, que parecia clássica na radiografia ➔ mas teve menos realce típico da porção mostrando rotura cortical ➔. A aparência agressiva é típica de encondroma protuberans.* (Cortesia de A. Kingzett-Taylor, MD.)

Osteocondroma

DADOS PRINCIPAIS

TERMINOLOGIA
- Excrescência óssea coberta por cartilagem com córtex e medula contínuas se estendendo desde o osso subjacente

IMAGENS
- Metáfise ou equivalentes metafisários
  - Fêmur (30%) > tíbia (20%) > úmero (10%-20%)
- Composto por tálus, medula e córtex; todos contínuos com o osso normal subjacente
- Lesão pode ser séssil (de base ampla), mimetizando a subtubulação da metáfise
- Calcificações na porção condro-óssea comum
- RM: capa de cartilagem hialina ordenada, levemente ondulante e não excedendo 1 cm de largura em adultos
  - Capa tem cartilagem hialina de sinal alto lobulado nas sequências sensíveis a fluido
  - Capa coberta por pericôndrio fino, sinal baixo nas sequências T1 e T2
  - Realce limitado ao tecido fibrovascular fino que cobre (não aumentando) a capa cartilaginosa e os septos finos no interior desta

QUESTÕES CLÍNICAS
- Massa nodosa, longa duração
- Dor mecânica por traumatismo ou impacto
- Movimento limitado e tendões estalando com atrito
- Compressão do nervo
- Rápido "aumento" doloroso da bursa sobreposta
- Complicações vasculares
- Fratura do tálus do osteocondroma
- Aumento da dor e/ou aumento da massa após maturação esquelética sugere degeneração para condrossarcoma

CHECKLIST DO DIAGNÓSTICO
- Recomendação: usar espessura de > 1 cm como limite para ressecção cirúrgica de exostose

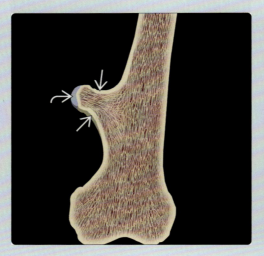 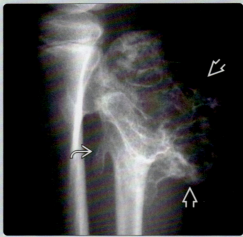

(À esquerda) Gráfico representa corte transversal de osteocondroma solitário. Observe a medula normal e o córtex que se estende do osso subjacente, ao longo do tálus ➡. A capa cartilaginosa é uniformemente fina ➡. A exostose cresce geralmente longe da articulação adjacente, como mostrado. (À direita) Radiografia lateral de grande exostose ➡ pedunculada de aparência complexa mostra ossificação dentro do tálus, que pode obscurecer o padrão trabecular subjacente. Uma exostose menor, combinando com o gráfico, também é vista ➡.

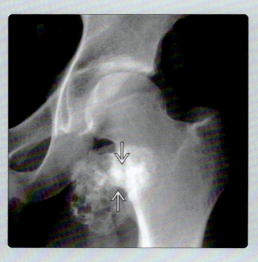 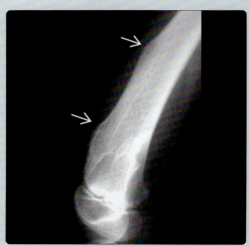

(À esquerda) Radiografia AP mostra tipo exofítico de exostose. O tálus é bem visualizado ➡, e o osso subjacente é normal. Nenhum outro padrão destrutivo é visto para sugerir alteração sarcomatosa. Este paciente apresentava dor relacionada com impacto mecânico. (À direita) Radiografia lateral mostra padrão cortical ondulante visto com exostoses sésseis ➡. Observe que, exceto para o contorno, o córtex e a medula parecem completamente normais. O alargamento aparente pode ser mal diagnosticado como um processo de infiltração medular ou displasia metafisária.

Osteocondroma

TERMINOLOGIA

Sinônimos
- Exostose, osteocondroma solitário, exostose osteocartilaginosa

Definição
- Excrescência óssea coberta por cartilagem com córtex contínuo e medula se estendendo desde o osso subjacente

IMAGENS

Características Gerais
- Localização
  o Metáfise/equivalentes metafisários (raramente diáfise)
  o 95% localizados nas extremidades
    - Fêmur (30%) > tíbia (20%) > úmero (10%-20%)
    - Extremidade inferior > extremidade superior (2:1)
    - 40% em torno de joelho
    - 10% em pequenos ossos de mãos/pés
    - Ossos chatos menos frequentemente envolvidos que ossos longos: pelve (5%) e escápula (4%)
    - Coluna vertebral (2%)

Achados na Radiografia
- Radiografia
  o Composto por tálus, medula e córtex; todos contínuos com o osso normal subjacente
    - Se próximo da articulação, tende a se afastar da linha articular, crescendo ao longo das forças resultantes da localização de tendões e ligamentos
    - Lesões que surgem na pelve podem se tornar muito grandes antes da descoberta
    - Lesões nas costelas mais frequentemente surgem da junção costocondral; podem dar aparência de nódulo pulmonar
    - Pode ter deformidade associada de ossos adjacentes (de outra forma normais)
      ▫ Deformidade da costela da exostose escapular
      ▫ Deformidade pélvica da exostose do fêmur proximal
      ▫ Deformidade na tíbia/fíbula proximal ou distal
  o Lesão pode ser séssil (de base ampla), mimetizando a subtubulação da metáfise
  o Calcificação endocondral pode ser vista dentro da capa cartilaginosa e do osso medular
    - Calcificação em anéis e arcos, pontilhada ou floculada
  o A capa cartilaginosa sobrejacente é fina, geralmente não avaliada pela radiografia
    - Tamanho pode ser inferido pelos planos adiposos distorcidos ou calcificações contidas
  o Degeneração da lesão para condrossarcoma sugerida por
    - Destruição óssea
    - Alteração nas calcificações (dispersa ou "tempestade de neve")
    - Aumento da capa cartilaginosa, inferido pelos planos adiposos distorcidos

Achados na TC
- Mimetiza aqueles da radiografia; pode mostrar melhor a relação da lesão com o córtex e a medula
- Espessura da capa cartilaginosa pode ser avaliada se mineralizada ou se as partes moles sobrejacentes são finas; caso contrário, pode ser difícil

Achados na RM
- Medula óssea normal se estendendo em exostoses
- Córtex contínuo com o do osso subjacente
- Capa de cartilagem hialina ordenada, levemente ondulante e não excedendo 1 cm de largura
  o Capa tem sinal alto lobulado de cartilagem hialina nas sequências sensíveis a fluido (sinal baixo a intermediário em T1)
  o Capa coberta por pericôndrio fino, sinal baixo em T1 e nas sequências T2
  o Em pacientes jovens com crescimento ativo, a cartilagem tem aparência normal diferente
    - Pode ter até 3 cm de espessura
    - Mostra marcada heterogeneidade em todas as sequências
- Áreas mineralizadas dentro da capa, e exostose permanece com sinal baixo em todas as sequências
- Realce limitado ao tecido fibrovascular fino que reveste a capa cartilaginosa (não realçada) e ao septo fino dentro da capa
- Sem massa de partes moles
- Fluido em bursa sobreposta pode ser visto: sinal alto em T2, não realçado
  o Sinal pode ser alterado se a bursa é complicada por inflamação, infecção ou hemorragia
  o Revestimento da bursa pode desenvolver metaplasia, → condromatose sinovial
- Alterações mecânicas secundárias na exostose
  o Edema medular de impacto ou traumatismo
  o Fratura do tálus: fratura linear com edema adjacente
- Comprometimento neurovascular
  o Pseudoaneurisma (especialmente na fossa poplítea)
  o Nervo esticado/desviado sobre o osteocondroma
    - Sinal de denervação associado à hipertrofia ou atrofia do músculo

Achados na Ultrassonografia
- Espessura e regularidade da capa cartilaginosa podem ser determinadas por ultrassonografia se a lesão não é profunda
- Capa é hipoecoica se não mineralizada e diferenciada do tecido adiposo e do músculo hiperecoicos circundantes
- Mineralização dentro da capa → sombreamento acústico

Achados na Medicina Nuclear
- Osteocondromas benignos mostram captação na cintilografia óssea, relacionada com osso adicional, assim como com calcificação endocondral dentro da capa
- Condrossarcoma pode apresentar captação mais intensa, mas isso não é uma característica confiável para a diferenciação entre benigno e maligno

Recomendações para Aquisição de Imagens
- Melhor ferramenta para aquisição de imagens
  o Radiografia para diagnóstico
  o RM para avaliar complicações
- Orientações de protocolo
  o Administração de contraste é importante
    - Distingue bursa de capa cartilaginosa espessa
    - Ajuda a diferenciar as mudanças condrossarcomatosas

DIAGNÓSTICO DIFERENCIAL

Condrossarcoma
- Considerar se
  o Lesão continua a crescer após maturação esquelética
  o Há dor nova, não relacionada com outra complicação da exostose
  o Mudança no caráter da matriz calcificada, destruição óssea ou massa de partes moles
  o Capa cartilaginosa > 1 cm de espessura

Osteocondroma

Osteossarcoma Parosteal
- Surge da superfície cortical, mas não tem medula contínua com o osso subjacente
- Somente com lesões muito grandes a diferenciação pode ser difícil; resolvida por imagem axial

Miosite Ossificante Justacortical
- Miosite madura pode ter trabéculas bem ordenadas semelhante a exostose
- Miosite pode provocar reação periosteal, mas não é ligada a córtex e medula subjacentes

PATOLOGIA

Características Gerais
- Etiologia
  - Lesão do desenvolvimento
    - Desconhecida; possível crescimento aberrante da placa epifisária ou herniação da placa na metáfise
    - Associada à radiação, surgindo na mediana de 8 a 11 anos após a radioterapia
- Genética
  - Aberrações citogenéticas envolvendo 8q22-24.1 (localização do gene *EXT1*) encontradas em 10/30 casos de osteocondroma solitário
  - Sugere que osteocondromas são neoplasias verdadeiras em vez de displasia

QUESTÕES CLÍNICAS

Apresentação
- Sinais/sintomas mais comuns
  - Massa nodosa, longa duração
  - Dor mecânica por traumatismo ou impacto
  - Movimento limitado e tendões estalando com atrito
- Outros sinais/sintomas
  - Compressão do nervo
    - Geralmente periférico, em torno de joelho
    - Impacto ocasional de medula espinhal por exostose vertebral ou da costela
  - Rápido "aumento" doloroso da bursa sobrejacente
    - Pode se tornar inflamado, infectado ou hemorrágico
  - Complicações vasculares
    - Formação de pseudoaneurisma
    - Estenose/trombose arterial ou venosa
  - Fratura do tálus da exostose
  - Aumento da dor e/ou aumento da massa após a maturação esquelética sugere degeneração para condrossarcoma
    - Observar: raros casos relatados de crescimento contínuo da exostose benigna em adultos
    - Degeneração tende a ocorrer na 4ª década ou após
    - Transformação maligna ocorre em < 1% das lesões solitárias
    - Representa 8% de todos os condrossarcomas
    - Geralmente de baixo grau (67%-85% dos casos)

Demografia
- Idade
  - Geralmente descoberto nas primeiras 3 décadas
- Gênero
  - M = F

- Epidemiologia
  - Encontrado em 3% da população
  - Tumor ósseo mais comum: 35% a 45% dos tumores ósseos benignos, 8% a 12% de todos os tumores ósseos
    - Pode ser subestimado, já que a maioria das lesões é assintomática e descoberta acidentalmente
  - 90% são lesões solitárias

Histórico Natural e Prognóstico
- Exostose para de crescer após maturação esquelética
- Podem ocorrer complicações de exostose relacionadas com tecidos adjacentes
- <1% de incidência de degeneração de lesão solitária para condrossarcoma

Tratamento
- Esperar atentamente
  - Instrução do paciente quanto ao risco de degeneração
  - Geralmente não necessita de acompanhamento por imagem de rotina das lesões; varia em base individual
- Complicações mecânicas (formação de bursa, irritação do nervo, impacto) tratadas por ressecção simples da lesão ofensiva
  - Ressecção de todo o pericôndrio necessária para evitar recorrência (taxa: < 2%)
- Preocupação com a degeneração do osteocondroma deve levar a uma investigação completa do condrossarcoma
  - Condrossarcoma tratado por ressecção cirúrgica ampla

CHECKLIST DO DIAGNÓSTICO

Considerar
- Questão da espessura normal da capa cartilaginosa é debatida; uma série mostra
  - Capa cartilaginosa < 1,5 cm correlaciona com exostose benigna
  - Capa cartilaginosa > 2,5 cm correlaciona com condrossarcoma
  - Recomendação: usar espessura de > 1 cm como limiar para ressecção cirúrgica de exostose

REFERÊNCIAS

1. Gould ES, et al: Osteochondroma of the hip with adjacent bursal chondromatosis, Skeletal Radiol. 43(12):1743-1748, 2014.
2. Zhang Y, et al: Solitary C1 spinal osteochondroma causing vertebral artery compression and acute cerebellar infarct, Skeletal Radiol. 44(2):299-302, 2014.
3. Bernard SA, et al: Improved differentiation of benign osteochondromas from secondary chondrosarcomas with standardized measurement of cartilage cap at CT and MR imaging, Radiology. 255(3):857-865, 2010.
4. Bernard SA, et al: Cartilage cap thickness measurement on T2-weighted MRI imaging and the risk of secondary chondrosarcoma in osteochondromas, Presented at Society of Skeletal Radiologists, March, 2008.
5. Murphey MD, et al: Imaging of osteochondroma: variants and complications with radiologic-pathologic correlation, Radiographics. 20(5):1407-1434, 2000.

Osteocondroma

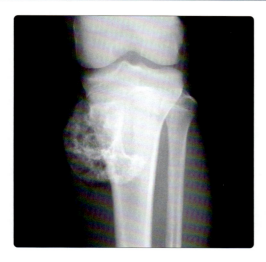
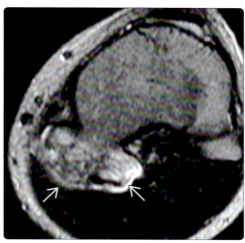

(À esquerda) *Radiografia AP mostra exostose típica surgindo de um tálus na metáfise, com osso subjacente normal, embora tanto o tálus quanto o osso estejam obscurecidos por matriz calcificada localizada dentro da lesão, amplamente periférica. O tamanho da capa cartilaginosa não pode ser avaliado nesta radiografia.* (**À direita**) *RM T2WI axial no mesmo paciente mostra córtex normal e osso medular se estendendo desde a tíbia normal subjacente. A capa cartilaginosa tem sinal alto ➡ e é fina e regular, confirmando o osteocondroma benigno*

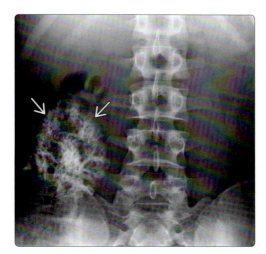
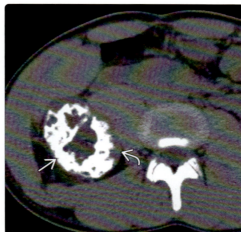

(À esquerda) *Radiografia AP mostra grande exostose ➡ surgindo da crista ilíaca. Além de seu impressionante tamanho, não há nada para sugerir mudança maligna.* (**À direita**) *TC axial no mesmo paciente mostra exostose ➡. Sugestão de capa cartilaginosa um pouco espessa nos locais ➡. Entretanto, este é um homem de 19 anos de idade que está apenas se tornando esqueleticamente maduro, e esta espessura da capa está dentro do intervalo esperado.*

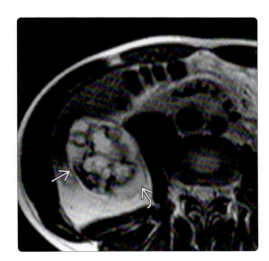
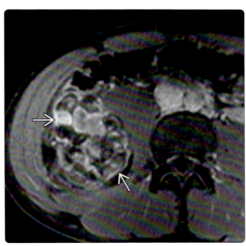

(À esquerda) *RM T1 axial mostra exostose ➡ dentro de um leito de tecido adiposo. Há medula e córtex normais; o tamanho da capa cartilaginosa ➡ não é excessivamente preocupante dada a idade do paciente.* (**À direita**) *RM T2 FS axial no mesmo paciente não acrescenta especificidade à questão de haver ou não degeneração maligna da exostose ➡. Infelizmente, as descobertas da RM nem sempre são definitivas. Dado o seu grande tamanho, a lesão foi excisada e não havia características malignas observadas na patologia.*

Osteocondroma

(**À esquerda**) *Gráfico transversal axial representa osteocondroma surgindo do corpo vertebral ➔, comprimindo o conteúdo do canal espinhal.* (**À direita**) *TC óssea axial mostra exostose do corpo vertebral se estendendo para o canal vertebral ➔. Há continuidade medular e cortical com o corpo vertebral principal, típico de osteocondroma. Observe que a capa cartilaginosa não é vista. Embora seja incomum para um osteocondroma solitário, a localização axial pode ser surpreendentemente comum em pacientes com múltiplas exostoses hereditárias.*

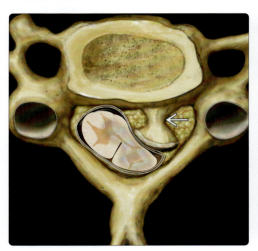
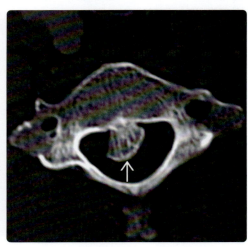

(**À esquerda**) *Radiografia AP mostra grande massa de partes moles ➔ centralizada sobre um osteocondroma ➔ mal caracterizado. A exostose, embora de difícil visualização, exibe características padrão de um tálus de osso normal surgindo da metáfise. Esta massa crescente em um adulto deve gerar suspeita de degeneração para condrossarcoma.* (**À direita**) *RM T1WI coronal no mesmo paciente mostra grande massa com intensidade de sinal maior que a do músculo ➔, com pequena exostose associada ➔.*

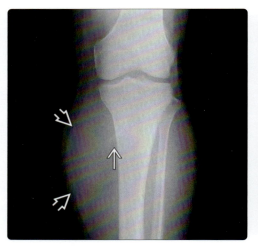
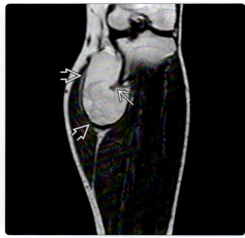

(**À esquerda**) *RM T1WI C+ FS axial no mesmo paciente mostra bem a exostose ➔. O aumento da massa em torno desta sugere que o conteúdo de fluido não é simples, mas não é típico de uma capa cartilaginosa aumentada. O diagnóstico de formação de bursa sobre a exostose foi comprovado por ultrassonografia e aspiração de 300 cc de fluido gelatinoso extremamente espesso.* (**À direita**) *RM PD FS sagittal mostra complicação neurológica do osteocondroma. A exostose grande, de aparência clássica, está localizada de forma que o nervo ciático está esticado sobre ela ➔.*

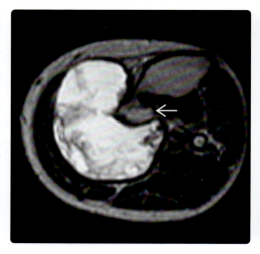
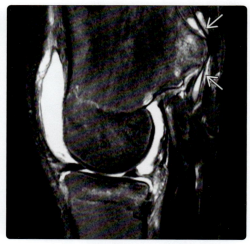

Osteocondroma

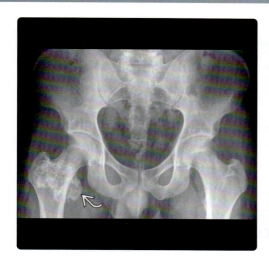 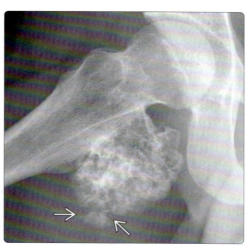

(À esquerda) *Radiografia AP mostra complicações da exostose. Esta imagem, que foi obtida quando o paciente se queixava de início agudo da dor, mostra grande osteocondroma metafisário do fêmur ➡. As preocupações sobre as complicações levaram a imagens adicionais.* (À direita) *Radiografia em perna de rã lateral no mesmo paciente mostra osteocondroma clássico surgindo de osso subjacente normal e com matriz calcificada. Observe que a fratura da exostose ➡ causada por traumatismo provavelmente é responsável pelos sintomas agudos.*

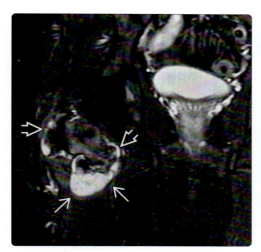 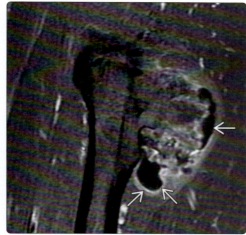

(À esquerda) *RM STIR coronal no mesmo paciente mostra exostose típica proximalmente ➡, mas sinal alto mais confluente que poderia ser inicialmente preocupante para uma capa cartilaginosa ➡ patologicamente espessa mais distalmente.* (À direita) *RM T1WI C+ FS sagital no mesmo paciente mostra que o sinal alto da "capa" é na verdade uma coleção de fluidos ➡. Uma bursa pode se formar sobre uma exostose, particularmente no contexto de traumatismo, como neste caso. O intervalo de "crescimento" após a maturação esquelética nem sempre, portanto, implica transformação maligna.*

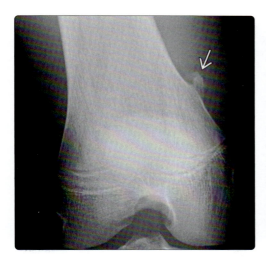 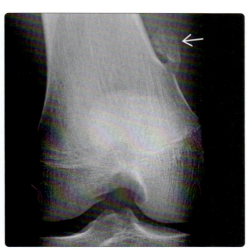

(À esquerda) *Radiografia AP mostra única lesão metafisária ➡ que mostra continuidade com a medula e o córtex normais. O diagnóstico de exostose é feito com confiança.* (À direita) *Radiografia AP no mesmo paciente, 1 ano depois, mostra o crescimento da lesão ➡. No entanto, ainda tem o aspecto de uma exostose não complicada. O intervalo de crescimento de uma exostose em um paciente esqueleticamente imaturo é esperado, análogo ao crescimento epifisário. A "regra" de que as exostoses não devem crescer não se aplica, portanto, a crianças.*

Exostoses Múltiplas Hereditárias

DADOS PRINCIPAIS

TERMINOLOGIA
- Múltiplos osteocondromas, sésseis ou pedunculados

IMAGENS
- Alargamento geralmente simétrico, das metáfises com pequenas exostoses no ápice, ou exostoses semelhantes a couve-flor; osso subjacente normal
- Região metafisária de ossos tubulares + equivalentes metafisários
- Tipo séssil
  - Mais comum que o tipo pedunculado na exostose múltipla hereditária (EMH)
  - Osso subjacente normal
  - Metáfise subtubulada, ampla, mas com medula e córtex normais
  - Pode mimetizar distúrbio infiltrativo de armazenamento ou displasia
- Tipo pedunculado
  - Tálus surge do osso subjacente normal, com medula e córtex contínuos e normais
  - Capa cartilaginosa sobrejacente é fina
  - Mais provável de apresentar calcificação endocondral na capa cartilaginosa que o tipo séssil
- RM: capa de cartilagem hialina ordenada, não irregular e não excedendo 1 cm de largura
  - Capa tem sinal alto da cartilagem hialina nas sequências sensíveis a fluido (sinal baixo a intermediário em T1)
  - Realce limitado ao tecido fibrovascular fino que reveste a capa cartilaginosa (não realçada) e ao fino septo no interior da capa
- Espessura e regularidade da capa cartilaginosa podem ser determinadas por ultrassonografia se a lesão não é profunda

PATOLOGIA
- Autossômica dominante; 90% de histórico familiar de EMH

QUESTÕES CLÍNICAS
- Massas nodosas, especialmente em torno dos joelhos
- Remodelamento metafisário defeituoso → deformidades
- Estatura baixa pelo fechamento epifisário precoce (40%)
- 1% a 3% de incidência de degeneração para condrossarcoma

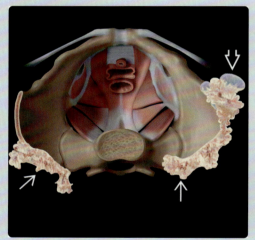 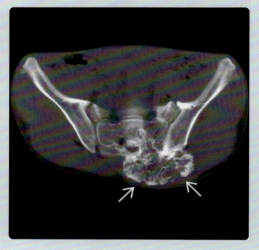

(À esquerda) Gráfico representa transecção das asas ilíacas no paciente com exostoses múltiplas hereditária (EMH). Ambas as asas apresentam proliferação de exostoses ⇒ de base ampla contendo osso normal. A lesão exofítica com uma capa cartilaginosa espessa é vista ⇒, representando a degeneração para CS. (À direita) TCSC axial mostra grande exostose sacral com padrão típico de um tálus central e osso subjacente normal. Não se observa aumento da capa cartilaginosa, indicada por uma fina camada de músculo recobrindo o córtex da exostose ⇒.

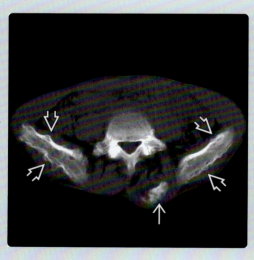 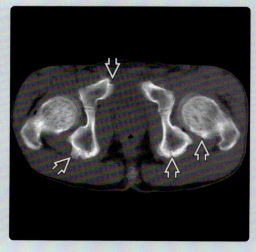

(À esquerda) TCSC axial no mesmo paciente, proximal à imagem anterior, mostra uma parte da grande exostose exofítica ⇒ e extensas exostoses sésseis ocupando os aspectos anterior e posterior das asas ilíacas ⇒. (À direita) TCSC axial no mesmo paciente mais distalmente mostra exostoses sésseis envolvendo quase todos os ossos ⇒. Estas não são tão grandes e exofíticas como a lesão sacral, mas representam centenas de exostoses. Este é um padrão muito típico para EMH.

Exostoses Múltiplas Hereditárias

TERMINOLOGIA

Abreviatura
- Exostoses múltiplas hereditárias (EMHs)

Sinônimos
- Osteocondromatose hereditária, osteocondromatose deformante hereditária, condrodisplasia hereditária, aclasia diafisária, aclasia metafisária, exostoses múltiplas hereditárias, osteocondromas múltiplos hereditários, osteocondromatose familiar

Definição
- Múltiplos osteocondromas, sésseis ou pedunculados

IMAGENS

Características Gerais
- Melhor dica para diagnóstico
  - Alargamento geralmente simétrico das metáfises com pequenas exostoses no ápice ou exostoses semelhantes a couve-flor; osso subjacente normal
- Localização
  - Região metafisária de ossos tubulares + equivalentes metafisários
  - Fêmur proximal e distal, tíbia-fíbula proximal e distal, úmero proximal, ossos do antebraço
  - Ílio, púbis e ísquio
  - Costelas: junções costovertebral e costocondral
  - 27% das EMHs têm comprometimento da coluna vertebral
  - Frequentemente, mas não invariavelmente bilateralmente simétricas (depende do fenótipo)
- Tamanho
  - Ampla variedade
- Morfologia
  - Séssil (plano, ampla base ao longo do córtex) ou pedunculado (semelhante ao couve-flor, no tálus)

Recomendações para Aquisição de Imagens
- Melhor ferramenta para aquisição de imagens
  - Diagnóstico por radiografia
  - RM para avaliar complicação de lesão individual

Achados na Radiografia
- Tipo séssil
  - Mais comum que o tipo pedunculado na EMH
  - Osso subjacente normal
  - Metáfise subtubulada e ampla, mas com medula e córtex normais
  - Ápice da lesão séssil pode apresentar contorno irregular ao longo do córtex (especialmente nas lesões pélvicas)
  - Cartilagem sobrejacente fina, geralmente não observada na radiografia (geralmente não contém calcificação)
  - Tendem a ser simétricas, embora não precisem ser
    - Existem formas raras unilaterais; relacionadas com tipo genético específico de EMH
  - Deformidades associadas
    - Coxa valga bilateral
    - Ulnas curtas, cabeças radiais deslocadas
    - Curvatura de um ou de ambos os ossos do antebraço
    - Sinostose da tíbia e fíbula ou do rádio e ulna
    - Alinhamento em valgo da tíbia distal (2%)
    - Desigualdade de comprimento dos membros
- Tipo pedunculado
  - Tálus surge do osso subjacente normal, com medula e córtex contínuos e normais
    - Se próximo da articulação, tende a se afastar da linha articular, crescendo ao longo da direção dos tendões
    - Lesões que surgem na pelve podem se tornar muito grandes antes da descoberta
    - Lesões nas costelas, mais frequentemente, surgem da junção costocondral; podem dar a aparência de nódulo pulmonar na radiografia de tórax
  - Capa cartilaginosa sobrejacente é fina
    - Tamanho pode ser inferido pelos planos adiposos distorcidos ou calcificações contidas
  - Mais provável de apresentar calcificação endocondral no interior da capa cartilaginosa que o tipo séssil
    - Calcificação em anéis e arcos, pontilhada ou floculada
- Sugestões de degeneração da lesão para CS
  - Destruição óssea
  - Calcificações dispersas (ou alteradas) (aparência de tempestade de neve)
  - ↑ no tamanho da capa cartilaginosa é inferido pelos planos adiposos distorcidos

Achados na TC
- Mesmas constatações das radiografias

Achados na RM
- Medula óssea normal se estendendo para as exostoses
- Córtex da exostose contínuo com o do osso subjacente
- Capa cartilagem hialina ordenada, não irregular e não excedendo 1 cm de largura
  - Capa tem sinal alto da cartilagem hialina nas sequências sensíveis a fluido (sinal baixo a intermediário em T1)
  - Capa revestida por pericôndrio fino, sinal baixo nas sequências T1 e T2
  - Áreas mineralizadas no interior da capa permanecem com sinal baixo
  - Em pacientes jovens com crescimento ativo, a cartilagem pode ter até 3 cm de espessura e apresenta heterogeneidade acentuada
- Realce limitado ao tecido fibrovascular fino que reveste a capa cartilaginosa (não realçada) e o fino septo no interior da capa
- Nenhuma massa de partes moles
- Fluido na bursa sobrejacente pode ser visto: sinal alto em T2, sinal baixo após a injeção de contraste
- Alterações mecânicas secundárias na exostose
  - Edema medular de impacto ou traumatismo
  - Fratura do tálus

Achados na Ultrassonografia
- Espessura e regularidade da capa cartilaginosa podem ser determinadas por ultrassonografia se a lesão não é profunda
- Capa é hipoecoica se não mineralizada, diferenciando-a do tecido adiposo e do músculo circundantes que são hiperecoicos
- Áreas de mineralização dentro da capa apresentam sombreamento acústico

Achados na Medicina Nuclear
- Osteocondromas benignos mostram captação na cintilografia óssea, relacionada com osso adicional e com calcificação endocondral no interior da capa
- CS pode apresentar captação mais intensa, mas esta característica não é confiável para a diferenciação entre lesões benignas e malignas

Exostoses Múltiplas Hereditárias

DIAGNÓSTICO DIFERENCIAL

Condrossarcoma
- Diferencial mais importante para lesão individual
- Considerar se a lesão continua a crescer após a maturação esquelética
- Considerar se a lesão é recentemente dolorosa, não relacionada com complicação de nervo adjacente, bursa ou fratura
- Considerar se há mudança no caráter da matriz calcificada, espessura da capa cartilaginosa ou evidência de destruição óssea ou massa de partes moles

Displasia Metafisária
- Alargamento, subtubulação da metáfise podem ser confundidos com displasia
  - Mimetiza a doença de Gaucher ou a doença de Pyle
- Diagnóstico errado pode ocorrer quando se interpretam radiografias de tórax e somente a parte do úmero proximal anormal é visualizada

PATOLOGIA

Características Gerais
- Genética
  - Herança autossômica dominante
    - 90% têm histórico familiar positivo para EMH
    - 96% de penetrância
  - Genes *EXT* (provável supressor de tumor) apresentam mutações
    - Supõe-se que a inativação do gene *EXT* nas células cartilaginosas na placa de crescimento permite a formação de exostose
  - Anormalidades mostradas em três *loci* distintos
    - Cromossomos 8, 11 e 19
  - Três padrões fenotípicos correlacionados a três genótipos
  - Possível penetrância incompleta em fêmeas

Características Microscópicas
- Camada interna: osso normal
- Camada média: capa cartilaginosa com aglomerados superficiais de condrócitos
  - Perto da transição para o osso, a organização das células cartilaginosas se assemelha a placa epifisária submetida à ossificação endocondral
- Camada externa: pericôndrio, contínuo com o periósteo do osso subjacente

QUESTÕES CLÍNICAS

Apresentação
- Sinais/sintomas mais comuns
  - Massas nodosas, especialmente em torno de joelhos
    - Remodelamento metafisário defeituoso → deformidades
      - Deformidade em punho tipo Madelung e deslocamento de cabeça radial associada a cotovelo
      - Curvatura de outros ossos ocorre, embora menos consistentemente
    - Estatura baixa do fechamento epifisário precoce (40%)
      - Fechamento epifisário precoce assimétrico → discrepância do comprimento do membro
  - Dor mecânica
    - Impacto do nervo
    - Rápido "alargamento" doloroso da bursa sobreposta
    - Pseudoaneurisma
    - Fratura do tálus da exostose
  - Aumento de dor e/ou aumento de massa após maturação esquelética sugere degeneração para CS
    - Observar: raros casos relatados de crescimento contínuo da exostose benigna em adultos

Demografia
- Idade
  - Muitas vezes descoberto até 2 anos de idade
- Gênero
  - Masculino > feminino, razão 2:1
- Epidemiologia
  - 1 em 50.000 indivíduos
  - De todos os pacientes com osteocondromas, 15% têm EMH

Histórico Natural e Prognóstico
- Exostose para de crescer após maturação esquelética
- Sintomas mecânicos (dor, formação de bursa, impacto de nervos ou vasos sanguíneos, fratura do tálus) podem necessitar de cirurgia
  - Média de dois procedimentos cirúrgicos por paciente em uma coorte de EMH
- 1% a 3% de incidência de transformação para CS
  - Corresponde ao maior número de osteocondromas presentes, bem como à maior propensão de cada um se transformar
  - Maior incidência relatada (até 20% em 1 série), mas a seleção de caso apresenta viés nestes relatos
  - Lesões em torno da cintura escapular e da pelve correm maior risco de transformação
  - Transformação menos comum para osteossarcoma, histiocitoma fibroso maligno, CS desdiferenciado

Tratamento
- Esperar atentamente
  - Instrução do paciente quanto ao risco de degeneração para CS
  - Geralmente não é defendido o acompanhamento por imagem de rotina das lesões; pode variar individualmente
- Complicações mecânicas (formação de bursa, irritação do nervo, impacto etc.) tratadas por ressecção simples da lesão ofensiva
- Preocupação com a transformação do osteocondroma deve levar a uma investigação completa do CS
  - CS tratado por ressecção cirúrgica ampla

CHECKLIST DO DIAGNÓSTICO

Considerar
- Questão da espessura normal da capa cartilaginosa é debatida; uma série mostra
  - Capas < 1,5 cm correlacionam-se com exostose benigna
  - Capas > 2,5 cm correlacionam-se com CS
  - Recomendação: usar espessura de > 1 cm como limite para ressecção cirúrgica de exostose

REFERÊNCIA

1. Czajka CM, et al: What is the proportion of patients with multiple hereditary exostoses who undergo malignant degeneration? Clin Orthop Relat Res. 473(7):2355-2361, 2015.

Exostoses Múltiplas Hereditárias

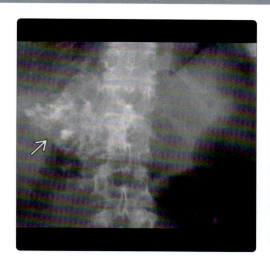
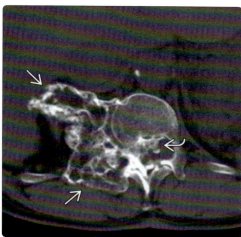

(À esquerda) *Radiografia AP, parte de uma pesquisa esquelética em um paciente com EMH, mostra as alterações destrutivas no corpo de T12/L1. Observe a aparência muito desorganizada em grande massa cartilaginosa ➡, relativa à degeneração para condrossarcoma.* (À direita) *TCSC axial no mesmo paciente mostra que a lesão é realmente uma exostose bem organizada ➡. Dada a aparência de deformidade sem destruição, pode-se supor que a lesão estava presente por um longo período. Observe o comprometimento do canal medular com a compressão do cordão ➡.*

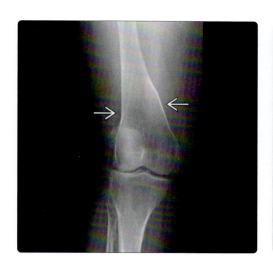
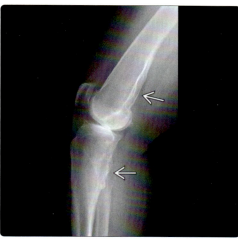

(À esquerda) *Radiografia AP mostra subtubulação proeminente da metadiáfise femoral distal ➡ que é bilateralmente simétrica. Se não houver cuidado, esta pode ser mal diagnosticada como um processo de infiltração da medula, tal como a doença de Gaucher, ou uma displasia, como a doença de Pyle.* (À direita) *Radiografia lateral no mesmo paciente possibilita melhor apreciação dos osteocondromas sésseis da tíbia e do fêmur ➡. As exostoses vistas na EMH podem ser sésseis em vez de exofíticas, frequentemente resultando em erro de diagnóstico.*

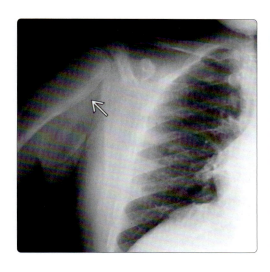
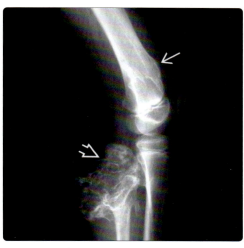

(À esquerda) *Radiografia AP mostra aparência ampla, pouco característica de exostoses sésseis no úmero ➡ de paciente com EMH. Não é surpreendente que o diagnóstico seja muitas vezes errado ou mal interpretado na radiografia de tórax.* (À direita) *Radiografia lateral do joelho em uma criança reclamando de massa e de dor mecânica mostra um caso óbvio de EMH. Há uma combinação de exostoses sésseis ➡ e pedunculadas ➡, ambas as quais podem normalmente continuar a aumentar até a maturação esquelética.*

Exostoses Múltiplas Hereditárias

(À esquerda) *Radiografia AP mostra exostose séssil fazendo ponte entre os ossos do antebraço ➡, resultando em sinostose e diminuição do ângulo carpal. O paciente queixou-se de "caroços" nos dedos, que correspondem às densidades arredondadas observadas nas falanges ➡.*
(À direita) *Radiografia lateral no mesmo paciente mostra que as densidades falangianas no perfil são exostoses ➡. Este paciente tem EMH. Não é raro que deformidade do antebraço seja parte do quadro clínico.*

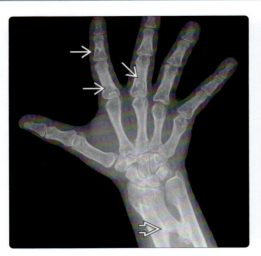 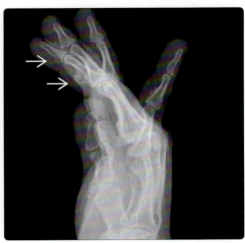

(À esquerda) *RM T1WI coronal em paciente com EMH mostra falha de modelagem do fêmur e múltiplos osteocondromas discretos ➡. Observe a medula normal se estendendo para as lesões.* (À direita) *RM PD FSE FS axial no mesmo paciente mostra capas de cartilagem, bem como crescentes finos de intensidade de sinal alta, sem espessamento para sugerir degeneração maligna ➡. Observe o deslocamento acentuado do nervo ciático ➡ por um grande osteocondroma posterior. Os sintomas relacionados podem requerer excisão cirúrgica da lesão.*

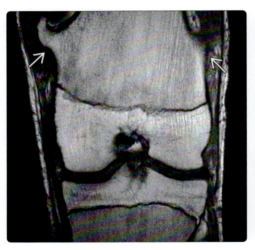 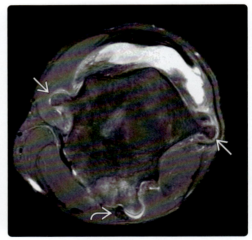

(À esquerda) *RM T1WI axial mostra metáfise femoral distal em paciente com EMH. A morfologia é muito anormal, mas típica de EMH com várias exostoses sésseis.* (À direita) *RM T2WI axial no mesmo paciente mostra condrossarcoma clássico surgindo na capa cartilaginosa em degeneração no fêmur proximal. O eixo femoral é visto ➡, com sua medula se estendendo para uma grande exostose tipo couve-flor ➡, que é por sua vez circundada com uma capa cartilaginosa não homogênea de espessura variável ➡, > 1 cm em vários locais.*

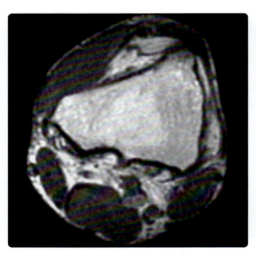 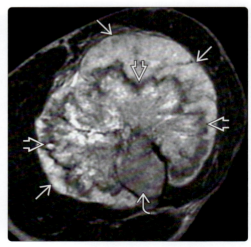

Exostoses Múltiplas Hereditárias

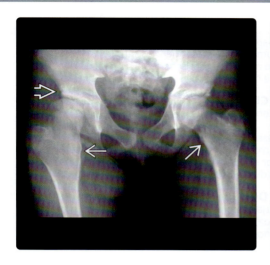
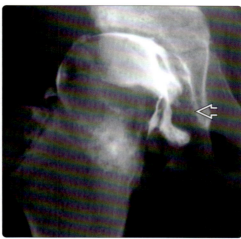

(À esquerda) *Radiografia AP de EMH mostra exostoses sésseis em ambos os colos femorais ➡, junto com alargamento bilateral do ramo púbico superior. Observe a configuração em valgo do colo do fêmur direito e a displasia acetabular ➡ associada, resultante da subluxação prolongada da cabeça do fêmur.* (À direita) *Artrografia AP mostra contraste que delineia exostose luzente ➡, que causou subluxação prolongada. A deformidade deve ser abordada cirurgicamente para impedir a osteoartrite.*

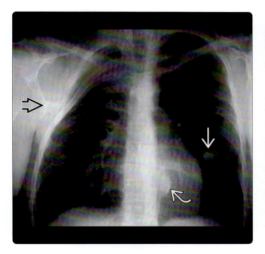
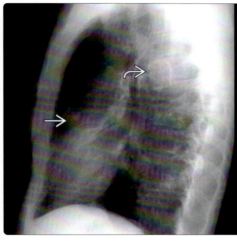

(À esquerda) *Radiografia AP mostra tórax típico em paciente com EMH. Observe a excrescência surgindo de uma costela ➡, da coluna torácica ➡ e da escápula direita ➡. A lesão escapular é particularmente grande, embora não radiodensa, provocando deformidade da caixa torácica que inicialmente parece uma antiga toracoplastia, entretanto, uma discreta massa escapular pode ser vista. Observe que as lesões na costela podem parecer nódulos no pulmão.* (À direita) *Radiografia lateral no mesmo paciente confirma exostoses na costela ➡ e na coluna vertebral ➡.*

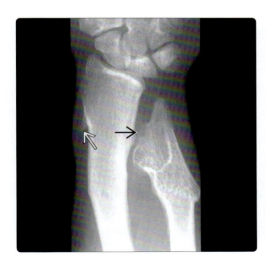
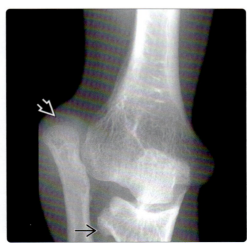

(À esquerda) *Radiografia AP mostra típica deformidade do punho decorrente de EMH. Múltiplas exostoses, exofíticas ➡ e sésseis ➡ são observadas. Estas resultam em deformidade de curvatura e, neste caso, deformidade de Madelung reversa.* (À direita) *Radiografia AP do cotovelo no mesmo paciente mostra exostose na ulna proximal ➡. Observe também o deslocamento prolongado da cabeça do rádio ➡, que pode ser, em geral, observado nos pacientes com EMH. Não surpreendentemente, os resultados foram bilaterais, embora não precisem ser.*

Condroblastoma

DADOS PRINCIPAIS

TERMINOLOGIA
- Tumor benigno cartilaginoso que surge na epífise de indivíduos esqueleticamente imaturos

IMAGENS
- Localização
  - >75% em ossos longos
  - Origem epifisária, frequentemente se estende para a metáfise
  - Úmero proximal > tíbia proximal > fêmur proximal e distal
- Lesão lítica geográfica
- De 1/3 a 1/2 contém matriz condroide
- Margem esclerótica na maioria
- Localizado excentricamente no interior da epífise
- Lesões maiores e mais antigas desenvolvem reação periosteal espessa e regular (50%)
- Lesão ocasionalmente contém níveis de fluidos (ocasionalmente representam cisto ósseo aneurismático secundário)
- RM: sinal baixo não homogêneo em T1; intensidade de sinal alta não homogênea nas sequências sensíveis a fluido
  - Sinal alto nas sequências sensíveis a fluido no córtex, na medula e nas partes moles adjacentes na maioria dos casos

QUESTÕES CLÍNICAS
- Mais frequentemente afeta na faixa etária entre 10 e 25 anos
- M > F (quase 2:1)
- Tratamento cirúrgico: curetagem e enxerto ósseo
- Ablação por radiofrequência pode ser considerada em lesões pequenas (diâmetro médio de 1,4 cm em 1 relato)

CHECKLIST DO DIAGNÓSTICO
- Embora surja na epífise, a lesão pode se estender para a metáfise com o crescimento
- Reação periosteal metafisária e edema adjacente podem mimetizar lesão mais agressiva
- Ficar atento a lobulações ou extensão serpiginosa além da borda geográfica arredondada

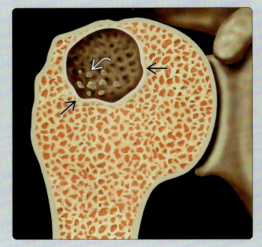
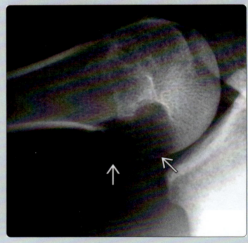

(À esquerda) *Gráfico mostra úmero proximal transeccionado com condroblastoma típico. Representa uma lesão geográfica, localizada excentricamente dentro da epífise. Presença de margem esclerótica ➡ e algumas calcificações presentes na lesão ➡.* (À direita) *Radiografia de condroblastoma clássico visto em paciente quase esqueleticamente maduro é mostrada. A lesão lítica surge no interior da epífise e se estende para a metáfise ➡. Não há matriz calcificada, é geográfica e apresenta margem levemente esclerótica.*

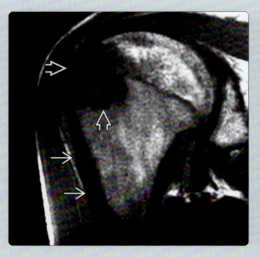
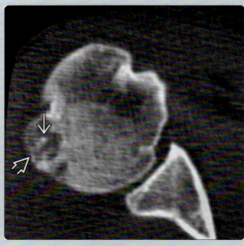

(À esquerda) *RM T1WI coronal mostra lesão epifisária homogênea que surge excentricamente ➡, típica de condroblastoma. A reação periosteal densa é vista ao longo da metáfise ➡, um achado típico em 50% destas lesões.* (À direita) *TCSC axial mostra condroblastoma altamente excêntrico no interior da epífise do úmero ➡. Contém uma pequena matriz calcificada ➡ e expande levemente o córtex. Este paciente queixou-se de dor e estalo com a rotação do ombro, e originalmente foi feita sem necessidade a artroscopia em vez do exame de imagem.*

Condroblastoma

TERMINOLOGIA

Sinônimos
- Tumor de células gigantes calcificante, tumor de células gigantes condromatoso epifisário, tumor de Codman, condroblastoma (CB)

IMAGENS

Características Gerais
- Melhor dica para diagnóstico
  - Lesão lítica geográfica que surge na epífise de pacientes esqueleticamente imaturos
- Localização
  - >75% em ossos longos
  - Origem epifisária; frequentemente se estende para a metáfise
    - Úmero proximal > tíbia proximal > fêmur
  - Equivalentes metafisários/epifisários no ílio, no acetábulo, na patela e nos ossos posteriores do pé/mediopé
  - Crânio/osso temporal raros e encontrados em adultos mais velhos

Achados na Radiografia
- Lesão lítica geográfica
  - De 1/3 a 1/2 contém matriz condroide
  - Margem esclerótica na maioria
- Localizado excentricamente no interior da epífise
  - Estende-se para a metáfise à medida que aumenta (25%-50%)
- Sem rotura cortical ou massa de partes moles
  - Pode ocorrer expansão ou afilamento cortical leve
- Lesões maiores e mais prolongadas desenvolvem reação periosteal espessa e regular (50%)
  - Reação ocorre ao longo da metáfise adjacente

Achados na TC
- Espelha a aparência radiográfica: lesão lítica geográfica
- Matriz condroide vista mais facilmente que na radiografia
- Pode apresentar padrão lobulado ou serpiginoso na borda da lesão em até 10%; marginação irregular → recorrência

Achados na RM
- Sinal baixo não homogêneo em T1; intensidade de sinal alta não homogênea nas sequências sensíveis a fluido
  - Não homogeneidade refere-se a matriz condroide, calcificação e fluido dentro da lesão
  - Geralmente, nódulos lobulados de sinal alto típicos de lesões benignas cartilaginosas **não** estão presentes
- Lesão ocasionalmente contém níveis de fluidos (ocasionalmente representam cisto ósseo aneurismático secundário)
- Derrame articular na minoria dos casos (1/3)
- Reação periosteal na metáfise adjacente
  - Sinal baixo em todas as sequências; ao longo do córtex metafisário
- Sinal alto nas sequências sensíveis a fluido no córtex, na medula e nas partes moles adjacentes na maioria dos casos
  - Sem massa de partes moles distinta
  - Correlaciona com o grau de reação periosteal

DIAGNÓSTICO DIFERENCIAL

Condrossarcoma de Células Claras
- Lesão rara; surge na epífise
- Pode ser indistinguível por critérios de imagem

Tumor de Células Gigantes
- Origina-se na metáfise, estende-se para a epífise; CB maduro e tumor de células gigantes (TCG) maduro podem ocupar posições semelhantes
- Geralmente não tem ou tem pouca esclerose na margem

PATOLOGIA

Características Microscópicas
- Nódulos de cartilagem relativamente madura circundados de tecido altamente celular
- Células gigantes quase sempre presentes
- Pode ter uma rede fina de calcificação pericelular (calcificação "tela de galinheiro")
- Alterações semelhantes ao cisto ósseo aneurismático (COA) em até 1/3

QUESTÕES CLÍNICAS

Apresentação
- Sinais/sintomas mais comuns
  - Dor leve e localizada; pode referir-se à articulação

Demografia
- Idade
  - Mais frequentemente entre 10 e 25 anos de idade
    - Surge antes da maturação esquelética, mas pode não se apresentar clinicamente até depois da fusão epifisária
- Gênero
  - M > F (quase 2:1)
- Epidemiologia
  - <1% de todos os tumores ósseos; 9% dos tumores ósseos benignos

Histórico Natural e Prognóstico
- Curetagem e enxerto ósseo cura com sucesso 80% a 90%
- Recorrência local em 14% a 18%, normalmente dentro de 2 anos
- Pode ter COA associado, especialmente na patela
- Raros relatos de metástase pulmonar em pacientes com condroblastomas histologicamente benignos

Tratamento
- Cirúrgico: curetagem e enxerto ósseo
  - Adição de criocirurgia relatada para ↓ de taxa de recorrência para 7%, mas teve 14% de redução do crescimento epifisário
- Ablação por radiofrequência pode ser considerada em lesões pequenas (diâmetro médio de 1,4 cm em um relato, 2,5 cm em outro)
  - Precaução necessária em lesões subcondrais na superfície de suporte de peso, que são sujeitas a colapso

CHECKLIST DO DIAGNÓSTICO

Considerar
- Embora surja na epífise, a lesão pode, com o crescimento, se estender para a metáfise
- Reação periosteal metafisária e edema adjacente podem mimetizar lesão mais agressiva

REFERÊNCIAS

1. Lalam RK, et al: Image guided radiofrequency thermo-ablation therapy of chondroblastomas: should it replace surgery? Skeletal Radiol. 43(4):513-522, 2014.
2. Tan H, et al: Chondroblastoma of the patella with aneurysmal bone cyst, Orthopedics. 37(1):e87-91, 2014.

Condroblastoma

(**À esquerda**) *Radiografia lateral mostra tumor que forma matriz ➡ localizado excentricamente na epífise da tíbia. Há reação periosteal linear densa se estendendo ao longo do córtex metafisário posterior ➡. Embora a esclerose no interior da lesão seja incomum para o condroblastoma, outras características definem o diagnóstico.* (**À direita**) *RM T2WI FS sagital no mesmo paciente mostra lesão epifisária não homogênea, mas em grande parte de sinal baixo ➡, relacionada com esclerose vista na radiografia. Este sinal é raro para condroblastoma.*

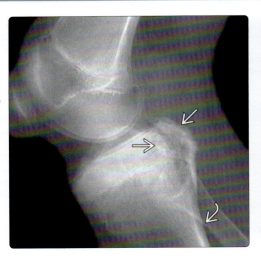 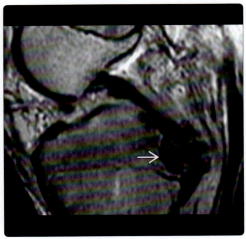

(**À esquerda**) *RM T1WI coronal mostra lesão de sinal baixo moderadamente homogênea, localizada excentricamente no interior da epífise ➡, clássica de condroblastoma.* (**À direita**) *RM T2WI FS sagital no mesmo paciente mostra sinal alto lobulado desta lesão. Há um componente cístico que contém um nível fluido ➡; esta aparência não é rara no condroblastoma. Observe também que há edema na medula adjacente ➡ e reação periosteal próxima à metáfise femoral posterior ➡.*

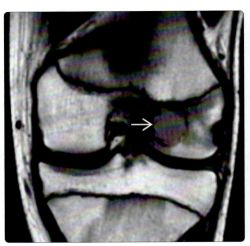 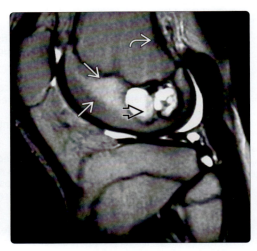

(**À esquerda**) *RM T2WI FS sagital de condroblastoma tibial é mostrada. Observe a lesão de intensidade de sinal mista com partes de sinal alto lobular ➡ e posteriormente sinal mais baixo não homogêneo. Edema da medula adjacente ➡ e reação periosteal com edema cortical ➡. O edema dentro do músculo poplíteo adjacente é proeminente ➡.*
(**À direita**) *RM T1WI C+ FS coronal no mesmo paciente mostra realce moderado dentro da lesão, em torno de regiões de sinal mais baixo de calcificação ➡. O edema da medula realça intensamente ➡.*

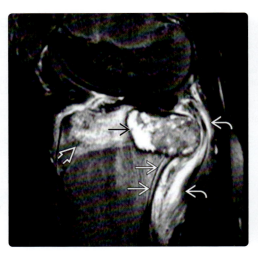 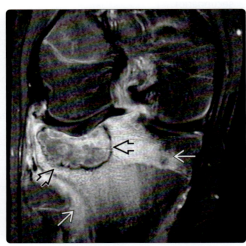

Condroblastoma

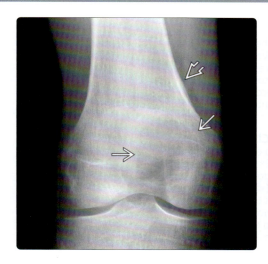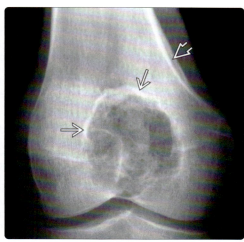

(À esquerda) *Série de radiografias AP mostra lesão lítica localizada excentricamente na metáfise do fêmur distal ⇨ em pessoa de 27 anos de idade. Há margem levemente esclerótica, e reação periosteal sutil é observada ➡. Exceto pela reação, a aparência e a idade do paciente são sugestivas de tumor de células gigantes.* (À direita) *Radiografia AP obtida 1 ano depois, sem tratamento, mostra a evolução dos achados para aqueles típicos do condroblastoma (comprovado na biopsia), com maior densidade da reação ➡ e margem ➡.*

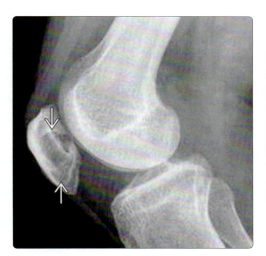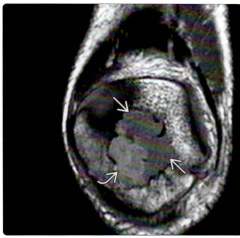

(À esquerda) *Radiografia lateral mostra lesão lítica com fina margem geográfica esclerótica ➡. A lesão não tem características agressivas. Neste adolescente, pode-se considerar o diagnóstico de tumor de células gigantes, cisto ósseo aneurismático e condroblastoma.* (À direita) *RM T1WI coronal no mesmo paciente mostra lesão mista com sinal homogêneo baixo na parte superomedial ➡ e sinal mais alto não homogêneo na parte inferolateral ➡, o que sugere duas regiões distintas dentro da lesão.*

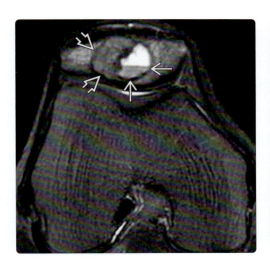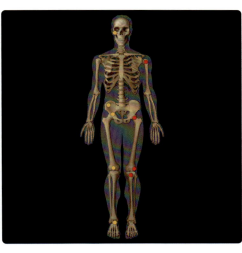

(À esquerda) *RM PDWI FS axial no mesmo paciente mostra que a parte medial contém níveis de fluidos ➡, enquanto a parte lateral da lesão parece mais sólida com discreta heterogeneidade ➡. O condroblastoma pode servir como uma lesão subjacente para o desenvolvimento de cisto ósseo aneurismático. Ambas as lesões foram comprovadas na biopsia. (Cortesia de K. Jin Suh, MD.)* (À direita) *Gráfico representa locais comuns de condroblastoma em vermelho (úmero proximal, tíbia proximal, ambas as epífises femorais) e locais menos comuns em amarelo.*

Fibroma Condromixoide

DADOS PRINCIPAIS

TERMINOLOGIA
- Tumor benigno lobulado cartilaginoso

IMAGENS
- Localização: 61% em ossos longos
  - ~ 50% ocorrem em torno de joelho
    - Tíbia proximal é o local mais frequente
  - 24% em ossos de mão/pé
  - 25% em ossos chatos
    - Dos ossos chatos, a asa ilíaca é mais comum
- Local de origem: metafisário (53%) ou diafisário (43%)
- Geográfico, com margem esclerótica
- Excêntrico (58%), lobulado, com córtex afilado
- Frequentemente expandido (89%)
- Matriz condroide rara (<10%)

PRINCIPAIS DIAGNÓSTICOS DIFERENCIAIS
- Tumor de células gigantes (TCG)
  - Localização semelhante (excêntrico, surge na metáfise, estende-se para a região subarticular)
  - TCG também é geográfico, mas raramente tem margem esclerótica
- Cisto ósseo aneurismático
  - Excêntrico, lesão metadiafisária
  - Geográfico, expandido
  - Geralmente níveis fluido-fluido vistos na RM; raramente sólido

QUESTÕES CLÍNICAS
- Ampla faixa etária; média: 23 anos, mediana: 18 anos
  - 50% na 2ª década na apresentação
- Ligeira predominância masculina
- Lesão rara (<1% dos tumores ósseos)
  - 2,3% dos tumores cartilaginosos (tumor benigno cartilaginoso menos comum)
- Prognóstico excelente
- Tratamento: excisão marginal (curetagem e enxerto ósseo)
  - Taxa de recorrência de 15% a 25%

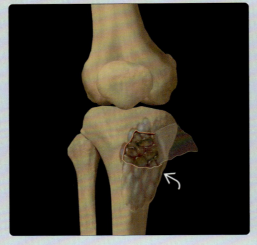
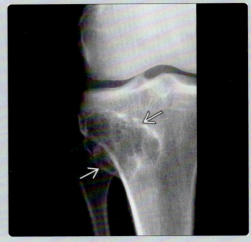

(À esquerda) Gráfico representa a aparência patológica macroscópica do fibroma condromixoide (FCM). A lesão é bem demarcada e de aparência carnuda reluzente. É localizada excentricamente e resulta em leve expansão do córtex ➡. (À direita) Radiografia AP de FCM típico. A lesão é mais frequentemente encontrada na tíbia, é metafisária e excêntrica em localização, levemente bolhosa e apresenta margem esclerótica ➡. Como observado aqui, o FCM não precisa conter matriz condroide.

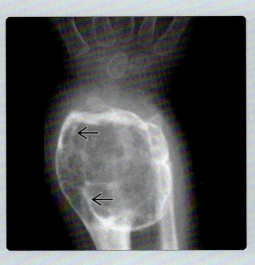
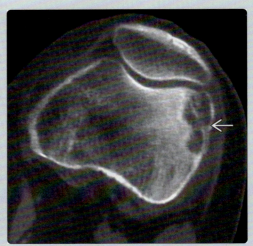

(À esquerda) Radiografia AP mostra FCM raro em criança muito jovem. Esta lesão metafisária na região central do rádio é mais sugestiva de cisto ósseo aneurismático, mas o FCM foi comprovado na biopsia. Observe as pseudotrabeculações, que fazem a lesão parecer septada ➡.
(À direita) TCSC axial mostra lesão lítica levemente expandida que ocupa o osso subcondral ➡. O cisto ósseo aneurismático e o condroblastoma seriam mais prováveis de serem considerados neste adolescente. O FCM é uma lesão relativamente rara, mas foi comprovada na biopsia.

Fibroma Condromixoide

TERMINOLOGIA

Abreviaturas
- Fibroma condromixoide (FCM)

Definições
- Tumor benigno lobulado cartilaginoso

IMAGENS

Características Gerais
- Localização
  - 61% em ossos longos
  - ~ 50% ocorrem em torno de joelho (tíbia proximal é o local mais frequente)
  - 25% em ossos chatos, mais frequentemente o ílio
  - 24% em ossos de mão/pé
  - Vários outros ossos descritos, mas raros (localizações espinhal, craniofacial, clavicular, calcânea)

Achados na Radiografia
- Geográfico, com margem esclerótica
- Local de origem metafisário (53%) ou diafisário (43%)
  - Aqueles centrados na metáfise podem se estender pela placa epifisária para o osso subarticular
  - Orientado ao longo do eixo longitudinal do osso
  - Origem apofisária é relatada, mas rara
- Excêntrico (58%), lobulado, com córtex afilado
  - Pseudotrabeculações dão aparência de septação
  - Frequentemente expandido (89%)
  - Pode corroer o osso e raramente resulta em massa de partes moles
  - Embora a maioria seja intramedular, outras localizações foram descritas
    – Casos raros de FCM justacortical, simulando outras lesões superficiais do osso; raramente intracortical
- Sem reação periosteal na ausência de fratura patológica
- Matriz condroide rara (<10%)

Achados na TC
- Mimetiza os achados na radiografia
- Mostra a matriz e a erosão óssea de maneira mais convincente

Achados na RM
- T1: isointenso para músculo esquelético; focos internos hiperintensos em 37%
- Sequências sensíveis a fluido: dois padrões
  - Pode ter banda periférica de sinal intermediário, com hiperintensidade central (58% em 1 estudo)
  - Difusamente e homogeneamente hiperintenso (42%)
  - Pode ser multilobulado
- T1 FS pós-contraste: realce nodular periférico (69%) ou realce difuso (31%)
  - Realce nodular periférico corresponde à banda periférica de sinal intermediário em RM T2

DIAGNÓSTICO DIFERENCIAL

Tumor de Células Gigantes
- Localização semelhante (excêntrica, origina-se na metáfise, estende-se para a região subarticular)
- Tumor de células gigantes (TCG) também são geográficos, mas raramente têm margem esclerótica

Cisto Ósseo Aneurismático
- Excêntrico, lesão metadiafisária
- Geográfico, expandido
- Geralmente níveis fluido-fluido vistos na RM; raramente sólido

PATOLOGIA

Características Gerais
- Genética
  - Anormalidades clonais do cromossoma 6
  - Expressão pronunciada de colágeno do tipo II (marcador de diferenciação de célula condrocítica e proteoglicanos hidratados)

Características Patológicas e Cirúrgicas Macroscópicas
- Tumor expandido azulado, cinzento ou branco
- Sem necrose ou alteração cística
- Cartilagem hialina típica geralmente não está presente

Características Microscópicas
- Lobular, com células estreladas em fundo mixoide
- Cartilagem hialina em 19%
- Pode conter regiões de cisto ósseo aneurismático (COA)

QUESTÕES CLÍNICAS

Apresentação
- Sinais/sintomas mais comuns
  - Dor leve, frequentemente presente há vários anos

Demografia
- Idade
  - Ampla faixa etária; média: 23 anos, mediana: 18 anos
    – 50% na 2ª década na apresentação
- Epidemiologia
  - <1% dos tumores ósseos < 2% dos tumores ósseos benignos
  - 2,3% dos tumores cartilaginosos (tumor benigno cartilaginoso menos comum)

Histórico Natural e Prognóstico
- Excelente prognóstico

Tratamento
- Excisão marginal (curetagem e enxerto ósseo)
  - Taxa de recorrência de 15% a 25%

CHECKLIST DO DIAGNÓSTICO

Considerar
- FCM geralmente é um diagnóstico direto, exceto
  - Quando em localização incomum, especialmente quando a origem não é intramedular
  - Quando em osso incomum; localizações diferentes da tíbia ou da asa ilíaca muitas vezes não sugestivas de diagnóstico
  - Atipia nuclear pode sugerir lesão mais agressiva, mas é achado histológico comum

REFERÊNCIAS

1. Bhamra JS, et al: Chondromyxoid fibroma management: a single institution experience of 22 cases, World J Surg Oncol. 12:283, 2014.
2. Kim HS, et al: MRI of chondromyxoid fibroma, Acta Radiol. 52(8):875-880, 2011.

Fibroma Condromixoide

(À esquerda) *TCSC axial mostra FCM na glenoide; uma lesão rara em uma localização incomum. A lesão é lítica, expandida e surge na glenoide da escápula ➡. Há rotura cortical e massa de partes moles anterior. Não há matriz presente. Como isso surge em um osso chato, as lesões cartilaginosas devem ser consideradas, incluindo condroblastoma e FCM.* (À direita) *RM T1WI coronal no mesmo paciente mostra a massa que substitui a maior parte da glenoide ➡. O sinal é baixo e isointenso para o músculo esquelético.*

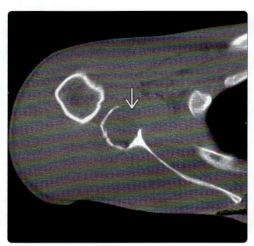
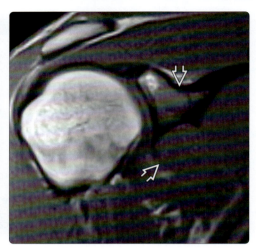

(À esquerda) *RM T2WI sagital no mesmo paciente mostra sinal alto não homogêneo na lesão ➡. Observe que a lesão não tem a aparência lobular usual de sinal alto da cartilagem benigna; isto não deve ser surpreendente, pois pouca cartilagem hialina é encontrada no FCM. Este diagnóstico pode ser difícil de sugerir prospectivamente por causa de sua raridade e localização.* (À direita) *Radiografia AP em mulher de 33 anos de idade mostra lesão lítica ➡ localizada excentricamente na metáfise fibular distal. Parte da lesão tem margem esclerótica. Não se observa presença de matriz.*

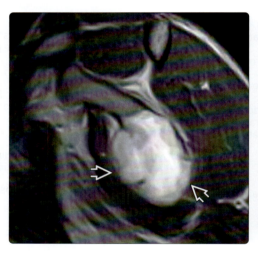
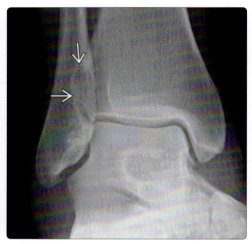

(À esquerda) *RM T2 FS coronal mostra lesão ➡ hiperintensa, com apenas pouca heterogeneidade. Na RM T1 (não mostrada), a lesão foi homogeneamente hipointensa, semelhante em sinal ao músculo.* (À direita) *RM T1 C+ FS axial mostra lesão ➡ realçada com discreta heterogeneidade. Não há edema medular ou massa de partes moles. Os achados de imagem não são específicos para qualquer lesão específica, mas o FCM foi diagnosticado na biopsia.*

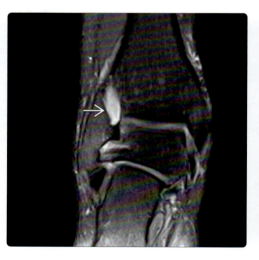
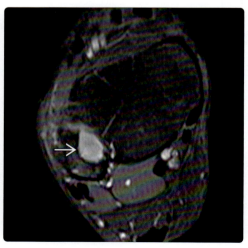

Fibroma Condromixoide

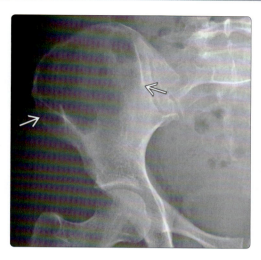
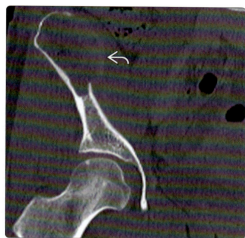

(À esquerda) *Radiografia AP em mulher de 35 anos de idade mostra lesão completamente lítica envolvendo grande parte da asa ilíaca. A lesão parece geográfica* ➡ *embora somente uma parte dela mostre esclerose significativa em sua margem. Além do grande tamanho, não há sinal de agressividade.* (À direita) *TC coronal mostra que a lesão lítica tem o córtex mais fino possível em sua parte medialmente expandida* ➡. *No entanto, a lesão não parece estar contida em relação ao músculo ilíaco adjacente.*

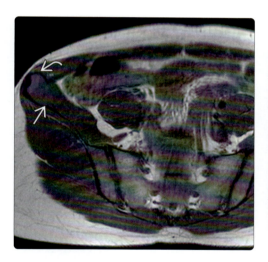
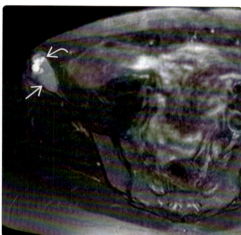

(À esquerda) *RM T1 axial na mesma paciente mostra que a lesão é em grande parte de sinal hipointenso* ➡ *semelhante ao músculo esquelético. Entretanto, uma parte periférica* ➡ *é menos hipointensa.* (À direita) *RM T2 FS axial mostra que a maior parte da lesão é levemente hiperintensa* ➡, *enquanto a parte periférica apresenta hiperintensidade mais lobular* ➡ *que é sugestiva de cartilagem benigna. Embora esta lobulação da cartilagem não seja esperada no FCM, sua presença não deve desqualificar o FCM como um possível diagnóstico.*

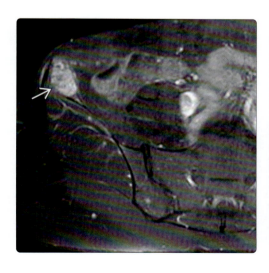
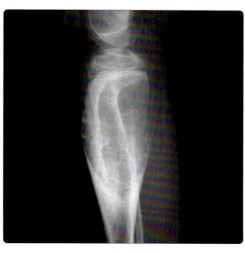

(À esquerda) *RM T1 C+ FS axial mostra realce discretamente não homogêneo em toda a lesão* ➡. *Neste caso, as características da imagem são mais sugestivas de uma lesão benigna. A sequência T2 sugere cartilagem, e a localização, portanto, deveria levantar a possibilidade de FCM.* (À direita) *Radiografia lateral mostra um grande, e patologicamente comprovado, FCM localizado na metáfise tibial que é excêntrico e expansivo. Este é totalmente lítico e não apresenta rotura cortical. O cisto ósseo aneurismático também deve ser considerado.*

Condroma Periosteal

DADOS PRINCIPAIS

TERMINOLOGIA
- Tumor condroide que surge na camada periosteal de ossos tubulares

IMAGENS
- Melhor dica para diagnóstico
  - Lesão superficial que surge da metáfise de osso tubular, produzindo matriz condroide
- Localização: metafisária, surgindo na superfície do osso
  - Úmero e fêmur proximal (70%)
  - Falanges (25%) (mãos > pés)
- Achados na radiografia
  - Saucerização do córtex
  - Marginações escleróticas
  - Reforço do córtex nas extremidades proximal e distal da lesão
  - Calcificação da matriz (75%)
  - Massa de partes moles
- Achados na RM
  - Configuração lobulada da massa: importante achado diagnóstico quando presente
  - Intensidade do sinal em T1 isointensa ou baixa
  - Sinal em T2 hiperintenso
  - Realce heterogêneo, geralmente na periferia da lesão
- Envolvimento intramedular em 20%

QUESTÕES CLÍNICAS
- Idade: mais frequente da 2ª à 4ª décadas; pode ocorrer em crianças
  - Grupo de idade levemente mais jovem que condrossarcoma periosteal
- Epidemiologia: raro: < 2% de todos os condromas (maioria é encondroma)
  - Condroma periosteal > > condrossarcoma periosteal (razão 3-4:1)
- Histórico natural: lenta progressão local
- Tratamento: excisão ampla, se possível

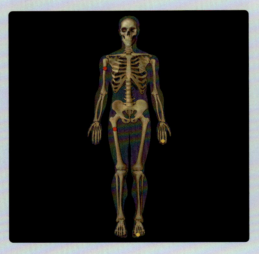
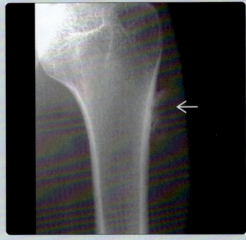

(À esquerda) Gráfico representa localizações comuns do condroma periosteal. As localizações mais comuns são as metadiáfises proximais do úmero e do fêmur (vermelho). As falanges das mãos e dos pés são localizações menos comuns (amarelo). (À direita) Radiografia AP mostra condroma periosteal (justacortical) típico. Há uma lesão de superfície formando matriz na metáfise proximal do úmero ➡. O córtex parece normal. O diferencial inclui condroma periosteal, osteossarcoma periosteal e osteossarcoma parosteal precoce.

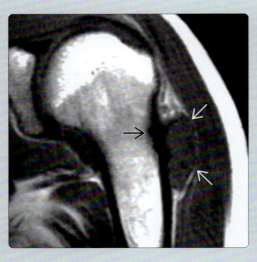
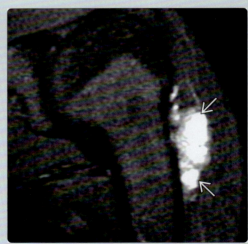

(À esquerda) RM T1WI coronal no mesmo paciente mostra lesão de sinal baixo com algumas espículas de sinal ainda mais baixo ➡. É observado envolvimento intramedular mínimo ➡. (À direita) RM T2WI coronal no mesmo paciente mostra lesão que seria lobulada ➡. Comparada à radiografia, a massa de sinal alto se estende levemente além da matriz. As lobulações são mais sugestivas de uma cartilagem benigna que de um osteossarcoma de superfície. A lesão é menor, e o paciente é mais jovem que o normalmente observado no condrossarcoma periosteal.

Condroma Periosteal

TERMINOLOGIA

Sinônimos
- Condroma justacortical, condroma parosteal

Definição
- Tumor condroide que surge na camada periosteal de ossos tubulares

IMAGENS

Características Gerais
- Melhor dica para diagnóstico
  - Lesão superficial que surge da metáfise de osso tubular, produzindo matriz condroide
- Localização
  - Metafisária, surgindo na superfície do osso
  - Úmero e fêmur proximal (70%)
  - Falanges (25%) (mãos > pés)
  - Raramente múltipla
- Tamanho
  - Mediana: 2,5 cm de maior diâmetro (média: 2,2 cm) em um estudo (variação: 1-6,5 cm)
    - Tende a ser menor que o condrossarcoma periosteal
      - Tamanho pode ser um dos fatores de diferenciação mais importante
- Morfologia
  - Estende-se ao longo do eixo maior da superfície do osso

Achados na Medicina Nuclear
- Relato de caso: PET/TC reportada como útil para distinguir o condroma periosteal do condrossarcoma periosteal usando o valor padronizado de captação (SUV) máximo de 2,0 ou 2,3

Recomendações para Aquisição de Imagens
- Melhor ferramenta para aquisição de imagens
  - Radiografia sugere o diagnóstico e o diferencial
  - RM necessária para avaliar o envolvimento de partes moles e/ou medula

Achados na Radiografia
- Saucerização do córtex
- Marginações escleróticas
- Reação periosteal densa, especialmente nas extremidades proximal e distal da lesão
- Reforço do córtex nas extremidades proximal e distal da lesão
- Calcificação da matriz (75%)
- Massa de partes moles

Achados na TC
- Mimetiza os achados na radiografia
- Matriz e saucerização do córtex podem ser mais bem definidas

Achados na RM
- Configuração lobulada da massa
- Intensidade do sinal em T1 isointensa ou baixa
- Sinal em T2 hiperintenso
- Realce heterogêneo, geralmente na periferia da lesão
- Envolvimento intramedular (20%)
- Edema intramedular (20%)
- Margens irregulares de parte mole (30%)

DIAGNÓSTICO DIFERENCIAL

Condrossarcoma Periosteal
- Condrossarcoma de superfície raro
- Mesma localização que o condroma periosteal
- Geralmente de baixo grau, por isso pode não parecer terrivelmente agressivo
- Características de imagem quase idênticas ao condroma periosteal
  - Lesão de superfície
  - Estriação cortical
  - Calcificação da matriz
  - Características de RM semelhantes
    - Lobulações de cartilagem de baixo grau, sinal alto nas sequências sensíveis a fluido
    - Realce periférico; pequena massa de partes moles
- Não há fatores de diferenciação confiáveis de condroma periosteal, mas
  - Pode ser maior que a maioria dos condroma periosteais
  - Surge em um grupo de pacientes de idade levemente mais velha que a dos condromas periosteais

Osteossarcoma Periosteal
- Osteossarcoma de superfície de grau intermediário
- Mesma localização que o condroma periosteal
- Características radiográficas quase idênticas ao condroma periosteal
  - Propensão semelhante à estriação do córtex subjacente
  - Calcificação da matriz geralmente vista
    - Características do osteoide nem sempre facilmente diferenciadas das do condroide
  - Massa de partes moles se estende da superfície óssea
    - RM não mostra lobulação da cartilagem
    - Sinal baixo do osteoide central na lesão, com massa de partes moles periférica

Osteossarcoma de Superfície de Alto Grau
- Osteossarcoma de alto grau raro
- Mesma localização que a do condroma periosteal
- Padrão de crescimento mais rápido que o do condroma periosteal
- Matriz osteoide localizada centralmente na massa de partes moles
- Estriação cortical, mas também pode apresentar invasão

Osteossarcoma Parosteal
- Osteossarcoma parosteal maduro não deve ser confundido com condroma periosteal
  - Osso maduro com aparência "colada" em relação ao córtex subjacente
  - Envolvimento comum da medula
  - Localização de lesões comuns é diferente: fêmur distal, tíbia proximal
- Osteossarcoma parosteal imaturo pode ser mais difícil para distinguir do condroma periosteal
  - Osteoide amorfa pode simular a matriz condroide na superfície do osso
  - Pode não haver envolvimento medular no início do processo

PATOLOGIA

Características Gerais
- Anormalidades associadas
  - Raramente, encondroma associado tem sido relatado

Condroma Periosteal

- Imagens confusas podem sugerir condrossarcoma surgindo do encondroma

Características Patológicas e Cirúrgicas Macroscópicas
- Bem marginado; córtex espessado, reforço periosteal sólido

Características Microscópicas
- Aparência histológica semelhante à do encondroma
- Diferenciação do condrossarcoma periosteal pode ser difícil
  - Ambos, sarcoma e condroma, apresentam atipia celular

QUESTÕES CLÍNICAS

Apresentação
- Sinais/sintomas mais comuns
  - Dor, inchaço
    - Lesão falangiana: nódulo subcutâneo doloroso
  - Pode ser assintomático

Demografia
- Idade
  - Mais frequente da 2ª à 4ª décadas; pode ocorrer em crianças
  - Grupo de idade levemente mais jovem que a do condrossarcoma periosteal
- Gênero
  - Masculino = feminino
- Epidemiologia
  - Raro: < 2% de todos os condromas (maioria é encondroma)
  - Condroma periosteal + condrossarcoma periosteal representam 1% dos tumores ósseos
    - Condroma periosteal > > condrossarcoma periosteal (razão 3-4:1)

Histórico Natural e Prognóstico
- Lenta progressão local

Tratamento
- Excisão ampla, se possível
  - Excisão local suficiente, se toda a lesão for comprovada como condroma periosteal
  - Se parte da lesão é comprovada como de grau superior, sugerindo condrossarcoma periosteal, a excisão local (marginal) tem alta taxa de recorrência
- Excisão local (marginal) se necessário por razões funcionais

CHECKLIST DO DIAGNÓSTICO

Considerar
- Lesões de superfície podem ser difíceis de diferenciar uma da outra
  - Matrizes condroide e osteoide precoces podem não ser diferenciadas nas radiografias
  - Osteossarcoma parosteal geralmente diferenciado pela maturidade da matriz; pode ser difícil com lesão imatura
  - Osteossarcoma de superfície de alto grau geralmente diferenciado pela rapidez do crescimento
  - Osteossarcoma periosteal e condroma periosteal podem ser particularmente difíceis para diferenciar nas radiografias
    - Se lobulações de sinal alto estão presentes na RM T2, mais sugestivo de condroma periosteal

- Critérios de imagem para a diferenciação entre o condrossarcoma periosteal e o condroma periosteal são escassos
  - Apenas uma concordância moderada existe entre imagem e patologia em um estudo
  - Considera-se razoável estar mais preocupado com condrossarcoma se maior diâmetro > 3 cm
  - Pode considerar a excisão ampla de qualquer das lesões, se possível

REFERÊNCIAS

1. Kosaka H, et al: Imaging features of periosteal chondroma manifesting as a subcutaneous mass in the index finger, Case Rep Orthop. 2014:763480, 2014.
2. Morimoto S, et al: Usefulness of PET/CT for diagnosis of periosteal chondrosarcoma of the femur: A case report, Oncol Lett. 7(6):1826-1828, 2014.
3. Rabarin F, et al: Focal periosteal chondroma of the hand: a review of 24 cases, Orthop Traumatol Surg Res. 100(6):617-620, 2014.
4. Douis H, et al: The imaging of cartilaginous bone tumours. I. Benign lesions, Skeletal Radiol. 41(10):1195-1212, 2012.
5. Yamamoto Y, et al: Concurrent periosteal chondroma and enchondroma of the fibula mimicking chondrosarcoma, Skeletal Radiol. 35(5):302-305, 2006.
6. Karabakhtsian R, et al: Periosteal chondroma of the rib--report of a case and literature review, J Pediatr Surg. 40(9):1505-1507, 2005.
7. Hagiwara Y, et al: Periosteal chondroma of the fifth toe--a case report, Ups J Med Sci. 109(1):65-70, 2004.
8. Kahn S, et al: Kissing periosteal chondroma and osteochondroma, Skeletal Radiol. 31(4):235-239, 2002.
9. Lucas DR, et al: Chondromas: enchondroma, periosteal chondroma, and enchondromatosis. In Fletcher CDM, et al: World Health Organization Classification of Tumours: Tumours of Soft Tissue and Bone. Lyon: IARC Press. 237-40, 2002.
10. Robinson P, et al: Periosteal chondroid tumors: radiologic evaluation with pathologic correlation, AJR Am J Roentgenol. 177(5):1183-1188, 2001.
11. Woertler K, et al: Periosteal chondroma: MR characteristics, J Comput Assist Tomogr. 25(3):425-430, 2001.
12. Ishida T, et al: Concurrent enchondroma and periosteal chondroma of the humerus mimicking chondrosarcoma, Skeletal Radiol. 27(6):337-340, 1998.

Condroma Periosteal

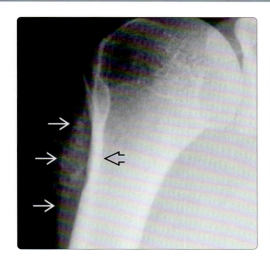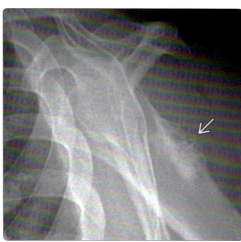

(À esquerda) *Radiografia AP mostra matriz ➡ bastante extensa, mas não específica, dentro de uma lesão de superfície do osso. A lesão causou ligeira estriação do córtex subjacente, que por sua vez apresenta algum espessamento ⇨. A lesão é típica, mas não patognomônica, de condroma periosteal.* (À direita) *Radiografia em "Y" escapular mostra achado incidental, típico de condroma periosteal. A lesão de superfície surge no córtex posterior da metadiáfise do úmero ➡. A lesão faz estriações no córtex, resultando na esclerose cortical.*

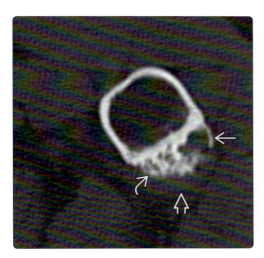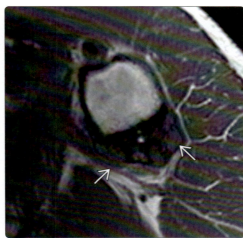

(À esquerda) *TC axial no mesmo paciente confirma estriações corticais. Há uma casca periosteal parcial ➡, assim como a matriz calcificada dentro da lesão ➡. A massa de partes moles se estende para além da matriz ⇨. Isto pode representar condroma periosteal, condrossarcoma periosteal, osteossarcoma periosteal ou osteossarcoma parosteal precoce.* (À direita) *RM T1WI axial no mesmo paciente mostra que a lesão de superfície é de intensidade de sinal baixa bastante homogênea em T1 ➡, sem envolvimento da medula subjacente.*

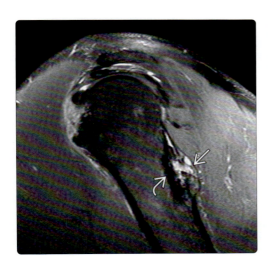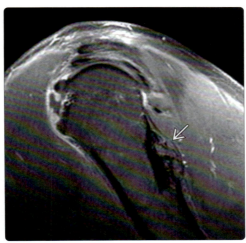

(À esquerda) *RM T2WI FS sagital no mesmo caso mostra densa esclerose da reação cortical ➡. Mais perifericamente na lesão, há sugestão de lobulação de sinal alto ➡. Isto é sugestivo, mas não diagnóstico, de uma lesão cartilaginosa.* (À direita) *RM T1WI C+ FS sagital mostra apenas realce mínimo das partes condroides da lesão ➡. Nenhuma extensão intramedular ou edema é visto. O tamanho relativamente pequeno e a aparência não agressiva favorecem o condroma periosteal como o diagnóstico.*

Condroma Periosteal

(**À esquerda**) *Radiografia AP mostra lesão superficial ou corticalmente baseada ⮕ na metadiáfise de um paciente esqueleticamente imaturo. Se for uma lesão corticalmente baseada, isto deve representar um fibroma ossificante, ou possivelmente até mesmo uma displasia fibrosa com base cortical ou osteocondroma séssil. Entretanto, a lesão de superfície também deve ser considerada.* (**À direita**) *Cintilografia óssea AP mostra captação anormal na lesão ⮕. Esta é solitária. A cintilografia óssea não diferencia entre as lesões em consideração.*

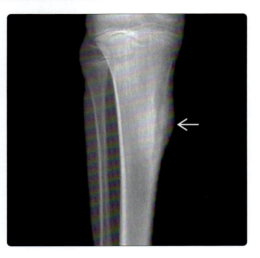
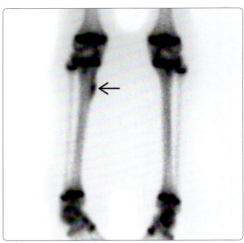

(**À esquerda**) *RM T1WI coronal no mesmo paciente mostra que não há evidência de massa de partes moles, mas simplesmente formação de matriz que surge do córtex ⮕ do osso normal.* (**À direita**) *RM T2WI coronal mostra que a lesão é de intensidade de sinal maior em T2 ⮕. O osso subjacente é normal. Isto remove a possibilidade de uma lesão com base cortical e a coloca como uma lesão de superfície. Dado o fato de que esta é uma lesão de superfície sem massa de partes moles, o condroma periosteal é de longe a melhor escolha. Isto foi comprovado na biopsia.*

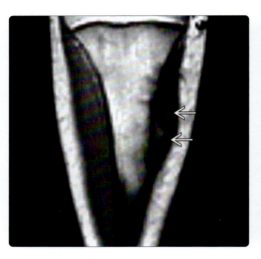
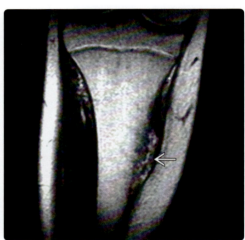

(**À esquerda**) *Radiografia lateral mostra a irregularidade do córtex ⮕ com reforço cortical ⮕ nos aspectos proximal e distal da lesão. Não há matriz discernível nesta lesão de superfície.* (**À direita**) *TC axial confirma reforço ⮕ e irregularidades ⮕ corticais. A lesão de superfície, de fato, se expande para as partes moles anteriores ⮕ e contém matriz fina. Esta aparência pode ser vista com osteossarcoma periosteal, condrossarcoma periosteal ou condroma periosteal. A última lesão é a mais comum e foi comprovada.*

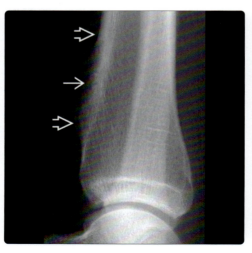
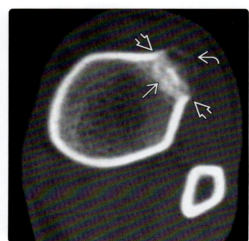

Condroma Periosteal

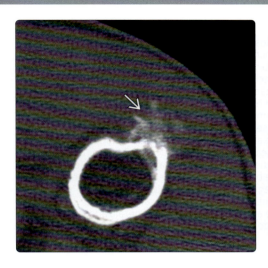
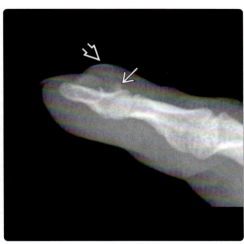

(À esquerda) *TC axial mostra lesão de superfície na região metafisária do osso. Há matriz dentro da massa de partes moles* ➡. *A lesão afila levemente o córtex. Esta aparência não é específica para nenhuma das lesões ósseas superficiais. A biopsia comprovou a lesão mais comum para esta aparência, o condroma periosteal.* (À direita) *Radiografia lateral mostra massa de partes moles no dorso da falange distal* ➡, *assim como matriz bastante madura na superfície do osso* ➡. *O osso subjacente não é perturbado.*

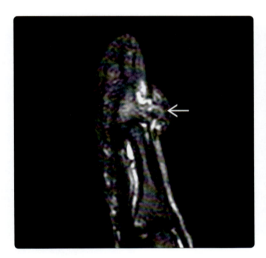
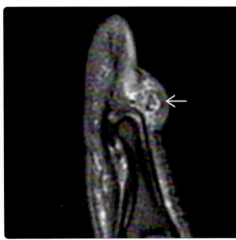

(À esquerda) *RM T2WI FSE sagital no mesmo paciente mostra matriz de sinal baixo e massa circundante de sinal alto* ➡. (À direita) *RM T1WI C+ FS sagital no mesmo paciente mostra realce da massa* ➡ *circundando a matriz. Das lesões de superfície do osso, o condroma periosteal é o que mais frequentemente envolve as falanges. A biopsia comprovou o diagnóstico de condroma periosteal.*

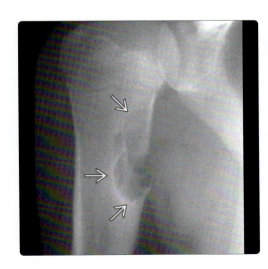
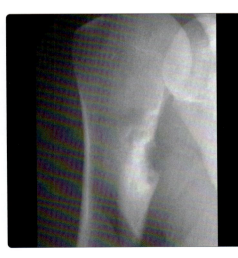

(À esquerda) *Exame de raios X AP mostra lesão de superfície, comprovada como condroma periosteal, a qual tem estriações para fora do osso subjacente* ➡. *Está localizada na região metafisária, sem matriz ou massa de partes moles óbvias. O diagnóstico diferencial inclui condroma periosteal, osteossarcoma periosteal e lesão de base cortical com borda muito fina, tal como displasia fibrosa ou cisto ósseo aneurismático. O condroma periosteal foi comprovado na biopsia.* (À direita) *Exame de raios X AP obtido 5 anos depois mostrou regressão espontânea da lesão.*

Condrossarcoma

DADOS PRINCIPAIS

TERMINOLOGIA
- Tumor maligno de cartilagem hialina
  - Condrossarcoma (CS) primário: surge centralmente em osso previamente normal
  - CS secundário: surge do precursor cartilaginoso (encondroma ou exostose)

IMAGENS
- Localizações comuns: asa ilíaca > fêmur proximal > úmero proximal > fêmur distal
- Matriz condroide variavelmente presente (78%): pontilhada, anéis e arcos
  - Esteja ciente de lesões completamente líticas que podem parecer enganosamente não agressivas
- Geralmente lesão de baixo grau, com aparência limitada de agressividade na radiografia
- Estriações em 2/3 da largura do córtex (75% dos CS) ou em 2/3 do comprimento da lesão sugerem CS
- Frequentemente tem espessamento cortical endosteal
- Condrossarcoma exofítico (surge da exostose): capa cartilaginosa > 1 cm de espessura

- RM, T1WI: lesão bastante isointensa ao músculo esquelético
  - Focos encravados da medula amarela muito menos frequentemente vistos que nos encondromas
- RM, sequências sensíveis a fluido: heterogeneidade variável e organização de sinal alto
  - Lesão de baixo grau: aparência lobulada de sinal alto da cartilagem benigna ou da cartilagem maligna de baixo grau (observada em 72% dos condrossarcomas)
  - Lesão de alto grau: maior heterogeneidade e menor organização de sinal alto; pode não detectar lobulação
- RM, imagem pós-contraste: varia com o grau da lesão
  - Lesão de baixo grau: realce periférico e septal em torno da cartilagem lobulada, com algumas áreas de "poça", geralmente localizadas perifericamente
  - Lesão de alto grau: realce mais generalizado, circundando regiões de necrose de sinal baixo

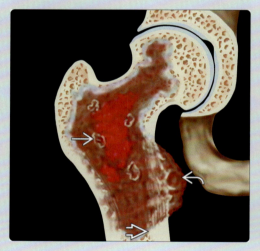

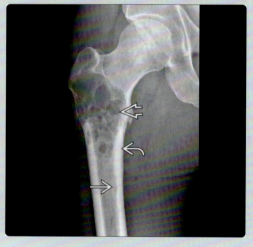

(À esquerda) Gráfico mostra condrossarcoma (CS) intramedular com ilhas de condroide ➡, rotura cortical leve e massa de partes moles ➡, e espessamento endosteal ➡. Estas lesões tendem a ter aparência apenas moderadamente agressiva. (À direita) Radiografia AP mostra lesão lítica levemente bolhosa na metadiáfise ➡. Mais distalmente, a lesão muda de caráter; é mais permeativa e provoca estriação ➡ e espessamento ➡ endosteal. Esta aparência é típica de CS de baixo grau.

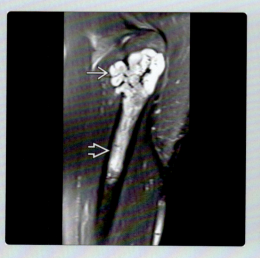

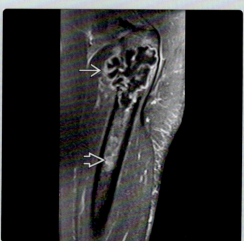

(À esquerda) RM T2WI FS sagital no mesmo paciente mostra que a lesão é de sinal alto; proximalmente é lobulada, o que é típico de uma lesão cartilaginosa de baixo grau. Há rotura cortical anteriormente ➡. As lobulações proximais estão em uma região que é de grau inferior ao do tumor não lobulado distal ➡. (À direita) RM T1WI C+ FS sagital no mesmo local mostra realce periférico em torno dos lóbulos ➡. Mais importante, há regiões de realce mais confluente na parte distal da lesão ➡.

Condrossarcoma

TERMINOLOGIA

Sinônimos
- Condrossarcoma (CS) primário, CS convencional, CS secundário

Definições
- Tumor maligno de cartilagem hialina
  - CS primário: surge centralmente em osso previamente normal
  - CS secundário: surge do precursor cartilaginoso (encondroma ou osteocondroma)

IMAGENS

Características Gerais
- Localização
  - Asa ilíaca > fêmur proximal > úmero proximal > fêmur distal
  - Outros ossos (esqueleto axial, ossos craniofaciais, esqueleto apendicular distal) infrequentemente envolvidos
  - Metafisário ou metadiafisário
    - Lesão epifisária é incomum, mas deve levantar uma bandeira vermelha
      - Encondromas não surgem na epífise; uma lesão condroide que não é condroblastoma, neste local deve levantar suspeita para CS

Achados na Radiografia
- CS intramedular (primário ou secundário)
  - Lesão lítica que surge centralmente na metáfise (mais frequentemente) ou na diáfise
  - Matriz condroide variavelmente presente (78%): pontilhada, anéis e arcos (mas a lesão pode ser totalmente lítica)
  - Geralmente lesão de baixo grau, com aparência limitada de agressividade na radiografia
    - Pode parecer bastante geográfica
    - Adelgaçamento ou estriação cortical, com leve expansão
      - Estriações em 2/3 da largura do córtex (75% dos CSs) ou em 2/3 do comprimento da lesão sugerem CS (em vez de encondroma)
      - Observar: encondroma surge excentricamente, adjacente ao córtex, normalmente apresenta estriações semelhantes
    - Muitas vezes também tem espessamento cortical endosteal
    - Sem reação periosteal
    - Pouca ou nenhuma rotura cortical/massa de partes moles
  - Lesão intramedular de grau mais alto é incomum; aparência mais agressiva
    - Zona ampla de transição sem margem esclerótica
    - Rotura cortical (57% em radiografia), massa de partes moles (46%)
  - CS secundário pode apresentar transição de encondroma para condrossarcoma mais agressivo
- CS em ossos tubulares pequenos
  - Incomum (encondroma nesta localização pode parecer agressivo, mas não é maligno)
  - Expansão cortical, aparência bolhosa
  - Rotura cortical, massa de partes moles
  - Reação periosteal
  - ± matriz condroide
- CS exofítico (secundário)
  - Osteocondroma subjacente (tálus com medula e córtex normais surgindo do osso normal)
  - Evidência de capa cartilaginosa > 1 cm de espessura
    - Planos adiposos distorcidos
  - Aparência de tempestade de neve ou evidência de mudança no caráter e na localização da matriz
  - Destruição óssea, massa de partes moles

Achados na TC
- Mimetiza os achados na radiografia
  - Distância e profundidade das estriações mais bem observadas na TC
  - Comprimento das estriações bem visto em imagens longitudinais reformatadas
- Pode definir melhor a matriz (observada em 94%)
- Pode inferir o tamanho da capa cartilaginosa no CS exofítico, mas a medição geralmente não é confiável

Achados na RM
- Matriz (observada em 79%): sinal baixo em todas as sequências
- Estriação do córtex endosteal e extensão bem vistas
  - Estriações em 2/3 da profundidade do córtex observadas na RM em 85% dos CS
- Massa de partes moles vista na RM em 76% dos CSs
- T1WI: lesão bastante isointensa ao músculo esquelético
  - Focos encravados da medula amarela muito menos frequentemente vistos que nos encondromas
- Sequências sensíveis a fluido: não homogeneidade variável e organização de sinal alto
  - Lesão de baixo grau: aparência lobulada de sinal alto da cartilagem benigna ou da cartilagem maligna de baixo grau (vista em 72% dos CS)
  - Lesão de alto grau: maior não homogeneidade e menor organização de sinal alto; pode não detectar lobulação
- Imagem em T1 FS pós-contraste: varia com o grau da lesão
  - Lesão de baixo grau: realce periférico e septal em torno da cartilagem lobulada, com algumas áreas de confluência, geralmente localizadas perifericamente
  - RM gradiente-eco realçada com contraste rápido pode ajudar a diferenciar o encondroma do CS de baixo grau
    - Realce anterior no CS, mas sobreposição significativa
  - Lesão de alto grau: realce mais generalizado, circundando regiões de necrose de sinal baixo
- RM realçada com contraste dinâmico pode diferenciar o encondroma do CS de baixo grau
  - Valores de limiar de realce relativo = 2 e declive = 4,5 mencionado para diagnosticar 100% dos CS, mas com 37% de diagnóstico falso-positivo nos encondromas
- CS exofítico (secundário)
  - Capa cartilaginosa vista como sinal alto nas imagens sensíveis a fluido, > 1 cm de espessura
  - Massa de partes moles, destruição óssea mais bem definidas

Biopsia Guiada por Imagem
- Centros oncológicos diferem na busca por biopsia percutânea de tumores cartilaginosos
  - Preocupação com erro de amostragem do tecido
    - Lesões cartilaginosas muitas vezes necessitam de grandes porções da lesão para o diagnóstico correto, muito maior que as obtidas com a biopsia percutânea
  - Preocupação com o rastreamento de células tumorais por hematoma ou agulha, contaminando o tecido necessário para a reconstrução

Condrossarcoma

DIAGNÓSTICO DIFERENCIAL

Encondroma
- Metafisário central, geralmente com matriz condroide
- Difícil para diferenciar do CS de baixo grau
  - É esperado que encondroma excêntrico que surge adjacente ao córtex provoque estriação endosteal e, até mesmo, perturbações corticais menores

PATOLOGIA

Características Gerais
- Genética
  - Modelo genético de múltiplos passos para CS secundário
- Anormalidades associadas
  - CS secundário
    - Encondroma: taxa de degeneração de encondroma solitário desconhecida
      - Taxa de degeneração em Ollier (encondromatose múltipla) ~ 25%
      - Taxa de degeneração em Maffucci ~ 25%
    - Osteocondroma: taxa de degeneração de lesão solitária < 1%
      - Exostoses múltiplas hereditárias: taxa de degeneração ~ 3%

Estadiamento, Graduação e Classificação
- Lesão graduada histologicamente em escala de 1 a 3
  - Com base no tamanho nuclear, hipercromasia e celularidade
  - Grau 1 muito semelhante ao encondroma
  - Maioria (61%) é de grau 1, 36% de grau 2, 3% de grau 3

Características Microscópicas
- Cartigem azul-acinzentada, lóbulos de formato irregular separados por bandas fibrosas
- Mais celular que o encondroma, variando por campo, com condrócitos atípicos

QUESTÕES CLÍNICAS

Apresentação
- Sinais/sintomas mais comuns
  - Dor e inchaço
    - De modo anedótico, o encondroma é indolor e o CS é doloroso
      - De fato, os encondromas são muitas vezes reportados como dolorosos; a dor por si só não é suficiente para diferenciar encondroma de CS
    - Avaliação experiente deve diferenciar a dor tumoral da dor mecânica articular adjacente
  - Frequentemente de longa duração antes de se buscar cuidados médicos
    - Particularmente com as lesões da asa ilíaca, que são muitas vezes muito grandes pelo tempo de detecção

Demografia
- Idade
  - Pico de incidência aos 50 a 70 anos de idade
  - Ampla faixa etária; não use a idade para eliminar o diagnóstico de CS em adolescentes ou adultos jovens
- Gênero
  - Predominância masculina (M:F = 1,5:1)
- Epidemiologia
  - Terceira neoplasia óssea maligna mais comum
  - CS convencional representa 90% dos CS (incluindo os menos comuns extraesquelético, periosteal, desdiferenciado)

Histórico Natural e Prognóstico
- Prognóstico refere-se a vários fatores
  - Grau histológico é o preditor mais importante
    - Grau 1: 89% de sobrevivência em 5 anos
    - Graus 2 e 3 combinados: 53% de sobrevivência em 5 anos
  - Necrose tumoral, contagem mitótica, matriz mixoide
  - Resultado de CS central não ressecável avançado: 48% de sobrevivência em 1 ano, 24% em 2 anos, 12% em 3 anos
- Metástases tardias: pulmão, osso

Tratamento
- Ressecção ampla
- Recorrência relacionada com contaminação do leito cirúrgico ou com as margens que não eram livres de tumor
  - Qualquer contaminação põe o paciente em risco de recorrência; tumores cartilaginosos não precisam estabelecer irrigação sanguínea significativa para crescer
  - 10% da recorrências têm grau mais elevado
- Vigilância para recorrência/metástases durante 10 anos

CHECKLIST DO DIAGNÓSTICO

Considerar
- **Cuidado:** CS intramedular de fêmur ou úmero é geralmente de baixo grau e parece não agressivo
  - Números significativos destas lesões são subdiagnosticados, seja como encondroma, seja como outra lesão, se não houver matriz condroide presente
  - Grande "encondroma" no fêmur ou úmero deve ser visto com suspeita
  - Qualquer espessamento ou estriação significativo do córtex deve aumentar a suspeita de CS
- Pode ser extremamente difícil de diferenciar CS de baixo grau de encondroma
  - Estriação do córtex endosteal sobre um comprimento significativo da lesão é sugestiva na radiografia/TC
    - Exceção: é esperado que encondroma excêntrico que surge adjacente ao córtex provoque estriação endosteal e, até mesmo, perturbações corticais menores
  - Aumento da matriz ou alargamento do encondroma não precisa implicar mudança condrossarcomatosa; encondromas podem apresentar tais alterações normalmente
  - Espessura da capa cartilaginosa > 1 cm sugestiva de transformação em exostose

REFERÊNCIAS

1. Brown MT, et al: How safe is curettage of low-grade cartilaginous neoplasms diagnosed by imaging with or without pre-operative needle biopsy? Bone Joint J. 96-B(8):1098-1105, 2014.
2. Douis H, et al: MRI differentiation of low-grade from high-grade appendicular chondrosarcoma, Eur Radiol. 24(1):232-240, 2014.
3. De Coninck T, et al: Dynamic contrast-enhanced MR imaging for differentiation between enchondroma and chondrosarcoma, Eur Radiol. 23(11):3140-3152, 2013.
4. Meftah M, et al: Long-term results of intralesional curettage and cryosurgery for treatment of low-grade chondrosarcoma, J Bone Joint Surg Am. 95(15):1358-1364, 2013.

Condrossarcoma

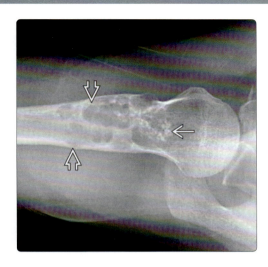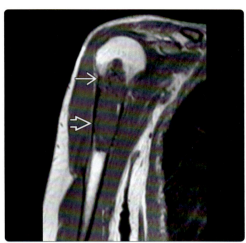

(À esquerda) *Radiografia lateral mostra evidência de encondroma com matriz condroide na metáfise proximal do úmero ➡. Distal ao encondroma, há uma lesão lítica que resulta em leve expansão e estriação ➡ cortical; esta mudança no caráter da lesão representa o CS de baixo grau.* (À direita) *RM T1 coronal no mesmo paciente mostra a hipointensidade esperada em ambas as partes, encondromatosa ➡ e condrossarcomatosa ➡, da lesão.*

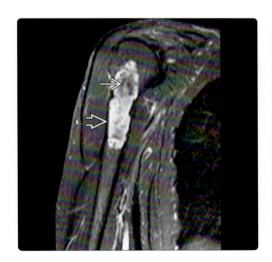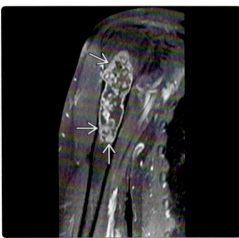

(À esquerda) *RM T2WI FS coronal no mesmo local mostra o sinal baixo localizado proximalmente dentro da lesão, o da matriz condroide ➡. O sinal alto não específico se estende distalmente dentro da lesão ➡; não há rotura cortical. Observe a ausência de lobulação distinta da cartilagem.* (À direita) *RM T1FS pós-contraste coronal no mesmo local mostra o realce periférico esperado. Também há poças de contraste em vários locais que não são septais ➡. Isto pode ser sugestivo, mas não diagnóstico, de CS; o CS de baixo grau foi comprovado na biopsia.*

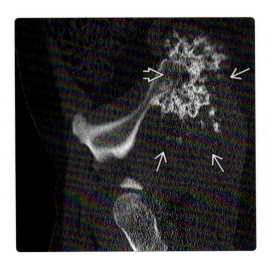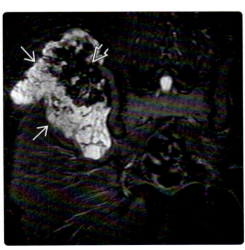

(À esquerda) *Reconstrução da TC óssea sagital mostra exostose surgindo da asa ilíaca ➡. A parte regular da exostose é circundada de massa de partes moles com aparência de tempestade de neve da matriz condroide ➡. Esta aparência é clássica da transformação de exostose em CS.* (À direita) *RM STIR coronal no mesmo paciente mostra exostose subjacente ➡ com espessa capa cartilaginosa hiperintensa ➡ circundando-a, representando a transformação condrossarcomatosa.*

Condrossarcoma

(À esquerda) *Radiografia AP mostra lesão excêntrica lítica com estreita zona de transição, mas sem margem esclerótica ➡, se estendendo para o osso subcondral. O diagnóstico com base na radiografia deve ser de tumor de células gigantes.* (À direita) *RM T2WI coronal no mesmo paciente mostra sinal alto lobulado em toda a lesão ➡, que é mais típico de lesão condroide que de tumor de células gigantes (sinal alto, não lobulado, com algum sinal baixo central). RM pode sugerir encondroma, mas a localização não. Deve-se suspeitar de CS.*

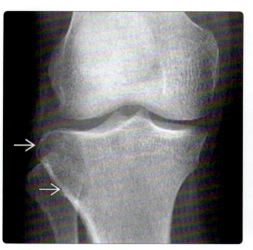 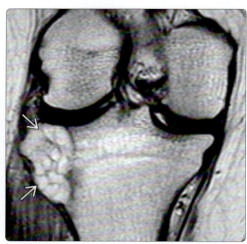

(À esquerda) *RM T1 C+ FS coronal na mesma fatia mostra realce periférico e septal ➡, assim como uma região de realce mais confluente ➡. Há edema medular. Na biopsia, este foi definido como CS grau 2.* (À direita) *Radiografia AP mostra CS completamente lítico. A lesão é moderadamente agressiva, com margem esclerótica, mas rotura cortical ➡ e fratura patológica. Embora isto certamente poderia representar uma lesão metastática ou mieloma, o CS deve ser uma consideração. O CS pode ser completamente lítico.*

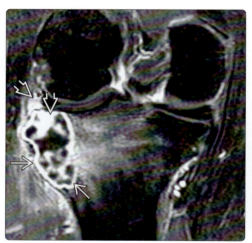 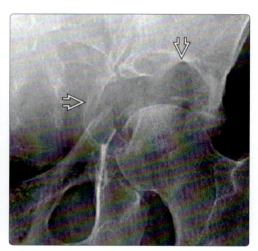

(À esquerda) *RM PD FS coronal no mesmo paciente mostra ↑ de intensidade de sinal não homogênea ➡. Isto é diagnosticamente não específico. Mais importante, observe o sinal alto se estendendo ao longo da parede pélvica ➡, provavelmente representando o hematoma causado por fratura patológica.* (À direita) *RM T1WI C+ FS coronal na mesma fatia mostra realce periférico com algumas outras regiões de sinal alto fora da lesão original ➡. A biopsia mostrou CS de baixo grau, mas também havia tumor salpicando as estruturas da hemipelve esquerda, uma séria consequência da fratura.*

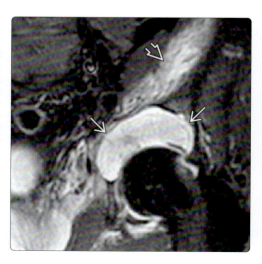 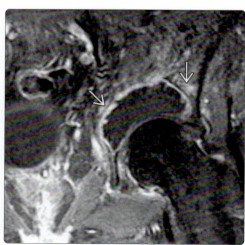

Condrossarcoma

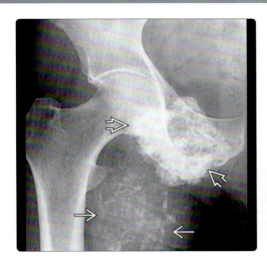
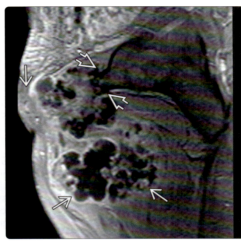

(À esquerda) *Radiografia AP mostra CS exofítico. Há massa de partes moles muito grande com matriz condroide ➡ de aparência de tempestade de neve. A massa tem caráter diferente proximalmente, em que a exostose surge do ramo púbico; a matriz condroide é bastante madura e organizada ➡.* (À direita) *RM T1WI C+ FS sagital no mesmo paciente mostra o tálus da exostose ➡. Perifericamente, há massa desorganizada ➡ consistindo em uma capa cartilaginosa espessada e tecido condrossarcomatoso necrótico.*

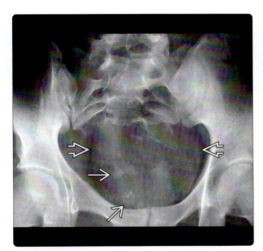
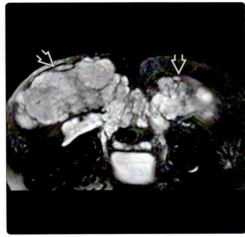

(À esquerda) *Radiografia AP mostra destruição dos elementos distais do sacro, com grande massa de partes moles ➡. A matriz é vista dentro da massa ➡ que, na radiografia, pode ser condroide ou fragmentos de osso deixados dentro da massa, tal como um cordoma.* (À direita) *RM T2WI axial na posição prona mostra massa de partes moles, que é ainda maior que o esperado, se estendendo para ambas as nádegas ➡, assim como anteriormente. Há extensa lobulação de sinal alto, típica de CS de baixo grau. O CS é um tumor sacral comum.*

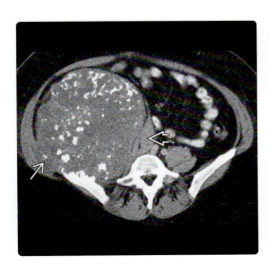
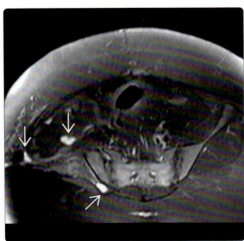

(À esquerda) *TC axial mostra grande massa contendo matriz condroide que surge da asa ilíaca direita ➡. Esta se estende anteriormente, deslocando o músculo iliopsoas ➡; isto explica como o CS da asa ilíaca pode ser tão grande antes da detecção. O diagnóstico deve ser CS; o tratamento é a ressecção ampla.* (À direita) *RM T2WI FS axial no mesmo paciente obtida 6 meses após a ressecção mostra vários locais de recorrência como nódulos de sinal alto ➡. É importante reconhecer que a recorrência pós-operatória do CS é um risco significativo.*

Condrossarcoma Desdiferenciado

DADOS PRINCIPAIS

TERMINOLOGIA
- Condrossarcoma contendo dois componentes distintos
  - Tumor cartilaginoso bem diferenciado (geralmente condrossarcoma de baixo grau, raramente encondroma ou osteocondroma)
  - Sarcoma não cartilaginoso de alto grau (mais comumente osteossarcoma ou HFM, mas outros sarcomas podem ocorrer)

IMAGENS
- Localização: fêmur > pelve > úmero
- Bimórfico: parte cartilaginosa benigna ou de baixo grau e parte sarcomatosa de alto grau
  - Evidente na radiografia em 53% (alguns pacientes têm resultados mais típicos de condrossarcoma convencional)
- RM: padrão bimórfico de partes de alto grau e baixo grau da lesão, não identificado em todos os casos
  - RM tem maior probabilidade de mostrar a parte dominante de alto grau que a radiografia ou a TC
- RM da porção cartilaginosa subjacente da lesão
  - Pode ser intramedular ou ter a aparência típica de encondroma ou condrossarcoma de baixo grau
  - Matriz condroide de sinal baixo, todas as sequências (66%)
  - Lobulações de sinal alto típicas da cartilagem
  - Pode ter aparência típica de osteocondroma ou condrossarcoma exofítico
- RM de sarcoma não cartilaginoso de alto grau
  - Invasão óssea, massa de partes moles
  - Sem muita matriz (ou organizada)

PRINCIPAIS DIAGNÓSTICOS DIFERENCIAIS
- Condrossarcoma
  - Impressão inicial do condrossarcoma desdiferenciado é de condrossarcoma convencional nas radiografias em 85% dos casos e na TC em 89% dos casos
  - Se a região focal de desdiferenciação for perdida, a lesão será subtratada
  - Avaliação minuciosa de toda a extensão de qualquer lesão cartilaginosa é fundamental

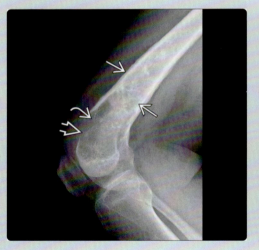
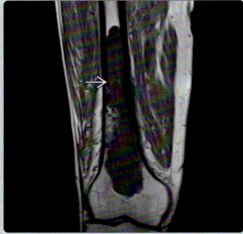

(À esquerda) Radiografia lateral mostra matriz condroide com leve afilamento endosteal ➡ dentro de uma lesão metadiafisária. Isto é típico de condrossarcoma. No entanto, há uma bandeira vermelha aqui: existe uma mudança de caráter no aspecto mais distal, onde a lesão torna-se totalmente lítica ➡, com rotura cortical anterior ➡. Deve-se se preocupar com a desdiferenciação deste condrossarcoma. (À direita) RM T1 coronal mostra, em sua maioria, sinal intermediário homogêneo, com algum condroide de sinal baixo ➡.

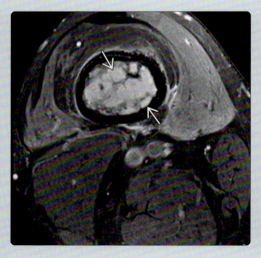
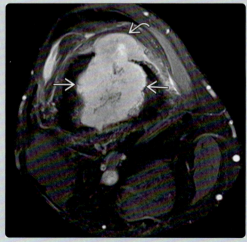

(À esquerda) RM T2 FS axial da metadiáfise mostra condrossarcoma de baixo grau típico, com múltiplos lóbulos hiperintensos ➡ e apenas estriação endosteal leve. (À direita) RM T2 FS axial obtida levemente de modo mais distal na metáfise mostra confluência da lesão de sinal alto ➡ com rotura cortical/massa de partes moles anterior ➡. Esta é a região de desdiferenciação em sarcoma de células fusiformes de alto grau. Deve ser obtida a biopsia desta porção mais agressiva da lesão.

Condrossarcoma Desdiferenciado

TERMINOLOGIA

Definições
- Variedade distinta de condrossarcoma contendo dois componentes distintos
  - Tumor cartilaginoso bem diferenciado (geralmente condrossarcoma de baixo grau, raramente encondroma ou osteocondroma)
  - Sarcoma não cartilaginoso de alto grau (mais comumente osteossarcoma ou histiocitoma fibroso maligno)

IMAGENS

Características Gerais
- Localização
  - Fêmur > pelve > úmero

Achados na Radiografia
- Bimórfico: parte cartilaginosa benigna ou de baixo grau e parte sarcomatosa de alto grau
  - Evidente na radiografia em 53%
  - Alguns pacientes têm resultados mais típicos de condrossarcoma convencional
- Parte cartilaginosa
  - Lítica, muitas vezes contendo matriz condroide
  - Bastante geográfica, mas geralmente sem margem esclerótica
  - Córtex: afilado, estriado e expandido (67%)
    - Córtex do condrossarcoma de baixo grau frequentemente apresenta espessamento endosteal (32%)
  - Geralmente sem (ou mínima) rotura cortical e sem massa de partes moles na parte cartilaginosa
  - Incomum: osteocondroma (às vezes na configuração de múltiplos osteocondromas hereditários)
- Parte sarcomatosa de alto grau não cartilaginosa
  - Distintamente destrutiva, processo ósseo permeativo
  - Mais provavelmente lítica, sem (ou com menos) matriz
    - Se a parte desdiferenciada é osteossarcoma, pode conter matriz osteoide amorfa (6% dos casos)
  - Rotura cortical
  - Massa de partes moles (vista na radiografia em 25%-87% em 2 séries separadas)
  - Reação periosteal agressiva
  - Se surge de osteocondroma, massa de partes moles e destruição do córtex adjacente e exostose podem ser vistas

Achados na RM
- Padrão bimórfico de partes de alto grau e baixo grau da lesão, **não** identificado em todos os casos
  - RM mais provável de mostrar a parte de alto grau dominante que a radiografia ou a TC
- Porção cartilaginosa subjacente da lesão
  - Pode ter aparência típica de encondroma ou condrossarcoma de baixo grau
    - Matriz condroide de sinal ↓, todas as sequências, em 66%
    - Lobulações de sinal alto típicas da cartilagem
    - Realce nodular periférico com contraste
  - Pode ter aparência típica de osteocondroma ou condrossarcoma exofítico
    - Córtex e medula se estendendo desde o osso
    - Capa cartilaginosa em T2 com sinal alto; fina se osteocondroma, > 1 cm de espessura se condrossarcoma
- Porção sarcomatosa de alto grau não cartilaginosa
  - Invasão óssea, massa de partes moles
  - Não é provável que haja tanta matriz (ou organizada)
  - Sinal não homogêneo em T1 isointenso ao músculo
  - Sequências sensíveis a fluido: sinal heterogeneamente ↑
  - Realce intenso pós-contraste, com regiões de necrose de sinal baixo

DIAGNÓSTICO DIFERENCIAL

Condrossarcoma, Convencional
- Matriz condroide subjacente
- Estriação cortical, muitas vezes com outras regiões de espessamento cortical endosteal
- Impressão inicial de condrossarcoma desdiferenciado é de condrossarcoma convencional nas radiografias em 85% dos casos e na TC em 89% dos casos
  - Áreas desdiferenciadas podem não ser facilmente visíveis

PATOLOGIA

Características Gerais
- Genética
  - Sem aberrações cromossômicas específicas
    - Aberrações estruturais e numéricas frequentemente observadas nos cromossomos 1 e 9, mas não específicas
  - Ambos os componentes tumorais parecem ter origem comum
    - Provável divisão precoce de dois clones de células

QUESTÕES CLÍNICAS

Demografia
- Idade
  - Em geral, de 50 a 60 anos (extensão: 29-85 anos)
- Gênero
  - Leve preponderância masculina (53%)
- Epidemiologia
  - 10% dos condrossarcomas

Histórico Natural e Prognóstico
- Total de 24% de sobrevivência em 5 anos (mediana de sobrevivência: 13 meses)
- Metástases distantes presentes no momento do diagnóstico em 21%
  - Mediana de sobrevivência em 5 meses nestes pacientes
- Pacientes que não apresentam sinal de metástases são agressivamente tratados: 28% de sobrevivência em 10 anos

Tratamento
- Ressecção ampla
- Radiação, quimioterapia (não comprovada como eficaz)

CHECKLIST DO DIAGNÓSTICO

Considerar
- Padrão bimórfico não é facilmente visto em ~ 50% dos casos
  - Observar atentamente as lesões cartilaginosas de baixo grau com anormalidades agressivas de alto grau adjacentes
  - Avaliação minuciosa de toda a lesão em qualquer tumor cartilaginoso é fundamental

REFERÊNCIA

1. Binciganavile S, et al: Long-term outcome of chondrosarcoma: a single institutional experience, Cancer Res Treat. 47(4):897-903, 2015.

Condrossarcoma Periosteal

DADOS PRINCIPAIS

TERMINOLOGIA
- Variedade rara de condrossarcoma que surge na camada periosteal de ossos tubulares

IMAGENS
- Lesão de superfície metadiafisária, frequentemente no fêmur
- Maioria contém matriz condroide (75%)
- Pode se estender levemente para o espaço medular (25%)
- Raramente induz edema intramedular e da parte mole
- Extensão da parte mole pode ter margens irregulares

PRINCIPAIS DIAGNÓSTICOS DIFERENCIAIS
- Condroma periosteal
  - Quatro vezes mais frequente que o condrossarcoma periosteal
  - Pode parecer idêntico pelas imagens
  - Tendência para uma idade mais jovem, lesões menores (< 3 cm) comparadas a condrossarcoma (>3 cm)
- Osteossarcoma periosteal
  - Lesão de superfície com características semelhantes de estriação cortical, invasão óssea mínima
  - Massa de partes moles contém matriz osteoide, que pode ser diferenciada da matriz condroide

PATOLOGIA
- Diferenciação histológica de condroma periosteal pode ser difícil
  - Maior atipia celular no condrossarcoma
  - Maior invasão óssea e de parte mole que a do condroma

QUESTÕES CLÍNICAS
- Massa assintomática ou levemente dolorosa
- Maioria é bem diferenciado, lesões de baixo grau
  - Excisão ampla geralmente é um tratamento suficiente
  - Raras metástases quando tratado adequadamente
  - Alta taxa de recorrência com excisão marginal

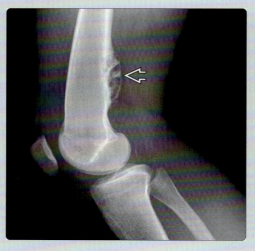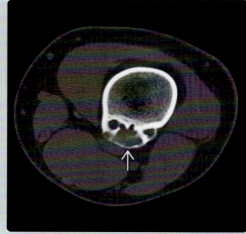

(À esquerda) Radiografia lateral mostra lesão mista, esclerótica e lítica, lobulada e com > 3 cm de comprimento que surge da superfície metadiafisária do fêmur distal ➡. Isto foi um achado incidental. O diferencial inclui todas as lesões de superfície (osteossarcoma parosteal e periosteal, condroma periosteal e condrossarcoma periosteal). (À direita) TCSC axial confirma que a lesão lobulada está localizada corticalmente, se estendendo para as partes moles posteriores ➡. Ao longo da maior parte da lesão, o córtex ósseo é ondulante, mas intacto.

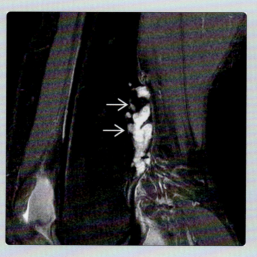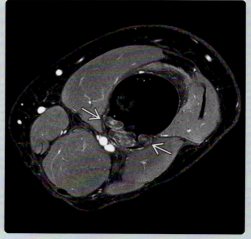

(À esquerda) RM T2WI FS sagital no mesmo paciente revela que os conteúdos lobulados são marcadamente hiperintensos, um padrão típico de lesões de cartilagem benignas ou de baixo grau. Observe a leve invasão do córtex e da medula posteriores ➡. Não há edema de medula ou de parte mole. (À direita) RM T1WI C+ FS axial mostra realce periférico das partes lobuladas da lesão ➡. A imagem, portanto, confirma uma lesão de cartilagem periosteal, mas não diferencia entre benigna e maligna; a histologia mostrou condrossarcoma.

Condrossarcoma Periosteal

TERMINOLOGIA

Sinônimo
- Condrossarcoma justacortical

Definição
- Condrossarcoma que surge na camada periosteal de ossos tubulares

IMAGENS

Características Gerais
- Melhor dica para diagnóstico
  - Lesão de superfície metadiafisária
- Localização
  - Localizações mais comuns de fêmur distal (33%) e úmero proximal (33%)
  - Metafisária (47%)
- Tamanho
  - Mediana 4 cm no maior diâmetro em um estudo (média: 5,3 cm; variação: 3-14 cm)

Achados na Radiografia
- Estriação cortical
- Calcificação da matriz (75%)

Achados na RM
- Sinal isointenso ou baixo em T1
- Sinal hiperintenso em T2
- Envolvimento intramedular (26%)
- Edema intramedular (30%)
- Margens irregulares de parte mole (30%)

Achados na Medicina Nuclear
- PET/TC pode diferenciar condrossarcoma periosteal de condroma periosteal
  - Recomenda-se usar valor padronizado de captação (SUV) máximo de 2,0 a 2,3
  - Número muito pequeno de casos

DIAGNÓSTICO DIFERENCIAL

Condroma Periosteal
- Quatro vezes mais frequente que o condrossarcoma periosteal
- Pode parecer idêntico pelas imagens
- Tendência para um grupo etário mais jovem, lesões menores

Osteossarcoma Periosteal
- Lesão de superfície com características semelhantes de estriação cortical, invasão óssea mínima
- Massa de partes moles contém matriz osteoide, que pode ser diferenciada da matriz condroide

PATOLOGIA

Características Patológicas e Cirúrgicas Macroscópicas
- Diferenciação histológica de condroma periosteal pode ser difícil
  - Maior atipia celular
  - Maior invasão óssea

Características Microscópicas
- Geralmente baixo grau histológico (grau 1: 53%, grau 2: 45%)

QUESTÕES CLÍNICAS

Apresentação
- Sinais/sintomas mais comuns
  - Assintomático ou massa levemente dolorosa (44%)

Demografia
- Idade
  - Da 3ª à 6ª décadas
  - Grupo etário levemente mais velho que o do condroma periosteal
- Gênero
  - 61% masculino em um estudo

Histórico Natural e Prognóstico
- Alta taxa de recorrência se tratado com excisão marginal
- Maioria é bem diferenciado, lesões de baixo grau
  - Excisão ampla geralmente é o tratamento suficiente
  - Raras metástases quando tratado adequadamente
- Resultados histopatológicos e aberrações moleculares não preditivos de prognóstico

Tratamento
- Excisão ampla

CHECKLIST DO DIAGNÓSTICO

Considerar
- Critérios de imagem para a diferenciação entre condrossarcoma periosteal e condroma periosteal são escassos
  - Apenas uma concordância moderada existe entre imagem e patologia em um estudo
  - Considera-se razoável estar mais preocupado com condrossarcoma se maior diâmetro > 3 cm
  - Pode considerar a excisão ampla de qualquer lesão, se possível

REFERÊNCIAS

1. Cleven AH, et al: Periosteal chondrosarcoma: a histopathological and molecular analysis of a rare chondrosarcoma subtype, Histopathology. 67(4):483-490, 2015.
2. Goedhart LM, et al: The presentation, treatment and outcome of periosteal chondrosarcoma in the Netherlands, Bone Joint J. 96-B(6):323-828, 2014.
3. Morimoto S, et al: Usefulness of PET/CT for diagnosis of periosteal chondrosarcoma of the femur: A case report, Oncol Lett. 7(6):1826-1828, 2014.
4. Bertoni F, et al: Chondrosarcoma. In Fletcher CDM, et al: World Health Organization Classification of Tumours: Tumours of Soft Tissue and Bone. 249-50. Lyon: IARC Press, 2002.
5. Chaabane S, et al: Periosteal chondrosarcoma, AJR Am J Roentgenol. 192(1):W1-6, 2009.
6. Robinson P, et al: Periosteal chondroid tumors: radiologic evaluation with pathologic correlation, AJR Am J Roentgenol. 177(5):1183-1188, 2001.

Condrossarcoma de Células Claras

DADOS PRINCIPAIS

TERMINOLOGIA
- Variante rara de condrossarcoma de baixo grau, geralmente surgido na epífise

IMAGENS
- Pode conter matriz condroide pontilhada
- Lesão lítica bem definida
- Margem esclerótica ocasional
- 2/3 ocorrem nas cabeças do úmero e do fêmur
  - Relatado na maioria dos outros ossos

PRINCIPAIS DIAGNÓSTICOS DIFERENCIAIS
- Condroblastoma (CB)
  - CB geralmente ocorre em faixa etária mais jovem
  - Aparência na imagem surpreendentemente semelhante

QUESTÕES CLÍNICAS
- Apresentação clínica
  - Dor nas articulações, amplitude de movimento limitada
  - Derrame articular
- 2% de todos os condrossarcomas

- M > F; razão 3:1
- Maioria dos pacientes com 25 a 50 anos de idade
- Histórico natural
  - Excisão marginal ou curetagem → 86% de taxa de recorrência
  - 15% de mortalidade, metástases de pulmão e óssea
  - Raros relatos de desdiferenciação para sarcoma de alto grau
- Tratamento
  - Excisão ampla é curativa

CHECKLIST DO DIAGNÓSTICO
- Importante característica desta lesão é sua localização epifisária
- Como os principais diagnósticos diferenciais (condroblastoma, cisto degenerativo, tumor de células gigantes) são lesões benignas, um diagnóstico insuficiente resulta em subtratamento inapropriado da lesão maligna
- Observar qualquer achado importante em lesões epifisárias que sugira que estas possam ser este sarcoma incomum

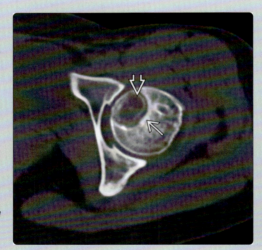 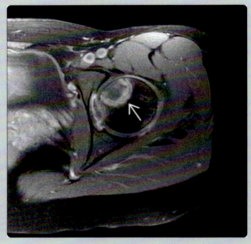

(À esquerda) TCSC axial em paciente típico com condrossarcoma de células claras é mostrada. A lesão epifisária bem definida tem margem esclerótica ➡ e contém fraca matriz cartilaginosa interna ➡. Estes resultados não podem ser diferenciados do condroblastoma, o que é estatisticamente muito mais provável. (À direita) RM T1WI C+ FS axial no mesmo paciente mostra margem espessa e irregular com realce ➡. O diagnóstico diferencial para esta lesão permanece condroblastoma e, como foi comprovado patologicamente, condrossarcoma de células claras.

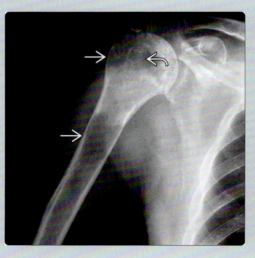 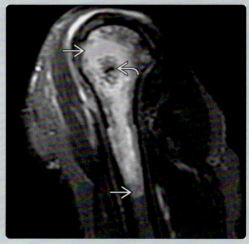

(À esquerda) Radiografia AP de condrossarcoma de células claras mostra lesão mista, lítica e esclerótica ➡, se estendendo desde a cabeça do úmero para a metadiáfise. A matriz condroide é levemente visível de modo proximal ➡. (À direita) RM T2WI FS sagital mostra que a grande lesão intramedular ➡ envolvendo a cabeça e o eixo proximal do úmero é hiperintensa em relação ao músculo esquelético. A matriz condroide de sinal baixo é confirmada ➡, diagnóstica de condrossarcoma. A origem epifisária sugere uma variante de células claras, confirmada na cirurgia.

Condrossarcoma de Células Claras

TERMINOLOGIA

Definição
- Variante rara de condrossarcoma de baixo grau, geralmente surgido na epífise

IMAGENS

Características Gerais
- Localização
  - 2/3 ocorrem nas cabeças do úmero e do fêmur
    - Relatos dispersos de lesão ocorrendo na maioria dos outros ossos
  - Múltiplas lesões síncronas foram relatadas

Achados na Radiografia
- Aparência clássica é a lesão epifisária lítica bem definida
  - Margem pode ser esclerótica
  - Geralmente sem rotura cortical ou massa de partes moles
  - Geralmente sem reação periosteal
- Pode parecer mais agressivo, sem marginação distinta
  - Origem na epífise pode sugerir diagnóstico neste caso
- Pode conter matriz condroide pontilhada

Achados na RM
- T1: sinal intermediário homogêneo
- Sequências sensíveis a fluido: sinal hiperintenso heterogêneo
- Regiões císticas relatadas como achados incomuns, mas podem estar confundindo, mimetizando o cisto ósseo aneurismático

DIAGNÓSTICO DIFERENCIAL

Condroblastoma
- Aparência surpreendentemente semelhante
  - Localização epifisária pode ser idêntica
  - Pode conter matriz condroide
  - Grau leve ou moderado de agressividade parece semelhante
- Condroblastoma (CB) geralmente ocorre em faixa etária mais jovem
- Histologia de CB é distintamente diferente da do condrossarcoma de células claras
  - Com discrepância entre aparência da imagem do CB e patologia que não tem características de CB, considerar o diagnóstico de condrossarcoma de células claras

Histiocitose de Células de Langerhans
- Pode surgir na epífise, então semelhante pela localização
- Lesão totalmente lítica
- Grau leve ou moderado de agressividade parece semelhante
- Histiocitose de células de Langerhans (HCL) geralmente ocorre em população mais jovem que a do condrossarcoma de células claras

Osteomielite Epifisária
- Localização incomum de osteomielite, exceto em crianças
- Lesão lítica destrutiva pode parecer semelhante na radiografia
- RM deve distinguir pela demonstração da formação de abscesso

Cisto Degenerativo na Osteoartrite
- Pode ser grande com margem esclerótica
- Pode mimetizar o tumor epifisário, e, reciprocamente, o tumor epifisário pode mimetizar o cisto degenerativo

Tumor de Células Gigantes
- Surge na metáfise, mas muitas vezes se estende para o osso subcondral pelo tempo da descoberta
  - Pode mimetizar a lesão epifisária
- Totalmente lítico; geralmente geográfico, mas sem margem esclerótica

PATOLOGIA

Características Microscópicas
- Grupos lobulados de células redondas contendo citoplasma claro, vistos em material emblocado de células
- Grandes células plasmocitoides com citoplasma espumoso, assim como material de matriz extracelular tipo condroide
- Contém algumas regiões de condrossarcoma convencional de baixo grau em 50% dos casos

QUESTÕES CLÍNICAS

Apresentação
- Sinais/sintomas mais comuns
  - Dor nas articulações, derrame articular, amplitude de movimento limitada

Demografia
- Idade
  - Maioria dos pacientes com 25 a 50 anos
- Gênero
  - M:F = 3:1
- Epidemiologia
  - 2% de todos os condrossarcomas

Histórico Natural e Prognóstico
- Excisão ampla é curativa
- Excisão marginal ou curetagem → 86% de taxa de recorrência
  - 5% de mortalidade, metástases para pulmão e osso
  - Metástases podem ser tardias (relatadas após 20 anos)
- Raros relatos de desdiferenciação para sarcoma de alto grau

CHECKLIST DO DIAGNÓSTICO

Considerar
- 1/2 dos casos em um estudo foi subdiagnosticado
  - Resulta em subtratamento e recorrência da lesão

Dicas para Interpretação de Imagens
- Característica importante desta lesão é sua localização epifisária
  - Relativamente poucas outras lesões residem primariamente na epífise
- Como os principais diagnósticos diferenciais (CB, cisto degenerativo, tumor de células gigantes) são lesões benignas, um mau diagnóstico resulta em subtratamento inapropriado da lesão maligna
  - Observar qualquer achado importante em lesões epifisárias que sugira que estas possam ser este sarcoma incomum

REFERÊNCIAS

1. Jiang XS, et al: Clear cell chondrosarcoma: Cytologic findings in six cases. Diagn Cytopathol. 42(9):784-791, 2014.
2. Douis H, et al: The imaging of cartilaginous bone tumours. II. Chondrosarcoma. Skeletal Radiol. 42(5):611-626, 2013.

Plasmocitoma

DADOS PRINCIPAIS

TERMINOLOGIA
- Proliferação clonal localizada de plasmócitos
- Plasmocitoma ósseo solitário (POS)
  - Massa de plasmócitos centralizada na medula óssea
- Plasmocitoma extramedular (PEM) solitário
  - Massa de plasmócitos em localização extramedular
- Plasmocitoma extramedular na presença de mieloma múltiplo (MM)
  - Massa de plasmócitos sem MM conhecido

IMAGENS
- TC ou RM
  - Massa de partes moles não específica que realça com o contraste
  - Diagnóstico feito na biopsia
- POS
  - Quase sempre ocorre em locais de medula vermelha: crânio, coluna vertebral, pelve ou úmero/fêmur proximal
  - Locais mais comuns: pelve e coluna vertebral (torácica > lombar > cervical)
- PEM: 78% a 85% ocorrem no trato aerodigestivo superior
- Plasmocitoma extramedular na presença de MM
  - 72% a 85% nas partes moles em torno do esqueleto axial

QUESTÕES CLÍNICAS
- POS
  - Maioria progride para MM
- PEM
  - <30% progridem para MM
- Plasmocitoma extramedular com MM
  - Ocorre em 10% a 15% dos pacientes no diagnóstico
  - Prognóstico ruim

CHECKLIST DO DIAGNÓSTICO
- Todos os pacientes com lesão solitária devem se submeter a RM de corpo inteiro para avaliar MM
  - 30% dos POS suspeitos têm MM na apresentação
  - Se lesões adicionais são encontradas, será reclassificado e o prognóstico/tratamento alterado

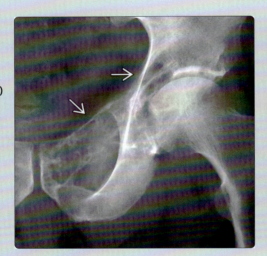
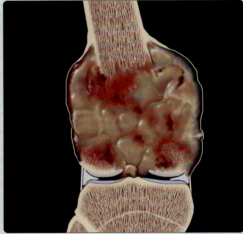

(À esquerda) Radiografia AP de osso inominado esquerdo mostra lesão bolhosa ocupando o ramo púbico superior ➡ e se estendendo para o acetábulo. Há rotura cortical envolvendo o córtex inferior do ramo. (À direita) Gráfico coronal de plasmocitoma mostra massa centralizada na medula óssea metafisária do fêmur distal que se estende para as partes moles adjacentes. Uma borda cortical fina está presente sobre a maioria da lesão.

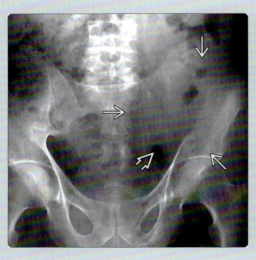
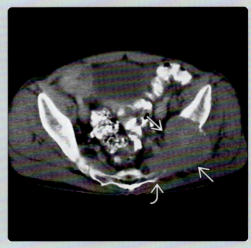

(À esquerda) Radiografia AP pélvica mostra grande lesão lítica ocupando toda a asa ilíaca esquerda ➡, se estendendo para o acetábulo esquerdo e cruzando a articulação sacroilíaca (ASI) para envolver a asa sacral esquerda. Observe que a ASI não constitui uma barreira eficaz. Não há matriz ou resposta do hospedeiro, embora a rotura cortical tenha ocorrido ao longo do entalhe ciático ➡. (À direita) TC axial mostra massa de partes moles suspeita centralizada na asa ilíaca esquerda ➡ e se estendendo para a asa sacral esquerda ➡. A biopsia comprovou plasmocitoma.

Plasmocitoma

TERMINOLOGIA

Abreviaturas
- Plasmocitoma ósseo solitário (POS)
- Plasmocitoma extramedular (PEM)

Definições
- Proliferação clonal localizada de plasmócitos
- Plasmocitoma ósseo solitário
  - Proliferação clonal de plasmócitos centralizada na medula óssea
- Plasmocitoma extramedular solitário
  - Proliferação clonal de plasmócitos em localização extramedular
- Plasmocitoma extramedular na presença de mieloma múltiplo (MM)
  - MM com proliferação clonal de plasmócitos localizada extramedularmente

IMAGENS

Características Gerais
- Melhor dica para diagnóstico
  - Massa no interior de partes moles ou da medula óssea
- Localização
  - Variável
  - POS
    - Quase sempre ocorre em locais de medula vermelha: crânio, coluna vertebral, pelve ou úmero/fêmur proximal
    - Locais mais comuns: coluna vertebral (torácica > lombar > cervical) e pelve
  - PEM
    - 78% a 85% ocorrem no trato aerodigestivo superior
    - Segundo local mais comum: trato gastrintestinal (GI)
    - Pode ocorrer em qualquer lugar
  - Plasmocitoma extramedular na presença de MM
    - 72% a 85% ocorrem nas partes moles em torno do esqueleto axial
    - Também ocorre nos linfonodos, baço e fígado
    - Raramente ocorre nos pulmões ou no SNC
    - Pode ocorrer em qualquer lugar
- Tamanho
  - Varia
  - >5 cm mais provável de progredir para doença sistêmica

Recomendações para Aquisição de Imagens
- Melhor ferramenta para aquisição de imagens
  - POS
    - RM para definir a extensão da doença
  - PEM
    - RM mais sensível para avaliar extensão da doença local e envolvimento do linfonodo adjacente
  - RM de corpo inteiro para excluir doença sistêmica que indicaria diagnóstico de MM

Achados na Radiografia
- POS
  - Lesão lítica geográfica centralizada na medula óssea
  - 44% apresentam aparência multiloculada
  - Sem matriz identificável
- PEM
  - Radiografias não são úteis

Achados na TC
- Massa de partes moles que realça com contraste
- Sem matriz identificável
- POS
  - Normalmente rompe o córtex afilado
- PEM
  - Maioria no trato aerodigestivo superior

Achados na RM
- T1WI
  - Sinal baixo da massa de partes moles
- T1WI C+
  - Realce da massa de partes moles
- Sequências sensíveis a fluido
  - Sinal intermediário da lesão de parte mole
- RM de corpo inteiro
  - Restante da medula óssea parece normal
  - Sem evidência de mieloma múltiplo sistêmico

DIAGNÓSTICO DIFERENCIAL

Linfoma
- Geralmente tem córtex intacto em torno do osso, diferente do POS
- Geralmente tem múltiplos linfonodos bilaterais envolvidos, diferente do PEM

Metástases, Medula Óssea
- Metástase solitária de tireoide expandida ou de células renais é a mais comum de mimetizar
- RM ou TC geralmente mostra lesões múltiplas
- Histórico de malignidade frequentemente conhecido

Condrossarcoma
- Lesão solitária, frequentemente não agressiva
  - Margens distintas, pode não ter rotura cortical
- Matriz condroide sutil pode estar presente

Tumor Marrom
- Lesão lítica, levemente expandida
- Geralmente sem margem esclerótica
- Densidade óssea anormal, outros resultados de reabsorção

Tumor de Células Gigantes
- Lesão lítica expandida sem margem esclerótica

PATOLOGIA

Características Gerais
- Etiologia
  - Desconhecida
  - Exposição a herbicidas, inseticidas, benzeno e radiação ionizante pode contribuir
- Genética
  - POS
    - Semelhante ao MM
  - PEM
    - Polissomia é comum
    - 37% com intervalo em 14q32 (*locus* de cadeia pesada; 50%-70% no MM)
    - Translocação t (4;14) em 16%
    - Índice de proliferação menor que o do MM
  - Plasmocitoma extramedular na presença de MM
    - Prognóstico ruim
    - Maior associação a MM IgD
    - Maior prevalência em pacientes ≤ 55 anos de idade

Plasmocitoma

- Anormalidades associadas
  - POS
    - 30% a 50% dos POS suspeitos têm MM na apresentação
      - Reclassificado e prognóstico/tratamento alterado
      - RM de corpo inteiro usada para pesquisar focos adicionais
      - Citometria de fluxo multiplanar usada para predizer a probabilidade de desenvolvimento de MM; 71% com fluxo positivo evoluem para MM, enquanto 8% com fluxo negativo evoluem para MM

Estadiamento, Graduação e Classificação
- POS
  - Estadiamento Durie e Salmon PLUS do MM
  - Na ausência de doença medular óssea, o POS é considerado estágio IA
- PEM
  - Sem estadiamento formal
  - Lesões menores têm melhor prognóstico
  - É necessária uma análise cuidadosa para diferenciar de plasmocitose reativa, neoplasias mal diferenciadas, linfoma ou granuloma de plasmócitos

Características Microscópicas
- Plasmócitos uniformes: células com núcleos excêntricos e citoplasma basofílico

QUESTÕES CLÍNICAS

Apresentação
- Sinais/sintomas mais comuns
  - POS
    - Dor no local da lesão
    - Ocasionalmente sintomas e sinais de compressão da medula espinhal ou da raiz nervosa
  - PEM
    - Secreção nasal, epistaxe, obstrução nasal, dor de garganta, rouquidão ou hemoptise
  - Plasmocitoma extramedular com MM conhecido
    - Dor e febre não relacionados com infecção

Demografia
- Idade
  - POS
    - Mediana: 50 a 54 anos
  - PEM
    - 70% entre 51 e 70 anos
- Gênero
  - M > F (2,3-3:1)
- Epidemiologia
  - <2% de gamopatias monoclonais
  - 5% das neoplasias de plasmócitos

Histórico Natural e Prognóstico
- POS
  - Maioria progride para MM
  - Mediana do tempo de progressão: 2 a 4 anos
  - Alto grau de angiogênese associado a progressão precoce para MM
- PEM
  - <30% de progressão para MM
  - Recorrência local em ~ 30%
  - Doença de parte mole disseminada em 35% a 39%
- Plasmocitoma extramedular com MM conhecido
  - Ocorre em 10% a 15% dos pacientes no diagnóstico
  - Surge em 5% a 10% dos pacientes após o tratamento (mediana do tempo: 19 meses após início do tratamento)
  - Frequentemente associada a febre, lactato desidrogenase sérica elevada, pancitopenia e nível sérico reduzido de paraproteina

Tratamento
- POS
  - Se a RM revelar outras lesões da medula óssea, tratar com MM
  - Se não houver outras lesões, radioterapia com 40 a 50 Gy em 20 frações
  - Se POS > 5 cm, considerar uma dose mais alta de radioterapia (isto é, 50 Gy) e quimioterapia
- PEM
  - Se não houver doença sistêmica, radioterapia com 40 a 50 Gy em 20 frações
    - Linfonodos devem ser incluídos no campo
  - Radioterapia e/ou cirurgia
    - Maioria curada por radioterapia isolada

CHECKLIST DO DIAGNÓSTICO

Considerar
- Todos os pacientes com lesão solitária suspeita devem se submeter a RM de corpo inteiro para avaliar MM

Dicas para Interpretação de Imagens
- Massa de partes moles não é específica
- Diagnóstico feito na biopsia

Dicas de Relatórios
- POS
  - Com envolvimento do corpo vertebral, o envolvimento do córtex posterior ou epidural deve ser documentado, visto que isto muitas vezes provoca compressão da medula ou da raiz nervosa
- PEM
  - Avaliação do envolvimento do linfonodo regional é importante
    - Indica maior taxa de progressão
    - Envolvimento do linfonodo deve ser especificado, pois este deve ser incluído no campo da radioterapia

REFERÊNCIAS

1. Wang Y, et al: Pelvic solitary plasmacytoma: computed tomography and magnetic resonance imaging findings with histopathologic correlation, Korean J Radiol. 16(1):146-153, 2015.
2. Katodritou E, et al: Clinical features, outcome, and prognostic factors for survival and evolution to multiple myeloma of solitary plasmacytomas: a report of the Greek myeloma study group in 97 patients, Am J Hematol. 89(8):803-808, 2014.
3. Paiva B, et al: Multiparameter flow cytometry for staging of solitary bone plasmacytoma: new criteria for risk of progression to myeloma, Blood. 124(8):1300-1303, 2014.
4. Guo SQ, et al: Prognostic factors associated with solitary plasmacytoma, Onco Targets Ther. 6:1659-1666, 2013.

Plasmocitoma

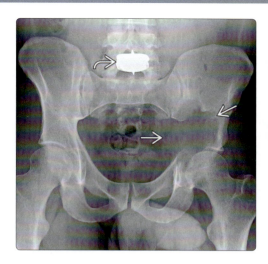
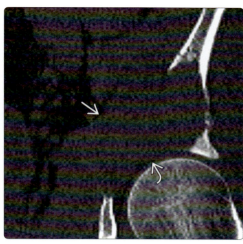

(À esquerda) *Radiografia AP de homem de 35 anos de idade que se queixava de dor ciática por 5 anos é mostrada. Há uma grande lesão lítica envolvendo a asa ilíaca e o acetábulo ➡ mostrando rotura cortical e massa de partes moles. Observe também a prótese de disco ➡ colocada para seus sintomas ciáticos. Seus sintomas não melhoraram uma vez que eram causados pela lesão pélvica que ocupa a incisura ciática. Nem toda dor ciática está relacionada com a coluna vertebral.* (À direita) *TC coronal comprova que a lesão é completamente lítica com rotura cortical medialmente ➡ e no teto acetabular ➡.*

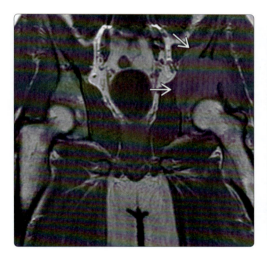
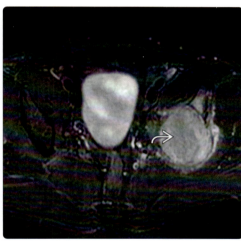

(À esquerda) *RM T1 coronal mostra que a lesão ➡ tem intensidade de sinal intermediária/baixa com sinal levemente mais baixo centralmente.* (À direita) *RM STIR axial mostra hiperintensidade dentro da lesão, novamente com sinal levemente mais baixo de modo central ➡. Antes da biopsia, os diferenciais incluem tumor de células gigantes, condrossarcoma lítico, histiocitoma fibroso maligno e linfoma. A idade jovem do paciente não deve impedir a consideração de plasmocitoma.*

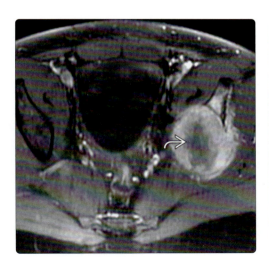
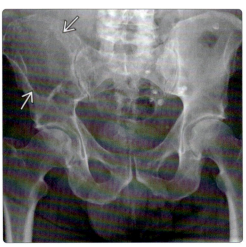

(À esquerda) *RM T1FS pós-contraste axial mostra ávido realce com necrose central ➡. As características da RM não são específicas. A biopsia comprovou plasmocitoma.* (À direita) *Radiografia AP em homem de meia-idade mostra grande lesão lítica, moderadamente agressiva, ocupando a asa ilíaca ➡. A biopsia comprovou plasmocitoma. A asa ilíaca é um local tão comum para esta lesão que, praticamente em qualquer adulto idoso, o plasmocitoma deve ser considerado uma possibilidade diagnóstica em qualquer lesão lítica leve ou moderadamente agressiva nesta região.*

Plasmocitoma

(**À esquerda**) *RM T1 sagital mostra plasmocitoma levemente expandido envolvendo os corpos vertebrais S1 e S2 ⮕ em torno do disco interveniente.* (**À direita**) *RM STIR sagital mostra que a lesão ⮕ é homogeneamente hiperintensa. RM não é específica e poderia representar qualquer das lesões comuns encontradas no sacro, incluindo cordoma e plasmocitoma. O TCG é menos provável, uma vez que não há sinal hipointenso em STIR. O condrossarcoma frequentemente apresenta uma modularidade característica, mas as lesões de maior grau podem ter esta aparência.*

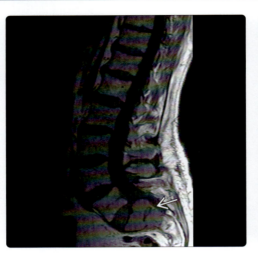
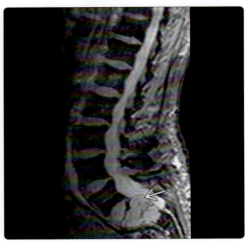

(**À esquerda**) *TC coronal mostra destruição lítica do sacro ⮕. Nenhuma matriz é observada.* (**À direita**) *TC axial no mesmo paciente mostra que a lesão é interrompida pelo córtex anteriormente e invade as asas ilíacas ⮕ bilateralmente. Embora normalmente se espere que uma articulação seja uma barreira à extensão do tumor, a articulação sacroilíaca é uma exceção, em que há extensão rotineira direta do tumor. Pela TC, esta lesão poderia igualmente representar plasmocitoma, cordoma, tumor de células gigantes ou condrossarcoma lítico. O plasmocitoma foi comprovado pela biopsia.*

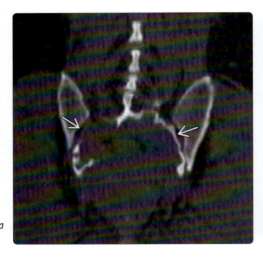
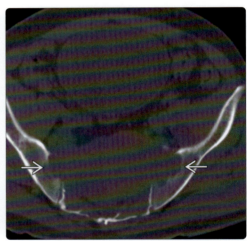

(**À esquerda**) *RM STIR coronal no mesmo paciente mostra que a lesão sacral é de hiperintensidade não específica ⮕. Entretanto, além disso, há uma lesão focal no acetábulo direito ⮕.* (**À direita**) *Imagem STIR coronal adjacente mostra novamente a grande lesão sacral ⮕, assim como um segundo foco pequeno ⮕. A discrepância muito grande de tamanho entre a lesão sacral e os pequenos focos sugere que estas lesões menores representam lesões iniciais de mieloma múltiplo em um paciente com plasmocitoma convertendo-se em mieloma. Isto foi comprovado na biopsia.*

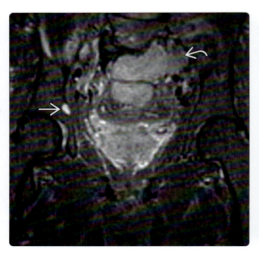
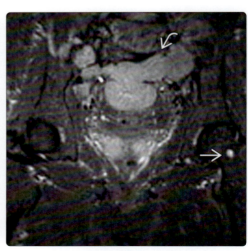

Plasmocitoma

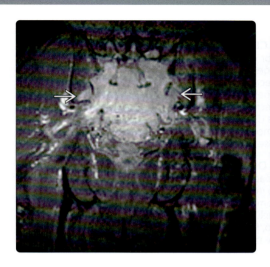
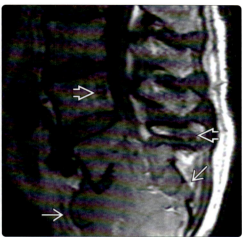

(À esquerda) *RM STIR coronal mostra massa muito grande ocupando e destruindo a maioria do sacro e se estendendo para as asas ilíacas ➡. O plasmocitoma tem sinal baixo não específico em T1 e sinal alto na imagem de RM STIR.* (À direita) *RM T1WI sagital no mesmo paciente mostra massa sacral se estendendo além das margens sacrais anterior e posteriormente ➡. As áreas de sinal baixo em T1 dentro do tecido adiposo ➡ da medula óssea correspondem à infiltração do mieloma. Isto é POS que progrediu para MM.*

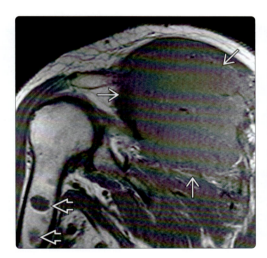
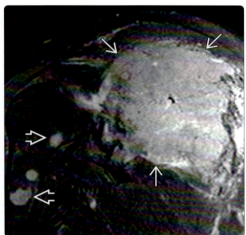

(À esquerda) *RM T1WI coronal mostra grande massa ➡ de sinal baixo em T1 que surgiu no acrômio e se estendeu para as partes moles adjacentes. Estava presente no momento do diagnóstico de mieloma múltiplo. O úmero proximal apresenta lesões de mieloma multifocal na medula óssea ➡.* (À direita) *RM T1WI C+ FS coronal no mesmo paciente mostra realce difuso do plasmocitoma ➡ e lesões medulares multifocais ➡, enfatizando o fato de que deve ser procurado mieloma múltiplo (MM) em pacientes que apresentam POS.*

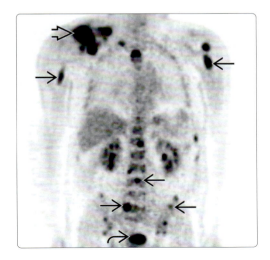
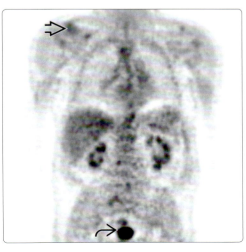

(À esquerda) *PET coronal no mesmo paciente mostra captação acentuadamente aumentada dentro da massa ➡ e doença medular extensa dentro dos úmeros, das vértebras e das asas ilíacas ➡. A atividade normal da bexiga é observada ➡.* (À direita) *PET coronal após tratamento, incluindo quimioterapia de alta dose com transplante de célula-tronco e quimioterapia de manutenção, mostra resposta com captação reduzida no plasmocitoma ➡ e nas lesões MM. É observada atividade normal da bexiga ➡.*

Mieloma Múltiplo

DADOS PRINCIPAIS

TERMINOLOGIA
- Malignidade primária do osso mais comum
- Distúrbio dos plasmócitos → principalmente na medula óssea

IMAGENS
- Radiografias
  - Lesões líticas "perfuradas" intramedulares
  - Osteopenia difusa
- RM ou PET/TC
  - Infiltração multifocal ou difusa da medula óssea
- Localização
  - Axial > apendicular
  - Extremidades proximal > > distal
- Melhor ferramenta para aquisição de imagens
  - RM de corpo inteiro (RM-CI)
  - Imagens T1 e STIR mais sensíveis
- Disseminação epidural da doença comum
  - ± compressão da medula → emergência oncológica

QUESTÕES CLÍNICAS
- Fraturas por compressão
- Complicações esteroides
  - Osteonecrose
- Complicações de bisfosfonatos
  - Osteonecrose mandibular
  - Fraturas de insuficiência subtrocantérica
- Outras complicações relacionadas com tratamento
  - Trombose venosa profunda e embolia pulmonar

CHECKLIST DO DIAGNÓSTICO
- Qualquer paciente com gamopatia monoclonal de significado indeterminado, mieloma múltiplo latente ou plasmocitoma ósseo solitário
  - Deve excluir MM por exame radiológico esquelético → se negativo, RM
- Importante para estadiamento
  - Número de lesões (<5, 5-20, >20)
  - Grau de doença difusa por RM

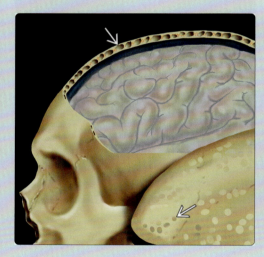
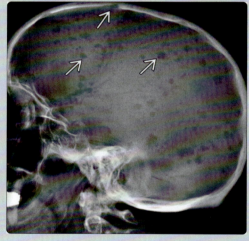

(À esquerda) *Gráfico sagital da calota craniana mostra lesões focais bem circunscritas de mieloma múltiplo (MM) dentro do espaço diploico ➡. Estas aparecem como lesões líticas pela radiografia e podem ser vistas como lesões luzentes pela RM STIR.* (À direita) *Crânio lateral de radiografia esquelética mostra numerosas lesões ➡ líticas de mieloma múltiplo neste paciente com doença estágio IIIA.*

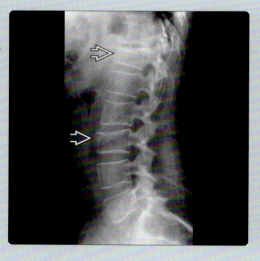
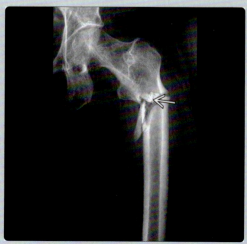

(À esquerda) *Osteopenia difusa e fraturas por compressão ➡ são vistas neste caso de MM em homem adulto jovem. A osteopenia fora de proporção para a idade do paciente deve levantar suspeita de uma causa subjacente, tal como mieloma, mesmo sem lesões focais.* (À direita) *Radiografia AP em paciente em tratamento para MM mostra osteopenia difusa e fratura subtrocantérica. O córtex femoral lateral está levemente amontoado ➡. Esta é uma fratura de bisfosfonato; lembre-se de que o tratamento para MM frequentemente inclui bisfosfonatos.*

Mieloma Múltiplo

TERMINOLOGIA

Abreviaturas
- Mieloma múltiplo (MM)
- Gamopatia monoclonal (GM)
- GM de significado indeterminado (GMSI)
- GM de significado limítrofe (borderline) (GMSL)
- Mieloma múltiplo latente (MML)
- Plasmocitoma ósseo solitário (POS)

Definições
- Mais comum malignidade primária do osso
- Distúrbio dos plasmócitos → principalmente na medula óssea (MO)

IMAGENS

Características Gerais
- Melhor dica para diagnóstico
  - Radiografias
    - Lesões líticas "perfuradas" intramedulares
  - RM ou PET/TC
    - Infiltração multifocal ou difusa da medula óssea
- Localização
  - Intramedular (quase sempre)
    - Axial > apendicular (proximal > > distal)
    - Corpos vertebrais, assim como elementos posteriores
  - Extramedular (incomum)
- Tamanho
  - Varia: infiltração difusa ou lesões focais (qualquer tamanho)

Achados na Radiografia
- Pesquisa radiográfica esquelética
  - Lesões líticas
  - Osteopenia difusa ± fraturas por compressão
  - Manifestação rara: lesões escleróticas [síndrome de POEMS (polineuropatia, organomegalia, endocrinopatia, proteína M, lesões cutânea)]
  - Alta taxa de falso-negativo
    - Número subestimado de lesões e, por conseguinte, de carga tumoral

Achados na TC
- Massa de partes moles intramedular produzindo lesões líticas
- ± estriação endosteal
- ± rotura cortical e massa de partes moles

Achados na RM
- Padrões por RM (alguns podem coexistir)
  - Nenhuma doença visualizada
  - Micronodular ("variegado" ou "sal e pimenta")
  - Multifocal (geralmente ≥ 5 mm)
  - Infiltração difusa da medula
- T1WI
  - Difuso ou focal: Sinal ≤ músculo/disco
- STIR
  - Doença subtratada tem intensidade de sinal ↑
- T1WI C+ FS
  - Doença subtratada realça com contraste

Achados na PET-CT
- Lesões ativas: atividade acima do plano de fundo
- ↑ detecção de lesões não ósseas, lesões da costela e escapular quando comparado com RM que não é de corpo inteiro
- Valiosa em mieloma múltiplo não secretor

Resposta a Tratamento
- RM: substituição da medula previamente infiltrada primeiro por medula vermelha, em seguida por tecido adiposo
  - Contraste dinâmico de corpo inteiro pode avaliar tratamento
  - RM ponderada por difusão de corpo inteiro pode avaliar tratamento
- Captação diminuída de FDG
- Regime prolongado e intenso frequentemente necessário antes que as lesões pareçam normalizar
  - Lesões líticas vistas na TC quase sempre persistem, mesmo após tratamento bem-sucedido

Recomendações para Aquisição de Imagens
- Melhor ferramenta para aquisição de imagens
  - RM de corpo inteiro (RM-CI) ou RM quase de corpo inteiro
  - Se não puder realizar a RM de corpo inteiro, PET/TC
    - Define a extensão da doença medular/extramedular
- Orientações de protocolo
  - Imagens em T1 e STIR mais sensíveis
  - T1 pós-gadolínio → não ↑ detecção da doença
  - RM quase de corpo inteiro (instalações sem RM-CI)
    - STIR coronal do crânio, esterno, cintura escapular (incluir os 2/3 proximais do úmero), pelve (incluir os 2/3 proximais do fêmur)
    - T1 e STIR sagital de toda a coluna vertebral

Achados na Medicina Nuclear
- Varredura óssea não é útil na avaliação do MM
  - Alta taxa de falso-negativo para lesões individuais

DIAGNÓSTICO DIFERENCIAL

Diferencial de Mieloma Múltiplo com Apresentação de Múltiplas Lesões Focais
- Metástases
  - Destruição frequentemente menos bem definida na radiografia
  - Atividade ↑ na cintilografia óssea
- Leucemia
  - Destruição óssea permeativa
  - Pode se apresentar com osteopenia difusa
  - Atividade ↑ na cintilografia óssea

Diferencial de Mieloma Múltiplo se Apresentando como Osteopenia Difusa
- Leucemia
- Osteoporose primária

PATOLOGIA

Características Gerais
- Etiologia
  - Desconhecida
  - Associações citadas: herbicidas, inseticidas, benzeno, radiação
- Genética
  - Distúrbio dos plasmócitos com alterações genéticas
    - Múltiplo possível; pode ↑ durante o curso da doença
  - Raramente hereditário
- Anormalidades associadas
  - Disseminação epidural da doença

Mieloma Múltiplo

Estadiamento Durie e Salmon PLUS*

Doença	ESTÁGIO[1]	Medula Óssea	Achados na Radiografias[2]	Achados na RM[3]	Achados na PET/TC
GMSI	Nenhum	<10% de plasmócitos	Sem lesões líticas	Medula normal	Medula normal
MML	IA	≥10% de plasmócitos	Sem lesões líticas	Doença limitada ou plasmocitoma	Doença medular limitada ou plasmocitoma
MM		≥10% de plasmócitos e/ou plasmocitoma + DOT[4]	Varia: sem lesões líticas → lesões múltiplas → osteopenia	Varia: medula normal a infiltração difusa	Captação de FDG aumentada na medula: difusa versus mutifocal
	IIA/B			5-20 LFs;[5] DD moderada	5-20 LFs
	IIIA/B		>20 lesões líticas	>20 LFs; DD grave	>20 LFs

*Valores laboratoriais não mostrados. [1]A - Creatinina sérica (CrS) < 2,0 mg/dl e sem doença extramedular (DEM); B - CrS > 2,0 mg/dl e/ou DEM. [2]Lesões líticas são raramente utilizadas, visto que a RM e a PET/TC são mais sensíveis. [3]Aparência da MO é variável. O estágio III do MM pelos critérios clínicos pode ter aspecto de RM normal da MO → associado ao prognóstico mais favorável. [4]DOT, dano ao órgão terminal: inclui elevação do cálcio, insuficiência renal, anemia ou anormalidades ósseas. [5]LF, lesões focais ≥ 5 mm; DD, doença difusa. DD é avaliada nas imagem T1: leve = micronodular; moderada = sinal difuso em T1 < medula normal, mas com contraste entre o disco da MO vertebral; grave = sinal baixo em T1 da MO vertebral com sinal ≤ do disco adjacente.

Estadiamento, Graduação e Classificação

- Classificação
    - GMSI
        - Pode ser precursor para MM (1% por ano)
        - Também → Waldenström, linfoma, amiloidose primária ou leucemia linfocítica crônica
    - MM
        - MM esclerótico
            - Raro; mais frequentemente associado à síndrome de POEMS
            - Melhor sobrevivência que a do MM sintomático
        - POS
            - Deve excluir doença disseminada
            - Geralmente centralizado na medula óssea
        - MML
            - ↑ risco → MM (10% por ano durante os primeiros 5 anos)
        - Não secretor
            - Proteína M não é encontrada no sangue ou soro
            - Mais bem acompanhado por PET/TC com FDG
        - Leucemia de plasmócitos: tipo mais agressivo
            - Presença de > 20% de plasmócitos circulantes
            - Pode ocorrer no diagnóstico ou com a progressão
- Estadiamento
    - Sistema Durie e Salmon PLUS
    - Sistema de estadiamento internacional (sem parâmetros de imagem)

QUESTÕES CLÍNICAS

Apresentação
- Sinais/sintomas mais comuns
    - Dor óssea; excesso de proteína na urina ou no sangue

Demografia
- Idade
    - Principalmente 40 a 80 anos
- Gênero
    - M > F
- Etnia
    - Afro-americano > americano caucasiano

Histórico Natural e Prognóstico
- Por fim, uniformemente fatal
- Mediana de sobrevivência → aumento de 2,5 a 8,5 anos com tratamento mais recente

Tratamento
- Quimioterapia
    - Dexametasona
        - ± melfalano
        - ± antiangiogênese (p. ex., talidomida)
        - ± inibidor de protease (p. ex., bortezomib)
- Transplante de células-tronco autólogas periféricas
    - Pode ser em tandem (2° transplante após a recuperação do 1°)
- Alogênico; raramente → taxa de mortalidade inaceitavelmente elevada
- Progressão habitual do tratamento
    - Quimioterapia de indução → coleta de células-tronco periféricas (CTP) → quimioterapia em altas doses → transplante de CTP → quimioterapia de manutenção
    - Quimioterapia em altas doses → transplante de CTP: pode ser realizado mais de uma vez
- Complicações do tratamento
    - Fraturas por compressão (patológica ou insuficiência)
    - Osteonecrose
    - Complicações de bisfosfonatos
        - Osteonecrose mandibular
        - Fraturas por insuficiência subtrocantérica
    - Trombose venosa profunda e embolia pulmonar

CHECKLIST DO DIAGNÓSTICO

Considerar
- Qualquer paciente com GMSI, MML ou POS
    - Deve excluir MM por RSS → se negativo, RM

Dicas de Relatórios
- Importante para o estadiamento
    - Número de lesões (<5, 5-20, >20)
    - Grau de doença difusa por RM

REFERÊNCIAS

1. Giles SL, et al: Whole-body diffusion-weighted MR imaging for assessment of treatment response in myeloma, Radiology. 271(3):785-794, 2014.
2. Padhani AR, et al: Assessing the relation between bone marrow signal intensity and apparent diffusion coefficient in diffusion-weighted MRI, AJR Am J Roentgenol. 200(1):163-170, 2013.

Mieloma Múltiplo

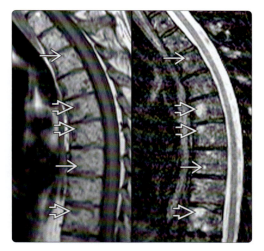
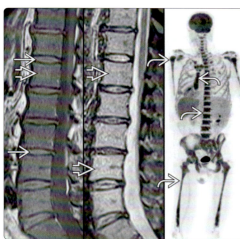

(À esquerda) *Imagens de RM T1 STIR sagital da coluna vertebral torácica mostra T1 baixo/STIR alto em um padrão multifocal ⇨ com plano de fundo micronodular ➔. Um padrão micronodular isolado pode ser visto com a doença do estágio I, enquanto o multifocal é geralmente associado à doença do estágio II/III.* (À direita) *Imagens T1 STIR e PET MIP sagitais retratam mieloma difuso. O sinal medular ⇨ é < que o disco ➔ em T1, sinal alto em STIR e mostra captação difusa no PET ⤴. Este padrão pode ser confundido com estimulação medular.*

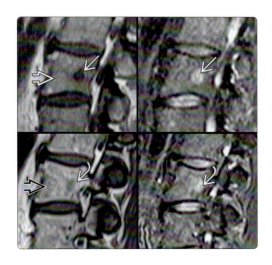
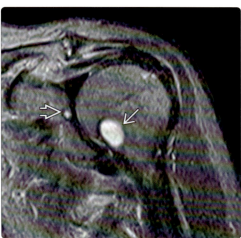

(À esquerda) *Imagens de RM T1 (à esquerda) e STIR (à direita) sagitais antes do tratamento (parte superior) e após dois transplantes (em completa remissão clínica) (imagens inferiores) são mostradas. A lesão de sinal focal baixo em T1/ alto em STIR ⇨ poderia ser confundida com um hemangioma atípico; entretanto, apresenta ↓ de tamanho após tratamento ⤴. Observe ↓ do tecido adiposo em T1 ⇨ decorrente de mieloma. Tecido adiposo aumentado é visível após tratamento ⇨.* (À direita) *RM STIR coronal no início da remissão mostra lesões de mieloma (↑ de sinal em STIR) em metáfise de úmero ➔ e escápula ⇨.*

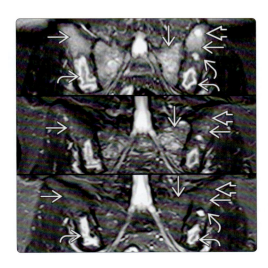
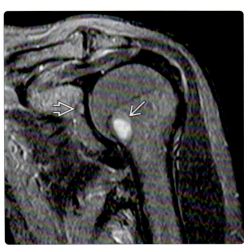

(À esquerda) *RM STIR coronal da medula parassacral do mesmo paciente após 5 semanas de tratamento (superior), 1° transplante (centro) e 2° transplante (inferior) é mostrada. As lesões de borda serpentiforme ➔ melhoraram minimamente, compatíveis com os infartos ósseos. O sinal ↑ e difuso da medula ⇨ e a lesão focal ⇨ melhoraram após o tratamento.* (À direita) *RM STIR coronal no mesmo paciente em remissão clínica no tratamento de manutenção mostra periferia da lesão preenchida com tecido adiposo ou elementos medulares ➔. A lesão escapular também diminuiu em tamanho ⇨.*

Mieloma Múltiplo

(À esquerda) *RM STIR coronal do ombro mostra mieloma na clavícula distal ➡ e no úmero proximal ➡ durante a recidiva (parte superior) que teve ↓ de intensidade de sinal na remissão completa após três transplantes (parte inferior).* (À direita) *TC axial de PET/TC mostra lesão lítica dentro do processo espinhoso antes do início do tratamento (parte superior) ➡. Após o tratamento, a lesão lítica persiste ➡. O conhecimento prévio de que as lesões do processo espinhoso eram raras é falso. As lesões líticas persistem após o tratamento em decorrência da inibição da função dos osteoblastos.*

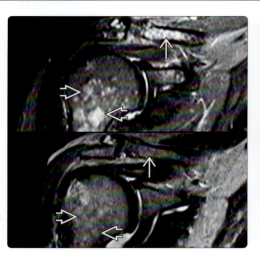
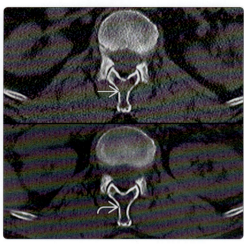

(À esquerda) *Imagens de RM T1 STIR sagital da coluna vertebral inferior retratam > 10 lesões focais ➡ com plano de fundo heterogêneo com ↓ de sinal em T1 ➡ e ↑ de sinal em STIR ➡ indicando extensa infiltração do mieloma múltiplo. Também observe a fratura por compressão patológica em T9.* (À direita) *TC, PET/TC e PET sagitais no mesmo paciente, após 35 dias de tratamento com lenalidomida e dexametasona com resposta mínima, retratam captação difusa heterogênea do FDG ➡ com captação focal no processo espinhoso de L4 com lesão lítica ➡.*

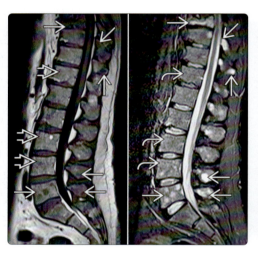
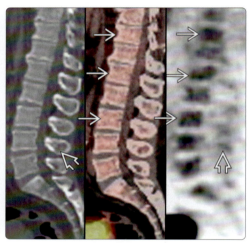

(À esquerda) *Imagens de RM STIR sagital no mesmo paciente mostram resposta a tratamento por ↑ de tecido adiposo medular ➡ e ↓ do sinal em STIR ➡ nas áreas prévias de infiltração medular e lesões focais ➡ após transplante autólogo em tandem + tratamento de manutenção. Cifoplastia de T9 tem sinal baixo em T1/STIR.* (À direita) *TC, PET/TC e PET sagitais retratam resposta a tratamento (transplante em tandem + manutenção) mostrando ↓ da captação do FDG ➡. Observe a lesão lítica persistente em L4 ➡. Cifoplastia de T9 mostra ↑ decaptação artefatual do FDG ➡.*

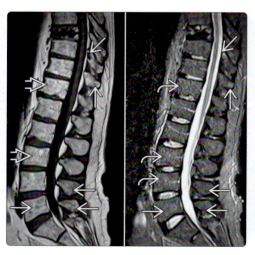
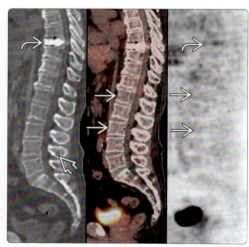

Mieloma Múltiplo

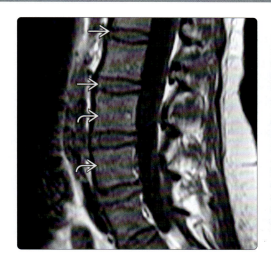
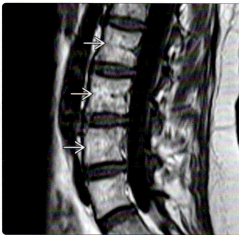

(À esquerda) *RM T1WI sagital retrata infiltração moderada e difusa da medula pelo mieloma. Os discos ➡ são semelhantes em intensidade à medula óssea ➡ em toda a coluna vertebral. Na biopsia de rotina da medula óssea, 90% de plasmócitos estão presentes.* **(À direita)** *RM T1WI sagital no mesmo paciente, após indução quimioterápica, quimioterapia de alta dose e dois transplantes de células-tronco, mostra mudança impressionante na aparência com o aumento acentuado do tecido adiposo no interior da medula ➡ neste paciente com remissão completa.*

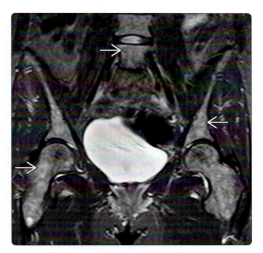
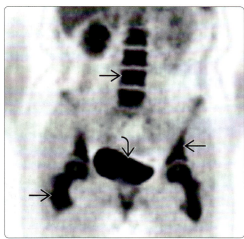

(À esquerda) *RM STIR coronal da bacia antes do tratamento mostra, em STIR, sinal aumentado difuso e relativamente homogêneo dentro dos corpos vertebrais, ossos ilíacos e de fêmur proximal ➡ neste paciente com infiltração difusa de mieloma.* **(À direita)** *PET coronal antes do tratamento mostra atividade de FDG acentuadamente ↑ na medula óssea ➡ semelhante à da bexiga urinária ➡ que tem alta atividade decorrente de excreção.*

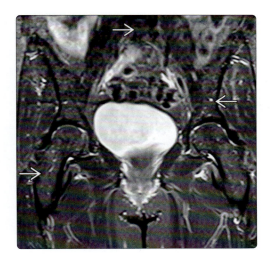
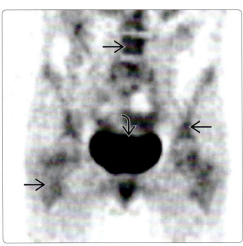

(À esquerda) *RM STIR coronal no mesmo paciente, após indução quimioterápica seguida por quimioterapia de alta dose e dois transplantes de células-tronco, mostra sinal diminuído no STIR ➡ compatível com a remissão completa. A biopsia da medula óssea não mostrou discrasia de plasmócitos detectável.* **(À direita)** *PET coronal após o tratamento mostra atividade de FDG marcadamente ↓ na medula óssea ➡ comparada à bexiga urinária ➡, que tem alta atividade em decorrência de excreção do marcador.*

Síndrome de POEMS

DADOS PRINCIPAIS

TERMINOLOGIA
- Polineuropatia, organomegalia, endocrinopatia, proteína M (distúrbio proliferativo monoclonal de plasmócitos), alterações cutânea (**POEMS**, do inglês **p**olyneuropathy, **o**rganomegaly, **e**ndocrinopathy, **M** protein, **s**kin changes)
  - Acrônimo não inclui várias outras características importantes, entre elas, lesões ósseas escleróticas

IMAGENS
- Localização: lesões ósseas encontradas em distribuição típica de mieloma múltiplo
  - Esqueleto axial (coluna vertebral, costelas, esterno)
  - Ossos chatos (crânio, pelve, cintura escapular)
  - Ossos tubulares grandes proximais
- Lesão solitária em 42%; 2 a 3 lesões em 29%; > 3 lesões: em 29%
- Somente esclerótica em 47%; mista, lítica e esclerótica em 51%
  - Redondas, lesões completamente escleróticas
  - Redondas, lesões líticas com margem esclerótica densa
  - Esclerose difusa; sem lesões focais
- RM: lesões totalmente escleróticas ↓ sinal em todas as sequências
  - Pode ter sinal ↑ periférico em STIR, pós-contraste
  - Lesões líticas com margem esclerótica na radiografia mostram sinal ↓ em T1, sinal ↑ nas sequências de fluido com sinal ↓ na borda, + realce

PATOLOGIA
- Ambiguidade quanto ao número de características necessárias para o diagnóstico
- Associação de discrasia de plasmócitos e neuropatia periférica é forte na POEMS
  - 34% a 50% dos pacientes com mieloma osteoesclerótico têm neuropatia
  - 50% dos pacientes com mieloma e neuropatia periférica têm lesões ósseas escleróticas

QUESTÕES CLÍNICAS
- Os pacientes submetidos a tratamento de POEMS parecem ter sobrevivência levemente mais longa que os submetidos a tratamento de mieloma múltiplo: 165 meses

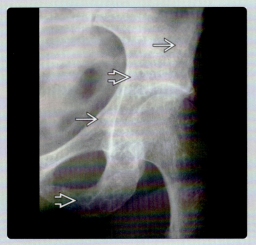 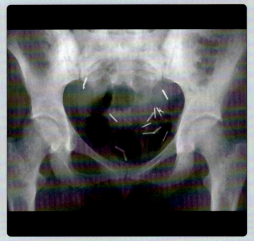

(À esquerda) *Radiografia AP mostra lesões, muito numerosas para contar, que são redondas e geralmente com cerca de um centímetro de diâmetro. São completamente escleróticas ➡ ou líticas com anéis escleróticos ➡. Este padrão de margem esclerótica é uma variante das lesões puramente escleróticas vistas na POEMS.* (À direita) *Radiografia AP mostra esclerose pélvica difusa, também com lesões arredondadas nos colos femorais. Isto é uma variante das lesões ósseas escleróticas na POEMS, na qual a esclerose é mais difusa que focal.*

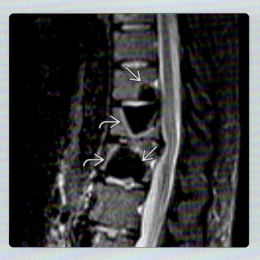 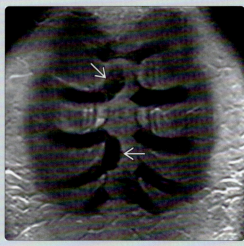

(À esquerda) *RM STIR sagital, em paciente com conhecida proliferação monoclonal de plasmócitos, mostra múltiplas lesões de intensidade de sinal ↓ ➡. Há um ligeiro sinal alto ➡ circundando algumas das lesões. Normalmente, uma lesão de mieloma ativo (não POEMS) seria totalmente hiperintensa.* (À direita) *RM STIR coronal no mesmo paciente mostra múltiplas lesões no esterno que são de intensidade de sinal baixa ➡. Foram similarmente de sinal baixo na imagem T1. As radiografias mostraram focos escleróticos correspondentes. O paciente tem as lesões ósseas esclerosantes vistas na síndrome de POEMS.*

Síndrome de POEMS

TERMINOLOGIA

Definições
- Polineuropatia, organomegalia, endocrinopatia, proteína M (distúrbio proliferativo monoclonal de plasmócitos), alterações cutânea (**POEMS**, do inglês **p**olyneuropathy, **o**rganomegaly, **e**ndocrinopathy, **M** protein, **s**kin changes)
  - Acrônimo não inclui várias outras características importantes; entre elas, lesões ósseas escleróticas

IMAGENS

Características Gerais
- Localização
  - Lesões ósseas: distribuição típica de mieloma múltiplo
    - Esqueleto axial (coluna vertebral, costelas, esterno)
    - Ossos chatos (crânio, pelve, cintura escapular)
    - Ossos tubulares grandes proximais

Achados na Radiografia
- Lesões ósseas
  - Lesão solitária em 42%; 2 a 3 lesões em 29%; > 3 lesões em 29%
  - Somente esclerótica em 47%; mista, lítica e esclerótica em 51%; variedade de aparência
  - Variedade de aparência
    - Redondas, lesões completamente escleróticas
    - Redondas, lesões líticas com margem esclerótica densa
    - Esclerose difusa nas regiões afetadas; sem lesões focais
- Radiografias de tórax
  - Derrames pleurais, ↑ do diafragma, cardiomegalia (23%)

Achados na RM
- Lesões ósseas com sinal esperado, de acordo com os achados na radiografia
  - Lesões completamente escleróticas com sinal baixo em todas as sequências
    - Pode ter intensidade de sinal ↑ periférica em STIR, pós-contraste
  - Lesões líticas com margem esclerótica na radiografia mostram intensidade de sinal baixa em T1, intensidade de sinal alta nas sequências de fluido com borda de sinal baixo, + realce
  - Frequentemente padrão misto de lesões

DIAGNÓSTICO DIFERENCIAL

Metástases Ósseas Escleróticas
- Mama, próstata mais comuns

Ilhotas Ósseas Múltiplas
- Diferenciadas pela característica de ilhotas ósseas com lesão densa se misturando ao osso normal na periferia

Osteopoiquilose
- Ilhotas ósseas agrupadas em torno da metáfise

PATOLOGIA

Características Gerais
- Etiologia
  - Etiologia desconhecida
    - Desequilíbrio de citocinas pró-inflamatórias foi implicado
      - ↑ de interleucina-1β, IL-6 e fator de necrose tumoral-α
      - Fator de crescimento endotelial vascular aumentado e pode estar associada à síndrome
  - Estabelecendo diagnóstico
    - Nenhum teste único para confirmar o diagnóstico
    - Associação de sinais e sintomas diferentes utilizados
      - Interconexões entre POEMS, lesões escleróticas e doença de Castleman não compreendidas
    - Ambiguidade persiste entre o número de características necessárias para o diagnóstico
      - Torna difícil estabelecer regimes terapêuticos e entender o prognóstico
  - Associação de discrasia de plasmócitos e neuropatia periférica é forte na POEMS
    - 34% a 50% dos pacientes com mieloma osteoesclerótico têm neuropatia
    - 50% dos pacientes com mieloma e neuropatia periférica têm lesões ósseas escleróticas
      - Comparar com apenas 1% a 8% dos pacientes com mieloma múltiplo clássico que têm neuropatia
  - Maior série retrospectiva (Mayo Clinic) utilizou os seguintes critérios para diagnosticar a síndrome de POEMS (incidências relacionadas com base nesta série)
    - Critérios principais (100% necessários para a inclusão)
      - Polineuropatia: desmielinização, perda axonal
      - Distúrbio proliferativo monoclonal de plasmócitos
    - Critérios menores (pelo menos 1 necessário para a inclusão)
      - Lesões ósseas escleróticas (geralmente presentes: 95%)
      - Doença de Castleman (11%)
      - Organomegalia (esplenomegalia, hepatomegalia ou linfadenopatia): 50%
      - Edema (edema, derrame pleural ou ascite): 29%
      - Endocrinopatia (suprarrenal, tireoide, hipofisária, gonadal, paratireoide, pancreática): 67% têm pelo menos uma manifestação
      - Alterações cutâneas (hiperpigmentação mais comum, hipertricose, pletora, hemangioma): 68%

QUESTÕES CLÍNICAS

Apresentação
- Sinais/sintomas mais comuns: neuropatia periférica

Histórico Natural e Prognóstico
- Os pacientes submetidos a tratamento de POEMS parecem ter sobrevivência levemente mais longa que os submetidos a tratamento de mieloma múltiplo: 165 meses
  - Número de características de POEMS presente no diagnóstico não é prognóstico da sobrevivência
  - Pode acumular características adicionais ao longo do tempo
  - Mesmo pacientes com múltiplas lesões ósseas ou com > 10% de plasmócitos podem não progredir para revelar mieloma
    - Pacientes tendem a não apresentar complicações usuais de mieloma múltiplo, como insuficiência renal

Tratamento
- Doença multissistêmica, portanto nenhum tratamento-alvo padronizado
  - Radiação para lesão óssea solitária
  - Quimioterapia de alta dose com suporte de células-tronco autólogas pode ser utilizada
- Resposta ao tratamento varia de ↑ da esclerose a resolução

REFERÊNCIA

1. Glazebrook K, et al: Computed tomography assessment of bone lesions in patients with POEMS syndrome, Eur Radiol. 25(2):497-504, 2015.

Sarcoma de Ewing

DADOS PRINCIPAIS

TERMINOLOGIA
- Tumores da família do sarcoma de Ewing: sob o aspecto citogenético são estreitamente relacionados, se não houver lesões idênticas no contínuo morfológico
  - Sarcoma de Ewing: localização óssea e raro em partes moles
  - Tumor neuroectodérmico primitivo: tumores ósseos e de partes moles com características microscópicas indistinguíveis do sarcoma de Ewing, mas com formação de roseta histológica
  - Askin: lesão semelhante, mas envolvendo a parede torácica

IMAGENS
- Localização: diáfise ou metadiáfise de ossos longos (70%)
  - Envolvimento ósseo tubular geralmente em faixa etária mais jovem de pacientes (1ª e 2ª décadas [início])
- Localização: ossos chatos (25%): ílio, escápula, parede torácica
  - Geralmente em faixa etária mais velha de pacientes (fim da 2ª e 3ª década)
- Aparência de imagem: destruição óssea permeativa
  - Sem margem esclerótica; ampla zona de transição
  - Natureza permeativa pode ser tão sutil a ponto de parecer normal na radiografia
- Reação periosteal agressiva, frequentemente lamelada ("casca de cebola"), raramente padrão explosão solar
- Destruição cortical sempre presente, mas variável na aparência
  - Pode ser focal e óbvia
  - Pode se apresentar como sutis canais lineares conectando o tumor intramedular à massa de partes moles
- Massa de partes moles variável
  - Pode ser muito grande
  - Pode ser pequena e circunferencial
- Nenhuma matriz verdadeira
  - Formação óssea reativa muitas vezes aparece como esclerose dentro da parte óssea do tumor (40%)

QUESTÕES CLÍNICAS
- **Segundo** sarcoma ósseo mais comum em crianças e adolescentes (após o osteossarcoma)

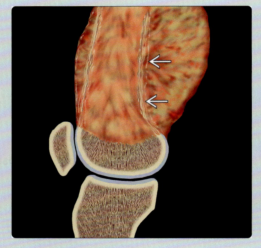 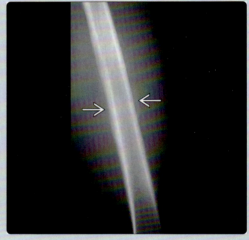

(À esquerda) *Gráfico sagital mostra massa tumoral típica do sarcoma de Ewing destruindo a metadiáfise, com extensão pelo córtex formando uma grande massa de partes moles. Observe a reação periosteal lamelada interrompida* ➡. (À direita) *Radiografia lateral mostra sarcoma de Ewing diafisário típico. A destruição óssea permeativa pode ser difícil de visualizar na radiografia. Há reação periosteal de aparência agressiva* ➡ *e grande massa de partes moles, que não é bem visualizada dada a ausência de planos adiposos nesta criança.*

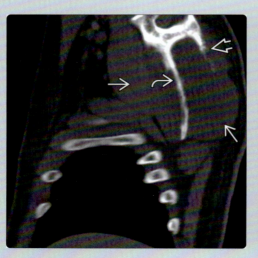 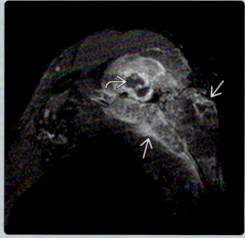

(À esquerda) *TC óssea sagital em adulto jovem mostra destruição cortical de corpo da escápula* ➡ *e do acrômio* ➡ *com grande massa de partes moles* ➡. (À direita) *RM T1FS sagital pós-contraste mostra realce predominantemente periférico deste grande sarcoma de Ewing* ➡ *que contém tecido necrótico* ➡. *É interessante que o sarcoma de Ewing pode se apresentar com uma enorme massa de partes moles e destruição cortical, como neste caso, ou com uma discreta massa circunferencial e canais sutis que levam a ele através do córtex intacto.*

Sarcoma de Ewing

TERMINOLOGIA

Abreviatura
- Sarcoma de Ewing (SE)

Definições
- Tumores da família do SE: sob o aspecto citogenético são estreitamente relacionados, se não houver lesões idênticas no contínuo morfológico
  - SE: localização óssea e raro em partes moles
  - Tumor neuroectodérmico primitivo: tumores ósseos e de parte mole com características microscópicas indistinguíveis do SE, mas com formação de roseta histológica
  - Askin: lesão semelhante, mas envolvendo a parede torácica

IMAGENS

Características Gerais
- Melhor dica para diagnóstico
  - Lesão óssea permeativa agressiva com rotura cortical e massa de partes moles
- Localização
  - Diáfise (33%-35%) ou metadiáfise (44%-59%) de ossos longos
    - Envolvimento ósseo tubular geralmente em faixa etária mais jovem de pacientes (1ª e 2ª décadas [início])
    - Fêmur (20%), tíbia-fíbula (18%), extremidade superior
  - Ossos chatos (25%): ílio, escápula, parede torácica
    - Geralmente em faixa etária mais velha de pacientes (fim da 2ª e 3ª década)
  - Esqueleto axial: geralmente sacro (6% dos casos de SE)
  - Rara localização extraesquelética ou periosteal das lesões
  - Localização do tumor de Askin: caixa torácica

Achados na Radiografia
- Destruição óssea permeativa (76%-82%)
  - Sem margem esclerótica; ampla zona de transição (96%)
  - Natureza permeativa pode ser tão sutil a ponto de parecer normal na radiografia
- Nenhuma matriz verdadeira
  - Formação óssea reativa muitas vezes aparece como esclerose dentro da parte óssea do tumor (40%)
  - Formação óssea reativa **não** aparece na massa de partes moles
- Reação periosteal geralmente agressiva (95%), frequentemente lamelada ("casca de cebola"), pode apresentar padrão explosão solar
- Massa de partes moles pode ser pequena e circunferencial ou maciça
  - Muitas vezes apresenta pouca destruição cortical evidente; podem ser vistos pequenos canais pelo córtex
- Ocasionalmente tem curso mais lento no início do processo, resultando em aparência menos agressiva
  - Sem rotura cortical ou massa de partes moles
  - Reação endosteal resulta em espessamento cortical (21%)

Achados na TC
- É necessária para o estadiamento de metástases pulmonares
- Mimetizam os achados na radiografia
  - Destruição cortical focal bem vista
  - Canais corticais lineares sutis se estendendo para a massa de partes moles são comuns (66%)
    - Pode exigir visualização em configurações de janela ampla
    - Somente evidência de destruição cortical em 30% dos casos

Achados na RM
- T1WI: massa com sinal de baixo a intermediário
- Sequência sensíveis a fluido: massa com sinal homogêneo (86%) de baixo a intermediário (68%); intensidade de sinal alta em 32%
  - Osso reativo pode produzir regiões significativas de sinal baixo dentro da medula
  - Reação periosteal de sinal alto
  - Edema medular e de parte mole; exagerado por STIR
  - Canais lineares conectando a medula à massa de partes moles (somente evidência de destruição cortical em 30%-40%)
    - Altamente sugestivo de tumor de células redondas (SE, linfoma, leucemia)
- Imagem pós-contraste: não homogênea, mas realce ávido
  - Frequentemente contém regiões de necrose tumoral de intensidade de sinal ↓
- SE extraesquelético: aparência não específica na RM
  - Intensidade de sinal de baixa a intermediária em T1, intensidade de sinal de intermediária a alta não homogêneo nas sequências sensíveis a fluido, realce ávido com regiões necróticas
  - Medula óssea e córtex adjacentes normais
  - Canais vasculares serpentiformes de fluxo alto (IS baixa em todas as sequências) em 90%

Achados na Medicina Nuclear
- Cintilografia óssea: captação intensa no tumor primário e qualquer metástase óssea
- PET/TC: particularmente útil no SE
  - SE tem o mais elevado valor padronizado de captação (SUV) dos tumores ósseos primários malignos (média: 5,3)
  - Usada para estadiar o SE
    - Detecção de metástases ósseas superior a cintilografia óssea (88% de sensibilidade na PET/TC *versus* 37% na cintilografia óssea)
  - Usada para reestadiar e avaliar a resposta ao tratamento
    - SUV < 2,5 após quimioterapia: 79% + valor preditivo para resposta favorável (<10% de tumores viáveis)
  - Usada para avaliar a recorrência do tumor
    - Sensibilidade (96%), especificidade (81%), acurácia (90%)
    - Exame de corpo inteiro útil na detecção de metástases distantes

DIAGNÓSTICO DIFERENCIAL

Osteomielite
- Destruição óssea lítica, permeativa, semelhante ao SE
- Reação periosteal tende a ser linear, mais espessa que no SE, mas pode não ser distinguível
- Esclerose óssea reativa pode ser semelhante ao SE
- Febre, leucocitose, VHS elevado presente em ambos, SE e osteomielite
- RM com contraste geralmente diferencia os dois em razão de abscessos de parte mole de paredes espessas e abscesso intramedular na osteomielite

Osteossarcoma
- Geralmente metafisário, mas a localização metadiafisária se sobrepõe no osteossarcoma (OS) e no SE
- Lesão permeativa e agressiva
- Reação periosteal mais provável de ser interrompida, variedade de explosão solar, que no SE
- Maioria dos OSs tem algum grau de matriz osteoide; pode ser mimetizada pela formação óssea reativa no SE

Sarcoma de Ewing

Histiocitose de Células de Langerhans
- Pode ser altamente agressiva, com destruição óssea lítica e permeativa, simulando o SE
- Reação periosteal é característica significativa
- Pode apresentar rotura cortical e massa de partes moles, embora geralmente menor que no SE
- Histiocitose de células de Langerhans (HCL) agressiva pode apresentar destruição óssea muito mais rápida que o SE

Metástase
- Metástase de neuroblastoma em pacientes jovens mimetiza o SE
- Geralmente mais metafisária que o SE

Linfoma
- Permeativo, lítico, destrutivo
- Diafisário ou metadiafisário, central, como no SE
- Grande massa de partes moles, como no SE
- Ocasionalmente provoca reação óssea endosteal e rotura cortical, como no SE
- Pode ser multifocal, especialmente quando surge em crianças, simulando o SE com metástase óssea

PATOLOGIA
Características Gerais
- Genética
  - Tumores da família Ewing têm recorrente translocação cromossômica t(11;22) (q24;q12) (em 90%)
    - 50% têm aberrações cromossômicas secundárias
  - Quase todos os casos de tumores da família Ewing apresentam algum tipo de fusão gênica *EWS/ETS* (85%)

Características Microscópicas
- Pequenas células redondas uniformes com núcleos redondos e citoplasma escasso
- Frequentemente PAS-positivo para glicogênio (70%-100%)
- Necrose é comum, mas não extensa, com células viáveis em distribuição perivascular

QUESTÕES CLÍNICAS
Apresentação
- Sinais/sintomas mais comuns
  - Massa (60%) dolorosa (82%-88%)
- Outros sinais/sintomas
  - Febre (20%-49%), anemia, leucocitose, VHS ↑ (43%)
    - Pode elevar a suspeita clínica de infecção
  - Fratura patológica incomum (5%-15%)

Demografia
- Idade
  - Faixa: 5 a 30 anos (mediana: 13 anos)
  - 80% a 90% < 20 anos
- Gênero
  - Masculino > feminino (1,5:1)
- Etnia
  - Extremamente raro em afro-americanos (0,5%-2% dos casos)
- Epidemiologia
  - 6% a 12% dos tumores ósseos malignos primários
  - 3% de todas as neoplasias infantis
  - Segundo sarcoma ósseo mais comum em crianças e adolescentes (após o OS)

Histórico Natural e Prognóstico
- De 65% a 82% de taxa de sobrevivência em 5 anos com ressecção cirúrgica ampla (40%, se ressecção marginal)
- Taxa de recorrência: 30%; geralmente ocorre dentro de 5 anos (85%-90%)
- Sobrevivência em 5 anos para aqueles com doença metastática ou recorrente: 25% a 39%
  - Doença metastática na apresentação: 30%
- Características prognósticas
  - Estágio
  - Localização anatômica (lesões proximais, particularmente na pelve, têm pior prognóstico que lesões distais)
  - Estado de fusão *EWS/ETS*: fusão gênica tipo 1 associada a melhor prognóstico
  - PET/TC com SUV máximo < 2,5 após quimioterapia correlaciona-se com o aumento da sobrevivência
  - <90% de necrose com quimioterapia neoadjuvante
- Metástases: disseminação hematogênica para pulmão, medula óssea, fígado
- Malignidades secundárias relacionadas com tratamento
  - ↑ incidência com quimioterapia agressiva recente
    - 2% desenvolvem leucemia ou síndrome mielodisplásica, mediana: 2,6 anos após o tratamento
    - 1,5% desenvolve outros tumores sólidos, mediana: 8 anos após o tratamento
    - Risco acumulativo de 20% em 20 anos para o desenvolvimento de sarcoma ósseo secundário
- Complicações de longo prazo da radiação podem ocorrer
  - Cessação do crescimento → discrepância do comprimento do membro
  - Osteonecrose de radiação
  - Sarcoma induzido por radiação

Tratamento
- Quimioterapia inicial para atenuar micrometástases e aumentar os métodos de controle local
- Radioterapia inicial considerada, particularmente quando a ressecção marginal pode ser necessária pela funcionalidade
- Ressecção ampla, se possível, com o objetivo de maximizar o controle local se o salvamento do membro for possível
- Terapia de consolidação ± radiação

CHECKLIST DO DIAGNÓSTICO
Considerar
- O sarcoma de Ewing é tão raro em afro-americanos que outro diagnóstico (como linfoma) deve ser sugerido para a lesão que parece ser típica de SE
- Diferencial de "tumor de células redondas pequenas" é interessante; inclui entidades benignas e malignas de alto grau
  - Osteomielite, HCL, linfoma, SE
  - Qualquer um destes pode ser monostótico ou poliostótico
  - Pode não ser capaz de diferenciar por imagem

REFERÊNCIAS
1. Murphey MD, et al: From the radiologic pathology archives: ewing sarcoma family of tumors: radiologic-pathologic correlation, Radiographics. 33(3):803-831, 2013.
2. Maheshwari AV, et al: Ewing sarcoma family of tumors, J Am Acad Orthop Surg. 18(2):94-107, 2010.
3. Bestic JM, et al: Use of FDG PET in staging, restaging, and assessment of therapy response in Ewing sarcoma, Radiographics. 29(5):1487-1500, 2009.

Sarcoma de Ewing

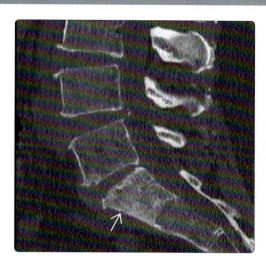
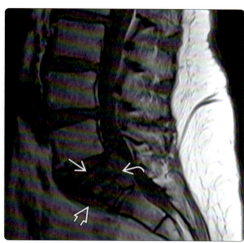

(À esquerda) *TC sagital em um paciente de 63 anos de idade mostra esclerose leve de S1* ➡. *Não se vê destruição cortical ou intramedular.* (À direita) *RM T1 sagital no mesmo paciente mostra sinal hipointenso não homogêneo e completa substituição da medula* ➡. *Há rotura cortical, apesar da destruição cortical sutil* ➡, *e uma pequena massa de partes moles circunferencial* ➡ *é observada. A combinação de formação óssea reativa e esta discreta rotura cortical e massa são típicos de sarcoma de Ewing, a biopsia comprovou neste caso.*

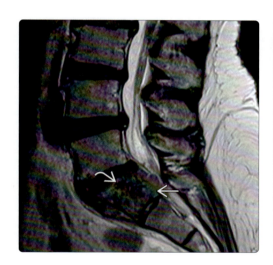
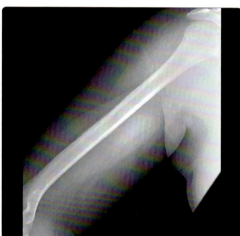

(À esquerda) *RM T2 sagital no mesmo paciente mostra osso esclerótico de sinal baixo* ➡ *dentro de S1 e o sinal intermediário no tecido remanescente* ➡, *uma aparência típica no sarcoma de Ewing.* (À direita) *Radiografia lateral parece completamente normal neste sarcoma incomum de Ewing de crescimento lento. Não há mudança óssea destrutiva nem reação periosteal. Os planos adiposos não são perturbados. Entretanto, o braço estava dolorido e merecia mais estudos.*

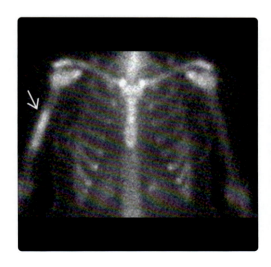
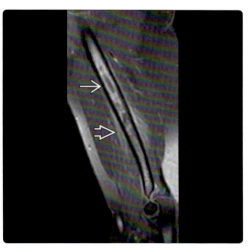

(À esquerda) *Cintilografia óssea AP no mesmo paciente mostra captação anormal no eixo médio do úmero* ➡. *É preocupante que a anormalidade é tão altamente permeativa que não pode ser observada na radiografia, pois isso pode indicar uma lesão altamente agressiva. Uma vez que envolve o eixo médio do úmero em um adolescente, o sarcoma de Ewing deve ser considerado.* (À direita) *RM T1WI C+ FS sagital mostra realce difuso dentro da diáfise* ➡ *com algumas áreas de necrose e edema leve externo a ela* ➡. *O sarcoma de Ewing foi comprovado na biopsia.*

305

Sarcoma de Ewing

(À esquerda) *TC óssea axial mostra destruição óssea sutil ao longo do corpo da escápula ➡, concedendo aparência permeativa. Este caso de sarcoma de Ewing mostra o quão sutil a destruição óssea primária pode estar em um osso chato, mesmo quando a massa de partes moles acompanhante é grande.* (À direita) *RM T1WI coronal no mesmo paciente mostra o tamanho e a extensão da massa com melhor proveito ➡; ela é minimamente hipotensa ao músculo esquelético e se estende superior e inferiormente ao acrômio.*

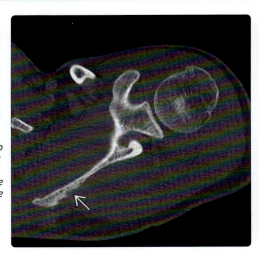
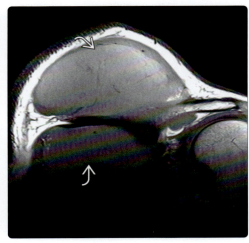

(À esquerda) *RM PDWI FS axial mostra envolvimento subescapular e infraespinhoso. A lesão de parte mole ➡ é hiperintensa, mas observe como o sinal ósseo sutil elevado é visto na RM apenas nas partes mais largas do osso.* (À direita) *RM T1WI C+ FS coronal mostra que a lesão realça significativamente e heterogeneamente ➡. Observe grandes áreas de sinal baixo indicando necrose tumoral central e edema circundante dentro do músculo. A anormalidade sutil do osso com grande massa de partes moles pode ser vista no SE.*

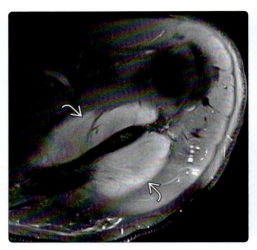
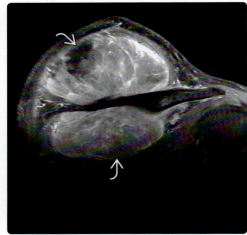

(À esquerda) *Radiografia lateral mostra lesão muito densa envolvendo toda a epífise proximal da tíbia ➡. A placa epifisária parece intacta, e nenhuma destruição óssea ou massa de partes moles é observada.* (À direita) *RM T1 C+ FS axial no mesmo paciente mostra hiperintensidade não homogênea no osso, com esclerose de sinal baixo menos difusamente distribuída que o sugerido na radiografia. Presença de massa circunferencial relativamente pequena. Este caso de SE é um lembrete de que a esclerose reativa pode se desenvolver nestas lesões.*

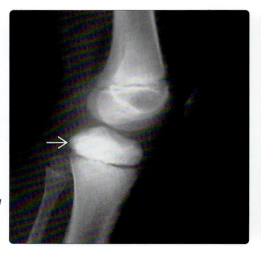
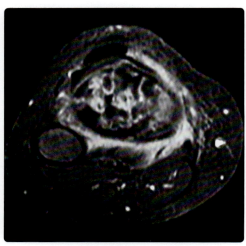

Sarcoma de Ewing

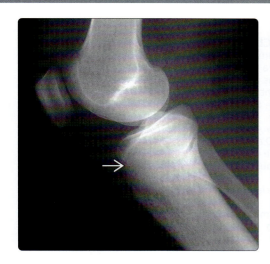
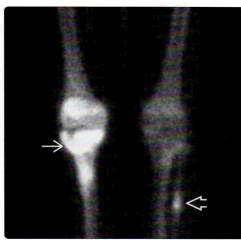

(À esquerda) Radiografia lateral mostra apenas uma sugestão de densidade aumentada na tíbia proximal ➡. Não há absolutamente nenhuma reação periosteal ou mudança destrutiva vista pela radiografia. Isto é um diagnóstico radiográfico muito difícil de sarcoma de Ewing. A radiografia AP (não mostrada) estava normal. (À direita) Cintilografia óssea AP no mesmo paciente mostra captação não apenas na tíbia proximal direita ➡, mas também na diáfise da fíbula esquerda ➡. Esta captação fibular não é específica, mas a doença metastática deve ser considerada.

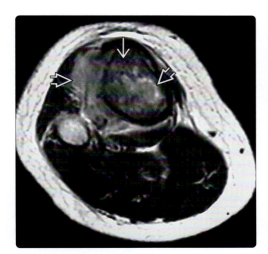
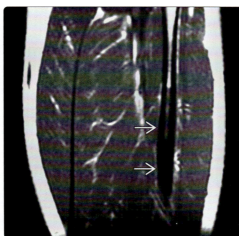

(À esquerda) RM T2WI axial mostra que a lesão é heterogênea, contendo sinal relativamente baixo ➡ junto com sinal alto heterogêneo e massa de partes moles ➡. Este sinal baixo sugere formação óssea reativa no sarcoma de Ewing ou osteoide do tumor sutil no osteossarcoma. (À direita) RM T1WI coronal de fíbula esquerda mostra região surpreendentemente longa de substituição da medula diafisária ➡, correspondendo à anormalidade da cintilografia óssea. Isto representa uma metástase óssea neste caso de SE.

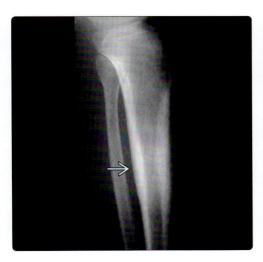
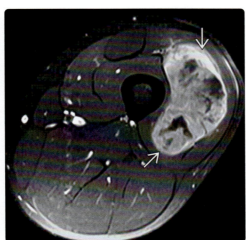

(À esquerda) Radiografia lateral em homem jovem reclamando de dor na perna mostra que a única anormalidade é o espessamento endosteal e a reação periosteal ➡. O osso reativo mascara a destruição óssea permeativa neste sarcoma de Ewing. Ocasionalmente esta lesão agressiva apresenta-se na radiografia apenas como um espessamento cortical. (À direita) RM T1WI C+ FS axial mostra rara lesão de parte mole do sarcoma de Ewing. A aparência não é específica, com sinal alto não homogêneo ➡; o fêmur está normal.

Leucemia: Manifestações Ósseas

DADOS PRINCIPAIS

TERMINOLOGIA
- Leucemia: distúrbio neoplásico dos leucócitos
  - Pode ser de origem mieloide ou linfoide
  - Pode ser aguda ou crônica

IMAGENS
- Melhor dica para diagnóstico na radiografia
  - Destruição óssea multifocal permeativa
  - Crianças: faixas transversais metafisárias radiolúcidas
  - Adultos: osteopenia difusa sem etiologia subjacente para osteoporose
- Localização na leucemia infantil
  - Fêmur (24%), úmero (11%), ílio (17%), coluna vertebral (14%), tíbia (9%), escápula (4%)
- Localização na leucemia em adultos: predomina no esqueleto axial
- RM, T1WI: infiltrado leucêmico de sinal baixo
  - Permeativa ou irregular
- RM, T2WI: hipointensa ou leve a significativamente hiperintensa
  - Gordura saturada em T2WI ou STIR apresenta hiperintensidade

QUESTÕES CLÍNICAS
- Sinais/sintomas mais comuns
  - Dor óssea localizada ou difusa
  - Artralgias para-articulares (75%)
- LLA: pico entre 2 e 10 anos (leucemia infantil mais comum)
- LMA: pico > 65 anos (mas constitui 15%-20% das leucemias infantis)
- LMC: pico > 40 anos (rara na infância)
- LLC: 50 a 70 anos
- Malignidade mais comum da infância
- Vigésima causa de morte por câncer em todas as faixas etárias
- Sobrevivência de leucemias combinadas em 5 anos de: 25% a 30%
- Crianças com LLA: remissão completa em 90%
- Tratamento
  - Quimioterapia: indução, consolidação, manutenção
  - Transplante de medula óssea
  - Radioterapia

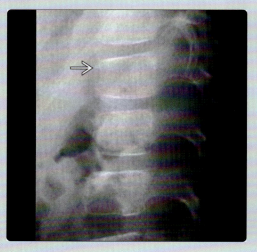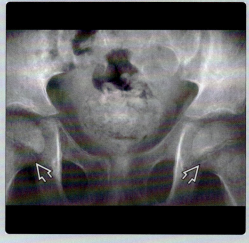

(À esquerda) Radiografia lateral em criança sem traumatismo significativo mostra osteopenia difusa e fratura por compressão ➡. (À direita) Radiografia AP no mesmo paciente mostra osteopenia difusa e lucências lineares metafisárias ➡. O diagnóstico diferencial de osteopenia grave em uma criança inclui osteogênese imperfeita e osteodistrofia renal. Entretanto, as linhas metafisárias luzentes são fortemente sugestivas de desenvolvimento rápido de osteopenia, tornando a leucemia o diagnóstico mais provável.

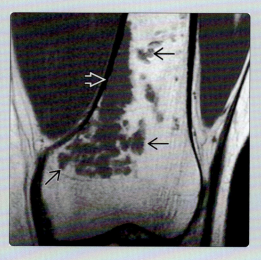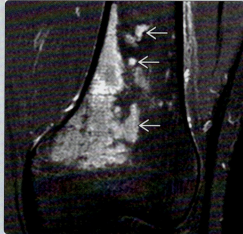

(À esquerda) RM T1WI coronal mostra lesão de intensidade de sinal baixa anormal no aspecto medial do fêmur ➡, que é circundada de múltiplas lesões-satélites ➡. Não há rotura cortical. (À direita) RM T2WI FS coronal mostra que as lesões são heterogeneamente hiperintensas ➡. Embora a medula eritropoiética normal possa ter uma aparência nodular no fêmur distal, os infiltrados leucêmicos neste caso podem ser reconhecidos porque este são de intensidade de sinal menor em T1WI e de intensidade de sinal maior em T2WI que o esperado para a medula eritropoiética.

Leucemia: Manifestações Ósseas

TERMINOLOGIA

Abreviaturas
- Leucemia linfoide aguda (LLA)
- Leucemia linfoide crônica (LLC)
- Leucemia mieloide aguda (LMA)
- Leucemia mieloide crônica (LMC)

Sinônimos
- Sarcoma granulocítico, cloroma

Definições
- Leucemia: distúrbio neoplásico dos leucócitos
  - Pode ser de origem mieloide ou linfoide
  - Pode ser aguda ou crônica

IMAGENS

Características Gerais
- Melhor dica para diagnóstico
  - Destruição óssea multifocal permeativa
  - Crianças: faixas transversais metafisárias radiolúcidas
  - Adultos: osteopenia difusa sem etiologia subjacente para osteoporose
- Localização
  - Leucemia infantil
    - Fêmur (24%), úmero (11%), ílio (17%), coluna vertebral (14%), tíbia (9%), escápula (4%)
  - Leucemia em adultos
    - Predomina no esqueleto axial

Achados na Radiografia
- Lesões podem ser sutis e não reconhecidas na radiografia
  - Osteopenia difusa não esperada para a idade e o gênero do paciente pode ser a melhor dica
  - Fratura por compressão sem traumatismo significativo deve levantar suspeita
- Lesões que são visíveis na radiografia
  - Mais comuns em crianças que em adultos com leucemia
  - Linhas metafisárias luzentes ("linhas leucêmicas") vistas em 40% a 53% de TODOS os pacientes
    - Faixas transversais luzentes na metáfise
    - Mais frequentes em torno do joelho e no úmero proximal
    - Após o tratamento, as faixas tornam-se focalmente densas
    - Não patognomônico
  - Outras lesões podem ser focalmente líticas
    - Lesões blásticas ou mistas, líticas/escleróticas, são raras
    - Variam de permeativa a geográfica
  - Ampliação da sutura craniana com marcação convolucional
  - Periostite em ossos longos: 12% a 25%
    - Padrão liso, lamelado ou explosão solar
  - Fratura patológica
    - Geralmente pela metáfise/placa epifisária
    - Fratura da placa epifisária resulta em epífise deslizada

Achados na TC
- Destruição óssea permeativa, faixas metafisárias luzentes

Achados na RM
- T1WI: infiltrado leucêmico de sinal baixo
  - Permeativo ou irregular
  - Iso ou hipointenso ao músculo esquelético ou disco (padrão interno da coluna vertebral)
- T2WI: varia de hipointenso, leve a significativamente hiperintenso
  - Gordura saturada em T2WI ou STIR apresenta hiperintensidade
- Realce ávido com contraste
- RM realçada com contraste dinâmico pode ser preditiva do grau de angiogênese
  - Estudos sugerem relação com prognóstico
- Imagem em fase oposta não mostra saída de sinal de focos leucêmicos na sequência fora de fase

DIAGNÓSTICO DIFERENCIAL

Diagnóstico Diferencial de Infiltrados Difusos Vistos como Osteopenia (ou Focais Vistos Apenas na RM)
- Mieloma múltiplo
  - Pode se apresentar apenas como osteopenia inapropriada (para idade e gênero) na radiografia
  - Geralmente sinal menor em T1 que o disco adjacente na coluna vertebral e o músculo adjacente em outro local
  - Sinal em T2 aumentado de modo não impressionante, mas geralmente sinal STIR alto e realce com contraste
- Linfoma ósseo multifocal primário
  - Mais frequentemente visto na infância
  - Lesões podem não ser discerníveis na radiografia ou pode haver apenas osteopenia
  - RM faz diagnóstico: sinal baixo em T1, sinal alto em STIR, frequentemente com padrão serpiginoso
- Osteomielite multifocal crônica recorrente
  - Ocorre na infância
  - Dor óssea, mas sem sintomas sistêmicos
  - Geralmente não visível na radiografia
  - RM mostra anormalidade: sinal baixo em T1, sinal alto em STIR, realce pós-contraste
  - Biopsia necessária para o diagnóstico
- Processos sistêmicos não neoplásicos que levam a osteoporose (não senil)
  - Esteroides, etilismo, tabagismo
  - Desnutrição e anorexia
  - Osteodistrofia renal
  - Artrite reumatoide, espondilite anquilosante
  - Osteogênese tardia, hipofosfatasia tardia
- Reconversão da medula vermelha
  - Decorrente do estresse hipóxico relacionado com o estresse de altitude elevada, das demandas atléticas, da obesidade, do tabagismo
  - Irregularidade, pode aparecer permeativa na RM
  - Geralmente não apresenta intensidade de sinal baixa em T1 ou intensidade de sinal alta em T2WI FS como a leucemia; distribuição pode ajudar a diferenciar
- Repreenchimento ou estimulação da medula
  - Repreenchimento da medula vermelha com anemia falciforme e estimulação com vários tratamentos (incluindo fármacos que estimulam a medula óssea)
  - Intensidade de sinal irregular baixa em T1WI, pode parecer permeativa na RM
  - Intensidade de sinal hiperintensa em T2 e STIR; difícil para diferenciar da infiltração
  - Imagem em fase oposta útil para a diferenciação da leucemia

Diagnóstico Diferencial de Crianças com Linhas Metafisárias Radiolúcidas
- Uma das apresentações clássicas de leucemia

309

Leucemia: Manifestações Ósseas

- Metástases, medula óssea
  - Especialmente neuroblastoma; geralmente 2 a 5 anos
- Doença crônica
  - Inclui anemia falciforme, raquitismo, artrite idiopática juvenil, hemofilia
  - Desnutrição ou hiperalimentação prolongada
  - Quimioterapia
- Variante normal de crescimento rápido
- Traumatismo, sem carga

Diagnóstico Diferencial de Lesões Líticas Permeativas Multifocais
- Uma das apresentações clássicas de leucemia
- Metástases, medula óssea
  - Especialmente neuroblastoma em crianças pequenas
  - Em adultos, mama e pulmão são os primários mais comuns
- Sarcoma de Ewing
  - Poliostótico quando sofre metástase para os ossos (comum)
  - Geralmente, uma lesão primária maior óbvia está presente
  - Destruição óssea e massa de partes moles são normalmente mais proeminentes que na leucemia
- Histiocitose de células de Langerhans
  - Lesão na infância, muitas vezes poliostótica
  - Lesão lítica, padrão varia de geográfico a altamente agressivo com reação periosteal, rotura cortical, massa de partes moles
- Linfoma ósseo multifocal primário
  - Geralmente lesão da infância
  - Quando visível na radiografia, padrão é lítico e destrutivo

PATOLOGIA

Características Gerais
- Etiologia
  - Surge de células-tronco primitivas de *novo* ou de estado pré-leucêmico preexistente
- Genética
  - Pacientes com trissomia do 21 e translocações cromossômicas estão em alto risco de desenvolver LLA
  - Associação da trissomia do 12 com LLC
  - 90% dos pacientes com LMC têm anormalidade cromossômica adquirida
    - Cromossomo Filadélfia, translocação entre os cromossomos 9 e 22
- Anormalidades associadas
  - Fatores externos altamente associados a leucemia
    - Fármacos alquilantes
    - Radiação ionizante
    - Produtos químicos (benzeno)
  - Distúrbios hematológicos predisponentes
    - Anemia aplástica
    - Distúrbios mieloproliferativos crônicos

Características Microscópicas
- Infiltração difusa da medula óssea por células blásticas mal diferenciadas
- LLA: infiltrados de pequenas células azuis
- LMA: diagnósticos pelos bastonetes de Auer
- LLC: linfócitos maduros, 55% de células atípicas
- LMC: leucocitose, ↑ nos basófilos, eosinófilos, neurófilos

QUESTÕES CLÍNICAS

Apresentação
- Sinais/sintomas mais comuns
  - Dor óssea localizada ou difusa
  - Artralgias para-articulares (75%)
- Outros sinais/sintomas
  - Febre, VHS elevado
    - Pode ser confundido com febre reumática aguda, artrite reumatoide, osteomielite
  - Hepatoesplenomegalia, linfadenopatia
  - Efusões articulares
  - Hemorragia petequial, hemorragia na retina
  - Anemia, infecções frequentes

Demografia
- Idade
  - LLA: pico entre 2 e 10 anos (leucemia infantil mais comum)
  - LMA: pico > 65 anos (mas constitui 15%-20% das leucemias infantis)
  - LMC: pico > 40 anos (rara na infância)
  - LLC: 50 a 70 anos
- Gênero
  - M > F (2:1)
- Epidemiologia
  - Malignidade mais comum da infância
    - LLA: 75%, LMA: 15-20%, LMC: 5%
  - Vigésima causa de morte por câncer em todas as faixas etárias

Histórico Natural e Prognóstico
- Sobrevivência de leucemias combinadas em 5 anos: 25% a 30%
- Crianças com LLA: remissão completa em 90%
  - 80% livres da doença por 5 anos após o tratamento
- Adultos com LLA: remissão em 60% a 80%
  - 20% a 30% livres da doença por 5 anos após o tratamento
- LMA: 45% de sobrevivência em 5 anos
- LLC: sobrevivência mediana é de 6 anos
- LMC: sobrevivência mediana é de 5 anos

Tratamento
- Quimioterapia: indução, consolidação, manutenção
- Radioterapia
- Transplante de medula óssea

CHECKLIST DO DIAGNÓSTICO

Considerar
- Observar atentamente os sinais de osteopenia difusa
  - Quando presentes em adultos jovens (especialmente homens) ou crianças, procurar a etiologia subjacente
    - Se o paciente não tem motivo subjacente para a osteoporose (esteroides, alcoolismo, osteodistrofia renal etc.), o relato deve sugerir processo infiltrativo

REFERÊNCIA

1. Fiz F, et al: Adult advanced chronic lymphocytic leukemia: computational analysis of whole-body CT documents a bone structure alteration, Radiology. 271(3):805-813, 2014.

Leucemia: Manifestações Ósseas

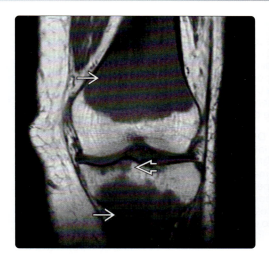
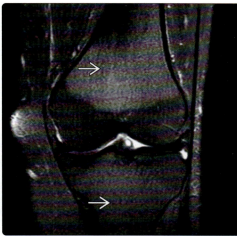

(À esquerda) *RM T1WI coronal mostra sinal medular anormal nos ossos em torno do joelho ➡ e envolvimento irregular dos remanescentes epifisários ➡. (À direita) RM T2 FS coronal mostra que o sinal medular anormal é apenas levemente hiperintenso ➡, típico de medula hematopoiética. Entretanto, a distribuição, particularmente envolvendo os remanescentes epifisários, é altamente sugestiva de um processo infiltrativo difuso da medula e deve sugerir que é necessário um estudo mais aprofundado. A aspiração da medula revelou leucemia aguda.*

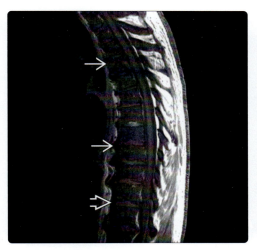
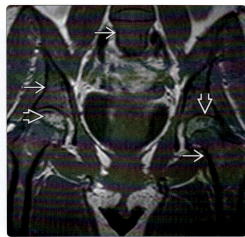

(À esquerda) *RM T1WI sagital mostra que a medula óssea tem sinal baixo difuso, acentuadamente anormal ➡. A medula óssea do corpo vertebral não deve ser de sinal mais baixo que os espaços do disco intervertebral ➡ na RM T1WI. A aspiração mostrou infiltração leucêmica difusa. (À direita) RM T1WI coronal mostra que a medula é difusamente de sinal muito baixo para um paciente de 30 anos de idade ➡. A medula deve ter maior conversão de gordura que a vista aqui. As lesões de sinal baixo são vistas dentro da epífise ➡ também, sugerindo infiltração da medula.*

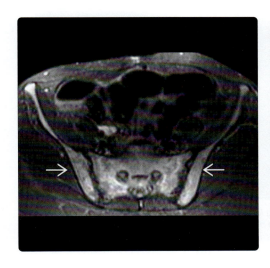
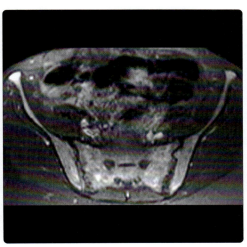

(À esquerda) *RM STIR axial no mesmo paciente mostra sinal alto difuso dentro da pelve e das estruturas ósseas sacrais ➡. (À direita) RM T1WI C+ FS axial no mesmo corte mostra realce difuso destas mesmas estruturas. A distribuição no fêmur proximal (incluindo epífise) e na pelve, assim como a anormalidade do sinal aumentam a probabilidade de doença infiltrativa da medula; a biopsia comprovou a leucemia. As radiografias foram normais neste paciente que reclamava de dor óssea difusa, um cenário típico. A RM diagnosticou a leucemia.*

Linfoma Ósseo

DADOS PRINCIPAIS

TERMINOLOGIA
- Linfoma ósseo primário: neoplasia composta por células linfoides malignas
  - Pode ocorrer como um único sítio esquelético, ± envolvimento dos linfonodos regionais
  - Pode se apresentar com envolvimento ósseo múltiplo, sem envolvimento visceral ou dos linfonodos

IMAGENS
- Localização: regiões de medula vermelha persistente em adultos
  - Ossos longos em 71%
  - Ossos chatos em 25%
- Frequentemente envolvimento extenso do osso com destruição óssea permeativa (70%)
- Lesão lítica; nenhuma matriz verdadeira
  - Pode conter osso reativo esclerótico (30%)
  - Sequestro pode estar presente (16%)
- Espessamento cortical (endosteal) pode ocorrer
- Reação periosteal em 60%; tende a ser lamelada
- Destruição cortical é mais frequentemente sutil, não observável na radiografia
- Massa de partes moles pode ser pequena e circunferencial ou desproporcionalmente grande
- RM mostra bem o padrão permeativo da lesão
  - Tumor serpiginoso localizado entre áreas de medula normal e osso medular

CHECKLIST DO DIAGNÓSTICO
- Dicas para interpretação de imagens
  - Radiografia pode parecer normal ou apenas mostrar espessamento endosteal
  - Padrão permeativo, deixando elementos normais circundados com o tumor, é altamente sugestivo de linfoma ósseo primário
  - Extensão do tumor por pequenos canais corticais, sem destruição cortical evidente, é característico
  - Radiografias subestimam a prevalência de linfoma ósseo multifocal primário

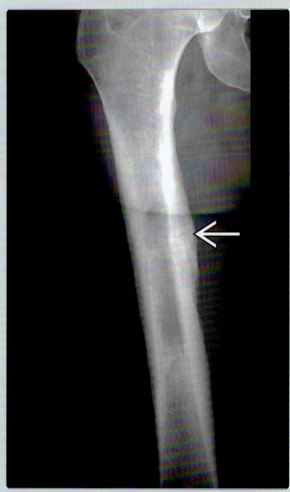

Radiografia AP mostra grande lesão altamente permeativa envolvendo a diáfise do fêmur. A lesão tem evocado espessamento cortical e endosteal medialmente ➡. Este caso de linfoma ósseo primário tem características radiográficas típicas.

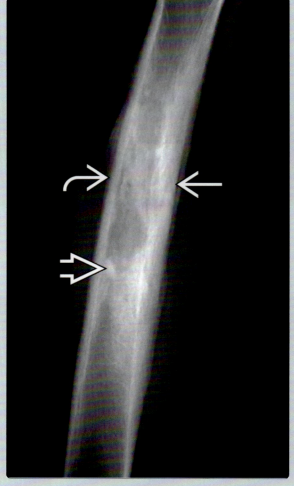

Radiografia lateral no mesmo paciente mostra que a lesão tem reação periosteal anterior. Há um sequestro presente ➡ e estriação endosteal anteriormente ➡, apesar do espessamento endosteal posteriormente ➡. Esta combinação é típica de linfoma.

Linfoma Ósseo

TERMINOLOGIA

Abreviatura
- Linfoma ósseo primário (LOP)

Sinônimos
- Sarcoma de células reticulares, linfoma ósseo não Hodgkin primário, linfoma ósseo primário, osteolinfoma, linfossarcoma

Definições
- Neoplasia composta por células linfoides malignas
- Dividido em linfoma ósseo primário ou secundário
  - LOP
    - Único sítio esquelético, ± envolvimento dos linfonodos regionais
    - Envolvimento ósseo múltiplo, sem envolvimento visceral ou dos linfonodos
      - Denominado linfoma ósseo multifocal primário
      - Diagnóstico requer ausência de envolvimento de linfonodos distantes ou vísceras por 6 meses após o diagnóstico
      - Mais frequente em crianças que em adultos
  - Linfoma ósseo secundário
    - Apresenta-se com tumor ósseo, mas os exames mostram envolvimento de vísceras ou linfonodos em várias regiões
    - Linfoma de parte mole conhecido, com biopsia óssea mostrando envolvimento do osso

IMAGENS

Características Gerais
- Melhor dica para diagnóstico
  - Destruição óssea permeativa com córtex aparentemente intacto, mas massa de partes moles
- Localização
  - Regiões de medula vermelha persistente em adultos
    - Ossos longos em 71%
      - Metadiáfise proximal do fêmur (25%), do úmero (10%), da tíbia (10%)
    - Ossos chatos em 25%
      - Pelve (20%), escápula (5%), clavícula, crânio, coluna vertebral
  - Geralmente presente como lesão solitária
    - Linfoma ósseo multifocal primário (LOMP) considerado uma subcategoria de LOP
      - Vários ossos afetados, mas sem envolvimento nodal ou visceral
      - 10% a 31% dos linfomas presentes como LOMP
      - LOMP na metáfise, diáfise e epífise
      - Maioria das lesões ocorre em torno do joelho e no crânio

Achados na Radiografia
- Frequentemente envolvimento extenso do osso com destruição óssea permeativa (70%)
- Ampla zona de transição
- Marginalização esclerótica é rara
- Lesão lítica; nenhuma matriz verdadeira
  - Pode conter osso reativo esclerótico (30%)
  - Sequestro pode estar presente (16%)
- Destruição cortical, pode ter grande massa de partes moles
  - Destruição cortical é mais frequentemente canais sutis, não observável na radiografia
  - Massa de partes moles pode ser desproporcionalmente grande
- Espessamento cortical (endosteal) pode ocorrer
- Reação periosteal em 60%; tende a ser lamelada
- LOMP
  - Lesões podem ser extremamente sutis, não visíveis na radiografia
  - Lítico, Permeativo, serpiginoso quando visualizado (semelhante aos outros tumores de células redondas pequenas)

Achados na TC
- Pode mostrar sequestro melhor que a radiografia
- Envolvimento cortical sutil bem mostrado
- TC utilizada para avaliar tórax, abdome e pelve para linfadenopatia e envolvimento visceral
  - Diferencia em linfoma ósseo primário e secundário

Achados na RM
- Envolvimento intramedular na RM
  - Mostra bem o padrão permeativo da lesão, com tumor serpiginoso localizado entre áreas de medula normal e osso medular
    - Regiões do tumor: intensidade de sinal baixa em T1, intensidade de sinal alta em T2, realce
    - Elementos medulares residuais mostram sinal de osso normal em T1 e T2, sem realce
      - Combinação heterogênea de tumor de sinal baixo e medula residual de sinal alto em T1WI denominado sal e pimenta
      - Padrão heterogêneo torna difícil diferenciar infiltração medular difusa de medula hipercelular em T1
- Destruição cortical pode ser sutil, mesmo na RM
  - Somente 28% apresentam rotura cortical completa
  - Muitas vezes associada à pequena destruição cortical evidente; podem ser vistos pequenos canais pelo córtex (52%)
    - Massa de partes moles circunferencial permeia o córtex e o periósteo em 66% destes
- Massa de partes moles na RM
  - Pode ser desproporcionalmente grande em relação à destruição óssea ou pequena e circunferencial
  - Intensidade de sinal baixa em T1 (isointenso ao músculo esquelético)
  - Sequências sensíveis a fluido: intensidade de sinal ↑ não homogênea
  - Realce não homogêneo; regiões de necrose
- Realce com contraste dinâmico pode mostrar melhor o envolvimento da medula
  - Provavelmente em decorrência da angiogênese das células tumorais no LOP; especialmente eficaz em lesões de grau superior
- LOMP
  - Normalmente padrão serpiginoso
  - Sinal heterogêneo, alto e baixo misturados, nas sequências sensíveis a fluido
  - Massa de partes moles ausente em > 60% dos casos
  - RM detecta mais lesões pélvicas que a cintilografia óssea

Achados na Medicina Nuclear
- Cintilografia óssea mostra lesões poliostóticas
- 16% de taxa de falso-negativo para lesões na cintilografia óssea

Linfoma Ósseo

DIAGNÓSTICO DIFERENCIAL

Linfoma Ósseo Primário Solitário
- Sarcoma de Ewing (SE)
  - Geralmente mais notoriamente Permeativo e destrutivo que o LOP
  - Ocasionalmente, o SE apresenta destruição muito sutil, sem reação periosteal, mas espessamento endosteal, semelhante a alguns casos de LOP
  - O SE geralmente ocorre em adultos mais jovens que o LOP; existe sobreposição
- Osteomielite
  - Sequestro, destruição Permeativo, formação de osso reativo semelhante ao LOP
  - RM mostra abscesso intramedular e/ou na parte mole, que geralmente é característico
  - Sintomas sistêmicos podem ajudar a diferenciar
- Histiocitoma fibroso maligno ósseo
  - Geralmente mais destrutivo que o LOP, mas lesões de menor grau podem ter aparência semelhante

Multifocal (Linfoma Ósseo Multifocal Primário)
- SE com metástase óssea
  - Multiplicidade de lesões pode parecer semelhante
  - Geralmente tem lesão primária distintamente diferente com lesões secundárias menores
- Histiocitose de células de Langerhans (HCL)
  - Como o LOMP, o HCL pode ser agressivo e multifocal
  - Ambos, HCL e LOMP, podem apresentar sequestro
  - Mesma faixa etária como a maioria dos casos de LOMP
- Osteomielite multifocal crônica recorrente
  - Radiografias geralmente normais; RM mostra anormalidade poliostótica não específica
  - Dor crônica, culturas negativas, diagnóstico pela biopsia
- Metástases, medula óssea
  - Neuroblastoma metastático tem aparência semelhante
  - Mesma faixa etária como os casos de LOMP (geralmente crianças)
  - Lesões abaixo do joelho mais sugestivas de LOMP

PATOLOGIA

Características Gerais
- Genética
  - Translocação dos cromossomos 14 e 18 e dos cromossomos 8 e 14
- Anormalidades associadas
  - Podem ocorrer como doença linfoproliferativa pós-transplante em pacientes imunocomprometidos
  - Associadas ao HIV/AIDS

Características Microscópicas
- Geralmente tipos celulares grandes e difusos
  - Tipo célula-B grande (92%)
  - Tipo célula central de folículo difuso (3%), tipo célula grande anaplásica (3%), imunocitoma (2%)
- Tendem a mostrar permeabilidade ao redor dos tecidos, deixando para trás o osso medular normal e as células adiposas da medula
  - Trabéculas residuais podem ser normais ou espessadas

QUESTÕES CLÍNICAS

Apresentação
- Sinais/sintomas mais comuns
  - Dor óssea, às vezes massa
    - Insidiosa; pode persistir intermitentemente por meses
  - Sintomas neurológicos se lesão é na coluna vertebral
  - Fraturas patológicas (22%)

Demografia
- Idade
  - Ampla faixa: 1 a 86 anos
  - Raro: < 10 anos
  - Incidência aumenta com a idade ao longo da vida
  - Pico de incidência da 6ª à 7ª décadas
- Gênero
  - M > F (1,5:1)
    - Entre as crianças afetadas, razão M:F é de 6:1
- Epidemiologia
  - De 5% a 25% dos linfomas não Hodgkin são extranodais na origem; destes, 5% surgem na medula óssea
  - LOP: 3% a 7% de todos os tumores ósseos malignos
  - 16% dos pacientes com linfoma, por fim, têm envolvimento ósseo
  - 11% a 31% são multifocais na apresentação (2 séries)
    - 50% das crianças se apresentam com LOMP
    - Adultos raramente se apresentam com LOMP

Histórico Natural e Prognóstico
- 83% a 90% de sobrevivência em 5 anos
- 46% livres de progressão em 5 anos
- Fatores de prognóstico ruim: grupo etário mais velho (> 60 anos de idade), lesões de estágio mais elevado, tumor recorrente

Tratamento
- LOP: quimioterapia é o principal tratamento
  - Radioterapia adjuvante
- LOMP
  - Somente quimioterapia

CHECKLIST DO DIAGNÓSTICO

Dicas para Interpretação de Imagens
- Radiografia pode parecer normal ou apenas mostrar espessamento endosteal
  - LOP deve ser considerado, e a RM deve ser realizada nestes pacientes que reclamam de dor persistente
  - SE raramente pode ter apresentação semelhante
- Padrão Permeativo, deixando elementos normais circundados com o tumor, é altamente sugestivo de LOP
  - Radiografia: visto como sequestro
  - RM: visto como tumor serpiginoso circundando elementos medulares normais + pequenos canais corticais
- Radiografias subestimam a prevalência de LOMP
  - O exame de RM detecta mais lesões que a cintilografia óssea

REFERÊNCIA

1. Messina C, et al: Primary and secondary bone lymphomas, Cancer Treat Rev. 41(3):235-246, 2015.

Linfoma Ósseo

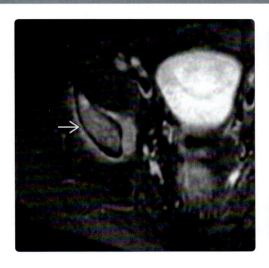
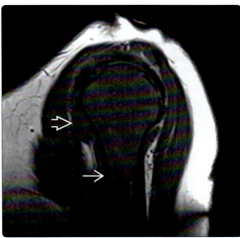

(À esquerda) RM T2WI FS axial mostra medula óssea hiperintensa ➡. O córtex parece intacto; canais minúsculos através do córtex permitem que massa de partes moles circunferencial se desenvolva. A massa pode ser pequena, como neste caso, ou pode ser muito grande. Este paciente tinha HIV/AIDS, o que pode predispor o desenvolvimento de linfoma. (À direita) RM T1WI sagital mostra sinal baixo envolvendo a medula do úmero proximal ➡. Há uma pequena massa de partes moles anterior se estendendo pelo córtex aparentemente intacto ➡.

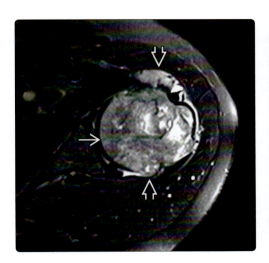
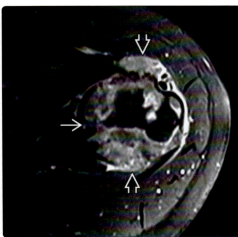

(À esquerda) RM T2WI FS axial no mesmo paciente mostra sinal alto não homogêneo dentro da medula ➡. Observe também as múltiplas regiões focais do tumor se estendendo pelo córtex para formar pequenas massas de partes moles ➡. Somente uma rotura cortical mínima é observada. (À direita) Esta RM T1WI C+ FS axial mostra regiões serpiginosas de tecido necrótico de ↓ de sinal dentro da medula com realce não homogêneo circundando o osso ➡ e as massas de partes moles ➡. Esta aparência de massa com rotura cortical mínima é típica de linfoma.

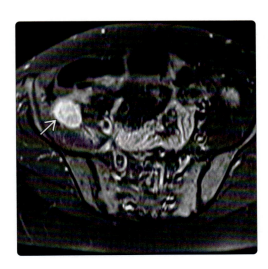
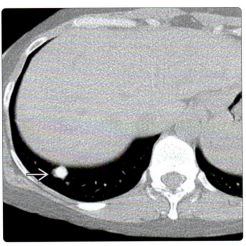

(À esquerda) RM T1WI C+ axial da bacia no mesmo paciente mostra lesão realçada ➡; outras imagens mostraram que a lesão se estende das raízes nervosas L2 e L3 ao longo do curso do nervo femoral. Isto provou se tratar de extensão metastática ao longo do epineuro. (À direita) TCSC axial do pulmão no mesmo paciente mostra doença metastática pulmonar ➡. Embora os principais sintomas do paciente sejam relacionados com a radiculopatia do nervo femoral, o linfoma primário se desenvolveu em seu úmero, resultando em metástases a distância.

Tumores Ósseos e Condições Semelhantes a Tumores

315

Linfoma Ósseo

(À esquerda) *PET/TC axial em paciente com linfoma ósseo primário tratado mostra nova região de acúmulo do marcador na espinha ilíaca anterior esquerda (à esquerda ➡, à direita ➡).* **(À direita)** *TC óssea axial no mesmo paciente mostra esclerose vaga ➡ nesta região sem destruição óssea. Já que a medula óssea foi considerada o "órgão" envolvido nesta doença primária do paciente, o retorno da doença em um osso diferente é mais precisamente denominado uma recorrência que uma metástase.*

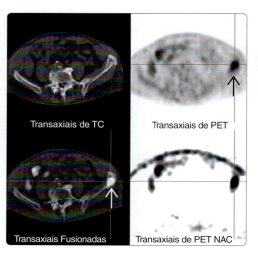
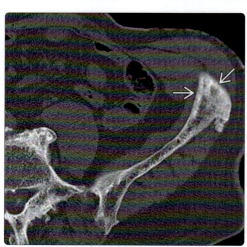

(À esquerda) *Este caso ilustra o diagnóstico diferencial da clássica lesão de pequenas células redondas. Há múltiplas lesões líticas destrutivas dentro da bacia ➡, assim como lesão mista, lítica e esclerótica, no fêmur ➡.* **(À direita)** *Radiografia AP no mesmo paciente mostra lesão semelhante na epífise do úmero ➡. O diferencial inclui osteomielite multifocal, sarcoma de Ewing com metástases ósseas, histiocitose de células de Langerhans, neuroblastoma metastático e linfoma poliostótico. A biopsia comprovou linfoma.*

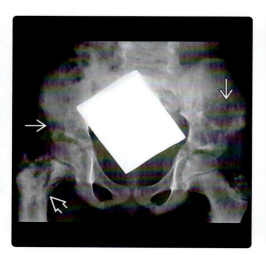
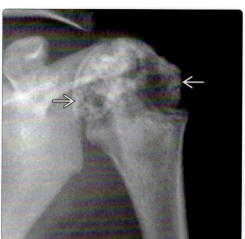

(À esquerda) *RM T2WI FS coronal mostra sinal anormal difuso, mas irregular, em múltiplos ossos, incluindo a coluna vertebral, a bacia e o fêmur proximal ➡.* **(À direita)** *RM STIR axial no mesmo paciente mostra um padrão serpiginoso de sinal anormal ➡. Observe o sinal alto no músculo e na fáscia adjacentes ➡, mas sem massa de partes moles. Os resultados são típicos de linfoma multifocal, que geralmente ocorre em crianças. Das crianças com linfoma, 50% apresentam doença poliostótica. A quimioterapia é o único tratamento.*

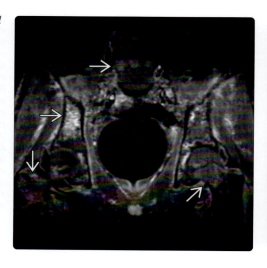
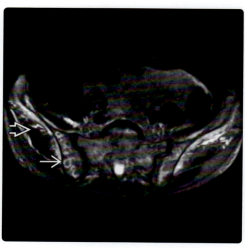

Linfoma Ósseo

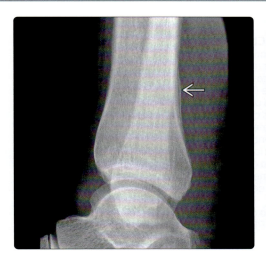
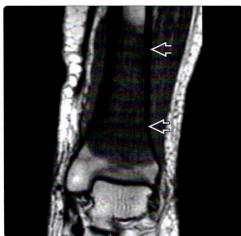

(À esquerda) *Radiografia lateral mostra reação periosteal ➡ espessa e densa na tíbia distal, mas nenhuma anormalidade medular aparente. Esta aparência pode levar a consideração de diagnósticos como osteoartropatia hipertrófica ou osteomielite.* (À direita) *RM T1WI coronal no mesmo paciente mostra uma área muito grande de medula de sinal baixo ➡. Uma lesão que é tão permeativa que não pode ser vista na radiografia mais uma reação periosteal espessa sugere diagnóstico agressivo, como sarcoma de Ewing ou linfoma ósseo primário.*

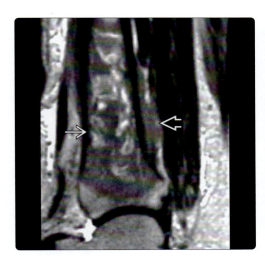
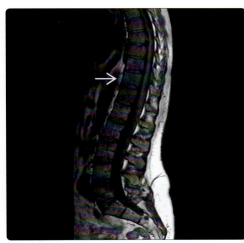

(À esquerda) *RM T2WI sagital no mesmo paciente mostra ↓ e ↑ de intensidade de sinal não homogênea misturada, que está principalmente contida no interior da medula ➡ com apenas uma pequena massa de partes moles posterior ➡. Este padrão serpiginoso com tumor permeando por um córtex aparentemente intacto é típico de linfoma ósseo primário.* (À direita) *RM T1WI sagital de pesquisa óssea mostra processo infiltrativo com ↓ de intensidade de sinal difusa dentro das vértebras ➡. Isto é anormal; uma mulher de 60 anos de idade deve ter quase toda a medula branca (adiposa).*

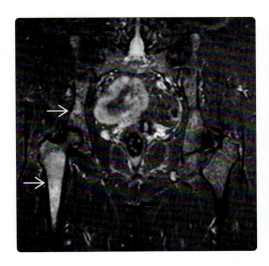
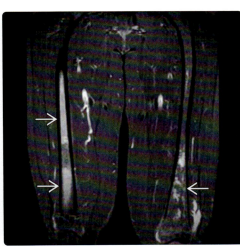

(À esquerda) *RM STIR coronal (mesma paciente) mostra sinal alto não homogêneo difuso dentro de vários ossos ➡, coincidindo com as regiões que tiveram sinal anormalmente baixo na imagem em T1.* (À direita) *RM STIR coronal do fêmur (mesma paciente) mostra sinal hiperintenso anormal e irregular ➡. Em uma paciente desta idade, o processo infiltrativo mais provável seria mieloma múltiplo ou leucemia. No entanto, o diagnóstico é linfoma multifocal. Isto é incomum; adultos com LOP mais frequentemente têm um único foco ósseo.*

Metástases: Medula Óssea

DADOS PRINCIPAIS

TERMINOLOGIA
- Tumor envolvendo osso originado de outro local (distante)

IMAGENS
- Localização: geralmente ossos com medula vermelha persistente
- Radiografia: sensibilidade relativamente ruim: 50% da massa óssea deve ser destruída antes de a lesão lítica ser visualizada
- Mama: 34% lítico, 23% esclerótico, 43% misto na linha de base
- Próstata: geralmente esclerótico, mas pode ser lítico ou misto
- Pulmão: geralmente lítico; esclerótico é incomum
- Tireoide e célula renal: lítico, muitas vezes solitário, bolhoso
- Adenocarcinomas: geralmente líticos; raramente escleróticos ou com reação explosão solar mimetizando o osteossarcoma
- PET/TC: valor preditivo positivo (VPP) de 98% quando achados na PET e na TC são concordantes
  ○ PET e TC são frequentemente discordantes (58%)

QUESTÕES CLÍNICAS
- Sistema esquelético é o terceiro local mais comum envolvido pelo tumor metastático, depois de pulmão e fígado
- Curso clínico prolongado em vários tipos de câncer atualmente (p. ex., 20% dos pacientes com metástases de mama para o osso sobrevivem > 5 anos)
- Metástases de locais incomuns atualmente vistas mais frequentemente
  ○ Tratamento de lesões ósseas dolorosas ou instáveis necessário nestes pacientes
- Tratamento de lesões requer imagens ou medidas de respostas metabólicas
- Preditores de resposta ao tratamento de metástases de mama
  ○ Aumento da esclerose das lesões, diminuição no SUV de 8,5% na PET prediz resposta de longa duração

CHECKLIST DO DIAGNÓSTICO
- Fratura através do trocânter menor em adultos deve ser considerada patológica até provado o contrário

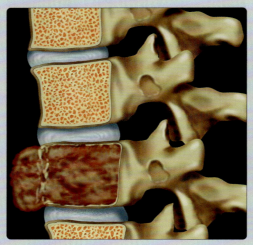 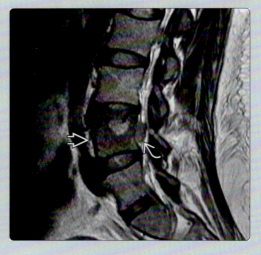

(À esquerda) Gráfico sagital representa metástase envolvendo corpo vertebral. Anteriormente acreditava-se que as metástases envolviam preferencialmente os elementos posteriores. Entretanto, séries de RM mostraram que o corpo é mais provável de ser envolvido pelas metástases hematógenas. Tais lesões podem ser de difícil visualização no exame de raios X antes da destruição dos pedículos ou do desenvolvimento de fratura por compressão. (À direita) RM T2WI sagital mostra metástase de osteossarcoma de sinal baixo envolvendo o corpo vertebral ➡ e se estendendo para o espaço epidural anterior ➡.

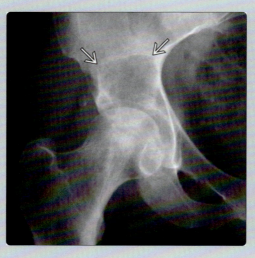 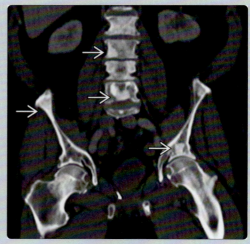

(À esquerda) Radiografia AP mostra lesão lítica acetabular ➡. Esta lesão geográfica provou se tratar de metástase de mama. Enquanto se espera que as metástases de mama sejam escleróticas e multifocais, até mesmo uma lesão lítica solitária em uma mulher deve sempre considerar a hipótese de câncer de mama metastático. (À direita) TC óssea coronal mostra um típico caso de carcinoma de próstata metastático, com múltiplas lesões escleróticas ➡. Embora as metástases escleróticas pareçam mais densas que o osso cortical, estas lesões não são tão estruturalmente sólidas e estão em maior risco de fratura.

Metástases: Medula Óssea

TERMINOLOGIA

Sinônimos
- Carcinoma metastático, depósitos esqueléticos, metástase óssea, secundários no osso, implantes ósseos

Definição
- Tumor envolvendo osso originado de outro local (distante)

IMAGENS

Características Gerais
- Localização
  - Geralmente ossos com medula vermelha persistente
    - Vértebras, fêmur proximal, costelas, esterno, pelve, crânio, cintura escapular
  - Séries de 114 casos comprovados histologicamente
    - 44% no esqueleto axial
    - 29% no esqueleto apendicular
      - Fêmur proximal é o mais comum
    - 27% em localização mista
    - Lesões em ossos tubulares pequenos: Raro, mas considerar o pulmão para o local primário
  - Geralmente central no osso
    - Se a base for o córtex, considerar mama ou pulmão como primário

Achados na Radiografia
- Sensibilidade relativamente ruim: 50% da massa óssea deve ser destruída antes que a lesão lítica seja visualizada
- Mama
  - Pré-tratamento: 34% lítico, 23% esclerótico, 43% misto
  - Padrão pode mudar após o tratamento
    - Muitas lesões tratadas tornam-se mais escleróticas (48%)
- Próstata
  - Geralmente esclerótica, mas pode ser lítica ou mista
- Pulmão
  - Geralmente lítico; esclerótico é incomum
- Tireoide e célula renal
  - Líticas, frequentemente solitárias, bolhosas
- Adenocarcinomas
  - Geralmente líticos; raramente escleróticos ou com reação de explosão solar mimetizando o osteossarcoma

Achados na RM
- T1WI: intensidade de sinal geralmente de baixa a intermediária
- Sequências sensíveis a fluido: intensidade de sinal geralmente alta; de baixa a mista, se lesão for esclerótica
- Realce com contraste; pode ser periférico
- Ausência de sinal tubular pode ser visto centralmente na metástase da célula renal
  - Indica lesão altamente vascular, sugere diagnóstico e que a embolização pode ser útil
- Diferenciação de metástase vertebral de fratura por insuficiência é difícil
  - Achados positivos que sugerem metástase
    - Borda posterior convexa do corpo vertebral
    - Intensidade de sinal anormal do pedículo ou do elemento posterior
    - Massa epidural ou massa paravertebral focal
    - Presença de outras metástases espinhais
  - Achados positivos que sugerem fratura por insuficiência
    - Faixa de intensidade de sinal baixa na RM T1 e T2
    - Regiões de intensidade de intensidade de sinal normal da medula óssea (adiposa)
    - Retropulsão de fragmento ósseo posterior
    - Outra múltiplas fraturas por compressão
  - RM ponderada por difusão pode ser útil
  - Imagem em fase oposta não mostra saída de sinal significativo de metástases na sequência fora de fase

Achados na Medicina Nuclear
- PET
  - Falsos positivos para doença metastática
    - Fratura: ampla faixa de valores de SUV provavelmente se relaciona com a acuidade da fratura e a idade do paciente
      - Nenhum nível de corte de SUV estabelecido para distinguir de forma confiável as fraturas por insuficiência das malignidade
    - Muitas lesões ósseas benignas, incluindo fibroxantoma e displasia fibrosa
  - Contribui para a detecção de metástase óssea lítica na mama e em outros tipos de câncer
    - Menos eficaz em outros tumores, como no de próstata
  - Grande estudo mostra que PET com NaF tem alto impacto no acompanhamento dos pacientes com metástases ósseas progressiva, resultando em frequente alteração do tratamento
- PET/TC
  - TC ajuda a evitar imagens adicionais ou diagnóstico falso-positivo de PET de entidades benignas
  - Valor preditivo positivo (VPP) de 98% quando achados na PET e na TC são concordantes
    - PET e TC são frequentemente discordantes (58%)
      - VPP com PET positiva e TC negativa: 61% (aumenta se lesões múltiplas estão presentes)
      - VPP de lesão **solitária** com PET positiva e TC negativa: 43%; estas lesões precisam de mais corroboração por RM ou biopsia
      - VPP com PET negativa e TC positiva: 17%
  - ↓ de SUV até 8,5% após o tratamento é um forte preditor (2,4 ×) de resposta óssea metastática
    - Particularmente quando usado em conjunto com a mudança na densidade da lesão
  - Alteração da glicólise total da lesão não é preditiva da resposta óssea metastática nos pacientes com câncer de mama

DIAGNÓSTICO DIFERENCIAL

Metástases Escleróticas
- Displasias esclerosantes: ilhotas ósseas, osteopoiquilose
- Doença de Paget
- Fraturas por cicatrização da costela ou por insuficiência
- Hiperparatireoidismo tratado/tumor marrom curado
- Mastocitose
- Sarcoidose óssea

Metástases Líticas
- Mieloma múltiplo
- Tumor marrom de hiperparatireoidismo
- Histiocitose de células de Langerhans
- Tumores vasculares
- Linfoma ósseo multifocal primário
- Osteomielite multifocal crônica recorrente

Metástases: Medula Óssea

PATOLOGIA

Características Gerais
- Etiologia
  - Fluxo sanguíneo local contribui para o padrão
    - Plexo de Batson: plexo venoso vertebral é de alto volume, baixa pressão, sem valvas
      - Comunica diretamente com veias da pelve, metade proximal da extremidade inferior, metade proximal da extremidade superior: locais mais prováveis de metástase

QUESTÕES CLÍNICAS

Apresentação
- Sinais/sintomas mais comuns
  - Dor, inchaço
  - Fratura patológica
    - Particularmente coluna vertebral e fêmur proximal
  - Sintomas neurológicos
- Outros sinais/sintomas
  - Hipercalcemia (síndrome paraneoplásica) pode acompanhar osteólise

Demografia
- Idade
  - 2/3 estão entre 40 e 60 anos de idade
- Epidemiologia
  - Sistema esquelético é o terceiro local mais comum envolvido pelo tumor metastático
    - Depois de metástases de pulmão e fígado em frequência
    - 70% dos pacientes com metástases de tumor primário conhecido têm lesões ósseas
  - Carcinomas metastáticos são mais comuns
    - 93% estão concentrados em cinco tipos de tumores primários
      - Mama: osso é o local mais comum de metástases a distância; 30% no momento do diagnóstico, 73% na autopsia
      - Próstata: 30% no momento do diagnóstico, 80% na autopsia
      - Pulmão: 33% na autopsia
      - Rim: 25% na autopsia
      - Tireoide: 50% na autopsia
  - Em crianças, mais comuns são neuroblastoma, rabdomiossarcoma, sarcoma de células claras do rim

Histórico Natural e Prognóstico
- Câncer de mama metastático
  - Metástases líticas → prognóstico pior que o esclerótico
- Metástases ósseas geralmente indicam incurabilidade
  - Curso clínico prolongado em vários tipos de câncer atualmente (p. ex., 20% dos pacientes com metástases de mama para o osso sobrevivem > 5 anos)
    - Tratamento de lesões ósseas dolorosas ou instáveis necessário nestes pacientes
- Metástases de locais incomuns agora vistas
  - Novos tratamentos prolongam a vida, permitindo a ocorrência de metástases sistêmicas nos ossos
- Tratamento de lesões requer imagens ou medidas de respostas metabólicas
  - Preditores de resposta ao tratamento de metástases de mama
    - Aumento da esclerose das lesões prediz boa resposta
    - Diminuição no SUV de 8,5% na PET prediz resposta de longa duração

Tratamento
- Geralmente paliativo
  - Projetado para fornecer alívio da dor
  - Restaura a mobilidade do paciente para melhorar a qualidade de vida
- Estabilização da fratura ou de locais de suporte de peso em risco de fratura
  - Cifoplastia ou vertebroplastia da lesão da coluna vertebral em colapso
  - Fêmur em risco particular de fratura por causa de forças combinadas de cisalhamento e flexão durante a marcha normal
    - Ficar atento a estriação endosteal, lesão de tamanho grande
    - Combinação de sistemas intramedulares (IM) de haste, placa e parafuso, metilmetacrilato
      - Haste IM pode disseminar ainda mais o tumor
    - Artroplastia pode ser mais adequado, dependendo da localização da lesão
      - Alta taxa de luxações de quadril com endoprótese tumoral
- Radioterapia
- Crioablação percutânea útil para paliação da dor

CHECKLIST DO DIAGNÓSTICO

Considerar
- Metástases para as vértebras envolvem corpos mais frequentemente que elementos posteriores
  - Propagação hematogênica pelas veias de Batson
- Metástases de célula renal ou tireoide muitas vezes apresentam-se como lesões solitárias altamente expandidas
  - Muitas vezes confundidas com sarcoma ósseo primário
  - Frequentemente vistas em pacientes mais jovens que o normalmente esperado para doença metastática
- Carcinoma de célula renal é altamente vascular
  - Biopsia pode causar hemorragia grave
  - Considerar a embolização de vasos de alimentação antes da biopsia e/ou cirurgia
- Metástases ósseas nem sempre são mostradas por PET com FDG
  - Alguns tumores primários têm baixa probabilidade de captação da PET com FDG (particularmente o de próstata)
  - PET não faz parte dos exames de rotina, mas se a dor do paciente não é explicada por outras imagens, considerar a PET/TC

Dicas para Interpretação de Imagens
- Fratura através do trocânter menor em adultos
  - Considerar patológica até provado o contrário
- Fraturas por insuficiência podem mimetizar a doença metastática
  - Fraturas subcapitais: com rotação e mau alinhamento em varo, lesão lítica é mimetizada
  - Fratura por insuficiência do ramo sacral e púbico: movimento e cicatrização atrasada → irregularidade e lucência
  - Fratura por insuficiência do ilíaco (supra-acetabular, oblíqua, ílio superomedial) pode simular metástase
    - Radiação pélvica prévia põe os pacientes em risco

REFERÊNCIA

1. Hillner BE, et al: 18F-fluoride PET used for treatment monitoring of systemic cancer therapy: Results from the National Oncologic PET Registry, J Nucl Med. 56(2):222-228, 2015.

Metástases: Medula Óssea

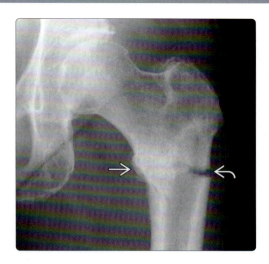
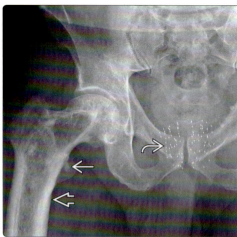

(À esquerda) *Radiografia AP mostra trocânter menor esclerótico ➡ e fratura patológica ➡. Uma fratura transversal ocorre de um traumatismo significativo ou é patológica. A lesão metastática esclerótica em mulher idosa, mais frequentemente, é um resultado de câncer de mama, como neste caso.* (À direita) *Radiografia AP mostra metástases escleróticas ➡ surgindo na doença de Paget ➡. Observe o implante de sementes ➡, indicando tratamento para câncer de próstata. A hiperemia no osso de Paget pode levar à deposição preferencial de metástases.*

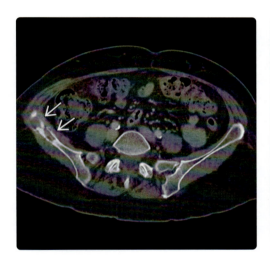
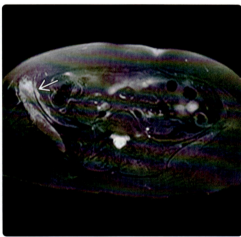

(À esquerda) *TCCC axial mostra caso típico de carcinoma metastático de mama, com lesão destrutiva mista, lítica e esclerótica ➡. Mesmo se esta for uma lesão solitária, a metástase deve ser fortemente considerada.* (À direita) *RM T2WI FS axial no mesmo caso mostra sinal alto em lesão ➡ e partes moles circundantes. Se houver qualquer questão de malignidade, a T1WI SPGR adquirida dentro e fora de fase pode ser utilizada para comprovar que o processo oblitera o tecido adiposo da medula óssea normal, assim favorecendo a malignidade.*

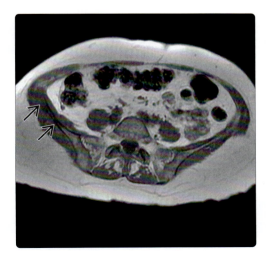
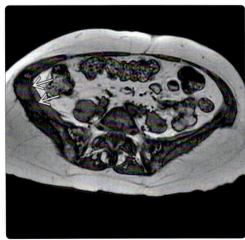

(À esquerda) *A imagem dentro e fora de fase foi realizada no mesmo caso. T1WI SPGR axial obtida dentro de fase mostra que a lesão ➡ tem sinal menor que o músculo, o que é um achado suspeito.* (À direita) *T1WI SPGR axial obtida fora de fase mostra que a região anormal ➡ não consegue desativar o sinal, indicando que não há gordura residual da medula para provocar o cancelamento do sinal. Isto ajuda a confirmar a impressão de infiltração medular.*

321

Metástases: Medula Óssea

(**À esquerda**) *Radiografia AP mostra fratura por avulsão do trocânter menor ➡. Observe que também há rotura trabecular lítica. Isto comprovou se tratar de fratura patológica por metástase. Em um paciente adulto, a avulsão do trocânter menor deve ser considerada patológica até que se prove o contrário.* (**À direita**) *TCCC axial mostra múltiplas lesões escleróticas ➡. Embora as metástases do carcinoma pulmonar sejam geralmente líticas, as metástases pulmonares de células não pequenas são ocasionalmente escleróticas, como neste caso.*

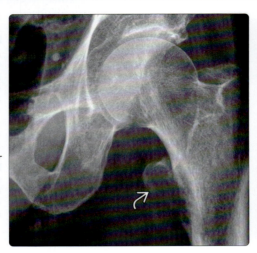
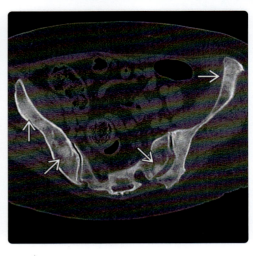

(**À esquerda**) *Radiografia em perna de rã lateral do fêmur em mulher jovem mostra lesão lítica com base cortical ➡, que comprovou se tratar de metástase solitária de mama. As metástases com base cortical tendem a ser originadas do pulmão ou da mama. Esta lesão está em alto risco para fratura patológica; necessita de haste profilática.* (**À direita**) *RM T1WI coronal mostra enorme massa envolvendo a escápula e as partes moles adjacentes ➡. A massa provou se tratar de carcinoma metastático de célula renal. As metástases do rim ou da tireoide podem se apresentar como lesões expandidas ou solitárias.*

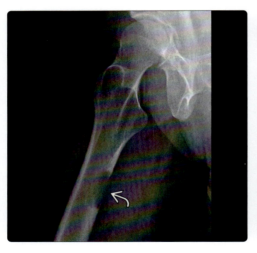
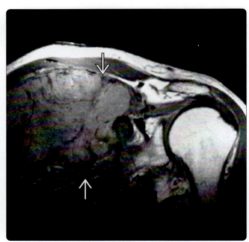

(**À esquerda**) *TCSC coronal mostra aparência de explosão solar do adenocarcinoma metastático do pâncreas. A hemibacia é ocupada por uma lesão expandida com reação em explosão solar ➡. Embora seja incomum ter uma única metástase óssea que seja claramente dominante em relação a outras, e até mais raro para uma metástase ter uma produção óssea do tipo explosão solar, vale a pena lembrar que este padrão pode ser visto com o adenocarcinoma.* (**À direita**) *Radiografia lateral mostra metástase de meduloblastoma com reação em explosão solar ➡.*

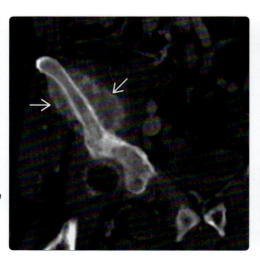
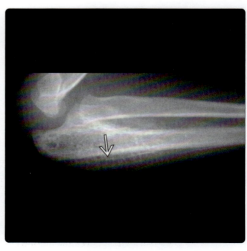

Metástases: Medula Óssea

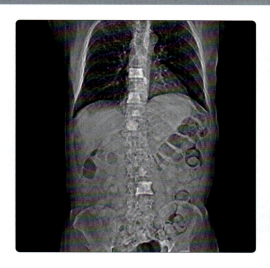
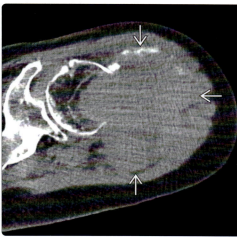

(À esquerda) *Escanograma por TC coronal mostra anormalidades ósseas extensas com densidades ósseas escleróticas em todo o esqueleto. Existe um amplo diferencial (principalmente metástases), mas neste caso a lesão é carcinoide metastática, uma das etiologias menos comum.*
(À direita) *TCSC axial mostra grande massa destrutiva ➡, que comprovou se tratar de metástase hepatocelular. A maioria dos pacientes tem locais metastáticos não ósseos (geralmente pulmão) identificados antes do desenvolvimento das metástases esqueléticas, o que não é o caso aqui.*

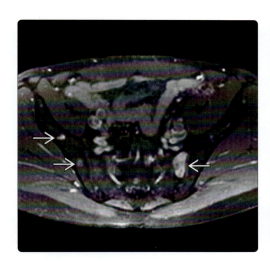
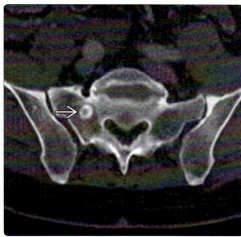

(À esquerda) *RM T1WI C+ FS axial mostra metástases ósseas de sarcoma sinovial ➡. Este tumor normalmente não sofre metástase para o osso, mas é importante lembrar que, no fim do processo metastático, até mesmo metástases ósseas incomuns podem ocorrer. Este paciente já havia sido submetido a tratamento de metástases pulmonares e cerebrais. À medida que os pacientes vivem mais tempo com tumores malignos, devemos esperar ver metástases ósseas incomuns.* (À direita) *TCCC axial mostra metástase de melanoma ➡, o que pode ocorrer em qualquer lugar no corpo.*

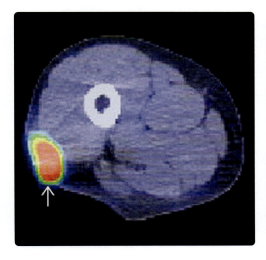
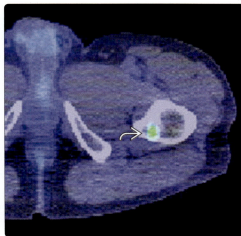

(À esquerda) *PET/TC axial mostra captação de FDG intensa de massa ➡, que comprovou se tratar de sarcoma pleomórfico indiferenciado de alto grau.*
(À direita) *PET/TC axial no mesmo paciente mostra lesão envolvendo trocânter menor ➡, que comprovou ser metastática. As metástases ósseas podem ocorrer de lesões malignas de parte mole, embora geralmente não com tanta frequência quanto as metástases pulmonares, e também podem ocorrer de tumores ósseos primários, mais frequentemente sarcoma de Ewing, osteossarcoma e condrossarcoma.*

Fibroma Desmoplásico

DADOS PRINCIPAIS

TERMINOLOGIA
- Tumor ósseo benigno raro constituído por células fusiformes com atipia celular mínima

IMAGENS
- Localização: qualquer osso possível; mandíbula mais frequentemente envolvida
  - Ossos tubulares: metadiafisário ou diafisário
- Melhor ferramenta para aquisição de imagens: RM é diagnóstica; utilizada para a avaliação do local
- Predominantemente não agressivo na aparência, com algumas características levemente agressivas
- Radiografia: lesão lítica (pode conter esclerose mínima em 13%)
  - Pseudotrabeculação em 63%
  - Geográfico ou parcialmente geográfico em 95%
  - Rotura cortical leve em 53% e massa de partes moles associada
- TC: lítico em 65%
  - Misto, lítico e levemente esclerótico, em 35%
  - Rotura cortical em 88%; massa de partes moles em 41%
- RM: T1 mostra intensidade de sinal baixa (isointensa a hipointensa ao músculo)
  - Sequências sensíveis a fluido (se gordura saturada ou não): isointenso a hipointenso ao músculo
  - Sinal em T2 baixo envolve pelo menos 50% da lesão
  - Intensidade de sinal baixa em T2 da lesão é a mais proeminente característica de diferenciação
  - Pode ser confundido com edema e hemorragia em fratura patológica
  - Pós-contraste: realce heterogêneo
- Diagnóstico deve ser fortemente considerado em lesão óssea não agressiva, não esclerótica com sinal em T2 baixo

QUESTÕES CLÍNICAS
- Mais comum em adolescentes e adultos jovens (variação é muito ampla)
- Raro: 0,1% de todos os tumores ósseos primários

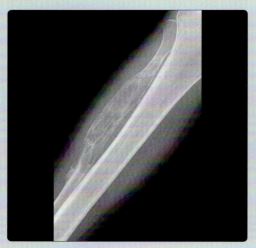
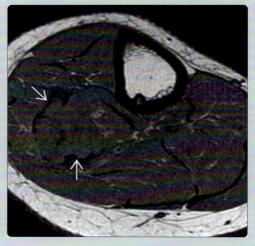

(À esquerda) Radiografia AP mostra lesão diafisária moderadamente agressiva, que é lítica, expandida, contém pseudotrabeculação e tem uma fratura patológica distal. Isto não é específico; fibroma não ossificante e fibroma desmoplásico são dois dos diagnósticos mais prováveis. (À direita) RM T1WI axial no mesmo caso mostra que a lesão intraóssea ➡ é de sinal baixo, levemente inferior ao do músculo adjacente. A fíbula está significativamente expandida. A aparência não é específica, embora o sinal muito baixo sugira lesão fibrosa.

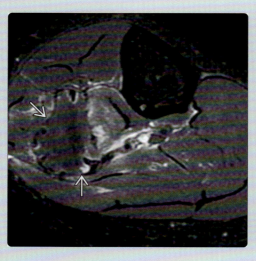
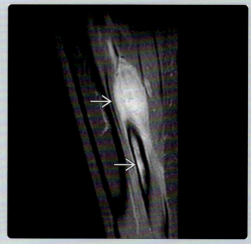

(À esquerda) RM T2WI FS axial no mesmo caso mostra predominantemente sinal baixo ➡ com edema leve circundante. O sinal baixo ocupa a maior parte da lesão. O fibroma desmoplásico é a variante intraóssea de fibromatose ou desmoide de parte mole. É uma lesão rara, mas pode ser sugerida em uma lesão óssea moderadamente agressiva na qual a maior parte apresente sinal baixo na imagem em T2, como neste caso. (À direita) RM T1WI C+ FS sagital no mesmo caso mostra realce da lesão ➡.

Fibroma Desmoplásico

TERMINOLOGIA

Sinônimos
- Tumor desmoide do osso, contraparte intraóssea da fibromatose de parte mole

Definição
- Tumor ósseo benigno raro constituído por células fusiformes com atipia celular mínima

IMAGENS

Características Gerais
- Localização
  - Qualquer osso possível; mandíbula mais frequentemente envolvida
  - Ossos tubulares: metadiafisário ou diafisário
- Tamanho
  - Média: 8 cm de comprimento longitudinal

Recomendações para Aquisição de Imagens
- Melhor ferramenta para aquisição de imagens
  - RM é diagnóstica; útil para a avaliação do local do tumor

Achados na Radiografia
- Aparência geralmente não agressiva, com características levemente agressivas sobrepostas
- Lesão lítica (pode conter esclerose mínima em 13%)
- Pseudotrabeculação em 63%
- Geográfico ou parcialmente geográfico em 95%
- Central (61%) ou excêntrico
- Margem esclerótica (46%)
- Leve expansão; afilamento cortical
- Leve rotura cortical (53%) e massa de partes moles associada

Achados na TC
- Lítico em 65%
  - Misto, lítico e levemente esclerótico, em 35%
- Rotura cortical em 88%; massa de partes moles em 41%

Achados na RM
- T1: intensidade de sinal baixa (iso a hipointensa ao músculo)
- Sequências sensíveis a fluido (se gordura saturada ou não): iso a hipointenso ao músculo
  - Sinal em T2 baixo envolve pelo menos 50% da lesão
  - Intensidade de sinal baixa em T2 da lesão é a mais proeminente característica de diferenciação
  - Pode ser confundido por edema e hemorragia em fratura patológica
  - Focos císticos reportados em um caso
- Pós-contraste: realce heterogêneo

DIAGNÓSTICO DIFERENCIAL

Fibroma não Ossificante (Fibroxantoma, FNO)
- Se as lesões estão em osso tubular fino (fíbula, ulna), o FNO aparece localizado centralmente e pode simular o fibroma desmoplásico

Fibrossarcoma ou Histiocitoma Fibroso Maligno
- Tumores de células fusiformes de baixo grau podem parecer apenas moderadamente agressivos e mimetizam o fibroma desmoplásico
- RM diferencia as lesões com base no sinal em T2

PATOLOGIA

Características Gerais
- Genética
  - Trissomias do 8 e do 20 parecem não aleatórias
    - Análogo aos tumores desmoides de partes moles

Características Patológicas e Cirúrgicas Macroscópicas
- Superfície de corte branco cremoso com padrão espiralado
- Estriação bem definida do osso adjacente

Características Microscópicas
- Células fusiformes em colágeno abundante
- Raramente contém metaplasia condroide extensa; pode conduzir a um diagnóstico errado de condrossarcoma
- Atipia celular e pleomorfismo mínimo; mitoses raras

QUESTÕES CLÍNICAS

Apresentação
- Sinais/sintomas mais comuns
  - Dor ou deformidade
  - Fratura patológica em 13%

Demografia
- Idade
  - Adolescentes e adultos jovens (variação é muito ampla)
- Gênero
  - Ligeira predominância masculina
- Epidemiologia
  - Raro: 0,1% de todos os tumores ósseos primários

Histórico Natural e Prognóstico
- Localmente progressivo/agressivo
- Relatos raros de casos de degeneração sarcomatosa, frequentemente muitos anos após a ressecção

Tratamento
- Ressecção ampla favorecida
  - Recorrência de 17%
- Ressecção marginal se necessário por razões funcionais
  - 72% de recorrência; pode ocorrer vários anos após a ressecção

CHECKLIST DO DIAGNÓSTICO

Considerar
- Diagnóstico deve ser considerado em lesão óssea não agressiva, não esclerótica com sinal em T2 baixo
  - Focos de sinal baixo em T2 vistos em tumor de células gigantes e displasia fibrosa, mas não ocupa toda a extensão da lesão como visto no fibroma desmoplásico

REFERÊNCIAS

1. Okubo T, et al: Desmoplastic fibroma of the rib with cystic change: a case report and literature review, Skeletal Radiol. 43(5):703-708, 2014.
2. Yin H, et al: Desmoplastic fibroma of the spine: a series of 12 cases and outcomes, Spine J. 14(8):1622-1628, 2014.
3. Wadhwa V, et al: Incidental lesion in the femoral metaphysis, Desmoplastic fibroma of the bone. Skeletal Radiol. 42(12):1739-40, 1775-6, 2013.
4. Apaydin M, et al: Desmoplastic fibroma in humerus, J Med Imaging Radiat Oncol. 52(5):489-490, 2008.
5. Rastogi S, et al: Desmoplastic fibroma: a report of three cases at unusual locations, Joint Bone Spine. 75(2):222-225, 2008.

Tumor Lipoesclerosante Mixofibroso

DADOS PRINCIPAIS

TERMINOLOGIA
- Tumor lipoesclerosante mixofibroso (TLEMF)
  - Lesão fibro-óssea benigna, tipificado pela propensão de ocorrer na região intertrocantérica

IMAGENS
- Localização: 85% ocorrem no fêmur
  - Forte predileção pela região intertrocantérica (mais de 90% das lesões femorais nesta localização)
- Consiste em mistura de tecidos, qualquer um dos quais pode predominar na imagem
  - Esclerose densa
  - Calcificação da matriz
  - Regiões líticas ou císticas
  - Densidade adiposa (incomum)
- Geográfico com margem esclerótica
- Matriz em 72% (varia de globular, linear, anelar)
- RM: sinal baixo da margem esclerótica e da matriz
  - De outra forma isointensa ao músculo em T1
  - Sinal adiposo raramente visto
- Sequências sensíveis a fluido: intensidade de sinal ↑ não homogênea
- Mesmas regiões de tecido mixofibroso mostrando ↓ de atenuação na TC mostram ↑ de sinal na RM

PRINCIPAIS DIAGNÓSTICOS DIFERENCIAIS
- Displasia fibrosa
  - Mistura de regiões de esclerose, em vidro moído, líticas é semelhante na aparência ao TLEMF
- Lipoma intraósseo (estágio de involução)
  - Diferenciado do TLEMF nos estudos de imagens pelo ↑ de tecido lipomatoso no lipoma intraósseo

QUESTÕES CLÍNICAS
- Dor em ~ 50%, geralmente moderada, longa na duração
  - Caso contrário, geralmente de descoberta acidental
- Taxa de degeneração maligna: 10% a 16%
  - Possivelmente relacionada com alteração isquêmica extensa
  - Relatos de degeneração ao osteossarcoma, HFM

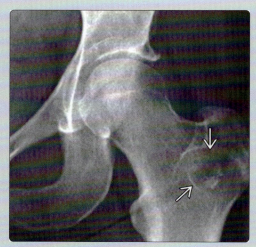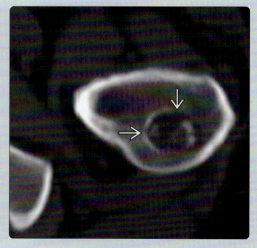

(À esquerda) *Radiografia AP mostra tumor lipoesclerosante mixofibroso (TLEMF) na região intertrocantérica do colo do fêmur, geográfico com margem esclerótica ➡ e pequena quantidade de matriz esclerótica central.* (À direita) *TCSC axial no mesmo paciente espelha margem esclerótica ➡ e matriz interna. Regiões de menor atenuação na lesão provavelmente representam um foco de tecido mixofibroso, que seria de sinal alto na RM. Apesar da aparência não agressiva, uma pequena porcentagem destas lesões pode se tornar maligna.*

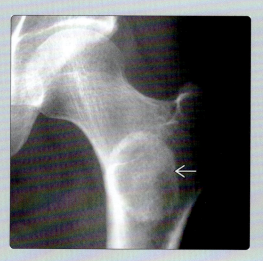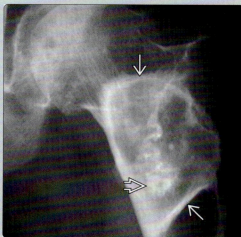

(À esquerda) *Radiografia AP mostra típica lesão de TLEMF, com margem esclerótica ➡ e centro misto, lítico e blástico, geográfica e com aparência não agressiva. A característica mais importante é sua localização central dentro da região intertrocantérica do fêmur proximal. Dos TLEMFs, 85% ocorrem no fêmur, e destes > 90% surgem nesta localização.* (À direita) *Radiografia AP mostra grande TLEMF dentro da região intertrocantérica do fêmur, com margem esclerótica ➡ típica e matriz central ➡.*

Tumor Lipoesclerosante Mixofibroso

TERMINOLOGIA

Abreviatura
- Tumor lipoesclerosante mixofibroso (TLEMF)

Definições
- Lesão fibro-óssea benigna, tipificado pela propensão de ocorrer na região intertrocantérica

IMAGENS

Características Gerais
- Localização
  - 85% ocorrem no fêmur
    - Forte predileção pela região intertrocantérica (mais de 90% das lesões femorais nesta localização)
  - Outros ossos raramente relatados (ílio, úmero, costela)

Achados na Radiografia
- Consiste em mistura de tecidos, qualquer um dos quais pode predominar na imagem
  - Esclerose densa
  - Calcificação da matriz
  - Regiões líticas ou císticas
  - Densidade adiposa (incomum)
- Geográfico com margem esclerótica
- Pode ser expansivo, mas geralmente não significativamente
- Matriz em 72% (varia de globular, linear, anelar)

Achados na TC
- Mimetiza os achados na radiografia
- Pode mostrar a matriz de maneira mais conclusiva
- Baixa atenuação de gordura raramente vista
  - ↓ de atenuação pode ser vista na TC em razão do tecido mixofibroso

Achados na RM
- Sinal baixo da margem esclerótica e da matriz
- De outro modo isointenso ao músculo em T1
  - Sinal adiposo raramente visto
- Sequências sensíveis a fluido: sinal alto não homogêneo
  - Mesmas regiões de tecido mixofibroso mostrando ↓ de atenuação na TC mostram ↑ de sinal na RM

Achados na Medicina Nuclear
- Cintilografia óssea: marcação leve a acentuada

DIAGNÓSTICO DIFERENCIAL

Displasia Fibrosa
- Mistura de regiões de esclerose, em vidro moído, líticas é semelhante na aparência ao TLEMF
- Displasia fibrosa (DF) raramente tem margem esclerótica
- Quando a DF ocorre na cabeça do fêmur, há muitas vezes uma deformidade em varo (curva de Shepherd)

Lipoma Intraósseo (Estágio de Involução)
- Lipomas intraósseos podem sofrer involução
  - Necrose adiposa, calcificação, cistos, osso reativo
- Diferenciado do TLEMF nos estudos de imagens pelo maior presença de tecido lipomatoso no lipoma intraósseo

PATOLOGIA

Características gerais
- Etiologia
  - Possivelmente derivado de lipoma intraósseo em involução: similaridades histológicas e de imagens

Características Patológicas e Cirúrgicas Macroscópicas
- Mistura de elementos histológicos, vistos em proporções variadas
  - Mixoma, mixofibroma, fibroxantoma
  - Características semelhantes a displasia fibrosa
  - Cistos
  - Necrose adiposa, lipoma
  - Ossificação isquêmica, cartilagem

Características Microscópicas
- Proliferação de tecidos mixofibroso e fibro-ósseo
- Um estudo mostrou DF subjacente, sugerindo que o TLEMF não é uma lesão distinta

QUESTÕES CLÍNICAS

Apresentação
- Sinais/sintomas mais comuns
  - Dor em ~ 50%, geralmente moderada e de longa duração
    - Caso contrário, geralmente de descoberta acidental
  - Fratura patológica rara

Demografia
- Idade
  - Média: 42 anos; faixa: 15 a 69 anos (em séries de 39 casos)
- Gênero
  - Ligeira predileção masculina

Histórico Natural e Prognóstico
- Taxa de degeneração maligna: 10% a 16%
  - Provavelmente relacionada com alterações isquêmicas extensas
  - Relatos de degeneração para osteossarcoma, histiocitoma fibroso maligno

Tratamento
- Propensão para degeneração maligna deve em parte direcionar o tratamento
  - TLEMF doloroso deve ser ressecado
  - Lesões que não têm dor podem ser observadas
    - RM pode ser mais útil para observar mudanças precoces de degeneração

CHECKLIST DO DIAGNÓSTICO

Considerar
- TLEMF tem maior predileção pela transformação maligna que outras lesões fibro-ósseas
  - Ficar atento às evidências de agressividade dentro do processo benigno preexistente: destruição óssea focal + massa de partes moles

REFERÊNCIAS

1. Dattilo J, et al: Liposclerosing myxofibrous tumor (LSMFT), a study of 33 patients: should it be a distinct entity? Iowa Orthop J. 32:35-39, 2012.
2. Campbell K, et al: Case report: two-step malignant transformation of a liposclerosing myxofibrous tumor of bone, Clin Orthop Relat Res. 466(11):2873-2877, 2008.

Histiocitoma Fibroso Maligno Ósseo

DADOS PRINCIPAIS

TERMINOLOGIA
- Neoplasia óssea maligna composta por fibroblastos e células pleomórficas exibindo padrão estoriforme

IMAGENS
- Localização: ossos longos, metáfise ou diáfise central (75%)
  - Muitas vezes se estende da metáfise para a epífise ou para a diáfise
  - Fêmur (30%-45%) > tíbia, fíbula, úmero
- Maioria de alto grau, com padrão lítico destrutivo
  - Permeativo, ampla zona de transição
  - Rotura cortical e massa de partes moles
  - Reação periosteal frequentemente ausente; se presente, agressiva
- Lesões de baixo grau podem parecer pelo menos parcialmente geográficas
- Pode ter sinais de lesão prévia
  - Padrão serpiginoso de infarto ósseo
  - Padrão misto, lítico e esclerótico, da doença de Paget
  - Padrão misto, lítico e esclerótico, da necrose por radiação
- RM não específica, a menos que haja sinais de lesão prévia
  - T1WI: isointenso ao músculo esquelético
  - Sensível a fluido: sinal alto heterogêneo
  - Pós-contraste: realce ávido

QUESTÕES CLÍNICAS
- Ampla faixa etária; maior incidência em pacientes > 40 anos
  - 10% a 15% ocorrem na 2ª década, logo não descartar o diagnóstico em adolescentes/adultos jovens
- Geralmente alto grau na apresentação
  - Metástases no pulmão na apresentação em 45% a 50% em uma série
- Sobrevivência global: 34% a 50% em 5 anos

CHECKLIST DO DIAGNÓSTICO
- Pesquisar calcificação sutil em lesão óssea agressiva para descobrir o segundo histiocitoma fibroso maligno (HFM)
  - 28% dos HFMs são secundários
  - Fator desfavorável ao prognóstico: HFM surgindo na lesão preexistente

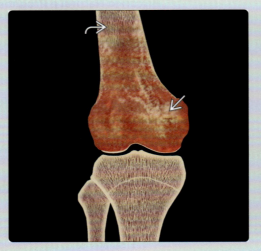 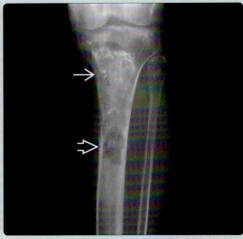

(À esquerda) Gráfico mostra espécime transeccionado de HFM ósseo surgindo em um infarto ósseo. O osso infartado é visto como um tecido amarelo-opaco ➡ infiltrado e circundado de parte mole carnuda, que é o tumor maligno. A lesão é permeativa, sem demarcação acentuada em relação ao osso normal ➡. (À direita) Radiografia AP de um HFM secundário mostra infarto típico na tíbia proximal ➡, mas uma mudança mais distalmente no caráter da lesão, onde a lise mais proeminente é vista ➡, o que implica lesão agressiva.

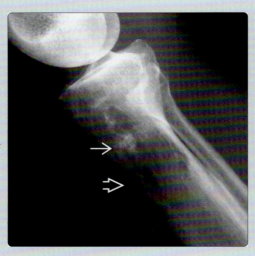 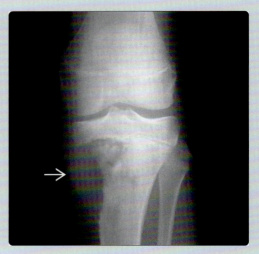

(À esquerda) Radiografia lateral, em paciente diferente, mostra calcificação na tíbia proximal ➡, típica de infarto ósseo. Há mudança no caráter da lesão, com a parte distal se tornando lítica com ampla zona de transição ➡, indicando HFM secundário. (À direita) Exame de raios X AP mostra lesão lítica destrutiva com rotura cortical medialmente e considerável massa de partes moles ➡. A localização e a aparência em um paciente nesta idade são mais típicas de osteossarcoma. Entretanto, a biopsia comprovou HFM secundário ao infarto ósseo.

Histiocitoma Fibroso Maligno Ósseo

TERMINOLOGIA

Abreviatura
- Histiocitoma fibroso maligno (HFM)

Sinônimos
- Histiocitoma maligno, xantossarcoma, xantoma fibroso maligno, fibroxantossarcoma

Definição
- Neoplasia óssea maligna composta por fibroblastos e células pleomórficas exibindo padrão estoriforme

IMAGENS

Características Gerais
- Melhor dica para diagnóstico
  - Lesão óssea agressiva, não específica, a menos que associada a achados de infarto ósseo ou a outra lesão preexistente
- Localização
  - Ossos longos, metáfise ou diáfise central (75%)
    - Muitas vezes se estende da metáfise para a epífise ou diáfise
    - Fêmur (30%-45%) > tíbia, fíbula, úmero
    - 37% ocorrem em torno do joelho
    - Ossos chatos: pelve é mais comum
  - Geralmente solitário; raros tumores multifocais relatados

Achados na Radiografia
- Maioria de alto grau na apresentação, com padrão lítico destrutivo
  - Permeativa com ampla zona de transição
    - Geralmente sem margem esclerótica, mas, se presente, é incompleta
  - Rotura cortical e massa de partes moles
    - Córtex geralmente não expandido
  - Reação periosteal frequentemente ausente; se presente, agressiva
- Lesão de baixo grau pode parecer pelo menos parcialmente geográfica
  - Margem esclerótica incompleta
  - Algumas regiões de mudanças permeativas e agressivas devem estar presentes
- Pode ter sinais de lesão prévia
  - Padrão serpiginoso de infarto ósseo
  - Padrão misto, lítico e esclerótico, de doença de Paget
  - Padrão misto, lítico e esclerótico, de osteonecrose por radiação
  - Matriz condroide em condrossarcoma desdiferenciado ou encondroma
  - Múltiplas lesões em vidro moído na displasia fibrosa
    - Novas lucências nos locais de cirurgia prévia sugerem transformação para sarcoma
  - Lesão geográfica de base cortical do fibroma não ossificante
  - Osso reativo espesso, rastreamento serpiginoso na osteomielite crônica

Achados na TC
- Mimetiza os achados na radiografia

Achados na RM
- T1WI: isointenso ao músculo esquelético
- Sensível a fluido: sinal alto heterogêneo
- Pós-contraste: realce ávido
- Pode mostrar lesão preexistente no osso adjacente
  - Sinal de linha dupla de infarto ósseo
  - Trabeculação anormal da doença de Paget
  - Cartilagem no condrossarcoma/encondroma
  - Substituição da medula por tecido adiposo na necrose por radiação
  - Lesões múltiplas, medula anormal na displasia fibrosa
  - Sinal baixo com base cortical no fibroma não ossificante
  - Osteomielite crônica: osso reativo de sinal baixo e espesso, sinal alto, realce do rastreamento serpiginoso, realce da borda sobre o abscesso

Recomendações para Aquisição de Imagens
- Melhor ferramenta para aquisição de imagens
  - Geralmente detectado na radiografia
  - RM para avaliação do local e planejamento da biopsia/cirurgia

DIAGNÓSTICO DIFERENCIAL

Fibrossarcoma
- Lesão lítica agressiva
- Mesmas localizações com o HFM
- Nenhuma diferença na aparência de imagem do HFM primário

Linfoma Ósseo Primário
- Lesão lítica agressiva
- Pode ter aparência muito semelhante ao HFM
- Pode ter espessamento endosteal de parte do córtex
  - Se presente, diferencia do HFM

Condrossarcoma
- Se condrossarcoma lítico de alto grau, pode não ser diferenciado do HFM primário pela radiografia
- Se condrossarcoma de alto grau com matriz condroide, pode ser confundido com HFM secundário com infarto ósseo calcificado
  - Geralmente pode diferenciar matriz condroide de infarto calcificado serpiginoso
  - RM permite diferenciação destes dois padrões
- Geralmente, condrossarcoma é de baixo grau
  - Menos agressivo na aparência que o HFM
  - RM mostra cartilagem de sinal alto lobulado nas sequências T2WI

Sarcoma Vascular
- Pode ser altamente agressivo; nenhuma matriz
- Frequentemente multifocal

PATOLOGIA

Características Gerais
- Etiologia
  - HFM primário: desconhecida
  - HFM secundário: 28% a 43% dos casos
    - Anormalidade óssea ou tratamento prévios
      - Infarto ósseo
      - Radiação
      - Doença de Paget
      - Condrossarcoma pode se transformar em HFM
      - Displasia fibrosa (complicação extremamente rara, < 1% dos casos; a maioria destes se transforma em osteossarcoma)
      - Fibroxantoma (fibroma não ossificante) (raro)
      - Osteomielite crônica (rara)
      - Implante metálico reportado como associação (raro)
      - Tumor lipoesclerosante mixofibroso (raro)

Histiocitoma Fibroso Maligno Ósseo

- Genética
  - Estenose medular diafisária com HFM: rara, displasia óssea autossômica dominante/síndrome de câncer
    - Estenose medular diafisária difusa com espessamento cortical endosteal, estrias metafisárias e infartos dispersos
    - Alta taxa de transformação maligna
- Anormalidades associadas
  - Infarto ósseo intramedular pode ter sarcoma associado
    - Desenvolvimento raro
    - Média de idade no desenvolvimento: 53 anos
    - Afro-americanos desproporcionalmente representados (36% em 1 estudo)
    - Maioria dos infartos associados a sarcoma não tem etiologia conhecida ou fator de risco
    - 75% dos casos têm múltiplos infartos ósseos
    - Fêmur e tíbia são as localizações mais comuns
    - Tipo de sarcoma associado a infartos ósseos (1 série de 40 pacientes)
      - HFM: 73%
      - Osteossarcoma: 18%
    - Taxa de sobrevivência deficiente: 2% a 30% em 5 anos

Estadiamento, Graduação e Classificação
- Estadiamento AJCC, incluindo avaliação do tamanho da lesão, grau e presença de metástases

Características Patológicas e Cirúrgicas Macroscópicas
- Varia em cor e firmeza
- Áreas de necrose e hemorragia
- Margens irregulares, destruição cortical

Características Microscópicas
- População mista de células fusiformes, histiocitoides e pleomórficas
- Quantidade variável de células gigantes multinucleadas
- Células inflamatórias crônicas
- Característico padrão estoriforme (cata-vento) nas áreas fibroblásticas
- Maioria é lesões de alto grau

QUESTÕES CLÍNICAS

Apresentação
- Sinais/sintomas mais comuns
  - Dor e inchaço, ocasionalmente por vários meses
  - Fratura patológica (20%)

Demografia
- Idade
  - Ampla faixa; incidência maior em pacientes > 40 anos
    - 10% a 15% ocorrem na 2ª década, então não descarte o diagnóstico em adolescentes/adultos jovens
  - Observe que esta é uma idade mais jovem que o pico de ocorrência do sarcoma pleomórfico (HFM de parte mole)
- Gênero
  - Predominância masculina (1,5:1)
- Epidemiologia
  - HFM ósseo significativamente menos comum que o HFM de parte mole (sarcoma pleomórfico)
  - Raro; 2% a 5% de todos os tumores ósseos malignos primários
  - 28% a 43% dos HFM são secundários

Histórico Natural e Prognóstico
- Normalmente de alto grau na apresentação
- Metástases no pulmão na apresentação em 45% a 50% em uma série
  - Outros locais menos comuns de metástases: osso, parte mole
- Sobrevivência global: 34% a 53% em 5 anos
- Em pacientes com doença localizada na apresentação, ~50% de sobrevivência em 5 anos
- Fatores prognósticos favoráveis
  - Idade jovem (<40 anos) na apresentação
  - Baixo grau histológico
  - Ressecção cirúrgica ampla e adequada
- Fatores prognósticos desfavoráveis
  - HFM surgindo em lesão preexistente
    - Estudo recente contesta isso, sugerindo que HFMs primário e secundário têm prognósticos semelhantes
  - Células inflamatórias e desmoplasia circundantes

Tratamento
- Ressecção ampla
- Quimioterapia pré e pós-operatória
- ± radioterapia

CHECKLIST DO DIAGNÓSTICO
Dicas para Interpretação de Imagens
- Pesquisar calcificação sutil em lesão óssea agressiva para descobrir HFM secundário

REFERÊNCIAS

1. Qu N, et al: Malignant transformation in monostotic fibrous dysplasia: clinical features, imaging features, outcomes in 10 patients, and review, Medicine (Baltimore). 94(3):e369, 2015.
2. Romeo S, et al: Malignant fibrous histiocytoma and fibrosarcoma of bone: a re-assessment in the light of currently employed morphological, immunohistochemical and molecular approaches, Virchows Arch. 461(5):561-570, 2012.
3. Koplas MC, et al: Imaging findings, prevalence and outcome of de novo and secondary malignant fibrous histiocytoma of bone, Skeletal Radiol. 39(8):791-798, 2010.
4. Domson GF, et al: Infarct-associated bone sarcomas, Clin Orthop Relat Res. 467(7):1820-1825, 2009.
5. Min WK, et al: Malignant fibrous histiocytoma arising in the area of total hip replacement, Joint Bone Spine. 75(3):319-321, 2008.
6. Hoshi M, et al: Malignant change secondary to fibrous dysplasia, Int J Clin Oncol. 11(3):229-235, 2006.
7. Richter H, et al: Malignant fibrous histiocytoma associated with remote internal fixation of an ankle fracture, Foot Ankle Int. 27(5):375-379, 2006.
8. Scottish Bone Tumor Registry, et al: Paget sarcoma of the spine: Scottish Bone Tumor Registry experience, Spine (Phila Pa 1976). 31(12):1344-1350, 2006.
9. Staals EL, et al: Dedifferentiated central chondrosarcoma, Cancer. 106(12):2682-2691, 2006.
10. Tarkkanen M, et al: Malignant fibrous histiocytoma of bone: analysis of genomic imbalances by comparative genomic hybridisation and C-MYC expression by immunohistochemistry, Eur J Cancer. 42(8):1172-1180, 2006.
11. Zlowodzki M, et al: CASE REPORTS: malignant fibrous histiocytoma of bone arising in chronic osteomyelitis, Clin Orthop Relat Res. 439:269-273, 2005.
12. Murphey MD, et al: From the archives of the AFIP, Musculoskeletal malignant fibrous histiocytoma: radiologic-pathologic correlation. Radiographics. 14(4):807-826, quiz 827-8, 1994.

Histiocitoma Fibroso Maligno Ósseo

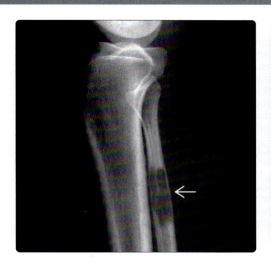
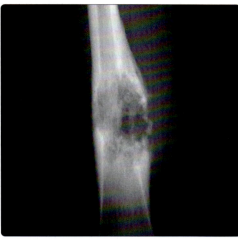

(À esquerda) *Radiografia lateral mostra lesão lítica apenas com aparência levemente agressiva* ➡. *Na biopsia, entretanto, isto provou se tratar de HFM. Além disso, era uma lesão de alto grau, o que é particularmente surpreendente dada a aparência radiográfica.* (À direita) *Radiografia AP mostra caso de HFM primário, lesão lítica altamente agressiva surgindo na diáfise central. Presença de ampla zona de transição, rotura cortical, reação do hospedeiro e massa de partes moles. Não há evidência de lesão subjacente.*

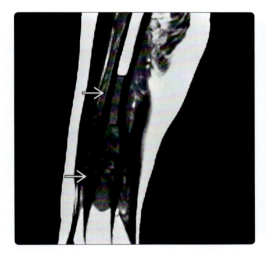
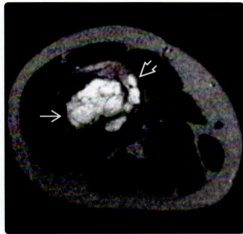

(À esquerda) *RM T1WI sagital no mesmo paciente mostra extensão diafisária da lesão* ➡, *que é de intensidade de sinal intermediária nesta sequência. A lesão envolve mais osso que o que seria esperado da radiografia.* (À direita) *RM T2WI axial no mesmo paciente mostra lesão bastante lobulada de sinal alto* ➡ *ocupando a medula, com rotura cortical medial e modesta massa de partes moles* ➡. *A RM não acrescenta especificidade ao diagnóstico de HFM neste caso, mas possibilita uma excelente avaliação do local.*

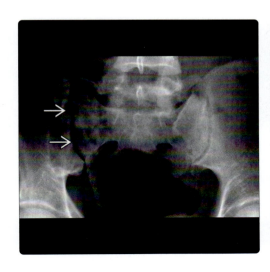
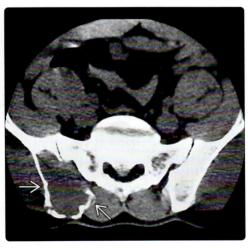

(À esquerda) *Radiografia AP mostra HFM facilmente negligenciado. A articulação sacroilíaca direita aparece completamente luzente* ➡ *(comparada à esquerda). Esta aparência foi denominada articulação sacroilíaca "nua", indicando que a asa ilíaca posterior está ausente.* (À direita) *TCSC axial no mesmo paciente mostra a lesão lítica expandida* ➡ *substituindo a medula da asa ilíaca posterior direita. Esta é uma lesão moderadamente agressiva; o HFM é apenas uma das várias possibilidades diagnósticas, mas foi comprovado na cirurgia.*

Fibrossarcoma

DADOS PRINCIPAIS

TERMINOLOGIA
- Tumor ósseo maligno de células fusiformes no qual as células tumorais estão orientadas em padrão fascicular ou espinha de peixe

IMAGENS
- Ossos tubulares longos em 70%
  - Metáfise de ossos longos; fêmur distal é o mais frequente
- Pelve: 9%
- Lesão agressiva e destrutiva
  - Permeativo, ampla zona de transição
  - Reação periosteal não precisa estar presente; aparência variável quando está presente
- Lítico, pode conter fragmentos ósseos sequestrados
- Central ou excêntrico
- Rotura cortical com massa de partes moles

PRINCIPAIS DIAGNÓSTICOS DIFERENCIAIS
- Histiocitoma fibroso maligno (HFM)
  - HFM primário tem aparência de imagem agressiva idêntica ao fibrossarcoma
- Osteossarcoma (osteolítico)
  - Se não tem matriz, pode parecer idêntico, com característica destrutiva permeativa
- Linfoma ósseo primário
  - Lesão lítica que pode parecer tão agressiva quanto o fibrossarcoma
  - Pode induzir espessamento ósseo endosteal; se presente, o diferencia do fibrossarcoma

QUESTÕES CLÍNICAS
- 2ª a 6ª décadas; raramente relatado tão cedo como na infância
- ~ 5% de todos os tumores ósseos malignos primários
  - Prevalência difícil de determinar devido à inconsistência no uso da terminologia de fibrossarcoma *versus* HFM
- Sobrevivência global em 5 anos: 34%

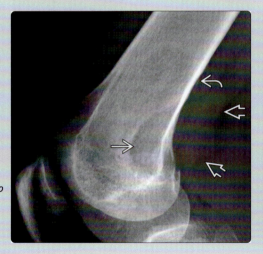
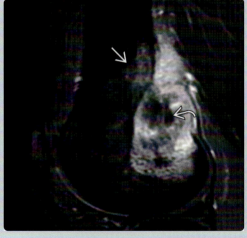

(À esquerda) *Radiografia lateral mostra lesão lítica agressiva ➡ em homem de 22 anos de idade. A lesão é excêntrica, apresenta reação periosteal ➡ e tem rotura cortical com massa de partes moles ➡. A lesão é agressiva, mas não específica, com um amplo diferencial.* (À direita) *RM T1 C+ FS sagital mostra lesão com vasto edema de medula associado ➡. A massa de partes moles realça avidamente e tem uma região de necrose central ➡. A biopsia mostrou fibrossarcoma. A imagem é inespecífica, além de indicar lesão agressiva.*

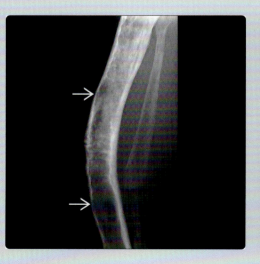
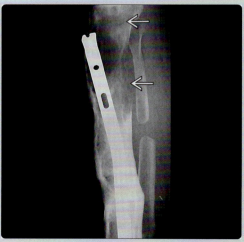

(À esquerda) *Radiografia lateral mostra aparência clássica da displasia fibrosa (DF). As trabéculas são substituídas por matriz em vidro moído, o osso é expandido, e o córtex é estriado. Há uma curvatura anterior grave ➡, que foi subsequentemente tratada por osteotomia e haste.* (À direita) *Radiografia lateral no mesmo paciente vários anos depois mostra que a osteotomia cicatrizou. Entretanto, há uma nova lesão lítica destrutiva substituindo a tíbia proximal ➡, comprovada ser uma rara degeneração de DF para fibrossarcoma.*

Fibrossarcoma

TERMINOLOGIA

Definições
- Tumor ósseo maligno de células fusiformes no qual as células tumorais estão orientadas em padrão fascicular ou espinha de peixe

IMAGENS

Características Gerais
- Melhor dica para diagnóstico
  - Lesão óssea lítica e agressiva
- Localização
  - Ossos tubulares longos: 70%
    - Metáfises de ossos longos; fêmur distal é o mais frequente
    - Outros locais: fêmur proximal, tíbia proximal, úmero distal
  - Pelve: 9%

Achados na Radiografia
- Lesão agressiva e destrutiva
  - Permeativa, ampla zona de transição
- Reação periosteal não precisa estar presente; aparência variável quando está presente
- Lítico, pode conter fragmentos ósseos sequestrados
- Central ou excêntrico
- Rotura cortical com massa de partes moles

Achados na RM
- Lesão agressiva não específica
  - Massa isointensa ao músculo esquelético em T1
  - Sequências sensíveis a fluido: hiperintensa não homogênea
  - Ávido realce com contraste

DIAGNÓSTICO DIFERENCIAL

Histiocitoma Fibroso Maligno
- Histiocitoma fibroso maligno (HFM) primário tem aparência de imagem agressiva idêntica comparada ao fibrossarcoma
- HFM mais comum que o fibrossarcoma
- Diferenciado histologicamente

Osteossarcoma (Osteolítico)
- Geralmente faixa etária mais jovem
- Se não tem matriz, pode parecer idêntico, com característica destrutiva permeativa

Condrossarcoma (Lítico)
- Mesma faixa etária e localizações
- Matriz condroide não precisa estar presente; pode mimetizar outras lesões
- Geralmente grau inferior, com córtex endosteal espessado, estriação do córtex, expansão, mas sem rotura cortical e massa significativos
- Espessamento endosteal pode diferenciar condrossarcoma de fibrossarcoma

Linfoma Ósseo Primário
- Lítico, pode parecer tão agressivo quanto o fibrossarcoma
- Pode induzir espessamento ósseo endosteal; se presente, o diferencia do fibrossarcoma

PATOLOGIA

Características Gerais
- Etiologia
  - Desconhecida na maioria dos casos
  - Alguns casos associados a condições prévias
    - Radiação
    - Doença de Paget
    - Condrossarcoma (desdiferenciado)
    - Tumor de células gigantes
    - Infarto ósseo
    - Osteomielite crônica
    - Displasia fibrosa
    - Fibroma ameloblástico

Características Patológicas e Cirúrgicas Macroscópicas
- Lesão branca firme na secção cortada
- Trabeculada
- Se mal diferenciado, a consistência é mais suave e mais carnuda, com necrose

Características Microscópicas
- Células fusiformes uniformemente organizadas em padrão fascicular ou espinha de peixe
- Lesões de maior grau mais celular, com menos colágeno e maior atipia nuclear
- Diagnóstico difícil; após revisão, muitos são reclassificados como outros sarcomas

QUESTÕES CLÍNICAS

Apresentação
- Sinais/sintomas mais comuns
  - Dor e inchaço
  - Fratura patológica em 1/3

Demografia
- Idade
  - 2ª a 6ª décadas; raramente relatado tão cedo como na infância
- Gênero
  - M = F
- Epidemiologia
  - Prevalência difícil de determinar em razão da inconsistência no uso da terminologia de fibrossarcoma versus HFM
  - ~ 5% de todos os tumores ósseos malignos primários

Histórico Natural e Prognóstico
- Sobrevivência global em 5 anos: 34%
- Progróstico fortemente relacionado com grau da lesão
  - Baixo grau de sobrevivência em 10 anos: 83%
  - Alto grau de sobrevivência em 10 anos: 34%
- Metástases para o pulmão, menos frequentemente para o osso

Tratamento
- Ressecção cirúrgica ampla
- Quimioterapia, radioterapia

REFERÊNCIA

1. Qu N. et al: Malignant transformation in monostotic fibrous dysplasia: clinical features, imaging features, outcomes in 10 patients, and review, Medicine (Baltimore). 94(3):e369, 2015.

Lipoma Intraósseo

DADOS PRINCIPAIS

TERMINOLOGIA
- Tumor intraósseo benigno que consiste em adipócitos

IMAGENS
- Melhor dica para diagnóstico: lesão de densidade adiposa em todas as modalidade de imagem
  - Outros componentes presentes durante a involução lesional
- 71% intramedular no membro inferior
  - Fêmur proximal > tíbia proximal > calcâneo
- Lesão luzente na região intramedular
- Pode ser expandido
- Margem esclerótica fina (maioria)
- Pode conter calcificação central (lesões estágio 2) ou menos distinta, mas mais calcificação extensa (estágio 3)
  - 62% nas lesões calcâneas; 30% nos outros locais
- RM no estágio 1
  - T1 e T2: ↑ de sinal, isointenso ao tecido adiposo subcutâneo
  - Mostra características de supressão adiposa
- RM nos estágios 2 e 3 (67% das lesões)
  - Contém regiões de sinal adiposo típico
  - Necrose adiposa: sinal baixo em T1, sinal alto em T2
  - Formação de cisto: sinal baixo em T1, sinal alto em T2, realce periférico
  - Sinal nulo em regiões de calcificação

PATOLOGIA
- Classificação de Milgram: corresponde ao grau de involução presente histologicamente
  - Estágio 1: células adiposas viáveis
  - Estágio 2: transicional, composto parcialmente por célula adiposas viáveis mais necrose e calcificação adiposa
  - Estágio 3: tecido adiposo necrótico, calcificação, graus variáveis de formação de cisto, osso reativo

QUESTÕES CLÍNICAS
- Pode sofrer involução espontânea
- Relatos de casos extremamente raros de transformação para lipossarcoma ou histiocitoma fibroso maligno

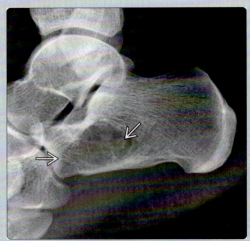
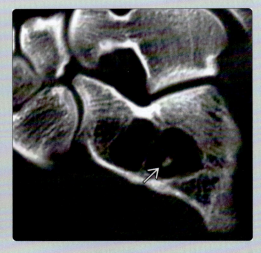

(À esquerda) Radiografia lateral mostra típico lipoma intraósseo apresentando alterações involutivas precoces. A localização no calcâneo médio a anterior é típica. A lesão é geográfica e de formato triangular ➡. É luzente, mas contém algumas calcificações pontuais. (À direita) TC óssea sagital confirma natureza geográfica da lesão, que aparece septada. Observe pequenas densidades calcificadas ➡ circundadas de densidade adiposa (compare com tecido adiposo subcutâneo). O diagnóstico pode ser feito com confiança na TC ou na radiografia.

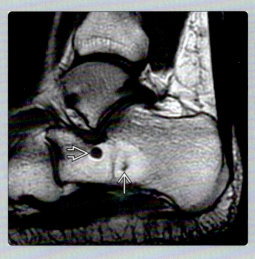
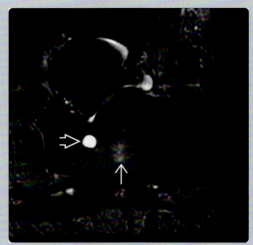

(À esquerda) RM T1WI sagital no mesmo paciente mostra que a lesão tem sinal adiposo alto com densidades de sinal baixo, pequeno e calcificado ➡. Observe o foco redondo de sinal baixo ➡. (À direita) RM T2WI FS sagital no mesmo corte mostra abandono de sinal da maioria da lesão, que consiste em tecido adiposo. Uma pequena quantidade de sinal é vista em torno das calcificações ➡, e o foco redondo é claramente cístico ➡. Com a idade, à medida que os lipomas intraósseos começam a involuir, áreas de calcificação e necrose cística podem se desenvolver.

Lipoma Intraósseo

TERMINOLOGIA

Sinônimos
- Lipoma intramedular, lipoma intracortical, lipoma ossificante

Definições
- Tumor intraósseo benigno que consiste em adipócitos

IMAGENS

Características Gerais
- Melhor dica para diagnóstico
  - Lesão de densidade adiposa em todas as modalidades de imagem
    - Outros componentes presentes durante a involução
- Localização
  - 71% intramedular nos membros inferiores
    - Fêmur proximal > tíbia proximal > calcâneo
  - Intracortical e outras localizações raras

Achados na Radiografia
- Lesão intramedular luzente
- Margem esclerótica fina (maioria)
  - Ocasionalmente as lesões não parecem geográficas com margem definida
  - Lesões de estágio 3 podem ter bordas mais espessas que 1 ou 2
    - Margem esclerótica mais comum nas lesões calcâneas
- Pode conter calcificação central (lesões de estágio 2) ou menos distinta, mas mais calcificação extensa (estágio 3)
  - 62% lesões calcâneas; 30% outros locais
- Ocasional expansão cortical leve

Achados na TC
- Lesão intraóssea de atenuação adiposa; aparência ditada pelo estágio
  - Pode ter remodelamento expansivo, margem esclerótica fina

Achados na RM
- Estágio 1
  - T1 e T2: sinal alto, isointenso ao tecido adiposo subcutâneo
  - Sinal inválido com supressão adiposa
  - Margem fina da esclerose de sinal baixo
- Estágio 2 ou 3: 67% das lesões
  - Necrose adiposa: Sinal baixo em T1, sinal alto em T2
  - Formação de cisto: sinal baixo em T1, sinal alto em T2, realce periférico
  - Sinal nulo em regiões de calcificação
  - Partes também contêm intensidade de sinal de gordura

DIAGNÓSTICO DIFERENCIAL

Lesões Calcâneas no Mesmo Local do Lipoma
- Cisto ósseo simples: margem esclerótica fina, sem calcificação, a não ser pelo fragmento flutuante
- Padrão trabecular fisiológico pode mimetizar a lesão luzente

Lesão Involucional, Estágio 3 (Qualquer Local)
- Pode ser confundida com infarto ósseo secundário a calcificação extensa
- Densidade em vidro moído pode sugerir displasia fibrosa
- Tumor lipoesclerosante mixofibroso tem esclerose semelhante, mas pouco tecido adiposo

PATOLOGIA

Estadiamento, Graduação e Classificação
- Classificação de Milgram: corresponde ao grau de involução presente histologicamente
  - Estágio 1: células adiposas viáveis organizadas em lóbulos
  - Estágio 2: transicional, composto parcialmente por célula adiposas viáveis mais necrose e calcificação adiposa
  - Estágio 3: tecido adiposo necrótico, calcificação do tecido adiposo necrótico, graus variáveis de formação de cisto, + formação de osso reativo

Características Patológicas e Cirúrgicas Macroscópicas
- Bem definido, macio, amarelo
- Componentes involutivos dependem do estágio

Características Microscópicas
- Lóbulos de adipócitos maduros; pode revestir as trabéculas
- Pode ter necrose adiposa

QUESTÕES CLÍNICAS

Apresentação
- Sinais/sintomas mais comuns
  - Geralmente assintomático, embora até 66% possam relatar dor
  - Pode ocorrer dor persistente leve

Demografia
- Idade
  - Faixa ampla; mais diagnosticado na 4ª década
- Gênero
  - Masculino > feminino (1,6:1)
- Epidemiologia
  - Raro; < 0,1% dos tumores ósseos primários
  - Provavelmente mais prevalente, mas subdiagnosticado

Histórico Natural e Prognóstico
- Não progressivo
- Pode sofrer involução espontânea
- Possível dano isquêmico intralesional
- Relatos de casos extremamente raros de transformação maligna para lipossarcoma ou histiocitoma fibroso maligno

Tratamento
- Se sintomático, curetagem e enxerto ósseo
  - Ressecção marginal leva a rara recorrência
- Se assintomático, tratamento tradicional

CHECKLIST DO DIAGNÓSTICO

Considerar
- Geralmente diagnóstico direto, mas mudanças involutivas podem confundir a aparência

REFERÊNCIAS

1. Mannem RR, et al: AIRP best cases in radiologic-pathologic correlation: intraosseous lipoma, Radiographics. 32(5):1523-1528, 2012.
2. Eyzaguirre E, et al: Intraosseous lipoma. A clinical, radiologic, and pathologic study of 5 cases, Ann Diagn Pathol. 11(5):320-325, 2007.
3. Kapukaya A, et al: Osseous lipoma: eleven new cases and review of the literature, Acta Orthop Belg. 72(5):603-614, 2006.
4. Kwak HS, et al: On the AJR viewbox. MR findings of calcaneal intraosseous lipoma with hemorrhage, AJR Am J Roentgenol. 185(5):1378-1379, 2005.

Lipoma Intraósseo

(À esquerda) *Radiografia AP mostra desenvolvimento senescente em lipoma intraósseo. Uma grande lesão alongada está localizada excentricamente dentro da metadiáfise. A lesão tem uma margem esclerótica fina, com densidade adiposa observada no interior ➡. Mais centralmente, há calcificação distrófica ➡. Esta é a aparência típica de um lipoma de estágio 2.* (À direita) *Radiografia AP no mesmo paciente 5 anos depois mostra que a margem esclerótica é mais espessa e mais distinta ➡. A calcificação central amadureceu ➡.*

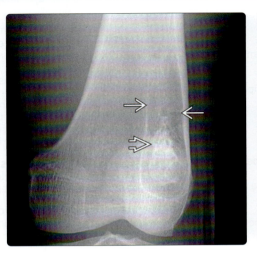 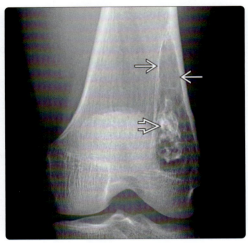

(À esquerda) *RM T1WI coronal no mesmo paciente mostra sinal adiposo no interior da lesão de margem esclerótica e fina ➡. O sinal baixo central mostra diferentes graus de intensidade de sinal baixa, relacionados com o fluido e a calcificação ➡.* (À direita) *RM PDWI FS coronal no mesmo paciente mostra perda de sinal na porção lipomatosa da lesão ➡. Há sinal alto centralmente, indicando porções necróticas císticas ➡, intercaladas com calcificações de sinal baixo. A maioria das lesões apresenta alteração involutiva.*

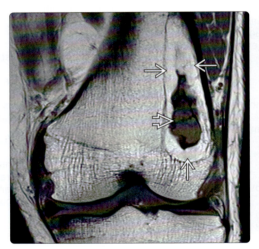 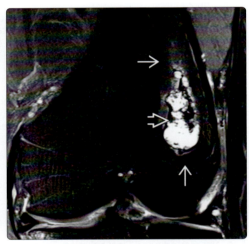

(À esquerda) *RM T2WI FS sagital no mesmo paciente mostra que a margem esclerótica original da lesão não é mais visível, e o tecido adiposo adjacente à borda mostra abandono total do sinal com a saturação adiposa ➡. A necrose central de sinal alto é novamente vista ➡, junto com a calcificação.* (À direita) *RM T1WI C+ FS coronal no mesmo paciente mostra apenas realce fraco da margem fina em torno da lesão ➡ e degeneração cística ➡. A aparência geral é de um lipoma intraósseo de estágio 3, que sofre senescência.*

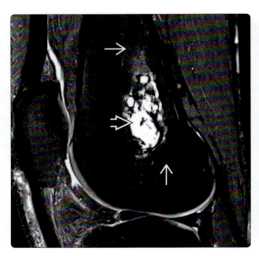 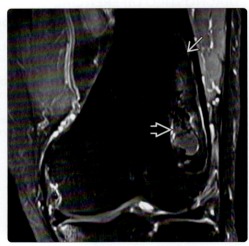

Lipoma Intraósseo

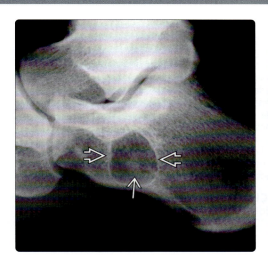
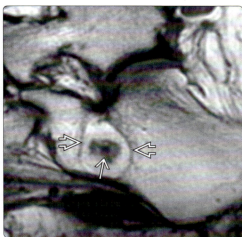

(À esquerda) *Radiografia lateral mostra lesão luzente bem circunscrita ⇒ com margem esclerótica fina e mineralização interna fraca ⇒. (À direita) RM T2WI sagital no mesmo paciente mostra intensidade de sinal adiposa bem definida ⇒ com área central de intensidade de sinal baixa ⇒ dada a mineralização. A calcificação na radiografia foi diagnóstica, eliminando o diagnóstico de cisto ósseo unicameral ou pseudotumor fisiológico decorrente de arranjo trabecular. A RM é confirmatória, mostrando lipoma intraósseo de estágio 2.*

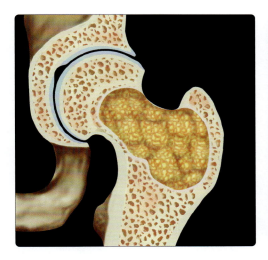
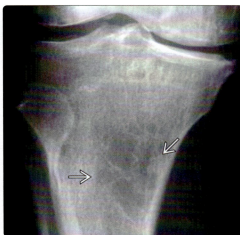

(À esquerda) *Gráfico mostra secção cortada do fêmur contendo lipoma, que aparece lobulado, representado como de estágio 1, sem necrose ou calcificação. (À direita) Radiografia de lesão lítica dentro da tíbia ⇒ mostra que não há margem esclerótica; pode-se considerar encondroma ou infarto ósseo. Entretanto, também há densidade adiposa, o que sugere o diagnóstico de lipoma intraósseo. (Publicado anteriormente em Musculoskeletal Imaging: The Requisites. 2nd ed. Philadelphia, PA: Mosby, Elsevier; 2002.)*

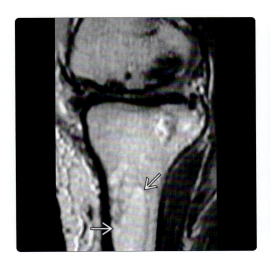
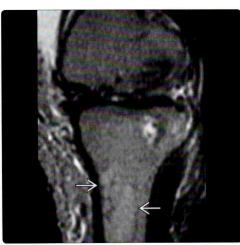

(À esquerda) *RM PDWI sagital no mesmo paciente mostra que a lesão consiste em tecido adiposo lobulado ⇒ com sinal igual ao do tecido adiposo subcutâneo. Nenhum outro tipo de tecido é visto dentro da lesão. (À direita) RM T2WI FS sagital mostra contorno mal definido da lesão ⇒, com supressão adiposa completa, semelhante a medula, diagnóstica de lipoma intraósseo de estágio 1. Sem qualquer alteração de involução, a lesão pode ser difícil de ser identificada corretamente na radiografia. Observe também a osteoartrite, a causa da dor deste paciente.*

Tumor de Células Gigantes

DADOS PRINCIPAIS

TERMINOLOGIA
- Tumor ósseo geralmente benigno composto por camadas de células mononucleares ovoides neoplásicas intercaladas com células gigantes semelhantes a osteoclastos uniformemente distribuídas
- Raro tumor de células gigantes (TCG) maligno (5% de todos os TCG)
  - TCG maligno primário: surge em conjunto com o TCG benigno
  - TCG maligno secundário: surge na recorrência de TCG previamente benigno ou surge após tratamento de TCG benigno com radiação

IMAGENS
- Localização: origina-se na metáfise, estende-se para a epífise, frequentemente para a extremidade subarticular do osso
  - Fêmur distal > tíbia proximal > rádio distal
  - Esqueleto axial: sacro > outras vértebras
  - Corpo vertebral > > elementos posteriores
- Aparência radiográfica geralmente única
  - Lesão completamente lítica na maioria dos casos
  - ± rotura cortical/massa de partes moles (33%-50%)
- Combinação de zona de transição estreita e margem não esclerótica sugestiva de TCG; incomum em outras lesões
- Geralmente sem reação periosteal
- TCG agressivo ou maligno pouco frequente, mostra grau de agressividade aumentado
- RM T1: intensidade de sinal de baixa a intermediária, não homogênea
- RM sequências sensíveis a fluido: intensidade de sinal alta, não homogênea, com áreas de
  - ↓ de sinal dentro da lesão (63%)
  - Componentes do cisto ósseo aneurismático: loculações com níveis fluido-fluido em T2 (14%)

QUESTÕES CLÍNICAS
- Pico de incidência entre 20 e 50 anos de idade (80%)
- Incidência: 20% de todos os tumores ósseos primários benignos
- Alta taxa de recorrência com ressecção marginal (curetagem): 25%
- Tratamento com denosumab promissor; calcificação periférica distintiva na lesão de cicatrização

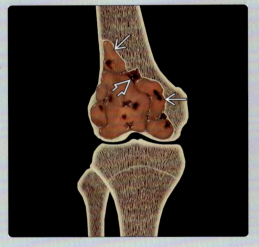
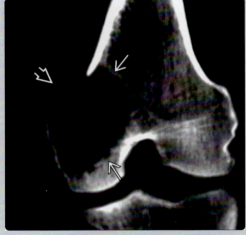

(À esquerda) *Gráfico representando espécime transeccionado de um tumor de células gigantes (TCG). A parte mole deste tumor é geralmente de cor bronze-rosada. Observe: a lesão é nitidamente demarcada do osso normal ➡, mas a margem é muito fina. Regiões císticas hemorrágicas (COA) estão presentes ➡.* (À direita) *TC coronal mostra lesão completamente lítica que se origina na metáfise e se estende quase até o osso subcondral. A margem é distinta ➡, mas não esclerótica. A TC mostra rotura cortical na margem medial ➡. Isto é uma aparência clássica de TCG.*

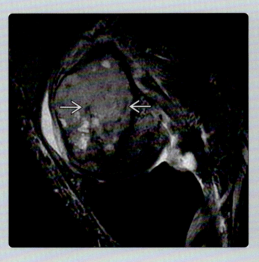
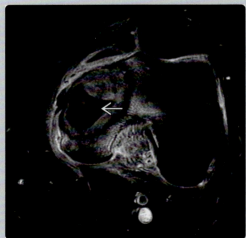

(À esquerda) *RM 2 FS sagital T no mesmo paciente mostra hiperintensidade apenas moderada da lesão, com regiões de intensidade de sinal distintamente inferior ➡. Estes focos de sinal baixo são geralmente vistos no TCG, embora possam ter morfologias diferentes (nodular, zonal, espiral, difuso). Presença de leve edema medular associado.* (À direita) *RM T1 C+ FS pós-contraste axial no mesmo paciente mostra lesão levemente realçada, não homogênea ➡, com região significativa de necrose. Os graus de necrose podem diferir, dependendo da agressividade da lesão.*

Tumor de Células Gigantes

TERMINOLOGIA

Abreviaturas
- Tumor de células gigantes (TCG)

Definições
- Geralmente tumor ósseo benigno composto por camadas de células mononucleares ovoides neoplásicas intercaladas com células gigantes semelhantes a osteoclastos uniformemente distribuídas
- Raro TCG maligno (5% de todos os TCGs)
  - TCG maligno primário: surge dentro do TCG benigno
  - TCG maligno secundário: duas variedades
    - Maioria: é secundária ao tratamento de TCG inicialmente benigno com radiação
    - Minoria: surge na recorrência de um TCG benigno

IMAGENS

Características Gerais
- Melhor dica para diagnóstico
  - Lesão lítica com estreita zona de transição, mas sem margem esclerótica, se estendendo para o osso subcondral
- Localização
  - Origina-se na metáfise, estende-se para a epífise, frequentemente para a extremidade subarticular do osso
    - 84% a 99% dentro de 1 cm do osso subarticular
    - Uma vez que a origem está na metáfise, a extensão para a epífise está relacionada com tamanho e duração do tumor
  - 75% a 90% em ossos longos: fêmur distal > tíbia proximal > rádio distal
    - 50% a 65% ocorrem em torno do joelho
  - 5% envolvem ossos chatos, especialmente pelve
  - <5% envolvem pequenos ossos tubulares de mão/pé
  - Esqueleto axial: sacro > outras vértebras
    - Corpo vertebral > > elementos posteriores
  - Muito raramente multicêntrico
    - Tende a ser encontrado em torno de joelho ou mão/pé
    - TCG multicêntrico também relacionado com a doença de Paget
      - Crânio, ossos faciais, pelve, coluna vertebral
  - Muito raramente surge nas partes moles

Achados na Radiografia
- Lesão completamente lítica na maioria dos casos
  - Rara produção de matriz
- Excêntrico, surgindo na metáfise, mas se estendendo em direção à placa óssea subcondral
- Maioria é geográfica com estreita zona de transição
  - Geralmente sem margem esclerótica (80%-85%)
  - Combinação de zona de transição estreita e margem não esclerótica altamente sugestiva de TCG; incomum em outras lesões
- Córtex afilado; varia de leve a significativamente expandido
  - Ocasionalmente com aparência bolhosa
- Pode apresentar pseudotrabeculação (33%-57%)
- ± rotura cortical/massa de partes moles (33%-50%)
- Geralmente sem reação periosteal
- TCG agressivo ou maligno pouco frequente, mostra grau de agressividade aumentado
  - Permeativo, rotura cortical, massa de partes moles, reação periosteal

Achados na TC
- Avaliação mais precisa do adelgaçamento e da rotura cortical
- Metástases pulmonares, implantes de parte mole podem apresentar ossificação periférica

Achados na RM
- T1: intensidade de sinal de baixa a intermediária, não homogênea
  - Áreas de intensidade de sinal mais baixa em todas as partes da lesão
- Sequências sensíveis a fluido: intensidade de sinal alta não homogênea
  - Intensidade de sinal baixa não homogênea dentro da lesão (63%)
    - Pode ser nodular, zonal, espiral ou difuso
    - Ocupa pelo menos 1/5 da lesão
    - Pode florescer em imagem gradiente-eco
    - Pode ser consequência de eritrócitos extravasados contendo hemossiderina e função fagocítica das células tumorais ou ↑ de conteúdo de colágeno
- Imagem pós-contraste: realce não homogêneo
- Componentes do cisto ósseo aneurismático (COA): loculações com níveis fluido-fluido em T2WI (14%)
  - Realce periférico das porções císticas

DIAGNÓSTICO DIFERENCIAL

Condroblastoma
- Origina-se na epífise em vez de na metáfise
- Pode conter matriz condroide (geralmente não)
- Margem esclerótica comum, + reação periosteal
- Geralmente em pacientes esqueleticamente imaturos

Condrossarcoma
- Condrossarcoma convencional lítico pode se estender para o osso subcondral e mimetizar o TCG
- Condrossarcoma de células claras se origina na epífise, mimetizando a extensão subcondral do TCG
- Geralmente de baixo grau, zona de transição bastante estreita
- Sinal alto e lobulado em T2 o diferencia na RM

Cisto Ósseo Aneurismático
- Pode estar presente como parte do TCG
- Normalmente mais jovem quando não associado a TCG
- Geralmente localizado excentricamente na metadiáfise
- Níveis de fluido vistos ao longo da lesão na RM

PATOLOGIA

Características Gerais
- Etiologia
  - Maioria dos TCG malignos é secundária, relacionada com radiação prévia
- Genética
  - Associações teloméricas é a anormalidade cromossômica mais frequente
- Anormalidades associadas
  - Componentes do COA em 14%
    - Por outro lado, o TCG é a lesão mais comum associada ao COA secundário (39%)
  - Raramente, surge no osso afetado pela doença de Paget

Estadiamento, Graduação e Classificação
- Três sistemas semelhantes: Enneking, Campanacci e Bertoni

Tumor de Células Gigantes

- Estágio 1: aparência radiográfica e histológica indolente (10%-15% dos TCGs)
- Estágio 2: aparência radiográfica mais agressiva (expandido, mas periósteo intacto) e padrão histológico benigno (70%-80% dos TCGs)
- Estágio 3: crescimento agressivo com massa de partes moles, mas histologicamente benigno; podem ocorrer metástases a distância (TCG metastático benigno) (10%-15% dos TCGs)
- RM provavelmente mais confiável para prever comportamento clínico

Características Microscópicas
- Células mononucleares redondas a alongadas (componente neoplásico) misturadas com células gigantes semelhantes a osteoclastos
  - Células gigantes podem ter de 50 a 10 núcleos
  - Células mononucleares expressam RANKL → estimulação da formação e maturação de osteoclastos
- Podem ser encontrados pequenos focos de osso
- Metástases de parte mole ou pulmão têm o mesmo tecido, frequentemente circundado com concha fina de osso reativo
- Tampões intravasculares de tumor são frequentes

QUESTÕES CLÍNICAS

Apresentação
- Sinais/sintomas mais comuns
  - Dor, inchaço
  - Limite de movimento da articulação adjacente
  - Fratura patológica (5%-10%)

Demografia
- Idade
  - Pico de incidência: 20 a 50 anos (80%)
  - Raramente visto em pacientes esqueleticamente imaturos
    - Distribuição e comportamento igual a nos adultos
  - Pacientes com TCG maligno têm em média 10 anos a mais
- Gênero
  - Predominância ligeiramente feminina (1,1-1,5:1)
  - TCG malignos mostram predominância masculina (3:1)
- Etnia
  - Alta prevalência em partes da Ásia
- Epidemiologia
  - 4% a 5% de todos os tumores ósseos primários
  - 20% de todos os tumores ósseos primários benignos
  - Transformação maligna de TCG (5% de todos os TCGs)
    - Maioria: TCG previamente tratado com radiação
    - Alguns estão em recorrência de TCG ressecado
    - Muito poucos TCG são primariamente malignos

Histórico Natural e Prognóstico
- Alta taxa de recorrência com a ressecção marginal (curetagem): 25%
  - TCG recorrente tem ↑ de probabilidade de metástases pulmonares (10%), apesar da lesão local benigna
- Comportamento lesional incomum
  - Comportamento localmente agressivo pode ocorrer sem a lesão ser maligna
  - Metástases podem ocorrer com o tumor primário permanecendo benigno (TCG metastático benigno) (1,8%-5% dos TCGs)
    - 48% ocorrem após a recorrência
    - Metástases pulmonares geralmente vistas no período de 3 anos após o diagnóstico
      - Alguns crescem muito lentamente e podem até regredir espontaneamente; alguns progridem mais rapidamente
- Prognóstico no TCG maligno secundário é semelhante ao dos outros tumores de células fusiformes de alto grau (média de sobrevivência em 5 anos: 35%-50%)
- Prognóstico no TCG maligno primário pode ser melhor que no secundário; pouquíssimos pacientes relatados

Tratamento
- Ressecção ampla é a preferida para limitar a recorrência
  - Muitas vezes não praticável por causa da localização da lesão
    - Ressecção ampla de lesão subcondral frequentemente requer artroplastia articular ou enxerto osteocondral
      - Nenhum desses procedimentos é ideal em pacientes jovens em tratamento de lesão benigna
- Dadas as considerações de funcionalidade, a ressecção marginal é muitas vezes oferecida inicialmente
  - Curetagem, suplementada pela terapia ablativa (térmica, fenol, peróxido de hidrogênio, metilmetacrilato, rebarbação)
    - Adjuvantes à curetagem parecem diminuir a taxa de recorrência significativamente
  - Lesão curetada preenchida com enxerto ósseo
    - Se necessário maior apoio, é colocado enxerto ósseo estrutural ou cimento metilmetacrilato
  - Bisfosfonatos intravenosos reduziram a recorrência em um ensaio (4,2% comparado a 30% do controle)
- Se em local não ressecável, o denosumab (anticorpo para RANKL) mostrou ser eficaz
  - Lesões cicatrizadas (e metástases resolvidas) mostram calcificação periférica distinta, seguida por mineralização central progressiva
  - Desacelera a proliferação e destrói os osteoclastos, mas as células do estroma permanecem
    - Pode tratar apenas parcialmente a lesão, mas torna possível a subsequente ressecção cirúrgica

CHECKLIST DO DIAGNÓSTICO

Considerar
- Taxa de recorrência após a curetagem é alta; vigilância e alto índice de suspeita são necessários
  - Probabilidade de metástases pulmonares aumenta com a recorrência, apesar de histologia benigna

Dicas para Interpretação de Imagens
- Padrão de intensidade de sinal baixa nas sequências sensíveis a fluido sugere o diagnóstico, mesmo quando as lesões estão em local incomum

REFERÊNCIAS

1. Hakozaki M, et al: Radiological and pathological characteristics of giant cell tumor of bone treated with denosumab, Diagn Pathol. 9:111, 2014.
2. Mak IW, et al: A translational study of the neoplastic cells of giant cell tumor of bone following neoadjuvant denosumab, J Bone Joint Surg Am. 96(15):e127, 2014.
3. Chakarun CJ, et al: Giant cell tumor of bone: review, mimics, and new developments in treatment, Radiographics. 33(1):197-211, 2013.
4. Raskin KA, et al: Giant cell tumor of bone, J Am Acad Orthop Surg. 21(2):118-126, 2013.
5. Murphey MD, et al: From the archives of AFIP. Imaging of giant cell tumor and giant cell reparative granuloma of bone: radiologic-pathologic correlation, Radiographics. 21(5):1283-1309, 2001.

Tumor de Células Gigantes

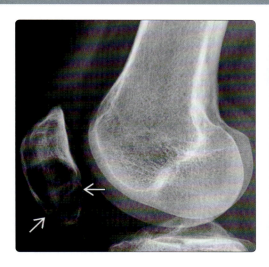
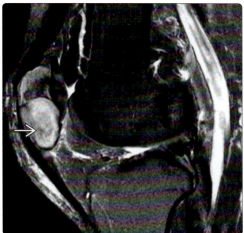

(À esquerda) *Radiografia lateral mostra lesão completamente lítica e levemente expandida da patela* ➡. *A lesão é bastante típica na aparência para condroblastoma; no entanto, o paciente é mais velho que a maioria com condroblastoma. O tumor de células gigantes também deve, portanto, ser considerado.* (À direita) *RM T2WI FS sagital no mesmo paciente mostra sinal baixo não homogêneo* ➡ *dentro do sinal alto circundante da lesão. Esta ↓ de sinal dentro da lesão é típica de um tumor de células gigantes e ajuda a confirmar o diagnóstico.*

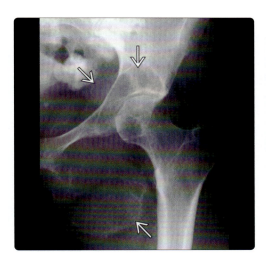
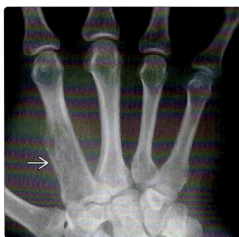

(À esquerda) *Radiografia AP mostra lesão envolvendo grande parte da hemipelve* ➡. *É extremamente expansiva, mas apresenta zona de transição estreita e não parece ter massa de partes moles. A lesão provou se tratar de tumor de células gigantes, que pode ser significativamente expandido e bolhoso.* (À direita) *Radiografia AP mostra lesão moderadamente agressiva que se estende distalmente da superfície subarticular do metacarpo* ➡ *e rompeu pelo córtex e desenvolveu reação periosteal. Devem-se considerar TCG e encondroma.*

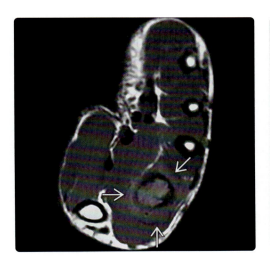
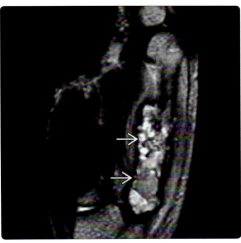

(À esquerda) *RM T1WI axial no mesmo paciente mostra lesão com intensidade de sinal baixa, que rompeu pelo córtex; presença de massa de partes moles circunferencial* ➡. (À direita) *RM T2 FS sagital da mesma lesão mostra que a lesão moderadamente agressiva tem intensidade de sinal mista, alta e baixa* ➡. *Este sinal não homogêneo, com regiões de sinal baixo proeminentes, é típico de TCG, o que foi comprovado na biopsia. O encondroma teria mostrado lobulação de sinal alto típica de cartilagem.*

341

Tumor de Células Gigantes

(À esquerda) *RM T1WI sagital mostra colapso completo do corpo da vértebra L3 com preservação do espaço do disco intervertebral. A lesão é levemente hiperintensa ao músculo esquelético e apresenta extensão epidural ➡ e grande massa de partes moles paravertebral na região anterior ➡. (À direita) RM T2WI sagital no mesmo paciente mostra que a massa epidural ➡ e a massa paravertebral ➡ são predominantemente de intensidade de sinal baixa. Um TCG surge de preferência no corpo vertebral em vez de nos elementos posteriores e tem tais características de sinal.*

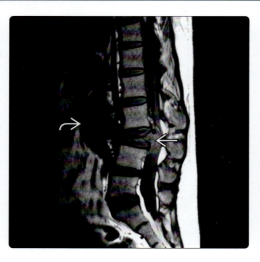 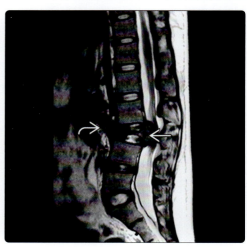

(À esquerda) *RM T1WI C+ FS axial no mesmo paciente mostra realce difuso da massa paravertebral ➡. Observe também a invasão da veia cava por uma grande massa intracaval exibindo as mesmas características de sinal ➡. Isto provou se tratar de TCG altamente agressivo, mas benigno. (À direita) Radiografia AP mostra tumor moderadamente agressivo, totalmente lítico, que é amplamente geográfico ➡, mas parece mais permeativo distalmente ➡ com ampla zona de transição. A localização e a aparência são típicas de TCG agressivo.*

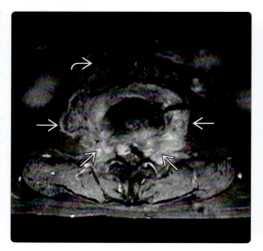 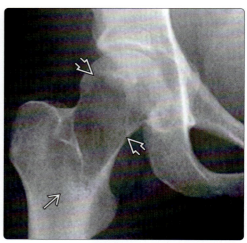

(À esquerda) *TCSC axial no mesmo paciente confirma as características agressivas. Há rotura cortical anteriormente, com pequena massa de partes moles ➡. Isto pode ainda representar um TCG, mas lesões mais agressivas devem ser consideradas. (À direita) RM T2WI axial no mesmo paciente mostra principalmente áreas de aparência septada com intensidade de sinal alta. Observe os níveis de fluido ➡. Os achados não são típicos de TCG, assim o osteossarcoma telangiectásico deve ser considerado. Na cirurgia, isto provou se tratar de TCG cístico com regiões de cisto ósseo aneurismático.*

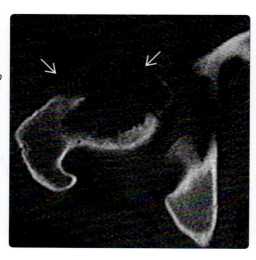 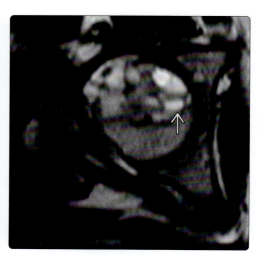

Tumor de Células Gigantes

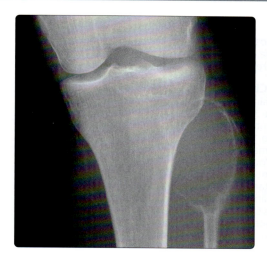
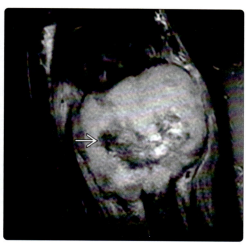

(À esquerda) Radiografia AP mostra grande lesão lítica expandida da metáfise fibular que se estende para o osso subcondral. Em um adulto jovem, esta aparência é típica de TCG. (À direita) RM T2FS sagital da lesão fibular mostra que esta tem pequenas regiões de rotura cortical. A lesão é hiperintensa e não homogênea. Há uma região central de hipointensidade ➡ que é geralmente observada na imagem T2 em um TCG.

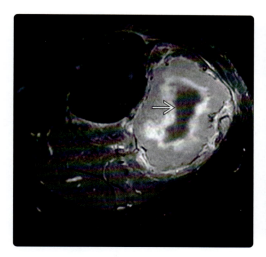
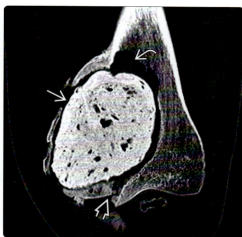

(À esquerda) RM T1 C+ FS pós-contraste axial na mesma lesão fibular mostra realce, assim como grande área de necrose central ➡, como é frequentemente visto em um TCG agressivo. (À direita) É mostrada uma TC coronal de homem de 25 anos de idade que foi submetido a tratamento de TCG 3 meses antes. O tratamento consistiu em curetagem com colocação de metilmetacrilato ➡. Há uma fratura patológica ➡ no osso subcondral, que é o motivo para o início agudo da dor do paciente. Entretanto, também há uma região de destruição óssea ➡, altamente suspeita para recorrência de TCG.

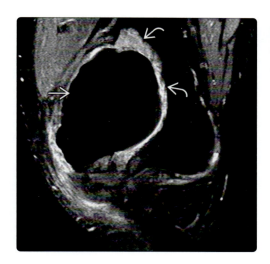
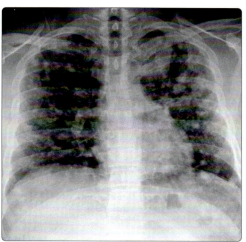

(À esquerda) RM T2 FS coronal obtida no mesmo paciente mostra sinal baixo do cimento ➡, com tecido hiperintenso circundante que provou se tratar de tumor recorrente ➡. (À direita) Radiografia AP torácica no mesmo paciente mostra metástases pulmonares, muito numerosas para contar, comprovando se tratar de TCG. Embora a doença metastática em um TCG seja relativamente rara, é mais comum em pacientes com recorrência do tumor inicial, como neste caso.

343

Adamantinoma

DADOS PRINCIPAIS

TERMINOLOGIA
- Lesão maligna de baixo grau que surge mais frequentemente no córtex da tíbia

IMAGENS
- Multifocal dentro do mesmo osso (27%)
- Fíbula ipsilateral também pode ser envolvida (10%)
- Lesão lítica, frequentemente multilobulada e expansiva (10%)
- Geográfico, com margem esclerótica em pelo menos uma parte; maioria ou toda a lesão parece não agressiva
- 15% de rotura cortical vistos na radiografia, embora o avanço atualmente ocorra em ~ 50%
- RM ou TC: origem da lesão vista no córtex; pode se estender circunferencialmente em torno do córtex
- RM: envolvimento medular, como extensão da lesão cortical (60%)
  - Sequências sensíveis a fluido: hiperintensas, geralmente homogêneas; não homogêneas em 40%
- Erro de amostragem do tecido pode resultar em diagnóstico incorreto de displasia osteofibrosa (DOF)
  - Deve obter amostra do centro lítico da lesão

QUESTÕES CLÍNICAS
- Idade mediana: 25 a 35 anos (faixa: 3-86 anos)
  - Somente 3% < 10 anos de idade; sobreposição, mas geralmente diferença significativa na faixa etária de DOF
- Tratamento: ressecção ampla
  - Excisão marginal frequentemente resulta em recorrência (90%) e/ou metástases (12%-29%)
  - Recorrência associada a ↑ na relação epitélio-estroma e comportamento mais agressivo
- Acompanhamento a longo prazo para detecção de metástases tardias
- Adamantinoma, adamantinoma semelhante a DOF e DOF cogitada por alguns que representam espectro de doença semelhante

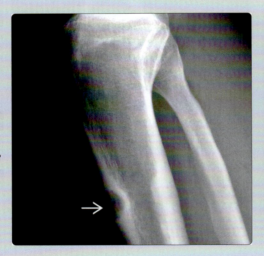
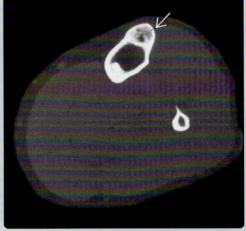

(À esquerda) *Radiografia lateral de adamantinoma precoce mostra córtex espessado com pequena lesão lítica, com base cortical ➡, de outra forma não específica.* (À direita) *TCCC axial no mesmo paciente confirma que a lesão é cortical; o que provoca proeminente alteração reativa ➡. O diagnóstico diferencial está no espectro de displasia osteofibrosa, displasia fibrosa com base cortical e adamantinoma. Os resultados de imagem não são suficientes para diferenciar entre estes. Na biopsia, este caso provou se tratar de adamantinoma.*

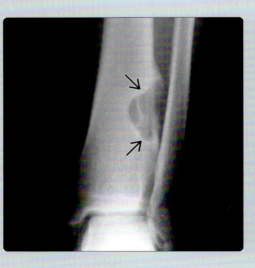
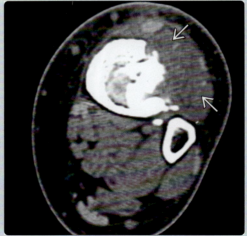

(À esquerda) *Radiografia AP mostra lesão lítica cortical com expansão, mas margens escleróticas ➡. Parece haver rotura cortical; esta lesão aumentou ao longo de um período de 2 anos.* (À direita) *TCCC axial no mesmo paciente mostra o verdadeiro comportamento da lesão, que destruiu o córtex tibial anterior e desenvolveu massa de partes moles ➡. A localização, a aparência e o crescimento lento são típicos de adamantinoma. Com o aumento progressivo, o comportamento pode se tornar agressivo.*

Adamantinoma

TERMINOLOGIA

Sinônimos
- Adamantinoma extragnático, adamantinoma diferenciado, adamantinoma intracortical juvenil

Definição
- Lesão maligna de baixo grau que normalmente surge no córtex da tíbia

IMAGENS

Características Gerais
- Melhor dica para diagnóstico
  - Lesão com base cortical na tíbia anterior
- Localização
  - Tíbia (85%-90%)
    - Particularmente no córtex anterior da metadiáfise (distal mais frequente que proximal)
    - Origem intracortical
    - Multifocal dentro do mesmo osso (27%)
    - Fíbula ipsilateral também pode estar envolvida (10%)
  - Outros ossos raramente envolvidos
- Tamanho
  - Grande no momento do diagnóstico (média: 10 cm)

Achados na Radiografia
- Base cortical (geralmente tíbia anterior)
  - Expande para envolver o canal medular
  - Estende ao longo do comprimento do osso; pode ser grande no momento do diagnóstico
- Lesão lítica, frequentemente multilobulada e expansiva
  - Adelgaçamento cortical; expansão geralmente não excessiva
- Geográfico, com margem esclerótica em pelo menos uma parte; muita ou toda a lesão parece não agressiva
- Pode desenvolver aparência mais agressiva com borda menos distinta, rotura cortical e massa de partes moles
  - 15% de rotura cortical vistos na radiografia, embora o avanço atualmente ocorra em ~ 50%
  - Reação periosteal sólida associada à rotura cortical
- Lesão tibial pode ser multifocal dentro do mesmo osso ou envolver a fíbula ipsilateral

Achados na TC
- Mimetizam os achados na radiografia
  - Mostra rotura cortical e massa de partes moles claramente
  - Pode mostrar envolvimento cortical circunferencial

Achados na RM
- Multiloculado, muitas vezes com lesões-filha no mesmo osso ou na fíbula ipsilateral
- Origem da lesão vista no córtex; pode se estender circunferencialmente em torno do córtex
- Envolvimento medular, extensão da lesão cortical (60%)
  - Varia de leve a completo; envolvimento mais completo pode ajudar a distinguir a lesão da displasia osteofibrosa (DOF)
- RM mostra rotura cortical (32%-50%)
  - Massa de partes moles além da rotura cortical (9%)
- T1: isointenso ou levemente hiperintenso ao músculo esquelético
- Imagens sensíveis a fluido: hiperintensas, padrões diferentes
  - Geralmente ↑ de intensidade de sinal homogênea; não homogênea em 40%
  - Padrão de nódulos múltiplos dentro da lesão (45%)
  - Padrão lobulado em foco solitário (41%)
- Realce do contraste difuso, homogêneo, intenso
- RM não diferencia adamantinoma de adamantinoma semelhante a DOF

Recomendações para Aquisição de Imagens
- Melhor ferramenta para aquisição de imagens
  - Diagnóstico pela radiografia; RM necessária para avaliação completa

Biopsia Guiada por Imagem
- Erro de amostragem do tecido pode resultar em diagnóstico incorreto de DOF
  - Células epiteliais tendem a estar localizadas centralmente no adamantinoma e podem ser perdidas por aspiração com agulha fina
  - Biopsia periférica pode apresentar somente achados de DOF ou de adamantinoma semelhante a DOF
  - Deve obter amostra do centro lítico da lesão
- Estudo relata atualização do diagnóstico de biopsia com agulha de DOF ou adamantinoma semelhante a DOF para adamantinoma em 21% dos 24 casos, uma vez disponível o tecido cirúrgico
  - Destaque para a necessidade de amostras de tecido adequado

DIAGNÓSTICO DIFERENCIAL

Displasia Fibrosa Intracortical
- Displasia fibrosa normalmente consiste em lesão central; pode ser com base cortical na tíbia
  - Densidade varia de lítica a em vidro moído
  - Pode ter rotura cortical e massa de partes moles
    - Diferenciação de adamantinoma nem sempre possível por meio de imagem
  - Pode ter outras lesões no mesmo osso; não serve para diferenciar de adamantinoma
    - Lesões em vários outros ossos faz o diagnóstico

Displasia Osteofibrosa
- Geralmente presente em faixa etária mais jovem (quase nunca vista em adultos)
- Aparência semelhante: lítica, geográfica, base cortical
- Tíbia é o osso mais comumente envolvido
- Lesões tendem a ter menos envolvimento circunferencial do córtex que o adamantinoma

Adamantinoma Semelhante a Displasia Osteofibrosa
- Também denominada adamantinoma diferenciado ou adamantinoma juvenil
- Mesma aparência na imagem
- Ocorre em pacientes esqueleticamente imaturos
- Tecido semelhante ao da displasia osteofibrosa, mas com pequenos ninhos de células epiteliais comparado às células epiteliais abundantes no adamantinoma
- Curso benigno; no meio do espectro histológico e comportamental da DOF → adamantinoma

PATOLOGIA

Características Gerais
- Genética
  - Anormalidades cromossômicas numéricas recorrentes (normalmente 7, 8, 2, 19)
  - Aberrações genéticas restritas ao componente epitelial

Adamantinoma

Estadiamento, Graduação e Classificação
- Estadiamento AJCC, incluindo tamanho da lesão, grau e presença de metástases

Características Patológicas e Cirúrgicas Macroscópicas
- Tumor lobulado firme amarelo-acinzentado
- Esclerose periférica
- Pode ser multilobulado, com lóbulos entre o osso normal
- Espaços císticos contendo sangue ou fluido cor de palha

Características Microscópicas
- Tumor bifásico; variedade de padrões no adamantinoma
  - Mais comumente células epiteliais circundadas com um suave componente osteofibroso de células fusiformes
    - Presença de células epiteliais diferencia o adamantinoma da DOF
  - Trabéculas, circundadas de osteoblastos
  - Atividade mitótica geralmente baixa
- Adamantinoma semelhante a DOF
  - Significativamente menos células epiteliais que o adamantinoma

QUESTÕES CLÍNICAS

Apresentação
- Sinais/sintomas mais comuns
  - Inchaço, massa
  - Muitas vezes presente por vários anos antes de se buscar cuidados médicos

Demografia
- Idade
  - Idade mediana: 25 a 35 anos (faixa: 3-86 anos; 75% ocorrem na 2ª e na 3ª décadas)
    - Somente 3% < 10 anos de idade; sobreposição, mas geralmente diferença significativa na faixa etária de DOF
- Gênero
  - Ligeira predominância masculina em algumas séries, feminina em outras; não definitivo
- Epidemiologia
  - 0,4% de todos os tumores ósseos primários

Histórico Natural e Prognóstico
- Expansão lenta e contínua da maioria das lesões
- Crescimento extracompartimental (massa de partes moles) é um fator prognóstico ruim
- Outros fatores prognósticos ruins
  - Gênero masculino
  - Mulheres apresentam em idade jovem (<20 anos)
  - Dor na apresentação
  - Duração curta dos sintomas
  - Recorrência
- Excisão marginal muitas vezes resulta em recorrência (90%) e/ou metástases (12%-29%)
  - Recorrência associada a ↑ na relação epitélio-estroma e comportamento mais agressivo
- Com ressecção ampla, cura nem sempre definitiva
  - Recorrência local: 19%
  - Mortalidade: 13%
- Metástases para pulmões, linfonodos regionais
  - Menos frequentemente para esqueleto, fígado, cérebro

Tratamento
- Ressecção ampla
- Radiação e quimioterapia de uso limitado
- Acompanhamento a longo prazo necessário para detectar metástases tardias
  - Recorrência relatada em até 7 anos, metástases até 27 anos após a cirurgia

CHECKLIST DO DIAGNÓSTICO

Considerar
- Adamantinoma, adamantinoma semelhante a DOF e DOF cogitada por alguns como representantes de espectro de doença semelhante
  - Frequentes relatos de excisão marginal de lesões inicialmente relatadas como sendo DOF ou adamantinoma semelhante a DOF resultando em recorrência agressiva e sendo reclassificada como adamantinoma
  - Histopatologia, ultraestrutura e citopatologia sugerem que estão intimamente relacionadas
    - Complexidade progressiva de aberrações cromossômicas, aumentando de DOF para adamantinoma
    - Destes, somente adamantinoma desenvolve metástases
    - Sugere transformação neoplásica de múltiplos passos

Dicas de Relatórios
- Já que a DOF e o adamantinoma não podem ser diferenciados de modo confiável por imagens, deve-se relatar a possibilidade de ambas as lesões
  - O tecido deve ser cuidadosamente examinado para determinar onde o caso individual se situa ao longo deste espectro

REFERÊNCIAS

1. Bethapudi S, et al: Imaging in osteofibrous dysplasia, osteofibrous dysplasialike adamantinoma, and classic adamantinoma, Clin Radiol. 69(2):200-208, 2014.
2. Giannoulis DK, et al: Multiple recurrences and late metastasis of adamantinoma in the tibia: a case report, J Orthop Surg (Hong Kong). 22(3):420-422, 2014.
3. Ramanoudjame M, et al: Is there a link between osteofibrous dysplasia and adamantinoma? Orthop Traumatol Surg Res. 97(8):877-880, 2011.
4. Most MJ, et al: Osteofibrous dysplasia and adamantinoma, J Am Acad Orthop Surg. 18(6):358-366, 2010.
5. Szendroi M, et al: Adamantinoma of long bones: a long-term follow-up study of 11 cases, Pathol Oncol Res. 15(2):209-216, 2009.
6. Camp MD, et al: Best cases from the AFIP: Adamantinoma of the tibia and fibula with cytogenetic analysis, Radiographics. 28(4):1215-1220, 2008.
7. Gleason BC, et al: Osteofibrous dysplasia and adamantinoma in children and adolescents: a clinicopathologic reappraisal, Am J Surg Pathol. 32(3):363-376, 2008.
8. Khanna M, et al: Osteofibrous dysplasia, osteofibrous dysplasia-like adamantinoma and adamantinoma: correlation of radiological imaging features with surgical histology and assessment of the use of radiology in contributing to needle biopsy diagnosis, Skeletal Radiol. 37(12):1077-1084, 2008.
9. Papagelopoulos PJ, et al: Clinicopathological features, diagnosis, and treatment of adamantinoma of the long bones, Orthopedics. 30(3):211-215, quiz 216-7, 2007.
10. Lee RS, et al: Osteofibrous dysplasia of the tibia. Is there a need for a radical surgical approach? J Bone Joint Surg Br. 88(5):658-664, 2006.
11. Van Rijn R, et al: Adamantinoma in childhood: report of six cases and review of the literature, Pediatr Radiol. 36(10):1068-1074, 2006.
12. Van der Woude HJ, et al: MRI of adamantinoma of long bones in correlation with histopathology, AJR Am J Roentgenol. 183(6):1737-1744, 2004.
13. Kahn LB: Adamantinoma, osteofibrous dysplasia and differentiated adamantinoma, Skeletal Radiol. 32(5):245-258, 2003.
14. Hogendoorn PC, et al: Adamantinoma. In Fletcher CDM, et al, editor: *World Health Organization Classification of Tumours: Tumours of soft tissue and bone*, Lyon, IARC Press. 332-4, 2002.
15. Springfield DS, et al: Relationship between osteofibrous dysplasia and adamantinoma, Clin Orthop Relat Res(309):234-244, 1994.

Adamantinoma

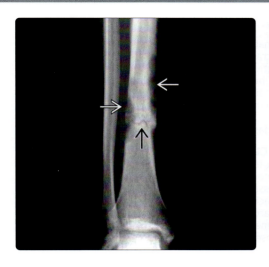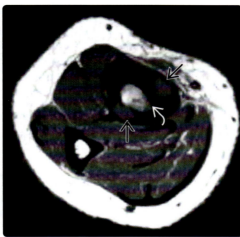

(À esquerda) *Radiografia AP mostra lesão lítica cortical na tíbia distal ➡ com fratura patológica se estendendo por seu aspecto distal ➡. A localização cortical na tíbia é típica de adamantinoma.* (À direita) *RM T1WI axial no mesmo paciente mostra o que parece ser duas lesões, ambas localizadas dentro do córtex ➡. Secções mais proximais mostraram que estas faziam parte de uma lesão cortical contínua quase circunferencial. O sinal é isointenso ao músculo esquelético, e parece haver algum comprometimento da medula ➡.*

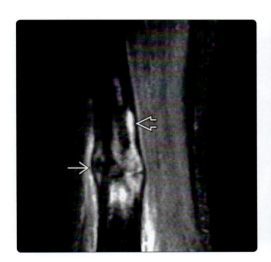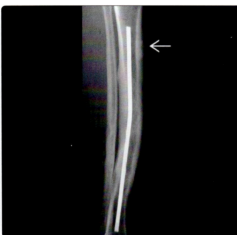

(À esquerda) *RM T2WI sagital no mesmo paciente mostra que a lesão é de sinal alto ➡ com uma fratura em cicatrização ➡. O sinal medular pode resultar de envolvimento tumoral ou edema. A biopsia comprovou adamantinoma.* (À direita) *Radiografia lateral mostra adamantinoma recorrente. A cirurgia anterior com haste para estabilização foi uma ressecção marginal de adamantinoma. Há agora uma nova lesão lítica com base cortical na tíbia proximal anterior ➡. O adamantinoma inadequadamente tratado tem alta taxa de recorrência.*

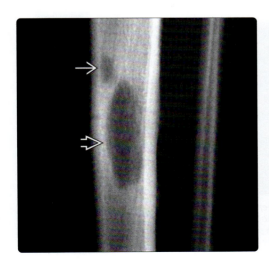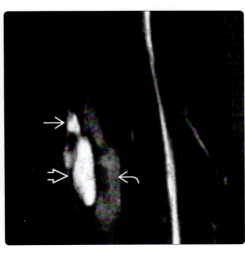

(À esquerda) *Radiografia AP mostra lesão moderadamente agressiva sem margem esclerótica ➡. Uma lesão semelhante, menor, é vista proximalmente ➡.* (À direita) *RM T2WI FS sagital no mesmo paciente comprova que a lesão é cortical ➡, como a lesão-filha ➡. Há rotura cortical e massa de partes moles, assim como extensão intramedular ➡. Com este grau de agressividade, o adamantinoma é o diagnóstico favorecido e foi comprovado na biopsia. O tratamento é o acompanhamento para a doença metastática, depois a ressecção ampla.*

Hemangioma: Intraósseo

DADOS PRINCIPAIS

TERMINOLOGIA
- Hemangioma: lesão benigna composta por vasos sanguíneos
- Linfangioma: tecido linfoide sequestrado, não comunicante, revestido por endotélio linfático
- Angiomatose: infiltração difusa do osso ou da parte mole por hemangiomas ou linfangiomas
  - Angiomatose cística: envolvimento extenso do osso por angiomatose

IMAGENS
- Corpos vertebrais são os locais mais comuns de hemangioma
  - Pode se estender do corpo para os elementos posteriores ou, incomumente, ter origem nos elementos posteriores
  - 33% dos hemangiomas vertebrais são multifocais
- Calota craniana: geralmente ossos frontal e parietal
- Ossos longos: mais frequentemente em metáfise de tíbia, fêmur, úmero
- Achados na radiografia
  - Lesões vertebrais podem conter trabeculações grosseiras (veludo cotelê), apresentando-se como estrias densas
  - Ossos chatos: líticos, com padrão de explosão solar
  - Lesões cranianas envolvem a camada externa mais significativamente que a camada interna
  - Ossos tubulares; líticos/podem conter trabeculações
- RM: hemangioma vertebral clássico tem ↑ de intensidade de sinal em ambos, T1 e T2, estrias de sinal baixo em todas as sequências
  - Nem todas as lesões são clássicas

QUESTÕES CLÍNICAS
- Apresentação: achado geralmente incidental, particularmente na coluna vertebral
  - Compressão medular, dor, sintomas neurológicos: complicações incomuns das lesões vertebrais
  - Angiomatose: 65% de envolvimento visceral extenso
- Hemangioma: prognóstico excelente
- Angiomatose cística: progressão lenta

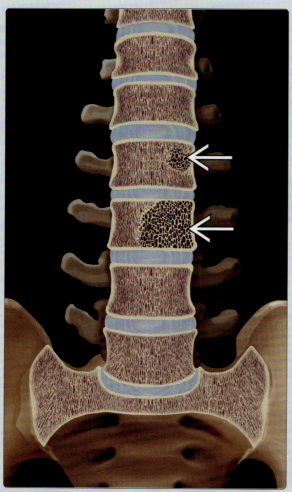

Gráfico representa coluna vertebral transeccionada contendo hemangiomas intraósseos ➡. Estas lesões podem ser grandes ou pequenas; a aparência macroscópica é de uma lesão bem demarcada, vermelha, com trabeculação grosseira, claramente distinta do osso esponjoso normal.

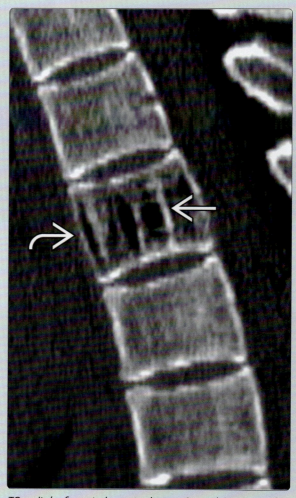

TC sagital reformatada mostra hemangioma típico ocupando todo o corpo vertebral. As trabéculas verticais grossas formam um padrão de veludo cotelê ➡. Observe que o osso é minimamente expandido ➡.

Hemangioma: Intraósseo

TERMINOLOGIA

Sinônimos
- Hemangioma capilar, hemangioma cavernoso, hemangioma venoso, angioma, hemangioma histiocitoide, angiomatose, angiomatose cística, hemangiomatose esquelética, linfangiectasia cística, hemolinfangiomatose
- Doença de Gorham: doença do osso que desaparece, doença do osso fantasma, osteólise maciça

Definições
- Hemangioma: lesão benigna composta por vasos sanguíneos
  - Hemangioma capilar: geralmente no corpo vertebral
  - Hemangioma cavernoso: geralmente em osso chato (calota craniana, ílio)
  - Hemangiomas venosos e arteriovenosos envolvem osso em casos extremamente raros; normalmente parte mole
- Linfangioma: tecido linfoide sequestrado, não comunicante, revestido por endotélio linfático
- Angiomatose: infiltração difusa do osso ou da parte mole por lesões hemangiomatosas ou linfangiomatosas
  - Angiomatose cística: envolvimento extenso do osso por angiomatose
- Osteólise maciça (doença de Gorham ou do osso que desaparece) considerada dentro do espectro das lesões vasculares benignas

IMAGENS

Características Gerais
- Localização
  - Hemangiomas ósseos
    - A maioria dos hemangiomas ósseos é central ou excêntrica
      - Outros locais raros de envolvimento: intracortical, periosteal, intra-articular
    - Local mais comum: corpos vertebrais
      - Pode se estender do corpo para os elementos posteriores ou, incomumente, ter origem nos elementos posteriores
      - 33% dos hemangiomas vertebrais são multifocais
    - Ossos craniofaciais
      - Calota craniana, geralmente ossos frontal ou parietal
    - Ossos longos, mais frequentemente em metáfise de tíbia, fêmur, úmero
      - Raro hemangioma periosteal ou intracortical localizado na tíbia anterior
  - Angiomatose
    - Fêmur > costela > coluna vertebral > bacia > úmero > escápula e outros ossos longos
  - Doença de Gorham: braço, ombro > mandíbula

Achados na Radiografia
- Coluna vertebral
  - Lesão lítica
  - Pode conter trabeculações grosseiras, se apresentando como estrias densas (padrão de veludo cotelê)
  - Pode ser multiloculado (padrão de favo de mel)
  - Pode ser levemente expandido
  - Fratura patológica associada a hemangioma é incomum
  - Rotura cortical e massa de partes moles raros
- Ossos chatos podem ter aparência diferente
  - Expansão significativa
  - Líticos, com padrão explosão solar de osso reativo
  - Padrão de favo de mel: osso reativo curvilíneo
  - Lesões cranianas envolvem mais significativamente a camada externa que a camada interna
- Ossos tubulares
  - Líticos ou podem conter estrias grossas
    - Padrão em favo de mel ou em forma de rede ocasional
  - Levemente expandidos
- Angiomatose: grande região localizada ou lesões disseminadas por todo o esqueleto (angiomatose cística)
  - Lítica, expandida, geográfica com margem esclerótica
  - Aparência em favo de mel ou em forma de rede, cística
- Doença de Gorham
  - Lítica, destruição óssea progressiva
    - Cortical e esponjosa; pode resultar em aparência de corte brusco ou de doce chupado
  - Com progressão, todo o osso pode desaparecer
    - Pode se estender pela articulação

Achados na TC
- Coluna vertebral: padrão de bolinhas das trabéculas grosseiras
  - Ênfase pelo estroma adiposo de baixa atenuação
  - TC mostra qualquer extensão para os elementos posteriores ou efeito da massa epidural
- Calota craniana: mostra envolvimento diferencial da camada externa comparado com a camada interna
  - Espaço diploico ampliado
  - Padrão de irradiação ou explosão solar das trabéculas espessadas (osso adjacente aos canais vasculares)
- Ossos tubulares: trabéculas espessadas lineares e circulares mais bem organizadas que na radiografia
  - Hemangiomas periosteais ou corticais na tíbia anterior identificados por canais vasculares serpiginosos

Achados na RM
- Hemangioma
  - Trabéculas grosseiras de sinal baixo em todas as sequências
  - T1WI: sinal alto é clássico
    - Sinal variável, dependendo da quantidade de tecido adiposo
  - T2WI: sinal alto, relacionado com o tecido adiposo e os canais vasculares
  - STIR: geralmente sinal baixo, suprimindo o estroma adiposo
  - Maioria das lesões aumenta, embora variável
- Angiomatose
  - Sinal em T1 de baixo a intermediário
  - Sequências sensíveis a fluido: mistura de intensidades de sinal baixas, intermediárias e altas

Achados na Medicina Nuclear
- Cintilografia óssea: intervalos entre fotopênico e normal a captação moderadamente aumentada
  - Requer tamanho > 2 cm para ver na cintilografia óssea

DIAGNÓSTICO DIFERENCIAL

Lesão de Osso Tubular
- Se a lesão no osso tubular pequeno não tem espessamento trabecular, pode mimetizar o cisto ósseo aneurismático
- Lesão no osso tubular longo pode mimetizar a displasia fibrosa com leve expansão e afilamento cortical
- Lesões líticas multifocais mimetizam outros processos
  - Metástases, medula óssea
  - Mieloma múltiplo
  - Outros tumores vasculares multifocais

Hemangioma: Intraósseo

Lesão de Corpo Vertebral
- Estrias, leve expansão pode mimetizar a doença de Paget
  - Espessamento circunferencial na doença de Paget pode ser distintivo
  - Trabéculas grosseiras internas são menos ordenadas na doença de Paget que no hemangioma
- Lesões com sinal de RM atípico (T1 baixo, STIR luzente) e sem trabéculas proeminentes mimetizam outras lesões comuns aos corpos vertebrais
  - Metástases, medula óssea
  - Mieloma múltiplo
  - Histiocitose de células de Langerhans, especialmente se há fratura por compressão em paciente jovem

Angiomatose Cística
- Displasia fibrosa (DF) poliostótica
  - Padrão em favo de mel e mudança cística menos comuns na DF
- Mastocitose
  - Geralmente mais uniformemente esclerótica
- Angiomatose cística primária puramente lítica sem trabéculas espessadas; pode mimetizar outra doença poliostótica lítica
  - Metástases, medula óssea
  - Mieloma múltiplo
  - Outra lesão óssea vascular, incluindo angiossarcoma

PATOLOGIA

Características Gerais
- Anormalidades associadas
  - Angiomatose cística pode ter envolvimento visceral pelos hemangiomas cavernosos (60%-70% dos casos)
  - Doença de Gorham: 50% têm histórico de traumatismo
  - Osteomalacia oncogênica tem alta associação a lesões vasculares; mais frequentemente hemangiopericitoma

Características Patológicas e Cirúrgicas Macroscópicas
- Hemangioma
  - Massa vermelha, macia e bem demarcada
  - Aparência de favo de mel com trabéculas ósseas escleróticas, cavidades cheias de sangue espalhadas
- Angiomatose cística
  - Grandes cavidades revestidas por membrana cinza
  - Cistos comunicantes, separador por trabéculas espessas

Características Microscópicas
- Hemangioma capilar e cavernoso: vasos de parede fina, preenchidos de sangue e revestidos por uma única camada de tecido adiposo
  - Vasos permeiam a medula e as trabéculas ao redor
  - Hemangioma capilar: pequenos vasos que consistem em endotélio pavimentoso circundado de membrana basal
  - Hemangioma cavernoso: espaços dilatados, preenchidos de sangue e revestidos por endotélio pavimentoso circundado de membrana basal
- Hemangioma epitelioide: grandes células endoteliais neoplásicas poliédricas
  - Núcleo vesicular e citoplasma eosinofílico abundante
  - Estroma: tecido conjuntivo frouxo; pode conter infiltrado inflamatório misto
- Angiomatose
  - Origem de vasos sanguíneos ou linfáticos; ocasionalmente misturados
  - Mesma histologia do hemangioma capilar

QUESTÕES CLÍNICAS

Apresentação
- Sinais/sintomas mais comuns
  - Geralmente a descoberta é acidental, particularmente na coluna vertebral
- Outros sinais/sintomas
  - Compressão da medula, dor, sintomas neurológicos: complicação incomum
  - Dor da fratura por compressão e hematoma associado: complicação incomum
  - Lesão de massa palpável, particularmente no crânio
  - Angiomatose: 65% de envolvimento visceral extenso
    - Pode se apresentar com fratura patológica

Demografia
- Idade
  - Hemangioma: pico de diagnóstico na 5ª década
  - Angiomatose: primeiras 3 décadas
  - Doença de Gorham: geralmente presente < 4ª década
- Gênero
  - F > M (3:2) em um estudo; M > F (2:1) em outro
- Epidemiologia
  - Ambos os hemangiomas, ósseo e de parte mole, comuns
    - Série de autopsias: nas vértebras em 10% dos adultos
      - Maiores quantidades observadas com a RM; um estudo mostra incidência em 27% dos indivíduos
    - Lesões clinicamente significativas são raras
  - Linfangioma é raro; parte mole muito mais comum que tecido ósseo
  - Angiomatose: 30% a 40% dos casos são ósseos

Histórico Natural e Prognóstico
- Hemangioma
  - Excelente prognóstico; raramente sintomático
  - Comportamento: geralmente como uma malformação vascular
  - Progressão para angiossarcoma extremamente rara
- Angiomatose cística: progressão e aumento lentos
- Doença de Gorham: dissolução rápida do osso
  - Pode estabilizar, mas geralmente pouco osso reparador

Tratamento
- Lesões assintomáticas não tratadas
- Lesões sintomáticas
  - Embolização e ressecção
    - Baixa taxa de recorrência
  - Vertebroplastia para suporte
  - ± radioterapia

REFERÊNCIAS

1. Rigopoulou A, et al: Intraosseous hemangioma of the appendicular skeleton: imaging features of 15 cases, and a review of the literature, Skeletal Radiol. 41(12):1525-1536, 2012.
2. Murphey MD, et al: From the archives of the AFIP. Musculoskeletal angiomatous lesions: radiologic-pathologic correlation, Radiographics. 15(4):893-917, 1995.

Hemangioma: Intraósseo

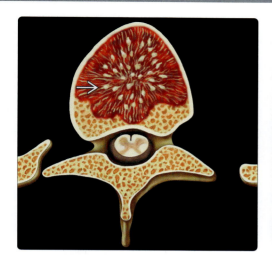 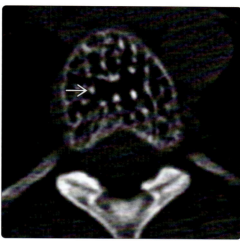

(À esquerda) *Gráfico axial mostra hemangioma do corpo vertebral, com trabéculas centrais grosseiras* ➡. *No plano axial, estas trabéculas formam um padrão de bolinhas, que é bastante típico da lesão. Embora este gráfico mostre a lesão como completamente contida dentro do corpo, o hemangioma pode se estender para os elementos posteriores.* (À direita) *TC axial de hemangioma vertebral mostra o padrão de bolinhas das trabéculas grosseiras* ➡, *típico do processo. Este hemangioma ocupa todo o corpo.*

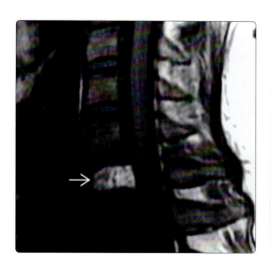 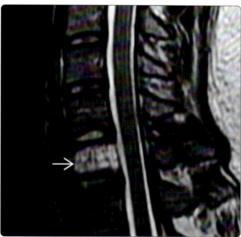

(À esquerda) *RM T1WI sagital mostra hemangioma clássico de um corpo vertebral cervical. O corpo mostra algumas trabeculações grossas de sinal baixo dentro do estroma adiposo hiperintenso* ➡. (À direita) *RM T2WI sagital no mesmo paciente mostra o padrão de veludo cotelê da trabeculação espessa vertical e o sinal alto do corpo* ➡. *O padrão de sinal alto em T1 e T2 é típico de hemangioma. A imagem STIR não é mostrada, mas apresentou abandono de sinal do tecido adiposo, deixando este corpo com sinal inferior ao das vértebras adjacentes.*

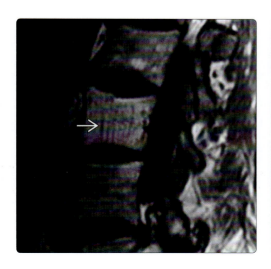 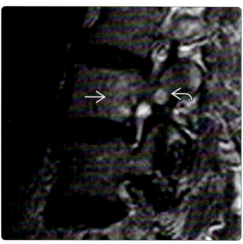

(À esquerda) *RM T1WI sagital mostra hemangioma vertebral que ocupa todo o corpo. As trabeculações espessas de sinal baixo são evidentes* ➡, *mas a lesão não é tão visível como muitos hemangiomas porque contém pouco tecido adiposo.* (À direita) *RM T2WI sagital no mesmo paciente mostra como é difícil ver uma lesão atípica com pouco tecido adiposo. O padrão trabecular é pouco visto* ➡, *com pequena quantidade de tecido adiposo nas proximidades. Um hemangioma mais típico é visto na região da pars* ➡.

351

Hemangioma: Intraósseo

(À esquerda) *Radiografia oblíqua mostra lesão surgindo da asa ilíaca, que provoca um padrão de explosão solar da reação periosteal ➡️. Este padrão de explosão solar foi descrito mais frequentemente nos hemangiomas do crânio, mas pode ser visto em outro lugar.* (À direita) *TCSC axial no mesmo paciente mostra o padrão de explosão solar na parte do hemangioma que está expandindo na superfície anterior da asa ilíaca ➡️. Há um padrão de favo de mel na asa ilíaca ➡️, o local de origem da lesão.*

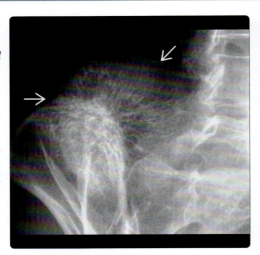
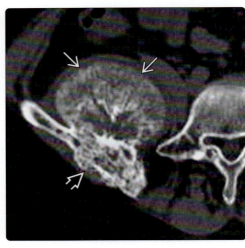

(À esquerda) *RM T2WI axial no mesmo paciente mostra que a lesão e sua extensão anterior têm maior intensidade de sinal ➡️, mas a reação óssea de sinal baixo é vista dentro da lesão ➡️.* (À direita) *RM T1WI C+ axial mostra que a lesão realça ➡️, com sinal baixo no osso reativo de padrão de favo de mel e explosão solar ➡️. A lesão expandida está contida dentro do córtex e não há massa de partes moles. O iliopsoas é deslocado anteromedialmente e distorcido ➡️.*

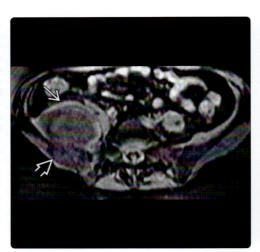
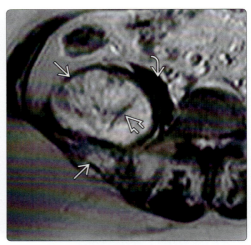

(À esquerda) *Radiografia lateral mostra lesão bem demarcada com aparência de favo de mel ➡️. Observe que a camada externa é mais envolvida que a camada interna. Embora o padrão explosão solar seja frequentemente descrito na literatura, este padrão de favo de mel pode ser visto com mais frequência.* (À direita) *RM T2WI axial revela hemangioma expansivo marcadamente marginado com aparência de favo de mel do espessamento trabecular intradiploico ➡️; a camada externa mostra mais envolvimento que a interna.*

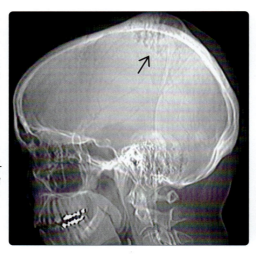
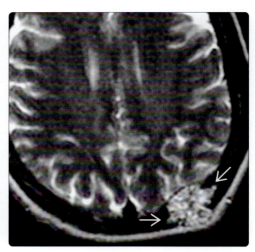

Hemangioma: Intraósseo

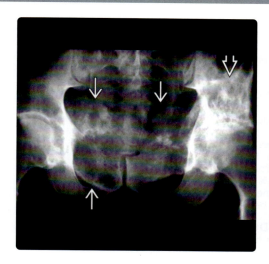
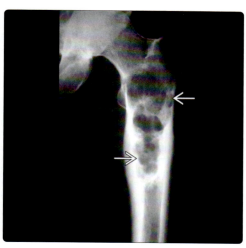

(À esquerda) *Radiografia AP mostra múltiplas lesões ósseas, que estão presentes e crescem lentamente há mais de 20 anos. Há aumento proeminente dos ramos púbicos ➡ e do acetábulo esquerdo ➡. Embora grandes, as lesões não parecem agressivas.* (À direita) *Radiografia AP no mesmo paciente mostra lesão lítica expandida com aparência de favo de mel da formação do osso reativo ➡. O diagnóstico é angiomatose cística, uma rara manifestação multicêntrica benigna de hemangiomatose e/ou linfangiomatose.*

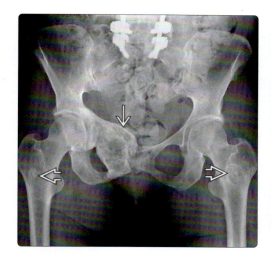
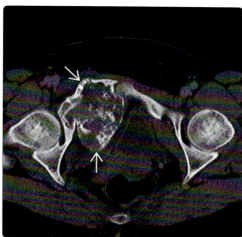

(À esquerda) *Radiografia AP mostra lesão expandida de longa duração do ramo púbico ➡. Outras lesões são observadas nas regiões intertrocantéricas ➡, que são variadamente líticas ou escleróticas. As lesões progrediram ao longo de um período de vários anos. Este paciente tem hemangiomatose envolvendo ossos, pele e vísceras.* (À direita) *TC axial no mesmo paciente mostra hemangioma expandido, que apresenta padrão de favo de mel do osso reativo ➡. As lesões de hemangiomatose exibem os mesmos achados que os de uma lesão solitária.*

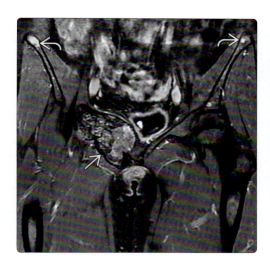
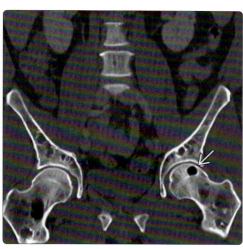

(À esquerda) *RM T1WI C+ FS no mesmo paciente mostra realce da grande lesão ➡, junto com o sinal baixo da formação óssea central. Há realce de várias outras lesões ➡ sem quaisquer outras características. Nenhuma das lesões parece agressiva neste paciente com hemangiomatose.* (À direita) *TC coronal mostra múltiplas lesões líticas que parecem não agressivas ➡ em um homem jovem com linfangiomatose de longa duração. As lesões são indistinguíveis de hemangiomas múltiplos.*

Hemangiopericitoma: Ósseo

DADOS PRINCIPAIS

TERMINOLOGIA
- Tumor vascular intraósseo de origem pericítica, de malignidade intermediária ou indeterminada
- Ao contrário do hemangioma, considerado uma neoplasia verdadeira

IMAGENS
- Localização: hemangiopericitoma ósseo muito menos comum que lesão de parte mole
  - 35% das lesões ósseas ocorrem nas extremidades inferiores
  - Frequentemente multicêntrico; pode ocorrer em locais anatômicos contínuos, tais como ossos de tornozelo/pé
- Aparência radiográfica: lítico em 70%; variando os graus de esclerose em 30%
  - Com esclerose, pode ver trabéculas proeminentes ou padrão de favo de mel
  - Varia de não agressivo a moderadamente agressivo
- Aparência na RM: não específica
  - Geralmente ↓ de intensidade de sinal em T1, ↑ de intensidade de sinal em T2, realçando
  - Pode ter vasos periféricos proeminentes

PATOLOGIA
- Surge das células de Zimmerman localizadas em torno dos vasos

QUESTÕES CLÍNICAS
- Rara osteomalacia hipofosfatêmica (oncogênica) associada
  - Reportada mais frequentemente com hemangiopericitoma que com outras lesões ósseas vasculares
- Faixa etária: 15 a 48 anos
  - Se multifocal, a faixa etária é 10 anos mais jovem
- Raro; < <1% dos tumores ósseos primários malignos
- Comportamento imprevisível
  - Varia de benigno a maligno de baixo grau

CHECKLIST DO DIAGNÓSTICO
- Dica: lesões múltiplas em ossos contínuos (particularmente pé/tornozelo) sugerem origem vascular
- Geralmente não é possível diferenciar entre hemangiopericitoma maligno e benigno ou entre lesões vasculares pelas imagens

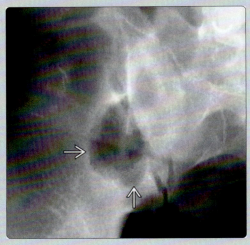 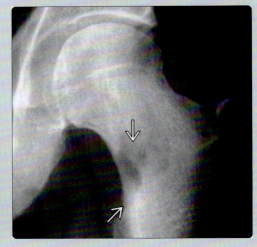

(À esquerda) Radiografia AP mostra lesão lítica não agressiva com margem esclerótica ➡ na asa ilíaca em paciente de 46 anos de idade. A lesão é inespecífica, mas pode sugerir plasmocitoma ou outras lesões em um paciente desta idade. (À direita) Radiografia AP no mesmo paciente mostra lesão mais agressiva no calcar do quadril contralateral. A lesão é lítica e pelo menos parte dela tem ampla zona de transição ➡. Estatisticamente, os diagnósticos mais prováveis são metástases e mieloma, mas os tumores vasculares também devem ser considerados.

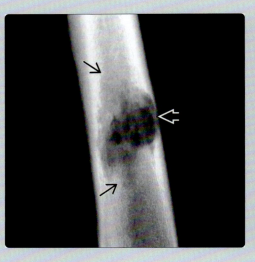 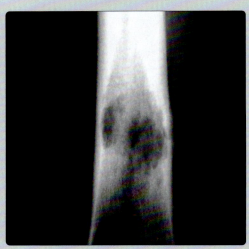

(À esquerda) Radiografia lateral no mesmo paciente mostra lesão moderadamente agressiva com uma zona de transição bastante ampla ➡ e significativas estriações corticais ➡. A aparência de buracos foi denominada padrão de favo de mel. (À direita) Radiografia AP confirma características moderadamente agressivas. A constelação de três lesões neste caso, de não agressiva a moderadamente agressiva, é típica de tumores vasculares poliostóticos, mas não específica para qualquer um em particular. O hemangiopericitoma maligno foi comprovado na biopsia.

Hemangioendotelioma: Ósseo

DADOS PRINCIPAIS

TERMINOLOGIA
- Tumor vascular intraósseo de origem endotelial, de malignidade intermediária ou indeterminada
  - Ao contrário do hemangioma, é considerado uma neoplasia verdadeira (independentemente do potencial de crescimento, atipia nuclear)

IMAGENS
- Localização: hemangioendotelioma ósseo menos comum que na parte mole
- Localizações do hemangioendotelioma ósseo
  - Calota craniana, coluna vertebral
  - Ossos tubulares, geralmente nas extremidades inferiores
- Pode ser solitário ou multicêntrico
  - Dica: considerar diagnóstico com lesões multicêntricas agrupadas regionalmente (pé/tornozelo > punho/mão)
- RM inespecífica: ↓ de intensidade de sinal em T1, ↑ de intensidade de sinal em T2, lesão realçada; aparência agressiva variável
- Aparência radiográfica: lesão lítica, com ocasional aparência de favo de mel
  - Aparência de agressividade variável, de não agressiva a agressiva com rotura cortical e massa de partes moles

PATOLOGIA
- Canais vasculares dispostos densamente, com múltiplas comunicações (padrão semelhante a galhada)
- Células endoteliais pleomórficas, com núcleos hipercromáticos

QUESTÕES CLÍNICAS
- Ampla faixa etária: 10-75 anos
  - Mais comumente presente na 2ª ou na 3ª décadas
  - Se multifocal, a faixa etária é 10 anos mais jovem
- Raro; < <1% os tumores ósseos malignos primários
- Comportamento imprevisível
  - Varia de benigno a maligno de baixo grau
- Tratamento: embolização, ressecção ampla
  - ± quimioterapia, radiação, dependendo do grau
  - Ablação térmica também tem sido defendida

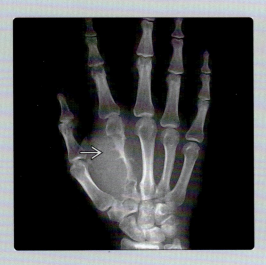
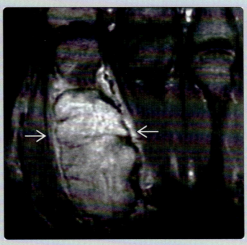

(À esquerda) *Radiografia AP mostra lesão óssea inespecífica, altamente destrutiva, comprovada se tratar de tumor vascular; surgindo no metacarpo e crescendo rapidamente, deixando apenas tufos de osso residual ➡. Nenhuma matriz está presente.* (À direita) *RM T1WI C+ FS coronal no mesmo paciente mostra massa de partes moles ➡ realçando com um padrão inespecífico, comprovada como hemangioendotelioma na biopsia. Esta lesão é intermediária dentro do espectro dos tumores vasculares, que varia de hemangioma a angiossarcoma.*

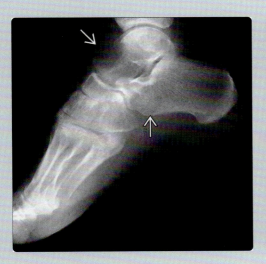
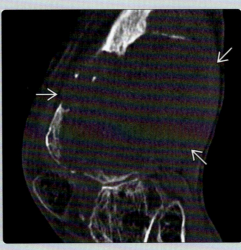

(À esquerda) *Radiografia lateral mostra múltiplas lesões líticas envolvendo o pé ➡, incluindo lesões do tálus, do calcâneo anterior e do cuboide. As lesões poliostóticas na extremidade inferior, particularmente quando agrupadas de perto em um adulto jovem, devem considerar o espectro da lesão vascular. Neste caso, a patologia mostra hemangioendotelioma.* (À direita) *TC óssea sagital mostra grande massa ➡ em um pseudotumor hemofílico, que se degenerou em um hemangioendotelioma epitelioide maligno.*

Angiossarcoma: Ósseo

DADOS PRINCIPAIS

TERMINOLOGIA
- Tumor vascular maligno agressivo
  - Células apresentam diferenciação endotelial

IMAGENS
- Localização do angiossarcoma ósseo
  - 60% nos ossos longos
  - 7% na bacia
  - Maioria no fêmur e na bacia em um estudo com 60 pacientes
- Maioria é solitária, mas pode ser multifocal (33%)
  - Se multifocal, frequentemente nas extremidades inferiores
  - Multifocal pode agrupar-se em ossos adjacentes
- Aparência na imagem
  - Lítica, destrutiva
  - Sem margem esclerótica (ou incompleta)
  - Osso muitas vezes expandido se de baixo grau
  - Rotura cortical, massa de partes moles se de alto grau
  - RM é inespecífica

QUESTÕES CLÍNICAS
- Pico: 3ª a 5ª décadas
- M > F = 2:1
- <1% dos tumores ósseos malignos
- Prognóstico ruim: 66% de casos de metástases desenvolvidas para o pulmão e outros órgãos em um estudo
- Estudos sugerem que pacientes com lesões multifocais podem ter taxas de sobrevivência mais elevadas (sem suporte em outro estudo)
- <1% dos tumores ósseos malignos
- Somente 6% dos angiossarcomas são ósseos

CHECKLIST DO DIAGNÓSTICO
- Dica para interpretação de imagens: agrupamento de lesões multifocais em região anatômica única
  - Altamente sugestivo de tumores vasculares ósseos
  - Geralmente não é possível distinguir entre angiossarcoma, hemangioendotelioma, hemangiopericitoma; multifocal pode ser vista em todas as três lesões
  - Angiossarcoma pode ser mais destrutivo

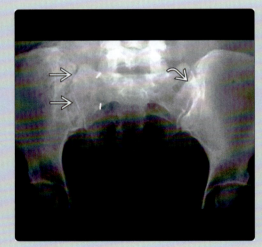 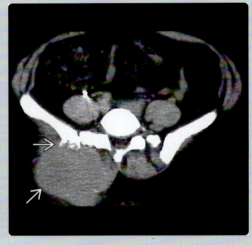

(À esquerda) *Radiografia AP mostra articulação sacroilíaca "nua". Observe a articulação sacroilíaca direita ➡ claramente visível. Isto indica que a asa ilíaca posterior está ausente. A asa ilíaca posterior é facilmente vista sobreposta à articulação sacroilíaca no lado esquerdo normal ➡. Esta articulação sacroilíaca nua é um achado diagnóstico importante, indicando grande lesão ilíaca posterior destrutiva, mas pode ser facilmente negligenciada.* (À direita) *TCSC axial confirma destruição da asa ilíaca posterior ➡ e da asa sacral adjacente por angiossarcoma comprovado.*

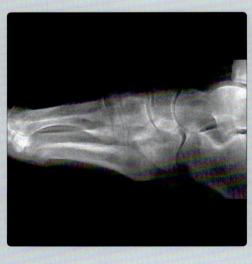 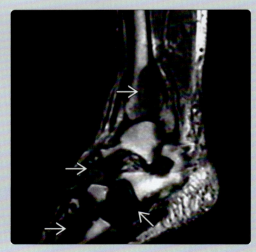

(À esquerda) *Radiografia lateral mostra o que parece se tratar de osteopenia difusa, envolvendo múltiplos ossos do tornozelo e do pé, mas sem lesão focal.* (À direita) *RM T1WI sagital no mesmo caso mostra múltiplas lesões focais envolvendo, até certo ponto, quase todos os ossos do pé e do tornozelo ➡. A substituição da medula é vista como a intensidade de sinal baixa na RM T1WI. As lesões poliostóticas, especialmente isoladas nas extremidades inferiores, devem considerar os tumores ósseos vasculares. Neste caso, o angiossarcoma foi comprovado.*

Angiossarcoma: Ósseo

TERMINOLOGIA

Sinônimos
- Hemangiossarcoma
- Sarcoma hemangioendotelial
- Angiossarcoma epitelioide

Definições
- Tumor vascular maligno agressivo
  - Células apresentam diferenciação endotelial

IMAGENS

Características Gerais
- Melhor dica para diagnóstico
  - Quando multifocal, dois achados sugerem o diagnóstico de tumor vascular
    - Lesões predominantemente em extremidade inferior
    - Muitas lesões agrupadas em região anatômica única (tornozelo/pé mais comuns)
    - Não específico para angiossarcoma; também visto em hemangioendotelioma ou hemangiopericitoma
- Localização
  - Envolve pele e partes moles muito mais frequentemente que osso (6%)
  - Localização de angiossarcoma ósseo
    - Maioria na fêmur e bacia em um estudo com 60 pacientes
    - 60% em ossos longos
      - Tíbia > fêmur > úmero
    - 7% na bacia
    - Envolvimento da coluna vertebral relativamente frequente
  - Maioria é solitária, mas podem ser lesões primárias multifocais (33%)
    - Se multifocais, muitas vezes nas extremidades inferiores
    - Lesões multifocais podem se agrupar em ossos adjacentes
      - Frequentemente pé e tornozelo
    - Multifocalidade pode, em alguns casos, representar doença metastática de angiossarcoma de parte mole não diagnosticado
- Tamanho
  - Pode ser grande no momento do diagnóstico, especialmente na bacia

Recomendações para Aquisição de Imagens
- Melhor ferramenta para aquisição de imagens
  - Detectado na radiografia
  - Mais plenamente avaliado com RM
  - Nenhuma imagem é específica para o diagnóstico
  - Avaliar as lesões multifocais: cintilografia óssea pode ser útil

Achados na Radiografia
- Lítico, destrutivo
  - Zona ampla de transição
  - Sem (ou incompleta) margem esclerótica
    - Pode ter a aparência de favo de mel ou buraco dentro de buraco se a lesão é de grau inferior
  - Osso frequentemente expandido se de baixo grau
  - Rotura cortical, massa de partes moles se de alto grau

Achados na TC
- Mimetiza os achados na radiografia
  - Graus variáveis de agressividade, dependendo do grau da lesão

Achados na RM
- Hipointensidade em T1 não específica
- Hiperintensidade em T2 não específica, não homogênea
- Realce do contraste não específico
  - Sinal baixo de necrose central é comum
- Pode ter vasos periféricos proeminentes
- Um relato de caso de níveis fluido-fluido dentro da lesão

Achados na Medicina Nuclear
- Cintilografia óssea: captação significativamente aumentada

DIAGNÓSTICO DIFERENCIAL

Multifocal
- Metástases, medula óssea
- Mieloma múltiplo
- Osteoporose difusa (pela radiografia, RM distingue)
  - Síndrome de dor regional complexa teria aparência semelhante
  - Osteoporose grave pode ter aparência de "roído por traça", semelhante às lesões multifocais, que podem ser vistas nos ossos adjacentes do pé no angiossarcoma
- Outras lesões vasculares multifocais
  - Hemangioendotelioma, ósseo
  - Hemangiopericitoma, ósseo

Lesão Solitária
- Plasmocitoma
  - Moderadamente agressivo
  - Lítico, expandido
- Linfoma
  - Lítico, agressivo
  - Grande massa de partes moles
  - Pode ter endósteo espessado, diferenciando-o do angiossarcoma
- Fibrossarcoma, histiocitoma fibroso maligno ósseo
  - Lítico, agressivo, pode ter aparência idêntica

PATOLOGIA

Características Gerais
- Etiologia
  - Desconhecida
  - Pode ser associada a radiação anterior
  - Possível associação a
    - Implantes metálicos de longo prazo
    - Doença de Paget
    - Infarto ósseo
- Genética
  - Dois subgrupos de angiossarcomas
    - Um com pouca ou nenhuma aberração genética
    - Um com múltiplas aberrações genéticas
      - Mais comum: amplificação de 2q e 17q
      - Encontrado em angiossarcoma que se origina no tecido ósseo ou na parte mole
    - Sem diferença nos dois grupos relacionada com sobrevivência ou localização do tumor

Estadiamento, Graduação e Classificação
- Estadiamento AJCC, incluindo consideração de
  - Tamanho do tumor

Angiossarcoma: Ósseo

○ Grau do tumor
○ Presença de metástases

Características Patológicas e Cirúrgicas Macroscópicas
- Sangrento e firme em consistência
- Vasos sanguíneos anormais exibindo invaginações complicadas e anastomoses irregulares

Características Microscópicas
- Células epiteliais que revestem os vasos sanguíneos apresentam características malignas
  ○ Pequenas amostras de tecido podem ser diagnosticadas erroneamente como lesão metastática por causa das células epitelioides
- Células fusiformes e epitelioides dentro da parte sólida do tumor
- Varia de bem a mal diferenciado

QUESTÕES CLÍNICAS

Apresentação
- Sinais/sintomas mais comuns
  ○ Dor e inchaço
  ○ Fratura patológica

Demografia
- Idade
  ○ 2ª a 7ª décadas
  ○ Pico: 3ª a 5ª décadas
  ○ Média de idade: 54 (em 1 estudo com 60 pacientes)
- Gênero
  ○ M > F = 2:1
- Epidemiologia
  ○ <1% dos tumores ósseos malignos
  ○ Somente 6% dos angiossarcoma são ósseos

Histórico Natural e Prognóstico
- 66% de casos de metástases desenvolvidas para o pulmão e outros órgãos em um estudo
- 40% apresentaram metástases em um estudo com 60 pacientes
- Em geral, 67% de sobrevivência em 5 anos em um estudo (incluindo lesões de parte mole e ósseas)
- Outro estudo com 60 pacientes mostrou 20% de sobrevivência em 5 anos
  ○ 33% para aqueles com doença localizada
    – 46% de sobrevivência para aqueles com remissão completa cirúrgica
  ○ 0% para aqueles com doença metastática
- Prognóstico também se refere ao grau de lesão
- Estudos sugerem que pacientes com lesões multifocais podem ter taxas de sobrevivência mais elevadas
  ○ Outros estudos sugerem que não há diferença na sobrevivência entre apresentações solitárias e multicêntricas

Tratamento
- Ressecção ampla
  ○ Ressecção cirúrgica completa parece ser exigência para qualquer potencial de cura
- Quimioterapia
- ± radioterapia

CHECKLIST DO DIAGNÓSTICO

Dicas para Interpretação de Imagens
- Agrupamento de lesões multifocais em região anatômica única
  ○ Altamente sugestivo de tumores vasculares ósseos

○ Geralmente não se pode distinguir entre angiossarcoma, hemangioendotelioma, hemangiopericitoma
  – Angiossarcoma pode ser mais destrutivo, mas a diferenciação não é confiável

REFERÊNCIAS

1. Verbeke SL, et al: Array CGH analysis identifies two distinct subgroups of primary angiosarcoma of bone, Genes Chromosomes Cancer. 54(2):72-81, 2015.
2. Balaji GG, et al: Primary epithelioid angiosarcoma of the calcaneum: a diagnostic dilemma, J Foot Ankle Surg. 53(2):239-242, 2014.
3. Palmerini E, et al: Primary angiosarcoma of bone: a retrospective analysis of 60 patients from 2 institutions, Am J Clin Oncol. 37(6):528-534, 2014.
4. Sakamoto A, et al: Aggressive clinical course of epithelioid angiosarcoma in the femur: a case report, World J Surg Oncol. 12:281, 2014.
5. Griffith B, et al: Angiosarcoma of the humerus presenting with fluid-fluid levels on MRI: a unique imaging presentation, Skeletal Radiol. 42(11):1611-1616, 2013.
6. Thariat J, et al: Primary multicentric angiosarcoma of bone: true entity or metastases from an unknown primary? Value of comparative genomic hybridization on paraffin embedded tissues, Rare Tumors. 5(3):e53, 2013.
7. Errani C, et al: Vascular bone tumors: a proposal of a classification based on clinicopathological, radiographic and genetic features, Skeletal Radiol. 41(12):1495-1507, 2012.
8. Dunlap JB, et al: Cytogenetic analysis of a primary bone angiosarcoma, Cancer Genet Cytogenet. 194(1):1-3, 2009.
9. Asmane I, et al: Adriamycin, cisplatin, ifosfamide and paclitaxel combination as front-line chemotherapy for locally advanced and metastatic angiosarcoma. Analysis of three case reports and review of the literature, Anticancer Res. 28(5B):3041-3045, 2008.
10. Abraham JA, et al: Treatment and outcome of 82 patients with angiosarcoma, Ann Surg Oncol. 14(6):1953-1967, 2007.
11. Marthya A, et al: Multicentric epithelioid angiosarcoma of the spine: a case report of a rare bone tumor, Spine J. 7(6):716-719, 2007.
12. Mittal S, et al: Post-irradiation angiosarcoma of bone, J Cancer Res Ther. 3(2):96-99, 2007.
13. Deshpande V, et al: Epithelioid angiosarcoma of the bone: a series of 10 cases, Am J Surg Pathol. 27(6):709-716, 2003.
14. Santeusanio G, et al: Multifocal epithelioid angiosarcoma of bone: a potential pitfall in the differential diagnosis with metastatic carcinoma, Appl Immunohistochem Mol Morphol. 11(4):359-363, 2003.
15. McDonald DJ, et al: Metal-associated angiosarcoma of bone: report of two cases and review of the literature, Clin Orthop Relat Res(396):206-214, 2002.
16. Roessner A, et al: Angiosarcoma. In Fletcher CDM, et al, editor: *World Health Organization classification of Tumours: Tumours of soft tissue and bone*, Lyon, IARC Press, 2002.
17. Choi JJ, et al: Angiomatous skeletal lesions, Semin Musculoskelet Radiol. 4(1):103-112, 2000.
18. Wenger DE, et al: Malignant vascular lesions of bone: radiologic and pathologic features, Skeletal Radiol. 29(11):619-631, 2000.
19. Abdelwahab IF, et al: Angiosarcomas associated with bone infarcts, Skeletal Radiol. 27(10):546-551, 1998.
20. Boulanger V, et al: Primary angiosarcoma of bone in Paget's disease, Eur J Surg Oncol. 24(6):611-613, 1998.
21. Greenspan A, et al: *Differential diagnosis of tumors and tumor-like lesions of bones and joints*, Philadelphia, Lippincott-Raven, 1998.
22. Lomasney LM, et al: Multifocal vascular lesions of bone: imaging characteristics, Skeletal Radiol. 25(3):255-261, 1996.
23. Murphey MD, et al: From the archives of the AFIP. Musculoskeletal angiomatous lesions: radiologic-pathologic correlation, Radiographics. 15(4):893-917, 1995.

Angiossarcoma: Ósseo

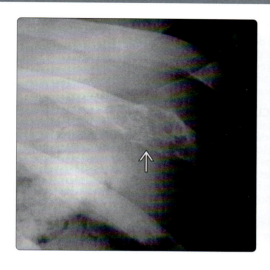
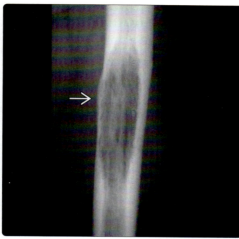

(À esquerda) *Radiografia AP em paciente com angiossarcoma poliostótico mostra lesão na costela que é lítica e levemente expandida ➡ com rotura cortical e parece moderadamente agressiva.* (À direita) *Radiografia AP no mesmo caso mostra lesão femoral com zona de transição bastante ampla e adelgaçamento do córtex endosteal ➡. Como a lesão da costela, esta parece moderadamente agressiva. Estas duas lesões devem considerar a metástase ou o mieloma múltiplo, embora o paciente esteja apenas com 30 anos de idade.*

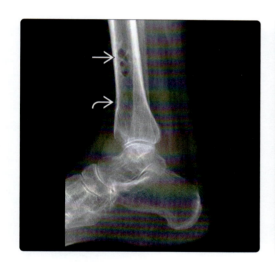
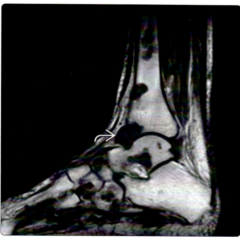

(À esquerda) *Radiografia lateral em mulher de 69 anos de idade com dor no tornozelo mostra múltiplas lesões líticas, as mais óbvias na tíbia distal. Uma é lítica e parece ser septada ➡. Outra tem base cortical ➡. Outras lesões por todo o tornozelo são facilmente mal interpretadas como o padrão comido por traça da osteoporose.* (À direita) *RM T1 sagital na mesma paciente mostra muito mais lesões que as notadas na radiografia. Uma se estende para a articulação do tornozelo ➡; esta apareceu como um derrame articular no exame de raios X. As lesões são de intensidade intermediária e uniforme.*

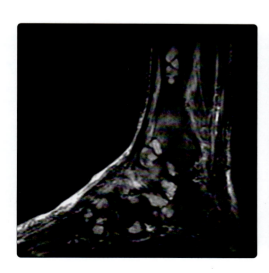
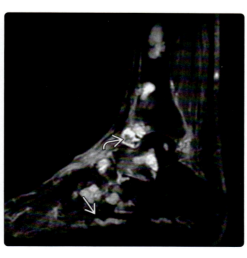

(À esquerda) *RM STIR sagital na mesma paciente mostra heterogeneidade nas lesões de intensidade alta.* (À direita) *RM T1 C+ FS sagital mostra que as lesões realçam avidamente com uma área central de necrose ➡. Há vascularidade proeminente ➡. Isto foi observado como uma característica de tumores vasculares, mas não é específico. A característica mais específica é o aglomerado de lesões múltiplas na extremidade inferior; não havia outras lesões na apresentação. Esta distribuição torna a doença metastática altamente improvável.*

Cordoma

DADOS PRINCIPAIS

TERMINOLOGIA
- Tumor maligno de grau de baixo a intermediário que recapitula a notocorda

IMAGENS
- Localização: sacro (60%)
  - Esfeno-occipital/nasal (25%)
  - Coluna cervical (10%)
  - Coluna toracolombar (5%)
- Aparência radiográfica: lesão lítica destrutiva
  - Calcificação interna pode estar presente (50%-70%)
  - Calcificação proeminente no cordoma condroide (localizado praticamente apenas no clívus)
  - Restos ósseos geralmente levados para a massa de partes moles; pode mimetizar matriz
- TC: 90% mostram calcificação
  - Apesar de a lesão ser localmente agressiva, o tempo de curso é suficientemente lento para não parecer agressivo
- RM T1WI: iso a hipointenso; não homogêneo se calcificação densa estiver presente
- Sequências de RM sensíveis a fluido: não homogêneas, mas geralmente de sinal muito alto
  - Pode parecer lobulado
  - Regiões significativas de sinal baixo se calcificação densa estiver presente

QUESTÕES CLÍNICAS
- Cresce lentamente, muitas vezes com sintomas inespecíficos
  - Por fim, desenvolve sintomas relacionados com a localização da propagação nas partes moles adjacentes
- 1% a 4% dos tumores ósseos malignos primários
- Dos tumores sacrais, 40% são cordomas
- Alta taxa de recorrência (80%) com ressecção marginal
- Taxa de sobrevivência em 5 anos: 50% a 84% em diferentes estudos
- Estudo recente mostra que a lesão é altamente maligna a longo prazo
- Pode conter focos desdiferenciados; pior prognóstico

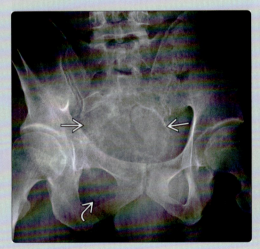
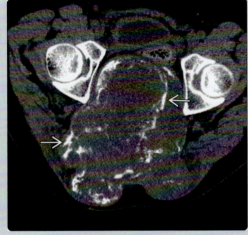

(À esquerda) *Radiografia AP pélvica em homem de 44 anos de idade mostra destruição da parte caudal do sacro ➡. Observe que há também calcificação pouco visível ➡. Esta aparência é típica de cordoma sacral ou condrossarcoma.* (À direita) *TC axial no mesmo paciente mostra grande tamanho da massa sacral. Observe que a calcificação ➡ não apresenta aparência condroide. A calcificação é principalmente distribuída perifericamente; esta aparência é típica de cordoma. Tal calcificação é vista em 90% dos cordomas pela TC.*

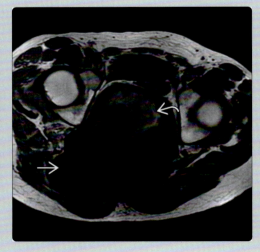
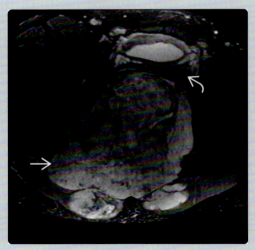

(À esquerda) *RM T1 axial no mesmo caso mostra sinal de intermediário a baixo posteriormente na massa ➡, mas sinal mais alto anteriormente ➡. Esta combinação é típica de cordoma, com o sinal mais alto representando sangue ou material altamente proteináceo.* (À direita) *RM T2 FS axial mostra hiperintensidade heterogênea em toda a massa ➡, com algumas áreas de hipointensidade representando as calcificações. Observe o deslocamento anterior do reto ➡ e da bexiga, típico de cordoma.*

Cordoma

TERMINOLOGIA
Definições
- Tumor maligno de grau de baixo a intermediário que recapitula a notocorda

IMAGENS
Características Gerais
- Localização
  - Sacro (60%); predominantemente nos elementos sacrais inferiores
  - Esfeno-occipital/nasal (25%)
    - 33% são da variedade cordoma condroide
  - Coluna cervical (10%)
  - Coluna toracolombar (5%)
  - Geralmente linha média na origem

Achados na Radiografia
- Lesão lítica destrutiva
  - Nenhuma matriz verdadeira produzida, mas calcificação interna frequentemente presente (50%-70% pela radiografia)
  - Calcificação proeminente no cordoma condroide (localizado praticamente somente no clívus)
- Apesar de a lesão ser localmente agressiva, o tempo de curso é suficientemente lento para não parecer agressivo
  - Zona de transição estreita
  - Margem é muitas vezes pelo menos parcialmente esclerótica
  - Sem reação periosteal
  - Expansão do osso sem rotura cortical no início do processo
- Monostótico com raras exceções
- Massa de partes moles, frequentemente pré-vertebral, mas pode se estender para o espaço epidural
  - Lesão sacral desloca intestino/bexiga

Achados na RM
- Cordomas esfeno-occipitais geralmente começam no clívus
  - Raramente ocorre na nasofaringe, na maxila, nos seios paranasais
  - Raramente multicêntrico
  - Calcificações nodulares ou dispersas em 20% a 70%
  - Imagens sagitais mostram o tumor recuando a ponte
  - Calcificação, hemorragia e áreas mucoides contribuem para a heterogeneidade
  - MRA necessária: encapsulamento/deslocamento tumoral dos vasos em ~ 80%
- Cordomas vertebrais começam no corpo vertebral
  - Pode se estender para os elementos posteriores
  - Desloca a medula espinal e/ou as raízes nervosas
  - Raramente surge no espaço epidural ou intradural
  - Raramente desenvolve massa mediastinal posterior, que é descontínua com a lesão óssea
  - Processo tardio pode envolver o disco intervertebral e os corpos vertebrais contínuos
  - Massa hiperintensa ao disco em T2, muitas vezes com septações
- Cordomas sacrais: começam em localização retrorretal
  - Podem aumentar tanto a ponto de envolver as nádegas
- Sinais de RM característicos
  - T1WI: iso a hipointenso; não homogêneo se calcificação densa estiver presente
    - Áreas de alta intensidade em decorrência de hemorragia e alto conteúdo proteico
  - Sequências sensíveis a fluido: não homogêneas, mas geralmente de sinal muito alto
    - Pode parecer lobulado
    - Regiões significativas de sinal baixo se calcificação estiver presente
    - Pode ter regiões mixoide e áreas de hemorragia
  - Realce moderado não homogêneo

DIAGNÓSTICO DIFERENCIAL
Diagnóstico Diferencial de Cordoma Sacral
- Tumor de células gigantes (TCG)
  - Surge no corpo do sacro, geralmente nos níveis superiores (S1 ou S2), expande anteriormente
  - Segundo tumor mais comum, primeiro sacral (depois de cordoma)
  - Lesão lítica; sem matriz
  - Pode parecer moderada a altamente agressivo
  - RM mostra sinal baixo central ou ao redor em T2/STIR
    - Cordoma pode parecer semelhante secundário à calcificação
- Condrossarcoma, convencional
  - Sacro é o local vertebral mais comum para esta lesão
  - Matriz condroide pode mimetizar a calcificação periférica ou os restos ósseos no cordoma
  - Lesão de baixo grau contém lobulações de sinal alto em T2
- Neurofibroma
  - Lesão de parte mole que surge no forame sacral pode destruir o osso a ponto de simular a lesão de origem sacral
  - Grande massa pré-sacral mais massa epidural
  - T2 frequentemente tem sinal central baixo; não significativamente diferente da aparência do cordoma
- Osteoblastoma
  - Surge no corpo do sacro
  - Frequentemente produz matriz osteoide; pode mimetizar o cordoma
  - Pode ser agressivo ou até mesmo maligno
- Plasmocitoma
  - Lesão lítica sem esclerose ou osso reativo
  - Moderadamente agressivo

Diagnóstico Diferencial de Cordoma no Corpo Vertebral
- Mieloma múltiplo
  - Lesões normalmente surgem no corpo vertebral
  - Lítico, moderadamente agressivo
  - Massa epidural pode ocorrer, embora não comumente
  - Geralmente múltiplo nas vértebras
- Metástases, medula óssea
  - Podem surgir no corpo ou nos elementos posteriores
  - Podem ter massa epidural, semelhante ao cordoma
  - Geralmente lesões múltiplas
- Osteoblastoma
  - Surge no corpo vertebral, semelhante ao cordoma
  - Frequentemente produz matriz osteoide; pode mimetizar o cordoma
  - Pode ser agressivo ou até mesmo maligno
- TCG
  - Surge no corpo vertebral, semelhante ao cordoma
  - Totalmente lítico; pode se estender para o espaço epidural ou para os elementos posteriores
  - Mais comum no corpo vertebral que o cordoma
- Linfoma
  - Envolvimento do disco e corpos vertebrais contínuos é semelhante ao cordoma vertebral tardio

Cordoma

Diagnóstico de Cordoma no Clívus
- Condrossarcoma, convencional
  - Calcificação densa no cordoma condroide mimetiza a matriz condroide no condrossarcoma
  - Diferenciação histológica é difícil: focos cartilaginosos no cordoma condroide se assemelham aos do condroma ou do condrossarcoma
    - Marcações por imuno-histoquímica mostram que as células tumorais são reativas para os marcadores epiteliais
- Macroadenoma hipofisário gigante e invasivo
  - Origem na sela turca ajuda a diferenciar do cordoma
- Metástases, medula óssea
  - Líticas ou mistas, líticas e escleróticas, com extensão local

PATOLOGIA

Características Gerais
- Etiologia
  - Remanescentes vestigiais do tecido da notocorda
- Genética
  - Aberrações cromossômicas clonais detectadas em alguns
  - Casos familiares foram descritos

Características Microscópicas
- Lóbulos individuais separados por faixas fibrosas
- Células tumorais organizadas em camadas, cordões ou flutuando individualmente dentro do abundante estroma mixoide
- Citoplasma vacuolizado pálido (denominado fisalífero)
- Atipia nuclear leve a moderada
- Cordoma condroide: partes da lesão parecem condrossarcoma de baixo grau

QUESTÕES CLÍNICAS

Apresentação
- Sinais/sintomas mais comuns
  - Crescimento lento, muitas vezes com sintomas inespecíficos
    - Por fim, desenvolve sintomas relacionados com a localização da disseminação nas partes moles adjacentes
  - Sacro
    - Constipação: deslocamento/obstrução retal
    - Massa pré-sacral detectada no exame retal
    - Anestesia/parestesia tardia e incomum
    - Dormência e dor perineal eventual
  - Esfeno-occipital
    - Cefaleia
    - Compressão do nervo craniano (especialmente ocular)
      - Visão turva, diplopia, fraqueza
    - Distúrbio endócrino se a hipófise é comprimida
    - Propagação inferior → obstrução nasal, hemorragia
    - Propagação lateral: sintomas do ângulo pontocerebelar
  - Coluna cervical ou toracolombar
    - Sintomas de compressão da raiz espinhal/medula
      - Dor, dormência, fraqueza motora, paralisia

Demografia
- Idade
  - Geralmente > 30 anos; extremamente raro < 20 anos
    - Pacientes mais jovens tendem a ter envolvimento esfeno-occipital mais frequentemente que outras regiões
  - Mais comumente presente na 6ª década (30%)
  - As lesões do crânio e da coluna vertebral tendem a se apresentar 10 anos mais cedo que as lesões sacrais
- Gênero
  - Masculino > feminino (1,8:1)
- Epidemiologia
  - 1% a 4% dos tumores ósseos malignos primários
  - De todos os tumores sacrais, benignos ou malignos, 40% são cordomas

Histórico Natural e Prognóstico
- Progressão inicial lenta; deslocamento da parte mole local
- Prognóstico variável, dependendo da localização e do envolvimento dos tecidos locais
- Alta taxa de recorrência (80%) com ressecção marginal
- Cirurgia prévia e tamanho grande da lesão relacionados com ↑ da recorrência local
- Taxa de sobrevivência em 5 anos: 50% a 84% em diferentes estudos
  - Taxa de sobrevivência em 10 anos: 30% a 64%
- Estudo recente mostra que lesão é altamente maligna a longo prazo
  - Metástases para pulmão, osso, parte mole, linfonodo
    - Metástase eventualmente ocorre em até 40%
- Cordoma desdiferenciado contém componente de célula fusiforme maligna
  - Pode ser cordoma primário ou tumores recorrentes que foram irradiados
  - Prognóstico muito ruim
    - Prognóstico pior se a lesão é grande, marginalmente ressecada ou atravessa a articulação sacroilíaca
    - Prognóstico melhor se a desdiferenciação é pequena (<1 cm)
- Cordoma condroide: prognóstico significativamente melhor
  - Sobrevivência em 15 anos: > 50%

Tratamento
- Natureza maligna da lesão de longo prazo sugere tratamento agressivo, se possível
  - Ressecção ampla é ideal, mas muitas vezes incompatível com a funcionalidade aceitável
- Radiação adjuvante parece levar a ↑ de intervalos livres da doença
- Radioterapia com fótons pode ser útil
- Ablação por radiofrequência percutânea considerada em lesões recorrentes
- Terapia molecular direcionada em desenvolvimento (imatinibe)
  - Alguns afirmam que pode retardar a doença, mas a progressão naturalmente lenta torna difícil provar isto em curto prazo

CHECKLIST DO DIAGNÓSTICO

Considerar
- Lesão sacral é difícil de visualizar na radiografia AP em razão da sobreposição do intestino
  - Observar na radiografia lateral para o deslocamento do reto pela massa pré-sacral

REFERÊNCIA

1. Si MJ, et al: Differentiation of primary chordoma, giant cell tumor and schwannoma of the sacrum by CT and MRI, Eur J Radiol. 82(12):2309-2315, 2013.

Cordoma

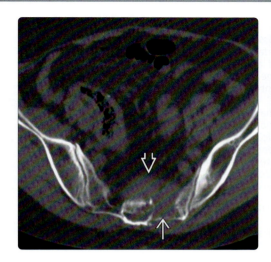
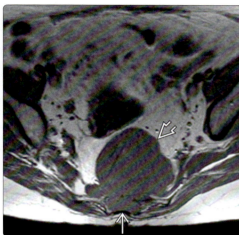

(À esquerda) *TCSC axial mostra lesão óssea lítica ocupando a asa sacral esquerda ➡ e massa de partes moles pré-vertebral se estendendo desde a lesão óssea ➡. A localização e a aparência são típicas de cordoma. Outras lesões, como neurofibroma, condrossarcoma e tumor de células gigantes, podem ter aparência semelhante.* (À direita) *RM T1WI axial na mesma paciente mostra que a lesão óssea ➡ e a massa de partes moles ➡ são homogeneamente de sinal baixo, isointenso ao músculo esquelético. A massa desloca o conteúdo intestinal anteriormente.*

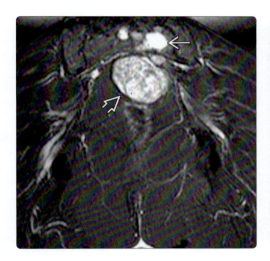
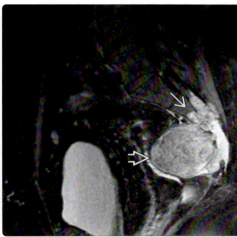

(À esquerda) *RM STIR coronal na mesma paciente mostra lesão óssea heterogeneamente hiperintensa ➡ e massa de partes moles com características semelhantes ➡.* (À direita) *RM T1WI C+ FS sagital na mesma paciente mostra realce significativo do osso ➡ e das massas de partes moles ➡. Observe que o reto e o útero foram previamente ressecados; se estivessem presentes teriam sido deslocados anteriormente. A localização e a aparência são típicas de cordoma.*

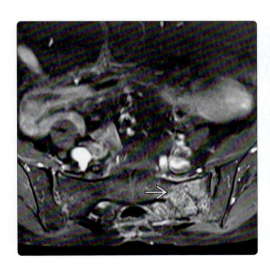
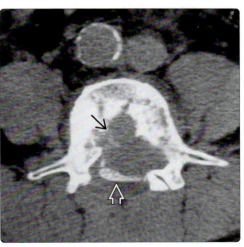

(À esquerda) *RM T1WI C+ FS axial obtida 1 ano após tratamento por ressecção marginal (necessária para manutenção da função) mostra recorrência de tumor dentro da asa sacral esquerda ➡. O cordoma é uma lesão localmente agressiva, que tem alta taxa de recorrência, particularmente com uma ressecção marginal. Ao longo do tempo, a doença metastática muitas vezes se desenvolve.* (À direita) *TC axial com mielograma mostra cordoma em desenvolvimento no corpo de uma vértebra lombar ➡, estendendo-se para o espaço epidural e comprimindo o saco tecal ➡.*

Doença de Paget

DADOS PRINCIPAIS

TERMINOLOGIA
- Renovação e remodelamento ósseo aumentado e desordenado

IMAGENS
- Distribuição da doença de Paget
  - Monostótica (10%-35%) ou poliostótica (65%-90%)
  - Crânio: 25% a 65% dos pacientes
  - Coluna vertebral: 30% a 75% dos pacientes
  - Bacia: 30% a 75% dos pacientes
  - Ossos longos proximais: 25% a 30% dos pacientes
- Aparência na radiografia ou na TC
  - Lesões iniciais: líticas, córtex afilado
  - Lesões tardias: mistas, líticas/escleróticas
  - Trabéculas desordenadas e espessas
  - Espessamento cortical
  - Deformidade: protrusão, quadril varo, inclinação tibial anterior, invaginação basilar
  - Aumento do osso envolvido em todas as dimensões
- Lesão em osso longo começa na região subcondral, progride na direção da diáfise
  - Exceção: lesão pode raramente começar na diáfise, normalmente na tíbia
- Delineamento oblíquo afiado na borda lesional com o osso normal
  - Denominado lâmina de grama ou em forma de chama
- Aparência na RM: variável, dependendo da fase
  - Composição histológica do espaço medular muda de lítica para doença blástica
  - Frequentemente contém mais tecido adiposo medular que o osso normal adjacente
- Cintilografia óssea: captação ↑↑ quando as lesões são ativas

CHECKLIST DO DIAGNÓSTICO
- Preservação de regiões de tecido adiposo medular na doença de Paget
  - Pode ajudar a diferenciar regiões de degeneração sarcomatosa precoce, onde o tecido adiposo está destruído
- Tecido adiposo também não é visto na presença de fratura

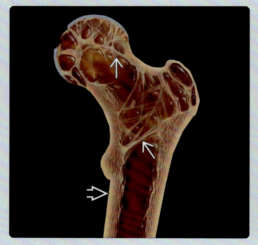
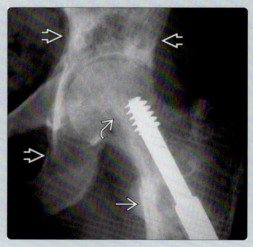

(À esquerda) Gráfico representa fêmur transeccionado na doença de Paget avançada. Há perda da arquitetura esponjosa normal e substituição por feixes grossos e espessos de osso trabecular ➜. O córtex é irregularmente espessado e tem aparência granular grosseira ➜ em contraste com a aparência lisa do marfim do osso cortical normal. (À direita) Radiografia AP mostra padrão misto da doença de Paget envolvendo acetábulo ➜ e fêmur. Observe o córtex femoral medial grosseiro ➜ e as trabéculas de suporte de peso ➜.

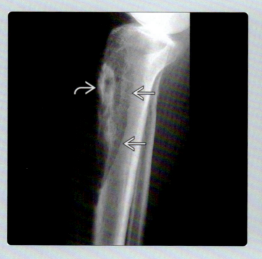
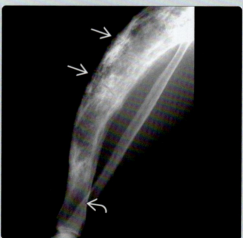

(À esquerda) Radiografia lateral da doença de Paget mostra lesão lítica com pequenas áreas escleróticas em seu interior ➜. A lesão se estende da região subarticular distalmente em um padrão de lâmina de grama ou em forma de chama ➜. O aumento precoce leve do osso é visto. (À direita) Radiografia lateral em um caso contrastante e avançado da doença de Paget mostra envolvimento difuso; somente uma pequena região distal da tíbia permanece normal ➜. Observe o aumento do osso e a curvatura anterior, com pequenas fraturas "banana" ➜.

Doença de Paget

TERMINOLOGIA
Definições
- Renovação e remodelamento ósseo aumentados e desordenados

IMAGENS
Características Gerais
- Melhor dica para diagnóstico
  - Osso aumentado com trabéculas grossas
- Localização
  - Monostótico (10%-35%) ou poliostótico (65%-90%)
  - Distribuição da doença de Paget não complicada
    - Crânio: 25% a -65% dos pacientes
    - Coluna vertebral: 30% a 75% dos pacientes
    - Bacia: 30% a 75% dos pacientes
    - Ossos longos proximais: 25% a 30% dos pacientes
  - Distribuição do sarcoma de Paget
    - 2/3 nos ossos longos dos membros (fêmur, úmero, tíbia)
    - 1/3 nos ossos chatos (bacia, crânio, escápula)
    - Bastante semelhante à distribuição normal da doença de Paget, exceto
      - Incidência maior no úmero
      - Incidência menor na coluna vertebral
    - Sarcoma de Paget multifocal: 17%
      - Geralmente fêmur e crânio

Achados na Radiografia
- Generalizações
  - Lesões iniciais: líticas, córtex afilado
  - Lesões tardias: mistas, líticas/escleróticas
    - Trabéculas desordenadas e espessas
    - Espessamento cortical
    - Aumento do osso envolvido em todas as dimensões
    - Deformidades relacionadas com amolecimento do osso: protrusão, quadril varo, inclinação tibial anterior, invaginação basilar
- Crânio
  - Fase lítica: lise, geralmente nos ossos frontal ou occipital
    - Denominado osteoporose circunscrita
  - Aumento do crânio: ampliação do espaço diploico
    - Ambas as camadas, interna e externa, da calota craniana envolvidas
  - Fase tardia: regiões focais de esclerose dentro da calota craniana espessada
    - Denominado bolas de algodão
  - Invaginação basilar
- Ossos longos
  - Lesão começa na região subcondral proximal ou distal, progride na direção da diáfise
    - Exceção: lesão raramente começa na diáfise; geralmente na tíbia
  - Delineamento oblíquo afiado na borda lesional com o osso normal
    - Denominado lâmina de grama ou em forma de chama
  - Fraturas por insuficiência horizontais incompletas
    - No lado convexo do osso
    - Progridem para fraturas "banana"
    - Contribuem para curvatura lateral anormal do fêmur, curvatura anterior da tíbia
- Bacia
  - Espessamento cortical precoce e esclerose das linhas iliopectínea e isquiopúbica
  - Aumento, envolvimento da asa ilíaca
  - Protrusão acetabular
- Coluna vertebral
  - Aumento das vértebras, espessamento das margens escleróticas → aparência de moldura
    - Centro frequentemente radiolúcido
  - Vértebra de marfim na fase blástica tardia
- Ficar atento à neoplasia sobreposta
  - Degeneração sarcomatosa
  - Tumor de células gigantes

Achados na RM
- Variável, dependendo da fase da doença
  - Composição histológica do espaço medular muda de lítica para doença blástica
  - Frequentemente contém mais tecido adiposo medular que osso normal adjacente
  - Muitas vezes "salpicado" heterogêneo em T1 e T2
  - Realce não homogêneo
- Tumor de células gigantes ou sarcoma de Paget
  - Achados típicos destas lesões, sobrepostos à doença de Paget
  - Frequentemente o tecido adiposo medular é obliterado pelo tumor sobreposto
    - Ausência de tecido adiposo pode ajudar a diferenciar o tumor do osso de Paget
- Imagem de contraste dinâmico mostra regiões de hipervascularização excessiva
  - Localizada na zona ativa avançada
  - Pode ser útil na avaliação do efeito terapêutico das medicações

Achados na Medicina Nuclear
- Cintilografia óssea: captação ↑↑ quando as lesões são ativas
- Usado para avaliar a distribuição e a extensão da doença esquelética

DIAGNÓSTICO DIFERENCIAL
Metástases Escleróticas
- Lesões blásticas com a mesma distribuição da doença de Paget
- Sem espessamento trabecular ou aumento do osso

Displasia Fibrosa
- Calota craniana e base do crânio, distribuição idêntica
  - Aparência pode não ser distinguível da doença de Paget
- Se a aparência homogênea de vidro moído estiver presente, diagnóstico de displasia fibrosa (DF)
- DF pode aumentar o osso, mas geralmente sem espessamento trabecular ou espessamento cortical

Mieloma Múltiplo
- Lesões líticas iniciais da doença de Paget podem ser semelhantes
- Mieloma não aumenta o osso ou as trabéculas

Mielofibrose
- Esclerose, mas sem aumento ósseo

PATOLOGIA
Características Gerais
- Etiologia
  - Influência ambiental (etiologia viral) em razão da diferença regional na prevalência da doença
    - Infecção crônica pelo sarampo pode estar relacionada
    - Corpos de inclusão intranuclear semelhantes aos de paramixovírus encontrados em osteoclastos

Doença de Paget

- Genética
  - Predisposição à doença de Paget pode ter componente genético associado ao braço do cromossomo 18
  - Mutações no gene que codifica o sequestossoma-1 (*SQSTM1*) na doença de Paget familiar (25%-50%) e esporádica

Características Microscópicas
- Fase lítica
  - Tecido fibrovascular substitui a medula amarela quando ativo
  - Reabsorção óssea agressiva
  - Canais vasculares aumentados
  - Rebordo osteoblástico
- Fase inativa
  - Retorno à medula amarela difusa ocorre gradualmente
  - Renovação óssea reduzida, trabéculas grosseiras
  - Linhas de cimento irregulares
  - Perda da vascularidade excessiva

QUESTÕES CLÍNICAS

Apresentação
- Sinais/sintomas mais comuns
  - Pode ser inicialmente assintomática por muitos anos
  - Dor óssea: profunda, constante, pior à noite
  - Deformidade: protrusão, arqueamento femoral ou tibial
  - Estenose espinhal e anormalidades neurológicas relacionadas
  - Aumento do tamanho do crânio
  - Perda de audição (impacto no nervo craniano VIII)
    - Outros nervos cranianos afetados menos frequentemente
  - Fratura patológica (12%-20%, mais frequente no fêmur)
  - Sarcoma de Paget: mudança no padrão da dor
- Outros sinais/sintomas
  - Elevação da fosfatase alcalina e da hidroxiprolina urinária
  - Insuficiência cardíaca de alto débito (rara)

Demografia
- Idade
  - Geralmente 55 a 85 anos de idade
    - Idade mediana do sarcoma de Paget: 64 anos
  - Somente 4% dos casos de Paget ocorrem < 40 anos de idade
    - No entanto, a prevalência é tão grande que o diagnóstico deve ser considerado mesmo em adultos jovens
- Gênero
  - Masculino levemente > feminino
  - Sarcoma de Paget mais comum em homens (2:1)
- Etnia
  - Predominância caucasiana, especialmente no Reino Unido, na Austrália, Nova Zelândia, nos Estados Unidos e na Europa Ocidental
- Epidemiologia
  - 3% dos indivíduos > 40 anos de idade
  - 10% a 11% dos indivíduos > 80 anos de idade
  - Algumas sugestões de que o padrão de doença está mudando
    - Pode ser menos prevalente e desenvolvida mais tarde na vida
    - Pode envolver menos ossos

Histórico Natural e Prognóstico
- Enfraquecimento ósseo → deformidade, fratura
  - Fraturas frequentemente começam como fraturas incompletas no lado convexo de ossos longos; progride para fratura "banana"
- Osteoartrite secundária
- Sintomas neurológicos
- Hiperemia pode predispor metástases a alojar-se no osso com doença de Paget subjacente
- Raro desenvolvimento de tumor de células gigantes, ocasionalmente múltiplo
  - Prevalência maior em pacientes que desenvolvem a doença precoce, com doença poliostótica e com + histórico familiar
- Raro desenvolvimento de pseudossarcoma
  - Massa de partes moles com aparência agressiva na RM, crescimento rápido, mas sem células malignas
- Rara degeneração para sarcoma
  - De precursores de malignidade óssea, considerados em categoria de risco moderado
    - Incidência de alteração sarcomatosa: 0,7% a 0,95%
  - Geralmente ocorre em pacientes com doença de Paget disseminada (70% dos casos de sarcoma)
  - Mais comumente degenera para osteossarcoma (50%-60%) ou histiocitoma fibroso maligno, condrossarcoma
    - Pesquisar doença de Paget subjacente na população de pacientes mais velhos com osteossarcoma
  - Prognóstico ruim para o sarcoma de Paget
    - 11% de sobrevivência global em 5 anos
    - Menor para doença multifocal
    - Metástases presentes em 25% na apresentação inicial

Tratamento
- Se assintomático, nenhum tratamento
- Bisfosfonatos reduzem a renovação óssea; efeito relativamente duradouro
- Calcitonina, mitramicina
- Cirurgia: correção de deformidades; artroplastia
- Sarcoma de Paget: depende se há metástases na apresentação
  - Tratamento agressivo: quimioterapia sistêmica, ressecção ampla, radiação
  - Tratamento paliativo: estabilização do osso envolvido quando necessário, quimioterapia sistêmica quando indicado

CHECKLIST DO DIAGNÓSTICO

Dicas para Interpretação de Imagens
- Preservação de regiões de tecido adiposo medular na doença de Paget
  - Pode ajudar a diferenciar regiões de degeneração sarcomatosa precoce, onde o tecido adiposo está destruído
  - Tecido adiposo também não é visto na presença de fratura

REFERÊNCIAS

1. Galson DL, et al: Pathobiology of Paget's Disease of Bone, J Bone Metab. 21(2):85-98, 2014.
2. Bolland MJ, et al: Paget's disease of bone: clinical review and update, J Clin Pathol. 66(11):924-927, 2013.

Doença de Paget

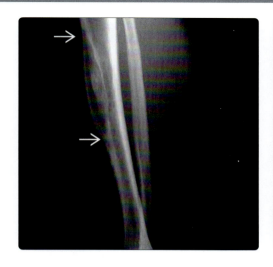 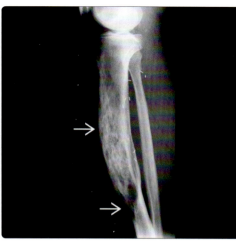

(À esquerda) *Radiografia lateral mostra lesão muito bem demarcada, mista lítica/esclerótica, surgindo no meio da tíbia anterior ➡. Embora se diga que a lesão lítica precoce na doença de Paget se origine no córtex subcondral de um osso longo, é bom lembrar que a tíbia é a exceção comum a esta regra.* (À direita) *Radiografia lateral no mesmo paciente 8 anos depois mostra a progressão implacável da doença de Paget. A tíbia é significativamente expandida, curvada anteriormente e tem uma lesão grande e ainda ativa ➡.*

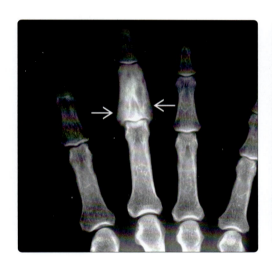 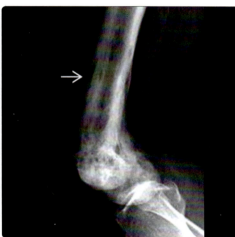

(À esquerda) *Radiografia AP mostra foco solitário da doença de Paget com uma única falange densamente esclerótica e significativamente aumentada ➡. Embora o local seja incomum, a aparência não possibilita quase nenhuma consideração diferente da doença de Paget.* (À direita) *Radiografia lateral em mulher de 50 anos de idade mostra a doença de Paget madura, com espessamento cortical denso do córtex femoral ➡. Nenhum processo lítico significativamente ativo é visto.*

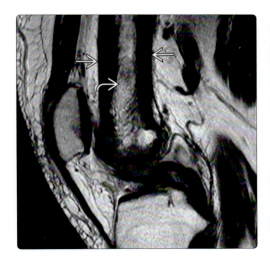 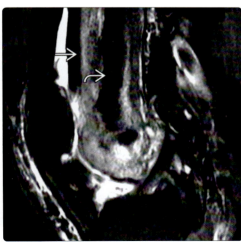

(À esquerda) *RM T1 sagital na mesma paciente confirma a maturidade do processo. O córtex espesso é bastante uniformemente hipointenso ➡, e a medula central ➡ mostra a substituição do tecido adiposo.* (À direita) *RM T2 FS sagital na mesma paciente mostra hiperintensidade leve do córtex espesso ➡, supressão da medula adiposa ➡ e nenhuma lesão focal hiperintensa ativa. Esta é a aparência esperada para um local maduro da doença de Paget.*

Doença de Paget

(À esquerda) *Radiografia lateral mostra que o corpo e os elementos posteriores de C2 estão aumentados e contêm trabéculas grosseiras* ➡. *Este padrão é típico e, de fato, diagnóstico de doença de Paget. Este padrão não é visto na doença metastática ou no mieloma múltiplo.* (À direita) *Radiografia lateral apresenta a aparência de um quadro clássico de um corpo vertebral* ➡. *A lesão mista, lítica e densa, deste corpo é vista, junto com o aumento global do corpo. Não há diagnóstico razoável, exceto doença de Paget.*

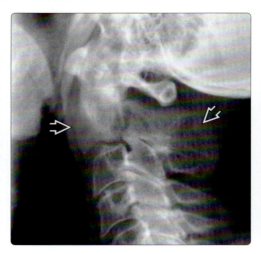 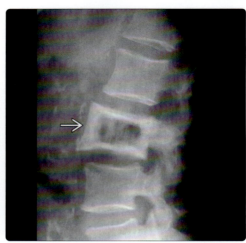

(À esquerda) *Radiografia lateral mostra fratura por compressão leve, mas uma densidade anormal no corpo vertebral L5, com trabeculação grosseira e expansão do corpo* ➡. *Em um paciente idoso, esta é uma descrição típica da doença de Paget. Entretanto, pode haver preocupação com a mudança destrutiva anteriormente.* (À direita) *RM T2WI sagital no mesmo paciente mostra o corpo vertebral expandido sem evidência de massa de partes moles* ➡. *Observe as regiões de tecido adiposo residual dentro do corpo* ➡, *típicas da doença de Paget não complicada.*

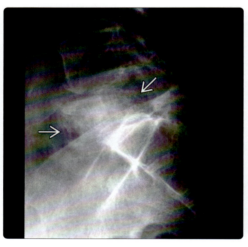 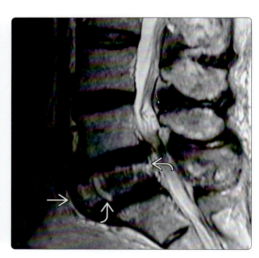

(À esquerda) *Radiografia lateral mostra osteoporose circunscrita. Isto é a doença de Paget precoce envolvendo o crânio. Observe a região lítica confluente do osso occipital* ➡. *Há, além disso, ampliação do espaço diploico* ➡, *que progride junto com a progressão da doença.* (À direita) *RM T2WI axial mostra a doença de Paget com espessamento difuso da calota craniana* ➡, *com ampliação diploica e trabéculas espessadas. A medula exibe uma quantidade aumentada de tecido adiposo hiperintenso ("medula atrófica").*

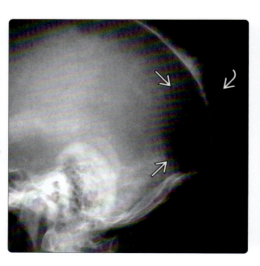 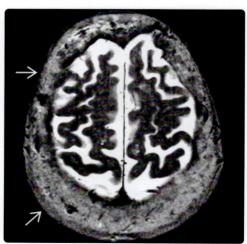

Doença de Paget

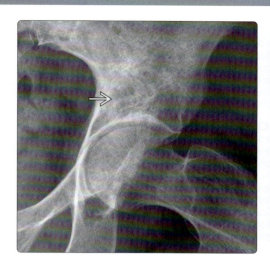
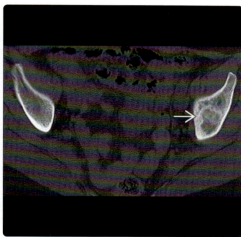

(À esquerda) *Radiografia em perna de rã lateral em mulher de 67 anos de idade com dor no quadril mostra que as trabéculas no acetábulo ➡ têm aparência desordenada. Normalmente, o acetábulo apresenta lucência relativa em formato triangular neste local.* (À direita) *TC óssea axial confirma o padrão trabecular anormal no acetábulo esquerdo ➡. Comparado com o lado direito normal, o esquerdo mostra um padrão misto, lítico e esclerótico. Embora haja apenas um espessamento cortical mediano mínimo, o padrão ainda é típico da doença de Paget precoce.*

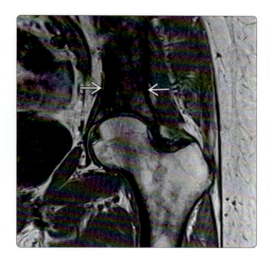
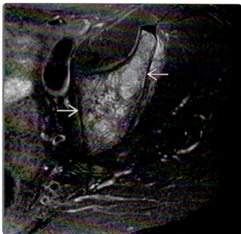

(À esquerda) *RM T1 coronal na mesma paciente mostra sinal hipointenso não homogêneo dentro do acetábulo ➡. Não há medula adiposa, como seria normalmente esperado em paciente desta idade.* (À direita) *RM T2 FS axial na mesma paciente mostra hiperintensidade não homogênea e desordenada do acetábulo ➡. Não há supressão medular para sugerir a presença de medula adiposa. Esta aparência, em conjunto com a radiografia, é típica da doença de Paget precoce ativa.*

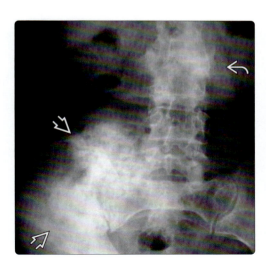
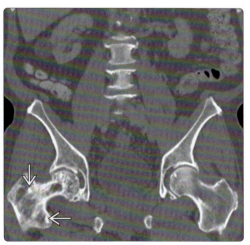

(À esquerda) *Radiografia AP mostra grande sarcoma de Paget surgindo na asa ilíaca ➡ cruzando no sacro. Há matriz osteoide densa; o osteossarcoma é o tipo mais frequente de sarcoma de Paget. Um segundo local é encontrado em L2 ➡, este pode ser metastático ou multifocal.* (À direita) *TC óssea coronal mostra ambas, a doença de Paget do quadril direito e as manchas sobrepostas das metástases escleróticas da próstata ➡. É possível que as metástases sejam preferencialmente depositadas no osso de Paget secundário para aumentar o fluxo sanguíneo.*

Histiocitose de Células de Langerhans

DADOS PRINCIPAIS

TERMINOLOGIA
- Proliferação neoplásica de células de Langerhans

IMAGENS
- Localização
  - Ossos chatos: 65% a 70%
  - Ossos longos: 25% a 30%
  - Coluna vertebral: 9%
- Monostótica (66%-75%) mais frequente que a poliostótica (25%-34%)
- Lesões precoces em qualquer local podem parecer altamente agressivas
  - Mudanças destrutivas podem ser extremamente rápidas
- Lesões mais maduras: geográficas, menos agressivas
- Lesões cranianas
  - Borda chanfrada: envolvimento diferencial das camadas interna e externa do crânio
  - Podem conter sequestro
- Lesões vertebrais
  - Colapso resulta em vértebra plana; na radiografia AP, placa fina da vértebra plana, pedículos intactos
- Sequências de RM sensíveis a fluido: sinal alto, heterogêneo
  - Realce intenso do contraste da anormalidade medular e de qualquer massa de partes moles
  - Parte mole, medula e edema fascial proeminente, especialmente nas lesões agressivas com rotura cortical, mimetizando o tumor maligno

QUESTÕES CLÍNICAS
- Faixa etária ampla: de alguns meses até a 8ª década
  - Média de idade ao diagnóstico: 5 a 10 anos
  - Tipo disseminado em pacientes mais jovens
- Masculino > feminino (2:1)
- Geralmente curso benigno para o HCL com cicatrização após o tratamento
- Morte associada à doença de Letterer-Siwe aguda
- O exame diagnóstico de imagem pode ser confuso, uma vez que a apresentação inicial da lesão pode ser enganosamente agressiva

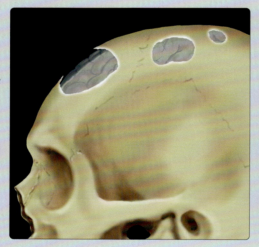
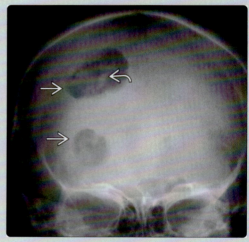

(À esquerda) *Gráfico lateral representa múltiplas lesões líticas cranianas, como podem ser vistas na histiocitose de células de Langerhans (HCL). A borda das lesões é chanfrada, indicando a destruição diferencial das camadas interna e externa do crânio.* (À direita) *Radiografia AP do crânio mostra algumas típicas bordas chanfradas da HCL clássica* ➡. *A borda chanfrada não é patognomônica para a HCL, mas é um achado típico e extremamente útil quando presente. Além disso, sequestros* ➡ *estão presentes, um achado que também tem sido descrito como típico nesta doença.*

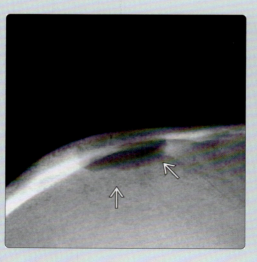
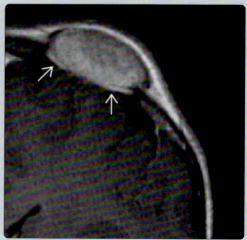

(À esquerda) *Radiografia oblíqua obtida tangencialmente a uma protuberância no crânio mostra que há uma lesão lítica ocupando o espaço diploico, que apresenta uma borda chanfrada* ➡. *Esta aparência, especialmente em uma criança, é típica de HCL.* (À direita) *RM T1 C+ FS oblíqua mostra que a lesão é heterogênea, com realce ao redor das partes de sinal mais baixo da lesão* ➡. *Observe a destruição diferencial das camadas interna e externa, confirmando a etiologia da borda chanfrada. (Cortesia de K. Suh, MD.)*

Histiocitose de Células de Langerhans

TERMINOLOGIA

Abreviatura
- Histiocitose de células de Langerhans (HCL)

Sinônimos
- Granuloma eosinofílico (GE), granulomatose de células de Langerhans, histiocitose X
- Variantes clínicas: doença de Hand-Schüller-Christian, doença de Letterer-Siwe (LS)

Definição
- Proliferação neoplásica de células de Langerhans

IMAGENS

Características Gerais
- Localização
  - Ossos chatos: 65% a 70%
    - Calota craniana
    - Pelve
    - Costela (local mais frequente em adultos)
  - Ossos longos: 25% a 30%
    - Fêmur, tíbia, úmero
    - Pode surgir em qualquer lugar ao longo do comprimento do osso: diáfise (maioria), metáfise, epífise (relativamente raro)
  - Coluna vertebral: 9%
  - Monostótica (66%-75%) > poliostótica (25%-34%)
    - Lesões poliostóticas aparecem no intervalo de 1 a 2 anos de uma para outra
  - Ocorrência rara de HCL focal de parte mole
- Tamanho
  - Média: 4 a 6 cm, faixa: 1 a 15 cm

Achados na Radiografia
- Lesões precoces em qualquer local podem parecer altamente agressivas
  - Permeativas, não geográficas
  - Sem margem esclerótica
  - Reação periosteal
  - Rotura cortical, massa de partes moles
  - Mudança destrutiva pode ser extremamente rápida
    - Destruição mais rápida que sarcoma ou osteomielite
- Lesões mais maduras: geográficas, menos agressivas
  - Reação periosteal é linear, se presente
  - Estriação endosteal, expansão mínima do osso
  - Sem massa de partes moles
- Lesões cranianas
  - Lesão lítica bem definida
  - Margem fina ou não esclerótica
    - Margem espessa esclerótica durante a fase de cicatrização
  - Borda chanfrada: envolvimento diferencial das camadas interna e externa do crânio
  - Pode conter sequestro
  - Lesões pequenas podem coalescer → grande lesão geográfica
  - Com destruição cortical, pode → massa de partes moles
  - Dente flutuante com lesão maxilar ou mandibular
- Lesões vertebrais
  - Afetam preferencialmente o corpo
    - Discos, placas terminais, elementos posteriores poupados
    - Colapso resulta na vértebra plana; no exame de raios X AP, placa fina da vértebra plana, pedículos intactos
  - No início do processo, pode-se ver massa paravertebral ou epidural
  - Com tratamento, pode reconstituir parte da altura do corpo

Achados na TC
- Borda chanfrada e sequestro mais facilmente identificados
- TC para o envolvimento pulmonar, uma vez estabelecido o diagnóstico

Achados na RM
- T1WI: sinal baixo homogêneo
- Sequências sensíveis a fluido: sinal alto, heterogêneo
- Realce intenso do contraste da anormalidade medular e de qualquer massa de partes moles; pode ser heterogêneo
- Aparência de brotamento da lesão descrita como ajudando a diferenciar de tumores mais agressivos
- Reação periosteal delineada por sinal alto na imagem sensível a fluido e pós-contraste
- Edema medular, especialmente nas lesões precoces ativas
- Parte mole e edema fascial proeminente, especialmente nas lesões agressivas com rotura cortical

Achados na Medicina Nuclear
- Maioria mostra captação aumentada na cintilografia óssea
  - Aparência normal em 35% das lesões
- PET mostra 35% ↑ de lesões novas ou recorrentes que o exame de raios X

Recomendações para Aquisição de Imagens
- Melhor ferramenta para aquisição de imagens
  - Frequentemente diagnosticada em radiografia
  - Lesão agressiva requer mais exames, uma vez que as lesões malignas estão no diferencial
    - RM para avaliação do local
    - Biopsia percutânea
  - Exame com PET/TC ou RM de corpo inteiro para avaliar a doença poliostótica

DIAGNÓSTICO DIFERENCIAL

Sarcoma de Ewing
- Lesão lítica, agressiva e permeativa
- Reação periosteal agressiva, massa de partes moles
- Sintomas sistêmicos de febre, ↑ VHS, HCL semelhante a leucocitose
- Pode até mesmo imitar a HCL poliostótica, uma vez que o sarcoma de Ewing pode sofrer metástase para outros locais ósseos
  - Sarcoma de Ewing geralmente tem um local óbvio primário, com metástases menores surgindo
- Nenhuma imagem diferencia definitivamente o sarcoma de Ewing da HCL ativa; requer biopsia

Osteomielite
- Mudança destrutiva quase tão rápida quanto a HCL precoce
- Lesão lítica, permeativa e agressiva
- Reação periosteal
- Pode ter formação óssea reativa e esclerótica
- Sintomas sistêmicos de febre, ↑ VHS, HCL semelhante a leucocitose
- Pode não ser capaz de diferenciar pela radiografia
- RM mostra abscessos no osso e/ou na parte mole

Metástases, Medula Óssea
- Na faixa etária do paciente que corresponde à da HCL poliostótica, metástases de neuroblastoma são mais comuns
- Líticas, agressivas e permeativas
- Localizadas mais frequentemente na metáfise

Histiocitose de Células de Langerhans

Linfoma Ósseo Multifocal Primário
- 50% dos casos de linfomas em crianças são multifocais
- Lesões serpiginosas, líticas e permeativas
- Mesma distribuição que a HCL

PATOLOGIA

Características Gerais
- Etiologia
  - Grupo de distúrbios envolvendo a proliferação anormal de histiócitos no sistema retículoendotelial
- Genética
  - Alguns casos de HCL mostraram ser clonais
    - Outros policlonais, sugerindo que podem ser reativos
- Anormalidades associadas
  - Três formas de histiocitose
    - Doença de LS (tipo agudo disseminado): 10%
      - Hepatoesplenomegalia de início agudo
      - Erupção cutânea
      - Linfadenopatia
      - Esqueleto pode não ser envolvido na LS
    - Doença de Hand-Schüller-Christian (crônica disseminada): 20%
      - Exoftalmia
      - Linfadenopatia (pode ser maciça)
      - Hepatoesplenomegalia
      - Fibrose pulmonar
    - HCL (osso e/ou pulmão): 70%

Características Patológicas e Cirúrgicas Macroscópicas
- Massa vermelha macia

Características Microscópicas
- Células de Langerhans: Intermediárias no tamanho com bordas citoplasmáticas indistintas
  - Eosinofílicas de citoplasma claro com núcleos ovais
- Células de Langerhans encontradas em aglomerados
- Misturadas com células inflamatórias: eosinófilos, linfócitos, neutrófilos, plasmócitos
- Necrose é comum: não prediz curso agressivo
- Células de Langerhans contêm inclusões intracitoplasmáticas únicas em forma de "raquete de tênis" (grânulos de Birbeck)

QUESTÕES CLÍNICAS

Apresentação
- Sinais/sintomas mais comuns
  - Dor e inchaço
  - Vértebra plana: dor nas costas e/ou sintomas neurológicos
  - Febre, VHS elevado, leucocitose, eosinofilia periférica
    - Sintomas sistêmicos mais aparência agressiva sugerem outras lesões agressivas, bem como HCL
      - Osteomielite ou sarcoma de Ewing
  - Envolvimento comum dos pulmões e linfonodos
- Outros sinais/sintomas
  - Amolecimento dos dentes com o comprometimento mandibular
  - Envolvimento mucocutâneo em 50% a 55% das HCLs
    - Pele é o segundo local mais comum depois de osso

Demografia
- Idade
  - Faixa etária ampla: de alguns meses até a 8ª década
    - Média de idade no diagnóstico: 5 a 10 anos
  - 80% a 85% em pacientes com menos de 30 anos
  - 60% em pacientes com menos de 10 anos
  - Tipo disseminado em idade mais nova (<2 anos)
- Gênero
  - Masculino > feminino (2:1)
- Etnia
  - Mais comum na população caucasiana
- Epidemiologia
  - 1% de todos os tumores ósseos e lesões semelhantes a tumores

Histórico Natural e Prognóstico
- Remissão espontânea de algumas lesões relatada durante um período de 3 meses a 2 anos
- Geralmente curso benigno para HCL com cicatrização após o tratamento
- Morte associada à doença de LS aguda
- Prognóstico variável para a doença de Hand-Schüller-Christian

Tratamento
- Observação se estável e nenhum risco de fratura
- Resolução da HCL observada durante o período de 11 a 14 meses, independentemente da modalidade de tratamento
  - Curetagem e enxerto/estabilização óssea se doloroso ou em risco de fratura
  - Injeção de esteroide
  - Quimioterapia se doença multissistêmica
  - Radioterapia se inacessível cirurgicamente
    - Risco de sarcoma induzido por radiação
    - Evitar se possível; reservar para indicações específicas
- Lesões na coluna vertebral podem requerer descompressão/estabilização

CHECKLIST DO DIAGNÓSTICO

Considerar
- Fase precoce agressiva da HCL pode mimetizar outras lesões agressivas de "pequena célula azul redonda"
  - Sarcoma de Ewing, osteomielite, metástase de neuroblastoma, linfoma
- Fase tardia sugere processo não agressivo ou benigno

Dicas para Interpretação de Imagens
- Crescimento extremamente rápido pode ocorrer na HCL
  - Lesões podem aparecer durante um período de 2 semanas
  - Muito mais rápido que o tumor; um pouco mais rápido que a infecção
  - Radiografias sequenciais ou histórico (se confiável) mostrando esta evolução rápida podem sugerir a HCL

REFERÊNCIAS

1. Amini B, et al: Soft tissue Langerhans cell histiocytosis with secondary bone involvement in extremities: evolution of lesions in two patients, Skeletal Radiol. 42(9):1301-1309, 2013.
2. Song YS, et al: Radiologic findings of adult pelvis and appendicular skeletal Langerhans cell histiocytosis in nine patients, Skeletal Radiol. 40(11):1421-1426, 2011.
3. Arkader A, et al: Primary musculoskeletal Langerhans cell histiocytosis in children: an analysis for a 3-decade period, J Pediatr Orthop. 29(2):201-207, 2009.

Histiocitose de Células de Langerhans

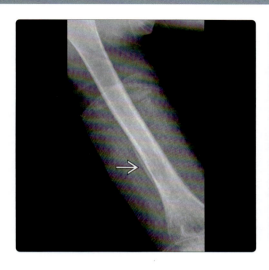
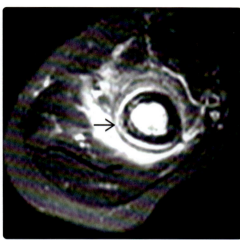

(À esquerda) *Radiografia AP obtida imediatamente após traumatismo mostra lesão permeativa agressiva dentro da diáfise média do úmero. Há proeminente reação periosteal* ➡. (**À direita**) *RM T2WI FS axial no mesmo paciente mostra massa de partes moles hiperintensa circundando a anormalidade óssea. A reação periosteal é proeminente* ➡. *Estes achados de uma lesão diafisária agressiva são típicos de sarcoma de Ewing, mas também osteomielite ou HCL podem ter aparência semelhante.*

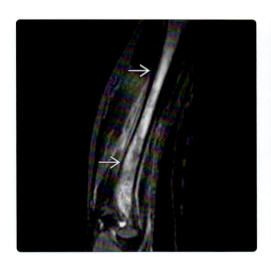
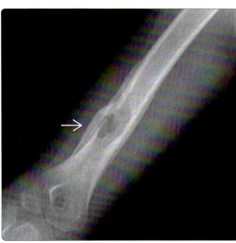

(À esquerda) *RM T1WI C+ FS sagital no mesmo paciente mostra que a anormalidade óssea é ainda mais extensa que se suspeitava* ➡. *Nenhuma formação de abscesso é mostrada, o que reduz o diferencial para sarcoma de Ewing versus HCL. A biopsia comprovou a HCL.* (**À direita**) *Radiografia AP obtida 1 ano depois no mesmo paciente mostra que a lesão está começando a cicatrizar, com reação periosteal espessa de aparência não agressiva* ➡. *Ao mesmo tempo que a aparência inicial da HCL pode ser alarmante, ao longo do tempo, ela atua e também parece menos agressiva.*

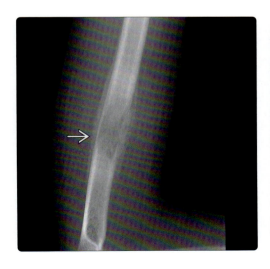
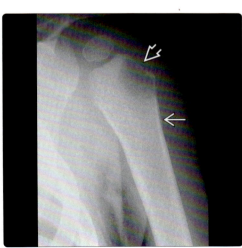

(À esquerda) *Radiografia lateral em paciente jovem mostra lesão diafisária altamente permeativa, que produziu reação periosteal proeminente* ➡. *O diagnóstico mais provável, e mais temido para essa aparência, é de sarcoma de Ewing. A biopsia mostrou HCL.* (**À direita**) *Radiografia AP mostra lesão lítica e mal definida* ➡, *que provocou reação periosteal* ➡. *Dada a idade jovem do paciente (18 meses), a HCL, a osteomielite ou a metástase de neuroblastoma são mais prováveis que o sarcoma de Ewing. A biopsia comprovou a HCL.*

Histiocitose de Células de Langerhans

(À esquerda) *Radiografia lateral mostra lesão lítica e permeativa dentro da metáfise distal do úmero ➡, que provocou reação periosteal densa ➡. O diagnóstico diferencial mais provável nesta faixa etária do paciente inclui o sarcoma de Ewing, HCL, osteomielite, metástases e leucemia.* (À direita) *RM T2WI FS coronal mostra que a lesão é heterogénea, mas de sinal alto. A reação periosteal é bem mostrada ➡. A rotura cortical com massa de partes moles é confirmada ➡.*

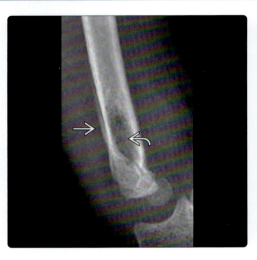 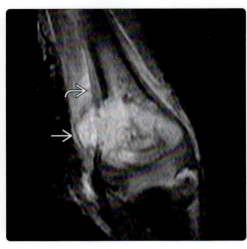

(À esquerda) *RM T1WI C+ FS coronal mostra o realce diferencial da lesão ➡. A RM serve para descrever mais detalhadamente o envolvimento local, mas não ajuda a diferenciar a histologia. A biopsia mostrou HCL. É importante lembrar que a HCL pode se comportar de maneira agressiva e a rotura cortical não é incomum no início do processo. (Cortesia de K. Suh, MD.)* (À direita) *Radiografia AP mostra HCL poliostótica com múltiplas lesões ósseas líticas na pelve ➡, todas com um padrão não agressivo.*

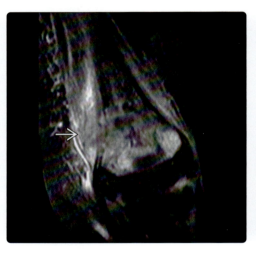 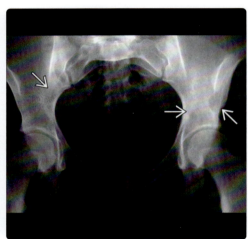

(À esquerda) *Radiografia AP mostra lesão lítica bem circunscrita dentro da epífise da cabeça do fêmur esquerdo ➡. O diagnóstico diferencial inclui HCL, condroblastoma e abscesso de Brodie.* (À direita) *RM T2WI FS coronal no mesmo paciente mostra lesão epifisária de sinal heterogeneamente alto ➡. Nenhum derrame articular ou envolvimento da placa epifisária é visto. A biopsia revelou HCL. As lesões epifisárias são incomuns, mas em crianças, a HCL deve sempre ser considerada. A apresentação pode ser agressiva ou não agressiva, como neste caso.*

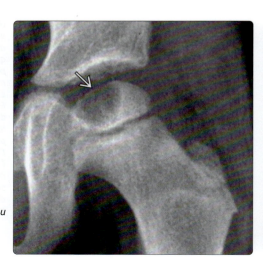 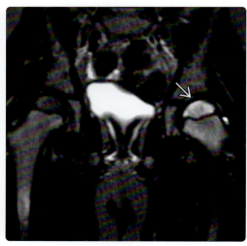

Histiocitose de Células de Langerhans

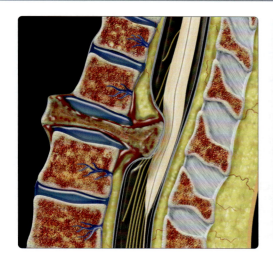
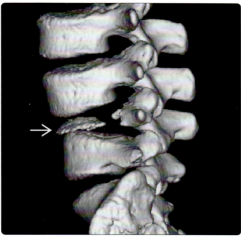

(À esquerda) *Gráfico sagital representa HCL do corpo vertebral. Os discos e as placas terminais geralmente são poupados, assim como os elementos posteriores. O envolvimento de todo o corpo pode resultar em vértebra plana.* (À direita) *TCSC reconstruída em 3D mostra vértebra plana grave ➡. Apesar da gravidade do envolvimento corporal, os elementos posteriores parecem estar intactos. A vértebra plana pode ser vista em crianças com sarcoma de Ewing ou metástases de neuroblastoma, mas a HCL deve ser fortemente considerada, como foi comprovada pela biopsia neste caso.*

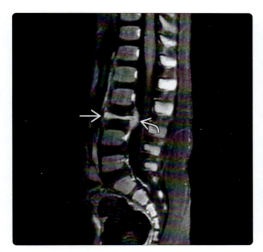
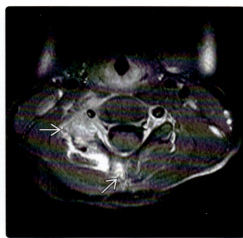

(À esquerda) *RM T1WI C+ FS sagital mostra caso típico de vértebra plana secundária à HCL ➡. Existe extensão epidural posterior ➡, que muitas vezes está presente; ascende e se estende sob o ligamento longitudinal posterior.* (À direita) *RM T1WI C+ FS axial mostra caso raro de HCL envolvendo os elementos posteriores, com realce acentuado de massa de partes moles associada ➡. A linfadenopatia está presente. As massas de partes moles são comuns durante a fase inicial da HCL, mas regridem com a evolução das lesões.*

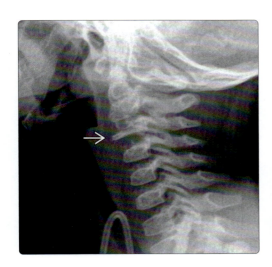
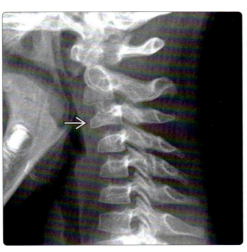

(À esquerda) *Radiografia lateral mostra vértebra plana típica em C3 ➡ em uma criança com múltiplas outras lesões esqueléticas (não visíveis aqui). Com os espaços dos discos e os elementos posteriores intactos, a HCL é o diagnóstico mais provável e foi comprovado pela biopsia.* (À direita) *Radiografia lateral no mesmo paciente 3 anos depois mostra que a lesão foi resolvida e a altura da vértebra está quase completamente reconstituída ➡. Tal reconstituição da altura pode ocorrer após o tratamento de HCL, visto que as placas terminais vertebrais geralmente permanecem intactas.*

375

Displasia Fibrosa

DADOS PRINCIPAIS

TERMINOLOGIA
- Lesão fibro-óssea benigna

IMAGENS
- Poliostótica em 15% a 20%
  - Tende a ser unilateral, embora não seja confiável
- Localização
  - Diafisária; frequentemente se estende para a metáfise e ocasionalmente para a epífise
  - Lesão normalmente central dentro do osso, causando diferentes graus de expansão
- Aparência radiográfica
  - Densidade varia de lítica a densamente esclerótica
    - Aparência bolhosa lítica muitas vezes vista nas lesões pélvicas
    - Lesões densamente escleróticas podem ser vistas na base do crânio
    - Maioria das lesões é levemente esclerótica em vidro moído, de acordo com quantidade de osso entrelaçado dentro da lesão
  - Deformidades de curvatura de ossos longos
    - Colo do fêmur em varo ("cajado de pastor")
  - Tipo poliostótico → discrepância do comprimento dos membros (70%)
- Aparência na RM
  - RM T1WI: intensidade de sinal baixa e homogênea
  - Sequências de RM sensíveis a fluido: variam de sinal muito alto a sinal levemente alto sobreposto em sinal baixo
  - Realce heterogêneo ávido das lesões ativas; as lesões inativas apresentam realce mais moderado
  - Pode ter cisto ósseo aneurismático associado a níveis fluido-fluido
- PET com FDG mostra atividade metabólica variável

QUESTÕES CLÍNICAS
- Pode ser assintomática se monostótica
- Tipo poliostótico: 2/3 sintomático aos 10 anos
  - Síndrome de McCune-Albright
  - Síndrome de Mazabraud
- Transformação maligna extremamente rara (0,5%)
- Tratamento: somente complicações são tratadas
  - Pode tratar com bisfosfonatos

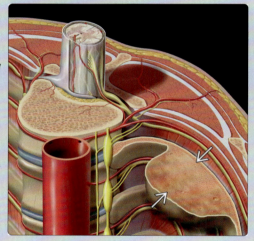
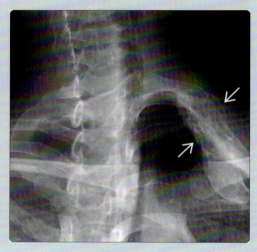

(À esquerda) Gráfico representa costela transeccionada contendo foco de displasia fibrosa (DF). A lesão expandida contém tecido branco e bronzeado sólido ➡; a superfície de corte tem consistência arenosa por causa dos focos irregulares de trabéculas ósseas entrelaçadas. A costela adjacente contém osso esponjoso e cortical normais. (À direita) Radiografia oblíqua em paciente com sintomas do plexo braquial esquerdo mostra lesão lítica bolhosa da 1ª costela ➡, que não parece agressiva. A DF deve ser fortemente considerada.

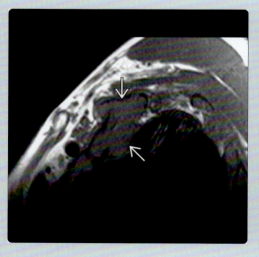
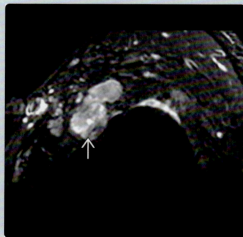

(À esquerda) RM T1WI sagital mostra que a lesão da costela é relativamente homogênea ➡ e isointensa ao músculo esquelético. Parece estar contida por um córtex fino, mas intacto. (À direita) RM STIR sagital mostra que a lesão expandida é heterogeneamente hiperintensa ➡; as áreas de sinal baixo correspondem às regiões de matriz em vidro moído. O plexo braquial é desviado e comprimido. A lesão da costela é típica de DF, a mais comum lesão de costela expandida benigna encontrada na população adulta.

Displasia Fibrosa

TERMINOLOGIA

Abreviatura
- Displasia fibrosa (DF)

Sinônimos
- Displasia fibrocartilaginosa, doença fibrocística generalizada do osso, osteíte fibrosa

Definições
- Lesão fibro-óssea benigna

IMAGENS

Características Gerais
- Melhor dica para diagnóstico
  - Expansão de leve a moderada da medula com esclerose variada, mais geralmente em vidro moído
- Localização
  - Poliostótica em 15% a 20%
    - Bacia, fêmur, tíbia, praticamente qualquer osso
    - Tende a ser unilateral, embora não seja confiável
  - Lesões monostóticas (80%-85%)
    - Ossos longos
      - Fêmur (35%-40%)
      - Tíbia (20%)
    - Calota craniana (crânio, base do crânio) (20%-34%)
    - Costelas (10%-28%)
  - Lesões geralmente surgem centralmente dentro do osso
    - Incomumente baseadas no córtex; a tíbia é o local mais comum para DF com base cortical
  - Diafisária; frequentemente se estende para a metáfise e ocasionalmente para a epífise
- Tamanho
  - 1 cm para envolvimento do osso inteiro

Achados na Radiografia
- Lesão geográfica
- Densidade varia de lítica a densamente esclerótica
  - Aparência bolhosa lítica muitas vezes vista nas lesões pélvicas
  - Lesões densamente escleróticas podem ser vistas na base do crânio
  - Maioria das lesões é levemente esclerótica
    - Denominada em vidro moído, relativo à quantidade de osso entrelaçado dentro da lesão
- Lesão normalmente central dentro do osso, causando graus variáveis de expansão
  - Expansão maior em lesões pélvicas
  - Lesões no crânio e na mandíbula podem ser tão expandidas que dão a aparência de querubismo
    - Tende a envolver somente um lado do crânio
  - Ossos longos tendem a ter uma expansão mais leve
    - Afilamento endosteal suave
- Sem reação periosteal
- Sem rotura cortical ou massa de partes moles
- Deformidades de curvatura de ossos longos
  - Decorrentes de microfraturas de osso anormal ao longo da parte principal de suporte de peso do osso
  - Deformidade em varo do colo do fêmur ("cajado de pastor")
  - Curvatura anterior da tíbia
  - Protrusão do acetábulo
- Tipo poliostótico → discrepância do comprimento dos membros (70%)
  - Decorrente de deformidades de curvatura + hiperemia com fusão precoce

Achados na RM
- T1WI: intensidade de sinal baixa e homogênea
- Sequências sensíveis a fluido: lesões variam de sinal muito alto a sinal levemente alto sobreposto em sinal baixo
  - Depende da quantidade de osso entrelaçado dentro da lesão
  - Cistos aparecem arredondados, sinal alto
- Realce ávido e heterogêneo das lesões ativas; as lesões inativas apresentam realce mais leve
  - Cistos hipointensos em T1WI C+ FS
- Pode ter cisto ósseo aneurismático (COA) associado
  - Parte de COA da lesão apresenta cistos loculados com níveis fluido-fluido

Achados na Medicina Nuclear
- Captação aumentada na maioria das lesões
- PET com FDG mostra atividade metabólica variável; SUV no estágio tardio pode ↑ ou ↓

Biopsia Guiada por Imagem
- Punção aspirativa por agulha fina (PAAF) geralmente resulta em tecido inadequado para a biopsia

DIAGNÓSTICO DIFERENCIAL

Diagnóstico Diferencial de Displasia Fibrosa Craniana
- Doença de Paget
  - Alargamento focal a difuso do espaço diploico
  - Densidade varia de osteoporose (osteoporose circunscrita) a densa (aparência de bolas de algodão)
  - Tende a envolver ambos os lados do crânio; DF normalmente envolve apenas um
- Metástases, medula óssea

Diagnóstico Diferencial de Displasia Fibrosa Pélvica (Borbulhante)
- Tumor de células gigantes
  - Totalmente lítico
  - Zona de transição estreita; sem margem esclerótica
- COS
  - Quando o COS ocorre em adultos, é frequentemente na pelve
  - Lesão lítica não específica com margem levemente esclerótica na radiografia
  - RM confirma a natureza cística da lesão

Diagnóstico Diferencial de Displasia Fibrosa de Osso Tubular
- Cisto ósseo simples
  - Centro lítico, levemente expandido, afilamento cortical
  - Metafisário ou metadiafisário, dependendo da idade
  - Sinal de fragmento caído na radiografia
  - RM confirma a natureza cística da lesão
- Doença de Ollier
  - Pode ser poliostótica, frequentemente unilateral, como é a DF poliostótica
  - Lesões geralmente metafisárias, deixando a diáfise normal; a DF mais frequentemente envolve a diáfise
  - Aparência estriada das lesões; ± matriz condroide
  - Discrepância no comprimento dos membros em ambas, doença de Ollier e DF
- Na tíbia, quando surge no córtex, a DF é indistinguível de qualquer um dos seguintes
  - Adamantinoma
  - Displasia osteofibrosa

Displasia Fibrosa

PATOLOGIA

Características Gerais
- Etiologia
  - Displasia do desenvolvimento
    - Diferenciação anormal dos osteoblastos → substituição da medula normal e do osso esponjoso por osso imaturo e estroma fibroso
- Genética
  - Predisposição a mutações somáticas do tecido mesenquimal que forma o esqueleto
    - Ativando mutações do gene *GNAS*, que codifica a subunidade α da proteína G estimuladora, vista em ambos os tipos, mono e poliostótico
    - Aberrações cromossômicas clonais (3, 8, 10, 12, 15) sugerem que a lesão é neoplásica
    - Níveis aumentados da oncoproteína c-fos

Características Patológicas e Cirúrgicas Macroscópicas
- Tecido cinza-escuro
- Textura firme a arenosa
- Cistos podem estar presentes, contendo líquido amarelado
- Focos cartilaginosos translúcidos azulados

Características Microscópicas
- Tecido fibroso e ósseo em proporções variadas
  - Proporções variam de lesão para lesão
  - Proporções variam dentro da lesão
- Parte fibrosa: citologicamente poucas células fusiformes
- Óssea: trabéculas curvilíneas irregulares de osso entrelaçado
- 10% contêm focos cartilaginosos

QUESTÕES CLÍNICAS

Apresentação
- Sinais/sintomas mais comuns
  - Pode ser assintomática, se monostótica
  - Tipo poliostótico: 2/3 sintomáticos aos 10 anos
  - Dolorosa se associada a microfraturas (particularmente colo do fêmur ou tíbia)
- Outros sinais/sintomas
  - Pode ser associada a osteomalacia oncogênica
    - Presente com fraturas
  - Pode ter aparência craniofacial anormal
    - Querubismo: envolvimento simétrico da mandíbula e da maxila
      - Autossômico dominante ou esporádico
      - Pode ser considerado variante de DF; na realidade, tipo de granuloma reparador de células gigantes
      - Progressão variável até a puberdade; pode regredir na idade adulta
    - Leontíase óssea: envolvimento dos ossos facial e frontal com fisionomia parecida com um leão provocada por espessamento ósseo craniofacial grave
    - Paralisias do nervo craniano
  - Síndrome de McCune-Albright
    - DF unilateral poliostótica
    - Anormalidades endócrinas
      - Precocidade sexual: presente com sangramento vaginal anormal
      - Hipertireoidismo
      - Diabetes melito
      - Hiperparatireoidismo (presente com raquitismo)
      - Acromegalia
    - Manchas café com leite, aparência da costa do Maine
      - Pode corresponder a locais de envolvimento esquelético
    - Predominância feminina
  - Síndrome de Mazabraud
    - DF poliostótica
    - Múltiplos tumores fibrosos e mixomatosos de partes moles
    - Maior incidência de transformação maligna para osteossarcoma

Demografia
- Idade
  - Pode apresentar em qualquer idade (normalmente 5-50 anos)
    - 75% presentes aos 30 anos
  - Tipo poliostótico tende a apresentar-se antes (idade média de 8 anos) do monostótico
- Gênero
  - M = F (exceto na síndrome de McCune-Albright, na qual predominam as pacientes do gênero feminino)
- Epidemiologia
  - 1% dos tumores ósseos primários biopsiados
  - Lesão benigna mais comum da costela

Histórico Natural e Prognóstico
- Tipo monostótico não progride para a DF poliostótica
- Monostótica: crescimento geralmente estabiliza na puberdade
  - Lesão permanece; não involui ou cicatriza
  - Lesões podem ↑ em tamanho durante a gravidez
- Tipo poliostótico: lesões tendem a tornar-se menos ativas após a puberdade
  - Geralmente, novas lesões não se desenvolvem
  - Deformidades podem progredir
- Complicações: microfraturas e deformidades de curvatura
- Fratura patológica cicatriza mal com calo displásico
- Transformação maligna extremamente rara (0,5%)
  - Pode ocorrer na DF poliostótica ou monostótica
  - Osteossarcoma > fibrossarcoma > condrossarcoma
  - Envolve mais frequentemente ossos craniofaciais ou fêmur
  - 33% a 50% dos relatados tiveram radiação prévia e são considerados sarcomas induzidos por radiação
  - Prognóstico ruim

Tratamento
- Somente as complicações são tratadas
  - Deformidades podem ser tratadas com osteotomia e enxerto/estabilização óssea
- Tentativa de curetagem e enxerto ósseo resultam em alta taxa de recorrência (aproxima-se de 100%)
- Pode tratar com bisfosfonatos
- Tratar as anormalidades endócrinas associadas

CHECKLIST DO DIAGNÓSTICO

Considerar
- Se a biopsia percutânea da DF é requerida, a PAAF geralmente não é adequada; planejar uma biopsia central

REFERÊNCIA

1. Su MG, et al: Recognition of fibrous dysplasia of bone mimicking skeletal metastasis on 18F-FDG PET/CT imaging, Skeletal Radiol. 40(3):295-302, 2011.

Displasia Fibrosa

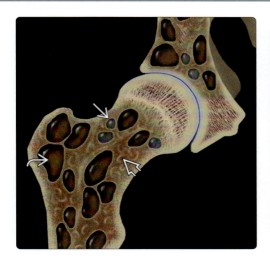
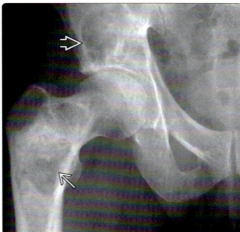

(À esquerda) *Gráfico coronal representa DF. As regiões císticas ➡ contêm líquido amarelado; as regiões focais cartilaginosos ➡ também são vistas. O material arenoso bronzeado consiste em células fusiformes contendo fragmentos ósseos curvilíneos entrelaçados ➡. Observe o envolvimento acetabular, comumente visto associado à DF do colo do fêmur.* (**À direita**) *Radiografia AP mostra lesões mistas, líticas e escleróticas, do colo do fêmur ➡ típicas de DF, com deformidade em varo do colo do fêmur. Observe que também há envolvimento acetabular ➡.*

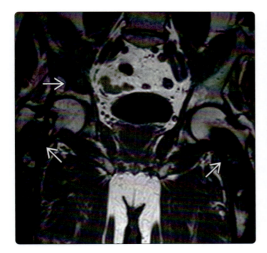
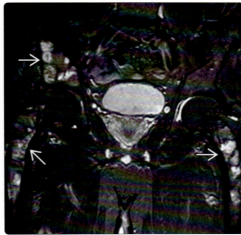

(**À esquerda**) *RM T1WI coronal em paciente com DF poliostótica mostra hipointensidade bastante uniforme, semelhante em sinal ao músculo esquelético, em todas as áreas envolvidas ➡. As regiões de osso residual mostram sinal medular normal.* (**À direita**) *RM STIR coronal no mesmo paciente mostra sinal misto, alto e baixo, em todas as regiões envolvidas com DF ➡, correspondendo à presença de osteoide em vidro moído. Há mais envolvimento do colo do fêmur direito que do esquerdo, resultando em deformidade em varo direita.*

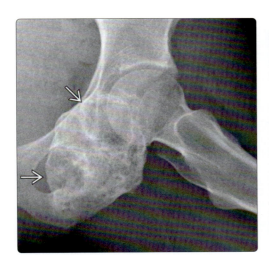
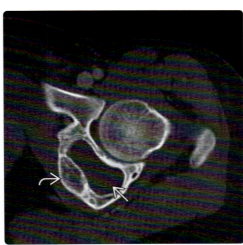

(**À esquerda**) *Radiografia AP mostra lesão bolhosa e expandida surgindo no ísquio esquerdo ➡. A lesão não é agressiva; tem regiões mistas, lítica e esclerótica em vidro moído, diagnósticas de DF. Sem demonstração de uma haste que se estende até o osso normal, a exostose exofítica não deve ser considerada.* (**À direita**) *TC óssea axial no mesmo paciente mostra regiões mistas, lítica ➡ e esclerótica em vidro moído ➡, que são típicas e diagnósticas de DF. Nenhum exame adicional é necessário.*

Displasia Fibrosa

(À esquerda) *Radiografia AP mostra DF clássica no eixo da tíbia, com seu leve alargamento do osso, afilamento cortical e displasia em vidro moído* ➡. *Também há lesões líticas redondas na epífise distal da tíbia e no tálus, que representam a DF cística* ➡. (À direita) *RM T1WI sagital no mesmo paciente mostra sinal baixo uniforme na lesão do eixo da tíbia em vidro moído* ➡ *e nas lesões císticas do tálus* ➡. *O osso não afetado mantém a medula normal de alto sinal.*

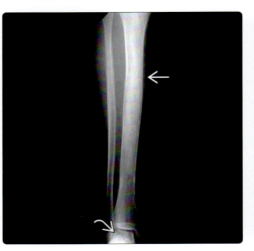 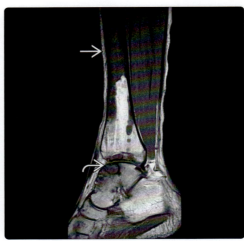

(À esquerda) *RM T2WI FS coronal mostra sinal uniformemente alto nas regiões de envolvimento cístico epifisário da tíbia* ➡ *e sinal misto, alto e baixo, nas lesões do eixo da tíbia e do tálus* ➡, *que foram moderadamente escleróticas na radiografia. A intensidade de sinal em T2 pode ser variável na DF, dependendo da quantidade de osso entrelaçado que está presente.* (À direita) *Radiografia AP mostra lesão lítica com base cortical envolvendo a tíbia* ➡, *representando a DF com base cortical, a displasia osteofibrosa ou o adamantinoma.*

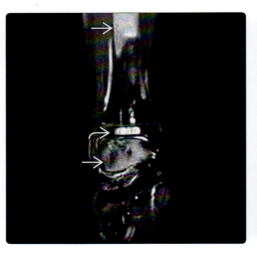 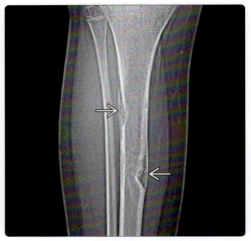

(À esquerda) *TCSC axial no mesmo paciente mostra que isto é uma grande lesão expandida com base cortical* ➡. *Nenhuma rotura cortical é vista.* (À direita) *RM T2WI axial confirma que a lesão é confinada ao córtex* ➡; *a medula e as partes moles circundantes estão normais. Não há nenhuma característica de diferenciação para os três diagnósticos possíveis. Destes, a DF com base cortical é vista com mais frequência que a displasia osteofibrosa ou o adamantinoma. A biopsia foi necessária para estabelecer o diagnóstico suspeito de DF.*

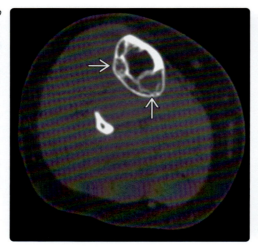 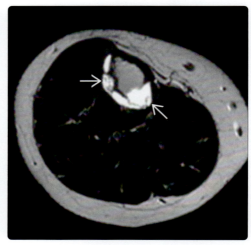

Displasia Fibrosa

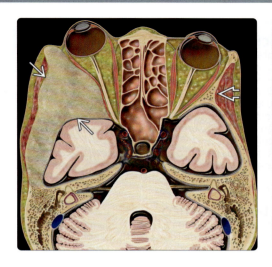
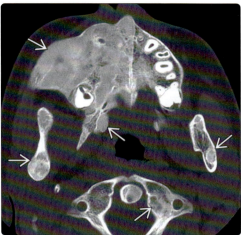

(À esquerda) *Gráfico axial mostra o foco de DF ➡ na base expandida do crânio, comparado à medula normal no lado contralateral ➡. A lesão bronzeada, de aparência arenosa, corresponde ao estroma de células fusiformes contendo fragmentos de osso entrelaçado e pedaços de cartilagem.* (À direita) *TCSC axial da mandíbula e da maxila mostra extensa expansão óssea multifocal com aparência de vidro moído ➡, correspondendo ao gráfico anterior que mostra a aparência macroscópica da DF.*

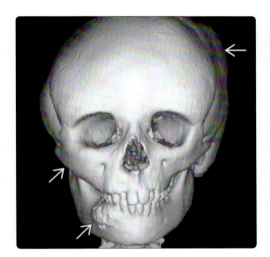
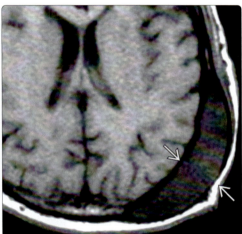

(À esquerda) *Reconstrução 3D da TC de superfície mostra acentuada assimetria de calota craniana, osso facial e espessamento mandibular ➡. A leontíase óssea, denominada pela fisionomia parecida com um leão, provocada pelo grave espessamento ósseo craniofacial, é o resultado final em vários distúrbios, incluindo DF, doença de Paget, displasia craniodiafisária e osteodistrofia renal.* (À direita) *RM T1WI axial mostra expansão focal e intensidade de sinal baixa não homogênea em um foco de DF cranial ➡.*

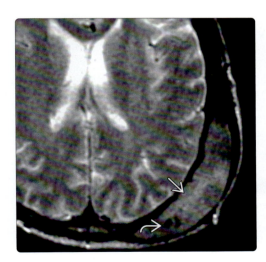
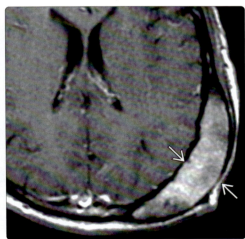

(À esquerda) *RM T2WI axial da mesma região mostra sinal misto, com algumas regiões de hiperintensidade leve ➡, mas outras de sinal baixo ➡, correspondendo à aparência de vidro moído vista na TC (não mostrada).* (À direita) *RM T1WI C+ axial mostra realce não homogêneo ➡. Pelo menos um realce leve geralmente é visto na DF, e um padrão heterogêneo é típico. Observe que ambas as camadas, interna e externa, do crânio permanecem intactas, e apenas um lado do crânio é envolvido.*

Displasia Osteofibrosa

DADOS PRINCIPAIS

TERMINOLOGIA
- Lesão fibro-óssea que afeta principalmente a tíbia e a fíbula de crianças

IMAGENS
- Localização: diáfise (geralmente proximal) da tíbia ou da fíbula
  - Surge no córtex; pode se estender para o canal medular
- Lesão confluente multifocal ou longa comum
- Lítica (60%) ou em vidro moído (40%)
- Geográfica, margem esclerótica
- Deformidade de curvatura, geralmente anterior
- Erro de amostragem do tecido pode resultar no diagnóstico incorreto de DOF quando a lesão é, de fato, adamantinoma
  - Atualização do diagnóstico da biopsia com agulha de DOF para adamantinoma, depois da disponibilidade do tecido cirúrgico, relatada em 21% dos 24 casos

PRINCIPAIS DIAGNÓSTICOS DIFERENCIAIS
- Displasia fibrosa intracortical
- Adamantinoma semelhante a displasia osteofibrosa
- Adamantinoma

QUESTÕES CLÍNICAS
- Lesão da infância; 50% ocorrem < 5 anos de idade
  - Idade considerada por muitos um indicador distintivo; extremamente rara após a maturação esquelética
- Alta taxa de recorrência se tratada com curetagem e enxerto ósseo (>60%)
  - Se um comportamento agressivo justifica a cirurgia, a ressecção ampla deve reduzir a taxa de recorrência para níveis aceitáveis
- Nenhuma tendência para progredir; estabilização e regressão espontânea relatadas em pacientes > 10 anos de idade
- Mudanças malignas não relatadas

CHECKLIST DO DIAGNÓSTICO
- Dica de relatório: uma vez que a DOF e o adamantinoma não podem ser diferenciados de forma confiável por imagem, relatar a possibilidade de ambas as lesões

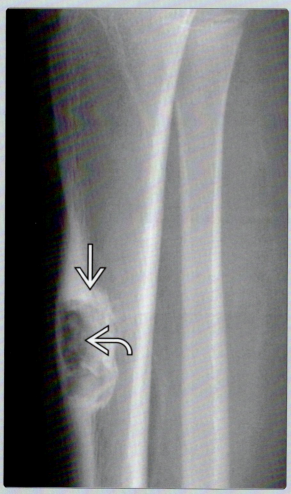

Radiografia oblíqua mostra caso típico de displasia osteofibrosa (DOF), surgindo no córtex no terço superior da diáfise tibial e afilando o córtex anterior. Apresenta margem densamente esclerótica ➡ e contém matriz osteoide ➡, embora a maioria destas lesões não.

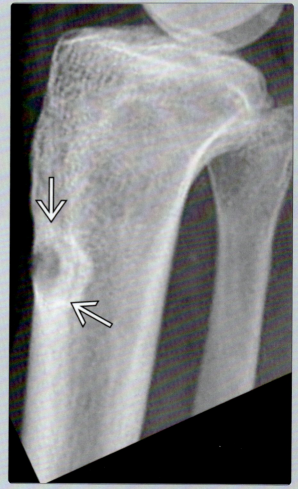

Radiografia lateral mostra lesão geográfica e lítica localizada dentro do córtex anterior da tíbia proximal ➡. A lesão lítica tem margem esclerótica densa com ligeira expansão anterior. Isto é uma DOF típica, exceto pela idade do paciente: 25 anos.

Displasia Osteofibrosa

TERMINOLOGIA

Abreviatura
- Displasia osteofibrosa (DOF)

Sinônimos
- Fibroma ossificante, osteíte fibrosa cística
- Defeito fibroso congênito da tíbia, fibroma ossificante extragnático, Kempson-Campanacci

Definição
- Lesão fibro-óssea que afeta principalmente a tíbia e a fíbula de crianças

IMAGENS

Características Gerais
- Localização
  ○ Diáfise (geralmente proximal) da tíbia ou da fíbula, quase exclusivamente
    – Série de 14 casos mostrou 13 na tíbia, 1 na fíbula
      □ Dois casos apresentaram duas lesões em ossos diferentes, uma ipsilateral, uma bilateral
      □ Três casos apresentaram lesões múltiplas no mesmo osso
    – Série de 24 casos mostrou 22 na tíbia, 2 na fíbula
    – Série de 24 mostrou que 4 eram múltiplas
      □ Três tinham lesões-satélites no mesmo osso
      □ Uma apresentou envolvimento bilateral da tíbia
- Tamanho
  ○ Média: 6 cm de comprimento (menor que a média relatada de adamantinoma, embora haja sobreposição)

Achados na Radiografia
- Lítica (60%) ou em vidro moído (40%)
- Geográfica, margem esclerótica
- Surge no córtex
  ○ Córtex fino e expandido
  ○ Pode se estender do córtex para o canal medular
  ○ Lesão confluente multifocal ou longa comum
- Pseudotrabeculação; pode parecer multiloculada
- Sem reação periosteal
- Deformidade de curvatura, geralmente anterior
  ○ Pode desenvolver pseudartrose após fratura patológica

Achados na TC
- Mimetiza os achados na radiografia
- Pode mostrar melhor qualquer matriz em vidro moído
- Melhor distinção de lesão múltipla com osso intermediário normal versus lesão pseudotrabeculada em comparação à radiografia

Achados na RM
- Expansão cortical em 58%
  ○ Destruição cortical e massa de partes moles raras
- Lesão cortical pode se estender para o canal medular, bem mostrado na RM
  ○ Um estudo com 24 pacientes mostrou extensão intramedular em 100%
- Intensidade de sinal em T1: intermediária homogênea ou heterogênea (50%)
- Sequências sensíveis a fluido: intensidade de sinal de intermediária a alta, heterogênea
  ○ Mais frequentemente heterogêneo, mas intensidade de sinal intermediária
- Um estudo mostrou tecido adiposo intralesional em 12%
- Bandas internas de sinal baixo e aparência multilocular em 91%
- Regiões císticas raras
- Edema suave (se houver) de parte mole adjacente na ausência de fratura patológica
- Realce intenso do contraste, geralmente heterogêneo
- Sem características diferenciadoras do adamantinoma

Biopsia Guiada por Imagem
- Erro de amostragem do tecido pode resultar no diagnóstico incorreto de DOF quando a lesão é, de fato, adamantinoma
  ○ Células epiteliais localizadas centralmente no adamantinoma; podem ser perdidas pela aspiração com agulha fina
  ○ Biopsia periférica pode mostrar apenas achados de DOF ou adamantinoma semelhante a DOF
    – Deve obter amostra do centro lítico da lesão
    – Amostras de tecido devem ser generosas para evitar erros de amostragem
- Atualização do diagnóstico da biopsia com agulha de DOF para adamantinoma, depois da disponibilidade do tecido cirúrgico, relatada em 21% dos 24 casos
- Sugere que o diagnóstico de DOF por biopsia com agulha deve ser tratado com algum ceticismo em relação à conduta do paciente

DIAGNÓSTICO DIFERENCIAL

Displasia Fibrosa (DF) Intracortical
- Na tíbia, a DF não é rara de ter origem no córtex
  ○ Pode ser indistinguível radiograficamente da DOF
- Idade mediana levemente mais velha
- Diferenciação histológica

Adamantinoma Semelhante a Displasia Osteofibrosa
- Também denominado adamantinoma diferenciado ou adamantinoma juvenil
- Mesma aparência nas imagens
- Ocorre em pacientes esqueleticamente imaturos
- Tecido semelhante a DOF, mas com pequenos ninhos de células epiteliais
- Curso benigno; no espectro histológico e comportamental de DOF para adamantinoma

Adamantinoma
- Aparência nas imagens pode ser idêntica
  ○ Pode mostrar aparência mais agressiva, com rotura cortical e massa de partes moles
- Ocorre em crianças ou adultos
- Histologicamente, células epiteliais mais abundantes
- Comportamento mais agressivo
  ○ Elevadas taxas de recorrência com ressecção inadequada
  ○ Potencial metastático significativo

PATOLOGIA

Características Gerais
- Etiologia
  ○ Desconhecida; não é certo se neoplásica ou displásica

Características Patológicas e Cirúrgicas Macroscópicas
- Pálida ou branco-amarelada, arenosa
- Mais suave, mais frágil que o osso normal
- Nenhum cisto observado

Displasia Osteofibrosa

Características Microscópicas
- Variação da proliferação celular fibroblástica, estoriforme
- Osteoide ou trabéculas ósseas com variação no formato e na orientação, marginados por osteoblastos
  - Grau de calcificação variável
  - Sem espículas ósseas longas típicas de DF
- Fibras colágenas no estroma

QUESTÕES CLÍNICAS

Apresentação
- Sinais/sintomas mais comuns
  - Massa, ± dor
  - Fratura patológica, pode resultar em pseudartrose

Demografia
- Idade
  - Lesão da infância; 50% ocorrem < 5 anos de idade
    - Idade considerada por muitos um indicador distintivo; extremamente rara após a maturação esquelética
    - Um relato de cinco casos com idade média de 19 anos provavelmente distorcido por paciente de 63 anos de idade
- Gênero
  - M > F

Histórico Natural e Prognóstico
- Alta taxa de recorrência se tratada com curetagem e enxerto ósseo (>60%)
  - Especialmente se o tratamento ocorrer antes de 5 anos de idade
  - Recorrência pode progredir para pseudartrose
- Nenhuma tendência para progredir; estabilização e regressão espontânea relatadas em pacientes > 10 anos de idade
- Mudanças malignas não relatadas

Tratamento
- Cirurgia após diagnóstico por biopsia com agulha evitada por alguns cirurgiões experientes até depois da puberdade, e, então, apenas realizada nas lesões grandes
- Se um comportamento agressivo justifica a cirurgia, a ressecção ampla deve reduzir a taxa de recorrência para níveis aceitáveis
- Se a cirurgia é sugerida em virtude da preocupação com a progressão teórica para adamantinoma, a ressecção ampla é o método preferido
  - Atenua a preocupação com a amostra não representativa da biopsia com agulha e com a recorrência

CHECKLIST DO DIAGNÓSTICO

Considerar
- Adamantinoma, adamantinoma semelhante a DOF e DOF tidos por alguns como representantes do mesmo espectro de doença semelhante
  - Relatos frequentes de excisão marginal das lesões inicialmente relatadas como sendo DOF ou adamantinoma semelhante a DOF, resultando em recorrência agressiva e reclassificação como adamantinoma
  - Histopatologia, ultraestrutura e citopatologia sugerem que estes estão intimamente relacionados
    - Complexidade progressiva das aberrações cromossômicas, aumentando de DOF para adamantinoma
    - Somente adamantinoma desenvolve doença metastática
    - Sugere uma transformação neoplásica de vários passos

Dicas de Relatórios
- Uma vez que a DOF e o adamantinoma não podem ser diferenciados de maneira confiável por imagem, relatar a possibilidade de ambas as lesões
  - Tecido deve ser examinado cuidadosamente para determinar onde, ao longo deste espectro, o caso individual reside

REFERÊNCIAS

1. Jung JY, et al: MR findings of the osteofibrous dysplasia, Korean J Radiol. 15(1):114-122, 2014.
2. Wick MR, et al: Proliferative, reparative, and reactive benign bone lesions that may be confused diagnostically with true osseous neoplasms, Semin Diagn Pathol. 31(1):66-88, 2014.
3. Gleason BC, et al: Osteofibrous dysplasia and adamantinoma in children and adolescents: a clinicopathologic reappraisal, Am J Surg Pathol. 32(3):363-376, 2008.
4. Khanna M, et al: Osteofibrous dysplasia, osteofibrous dysplasia-like adamantinoma and adamantinoma: correlation of radiological imaging features with surgical histology and assessment of the use of radiology in contributing to needle biopsy diagnosis, Skeletal Radiol. 37(12):1077-1084, 2008.
5. Lee RS, et al: Osteofibrous dysplasia of the tibia. Is there a need for a radical surgical approach? J Bone Joint Surg Br. 88(5):658-664, 2006.
6. Van der Woude HJ, et al: MRI of adamantinoma of long bones in correlation with histopathology, AJR Am J Roentgenol. 183(6):1737-1744, 2004.
7. Kahn LB: Adamantinoma, osteofibrous dysplasia and differentiated adamantinoma, Skeletal Radiol. 32(5):245-258, 2003.
8. Seeger LL, et al: Surface lesions of bone, Radiology. 206(1):17-33, 1998.
9. Nakashima Y, et al: Osteofibrous dysplasia (ossifying fibroma of long bones). A study of 12 cases, Cancer. 52(5):909-914, 1983.

Displasia Osteofibrosa

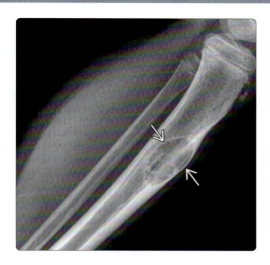
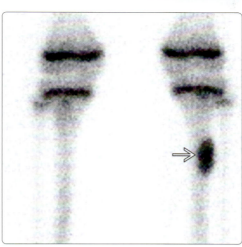

(À esquerda) *Radiografia lateral de lesão metadiafisária em menina de 8 anos de idade mostra expansão leve e margem esclerótica circundando lesão lítica ➡ que se originou no córtex. A lesão contém regiões de matriz em vidro moído. Há afilamento cortical endosteal, mas sem evidência de rotura cortical. Nenhuma lesão-satélite é observada. Dada a idade da paciente, a DOF é um provável diagnóstico.* (À direita) *Cintilografia óssea AP mostra que a lesão tem captação significativamente aumentada ➡.*

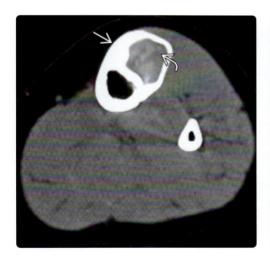
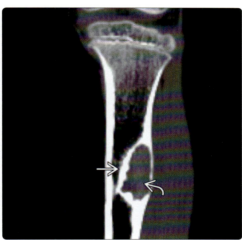

(À esquerda) *TC axial mostra lesão tibial cortical ➡ que tem margem esclerótica completa. O centro da lesão apresenta densidade variável em vidro moído ➡.* (À direita) *Reconstrução da TC coronal na mesma paciente mostra que a lesão é contida por margem esclerótica densa ➡. Verificou-se novamente que a matriz é de densidade em vidro moído ➡.*

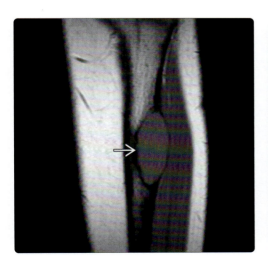
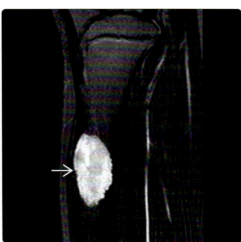

(À esquerda) *RM T1 coronal mostra que o conteúdo da lesão é homogêneo ➡, com intensidade de sinal não específica semelhante à do músculo esquelético.* (À direita) *RM T2 FS sagital mostra heterogeneidade da lesão, com hiperintensidade de sinal predominante ➡. Nenhum destes estudos diferencia definitivamente esta DOF, comprovada pela biópsia, do adamantinoma semelhante à DOF ou do adamantinoma.*

Displasia Osteofibrosa

(À esquerda) *Radiografia oblíqua em um paciente de 10 meses de idade mostra grande lesão lítica ocupando a maior parte da diáfise da tíbia. A radiografia dá a impressão de que a lesão ocupa a medula centralmente, causando expansão ➡. **(À direita)** TCSC sagital no mesmo caso mostra que a lesão bem marginada é de fato baseada no córtex do osso ➡. O córtex é expandido, e a lesão se estende circunferencialmente. A combinação de uma lesão cortical expandida e bem definida na tíbia e a idade jovem do paciente sugerem DOF.*

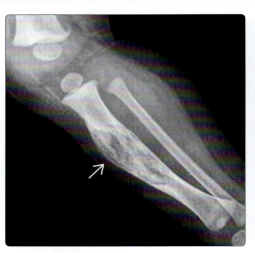 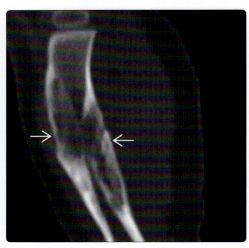

(À esquerda) *RM STIR sagital oblíqua do córtex medial no mesmo caso mostra sinal alto não específico dentro da lesão e nenhuma rotura cortical ➡. A biopsia comprovou DOF. **(À direita)** Radiografia AP mostra lesão lítica cortical dentro da metáfise fibular distal ➡ em criança. A margem esclerótica é densa. A lesão mais comum neste local é o fibroxantoma (fibroma não ossificante), mas outras lesões corticais, como DOF ou adamantinoma, devem ser consideradas por causa da localização na perna.*

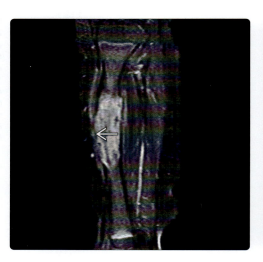 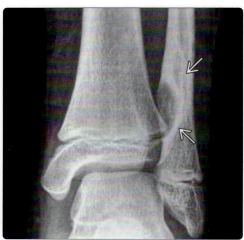

(À esquerda) *RM PDWI FS coronal mostra que a mesma lesão tem sinal alto bastante homogêneo ➡ e sugere que a lesão pode ser central em sua localização. **(À direita)** RM STIR axial no mesmo caso mostra que a lesão é de fato excêntrica e cortical ➡, deixando uma parte da medula normal vista lateralmente ➡. Isto ocorre em uma lesão cortical dentro de um osso grácil. Há edema na parte mole circundante, mas nenhuma rotura cortical verdadeira. A imagem sugere DOF ou adamantinoma; a DOF foi comprovada pela biopsia.*

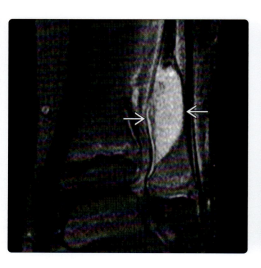 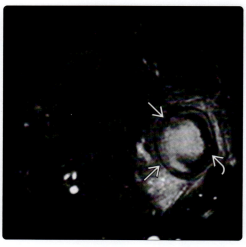

Displasia Osteofibrosa

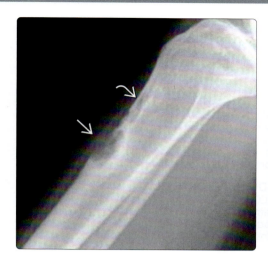
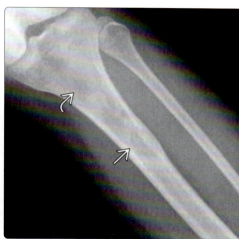

(À esquerda) *Radiografia lateral mostra lesão lítica na diáfise proximal da tíbia cortical ➡. Parece haver uma rotura cortical anteriormente, mas a lesão parece relativamente geográfica. Há extensão proximal da lesão ou um segundo foco ➡. (À direita) Radiografia AP no mesmo paciente mostra lesão lítica levemente expandida ➡, com lesão proximal apenas levemente vista ➡. O diagnóstico diferencial inclui o espectro de lesões da tíbia com base cortical.*

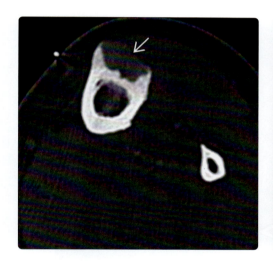
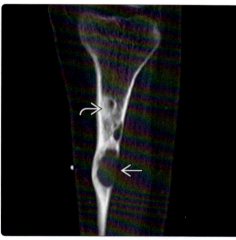

(À esquerda) *TC óssea axial no mesmo paciente mostra localização cortical com melhor proveito ➡. A borda anterior não é claramente vista como óssea, mas contém a lesão. (À direita) TC óssea coronal reformatada mostra a maior parte da lesão com sua contenção excessivamente fina ➡. Há outras lesões ➡ que são separadas ou uma extensão conglomerada proximal da lesão original. Qualquer uma das lesões no diferencial (DOF, displasia fibrosa intracortical, adamantinoma) pode ter esta aparência.*

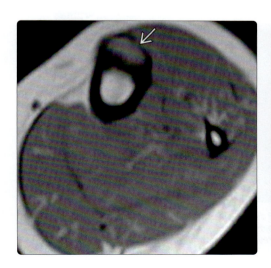
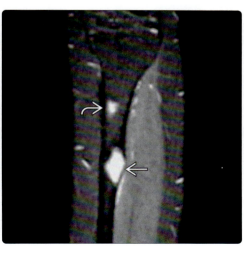

(À esquerda) *RM T1WI axial mostra que a lesão tem margem fina de osso em vez de uma rotura cortical verdadeira ➡. A lesão é homogênea e isointensa ao músculo. (À direita) RM STIR coronal mostra que a lesão primária tem sinal alto ➡, como é a extensão proximal ou a segunda lesão ➡. A aparência geral é de um processo tibial moderadamente agressivo. A imagem não diferencia o possível diagnóstico de adamantinoma, DOF ou displasia fibrosa cortical. A biopsia cuidadosa do centro da lesão primária comprovou que era DOF.*

Cisto Ósseo Simples

DADOS PRINCIPAIS

TERMINOLOGIA
- Lesões ósseas císticas benignas e cheias de líquido (líquido seroso ou serossanguíneo)

IMAGENS
- Em crianças, 90% ocorrem em ossos longos
  - Úmero (proximal) é o local mais comum
  - Surge na metáfise, adjacente à placa epifisária
  - Com o crescimento esquelético, a placa epifisária cresce para longe da lesão
- Em adultos, o cisto ósseo simples (COS) ocorre em outros locais
  - Calcâneo > asa ilíaca > rádio distal, patela
- Radiografia: lesão lítica que surge centralmente na cavidade medular
  - Pode conter pseudotrabeculações
  - Sem reação periosteal na ausência de fratura
  - Pode conter "fragmento caído"
- RM: natureza cística da lesão confirmada
  - Níveis fluido-fluido frequentemente vistos em várias sequências; não precisam estar presentes
  - Septações fibrosas podem estar presentes
  - Fratura patológica pode complicar a aparência da RM
  - Imagem pós-contraste: sinal baixo central, circundado com a borda que frequentemente realça (80%)
  - Realce central pode ocorrer em parte da lesão (27%)

QUESTÕES CLÍNICAS
- 85% ocorrem nas primeiras 2 décadas
- Muitos se resolvem espontaneamente à medida que os pacientes se aproximam da maturidade esquelética
- Nenhum consenso sobre o melhor tratamento

CHECKLIST DO DIAGNÓSTICO
- <50% dos COSs comprovados cumprem todos os critérios de cistos "simples"
  - Lesão pode conter septos, ser loculada e apresentar conteúdos não homogêneos, não cumprindo totalmente os critérios de líquido
  - Características de RM complexas não devem dissuadir a consideração de diagnóstico de COS

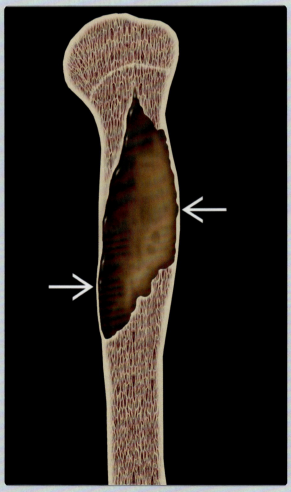

Gráfico representando o cisto ósseo simples (COS) na localização típica do úmero proximal. A cavitação cística é bem demarcada, com afilamento cortical e leve expansão ➡. A lesão normalmente contém um líquido claro, semelhante a uma serosa; o revestimento cístico luzente é visto aqui.

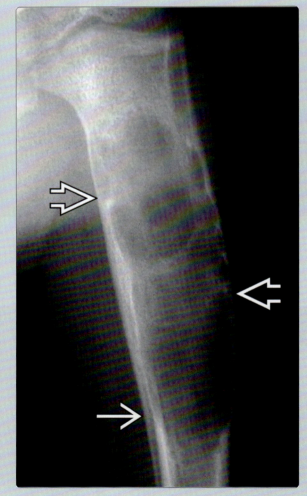

Radiografia AP de COS típico, mostrando lesão lítica central que expandiu o osso levemente e afilou o córtex ➡. A reação periosteal ➡ relaciona-se com a fratura patológica prévia. A localização metafisária proximal no úmero é clássica.

Cisto Ósseo Simples

TERMINOLOGIA

Abreviatura
- Cisto ósseo simples (COS)

Sinônimos
- Cisto ósseo solitário, cisto ósseo unicameral, cisto ósseo juvenil, cisto ósseo essencial

Definição
- Lesões ósseas císticas benignas e cheias de líquido (líquido seroso ou serossanguíneo)

IMAGENS

Características Gerais
- Localização
  - 90% ocorrem em ossos longos
    - Úmero (proximal) é o local mais comum
      - Seguido por fêmur proximal, depois tíbia proximal em crianças
    - Surge na metáfise, adjacente à placa epifisária
      - Com o crescimento esquelético, a placa epifisária cresce para longe da lesão
      - Lesão parece "migrar" para a metadiáfise ou mesmo para a diáfise à medida que a criança cresce
      - Não atravessa a placa de crescimento
  - Em adultos, o COS ocorre em outros locais
    - Calcâneo > asa ilíaca > rádio distal, patela

Achados na Radiografia
- Lesão lítica que surge centralmente na cavidade medular
- Eixo longo paralelo ao comprimento do osso do hospedeiro
- Geográfico, com margem esclerótica fina
- Pode conter pseudotrabeculações ou septos
- Afilamento cortical
- Leve expansão circunferencial do osso
- Sem reação periosteal na ausência de fratura
  - Reação à fratura é lisa, linear
- Sem rotura cortical na ausência de fratura
- Pode conter "fragmento caído"
  - Fragmento de osso fraturado, que se movimenta na posição dependente à medida que a posição do paciente é alterada
- Pode ver COS na fase de cicatrização
  - Cicatrização da esclerose de parte da lesão
  - Algumas regiões luzentes muitas vezes permanecem
  - Muitas vezes sinais de malignidade leve da fratura patológica

Achados na TC
- Centralmente localizado; córtex afilado, mas intacto
- 15 a 20 HU
- Sem realce
- Pode mostrar nível fluido-fluido
- "Fragmento caído" de ossos flutuam dentro do líquido cístico após a fratura, na posição dependente
- Bolha de gás na parte não dependente da lesão lítica sugere COS com fratura patológica
  - Sinal de "bolha subindo"

Achados na RM
- Natureza cística da lesão confirmada
  - T1WI: maioria das lesões homogêneas, intensidade de sinal de baixa a intermediária
    - 40% mostram heterogeneidade e podem conter pequenas regiões de sinal alto
      - Sinal alto presumivelmente relacionado com produtos sanguíneos da fratura
  - Sequências sensíveis a fluido: intensidade de sinal alta do fluido
    - Pode ser não homogênea, com algumas áreas loculadas menos hiperintensa que outras (até 60%)
  - Imagem pós-contraste: sinal baixo central, circundado com a borda que frequentemente realça (80%)
    - Realce central pode ocorrer em parte da lesão (27%)
- Níveis fluido-fluido muitas vezes vistos em várias sequências, mas não precisam estar presentes
- Septações fibrosas podem estar presentes
  - Sinal fino e baixo com sinal alto circundante nas sequências sensíveis a fluido
  - Septações podem realçar após o contraste (36%)
  - Septos podem ser apenas parciais, e o líquido pode seguir por toda a lesão
    - 75% a 83% podem ter regiões loculadas
- Sinal de "bolha subindo" pode ser visto; improvável que "fragmento flutuante" seja notado na RM
- Fratura patológica pode complicar a aparência da RM

Achados na Medicina Nuclear
- Cintilografia óssea
  - Pode ser normal
  - Pode ter captação periférica ↑; fotopenia central
- FDG ativo; pode mimetizar metástase na PET/TC

DIAGNÓSTICO DIFERENCIAL

Displasia Fibrosa
- Lesão central na metadiáfise ou na diáfise
- Mesma faixa etária
- Geralmente contém densidade em "vidro moído"
  - CCS parcialmente cicatrizado pode mimetizar "vidro moído"

Cisto Ósseo Aneurismático
- Lesão lítica e metadiafisária
  - Cisto ósseo aneurismático (COA) geralmente excêntrico em vez de central como o COS
- COA normalmente apresenta expansão aneurismática do córtex em vez de expansão concêntrica leve
- COA pode parecer idêntico a COS na falange ou no metacarpo/metatarso

Encondroma
- Metáfise proximal central do úmero é a localização mais comum, como no COS
- Normalmente (não invariavelmente) contém matriz condroide
- Geralmente marginação menos esclerótica que visto no COS
- Encondroma lítico na mão ou no pé pode ser indistinguível do COS

Histiocitose de Células de Langerhans
- Faixa etária semelhante
- Lesão lítica ocupando a metáfise ou a diáfise central de ossos longos; outros locais (crânio, pelve) mais comuns
- Pode parecer altamente agressiva ou não agressiva; aparência tardia pode mimetizar o COS

Cisto Ósseo Simples

Osteomielite
- Localização metafisária mais frequente em crianças
- Lítica, mas geralmente provoca reação óssea esclerótica
- Reação periosteal muitas vezes presente
- RM pode mostrar abscessos ósseos ou de parte mole

Tumor Marrom de Hiperparatireoidismo
- Lítico, central em ossos longos
- Outros achados de hiperparatireoidismo estarão presentes
  - Densidade óssea anormal
  - Vários padrões de reabsorção

PATOLOGIA

Características Gerais
- Etiologia
  - Desconhecida; várias teorias
    - Possivelmente, estes são cistos sinoviais intraósseos
      - Com base na microscopia eletrônica
    - Possivelmente relacionados com traumatismo
    - Elevação dos níveis de prostaglandina no líquido cístico sugere possível papel na patogênese
    - Congestão venosa do espaço intramedular

Características Patológicas e Cirúrgicas Macroscópicas
- Cavidade cística: líquido seroso ou serossanguíneo
- Superfície interna do cisto apresenta cristas que separam zonas deprimidas, cobertas por uma membrana fina
- Septos parciais

Características Microscópicas
- Revestimento interno e septos: tecido conjuntivo
  - Pode conter formação de osso novo reativo, hemossiderina e células gigantes
- 63% apresentam material semelhante ao cimento no revestimento: específico
  - Pode ser observada maturação no osso reparativo
- Calo da fratura pode estar presente
- Produtos sanguíneos no cisto se fratura anterior

QUESTÕES CLÍNICAS

Apresentação
- Sinais/sintomas mais comuns
  - Normalmente assintomático, a menos que esteja fraturado
    - Lesões no úmero podem ser vistas na radiografia de tórax
  - 66% com fratura patológica

Demografia
- Idade
  - 10 a 20 anos de idade é o mais comum
  - 85% ocorrem nas primeiras 2 décadas
- Gênero
  - Masculino > feminino (3:1)
- Epidemiologia
  - 3% das lesões ósseas primárias
  - 1/3 das 752 lesões de quadril em crianças < 14 anos de idade foram encontradas como sendo COS em um estudo

Histórico Natural e Prognóstico
- Muitos se resolvem espontaneamente à medida que se aproxima a maturidade esquelética
  - 7% a 15% de casos sintomáticos; provavelmente mais em casos assintomáticos
- Tratamento tradicional leva a resolução em 30%
  - Fratura parece aumentar ou avançar a resolução espontânea em alguns casos
  - Estudo de caso com 20 pacientes tratados de modo tradicional; daqueles que resolveram, 5 tiveram fratura, 2 não tiveram
- Fratura, risco de fratura ou dor contínua → tratamento
- Impedimento do crescimento (até 10% dos pacientes) pode ocorrer após fratura patológica ou curetagem
- Osteonecrose rara da cabeça do fêmur após fratura patológica

Tratamento
- Nenhum consenso sobre o melhor tratamento
  - Ampla faixa relatada de falha (recorrência ou fratura) com vários tratamentos
    - Falha após curetagem (22%-47%)
    - Falha após injeção de esteroide (41%-78%)
      - Taxa de sucesso pode ser maior no calcâneo que nos ossos longos
- Vários tratamentos comparados em um grande estudo
  - Injeção de corticosteroides
    - 84% falharam após 1 tratamento
  - Curetagem e enxerto ósseo
    - 64% falharam após um tratamento
    - Taxa mais baixa de fratura patológica após tratamento
    - Maior taxa de dor após o tratamento
  - Injeção de combinação de esteroides, matriz óssea desmineralizada e aspirado da medula óssea
    - 50% falharam após um tratamento
- Injeção percutânea de fosfato de cálcio apatita osteocondutor (α-BSM) parece promissora
- Fraturas com enxerto ósseo alogênico e plasma rico em plaquetas parecem promissoras em um estudo

CHECKLIST DO DIAGNÓSTICO

Dicas para Interpretação de Imagens
- <50% de COS comprovados cumprem todos os critérios de cistos "simples"
  - Lesão pode conter septos, ser loculada e apresentar conteúdos não homogêneos, não cumprindo totalmente os critérios de líquido
  - Características de RM complexas não devem dissuadir a consideração de diagnóstico de COS

REFERÊNCIAS

1. Pretell-Mazzini J, et al: Unicameral bone cysts: general characteristics and management controversies, J Am Acad Orthop Surg. 22(5):295-303, 2014.
2. Tariq MU, et al: Cementum-like matrix in solitary bone cysts: a unique and characteristic but yet underrecognized feature of promising diagnostic utility, Ann Diagn Pathol. 18(1):1-4, 2014.
3. Pedzisz P, et al: Treatment of solitary bone cysts with allogenic bone graft and platelet-rich plasma. A preliminary report, Acta Orthop Belg. 76(3):374-379, 2010.
4. Jordanov MI: The "rising bubble" sign: a new aid in the diagnosis of unicameral bone cysts, Skeletal Radiol. 38(6):597-600, 2009.
5. Wootton-Gorges SL: MR imaging of primary bone tumors and tumor-like conditions in children, Magn Reson Imaging Clin N Am. 17(3):469-487, vi, 2009.

Cisto Ósseo Simples

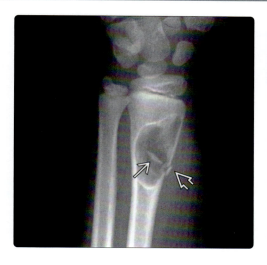
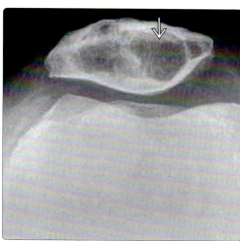

(À esquerda) *Radiografia oblíqua mostra lesão metafisária lítica e central com margem esclerótica fina. Presença de fratura patológica ➡, assim como de fragmento de "osso caído" ➡. Isto é patognomônico para um COS.* (À direita) *Radiografia axial da patela em paciente de 35 anos de idade mostra lesão lítica ➡, provavelmente contendo septos. A aparência não é específica, mas em pacientes com menos de 40 anos de idade, o diferencial inclui COS, cisto ósseo aneurismático (COA), tumor de células gigantes (TCG) e condroblastoma.*

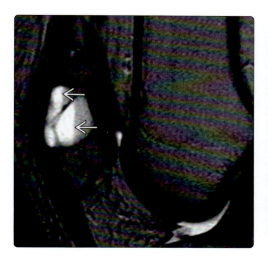
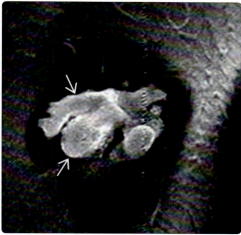

(À esquerda) *RM T2 FS sagital no mesmo paciente mostra níveis de fluido ➡. Das considerações diagnósticas, esta faz o COS ou o COA os mais prováveis. Os níveis de fluido em ambas as lesões não são específicos nem exigidos.* (À direita) *RM T1 C+ FS coronal no mesmo paciente mostra borda fortemente realçada ➡, com leve realce centralmente. A lesão provou se tratar de COS.*

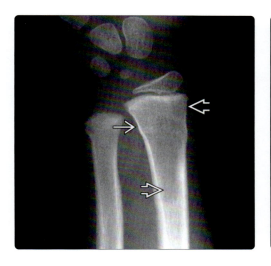
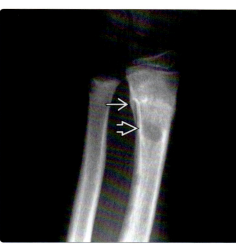

(À esquerda) *Radiografia AP mostra fratura em toro ➡ da metáfise radial. Presença de lesão lítica sutil, que não é bem marginada, se estendendo sobre toda a região metafisária ➡. A fratura deve ser considerada patológica, e a lesão provou se tratar de COS.* (À direita) *Radiografia AP obtida 2 meses depois mostra cicatrização da fratura ➡. Uma parte do COS permanece e é mais bem delineada ➡. O restante do cisto cicatrizou; especula-se que uma fratura acelera uma resposta de cicatrização em um COS.*

Cisto Ósseo Simples

(À esquerda) *Radiografia lateral mostra lesão bem marginada surgindo no corpo anterior do calcâneo ➡. O diferencial pela radiografia é um COS versus lipoma intraósseo.* (À direita) *RM PD FS FS axial no mesmo caso mostra sinal alto, indicando COS em vez de lipoma. Observe que o cisto apresenta septos finos separando regiões de intensidade de sinal levemente diferentes ➡. Tais septos podem realçar após a administração de contraste. Não é incomum ver regiões de intensidade de sinal diferentes dentro de um COS.*

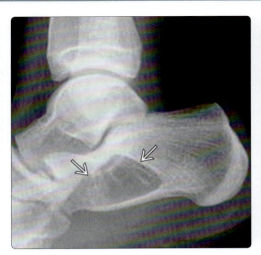
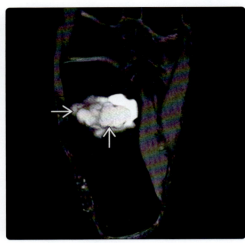

(À esquerda) *Cintilografia óssea lateral mostra captação periférica em torno de lesão fotopênica no calcâneo ➡. Cintilografia óssea de COS pode ser normal ou pode ter este padrão de captação periférica.* (À direita) *RM T1WI sagital no mesmo paciente mostra lesão de sinal baixo ➡ em localização típica de COS. Existe uma subtil heterogeneidade, mas a maior parte da lesão apresenta sinal quase isointenso ao músculo. Talvez surpreendentemente, a imagem em T1 pode ser bastante heterogênea em um COS, mesmo contendo regiões de sinal alto.*

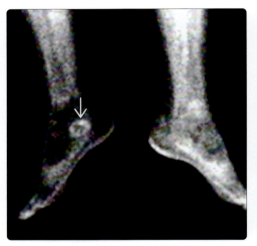
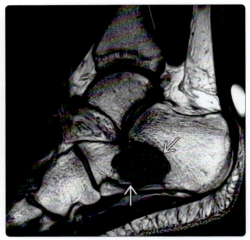

(À esquerda) *RM T2WI FS axial mostra que a lesão é quase de sinal alto homogêneo. Há um nível fluido-fluido, como é bastante frequentemente visto nas lesões de COS ➡. Observe também que há um septo fino incompleto ➡; septos estão muitas vezes presentes dentro destas lesões.* (À direita) *RM T1 C+ FS sagital mostra uma porção de líquido central moderadamente realçado; o líquido não precisa realçar, mas ocasionalmente pode ocorrer. Há uma borda realçada ➡, que correlaciona com a captação periférica na cintilografia óssea.*

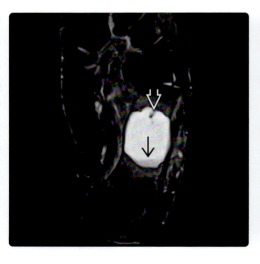
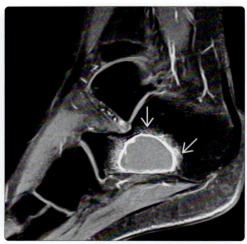

Cisto Ósseo Simples

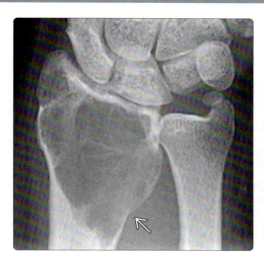
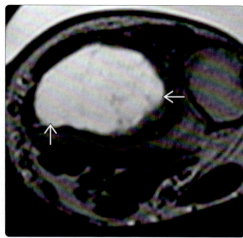

(**À esquerda**) *Radiografia AP mostra lesão lítica na extremidade do osso em paciente de 35 anos de idade, típica de TCG. Existe uma fratura patológica ➡. Lembre-se, no entanto, que o COS também pode ser considerado junto com uma lesão central não agressiva em adultos.* (**À direita**) *RM T2WI FS axial no mesmo paciente mostra que a lesão é um tanto não homogênea, com regiões de intensidade de sinal alta levemente diferentes ➡. Há vários septos finos parciais de sinal baixo dentro da lesão, separando parcialmente as regiões císticas.*

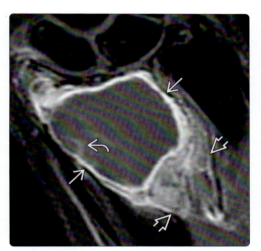
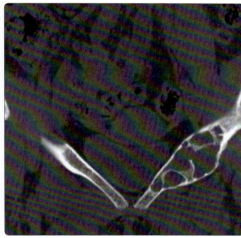

(**À esquerda**) *RM T1WI C+ FS coronal no mesmo paciente mostra que a lesão é fluida de sinal baixo, com realce na borda ➡. Pequenos septos internos são vistos realçando ➡. Por fim, há realce não homogêneo no local de fratura ➡; se alguém não soubesse da fratura, isto poderia ser uma imagem confusa.* (**À direita**) *TC óssea coronal em mulher adulta mostra lesão lítica expansiva contendo septos. A lesão tem aparência típica de um COS.*

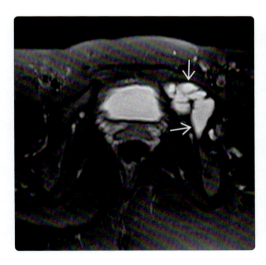
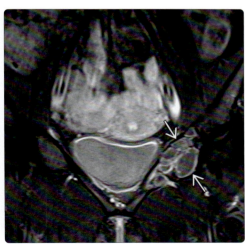

(**À esquerda**) *RM T2 FS axial no mesmo paciente mostra sinal alto dentro da lesão ➡, junto com septos. Não há níveis de fluido nesta imagem; no entanto, esta aparência não precisa estar presente para o diagnóstico de um COS.* (**À direita**) *RM T1 C+ FS coronal no mesmo paciente mostra que a lesão ➡ tem realce central leve variável, com realce mais pronunciado na borda. Todo o padrão da imagem é típico de um COS. Embora incomum em adultos, quando um COS ocorre nesta faixa etária, a pelve, o calcâneo e a patela são as localizações mais comuns.*

Cisto Ósseo Aneurismático

DADOS PRINCIPAIS

TERMINOLOGIA
- Lesão cística benigna do osso composta por espaços cheios de sangue separados por septos de tecido conjuntivo
- Pode surgir como lesão primária ou secundária
  - 70% dos cistos ósseos aneurismáticos (COAs) são primários
  - COAs secundários surgem em vários tumores

IMAGENS
- Vértebras: 15% dos casos
  - Geralmente surgem nos elementos posteriores; muitas vezes se estendem para o corpo
- Normalmente metafisário em osso longo (70%-90%)
- Localização excêntrica
  - Se grande ou em osso grácil, pode parecer central
- Lesão lítica expandida
  - Como geralmente é excêntrica, se expande para as partes moles
- Geográfico; estreita zona de transição
  - Margem esclerótica geralmente fina
  - Margem aparece completa em apenas 63%
- RM: cistos de intensidade de sinal diferentes observados em todas as sequências (diferentes estágios de produtos sanguíneos)
- RM: níveis fluido-fluido vistos em todas as sequências, mas mais óbvios nas sequências sensíveis a fluido
- Incomumente aparecem sólidos (5%)

QUESTÕES CLÍNICAS
- Mais comum nas primeiras 2 décadas (faixa: 5-30 anos)
- Taxa de recorrência após curetagem é variável em séries diferentes (20%-50%)

CHECKLIST DO DIAGNÓSTICO
- COA pode ter fase de crescimento rápido
  - Pode ser confundido com lesão mais agressiva
- Observar os achados principais no diagnóstico de COA
  - Qualquer região de ampla zona de transição
  - Pequena área de rotura cortical/massa de partes moles pode ser sinal de osteossarcoma telangiectásico

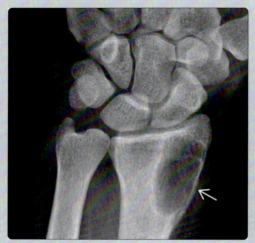 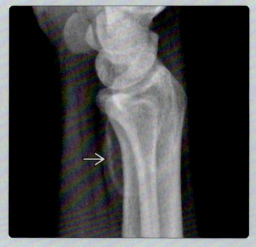

(À esquerda) Radiografia AP do punho em adulto jovem mostra lesão lítica localizada excentricamente, levemente expandida ➡, surgindo na metáfise e se estendendo para o osso subcondral. Há apenas margem levemente esclerótica. Com base nesta imagem, um tumor de células gigantes pode ser o diagnóstico favorecido. (À direita) Radiografia lateral da mesma lesão mostra maior grau de expansão ➡ no aspecto volar do punho. Ambos, um tumor de células gigantes e um cisto ósseo aneurismático (COA), devem ser considerados.

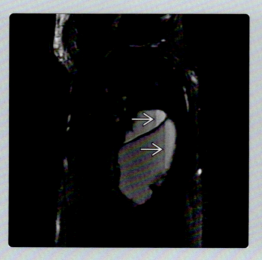 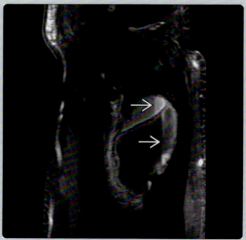

(À esquerda) RM T2 FS sagital da mesma lesão confirma o diagnóstico de COA. A lesão consiste inteiramente em líquido, com níveis fluido-fluido pronunciados ➡. Observe as diferentes intensidades de sinal das camadas de fluido. (À direita) RM T1 C+ FS sagital confirma os achados de níveis fluido-fluido ➡ e de cistos não realçados. Novamente, como com as sequências T2 FS, as diferentes intensidades de sinal dentro dos cistos referem-se aos diferentes estágios de produtos sanguíneos. Não há sugestão de um componente sólido da lesão.

Cisto Ósseo Aneurismático

TERMINOLOGIA

Abreviatura
- Cisto ósseo aneurismático (COA)

Definições
- Lesão cística benigna do osso composta por espaços cheios de sangue separados por septos de tecido conjuntivo
- Pode surgir como lesão primária ou secundária
  - 70% dos COAs são primários
  - COAs secundários surgem em vários tumores

IMAGENS

Características Gerais
- Melhor dica para diagnóstico
  - Lesão lítica, metafisária e excêntrica composta quase inteiramente por níveis fluido-fluido
- Localização
  - Geralmente metafisário em osso longo
    - Placa epifisária cresce longe da lesão, deixando-a na posição metadiafisária
    - Poucos (10%) são verdadeiramente diafisários
  - Localização excêntrica
    - Se grande ou em osso grácil, pode parecer central
  - Ossos longos: 70% a 80%
    - Fêmur, tíbia, úmero mais comuns
  - Vértebras: 15%
    - Geralmente surgem nos elementos posteriores; muitas vezes se estendem para o corpo
    - Podem cruzar o disco para envolver a vértebra adjacente
  - Mãos: 10% a 15%
  - Raro em ossos chatos; 50% destes estão na bacia
  - Origem intracortical (12%-18%) ou de superfície (7%-8%) é incomum; raras lesões de parte mole

Achados na Radiografia
- Radiografia
  - Lesão lítica expandida
    - Pode apresentar trabeculação, mas matriz interna é extremamente rara (vista mais comumente histologicamente que por imagem)
  - Geralmente excêntrico, então se expande nas partes moles
  - Geográfico; estreita zona de transição
    - Margem esclerótica geralmente fina
    - Margem aparece completa em apenas 63%
  - Reação periosteal variável

Achados na RM
- Septos visíveis
- Cistos de diferentes intensidades de sinal vistos em todas as sequências (diferentes estágios de produtos sanguíneos)
- Níveis fluido-fluido vistos em todas as sequências, mas mais óbvios nas sequências sensíveis a fluido
  - Diferentes densidades dos produtos sanguíneos
- Nenhum realce dos componentes císticos
  - Septos podem realçar; aparência de favo de mel
- Geográfico, com margem esclerótica fina de sinal baixo
- Edema circundante, no osso e na parte mole
  - Avaliar cuidadosamente para se ter certeza e que isto não é um tumor permeativo, tal como o osteossarcoma telangiectásico
- Maioria das lesões apresenta regiões loculadas de níveis inteiramente fluidos, mas há exceções
  - Incomumente, a maior parte da lesão pode ser sólida (5%)
    - Isointenso ao músculo esquelético em T1
    - Sinal ↑ bastante uniforme nas sequências sensíveis a fluido
    - Realce intenso com edema adjacente
    - Partes císticas podem estar presentes
  - Alguns COAs contêm pequenas regiões de tumor sólido
  - COA secundário apresenta duas regiões distintamente diferentes
    - Foco sólido da lesão subjacente, com características de sinal desta lesão
    - Níveis fluido-fluido loculados na parte de COA

Achados na Medicina Nuclear
- Cintilografia óssea pode mostrar sinal de rosquinha (64%)
  - Centro fotopênico, captação periférica aumentada

DIAGNÓSTICO DIFERENCIAL

Osteossarcoma Telangiectásico
- Diferencial mais importante, já que o tratamento e o prognóstico são diferentes
- Radiograficamente semelhante: excêntrico, metafisário, na maioria das vezes geográfico
- Níveis fluido-fluido semelhantes na RM
- Pode ter sugestões de maior grau de agressividade
  - Marginação incompleta
  - Pequena área de rotura cortical/massa de partes moles
  - Regiões sólidas significativas

Tumor de Células Gigantes
- Lesão excêntrica, lítica e metafisária
- Muitas vezes se estende para o osso subcondral; o COA raramente faz
- Pode ser tão expandido e bolhoso quanto o COA
- RM: lesão sólida com significativa ↓ de intensidade de sinal em T2WI
- RM pode mostrar níveis fluido-fluido, assim como o COA
- COA pode surgir no tumor de células gigantes (TCG), apresentando níveis de fluidos
  - RM deve mostrar tumor sólido (TCG), assim como COA

Cisto Ósseo Simples
- Lítico, expandido, metafisário ou metadiafisário
- Geralmente mais central na localização que o COA
- Pseudotrabeculações na radiografia
- RM mostra estrutura cística menos complexa
  - Níveis fluido-fluido podem estar presentes, mas loculações menos complexas e camadas de produtos sanguíneos

Osteoblastoma
- Dificuldade diferencial principalmente em lesões vertebrais
- Surge nos elementos posteriores, assim como o COA
- Moderadamente agressivo: expandido com o córtex fino
- Se matriz está presente, serve como fator de diferenciação
- RM: geralmente massa sólida; pode conter níveis de fluidos
- COA pode surgir no osteoblastoma (OB), apresentando níveis de fluidos
  - RM deve mostrar tumor sólido (OB), assim como o componente de COA

Metástases
- Algumas podem ser hemorrágicas, como as de células renais

Diagnóstico Diferencial de Cisto Ósseo Aneurismático Surgindo na Falange
- Todos estes podem parecer idênticos na radiografia
  - RM com níveis fluido-fluido pode ser apenas recurso de diferenciação para o COA

Cisto Ósseo Aneurismático

- Encondroma *protuberans*
  - Frequentemente lítico e bolhoso na falange
- Cisto ósseo simples
- Tumor de células gigantes

PATOLOGIA

Características Gerais
- Etiologia
  - Pode ser relacionada com o processo vascular induzido por traumatismo
    - Possível malformação arteriovenosa óssea, obstrução venosa
  - COA secundário (até 1/3 dos casos) relacionado com lesões prévias, incluindo
    - Tumor de células gigantes (19%-39% dos COAs secundários)
    - OB
    - Condroblastoma
    - Menos comum: displasia fibrosa, fibroma condromixoide, fibroxantoma, cisto ósseo solitário
    - Algumas lesões malignas têm componentes de COA
      - Osteossarcoma, condrossarcoma, histiocitoma fibroso maligno
- Genética
  - Rearranjo do braço curto do cromossomo 17; muitas variações
    - Assumido como resultado de aberrações adquiridas, surgindo em células precursoras citogeneticamente normais

Características Patológicas e Cirúrgicas Macroscópicas
- Massa multiloculada de espaços císticos cheios de sangue
- Septos: material arenoso branco bronzeado
- Regiões sólidas podem ser vistas
  - Parte sólida do COA
  - Lesão subjacente com características de tumor primário

Características Microscópicas
- Espaços císticos cheios de sangue
- Revestido por camada simples de células indiferenciadas pavimentosas
  - Revestimento endotelial raramente visto
- Septos de tecido conjuntivo: proliferação celular moderadamente densa
  - Fibroblastos
  - Células gigantes tipo osteoclasto
  - Osso entrelaçado reativo marginado por osteoblastos
- Partes sólidas
  - Mesmos componentes dos septos
  - Semelhantes ao granuloma reparativo de células gigantes

QUESTÕES CLÍNICAS

Apresentação
- Sinais/sintomas mais comuns
  - Dor, inchaço
  - Fratura patológica incomum (20%)
    - Mais comum na coluna vertebral
  - Sintomas neurológicos, se na vértebra
  - Pode ter histórico de traumatismo

Demografia
- Idade
  - Mais comum nas primeiras 2 décadas (faixa: 5-30 anos de idade)
    - 76% ocorrem em pacientes < 20 anos de idade
    - Idade mediana de diagnóstico: 13 anos
- Gênero
  - M = F ou mínima predominância feminina
- Epidemiologia
  - 6% dos tumores ósseos primários

Histórico Natural e Prognóstico
- Taxa de recorrência após curetagem é variável em diferentes séries (20%-50%)
  - Recorrência geralmente dentro de 2 anos
  - Risco de recorrência maior em crianças com lesões justafisárias
- Raros relatos de transformação maligna
  - Controversos; a lesão primária pode não ter sido reconhecida nestes casos

Tratamento
- Identificar a lesão subjacente se presente; tratamento adequado para este tumor subjacente
- Curetagem, criocirurgia, enxerto ósseo
  - Escleroterapia é usada com sucesso relatado
  - Considerar a embolização pré-operatória
    - Osteonecrose pode complicar a emboloterapia
  - Denosumabe e doxiciclina mostram resultados promissores

CHECKLIST DO DIAGNÓSTICO

Considerar
- COA pode ser confundido com lesão mais agressiva
  - Pode ter fase de crescimento rápido
    - Acentuada destruição óssea com reação periosteal
    - Não é claramente contido pelo córtex periférico fino
- Observar os achados principais no diagnóstico de COA
  - Qualquer região de ampla zona de transição
  - Pequena área de rotura cortical/massa de partes moles
  - Regiões substanciais de massa sólida entre as áreas de níveis fluido-fluido
  - Todos estes itens mencionados podem ser sinais de osteossarcoma telangiectásico
    - Biopsia deve ser direcionada para as regiões sólidas
    - Todo o tecido deve ser cuidadosamente avaliado pelo patologista para investigar osteossarcoma

REFERÊNCIAS

1. Boriani S, et al: Aneurysmal bone cysts of the spine: treatment options and considerations, J Neurooncol. 120(1):171-178, 2014.
2. Pauli C, et al: Response of an aggressive periosteal aneurysmal bone cyst (ABC) of the radius to denosumab therapy, World J Surg Oncol. 12:17, 2014.
3. Reddy KI, et al: Aneurysmal bone cysts: do simple treatments work? Clin Orthop Relat Res. 472(6):1901-1910, 2014.
4. Burch S, et al: Aneurysmal bone cysts of the spine, Neurosurg Clin N Am. 19(1):41-47, 2008.
5. Cottalorda J, et al: Modern concepts of primary aneurysmal bone cyst, Arch Orthop Trauma Surg. 127(2):105-114, 2007.
6. Kransdorf MJ, et al: Aneurysmal bone cyst: concept, controversy, clinical presentation, and imaging, AJR Am J Roentgenol. 164(3):573-580, 1995.

Cisto Ósseo Aneurismático

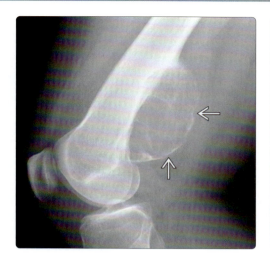
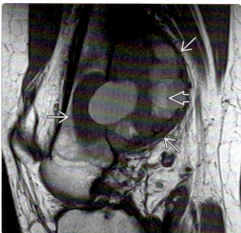

(À esquerda) *Radiografia lateral mostra lesão altamente expandida do fêmur posterior ➡. O córtex é extremamente fino, mas intacto. Não há evidência de alteração permeativa ou rotura cortical. Em um paciente desta idade, a aparência é mais típica de COA. No entanto, o osteossarcoma telangiectásico deve ser considerado uma possibilidade.* (À direita) *RM T1WI sagital no mesmo paciente mostra regiões de sinal alto representando o sangue, com sinal baixo circundante ➡. Níveis de fluido estão presentes ➡.*

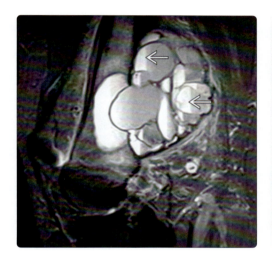
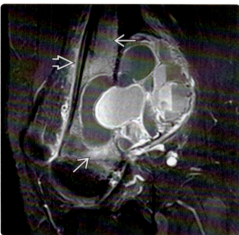

(À esquerda) *RM T2WI FS sagital mostra níveis de fluido muito mais proeminentes ➡. A lesão aparece bem circunscrita, mas o envolvimento direto do fêmur é maior do que o sugerido na radiografia. Observe o edema medular.* (À direita) *RM T1WI C + FS sagital mostra realce do osso adjacente à lesão ➡ e reação periosteal ➡. Isto pode ser reativo, mas é preciso se preocupar com a extensão permeativa de um osteossarcoma telangiectásico sutil. Na cirurgia, a lesão foi estabelecida como COA.*

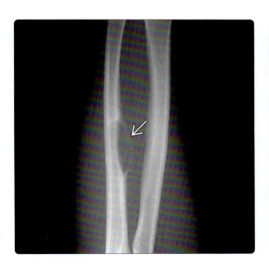
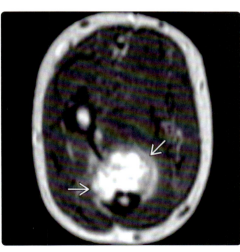

(À esquerda) *Radiografia AP mostra lesão da ulna excêntrica e no meio da diáfise. A lesão é extremamente expandida, mas parece ter um córtex fino e intacto ➡. Este achado radiográfico é bastante típico de COA, embora a localização diafisária seja menos frequente que a metadiafisária.* (À direita) *RM T2WI axial no mesmo paciente mostra que a lesão é bastante grande, parecendo ter rompido a borda cortical ➡ vista na radiografia. Não há níveis de fluidos. Isto comprovou se tratar de uma variante sólida de COA.*

Cisto Ósseo Aneurismático

(À esquerda) *Gráfico axial da coluna vertebral mostra um COA, com a lesão cheia de sangue se originando nos elementos posteriores e se estendendo para o corpo da vértebra. Presença de pequeno componente epidural.*
(À direita) *TC óssea axial mostra massa lítica e expandida com uma fina margem "casca de ovo" do córtex perifericamente, mas uma extensa destruição do córtex em torno de metade do canal da coluna vertebral. Não está claro neste caso se a lesão se originou no corpo vertebral ou nos elementos posteriores.*

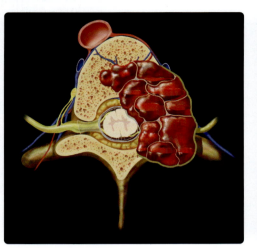
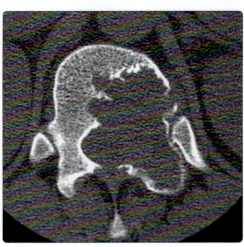

(À esquerda) *RM T2WI axial no mesmo paciente mostra uma massa multiloculada contendo vários níveis fluido-fluido ➡. A intensidade de sinal mista reflete a presença de produtos sanguíneos. A aparência é típica de COA, embora outras lesões também possam conter níveis de fluido.*
(À direita) *TC óssea sagital na linha média mostra lesão lítica expandindo significativamente o processo espinhoso ➡ de C4. Existe um envolvimento menos grave do corpo vertebral ➡. Esta é a localização e a aparência típicas de COA da coluna vertebral.*

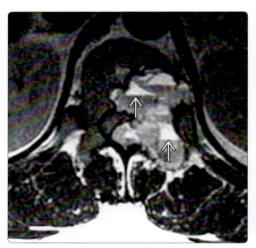
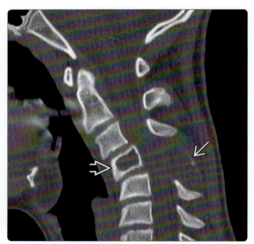

(À esquerda) *Radiografia AP obtida como acompanhamento para fixação de fratura é mostrada. Além da fratura cicatrizando, existe uma lesão lítica expandida ➡. Dado o tempo relativo à fratura, isto representa um exemplo de COA surgindo secundário ao traumatismo.* (À direita) *Radiografia AP no mesmo paciente obtida no momento da lesão é mostrada. Observe que, embora a fratura seja significativamente fragmentada, não há evidência de lesão óssea subjacente. Isto confirma a origem traumática do COA visto na imagem anterior.*

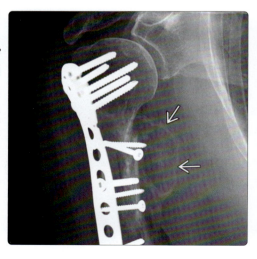
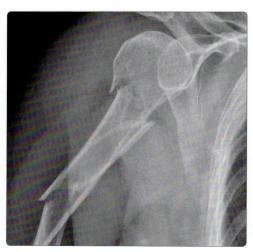

Cisto Ósseo Aneurismático

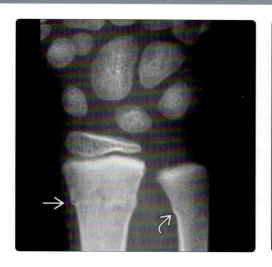
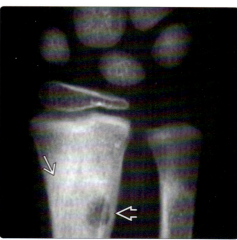

(À esquerda) *Radiografia AP mostra fratura em fivela (em toro) de antebraço (rádio ➡ e ulna ➡ distais). Estas cicatrizam normalmente sem complicações, remodelando para o osso de aparência normal.* (À direita) *Radiografia AP no mesmo paciente 3 meses depois mostra cicatrização da fratura ➡, mas também uma nova lesão lítica ➡ se desenvolvendo adjacente ao trauma. Isto foi comprovado ser um COA. É interessante que, ocasionalmente, o COA se desenvolve após um traumatismo ou então dentro de outra neoplasia não relacionada.*

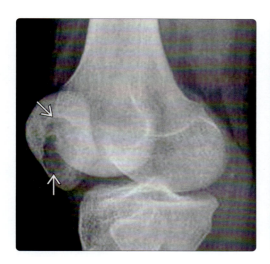
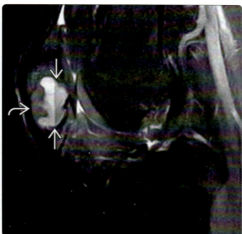

(À esquerda) *Radiografia oblíqua mostra lesão lítica com uma margem esclerótica fina ➡, sem características agressivas. Tumor de células gigantes, COA ou condroblastoma (CB) devem ser considerados.* (À direita) *RM T2WI FS sagital no mesmo paciente mostra a parte anterior como sólida e apenas levemente hiperintensa ➡, enquanto a parte posterior contém um nível de fluido ➡. A localização e a idade do paciente são típicas de CB, que pode servir como um foco subjacente para o desenvolvimento do COA, comprovado na biopsia.* (Cortesia de K. Suh, MD.)

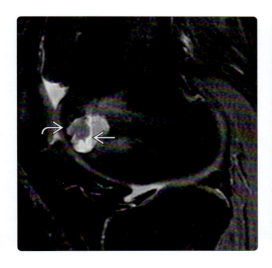
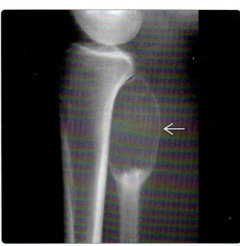

(À esquerda) *RM FS sagital (paciente diferente com CB e COA sobreposto) mostra que a lesão epifisária é heterogênea; a parte anterior de CB, lobulada e levemente hiperintensa ➡ é diferente em aparência dos níveis de fluido na parte posterior de COA ➡.* (À direita) *Radiografia lateral mostra lesão altamente expandida ocupando toda a fíbula proximal ➡. Embora o COA normalmente surja em uma posição excêntrica, ele normalmente aparece central no osso grácil, como a fíbula ou a ulna; a patologia comprovou o COA.*

Fibroxantoma

DADOS PRINCIPAIS

TERMINOLOGIA
- Sinônimo de fibroma não ossificante (FNO)
- Definição: lesão fibrosa benigna composta por células fusiformes na matriz colagenosa
  - Considerado por alguns um defeito do desenvolvimento em vez de uma neoplasia verdadeira
  - Defeito fibroso cortical benigno é histologicamente idêntico a FNO, assim considerada a mesma lesão aqui

IMAGENS
- Localização: mais comum em torno do joelho e na tíbia distal
- Com base no córtex, exceto
  - Aparece central no osso grácil (fíbula, ulna)
  - Aparece central quando o FNO é grande
- Aparência radiográfica inicial: lítico, geográfico, com margem esclerótica fina
- Aparência radiográfica no início da fase de cicatrização: margem esclerótica mais espessa, formando osso periférico
- Aparência radiográfica tardia: totalmente esclerótico; normalmente remodela para o normal
- Sequências de RM sensíveis a fluido: não homogêneas, com áreas de sinal baixo e outras que são hiperintensas
  - ~ 80% apresentam hipointensidade em pelo menos parte da lesão
  - Septos vistos em T2WI na maioria dos casos
  - Realce periférico e septal ávido; algum realce central, dependendo do grau de esclerose
- PET com FDG: captação leve a intensa no FNO

QUESTÕES CLÍNICAS
- Infância e adolescência (primeiras 2 décadas)
- Maioria das lesões cicatriza naturalmente e involui

CHECKLIST DO DIAGNÓSTICO
- FNO é uma das poucas lesões clinicamente silenciosas (lesões "*leave me alone*")
- Raramente apresenta-se como dilema diagnóstico, a menos que seja muito grande
- Frequentemente visto incidentalmente na RM do joelho

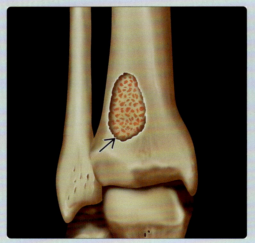
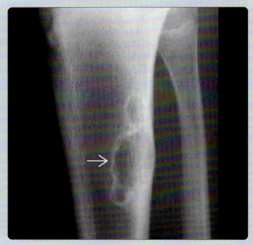

(À esquerda) *Gráfico coronal representa fibroxantoma como lesão cortical com margem esclerótica geográfica ➡. A localização mais frequente é a metáfise. Observe que esta lesão também é popularmente denominada fibroma não ossificante (FNO).* (À direita) *Radiografia lateral mostra fibroxantoma típico (FNO), com base no córtex e localizado na metáfise ou na metadiáfise de uma criança. Não há dúvida de que a lesão é completamente geográfica. Há margem esclerótica espessa ➡ circundando inteiramente a lesão.*

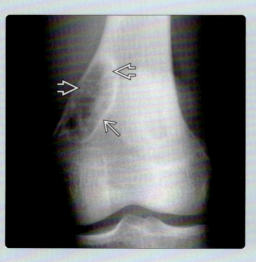
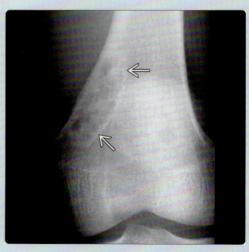

(À esquerda) *Radiografia AP mostra FNO típico em adultos jovens. Observe a localização metafisária e cortical da lesão, assim como a margem densamente esclerótica ➡. Embora grande parte da lesão seja lítica, há regiões periféricas que mostram esclerose suave ➡, indicando a cicatrização da lesão perto da periferia.* (À direita) *Radiografia AP no mesmo paciente 3 anos depois mostra que a lesão está quase completamente cicatrizada ➡. Com o tempo, remodelará até que não seja visível. Isto é uma ocorrência comum para o FNO.*

Fibroxantoma

TERMINOLOGIA

Sinônimos
- Fibroma não ossificante (FNO), defeito fibroso cortical benigno (DFCB), fibroma não osteogênico, defeito metafisário, xantogranuloma histiocítico

Definições
- Lesão fibrosa benigna composta por células fusiformes na matriz colagenosa
  - Considerado por alguns um defeito do desenvolvimento em vez de uma neoplasia verdadeira
  - DFCB é histologicamente idêntico a FNO, assim considerada a mesma lesão aqui

IMAGENS

Características Gerais
- Localização
  - Mais comum em torno do joelho e na tíbia distal
  - Com base no córtex, exceto
    - Aparece central no osso grácil (fíbula, ulna)
    - Aparece central quando o FNO é grande
  - Origina-se na metáfise
    - Com o aumento da idade, a placa epifisária cresce longe da lesão, deixando-a na posição metadiafisária
  - Multifocal em 8%
- Tamanho
  - DFCB: geralmente < 3 cm na maior dimensão
  - FNO: geralmente > 3 cm na maior dimensão; pode se tornar muito grande

Achados na Radiografia
- Aparência depende da idade morfológica da lesão
  - Inicial: lítico, geográfico, com margem esclerótica fina
  - Início da fase de cicatrização: margem esclerótica mais espessa, formando osso periférico
  - Tardia: totalmente esclerótico; normalmente remodela para o normal

Achados na RM
- Hipointenso ao músculo esquelético em T1WI; pode ter ↓ de intensidade de sinal heterogênea, dependendo das áreas de esclerose
- Sequências sensíveis a fluido: não homogêneas, com áreas de sinal baixo e áreas hiperintensas
  - Regiões de sinal baixo são elementos fibrosos e hemossiderina; a aparência relaciona-se com as quantidades relativas
  - ~ 80% apresentam hipointensidade em pelo menos parte da lesão
  - Septos vistos em T2WI na maioria dos casos
- Realce periférico e septal ávido; algum realce central, dependendo do grau de esclerose
- Margem esclerótica de sinal baixo, completa em torno da lesão
  - Sem rotura cortical ou massa de partes moles

Achados na Medicina Nuclear
- Cintilografia óssea: atividade mínima a levemente aumentada
- PET com FDG: captação leve a intensa no FNO

DIAGNÓSTICO DIFERENCIAL

Fibroma Desmoplásico
- Geralmente central
- Graus variáveis de material fibroso afetam o sinal de intensidade da RM

Fibroma Central Grande não Ossificante
- Cisto ósseo simples (COS)
  - Central e pode aparecer multiloculado
  - RM diferencia o COS: lesão cística definida nas sequências sensíveis a fluido e pós-contraste
- Cisto ósseo aneurismático (COA)
  - Lesão metafisária excêntrica e lítica
  - RM diferencia COA pelos níveis fluido-fluido

PATOLOGIA

Características Gerais
- Genética
  - Geralmente é postulado que representa um defeito do desenvolvimento em vez de neoplasia
  - Dois relatos de casos de FNO clonalmente aberrantes
- Anormalidades associadas
  - FNO multifocal pode ser associado à neurofibromatose (síndrome de Jaffe-Campanacci)

QUESTÕES CLÍNICAS

Apresentação
- Sinais/sintomas mais comuns
  - Geralmente assintomático
  - Fratura patológica rara

Demografia
- Idade
  - Infância e adolescência (primeiras 2 décadas)
- Gênero
  - Masculino > feminino (2:1)
- Epidemiologia
  - Comum: DFCB ocorre em 30% das crianças normais

Histórico Natural e Prognóstico
- Maioria das lesões cicatriza naturalmente e involui
  - Progressão da esclerose da periferia da lesão para a obliteração de toda a lesão com esclerose leve
  - Remodela para o osso normal
- Alguns continuam a crescer, tornando-se grandes e ocupando todo o diâmetro do osso

Tratamento
- Nenhum requerido na grande maioria dos casos
- Se em risco de fratura patológica, curetagem e enxerto ósseo

CHECKLIST DO DIAGNÓSTICO

Dicas de Relatórios
- FNO é uma das poucas lesões clinicamente silenciosas (lesões "leave me alone")
  - Diagnóstico seguro com base em radiografias na maior parte
  - Na maioria dos casos, deve ser capaz de recomendar que não há mais necessidade de imagens ou biopsia

REFERÊNCIAS

1. Wadhwa V, et al: Enlarging nonossifying fibroma mimicking aggressive bone tumour, Indian J Cancer. 50(4):301, 2013.
2. Sakamoto A, et al: Nonossifying fibroma accompanied by pathological fracture in a 12-year-old runner, J Orthop Sports Phys Ther. 38(7):434-438, 2008.

Fibroxantoma

(À esquerda) Radiografia AP mostra esclerose linear da metáfise ➡, representando linha de fratura cicatrizante, se estendendo desde a lesão lítica com base cortical, que não é agressiva e típica em aparência para o FNO ➡. Observe que a reação periosteal é muito regular e densa ➡, relativa à cicatrização da fratura. **(À direita)** Radiografia AP mostra típico defeito fibroso cortical benigno na tíbia ➡. A lesão metafisária da fíbula proximal está localizada centralmente ➡, típica de FNO surgindo em ossos finos.

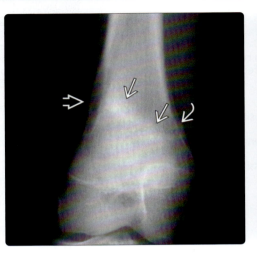
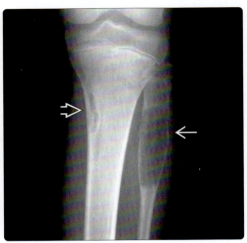

(À esquerda) Radiografia AP de joelho de paciente que recentemente tornou-se esqueleticamente maduro mostra lesão lítica cortical com margem esclerótica ➡ que também foi preenchida com osso normal em suas partes periféricas ➡. **(À direita)** Radiografia lateral da mesma lesão confirma parte lítica e bem marginada ➡, assim como formação de osso normal na parte em cicatrização ➡. Isto é um típico fibroxantoma (FNO) passando por sua evolução natural de cicatrização após maturação esquelética.

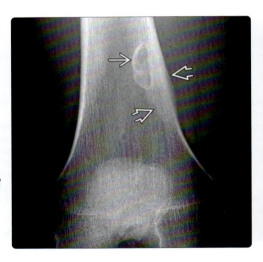
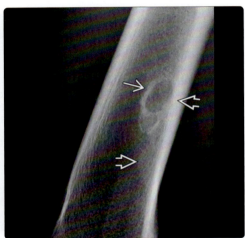

(À esquerda) Radiografia AP oblíqua mostra lesão fibular com margem esclerótica ➡ surgindo excentricamente. Esta é uma aparência inicial do FNO; conforme a lesão cresce, parece estar mais centralmente localizada neste osso grácil. **(À direita)** RM STIR coronal no mesmo paciente mostra sinal heterogêneo com septação, contendo sinal hipointenso ➡ representando a deposição fibrosa ou de hemossiderina, assim como partes hiperintensas. É incomum a RM desta lesão, uma vez que é geralmente diagnosticada com base na radiografia.

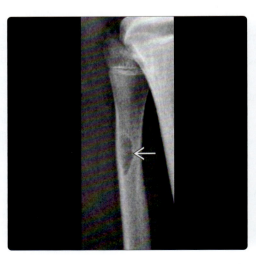
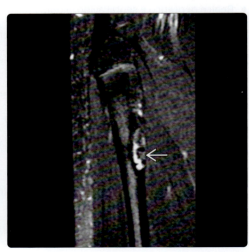

Fibroxantoma

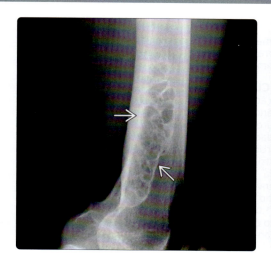
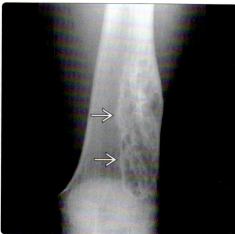

(À esquerda) *Radiografia lateral mostra grande (caso contrário, clássico) FNO. Esta lesão geográfica está localizada na metáfise e é cortical. Tem estreita zona de transição, marginação esclerótica ➡ e sem reação periosteal.* (À direita) *Radiografia AP no mesmo paciente mostra aparência clássica de FNO. Embora seja grande, a lesão é assintomática e deve ser deixada sozinha. A esclerose em torno das margens externas ➡ sugere que está começando a preencher com osso normal.*

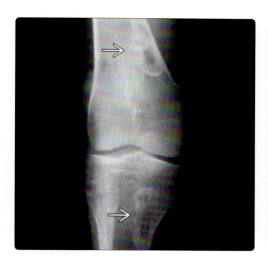
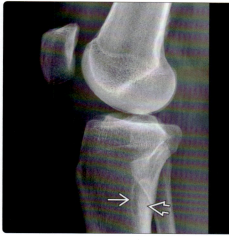

(À esquerda) *Radiografia oblíqua mostra FNO múltiplo com esclerose periférica, indicando cicatrização parcial ➡. FNO múltiplo é mais frequentemente visto com neurofibromatose.* (À direita) *Radiografia lateral mostra lesão assintomática que é cortical na metáfise da tíbia ➡. Há cicatrização óssea normal em uma parte da lesão ➡, e o paciente está se tornando esqueleticamente maduro. A lesão é um típico FNO e não precisa de mais imagens ou acompanhamento.*

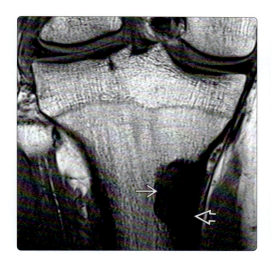
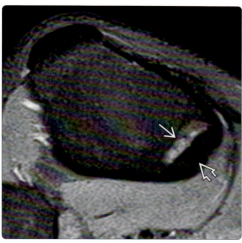

(À esquerda) *RM T1WI coronal no mesmo paciente (obtida para avaliar os meniscos) confirma a aparência esperada do FNO, com centro hipointenso ➡ e sinal baixo na região de cicatrização que corresponde ao córtex ➡.* (À direita) *RM T2FS axial no mesmo paciente mostra parte hiperintensa do FNO ➡ que ainda está ativa e sinal baixo e denso da parte periférica em cicatrização ➡. A lesão está seguindo o histórico natural mais comum, com reposição óssea normal à medida que o paciente se torna esqueleticamente maduro.*

Doença de Trevor-Fairbank

DADOS PRINCIPAIS

TERMINOLOGIA
- Sinônimos: displasia epifisária hemimélica, doença de Trevor
- Definição: lesão semelhante ao osteocondroma intra-articular que surge na epífise

IMAGENS
- Localização: geralmente unilateral e lado único dessa extremidade
  - Extremidade inferior > superior
  - Tornozelo é o local mais comum (tálus, tíbia distal ou fíbula)
- Três apresentações
  - Localizada (monoarticular): normalmente no tornozelo
  - Clássica (2/3 dos casos): >1 articulação, unilateral, normalmente joelho e tornozelo
  - Generalizada: extremidade inteira (geralmente inferior)
- Aparência radiográfica
  - Ossificação epifisária prematura
  - Morfologia anormal, com lobulações, excesso de crescimento, assimetria
  - Calcificação pontilhada pode ser vista
- RM: confirma que a lesão é cartilaginosa
  - Sinal corresponde à epífise adjacente em vários estágios de crescimento

QUESTÕES CLÍNICAS
- Apresentação
  - Discrepância do comprimento dos membros (fechamento prematuro da placa epifisária)
  - Malignidade (geralmente em varo/valgo)
  - Massa articular
  - Osteoartrite precoce
- Demografia
  - Do desenvolvimento; surge na infância
  - Masculino > feminino (3:1)
  - Rara: 1/1.000.000 população
- Tratamento é cirúrgico
  - Ressecção cirúrgica → restabelecimento da congruência de articulação
  - Osteotomia pode resolver desalinhamento do membro

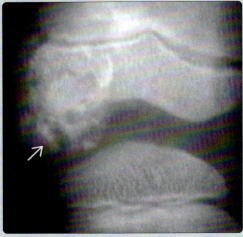
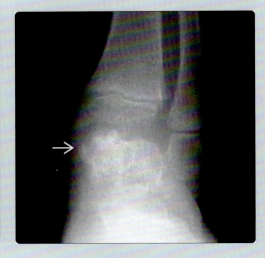

(À esquerda) Radiografia AP mostra ossificação intra-articular lobulada surgindo do côndilo medial do fêmur ➡. Uma vez que é claramente uma ossificação e não está solta dentro da articulação, isto deve representar Trevor Fairbank, uma lesão intra-articular semelhante ao osteocondroma. (À direita) Radiografia AP no mesmo paciente em uma idade jovem mostra massa óssea lobulada surgindo do tálus ➡, com deformidade associada da epífise distal da tíbia. Não é raro que este processo seja poliarticular, mas geralmente ele é unilateral.

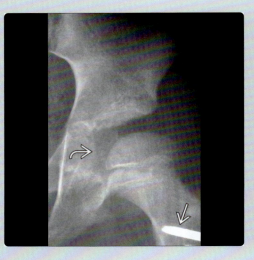
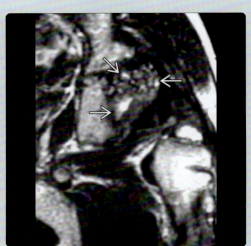

(À esquerda) Radiografia AP mostra subluxação lateral da cabeça do fêmur e implante metálico da osteotomia anterior causando um varo ➡ que visa melhorar a contiguidade articular em paciente com possível displasia do quadril. Há uma sugestão de calcificação anormal dentro da articulação ➡. (À direita) RM T2WI coronal no mesmo caso mostra vários corpos exibindo características de RM da cartilagem ➡ aderidos ao acetábulo. Esta é a doença de Trevor, apresentada radiograficamente e tratada inicialmente como displasia do quadril.

Doença de Trevor-Fairbank

TERMINOLOGIA

Sinônimos
- Displasia epifisária hemimélica, doença de Trevor

Definição
- Lesão semelhante ao osteocondroma intra-articular que surge na epífise

IMAGENS

Características Gerais
- Melhor dica para diagnóstico
  - Corpos intra-articulares arredondados aderidos à epífise
- Localização
  - Geralmente unilateral e lado único dessa extremidade
    - Medial > lado lateral do membro
  - Extremidade inferior > superior
    - Tornozelo é o local mais comum (tálus, tíbia distal ou fíbula)
  - Três apresentações
    - Localizada (monoarticular): normalmente no tornozelo
    - Clássica (2/3 dos casos): > 1 articulação, unilateral, normalmente joelho e tornozelo
    - Generalizada: extremidade inteira (geralmente inferior)

Achados na Radiografia
- Ossificação epifisária prematura
- Idade óssea avançada por causa de hiperemia
- Morfologia anormal, com lobulações, crescimento excessivo, assimetria
- Calcificação pontilhada pode ser vista
- Fusão eventual com a epífise adjacente
- Continuidade com o osso normal adjacente não é tão aparente como na exostose metafisária
- Raro envolvimento da metáfise → subtubulação

Achados na RM
- Mostra deformidade em três planos para o planejamento cirúrgico
- Confirma que a lesão é cartilaginosa
  - Sinal corresponde à epífise adjacente em vários estágios de crescimento
    - Parte de cartilagem intermediária em T1, alta em T2
    - Áreas de sinal baixo → calcificação

DIAGNÓSTICO DIFERENCIAL

Corpos Livres
- Matriz óssea
- População idosa

Condromatose Sinovial
- Vários corpos intra-articulares arredondados de tamanho semelhante
- Não aderido à epífise, como na doença de Trevor
- Pode ser vista em crianças, embora mais frequentemente encontrada em adultos

Displasia do Quadril (DDH)
- Exostose epifisária assimétrica na doença de Trevor resulta em incongruência da cabeça do fêmur e do acetábulo
  - Incongruência dos componentes da articulação mimetiza a DDH

PATOLOGIA

Características Gerais
- Etiologia
  - Supõe-se ser distúrbio do desenvolvimento
  - Hipótese: atividade celular anormal do centro de ossificação da cartilagem, atrapalhando a sequência normal de desenvolvimento
- Genética
  - Níveis normais da expressão dos genes *EXT1* e *EXT2*
    - Ajuda a diferenciar do osteocondroma, que tem níveis baixos destes genes (mutação gênica)
- Anormalidades associadas
  - Relatada ser raramente associada à doença de Ollier e à displasia esclerosante mista

Características Patológicas e Cirúrgicas Macroscópicas
- Massa lobulada que se projeta da epífise
- Capa cartilaginosa

Características Microscópicas
- Diferenças sutis do osteocondroma
  - Na infância: nódulos osteocondrais que se assemelham aos centros de ossificação secundária
  - Por volta de 4 a 5 anos de idade: semelhante ao osteocondroma
    - Contém faixas de cartilagem separando áreas de osso esponjoso; não observadas nos osteocondromas

QUESTÕES CLÍNICAS

Apresentação
- Sinais/sintomas mais comuns
  - Marcha dolorosa
  - Discrepância do comprimento dos membros (fechamento prematuro da placa epifisária)
  - Malignidade (geralmente em varo/valgo)
  - Massa articular; pode desenvolver corpos livres e sintomas progressivos
- Outros sinais/sintomas
  - Osteoartrite precoce

Demografia
- Idade
  - Do desenvolvimento; surge na infância
- Gênero
  - Masculino > feminino (3:1)
- Epidemiologia
  - Rara: 1/1.000.000 da população

Tratamento
- Ressecção cirúrgica → restabelecimento da congruência de articulação
- Osteotomia pode resolver desalinhamento do membro

REFERÊNCIAS

1. Wheeldon G, et al: Dysplasia epiphysealis hemimelica of the knee: an unusual presentation with intra-articular loose bodies and literature review, J Pediatr Orthop B, ePub, 2015.
2. Arealis G, et al: Trevor's disease: a literature review regarding classification, treatment, and prognosis apropos of a case, Case Rep Orthop. 2014:940360, 2014.
3. Bahk WJ, et al: Dysplasia epiphysealis hemimelica: radiographic and magnetic resonance imaging features and clinical outcome of complete and incomplete resection, Skeletal Radiol. 39(1):85-90, 2010.

Complicações Esqueléticas Induzidas por Radiação

DADOS PRINCIPAIS

TERMINOLOGIA
- Espectro de anormalidades ósseas relacionadas com radiação
  - Anormalidades agudas da medula não neoplásicas
  - Substituição crônica da medula vermelha
  - Fraturas por fragilidade induzidas por radiação
  - Osteonecrose por radiação
  - Deformidades de crescimento induzidas por radiação
  - Osteocondroma induzido por radiação
  - Sarcoma induzido por radiação

IMAGENS
- Localização: qualquer porta de radiação; mais comuns incluem
  - Coluna vertebral lombar (radiação para tumor de Wilms)
  - Pelve (radiação para câncer geniturinário ou GI)
  - Cintura escapular (radiação do linfonodo axilar para câncer de mama ou radiação em manto para doença de Hodgkin)
  - Osso longo no local focal de radiação
  - Ossos longos (radiação do osso inteiro para o sarcoma de Ewing ou linfoma)
- RM das alterações agudas da medula após a radiação local
  - Múltiplas regiões focais arredondadas em 37%, difusas em ossos incluídos na porta de radiação em 10% dos casos
  - T1 baixo, T2 alto, realce moderado
  - Aumenta ou oscila em tamanho ao longo do tempo; pode tornar-se grande; configuração não parecida com massa
- RM das alterações crônicas da medula após a radiação
  - Substituição da medula por tecido adiposo; intensidade de sinal alta em T1

PRINCIPAIS DIAGNÓSTICOS DIFERENCIAIS
- Diagnóstico diferencial do distúrbio trabecular no osso irradiado
  - Osteonecrose por radiação
  - Tumor recorrente
  - Sarcoma induzido por radiação

CHECKLIST DO DIAGNÓSTICO
- Dica para o diagnóstico da mudança por radiação geralmente é a distribuição das anormalidades
  - "Porta" quadrada com tecidos circundantes normais

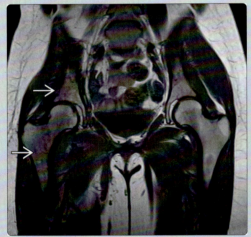
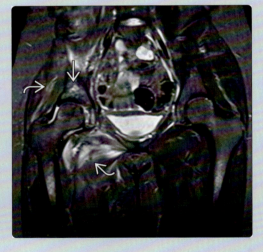

(À esquerda) RM T1WI coronal mostra sinal baixo não homogêneo no acetábulo direito e no colo do fêmur/metadiáfise ➡. Compare isto com o quadril esquerdo normal com substituição irregular da medula vermelha pela medula amarela esperada em mulher de meia-idade. (À direita) RM STIR coronal na mesma paciente mostra sinal alto na região acetabular ➡, assim como nos músculos glúteo e adutor ➡. Observe que as anormalidades estão em um quadrado, configuração semelhante a um portal; todas são decorrentes de danos causados por radiação nestes tecidos.

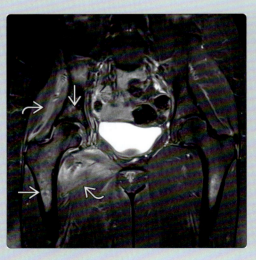
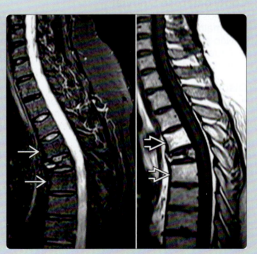

(À esquerda) RM T1WI C+ FS coronal mostra realce no acetábulo e na medula do fêmur direito ➡, assim como nos músculos mencionados anteriormente ➡. Em geral, a lesão por radiação mostra realce modesto, como neste caso. (À direita) RM STIR sagital e T1 na fratura por compressão em T5 em razão de mieloma tratado com radiação é mostrada. Os corpos adjacentes de T4 e T6 mostram hipointensidade em STIR ➡ e intensidade de sinal alta em T1 ➡ em relação aos outros corpos vertebrais. Este sinal é causado pela substituição do tecido adiposo da medula dentro do portal de radiação.

Complicações Esqueléticas Induzidas por Radiação

TERMINOLOGIA

Definições
- Espectro de anormalidades ósseas relacionadas com radiação
  - Anormalidades agudas da medula não neoplásicas
    - Focais ou difusas, oscilando ao longo do tempo
  - Substituição crônica da medula vermelha por medula adiposa
  - Osteonecrose por radiação
  - Deformidades de crescimento induzidas por radiação
  - Osteocondroma induzido por radiação
  - Sarcoma induzido por radiação
  - Fraturas por fragilidade

IMAGENS

Características Gerais
- Melhor dica para diagnóstico
  - Qualquer alteração mencionada (osteonecrose, deformidade de crescimento, osteocondroma, sarcoma) **localizada em quadrado, configuração semelhante a porta**
- Localização
  - Qualquer porta de radiação; mais comuns incluem
    - Coluna vertebral lombar (radiação para tumor de Wilms)
    - Pelve (radiação para câncer geniturinário ou GI)
    - Cintura escapular (radiação do linfonodo axilar para câncer de mama ou radiação em manto para doença de Hodgkin)
    - Ossos longos (radiação do osso inteiro para o sarcoma de Ewing ou linfoma)

Achados na Radiografia
- Alterações agudas da medula: nenhum achado radiográfico
- Osteonecrose por radiação
  - Distúrbio do padrão trabecular normal
  - Padrão de destruição óssea misto, lítico e esclerótico
  - Geralmente sem rotura cortical, mas pode parecer bastante agressiva
  - Cabeças do fêmur e do úmero: colapso nas regiões com suporte de peso
- Deformidades de crescimento induzidas por radiação
  - Encontradas apenas se a radiação ocorreu antes da maturação esquelética e da realização completa do crescimento
  - Coluna vertebral: aparência depende se o campo de radiação envolveu todo o corpo vertebral
    - Osso dentro do osso visto em 9 a 12 meses
    - Se somente 1/2 dos corpos vertebrais (em plano coronal) foi irradiado, a escoliose se desenvolve com concavidade no lado de hipoplasia (curto) dos corpos vertebrais irradiados
      - Progressão da escoliose com brotos de crescimento
    - Se a largura total dos corpos vertebrais for irradiada, hipoplasia simétrica dos corpos envolvidos
    - Níveis adjacentes da coluna vertebral mostram altura e alinhamento normais dos corpos
  - Pelve ou cintura escapular: hipoplasia da parte irradiada; ossos adjacentes normais
  - Osso longo: se radiação óssea total, o osso inteiro é curto em comparação aos ossos adjacentes normais
    - Radiação da placa epifisária → alargamento da placa de crescimento, fragmentação da metáfise
      - Pode desenvolver faixas metafisárias densas
    - Formação de novo osso periosteal → subtubulação
- Osteocondroma induzido por radiação
  - Idêntico a outras exostoses
    - Haste de córtex normal e osso surgindo do osso subjacente normal com capa cartilaginosa
  - Pode ser múltiplo; rara transformação para condrossarcoma
- Espessamento cortical e fratura por fragilidade associada
- Sarcoma induzido por radiação
  - Alterações subjacentes da osteonecrose por radiação (50%)
  - Nova mudança óssea destrutiva no campo irradiado
    - Pode ser de difícil reconhecimento
    - Destruição óssea permeativa, reação periosteal
    - Rotura cortical, massa de partes moles
    - Formação de osteoide comum, uma vez que o osteossarcoma é o tipo de células mais frequente do sarcoma por radiação

Achados na RM
- Alterações agudas da medula após a radiação local
  - Múltiplas regiões focais arredondadas em 37%, difusas em ossos incluídos na porta de radiação em 10% dos casos
  - Focal: linear, curvilíneo, irregular, misto
  - T1WI: intensidade de sinal baixa, entre músculo e tecido adiposo
  - Sequências sensíveis a fluido: intensidade de sinal alta
  - Realce moderado heterogêneo
  - Aumenta ou oscila em tamanho ao longo do tempo; pode tornar-se grande; configuração não parecida com massa
- Alterações crônicas da medula após a radiação
  - Substituição da medula por tecido adiposo; intensidade de sinal alto em T1
- Osteonecrose por radiação
  - Cabeça do fêmur ou do úmero: padrão normal de osteonecrose (sinal de linha dupla)
    - Achatamento na região de suporte de peso
  - Outros locais: perda do padrão trabecular normal
    - Sinal misto, baixo e alto, correspondendo às regiões escleróticas e líticas na radiografia
- Deformidades de crescimento induzidas por radiação
  - Fusão precoce da placa epifisária
- Osteocondroma induzido por radiação
  - Aparência de osteocondroma normal na RM
    - Córtex normal e medula na haste, surgindo de osso normal subjacente
      - Osso subjacente pode ter alterações crônicas da medula de substituição adiposa
    - Capa cartilaginosa: sinal alto contendo septos vistos nas sequências sensíveis a fluido
  - Geralmente ocorre na periferia do campo irradiado
- Sarcoma induzido por radiação
  - Osteonecrose por radiação subjacente (50%)
  - Mudança na medula para padrão infiltrativo
  - Rotura cortical, massa de partes moles: sinal alto heterogêneo em T2
  - Reação periosteal, edema de parte mole e medula
  - Realce difuso do osso e da massa de partes moles e edema reativo

DIAGNÓSTICO DIFERENCIAL

Diagnóstico Diferencial de Distúrbio Trabecular em Osso Irradiado
- Osteonecrose por radiação
  - Pode ser nicho para a osteomielite sobreposta
- Tumor recorrente
  - Ocasionalmente ocorre no período dos primeiros 2 anos após o tratamento
- Sarcoma induzido por radiação

Complicações Esqueléticas Induzidas por Radiação

- Normalmente tem período latente de 7 a 20 anos

PATOLOGIA

Características Gerais
- Etiologia
  - Mudanças na medula induzidas pela radiação
    - Provável osteonecrose por radiação
  - Fratura por fragilidade relacionada com ↓ de osteoclastos e aposição mineral cortical sem oposição
  - Osteonecrose induzida por radiação
    - Função de osteoblasto deteriorada
  - Deformidades de crescimento induzidas por radiação
    - Radiação destrói o suprimento microvascular para a epífise → fusão precoce da placa epifisária → osso curto ou hipoplásico
    - Também pode ter dano celular direto a osteoclastos
  - Osteocondroma induzido por radiação
    - Supõe-se que seja a migração causada pela radiação da cartilagem indiferenciada para a metáfise a partir da placa epifisária

Características Patológicas e Cirúrgicas Macroscópicas
- Osteocondroma induzido por radiação
  - Idêntico histologicamente a outras exostoses
- Sarcoma induzido por radiação
  - Alterações subjacentes de osteonecrose na maioria
  - Osteossarcoma de alto grau e histiocitoma fibroso maligno predominam

QUESTÕES CLÍNICAS

Apresentação
- Sinais/sintomas mais comuns
  - Osteonecrose por radiação
    - Dor, → osteoartrite se na cabeça do fêmur ou do úmero
    - Fratura patológica
  - Deformidade de crescimento induzida por radiação
    - Escoliose ou discrepância do comprimento do membro
  - Osteocondroma induzido por radiação
    - Massa, impacto
  - Sarcoma induzido por radiação
    - Nova dor de início, inchaço, fratura patológica

Demografia
- Epidemiologia
  - Anormalidades não neoplásicas da medula
    - 45% do osso irradiado
    - Latência média de 9 e 24 meses em dois estudos
    - Dose média de radiação 5.900 cGy
  - Osteocondroma induzido por radiação
    - Prevalência de 6% a 24% em duas séries relatadas
    - Osteocondroma ocorre 10 vezes mais frequentemente no osso irradiado que no osso não irradiado
    - Mais frequentemente encontrado em pacientes submetidos a tratamento de tumor de Wilms ou neuroblastoma
      - Geralmente irradiado entre as idades de 8 meses e 11 anos (normalmente < 2 anos de idade)
      - Geralmente, a dose de radiação é de 1.500 a 5.500 cGy
      - Latência de 3 a 17 anos (média: 5-12 anos de diferentes estudos)
  - Sarcoma induzido por radiação
    - Risco no osso irradiado é 0,03% a 0,8%
    - Crianças tratadas com radiação de alta dose e quimioterapia estão em maior risco
    - Prevalência de sarcomas pós-radiação está aumentando à medida que as crianças sobrevivem à malignidade inicial e ao tratamento
  - 50% a 60% são osteossarcomas; radiação é etiologia de 3,4% a 5,5% dos osteossarcomas
  - Doses de radiação geralmente >2.000 cGy; mais comumente 5.500 cGy
  - Geralmente muitos anos de latência (mediana: 11 anos), mas pode ser tão curto quanto 2 anos
    - Inversamente relacionado com dose de radiação

Histórico Natural e Prognóstico
- Mudanças agudas e crônicas da medula após radiação local para massa de partes moles
  - Recuperação eventual dos elementos medulares ou, então, substituição completa por medula adiposa
- Osteonecrose por radiação
  - Osso anormal; em risco aumentado de fratura e como nicho para infecção
- Deformidade de crescimento induzida por radiação
  - Osteoartrite de início precoce relacionada com alinhamento anormal
- Osteocondroma induzido por radiação
  - Não é diferente do histórico natural de exostose de rotina
  - Raros relatos de transformação para condrossarcoma
- Sarcoma induzido por radiação
  - 62% de sobrevivência em 5 anos para lesões nas extremidades
  - 27,3% de sobrevivência em 5 anos para lesões axiais

Tratamento
- Mudanças agudas e crônicas da medula após radiação local para massa de partes moles: nenhum tratamento
- Osteonecrose por radiação
  - Artroplastia quando apropriado
- Osteocondroma induzido por radiação
  - Ressecção marginal se doloroso
- Sarcoma induzido por radiação
  - Quimioterapia agressiva e ressecção ampla

CHECKLIST DO DIAGNÓSTICO

Dicas para Interpretação de Imagens
- Dica para o diagnóstico das alterações por radiação geralmente é a distribuição das anormalidades
  - Observar a "porta" quadrada de anormalidade, com tecidos circundantes normais

REFERÊNCIAS

1. Oest ME, et al: Long-term loss of osteoclasts and unopposed cortical mineral apposition following limited field irradiation, J Orthop Res. ePub, 2014.
2. Zbojniewicz AM, et al: Posttreatment imaging of pediatric musculoskeletal tumors, Radiographics. 34(3):724-740, 2014.
3. Pacheco R, et al: Effects of radiation on bone, Curr Osteoporos Rep. 11(4):299-304, 2013.
4. Hwang S, et al: Local changes in bone marrow at MRI after treatment of extremity soft tissue sarcoma, Skeletal Radiol. 38(1):11-19, 2009.
5. Mitchell MJ, et al: Radiation-induced changes in bone, Radiographics. 18(5):1125-1136, quiz 1242-3, 1998.

Complicações Esqueléticas Induzidas por Radiação

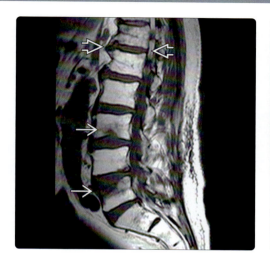
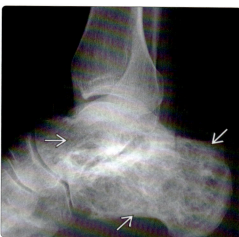

(À esquerda) *RM T1WI sagital mostra aumento acentuado da medula adiposa nos segmentos da vértebra lombar e do sacro, resultante da radioterapia com margem portal distinta em T12-L1 ➡. As fraturas por insuficiência na placa terminal inferior de L3 e na placa terminal superior de L5 ➡ são secundárias ao osso necrótico frágil.* (À direita) *Radiografia lateral mostra distribuição semelhante a porta de osso misto, lítico e esclerótico, envolvendo o calcâneo e a parte plantar do tálus ➡. Isto é típico de osteonecrose por radiação.*

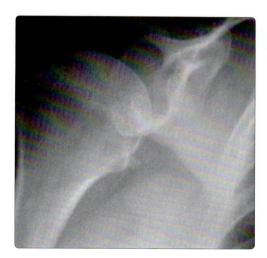
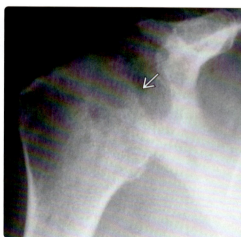

(À esquerda) *Radiografia AP obtida vários meses após radiação dos linfonodos axilares em paciente com câncer de mama mostra osteopenia leve na cabeça do úmero e glenoide.* (À direita) *Radiografia AP na mesma paciente, obtida 3 anos depois, mostra franca destruição óssea na superfície articular ➡ e densidade mista mais pronunciada, lítica e esclerótica, dentro da cabeça do úmero, na glenoide e no processo coracoide. O envolvimento destes ossos forma um "portal" quadrado, típico de osteonecrose por radiação.*

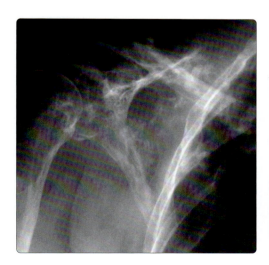
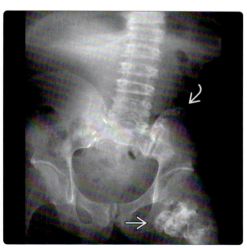

(À esquerda) *Radiografia AP mostra lesões mistas, líticas e escleróticas, ocupando a escápula, a clavícula e uma parte da cabeça do úmero e costelas adjacentes. As lesões escapulares parecem moderadamente agressivas. Trata-se de osteonecrose da radiação do linfonodo axilar.* (À direita) *Radiografia AP mostra osteocondroma surgindo do colo do fêmur proximal esquerdo ➡. Além disso, há hipoplasia da asa ilíaca esquerda ➡, da asa sacral e dos corpos vertebrais lombares. As áreas afetadas formam um "portal" de radiação.*

Complicações Esqueléticas Induzidas por Radiação

(À esquerda) *Radiografia oblíqua de escápula mostra exostose que surge da superfície inferior do corpo ➡. Este paciente teve radiação em manto para a doença de Hodgkin vários anos antes.* (À direita) *Radiografia AP torácica no mesmo paciente mostra hilos retraídos ➡, outra mudança secundária à radiação em manto. Os osteocondromas podem surgir em um campo de radiação, geralmente perifericamente. Este paciente é mais velho que o habitual para a formação de osteocondroma; geralmente, os pacientes têm menos de 2 anos de idade no momento de sua radiação.*

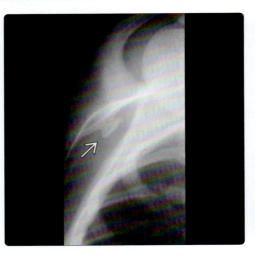
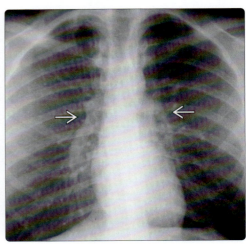

(À esquerda) *Radiografia AP mostra deformidade de crescimento diferencial com significativa hipoplasia de sacro, coluna lombar inferior e asas ilíacas ➡, incluindo acetábulos. Entretanto, ísquio e fêmur são normais. Este paciente teve radiação para tumor pélvico em idade jovem.* (À direita) *Radiografia AP mostra hipoplasia relativa do lado esquerdo dos corpos vertebrais T12, L1, L2 e L3 criando platispondilia assimétrica e escoliose ➡. Isto resulta da radiação do tumor de Wilms no lado esquerdo; observe os clipes na fossa renal ➡.*

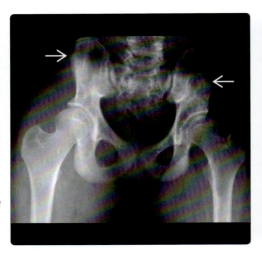
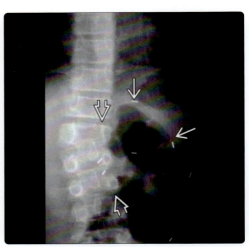

(À esquerda) *Radiografia AP da coluna lombar mostra escoliose leve, côncava à direita ➡. Isto decorre de platispondilia assimétrica leve, com o lado direito dos corpos das vértebras lombares mais curto que o lado esquerdo.* (À direita) *Radiografia lateral no mesmo paciente confirma platispondilia assimétrica com placas terminais "duplas" vistas em cada nível ➡. A deformidade de crescimento é secundária à radiação anterior da fossa renal direita. Observe em ambas as radiografias que T12 e L5 são de altura normal.*

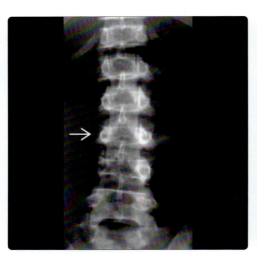
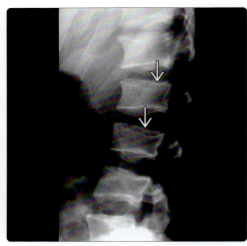

Complicações Esqueléticas Induzidas por Radiação

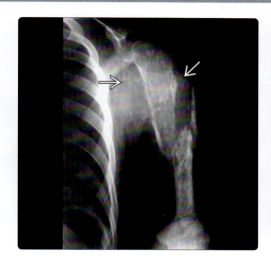
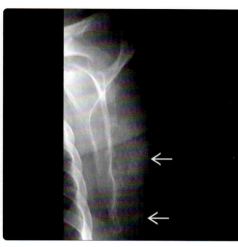

(À esquerda) *Radiografia AP mostra lesão agressiva com grande massa de partes moles contendo osteoide ➔. A densidade geral é mista, lírica e esclerótica, e o úmero é extremamente curto em relação a tórax. Estes achados são típicos de osteonecrose por radiação com osteossarcoma secundário.* (À direita) *Radiografia em "Y" escapular mostra grande massa de partes moles contendo matriz tumoral ➔. Esta paciente foi irradiada 10 anos antes por causa de um câncer de mama; a escápula está dentro do campo de radiação. Ela desenvolveu osteossarcoma por radiação.*

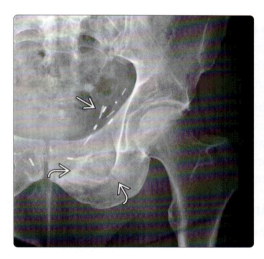
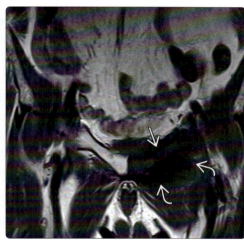

(À esquerda) *Radiografia AP mostra clipes ➔ em distribuição típica de ressecção de linfonodo para câncer de próstata. Além disso, há esclerose amorfa sobreposta à região do forame obturado ➔.* (À direita) *RM T1 coronal na mesma paciente mostra substituição da medula no ramo púbico esquerdo ➔. Além disso, há hipointensidade mal definida na região do forame obturado ➔ (área observada como esclerótica na radiografia), o que confirma a presença de osteoide do tumor em massa de partes moles.*

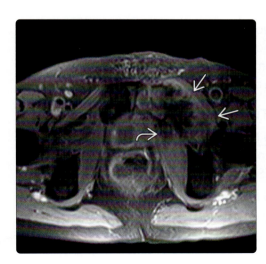
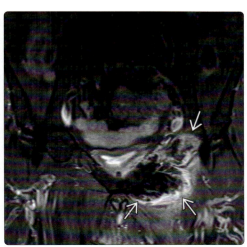

(À esquerda) *RM PDFS axial do forame obturado no mesmo paciente mostra grande massa de partes moles contendo osteoide do tumor ➔ que se estende posteriormente para o músculo obturador interno ➔.* (À direita) *RM T1 FS pós-contraste coronal no mesmo paciente confirma grande massa contendo osteoide ➔. Neste homem de 75 anos de idade que foi submetido a tratamento de câncer de próstata, é razoável diagnosticar um osteossarcoma induzido por radiação. O prognóstico para este tipo de osteossarcoma secundário é ruim.*

SEÇÃO 3
Tumores de Partes Moles

Introdução e Revisão
Introdução aos Tumores de Partes Moles — 414

Tumores Adipocíticos

Tumores Adipocíticos Benignos
Lipoma: Partes Moles — 422
Lipomatose — 428
Lipomatose: Nervo — 434
Macrodistrofia Lipomatosa — 438
Lipoma Arborescente: Joelho — 442
Lipoblastoma/Lipoblastomatose — 446
Hibernoma — 448
Lipoma Parosteal — 452

Tumores Adipocíticos Intermediários
Tumor Lipomatoso Atípico — 456

Tumores Adipocíticos Malignos
Lipossarcoma Mixoide — 460
Lipossarcoma Pleomórfico — 464
Lipossarcoma Desdiferenciado — 465

Tumores Fibroblásticos/Mioblásticos

Tumores Fibrosos Benignos
Fasciíte Nodular e Proliferativa — 466
Proliferação Osteocondromatosa Parosteal Bizarra — 467
Elastofibroma — 468
Hamartoma Fibroso da Infância — 472
Miofibroma/Miofibromatose — 473
Fibromatose Coli — 474
Fibromatose Hialina Juvenil — 475
Fibroma da Bainha do Tendão — 476
Fibroblastoma Desmoplásico — 480
Fibroma Aponeurótico Calcificante — 482

Tumores Fibrosos Intermediários (Agressivos Localmente)
Fibromatose Superficial — 484
Fibromatose Tipo Desmoide — 488

Tumores Fibro-histiocíticos Intermediários (Raramente Metastatizantes)
Tumor Fibroso Solitário e Hemangiopericitoma — 494
Tumor Miofibroblástico Inflamatório — 500
Fibrossarcoma Infantil — 504

Tumores Fibrosos Malignos
Fibrossarcoma: Partes Moles — 506
Mixofibrossarcoma — 510
Sarcoma Fibromixoide de Baixo Grau — 514
Fibrossarcoma Epitelioide Esclerosante — 516

Tumores Fibro-histiocíticos

Tumores Fibro-histiocíticos Benignos
Tumor de Célula Gigante de Bainha do Tendão — 520
Tumor de Célula Gigante Tipo Difuso (SVNP Extra-articular) — 526
Histiocitoma Fibroso Benigno Profundo — 528

Tumores Fibro-histiocíticos Malignos
Sarcoma Pleomórfico Indiferenciado — 530
Sarcoma Pleomórfico Indiferenciado com Inflamação Proeminente — 534
Dermatofibrossarcoma Protuberante — 536

Tumores do Músculo Liso

Tumores do Músculo Liso, Benignos
Angioleiomioma — 540
Leiomioma: Superficial e Profundo — 542

Tumores do Músculo Liso, Malignos
Leiomiossarcoma — 546

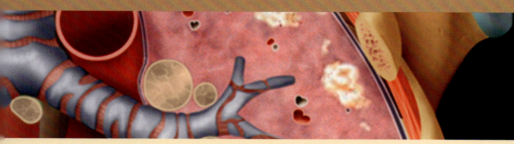

Tumores Pericíticos (Perivasculares)
Tumor Glômico   552

Tumores do Músculo Esquelético

Tumores do Músculo Esquelético, Benignos
Rabdomioma   556

Tumores do Músculo Esquelético, Malignos
Rabdomiossarcoma   558

Tumores Vasculares e Linfáticos

Tumores Vasculares Benignos
Hemangioma e Malformações Vasculares: Partes Moles   564
Angiomatose   570
Síndrome de Klippel-Trenaunay-Weber   572
Linfangioma   576

Tumores Vasculares Intermediários (Raramente Metastatizantes)
Sarcoma de Kaposi   580
Hemangioendotelioma: Partes Moles   584

Tumores Vasculares Malignos
Angiossarcoma: Partes Moles   586

Tumores Condro-ósseos
Condroma: Partes Moles   590
Condrossarcoma Mesenquimal Extraesquelético   592
Osteossarcoma Extraesquelético   594

Tumores de Diferenciação Incerta

Tumores Benignos de Diferenciação Incerta
Mixoma Intramuscular   598

Tumores Intermediários (Raramente Metastatizantes) de Diferenciação Incerta
Tumor Fibromixoide Ossificante   604

Tumores Malignos de Diferenciação Incerta
Sarcoma Sinovial   606
Sarcoma Epitelioide   612
Condrossarcoma Mixoide Extraesquelético   616
TNEP/Sarcoma de Ewing Extraesquelético   620

Tumores da Bainha do Nervo Periférico

Não Neoplásico
Neuroma de Morton   622
Neuroma Traumático   626

Neurofibroma
Neurofibroma   628

Schwannoma
Schwannoma   634

Tumor Maligno da Bainha do Nervo Periférico
Tumor Maligno da Bainha de Nervo Periférico   640

Lesões de Pele e Subcutâneas
Cisto de Inclusão Epidérmica   644
Nódulo Reumatoide   646
Metástases: Partes Moles   650
Melanoma   654

Imitação de Tumor de Partes Moles
Imitação de Tumor de Partes Moles: Infecção/Inflamação   660
Imitação de Tumor de Partes Moles: Vascular   664
Imitação de Tumor de Partes Moles: Doença por Deposição de Cristal   668
Imitação de Tumor de Partes Moles: Outros   672
Miosite Ossificante/Ossificação Heterotópica   678
Xantoma   684

Introdução aos Tumores de Partes Moles

Introdução

As massas de partes moles são muito comuns e apresentam um número excepcionalmente grande de possíveis etiologias. A Organização Mundial da Saúde (OMS) reconhece nove diferentes categorias de tumores de partes moles. Dentro de cada uma, esses tumores são separados em tipos benignos, intermediários (agressivos localmente) e malignos. As categorias são as seguintes.

- Tumores adipocíticos
- Tumores fibroblásticos/miofibroblásticos
- Os chamados tumores fibro-histiocíticos
- Tumores do músculo liso
- Tumores pericíticos (perivasculares)
- Tumores do músculo esquelético
- Tumores vasculares
- Tumores condro-ósseos
- Tumores de diferenciação incerta

Os tumores malignos de partes moles (sarcomas) são relativamente raros, representando menos de 1% de todas as malignidades. Os sarcomas de partes moles estão associados a uma alta taxa de mortalidade. Há mais de 50 diferentes subtipos de sarcomas de partes moles, como definido pela OMS. Os sarcomas de partes moles mais comuns em adultos são lipossarcoma, leiomiossarcoma e sarcoma pleomórfico indiferenciado.

A OMS classifica os tumores neurogênicos e os tumores de pele e de apêndice isolados dos tumores de partes moles. Apesar da imensa quantidade de causas neoplásicas de massas de partes moles, muitas são não neoplásicas. Estas entidades semelhantes a tumores são analisadas nos capítulos de imitação de tumores de partes moles. Os capítulos de imitações de tumores são divididos em infecção/inflamação, vascular, doença por deposição de cristal e outras causas.

Diferenciação entre Tumores de Partes Moles Benignos e Malignos

A diferenciação entre benignas e malignas das muitas massas de partes moles, somente pelas imagens, pode ser excepcionalmente difícil. Alguns sarcomas de partes moles apresentam aparência enganosamente suave com bordas bem definidas e lisas, com intensidade de sinal homogênea. Se uma lesão não for patognomônica para uma entidade benigna específica, deve ser, então, considerada massa potencialmente maligna. Massas de partes moles superficiais com mais de 5 cm na maior dimensão têm 10% de chance de ser um sarcoma.

Previsão do Grau ou Prognóstico pela Imagem

A previsão do grau de um sarcoma de partes moles utilizando imagens não é confiável. A presença de massa grande, necrótica e infiltrativa sugere lesão de alto grau. Entretanto, as lesões de alto grau podem ser pequenas e de aparência homogênea, encapsulada.

O prognóstico do paciente está mais diretamente relacionado com a presença de doença nodal e metastática distante. Os locais de sarcoma de partes moles de doença metastática são altamente dependentes do tipo de tumor. A incidência de metástase para linfonodos é relativamente baixa, embora alguns tipos de sarcomas sejam mais propensos a metástases linfonodais. Estes incluem rabdomiossarcoma, angiossarcoma, sarcoma de células claras, sarcoma sinovial e sarcoma epitelioide. A presença de metástase nodal indica doença em estágio III. Isso representa uma taxa global de sobrevida de 56% em 5 anos. Os linfonodos são considerados suspeitos de envolvimento tumoral pela imagem quando maiores de 1 cm na dimensão do eixo curto com obliteração do hilo adiposo, como identificado na TC ou na RM. A PET/TC mostra maior captação do marcador F-18 FDG nos linfonodos malignos. Uma vez que o envolvimento nodal é incomum nos sarcomas de partes moles, sua presença deve iniciar uma abordagem posterior para metástases distantes.

A maioria das metástases a distância envolve o pulmão. O lipossarcoma mixoide apresenta rara tendência ia metastatizar para outros locais de partes moles. Os sarcomas retroperitoneais têm maior incidência de metastatizar para o fígado. A presença de metástases distantes se relaciona com doença em estágio IV, o que representa uma taxa global de sobrevida de 20% em 5 anos.

Previsão do Tipo Histológico de Tumores de Partes Moles

A maioria dos tumores de partes moles apresenta intensidade de sinal inespecífica e heterogênea em ambas as sequências de RM: ponderada em T1 e sensível a fluido. Alguns tipos de sinais de tecidos podem auxiliar a sugerir um tipo específico de tumor. Tumores adipocíticos contêm gordura e, por conseguinte, podem ter focos visíveis de sinal alto na RM ponderada em T1, com sinal baixo correspondente nas sequências suprimidas de gordura. Tumores fibroblásticos muitas vezes contêm regiões de sinal intermediário a baixo, tanto na sequência de RM ponderada em T1 como na sensível a fluido. Tumores fibro-histiocíticos frequentemente apresentam significativa heterogeneidade de sinal.

A presença de massa em localização típica pode também auxiliar a sugerir o diagnóstico. Tais localizações típicas incluem fáscia plantar (fibromatose plantar), segundo ou terceiro espaço intermetatarsal (neuroma de Morton), leito ungueal (tumor glômico), entre a ponta da escápula e a parede torácica (elastofibroma) e entre a cabeça mediana do tendão gastrocnêmio e semimembranoso (cisto sinovial poplíteo).

Vários livros excelentes e documentos de revisão em referência selecionados contêm tabelas, figuras e fluxogramas que podem ajudar a limitar o excepcionalmente grande potencial de diagnóstico diferencial das lesões de partes moles.

Estadiamento do Sarcoma de Partes Moles

Existem dois principais sistemas de estadiamento para sarcomas de partes moles. O mais utilizado é o sistema de estadiamento do American Joint Committee on Cancer (AJCC), cuja sétima edição foi publicada em 2010. Tendo por base grau histológico (sistema de três graus), tamanho e profundidade do tumor primário, e presença de doença nodal e metástases distantes, este sistema de estadiamento não leva em consideração o local anatômico ou se o tumor se estende para fora do compartimento de origem.

Diversos tumores de partes moles não estão incluídos no sistema de estadiamento do AJCC, a saber: osteossarcoma extraesquelético, sarcoma de Ewing extraesquelético, angiossarcoma, dermatofibrossarcoma protuberante, condrossarcoma extraesquelético, sarcoma de Kaposi, rabdomiossarcoma, tumor desmoide, mesotelioma, fibrossarcoma infantil, tumor miofibroblástico inflamatório e tumor estromal gastrintestinal. Este sistema de estadiamento também não é aplicável para sarcomas com origem na dura-máter, no cérebro, nos órgãos parenquimatosos ou nas vísceras ocas. O carcinoma de pele e o melanoma apresentam sistemas de estadiamento inteiramente separados.

Um sistema de estadiamento alternativo é o Surgical Staging System of the Musculoskeletal Tumor Society (também conhecido por sistema de estadiamento de Enneking), que enfatiza se o tumor está confinado ao compartimento de origem e é comumente utilizado por cirurgiões oncológicos ortopédicos. Embora seja útil para o planejamento cirúrgico, não há comprovação de que esta informação seja um preditor de sobrevida. Apenas dois graus histológicos (baixo e alto) foram utilizados. Este sistema de estadiamento não leva em conta tamanho do tumor, localização do tumor ou estado

Introdução aos Tumores de Partes Moles

nodal. O estágio Ia é de baixo grau e intracompartimental. O estágio Ib é de baixo grau e extracompartimental. O estágio IIa é de alto grau e intracompartimental. O estágio IIb é de baixo ou alto grau e intracompartimental com metástases. O estágio IIIb é de baixo ou alto grau e extracompartimental com metástases.

O rabdomiossarcoma apresenta um sistema de estadiamento separado e o mais utilizado é o do Soft Tissue Sarcoma Committee of the Children's Oncology Group — anteriormente conhecido por Intergroup Rhabdomyosarcoma Study Group. Neste sistema de estadiamento, os pacientes são separados em quatro grupos clínicos com base na ressecção completa em contraposição a vários graus de ressecção parcial, extensão do tumor além do músculo ou órgão de origem, envolvimento nodal e metástases distantes.

Considerações da Biopsia

A TC e a ultrassonografia são as melhores modalidades de exames de imagens para orientar a biopsia percutânea. A TC proporciona excelente demonstração da anatomia compartimental, além de auxiliar a evitar a disseminação do tumor para os compartimentos dos tecidos adjacentes. As bordas dos compartimentos dos tecidos podem ser de difícil avaliação com a ultrassonografia, se o profissional não tiver noção definitiva da localização e da abordagem da massa. Tanto a TC como a ultrassonografia podem auxiliar no direcionamento da biopsia para a porção mais viável da lesão, pois é importante evitar áreas de necrose. Estas regiões viáveis do tumor são realçadas na TC e mostram aumento do fluxo sanguíneo na ultrassonografia com Doppler colorido.

De maneira ideal, a consulta pré-biopsia com um cirurgião oncológico possibilitará que a trajetória da biopsia corresponda a qualquer potencial abordagem cirúrgica definitiva necessária no futuro. É importante lembrar que o objetivo principal na realização da biopsia é, primeiro, não provocar danos e, segundo, fornecer material de diagnóstico. Biopsias mal planejadas podem ser devastadoras para os pacientes.

Opções de Tratamento para Sarcoma de Partes Moles

A escolha final para o tratamento do sarcoma de partes moles apresenta uma variação significativa com base nas características individualizadas do tumor e da facilidade de tratamento. A excisão cirúrgica é o principal tratamento em pacientes com doença localizada. O tipo da cirurgia escolhida baseia-se no equilíbrio entre maximizar a sobrevida e preservar a função do membro. A cirurgia paliativa do membro é geralmente preferida. As amputações são realizadas para tumores muito grandes, envolvimentos neurovasculares extensos e extremidades não funcionais. A quimioterapia e/ou radioterapia são administradas com base em tamanho, tipo, localização e extensão do tumor. A radioterapia é particularmente útil na redução da taxa de recorrência local. A quimioterapia é considerada para tipos de tumores que apresentam conhecida alta taxa de resposta, como no caso do rabdomiossarcoma. A quimioterapia também pode ser cogitada em pacientes com alto risco para metástases.

Em doença em estágio IV com limitado envolvimento do órgão, a remoção cirúrgica das metástases pode ser considerada. Melhores resultados podem ser observados com sarcomas de crescimento lento e intervalos longos livres de doença desde o diagnóstico. Na doença em estágio IV com envolvimento disseminado, a cirurgia paliativa, a quimioterapia e/ou radioterapia podem ser levadas em conta. O controle local ou o alívio da dor podem ser proporcionados pela utilização de ablação por radiofrequência, crioablação ou embolização. O tratamento é, por outro lado, de suporte.

Principais Obstáculos para o Tratamento

Partes moles adjacentes ou compartimentos teciduais podem ser contaminados em decorrência de biopsia percutânea ou ressecção subtotal inicial. Contaminação conhecida ou margens positivas microscopicamente descobertas no pós-operatório exigem total reexcisão do leito operatório. Sarcomas na região retroperitoneal continuam sendo alguns dos tumores mais tecnicamente desafiadores para a ressecção completa. O tratamento também pode resultar em complicações. O tratamento de tumores da cabeça e do pescoço pode resultar em catarata, anomalias dentais e atraso intelectual ou de crescimento em crianças. O tratamento de tumores abdominal e retroperitoneal pode resultar em obstrução do intestino. A radioterapia adjuvante envolvendo as extremidades pode resultar em osteonecrose, osteocondromas e osteítes. Todas as localizações de tumores primários apresentam um aumento de risco de malignidade secundária.

Acompanhamento do Sarcoma de Partes Moles

O acompanhamento pós-tratamento dos sarcomas de partes moles é complicado e se baseia em diversas variáveis. Primeiro é o sucesso inicial da excisão do tumor (se margens claras e amplas foram alcançadas ou não). O risco de metástases com base no tipo de tumor também é uma variável para se considerar. Por exemplo, leiomiossarcoma e os tumores malignos da bainha do nervo periférico apresentam um aumento de risco de metástase sobre outros sarcomas de partes moles. O risco de doença metastática é também baseado no tamanho do tumor, com risco progressivo associado ao tamanho do tumor maior que 5 cm. Maior grau histológico do tumor também coloca o paciente em maior risco para metástases. Por fim, os padrões práticos individuais também alteram o tratamento.

O acompanhamento comum para paciente de baixo risco inclui uma RM da área de ressecção do sarcoma de partes moles, com uma TC do tórax a cada 6 meses para os primeiros 2 anos após o tratamento. Posteriormente, a cada ano, o paciente será submetido a uma RM da área de ressecção do sarcoma e uma TC do tórax. A recorrência é improvável após 10 anos e a interrupção da vigilância de rotina pode ser considerada.

Pacientes de alto risco apresentam acompanhamento ao longo da vida. A cada 3 meses para os primeiros 2 anos após a ressecção, o paciente será submetido a uma RM da área e uma TC do tórax. Nos próximos 3 anos, o paciente terá uma RM da área e uma TC do tórax a cada 6 meses. Posteriormente, a cada ano, o paciente continuará a realizar RM da área e TC do tórax.

Checklist do Registro do Tumor de Partes Moles

Ao registrar a aparência das imagens de um potencialmente tumor maligno de partes moles, as seguintes características são úteis na descrição: Dimensão máxima do tumor (de preferência, medidas dos três planos), região do corpo envolvida com lateralidade, compartimento anatômico afetado, localização craniocaudal em referência com um marco anatômico, relação com/envolvimento da fáscia superficial, invasão neurovascular, invasão óssea ou reação periosteal, quaisquer características de sinal sugerindo o tipo de tumor e estimativa da porcentagem da massa que não é viável.

REFERÊNCIAS

1. Del Grande F, et al: Detection of soft-tissue sarcoma recurrence: added value of functional MR imaging techniques at 3.0 T, Radiology. 271(2):499-511, 2014.
2. Subhawong TK, et al: Diffusion-weighted MR imaging for characterizing musculoskeletal lesions, Radiographics. 34(5):1163-1177, 2014.
3. Surov A, et al: Malignant and benign lesions of the skeletal musculature, Semin Ultrasound CT MR. 35(3):290-307, 2014.

Introdução aos Tumores de Partes Moles

Classificação do AJCC

TNM	DEFINIÇÕES
Tumor Primário (T)	
TX	Tumor primário não pode ser avaliado
T0	Sem evidência de tumor primário
T1	Tumor ≤5 cm na maior dimensão
T1a	Tumor superficial ≤5 cm na maior dimensão
T1b	Tumor profundo ≤5 cm na maior dimensão
T2	Tumor >5 cm na maior dimensão
T2a	Tumor superficial >5 cm na maior dimensão
T2b	Tumor profundo >5 cm na maior dimensão
Linfonodos Regionais (N)	
NX	Linfonodos regionais não podem ser avaliados
N0	Sem metástase de linfonodo regional
N1	Metástase de linfonodo regional
Metástase Distante (M)	
M0	Sem metástase distante
M1	Metástase distante
Grau Histológico (G)	
GX	Grau não pode ser avaliado
G1	Grau 1 (escore da FNCLCC 2-3)
G2	Grau 2 (escore da FNCLCC 4-5)
G3	Grau 3 (escore da FNCLCC 6-8)

O American Joint Committee on Cancer (AJCC) prefere o uso do método de graduação histológica da Fédération Nationale des Centres de Lutte Contre le Cancer (FNCLCC). Outros descritores que podem ser utilizados incluem tumor residual (R) e invasão linfovascular combinada (LVI). O tumor residual é codificado como não pode ser avaliado = RX, não está presente = R0, está presente microscopicamente = R1 ou está presente macroscopicamente = R2. A invasão linfovascular é descrita como não presente/não identificada, presente/identificada, não aplicável ou desconhecida/indeterminada. Adaptado da 7ª edição de AJCC Staging Forms.

Estágios do AJCC/Grupos de Prognósticos

Estágio	T	N	M	G
IA	T1a, T1b	N0	M0	G1, GX
IB	T2a, T2b	N0	M0	G1, GX
IIA	T1a, T1b	N0	M0	G2, G3
IIB	T2a, T2b	N0	M0	G2
III	T2a, T2b	N0	M0	G3
	Qualquer T	N1	M0	Qualquer G
IV	Qualquer T	Qualquer N	M1	Qualquer G

O sistema de estadiamento do AJCC mostrado acima é comumente utilizado, assim como o Surgical Staging System of the Musculoskeletal Tumor Society. Adaptado da 7ª edição de AJCC Staging Forms.

4. Zhao F, et al: Can MR imaging be used to predict tumor grade in soft-tissue sarcoma? Radiology. 272(1):192-201, 2014.
5. Manaster BJ: Soft-tissue masses: optimal imaging protocol and reporting, AJR Am J Roentgenol. 201(3):505-514, 2013.
6. Rakheja R, et al: Necrosis on FDG PET/CT correlates with prognosis and mortality in sarcomas, AJR Am J Roentgenol. 201(1):170-177, 2013.
7. Subhawong TK, et al: Proton MR spectroscopy in metabolic assessment of musculoskeletal lesions, AJR Am J Roentgenol. 198(1):162-172, 2012.
8. American Joint Committee on Cancer: *AJCC Cancer Staging Manual.*, 7th ed., New York, Springer. 291-6, 2010.
9. Charest M, et al: FDG PET/CT imaging in primary osseous and soft tissue sarcomas: a retrospective review of 212 cases, Eur J Nucl Med Mol Imaging. 36(12):1944-1951, 2009.
10. Garner HW, et al: Benign and malignant soft-tissue tumors: posttreatment MR imaging, Radiographics. 29(1):119-134, 2009.
11. Stacchiotti S, et al: High-grade soft-tissue sarcomas: tumor response assessment--pilot study to assess the correlation between radiologic and pathologic response by using RECIST and Choi criteria, Radiology. 251(2):447-456, 2009.
12. Kransdorf MJ, et al: *Imaging of Soft Tissue Tumors*, 2nd ed., Philadelphia, Lippincott Williams & Wilkins, 2006.

Introdução aos Tumores de Partes Moles

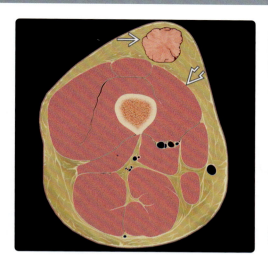 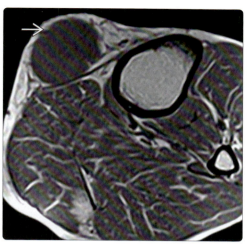

(À esquerda) Gráfico axial mostra sarcoma de partes moles T1a ➡. Estes tumores devem ter ≤ 5 cm na maior dimensão. A designação "a" se refere ao tumor que está localizado superficialmente à fáscia superficial ➡, sem a envolver. (À direita) RM T1WI axial mostra lipossarcoma mixoide de baixo grau ➡. A massa é bem definida e se localiza na gordura subcutânea da panturrilha mediana proximal. Não invade nem envolve a fáscia superficial. Esta é a doença em estágio IA (T1a N0 M0 G1).

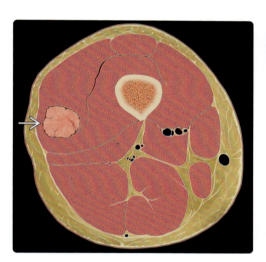 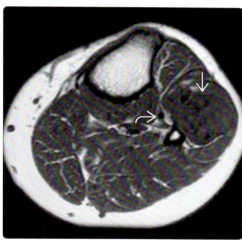

(À esquerda) Gráfico axial mostra sarcoma de partes moles T1b ➡. Estas lesões devem ter ≤ 5 cm de diâmetro. A designação "b" se refere a uma lesão profunda. Qualquer envolvimento da fáscia superficial ou uma localização exclusivamente profunda da fáscia é definido como um tumor profundo. (À direita) RM T1WI axial mostra tumor maligno da bainha do nervo periférico heterogêneo, com sinal baixo ➡ na panturrilha, localizado profundamente à fáscia e adjacente ao feixe neurovascular ➡. A localização profunda o define como uma lesão T1b.

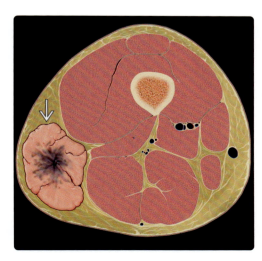 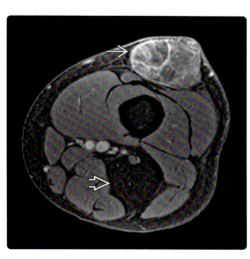

(À esquerda) Gráfico axial mostra sarcoma de partes moles T2a ➡. Estes tumores têm > 5 cm na maior dimensão. A designação "a" indica que a massa está localizada superficialmente à fáscia superficial, sem qualquer envolvimento fascial. (À direita) RM T1WI C+ FS axial mostra sarcoma mixoide de alto grau ➡ na gordura subcutânea da região anterior da coxa. A lesão apresenta realce heterogêneo. Um lipoma benigno não relacionado ➡ mostrou-se estável e sem características agressivas durante vários anos.

417

Introdução aos Tumores de Partes Moles

(À esquerda) *Gráfico axial mostra sarcoma de partes moles T2b ➡. Este tumor mede > 5 cm. Embora predominantemente esteja localizada superficialmente à fáscia, a invasão fascial ➡ faz com que seja designado como lesão profunda.* (À direita) *RM T1WI axial mostra lipossarcoma desdiferenciado ➡ surgindo como massa complexa, heterogênea que invadiu a fáscia superficial da região glútea. O tamanho muito grande desta massa exigiu imagens do paciente em posição prona. Esta é a doença em estágio III (T2b N0 M0 G3).*

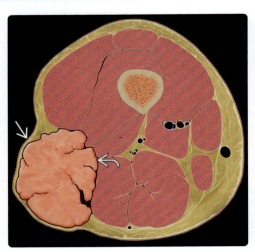
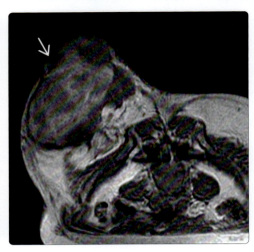

(À esquerda) *Gráfico axial mostra outro tipo de sarcoma de partes moles T2b ➡. Este tumor tem > 5 cm e é profundo à fáscia superficial. Observe que este tumor se encontra localizado ao lado das estruturas neurovasculares adjacentes ➡. O envolvimento neurovascular foi incluído nos sistemas de estadiamento iniciais, mas não está incluído corretamente.* (À direita) *RM T2WI FS axial mostra lipossarcoma pleomórfico ➡ na região posterior da coxa. O tamanho da lesão > 5 cm mais a localização profunda em relação à fáscia configuram esta lesão como T2b. Com grau histológico 3, esta é a doença em estágio III.*

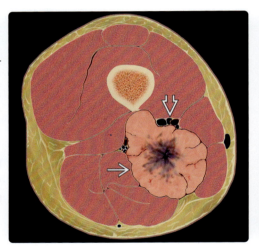
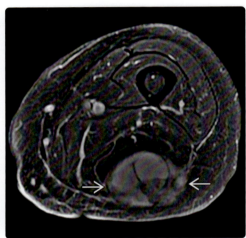

(À esquerda) *Gráfico axial de um sarcoma de partes moles em estágio I. A principal característica de um sarcoma de partes moles em estágio I é que a lesão é de baixo grau. Um exemplo de patologia de baixo grau é a inserção. Tumores em estágio I podem ser de qualquer tamanho e podem estar localizados tanto superficiais como profundos à fáscia. A massa T1a ➡ é mostrada neste exemplo.* (À direita) *RM T1WI axial aponta um sarcoma fibromixoide ➡ na gordura subcutânea da região medial do joelho. A massa apresenta aparência suave e homogênea. Esta é a doença em estágio IA (T1a N0 M0 G1).*

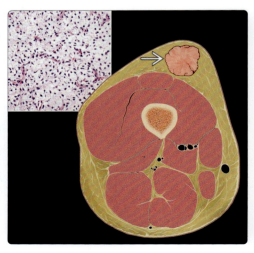
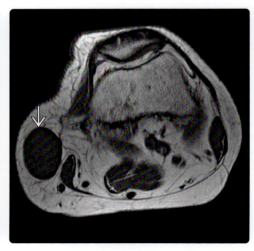

Introdução aos Tumores de Partes Moles

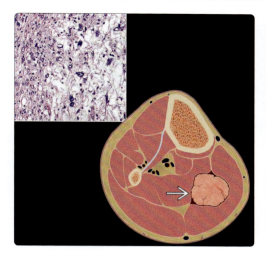
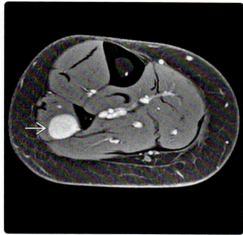

(**À esquerda**) *Gráfico axial mostra sarcoma de partes moles em estágio II. Todas estas lesões são tumores G2 ou G3. Um exemplo de patologia de alto grau está no quadrado superior direito. Se tiver ≤ 5 cm, a massa pode ser G2 ou G3, e pode estar localizada superficial (T1a) ou profundamente (T1b, ➡) à fáscia. Entretanto, se for > 5 cm, então a massa deve ser G2 para se qualificar como em estágio II.* (**À direita**) *RM T1WI C+ FS mostra sarcoma sinovial ➡ que se localiza ao lado do córtex da fíbula. Esta massa se realça homogeneamente. Esta é a doença em estágio IIA (T1b N0 M0 G2).*

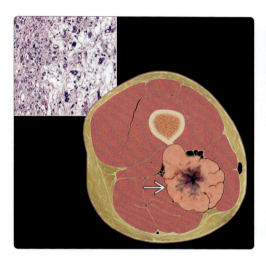
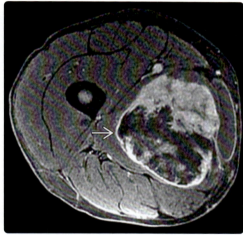

(**À esquerda**) *Gráfico axial mostra sarcoma de partes moles em estágio III. Estes tumores medem > 5 cm e podem estar superficial (T2a) ou profundamente (T2b, ➡) à fáscia superficial e são tumores de alto grau (G3). Um exemplo de patologia de alto grau está destacado no quadrado superior direito. Metástases nodais, com qualquer tamanho, localização ou grau de lesão, também conferem doença em estágio III.* (**À direita**) *RM T1WI C+ FS axial mostra mixofibrossarcoma de alto grau ➡ realçado heterogeneamente no compartimento posterior da coxa. Esta é a doença em estágio III (T2b N0 M0 G3).*

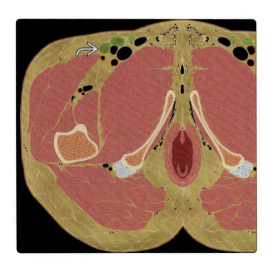
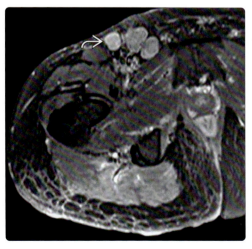

(**À esquerda**) *Gráfico axial em um paciente com um sarcoma de partes moles mostra adenopatia inguinal ➡. A presença de linfonodos envolvidos com o tumor o define como a doença em estágio III. O tumor primário pode ser de qualquer tamanho, localizar-se em qualquer profundidade e apresentar qualquer grau histológico. O sistema de estadiamento anterior designou metástase nodal como a doença em estágio IV.* (**À direita**) *RM T1WI C+ FS axial mostra linfonodos inguinais aumentados ➡ em um paciente com um sarcoma epitelioide glúteo. Esta é a doença em estágio III (T2b N1 M0 G3).*

419

Introdução aos Tumores de Partes Moles

(**À esquerda**) *Gráfico coronal dos pulmões mostra metástases bilaterais ➔. A presença de metástases distantes configura a doença como em estágio IV. Os sarcomas primários em estágio IV podem ser de qualquer tamanho, ter qualquer profundidade e apresentar qualquer grau histológico. Até 75% das metástases dos sarcomas de partes moles envolvem o pulmão.* (**À direita**) *TCCC MIP coronal mostra metástases pulmonares bilaterais ➔ em um paciente com um lipossarcoma de alto grau na coxa. A presença de metástases distantes o define como a doença em estágio IV (T2b N0M1 G3).*

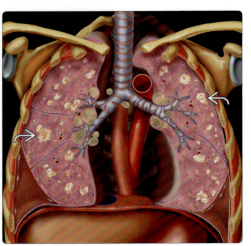
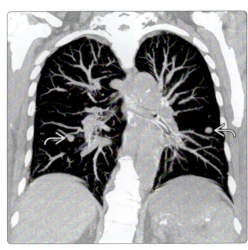

(**À esquerda**) *Gráfico axial mostra os compartimentos musculares na região superior da coxa, delineados em cores diferentes. Isso é importante para não contaminar outro compartimento muscular na realização da biopsia percutânea da massa de partes moles, o que pode tornar necessária uma ressecção cirúrgica de extensão maior.* (**À direita**) *TC sem contraste axial mostra biopsia com agulha ➔ da massa ➔ no músculo pectíneo, a qual apresentou intensidade de sinal baixa incomum nas sequências sensíveis a fluido. A biopsia revelou um fibroma desmoplásico.*

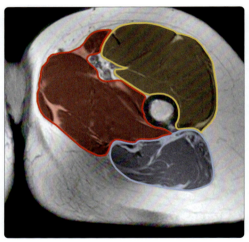
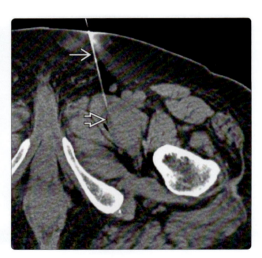

(**À esquerda**) *RM T1WI axial do antebraço mostra lipoma benigno ➔. A massa apresenta o mesmo sinal da gordura subcutânea, sem nódulos ou septos espessos. Uma fina cápsula circunda a massa, a qual era dolorosa e fixa durante o exame físico.* (**À direita**) *RM T1WI axial mostra a presença de massa na parede do tórax ➔ que é quase isointensa ao músculo. Esta é uma localização clássica para um elastofibroma, entre a ponta inferior da escápula ➔ e a caixa torácica. A massa contém pequenos focos de sinal alto de gordura ➔.*

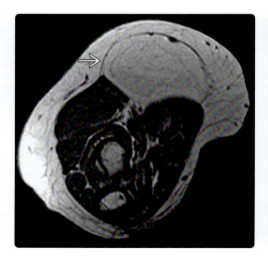
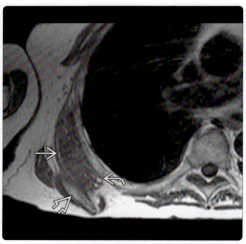

Introdução aos Tumores de Partes Moles

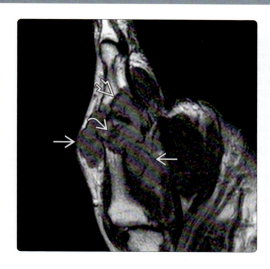 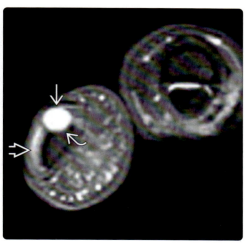

(À esquerda) *RM T2WI oblíqua do polegar mostra tumor de célula gigante da bainha tendínea ➡. A massa é ligeiramente hiperintensa em relação ao músculo adjacente e contém septos dispersos e focos de sinal baixo ➡. A erosão óssea ➡ é mostrada e não é rara para lesões grandes.* (À direita) *RM T2WI FS axial mostra tumor glômico bem circunscrito ➡ no leito ungueal com sinal hiperintenso homogêneo. Esta lesão apresenta sinal mais alto que o tecido do leito ungueal adjacente ➡ e corrói o osso subjacente ➡.*

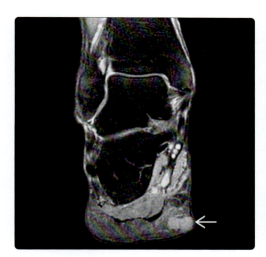 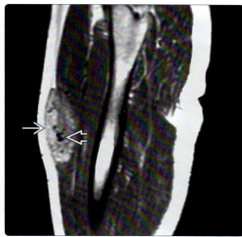

(À esquerda) *RM PDWI FS coronal mostra angioleiomioma ➡ no aspecto mediano do calcanhar. A massa apresenta intermediária intensidade de sinal e mostra leve realce. A aparência geral não é específica, e outras entidades, como granuloma e sarcoma de corpos estranhos, estão no diagnóstico diferencial.* (À direita) *RM T1WI C+ FS sagital mostra hemangioma intramuscular ➡ com realce intenso. O sinal alto do tecido de gordura é obscurecido pelo realce. Observe a presença de um grande vaso de drenagem ➡.*

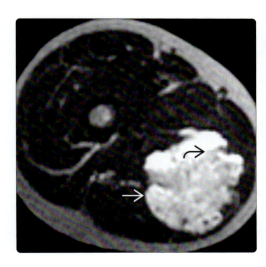 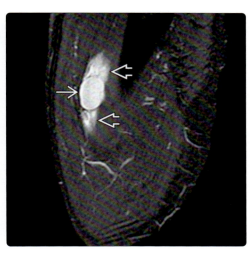

(À esquerda) *RM T2WI axial mostra linfangioma ➡ na coxa de uma criança. A massa apresenta sinal alto heterogêneo com septos internos ➡. Esta massa apresenta aparência inespecífica para um paciente pediátrico. O hemangioma e o linfangioma deveriam ser incluídos no diagnóstico diferencial.* (À direita) *RM STIR sagital mostra mixoma intramuscular ➡ na coxa. O sinal alto em forma de chama ➡ ao redor das partes moles adjacentes aos polos proximal e distal da lesão é um achado típico.*

Lipoma: Partes Moles

DADOS PRINCIPAIS

TERMINOLOGIA
- Tumor benigno lipomatoso, representando quase 50% das massas de partes moles

IMAGENS
- Massa com mesma aparência de imagem da gordura subcutânea (SQ)
  - Septos com < 2 mm de diâmetro
  - Cápsula pode estar incompleta ou ausente (não visível)
- Atenuação da gordura da massa na TC −65 a −120 HU
- RM é a melhor modalidade de imagem para lipoma
- Lipomas seguirão intensidade de gordura SQ em cada sequência de imagem da RM
  - Sinal alto na T1WI
  - Comparar com gordura normal localizada a uma distância similar da bobina
  - Sinal da massa deve se tornar hipointenso com supressão da gordura
  - Leve aumento do sinal T2 pode ocasionalmente estar presente, possivelmente em razão do aumento da vascularidade
  - Cápsula periférica fina com sinal baixo é típica
  - Pode apresentar fino realce periférico da cápsula
- Aparência clássica pode estar complicada por infarto, calcificação e hemorragia
- Ultrassonografia: maioria é hiperecoica em relação ao músculo
  - Compressível e sem realce acústico posterior
  - Sem fluxo na ultrassonografia com Doppler colorido

CHECKLIST DO DIAGNÓSTICO
- Deve ser semelhante ao da gordura SQ em qualquer modalidade de imagem
- Mais importante para diferenciar do tumor lipomatoso atípico/lipossarcoma bem diferenciado
- Comentar a presença ou ausência de características agressivas, como nódulos de partes moles ou septos espessos
- Mineralização possível, mas deve levantar a questão de neoplasia maligna
- Até mesmo massa de gordura simples no retroperitônio deve ser considerada com suspeita

(À esquerda) RM T1WI axial mostra massa de gordura homogênea, com sinal alto, bilobada ➡ ao longo da superfície volar do antebraço proximal. A massa apresenta intensidade de sinal igual à da gordura subcutânea adjacente ➡. Não há nódulos ou septos espessos. Um vaso sanguíneo ➡ está presente ao longo da borda profunda da massa. (À direita) RM T2WI FS axial mostra intensidade de sinal do lipoma ➡ para suprimir inteiramente, assim como a gordura subcutânea ➡ faz, para se tornar baixa homogeneamente. O único foco de sinal alto ➡ é vascular.

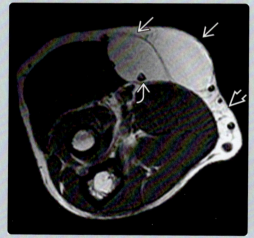
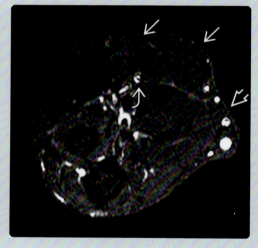

(À esquerda) RM T1WI axial da região superior do ombro mostra massa gordurosa lobulada ➡ composta de sinal alto igual ao da gordura SQ ➡. Finos septos estão dispersos pela massa. Apesar de septação fibrosa ➡ levemente proeminente, isto provou ser um lipoma em vez de um tumor lipomatoso atípico. (À direita) RM T2WI FS axial no mesmo paciente mostra massa ➡ com sinal baixo difuso, seguindo a intensidade da gordura SQ ➡. A septação dominante ➡ e finos septos dispersos apresentam leve aumento de sinal em T2.

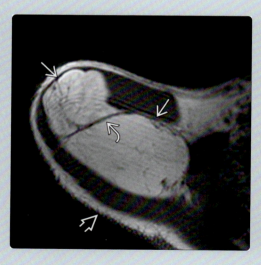
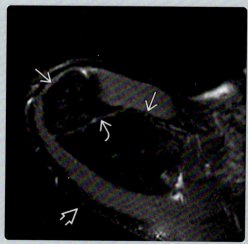

Lipoma: Partes Moles

TERMINOLOGIA
Definição
- Tumor lipomatoso benigno, representando quase 50% das massas de partes moles

IMAGENS
Características Gerais
- Melhor dica para diagnóstico
  - Massa apresenta aparência igual à da gordura subcutânea (SQ) independentemente da modalidade de imagem
    - Finos septos internos com < 2 mm de diâmetro podem estar presentes
  - Aparência clássica pode ser complicada por infarto, calcificação e hemorragia
    - Diagnóstico histológico necessário em casos em que não há achados de imagens típicos
  - Espessamento ou erosão do córtex ósseo subjacente é raro
- Localização
  - Caracterizado como superficial ou profundo
  - Maioria está localizada superficialmente na gordura SQ
    - Tronco > ombro > braço > pescoço
  - Localização intramuscular/intermuscular é o segundo local mais comum
    - Lipomas intramusculares predominam na extremidade inferior
  - Lipoma de célula fusiforme frequentemente localizado no pescoço posterior
    - Geralmente homens idosos
    - Conteúdo de gordura interna pode ser escasso, dificultando o diagnóstico
  - Lipomas profundos
    - < 1% apresenta localização profunda
      - Localizações na parede do tórax, em tecidos profundos das mãos e dos pés, e retroperitoneais
      - Representa conflitos na literatura e pode incluir lipomas intra/intermuscular
    - Uma vez que lipomas retroperitoneais são raros, o lipossarcoma bem diferenciado deve sempre estar no diagnóstico diferencial
    - Massas gordurosas em localização profunda tendem a apresentar comportamento mais agressivo
- Tamanho
  - 80% têm <5 cm
  - É raro ter >10 cm
  - Lipomas profundos são geralmente maiores na apresentação que lipomas superficiais
- Morfologia
  - Massa palpável, móvel e pastosa

Achados na Radiografia
- Radiografia
  - Pequenas lesões podem ser visíveis
  - Massas maiores correspondem à área radioluzente, semelhante à da gordura SQ
    - Densidade pode ser mais alta que à da gordura SQ dada a sobreposição das estruturas
    - Calcificação periférica fina e central grossa é incomum

Achados na TC
- Atenuação da gordura da massa, −65 a −120 HU
- Atenuação da cápsula semelhante à do músculo
- Sem realce
- Pode apresentar mineralização condroide ou osteoide, mas a presença deve suscitar questão da neoplasia gordurosa intermediária ou maligna
- Pode ter espessamento cortical adjacente
- Erosão do osso subjacente é rara

Achados na RM
- T1WI
  - Massa gordurosa homogênea, de sinal alto, com intensidade semelhante à da gordura SQ
    - Comparar massa com a gordura normal localizada a semelhante distância da bobina
  - Septos internos finos, com sinal baixo e cápsula periférica são típicos
    - Cápsula pode estar incompleta ou ausente (não visível) T2WI FS
  - Sinal de massa deve se tornar hipointenso com supressão da gordura
  - Cápsula apresenta sinal baixo em todas as sequências de imagens não realçadas
  - Leve aumento de sinal em T2 pode ocasionalmente estar presente, possivelmente em razão de aumento da vascularidade
- T1WI C+ FS
  - Pode apresentar fino realce capsular periférico
  - Nunca deve ter realce central, nodular ou semelhante ao da massa
    - Se presente, considerar lipoma ou lipossarcoma atípico

Recomendações para Aquisição de Imagens
- Melhor ferramenta para aquisição de imagens
  - RM é a melhor modalidade de imagem para lipoma
  - Lipoma seguirá a intensidade da gordura SQ em cada sequência de imagem por RM sem contraste
  - Utilizar marcadores compatíveis com RM para indicar bordas proximal e distal da massa palpável no caso de lesão não encapsulada
- Orientações de protocolo
  - Sequências de T1WI em dois planos
    - Define melhor localização anatômica
    - Lipomas intramusculares frequentemente contêm faixas de tecido muscular normal, que precisam ser diferenciadas dos nódulos e septos espessados
  - T2WI com supressão de gordura
    - Em dois planos ou em um plano com sequência STIR com plano alternado
  - Imagens realçadas com gadolínio não são necessárias para diagnóstico de lipoma simples
    - Realce é útil quando as lesões apresentam diferentes componentes da gordura pura e finos septos ou se estão em localização profunda
    - Pós-processamento da subtração (T1WI FS pós-gadolínio menos T1WI FS pré-gadolínio) destaca regiões realçadas
    - Deve ser realizado com supressão de gordura por causa de sinal alto T1WI intrínseco

Lipoma: Partes Moles

Achados na Ultrassonografia
- Maioria é hiperecoica em relação ao músculo
  - Aparência isoecoica ou hipoecoica são também normais, mas menos comuns
- Septos são observados como linhas finas e ecogênicas paralelas à superfície da pele
- Compressível e sem realce acústico posterior
- Sem fluxo na ultrassonografia com Doppler colorido

DIAGNÓSTICO DIFERENCIAL

Tumor Lipomatoso Atípico
- Também conhecido por lipossarcoma bem diferenciado
- Pode ser muito difícil diferenciar do lipoma
  - Exame histológico pode ser necessário
  - Patologia molecular útil na diferenciação
- Pesquisar nódulos de partes moles com realce e septos com > 2 mm de espessura

Necrose Gordurosa
- Sinal baixo na borda mais fina e mais irregular nas imagens da RM
- Apresenta calcificação, realce e aparência cística mais variável
- Encontrado em locais característicos sobre pontos de pressão ou protuberâncias ósseas

Lipomatose
- Não é tão bem definido como lipoma
- Crescimento e infiltração difusa na gordura

Hibernoma
- Apresenta semelhança, mas sem aparência idêntica à da gordura SQ
- Hiperintenso nas imagens de RM STIR dada a vascularidade
- Atenuação da TC é entre a gordura SQ e o músculo

PATOLOGIA

Características Gerais
- Etiologia
  - Neoplasia mesenquimal *versus* hiperplasia local de gordura
- Genética
  - Lipomas múltiplos familiares são multifatoriais
    - Mais comum em homens
    - Poucas a várias centenas de lipomas
    - Predileção por superfícies extensoras
  - Anomalias citogenéticas em 50% a 80% dos lipomas
    - Superexpressão de gene *MDM2* e *CDK4* em relação à amplificação da região cromossômica 12q13-15 observada em tumor lipomatoso atípico/lipoma bem diferenciado
      - Pode ser útil na diferenciação de grande lipoma de lesões mais agressivas

Características Patológicas e Cirúrgicas Macroscópicas
- Massa mole, bem circunscrita
- De coloração amarelo-pálida a laranja ou bronze
- Geralmente apresenta cápsula ou pseudocápsula
- Superfície oleosa, lobular

Características Microscópicas
- Lipócitos maduros, uniformes
  - Sem hipercromasia nuclear
- Idêntico à gordura adulta normal
- Pode conter elementos mesenquimais
  - Tecido fibroso é mais comum
- Bem vascularizado, mas vasos comprimidos pelas células de gordura

QUESTÕES CLÍNICAS

Apresentação
- Sinais/sintomas mais comuns
  - Massa superficial palpável
  - Geralmente indolor
    - Pode ser ligeiramente sensível à palpação
  - Pode causar neuropatia pela compressão do nervo
- Outros sinais/sintomas
  - Pode limitar amplitude de movimento quando localizado próximo à articulação
  - Em geral, livremente móvel
    - Preso ao tecido subjacente é menos comum
  - Aumenta lentamente ao longo do tempo e depois estabiliza
    - Pode aumentar no tamanho durante ganho ponderal
  - Pode parecer aumentar de tamanho com perda ponderal grave
    - Gordura no lipoma é protegido do metabolismo

Demografia
- Idade
  - Mais frequente entre a 5ª e a 7ª décadas de vida
- Gênero
  - Conflito nos estudos, em alguns estudos com predominância em homens e, em outros, com predominância em mulheres
  - Lipomas profundos mais comuns em homens
- Epidemiologia
  - Sem predileção racial

Histórico Natural e Prognóstico
- <5% de recorrência, após a cirurgia
  - Lipomas profundos mais prováveis de recorrência
- Raros casos registrados de transformação maligna, provavelmente em razão de características malignas inicialmente negligenciadas

Tratamento
- Excisão marginal para fins estéticos ou diagnóstico definitivo

CHECKLIST DO DIAGNÓSTICO

Considerar
- Mais importante diferenciar do tumor lipomatoso atípico/lipossarcoma bem diferenciado

Dicas para Interpretação de Imagens
- Lipomas não devem conter nódulos de partes moles ou septos espessos
- Deve ter aparência igual à da gordura SQ em qualquer modalidade de imagem
- Localização retroperitoneal ou calcificação interna deve-se considerar a suspeita de tumor de grau intermediário ou maligno

Dicas para Relatórios
- Comentar a presença ou ausência de características agressivas, tais como nódulos em partes moles ou septos espessos

REFERÊNCIA

1. Brisson M, et al: MRI characteristics of lipoma and atypical lipomatous tumor/well-differentiated liposarcoma: retrospective comparison with histology and MDM2 gene amplification, Skeletal Radiol. 42(5):635-647, 2013.

Lipoma: Partes Moles

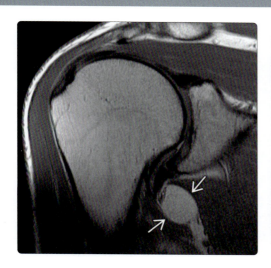
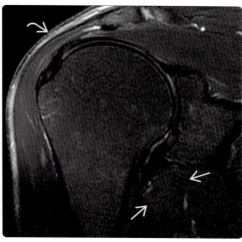

(À esquerda) *T1 coronal mostra pequena lesão com densidade de gordura ➡ localizada no espaço quadrilateral. Achados são típicos de lipoma; mais imagens com saturação de gordura devem ser confirmatórias.* (À direita) *RM T2 FS coronal no mesmo paciente mostra lesão ➡ dentro do espaço quadrilateral para ser completamente saturada. Neste caso, comparação com gordura subcutânea ➡ não é útil, pois a saturação da gordura periférica no ombro muitas vezes falha. A lesão, entretanto, comporta-se como um lipoma típico nestas imagens características.*

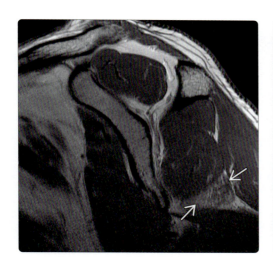
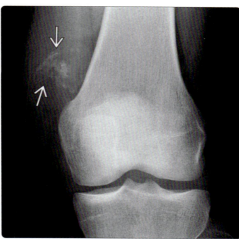

(À esquerda) *RM T1 sagital no mesmo paciente está localizada medial à lesão, mas mostra atrofia de denervação do redondo menor ➡, que pode ocorrer com lesões no espaço quadrilateral.* (À direita) *Radiografia AP em uma mulher jovem mostra calcificação distrófica ➡ dentro de uma lesão adjacente ao joelho. Nenhuma outra densidade anormal é observada. O diagnóstico mais provável, dada esta aparência, é o de sarcoma sinovial. Imagens de RM são necessárias.*

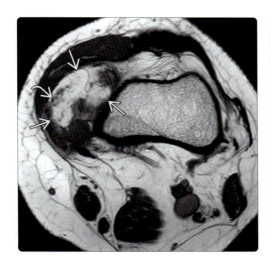
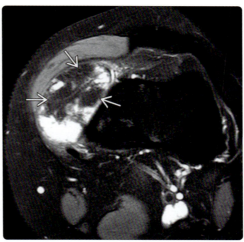

(À esquerda) *RM T1 axial no mesmo paciente mostra a lesão como intra-articular e com significativa quantidade de gordura ➡; nenhum destes achados é característico de sarcoma sinovial. A calcificação distrófica é pontilhada ➡ e observada por toda a lesão.* (À direita) *RM T2 FS axial no mesmo paciente mostra a porção de gordura da lesão ➡ saturada, tornando-se hipointensa. O restante da lesão é hiperintenso. Isto é um caso de lipoma condroide intra-articular, contendo tecido condroide metaplásico.*

Lipoma: Partes Moles

(À esquerda) *Ultrassonografia longitudinal da parede posterior do tórax mostra massa predominantemente hipoecoica bem definida ➡. Contém septos lineares, hiperecoicos ➡ em ângulos com o feixe do US. Não há aumento por meio da transmissão. (À direita) RM T1WI axial mostra massa de sinal de gordura bem definida ➡ no aspecto radial do túnel do carpo. O nervo mediano ➡ está ligeiramente achatado. Há leve curvatura volar do retináculo do flexor ➡. Este lipoma produz a síndrome do túnel do carpo.*

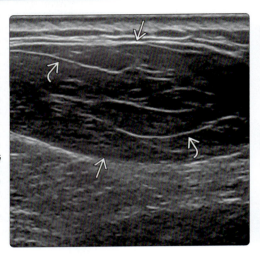
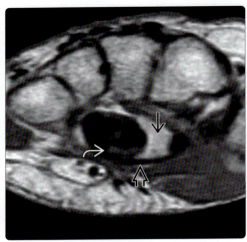

(À esquerda) *RM T1WI coronal mostra gordura subcutânea com aparência normal ➡ na região de um marcador de pele ➡ que indica a localização de massa palpável. O padrão dos septos na gordura subcutânea é relativamente homogêneo. (À direita) RM T2WI FS axial no mesmo paciente novamente mostra gordura com aparência normal ➡ adjacente ao marcador de pele. Quando a localização de massa palpável for confiavelmente conhecida e outras etiologias para a massa estiverem excluídas, o diagnóstico de um lipoma não encapsulado pode ser sugerido.*

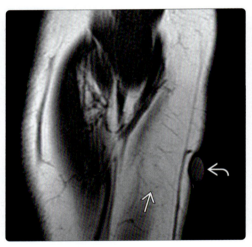
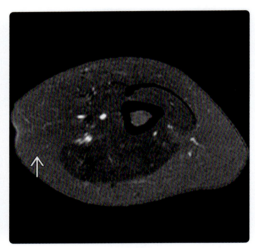

(À esquerda) *RM T1WI axial ao longo da região superior do braço mostra massa gordurosa ➡ dentro do músculo deltoide. Esta massa contém numerosas fibras musculares presas ➡. (À direita) RM PDWI FS axial no mesmo paciente mostra intensidade de sinal da gordura da massa ➡ para suprimir semelhante à da gordura subcutânea. As fibras musculares presas ➡ são isointensas em relação ao restante do músculo deltoide. Lipomas intramusculares frequentemente contêm fibras musculares, que podem simular septos espessos ou nodularidade.*

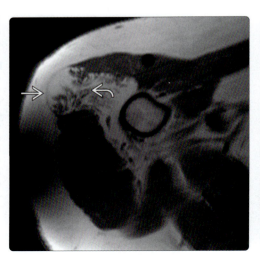
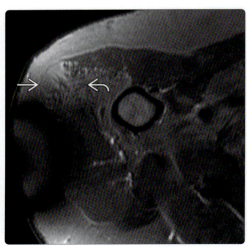

Lipoma: Partes Moles

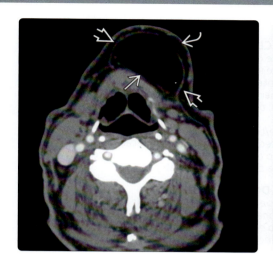
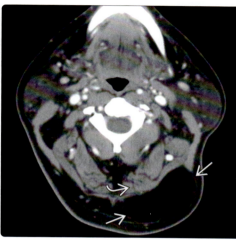

(À esquerda) *TCCC axial mostra grande massa de atenuação de gordura homogênea ➡ na região anterior do pescoço, sob o músculo platisma ➡. Este lipoma do espaço submandibular forma uma hérnia parcial através de uma fenda no músculo platisma ➡.* (À direita) *TCCC axial mostra massa de atenuação de gordura ➡ na região posterior do pescoço esquerdo, localizada superficialmente à musculatura paraespinosa ➡. A massa tem densidade de gordura homogênea com finas septações e ausência de nodularidade. As características são patognomônicas de um lipoma benigno.*

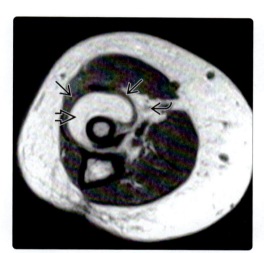
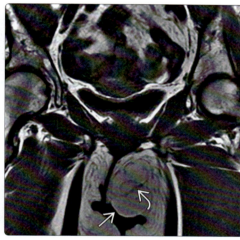

(À esquerda) *RM T1 axial mostra lipoma causando impacto do ramo interósseo posterior do nervo radial. A massa ➡ dentro do ventre do músculo supinador ➡ apresenta sinal de gordura uniforme, compatível com um lipoma. O nervo radial ➡ é comprimido pela massa durante a supinação.* (À direita) *RM T1 coronal mostra massa gordurosa lobulada, de sinal alto ➡, na região perineal esquerda. Contém poucos finos septos ➡, assim como a gordura SQ adjacente. A massa não apresenta características agressivas. Foi removida por razões estéticas e confirmada ser um lipoma.*

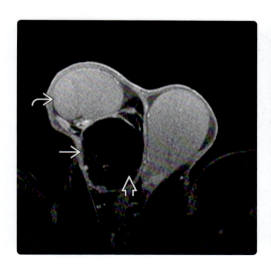
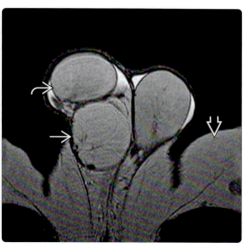

(À esquerda) *RM T1WI C+ FS axial do escroto mostra lipoma do cordão espermático direito ➡ localizado posterossuperiormente ao testículo direito ➡. Seguiu a intensidade de sinal da gordura em todas as séries e continha poucos septos realçados ➡.* (À direita) *RM T2WI axial no mesmo paciente mostra lipoma ➡ com sinal semelhante ao do testículo direito ➡ e ao da gordura SQ ➡. Imagens de gordura suprimida são importantes para confirmar o conteúdo de gordura. É também importante para excluir uma hérnia quando a gordura é observada no escroto, como foi neste caso.*

Lipomatose

DADOS PRINCIPAIS

TERMINOLOGIA
- Crescimento excessivo difuso ou deposição regional de tecido adiposo maduro
- Encontrada em diversas situações clínicas e síndromes
- Variedade de partes do corpo afetadas

IMAGENS
- Distribuição define tipo clínico de lipomatose
- TC e RM são diagnósticas
  - Confirma composição gordurosa da massa
  - Imagens axiais definem distribuição da gordura
- Protocolo de sequências de RM ± supressão de gordura
- Contraste geralmente não necessário para TC ou RM
- Radiografias mostram proeminências de partes moles inespecíficas
  - ± regiões radioluzentes manchadas

PATOLOGIA
- Agregados pouco circunscritos de gordura amarela mole
- Entidades descritas com base na localização são idênticas histologicamente

QUESTÕES CLÍNICAS
- Acúmulo de gordura pode imitar neoplasia
- Geralmente indolor, exceto adipose dolorosa
  - Raramente pode causar compressão da medula espinal ou da raiz nervosa
  - Pescoço: obstrução da laringe, raramente resultando em morte
  - Abdome/tórax: tosse, compressão da veia cava
  - Pelve: frequência urinária, constipação, dor
- Tratamento com excisão cirúrgica ou lipossucção
  - Alta taxa de recorrência local

CHECKLIST DO DIAGNÓSTICO
- Numerosas entidades podem produzir acúmulo de gordura focal, regional ou difusa
- Localização e extensão do envolvimento são fundamentais para identificar etiologia

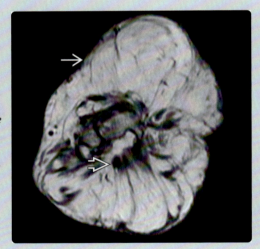
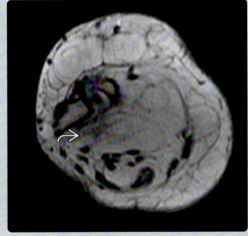

(À esquerda) RM T1WI axial do punho mostra excessivo crescimento maciço da gordura ➡ nesta criança com lipomatose difusa. Os contornos do punho foram grosseiramente distorcidos. O conteúdo do túnel do carpo ➡ foi deslocado para longe do osso.
(À direita) RM T1WI axial mostra que a lipomatose difusa se estende até o antebraço. A proliferação de gordura envolve todas as regiões de partes moles, incluindo a musculatura ➡. Os tendões estão significativamente deslocados de suas posições normais.

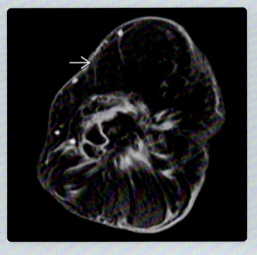
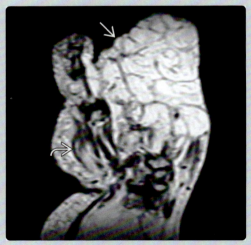

(À esquerda) RM T2WI FS axial no mesmo paciente mostra que a gordura acentuadamente aumentada ➡ apresenta diminuição do sinal normal nesta sequência de supressão de gordura.
(À direita) RM T1WI coronal no mesmo paciente com lipomatose difusa mostra gordura subcutânea acentuadamente hipertrofiada e proliferada ➡. A musculatura ➡ esta também difusamente invadida com gordura. Os ossos do polegar tiveram um relativo crescimento excessivo em comparação com a idade jovem do paciente.

Lipomatose

TERMINOLOGIA

Sinônimos
- Lipoma infiltrativo, lipomatose congênita difusa, doença de Madelung, síndrome de Launois-Bensaude, síndrome de Dercum

Definições
- Crescimento excessivo difuso ou deposição regional de tecido adiposo maduro
- Encontrada em diversas situações clínicas e síndromes
  - Variedade de partes do corpo potencialmente envolvidas

IMAGENS

Características Gerais
- Localização
  - Distribuição define tipo clínico de lipomatose

Recomendações para Aquisição de Imagens
- Melhor ferramenta para aquisição de imagens
  - TC e RM são diagnósticas
    - Confirma composição gordurosa da massa
    - Define distribuição da gordura
- Orientações de protocolo
  - Sequências de RM ± supressão de gordura
  - Contraste geralmente não necessário para TC ou RM

Achados na Radiografia
- Radiografia
  - Proeminência de partes moles inespecíficas
    - ± regiões radioluzentes manchadas

DIAGNÓSTICO DIFERENCIAL

Lipomatose Difusa (Tipo Clínico)
- Tecido adiposo que infiltra a extremidade ou o tronco
  - Menos comumente envolve cabeça/pescoço, intestino, cavidade abdominal
- Envolve gordura subcutânea e músculos
- Geralmente ocorre em crianças com menos de 2 anos de idade
  - Relatada em adolescentes e adultos
- Associação rara com esclerose tuberosa
- Radiografia mostra crescimento excessivo de partes moles
  - ± hipertrofia óssea
- Grande depósito de gordura pode limitar função gravemente

Lipomatose Mediastinal (Tipo Clínico)
- Deposição difusa de tecido adiposo no mediastino
- Pacientes são geralmente obesos com características cushingoides
  - Associada ao excesso de esteroide endógeno ou exógeno
- Geralmente produz apenas sintomas leves
  - Pode causar dispneia, disfonia ou tosse
  - Eletrocardiograma = complexos de tensão baixa
  - Pode complicar a colocação de cateteres na jugular interna ou na subclávia
- Radiografia do tórax mostra alargamento mediastinal
  - Efeito do contorno duplo de sombras da gordura e estruturas mediastinais normais
  - Pode simular hemorragia, dissecção aórtica, massa, efusão pericárdica

Lipomatose do Seio Renal (Tipo Clínico)
- Proliferação de gordura na região peripélvica do rim
  - Associada à inflamação crônica ou qualquer entidade que cause atrofia do tecido renal
  - Piora com ↑ de esteroides exógenos ou endógenos
- Urografia excretora mostra supressão e alongamento do sistema pelvicalicial
- TC e RM mostram proliferação de gordura na região peripélvica e atrofia parenquimatosa renal
- Raramente sintomática

Lipomatose Pélvica (Tipo Clínico)
- Acúmulo de gordura perirretal e perivesical
- Mais comum na 3ª e na 4ª décadas de vida
  - Qualquer idade pode ser afetada (9-80 anos)
- Predominância em homens afrodescendentes
- Compressão da bexiga e cólon retossigmoide
  - 75% com cistite cística ou cistite glandular
- Achados na urografia excretora e enema de bário
  - Bexiga em forma de pera ou de abóbora
  - Ureteres deslocados medialmente
  - Glândula prostática e base da bexiga elevadas
  - Cólon retossigmoide esticado e estreitado

Lipomatose Simétrica Múltipla (Tipo Clínico)
- Também conhecida por doença de Madelung
- Múltiplos lipomas bem circunscritos, não encapsulados, que podem se infiltrar no tecido adjacente
- Deposição simétrica de gordura mais comumente envolvendo região cervical e tronco superior
  - Poupa braços e pernas distais
- Geralmente observada em homens de meia-idade
  - ↑ Frequência naqueles de ascendência mediterrânea
- Alta associação ao alcoolismo
  - 50% apresentam história de consumo excessivo de álcool
- Associada a diabetes, hipertrigliceridemia, hiperuricemia e ↑ colesterol HDL
- Neuropatia motora e sensorial periférica é comum
  - 86% apresentam neuropatia sensório-motora axonal
  - 50% apresentam envolvimento do sistema nervoso central
    - Perda auditiva, atrofia do nervo óptico, ataxia cerebelar

Lipomatose da Cintura Escapular (Tipo Clínico)
- Acúmulo unilateral da gordura que envolve parede do tórax, ombro e região superior do braço superior
- Conduz a um lento aumento progressivo das partes moles
  - Pode causar compressão das vias aéreas
  - Neuromiopatia comum
- Predominância em mulheres

Lipodistrofia Associada ao HIV (Tipo Clínico)
- Características de lipoatrofia e lipo-hipertrofia
  - Obesidade abdominal
  - Corcunda de búfalo
  - Diminuição da gordura facial e subcutânea
- Atribuída ao uso de inibidores de proteases e outros medicamentos antirretrovirais
- Predominância de problemas estéticos
- Pode ser sintomática envolvendo o coxim gorduroso de Hoffa
  - ↑ de intensidade de sinal nas sequências de RM sensíveis a fluido

Lipomatose

Lipomatose Epidural (Tipo Clínico)
- Crescimento excessivo da gordura epidural normal
- Associada a obesidade e uso de esteroides exógenos > superprodução de esteroides endógenos
- Pode resultar em dor, sintomas radiculares e compressão da medula espinal
- Intervenção cirúrgica na presença de sinais neurológicos

Lipomas Intramusculares
- Lipoma confinado ao tecido muscular ou intermuscular
  - Pode ter aparência infiltrativa
  - Frequentemente contém fibras musculares presas
- Não envolve gordura subcutânea

Lipomas Múltiplos
- 5% a 8% dos pacientes com lipomas apresentam tumores múltiplos
- Cada massa é identificada como lipoma solitário

Adipose Dolorosa
- Também conhecida por síndrome de Dercum
- Acúmulos sensíveis, difusos ou nodulares de gordura subcutânea
  - Extremidades > tronco
- Afeta mulheres na pós-menopausa
  - Obesas, facilmente cansadas
  - Distúrbios psiquiátricos
  - Disfunção metabólica endócrina e lipídica
- Tratamento com infusão de lidocaína e esteroides ou cirurgia

Lipomatose Congênita Infiltrativa da Face
- Massas gordurosas subcutâneas envolvendo face e bochecha
  - Infiltra em músculos, tecidos fibrosos, glândula parótida
  - ± hipertrofia óssea
- Transtorno raro, congênito
- Associada a macroglossia, neuromas mucosos, rubor capilar cutâneo
- Infiltração gordurosa da face ocorre em outras entidades
  - Síndrome de Proteus
  - Lipomatose encefalocraniocutânea
  - Hemangioma facial
- Comum recorrência local

Angiomatose Difusa
- Distribuição regional ou disseminada de hemangiomas capilares ou cavernosos
  - Pronunciada proliferação vascular é achado fundamental
- Associada ao crescimento excessivo de gordura e ósseo

Tumor Lipomatoso Atípico
- Massa gordurosa solitária em paciente adulto
  - Presença variável de septos espessados e nodularidade
- Histologicamente mostra atipia celular

Lipomatose Encefalocraniocutânea
- Também conhecida por síndrome de Fishman, síndrome de Haberland
- Malformações unilaterais cutâneas, oculares ou neurológicas
  - Lipomas subcutâneos, cranianos e espinais
- Pacientes apresentam-se com convulsões e retardo mental

PATOLOGIA

Características Patológicas e Cirúrgicas Macroscópicas
- Agregados poucos circunscritos de gordura amarela mole

Características Microscópicas
- Tipos clínicos são idênticos histologicamente
- Tecido adiposo maduro
  - Sem atipia, lipoblastos ou pleomorfismo celular
- Lóbulos ou camadas de adipócitos podem se infiltrar nos músculos, dependendo do tipo de lipomatose
- Manchas positivas para vimentina e S100, como na gordura normal

QUESTÕES CLÍNICAS

Apresentação
- Sinais/sintomas mais comuns
  - Acúmulo de gordura na área afetada
    - Pode imitar neoplasia
  - Geralmente indolor, exceto na adipose dolorosa
- Outros sinais/sintomas
  - Extremidade: amplitude de movimento limitada
  - Pescoço: obstrução da laringe
  - Abdome/tórax: tosse, compressão da veia cava
  - Pelve: frequência urinária, constipação, dor

Histórico Natural e Prognóstico
- Todas as variantes idiopáticas apresentam tendência para recorrer localmente
- Acúmulo maciço de gordura no pescoço pode, raramente, causar morte pela obstrução da laringe

Tratamento
- Excisão cirúrgica ou lipossucção para remoção de excesso de gordura

CHECKLIST DO DIAGNÓSTICO

Considerar
- Numerosas entidades podem produzir acúmulo de gordura focal regional e difuso

Dicas para Interpretação de Imagens
- Localização e extensão do envolvimento são fundamentais para identificar etiologia

REFERÊNCIAS

1. Concepcion E, et al: Mediastinal lipomatosis presenting as persistent pneumonia, J Pediatr. 167(2):493-493.e1, 2015.
2. Garcia-Ortega DY, et al: Parapharyngeal space lipomatosis with secondary dyspnea, disphagia and disphonia, Int J Surg Case Rep. 15:54-56, 2015.
3. Michael GA, et al: Neuroimaging findings in encephalocraniocutaneous lipomatosis, Pediatr Neurol. ePub, 2015.
4. Park KH, et al: Multiple symmetric lipomatosis presenting with bilateral brachial plexopathy, J Clin Neurol. ePub, 2015.
5. Al-Khawaja D, et al: Spinal epidural lipomatosis--a brief review, J Clin Neurosci. 15(12):1323-1326, 2008.
6. Puttarajappa C, et al: Mediastinal lipomatosis as a cause of low voltage complexes on electrocardiogram and widened mediastinum: A case report, Cases J. 1(1):171, 2008.
7. Weiss SW, et al: Benign lipomatous tumors. In Weiss SW, et al, editor: Enzinger and Weiss' Soft Tissue Tumors, 5th ed., Philadelphia, Elsevier. 461-5, 2008.
8. Dhawan SS, et al: Atypical mediastinal lipomatosis, Heart Lung. 36(3):223-225, 2007.
9. Kransdorf MJ, et al: Lipomatous tumors. In Kransdorf MJ, et al, editor: Imaging of Soft Tissue Tumors, 2nd ed., Philadelphia, Lippincott Williams & Wilkins. 109-17, 2006.

Lipomatose

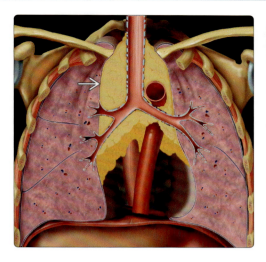 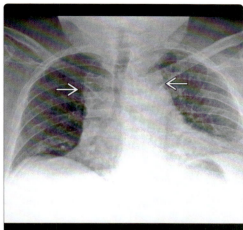

(À esquerda) *Gráfico coronal mostra deposição difusa de tecido adiposo ➔ dentro de mediastino do tórax. A gordura suavemente circunda as estruturas mediastinais e lateralmente desloca a borda medial de cada pulmão.* (À direita) *Radiografia frontal mostra características radiográficas típicas do alargamento mediastinal ➔ decorrentes da lipomatose. O paciente apresenta um grande habitus corporal.*

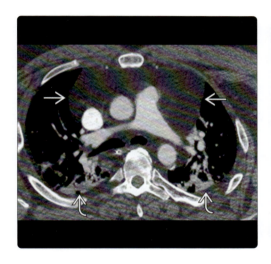 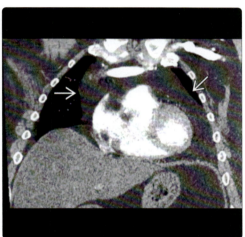

(À esquerda) *TCCC axial no mesmo paciente mostra que o mediastino alargado foi causado por deposição difusa de gordura ➔. Atelectasia pulmonar dependente ➔ também estava presente.* (À direita) *TC reformatada com realce coronal mostra melhor a correlação da aparência do alargamento mediastinal difuso da gordura ➔, em comparação com a radiografia do tórax anterior.*

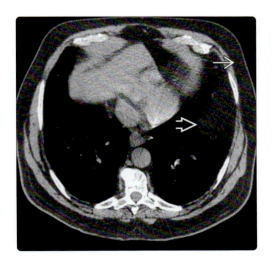 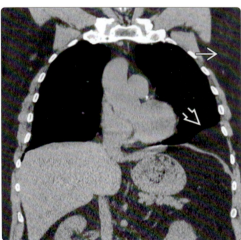

(À esquerda) *TCAR axial mostra massa gordurosa ➔ localizada no ângulo costofrênico esquerdo em um paciente com lipomatose. A atenuação da massa é semelhante ao da gordura subcutânea ➔.* (À direita) *TCAR com reconstrução coronal neste mesmo paciente lipomatoso delineia melhor a massa gordurosa ➔ no ângulo costofrênico esquerdo. Novamente, esta massa apresenta atenuação igual à da gordura subcutânea ➔.*

Lipomatose

(À esquerda) *Urografia excretora anteroposterior mostra desvio mediano dos ureteres direito e esquerdo ➡ e uma bexiga em forma de pera ➡. Neste caso, o deslocamento mediano e a deformidade do contorno provaram ser decorrentes da lipomatose pélvica.* (À direita) *TCSC axial em um paciente com lipomatose pélvica mostra bexiga comprimida ➡ e um cólon sigmoide esticado ➡. Este paciente tinha uma grande quantidade de gordura retroperitoneal, mesentérica e pélvica, mas sem gordura subcutânea excessiva.*

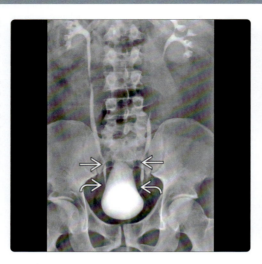 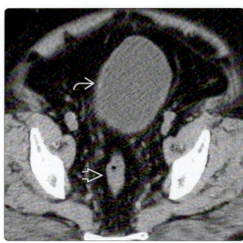

(À esquerda) *TCCC axial mostra redução cortical renal lateral do lado esquerdo, cálices dilatados ➡, e significativa gordura do seio renal proliferada ➡. A caliectasia e a cicatriz renal foram resultados de múltiplos e crônicos episódios de cálculos renais e uretrais e de infecção.* (À direita) *TCCC axial mostra grande redução ➡ na pelve renal direita e um pequeno rim deformado ➡. A proliferação de gordura e um processo inflamatório ➡ representam achados de lipomatose renal e de pielonefrite xantogranulomatosa.*

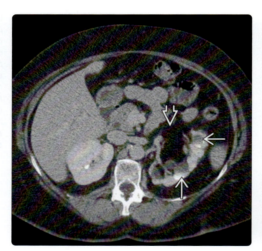 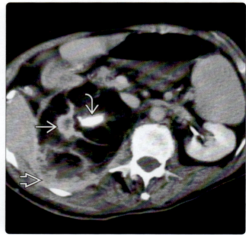

(À esquerda) *TCSC axial mostra caso significativo de lipomatose gástrica. Há muitas massas contendo gordura na parede do estômago ➡. A lesão hepática era um simples cisto ➡. Lipomas raramente surgem na submucosa do intestino e não têm potencial maligno.* (À direita) *RM T1WI coronal da mão mostra múltiplos lipomas ➡ dentro das partes moles volares. Estes lipomas não apresentavam características agressivas. Uma pequena porcentagem de pacientes com lipomas tem tumores múltiplos.*

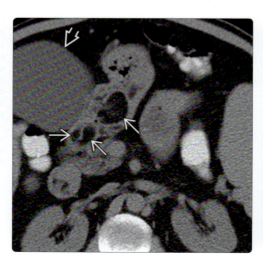 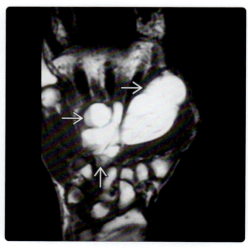

Lipomatose

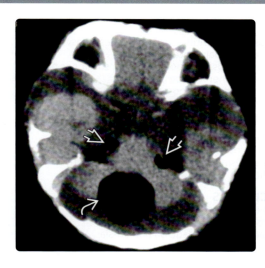
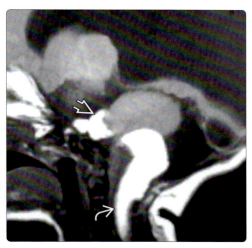

(À esquerda) *TCCC axial em um paciente com lipomatose encefalocraniocutânea mostra massa de densidade muito baixa na linha média da fossa posterior ➡ com massas menores em ambos os ângulos cerebelopontinos ➡.* (À direita) *RM T1WI sagital no mesmo paciente mostra lipoma de tamanho moderado que se estende no canal cervical superior ➡ e outro lipoma na cisterna do ângulo cerebelopontino ➡.*

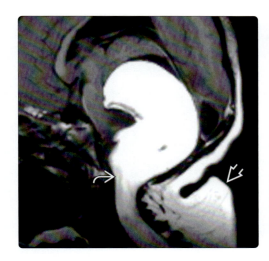
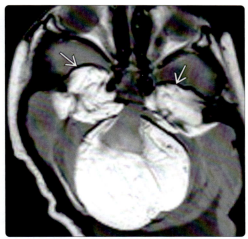

(À esquerda) *RM T1WI sagital, no mesmo paciente, 2 anos depois mostra que o lipoma cervical ➡ está muito mais extenso. Observe o grande lipoma subcutâneo ➡.* (À direita) *RM intermediária/PD axial no mesmo paciente depois de 2 anos confirma aumento do tamanho dos lipomas. Os lipomas do ângulo cerebelopontino agora se estendem anteriormente para as fossas cranianas médias. Há um significativo artefato de mudança química ➡ nas margens anteriores dos lipomas.*

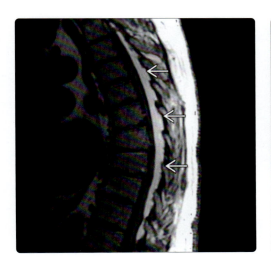
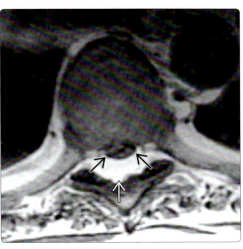

(À esquerda) *RM T1WI sagital em um caso típico de lipomatose epidural mostra abundante gordura epidural dorsal ➡. Esta gordura seguiu a intensidade de sinal da gordura subcutânea em todas as sequências, incluindo a redução da intensidade de sinal nas sequências de gordura suprimida.* (À direita) *RM T1WI axial no mesmo paciente mostra que a lipomatose epidural ➡ está produzindo significativo efeito de massa na medula espinal torácica ➡.*

Lipomatose: Nervo

DADOS PRINCIPAIS

TERMINOLOGIA
- Fibrolipoma neural, hamartoma fibrolipomatoso do nervo, hamartoma lipofibromatoso do nervo, neurolipomatose, lipoma perineural, infiltração gordurosa do nervo, lipoma intraneural
- Infiltração fibrogordurosa do nervo resultando em alargamento fusiforme

IMAGENS
- 78% a 96% na extremidade superior
  - 80% destes na distribuição do nervo mediano
- Mão esquerda > mão direita
- TC mostra aumento da gordura ao longo do curso do nervo
- RM mostra coleção de fascículos cilíndricos ampliados ao longo do curso do nervo
  - Cada fascículo apresenta foco central de sinal intermediário (nervo + fibrose) circundado por gordura de sinal alto
  - Apresenta aparência de cabo coaxial ou semelhante a espaguete
- Feixes nervosos são pontilhados em secções transversais e ondulados longitudinalmente
- Massas fibrogordurosas adicionais podem surgir nas partes moles próximas ao nervo espessado
- Pode ser confundida com lipossarcoma, especialmente se houver envolvimento do plexo lombossacral ou outra localização incomum

PATOLOGIA
- Associada a macrodistrofia lipomatosa em 27% a 67%
- Aparência é a mesma, independentemente se houver macrodactilia

QUESTÕES CLÍNICAS
- Massa mole e de aumento lento
  - Dor e sensibilidade
  - Diminuição da sensibilidade ou parestesia
  - Neuropatia por compressão tardia
- Descompressão cirúrgica para aliviar sintomas

(À esquerda) Gráfico axial do túnel do carpo mostra lipomatose do nervo mediano ➡ causando achatamento dos tendões flexores ➡ e abaulamento volar do retináculo flexor ➡. (À direita) RM T1WI FS axial mostra significativo espessamento do nervo mediano ➡ com sinal de gordura ➡ preenchendo os espaços entre os fascículos individuais dos nervos ➡, produzindo a aparência clássica cabo coaxial ou de telefone. Os fascículos aparecem relativamente brilhantes por causa da redução do sinal de gordura nesta sequência saturada de gordura.

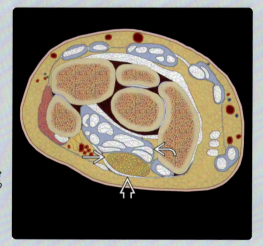
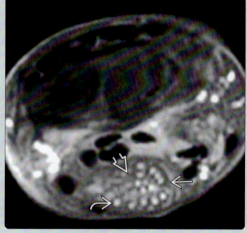

(À esquerda) RM T1 axial mostra lipomatose do nervo mediano, com leve espessamento dos fascículos nervosos com sinal intermediário ➡ e circundando depósitos de gordura ➡ mostrando sinal alto. Observe que o grau de espessamento do nervo/tecido fibroso e a quantidade/distribuição da gordura circundante podem ser variáveis. (À direita) RM T1 sagital no mesmo caso mostra fascículos nervosos ligeiramente aumentados na secção longitudinal ➡ e transversal ➡, dando a clássica aparência de espaguete e cabo coaxial, respectivamente.

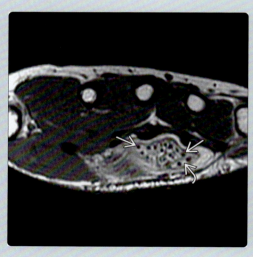
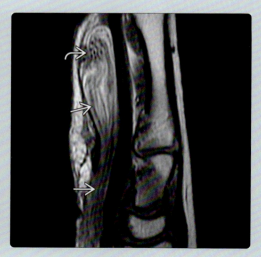

Lipomatose: Nervo

TERMINOLOGIA

Sinônimos
- Fibrolipoma neural, hamartoma fibrolipomatoso do nervo, hamartoma lipofibromatoso do nervo, neurolipomatose, lipoma perineural, infiltração gordurosa do nervo, lipoma intraneural

Definição
- Infiltração fibrogordurosa do nervo resultando em alargamento fusiforme

IMAGENS

Características Gerais
- Melhor dica para diagnóstico
  - Infiltração fibrogordurosa fusiforme do nervo
- Localização
  - 78% a 96% na extremidade superior
    - 80% na distribuição do nervo mediano
    - Nervo mediano > ramos digitais do nervo mediano > ulnar > radial > plexo braquial > fibular > nervos cranianos
  - Mão esquerda > mão direita
  - Preferencialmente afeta nervos volares

Achados na TC
- Aumento da gordura ao longo do curso do nervo
- Efeitos de massa nas estruturas locais
- Osso metaplásico é raro
- Pode ser confundida com lipossarcoma, especialmente quando envolve localização incomum ou se os fascículos nervosos forem mal interpretados como massas ou nódulos de partes moles

Achados na RM
- T1WI
  - Coleção de fascículos cilíndricos alargados ao longo do curso do nervo
    - Cada fascículo apresenta foco central de sinal intermediário (nervo + fibrose) cercado por gordura de sinal alto
    - Distribuição e extensão da gordura pode ser variável
  - Apresenta aparência de cabo coaxial ou semelhante a espaguete
  - Feixes nervosos são pontilhados na secção transversal e ondulados longitudinalmente
  - Massas fibrogordurosas adicionais podem surgir nas partes moles próximas ao nervo espessado
    - Pode ter aparência semelhante ao lipoma simples ou nódulos de partes moles discretos
- T2WI FS
  - Feixes nervosos pontilhados de sinal alto (axial) ou ondulados (longitudinal) rodeados por sinal baixo de gordura
- T1WI C+ FS
  - Aumento de sinal dos feixes nervosos
  - Sinal suprimido (baixo) de gordura circundante

Achados na Ultrassonografia
- Alternando bandas hiper e hipoecoicas
- Aparência semelhante a cabo

DIAGNÓSTICO DIFERENCIAL

Lipoma da Bainha de Nervo
- Massa de gordura focal dentro da bainha do nervo desloca excentricamente o nervo
- Feixes individuais de nervos não afetados
- Falta de aparência infiltrativa da lipomatose nervosa

Lipossarcoma, Partes Moles
- Não apresenta ramificação ou aparência longitudinalmente cilíndrica
- Pacientes idosos, geralmente entre a 6ª e a 7ª décadas de vida

PATOLOGIA

Características Gerais
- Etiologia
  - Etiologia pouco clara
  - Pode ser hipertrofia de gordura madura ou fibroblastos
- Anomalias associadas
  - Macrodistrofia lipomatosa em 27% a 67%
  - Neurofibromatose

Características Patológicas e Cirúrgicas Macroscópicas
- Massa macia, cinza-amarelada dentro da bainha do nervo
  - Grandes nervos e ramos estão envolvidos
- Espessamento fusiforme do nervo, em forma de linguiça

Características Microscópicas
- Infiltração de tecido fibroadiposo do epi e perineuro
- Fascículos nervosos normais ou atrofiados (tardios)
- Aparência é a mesma, independentemente se a macrodactilia estiver presente ou não

QUESTÕES CLÍNICAS

Apresentação
- Sinais/sintomas mais comuns
  - Massa mole de crescimento lento na mão, no punho ou antebraço volares
- Outros sinais/sintomas
  - Dor e sensibilidade
  - Neuropatia tardia por compressão

Demografia
- Idade
  - Maioria das lesões presente no nascimento ou infância
  - Também observada entre a 2ª e a 4ª décadas de vida
- Gênero
  - Nenhuma predileção geral de gênero
  - Predominância em mulheres quando houver macrodactilia

Histórico Natural e Prognóstico
- Crescimento lento e progressivo por muitos anos

Tratamento
- Ressecção cirúrgica acarreta danos aos nervos sensoriais e motores
- Descompressão cirúrgica, por exemplo, liberação do túnel do carpo, para aliviar sintomas

REFERÊNCIAS

1. Mahan MA, et al: Occult radiological effects of lipomatosis of the lumbosacral plexus, Skeletal Radiol. 43(7):963-968, 2014.
2. Weiss SW, et al: Benign lipomatous tumors. In Weiss SW, et al, editor: Enzinger and Weiss' Soft Tissue Tumors, 5th ed., Philadelphia, Elsevier. 460-1, 2008.
3. Wong BZ, et al: Lipomatosis of the sciatic nerve: typical and atypical MRI features, Skeletal Radiol. 35(3):180-184, 2006.
4. Kransdorf MJ, et al: Lipomatous tumors. In Kransdorf MJ, et al, editor: Imaging of Soft Tissue Tumors, 2nd ed., Philadelphia, Lippincott Williams & Wilkins. 103-5, 2006.

Lipomatose: Nervo

(À esquerda) *RM T1WI axial mostra massa fibrogordurosa ➡ invadindo o nervo mediano, que se estende desde o punho até a palma da mão. Os tendões flexores ➡ estão achatados dorsalmente. Sinal alto de gordura circunda os fascículos nervosos espessados ➡.* (À direita) *RM T1WI C+ FS axial no mesmo paciente mostra leve aumento de sinal nos feixes nervosos ➡ da massa volar do punho ➡ com áreas circundantes de sinal baixo de gordura. O efeito de massa no nível do punho produziu a síndrome do túnel do carpo.*

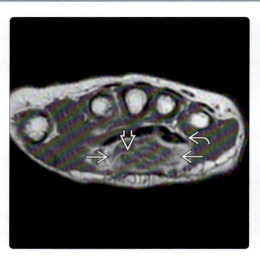 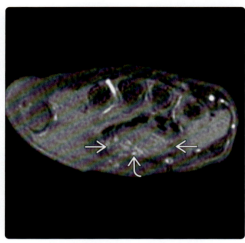

(À esquerda) *RM T1 axial mostra lipomatose do nervo mediano no antebraço médio. Os fascículos dos nervos ➡ estão marcadamente espessados com sinal de gordura ao redor ➡. Observe que o sinal intermediário dos fascículos nervosos não é homogêneo, indicando nervo e tecido fibroso combinados.* (À direita) *RM T1 coronal no mesmo paciente mostra extensão longitudinal dos fascículos nervosos espessados ➡ com seu conteúdo fibroso.*

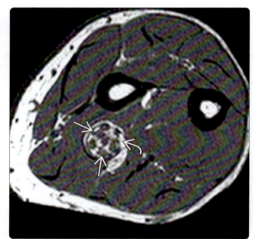 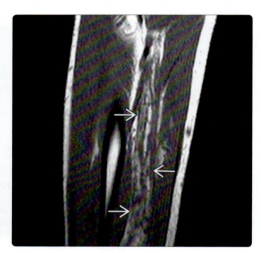

(À esquerda) *RM T1WI axial do punho mostra significativo espessamento do nervo mediano ➡. Os fascículos nervosos ➡ estão desproporcionalmente espessados com relativa escassez de gordura circundante.* (À direita) *RM T2WI FS axial no mesmo paciente mostra nervo espessado ➡ com uma quantidade relativamente pequena de gordura circundando os fascículos nervosos ➡. Compare isto com o caso anterior. A variabilidade do tamanho dos fascículos nervosos e o conteúdo de gordura são normais e não devem dissuadir ninguém deste diagnóstico.*

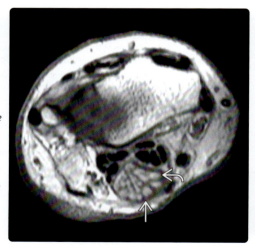 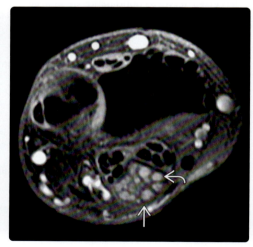

Lipomatose: Nervo

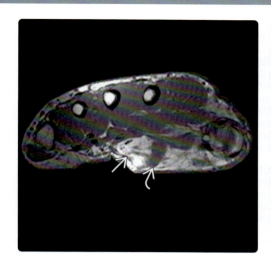 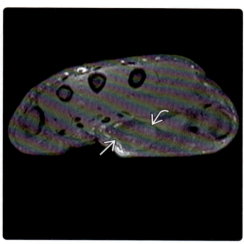

(À esquerda) RM T1 axial mostra massa no ramo digital do nervo mediano ➡ dado o crescimento excessivo de gordura e leve espessamento do fascículo nervoso. Um achado incomum, mas normal, é a massa de fibrogordura adjacente ➡. Áreas adicionais de proliferação fibrogordurosa podem, às vezes, suscitar preocupação para um lipossarcoma, embora esta localização seja clássica para lipomatose. (À direita) RM T1WI C+ FS axial mostra leve realce da massa fibrogordurosa ➡ adjacente à lipomatose do ramo do nervo mediano ➡.

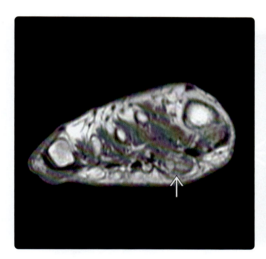 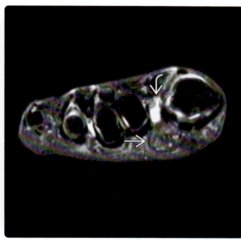

(À esquerda) RM T1WI axial do antepé mostra significativo aumento dos fascículos dos nervos digitais plantares ➡ com leve gordura intercalada. O envolvimento do pé é raro com até 96% dos casos envolvendo a extremidade superior. (À direita) RM T2WI FS axial no mesmo paciente mostra espessamento do nervo ➡ e bursite intermetatarsal adjacente ➡. O diagnóstico diferencial da massa plantar do pé poderia incluir o neuroma de Morton, mas o espaço intermetatarsal primário seria uma localização rara para esta entidade.

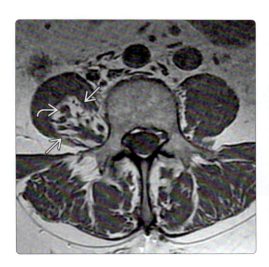 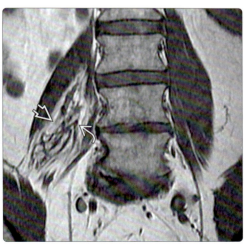

(À esquerda) RM T1WI axial mostra massa contendo gordura no músculo psoas direito ➡. As áreas centrais da nodularidade ➡ e a localização retroperitoneal normalmente suscitariam suspeita de um lipossarcoma. (À direita) RM T1WI coronal no mesmo paciente ilustra melhor a aparência da ramificação ondulada dos fascículos dos nervos do plexo lombar ➡ que produzem a aparência de nodularidade nas imagens axiais. O sinal alto de gordura ➡ em torno dos fascículos nervosos é uma aparência clássica de lipomatose do nervo.

Macrodistrofia Lipomatosa

DADOS PRINCIPAIS

TERMINOLOGIA
- Supercrescimento progressivo dos ossos e do tecido adiposo (gigantismo local) de dígito simples ou múltiplos dígitos

IMAGENS
- 2° ou 3° dígitos da mão ou do pé normalmente mais afetados
  - Distribuição do nervo mediano na mão
  - Distribuição do nervo plantar no pé
- Supercrescimento do osso e de partes moles gordurosos
  - Preferencialmente distal e volar ou plantar
  - Supercrescimento ósseo pode produzir curvatura
- Falanges longas e amplas com área distal inclinada
- Osteoartrite inicial
- Sinal alto do supercrescimento de gordura em T1WI torna-se sinal baixo em T2WI FS e em STIR
- Lipomatose do nervo pode estar associada
  - Aparência de cabo coaxial em secção transversal, fascículos nervosos lineares ondulados no plano longitudinal

PATOLOGIA
- Macrodactilia da extremidade superior mais comumente associada à lipomatose do nervo
  - Menos comumente idiopática ou associada à malformação vascular ou neurofibromatose
- Macrodactilia da extremidade inferior é mais comumente idiopática ou vascular
  - Lipomatose do nervo é causa menos comum de macrodactilia da extremidade inferior

QUESTÕES CLÍNICAS
- Presente no nascimento ou na infância
- Feminino > masculino
- 27% a 67% dos pacientes com lipomatose do nervo
- Supercrescimento ósseo cessa após puberdade, na maioria das vezes
  - Raros casos relatados de crescimento ósseo na idade adulta
- Proliferação de partes moles continua na idade adulta

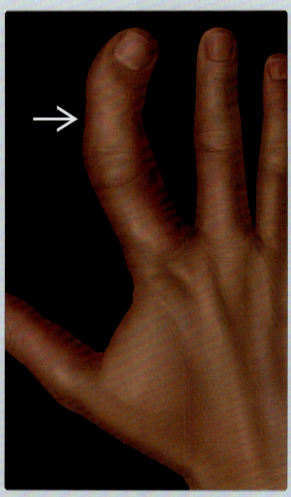

Desenho gráfico do dorso da mão mostra que o dedo indicador ➔ sofreu um supercrescimento e é curvado, típico da macrodistrofia lipomatosa. Esta entidade causa aumento tanto do osso como das partes moles.

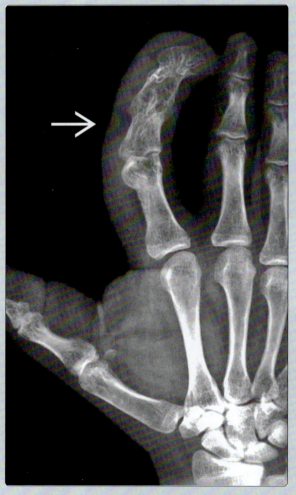

Radiografia posteroanterior mostra gigantismo focal, envolvendo um único raio da mão ➔. O restante da mão é normal. Um supercrescimento focal, como este, pode resultar de uma variedade de entidades, incluindo a macrodistrofia lipomatosa.

Macrodistrofia Lipomatosa

TERMINOLOGIA

Sinônimos
- Macrodactilia orientada pelo território do nervo, fibrolipoma neural com macrodactilia

Definição
- Supercrescimento progressivo do osso e do tecido adiposo (gigantismo focal) de dígito único ou múltiplos dígitos

IMAGENS

Características Gerais
- Melhor dica para diagnóstico
  - Aumento de dígito único ou múltiplos dígitos
    - Supercrescimento localizado ocorre em ambos os planos, axial e longitudinal
- Localização
  - 2° e 3° dígitos da mão ou do pé geralmente envolvidos
  - Distribuição do nervo mediano na mão e do nervo plantar no pé mais comumente envolvidos
- Morfologia
  - Supercrescimento é preferencialmente distal e volar ou plantar

Achados na Radiografia
- Supercrescimento ósseo dos dígitos
  - Falanges longas e largas
  - Área distal inclinada
  - Osteoartrite inicial
  - Curvatura frequentemente presente
- Partes moles aumentadas
  - Densidade semelhante à da gordura subcutânea

Achados na RM
- Estruturas ósseas com supercrescimento
- Sinal alto proeminente da gordura em RM T1WI
  - Tecido gorduroso apresenta sinal baixo com a gordura suprimida e STIR
- Lipomatose do nervo apresenta aparência de cabo coaxial no plano axial, fascículos nervosos aumentados ondulados no plano longitudinal

DIAGNÓSTICO DIFERENCIAL

Gigantismo Localizado
- Malformação vascular
- Síndrome de Maffucci
- Neurofibromatose tipo 1
- Síndrome de Klippel-Trenaunay-Weber
- Síndrome de Proteus
- Osteoma osteoide
- Melorreostose
- Amiloidose

Polegar Trifalângico
- Clinicamente aparece como polegar alongado
- Aparência radiográfica diagnóstica mostra três falanges

Lipomatose Difusa com Supercrescimento do Osso
- Pode ser difícil diferenciar da macrodistrofia
- Afeta principalmente subcútis e músculo
- Envolvimento secundário de nervo

Hemiplegia da Paralisia Cerebral
- Pode causar supercrescimento localizado de tecido
- Correlacionada com histórico clínico

PATOLOGIA

Características Gerais
- Etiologia
  - Desconhecida
- Genética
  - Sem causa hereditária
- Anomalias associadas
  - Macrodactilia da extremidade superior é mais comumente associada à lipomatose do nervo
    - Menos comumente idiopática ou associada à malformação vascular ou neurofibromatose
  - Macrodactilia da extremidade inferior é mais comumente idiopática ou vascular
    - Lipomatose do nervo é a causa menos comum de macrodactilia da extremidade inferior

QUESTÕES CLÍNICAS

Apresentação
- Sinais/sintomas mais comuns
  - Aumento progressivo dos dígitos
- Outros sinais/sintomas
  - Amplitude de movimento limitada
  - Osteoartrite desproporcionalmente grave para idade

Demografia
- Idade
  - Presente no nascimento e na infância
- Gênero
  - Feminino > masculino
- Epidemiologia
  - Ocorre em 27% a 67% dos pacientes com lipomatose do nervo

Histórico Natural e Prognóstico
- Supercrescimento ósseo cessa após puberdade
  - Raros casos relatados de crescimento ósseo na idade adulta
- Pré-disposição para osteoartrite prematura

Tratamento
- Tecido gorduroso redundante, hipertrófico pode ser removido cirurgicamente
- Dígitos aumentados podem ser completa ou parcialmente amputados

REFERÊNCIAS

1. Prasetyono TO, et al: A Review of Macrodystrophia Lipomatosa: Revisitation, Arch Plast Surg. 42(4):391-406, 2015.
2. Sidciqui MA, et al: Macrodystrophia lipomatosa with ulnar distribution in hand: MR evaluation of a rare disorder, JBR-BTR. 98(1):43-44, 2015.
3. Weiss SW, et al: Benign lipomatous tumors. In Weiss SW, et al, editor: Enzinger and Weiss' Soft Tissue Tumors, 5th ed., Philadelphia: Elsevier. 460-1, 2008.
4. Fritz TR, et al: Macrodystrophia lipomatosa extending into the upper abdomen, Pediatr Radiol. 37(12):1275-1277, 2007.
5. Ho CA, et al: Long-term follow-up of progressive macrodystrophia lipomatosa. A report of two cases, J Bone Joint Surg Am. 89(5):1097-1102, 2007.
6. Turkington JR, et al: MR imaging of macrodystrophia lipomatosa, Ulster Med J. 74(1):47-50, 2005.
7. Murphey MD, et al: From the archives of the AFIP: benign musculoskeletal lipomatous lesions, Radiographics. 24(5):1433-1466, 2004.

Macrodistrofia Lipomatosa

(**À esquerda**) *Radiografia anteroposterior do pé mostra um retropé, mediopé e dois dedos laterais normais. Entretanto, o 1°, o 2° e o 3° dedos ➡ mostram gigantismo das partes moles e das estruturas ósseas. O envolvimento dos raios medianos é típico.* (**À direita**) *Radiografia lateral no mesmo paciente mostra maciço supercrescimento de partes moles ➡. Este supercrescimento pode ser observado em múltiplos transtornos, incluindo malformações vasculares, neurofibromatoses e macrodistrofia lipomatosa.*

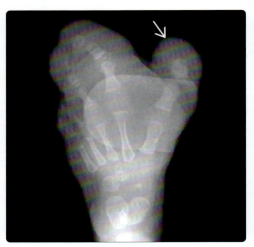 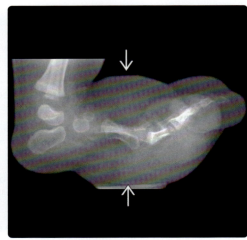

(**À esquerda**) *RM PD sagital do joelho no mesmo paciente é mostrada com amputação abaixo do joelho vários anos antes. RM mostra processo em curso de grandes regiões de gordura subcutânea ➡, intra-articular ➡ e extra-articular ➡.* (**À direita**) *RM T2FS axial no mesmo paciente mostra grandes regiões de gordura ➡ com sinal baixo difusamente. Observe a hiperintensidade e o aumento de múltiplos fascículos nervosos no nervo tibial ➡ e no nervo fibular ➡. Os nervos podem ser espessados nesta doença.*

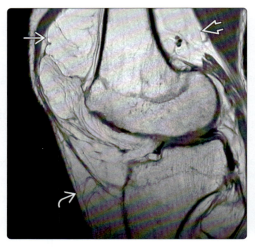 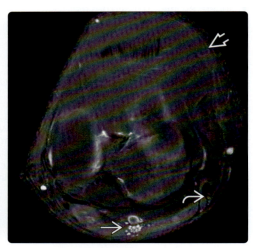

(**À esquerda**) *Radiografia anteroposterior mostra alargamento difuso ➡ do 4° e do 5° dedos. Os ossos e as partes moles estão aumentados. O 4° dígito apresenta uma leve curvatura ➡. O envolvimento dos dígitos ulnares é relativamente incomum.* (**À direita**) *Radiografia AP mostra aumento de um único dedo ➡. O supercrescimento do osso e do tecido ósseo lipomatoso resultou em deformidade de curvatura. A articulação interfalângica proximal ➡ está gravemente estreitada. O envolvimento do 2° dígito é típico.*

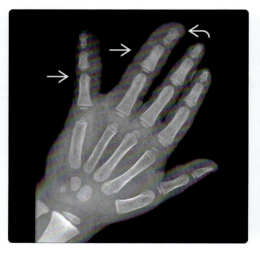 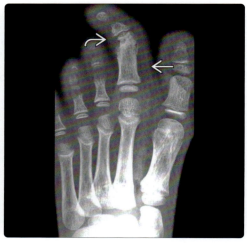

Macrodistrofia Lipomatosa

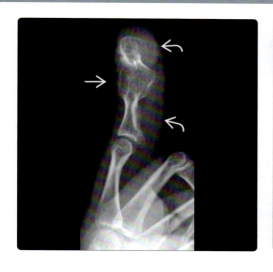
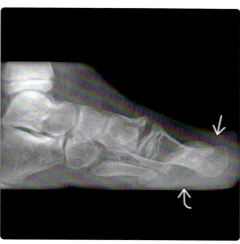

(**À esquerda**) *Radiografia lateral da mão mostra aumento do dedo indicador. A articulação interfalângica distal ➡ está fusionada. Observe que as partes moles proeminentes ➡ envolvem, preferencialmente, as partes moles volares na mão.* (**À direita**) *Radiografia lateral mostra gigantismo do 1° raio ➡. O grande dedo foi resseccionado, assim como o 2° e o 3° raios, para possibilitar que o pé se aproxime do tamanho normal. A proliferação das partes moles ➡ é predominantemente ao longo do aspecto plantar do pé.*

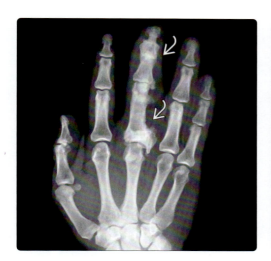
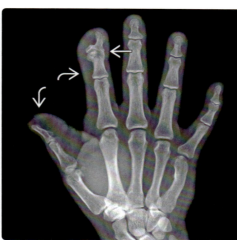

(**À esquerda**) *Radiografia posteroanterior mostra partes moles proeminentes e supercrescimento ósseo associado ➡ envolvendo o dedo longo direito. A formação óssea distrófica na macrodistrofia lipomatosa observada neste caso é um achado incomum.* (**À direita**) *Radiografia posteroanterior do aumento das partes moles e do osso ➡ envolvendo o polegar e o dedo indicador direito. A osteoartrite avançada ➡ da articulação interfalângica distal é uma complicação normalmente associada. A deformidade do 5° metacarpal direito pode ser decorrente de um traumatismo antigo.*

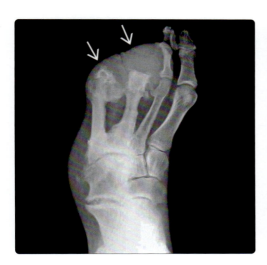
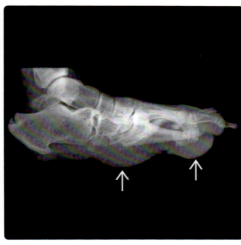

(**À esquerda**) *Radiografia anteroposterior do pé mostra supercrescimento de dois dígitos laterais ➡. O dedos e um raio foram anteriormente amputados. O envolvimento dos raios laterais é incomum.* (**À direita**) *Radiografia lateral do pé no mesmo paciente novamente mostra gigantismo focal. Observe que o supercrescimento de partes moles ➡ mais proeminentes envolve o aspecto plantar do pé. Estes pacientes necessitam de calçados adaptados para acomodar as significativas deformidades associadas a esta entidade.*

Tumores de Partes Moles

Lipoma Arborescente: Joelho

DADOS PRINCIPAIS

TERMINOLOGIA
- Infiltração do tecido adiposo no tecido sinovial e subsinovial formando massa de aparência frondosa
- Também conhecido por lipoma sinovial ou proliferação lipomatosa vilosa da membrana sinovial

IMAGENS
- Massas intra-articulares com aparência frondosa (raramente da bursa ou dentro da bainha do tendão) que seguem a intensidade de sinal da gordura em todas as sequências de RM
  - Intensidade de sinal alta em T1WI
  - Sinal baixo em qualquer sequência suprimida de gordura
  - Comparar com gordura subcutânea
- Sinóvia inflamada sobrejacente pode aumentar
- Mais comum no recesso suprapatelar da articulação do joelho
- Pode ser multifocal ou bilateral
- Arquitetura frondosa aumenta progressivamente para formar massas globulares, arredondadas

PATOLOGIA
- Provavelmente processo reativo secundário à irritação sinovial crônica
  - Patologia crônica da articulação: osteoartrite, artrite reumatoide ou traumatismo anterior
- Adipócitos maduros dentro da subsinóvia ou arquitetura sinovial frondosa aumentada
- Metaplasia óssea ou condroide em alguns casos
- Reação inflamatória crônica

QUESTÕES CLÍNICAS
- Observado em crianças e adultos
  - Predileção por homens
- Exacerbações clínicas intermitentes
- Espessamento/inchaço sinovial indolor
  - Derrame articular
- Tratada com sinovectomia, mas pode recorrer

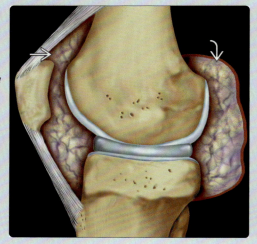
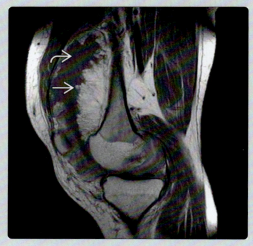

(À esquerda) Gráfico sagital mostra infiltração gordurosa vilosa difusa da sinóvia em toda a articulação. Isso resulta em distensão da cápsula articular anterior ➡ e posteriormente ➡. (À direita) RM T1WI sagital mostra grosseira distensão da articulação do joelho causada pelo sinal alto de proliferação gordurosa da sinóvia ➡ e pelo sinal baixo do derrame articular ➡. Observe a aparência frondosa, multilobulada e papilar das massas gordurosas intra-articulares.

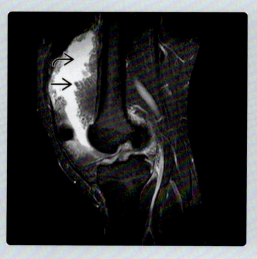
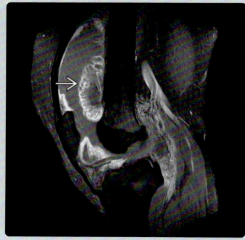

(À esquerda) RM PDWI FS sagital no mesmo paciente mostra massas gordurosas com aparência frondosa ➡ com sinal suprimido semelhante à da gordura subcutânea. O grande derrame articular ➡ tem sinal alto nesta sequência sensível a fluido. (À direita) RM T1WI C+ FS sagital mostra aumento periférico das massas gordurosas ➡. Isso representa a sinóvia superficial, que normalmente realça, mas está provavelmente inflamada. A infiltração gordurosa subsinovial mais profunda mantém intensidade de sinal semelhante à da gordura subcutânea.

Lipoma Arborescente: Joelho

TERMINOLOGIA

Sinônimos
- Lipoma sinovial difuso
- Proliferação lipomatosa vilosa da membrana sinovial

Definição
- Infiltração de tecido gorduroso na sinóvia ou no tecido subsinovial formando massas com aparência frondosa

IMAGENS

Características Gerais
- Melhor dica para diagnóstico
  - Massas intra-articulares com aparência frondosa que seguem intensidade de sinal da gordura em todas as sequências de RM
- Localização
  - Intra-articular
    - Raramente da bursa ou dentro da bainha do tendão
  - Geralmente articulação do joelho, mais comum no recesso suprapatelar
  - Pode ser bilateral (unilateral em 94%)
- Tamanho
  - Variável: arquitetura frondosa de pequena a grande
- Morfologia
  - Aumento progressivo de delicadas arquiteturas frondosas para formar massas globulares, arredondadas

Achados na Radiografia
- Distensão articular ± densidade gordurosa visível

Achados na TC
- Massas sinoviais com densidade de gordura
- Morfologia do tipo frondoso mais difícil de observar

Achados na RM
- T1WI
  - Intensidade de sinal alta das massas sinoviais que combinam com intensidade da gordura subcutânea
- T2WI FS
  - Intensidade de sinal baixa em qualquer sequência suprimida de gordura
  - Intensidade de sinal diminui como com a gordura subcutânea
- STIR
  - Sinal baixo das massas sinoviais
- T1WI C+ FS
  - Realce da sinóvia sobrejacente; hipointensa intensidade de sinal da massa

DIAGNÓSTICO DIFERENCIAL

Lipoma Sinovial
- Única massa gordurosa, geralmente na bursa suprapatelar

Condromatose Sinovial
- Massas cartilaginosas intra-articulares
- Pode calcificar ou ossificar

Sinovite
- Visualizada como sinóvia espessada, mas sem saturação nas técnicas de saturação de gordura
- ± aparência frondosa sinovial

Corpos Soltos
- Estruturas de sinal baixo na RM, mais frequentemente calcificadas
- ± borda cortical
- ± sinal hipointenso da gordura da medula *versus* esclerótica

Gordura Normal ao Redor da Articulação
- Média de volume da gordura pré-femoral ou suprapatelar normal

PATOLOGIA

Características Gerais
- Etiologia
  - Provavelmente processo reativo secundário à irritação sinovial crônica
- Anomalias associadas
  - Derrame articular
  - Patologia crônica da articulação: osteoartrite, artrite reumatoide ou traumatismo anterior
  - Alguns casos não apresentam associação a doença articular crônica

Características Patológicas e Cirúrgicas Macroscópicas
- Aumento sinovial fibrogorduroso da arquitetura frondosa

Características Microscópicas
- Adipócitos maduros dentro da subsinóvia e aumento da arquitetura frondosa sinovial
- Reação inflamatória crônica
- Metaplasia óssea ou condroide em alguns casos

QUESTÕES CLÍNICAS

Apresentação
- Sinais/sintomas mais comuns
  - Espessamento sinovial indolor
  - Derrame intermitente

Demografia
- Idade
  - Crianças a adultos
- Gênero
  - Predileção por homens
- Epicemiologia
  - Rara

Histórico Natural e Prognóstico
- Inchaço indolor com exacerbações intermitentes

Tratamento
- Sinovectomia, mas pode recorrer

CHECKLIST DO DIAGNÓSTICO

Considerar
- Outras causas de proliferação sinovial quando massas intra-articulares não são gordurosas

Dicas para Interpretação de Imagens
- Saturação das massas sinoviais (especialmente nas aparências frondosas) em imagens suprimidas de gordura é diagnóstica

REFERÊNCIAS

1. White EA, et al: Lipoma arborescens of the biceps tendon sheath, Skeletal Radiol. 42(10):1461-1464, 2013.
2. Coll JP, et al: Best cases from the AFIP: lipoma arborescens of the knees in a patient with rheumatoid arthritis, Radiographics. 31(2):333-337, 2011.

Lipoma Arborescente: Joelho

(**À esquerda**) *RM PD FSE sagital mostra grande excrecência com arquitetura frondosa ➡ surgindo da almofada de gordura pré-femoral. Estas excrescências se estendem para a bursa suprapatelar e seguem a intensidade de sinal da gordura subcutânea ➡. (**À direita**) RM T2WI FS sagital no mesmo paciente mostra excrescências com arquitetura frondosa ➡ com intensidade de sinal baixa dada a supressão de gordura. As arquiteturas frondosas gordurosas são realçadas pelo sinal alto do grande derrame articular ➡.*

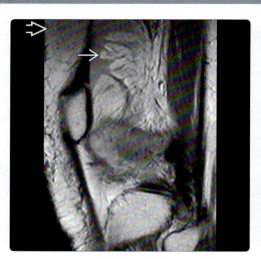 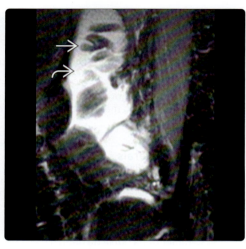

(**À esquerda**) *RM T1WI sagital mostra lipoma arborescente localizado na bursa suprapatelar. A massa gordurosa lobulada ➡ dentro da bursa suprapatelar é delineada pelo sinal baixo do derrame. (**À direita**) RM T2WI FS sagital no mesmo paciente mostra massa ➡ na bursa suprapatelar com intensidade de sinal que satura. A efusão ➡ apresenta típica intensidade alta de sinal. Observe que as lobulações podem ser arredondadas, em oposição ao fato de serem exclusivamente com aparência frondosa.*

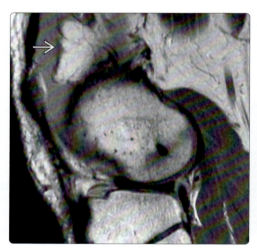 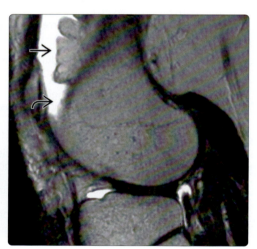

(**À esquerda**) *RM T1WI axial mostra típica aparência do lipoma arborescente. Inúmeras arquiteturas frondosas com intensidade de sinal alta ➡ estão presentes na articulação do joelho. Não há distensão da articulação, e as estruturas ósseas subjacentes são normais. (**À direita**) RM T2WI FS axial mostra que a arquitetura frondosa gordurosa da sinóvia ➡ fica com intensidade de sinal baixa nas sequências suprimidas de gordura. A quantidade de fluido articular de sinal alto é normal ➡. Observe o tamanho minúsculo das arquiteturas frondosas.*

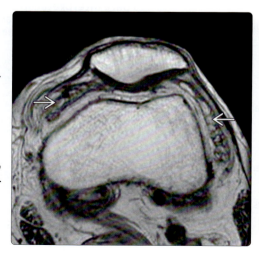 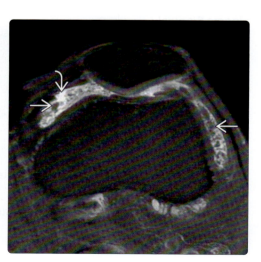

Lipoma Arborescente: Joelho

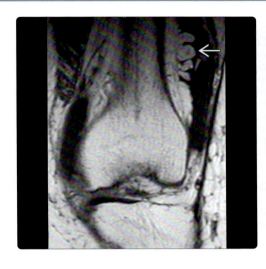
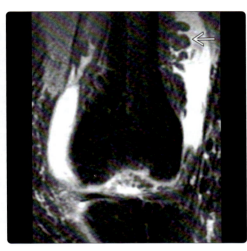

(À esquerda) *RM T1WI coronal mostra massas papilares ➡ na articulação do joelho. Embora significativa proliferação sinovial possa produzir massas intra-articulares, a intensidade de sinal da gordura é típica de lipoma arborescente.* (À direita) *RM T2WI FS coronal no mesmo paciente confirma que massas intra-articulares, anteriormente em T1WI com sinal alto ➡, saturam para sinal baixo, confirmando a composição gordurosa. O grande derrame articular circundante é típico, pois muitos desses casos são uma resposta para a inflamação crônica da articulação.*

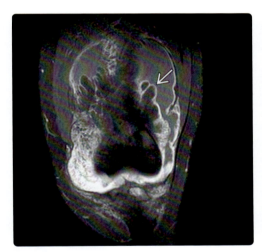
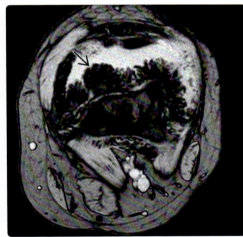

(À esquerda) *RM T1WI C+ FS coronal mostra arquitetura frondosa lobulada do tecido gorduroso ➡ se estendendo para a bursa suprapatelar. A arquitetura frondosa e a articulação apresentam realce sinovial periférico. Observe o grande derrame articular circundante.* (À direita) *RM de gradiente-eco axial no mesmo paciente mostra massas vilosas de sinal baixo ➡ na região pré-femoral. Estas massas apresentam a mesma intensidade da gordura subcutânea em outras sequências, mas apresentam intensidade semelhante à da gordura medular no gradiente-eco.*

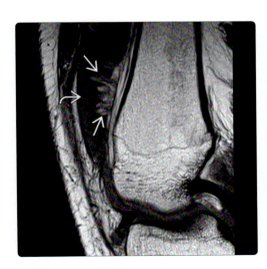
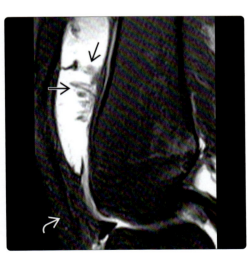

(À esquerda) *RM T1 sagital em uma mulher de 20 anos de idade com efusões recorrentes mostra pequenas excrescências de gordura com arquitetura frondosa ➡ se estendendo desde a sinóvia. Há efusão de sinal baixo ➡.* (À direita) *RM T2 FS sagital no mesmo paciente mostra que as extensões de arquitetura frondosa ➡ seguem o sinal suprimido de gordura da gordura subcutânea ➡, enquanto a efusão é hiperintensa. Estas lesões são relativamente pequenas e facilmente esquecidas. O paciente não apresentava anormalidade intra-articular para explicar seus sintomas.*

Lipoblastoma/Lipoblastomatose

DADOS PRINCIPAIS

TERMINOLOGIA
- Formas circunscritas (lipoblastomas) e difusas (lipoblastomatoses) de tumor pediátrico benigno composto de células adiposas imaturas

IMAGENS
- Massa gordurosa com complexidade variável em paciente muito jovens
  - Componente gorduroso segue a intensidade de sinal da gordura subcutânea em todas as sequências
  - Septos e nódulos isointensos ao músculo
- Massas em pacientes muito jovens mais prováveis de apresentar predominantemente composição mixoide com pouca gordura
- ~ 2/3 nas extremidades superiores e inferiores
  - Maioria tem de 2 a 5 cm de tamanho

PATOLOGIA
- Assemelha-se ao tecido adiposo fetal
- Lipoblastos podem apresentar variação dos estágios de desenvolvimento
- Material mucinoso inversamente relacionado com a diferenciação

QUESTÕES CLÍNICAS
- Massa ou nódulo de crescimento lento e indolor
  - Apresentação clínica semelhante à do lipoma, mas características de imagens mais complexas
  - Crescimento rápido, incomum
- Pode comprimir estruturas neurovasculares ou outras
- Geralmente apresenta-se nos primeiros 3 anos de vida
  - Pode estar presente no nascimento
- Recorrência local em 9% a 25%
- Nenhum relato de transformação maligna ou metástase
- Excisão incompleta é mais comum em lipoblastomatose

CHECKLIST DO DIAGNÓSTICO
- Idade jovem do paciente deve sugerir esta entidade
- Imagens não podem diagnosticar definitivamente essas lesões, necessitando de exame histológico
- Relatar extensão total do tumor para ajudar a evitar recorrência
- Estar atento para invasão ou potencial invasão de estruturas críticas, como o canal espinal ou vias aéreas

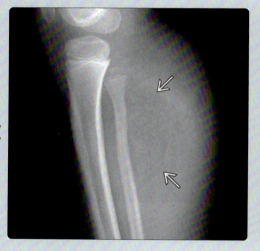
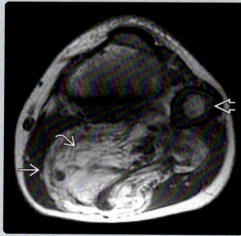

(À esquerda) Radiografia lateral mostra lucência moderadamente grande ➡ dentro da panturrilha média. Uma deformidade mínima do contorno da fíbula proximal é provavelmente causada pelas alterações crônicas do efeito de massa. Não há reação periosteal ou calcificação de partes moles. (À direita) RM T1WI axial mostra, na panturrilha proximal, grande massa gordurosa ➡, predominantemente com intensidade de sinal de gordura, que é sinal alto em T1WI e parecido com o da gordura subcutânea. Existem proeminentes septos ➡. Observe placas de crescimento imaturo nesta jovem criança ➡.

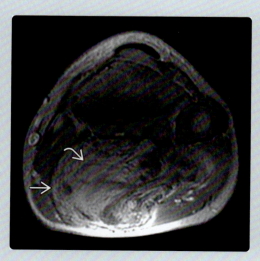
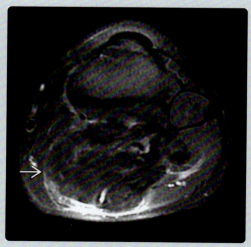

(À esquerda) RM T2WI FS axial no mesmo paciente mostra os componentes gordurosos da massa ➡ que suprimem parcialmente, como ocorre com a gordura subcutânea. Os septos ➡ e a nodularidade permanecem isointensas ao músculo. (À direita) RM T1WI C+ FS mostra massa ➡ com regiões de realce periférico e central nebuloso. A nodularidade e o realce de partes moles deveriam sugerir tumor gorduroso maligno em um adulto, mas em crianças surge a questão de um lipoblastoma, que foi confirmado histologicamente.

Lipoblastoma/Lipoblastomatose

TERMINOLOGIA

Sinônimos
- Lipoblastoma benigno, lipoblastomatose difusa, lipoma fetal, lipoma embrionário, lipoma infantil

Definição
- Formas circunscritas (lipoblastomas) e difusas (lipoblastomatose) de tumor pediátrico benigno composto de células adiposas imaturas

IMAGENS

Características Gerais
- Melhor dica para diagnóstico
  - Massa gordurosa com complexidade variável, septos e nodularidade em pacientes muito jovens
- Localização
  - ~ 2/3 nas extremidades
    - Também relatado na cabeça e no pescoço, na axila, região supraclavicular, no tronco, mediastino, mesentério, omento, escroto, canal espinal e retroperitônio
    - Pode envolver órgãos: pulmão, coração, glândula parótida
  - Gordura subcutânea (lipoblastoma) ou gordura subcutânea e músculo (lipoblastomatose)

Achados na Radiografia
- Massa de partes moles focal ± densidade da gordura

Achados na RM
- Massa de gordura complexa
  - Componente gorduroso segue intensidade de sinal da gordura subcutânea
  - Septos e nódulos isointensos ao músculo
- Massas em pacientes muito jovens mais prováveis de apresentar predominantemente composição mixoide com pouca gordura

DIAGNÓSTICO DIFERENCIAL

Lipoma
- População idosa de pacientes
- Falta de aparência complexa nas imagens
- Histologicamente mais maduro que o lipoblastoma

Hibernoma
- Histologicamente composto de células de gordura marrom

Tumor Lipomatoso Atípico
- População idosa de pacientes
- Pode apresentar imagens com aparência semelhante

Lipossarcoma
- Seria extremamente raro na infância
- Lipossarcoma mixoide pode ter quase a mesma aparência histológica do lipoblastoma

PATOLOGIA

Características Gerais
- Etiologia
  - Variante do lipoma e da lipomatose
    - Quase todos são detectados durante a infância e a primeira infância
  - Assemelha-se ao tecido adiposo fetal

Características Patológicas e Cirúrgicas Macroscópicas
- Cor pálida em comparação com lipoma
- Superfície de corte mixoide ou gelatinoso

Características Microscópicas
- Lóbulos irregulares de células adiposas imaturas
  - Lipoblastos podem ter uma gama de estágios de desenvolvimento
    - Cada tumor pode ter graus únicos ou múltiplos de ciferenciação
  - Difere da gordura madura dos lipomas
- Septos do tecido conjuntivo com espessura variável
- Áreas mesenquimais mixoides
  - Quantidade de material mucinoso inversamente relacionado com a diferenciação
- Vascularidade plexiforme em alguns casos pode imitar lipossarcoma mixoide

QUESTÕES CLÍNICAS

Apresentação
- Sinais/sintomas mais comuns
  - Massa ou nódulo indolor
  - Crescimento lento
    - Raramente, período de crescimento rápido
  - Apresentação clínica semelhante ao lipoma
- Outros sinais/sintomas
  - Pode comprimir estruturas neurovasculares e outras
    - Compressão da medula espinal quando no canal espinal
    - Distúrbio respiratório, quando no pescoço

Demografia
- Idade
  - Infância e primeira infância
    - Em geral, apresenta-se nos primeiros 3 anos de vida
- Epidemiologia
  - 2% dos tumores pediátricos de partes moles

Histórico Natural e Prognóstico
- Excelente prognóstico geral
  - Recorrência local em 9% a 25%
    - Excisão incompleta é mais comum em lipoblastomatose

CHECKLIST DO DIAGNÓSTICO

Considerar
- Massa gordurosa indolor em paciente pediátrico

Dicas para Interpretação de Imagens
- Idade jovem de paciente deve sugerir esta entidade
- Imagem não pode definitivamente diagnosticar esta lesão, necessitando de exame histológico

Dicas de Relatórios
- Relato de toda a extensão do tumor
- Estar atento para invasão ou potencial invasão de estruturas críticas, como canal espinal e vias aéreas

REFERÊNCIAS

1. Dadone B, et al: Molecular cytogenetics of pediatric adipocytic tumors, Cancer Genet. ePub, 2015.
2. Salem R, et al: Lipoblastoma: a rare lesion in the differential diagnosis of childhood mediastinal tumors, J Pediatr Surg. 46(5):e21-3, 2011.

Hibernoma

DADOS PRINCIPAIS

TERMINOLOGIA
- Tumor benigno raro de tecido adiposo marrom

IMAGENS
- Mais comum na coxa (30%)
- Na TC, massa apresenta densidade entre gordura e músculo
- Variação da intensidade de sinal na RM depende do subtipo
  - Intensidade em T1WI varia de gordura a fluido
  - Hiperintenso nas sequências sensíveis a fluido
  - Septos com sinal baixo interno
  - Realce em razão da vascularização proeminente

PATOLOGIA
- 4 variantes de hibernoma
  - Típica > mixoide > tipo lipoma > célula fusiforme

QUESTÕES CLÍNICAS
- Massa subcutânea de crescimento lento, móvel, indolor
  - 10% são intramusculares
- Incidência máxima na 3ª década de vida
- Tumor benigno sem potencial para transformação maligna

CHECKLIST DO DIAGNÓSTICO
- Massa bem definida em paciente de meia-idade
- Deve-se excluir a hipótese de tumor lipomatoso atípico/lipossarcoma bem diferenciado e lipossarcoma, quando se considera qualquer massa gordurosa complexa
  - Muitas vezes não é possível apenas com base na imagem
  - Biopsia com agulha geralmente suficiente para diagnosticar hibernoma no pré-operatório
- Aumento da vascularidade produz características que auxiliam a diferenciar tumores de grau intermediário ou lipomatosos malignos
  - Aumento de sinal nas sequências de RM sensíveis a fluido
  - Realce variável difuso
  - Rubor vascular na angiografia
  - Ávida captação de marcadores em exames PET/TC

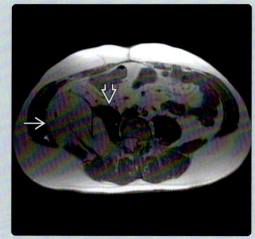 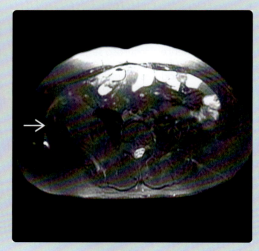

(À esquerda) *RM T1WI axial* mostra grande massa lobulada ➡ no retroperitônio direito. Esta massa desloca medialmente o músculo psoas direito ➡. Observe que a intensidade de sinal da massa é ligeiramente inferior à da gordura subcutânea. (À direita) *RM T2WI FS axial* no mesmo paciente mostra novamente a grande massa retroperitoneal ➡. A maioria da massa tem redução do sinal nesta sequência com supressão de gordura, embora a intensidade de sinal permaneça ligeiramente mais alta que a da gordura subcutânea.

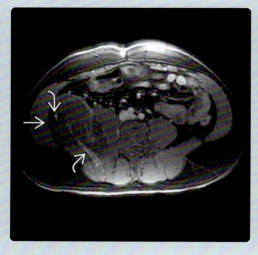 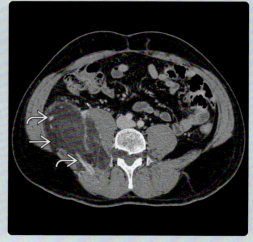

(À esquerda) *RM T1WI C+ FS axial* no mesmo paciente mostra leve realce heterogêneo da massa retroperitoneal ➡. Observe os grandes vasos ➡ ao longo da periferia e dentro da massa. Essa vascularidade aumentada é típica de hibernoma, mas o lipossarcoma não pode ser excluído. (À direita) *TCCC axial* mostra massa ➡ apresentando densidade entre a gordura subcutânea e o músculo. Os vasos ➡ são bem mostrados e são observados atravessando a massa nas imagens adicionais nesta série.

Hibernoma

TERMINOLOGIA

Sinônimos
- Lipoma de tecido adiposo imaturo, lipoma de gordura embrionária, lipoma fetal

Definições
- Tumor benigno raro de tecido adiposo marrom
- Composto, pelo menos em parte, de células de gordura marrom com citoplasma granular, multivacuolado

IMAGENS

Características Gerais
- Melhor dica para diagnóstico
  - Massa hipervascular com intensidade de sinal semelhante à da gordura na RM
- Localização
  - Mais comum na coxa (30%)
    - Ombro > costas > pescoço > tórax > braço > cavidade abdominal/retroperitônio
    - Raros locais relatados no mediastino, na mama, glândula suprarrenal
  - Pode surgir em locais do corpo que normalmente não apresentam gordura marrom
- Tamanho
  - 5 a 15 cm de diâmetro
  - Relato de ser tão grande quanto 24 cm
- Morfologia
  - Macrolobulado

Recomendações para Aquisição de Imagens
- Melhor ferramenta para aquisição de imagens
  - RM avalia melhor estas massas de partes moles
- Orientações de protocolo
  - T1WI + sequência sensível a fluido com supressão de gordura + séries realçadas de T1WI FS
  - Dois planos ± sequência única no 3° plano

Achados na TC
- Massa é composta de densidade entre gordura e músculo
- Aparência variável relacionada com quantidade de gordura
- Realce variável

Achados na RM
- T1WI
  - Variação da intensidade de sinal, dependendo do variante
    - Típica = intensidade de sinal semelhante, mas sem correspondência exata, à da gordura subcutânea
    - Mixoide = intensidade de sinal do fluido
    - Tipo lipoma = intensidade de sinal da gordura subcutânea
  - Proeminentes septos de sinal baixo
- T2WI FS
  - Intensidade de sinal varia com subtipo, como ocorre na T1WI
  - Proeminentes septos de sinal baixo
- STIR
  - Hiperintenso ao músculo
- T1WI C+ FS
  - Realce variável
- Principais características das imagens na RM
  - Septos proeminentes
  - Ramificação dos vasos
- Variante: hibernoma intraósseo
  - Lesão óssea esclerótica na radiografia
  - Hipointensa em T1 para gordura subcutânea, hiperintensa ao músculo
  - Hiperintensidade variável em T2

Achados na Ultrassonografia
- Ultrassonografia em escala de cinza
  - Massa hiperecoica, bem definida
  - Aparência pode ter semelhança com lipoma
- Doppler colorido
  - Vascularidade proeminente

Achados na Angiografia
- Hipervascular
- Rubor intenso
- *Shunting* arteriovenoso

Achados na Medicina Nuclear
- Cintilografia óssea
  - Captação moderada no *pool* de sangue
  - Captação leve na imagem estática
- PET/TC
  - Captação intensa de FDG decorrente de hipervascularidade e metabolismo da glicose

DIAGNÓSTICO DIFERENCIAL

Diagnóstico Diferencial pela Imagem
- Lipossarcoma, partes moles
  - Apresenta intensidade de sinal da gordura e septos semelhantes ao hibernoma
  - Menos vascular que o hibernoma
  - Idade de pacientes mais avançada que a do hibernoma
- Tumor lipomatoso atípico
  - Não apresenta captação intensa no PET de F-18 FDG, como ocorre com o hibernoma
  - Menos vascular que o hibernoma
  - Idade de paciente mais avançada que a do hibernoma
- Lipoma, partes moles
  - Apresenta aparência menos complexa que o hibernoma
  - Intensidade de sinal corresponde à da gordura subcutânea em todas as sequências de imagem da RM
  - Idade de paciente mais avançada que a do hibernoma
  - Sem septações com > 2 mm de diâmetro
  - Sem realce

Diagnóstico Diferencial pela Patologia
- Rabdomioma
  - Células maiores que no hibernoma
  - Contém glicogênio, cristais e estrias cruzadas
- Tumor de célula granular
  - Aparência superficial semelhante
  - Vacúolos de lipídios intracelulares ausentes
- Lipoma, célula fusiforme/pleomórfico
  - Facilmente confundido com variante de célula fusiforme do hibernoma por causa da aparência histológica muito semelhante
- Lipossarcoma, célula redonda
  - Relatos questionáveis de hibernomas malignos provavelmente representam lipossarcomas de células a-redondas mal diagnosticados contendo lipoblastos eosinofílicos
  - Diferenciar utilizando análise citogenética ou molecular

Hibernoma

PATOLOGIA

Características Gerais
- Etiologia
  - Tumor de gordura marrom
  - Gordura marrom é uma entidade separada do tecido adiposo branco
    - Antigamente acreditava-se ser um estágio inicial do desenvolvimento da gordura branca em razão da aparência histológica semelhante
    - Auxilia na termogênese sem tremores
    - Localizações axilares e subpleurais em fetos e recém-nascidos
  - 4 variantes de hibernoma
    - Típica > mixoide > tipo lipoma > célula fusiforme
      - Lesões intramusculares são predominantemente variantes "típicas"
      - Variantes mixoides preferencialmente envolvem homens
      - Variante tipo lipoma é geralmente na coxa
      - Variante de célula fusiforme é geralmente na região posterior do pescoço ou no couro cabeludo
- Genética
  - Anomalias citogenéticas envolvem 11q13-21 e 10q22

Estadiamento, Graduação e Classificação
- Não há para este tumor benigno

Características Patológicas e Cirúrgicas Macroscópicas
- Massa encapsulada, macia, lobulada
- Superfície de corte gordurosa, macia e esponjosa
- Coloração varia de amarela a acastanhada a marrom-avermelhada
  - Varia pelo conteúdo lipídico e vascularidade

Características Microscópicas
- Aparência difere por variante
  - Típica = padrão lobular distinto
    - Células apresentam graus de diferenciação
      - Células eosinofílicas granulares, arredondadas a ovoides
      - Células multivacuoladas com gotículas lipídicas e núcleos localizados centralmente
      - CD34(-)
  - Mixoide = mudança mixoide proeminente
    - Feixes espessos de fibras colágenas, mastócitos espalhados e tecido adiposo imaturo
  - Tipo lipoma = lipócitos univacuolados com raras características hibernomatosas
  - Célula fusiforme = contém variedade de células fusiformes, semelhante às do lipoma de célula fusiforme
    - Componente de célula fusiforme CD34-positivo
- Mancha fortemente para S100
- Geralmente misturada com lipócitos
  - Hibernomas puros sem componentes lipomatosos são raros
  - Lipomas podem apresentar componentes do hibernoma
  - Não está claro em que proporção de massa é designado, hibernoma ou lipoma, quando os componentes de tecidos misturados estão presentes
- Aumento da vascularidade em comparação com lipoma
- Lobular, bem demarcado e varia na coloração de amarela a marrom

QUESTÕES CLÍNICAS

Apresentação
- Sinais/sintomas mais comuns
  - Massa subcutânea de crescimento lento, móvel e indolor
    - 10% são intramusculares
  - Pele sobrejacente pode ser quente por causa da hipervascularidade
- Outros sinais/sintomas
  - Frequentemente observado por anos antes da remoção
  - Pode causar sintomas de compressão do nervo ou limitar amplitude de movimento, dependendo da localização

Demografia
- Idade
  - Pico de incidência na 3ª década de vida
    - 60% ocorrem na 3ª e na 4ª décadas de vida
    - 5% ocorrem em crianças de 2 a 18 anos de idade
    - 7% ocorrem em adultos com mais de 60 anos de idade
- Gênero
  - Leve predomínio em mulheres

Histórico Natural e Prognóstico
- Tumor benigno sem potencial para transformação maligna
- Sem recorrência, mesmo se excisado incompletamente

Tratamento
- Excisão cirúrgica

CHECKLIST DO DIAGNÓSTICO

Considerar
- Deve-se excluir a hipótese de tumor lipomatoso atípico e lipossarcoma quando se leva em consideração qualquer massa gordurosa complexa
  - Muitas vezes não é possível com base apenas nas imagens
  - Biopsia com agulha é geralmente suficiente para diagnosticar o hibernoma no pré-operatório

Dicas para Interpretação de Imagens
- Massa bem definida em pacientes de meia-idade
- Características de imagens semelhantes às da gordura, mas também contendo septos e ramificação de vasos
- Aumento da vascularidade produz características que auxiliam a diferenciar tumores de grau intermediário ou lipomatosos malignos
  - Aumento de sinal nas sequências sensíveis a fluido
  - Realce variável
  - Rubor vascular + *shunting* arteriovenoso na angiografia
  - Ávida captação de marcador no PET/TC

Dicas de Relatórios
- Relatar localização de vasos dominantes de alimentação para planejamento cirúrgico
- Enfatizar necessidade para diagnóstico tecidual

REFERÊNCIAS

1. Bonar SF, et al: Intraosseous hibernoma: characterization of five cases and literature review, Skeletal Radiol. 43(7):939-946, 2014.
2. Botchu R, et al: Intraosseous hibernoma: a case report and review of the literature, Skeletal Radiol. 42(7):1003-1005, 2013.
3. Liu W, et al: Hibernoma: comparing imaging appearance with more commonly encountered benign or low-grade lipomatous neoplasms, Skeletal Radiol. 42(8):1073-1078, 2013.
4. Kransdorf MJ, et al: Lipomatous tumors. In Kransdorf MJ, et al, editor: Imaging of soft tissue tumors, 2nd ed., Philadelphia, Lippincott Williams & Wilkins. 117-20, 2006.
5. Lewandowski PJ, et al: Hibernoma of the medial thigh. Case report and literature review, Clin Orthop Relat Res(330):198-201, 1996.

Hibernoma

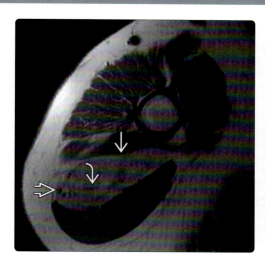 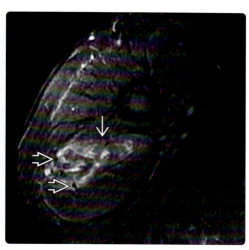

(À esquerda) RM T1WI axial mostra massa ➡ no compartimento posterior da região superior do braço. A massa contém regiões de intensidade de sinal semelhante à da gordura subcutânea, mas com aparência predominantemente complexa contendo septos ➡ e alargamento dos vasos ➡. (À direita) RM STIR axial no mesmo paciente revela massa ➡ com intensidades de sinal variando de isointensas à gordura a hiperintensas em relação ao músculo. Múltiplos vasos de sinal baixo ➡ estão agora aparentes.

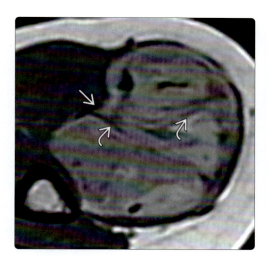 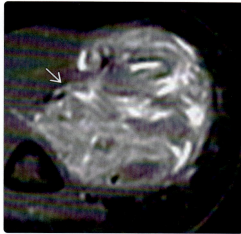

(À esquerda) RM T1WI axial mostra grande massa heterogênea ➡ dentro do aspecto lateral da musculatura do braço. A intensidade de sinal da massa é superior à do músculo, mas não tão alta quanto da gordura subcutânea adjacente. Observe os numerosos septos internos ➡. (À direita) RM T2WI FSE axial mostra massa ➡ com significativa intensidade de sinal heterogêneo, com áreas variando de intensidade baixa a alta. A aparência da massa nesta sequência por si só levantaria a hipótese de um sarcoma.

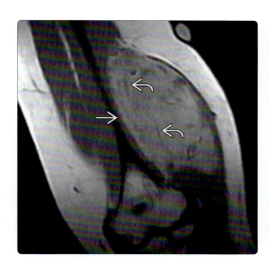 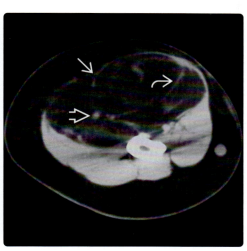

(À esquerda) RM T1WI coronal no mesmo paciente mostra novamente que a massa ➡ está hiperintensa ao músculo. Septos internos ➡ estão bem mostrados. O aumento da intensidade de sinal nas sequências T1WI deve causar consideração para um hibernoma. (À direita) TCSC axial mostra massa ➡ com densidade semelhante, mas ligeiramente superior, à da gordura subcutânea. A massa contém septos ➡ e vasos ➡. Um lipoma atípico ou um lipossarcoma teriam aparência idêntica.

451

Lipoma Parosteal

DADOS PRINCIPAIS

TERMINOLOGIA
- Lesão gordurosa surgindo da superfície óssea

IMAGENS
- ~ 33% adjacentes ao fêmur
- Massa radioluzente/densidade da gordura de partes moles
  - ± septos
  - ± calcificação
  - ± ossificação
- Alterações nos ossos adjacentes
  - Excrescências ósseas em 67% a 100%
  - ± córtex espessado
  - ± osso novo periosteal sólido ou espiculado
  - ± saucerização cortical
- Achados na RM
  - Maioria das massas de partes moles segue a intensidade de sinal da gordura em todas as sequências de RM
  - Pode apresentar aumento de sinal nas sequências sensíveis a fluido em regiões de septação ou cartilagem
  - Septos internos finos, tecido fibroso periférico
  - Focos de cartilagem hialina
  - Septos e tecido fibroso podem realçar
- Aumento da captação do radiomarcador observado em cintilografia óssea de regiões com nova formação óssea

PATOLOGIA
- Neoplasia benigna de adipócitos
- Fortemente aderente ao periósteo subjacente
- Espículas ósseas arenosas ou nódulos de cartilagem firmes
- Pode ser idêntico ao lipoma de partes moles
  - Diagnóstico realizado na relação da lesão com o osso

QUESTÕES CLÍNICAS
- Massa de partes moles assintomática
  - Pode produzir compressão do nervo
- Adultos na 5ª e na 6ª décadas de vida
- Representa 0,3% de todos os lipomas
- Sem potencial para degeneração maligna

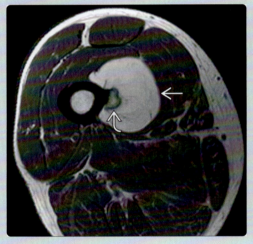 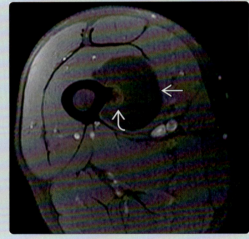

(À esquerda) RM T1WI axial mostra massa ➡ com intensidade de sinal igual à da gordura subcutânea. A massa é de aproximadamente 1/3 da circunferência do eixo femoral onde o córtex é observado espessado e com uma protuberância ossificante ➡.
(À direita) RM T1WI C+ FS axial mostra sinal da massa ➡ para suprimir completamente, como ocorre com a gordura subcutânea. Há um mínimo realce entre a massa gordurosa e a excrescência óssea ➡. Não há realce dos septos ou nódulos espessados.

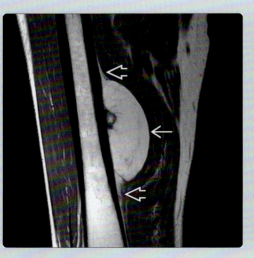 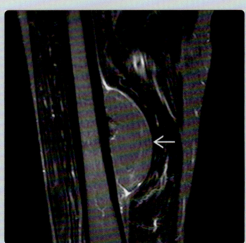

(À esquerda) RM T1WI coronal mostra localização íntima do lipoma ➡ em relação ao fêmur subjacente. Grosso modo, estas massas estão firmemente aderidas ao osso. Observe a "cauda" ➡ do tecido lipomatoso presente nos aspectos proximal e distal da lesão. (À direita) RM STIR coronal mostra que a intensidade de sinal da massa ➡ corresponde à da gordura subcutânea. Presença de sinal alto linear na interface da massa e musculatura sobrejacente. Fraco aumento de sinal interno está associado aos septos finos.

Lipoma Parosteal

TERMINOLOGIA

Sinônimos
- Lipoma periosteal, lipoma ossificante

Definição
- Lesão gordurosa que surge da superfície óssea

IMAGENS

Características Gerais
- Localização
  - Fêmur > antebraço > tíbia e úmero
    - ~ 33% adjacente ao fêmur
  - Diafisária ou metadiafisária
- Tamanho
  - Em geral, 4 a 10 cm

Achados na Radiografia
- Massa radioluzente de partes moles
  - Bem definida
  - Septos internos variáveis
- Alterações no osso adjacente
  - Excrescência óssea em 67% a 100%
  - ± córtex espessado
  - ± novo osso periosteal sólido ou espiculado
  - ± saucerização cortical

Achados na TC
- Massa de densidade da gordura aderente ao osso
  - ± septos
  - ± calcificação
  - ± ossificação
- Alterações do córtex ósseo, como citado anteriormente

Achados na RM
- Maioria da massa de partes moles segue intensidade de sinal da gordura em todas as sequências
- Pode apresentar áreas de aumento de sinal em sequências sensíveis a fluido
  - Septos internos finos, tecido fibroso periférico
  - Focos de cartilagem hialina
- Septos e tecido fibroso podem ser realçados

Achados na Medicina Nuclear
- Aumento da captação do marcador na cintilografia óssea em regiões de neoformação óssea

DIAGNÓSTICO DIFERENCIAL

Osteocondroma
- Excrescência óssea lisa
- Orientado para fora da articulação
- Córtex e espaço medular contínuos entre osso nativo e excrescência
- Ausência de massa de partes moles gordurosas associada

Lipoma, Partes Moles
- Microscopicamente idêntico à porção de partes moles do lipoma parosteal
- Sem aderência firme ao osso adjacente

PATOLOGIA

Características Gerais
- Etiologia
  - Neoplasia benigna de adipócitos
  - Local de origem desconhecida; sem células de gordura no periósteo

Características Patológicas e Cirúrgicas Macroscópicas
- Massa macia, amarela
- Aderido fortemente ao periósteo subjacente
- Possíveis espículas ósseas granulosas ou firmes nódulos de cartilagem

Características Microscópicas
- Adipócitos brancos maduros
  - Sem atipia celular
- Ilhas de cartilagem hialina, fibrocartilagem ou osso
- Septos de tecido fibrovascular podem estar presentes
- Pode ser idêntico ao lipoma de partes moles
  - Diagnóstico realizado na relação da lesão com osso

QUESTÕES CLÍNICAS

Apresentação
- Sinais/sintomas mais comuns
  - Massa assintomática de partes moles
  - Pode ser ligeiramente sensível à palpação
- Outros sinais/sintomas
  - Pode produzir compressão do nervo
    - Mais comum na extremidade superior
    - Pode resultar em atrofia muscular
    - Envolvimento do rádio proximal → paralisia nervosa interóssea posterior
    - Relatada compressão do nervo radial, ulnar, mediano e ciático

Demografia
- Idade
  - 5ª a 6ª décadas de vida
    - Relatado em crianças e adolescentes
- Gênero
  - Ligeira predileção por homens
- Epidemiologia
  - Representa 0,3% de todos os lipomas
  - <0,1% das principais neoplasias ósseas

Histórico Natural e Prognóstico
- Processo benigno sem potencial para degeneração maligna
- Sem recorrência local

Tratamento
- Sem necessidade de tratamento
- Ressecção cirúrgica, quando sintomático

REFERÊNCIAS

1. Aoki S, et al: Large Parosteal Lipoma without Periosteal Changes, Plast Reconstr Surg Glob Open. 3(1):e287, 2015.
2. Greco M, et al: Parosteal lipoma. Report of 15 new cases and a review of the literature, Ann Ital Chir. 84(2):229-235, 2013.
3. Kransdorf MJ, et al: Parosteal lipoma. In Kransdorf MJ, et al, editor: Imaging of Soft Tissue Tumors, 2nd ed., Philadelphia: Lippincott Williams & Wilkins. 120-3, 2006.
4. Murphey MD, et al: Parosteal lipoma: MR imaging characteristics, AJR Am J Roentgenol. 162(1):105-110, 1994.

Lipoma Parosteal

(**À esquerda**) *Radiografia lateral mostra massa de densidade da gordura ⇨. Nova formação óssea está localizada como associada ao periósteo do osso subjacente ⇨. O espessamento cortical ⇨ também está presente.* (**À direita**) *RM PD FSE FS axial no mesmo paciente mostra massa de sinal de gordura ⇨. A ramificação da formação do novo osso é difícil de ser observada. O lipoma satura completamente, semelhante ao da gordura subcutânea.*

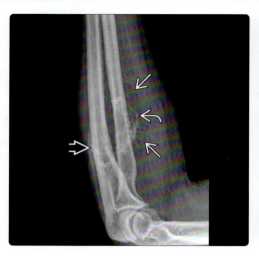 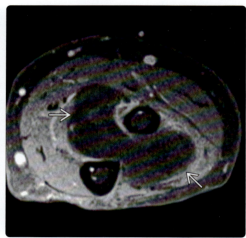

(**À esquerda**) *RM T1WI C+ FS coronal, no mesmo paciente, mostra relativa escassez de realce do lipoma parosteal ⇨. Septos na periferia da massa apresentam realce fino linear. Há também realce ⇨ ao longo da borda da massa, provavelmente em razão de tecido fibroso.* (**À direita**) *Radiografia AP mostra massa de partes moles com densidade da gordura na coxa ⇨ que provoca formação óssea periosteal bizarra ⇨ perpendicular ao eixo. Há espessamento cortical e leves erosões ⇨. A localização e a aparência são clássicas para o lipoma parosteal.*

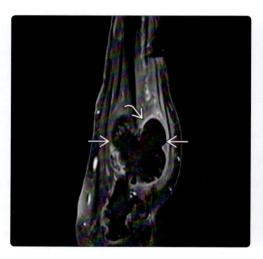 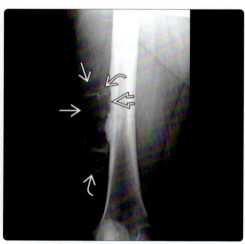

(**À esquerda**) *RM T1WI axial no mesmo paciente mostra intensidade de sinal (IS) semelhante à da gordura subcutânea comprimindo a maioria da lesão ⇨. Note também a IS mais baixa da formação óssea parosteal ⇨. Pequenas regiões nodulares ⇨ e um único septo são observados com IS intermediária.* (**À direita**) *RM T1WI C+ FS axial no mesmo paciente mostra porção de gordura da lesão ⇨ saturada. O septo ⇨ e as porções nodulares ⇨ observados na cintilografia T1 agora mostram realce leve a moderado. Este tecido pode fazer um lipoma parosteal parecer complicado e suscitar preocupação.*

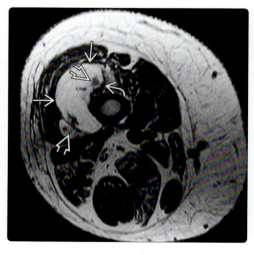 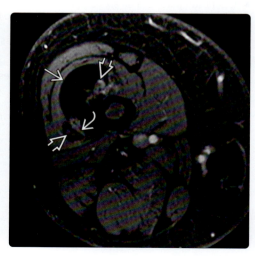

Lipoma Parosteal

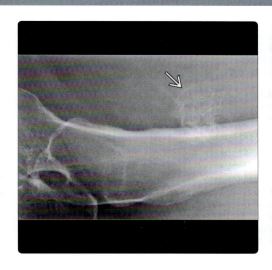
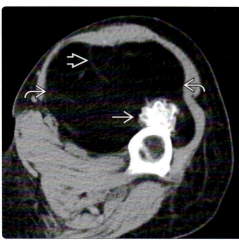

(À esquerda) *Radiografia lateral do fêmur mostra excrescência óssea ➡ que surge do córtex anterior da diáfise femoral proximal. Massa de partes moles associada não estava claramente evidente na radiografia.* (À direita) *TC óssea axial no mesmo paciente mostra novamente excrescência óssea ➡ surgindo do córtex femoral. Grande massa de atenuação de gordura ➡ circunda a excrescência óssea e confina o córtex femoral. Há poucos finos septos ➡ dentro do lipoma parosteal.*

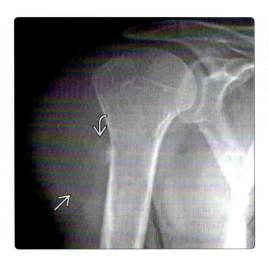
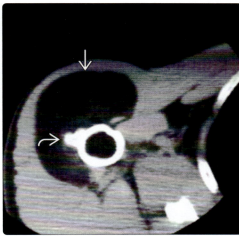

(À esquerda) *Radiografia AP do úmero mostra massa de partes moles ➡ na região superior do braço, a qual apresenta baixa densidade de gordura. Presença de excrescência óssea ➡, estendendo-se da diáfise do úmero subjacente para a massa de gordura.* (À direita) *TCSC axial no mesmo paciente confirma que a massa ➡ consiste em gordura de aparência simples com baixa atenuação. A excrescência óssea ➡ observada surgindo do eixo do úmero é um achado típico.*

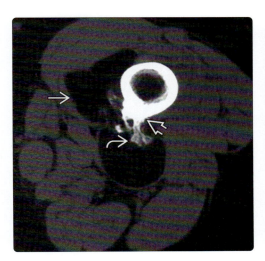
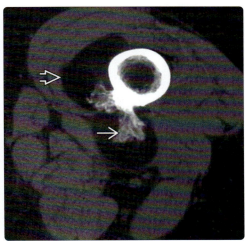

(À esquerda) *TCSC axial mostra coleção de gordura lobulada ➡ limitando aproximadamente 50% da circunferência do eixo femoral. Áreas com arquitetura frondosa do osso reativo ➡ se estendem para massa gordurosa. O córtex femoral ➡ está espessado.* (À direita) *TCSC axial no mesmo paciente mostra continuação da massa gordurosa ➡ e a formação óssea reativa ➡. Esta é a clássica aparência de um lipoma parosteal. Não há implicações terapêuticas além de um potencial para compressão do nervo.*

Tumor Lipomatoso Atípico

DADOS PRINCIPAIS

TERMINOLOGIA
- Neoplasia intermediária, localmente agressiva composta predominantemente de gordura
- Designação da OMS: Tumor lipomatoso atípico/lipossarcoma bem diferenciado
  - Aceitável o uso de ambos os termos

IMAGENS
- Massa de partes moles, em geral composta de > 75% de gordura com septos e nodularidade variável
- 75% nas extremidades profundas (coxa é mais comum)
- Radiografias podem mostrar massa com densidade visivelmente mais baixa que a do músculo adjacente
- TC: massa de baixa atenuação com medições HU (unidades de Hounsfield) negativa
  - Frequentemente contém septos e nódulos
- RM melhor para caracterização da lesão
  - RM T1WI para definir extensão e conteúdo da lesão
  - Utilizar sequências ± supressão de gordura
  - Nódulos e septos muitas vezes apresentam ↑ de intensidade de sinal em RM T2WI e realce leve a acentuado

PATOLOGIA
- Massa multilobular, de coloração amarelo-profunda a marfim
- Adipócitos maduros de diferentes tamanhos

QUESTÕES CLÍNICAS
- Massa de extremidade indolor que aumenta de meses a anos
- Lesões retroperitoneais podem ser encontradas incidentalmente
  - Localização sugere lesão que deve ser observada com alto grau de suspeita
- 5ª a 7ª décadas de vida
- Forma mais comum de lipossarcoma (40%-50%)
- Tumor localmente agressivo que não sofre metástase
- Risco de recorrência local com base na localização anatômica
- Prognóstico significativamente pior quando lesão desdiferenciada (também conhecido por lipossarcoma desdiferenciado)

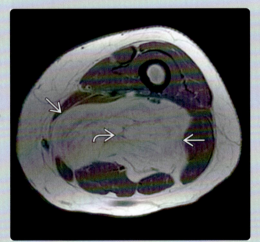 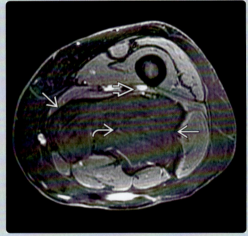

(À esquerda) RM T1WI axial mostra massa de gordura ➡ com localização profunda no compartimento posterior da coxa. Está situada no meio e desloca significativamente a musculatura do compartimento posterior. Esta massa contém múltiplos septos de sinal baixo ➡. (À direita) RM T1WI C+ FS axial (mesmo paciente) mostra leve realce dos septos ➡. A massa ➡ limita o feixe neurovascular ➡. Mais que 75% da massa é composta de gordura, típico do tumor lipomatose atípico (TLA)/lipossarcoma bem diferenciado (LBD).

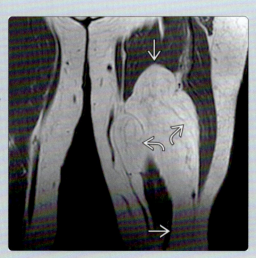 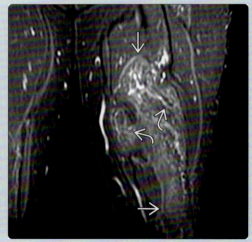

(À esquerda) RM T1WI coronal no mesmo paciente mostra extensão muito grande da massa gordurosa ➡, que envolve quase todo o comprimento da coxa. Esta massa lobulada contém numerosos septos ➡ que apresentam padrão fluido, espiral. (À direita) RM STIR coronal no mesmo paciente mostra massa predominantemente gordurosa ➡ com surpreendente intensidade de sinal alta. O aumento de sinal envolve os septos ➡ e as regiões com aparência de gordura.

Tumor Lipomatoso Atípico

TERMINOLOGIA

Abreviaturas
- Tumor lipomatoso atípico (TLA)
- Lipossarcoma bem diferenciado (LBD)

Sinônimos
- Lipoma atípico, neoplasia lipomatosa atípica, lipossarcoma adipocítico, lipossarcoma tipo lipoma, lipossarcoma esclerosante, lipossarcoma de célula fusiforme, lipossarcoma inflamatório

Definições
- Neoplasia intermediária, localmente agressiva composta predominantemente de gordura
- Designação da OMS: TLA/LBD
  - Aceitável o uso de ambos os termos
  - Alguns reservam o uso de LBD para indicar tumores profundos que não podem ser completamente resseccionados

IMAGENS

Características Gerais
- Melhor dica para diagnóstico
  - Massa de partes moles, geralmente composta de > 75% de gordura
- Localização
  - 75% em partes moles profundas das extremidades (coxa é mais comum)
  - 20% no retroperitônio, peritesticular, mediastino (em ordem decrescente de frequência)
- Tamanho
  - Lesões localizadas no retroperitônio ou profundas nas extremidades podem alcançar tamanhos muito grandes

Recomendações para Aquisição de Imagens
- Melhor ferramenta para aquisição de imagens
  - RM é o melhor exame para avaliar tumores de partes moles gordurosos
- Orientações de protocolo
  - T1WI avalia melhor conteúdo das lesões
  - Utilizar sequências com e sem supressão de gordura
  - Realce com gadolínio IV útil para avaliar elementos não gordurosos

Achados na Radiografia
- Massa de partes moles inespecífica
- Pode ter densidade visivelmente mais baixa que a do músculo adjacente

Achados na RM
- T1WI
  - Maioria das lesões apresentará intensidade de sinal semelhante ao da gordura subcutânea
    - Presença variável de septos e nodularidade
- T2WI FS
  - Componentes gordurosos suprimem ou tem sinal baixo
  - Nódulos e septos muitas vezes com ↑ de intensidade de sinal
- T1WI C+ FS
  - Nódulos e septos mostram realce de leve a significativo

DIAGNÓSTICO DIFERENCIAL

Lipoma
- Massa de gordura simples ± cápsula
- Falta de septos e nodularidade espessada

Necrose Gordurosa
- Coleção gordurosa focal com espessa cápsula irregular
- Presença variável de septos e calcificação
- Pode ser indistinguível de TLA/LBD nas imagens

PATOLOGIA

Características Gerais
- Genética
  - Superexpressão de genes *MDM2* e *CDK4* relacionada com amplificação da região cromossômica 12q13 observada no TLA/LBD
    - Pode ser útil na diferenciação de lipomas grande de TLA/LBD

Características Patológicas e Cirúrgicas Macroscópicas
- Massa multilobular, de amarelo-profunda a marfim
  - Massas retroperitoneais podem se descontínuas

Características Microscópicas
- Adipócitos maduros de tamanhos diferentes
  - Atipia nuclear focal
  - ± focos de tecido hemorrágico, mixoide ou fibroso
- Subtipos: tipo lipoma, esclerosante e inflamatório
- Necrose de gordura comum em lesões grandes

QUESTÕES CLÍNICAS

Apresentação
- Sinais/sintomas mais comuns
  - Massa de extremidade indolor que aumenta de meses a anos
  - Lesões retroperitoneais podem ser encontradas incidentalmente
- Outros sinais/sintomas
  - Dor, sensibilidade ou compressão do nervo em 1/4

Demografia
- Idade
  - 5ª a 7ª décadas de vida
- Epidemiologia
  - Forma mais comum de lipossarcoma (40%-50%)

Histórico Natural e Prognóstico
- Tumor localmente agressivo que não sofre metástase
  - 0% de mortalidade para lesões nas extremidades
  - 80% de mortalidade para lesões retroperitoneais
- Variante esclerosante
  - Menos provável de ser composta predominantemente de gordura
  - ↑ propensão para desdiferenciação
- Prognóstico significativamente pior quando lesão desdiferenciada (também conhecida por lipossarcoma desdiferenciado)
- Risco de recorrência local com base na localização anatômica
  - 25% a 43% de recorrências nas extremidades
  - 90% a 100% de recorrências no retroperitônio

Tratamento
- Excisão cirúrgica com margens claras
- Radioterapia utilizada quando excisão não for possível

REFERÊNCIA

1. Bestic JM, et al: Sclerosing variant of well-differentiated liposarcoma: relative prevalence and spectrum of CT and MRI features, AJR Am J Roentgenol. 201(1):154-161, 2013.

Tumor Lipomatoso Atípico

(À esquerda) *RM T1WI axial mostra grande massa gordurosa ➡ dentro do compartimento adutor da coxa. A massa contém septos irregulares, espessados ➡. O tamanho, a localização profunda e a complexidade desta lesão a tornam preocupante para um lipossarcoma.* (À direita) *RM T1WI C+ FS axial no mesmo paciente mostra maioria da massa gordurosa complexa ➡ suprimida na intensidade de sinal. Há realce linear e nodular na periferia e nas regiões onde os septos eram suspeitos ➡.*

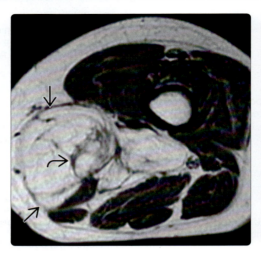 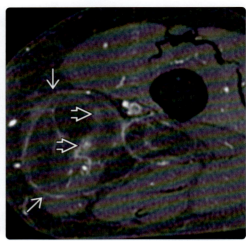

(À esquerda) *RM T1WI coronal mostra grande massa ➡ na região glútea direita, que é quase inteiramente composta pela intensidade de sinal da gordura. Entretanto, a massa contém regiões de nodularidade ➡ e finas septações ➡. Esta lesão recorreu após ressecção anterior, como observado pelos focos adjacentes de artefato de metal ➡.* (À direita) *RM T1WI C+ FS coronal no mesmo paciente mostra grande massa glútea de gordura ➡. Há fraco realce dentro das porções septadas ➡ e nodulares ➡ da massa, tornando-a suspeita para TLA.*

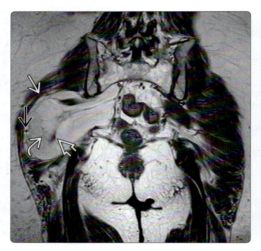 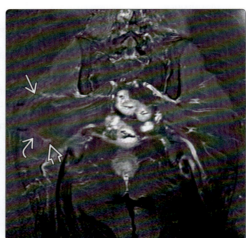

(À esquerda) *RM T1WI FSE axial mostra massa gordurosa incompletamente encapsulada ➡ que deforma ligeiramente o músculo subjacente ➡. A lesão não contém nódulos ou, particularmente, septos espessos. TLA/LBD pode variar de simples a muito complexa na aparência.* (À direita) *RM T1WI C+ FS axial no mesmo paciente mostra massa gordurosa ➡ contendo poucos septos realçados ➡. Isto deveria sugerir suspeita de que a lesão não fosse um simples lipoma. O patologista deve ser alertado para pesquisar por tecido atípico.*

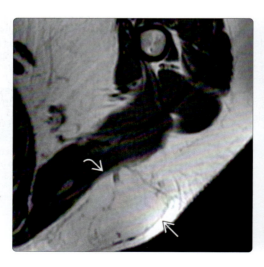 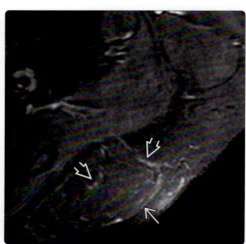

Tumor Lipomatoso Atípico

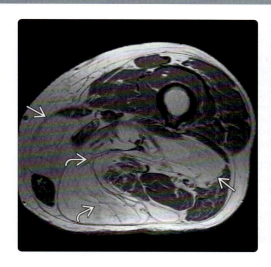
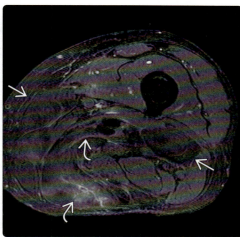

(À esquerda) *RM T1WI axial mostra grande massa ➡ se insinuando entre e dentro da musculatura do compartimento posterior da coxa. A massa apresenta intensidade de sinal que é igual à da gordura subcutânea com septos fluindo, agitados ➡.* (À direita) *RM T1WI C+ FS axial no mesmo paciente mostra que a maioria da massa ➡ apresenta intensidade de sinal baixa em razão da supressão de gordura. Áreas de realce correspondem a regiões de septos ➡. A complexidade desta lesão sugere TLA/LBD.*

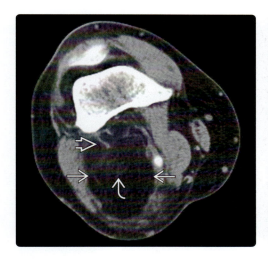
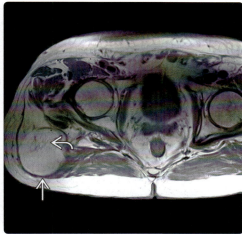

(À esquerda) *TCCC axial mostra massa ➡ com a mesma atenuação da gordura subcutânea localizada profundamente na fossa poplítea. Há finos septos dentro da massa ➡. Ao longo da borda anterior da massa existem focos que poderiam ser septos espessos, mas, na verdade, são fibras musculares aprisionadas ➡.* (À direita) *RM T1WI axial mostra complexa massa gordurosa ➡ na região glútea direita. A massa encontra-se dentro e anterior ao músculo glúteo médio. Septos internos ➡ medem < 2 mm de espessura, mas a lesão provou ser TLA/LBD.*

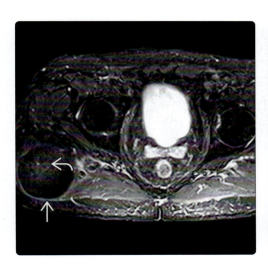
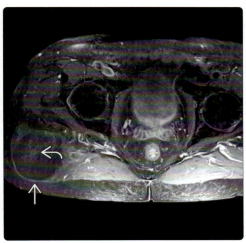

(À esquerda) *RM T2WI FS axial no mesmo paciente mostra que a maioria da massa ➡ suprime o sinal, como faz a gordura subcutânea. Uma pequena área, na porção central da massa, correspondendo a finos septos ➡, apresenta aumento de sinal T2.* (À direita) *RM T1WI C+ FS axial no mesmo paciente mostra massa ➡ sem realce, exceto por uma pequena região central dos finos septos ➡. Os septos não são excepcionalmente espessos, mas em maior número em comparação com um lipoma.*

459

Lipossarcoma Mixoide

DADOS PRINCIPAIS

TERMINOLOGIA
- Tumor maligno abrangendo uma sequência contínua desde tecido mixoide altamente diferenciado com lipoblastos a células arredondadas pouco diferenciadas

IMAGENS
- Massa de tecido mixoide e adiposo em tecidos profundos de extremidades
  - Geralmente <25% de gordura
  - Pode não ter tecido lipomatoso visível nas imagens
- 75% na extremidade inferior; coxa profunda > poplítea
- Massa bem definida com atenuação na TC maior que a gordura, mas menor que o músculo
  - Calcificação rara
- Componentes de células arredondadas apresentam aparência variável
- Contraste fundamental para diferenciar de cisto na RM
  - Sinal baixo na T1WI
  - Sinal alto na T2WI
  - Realce de heterogêneo a homogêneo

PATOLOGIA
- Semelhante ao desenvolvimento de gordura fetal: células mesenquimais não lipogênicas primitivas + lipoblastos em anel de sinete
  - Característico padrão vascular em tela de galinheiro (*chicken wire*)
  - Baixa celularidade com proeminente estroma mixoide
- ± camadas sólidas de células redondas primitivas
- Áreas de diferenciação óssea ou cartilaginosa

QUESTÕES CLÍNICAS
- 4ª e 5ª décadas de vida
- Lipossarcoma mais comum em pacientes < 20 anos de idade
- 2° subtipo mais comum de lipossarcoma
- Prognóstico relativamente ruim, mesmo quando de grau baixo
  - Taxas de sobrevida são melhores em crianças
  - Piores prognósticos com componentes de células redondas
- Predileção incomum para metastatizar para outras partes moles ou osso

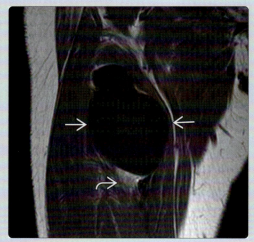
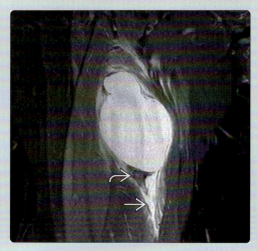

(À esquerda) *RM T1 coronal em uma mulher de 65 anos de idade mostra lesão na qual a maioria do tecido ➡ é hipointensa ao músculo, mas que mostra sinal de gordura superior e inferiormente ➡. Com a gordura periférica, isso poderia representar mixoma intramuscular; entretanto, a gordura distal deve fazer o lipossarcoma mixoide uma consideração.* (À direita) *RM PDFS coronal no mesmo paciente mostra gordura saturada ➡ enquanto a porção mixoide da lesão e a cauda ➡ são hiperintensas.*

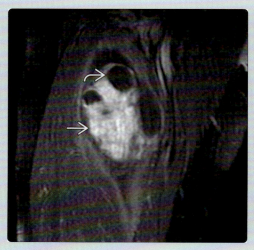
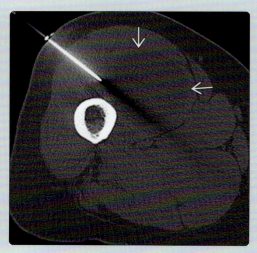

(À esquerda) *T1FS coronal pós-contraste na mesma paciente mostra significativo realce da maioria da lesão ➡, com algumas áreas hipointensas sugerindo necrose ➡. Este padrão fortemente direciona o diagnóstico para o lipossarcoma mixoide em vez de mixoma.* (À direita) *TC axial mostra lesão ligeiramente hipodensa ➡ com abordagem apropriada da agulha de biopsia, que evita o reto femoral enquanto permanece dentro de um único compartimento. A biopsia provou ser um lipossarcoma mixoide.*

Lipossarcoma Mixoide

TERMINOLOGIA

Sinônimo
- Lipossarcoma de célula redonda

Definição
- Tumor maligno abrangendo sequência contínua, desde tecido mixoide altamente diferenciado com lipoblastos até células redondas pouco diferenciadas

IMAGENS

Características Gerais
- Melhor dica para diagnóstico
  - Massa de partes moles tem tecidos profundos da extremidade com tecido mixoide e adiposo
    - Geralmente <25% de gordura
    - Pode não ter sinal lipomatoso visível nas imagens
- Localização
  - 75% na extremidade inferior; coxa profunda > poplítea
    - Menos comum no retroperitônio

Recomendações para Aquisição de Imagens
- Orientações de protocolo
  - Contraste IV essencial para diferenciar de cisto

Achados na Radiografia
- Massa de partes moles inespecífica com densidade maior que a gordura

Achados na TC
- Massa bem definida com atenuação mais alta que a gordura, mas mais baixa que o músculo
  - Pode faltar ou ter apenas uma pequena quantidade de tecido de atenuação de gordura puro
  - Calcificação rara
- Atenuação da região de célula redonda semelhante ao músculo

Achados na RM
- Pode simular cisto, quando contraste não for utilizado
  - Sinal baixo em T1WI
  - Sinal alto em T2WI
- Realce de heterogêneo a homogêneo
  - Realce mais intenso associado ao pior prognóstico
- Lesões com componentes de células redondas apresentam aparência mais variável

Achados na Ultrassonografia
- Massa hipoecoica complexa
- Vascularidade interna na ultrassonografia com Doppler

DIAGNÓSTICO DIFERENCIAL

Histiocitoma Fibroso Mixoide Maligno
- Atipia significativa e vasculatura grosseira

Mixoma Intramuscular
- Borda periférica da gordura e edema circundante
- Padrão de realce globular

Cisto Ganglionar
- Falta de realce e intensidade de sinal da gordura na RM

PATOLOGIA

Características Gerais
- Genética
  - 90% apresentam translocação de t(12;16)(q13;p11)

Características Patológicas e Cirúrgicas Macroscópicas
- Massa bem circunscrita, gelatinosa, multinodular
- Componente de célula redonda: carnudo, branco a amarelo

Características Microscópicas
- Semelhante ao desenvolvimento de gordura fetal: células mesenquimais não lipogênicas primitivas e lipoblastos em anel de sinete
  - Baixa celularidade com proeminente estroma mixoide
  - Característico padrão vascular em tela de galinheiro (*chicken wire*)
  - Atividade mitótica rara ou ausente
- ± componente de célula redonda (camadas sólidas de células redondas primitivas)
- Áreas de diferenciação óssea ou cartilaginosa
- Alto grau: > 5% componente de célula redonda, necrose, superexpressão de p53

QUESTÕES CLÍNICAS

Apresentação
- Sinais/sintomas mais comuns
  - Massa de partes moles sem sensibilidade em partes moles profundas de extremidade

Demografia
- Idade
  - 4ª e 5ª décadas de vida
    - Apresentação mais jovem que outros lipossarcomas
  - Lipossarcoma mais comum em pacientes < 20 anos de idade
- Gênero
  - Sem predileção por gênero
- Epidemiologia
  - 2° mais comum subtipo de lipossarcoma
    - 1/3 de todos os lipossarcomas
    - Excedido em número pelo tumor lipomatoso atípico/lipossarcoma bem diferenciado
  - 10% dos sarcomas de partes moles em adultos

Histórico Natural e Prognóstico
- Prognóstico relativamente ruim, mesmo quando em baixo grau
  - 10 anos de sobrevida: 70%
  - Taxas de sobrevida são melhores em crianças
- Piores prognósticos com componentes de células redondas
  - 10 anos de sobrevida: 40%
- Predileção incomum de doenças metastática para outras partes moles ou osso
  - Sarcomas de partes moles geralmente metastatizam para o pulmão

REFERÊNCIAS

1. Wortman JR, et al: Neoadjuvant radiation in primary extremity liposarcoma: correlation of MRI features with histopathology, Eur Radiol. ePub, 2015.
2. Mankin HJ, et al: Liposarcoma: a soft tissue tumor with many presentations, Musculoskelet Surg. 98(3):171-177, 2014.
3. Petscavage-Thomas JM, et al: Soft-tissue myxomatous lesions: review of salient imaging features with pathologic comparison, Radiographics. 34(4):964-980, 2014.
4. Craig WD, et al: Fat-containing lesions of the retroperitoneum: radiologicpathologic correlation, Radiographics. 29(1):261-290, 2009.

Lipossarcoma Mixoide

(À esquerda) *RM T1WI axial mostra massa de partes moles heterogênea ➡ na coxa distal com múltiplas regiões de diferentes intensidades de sinal. Uma pequena área de gordura ➡ apresenta intensidade de sinal alta, e uma região mixoide ➡ mostra intensidade de sinal baixa relativamente homogênea.* (À direita) *RM T2WI FS axial no mesmo paciente mostra massa ➡ na coxa distal com sinal alto nas regiões mixoides ➡ e sinal baixo nas regiões de gordura ➡. Esta massa profundamente localizada, infiltrativa e complexa é claramente maligna.*

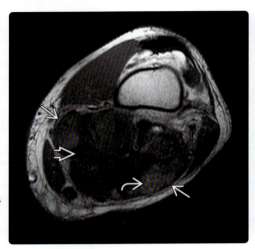
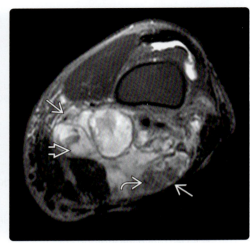

(À esquerda) *RM T1WI C+ FS axial no mesmo paciente mostra realce proeminente da massa ➡. O tecido mixoide ➡ e o gorduroso ➡ mostram realce. Uma área de menor realce ➡ pode representar fluido complexo, hemorragia ou necrose.* (À direita) *RM T1WI coronal mostra massa oval, de sinal baixo ➡ na coxa distal, com uma pequena região de sinal alto sugerindo tecido lipomatoso ➡. Lipossarcomas mixoides geralmente contêm < 25% de gordura, como neste caso.*

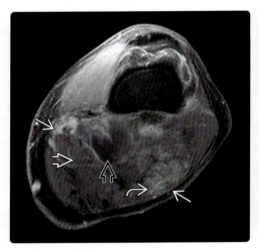
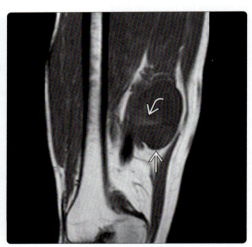

(À esquerda) *RM STIR coronal no mesmo paciente mostra a maioria da lesão ➡ com sinal alto, mas as regiões de gordura estão agora com sinal baixo ➡.* (À direita) *RM T1WI C+ FS coronal no mesmo paciente mostra realce difuso da massa da coxa posterior ➡. O realce é intenso, envolvendo a maioria da lesão. A pequena área de gordura ➡ mostra realce menos intenso. Realce proeminente mostrou refletir um pior prognóstico clínico.*

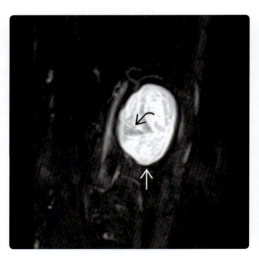
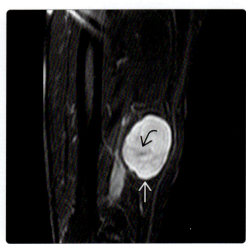

Lipossarcoma Mixoide

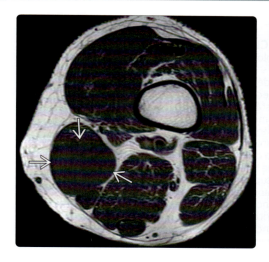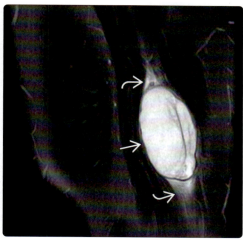

(À esquerda) *RM T1 axial mostra massa intramuscular ➡ em um homem de 44 anos de idade isointensa ao músculo esquelético. Não há sinal alto dentro da massa que sugira tecido adiposo.* (À direita) *RM T2FS sagital no mesmo paciente mostra lesão ➡ como hiperintensa, com aparência mixoide e contendo finos septos. Há caudas de material que se estendem da lesão ➡. A falta de gordura e a presença dessas caudas são típicas de mixoma intramuscular, tornando-o a principal consideração de diagnóstico.*

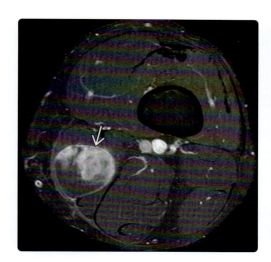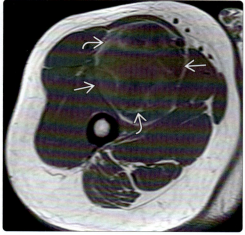

(À esquerda) *RM T1FS pós-contraste axial no mesmo paciente mostra realce significativo ➡, maior que o esperado em mioma. A biopsia provou ser a lesão um lipossarcoma mixoide; vale a pena lembrar que esta lesão não necessita mostrar gordura significativa nas imagens.* (À direita) *RM T1 axial da coxa em um homem de 32 anos de idade mostra pequena quantidade de hiperintensidade sugerindo gordura ➡ dentro de uma lesão ➡ que é predominantemente isointensa ao músculo.*

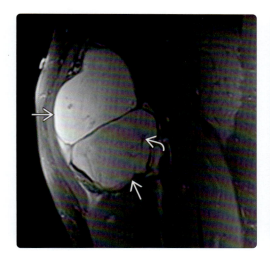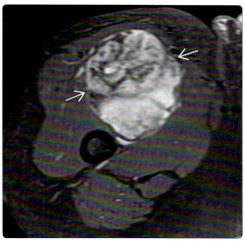

(À esquerda) *RM PDFS sagital no mesmo paciente mostra hiperintensidade heterogênea da lesão ➡ com pequenas regiões de hipointensidade sugerindo gordura ➡. A porção mais proximal da lesão tem aparência mixoide.* (À direita) *RM T1FS pós-contraste axial no mesmo paciente mostra realce heterogêneo da lesão ➡. Na biopsia a lesão provou ser um lipossarcoma mixoide. Existiam proeminentes componentes de células redondas, que leva a um pior prognóstico.*

Lipossarcoma Pleomórfico

DADOS PRINCIPAIS

TERMINOLOGIA
- Sarcoma de alto grau com números variáveis de lipoblastos pleomórficos
  - Subtipo mais raro (~5%-10% dos lipossarcomas)

IMAGENS
- Maioria ocorre em partes moles profundas das extremidades ou retroperitônio
- Diâmetro médio >10 cm
- Contém <25% de tecido adiposo
- Intensidade de sinal significativamente heterogênea
  - Isointenso ao músculo com pequenas regiões de gordura hiperintensa ou hemorragia em T1WI
  - Intensidade de sinal alta heterogênea nas sequências sensíveis a fluido
- Realce de contraste presente, mas variável dada a proporção de tecido mixoide e necrose

QUESTÕES CLÍNICAS
- Massa indolor, firme e aumentada
  - Dor em ~15% dos pacientes
- 5ª década de vida e acima
- Sem predileção por gênero
- Taxa metastática: 30%-50%
  - Doença metastática mais comumente para pulmão
- Taxa de sobrevida em 5 anos: 40% a 65%
  - Curso clínico agressivo
  - Projeção de mau resultado em pacientes mais velhos, tumor de tamanho grande e localização profunda
  - Lesões superficiais apresentam melhores prognósticos
- Quimioterapia, radioterapia e excisão cirúrgica
  - Recorrência local extremamente alta com tumores retroperitoneais
  - Recorrência local em 25% a 43% de todos os lipossarcomas de extremidades

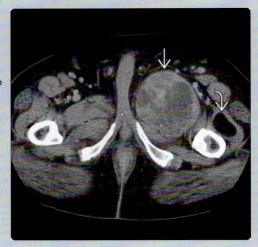
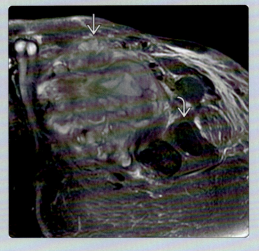

(À esquerda) TCCC axial mostra grande massa heterogeneamente realçada ➡ no compartimento adutor da coxa esquerda proximal. Um simples lipoma intramuscular benigno não relacionado ➡ está localizado dentro do músculo vasto lateral esquerdo. (À direita) RM T2WI FS axial no mesmo paciente mostra lipossarcoma pleomórfico ➡ e o lipoma intramuscular benigno ➡. O lipossarcoma apresenta intensidade de sinal marcadamente heterogênea. Apenas poucas áreas apresentam intensidade de sinal semelhante à da gordura subcutânea.

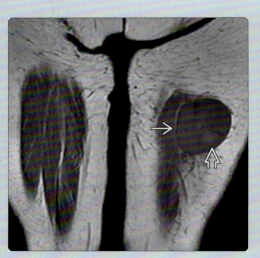
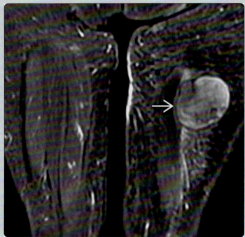

(À esquerda) RM T1WI coronal mostra massa oval bem definida ➡ na coxa posterior. A massa é predominantemente isointensa ao músculo com uma pequena área de aumento de sinal sugerindo hemorragia ➡, que é comum no lipossarcoma pleomórfico. (À direita) RM STIR coronal mostra massa ➡ com sinal alto heterogêneo que se aproxima da intensidade de sinal do fluido em algumas regiões. Não havia regiões conclusivas de gordura madura, como é geralmente observado em outros subtipos de lipossarcomas.

Lipossarcoma Desdiferenciado

DADOS PRINCIPAIS

TERMINOLOGIA
- Tumor adiposo maligno com desdiferenciação do lipossarcoma bem diferenciado ao sarcoma não lipogênico

IMAGENS
- Retroperitônio > extremidades profundas (3:1)
  - <20% no cordão espermático, na cabeça, no pescoço e tronco
- Massa de partes moles inespecífica nas radiografias
- TC mostra massa bimórfica contendo áreas de tecido gorduroso complexo e tecido sólido não gorduroso
- Massa complexa, predominantemente massa de atenuação de gordura na RM contendo variáveis septos e nodularidade
  - Área adicional de massa sem foco lipomatoso

PATOLOGIA
- Áreas histológicas de tumor lipomatoso atípico/lipossarcoma bem diferenciado + áreas de sarcoma histologicamente diferentes
  - Sarcoma pleomórfico indiferenciado ou fibrossarcoma em 90%
  - Baixo ou alto grau de região desdiferenciada
- Áreas desdiferenciadas muitas vezes contêm necrose

QUESTÕES CLÍNICAS
- Grande massa indolor
  - Alteração recente na massa de longa data
- Pico de incidência na 7ª década
- Desdiferenciação ocorre entre 7 e 8 anos após apresentação
  - 5% de risco de desdiferenciação para tumores de extremidades
  - 15% de risco de desdiferenciação no retroperitônio
- Curso clínico menos agressivo em comparação com sarcoma pleomórfico de alto grau
  - 40% apresentam recorrência local
  - 15% a 20% apresentam metástase
  - 28% a 30% de mortalidade em 5 anos de acompanhamento
- Tumores retroperitoneais apresentam pior prognóstico

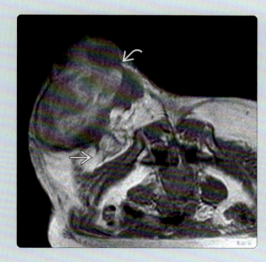
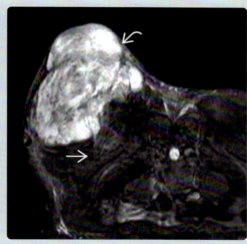

(À esquerda) RM T1WI axial mostra massa heterogênea situada tanto na região glútea profunda ➡ como na superficial ➡, que parece ter origem profunda ao músculo glúteo máximo. O aumento da complexidade do componente superficial sugere que se trata de um sarcoma de grau mais alto. (À direita) RM T2WI FS axial no mesmo paciente mostra caráter bimórfico da lesão com aparências diferentes para as porções profundas ➡ e superficiais ➡. O componente profundo tem aparência mais típica de lipossarcoma.

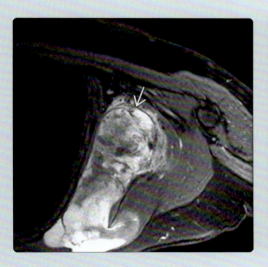
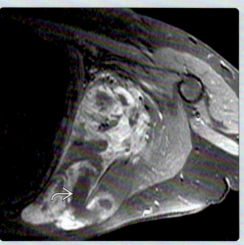

(À esquerda) RM T2WI FS axial mostra grande massa de aparência agressiva ➡ localizada entre a escápula e as costelas laterais e substituindo a maior parte do músculo subescapular. A massa tem intensidade de sinal acentuadamente heterogênea variando de alta a baixa. (À direita) RM T1WI C+ FS axial no mesmo paciente mostra regiões irregulares de realce sólido com áreas intercaladas de realce hipo ou ausente ➡. As regiões de realce ausente provavelmente representam áreas de necrose neste lipossarcoma desdiferenciado.

Fasciíte Nodular e Proliferativa

DADOS PRINCIPAIS

TERMINOLOGIA
- Proliferação fibrosa formando massa
- Tumor benigno mais comum confundido com sarcoma

IMAGENS
- Localização da fasciíte nodular
  - Extremidade superior > coxa > cabeça/pescoço > parede torácica, costas
  - Mais comum no aspecto volar do antebraço
- Localização da fasciíte proliferativa
  - Extremidade superior > extremidade inferior > tronco
- Localização predominantemente subcutânea
- Bordas da massa podem ser bem definidas ou infiltrativas
  - Tipo subcutâneo
    - Nódulo arredondado bem circunscrito ligado à fáscia e se estendendo para a gordura superficial
  - Tipo fascial
    - Massa fascial pouco circunscrita com padrão de crescimento estrelado
  - Tipo intramuscular
    - Massa intramuscular de arredondada a ovoide ligada à fáscia ± bordas infiltrativas
- TC mostra massa inespecífica ~ densidade do músculo
  - Lesões mixoides: ↓ atenuação que o músculo
- Aparência na RM
  - T1WI: intensidade semelhante à do músculo esquelético
  - T2WI: intensidade de sinal de intermediária a alta
  - Leve edema circundante
  - Realce varia com conteúdo da lesão
- Ossificação e calcificação (fasciíte ossificante) raras
- Extensão da massa ao longo da fáscia sugere o diagnóstico

QUESTÕES CLÍNICAS
- Massa sensível, crescimento rápido em 1 a 2 semanas
- Mais comumente observada durante a idade adulta
- Pode se resolver espontaneamente
- Excisão cirúrgica geralmente curativa
  - Recorrência local < 2% após excisão incompleta

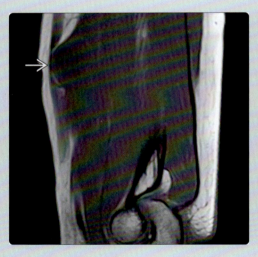
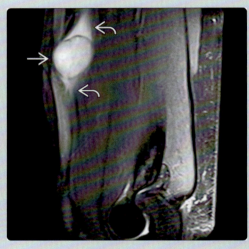

(À esquerda) RM T1WI sagital de fasciíte nodular mostra massa ➔ no aspecto distal da região superior do braço entre o bíceps e os músculos braquiais. A massa está ligeiramente hipointensa ao músculo. (À direita) RM T2WI FS sagital no mesmo paciente mostra massa ➔ como hiperintensa ao músculo esquelético. As regiões em forma de chama de sinal alto ➔ se encontram ao longo das bordas proximais e distais da massa. O diagnóstico diferencial inclui um tumor benigno da bainha do nervo periférico, um mixoma ou menos provável, um sarcoma.

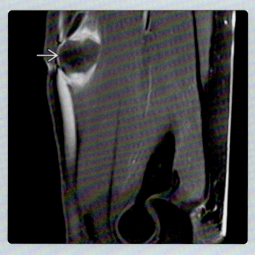
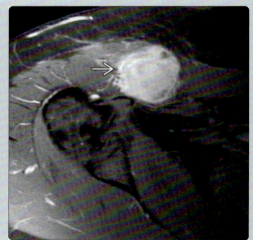

(À esquerda) RM T1WI C+ FS sagital no mesmo paciente mostra realce da massa ➔ predominantemente periférico, com leve realce central heterogêneo. O realce característico destas lesões são bastante variáveis com base no conteúdo celular. (À direita) RM PD FS axial mostra grande massa heterogênea com margens infiltrativas ➔ que poderiam ser facilmente confundidas com um processo maligno. A localização da massa, na interseção do músculo e da fáscia, sugere o diagnóstico de fasciíte nodular.

Proliferação Osteocondromatosa Parosteal Bizarra

DADOS PRINCIPAIS

TERMINOLOGIA
- Proliferação osteocondromatosa parosteal bizarra
- Sinônimo: lesão de Nora
- Massa desordenada de osso, cartilagem e tecido fibroso
  - Pode ser parte de uma sequência contínua de pseudotumor fibro-ósseo dos dígitos até osteocondroma adquirido

IMAGENS
- Massa mineralizada na superfície óssea sem continuidade da medula
  - Mãos (55%), ossos longos (27%), pés (15%)
- Radiografias e TC são úteis para delinear morfologia e mineralização da massa
  - RM apresenta aparência ligeiramente inespecífica
- Radiografias mostram massas pedunculadas ou sésseis
  - ± plano de clivagem entre massa e córtex do osso
  - Ausência de reação periosteal
- TC define melhor massa ossificada
  - Córtex e espaço medular da massa e do osso subjacente são descontínuos
- Aparência inespecífica na RM
  - Sinal variável em T1WI
  - Sinal alto nas sequências sensíveis a fluido
  - Realce heterogêneo, leve
  - ± edema na medula e nas partes moles circundantes

PRINCIPAIS DIAGNÓSTICOS DIFERENCIAIS
- Pseudotumor fibro-ósseo de dígitos
  - Processo patológico semelhante
  - Pode faltar ossificação
- Miosite ossificante
  - Massa de partes moles ossificada, circunscrita
  - Amadurece, de periférica a central
  - Geralmente envolve grandes músculos
- Condroma periosteal
  - Lesão de superfície com matriz condroide
  - Pode causar erosão cortical
- Osteocondroma
  - Fluxo do espaço medular e córtex ósseo do osso subjacente para massa ossificada
  - Ápice da lesão é orientado para longe da fise
  - Apresenta tampa de cartilagem
- Osteossarcoma parosteal
  - Seria muito rara na mão

PATOLOGIA
- Pode estar relacionada com traumatismo
- Aparência grosseira semelhante ao osteocondroma
- Achados histológicos
  - Condrócitos bizarros e binucleados
  - Interface osso-cartilagem irregular
  - Atividade proliferativa acentuada
  - Pode apresentar tampa de cartilagem
- Benigna, mas pode ser mal interpretada como maligna

QUESTÕES CLÍNICAS
- Massa ligeiramente dolorosa
  - Desenvolve-se ao longo de semanas a meses
  - ± histórico de traumatismo
- Idade média de paciente: 4ª década
  - Também observada em crianças e adultos mais velhos
- Sem predominância de gênero
- Recorrência local em até 58%
- Tratamento = excisão cirúrgica

CHECKLIST DO DIAGNÓSTICO
- Radiografias e TC são mais úteis que RM
  - Continuidade da cortical ou medula entre o osso e a lesão deve sugerir osteocondroma
- Considerar outras entidades no diagnóstico diferencial
- Exame histológico é muitas vezes necessário
  - Se malignidade for sugestiva na histologia, confirmar que os achados de imagens foram compartilhados com patologista e considerar uma segunda opinião de subespecialidade antes do tratamento definitivo

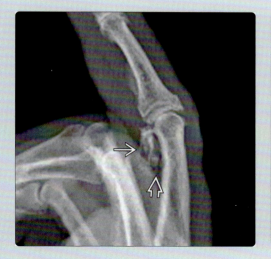
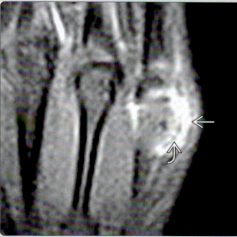

(À esquerda) *Radiografia lateral mostra massa ossificada ➡ ao longo do aspecto volar da falange proximal do dedo indicador. Há um plano de clivagem ➡ entre a massa e o córtex ósseo subjacente.* (À direita) *RM STIR coronal mostra massa ➡ com intensidade de sinal alta circunda parcialmente o 5º metacarpal distal. Uma lesão com base na superfície ➡ é visível sutilmente nesta sequência. A aparência geral é totalmente inespecífica e poderia estar relacionada com neoplasia, infecção ou traumatismo.*

Elastofibroma

DADOS PRINCIPAIS

TERMINOLOGIA
- Lesão benigna semelhante a tumor fibroelástico que se origina entre a escápula e a parede torácica

IMAGENS
- Morfologia: massa fibrosa crescêntica ou lenticular com regiões intercaladas de gordura linear
- Localização: entre a escápula inferior e a parede torácica em 95%
  - Profundo ao grande dorsal e romboide maior
- TC e RM são igualmente diagnósticas
- Erosão óssea é extremamente rara
- Bordas de bem a mal definidas
- Atenuação da TC da massa é semelhante à do músculo com faixas intercaladas de gordura de baixa atenuação
- Aparência na RM
  - T1WI: intensidade de sinal de colágeno e fibras elásticas intermediária + sinal alto de gordura
  - T2WI: Intensidade de sinal de colágeno e fibras elásticas de intermediária a alta + sinal alto de gordura
  - Supressão de gordura: regiões lipomatosas de sinal baixo
  - Realce heterogêneo
- Ultrassonografia: ambiente ecogênico com faixas hipoecoicas curvilíneas
  - Nenhum fluxo sanguíneo significativo no Doppler

PATOLOGIA
- Lesão reativa que não é neoplásica
- Provavelmente é causado por fricção mecânica entre a escápula e a parede torácica

QUESTÕES CLÍNICAS
- Massa geralmente indolor, de crescimento lento
  - Bilateral em 10% a 60%
- Pico: entre a 7ª e a 8ª décadas de vida
  - Predominância feminina
- Sem transformação maligna
- Tratamento: excisão cirúrgica, quando sintomático
  - <10% com recorrência local

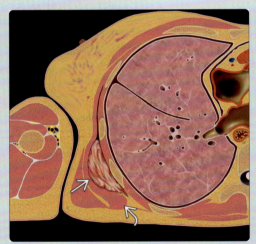
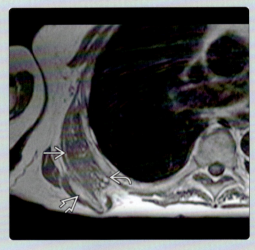

(À esquerda) Gráfico axial, apenas distal para a ponta da escápula, mostra elastofibroma ➡. A massa crescêntica é composta de tecido fibroso linear e curvilíneo com gordura intercalada. A massa está localizada profundamente à musculatura da parede torácica ➡. (À direita) RM T1WI axial mostra massa na parede torácica ➡ que é quase isointensa ao músculo. Está em uma localização clássica para um elastofibroma, entre a ponta inferior da escápula ➡ e a gaiola da costela. A massa contém pequenos focos de sinal alto de gordura ➡.

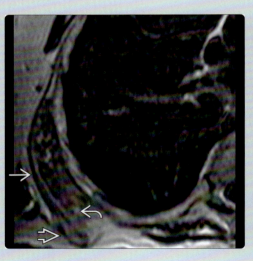
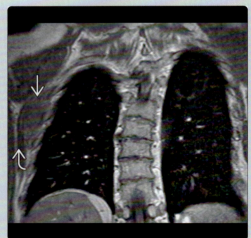

(À esquerda) RM T2WI axial no mesmo paciente mostra massa na parede torácica ➡ novamente isointensa ao músculo. As pequenas regiões de gordura ➡ e a gordura na ponta inferior da escápula ➡ apresentam intensidade semelhante à da gordura subcutânea. (À direita) RM T1WI coronal no mesmo paciente mostra que o elastofibroma ➡ apresenta forma crescêntica. O osso adjacente e as partes moles são normais, com a exceção do efeito de massa ➡. Ausência de edema circundante.

Elastofibroma

TERMINOLOGIA

Sinônimo
- Elastofibroma dorsal

Definição
- Lesão benigna semelhante ao tumor fibroelástico que surge principalmente entre a escápula e a parede torácica

IMAGENS

Características Gerais
- Melhor dica para diagnóstico
  - Massa crescêntica de partes moles contendo gordura
- Localização
  - Entre a escápula inferior e a parede torácica em 95%
    - Profunda aos músculos grande dorsal e romboide maior
    - Ligada ao periósteo e ligamentos das costelas 6 a 8
  - Cotovelo: segunda localização mais comum
  - Bilateral em 10% a 60%
- Tamanho
  - 2 a 15 cm de diâmetro
    - Relato de até 20 cm
- Morfologia
  - Massa crescêntica, lenticular ou esférica

Achados na Medicina Nuclear
- Captação de leve a moderada de F-18 FDG em PET/TC

Recomendações para Aquisição de Imagens
- Melhor ferramenta para aquisição de imagens
  - TC e RM são igualmente diagnósticas

Achados na Radiografia
- Erosão óssea é extremamente rara

Achados na TC
- Atenuação da massa é semelhante à do músculo com faixas intercaladas de baixa atenuação de gordura
- Pode ser encontrado incidentalmente na TC de tórax

Achados na RM
- T1WI: intensidade de sinal de colágeno e fibras elásticas intermediária + sinal alto de gordura
- T2WI: baixa a ligeiramente aumentada intensidade de sinal de colágeno e fibras elásticas + sinal alto de gordura
- Supressão de gordura causa regiões lipomatosas com sinal baixo
- Leve realce heterogêneo

Achados na Ultrassonografia
- Ambiente ecogênico com faixas curvilíneas e hipoecoicas
- Nenhum fluxo sanguíneo significativo no Doppler
- Bordas bem a mal definidas

DIAGNÓSTICO DIFERENCIAL

Lipossarcoma, Partes Moles
- Gordura contendo massa de partes moles
- Localização circundando ponta escapular é incomum
- Regiões mixoides e necróticas variáveis
- Pode apresentar áreas de realce intenso

PATOLOGIA

Características Gerais
- Etiologia
  - Lesão reativa não neoplásica
  - Provavelmente causado por fricção mecânica entre a escápula e a parede torácica
  - Desenvolvimento anormal das fibras elásticas em vez de degeneração de tecido existente
- Genética
  - Possível pré-disposição genética

Características Patológicas e Cirúrgicas Macroscópicas
- Massa mal definida, elástica, branco-acinzentada de tecido fibroso com gordura amarela aprisionada

Características Microscópicas
- Tecido colagenoso paucicelular e fibras elásticas
  - Gordura madura aprisionada + estroma mucoide
  - Fibroblastos ocasionais
- Manchas elásticas positivas mostram núcleo denso central com fibras ramificadas e não ramificadas

QUESTÕES CLÍNICAS

Apresentação
- Sinais/sintomas mais comuns
  - Massa indolor, de crescimento lento
- Outros sinais/sintomas
  - 25% apresentam diminuição da amplitude de movimento
  - 10% apresentam dor
  - Rara rotura escapular

Demografia
- Idade
  - Pico: 7ª a 8ª décadas de vida
  - Raramente há relato em crianças
- Gênero
  - Predominância feminina
- Epidemiologia
  - 11% a 24% de pacientes idosos (séries de autopsias)

Histórico Natural e Prognóstico
- <10% com recorrência local
  - Pode ter sido incompletamente excisado
- Sem transformação maligna

Tratamento
- Excisão cirúrgica, quando sintomático

REFERÊNCIAS

1. Fang N, et al: Characteristics of elastofibroma dorsi on PET/CT imaging with 18F-FDG, Clin Imaging. ePub, 2015.
2. Kakudo N, et al: Elastofibroma dorsi: a case report with an immunohistochemical and ultrastructural studies, Med Mol Morphol. ePub, 2015.
3. Clinckemaillie G, et al: Bilateral elastofibroma dorsi: typical CT and MRI features, JBR-BTR. 97(1):45, 2014.
4. Tambasco D, et al: Elastofibroma: management and surgical outcome, Ann Ital Chir. 85(ePub), 2014.
5. Kransdorf MJ, et al: Benign fibrous and fibrohistiocytic tumors. In Kransdorf MJ, et al, editor: Imaging of Soft Tissue Tumors, 2nd ed., Philadelphia: Lippincott Williams & Wilkins. 196-203, 2006.

Elastofibroma

(**À esquerda**) *RM T1WI axial da parede torácica posterossuperior direita mostra massa ➡ entre a margem profunda do músculo romboide e a parede torácica com aparência estriada clássica com intensidade de gordura mista ➡ e elementos fibrosos.* (**À direita**) *RM T1WI C+ FS axial mostra massa ➡ com realce heterogêneo das porções fibrosas da massa. O realce é geralmente leve. Áreas de gordura apresentam intensidade de sinal baixa, como ocorre com a gordura subcutânea.*

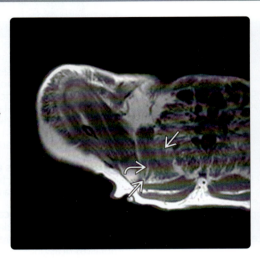
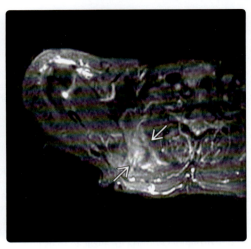

(**À esquerda**) *RM T1WI coronal no mesmo paciente mostra padrão estriado do elastofibroma ➡. Estas massas geralmente apresentam predominância de tecido fibroso com pequena quantidade de gordura ➡.* (**À direita**) *RM STIR coronal mostra massa ➡ com sinal misto de baixo a intermediário e intensidade de sinal alta. Alguns elastofibromas apresentam sinal baixo em todas as sequências sensíveis a fluido e suprimidas de gordura. Esta localização é ligeiramente mais alta que a normalmente observada.*

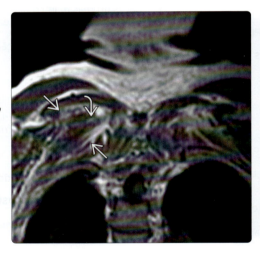
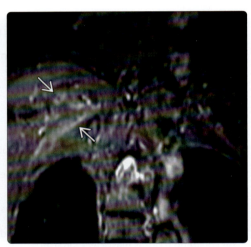

(**À esquerda**) *RM T1WI coronal mostra massa estriada ➡ na parede torácica posterolateral. A massa é isointensa ao músculo com áreas de gordura intercaladas. A massa é parcialmente mal definida e parece contígua aos músculos intercostais.* (**À direita**) *RM T2WI coronal no mesmo paciente mostra porções não adiposas da massa ➡ isointensa ao músculo. As regiões gordurosas ➡ permanecem com sinal alto, semelhante ao da gordura subcutânea pois esta sequência não é suprimida de gordura.*

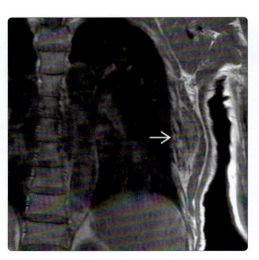
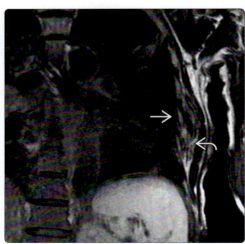

Elastofibroma

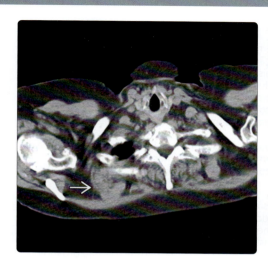
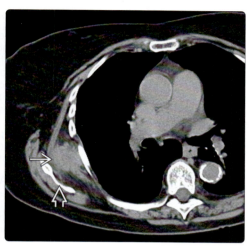

(À esquerda) *TC óssea axial do tórax superior mostra massa ➡ contra a parede torácica posterior. Observe a assimetria com a parede torácica oposta. A atenuação da massa é semelhante à do músculo com pequenos focos de gordura.* (À direita) *TC óssea axial mostra massa ➡ entre a escápula ➡ e as costelas. A massa apresenta relativa atenuação central homogênea semelhante à do músculo. Bordas mal definidas, e uma forma esférica poderiam levantar a questão de um sarcoma, mas esta típica localização ainda favorece um elastofibroma.*

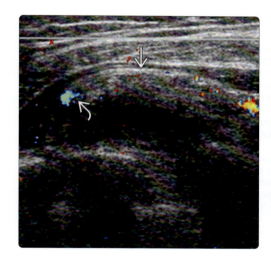
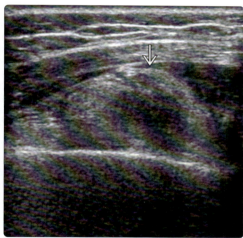

(À esquerda) *Ultrassonografia com Doppler longitudinal da parede torácica posterior mostra massa ➡ com ecotextura heterogênea. Este elastofibroma comprovado por biopsia mostra fluxo sanguíneo interno ➡, que é incomum.* (À direita) *Ultrassonografia transversa no mesmo paciente mostra elastofibroma ➡ com regiões hipoecoicas sobrepostas na massa hiperecoica. Se esta lesão apresentasse aparência mais típica, as regiões hipoecoicas deveriam ter mais contorno curvilíneo.*

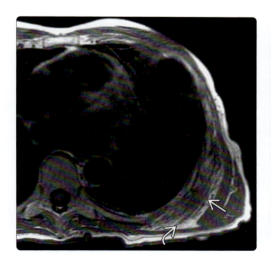
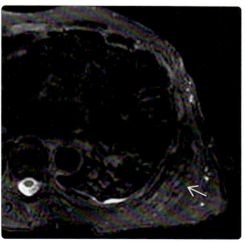

(À esquerda) *RM T1WI axial de um elastofibroma clássico ➡ mostra massa crescêntica de sinal linear misto iso ➡ e hiperintenso, correspondendo ao tecido fibroso e gorduroso, respectivamente, localizado na parede torácica posterolateral de uma paciente idoso.* (À direita) *RM T2WI FS axial no mesmo paciente mostra massa ➡ quase indistinguível, em razão do sinal baixo do tecido fibroso e do sinal baixo de gordura da supressão de gordura. Sinal variável nas sequências sensíveis a fluido é normal.*

Hamartoma Fibroso da Infância

DADOS PRINCIPAIS

TERMINOLOGIA
- Tumor fibromatoso subdérmico da infância
- Massa de partes moles benigna na infância composta de tecido fibrocolagenoso, células mesenquimais primitivas e gordura madura

IMAGENS
- Massa subcutânea de crescimento rápido nas partes moles adjacentes ao ombro na infância
- Axila > região superior do braço, ombro > pescoço, coxa, costas, antebraço
  - Relatados em regiões perineais e inguinais
  - Raro em mãos e pés
- Em geral, <5 cm
  - Raramente >10 cm
- Radiografias são normais ou mostram aumento de partes moles
  - Sem calcificação ou outra matriz
- Massa de partes moles inespecífica na TC
  - Geralmente infiltrativa
- RM revela massa de partes moles contendo variável quantidade de gordura
  - Restante da massa é iso a hipointenso em relação ao músculo esquelético tanto nas sequências de RM T1WI e T2WI
  - Pode mostrar arranjo organizado de gordura intercalado entre faixas de partes moles heterogêneas compostas de tecidos mesenquimal e fibroso
    - Espelhamento histológico; se presente, diagnóstico quase certo
- Ultrassonografia: massa hiperecoica heterogênea com padrão serpiginoso e margem mal definida ou lobulada

PRINCIPAIS DIAGNÓSTICOS DIFERENCIAIS
- Fibromatose infantil
  - Surge no músculo em vez da subcútis
  - Falta de padrão histológico organoide
- Miofibromatose difusa
  - Nodular ou multinodular
  - Contém áreas vasculares como hemangiopericitoma
- Fibroma aponeurótico calcificante
  - Ocorre em crianças mais velhas
  - Localização típica na palma da mão ou na planta do pé
  - Padrão histológico inicial semelhante, antes de desenvolver calcificações
- Fibrossarcoma infantil
  - Atipia citológica
- Rabdomiossarcoma embrionário, variante de célula fusiforme
  - Ambos podem ocorrer na região escrotal
  - Ocorre em crianças mais velhas
  - Atipia citológica

PATOLOGIA
- Provável lesão hamartomatosa, mas processo reparador tem sido sugerido
  - Sem aumento de incidência familiar
  - Sem transformação maligna
- 3 componentes histológicos clássicos no padrão organoide típico
  - Tecido fibrocolagenoso denso composto de células fusiformes
  - Células mesenquimais primitivas na matriz mixoide com vasos delicados
  - Gordura madura, quantidade variável de pouca a muita

QUESTÕES CLÍNICAS
- Massa subcutânea solitária, livremente móvel
  - Crescimento rápido é incomum; pode simular malignidade
  - Pode estar aderente à fáscia
  - Raramente invade músculo subjacente
- Ocorre mais comumente durante os primeiros 2 anos de vida
  - Presente no nascimento: 15% a 25% dos casos
- Predominância masculina (2-3:1)
- Raro em geral: 0,02% de todos os tumores de partes moles
  - Tumor fibroso relativamente comum da infância
- Benigno
  - Falta de potencial para degeneração maligna
- Tratamento consiste em excisão cirúrgica
  - Sem relatos de resolução espontânea
  - Recorrência local: 10% a 16% dos casos

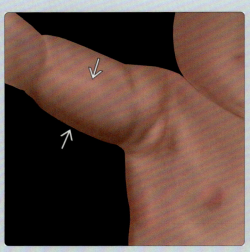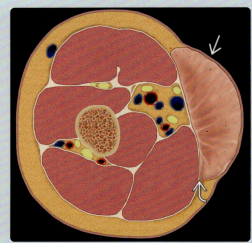

(À esquerda) Gráfico frontal de uma criança mostra grande massa saliente ➡ envolvendo o aspecto medial da região superior do braço. A localização envolvendo tecidos subcutâneos próximo à articulação do ombro, geralmente a axila ou região superior do braço, é típica. (À direita) Gráfico axial da região superior do braço mostra massa subcutânea ➡ que retifica a fáscia ➡. A invasão da musculatura subjacente é rara. O crescimento rápido destas lesões pode ser clinicamente alarmante.

Miofibroma/Miofibromatose

DADOS PRINCIPAIS

TERMINOLOGIA
- Tumor fibroso mais comum da infância, composto de células mioides contráteis envolvendo vasos sanguíneos de paredes finas
  - Lesão solitária = miofibroma
  - Lesões multicêntricas = miofibromatose

IMAGENS
- ~50% das lesões solitárias estão nos tecidos cutâneos e subcutâneos
  - Cabeça e pescoço > extremidade inferior, extremidade superior
- Lesões também envolvem músculo, aponeurose, víscera e osso
  - Lesões ósseas podem ser principais ou relacionadas com lesões de partes moles
    - Lesões de partes moles podem causar erosão no osso
    - Ossos longos e crânio são localizações ósseas primárias mais comuns
- Vísceras envolvidas = pulmões, coração, trato gastrintestinal, fígado, rim, pâncreas, sistema nervoso central
- Ampla variedade de tamanhos com média de 2,5 cm
- Radiografias podem ser normais ou mostrar massa de partes moles com calcificações
  - Envolvimento ósseo consiste geralmente em lesões excêntricas, alongadas e metafisárias
  - Região do osso imediatamente adjacente à fise muitas vezes não envolvida
  - Lesões maduras apresentam calcificação central e borda esclerótica bem definida
  - Lesões iniciais podem mostrar reação periosteal ou erosão cortical
  - Presença de múltiplas lesões líticas dispersas em crianças podem falsamente sugerir neuroblastoma metastático
- TC mostra massa de partes moles, geralmente contendo calcificações
  - Em geral, apresenta atenuação maior que a musculatura adjacente
  - Bordas da massa podem variar de bem definidas a infiltrativas
- Achados na ultrassonografia são inespecíficos
- RM é procedimento de imagem de escolha para acompanhamento de lesões viscerais
- Captação de radiomarcador normal ou aumentada na cintilografia óssea

PATOLOGIA
- Predileção familiar sugere possível padrões hereditários autossômicos dominantes e recessivos
- Lesões superficiais tendem a ser mais bem definidas que lesões profundas
- Geralmente contêm regiões de necrose, alteração cística ou hemorragia
- Miofibroblastos macios em fascículos ou espirais
- Nódulos e espirais de material mixoide podem simular matriz condroide
- Vasos sanguíneos apresentam aparência semelhante ao hemangiopericitoma
  - Paredes finas + ramificação irregular
- Sem transformação maligna

QUESTÕES CLÍNICAS
- Pode ocorrer em qualquer idade
  - Geralmente identificada antes de 2 anos de idade
- Predominância masculina (2:1)
- Massa subcutânea indolor, livremente móvel
  - Lesões profundas podem estar presas
- Lesões cutâneas aparecem como nódulos de vermelhos a roxos
- Envolvimento visceral causa sintomas associados a órgão
- Lesões viscerais, especialmente lesões pulmonares, apresentam pior prognóstico
  - Complicações cardiopulmonares ou gastrintestinais podem levar à morte
- Pode regredir espontaneamente
- Excisão cirúrgica é o tratamento mais comum
  - Quimioterapia ou radiação podem ser utilizadas para reduzir o tamanho de tumores agressivos no pré-operatório
  - 10% de taxa de recorrência para lesões solitárias
- Observar tumores não agressivos, quando não envolvem órgãos vitais

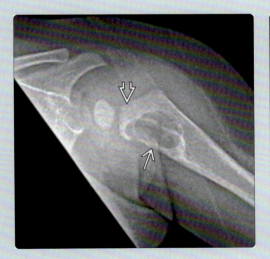 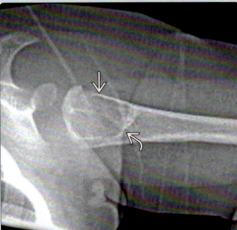

(À esquerda) *Radiografia do ombro esquerdo com o braço em rotação externa mostra lesão lucente ➡ na metáfise. Região metafisária imediatamente adjacente à fise poupada ➡ e uma localização excêntrica são típicas.* (À direita) *Radiografia do mesmo paciente com o braço internamente rotacionado exibe lesão metafisária lobulada ➡. A borda esclerótica, bem definida ➡ é típica. Tênue calcificação central é difícil de observar sem ampliação.*

Fibromatose Coli

DADOS PRINCIPAIS

TERMINOLOGIA
- Sinônimos: torcicolo muscular congênito, pseudotumor da infância, tumor esternocleidomastóideo da infância
- Definição: proliferação fibrosa (fibromatose) no músculo esternocleidomastóideo da infância

IMAGENS
- Ultrassonografia é a modalidade de imagem de escolha
  - Mostra aumento difuso do músculo ou massa focal dentro do músculo, que pode ser isoecoico, hiperecoico ou hipoecoico
  - Massa se move com a ação do músculo
- TC mostra alargamento fusiforme do músculo com semelhante atenuação do músculo normal
- RM geralmente mostra aumento da intensidade de sinal nas sequências sensíveis a fluido
  - Relatos de lesões com intensidade de sinal baixa
  - Realce das lesões pode inadequadamente levantar a hipótese de malignidade

QUESTÕES CLÍNICAS
- Massa firme na região inferior do pescoço da criança
  - 1/3 inferior do esternocleidomastóideo
- Reação ao traumatismo como cicatriz
  - Geralmente posicionamento intrauterino anormal ou parto traumático
- Maioria é diagnosticada antes dos 6 meses de idade
  - Geralmente apresenta-se nas primeiras 2 a 4 semanas de vida
- Apresentação clínica
  - Torcicolo
  - Clavícula e ombros elevados
  - Deformidades faciais
- 0,4% de todos os nascimentos
- 90% apresentam aparência e função normais quando tratados antes de 1 ano de idade
  - Regressão espontânea em 70%
  - Tratamento tradicional com alongamento e exercício
  - Tenotomia cirúrgica utilizada em 10% a 15%

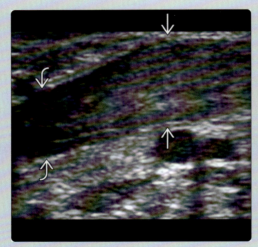
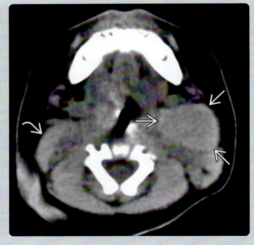

(À esquerda) Ultrassonografia longitudinal oblíqua da região lateral do pescoço mostra espessamento fusiforme ➡ do músculo esternocleidomastóideo distal com aparência normal ➡ do aspecto proximal do músculo. (À direita) TCSC axial mostra alargamento fusiforme do músculo esternocleidomastóideo esquerdo ➡, que apresenta semelhança ao ligeiro aumento da atenuação em relação ao músculo esternocleidomastóideo normal ➡. A massa segue o curso do músculo, sem heterogeneidade ou calcificação.

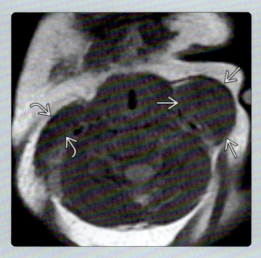
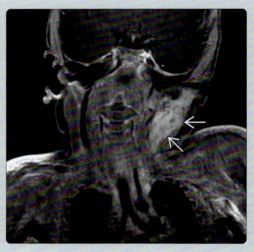

(À esquerda) RM T1WI axial mostra alargamento fusiforme do músculo esternocleidomastóideo esquerdo, correspondendo à fibromatose coli ➡, que apresenta sinal isointenso em relação ao músculo contralateral normal ➡. (À direita) RM T1 C+ coronal mostra realce difuso aumentado e heterogêneo do músculo esternocleidomastóideo esquerdo da fibromatose coli ➡ sem massa discreta. Observe o achado típico de cabeça inclinada para o lado do aumento do esternocleidomastóideo.

Fibromatose Hialina Juvenil

DADOS PRINCIPAIS

TERMINOLOGIA
- Sinônimos: molusco fibroso, displasia mesenquimal, fibromatose hialínica múltipla juvenil, síndrome de Puretic, hialinose sistêmica
- Definição: rara doença congênita produzindo tumores subcutâneos, hipertrofia gengival, lesões ósseas osteolíticas e contraturas de articulações de flexão

IMAGENS
- Localização
  - Pápulas, nódulos ou massas na pele ou subcutâneas
    - Especialmente na face e no pescoço
    - Lesões de partes moles podem surgir intra-articularmente
  - 60% apresentam múltiplas e discretas lesões ósseas líticas
    - Crânio
    - Ossos longos
    - Falanges
      - Falanges distais podem ser gravemente afetadas
  - Hiperplasia gengival
- Imagens: radiografia
  - Osteoporose generalizada
  - Contraturas das articulações de flexão
- Imagens: RM
  - Massa de partes moles heterogênea inespecífica
  - Predominantemente isointensa ao músculo em T1WI
  - Hiperintensa nas sequências sensíveis a fluido
  - Realce inespecífico

PRINCIPAIS DIAGNÓSTICOS DIFERENCIAIS
- Miofibromatose infantil multicêntrica
  - Nódulos presentes no nascimento
  - Sem envolvimento de gengivas ou osso
- Neurofibromatose
  - Manchas café com leite
- Fibromatose gengival
  - Limitada ao envolvimento da gengiva
- Cilindromas
  - Envolvimento limitado à cabeça
- Síndrome de Winchester
  - Baixa estatura
  - Contraturas de pequenas articulações
  - Opacidade da córnea
  - Reabsorção do osso do carpo

PATOLOGIA
- Desconhecida, possivelmente relacionada com redução do colágeno tipo III
- Patologia macroscópica: nódulos sólidos, brancos ou cerosos
- Características microscópicas: células fibroblásticas gordas + material eosinofílico homogêneo extracelular
  - Vago padrão fascicular de fibroblastos
  - Lesões antigas são menos celulares
  - Sem atipia ou necrose

QUESTÕES CLÍNICAS
- Genética: doença autossômica recessiva
- Etiologia: desconhecida
- Gênero: leve predileção masculina
- Idade: geralmente apresenta-se na infância
  - Lesões continuam a aparecer e crescer na idade adulta
- Epidemiologia
  - Extremamente rara
  - Pacientes frequentemente têm pais consanguíneos
- Apresentação clínica
  - Pápulas na pele de crescimento lento, indolores
  - Limita amplitude de movimento
  - Hiperplasia gengival resulta em má alimentação e desnutrição
    - Pode produzir obstrução das vias aéreas
- Tempo de vida é até a 2ª ou 3ª décadas de vida
  - Mobilidade gravemente limitada em decorrência das contraturas articulares
- Tratamento
  - Excisão cirúrgica é a principal terapêutica
    - Recorrência local é comum, apesar das amplas margens
  - Radioterapia, quimioterapia e terapia endócrina são algumas vezes utilizadas, mas não testadas

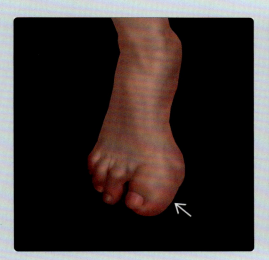 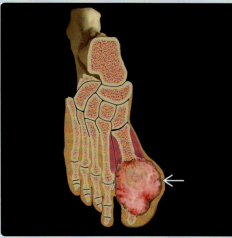

(À esquerda) *Gráfico do dorso do pé mostra um dedão alargado, deformado* ➡ *em um pé normal.* (À direita) *Gráfico axial mostra massa de partes moles lobulada* ➡ *causando aumento das partes moles e erosão dos ossos circundantes. A aparência desta lesão é inespecífica por qualquer meio de imagem. Localização, multiplicidade das lesões, apresentação e lesões semelhantes nos pais podem ajudar a sugerir o diagnóstico correto.*

Fibroma da Bainha do Tendão

DADOS PRINCIPAIS

TERMINOLOGIA
- Nódulo de partes moles benigno, denso, de crescimento lento localizado adjacente à bainha do tendão

IMAGENS
- Localização: extremidade superior > extremidade inferior
  - Mais comum: 1° a 3° dígitos da mão com mão e punho volares
- Tamanho: geralmente <3 cm
- Radiografias mostram massa de partes moles ou são normais
  - Erosão óssea é rara
- Sinal na RM é inespecífico
  - Sinal heterogêneo baixo a intermediário em T1WI
  - Sinal heterogêneo de baixo a alto em T2WI
  - Realce variável de leve a intenso

PATOLOGIA
- Desconhecida; possivelmente lesão reativa
  - Histórico de traumatismo em apenas 10%

- Massa elástica bem definida, firme
  - Multilobulada e pode ser multinodular
  - Pode conter regiões císticas ou mixoides
- Nódulos paucicelulares contendo células fusiformes semelhantes a fibroblastos
  - Canais vasculares tipo fenda

QUESTÕES CLÍNICAS
- Massa firme, indolor, de crescimento lento
  - Pode apresentar leve dor ou sensibilidade
- Diminuição da amplitude de movimento ou do dedo de gatilho
- Impacto do nervo, síndrome do túnel do carpo
- Idade: qualquer idade; menos comum na 4ª década de vida
- Gênero: predominância masculina
- Tratamento: excisão cirúrgica com preservação do tendão
  - Recorrência local em 1/4 dos casos; pode ocorrer meses a anos após a ressecção
  - Sem potencial maligno

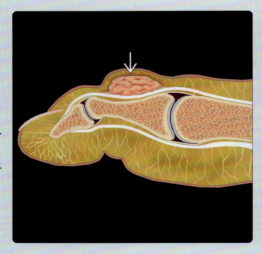
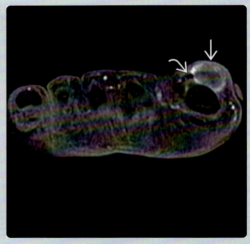

(À esquerda) Gráfico sagital do dedão mostra massa de partes moles oval, bem definida, ligeiramente lobulada ➡. Esta massa localiza-se subcutaneamente e, ao longo de sua superfície profunda, aproxima-se do tendão extensor do dedão. (À direita) RM T1WI C+ FS mostra massa dorsalmente localizada ➡ envolvendo o dedão. A massa apresenta leve realce predominantemente periférico e região central irregular sem realce. Está intimamente associada ao tendão extensor longo do hálux ➡.

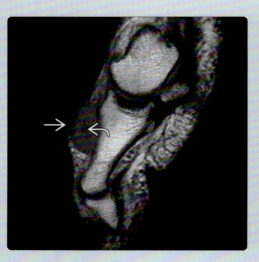
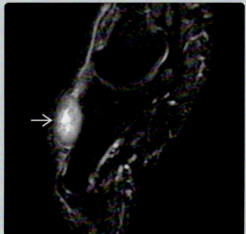

(À esquerda) RM T1WI sagital no mesmo paciente mostra massa de morfologia ovoide, bem definida ➡, que se aproxima do córtex da falange proximal do dedão sem erosão do osso subjacente. A massa é isointensa ao músculo esquelético e apresenta pequeno foco central de sinal baixo ➡.
(À direita) RM T2WI FSE sagital mostra massa ➡ com intensidade de sinal muito alta centralmente, circundada por sinal heterogêneo de intermediário a alto. A região central de sinal alto era decorrente de degeneração cística.

Fibroma da Bainha do Tendão

TERMINOLOGIA

Sinônimo
- Fibroma tenossinovial

Definição
- Nódulo fibroso benigno que surge próximo às estruturas tendíneas

IMAGENS

Características Gerais
- Melhor dica para diagnóstico
  - Nódulo de partes moles denso, de crescimento lento localizado adjacente à bainha do tendão
- Localização
  - Extremidade superior > extremidade inferior
    - Mais comum: 1° ao 3° dígitos da mão com mão e punho volares
  - Bainha do tendão adjacente mais comum
    - Relato de origem intra-articular
  - Lado direito > esquerdo do corpo
- Tamanho
  - Geralmente <3 cm

Achados na Radiografia
- Radiografias mostram massa de partes moles ou são normais
- Erosão óssea é rara

Achados na RM
- Massa oval bem definida contígua à bainha do tendão
- Intensidade de sinal heterogênea de baixa a intermediária em T1WI
  - Relato de regiões hipointensas tipo banda central
- Intensidade de sinal heterogênea de baixa a alta nas sequências sensíveis a fluido
- Realce variável de leve a intenso
- Sem diminuição da intensidade de sinal na imagem GRE

DIAGNÓSTICO DIFERENCIAL

Histiocitoma Fibroso
- Localização e apresentação clínica semelhante

Fasciíte, Nodular
- Pode ter aparência histológica muito semelhante
- Não associada à bainha do tendão

Tumor de Célula Gigante da Bainha do Tendão
- Mais comum que o fibroma da bainha do tendão
- Ocorre em localização semelhante
- Mais celular, contém células gigantes multinucleadas

Tumor Mixo-hialino Inflamatório
- Contém células bizarras semelhantes às células de Reed-Sternberg

PATOLOGIA

Características Gerais
- Etiologia
  - Desconhecida; possivelmente lesão reativa
    - Histórico de traumatismo em apenas 10%
- Genética
  - Único caso com anomalia cromossômica clonal, t(2;11)(q31-32;q12)

Características Patológicas e Cirúrgicas Macroscópicas
- Massa elástica bem definida, firme
- Multilobulada e pode ser multinodular
- Coloração cinza-pálida ou branco-perolada
- Pode conter regiões císticas ou mixoides

Características Microscópicas
- Características comuns
  - Nódulos paucicelulares contendo células fusiformes semelhantes a fibroblastos
  - Canais vasculares tipo fenda
  - Estroma colagenoso
  - Atividade mitótica depende da celularidade
  - Actina e vimentina positivas no músculo liso
- Características menos comuns
  - Células pleomórficas e estreladas bizarras
  - Alteração cística ou mixoide
  - Hialinização densa
  - Metaplasia condroide ou óssea

QUESTÕES CLÍNICAS

Apresentação
- Sinais/sintomas mais comuns
  - Massa firme indolor, de crescimento lento
- Outros sinais/sintomas
  - Dor e sensibilidade leve em ~ 1/3 dos pacientes
  - Redução da amplitude de movimento ou do dedo de gatilho
  - Impacto do nervo, incluindo síndrome do túnel do carpo

Demografia
- Idade
  - Qualquer idade; mais comum na 4ª década de vida
- Gênero
  - Predominância masculina
- Epidemiologia
  - Sem predileção familiar ou racial

Histórico Natural e Prognóstico
- Recorrência local em 1/4 dos casos; pode ocorrer em meses a anos após ressecção
- Sem potencial maligno

Tratamento
- Excisão cirúrgica com preservação do tendão adjacente

REFERÊNCIAS

1. De Maeseneer M, et al: Fibroma of the tendon sheath of the long head of the biceps tendon, Skeletal Radiol. 43(3):399-402, 2014.
2. Glover M, et al: Intra-articular fibroma of tendon sheath arising in the acromioclavicular joint, Skeletal Radiol. 43(5):681-686, 2014.
3. Nishio J, et al: Fibroma of tendon sheath with 11q rearrangements, Anticancer Res. 34(9):5159-5162, 2014.
4. Weiss SW, et al: Benign fibroblastic/myofibroblastic proliferations.. In Weiss SW, et al, editor: Enzinger and Weiss' Soft Tissue Tumors., 5th ed., Philadelphia: Elsevier. 203-06, 2008.
5. Kransdorf MJ, et al: Benign fibrous and fibrohistiocytic tumors. In Kransdorf MJ, et al, editor: Imaging of Soft Tissue Tumors, 2nd ed. Philadelphia: Lippincott Williams & Wilkins. 195-6, 2006.
6. Farshid G, et al: Elastofibroma. In Fletcher CDM, et al, editor: World Health Organization Classification of Tumours. Pathology and Genetics of Tumours of Soft Tissue and Bone, Lyon: IARC Press. 66, 2002.

Fibroma da Bainha do Tendão

(À esquerda) *Radiografia lateral mostra massa de partes moles oval ➡ no aspecto volar da falange média. Não há outros aspectos para caracterizar.* (À direita) *Radiografia oblíqua no mesmo paciente mostra massa ➡ e também a proeminente erosão do osso adjacente ⇨. Esta última é uma característica incomum do fibroma da bainha do tendão. O processo parece ser lento, pois existe espessamento cortical no local da erosão.*

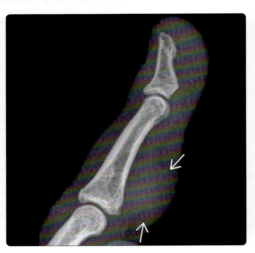
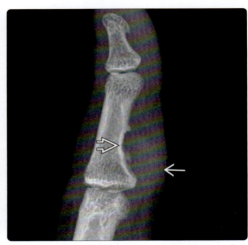

(À esquerda) *RM T1 coronal (à esquerda) e RM T2FS sagital (à direita) mostra massa ➡ hipointensa em T1 e de modo não homogêneo em T2. Na imagem sagital, note a proximidade com o tendão flexor ➡. A erosão óssea é bem observada em ambas as imagens.* (À direita) *RM T1FS pós-contraste axial no mesmo paciente mostra lesão ➡ com realce moderado e ligeiramente não homogêneo, típico de fibroma da bainha do tendão. A lesão é indistinguível de tumor de célula gigante da bainha do tendão pelas imagens características.*

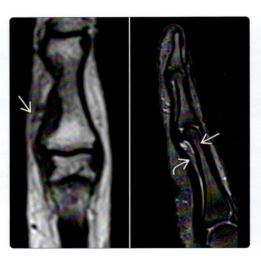
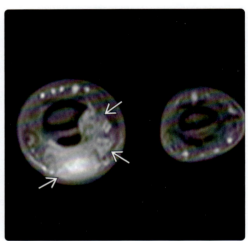

(À esquerda) *RM T1WI sagital mostra massa oval inespecífica ➡ sobre o aspecto volar do punho. Esta massa apresenta sinal homogêneo isointenso ao músculo esquelético.* (À direita) *RM T2WI FS sagital mostra massa oval lobulada ➡ com intensidade de sinal alta relativamente homogênea. Há uma fraca sugestão de ondulação do tecido colágeno ➡. Sem contraste, esta lesão deveria ser difícil de diferenciar do cisto ganglionar; entretanto, foi confirmado realce sólido da lesão (não mostrado).*

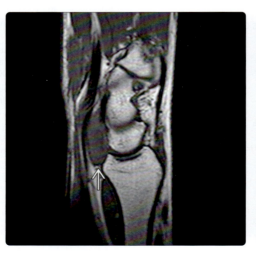
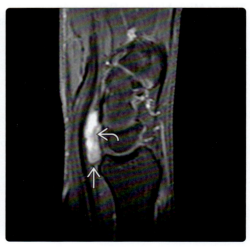

Fibroma da Bainha do Tendão

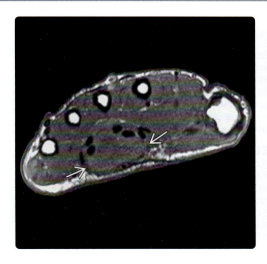
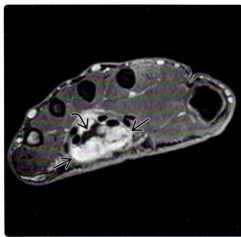

(À esquerda) RM T1WI axial mostra massa ligeiramente não homogênea ➡ de intensidade semelhante à do músculo esquelético adjacente. A massa se encontra profunda na palma da mão e desloca os tendões flexores e o nervo mediano. (À direita) RM T1WI C+ FS axial mostra massa ➡ com realce intenso, nodular com região central de hiporrealce ➡. Na excisão cirúrgica, esta área de hiporrealce correspondia à região de alteração mixoide, que é relativamente incomum.

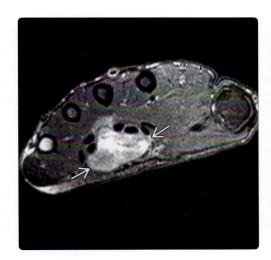
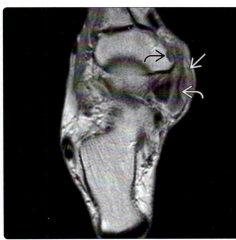

(À esquerda) RM T2WI FS axial no mesmo paciente mostra fibroma da bainha do tendão ➡ com intensidade de sinal predominantemente alta, junto com poucas áreas isointensas ao músculo esquelético. (À direita) RM PDWI axial do retropé mostra massa inespecífica medialmente localizada ➡ com intensidade de sinal semelhante à do músculo esquelético com região central de hipointensidade ondulante ➡. Uma pequena erosão ➡ envolve o osso navicular medial.

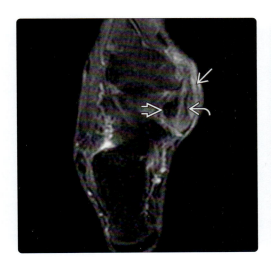
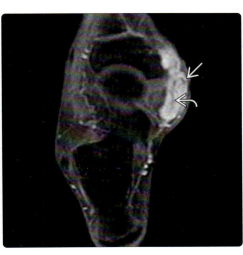

(À esquerda) T2WI FS axial no mesmo paciente mostra massa ➡ hiperintensa ao músculo esquelético, com região central persistentemente de sinal baixo ➡. A massa encosta no tendão tibial posterior ➡, que está difusamente alargado em razão de tendinose. (À direita) RM T1WI C+ FS axial mostra fibroma da bainha do tendão ➡ com realce intenso, à exceção da região persistentemente de sinal baixo ➡, provavelmente representando tecido colagenoso denso.

Fibroblastoma Desmoplásico

DADOS PRINCIPAIS

TERMINOLOGIA
- Também conhecido por fibroma colagenoso
- Tumor de partes moles benigno paucicelular

IMAGENS
- Geralmente localizado perifericamente no corpo
  - Braço, ombro, panturrilha, costas, antebraço, mãos e pés
  - Raros relatos na parede abdominal, parótida, glândula lacrimal e no palato
- Localização subcutânea mais comum
  - Muitas vezes afeta a fáscia
  - Envolvimento do músculo esquelético não é raro (25%)
- Mais comumente, 1 a 4 cm de diâmetro
  - Relato de até 20 cm
- Melhor ferramenta para aquisição de imagens: RM
  - Regiões de intensidade de sinal baixa em T1WI e T2WI em razão de colágeno e celularidade baixa
  - Leve realce
- Erosão óssea associada raramente relatada

PATOLOGIA
- Bem circunscrito e algumas vezes lobulado
  - Contorno liso, arredondado a alongado
  - Tecido homogêneo, firme, cinza-perolado
- Proeminente estroma colagenoso com baixa celularidade
  - Fibroblastos e miofibroblastos dispersos
  - Poucos, vasos de paredes finas
- Vimentina positiva

QUESTÕES CLÍNICAS
- Massa assintomática, a menos que comprima estruturas neurovasculares próximas
- Crescimento lento
- Predominância masculina (3-5:1)
- Geralmente observado entre a 5ª e a 7ª décadas de vida
  - Relato de caso em adolescentes
- Tratamento é a excisão cirúrgica
- Sem propensão para recorrência local ou metástase

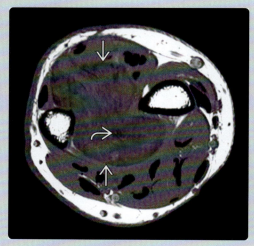
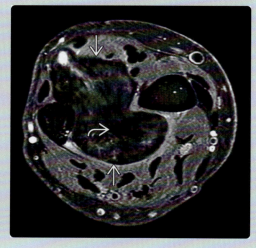

(À esquerda) RM T1WI axial do antebraço distal mostra massa ➡ na região da membrana interóssea localizada entre as regiões metadiafisária da ulna distal e do rádio. A massa apresenta sinal misto de intermediário a baixo ➡ em relação ao músculo esquelético. (À direita) RM T2WI FS axial mostra massa ➡ de intensidade de sinal predominantemente baixa ➡ com regiões intermistas de intensidade de sinal intermediária. A massa encosta nos ossos adjacentes, sem evidência de erosão óssea ou invasão.

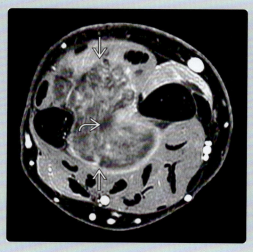
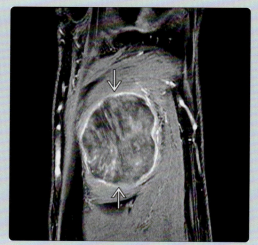

(À esquerda) RM T1WI C+ FS axial mostra leve realce da massa ➡ com regiões intercaladas de intensidade de sinal predominantemente baixa ➡. (À direita) RM T1WI C+ FS coronal mostra bordas bem definidas e lobuladas da massa ➡. Leve realce é predominantemente periférico. Regiões centrais de intensidade de sinal baixa em todas as sequências são sugestivas de tecido fibroso denso, que podem ser observadas em diversas entidades, incluindo fibroblastoma desmoplásico, tumor desmoide e fibroma da bainha do tendão.

Fibroblastoma Desmoplásico

TERMINOLOGIA

Sinônimo
- Fibroma colagenoso

Definição
- Tumor de partes moles benigno paucicelular

IMAGENS

Características Gerais
- Localização
  - Normalmente localizado perifericamente no corpo
    - Braço (24%), ombro (19%), panturrilha, costas, antebraço, mãos e pés
    - Raros relatos na parede abdominal, parótida, glândula lacrimal e no palato
  - Localização subcutânea mais comum
    - Muitas vezes afeta a fáscia
    - Envolvimento do músculo esquelético (25%)
- Tamanho
  - Mais comumente, 1 a 4 cm de diâmetro
    - Relato de até 20 cm

Achados na TC
- Massa não homogênea com realce não homogêneo

Achados na Ultrassonografia
- Massa sólida, isoecoica ao músculo, com margens lisas e lobuladas
- Power Doppler: rica vascularização difusa

Recomendações para Aquisição de Imagens
- Melhor ferramenta para aquisição de imagens
  - RM para extensão e caracterização do tumor

Achados na Radiografia
- Raros relatos em associação à erosão óssea

Achados na RM
- Regiões de intensidade de sinal baixa em T1WI e T2WI em razão de colágeno e baixa celularidade
- Leve realce
  - Realce da borda parece característico em um pequeno estudo

DIAGNÓSTICO DIFERENCIAL

Neurofibroma
- Morfologia fusiforme semelhante
- Padrão ondulado de células no estroma mixoide e colagenoso
- Feixes de colágeno em padrão de cenoura raspada

Fibromatose Tipo Desmoide
- Aparência mais infiltrativa
- Tumor vascular, mais celular

Tumor Fibroso Calcificante
- Crianças e adultos jovens
- Contém calcificações psamomatosas e infiltrado linfoplasmacítico

Sarcoma Fibromixoide de Baixo Grau
- Coleção espiralada de células no estroma fibromixoide

Elastofibroma
- Localizado entre escápula e parede torácica
- Contém fibras elásticas

Fasciíte, Nodular
- Normalmente em localização subcutânea
- Tumor mais celular

Fibroma da Bainha do Tendão
- Contém focos de sinal baixo em T1 e T2
- Localização adjacente à bainha do tendão

PATOLOGIA

Características Gerais
- Genética
  - t(2;11) e ponto de rotura em 11q12

Características Patológicas e Cirúrgicas Macroscópicas
- Contorno liso, arredondado a alongado
- Bem circunscrito e, às vezes, lobulado
- Tecido homogêneo, firme, cinza-perolado
- Sem hemorragia e necrose

Características Microscópicas
- Proeminente estroma colagenoso ou mixocolagenoso com baixa celularidade
  - Fibroblastos e miofibroblastos dispersos
  - Poucos, vasos de paredes finas
- Raras ou ausentes figuras mitóticas
- Vimentina positiva
- Variabilidade positiva para actina e queratina AE1/AE3 do músculo liso
- Desmina negativa, antígeno de membrana epitelial, proteína S100, CD34

QUESTÕES CLÍNICAS

Apresentação
- Sinais/sintomas mais comuns
  - Massa assintomática, a menos que comprima estruturas neurovasculares próximas
  - Crescimento lento

Demografia
- Idade
  - Normalmente observado entre a 5ª e a 7ª décadas de vida
    - Relo de caso em adolescentes
- Gênero
  - Predominância masculina (3-5:1)

Histórico Natural e Prognóstico
Sem propensão para recorrência local ou metástase

Tratamento
- Excisão cirúrgica

REFERÊNCIAS

1. Bonardi M, et al: US and MRI appearance of a collagenous fibroma (desmoplastic fibroblastoma) of the shoulder, J Ultrasound. 17(1):53-56, 2014.
2. Yamamoto A, et al: Three cases of collagenous fibroma with rim enhancement on postcontrast T1-weighted images with fat suppression, Skeletal Radiol. 42(1):141-146, 2013.

Fibroma Aponeurótico Calcificante

DADOS PRINCIPAIS

TERMINOLOGIA
- Também conhecido por fibroma aponeurótico juvenil
- Lesão fibroblástica benigna, localmente agressiva da infância

IMAGENS
- Pequena massa de crescimento lento na criança
  - Em geral, <3 cm de diâmetro
- Locais mais comuns: palmas das mãos, plantas dos pés, punhos e tornozelos
  - Associado a tendões, fáscia e aponeuroses
  - Raro nas costas, nos braços, nas pernas, no pescoço e na parede abdominal
- Massa solitária, bem definida em todas as imagens
- Achados na radiografia
  - Massa de partes moles inespecífica, infiltrativa que pode provocar erosão em osso adjacente
  - Pode conter calcificações pontilhadas
- RM delineia melhor localização e extensão da lesão
  - Massa de partes moles inespecífica, infiltrativa
  - Pode conter calcificações pontilhadas
  - Regiões de sinal baixo em RM T1WI e T2WI
  - Realce intenso, heterogêneo

PATOLOGIA
- Massa infiltrativa firme ou elástica
  - Superfície de corte calcificada branco-acinzentada, arenosa
- Depósitos calcificados nodulares
- Células fusiformes em estroma colagenoso

QUESTÕES CLÍNICAS
- Massa assintomática, livremente móvel
- Idade média: 12 anos
  - Maioria nas primeiras 2 décadas de vida
  - Relatado desde o nascimento até a 6ª década de vida
- Predominância ligeiramente masculina
- Recorrência local em ~50%
  - Geralmente ocorre dentro de 3 anos da excisão
  - Mais comum em pacientes <5 anos de idade
- Tratamento é ressecção cirúrgica e reexcisão com atenção para preservação da função

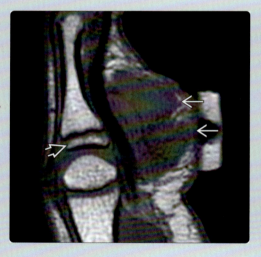
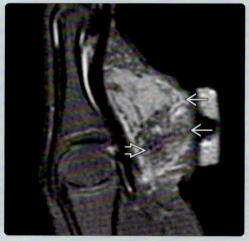

(À esquerda) RM T1WI sagital mostra massa ➡ ao longo do aspecto palmar da articulação metacarpofalangeana. Esta massa apresenta borda irregular, infiltrativa. A intensidade de sinal é semelhante à do músculo esquelético com focos de intensidade de sinal baixa. Observe a placa de crescimento aberta ➡ nesta criança. (À direita) RM T2WI FS sagital mostra massa infiltrativa ➡ com heterogêneo sinal hiperintenso, novamente com focos sobrepostos e salpicados de intensidade de sinal baixa ➡, que corresponde à calcificação.

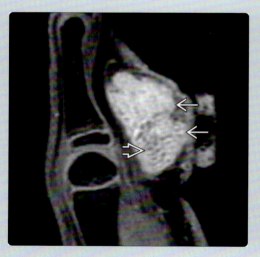
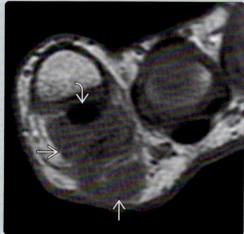

(À esquerda) RM T1WI C+ FS sagital mostra realce heterogêneo relativamente intenso da massa ➡. Os pequenos focos de calcificação ➡ não realçam. (À direita) RM T1WI axial do fibroma aponeurótico calcificante ➡ mostra a natureza infiltrativa, bem definida da lesão. Esta lesão encosta no tendão flexor ➡, que poderia também sugerir tumor de célula gigante ou fibroma da bainha do tendão, ambos os quais poderiam normalmente ter massas bem definidas.

Fibroma Aponeurótico Calcificante

TERMINOLOGIA

Sinônimo
- Fibroma aponeurótico juvenil

Definição
- Lesão fibroblástica benigna, localmente agressiva da infância

IMAGENS

Características Gerais
- Melhor dica para diagnóstico
  - Pequeno tumor na palma da mão e na planta do pé da criança
- Localização
  - Palmas das mãos, plantas dos pés, punhos e tornozelos
    - Raro nas costas, nos braços, nas pernas, no pescoço e na parede abdominal
  - Associado a tendões, fáscia e tecido aponeurótico
- Tamanho
  - Em geral, <3 cm de diâmetro
- Morfologia
  - Massa solitária, bem definida

Recomendações para Aquisição de Imagens
- Melhor ferramenta para aquisição de imagens
  - RM delineia melhor a localização e extensão da lesão

Achados na Radiografia
- Radiografia
  - Massa de partes moles inespecífica, infiltrativa que pode provocar erosão do osso adjacente
  - Pode conter calcificações pontilhadas

Achados na RM
- Regiões de sinal baixo em RM T1WI e T2WI
- Realce intenso, heterogêneo

DIAGNÓSTICO DIFERENCIAL

Hamartoma Fibroso da Infância
- Localizado predominantemente na prega axilar, região superior do braço, no ombro
- Apresenta três componentes histológicos distintos
- Envolvimento das mãos ou dos pés é raro
- Calcificação ou ossificação são raras

Tumor de Célula Gigante da Bainha do Tendão
- Ocorre mais comumente entre 30 e 50 anos de idade
- Massa bem circunscrita, mais comumente nas mãos
- Pode provocar erosão no osso adjacente

Fibroma da Bainha do Tendão
- Mais comum na 4ª década de vida
- Massa bem definida, mais comumente no punho e na mão volares

Fibromatose Superficial
- Ocorre mais comumente em pacientes idosos
- Contorno mais nodular ou elipsoide
- Sem calcificação ou tecido condroide

Condroma de Partes Moles
- Ocorre em adultos mais velhos
- Proeminente diferenciação condroide
- Menor probabilidade de recorrer

PATOLOGIA

Características Gerais
- Genética
  - Sem associação genética

Características Patológicas e Cirúrgicas Macroscópicas
- Massa infiltrativa firme ou elástica
- Superfície de corte calcificada branco-acinzentada, arenosa

Características Microscópicas
- Depósitos calcificados nodulares
  - Circundado por células paralelas tipo condrócitos ou células osteoclásticas gigantes
- Células fusiformes entre nódulos calcificados
- Estroma hialinizado ou condroide
- Estruturas neurovasculares podem se situar dentro da lesão
- Sem necrose ou atipia significativa
- Variante rara, mais infiltrativa, observada em crianças muito jovens
  - Menos calcificação e mais celularidade
- Vimentina positiva variável, atina de músculo liso, actina músculo-específica, CD99 e proteína S100

QUESTÕES CLÍNICAS

Apresentação
- Sinais/sintomas mais comuns
  - Massa assintomática de crescimento lento

Demografia
- Idade
  - Média: 12 anos
    - Maioria nas primeiras 2 décadas de vida
    - Relatado desde o nascimento até a 6ª década de vida
- Gênero
  - Ligeira predominância masculina
- Epidemiologia
  - Muito raro
  - Sem predisposição racial

Histórico Natural e Prognóstico
- Recorrência local em ~ 50%
  - Geralmente ocorre dentro de 3 anos da excisão
  - Mais comum em pacientes < 5 anos de idade
- Único relato de transformação maligna

Tratamento
- Tratamento é a ressecção cirúrgica, e frequentemente reexcisão, com atenção para preservação da função

REFERÊNCIAS

1. Cho YH, et al: Calcifying aponeurotic fibroma of the dorsum of the foot: radiographic and magnetic resonance imaging findings in a four-year-old boy, Iran J Radiol. 12(2):e23911, 2015.
2. Kim OH, et al: Calcifying aponeurotic fibroma: case report with radiographic and MR features, Korean J Radiol. 15(1):134-139, 2014.
3. Murphey MD, et al: From the archives of the AFIP: musculoskeletal fibromatoses: radiologic-pathologic correlation, Radiographics. 29(7):2143-2173, 2009.
4. Weiss SW, et al: Fibrous tumors of infancy and childhood.. In Weiss SW, et al, editor: Enzinger and Weiss' Soft Tissue Tumors., 5th ed., Philadelphia: Elsevier. 289-93, 2008.

Fibromatose Superficial

DADOS PRINCIPAIS

TERMINOLOGIA
- Lesões fibroblásticas, infiltrativas mais comumente encontradas surgindo da fáscia ou aponeurose palmar ou plantar

IMAGENS
- Localização
  - Palmar (superfície volar das mãos): 50% bilateral
  - Plantar (aponeurose plantar sem suporte de peso, geralmente mediano): 20% a 50% bilateral
- Radiografias podem mostrar deformidades de flexão dos dedos dada a contração do tendão flexor
- Aparência na RM
  - Nódulos iso a hipointensos em relação ao músculo esquelético em T1WI
  - Nódulos iso a hiperintensos em relação ao músculo esquelético em sequências sensíveis a fluido
  - Imagem na RM pós-contraste: realce variável
    - Lesões maduras são mais provavelmente de intensidade de sinal baixa em todas as sequências e são menos prováveis de recorrer
  - Pode invadir músculos e feixes neurovasculares
  - RM mostra lesão lentiforme que frequentemente se mistura com aponeurose plantar nas extremidades proximais e distais
- Ultrassonografia mostra pequenas massas superficiais, de ecogenicidade hipoecoica a mista

QUESTÕES CLÍNICAS
- Idade: afeta adultos, incidência aumenta com a idade
  - Incomum em pacientes < 30 anos de idade
- Gênero: fibromatose palmar quatro vezes mais comum em homens
- Sintomas clínicos
  - Nódulo firme, indolor no aspecto palmar da mão
    - Endurecimento tipo cordão entre nódulos com contraturas em flexão dos dedos
    - 4° e 5° dedos são mais comumente afetados
  - Nódulo firme, sensível no aspecto plantar do pé
- Tratamento
  - Tratamento da lesão plantar = calçado adaptado
  - Liberação ou ressecção do tendão para lesões palmares

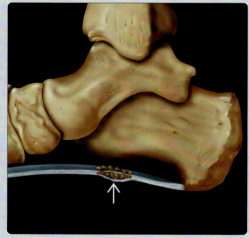 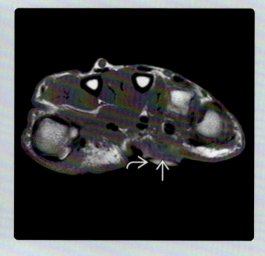

(À esquerda) Gráfico lateral do retropé mostra massa ➡ envolvendo a fáscia plantar. As extremidades proximais e distais da massa se misturam suavemente com a fáscia, que é um achado típico. (À direita) RM T1WI axial mostra massa de partes moles mal definida ➡ na região hipotenar da palma da mão. A massa é isointensa a ligeiramente hiperintensa em relação ao músculo esquelético. Um marcador ➡ colocado na pele deforma ligeiramente a borda superficial da massa.

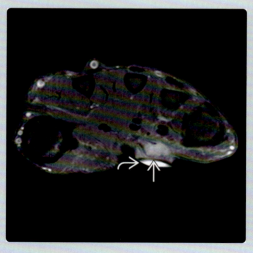 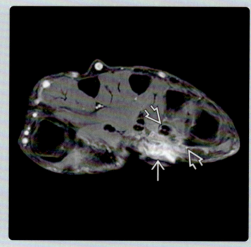

(À esquerda) RM T2WI FS axial no mesmo paciente mostra massa de partes moles hipotenar ➡ heterogeneamente hiperintensa ao músculo esquelético. A massa está localizada na região da aponeurose palmar. Um marcador na pele ➡ não é parte da massa. (À direita) RM T1WI C+ FS axial no mesmo paciente mostra realce significativo da massa de partes moles palmar ➡. O realce também envolve os tendões flexores superficiais do 4° e do 5° dígitos ➡. O realce varia com a maturidade da massa.

Fibromatose Superficial

TERMINOLOGIA

Sinônimos
- Fibromatose palmar: doença/contratura de Dupuytren
- Fibromatose plantar: doença de Ledderhose
- Fibromatose do pênis: doença de Peyronie

Definição
- Lesões fibroblásticas, infiltrativas mais comumente encontradas surgindo da fáscia ou aponeurose palmar ou plantar

IMAGENS

Características Gerais
- Localização
  - Fibromatose palmar
    - Superfície volar das mãos, 50% bilateral
    - 4° > 5° > 3° > 2° dedo
    - Envolvimento ligeiramente ↑ da mão direita que da esquerda
  - Fibromatose plantar
    - Aponeurose plantar sem suporte de peso
      - Localizações medianas mais comuns
      - 20% a 50% bilateral
- Tamanho
  - Geralmente lesões palmares <1 cm
  - Lesões plantares = 2 a 3 cm

Achados na Radiografia
- Radiografias podem mostrar deformidades de flexão dos dedos decorrente de contração do tendão flexor
- Massas de partes moles são raramente visíveis

Achados na RM
- Palmar
  - Lesões nodulares intimamente associadas à fáscia palmar
  - Iso a hipointensa em relação ao músculo esquelético em T1WI e T2WI
  - Lesões maduras são mais prováveis de ter intensidade de sinal baixa em todas as sequências e são menos prováveis de recorrer
- Plantar
  - Lesão nodular que se mistura com aponeurose plantar nas extremidades proximais e distais
  - Iso a hipointensa em relação ao músculo esquelético em T1WI e T2WI
  - Pode invadir músculos ou feixes neurovasculares
- Realce variável, heterogêneo refere-se ao grau da maturidade da lesão
  - ↑ realce = ↓ maturidade = ↑ taxa de recorrência

Achados na Ultrassonografia
- Massas pequenas de ecogenicidade mista a hipoecoica

PATOLOGIA

Características Gerais
- Etiologia
  - Etiologia multifatorial incluindo predisposição genética e traumatismo
- Genética
  - Cariótipos diploides próximos, frequentemente cromossomo 7 ou 8
- Anomalias associadas
  - Epilepsia, diabetes, doença do fígado induzida pelo álcool

Características Patológicas e Cirúrgicas Macroscópicas
- Massa nodular ou conglomerado de massas com superfície de corte branca ou cinza-amarelada

Características Microscópicas
- Lesões da fase proliferativa (imatura) apresentam fibroblastos homogêneos com colágeno moderado
- Lesões maduras são hipocelulares e contêm predominantemente colágeno denso
- Presença de figuras mitóticas é normal e não indica malignidade

QUESTÕES CLÍNICAS

Apresentação
- Sinais/sintomas mais comuns
  - Fibromatose palmar
    - Nódulo firme, indolor no aspecto palmar da mão
      - Pele enrugada sobrejacente
    - Endurecimento tipo cordão entre nódulos com contraturas em flexão dos dedos
      - 4° e 5° dedos são mais comumente afetados
  - Fibromatose plantar
    - Nódulo firme, sensível no aspecto plantar do pé
      - Deformidades de contratura de dedos dos pés são incomuns
- Outros sinais/sintomas
  - Associada a outras formas de fibromatose
    - Até 4% dos pacientes apresentam fibromatose peniana
    - 5&% a 20% dos pacientes com fibromatose palmar também apresentam fibromatose plantar
    - Até 50% dos pacientes com fibromatose plantar apresentam fibromatose palmar

Demografia
- Idade
  - Adultos; incidência aumenta com a idade
  - Rara em pacientes < 30 anos de idade
    - Lesões plantares mais comuns em pacientes jovens
- Gênero
  - Fibromatose palmar: quatro vezes mais comum em homens
  - Fibromatose plantar: leve predominância masculina
- Epidemiologia
  - Fibromatose palmar = 1% a 2% da população
  - Fibromatose plantar = 0,23% da população
  - Mais comum em descendentes do nordeste da Europa
    - Rara em populações não caucasianas

Histórico Natural e Prognóstico
- Recorrência local é mais comum após ressecção de lesões imaturas ou excisão cirúrgica incompleta

Tratamento
- Tratamento de lesão palmar = liberação cirúrgica do tendão e/ou ressecção da massa
- Tratamento de lesão plantar = calçado adaptado

REFERÊNCIAS

1. Lenrox L, et al: Superficial plantar fibromatosis, Cutis. 92(5):220, 225, 226, 2013.
2. Kransdorf MJ, et al: Benign fibrous and fibrohistiocytic tumors. In Kransdorf MJ, et al, editor: *Imaging of Soft Tissue Tumors*, 2nd ed., Philadelphia: Lippincott Williams & Wilkins. 217-23, 2006.

Fibromatose Superficial

(À esquerda) *RM T1WI sagital mostra grande fibroma plantar* ➡️. *A massa é isointensa ao músculo com uma região de sinal baixo* ➡️ *ao longo do aspecto plantar da massa. A massa surge da superfície profunda da fáscia plantar.* (À direita) *RM T2WI FS sagital no mesmo paciente mostra fibroma plantar* ➡️ *com ligeiro sinal hiperintenso ao músculo e persistentemente região de sinal baixo* ➡️. *Esta é uma típica aparência e de localização ao longo da fáscia plantar medial, sem suporte de peso.*

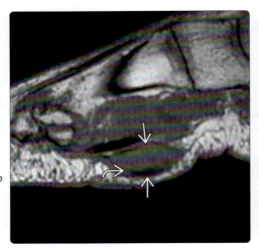
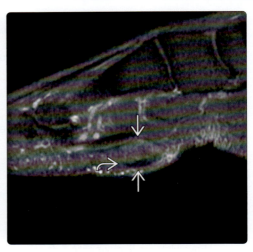

(À esquerda) *RM T1WI coronal mostra massa palpável ao longo do aspecto plantar do mediopé com aparência clássica de fibromatose plantar* ➡️. *A massa apresenta sinal baixo difusamente e se origina da aponeurose plantar* ➡️. (À direita) *RM T1WI C+ FS coronal no mesmo paciente mostra massa* ➡️ *com realce heterogêneo. Embora a massa tenha sinal baixo em T1WI e sequências sensíveis a fluido, o realce sugere que esta lesão é ainda relativamente imatura.*

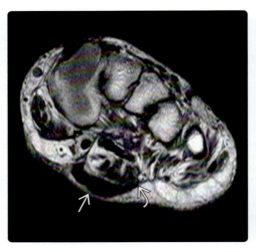
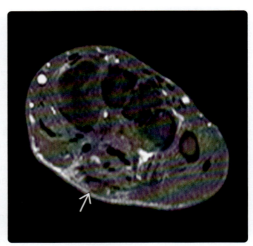

(À esquerda) *RM T1WI sagital no mesmo paciente mostra fibromatose plantar no mediopé* ➡️. *A massa apresenta sinal baixo em relação ao músculo. Observe como a massa se mistura suavemente* ➡️ *com a fáscia plantar de calibre normal.* (À direita) *RM STIR FSE sagital no mesmo paciente mostra fibromatose plantar no mediopé* ➡️ *com intensidade de sinal baixa difusa. A intensidade de sinal destas lesões varia com base no conteúdo celular da lesão, com lesões de sinal baixo contendo colágeno mais denso.*

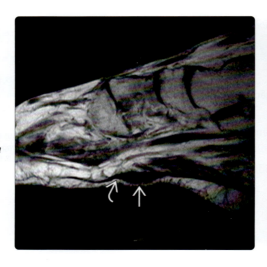
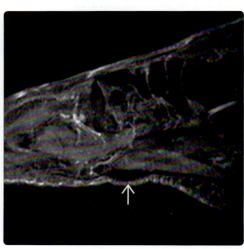

Fibromatose Superficial

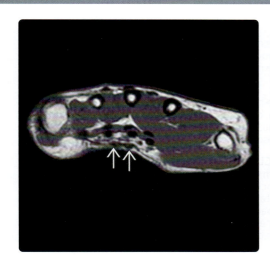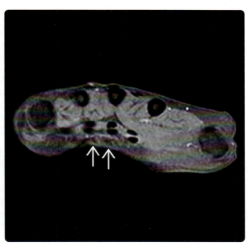

(À esquerda) RM T1WI axial mostra pequenos nódulos ➡ envolvendo a fáscia palmar da mão que apresenta intensidade de sinal ligeiramente inferior à do músculo. Na RM suprimida de gordura, ponderada em T2, os nódulos apresentam persistentemente intensidade de sinal baixa (não mostrado). *(À direita)* RM T1WI C+ FS axial no mesmo paciente mostra que pequenos nódulos ➡ apresentam leve realce periférico. Outros pequenos nódulos semelhantes foram observados ao longo da fáscia palmar e se estendendo para os dedos, provocando deformidades da flexão do dedo.

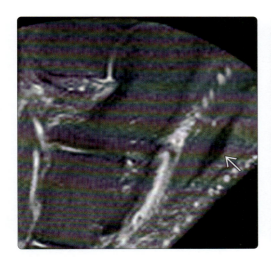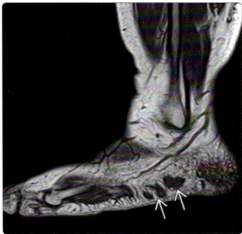

(À esquerda) RM STIR sagital mostra foco dominante da fibromatose plantar ➡ com ↓ homogênea de IS. A forma lentiforme que se mistura com a fáscia plantar é típica. O envolvimento da faixa lateral da fáscia plantar é menos comum que o da faixa medial. *(À direita)* RM T1 sagital, em paciente diferente, mostra múltiplos nódulos ➡ em partes moles superficiais, aspectos lateral e plantar do pé. A intensidade de sinal é isointensa ao músculo esquelético.

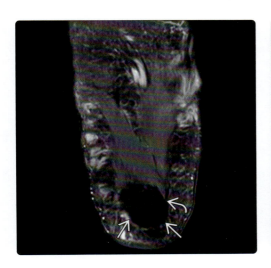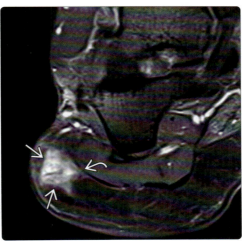

(À esquerda) RM PD FS axial, do mesmo caso, mostra lesão ➡ bastante homogeneamente hipointensa, sugerindo fibromatose. Veja o tecido fascial adjacente ➡. *(À direita)* RM T1WI C+ FS coronal, mesmo caso, mostra um dos nódulos ➡ significativamente realçado. Observe novamente o tecido fascial adjacente ➡. Note também a natureza infiltrativa da lesão, indicando um motivo para a alta taxa de recorrência após ressecção cirúrgica.

Fibromatose Tipo Desmoide

DADOS PRINCIPAIS

TERMINOLOGIA
- Proliferação fibroblástica clonal, benigna, mas localmente agressiva

IMAGENS
- Localização extra-abdominal → 70% nas extremidades, intermuscular
- Músculos e fáscia da parede abdominal → localização mais comum em pacientes do gênero feminino com 20 a 30 anos de idade
- Localização intra-abdominal → mesentério do intestino delgado é local mais comum de origem
- Massa de partes moles inespecífica, mal definida
  - Envolvimento ósseo é raro, mas pode causar erosão ou reação periosteal
  - Variável atenuação na TC: maior, menor ou semelhante ao músculo
  - Aparência na RM
    - Sinal baixo a intermediário em RM T1WI
    - Sinal baixo, intermediário ou hiperintenso em RM T2WI
- Realce normalmente moderado a significativo, mas este pode não estar presente
- Geralmente mais localmente infiltrativa que sarcomas

PATOLOGIA
- Patogênese multifatorial
  - Genética, como na polipose adenomatosa familiar
  - Endócrina, quando associada à gravidez
  - Traumatismo também envolvido

QUESTÕES CLÍNICAS
- Mais comum em adultos de 25 a 35 anos de idade
  - Recorrência local em 19% a 88%
- Pode ser fatal em decorrência de invasão de estruturas locais e pouca capacidade de parar a progressão
- Tratada por ampla excisão cirúrgica local
  - Radioterapia como tratamento adjuvante ou primário
  - Quimioterapia, terapias anti-inflamatória e antiestrogênica também foram utilizadas

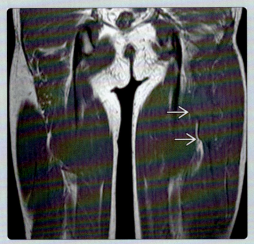
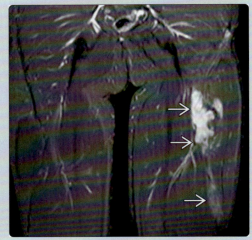

(À esquerda) RM T1WI FSE coronal mostra grande lesão altamente infiltrativa ➡ localizada na coxa posterior. A massa apresenta uniformemente intensidade de sinal baixa. Não há pseudocápsula identificável. (À direita) RM STIR coronal no mesmo paciente mostra melhor a extensão da lesão infiltrativa ➡ na coxa posterior. A massa apresenta relativamente homogêneo sinal alto em sequências sensíveis a fluido com poucas regiões centrais de intensidade de sinal baixa, provavelmente representando colágeno.

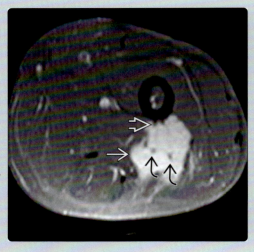
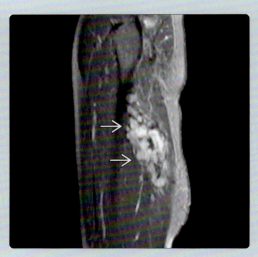

(À esquerda) RM T2WI FS axial no mesmo paciente mostra massa de uniformemente sinal alto ➡ na coxa posterior, que contém focos centrais de sinal baixo ➡. A massa encosta no córtex posterior do fêmur e está causando leve espessamento periosteal ➡. (À direita) RM T1WI C+ FS sagital mostra significativo realce da massa na coxa posterior ➡, típico de fibromatose, que apresenta sinal baixo variável em T2WI, mas realça de modo proeminente e, em geral, é mais localmente infiltrativa que o observado normalmente em sarcomas.

Fibromatose Tipo Desmoide

TERMINOLOGIA

Sinônimos
- Desmoide extra-abdominal, tumor desmoide, fibromatose agressiva, fibromatose musculoaponeurótica, fibrossarcoma bem diferenciado não metastatizante

Definições
- Proliferação fibroblástica clonal benigna, mas localmente agressiva
  - Antes foi histologicamente dividida pela localização (extra-abdominal, abdominal e intra-abdominal)

IMAGENS

Características Gerais
- Localização
  - Localização extra-abdominal
    - 70% nas extremidades
      - Região do ombro, região superior do braço: 28%
      - Parede torácica e costas: 17%; coxa: 12%; cabeça e pescoço: 8%
    - Geralmente intermuscular
  - Localização abdominal
    - Músculos e fáscia da parede abdominal
      - Músculos reto abdominal e oblíquo interno
    - Localização comum em pacientes do gênero feminino com 20 a 30 anos de idade
  - Localização intra-abdominal
    - Mesentério do intestino delgado é local mais comum de origem
    - Engloba regiões pélvica, retroperitoneal e mesentérica
    - 13% dos pacientes com fibromatose mesentérica apresentam polipose adenomatosa familiar (síndrome de Gardner)
      - Remanescentes são esporádicos
- Tamanho
  - Lesões extra-abdominaiss normalmente medem 5 a 10 cm
  - Lesões da parede abdominal são menores, medindo 3 a 7 cm
  - Lesões intra-abdominais são maiores, medindo 10 a 25 cm
- Morfologia
  - Massa infiltrativa, bem definida
  - Geralmente lesões únicas, mas podem ser lesões múltiplas síncronas
    - Múltiplas lesões intra-abdominais são mais comuns em pacientes com polipose adenomatosa familiar

Recomendações para Aquisição de Imagens
- Melhor ferramenta para aquisição de imagens
  - RM mostra melhor localização e extensão das lesões
    - Modalidade mais útil para acompanhamento após tratamento

Achados na Radiografia
- Radiografia
  - Radiografias são geralmente normais
    - Calcificação e ossificação são raras
    - Abaulamento e enrugamento da pele sobrejacente
  - Envolvimento ósseo é incomum (6%-37%), mas pode incluir erosão ou reação periosteal
    - Aumento com tumores recorrentes
  - Envolvimento intra-abdominal pode causar deslocamento de pequenas alças do intestino ou efeito de massa em outras estruturas, como a bexiga

Achados na TC
- Massa de partes moles inespecífica, mal definida
- Variável atenuação: maior, menor ou semelhante ao músculo
- Realce leve heterogêneo com contraste IV é típico
  - Realce pode não estar presente

Achados na RM
- Massa heterogênea de partes moles que se estende ao longo do plano fascial
  - Invasiva localmente (46%-51%), com extensão linear ao longo dos planos fasciais (83%) ou cruzando linhas compartimentais
- Variável intensidade de sinal com base na quantidade de colágeno
  - Sinal baixo a intermediário em T1WI
  - Sinal baixo, intermediário ou hiperintenso em T2WI
  - Regiões com sinal baixo em T1WI e T2WI sugerem colágeno maduro
    - Lesões iniciais mais celulares, com ↑ IS em T2; lesões mais maduras, mais heterogêneas, com focos de ↓ IS em T2; lesões altamente maduras apresentam ↑ em tecido fibroso e ↓ IS em T2
    - Lesões mais maduras apresentam taxas de recorrências menores
- Lesões mostram realce variável
  - Realce geralmente de moderado a significativo, mas pode não estar presente
  - Lesões sem realce na TC pode ainda mostrar realce na RM
  - Lesões mixoides apresentam menos realce
- Localização intermuscular resulta em borda de gordura (sinal de gordura dividido)
  - Não observada com invasão local do músculo

Achados na Ultrassonografia
- Doppler colorido
  - Fluxo sanguíneo visível dentro destas lesões hipervasculares
- Lesão de partes moles mal definida, hipoecoica
- Sombreamento acústico posterior

Achados na Angiografia
- Normais ou hipervasculares, dependendo da lesão

Achados na Medicina Nuclear
- Aumento da captação do radiomarcador no *pool* de sangue e imagem tardia
  - Pode sugerir envolvimento ósseo

DIAGNÓSTICO DIFERENCIAL

Fibrossarcoma, Partes Moles
- Mais uniformemente celular que a fibromatose
- Padrão de crescimento fascicular ou em espinha de peixe das células
- Núcleos hipercromáticos, atípicos com nucléolos mais proeminentes

Sarcoma, Partes Moles
- Aparência semelhante em imagens
- Biopsia necessária para diagnóstico
- Histologicamente maligno

Elastofibroma
- Típica localização entre ponta da escápula e parede torácica
- Ausência de características localmente agressivas
- Normalmente contém áreas de gordura, ao contrário da fibromatose tipo desmoide

Fibromatose Tipo Desmoide

- Apresenta áreas de sinal baixo em RM T1WI e T2WI

Linfoma
- Envolvimento de paredes do intestino e massas intra-abdominais sólidas podem ter a mesma aparência nas imagens
- Entidade distinta histologicamente

Mixoma Intramuscular
- Matriz mixoide proeminente com poucas células
- Localização intramuscular em vez de intermuscular

Tumor Fibroso Solitário e Hemangiopericitoma
- Aparência da imagem muito semelhante à da fibromatose intra-abdominal
- Lesões múltiplas menos comuns que a lesão desmoide intra-abdominal
- Não associado à polipose adenomatosa familiar

PATOLOGIA

Características Gerais
- Etiologia
  - Patogênese multifatorial
    - Patogênese similar em todas as formas: ativação da via de sinalização da β-catenina
    - Causas genéticas, como observado na polipose adenomatosa familiar
    - Fatores endócrinos implicados pela associação à gravidez
    - Traumatismo também citado como causa
- Genética
  - Trissomia 8, 20 em até 30% dos casos
- Anomalias associadas
  - Displasia esquelética
  - 83% dos pacientes com polipose adenomatosa familiar apresentam histórico de cirurgia abdominal

Estadiamento, Graduação e Classificação
- Divide-se em localizações extra-abdominal, parede abdominal e intra-abdominal

Características Patológicas e Cirúrgicas Macroscópicas
- Lesão trabeculada firme, brilhante, branca
  - Assemelha-se ao tecido cicatricial
- Margens são pouco circunscritas e infiltrativas em localizações extra-abdominais e da parede abdominal
  - Lesões intra-abdominais são bem circunscritas

Características Microscópicas
- Fibroblastos em forma de fuso, uniformes
  - Sem atipia ou hipercromasia
  - Núcleos suaves com pequenos nucléolos
  - Feixes de células
  - Variável taxa mitótica
- Variável estroma colágeno
  - Pode ser extensivamente hialinizado, apresentar alteração mixoide ou conter colágeno tipo queloide
  - ± edema perivascular, hemorragia, inflamação
- Forma intra-abdominal se insinua dentro e através da camada muscular própria da parede intestinal
- Mancha fortemente positiva para vimentina
- Variavelmente positiva para actina, desmina e proteína S100 específica para músculo e músculo liso

QUESTÕES CLÍNICAS

Apresentação
- Sinais/sintomas mais comuns
  - Localização extra-abdominal
    - Massa indolor, de crescimento lento
    - Firme e mal definida
    - Raramente causa dor ou redução da amplitude de movimento
  - Localização na parede abdominal
    - Massa indolor que surge durante e após a gravidez
  - Localização intra-abdominal
    - Massa assintomática
    - Rara causa de perfuração intestinal, obstrução intestinal, formação de fístula e sangramento gastrintestinal
- Outros sinais/sintomas
  - Lesões intra-abdominais podem ser confundidas para malignidade
  - Pacientes com polipose adenomatosa familiar apresentam inúmeros pólipos no cólon ou evidência de colectomia

Demografia
- Idade
  - Observada da puberdade até idade adulta
    - Mais comum em adultos de 25 a 35 anos de idade
    - Localização intra-abdominal: média de 41 anos
- Gênero
  - Predisposição em pacientes femininos < 40 anos de idade
- Epidemiologia
  - 700 a 900 novos casos por ano
  - Menos comum que a fibromatose superficial

Histórico Natural e Prognóstico
- Recorrência local em 19% a 77% (média 30%-40%)
  - Aumento da recorrência com ↑ tamanho, idade do paciente < 30 anos, gênero feminino, ressecção incompleta
    - Capacidade invasiva local pode tornar difícil a ressecção completa
  - Lesões intra-abdominais associadas a polipose adenomatosa familiar são mais prováveis de recorrer
  - Lesões da parede abdominal são menos prováveis de recorrer
- Pode ser fatal em razão de invasão das estruturas locais e pouca capacidade de parar a progressão
  - Invasão de estruturas neurovasculares, ureteres, intestino
- Relato de regressão espontânea
- Sem potencial para doença metastática

Tratamento
- Tratada com ampla excisão cirúrgica local
  - Amputação pode ser necessária para controle local
- Radioterapia como terapia adjuvante ou principal
- Quimioterapia, terapias anti-inflamatória e antiestrogênica também têm sido utilizadas

REFERÊNCIAS

1. Lee CH, et al: Lipomatosis of the sciatic nerve secondary to compression by a desmoid tumor, Skeletal Radiol. 42(12):1751-1754, 2013.
2. Oweis Y, et al: Extra-abdominal desmoid tumor with osseous involvement, Skeletal Radiol. 41(4):483-487, 2012.
3. Ilaslan H, et al: Radiofrequency ablation: another treatment option for local control of desmoid tumors, Skeletal Radiol. 39(2):169-173, 2010.
4. Murphey MD, et al: From the archives of the AFIP: musculoskeletal fibromatoses: radiologic-pathologic correlation, Radiographics. 29(7):2143-2173, 2009.

Fibromatose Tipo Desmoide

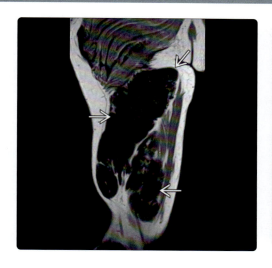
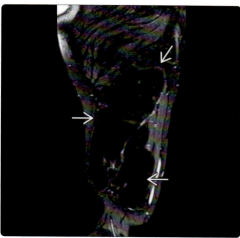

(À esquerda) *RM T1WI coronal mostra grande massa na região posterior da coxa ➡, que é ligeiramente infiltrativa. A massa apresenta sinal baixo homogêneo. Osteomas com base cortical estão presentes no fêmur adjacente.* (À direita) *RM STIR coronal no mesmo paciente mostra grande massa na região posterior da coxa com sinal baixo persistente ➡. Fibromatose tipo desmoide não necessita ter esse sinal densamente baixo e homogêneo, mas este foi o diagnóstico neste paciente com polipose adenomatosa familiar.*

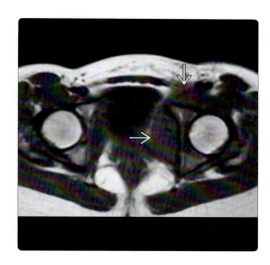
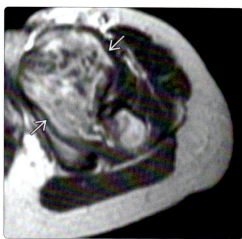

(À esquerda) *RM T1WI axial mostra massa muito grande ➡ surgindo nos músculos adutores que apresentam intensidade de sinal ligeiramente maior que a do músculo. Esta massa se estende ao longo do forame obturador ao redor da tuberosidade isquiática anterior e posteriormente.* (À direita) *RM T2WI axial no mesmo paciente mostra grande massa não homogênea ➡ com considerável sinal mais alto do o músculo com áreas centrais de sinal baixo. A massa desloca, mas não invade o feixe neurovascular.*

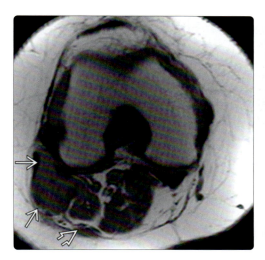
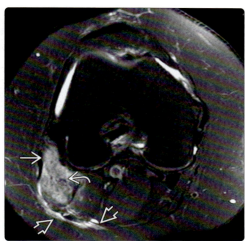

(À esquerda) *RM T1WI axial mostra massa infiltrativa envolvendo o bíceps femoral ➡. A lesão é semelhante em IS ao músculo, embora não homogênea. Observe que a lesão se estende além da massa predominante, ao longo dos planos fasciais ➡.* (À direita) *RM T2WI FS no mesmo paciente mostra massa ➡ hiperintensa, mas com focos de sinal baixo ➡. A extensão ao longo dos planos fasciais ➡ é mais óbvia nesta sequência. Este achado é importante, pois esta extensão e infiltração dificultam a completa ressecção.*

491

Fibromatose Tipo Desmoide

(À esquerda) *RM T2WI sagital mostra massa paraespinal ➡ significativamente heterogênea com intensidade de sinal variando de baixa a alta. A massa parece bem circunscrita. Fibromatose tipo desmoide pode imitar tumores malignos da cabeça e do pescoço, como sarcomas e linfomas.* (À direita) *RM T1WI C+ sagital no mesmo paciente mostra realce heterogêneo da massa paraespinal ➡. A heterogeneidade em T2 e sequências T1 pós-contraste poderiam levantar a hipótese de um processo maligno.*

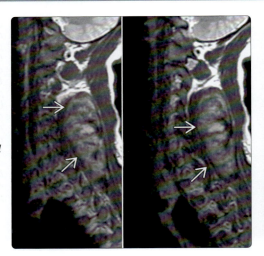
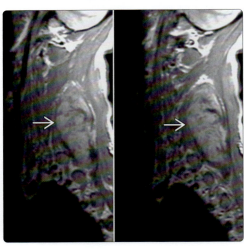

(À esquerda) *TCCC axial mostra massas mesentéricas ➡ em um paciente com a síndrome de Gardner. As massas são isointensas ao músculo e mostraram crescimento rápido em vários meses. A recorrência após a ressecção é comum e pacientes frequentemente desenvolvem a síndrome do intestino curto como resultado.* (À direita) *TCCC coronal em uma mulher jovem mostra massa ligeiramente realçada surgindo no reto abdominal ➡. Esta localização, a aparência e o gênero e a idade do paciente são típicos de fibromatose tipo desmoide.*

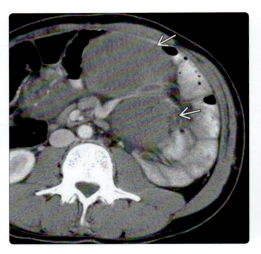
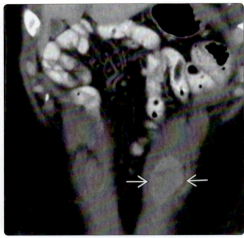

(À esquerda) *RM T1WI coronal, no mesmo paciente, mas obtida 9 meses após, mostra massa ➡ com significativo aumento. Dado o rápido crescimento da massa, os médicos preocuparam-se que isso pudesse representar um sarcoma em vez do diagnóstico original de desmoide.* (À direita) *RM T1WI C+ FS sagital mostra aumento da massa ➡. Neste caso, o histórico clínico da interrupção da gravidez 5 meses antes é importante. Tumores desmoides podem aumentar significativamente durante a gravidez. A lesão é típica de desmoide; sarcomas não precisam ser considerados.*

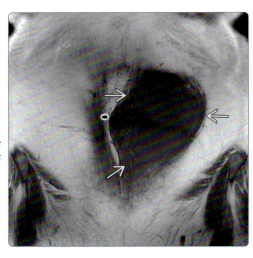
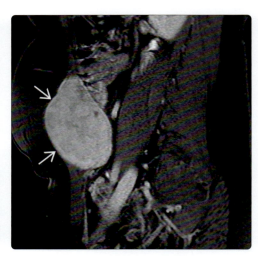

Fibromatose Tipo Desmoide

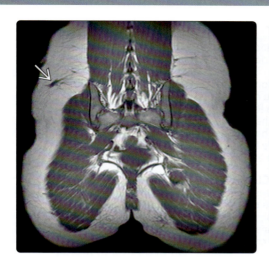 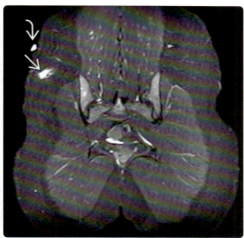

(À esquerda) RM T1WI coronal mostra pequeno foco, mal definido, um tanto inexpressivo ➡ de anormal intensidade de sinal, semelhante ao músculo esquelético, que se situa apenas profundamente à região de enrugamento da pele na gordura subcutânea. (À direita) RM STIR coronal no mesmo paciente mostra pequena massa mal definida ➡ com sinal alto difuso. As bordas da massa são infiltrativas. Um marcador de pele ➡ indica a localização da massa de crescimento lento relatada nesta jovem mulher adulta.

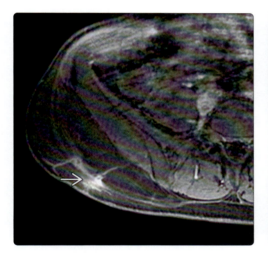 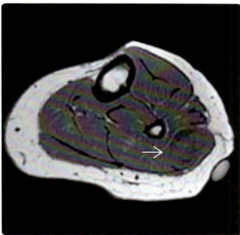

(À esquerda) RM T1WI C+ FS axial no mesmo paciente mostra intenso realce da massa palpável ➡. O realce intenso, sólido, favorece a fibromatose. Uma área de injeção medicamentosa subcutânea anterior ou cicatrização traumática não seria de se esperar neste grau de realce sólido. (À direita) RM T1WI axial mostra massa de sinal baixo homogêneo ➡ ao longo da periferia lateral do músculo sóleo. A massa é bem definida, o que é incomum para esta típica fibromatose tipo desmoide infiltrativa.

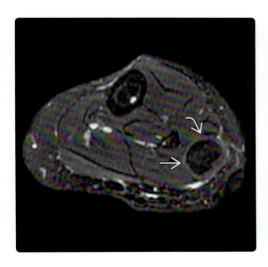 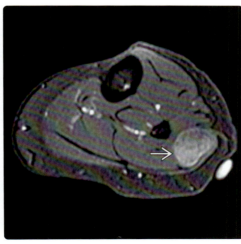

(À esquerda) RM T2WI FS axial mostra massa ➡ com sinal baixo homogêneo com leve edema circundante ➡. Uma localização intermuscular para fibromatose tipo desmoide é mais comum que lesões inteiramente intramusculares. (À direita) RM T1WI C+ FS axial mostra massa ➡ com realce ligeiramente heterogêneo após administração de gadolínio. O conteúdo celular variável da fibromatose tipo desmoide produz realce e sinal variável característicos na RM.

Tumor Fibroso Solitário e Hemangiopericitoma

DADOS PRINCIPAIS

TERMINOLOGIA
- Tumor fibroso solitário e hemangiopericitoma são termos utilizados quase mutuamente

IMAGENS
- Podem ser encontrados em qualquer localização
  - Tórax, extremidades, retroperitônio, abdome/pelve, órbita, cabeça e pescoço
  - 40% subcutâneos
- Ampla gama de tamanhos (1-25 cm)
- Lesões pleurais podem ser visíveis nas radiografias torácicas
  - Massas bem circunscritas associadas à pleura
  - Lesão pode mudar de localização, com base na posição do paciente, quando massa está no pedículo
  - Erosão ou saucerização do osso é incomum
- TC não realçada mostra atenuação heterogênea semelhante à do músculo
  - Pode conter áreas de hipoatenuação secundária à alteração mixoide, necrose ou hemorragia
- Vascularidade proeminente pode ser evidente em consequência de realce intenso e/ou vasos sanguíneos visíveis
- Lesões abdominais podem mostrar obstrução secundária do intestino ou da bexiga
- Achados na RM
  - T1WI: IS heterogênea hipo a hiperintensa (sangue)
  - T2WI: IS heterogênea hipo a hiperintensa
  - Realce de homogêneo a heterogêneo
  - Vasos de alimentação podem ser proeminentes

QUESTÕES CLÍNICAS
- Massa de crescimento lento, indolor
- Sintomas de compressão de estruturas adjacentes
  - Intestinal, urinário, neurovascular, orbital
- Pode causar síndromes paraneoplásicas
  - Fator de crescimento tipo insulina = hipoglicemia
- Comportamento agressivo em 15% a 20% do TFS-HPC
- Acompanhamento a longo prazo necessário para avaliar recorrência local e metástase

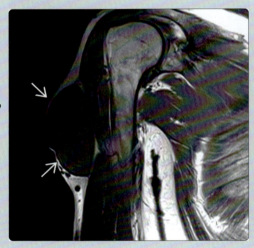
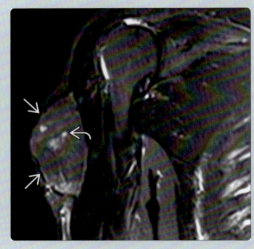

(À esquerda) RM T1WI coronal de tumor fibroso solitário (TFS) mostra massa ovoide, lobulada ➡, que está confinada ao espaço subcutâneo. A massa é homogeneamente isointensa ao músculo. Não existe invasão do músculo deltoide subjacente. (À direita) RM STIR coronal no mesmo paciente mostra intensidade de sinal não homogênea da massa subcutânea ➡, que é relativamente baixa, mas contém ramificação dos vasos de sinal alto ➡.

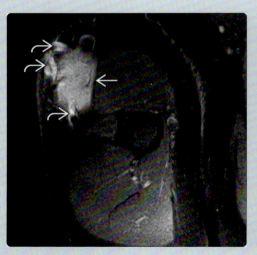
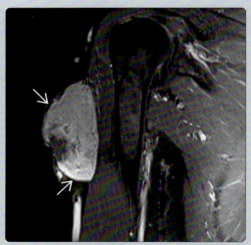

(À esquerda) RM PDWI FS axial no mesmo paciente mostra lesão ➡ com sinal alto relativo, mas com vasos de alimentação muito grandes ➡, que continuam na lesão com típico padrão de ramificação. No exame histológico, múltiplos vasos com ramificações de paredes finas foram confirmados, como é geralmente observado nesta entidade. (À direita) RM T1WI C+ FS coronal no mesmo paciente mostra maioria da lesão ➡ com realce intenso. Na cirurgia, a lesão foi confirmada como encapsulada.

Tumor Fibroso Solitário e Hemangiopericitoma

TERMINOLOGIA

Abreviaturas
- Tumor fibroso solitário (TFS)
- Hemangiopericitoma (HPC)

Definições
- Tumor fibroso solitário
  - Tumor mesenquimal, provavelmente tipo fibroblástico, com vasos de ramificação tipo hemangiopericitoma
- Hemangiopericitoma
  - Anteriormente utilizado para descrever ampla variedade de neoplasias com vasos de ramificações de parede fina
    - Maioria era histologicamente semelhante ao tumor fibroso solitário e pode representar a mesma lesão
  - Também se refere à entidade distinta que surge dos pericitos
- Tumor fibroso solitário e hemangiopericitoma são atualmente utilizados quase mutuamente

IMAGENS

Características Gerais
- Localização
  - Tumor fibroso solitário
    - Pode ser encontrado em qualquer localização
    - Maioria geralmente encontrada na cavidade do corpo, especialmente pleura
      - Parede torácica, mediastino e pericárdio
      - Partes moles profundas das extremidades, retroperitônio e abdome/pelve
      - Órbita, cabeça e pescoço
      - Raramente na medula espinal, nas meninges, nos órgãos viscerais sólidos e ocos
  - 40% subcutâneos
  - Hemangiopericitoma
    - Extremidade inferior > retroperitônio > cabeça/pescoço > tronco > extremidade superior
      - Mais provável de ocorrer na extremidade que o TFS
- Tamanho
  - TFS
    - Grande variação de tamanhos (1-25 cm)
    - Geralmente 5 a 8 cm
  - Hemangiopericitoma
    - Geralmente 5 a 15 cm
- Morfologia
  - Massa solitária arredondada, bem circunscrita
  - Lesões pleurais podem ter pedículo
  - Lesões tipo placa são incomuns

Recomendações para Aquisição de Imagens
- Melhor ferramenta para aquisição de imagens
  - RM é geralmente a melhor modalidade de imagem
  - TC preferida para massas no tórax

Achados na Radiografia
- Lesões com base pleural podem ser visíveis em raios X de tórax
  - Massa bem circunscrita associada à pleura
  - Lesões podem mudar de localização com base na posição do paciente, quando massa apresenta pedículo
- Erosão e saucerização do osso são raras

Achados na TC
- Massa arredondada de realce de homogêneo a heterogêneo
  - Proeminente vascularidade pode ser evidente com realce intenso
- Imagem não realçada mostra atenuação heterogênea semelhante ao músculo
  - Pode conter áreas de hipoatenuação secundária a alteração mixoide, necrose ou hemorragia
- Lesões abdominais podem mostrar achados secundários de obstrução intestinal ou da bexiga
- Calcificação não é incomum

Achados na RM
- Sinal heterogêneo iso a hipointenso em relação ao músculo em T1WI
  - Áreas de hemorragia podem mostrar sinal hiperintenso em T1WI
- Sinal heterogêneo hipo a hiperintenso nas sequências sensíveis a fluido, dependendo do conteúdo celular
- Realce de homogêneo a heterogêneo
  - Artefatos de fluxo tubular observados com vasos grandes
- Pode conter pequena quantidade de gordura

Achados na Ultrassonografia
- Massa bem definida com ecogenicidade mista
- Fluxo sanguíneo interno demonstrável no exame com Doppler

DIAGNÓSTICO DIFERENCIAL

Lipossarcoma, Mixoide
- Pode conter apenas pequena quantidade de gordura, como pode o TFS
- Proeminente tecido mixoide semelhante ao TFS
- TFS não tem lipoblastos

Lipossarcoma, Partes Moles
- Lipossarcoma bem diferenciado pode ter aparência histológica semelhante ao HPS-TFS lipomatoso
- Imagem geralmente mostra componente de tecido gorduroso

Histiocitoma Fibroso Benigno Profundo
- Pode ter aparência histológica semelhante, especialmente na órbita

Sarcoma Sinovial
- Mais provável de ocorrer próximo às articulações
- Mais provável de conter calcificação que o TFS
- Pode conter vasos tipo hemangiopericitoma

PATOLOGIA

Características Gerais
- Etiologia
  - Neoplasia com variável agressividade
- Genética
  - TFS
    - Lesões com mais de 10 cm frequentemente apresentam aberrações citogenéticas
      - Frequentes ganhos e perdas genômicas
      - Trissomia do 21
  - Hemangiopericitoma
    - Variáveis aberrações cromossômicas
      - Pontos de quebra em 12q13-15 e 19q13
      - t(12;19)(q13;q13) balanceada

Tumor Fibroso Solitário e Hemangiopericitoma

□ Cariótipo quase diploide

Características Patológicas e Cirúrgicas Macroscópicas
- TFS
  - Massa bem circunscrita, lobulada ou multinodular
  - Superfície de corte firme, esbranquiçada
  - Parcialmente encapsulada
  - Pode conter hemorragia ou alteração mixoide
  - Tumores agressivos podem mostrar necrose ou margens infiltrativas
- Hemangiopericitoma
  - Massa bem circunscrita
  - Superfície de corte é esponjosa a carnuda com superfície castanho-amarelada a marrom-avermelhada ± grandes vasos aparentes
  - Alteração hemorrágica é comum
  - Necrose é rara

Características Microscópicas
- TFS
  - Células tumorais arredondadas a fusiformes com diferenciação fibroblástica, miofibroblástica ou potencialmente pericítica
    - Áreas celulares são separadas das áreas hipocelulares por colágeno e vasos semelhantes ao hemangiopericitoma
      □ Padrão vascular é mais focal em comparação a achado difuso dos hemagiopericitomas
    - Proeminente hialinização
    - Mitoses são geralmente < 3 por 10 HPF
    - Fibrose, mastócitos e alteração mixoide são comuns
  - TFS maligna = atipia citológica, necrose, > 4 mitoses por 10 HPF, hipercelular, margens infiltrativas
  - Imunofenótipo
    - 90% a 95% imunorreativos para CD 34 e CD99
  - Outros achados
    - Presença de células do estroma multinucleadas gigantes apresentam aparência de sobreposição com células gigantes do angiofibroma
- Hemangiopericitoma
  - Característica ramificação de parede fina, configuração em chifre-de-veado dos vasos
  - Células fusiformes a arredondadas com margens indistintas
    - Falta de celularidade variável do TFS
    - Falta de diferenciação pericítica convincente
    - Hialinização do estroma incomum, ao contrário do TFS
    - Variável taxa mitótica
  - Maioria é positiva para CD34 e CD99
  - Geralmente actina, desmina e marcadores endoteliais negativos
  - Presença de adipócitos maduros sugere hemangiopericitoma lipomatoso
    - Controverso se isto representa uma entidade separada ou lesão que apresenta gordura engolfada

QUESTÕES CLÍNICAS

Apresentação
- Sinais/sintomas mais comuns
  - Massa de crescimento lento, indolor
  - Pode causar sintomas de compressão de estruturas adjacentes
    - Intestinal ou urinária
    - Neurovascular
    - Orbital
- Outros sinais/sintomas
  - Pode causar síndromes paraneoplásicas
    - Fator de crescimento tipo insulina = hipoglicemia
      □ Hipoglicemia comum em HPC
      □ Hipoglicemia em 25% do TFS

Demografia
- Idade
  - TFS
    - Adultos de meia-idade: faixa de 20 a 70 anos
    - Crianças e adolescentes com envolvimento raro
  - Hemangiopericitoma
    - Mais comum na 5ª década de vida
    - Tipo infantil raro é provavelmente mais bem classificado como miofibromatose infantil
- Gênero
  - Sem predileção por gênero
- Epidemiologia
  - TFS é incomum
  - Hemangiopericitoma
    - Lesões raras sem taxas de incidências confiáveis dada a mudança de terminologia
      □ Miopericitoma: mais comum dos subtipos de HPC

Histórico Natural e Prognóstico
- Prognóstico geral é bom
  - 54% a 89% de sobrevida de 10 anos
- TFS
  - Comportamento imprevisível que nem sempre está correlacionado com aparência histológica
    - Maioria não recorre ou sofre metástase
    - 10% a 15% recorrem ou sofrem metástase
      □ Metástase para pulmões, fígado e osso
      □ Recorrências observadas > 10 anos após excisão
  - Comportamento agressivo é mais comum em mediastino, abdome/pelve e localizações retroperitoneais
- Hemangiopericitoma
  - 70% benignos
- Hipoglicemia se resolve após remoção do tumor

Tratamento
- Completa excisão cirúrgica
- Insensível à quimioterapia e radioterapia citotóxica
  - Terapia antiangiogênica pode ser útil
- Acompanhamento a longo prazo necessário para avaliar recorrência e metástase tardia

REFERÊNCIAS

1. Frazier AA: The Yin and Yang of solitary fibrous tumor, Radiographics. 34(2):294, 2014.
2. Garcia-Bennett J, et al: Soft tissue solitary fibrous tumor. Imaging findings in a series of nine cases, Skeletal Radiol. 41(11):1427-1433, 2012.
3. Musyoki FN, et al: Solitary fibrous tumor: an update on the spectrum of extrapleural manifestations, Skeletal Radiol. 41(1):5-13, 2012.
4. Shanbhogue AK, et al: Somatic and visceral solitary fibrous tumors in the abdomen and pelvis: cross-sectional imaging spectrum, Radiographics. 31(2):393-408, 2011.
5. Aftab S, et al: Fat-forming solitary fibrous tumour (lipomatous haemangiopericytoma) of the spine: case report and literature review, Skeletal Radiol. 39(10):1039-1042, 2010.
6. Wignall OJ, et al: Solitary fibrous tumors of the soft tissues: review of the imaging and clinical features with histopathologic correlation, AJR Am J Roentgenol. 195(1):W55-62, 2010.

Tumor Fibroso Solitário e Hemangiopericitoma

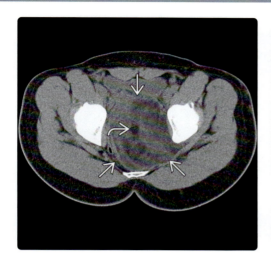
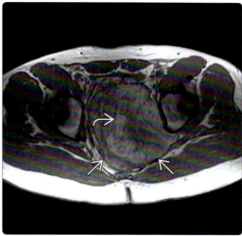

(À esquerda) *TC sem contraste de hemangiopericitoma lipomatoso mostra massa muito grande ➡ na pelve inferior. A massa é composta de atenuação de partes moles semelhante ao músculo misturado com atenuação de gordura ➡.* (À direita) *RM T1WI axial no mesmo paciente mostra grande massa pélvica ➡ com intensidade de sinal de gordura ➡ e intensidade de sinal semelhante à do músculo. A presença de gordura dentro da massa e a complexa aparência favoreceriam um lipossarcoma sobre um hemangiopericitoma lipomatoso incomum.*

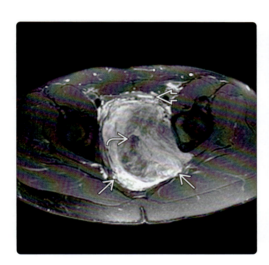
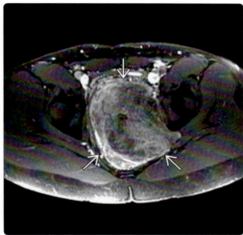

(À esquerda) *RM T2WI FS axial no mesmo paciente mostra grande massa pélvica ➡ heterogeneamente de sinal alto com sinal baixo de gordura misturado ➡. A bexiga ➡ está comprimida ao longo da parede anterior da pelve.* (À direita) *RM T1WI C+ FS axial no mesmo paciente mostra realce heterogêneo no assoalho da massa pélvica ➡. A aparência da imagem desta lesão sugere fortemente tumor lipomatoso maligno. Diagnóstico tecidual do hemangiopericitoma foi essencial para planejamento cirúrgico apropriado.*

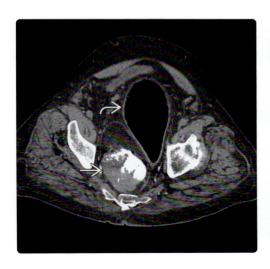
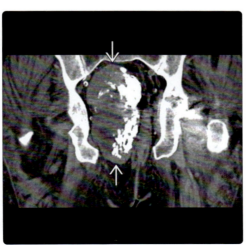

(À esquerda) *TCSC axial mostra massa ➡ na pelve direita baixa composta de partes moles e relativamente densa calcificação periférica. Está localizada na região pré-sacral. Distensão do cólon sigmoide ➡ em decorrência de compressão da massa é também evidente.* (À direita) *TCSC coronal no mesmo paciente mostra grande tamanho da massa pélvica ➡, que se estende do mediossacro ao longo do entalhe ciático inferior e dentro da coxa proximal. Esta massa estava assintomática por décadas.*

Tumores de Partes Moles

497

Tumor Fibroso Solitário e Hemangiopericitoma

(À esquerda) *RM T1WI coronal mostra massa arredondada de partes moles* ➡ *na pelve esquerda baixa. A massa é predominantemente isointensa ao músculo, embora haja alguns pequenos focos dispersos de intensidade de sinal baixa.* (À direita) *RM T2WI FS axial no mesmo paciente mostra TFS* ➡ *predominantemente hiperintenso ao músculo. A aparência da massa nas sequências sensíveis a fluido também inclui pequenos focos dispersos de sinal baixo e intensidade de sinal muito alta.*

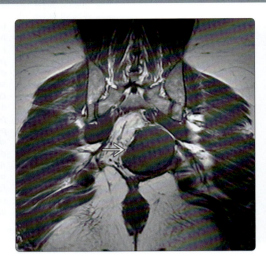
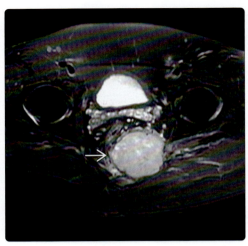

(À esquerda) *RM T1WI C+ FS axial no mesmo paciente mostra realce heterogêneo da massa* ➡. *O nervo ciático, músculo coccígeo, músculo puborretal e o reto foram deslocados, mas não invadidos pelo tumor. Esta lesão era histologicamente maligna.* (À direita) *RM T1WI axial em mulher de 35 anos de idade mostra lesão subcutânea* ➡ *isointensa ao músculo esquelético. A lesão apresenta abundantes vasos periféricos de alimentação* ➡.

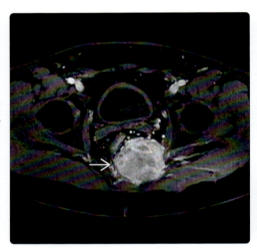
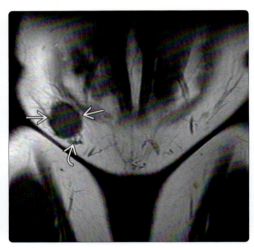

(À esquerda) *RM PD FS coronal, no mesmo caso, mostra lesão* ➡ *hiperintensa. Observe todos os vasos de alimentação* ➡. *A localização subcutânea, junto com vasos abundantes, é típica de TFS.* (À direita) *RM T1 C+ FS axial mostra lesão* ➡ *com realce intenso. Os vasos de alimentação* ➡ *são bem observados em torno da lesão; note também que a lesão está intimamente associada à veia femoral comum* ➡.

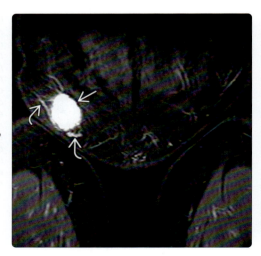
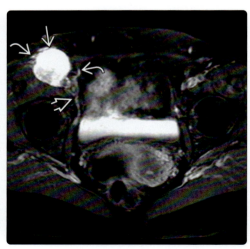

Tumor Fibroso Solitário e Hemangiopericitoma

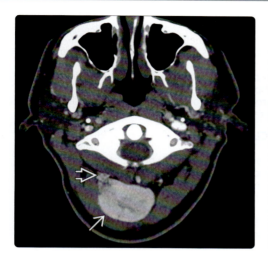
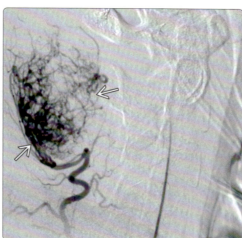

(À esquerda) *TCCC axial do hemangiopericitoma paraespinal mostra massa ➡ intensamente realçada na musculatura suboccipital com proeminente vasculatura ➡ adjacente à lesão.* (À direita) *Angiografia lateral no mesmo paciente mostra hemangiopericitoma paraespinal ➡ durante injeção da artéria cervical ascendente, que revela típica hipervascularidade destas lesões.*

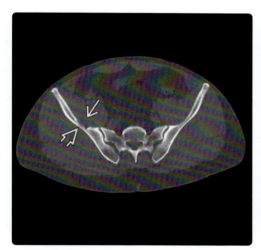
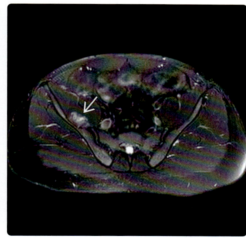

(À esquerda) *TC sem contraste axial mostra região focal de destruição cortical anterior ➡ envolvendo o íleo direito. A massa de partes moles ➡ na região do músculo iliopsoas é fracamente visível.* (À direita) *RM T2WI FS axial no mesmo paciente mostra TFS ➡ com sinal heterogeneamente hiperintenso. Erosão cortical do osso subjacente é um achado incomum.*

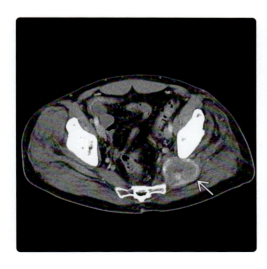
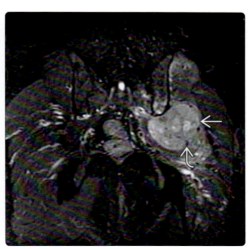

(À esquerda) *TCCC axial da pelve mostra massa arredondada ➡ dentro do entalhe ciático esquerdo. A massa apresenta heterogênea atenuação. O realce é predominantemente periférico.* (À direita) *RM STIR coronal no mesmo paciente mostra melhor sinal alto heterogêneo do TFS ➡, com sinal baixo dos vasos ➡ localizado perifericamente. No exame histológico, a massa não contém mitoses nem necroses significativas, mas foi considerada maligna dada a hipercelularidade.*

Tumor Miofibroblástico Inflamatório

DADOS PRINCIPAIS

TERMINOLOGIA
- Sinônimos: muitos, sendo pseudotumor inflamatório o mais comum
- Definição: neoplasia miofibroblástica de célula fusiforme com infiltração inflamatória associada de células plasmáticas, eosinófilos, linfócitos e histiócitos

IMAGENS
- Encontrado em todo o corpo
    - Mais comum no pulmão e na órbita
    - 43% das lesões extrapulmonares são no mesentério e omento
    - Outros locais: partes moles, mediastino, trato gastrintestinal, bexiga, pele, nervo, osso, pâncreas, suprarrenal, mama, boca, cérebro, ventrículo, meninges, coluna, próstata, uretra, escroto, linfonodos
- Massa de partes moles inespecífica
    - ± calcificação
    - Pode apresentar bordas infiltrativas
- Massa de homogênea a heterogênea na TC e RM
    - Geralmente isointensa ao músculo ou cérebro em RM T1WI
    - Pode mostrar sinal baixo em RM T2WI, dependendo do grau de fibrose
    - Realce proeminente com persistente realce visível em imagens tardias

QUESTÕES CLÍNICAS
- Sintomas
    - Febre, suores noturnos, perda ponderal
    - Sintomas da compressão de estruturas locais
- Idade: geralmente afeta crianças e adultos jovens
    - Pode ser encontrada em qualquer idade
- Histórico natural
    - 15% a 25% de lesões extrapulmonares recorrem
    - Doença metastática em < 5%
    - Se sintomas clínicos sistêmicos reaparecem após tratamento, considerar doença recorrente ou metastática
- Tratamento é a completa excisão cirúrgica

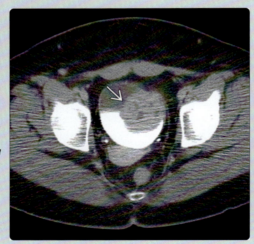
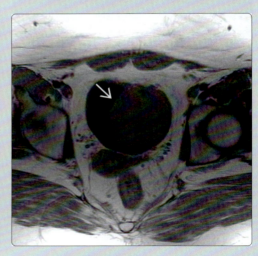

(À esquerda) TCCC axial de fase excretória mostra grande massa ➡ surgindo da parede anterolateral da bexiga em mulher de 25 anos de idade com sintomas de micção irritativa. A massa tem persistente realce heterogêneo em imagens tardias. (À direita) RM T1WI axial na mesma paciente mostra massa da bexiga anterior ➡ isointensa ao músculo. A massa se estende para o lúmen da bexiga, mas não invade esta através de sua parede.

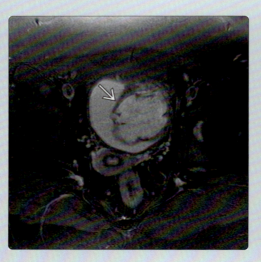
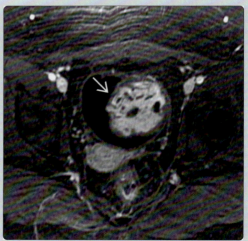

(À esquerda) RM T2WI FS axial na mesma paciente mostra massa ➡ com intensidade de sinal muito alta, ligeiramente heterogênea. Uma borda espessa, irregular, de sinal baixo circunda a lesão. (À direita) RM T1WI C+ FS axial na mesma paciente mostra tumor miofibroblástico inflamatório ➡ com heterogêneo realce central semelhante ao padrão observado na TC. Áreas de intenso realce alternam com regiões de hiporrealce. A borda espessa apresenta leve realce.

Tumor Miofibroblástico Inflamatório

TERMINOLOGIA

Abreviatura
- Tumor miofibroblástico inflamatório (TMI)

Sinônimos
- Pseudotumor inflamatório, granuloma de célula plasmática, pseudotumor de célula plasmática, proliferação miofibro-histiocítica inflamatória, hamartoma mixoide mesentérico omental, pseudotumor xantomatoso, proliferação miofibroblástica pseudossarcomatosa, miofibroblastoma

Definição
- Neoplasia miofibroblástica de célula fusiforme com infiltração inflamatória associada de células plasmáticas, eosinófilos, linfócitos e histiócitos

IMAGENS

Características Gerais
- Localização
  ○ Encontrado em todo o corpo, mais comumente no pulmão e na órbita
  ○ 43% das lesões extrapulmonares no mesentério e omento
  ○ Partes moles, mediastino, trato gastrintestinal, bexiga, pele, nervo, osso, pâncreas, suprarrenal, mama, boca, cérebro, ventrículo, meninges, coluna, próstata, uretra, escroto, linfonodos
- Tamanho
  ○ 2 a 20 cm (média: 6 cm)

Achados na Radiografia
- Massa de partes moles inespecífica ± calcificação

Achados na TC
- Massa de homogênea a heterogênea
- Pode apresentar bordas infiltrativas
- Realce proeminente com persistente realce visível em imagens tardias

Achados na RM
- Massa de partes moles, de homogênea a heterogênea
- Geralmente isointensa ao músculo ou cérebro em T1WI
- Pode mostrar sinal baixo em T2WI, dependendo do conteúdo fibrótico da lesão
- Realce intenso com gadolínio

Achados na Ultrassonografia
- Massa hipo a hiperecogênica
- Exame com Doppler revela proeminente vascularidade

DIAGNÓSTICO DIFERENCIAL

Leiomiossarcoma Inflamatório
- Pode ser histologicamente semelhante quando apresenta padrão de crescimento fascicular
- Associado a sintomas paraneoplásicos
- Pode ser encontrado em qualquer localização

Tumor do Estroma Gastrintestinal
- Pode ser histologicamente semelhante ao TMI quando ocorre no trato gastrintestinal
- CD117 e CD34 positivos
- ALK negativo

PATOLOGIA

Características Gerais
- Etiologia
  ○ Origem desconhecida

Características Patológicas e Cirúrgicas Macroscópicas
- Massa multinodular branco-acinzentada a castanho-amarelada ou vermelha
  ○ Pode conter cicatriz central
- Variável textura da superfície de corte, podendo ser dura, arenosa, elástica, carnuda ou mixoide

QUESTÕES CLÍNICAS

Apresentação
- Sinais/sintomas mais comuns
  ○ Febre, suores noturnos, perda ponderal
  ○ Sintomas pela compressão das estruturas locais
    – Dor no peito, falta de ar, obstrução intestinal, aumento do perímetro abdominal, obstrução da bexiga, frequência urinária, hematúria
- Outros sinais/sintomas
  ○ ESR elevada, trombocitose, hiperglobulinemia policlonal
  ○ Amenorreia de tumores adrenais
  ○ Trombose do seio venoso dural
  ○ Raramente, dermatomiosite ou flebite obliterante

Demografia
- Idade
  ○ Geralmente afeta crianças e adultos jovens
    – Geralmente diagnosticado antes dos 20 anos
    – Pode ser encontrado em qualquer idade
- Gênero
  ○ Leve predominância feminina

Histórico Natural e Prognóstico
- Lesões extrapulmonares apresentam 15% a 25% de taxa de recorrência
  ○ Lesões do sistema nervoso central apresentam até 40% de taxa de recorrência
- Doença metastática em <5%
- Sintomas sistêmicos se resolvem após remoção do tumor

Tratamento
- Excisão cirúrgica completa
- Relatos raros de resposta a agentes anti-inflamatórios não esteroides ou corticosteroides
- Se sintomas clínicos sistêmicos reaparecem após tratamento, tratamentos adicionais devem ser realizados para avaliar recorrência ou doença metastática

REFERÊNCIAS

1. Cheng KJ, et al: A case report of an inflammatory myofibroblastic tumor of the neck: A focus on the computed tomography and magnetic resonance imaging findings, Oncol Lett. 10(1):518-522, 2015.
2. Chung EM, et al: Solid tumors of the peritoneum, omentum, and mesentery in children: radiologic-pathologic correlation: from the radiologic pathology archives, Radiographics. 35(2):521-546, 2015.
3. Höhne S, et al: Inflammatory pseudotumor (IPT) and inflammatory myofibroblastic tumor (IMT): a representative literature review occasioned by a rare IMT of the transverse colon in a 9-year-old child, Tumori. 101(3):249-256, 2015.

Tumor Miofibroblástico Inflamatório

(À esquerda) *TCCC axial do tórax inferior mostra massa com base pleural ➔ contendo calcificações ➔. A massa é inseparável do pericárdio e envolve parcialmente a aorta e o esôfago.* (À direita) *TCCC axial em um paciente diferente mostra grande tumor miofibroblástico inflamatório ➔ no lobo superior esquerdo do pulmão. A massa encosta no mediastino superior e contém múltiplas calcificações grosseiras ➔.*

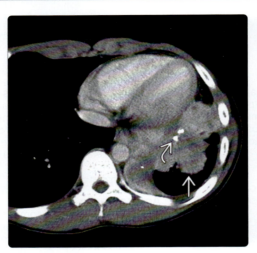
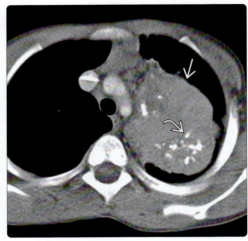

(À esquerda) *TCCC axial mostra grande massa heterogeneamente realçada ➔ localizada dentro da bexiga que apresenta superfície parcialmente calcificada ➔.* (À direita) *Ultrassonografia com Doppler longitudinal da pelve mostra grande massa ➔ dentro da bexiga. A massa intravesicular apresenta moderada vascularidade ➔. Outras imagens confirmaram ausência de invasão através da parede da bexiga e ausência de adenopatia.*

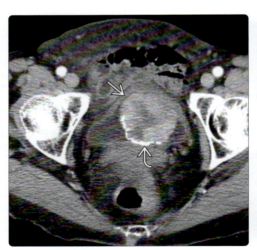
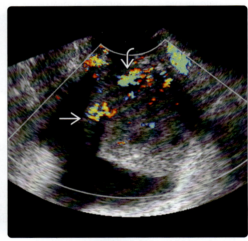

(À esquerda) *TCCC axial do abdome superior mostra dilatação dos ductos biliares intra-hepáticos ➔ e massa pouco definida ➔ na bifurcação do ducto.* (À direita) *TCCC axial de fase tardia no mesmo paciente mostra persistente aumento de retenção de material de contraste dentro da massa hilar hepática ➔ que está produzindo obstrução biliar na bifurcação. Os achados foram considerados uma indicação de tumor de Klatskin, mas a cirurgia provou ser um tumor miofibroblástico inflamatório.*

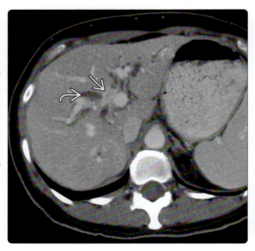
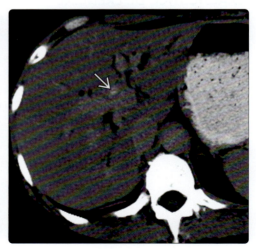

Tumor Miofibroblástico Inflamatório

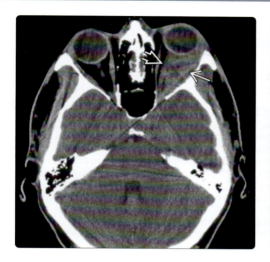
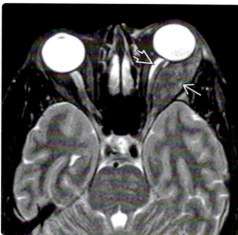

(À esquerda) *TCSC axial mostra massa isodensa ➡ localizada lateralmente na órbita esquerda, que desloca medialmente a bainha do nervo óptico ➡. (À direita) RM STIR axial no mesmo paciente mostra que a massa envolve o músculo reto lateral ➡. A massa é relativamente hipointensa, sugerindo infiltrado altamente celular ou fibrose. A bainha do nervo óptico deslocado mostra aumento do líquido cefalorraquidiano preso por efeito da massa ➡.*

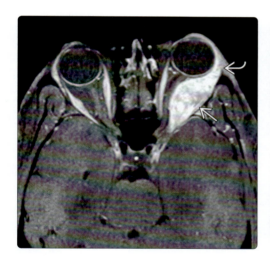
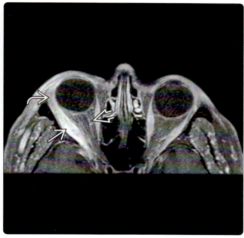

(À esquerda) *RM T1WI C+ axial no mesmo paciente mostra significativo realce da massa orbital ➡. Observe que a inserção tendinosa anterior está envolvida ➡, o que é um achado típico de tumor miofibroblástico inflamatório (pseudotumor) da órbita. (À direita) RM T1WI C+ axial mostra aumento isolado do músculo reto lateral direito ➡ com envolvimento da inserção tendinosa anterior ➡. Leve realce irregular ao longo da bainha do nervo óptico indica inflamação intraconal ➡.*

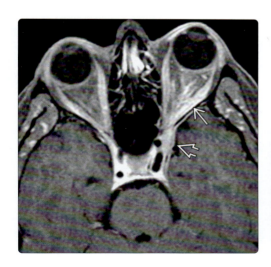
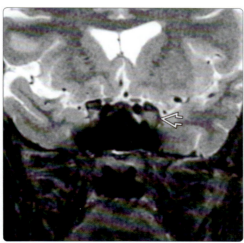

(À esquerda) *RM T1WI C+ FS axial do tumor miofibroblástico inflamatório (pseudotumor) mostra realce do tecido envolvendo o ápice do músculo orbital esquerdo e o músculo reto lateral ➡ com envolvimento contíguo do seio cavernoso anterior do ipsilateral ➡. (À direita) RM T2WI coronal no mesmo paciente mostra que o tumor no seio cavernoso ➡ é hipointenso. Sinal baixo em T2 com realce em RM T1WI C+ sugere meningioma com calcificação ou tumor miofibroblástico inflamatório intracraniano.*

503

Fibrossarcoma Infantil

DADOS PRINCIPAIS

TERMINOLOGIA
- Neoplasia maligna rara da infância, histologicamente semelhante ao fibrossarcoma adulto, mas com diferentes alterações moleculares e curso clínico mais favorável

IMAGENS
- Massa indolor, de aumento rápido nas extremidades da criança
  - Pode se tornar desproporcionalmente grande em relação ao tamanho da criança
- RM avalia melhor a extensão do tumor e o envolvimento da estrutura vital
  - Massa de partes moles inespecífica, heterogeneamente realçada com aparência encapsulada ou infiltrativa
    - <5% com espessamento cortical, abaulamento, erosão ou destruição do osso subjacente
    - Regiões focais de hemorragia ou necrose
- Vasos sanguíneos alargados com rápido fluxo de sangue podem se visíveis com RM ou ultrassonografia com Doppler
  - Hipervascularidade pode imitar neoplasia de origem vascular na angiografia

PATOLOGIA
- Sem fatores predisponentes ou suscetibilidade hereditária

QUESTÕES CLÍNICAS
- Idade: maioria dos casos ocorre no 1° ano de vida
- Gênero: ligeira predominância masculina
- Sintomas clínicos
  - Lesão de massa em crescimento, indolor na criança
  - Pele sobrejacente pode se tornar vermelha e ulcerada
- Histórico natural
  - Comportamento menos agressivo que o fibrossarcoma em adulto
  - Comportamento semelhante à fibromatose
  - 4% a 25% de taxa de mortalidade por hemorragia ou invasão de estruturas vitais
- Tratamento por excisão cirúrgica completa
  - Pode exigir amputação do membro

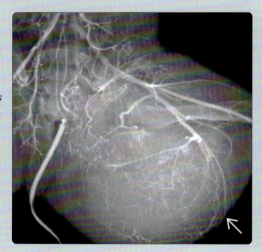 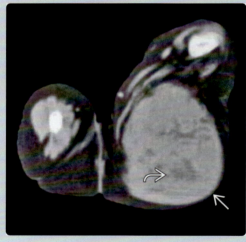

(À esquerda) Angiografia anteroposterior mostra grande massa de partes moles não calcificada ➡ que distorce os vasos femorais esquerdos e apresenta um leito do tumor altamente vascular. (À direita) TCCC axial mostra massa de partes moles com realce heterogêneo ➡ se estendendo da crista ilíaca até a coxa posteromedial. Regiões de baixa densidade ➡ sugerem necrose. O diagnóstico diferencial é amplo e inclui muitos tumores de partes moles, como aqueles de músculo, tecido fibroso, sinóvia, origem vascular ou linfática.

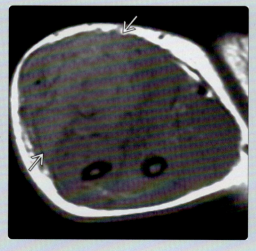 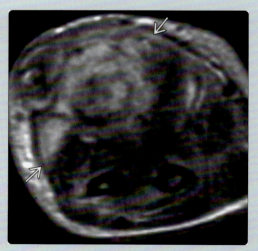

(À esquerda) RM T1WI axial mostra grande massa de partes moles ➡, no antebraço de uma criança, que infiltra os tendões flexores e também os músculos. (À direita) RM T2WI axial no mesmo paciente mostra sinal baixo e alto misto não homogêneo da massa do antebraço ➡. Esta massa é mais infiltrativa que a fibromatose aponeurótica juvenil. Outros tipos de sarcoma poderiam ter aparência semelhante.

Fibrossarcoma Infantil

TERMINOLOGIA

Sinônimos
- Fibrossarcoma congênito, fibrossarcoma desmoplásico da infância, fibrossarcoma infantil congênito, fibrossarcoma juvenil, fibromatose medular da infância, fibromatose infantil agressivo, fibromatose tipo fibrossarcoma congênito, fibromatose medular da infância

Definição
- Neoplasia maligna rara da infância, histologicamente semelhante ao fibrossarcoma do adulto, mas com alterações moleculares diferentes e curso clínico mais favorável

IMAGENS

Características Gerais
- Melhor dica para diagnóstico
  - Massa de aumento rápido, indolor das extremidades da criança
- Localização
  - 61% em extremidades distais
    - Superficial ou profundo
  - 19% no tronco
  - 16% na cabeça e no pescoço
  - Raro no mesentério e retroperitônio
- Tamanho
  - Pode se tornar desproporcionalmente grande em relação ao tamanho da criança
    - Relato de até 30 cm
- Morfologia
  - Massa lobulada de partes moles que pode invadir estruturas adjacentes

Recomendações para Aquisição de Imagens
- Melhor ferramenta para aquisição de imagens
  - RM avalia melhor a extensão do tumor e o envolvimento de estruturas vitais

Achados na Radiografia
- Massa de partes moles inespecífica
- <5% com espessamento cortical, abaulamento, erosão ou destruição do osso subjacente

Achados na TC
- Massa de partes moles inespecífica, heterogeneamente realçada

Achados na RM
- Massa de partes moles inespecífica, heterogênea
- Realce heterogêneo
  - Regiões focais de hiporrealce em razão de hemorragia ou necrose
- Vasos sanguíneos alargados com fluxo de sangue rápido podem se visíveis

Achados na Ultrassonografia
- Útil para avaliação de tumor no útero
- Massa heterogênea, hipervascular
- Vasos sanguíneos alargados podem ser visíveis no Doppler

Achados na Angiografia
- Hipervascularidade pode imitar neoplasia de origem vascular

PATOLOGIA

Características Gerais
- Etiologia
  - Desconhecida
  - Sem fatores predisponentes ou suscetibilidade hereditária
- Genética
  - Típica translocação t(12;15)(p13;q26)

Características Patológicas e Cirúrgicas Macroscópicas
- Massa lobulada, macia a firme, cinza-acastanhada
  - ± hemorragia, necrose, alterações císticas/mixoide
- Pseudocápsula da compressão de tecido adjacente

Características Microscópicas
- Margens infiltrativas apesar da pseudocápsula
- Padrão em espinha de peixe ou cordões/folhas de células ovoides ou fusiformes primitivas são típicas
- Pode envolver regiões de músculo ou gordura
- Vimentina 100% positiva

QUESTÕES CLÍNICAS

Apresentação
- Sinais/sintomas mais comuns
  - Massa aumentada, indolor em criança
  - Pele sobrejacente pode se tornar vermelha e ulcerada

Demografia
- Idade
  - Maioria dos casos ocorre no 1º ano de vida
  - Lesões ocorridas após 2 anos de idade devem ter confirmação citogenética
- Gênero
  - Ligeira predominância masculina
- Epidemiologia
  - 12% das malignidades de partes moles infantil
  - 13% dos tumores fibroblásticos-miofibroblásticos na infância/adolescência

Histórico Natural e Prognóstico
- Comportamento semelhante ao da fibromatose
- Comportamento menos agressivo que o do fibrossarcoma de adulto
  - Recorrência local em 5% a 50%
  - Raramente metastatiza
- 4% a 25% de taxa de mortalidade
  - Invasão de estruturas vitais ou hemorragia

Tratamento
- Completa excisão cirúrgica
  - Pode requerer amputação do membro

REFERÊNCIAS

1. Suzuki T, et al: Sonographic features of congenital infantile fibrosarcoma that appeared as a sacrococcygeal teratoma during pregnancy, J Obstet Gynaecol Res. 41(8):1282-1286, 2015.
2. Ainsworth KE, et al: Congenital infantile fibrosarcoma: review of imaging features, Pediatr Radiol. 44(9):1124-1129, 2014.
3. Hu Z, et al: Infantile fibrosarcoma-a clinical and histologic mimicker of vascular malformations: case report and review of the literature, Pediatr Dev Pathol. 16(5):357-363, 2013.

Fibrossarcoma: Partes Moles

DADOS PRINCIPAIS

TERMINOLOGIA
- Neoplasia maligna fibroblástica/miofibroblástica com predileção por partes moles profundas das extremidades

IMAGENS
- Massa com densidade semelhante à do músculo na TC
  - Regiões mixoides, císticas ou necróticas de baixa densidade
  - Hemorragia de alta densidade
  - Calcificação ou erosão óssea é incomum
- Elementos tumorais sólidos são geralmente isointensos em T1WI e hiperintenso nas sequências RM sensíveis a fluido
  - ↓ de realce com alteração mixoide, cística ou necrótica
  - Fina pseudocápsula de sinal baixo pode ser visível
- Realce característico com gadolínio útil para diferenciar edema circundante, sem realce do tumor realçado
  - Pode direcionar biopsia para região de tumor viável
- Ultrassonografia: ecogenicidade de baixa variabilidade

PATOLOGIA
- Células fusiformes uniformes em clássico padrão em espinha de peixe com variável quantidade de colágeno
- Maior incidência em pacientes com exposição à radioterapia anterior
- Traumatismo, lesão térmica e implantes de material estranho sugeridos como fatores contribuintes
- Pode surgir dentro de outra neoplasia de partes moles

QUESTÕES CLÍNICAS
- Massa de partes moles indolor, de crescimento lento
  - Mais comum entre a 3ª e a 5ª década de vida
- Estimativas de prognóstico variam de acordo com alteração da classificação do tumor
  - Sobrevida estimada de 39% a 54% em 5 anos
  - Preferencialmente metastatiza para pulmão e esqueleto axial
- Tratamento com ampla excisão cirúrgica
  - ± radioterapia e quimioterapia adjuvante

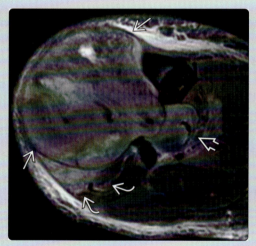
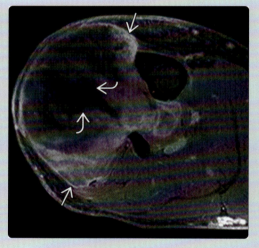

(À esquerda) RM T2WI FS axial em um homem de 39 anos de idade mostra grande fibrossarcoma heterogêneo centrado e envolvendo todos os músculos no compartimento anterior ➡ da região inferior da perna. Os músculos fibulares longo e curto ➡ e o músculo tibial posterior ➡ também estão envolvidos. (À direita) RM T1WI C+ FS axial no mesmo paciente mostra realce heterogêneo de grande massa na região inferior da perna ➡. Regiões irregulares dentro da massa que carecem de realce ➡ são compatíveis com necrose.

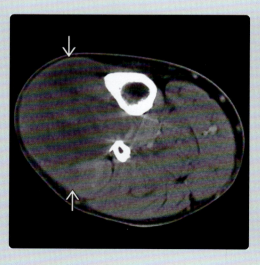
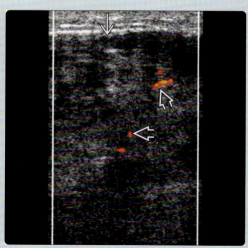

(À esquerda) TCSC axial no mesmo paciente mostra massa ➡ com atenuação heterogênea que é semelhante e inferior à do músculo esquelético. Esta massa era indolor e com crescimento por mais de 8 meses. (À direita) Ultrassonografia com Doppler da panturrilha anterolateral mostra massa heterogênea ➡, levemente vascular ➡, que é altamente suspeita de uma neoplasia de partes moles. Uma biopsia guiada por ultrassonografia realizada naquele momento revelou células fusiformes em um padrão de fluxo ou em espinha de peixe.

Fibrossarcoma: Partes Moles

TERMINOLOGIA

Definição
- Neoplasia maligna fibroblástica/miofibroblástica com típico padrão histológico em espinha de peixe

IMAGENS

Características Gerais
- Localização
  - Partes moles profundas das extremidades; inferior > superior
  - Tronco, cabeça e pescoço
  - Localização retroperitoneal é rara

Achados na Radiografia
- Proeminência de partes moles normal ou inespecífica
- Calcificação ou erosão óssea é incomum

Achados na TC
- Massa com densidade semelhante à do músculo
  - Regiões mixoides, císticas ou necróticas de baixa densidade
  - Hemorragia de alta densidade
- Realce depende dos conteúdos celulares
  - ↓ com alteração mixoide, cística ou necrótica

Achados na RM
- Intensidade de sinal heterogênea de baixa a alta em relação ao músculo em T1WI e sequências sensíveis a fluido
  - Elementos tumorais sólidos são geralmente isointensos em T1WI e hiperintensos em sequências sensíveis a fluido
  - Pseudocápsula fina de sinal baixo pode ser visível
  - Realce heterogêneo

Achados na Ultrassonografia
- Ecogenicidade variavelmente baixa

Recomendações para Aquisição de Imagens
- Orientações de protocolo
  - Realces com gadolínio característicos úteis para diferenciar edema circundante não realçado de tumor com realce
    - Pode direcionar biopsia para região de tumor viável

PATOLOGIA

Características Gerais
- Etiologia
  - Maior incidência em pacientes com exposição à radioterapia anterior, latência de até 15 anos
    - Rearranjo do oncogene *RET* implicado
  - Traumatismos e queimaduras sugeridos como fatores contribuintes
    - Fibrossarcoma cicatricial → surgindo dentro da cicatriz
  - Associação sugerida com implantes de material estranho
  - Pode surgir dentro de outro tumor de partes moles
    - Dermatofibrossarcoma (10% dos casos), tumor fibroso solitário e lipossarcoma bem diferenciado
- Genética
  - Rearranjos cromossômicos complexos, inconsistentes
  - Ausência de translocação cromossômica característica encontrada em fibrossarcoma infantil

Estadiamento, Graduação e Classificação
- Sistema de estadiamento do American Joint Committee on Cancer ou do Surgical Staging System of Musculoskeletal Tumor Society
- Lesões de baixo grau apresentam coleções ordenadas de células, colágeno proeminente e baixa atividade mitótica
- Lesões de alto grau apresentam > 2 mitoses por HPF, necrose, alta celularidade e pouco colágeno

Características Patológicas e Cirúrgicas Macroscópicas
- Massa lobulada branca a castanho-amarelada
  - Grau de firmeza relacionada com conteúdo de colágeno

Características Microscópicas
- Células fusiformes uniformes em padrão fascicular, em espinha de peixe com variável quantidade de colágeno
  - Atividade mitótica presente, mas variável
  - ± metaplasia óssea ou condroide
- Coloração positiva com vimentina

QUESTÕES CLÍNICAS

Apresentação
- Sinais/sintomas mais comuns
  - Massa de partes moles indolor, de crescimento lento
- Outros sinais/sintomas
  - Compressão de estruturas locais
  - Relatada hipoglicemia

Demografia
- Idade
  - Pode ser encontrada em qualquer idade
  - Mais comum entre a 3ª e a 5ª décadas de vida
- Gênero
  - Predileção masculina
- Epidemiologia
  - Estimada em 1% a 3% dos sarcomas em adultos

Histórico Natural e Prognóstico
- Difícil de estimar definitivamente dada a alteração da classificação do tumor
  - Sobrevida estimada de 39% a 54% em 5 anos
  - Recorrência local em 12% a 79%
  - Metástase em 9% a 63%
    - Geralmente < 2 anos, mas pode ocorrer mais tarde
    - Pulmão e esqueleto axial envolvidos preferencialmente
    - Disseminação para linfonodos em < 8%
- Pior prognóstico com grandes tumores, tumores de alto grau, tumores que são inicialmente incompletamente excisados e aqueles que surgem em campo de radiação anterior

Tratamento
- Excisão cirúrgica ampla
  - ± radioterapia adjuvante
- Quimioterapia utilizada em pacientes com fatores prognósticos ruins

REFERÊNCIA

1. Verschoor AJ, et al: Radiation-induced Sarcomas Occurring in Desmoid-type Fibromatosis Are Not Always Derived From the Primary Tumor, Am J Surg Pathol. ePub, 2015.

Fibrossarcoma: Partes Moles

(**À esquerda**) *TCSC coronal da coxa mostra grande massa de partes moles ➡ centrada no vasto medial com áreas de necrose central de baixa atenuação ➡. Esta massa é inespecífica. Em um adulto mais velho, um sarcoma pleomórfico indiferenciado ou um lipossarcoma seria mais comum.* (**À direita**) *TCSC axial mostra massa heterogênea ➡ na região medial da coxa. Biopsia foi direcionada à periferia para evitar áreas centrais de necrose. Observe como porções do tumor se misturam com a musculatura circundante.*

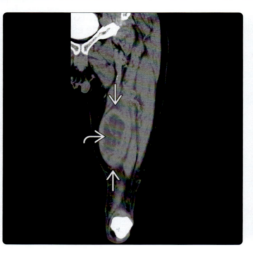 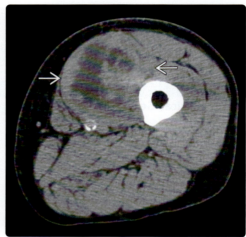

(**À esquerda**) *RM T1WI axial mostra massa arredondada ➡ no músculo adutor breve da coxa. Esta massa é isointensa com ligeira redução no sinal em comparação com o músculo. A massa era indolor e apresentava aumento lento.* (**À direita**) *T1WI C+ FS axial no mesmo paciente mostra predominante realce periférico não homogêneo da massa ➡. Esta lesão não foi resseccionada por causa de doença metastática na mesma coxa e nas nádegas bilaterais. O paciente foi tratado com quimioterapia para este tumor de alto grau.*

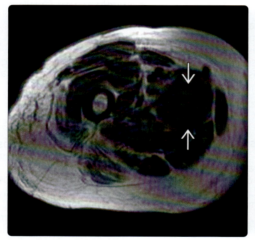 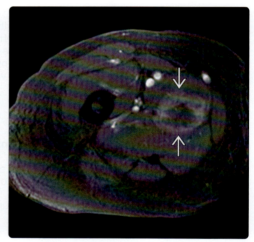

(**À esquerda**) *RM T1WI axial no mesmo paciente 1 ano após a quimioterapia mostra leve aumento no tamanho da massa lobulada na coxa medial ➡.* (**À direita**) *RM T2WI FS axial no mesmo paciente 1 ano após quimioterapia mostra intensidade de sinal mista, de alta a baixa, do fibrossarcoma ainda viável e aumentando ➡. A doença metastática para partes moles, também presente neste paciente, é incomum. Tumor metastático geralmente envolve os pulmões e o esqueleto axial.*

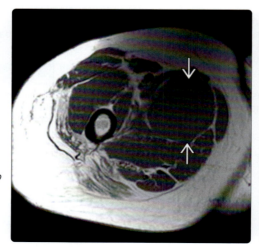 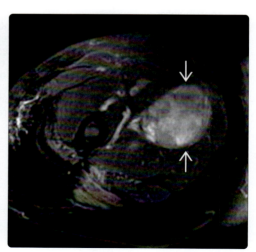

Fibrossarcoma: Partes Moles

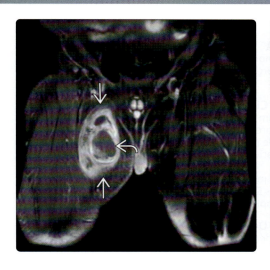 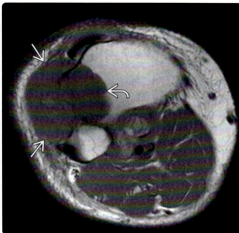

(À esquerda) *RM T1WI C+ FS coronal mostra grande massa heterogeneamente realçada ➡ com grandes áreas de necrose ➡ centrada no compartimento adutor direito da coxa.* (À direita) *RM T1WI axial mostra massa de partes moles ➡ na região superior da perna com intensidade de sinal semelhante ao músculo, com invasão da tíbia ➡. Isto é provavelmente invasão secundária, em oposição ao envolvimento ósseo primário, pois a maior parte do tumor se encontra fora do osso e os sintomas clínicos apareceram tardiamente no curso da doença.*

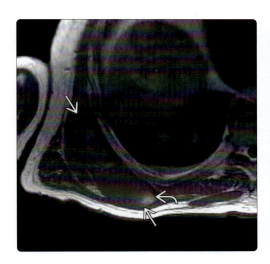 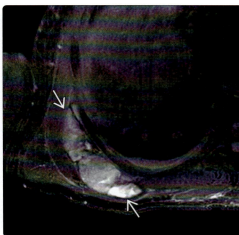

(À esquerda) *RM T1WI axial mostra grande massa heterogênea de partes moles ➡ na parede torácica posterolateral. A massa é predominantemente isointensa ao músculo, embora haja uma região localizada perifericamente de alto de sinal de hemorragia ➡.* (À direita) *RM T2WI FS axial mostra heterogeneidade da massa lentiforme da parede torácica ➡ localizada distal à ponta escapular. A intensidade de sinal da massa varia de sinal baixo na borda a sinal hiperintenso semelhante a fluido. O tronco é a segunda localização mais comum de fibrossarcoma.*

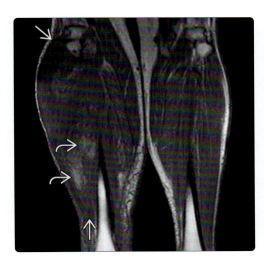 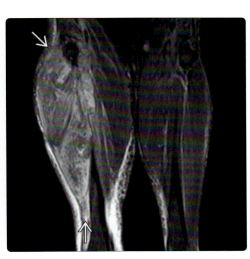

(À esquerda) *RM T1WI coronal mostra tumor ➡ na panturrilha se estendendo da linha de articulação do joelho até o nível do terço distal da diáfise tibial. Regiões de sinal alto T1 dentro da massa são decorrentes de hemorragia ➡.* (À direita) *RM STIR coronal no mesmo paciente mostra tamanho e extensão do tumor ➡ muito grande. A intensidade de sinal é heterogênea, mas falta alteração macroscópica cística ou necrótica, apesar da grande área de envolvimento. Muitos sarcomas de partes moles poderiam ter aparência semelhante.*

Mixofibrossarcoma

DADOS PRINCIPAIS

TERMINOLOGIA
- Sarcoma fibroblástico comum de partes moles envolvendo pacientes idosos, com ampla variação de aparência, dependendo da celularidade e conteúdo mixoide

IMAGENS
- Localização subcutânea > intramuscular
  - Extremidade inferior > extremidade superior > > tronco
- Atenuação da TC menor que a muscular em lesões de baixo grau com alto conteúdo mixoide
  - Atenuação semelhante à do músculo com grau ↑
- Achados na RM
  - Lesões de baixo grau, com alto conteúdo mixoide → homogêneas, baixas em T1, altas em T2, nível baixo de realce
    - Pode imitar cisto ou hematoma antigo, se realce fraco não for apreciado
  - Lesões de alto grau, alta celularidade → heterogêneas, intermediárias em T1, altas em T2, realce intenso
    - ± hemorragia, necrose

PATOLOGIA
- Espectro morfológico das lesões de hipo a hipercelulares com proporções variáveis de material mixoide e septos fibrosos

QUESTÕES CLÍNICAS
- Mais comum entre a 6ª e a 8ª décadas de vida
  - Ligeira predileção masculina
- Alta taxa de recorrência local (38%-79%)
  - Significativa, mesmo com tumores superficiais de baixo grau
- Fatores de mau prognóstico: necrose > 10%, tamanho > 5 cm, < 75% tecido mixoide, > 20 mitoses por 10 HPF, incompleta ressecção inicial

CHECKLIST DO DIAGNÓSTICO
- Lesões podem ter aparência tipo cisto com realce central muito sutil
  - Observar qualquer sinal de alerta (bandeira vermelha) para evitar interpretação incorreta como lesão benigna

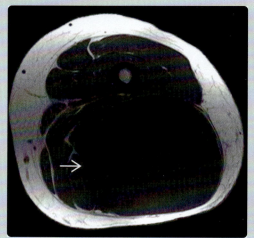 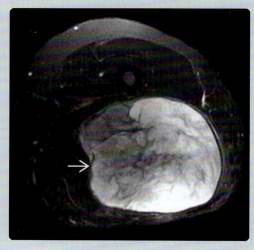

(À esquerda) RM T1WI axial mostra massa muito grande de partes moles ➡ no compartimento posterior da coxa. A massa apresenta intensidade de sinal ligeiramente heterogênea inferior à do músculo esquelético. Não havia adenopatia ou evidência de metástases distantes. (À direita) RM T2WI FS axial no mesmo paciente mostra heterogeneidade da massa de partes moles ➡ no compartimento posterior da coxa. A massa apresenta intensidade de sinal predominantemente alta com regiões septos fibrosos de sinal baixo linear. Este tumor de alto grau era doloroso.

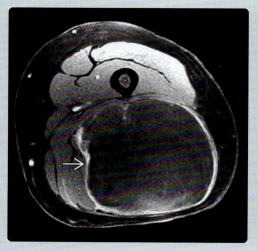 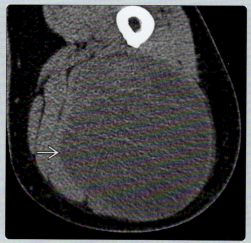

(À esquerda) RM T1WI C+ FS axial no mesmo paciente mostra massa ➡ com leve realce nodular periférico com nível muito baixo de realce interno. A relativa escassez de realce central é típica e é secundária ao grande componente mixoide deste tumor. (À direita) TCSC axial no mesmo paciente mostra massa ➡ com baixa atenuação levemente heterogênea. O contorno mais arredondado da lesão na imagem de TC foi devido ao fato de o paciente estar em posição prona para biopsia.

Mixofibrossarcoma

TERMINOLOGIA

Sinônimos
- Histiocitoma fibromixoide maligno; fibrossarcoma, tipo mixoide

Definição
- Sarcoma fibroblástico comum de partes moles envolvendo pacientes idosos, com ampla variação de aparência, dependendo da celularidade e do conteúdo mixoide
  - Reclassificado como entidade distinta pelo OMS em 2002
  - Anteriormente uma variante do histiocitoma fibroso
  - Não é a mesma entidade que o sarcoma fibromixoide

IMAGENS

Características Gerais
- Localização
  - Subcutânea > intramuscular
  - Extremidade inferior > extremidade superior > > tronco > cabeça e pescoço
    - Deve-se excluir lipossarcoma desdiferenciado se encontrado no peritônio

Achados na Radiografia
- Massa de partes moles inespecífica
- Sem matriz calcificada ou envolvimento ósseo

Achados na TC
- Atenuação inferior ao músculo com lesões de baixo grau com alto conteúdo mixoide
- Atenuação semelhante ao do músculo com lesões de grau mais alto

Achados na RM
- Lesões de baixo grau, com alto conteúdo mixoide → homogêneas, baixas em T1, altas em T2, leve realce
  - Pode imitar cisto ou hematoma antigo se fraco realce não é apreciado
- Lesões de alto grau, alta celularidade → heterogêneas, intermediárias em T1, altas em T2, intenso realce
  - ± hemorragia, necrose
- Aparência infiltrativa = ↑ risco de recorrência focal
- Padrão tipo cauda em T2 e imagem pós-contraste apresentam 64% a 77% de sensibilidade de e 74% a 90% de especificidade
  - Extensão do tumor fascial curvilíneo
  - Mais frequentemente observado em lesões superficiais

DIAGNÓSTICO DIFERENCIAL

Sarcoma Fibromixoide de Baixo Grau
- Idade mais jovem do paciente
- Mais provável de ser encontrado no músculo

Lipossarcoma, Mixoide
- Adultos de meia-idade
- Localização profunda na coxa é mais comum
- Contém lipoblastos

Fasciíte Nodular
- Massa dolorosa de crescimento rápido em paciente de meia-idade
- Encontrada aderente à fáscia
- Mitoses podem ser confundidas com malignidade

Mixoma Intramuscular
- Localizado dentro do músculo
- Ausência de vasos centrais curvilíneos
- Menos mitoses

PATOLOGIA

Características Patológicas e Cirúrgicas Macroscópicas
- Subcutâneo → massa multinodular gelatinosa
- Profundo → massa firme, solitária infiltrativa

Características Microscópicas
- Espectro morfológico das lesões de hipo a hipercelular com variável proporção de material mixoide e septos fibrosos
  - Baixo grau → hipocelular, células fusiformes em proeminente estroma mixoide, raras mitoses
  - Alto grau → hipercelular, células pleomórficas, necrose, hemorragia, numerosas mitoses
- Capilares alongados com células alinhadas ao longo dos vasos
- Forte mancha positiva para vimentina
- Ausência de lipoblastos verdadeiros observados no lipossarcoma mixoide

QUESTÕES CLÍNICAS

Apresentação
- Sinais/sintomas mais comuns
  - Massa indolor, de crescimento lento

Demografia
- Idade
  - Mais comum entre a 6ª e a 8ª décadas de vida
  - Rara < 20 anos
- Gênero
  - Ligeira predileção masculina
- Epidemiologia
  - Tipo comum de sarcoma em idosos

Histórico Natural e Prognóstico
- Alta taxa de recorrência local (38%-79%)
  - Significativo, mesmo com lesões de baixo grau
- Lesões de alto grau estão associadas a maior mortalidade
  - Fatores de mau prognóstico: necrose > 10%, tamanho > 5 cm, < 75% de tecido mixoide, > 20 mitoses por HPF, ressecção inicial incompleta

Tratamento
- Excisão cirúrgica completa com amplas margens

CHECKLIST DO DIAGNÓSTICO

Dicas para Interpretação de Imagens
- Lesões podem ter aparência tipo cisto com realce central muito sutil
  - Não interpretar incorretamente como lesão benigna

REFERÊNCIAS

1. Kikuta K, et al: An analysis of factors related to the tail-like pattern of myxofibrosarcoma seen on MRI, Skeletal Radiol. 44(1):55-62, 2015.
2. Lefkowitz RA, et al: Myxofibrosarcoma: prevalence and diagnostic value of the "tail sign" on magnetic resonance imaging, Skeletal Radiol. 42(6):809-818, 2013.

Mixofibrossarcoma

(**À esquerda**) *RM T1WI axial mostra típico mixofibrossarcoma ➡ em um homem de 71 anos de idade. Esta massa subclavicular indolor, de crescimento lento mostra leve sinal baixo em T1 não homogêneo. Esta massa está anterior e encosta no músculo omo-hióideo ➡. (**À direita**) RM T2WI FS axial no mesmo paciente mostra massa ➡ com leve sinal alto não homogêneo. Não há linfadenopatia ou metástase distante. A localização subcutânea é um achado típico.*

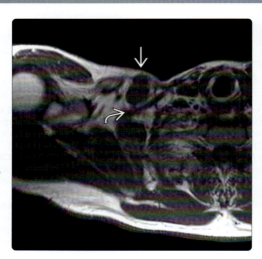 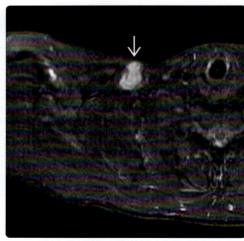

(**À esquerda**) *RM T1WI C+ FS axial no mesmo paciente mostra realce predominantemente como uma fina borda periférica com apenas leve realce central da massa ➡. Mesmo com hiporrealce da porção central da lesão, esta é ainda uma lesão de alto grau. (**À direita**) RM T1WI axial mostra grande massa arredondada ➡ no músculo adutor longo da coxa. A massa é ligeiramente heterogênea, com áreas de isointensas a minimamente hiperintensas ao músculo esquelético.*

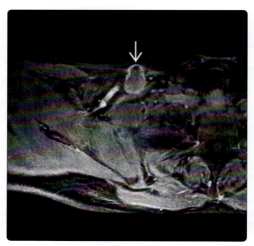 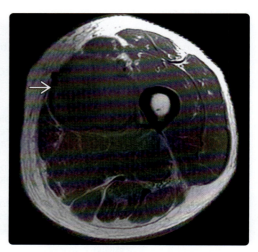

(**À esquerda**) *RM T2WI FS axial no mesmo paciente mostra massa lobulada ➡ com sinal alto heterogêneo com regiões irregulares de sinal baixo. Leve edema ➡ circunda a lesão. (**À direita**) RM T1WI C+ FS axial no mesmo paciente um tanto inexpressivo, com baixo nível de realce que é proeminente na periferia da massa ➡. Esta lesão poderia ser confundida com um hematoma ou com um mixoma intramuscular se o realce central fosse mal interpretado ou desconsiderado.*

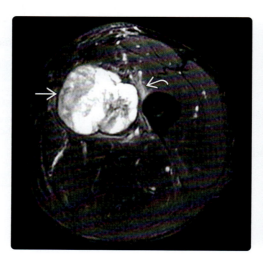 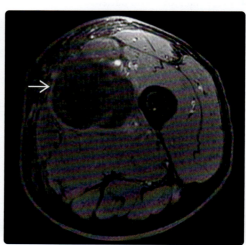

Mixofibrossarcoma

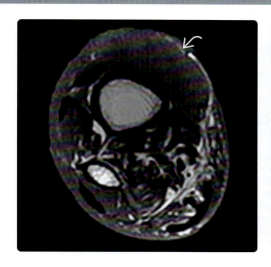 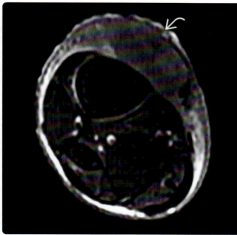

(À esquerda) RM T1WI axial mostra massa lobulada subcutânea ➡ de crescimento lento na região inferior da perna de uma mulher de 82 anos de idade. A massa apresenta sinal homogêneo intensamente semelhante ao músculo. A massa encosta no córtex anteromedial da tíbia, mas não o invade. (À direita) RM T2WI FS axial no mesmo paciente mostra que a massa ➡ é ligeiramente hiperintensa ao músculo e predominantemente homogênea, com poucos focos dispersos de hipointensidade em T2.

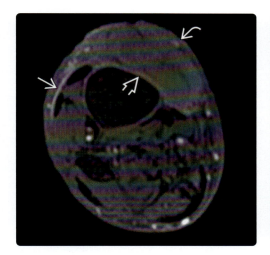 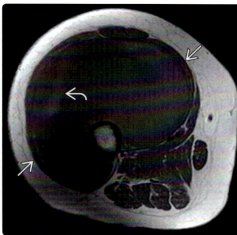

(À esquerda) RM T1WI C+ FS axial no mesmo paciente mostra realce moderado e difuso da massa ➡. A fáscia do compartimento anterior ➡ e o periósteo tibial ➡ também mostram leve realce. (À direita) RM T1WI axial mostra grande massa ➡ no músculo vasto intermédio da coxa. A maioria da massa tem intensidade de sinal inferior à do músculo sugerindo fluido ou tecido mixoide. Uma área com sinal mais alto ➡, provavelmente representando hemorragia, está presente próxima à periferia.

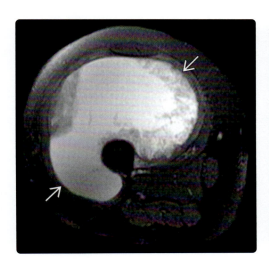 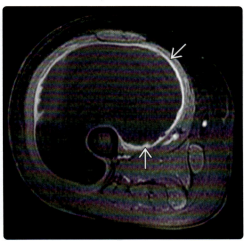

(À esquerda) RM T2WI FS axial no mesmo paciente mostra a maioria da massa ➡ com sinal alto e ligeira heterogeneidade periférica. (À direita) RM T1WI C+ FS axial no mesmo paciente mostra realce periférico nodular da massa ➡, sugerindo malignidade. O leve realce central, combinado com característicos sinais em T1 e T2 semelhantes ao fluido, sugere tecido mixoide. Se uma sequência realçada não foi obtida, isto pode ser confundido com hematoma crônico.

Sarcoma Fibromixoide de Baixo Grau

DADOS PRINCIPAIS

TERMINOLOGIA
- Rara variante de fibrossarcoma maligno encontrado em adultos jovens e de meia-idade com aparência histológica enganosamente branda

IMAGENS
- Localização subfascial > > subcutânea > dérmica
- Extremidade inferior > parede torácica/axila > ombro > região inguinal > nádegas
  - Localização mais comum é a coxa
  - Geralmente entre 8 e 12 cm
- Massa de partes moles intramuscular com atenuação semelhante e inferior à do músculo na TC
- Sinal ligeiramente heterogêneo em RM baixo em T1 e alto em T2
  - Realce heterogêneo
- Pode conter região sem realce por degeneração cística ou tecido mixoide hiporrealçado
  - Sem necrose ou hemorragia

PATOLOGIA
- Massa bem circunscrita, branco-amarelada com infiltração microscópica
- Células fusiformes brandas em espirais com regiões fibrosas e mixoides, poucas mitoses

QUESTÕES CLÍNICAS
- Massa de partes moles indolor, de aumento muito lento
  - 15% com > 5 anos de crescimento antes da apresentação
- Adultos jovens, idade média de 34 anos
  - 19% são < 18 anos
  - Relato de distribuição igual de gênero, com leve predominância masculina
- Recorrência local em 9%
- Metástase em 6%, pode ser adiada por décadas
  - Preferencialmente se espalha para pulmão e pleura
- Taxa de mortalidade: 2%
- Ampla excisão cirúrgica e acompanhamento ao longo da vida

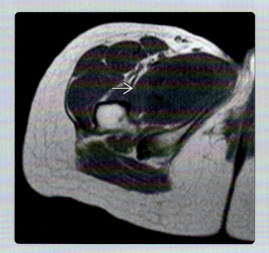
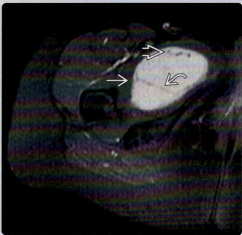

(À esquerda) RM T1WI axial mostra massa heterogênea, de iso a hipointensa ➡ no músculo adutor breve direito. Regiões de tecido mixoide e degeneração cística apresentam intensidade de sinal inferior ao músculo esquelético. Este sinal baixo pode também ser observado em áreas de necrose, incomum neste diagnóstico. (À direita) RM T2WI FS axial no mesmo paciente mostra massa ➡ com sinal predominantemente alto e baixo na septação ➡ e focos pontilhados ➡. As partes moles profundas da coxa é a localização mais comum.

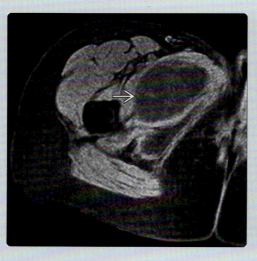
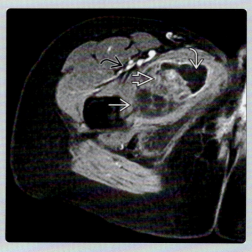

(À esquerda) RM T1WI FS axial no mesmo paciente, obtida antes do gadolínio IV, mostra massa ➡ heterogeneamente hipointensa em relação ao músculo. (À direita) RM T1WI C+ FS axial mostra massa ➡ regiões mixoides solidamente realçadas ➡ e sem ou hiporrealçadas ➡. Não havia envolvimento das estruturas neurovasculares adjacentes ➡. Outros tumores mixoides, como lipossarcoma mixoide e mixofibrossarcoma, podem apresentar características semelhantes nas imagens da RM.

Sarcoma Fibromixoide de Baixo Grau

TERMINOLOGIA

Sinônimos
- Fibrossarcoma, tipo fibromixoide; tumor hialinizante de célula fusiforme com rosetas gigantes

Definição
- Rara variante do fibrossarcoma maligno encontrado em adultos jovens e de meia-idade com aparência histológica enganosamente branda

IMAGENS

Características Gerais
- Localização
  - Localização subfascial > > subcutânea > dérmica
  - Extremidade inferior > parede torácica/axila > ombro > região inguinal > nádegas
    - Localização mais comum é a coxa
    - Cabeça e retroperitônio são incomuns
- Tamanho
  - Geralmente de 8 a 12 cm
- Morfologia
  - Massa lobulada de partes moles

Recomendações para Aquisição de Imagens
- Orientações de protocolo
  - RM realçada com gadolínio direciona biopsia para região mais sólida do tumor

Achados na TC
- Massa de partes moles intramuscular com atenuação semelhante ou inferior à do músculo

Achados na RM
- Sinal baixo levemente heterogêneo em T1 e alto em T2
- Realce heterogêneo
  - Pode conter regiões sem realce de degeneração cística ou tecido mixoide não realçado
  - Padrão giriforme de realce e regiões hiperintensas foram descritas
- Sem necrose e hemorragia

DIAGNÓSTICO DIFERENCIAL

Mixofibrossarcoma
- Pacientes idosos
- Localização subcutânea > intramuscular
- Aparência mais homogênea nas imagens
- Menos probabilidade de metástase

Lipossarcoma, Mixoide
- Pode ter aparência de imagem semelhante quando conteúdo de gordura não for visível
- Faixa etária e localização anatômica semelhantes
- Contém lipoblastos

Mixoma Intramuscular, Celular
- Aparência de imagem mais homogênea
- Borda periférica de gordura e edema circundante

Fasciíte, Nodular
- Idade de paciente semelhante
- Massa dolorosa, de crescimento rápido aderente à fáscia
- Pode conter algumas áreas histologicamente semelhantes

Lipossarcoma, Célula Fusiforme
- Localização subcutânea
- Células fusiformes uniformes em orientação paralela
- Contém lipoblastos
- Muito raro

PATOLOGIA

Características Patológicas e Cirúrgicas Macroscópicas
- Massa brilhante branco-amarelada
- Bem circunscrita, embora microscopicamente infiltrativa

Características Microscópicas
- Células fusiformes brandas em espirais com regiões fibrosas e mixoides, poucas mitoses
  - Proeminentes vasos nas regiões mixoides
  - 10% a 20% apresentam focos de grau intermediário de fibrossarcoma
  - 40% apresentam rosetas de colágeno delimitadas por fibroblastos epitelioides
- Mancha de vimentina positiva
- Manchas de desmina, proteína S100, citoqueratina, CD34 e antígeno de membrana epitelial negativas
- Expressão MUC4 é um marcador imuno-histoquímico altamente sensível e específico

QUESTÕES CLÍNICAS

Apresentação
- Sinais/sintomas mais comuns
  - Massa de partes moles indolor, de crescimento muito lento
    - 15% com > 5 anos de crescimento antes da apresentação

Demografia
- Idade
  - Adultos jovens, idade média de 34 anos
    - 19% são <18 anos
- Gênero
  - Relato de distribuição igual, com ligeira predominância masculina

Histórico Natural e Prognóstico
- Recorrência local em 9%
- Metástase em 6% pode ser adiada por décadas
  - Preferencialmente se espalha para pulmão e pleura
- Taxa de mortalidade: 2%
- Estudos iniciais superestimaram a agressividade decorrente de diagnóstico primário incorreto como lesão benigna

Tratamento
- Ampla excisão cirúrgica com acompanhamento ao longo da vida

REFERÊNCIAS

1. Yamashita H, et al: Intramuscular myxoma of the buttock mimicking lowgrade fibromyxoid sarcoma: diagnostic usefulness of MUC4 expression, Skeletal Radiol. 42(10):1475-1479, 2013.
2. Hwang S, et al: Imaging features of low-grade fibromyxoid sarcoma (Evans tumor), Skeletal Radiol. 41(10):1263-1272, 2012.
3. Weiss SW, et al: Fibrosarcoma.. In Weiss SW, et al, editor: Enzinger and Weiss' Soft Tissue Tumors., 5th ed., Philadelphia: Elsevier. 316-25, 2008.
4. Kransdorf MJ, et al: Malignant fibrous and fibrohistiocytic tumors. In Kransdorf MJ, et al, editor: Imaging of Soft Tissue Tumors, 2nd ed., Philadelphia: Lippincott Williams & Wilkins. 276, 2006.
5. Folpe A, et al: Low grade fibromyxoid sarcoma.. In Fletcher CDM, et al, editor: World Health Organization Classification of Tumours. Pathology and Genetics of Tumours of Soft Tissue and Bone, Lyon: IARC Press. 104-105, 2002.

Fibrossarcoma Epitelioide Esclerosante

DADOS PRINCIPAIS

TERMINOLOGIA
- Variante rara de fibrossarcoma que é histologicamente semelhante ao carcinoma pouco diferenciado e linfoma esclerosante

IMAGENS
- Intramuscular, extremidade inferior > tronco > extremidade superior > cabeça e pescoço
  - Raramente invade osso subjacente
  - 2 a 22 cm de tamanho (média: 7-10 cm)
- Atenuação semelhante à do músculo na TC
  - Focos de degeneração mixoide ou cística de baixa atenuação; necrose é incomum
  - Pode conter calcificação
- Maioria das lesões é heterogeneamente isointensa ao músculo em RM em T1W1 e hiperintensa ao músculo em T2WI Sinal ligeiramente heterogêneo em RM baixo em T1 e alto em T2
  - Focos geográficos de sinal baixo em RM T1WI e T2WI são achados mais distintivos

PATOLOGIA
- Frequentemente aparece bem circunscrito, mas é histologicamente infiltrativo
- Proeminente estroma denso, hialinizado com variável padrão de cordões ou ninhos de células tipo epitelioides
  - Regiões microscópicas de necrose em até 33%
- Baixa celularidade pode imitar lesão benigna

QUESTÕES CLÍNICAS
- Massa profunda de partes moles, de crescimento lento
  - Dolorosa em 33%
- >50% com recorrência local
- 43% com doença metastática, geralmente entre 5 e 8 anos
  - Pulmão, osso e pleura/parede torácica
- Taxa de mortalidade de 50%
- Tratamento com ampla excisão cirúrgica
  - Radioterapia adjuvante é frequentemente utilizada

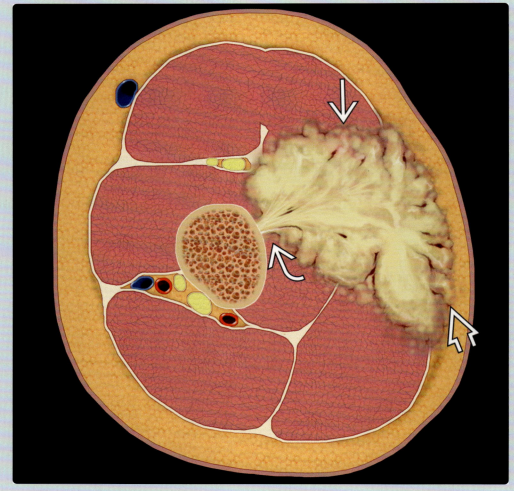

Gráfico axial da região superior do braço mostra massa lobulada, infiltrativa ➡ centrada intramuscularmente, mas se estende para envolver a gordura subcutânea ➡ e encosta no osso subjacente ➡. O denso estroma fibro colágeno destas lesões dá a estas uma superfície de corte firme, esbranquiçada.

Fibrossarcoma Epitelioide Esclerosante

TERMINOLOGIA

Definição
- Variante rara de fibrossarcoma histologicamente semelhante ao carcinoma pouco diferenciado e ao linfoma esclerosante

IMAGENS

Características Gerais
- Melhor dica para diagnóstico
  - Massa de partes moles profunda de circunscrita a infiltrativa com regiões geográficas de sinal baixo em RM T1WI e T2WI
- Localização
  - Intramuscular, extremidade inferior > tronco > extremidade superior > cabeça e pescoço
  - Raro em pelve, retroperitônio, osso e ovário
- Tamanho
  - 2 a 22 cm de tamanho (média: 7-10 cm)
- Morfologia
  - Massa lobulada ou multinodular

Achados na Radiografia
- Raramente invade osso subjacente

Achados na TC
- Massa profunda com atenuação semelhante à do músculo
  - Regiões de baixa atenuação do tecido mixoide ou degeneração cística
- Pode conter calcificação

Achados na RM
- Maioria das lesões é heterogeneamente isointensa ao músculo em RM T1WI e hiperintensa ao músculo em RM T2WI
  - Focos geográficos de sinal baixo em RM T1WI e T2WI são achados mais distintivos, mas não específicos

Achados na Medicina Nuclear
- PET/TC mostra variabilidade anormal de acúmulo de FDG em pequenas séries
  - Estreitamente relacionado com características histopatológicas de agressividade

DIAGNÓSTICO DIFERENCIAL

Adenocarcinoma Indiferenciado
- Imunorreatividade positiva para antígeno da membrana epitelial pode também estar presente com fibrossarcoma epitelioide esclerosante
- Pode não ser possível diferenciar histologicamente

Sarcoma Sinovial
- Predileção por regiões periarticulares
- Semelhante demografia do paciente
- Estudos citogenéticos podem auxiliar na identificação

Linfoma Esclerosante
- Imunorreatividade positiva para antígeno comum de leucócitos, que não estão presentes com fibrossarcoma epitelioide esclerosante

Tumor Maligno da Bainha de Nervo Periférico
- Contínuo com nervo ou bainha de nervo
- Sinal baixo central na RM pode ter aparência semelhante

PATOLOGIA

Características Patológicas e Cirúrgicas Macroscópicas
- Massa firme com superfície de corte esbranquiçada
- Aparece bem circunscrita, mas é histologicamente infiltrativa

Características Microscópicas
- Proeminente estroma denso, hialinizado com variável padrão em cordões ou ninhos de células com aparência epitelioide
  - Margens dos tumores invasivas
  - Vasos podem ser semelhantes ao hemangiopericitoma
  - Taxa mitótica variável: de muito baixa a > 5 por 10 HPF
  - Pode conter regiões mixoides, degeneração cística, osso metaplásico e calcificação
  - Regiões microscópicas de necrose em até 33%
- Aparência pode ser semelhante ao linfoma esclerosante, mixofibrossarcoma e carcinoma pouco diferenciado
  - Baixa celularidade pode imitar lesão benigna
- Forte mancha de vimentina positiva
- 50% de antígeno de membrana epitelial fracamente positivos

QUESTÕES CLÍNICAS

Apresentação
- Sinais/sintomas mais comuns
  - Massa profunda de partes moles, de crescimento lento
    - Dolorosa em 33%

Demografia
- Idade
  - Adolescentes a idosos, idade média: 45 anos
- Gênero
  - Leve predominância masculina
- Epidemiologia
  - Variante de fibrossarcoma muito rara

Histórico Natural e Prognóstico
- Tumor altamente agressivo
  - >50% de recorrência local
  - 43% com doença metastática, geralmente 5 a 8 anos
    - Pulmão, osso e pleura/parede torácica
  - Taxa de mortalidade de 50%
- Prognóstico pior se cabeça e pescoço estiverem envolvidos

Tratamento
- Ampla excisão cirúrgica
  - Radioterapia adjuvante frequentemente utilizada

REFERÊNCIAS

1. Righi A, et al: Sclerosing epithelioid fibrosarcoma of the thigh: report of two cases with synchronous bone metastases, Virchows Arch. 467(3):339-344, 2015.
2. Luo Y, et al: ^{18}F-fluorodeoxyglucose PET/CT features and correlations with histopathologic characteristics in sclerosing epithelioid fibrosarcoma, Int J Clin Exp Pathol. 7(10):7278-7285, 2014.
3. Ossendorf C, et al: Sclerosing epithelioid fibrosarcoma: case presentation and a systematic review, Clin Orthop Relat Res. 466(6):1485-1491, 2008.
4. Weiss SW, et al: Fibrosarcoma.. In Weiss SW, et al, editor: Enzinger and Weiss' Soft Tissue Tumors., 5th ed., Philadelphia: Elsevier. 310-2, 2008.
5. Kransdorf MJ, et al: Malignant fibrous and fibrohistiocytic tumors. In Kransdorf MJ, et al, editor: Imaging of Soft Tissue Tumors, 2nd ed., Philadelphia: Lippincott Williams & Wilkins. 276, 2006.

Fibrossarcoma Epitelioide Esclerosante

(À esquerda) *RM T1WI axial mostra massa axilar arredondada ➡ com intensidade de sinal semelhante à do músculo esquelético.* (À direita) *RM T1WI axial obtida ligeiramente distal à imagem anterior mostra massa axilar arredondada ➡ entre o eixo umeral proximal e a gaiola da costela, sem evidência de invasão óssea subjacente. Esta massa estava envolvendo porções do plexo braquial, explicando o relato de dor progressiva e fraqueza dos braços do paciente. A maioria destas lesões é indolor.*

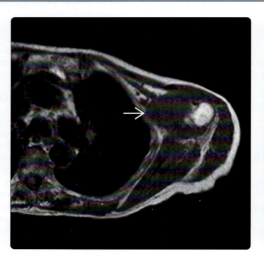
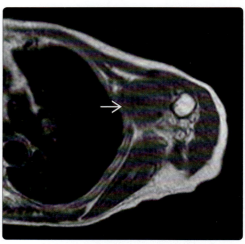

(À esquerda) *RM STIR axial mostra massa ➡ predominantemente hiperintensa, mas contendo regiões geográficas de hipointensidade ➡. Estas regiões de baixa intensidade não são específicas para este diagnóstico, mas são os achados mais distintivos desta massa de partes moles inespecífica.* (À direita) *RM STIR axial obtida ligeiramente distal à imagem anterior mostra massa ➡ de hiperintenso sinal periférico com intensidade de sinal baixa no centro ➡. Margens infiltrativas e circundando o edema ➡ também são evidentes.*

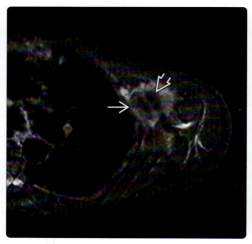
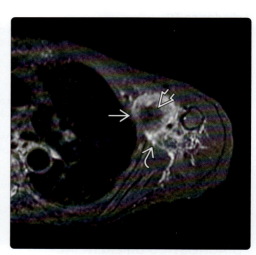

(À esquerda) *TCCC axial mostra massa axilar ➡ de densidade semelhante ao músculo e profunda ao músculo peitoral maior ➡. A massa desloca posteriormente a artéria subclávia esquerda ➡.* (À direita) *TCCC axial obtida ligeiramente distal à imagem anterior mostra massa ➡ envolvendo pequenos vasos sanguíneos ➡. Embora esta lesão possa parecer relativamente bem circunscrita na TC, as margens destas lesões são, geralmente, bastante infiltrativas. O prognóstico é ruim em razão de recorrência local e metástases.*

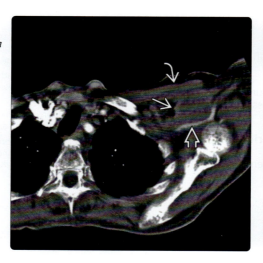
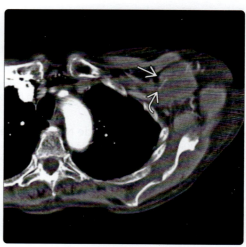

Fibrossarcoma Epitelioide Esclerosante

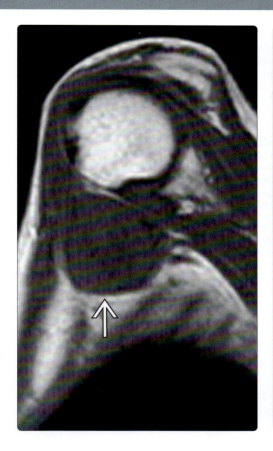
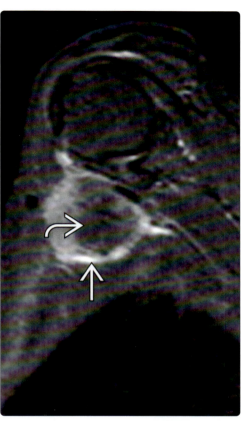

(À esquerda) *RM T1WI oblíqua sagital mostra massa axilar arredondada ➡ de intensidade de sinal semelhante ao músculo esquelético. Nenhuma invasão local é evidente.* (À direita) *RM STIR oblíqua sagital mostra massa axilar arredondada ➡ predominantemente hiperintensa ao músculo esquelético, com regiões geográficas centrais de hipointensidade ➡. Esta hipointensidade é frequentemente observada no fibrossarcoma epitelioide esclerosante, mas não é específica. Pode ser reminiscente do sinal-alvo em tumores da bainha de nervo periférico.*

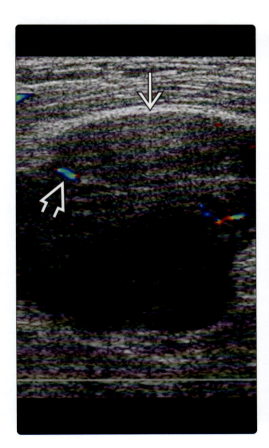
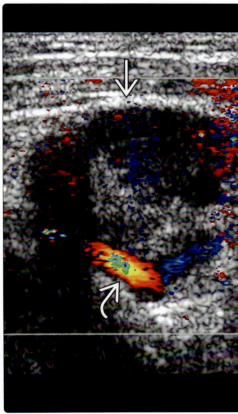

(À esquerda) *Ultrassonografia com Doppler longitudinal mostra massa lobulada ➡, de ecogenicidade mista, com leve fluxo sanguíneo interno ➡.* (À direita) *Ultrassonografia com Doppler longitudinal obtida ligeiramente mais proximal que a imagem anterior mostra ecogenicidade mista mais proeminente da massa ➡ que a observada em imagem anterior. Uma porção da artéria axilar esquerda ➡ está visível encontrando-se profundamente à massa.*

Tumor de Célula Gigante da Bainha do Tendão

DADOS PRINCIPAIS

TERMINOLOGIA
- Também conhecido por tumor tenossinovial de célula gigante, tipo localizado; tenossinovite nodular
- Proliferação sinovial benigna dentro da bainha do tendão, mais comumente envolvendo dedos
  - Representa a mesma entidade patológica da sinovite vilonodular pigmentada (SVNP)

IMAGENS
- 85% nos dedos
- Abundância de partes moles inespecífica nas radiografias
  - Erosão cortical adjacente em 10% a 28%
  - Reação periosteal, invasão intraóssea e alteração cística/degenerativa são incomuns
  - Calcificação e metaplasia condroide são incomuns
- Massa lobulada com intensidade de sinal de baixa a intermediária em RM T1WI e T2WI
  - ± septações fibrosas hipointensas
  - Ausência de edema circundante
- Focos "*bloom*" de hemossiderina de sinal baixo em imagem de gradiente-eco
- Realce intenso que pode ser heterogêneo

PATOLOGIA
- Etiologia controversa: processo neoplásico é suportado por anomalias cromossômicas e crescimento autônomo da lesão

QUESTÕES CLÍNICAS
- Idade: 30 a 50 anos (pico: 40-50)
  - Predominância ligeiramente feminina (2:1)
- Massa indolor crescendo por semanas a anos
  - ± entorpecimento distal, limitação funcional
  - Relato de traumatismo anterior em 1% a 5%
- Tratamento com excisão cirúrgica
  - Recorrência local em 4% a 44%
  - Acompanhamento da recorrência local, probabilidade de apresentar várias recaídas; baixo potencial curativo cirúrgico

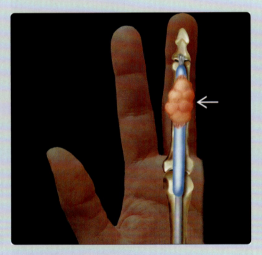
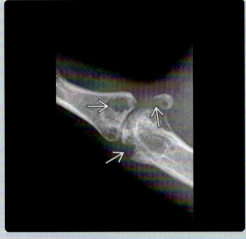

(À esquerda) *Gráfico coronal mostra tumor de célula gigante envolvendo a bainha do tendão do flexor do 3° dígito ➡. Lobulações características também estão presentes.* (À direita) *Radiografia oblíqua do polegar mostra proeminentes erosões ➡ do 1° metacarpal, adjacente à falange e até mesmo adjacente ao osso sesamoide. A aparência é de um processo com base na articulação. Entretanto, há também massa de partes moles inespecífica e, dada a localização, tumor de célula gigante da bainha do tendão (TCGBT) deve ser considerado.*

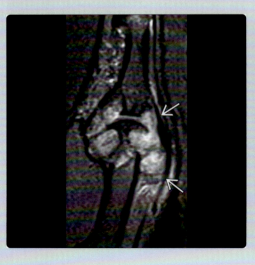
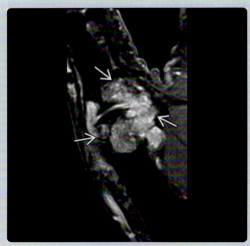

(À esquerda) *RM PD FS sagital, no mesmo paciente, mostra abaulamento do tendão extensor ➡, com massa intermediária/hiperintensa circundando esta estrutura e se estendendo para envolver e erodir ossos adjacentes. A morfologia é diagnóstica de tumor de célula gigante da bainha do tendão (TCGBT).* (À direita) *RM T1 C+ FS coronal, no mesmo caso, mostra massas nodulares intensamente realçadas ➡ causando erosão por pressão nos ossos adjacentes, refletindo as erosões observadas na radiografia. Achados são típicos de TCGBT.*

Tumor de Célula Gigante da Bainha do Tendão

TERMINOLOGIA

Abreviatura
- Tumor de célula gigante da bainha do tendão (TCGBT)

Sinônimos
- Tumor tenossinovial de célula gigante, tipo localizado; tenossinovite nodular

Definições
- Proliferação sinovial benigna dentro da bainha do tendão, mais comumente afetando os dedos
  - Mesma entidade patológica da sinovite vilonodular pigmentada (SVNP), mas em localização diferente

IMAGENS

Características Gerais
- Melhor dica para diagnóstico
  - Massa lobulada de partes moles imediatamente adjacente ao tendão
- Localização
  - Mão > punho > tornozelo/pé > joelho > cotovelo > quadril
  - 85% em dedos
    - Inicialmente relatado ter predileção por superfície volar/flexora
      - Estudos adicionais relataram igual distribuição volar e dorsal com outras localizações laterais e circunferenciais
    - Normalmente localizada superficialmente e próximo às articulações interfalangeanas
      - Origem menos comum profunda ao tendão (entre tendão e osso)
    - Dedos indicador e médio são mais comuns
  - Leve predominância para a mão direita
  - Ocasionalmente multifocal ao longo da bainha do tendão
- Tamanho
  - Geralmente pequeno (0,5-5 cm)
- Morfologia
  - Massa lobulada bem circunscrita
  - Lesões nos pés são maiores e mais irregulares que nas mãos

Achados na Radiografia
- Radiografia
  - Abundância de partes moles inespecífica
  - Erosão cortical adjacente em 10% a 28%
    - Alterações ósseas incomuns incluem reação periosteal, invasão intraóssea e alteração cística/degenerativa
  - Calcificação e metaplasia condroide são incomuns

Achados na RM
- T1WI
  - Massa lobulada com intensidade de sinal de hipointensa a intermediária
    - ± septações fibrosas hipointensas
    - ± sinal não homogêneo
    - ± erosão ou invasão óssea
  - Abaulamento/protuberância convexa da bainha do tendão em direção à pele
  - Extensão no plano longitudinal é mais proeminente
- T2WI
  - Intensidade de sinal não homogêneo de baixa a intermediária
    - ± septações fibrosas hipointensas
  - Focos de hemossiderina hipointensos
    - Focos hipointensos periféricos (± agrupados)
    - Pequenos focos hipointensos em toda a lesão
  - Ausência de edema circundante
- T2* GRE
  - Focos "bloom" de hemossiderina de sinal baixo em imagem de gradiente-eco
- T1WI C+
  - Realce intenso ± não homogeneidade

Recomendações para Aquisição de Imagens
- Melhor ferramenta para aquisição de imagens
  - RM para documentar tamanho, morfologia e extensão
- Orientações de protocolo
  - T1WI C+ pode ser útil para definir extensão do tumor, especialmente quando lesão apresentar sinal de intermediário a baixo em sequências ponderadas em T1 e sensíveis a fluido

Achados na Ultrassonografia
- Sólido, homogeneamente hipoecoico
- Fluxo sanguíneo interno visível no Doppler

Achados na Medicina Nuclear
- PET
  - Pode mostrar alto acúmulo de F-18 FDG, semelhante a neoplasia maligna

DIAGNÓSTICO DIFERENCIAL

Fibroma da Bainha do Tendão
- Localização e aparência semelhante na RM
  - Pode conter regiões onduladas de sinal baixo de colágeno
- Em geral, é realçado menos intensamente que o TCGBT

Cisto Ganglionar
- Parede final; lesão de intensidade de fluido próxima à articulação
- Hipointenso em T1WI
- Hiperintenso em sequências sensíveis a fluido
- Sem realce, exceto perifericamente

Hemangioma e Malformações Vasculares, Partes Moles
- Pouco circunscrito em comparação com o TCGBT
- Sinal de baixo a intermediário em T1WI
- Vasos serpiginosos hiperintensos em FS PD FSE
- Focos hipointensos secundários à hemossiderina

Corpo Estranho
- Intensidade de sinal intermediária da reação granulomatosa (T1WI e T2WI)
- Edema adjacente de tecido subcutâneo
- ± realce periférico tipo aro
- Gradiente-eco para enfatizar artefatos de suscetibilidade de corpos estranhos metálicos

Lipoma, Partes Moles
- Segue intensidade de sinal da gordura em todas as sequências de imagem
- ± septos finos
- Presença de nódulos ou realce deve sugerir tumor lipomatoso atípico ou lipossarcoma

Sarcoma Sinovial
- 15 a 35 anos de idade
- Estreita proximidade com as articulações, entretanto maioria é extra-articular na localização
- Calcificação em aproximadamente 1/3 dos casos
- É possível curso agressivo ao longo dos tendões
- Septações espessas são incomuns
- ± necrose central

Tumor de Célula Gigante da Bainha do Tendão

PATOLOGIA

Características Gerais
- Etiologia
  - Controversa: processo neoplásico suportado por anomalias cromossômicas e crescimento de lesão autônoma
  - Incialmente foi sugerido ser uma hiperplasia reativa ou regenerativa associada ao processo inflamatório em razão do histórico de traumatismo frequente e predileção pelos primeiros três dedos da mão direita
  - Outras teorias
    - Distúrbio do metabolismo de lipídio
    - Proliferação osteoclástica
    - Infecção
    - Distúrbios vasculares
    - Mecanismos imunológicos
    - Inflamação
    - Neoplasia
    - Distúrbios metabólicos
- Genética
  - Braço curto do cromossomo 1
    - Anomalias recorrentes (1;2)(p11;q35-36)
  - Relatos de vários outros parceiros de translocação

Estadiamento, Graduação e Classificação
- Sinovite nodular localizada e tipos difusos de SVNP
  - Tipo localizado é mais comum
  - Sinovite nodular reflete nódulo intra-articular solitário
  - Massa de partes moles, tipo difuso é extra-articular

Características Patológicas e Cirúrgicas Macroscópicas
- Massa lobulada, firme, bem circunscrita
  - Morfologia nodular e vilosa
- Regiões mosqueadas rosa-acinzentadas com amarelo ou castanho
- Sulcos ao longo da superfície podem ser secundários à pressão dos tendões adjacentes

Características Microscópicas
- Células mononucleadas arredondadas ou poligonais tipo sinoviais: histiócitos carregados de lipídios e células gigantes multinucleadas
  - Número variável de células gigantes, células inflamatórias, macrófagos espumosos e siderófagos
  - Células de xantoma contendo hemossiderina na periferia da lesão
  - Necrose é rara
- Atividade mitótica variável de 3 a 20 mitoses por 10 HPF

QUESTÕES CLÍNICAS

Apresentação
- Sinais/sintomas mais comuns
  - Massa geralmente indolor, de crescimento lento durante semanas a anos
  - Relato de traumatismo anterior em 1% a 5%
- Perfil clínico
  - Pode causar ocasional entorpecimento distal
  - Pode causar função limitada do dígito em decorrência do tamanho da lesão
  - Massa não transluminosa

Demografia
- Idade
  - 30 a 50 anos (pico: 40-50)
    - Rara < 10 ou > 60 anos
- Gênero
  - Ligeira predominância feminina (M:F = 1:2)
- Epidemiologia
  - 2ª massa mais comum da mão após o cisto ganglionar

Histórico Natural e Prognóstico
- Lesões de crescimento lento
- Estágio tardio = supercrescimento sinovial viloso exuberante e fortemente pigmentado
- Erosões ósseas relacionadas com hipervascularidade da lesão
- Complicações
  - Lesões satélites são comuns após ressecção incompleta
  - Punção de lesões pode semear o leito cirúrgico
  - Reconstrução do tendão pode ser necessária
  - Nenhuma degeneração maligna relatada
- Recorrência local em 4% a 44%

Tratamento
- Tratamento é excisão cirúrgica
  - Morfologia da lesão geralmente resulta em excisão marginal
  - Excisão completa pode ser difícil, dependendo da extensão
  - Desbridamento ósseo pode ser necessário
- Após a primeira recorrência, a taxa cirúrgica curativa diminui significativamente
- Investigação do uso de inibidores de tirosina quinase para potencial-alvo

CHECKLIST DO DIAGNÓSTICO

Considerar
- Invasão óssea verdadeira em vez da erosão focal não é típica e é sugestiva de neoplasia agressiva
- Edema reativa de partes moles é atípico
- T2* gradiente-eco para documentar hemossiderina

REFERÊNCIAS

1. Palmerini E, et al: Tenosynovial giant cell tumour/pigmented villonodular synovitis: Outcome of 294 patients before the era of kinase inhibitors, Eur J Cancer. ePub, 2014.
2. Bancroft LW, et al: Imaging of benign soft tissue tumors, Semin Musculoskelet Radiol. 17(2):156-167, 2013.
3. Zeinstra JS, et al: Multifocal giant cell tumor of the tendon sheath: case report and literature review, Skeletal Radiol. 42(3):447-450, 2013.
4. Fotiadis E, et al: Giant cell tumour of tendon sheath of the digits, A systematic review. Hand (N Y). 6(3):244-249, 2011.

Tumor de Célula Gigante da Bainha do Tendão

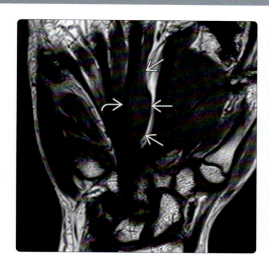
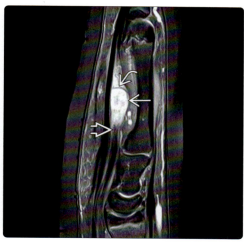

(À esquerda) RM T1 coronal em um paciente com massa palmar mostra tendão flexor ➡ inclinado em direção ulnar. O deslocamento do tendão é causado por massa alongada ➡ isointensa ao músculo. (À direita) RM PD FS sagital do mesmo paciente mostra massa ➡ hiperintensa de maneira não homogênea. Esta contém sinal baixo nos septos fibrosos ➡ e surge da bainha do tendão adjacente ➡. Todos estes achados são típicos de tumor de célula gigante da bainha do tendão.

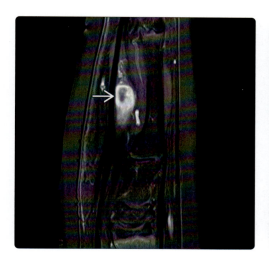
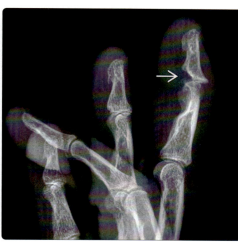

(À esquerda) RM T1 C+ FS sagital no mesmo paciente mostra lesão perifericamente realçada ➡ circundando material de sinal baixo. Não homogeneidade nas áreas realçadas pode ser observada no TCGBT. (À direita) Radiografia lateral mostra anomalia solitária no dígito de paciente de 58 anos de idade. Há aumento de partes moles ao redor da articulação IFD (interfalangeana distal), e uma única erosão bem marginada da falange distal ➡. Há uma leve subluxação dorsal na articulação, que pode levar a uma consideração de traumatismo, com reabsorção do fragmento volar da fratura.

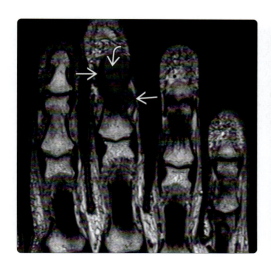
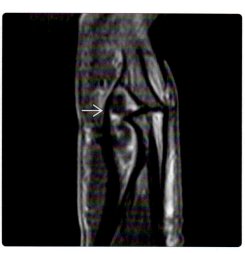

(À esquerda) RM T1 coronal no mesmo paciente mostra massa hipointensa, homogênea ➡ que contém um único septo ➡. Está no aspecto volar da articulação IFD. (À direita) RM T1 C+ FS sagital, mesmo paciente, mostra erosão de longa data, tendão flexor curvado ➡ e realce ao redor da massa ondulada hipointensa. Esta última sugere fibroma da bainha do tendão. Esta lesão é um diferencial, mas é menos comum que o TCGBT. Entretanto, na cirurgia esta lesão provou ser um TCGBT.

Tumor de Célula Gigante da Bainha do Tendão

(À esquerda) *RM T1 axial mostra massa de partes moles de intermediária a hipointensa ➡ surgindo da bainha do tendão do flexor longo do hálux no nível da articulação interfalangeana do dedão.* (À direita) *RM T2 FS axial no mesmo paciente mostra melhor a natureza lobulada da massa ➡. Observe o aumento de sinal em áreas centrais e periféricas de intensidade de sinal baixa correspondendo à deposição de hemossiderina.*

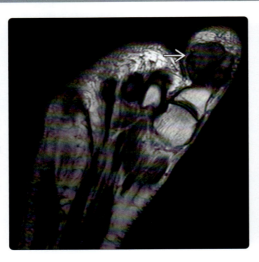
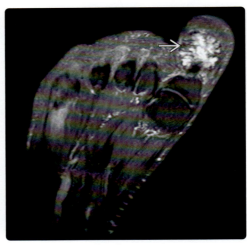

(À esquerda) *RM T1 C+ FS axial no mesmo paciente mostra realce intenso, não homogêneo da massa ➡. A borda periférica da lesão permanece baixa em sinal.* (À direita) *RM T1 C+ FS axial mostra grande massa de partes moles ➡ envolvendo a palma da mão, que se estende proximalmente do aspecto volar de um dedo. A massa é realçada heterogeneamente e circunda todos os tendões flexores no nível metacarpal proximal.*

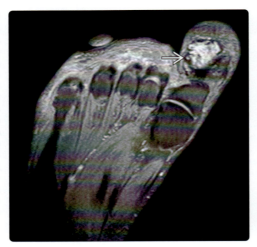
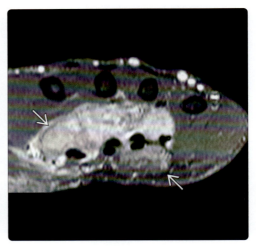

(À esquerda) *RM T1 C+ axial mostra ligeiro realce não homogêneo de um tumor de célula gigante da bainha do tendão ➡. A localização desta massa ao longo da superfície da bainha do tendão é típica.* (À direita) *RM T1WI C+ axial mostra intenso realce do tumor de célula gigante da bainha do tendão ➡ se originando entre o tendão e o osso. Esta é uma origem menos comum (profunda ao tendão).*

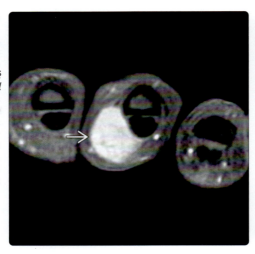
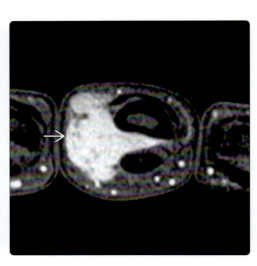

Tumor de Célula Gigante da Bainha do Tendão

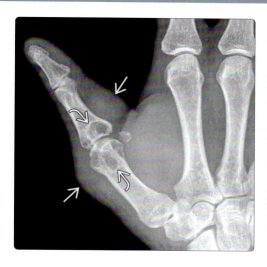
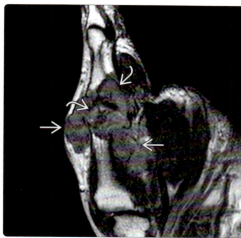

(À esquerda) Radiografia posteroanterior da mão mostra erosões ➡ em ambos os lados da articulação MCF (metacarpofalangeana) e aumento assimétrico de partes moles ➡. Esta proeminência assimétrica de partes moles sugere fortemente que o processo é a massa de partes moles causando erosão local. (À direita) RM T2 oblíqua mostra massa de partes moles ➡ ligeiramente hiperintensa em relação ao músculo adjacente, com septos dispersos e focos de sinal baixo. Erosão óssea ➡ é mostrada novamente. Não é incomum grandes lesões provocarem erosão de osso subjacente.

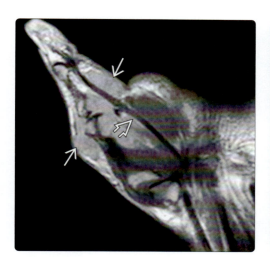
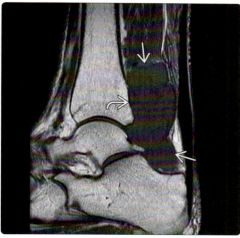

(À esquerda) RM T1 C+ sagital no mesmo paciente mostra massa ➡ difusamente realçada. Observe que a massa circunda o tendão flexor do polegar ➡. Neste caso particular, as erosões em ambos os lados da articulação estão potencialmente confusas, sugerindo um processo artrítico, mas a distribuição da massa deve dissuadir de um diagnóstico incorreto. (À direita) RM T1 sagital mostra grande massa de partes moles ➡ praticamente substituindo a almofada de gordura de Kager e causando leve erosão da tíbia posterior ➡. A massa é isointensa ao músculo.

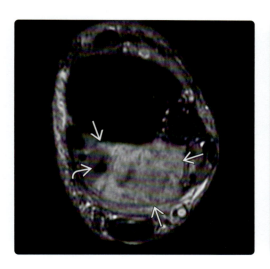
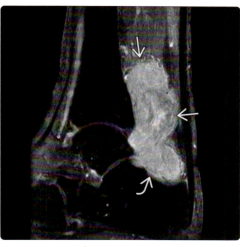

(À esquerda) RM T2 FS axial, mesmo paciente, mostra massa de partes moles ligeiramente hiperintensa ➡ circundando o tendão flexor do hálux ➡ e ocupando o espaço normalmente preenchido com a almofada de gordura de Kager. (À direita) RM T1 C+ FS sagital no mesmo paciente mostra massa ➡ com realce. Existe leve erosão no calcâneo adjacente ➡. Embora o TCGBT afete a mão muito mais frequentemente que o tornozelo, neste caso, a localização e morfologia da massa surgiram de um tendão, e também sinal e erosões adjacentes, fazendo o diagnóstico.

Tumor de Célula Gigante Tipo Difuso (SVNP Extra-articular)

DADOS PRINCIPAIS

TERMINOLOGIA
- Tumor fibro-histiocítico incomum, raramente metastatizante, representando forma extra-articular em partes moles da sinovite vilonodular pigmentada (SVNP)

IMAGENS
- Partes moles periarticulares do joelho > coxa > pés
  - Localizações intramusculares ou subcutâneas são menos comuns
- Massa de partes moles inespecífica próxima à articulação nas radiografias ou na TC
  - ± calcificação
- Achados na RM
  - Maioria da massa é isointensa ao músculo em RM T1WI
  - Maioria da massa é iso a hiperintensa ao músculo em tecidos sensíveis a fluido
  - Focos de sinal baixo em RM T1WI e T2WI são típicos, mas não diagnósticos
  - Com realce
  - Hemorragia é menos evidente que com SVNP intra-articular
- Relato de alto acúmulo de F-18 FDG em imagens PET, semelhante a neoplasia maligna

QUESTÕES CLÍNICAS
- Sintomas clínicos
  - Dor, sensibilidade ou inchaço
  - Pode limitar amplitude de movimento da articulação quando lesões grandes e múltiplas estão presentes
  - Pode ser assintomática, descoberta incidentalmente nas imagens
- Idade: ampla faixa; mais em pacientes < 40 anos
- Gênero: leve predominância feminina
- Histórico natural
  - Comportamento clínico mais agressivo que o do tumor localizado de células gigantes da bainha do tendão
    - Recorrência local em até 50%
    - Características histológicas atípicas não preveem recorrência
    - Variante maligna, transformação maligna e metástase foram raramente relatadas
- Tratamento: ampla excisão cirúrgica

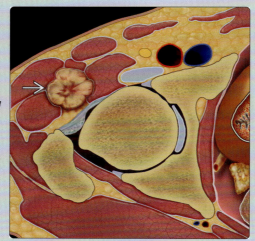
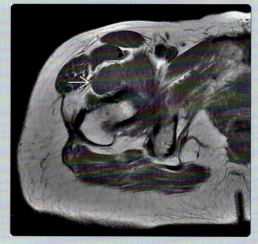

(À esquerda) Gráfico axial mostra massa lobulada ➡ nas partes moles periarticulares do quadril. Estas lesões periarticulares não apresentam o padrão viloso observado na sinovite vilonodular pigmentada (SVNP) intra-articular. (À direita) RM T1WI axial mostra massa oval, lobulada ➡ localizada nas partes moles extra-articulares anteriores ao colo femoral direito. A massa é homogeneamente isointensa em relação ao músculo. Esta massa não está estreitamente associada a qualquer bainha do tendão.

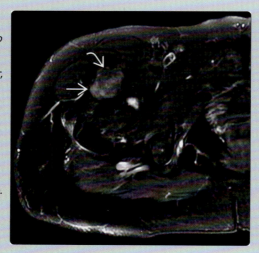
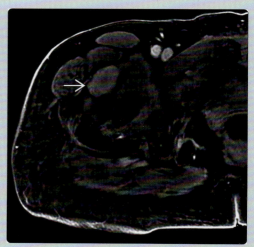

(À esquerda) RM T2WI FS axial mostra massa ➡ heterogeneamente hiperintensa ao músculo, com uma área excêntrica de sinal baixo ➡. A massa está localizada no espaço intermuscular, limitado pelo tensor da fáscia lata, femoral reto e músculos iliopsoas. (À direita) RM T1WI C+ FS axial mostra realce relativamente homogêneo da massa ➡. A aparência da massa é inespecífica, e entidades como sarcoma, linfoma e desmoide deveriam ser consideradas mais prováveis que o tumor de célula gigante tipo difuso.

Tumor de Célula Gigante Tipo Difuso (SVNP Extra-articular)

TERMINOLOGIA

Sinônimos
- Sinovite vilonodular pigmentada (SNVP) extra-articular, tumor sinovial de célula gigante (tipo difuso), sinovite proliferativa, sinovite florida

Definição
- Tumor fibro-histiocítico raramente metastatizante, incomum, representando forma extra-articular em partes moles de SNVP

IMAGENS

Características Gerais
- Localização
  - Partes moles periarticulares de joelho > coxa > pés
    - Encontrado raramente em dedo, virilha, punho, cotovelo, dedo do pé e região paravertebral
    - Pode envolver articulação adjacente
  - Localizações intramuscular ou subcutânea são menos comuns
- Tamanho
  - Geralmente >5 cm

Achados na TC
- Massa de partes moles inespecífica próxima à articulação
  - ± calcificação

Achados na RM
- Maioria das massas é isointensa ao músculo em T1WI e iso a hiperintensa em relação ao músculo em sequências de RM sensíveis a fluidos
  - Focos de sinal baixo em RM T1WI e T2WI são típicas, mas não diagnósticas
    - Hemorragia é menos evidente que com a SNVP intra-articular
  - + realce

Achados na Medicina Nuclear
- PET
  - Relato de alto acúmulo de F-18 FDG, semelhante a neoplasia maligna

DIAGNÓSTICO DIFERENCIAL

Sarcoma Sinovial
- Predileção por regiões periarticulares, especialmente membros inferiores
- Pode conter elementos císticos, hemorrágicos e sólidos
- Até 33% com calcificação ou ossificação
- Mais comum: 15 a 35 anos

Sinovite Vilonodular Pigmentada: Intra-articular
- Distensão da cápsula da articulação
- Derrame hemorrágico
- Erosão do osso subjacente

Sarcoma Fibromixoide de Baixo Grau
- Localização mais comum é a coxa
- Adultos jovens; idade média: 34 anos
- Sinal ligeiramente heterogêneo baixo em RM T1 e alto em RM T2
- Pode conter regiões sem realce de degeneração cística ou tecido mixoide hiporrealçado

PATOLOGIA

Características Gerais
- Etiologia
  - Natureza neoplásica sugerida pelas anomalias clonais identificadas e pelo crescimento autônomo

Estadiamento, Graduação e Classificação
- Tipo localizado, sinovite nodular e SNVP difuso
  - Tipo localizado (tumor de célula gigante da bainha do tendão) é o tipo mais comum
  - Sinovite nodular reflete nódulo intra-articular solitário
  - Tipo difuso é massa de partes moles extra-articular

Características Patológicas e Cirúrgicas Macroscópicas
- Massa de partes moles multinodular, esponjosa ou firme
  - Ausência de padrão viloso do SNVP intra-articular

Características Microscópicas
- Células mononucleadas tipo sinoviais com células espumosas, células gigantes multinucleadas, células inflamatórias e siderófagos
  - Menos células gigantes que no tumor de células gigantes da bainha do tendão
  - Mitoses podem ser >5 por HPF

QUESTÕES CLÍNICAS

Apresentação
- Sinais/sintomas mais comuns
  - Dor, sensibilidade ou inchaço
  - Pode ser assintomático, descoberto acidentalmente nas imagens
- Outros sinais/sintomas
  - Pode limitar amplitude de movimento quando lesões grandes ou múltiplas estão presentes

Demografia
- Idade
  - Ampla faixa; mais pacientes < 40 anos
- Gênero
  - Ligeira predominância feminina
- Epidemiologia
  - Rara

Histórico Natural e Prognóstico
- Mais agressivo que o tumor de célula gigante da bainha do tendão localizado
  - Recorrência local em até 50%
  - Características histológicas atípicas não predizem recorrência
  - Variante maligna, transformação maligna e metástases foram raramente relatadas

Tratamento
- Tratado com ampla excisão cirúrgica

REFERÊNCIAS

1. van der Heijden L, et al: Functional outcome and quality of life after the surgical treatment for diffuse-type giant-cell tumour around the knee: a retrospective analysis of 30 patients, Bone Joint J. 96-B(8):1111-1118, 2014.
2. Yun SJ, et al: Intramuscular diffuse-type tenosynovial giant cell tumor of the deltoid muscle in a child, Skeletal Radiol. 43(8):1179-1183, 2014.
3. Sanghvi DA, et al: Diffuse-type giant cell tumor of the subcutaneous thigh, Skeletal Radiol. 36(4):327-330, 2007.

Histiocitoma Fibroso Benigno Profundo

DADOS PRINCIPAIS

TERMINOLOGIA
- Neoplasia fibro-histiocítica, benigna, rara, localizada em tecido subcutâneo, partes moles profundas ou órgãos
- Histiocitoma fibroso benigno é separado em subtipos cutâneos e profundos
  - Subtipo cutâneo se refere ao histiocitoma fibroso benigno ou dermatofibroma
  - Lesões dentro ou profundas à região subcutânea são consideradas profundas

IMAGENS
- Massa em tecido subcutâneo de extremidades > cabeça e pescoço > tronco > partes moles viscerais
  - Lesões mais profundas encontradas com mais frequência nas extremidades ou nos músculos paraespinais
  - Órgãos viscerais podem ser afetados
- Variação: 0,5 a 25 cm (média: 3 cm)
- Atenuação semelhante à do músculo na TC
- Achados na RM
  - Intensidade de sinal baixa a intermediária em T1WI
  - Intensidade de sinal variável de baixa a alta em sequências de RM sensíveis a fluidos
  - ± heterogeneidade
  - ± hemorragia

PATOLOGIA
- Células macias de forma ovoide a fusiformes com proeminente padrão estoriforme com regiões tipo hemangiopericitoma contendo linfócitos com mitoses < 5 por 10 HPF

QUESTÕES CLÍNICAS
- Massa indolor, de crescimento lento
- Mais comum em homens adultos jovens e de meia-idade
- Alto risco de recorrência local (22%-60%)
- Potencial metastático ocasional não previsto pelas características histológicas
- Tratamento é a completa excisão cirúrgica

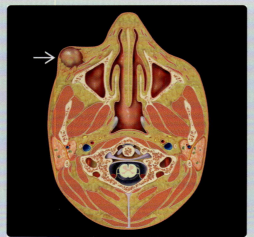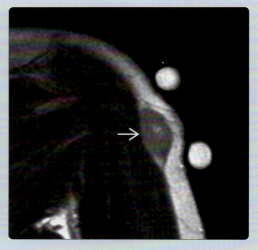

(À esquerda) Gráfico axial mostra massa ➡ nos tecidos subcutâneos da face. A cabeça e o pescoço são a segunda localização mais comum destas lesões após as extremidades. (À direita) RM T2WI coronal do ombro mostra profundo histiocitoma fibroso benigno ➡ nos tecidos subcutâneos. A massa é heterogeneamente hiperintensa em relação ao músculo esquelético e apresenta aparência inespecífica. Não é possível excluir completamente tumores malignos de partes moles; biopsia é necessária.

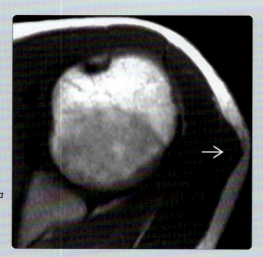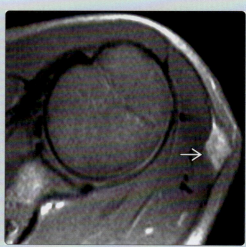

(À esquerda) RM T1WI axial mostra massa ➡, isointensa ao músculo, que desloca a gordura subcutânea e não pode ser completamente delineada do músculo deltoide. (À direita) RM T1WI C+ FS axial no mesmo paciente mostra massa ➡ com realce não homogêneo. Lesões fibrosas benignas tendem a ter sinal baixo em ambas, RM T1WI e T2WI, que não são observadas neste caso. Pelo menos o leve realce é típico. Observe que, embora a lesão seja subcutânea, a localização é considerada profunda para este diagnóstico.

Histiocitoma Fibroso Benigno Profundo

TERMINOLOGIA

Sinônimos
- Fibroxantoma, dermatofibroma, hemangioma esclerosante, histiocitoma dérmico, histiocitoma cútis e fibrose subepidérmica nodular

Definições
- Rara neoplasia fibro-histicítica benigna localizada em tecido subcutâneo, partes moles profundas ou órgãos
  - Forma cutânea conhecida por histiocitoma fibroso benigno ou dermatofibroma

IMAGENS

Características Gerais
- Localização
  - Tecido subcutâneo de extremidades > cabeça e pescoço > tronco > partes moles viscerais
    - Lesões mais profundas muitas vezes encontradas em extremidade ou nos músculos paraespinais
      - Órgãos viscerais podem ser afetados
  - Lesões cutâneas muitas vezes encontradas nos membros
- Tamanho
  - Variação: 0,5 a 25 cm (média: 3 cm)
    - Lesões mais profundamente localizadas tendem a ser maiores que lesões superficiais (>5 cm)
  - Lesões cutâneas são geralmente <1 cm
- Morfologia
  - Lesões subcutâneas e mais profundamente localizadas são massas bem circunscritas
  - Lesões cutâneas são massas menos bem definidas que podem ser múltiplas

Achados na TC
- Atenuação semelhante à do músculo

Achados na RM
- Intensidade de sinal baixa a intermediária em T1WI
- Intensidade de sinal variável de baixa a alta nas sequências de RM sensíveis a fluido
- ± heterogeneidade
- ± hemorragia

DIAGNÓSTICO DIFERENCIAL

Tumor Fibroso Solitário e Hemangiopericitoma
- Histologicamente muito semelhantes dado o padrão vascular tipo hemangiopericitoma com estroma hialinizado
- Muitas lesões anteriormente diagnosticadas como histiocitoma fibroso benigno profundo seriam agora classificadas como tumores fibrosos solitários

Dermatofibrossarcoma Protuberante
- Adultos jovens e de meia-idade
- Tronco > extremidades proximais
- Com base dérmica, tecidos subcutâneos infiltrativos

Fasciíte Nodular
- Massa dolorosa, de crescimento rápido em adultos jovens e de meia-idade
- Massa estreitamente associada à fáscia
- Fibroblastos em feixes soltos com regiões mixoides e hemácias extravasadas

PATOLOGIA

Estadiamento, Graduação e Classificação
- Histiocitoma fibroso benigno é separado em subtipos cutâneos e profundos
  - Lesões subcutâneas são consideradas profundas, junto com aquelas em partes moles profundas e órgãos viscerais

Características Patológicas e Cirúrgicas Macroscópicas
- Massa bem circunscrita, amarela a branca
  - ± hemorragia
- Lesões cutâneas são pápulas ou nódulos castanho-avermelhados

Características Microscópicas
- Células macias de forma ovoide a fusiformes com proeminente padrão estoriforme com regiões tipo hemangiopericitoma contendo linfócitos
  - Semelhante à variante celular do histiocitoma fibroso cutâneo
  - Células gigantes multinucleadas, células gigantes osteoclásticas, células espumosas em 59%
  - Estroma mixoide ou hialinizado
  - Rara ossificação metaplásica, necrose, invasão linfovascular

QUESTÕES CLÍNICAS

Apresentação
- Sinais/sintomas mais comuns
  - Massa indolor, de crescimento lento

Demografia
- Idade
  - Encontrado em crianças a idosos
    - Mais comum em adultos jovens e de meia-idade
- Gênero
  - Predominância masculina
- Epidemiologia
  - Lesões subcutâneas e mais profundamente localizadas são raras (<1% dos tumores fibro-histiocísticos)
  - Histiocitoma fibroso benigno cutâneo é uma neoplasia mesenquimal de pele comum

Histórico Natural e Prognóstico
- Lesões subcutâneas e mais profundamente localizadas apresentam alto risco de recorrência local (22%-60%)
- Lesões cutâneas raramente recorrem
  - Alguns subtipos são mais propensos a recorrer
    - Histiocitoma fibroso atípico, aneurismal e celular
- Potencial metastático ocasional não previsto pelas características histológicas

Tratamento
- Excisão cirúrgica completa

REFERÊNCIAS

1. Yamasaki F, et al: Benign fibrous histiocytoma arising at the temporal bone of an infant-case report and review of the literature, Childs Nerv Syst. ePub, 2015.
2. Doyle LA, et al: Metastasizing "benign" cutaneous fibrous histiocytoma: a clinicopathologic analysis of 16 cases, Am J Surg Pathol. 37(4):484-495, 2013.
3. Gleason BC, et al: Deep "benign" fibrous histiocytoma: clinicopathologic analysis of 69 cases of a rare tumor indicating occasional metastatic potential, Am J Surg Pathol. 32(3):354-362, 2008.

Sarcoma Pleomórfico Indiferenciado

DADOS PRINCIPAIS

TERMINOLOGIA
- Termo sarcoma pleomórfico indiferenciado de alto grau é utilizado como sinônimo de histiocitoma fibroso pleomórfico maligno

IMAGENS
- Coxa > perna > > extremidade superior > retroperitônio > tronco
- 5% são extensamente hemorrágicos, apresentando-se como massa flutuante, muitas vezes diagnosticados incorretamente como hematoma
- Pode corroer ou invadir osso
- Calcificação presente perifericamente em 5% a 20%
- Ossificação periférica pode imitar miosite ossificante
- Intensidade de sinal semelhante à do músculo em T1WI
  ○ IS alta em T1WI se houver hemorragia
- Heterogeneamente hiperintenso ao músculo em sequências sensíveis a fluido
  ○ Níveis fluido-fluido da hemorragia
- Realce heterogeneamente intenso em TC e RM

PATOLOGIA
- ↑ risco com exposição anterior à radiação
- Possível associação a dispositivos e estilhaços metálicos

QUESTÕES CLÍNICAS
- Grande massa, indolor, em crescimento
- >40 anos com pico na 6ª e na 7ª décadas
- 50% a 70% de sobrevida em 5 anos
- 19% a 31% de taxa de recorrência local
- 5% com metástase na apresentação
  ○ Doença metastática envolve pulmões em 90%
- Pior prognóstico com ↑ do tamanho do tumor, ↑ profundidade, alto grau e presença de necrose

CHECKLIST DO DIAGNÓSTICO
- Malignidade subjacente deve ser excluída em pacientes em que se acredita ter hemorragia musculoesquelética espontânea
  ○ RM pós-contraste diferencia tumor de hemorragia em muitos casos

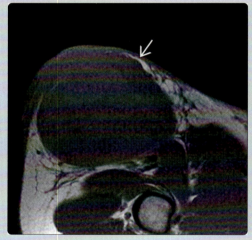 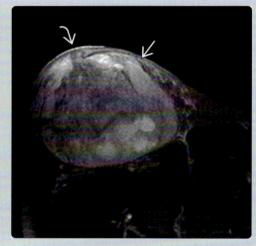

(À esquerda) RM T1WI axial do braço mostra massa ➡ com intensidade de sinal semelhante à do músculo e focos dispersos de intensidade de sinal ligeiramente alta. A massa encosta na fáscia superficial, mas não a invade definitivamente, em qualquer sequência de imagem. (À direita) RM T2WI FS axial mostra heterogeneidade da massa ➡ com sinal alto predominante e áreas lobuladas de intensidade variada. A irregularidade da superfície da pele ➡ foi secundária à tentativa anterior de drenagem da lesão.

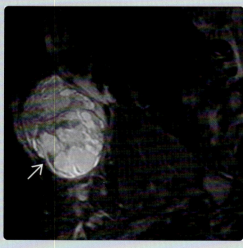 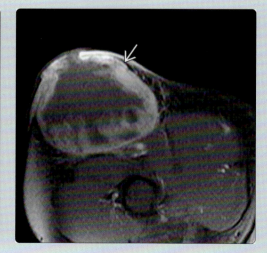

(À esquerda) RM STIR coronal com o braço posicionado sobre a cabeça mostra massa muito grande ➡ centrada na axila e medindo mais de 10 cm no maior diâmetro. A massa é significativamente heterogênea na intensidade de sinal e apresenta septos extensos. (À direita) RM T1WI C+ FS axial da massa ➡ mostra realce periférico irregular intenso e leve realce central. Esta lesão axilar de crescimento rápido foi inicialmente diagnosticada incorretamente como um abscesso neste homem de meia-idade, mas foi provado ser um sarcoma pleomórfico.

Sarcoma Pleomórfico Indiferenciado

TERMINOLOGIA

Sinônimos
- Histiocitoma fibroso maligno (HFM), tipo estoriforme ou fibroblástico; xantoma fibroso maligno; fibroxantoma atípico (quando envolvendo pele); fibroxantossarcoma

Definições
- Termo sarcoma pleomórfico indiferenciado de alto grau é utilizado como sinônimo de fibro-histiocitoma pleomórfico maligno
  - Terminologia atualizada pela OMS em 2002 dada a falta de diferenciação histiocítica
  - Anteriormente considerado um subtipo comum, distinto do sarcoma, mas é diagnóstico de exclusão
  - Uso da terminologia varia de acordo com a instituição

IMAGENS

Características Gerais
- Localização
  - Coxa > perna > extremidade superior > retroperitônio > tronco
    - 90% em partes moles profundas
- Tamanho
  - 5 a 15 cm; lesões retroperitoneais >20 cm
- Morfologia
  - Maioria aparece como massa sólida, lobulada
  - 5% são extensamente hemorrágicos, apresentando-se como massa flutuante, muitas vezes, diagnosticada incorretamente como hematoma

Achados na Radiografia
- Massa de partes moles inespecífica
- Pode corroer ou invadir o osso
- Calcificação presente perifericamente em 5% a 20%
  - Ossificação periférica pode imitar miosite ossificante

Achados na TC
- Massa heterogeneamente realçada com atenuação semelhante à do músculo
  - Hemorragia ou necrose são comuns

Achados na RM
- Intensidade de sinal semelhante à do músculo em T1WI
- Heterogeneamente hiperintenso ao músculo em sequências sensíveis a fluido
  - Níveis fluido-fluido a partir da hemorragia
- Realce heterogeneamente intenso

Achados na Ultrassonografia
- Massa heterogênea com ecogenicidade de intermediária a baixa em razão da variedade dos conteúdos tumorais
  - Hiper a hipovascular no Doppler

Achados na Medicina Nuclear
- PET/TC
  - Lesões são ávidas por glicose

DIAGNÓSTICO DIFERENCIAL

Sarcoma, Partes Moles Inespecíficas
- Aparência de imagem apresenta consideráveis coincidências entre os diferentes tipos de sarcomas
- Diagnóstico tecidual é necessário

PATOLOGIA

Características Gerais
- Etiologia
  - ↑ risco com exposição anterior à radiação
    - Pode piorar prognóstico
  - Possível associação a dispositivos e estilhaços metálicos
- Genética
  - Desequilíbrio genômico, cariótipos complexos
    - Proto-oncogenes amplificados em 12q13-15

Características Patológicas e Cirúrgicas Macroscópicas
- Massa carnuda, pálida, pseudoencapsulada
  - ± hemorragia, necrose, alteração mixoide

Características Microscópicas
- Ampla variação da aparência destes tumores pouco diferenciados com poucas células mostrando linhagem específica
  - Células e núcleos pleomórficos
  - Padrão estoriforme ao redor dos vasos
  - Células inflamatórias crônicas, células gigantes, hemorragia, estroma fibroso, necrose

QUESTÕES CLÍNICAS

Apresentação
- Sinais/sintomas mais comuns
  - Massa grande, indolor, em crescimento
  - Mais provável de ser dolorosa, se aumentar rapidamente
- Outros sinais/sintomas
  - Febre e leucocitose são raras
  - Hipoglicemia é rara
  - Lesões retroperitoneais → perda ponderal, mal-estar

Demografia
- Idade
  - >40 anos com pico na 6ª e na 7ª décadas
    - Raro em crianças e adultos jovens
- Gênero
  - Predominância masculina
- Epidemiologia
  - 1 a 2 casos por população de 100.000 pessoas, anualmente

Histórico Natural e Prognóstico
- 50% a 70% de sobrevida em 5 anos
- 19% a 31% de taxa de recorrência local
- 5% com metástase na apresentação
  - Doença metastática envolve pulmão em 90%
- Pior prognóstico com ↑ tamanho do tumor, ↑ profundidade, alto grau e presença de necrose

Tratamento
- Ampla excisão cirúrgica
  - Quimioterapia e radioterapia adjuvantes com base na apresentação clínica

REFERÊNCIA

1. Delisca GO, et al: MFH and high-grade undifferentiated pleomorphic sarcoma-what's in a name? J Surg Oncol. 111(2):173-177, 2015.

Sarcoma Pleomórfico Indiferenciado

(À esquerda) RM T1WI axial mostra grande massa de partes moles ➡ no aspecto dorsal, proximal do antebraço. A massa apresenta heterogênea intensidade de sinal, com regiões iso e hiperintensas ao músculo, possivelmente representando hemorragia. (À direita) RM STIR axial mostra massa ➡ heterogeneamente hiperintensa com bordas lobuladas. Observe que a intensidade de sinal não é tão alta quanto poderia se esperar para fluido. A massa encosta na musculatura do antebraço e a desloca, sem invasão convincente.

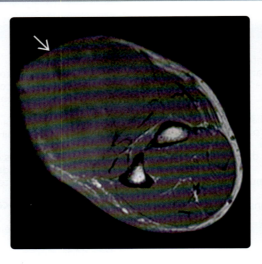 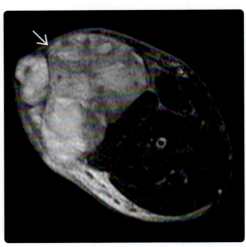

(À esquerda) RM T1WI C+ FS axial mostra grande massa de partes moles ➡ com realce nodular periférico irregular. A porção central da massa está relativamente com hiporrealce, embora não seja claramente cística ou hemorrágica nas sequências ponderadas em T1 e T2. (À direita) TCCC axial mostra a maioria da massa ➡ isointensa ao músculo com uma região central de hiporrealce irregular ➡. A lesão está centrada no espaço subcutâneo, o que é menos comum que surgir em partes moles profundas.

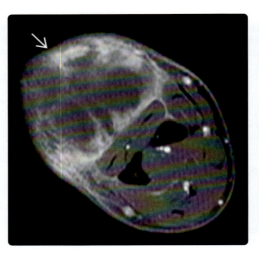 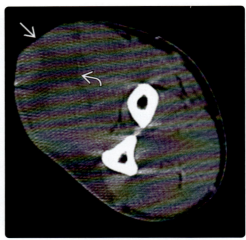

(À esquerda) Cintilografia óssea AP no mesmo paciente mostra aumento da captação de radiomarcador na massa do antebraço ➡, compatível com uma neoplasia de partes moles. Não há evidência de captação anormal nos ossos subjacentes ou no restante do esqueleto. (À direita) Angiografia AP na fase venosa mostra massa do antebraço ➡ como hipervascular. O tumor é suprido por ramos das artérias radial e interóssea comum. O fluxo sanguíneo do tumor drena para as veias cefálica ➡ basílica ➡.

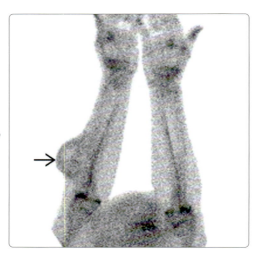 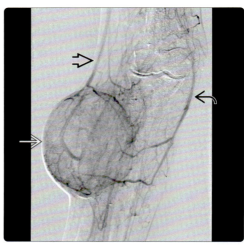

Sarcoma Pleomórfico Indiferenciado

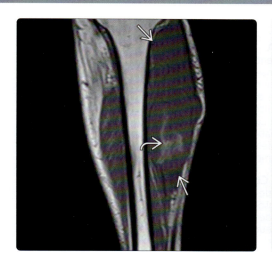
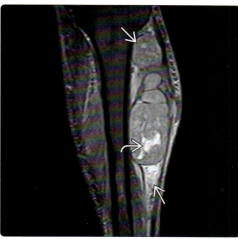

(À esquerda) RM T1WI coronal, obtida em uma mulher idosa que observou massa 4 dias após uma queda, onde ela fraturou o ipsilateral, mostra massa isointensa ao músculo esquelético, mas que contém substancial quantidade de material de sinal alto ➡. É importante abordar esta massa como tumor, apesar de o histórico clínico apontar para hemorragia por causa do traumatismo. (À direita) Na RM STIR coronal, a massa ➡ é heterogeneamente hiperintensa com IS diferencialmente alta na região com sinal alto em T1 ➡.

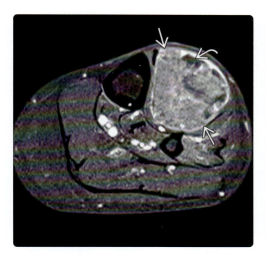
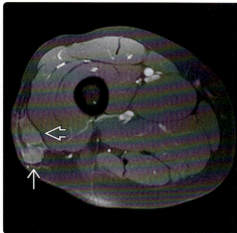

(À esquerda) RM T1 C+ FS axial no mesmo caso mostra realce da lesão ➡, com focos de sinal baixo ➡ representando necrose. Apesar do histórico de traumatismo, a lesão provou ser um sarcoma pleomórfico indiferenciado. (À direita) RM T1WI C+ FS axial mostra massa ➡ que é realçada heterogeneamente. A massa encosta na fáscia superficial ➡. Sarcomas pleomórficos indiferenciados apresentam aparência de imagem inespecífica na RM em razão de quantidades variáveis de tecido fibroso, tecido mixoide, calcificação, hemorragia e necrose.

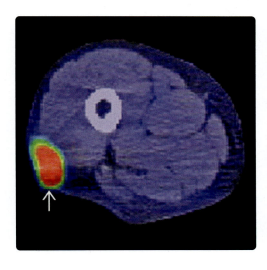
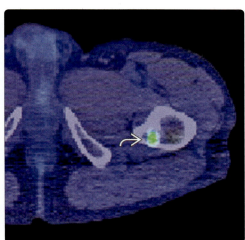

(À esquerda) PET/TC axial no mesmo paciente mostra intensa captação de F-18 FDG pela massa ➡. (À direita) PET/TC axial no mesmo paciente também mostra metástase para pulmão, costela e trocânter menor contralateral ➡ da lesão primária na coxa oposta, que media ~ 5 cm em seu maior diâmetro. Não havia metástases para os linfonodos. Os tumores apresentam sinal heterogêneo e realce nas imagens de RM e são ávidos por glicose na PET.

533

Sarcoma Pleomórfico Indiferenciado com Inflamação Proeminente

DADOS PRINCIPAIS

TERMINOLOGIA
- Sarcoma maligno composto de células xantomatosas malignas e benignas, células fusiformes atípicas e células inflamatórias agudas e crônicas
  - Tipo mais raro de sarcoma pleomórfico indiferenciado

IMAGEM
- Retroperitônio > > intra-abdominal > partes moles profundas das extremidades
  - Grande no momento do diagnóstico
- Tumor muito raro sem achados específicos de imagem, além da massa de partes moles sólida
- Heterogeneamente isointenso ao músculo em RM T1WI
- Heterogeneamente hiperintenso ao músculo em sequências de RM sensíveis a fluido
- Realce heterogêneo
- Vascularidade interna visível em exame com Doppler
- Valor de captação elevado da lesão em PET

PATOLOGIA
- Originalmente acreditava-se ser uma variante de histiocitoma fibroso maligno
  - Pode ser, na verdade, lipossarcoma desdiferenciado
- Massa amarela em razão de células do xantoma em exame macroscópico
- Poucas células grandes atípicas com nucléolo hipercromático, nucléolos irregulares no contexto de células benignas de xantoma
  - Rara hemorragia ou necrose

QUESTÕES CLÍNICAS
- >40 anos de idade, sem predileção por gênero
- Sinais e sintomas sugestivos de infecção causada por produção de citocinas
  - Febre, leucocitose, eosinofilia, reação leucemoide, perda ponderal
- Pior prognóstico
  - ~ 1/2 com doença recorrente ou persistente causando morte
  - ~33% com doença metastática

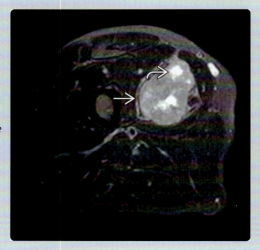
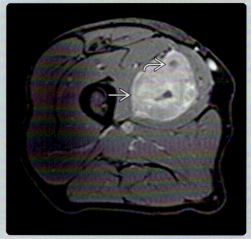

(À esquerda) *RM T2WI FS axial revela massa oval ➡ na região proximal da coxa hiperintensa ao músculo com focos centrais de intensidade de sinal de fluido ➡. A extensão da massa é bem definida, uma vez que não se mistura com os músculos em que encosta.* (À direita) *RM T1WI C+ FS axial mostra massa ➡ na região proximal da coxa com realce heterogêneo, com ausência de realce nos focos anteriormente descritos que são sugestivos de alteração cística ou necrose ➡.*

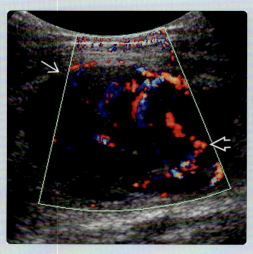
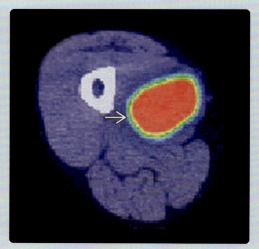

(À esquerda) *Ultrassonografia com Doppler longitudinal mostra massa predominantemente hipoecoica ➡ com proeminente vascularidade ➡.* (À direita) *PET/TC fusionada axial mostra massa ➡ com intensa captação de radiomarcador. A massa encosta na musculatura do vasto medial, sartório e adutor, e pode invadi-la. O tamanho da lesão, mais sua localização profunda à fáscia superficial tornam a lesão uma T2b em estágio TNM. Nenhuma metástase nodal ou distante estava presente, dando ao tumor um estágio geral de III (T2b N0 M0).*

Sarcoma Pleomórfico Indiferenciado com Inflamação Proeminente

TERMINOLOGIA

Sinônimos
- Histiocitoma fibroso xantomatoso maligno, xantogranuloma maligno, xantoma fibroso maligno, xantossarcoma, xantogranuloma retroperitoneal

Definição
- Sarcoma maligno muito raro composto de células xantomatosas malignas e benignas, células fusiformes atípicas e células inflamatórias agudas e crônicas

IMAGENS

Características Gerais
- Localização
  - Retroperitônio > > intra-abdominal > partes moles profundas das extremidades
- Tamanho
  - Grande no momento do diagnóstico

Recomendações para Aquisição de Imagens
- Melhor ferramenta para aquisição de imagens
  - RM avalia melhor a extensão do envolvimento das massas de partes moles
  - Tumor muito raro sem achados de imagens específicos, além de massa de partes moles sólida

Achados na Radiografia
- Normal ou aumento de partes moles

Achados na RM
- Heterogeneamente isointenso ao músculo em T1WI
- Heterogeneamente hiperintenso ao músculo em sequências sensíveis a fluido
- Realce heterogêneo

Achados na Ultrassonografia
- Vascularidade interna visível em exame com Doppler

Achados na Medicina Nuclear
- PET/TC
  - Alto valor de captação na lesão

DIAGNÓSTICO DIFERENCIAL

HFM Pleomórfico/Sarcoma Pleomórfico Indiferenciado
- Mesma aparência de imagem e demografia do paciente
- Diferenciado por critérios patológicos

Lipossarcoma, Desdiferenciado
- Contêm regiões de tumor lipomatoso atípico/lipossarcoma bem diferenciado
- Não produz sintomas sistêmicos
- Teorizado para representar variante da mesma entidade

PATOLOGIA

Características Gerais
- Etiologia
  - Desconhecida: um único relato de caso de pós-radiação
- Genética
  - Útil para excluir outras etiologias

Estadiamento, Graduação e Classificação
- Originalmente se acreditava ser uma variante de histiocitoma fibroso maligno/sarcoma pleomórfico
  - Pode ser, na verdade, lipossarcoma desdiferenciado

Características Patológicas e Cirúrgicas Macroscópicas
- Massa amarela decorrente de células de xantoma
  - Rara hemorragia ou necrose

Características Microscópicas
- Poucas células grandes atípicas com nucléolo hipercromático, irregular no contexto de células de xantoma benigno
  - Células atípicas fagocitam neutrófilos
  - Componente proeminente de células inflamatórias
    - Neutrófilos, eosinófilos são maioria
    - Poucas células plasmáticas e linfócitos
- Áreas mistas de sarcoma pleomórfico típico
- MDM2, CDK4 e vimentina positivos
  - CD15, CD20, CD30, CD43 e CD45 negativos

QUESTÕES CLÍNICAS

Apresentação
- Sinais/sintomas mais comuns
  - Sinais e sintomas sugerindo infecção causada pela produção de citocina
    - Febre, leucocitose, eosinofilia, reação leucemoide, perda ponderal

Demografia
- Idade
  - >40 anos de idade
- Gênero
  - Sem predileção de gênero
- Epidemiologia
  - Tipo muito raro de sarcoma pleomórfico indiferenciado

Histórico Natural e Prognóstico
- Pior prognóstico
  - ~ 1/2 com doença recorrente ou persistente causando morte
  - ~33% com doença metastática

Tratamento
- Ressecção cirúrgica, se possível

REFERÊNCIAS

1. Weiss SW, et al: Malignant fibrous histiocytoma (Pleomorphic undifferentiated sarcoma).. In Weiss SW, et al, editor: Enzinger and Weiss' Soft Tissue Tumors., 5th ed., Philadelphia: Elsevier. pp 422-5, 2008.
2. Kransdorf MJ, et al: Malignant fibrous and fibrohistiocytic tumors. In Kransdorf MJ, et al, editor: Imaging of Soft Tissue Tumors, 2nd ed., Philadelphia: Lippincott Williams & Wilkins. 279, 2006.
3. Hallor KH, et al: Two genetic pathways, t(1;10) and amplification of 3p11-12, in myxoinflammatory fibroblastic sarcoma, haemosiderotic fibrolipomatous tumour, and morphologically similar lesions, J Pathol. 217(5):716-727, 2009.
4. Coindre JM, et al: Inflammatory malignant fibrous histiocytomas and dedifferentiated liposarcomas: histological review, genomic profile, and MDM2 and CDK4 status favour a single entity, J Pathol. 203(3):822-830, 2004.
5. Coindre JM: Inflammatory malignant fibrous histiocytoma/ Undifferentiated pleomorphic sarcoma with prominent inflammation.. In Fletcher CDM, et al, editor: World Health Organization Classification of Tumours. Pathology and Genetics of Tumours of Soft Tissue and Bone, Lyon: IARC Press. 125-6, 2002.

Dermatofibrossarcoma Protuberante

DADOS PRINCIPAIS

TERMINOLOGIA
- Sarcoma de baixo grau da derme e subcútis

IMAGENS
- 50% envolve o tórax e a parede abdominal
  - Extremidades proximais em 35% a 40%
  - Cabeça e pescoço, especialmente couro cabeludo, também são comuns
- Massa de partes moles superficial, inespecífica em radiografias, sem mineralização
- Massa nodular, exofítica, envolvendo pele e subcútis com atenuação semelhante à do músculo em TC
- Iso a hiperintensa ao músculo em RM T1WI
- Hiperintensa ao músculo em RM sensível a fluido
  - ± nódulos satélites
  - ± superfície da pele envolvida além da massa nodular
  - Heterogeneidade mais comum em lesões maiores
- Realce moderado
- Leve a moderadamente hipervascular

PATOLOGIA
- Placa ou nódulo endurecido envolvendo subcútis e derme com superfície de corte branco-acinzentada, firme
  - Alguns casos não envolvem pele sobrejacente
  - Ausência de envolvimento muscular, a menos que grande/recorrente
- Necrose e hemorragia são raras

QUESTÕES CLÍNICAS
- 6% dos sarcomas de partes moles
  - Adultos jovens a meia-idade
  - Predominância masculina
- Massa cutânea em evolução, de crescimento lento
  - Ulceração e nódulos satélites em lesões avançadas
- Ampla excisão cirúrgica com, pelo menos, 3 cm de margens
  - Recorrência local em 18% a 55%, dependendo da totalidade da excisão inicial
- Pode desenvolver transformação fibrossarcomatosa
- Doença metastática em 3% a 6%, geralmente pulmonar

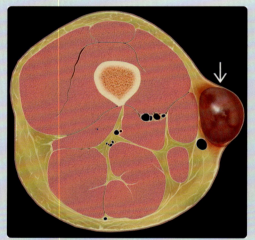
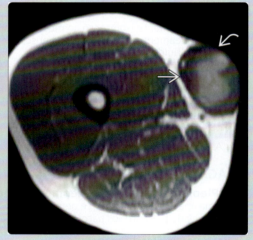

(À esquerda) Gráfico axial mostra massa protuberante ➡ centrada nos tecidos subcutâneos e envolvendo a pele. O envolvimento das extremidades proximais é a segunda localização mais comum, além do tronco. (À direita) RM T1WI axial mostra massa superficial ➡ localizada inteiramente dentro das partes moles e adjacente à pele. Tecido com sinal baixo periférico ➡ circunda a porção central, que tem intensidade de sinal ligeiramente superior à do músculo.

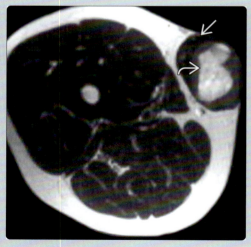
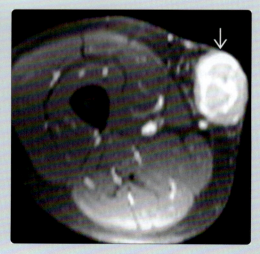

(À esquerda) RM T2WI axial no mesmo paciente mostra porção periférica da massa com sinal baixo ➡ e a porção central heterogênea com sinal alto ➡. (À direita) RM T1WI C+ FS axial mostra massa superficial ➡ na coxa com realce proeminente não homogêneo de grande parte da porção periférica e também de toda a porção central. A localização e a aparência são típicas de dermatofibrossarcoma protuberante.

Dermatofibrossarcoma Protuberante

TERMINOLOGIA

Abreviatura
- Dermatofibrossarcoma protuberante (DFSP)

Sinônimo
- Dermatofibroma progressivo e recorrente

Definição
- Sarcoma mesenquimal de baixo grau de derme e subcútis

IMAGENS

Características Gerais
- Localização
  o 50% envolvem tórax, costas e parede abdominal
    - Extremidades proximais em 35% a 40%
    - Cabeça e pescoço, especialmente couro cabeludo, também comuns
- Tamanho
  o Média de 5 cm no momento da excisão

Achados na TC
- Massa nodular, exofítica envolvendo pele e gordura subcutânea com atenuação semelhante à do músculo

Achados na RM
- Iso a hiperintenso em relação ao músculo em T1WI
- Hiperintenso em relação ao músculo em sequências sensíveis a fluido
- Realce moderado
- Heterogeneidade mais comum em grandes lesões
- ± nódulos satélites
- ± envolvimento da superfície da pele além da massa nodular

Achados na Angiografia
- Leve a moderadamente hipervascular

DIAGNÓSTICO DIFERENCIAL

Neoplasia Fibro-histiocítica, Inespecífica
- Pode ser histologicamente desafiador diferenciar de outras neoplasias fibro-histiocíticas

Histiocitoma Fibroso Benigno Profundo
- Mais provável de envolver extremidades
- Apresenta aparência histológica semelhante às porções superficiais do DFSP
- Imunorreatividade CD34 menor que a do DFSP

Fibroblastoma de Célula Gigante
- Geralmente encontrado antes dos 4 anos de idade
- Histologicamente semelhante ao DFSP
- Mesmas anomalias cromossômicas do DFSP

PATOLOGIA

Características Gerais
- Etiologia
  o Associação sugerida ao trauma anterior, cicatrizes cirúrgicas, locais de vacinação, acantose nigricans, acrodermatite, arsenismo e queimaduras
- Genética
  o Translocação t(17;22)(q22;q13) típica
  o Pode apresentar cromossomos em anel (↑ em casos adultos)

Características Patológicas e Cirúrgicas Macroscópicas
- Placa ou nódulo endurecido envolvendo subcútis e derme com superfície de corte firme, branco-acinzentada
  o Alguns casos não envolvem a pele sobrejacente
  o Ausência de envolvimento muscular, a menos que seja recorrente ou grande
  o ± ulceração da pele, alteração gelatinosa central

Características Microscópicas
- Histopatologia varia de acordo com localização dentro da lesão
  o Regiões centrais contêm células fusiformes em padrão estoriforme com alteração mixoide
  o Regiões periféricas são hipocelulares com colágeno dérmico separando células fusiformes
  o Regiões profundas contêm células fusiformes expandindo septos fibrosos e interdigitando com gordura
- Alteração mixoide não incomum
- Necrose e hemorragia são raras
- Reatividade difusa, fortemente positiva para CD34
- Proteína S100 negativa

QUESTÕES CLÍNICAS

Apresentação
- Sinais/sintomas mais comuns
  o Massa cutânea em evolução, de crescimento lento
    - Região tipo placa endurecida progredindo para um único ou para múltiplos nódulos protuberantes
      □ Pode se originar como pequeno nódulo
    - Circundando pele com descoloração de vermelha a azul
    - Ulceração e nódulos satélites em lesões avançadas
- Outros sinais/sintomas
  o Dor e inchaço em lesões grandes

Demografia
- Idade
  o Adultos jovens e de meia-idade
    - Pico entre a 3ª e a 5ª décadas de vida
    - Algumas lesões podem surgir durante adolescência
- Gênero
  o Predominância masculina
- Epidemiologia
  o 6% dos sarcomas de partes moles

Histórico Natural e Prognóstico
- Recorrência local em 18% a 55%, dependendo da totalidade da excisão inicial
  o Geralmente observada < 3 anos após ressecção
    - Cabeça e pescoço mais prováveis de recorrer
- Pode desenvolver transformação fibrossarcomatosa
- Doença metastática em 3% a 6%
  o Metástase envolve pulmão em 75%

Tratamento
- Ampla excisão cirúrgica, com pelo menos 3 cm de margens

REFERÊNCIAS

1. Basu S, et al: Aggressive clinical course of dermatofibrosarcoma protuberans: 18F-FDG PET-CT predictive of tumor biology, J Nucl Med Technol. ePub, 2015.
2. Kuzel P, et al: A clinicopathologic review of a case series of dermatofibrosarcoma protuberans with fibrosarcomatous differentiation, J Cutan Med Surg. 19(1):28-34, 2015.

Dermatofibrossarcoma Protuberante

(À esquerda) RM T1WI coronal mostra grande massa de partes moles superficial ➡ envolvendo as partes moles superiores do ombro. A massa apresenta uniformemente sinal baixo, semelhante ao músculo. Observe o tamanho muito grande da massa, que vem crescendo por muitos anos. (À direita) RM STIR coronal no mesmo paciente mostra massa ➡ com região medial de sinal alto ➡, enquanto muito da lesão permanece com sinal baixo não homogêneo.

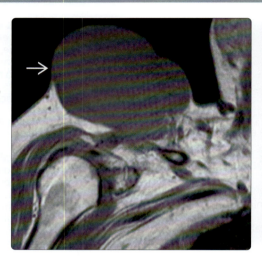
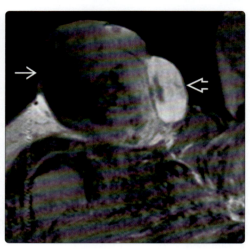

(À esquerda) RM T2WI sagital no mesmo paciente mostra massa ➡, não homogênea, com áreas de intensidade de sinal ligeiramente mais alta que a do músculo, mas sem regiões claramente com sinal alto. A massa se estende próxima à musculatura subjacente, mas não parece invadi-la. (À direita) RM T1WI C+ FS sagital no mesmo paciente mostra a maioria da lesão ➡ com leve realce difuso, mas também uma porção central ➡ sem realce.

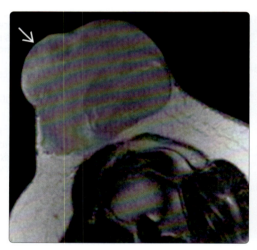
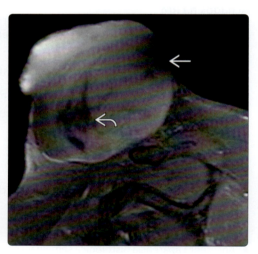

(À esquerda) RM T1WI axial mostra caso incomum de dermatofibrossarcoma protuberante. Esta lesão ➡ está em uma localização mais profunda que a geralmente observada. Estas lesões, em geral, envolvem a pele, mas podem estar confinadas nos tecidos subcutâneos. Esta lesão lobulada apresenta intensidade de sinal semelhante à do músculo esquelético. (À direita) RM T1WI C+ FS axial no mesmo paciente mostra realce não homogêneo da lesão lobulada ➡. Não há invasão do músculo subjacente.

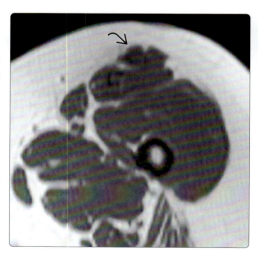
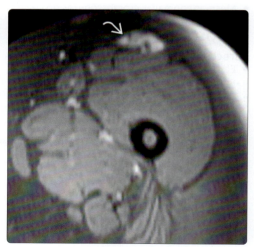

Dermatofibrossarcoma Protuberante

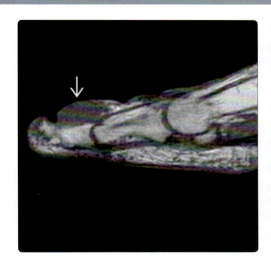 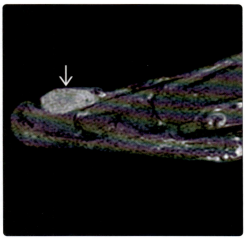

(À esquerda) RM T1WI sagital do dedão mostra massa ovoide bem definida ➡ nos tecidos subcutâneos que se estendem do aspecto distal da falange proximal até a região do leito ungueal. Esta massa é homogeneamente isointensa ao músculo. (À direita) RM STIR sagital mostra massa dorsal do dedo do pé ➡ com sinal hiperintenso, ligeiramente não homogêneo em relação ao músculo. Não há erosão do osso subjacente. A localização na extremidade distal é incomum.

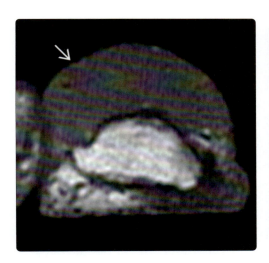 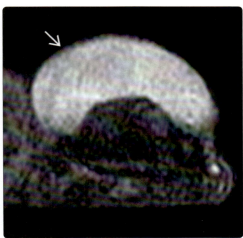

(À esquerda) RM T1WI coronal no mesmo paciente mostra massa do dedão ➡ com sinal homogêneo isointenso ao músculo. (À direita) RM T2WI FS coronal mostra hiperintensidade de sinal, ligeiramente não homogêneo, da massa ➡. Imagens coronais neste nível têm aparência um pouco semelhante a um tumor glômico muito grande. Entretanto, não há erosão do osso subjacente, como seria frequentemente observado em tumor glômico.

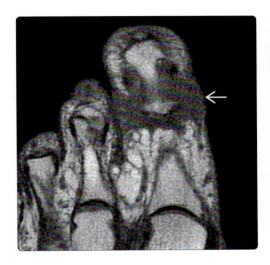 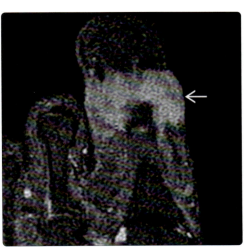

(À esquerda) RM T1WI axial no mesmo paciente mostra intensidade intermediária de sinal da massa ➡ com bordas lobuladas e que se estende por toda a largura do dedão do pé. (À direita) RM T2WI FS axial mostra DFSP ➡ com hiperintenso sinal, ligeiramente heterogêneo. Este caso não é apenas incomum na localização, mas também na demografia do paciente. Estes pacientes geralmente são homens de 30 a 50 anos de idade, mas este caso ocorreu em uma mulher idosa.

Angioleiomioma

DADOS PRINCIPAIS

TERMINOLOGIA
- Neoplasia do músculo liso, benigna, muitas vezes dolorosa, que ocorre preferencialmente nas partes moles superficiais

IMAGENS
- Região inferior da perna > coxa > extremidade superior
  - Cabeça e tronco em <10%
- Gordura SQ > derme profunda > fáscia superficial > > músculo
- Tamanho: geralmente <2 cm no diâmetro
- Frequentemente excisado sem imagem
- Radiografias normais ou mostram leve aumento de partes moles ou erosão óssea
- Achados na RM
  - Homogêneo ou heterogeneamente isointenso a ligeiramente hiperintenso ao músculo em T1WI
  - Heterogeneamente hiperintenso ao músculo em sequências sensíveis a fluido
  - Realce variável, homogeneamente intenso a leve periférico, provavelmente dependente do subtipo
  - Massa bem definida com atenuação semelhante à do músculo
  - Pseudocápsula fibrosa de sinal baixo circunda a lesão em sequências de T1WI e T2WI
  - ± vasos adjacentes ou estruturas de ramificações internas
  - Relato de pequeno foco interno de gordura e hemorragia

PATOLOGIA
- Massa branco-acinzentada, solitária, pseudoencapsulada
- Proliferação de células maduras do músculo liso e canais vasculares finos com paredes de finas a espessas

QUESTÕES CLÍNICAS
- Sintomas clínicos
  - Massa superficial que cresce lentamente ao longo dos anos
  - Lesões são dolorosas e com sensibilidade, na maioria dos casos
- Idade: surge entre a 4ª e a 6ª décadas de vida
- Gênero: predominância feminina
- Histórico natural: lesão benigna que raramente recorre
- Tratamento: excisão marginal; recorrência rara

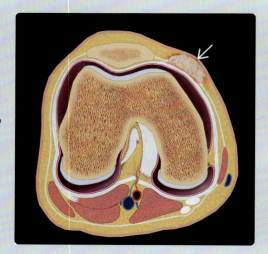
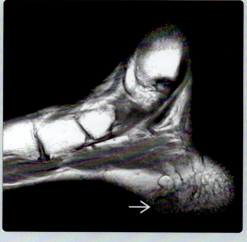

(À esquerda) Gráfico axial do joelho representa angioleiomioma como massa ovoide branco-acinzentada ➡ nas partes moles superficiais do joelho. (À direita) RM T1WI sagital mostra massa ➡, que era clinicamente palpável, localizada no aspecto medial do calcanhar direito, correspondendo a uma lesão bilobada com leves bordas infiltrativas que são homogeneamente isointensas ao músculo. Esta lesão encosta na pele, mas, por outro lado, localiza-se dentro da gordura subcutânea.

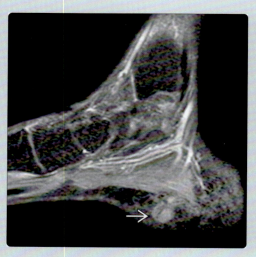
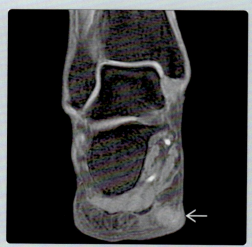

(À esquerda) RM STIR sagital no mesmo paciente mostra massa ➡ heterogeneamente iso a hiperintensa de sinal nesta sequência sensível a fluido. (À direita) RM T1WI C+ FS coronal mostra massa ➡ com sinal interno leve, heterogêneo. A aparência geral é não específica, e outras entidades, como granuloma de corpo estranho e sarcoma, estão incluídas no diagnóstico diferencial para esta lesão superficial.

Angioleiomioma

TERMINOLOGIA

Sinônimos
- Angiomioma, leiomioma vascular

Definição
- Neoplasia do músculo liso, benigna, frequentemente dolorosa, preferencialmente ocorrendo nas partes moles superficiais da extremidade inferior

IMAGENS

Características Gerais
- Localização
  - Região inferior da perna > coxa > extremidade superior
    - Cabeça e tronco em <10%
  - Gordura subcutânea > derme profunda > fáscia superficial > > músculo
- Tamanho
  - Geralmente <2 cm no diâmetro
- Morfologia
  - Nódulo esférico ou ovoide

Achados na Ultrassonografia
- Homogeneamente ecotextura hipoecoica com margem circunscrita
- Doppler colorido: vasos retos e lineares com convergência para um ponto

Recomendações para Aquisição de Imagens
- Melhor ferramenta para aquisição de imagens
  - Nenhuma; frequentemente excisado sem imagens

Achados na Radiografia
- Proeminência de partes moles normais ou leves
- Pode causar erosão do córtex do osso subjacente

Achados na TC
- Massa bem definida com atenuação semelhante à do músculo
  - Pode calcificar

Achados na RM
- Aparência semelhante à do tumor da bainha do nervo periférico
- Isointenso a ligeiramente hiperintenso ao músculo em T1WI
  - Homogêneo ou heterogêneo
- Heterogeneamente hiperintenso ao músculo em sequências sensíveis a fluido
- Sinal baixo circundando pseudocápsula fibrosa em sequências T1WI e T2WI
- Realce variável (homogeneamente intenso a leve periférico) dependente do subtipo
- ± vasos adjacentes ou estruturas de ramificações internas
- Relatos de pequenos focos de gordura e hemorragia

DIAGNÓSTICO DIFERENCIAL

Tumor Benigno da Bainha do Nervo Periférico
- Aparência de imagem semelhante
- Ausência de canais vasculares intimamente associados

Tumor de Célula Gigante da Bainha do Tendão
- Massa indolor se encostando na bainha do tendão
- Mais provável de ter sinal baixo em RM T1 e T2WI

Leiomiossarcoma
- Aparência semelhante em RM, quando pequeno

Sarcoma Sinovial
- Aparência semelhante em RM, quando pequeno
- Mais provável de surgir próximo às articulações

PATOLOGIA

Características Gerais
- Etiologia
  - Neoplasia benigna de músculo liso acreditando que se origine da túnica média da veia ou de anastomoses arteriovenosas
- Genética
  - Sem anomalia cromossômica compatível
    - Cariótipos quase diploides

Características Patológicas e Cirúrgicas Macroscópicas
- Massa mixoide branco-acinzentada, solitária, pseudoencapsulada
  - Pode ser azul ou vermelha

Características Microscópicas
- Proliferação de células maduras do músculo liso e canais vasculares de paredes finas a espessas
  - ± calcificação, hemorragia, gordura, alteração mixoide, hialinização
  - Ausência ou raras mitoses
- 3 subtipos histológicos com diferentes quantidades de músculo liso e tipos de vasos (sólido, venoso, cavernoso)

QUESTÕES CLÍNICAS

Apresentação
- Sinais/sintomas mais comuns
  - Pequena massa superficial; crescimento lento ao longo dos anos
  - Lesões são dolorosas e sensíveis em muitos casos
    - Paroxística com piora por leve toque, temperatura ou alterações hormonais
    - Lesões nas extremidades superiores são menos prováveis de serem dolorosas que lesões nas extremidades inferiores

Demografia
- Idade
  - Surge entre a 4ª e a 6ª décadas de vida
- Gênero
  - Predominância feminina
    - Lesões na extremidade superior e na cabeça são mais comumente observadas em homens
- Epidemiologia
  - ~5% de tumores benignos de partes moles

Histórico Natural e Prognóstico
- Lesão benigna que raramente recorre

Tratamento
- Excisão cirúrgica marginal

REFERÊNCIAS

1. Park HJ, et al: Sonographic appearances of soft tissue angioleiomyomas: differences from other circumscribed soft tissue hypervascular tumors, J Ultrasound Med. 31(10):1589-1595, 2012.
2. Yoo HJ, et al: Angioleiomyoma in soft tissue of extremities: MRI findings, AJR Am J Roentgenol. 192(6):W291-4, 2009.

Leiomioma: Superficial e Profundo

DADOS PRINCIPAIS

TERMINOLOGIA
- Neoplasia benigna originária de músculo liso

IMAGENS
- Pode surgir na pele, tecidos subcutâneos ou partes moles profundas, incluindo abdome e retroperitônio
  - Não inclui leiomiomas uterinos e gastrintestinais
- Radiografias e TC mostram massa de partes moles ou massa que são comumente calcificadas
  - Calcificações pontilhadas, como placas, ou em "pipoca"
  - Pode imitar matriz cartilaginosa
- Massa ou massas de partes moles bem definidas em RM
  - Focos calcificados apresentam sinal baixo em todas as sequências de imagens
- Achados na RM em lesões subcutâneas
  - Isointenso e ligeiramente hiperintenso em relação ao músculo em T1WI
  - Sinal de homogêneo a heterogêneo hiperintenso em sequências sensíveis a fluido
  - Realce de contraste proeminente
- Achados na RM em lesões de partes moles profundas
  - Isointenso ao músculo em T1WI
  - Sinal hipo a hiperintenso homogêneo em sequências sensíveis a fluido
  - Realce heterogêneo ou principalmente periférico

PATOLOGIA
- Fascículos ordenados de células semelhantes ao músculo liso
- Calcificação, hialinização e alterações mixoides são comuns

QUESTÕES CLÍNICAS
- Epidemiologia
  - Lesões subcutâneas são relativamente comuns, mas, em geral, sem estudos de imagem antes da excisão
  - Lesões profundas são muito raras
- Idade: ocorre em adultos jovens e de meia-idade
- Tratamento: excisão cirúrgica
- Histórico natural: recorrência das lesões subcutâneas incomuns; lesões profundas recorrem mais comumente

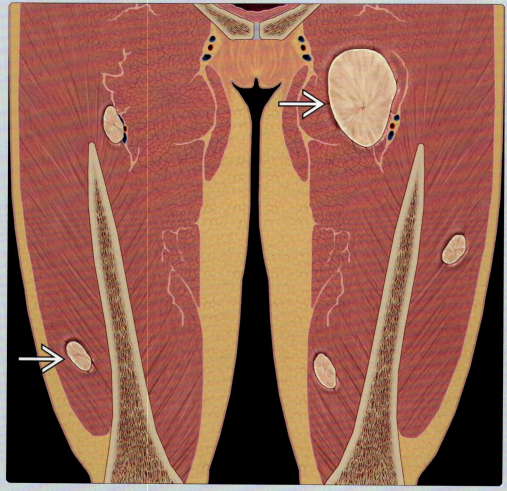

Gráfico coronal das coxas bilaterais mostra múltiplas massas, bem definidas, de arredondadas a ovoides ➡ nas partes moles profundas. Leiomiomas extrauterinos podem ocorrer na pele, na subcútis, nos músculos, no abdome e no retroperitônio. Estas lesões, geralmente, carecem de edema circundante, a menos que estejam em um local com irritação mecânica.

Leiomioma: Superficial e Profundo

TERMINOLOGIA
Definição
- Neoplasia benigna originária de músculo liso

IMAGENS
Características Gerais
- Localização
  - Pode surgir na pele, tecidos subcutâneos ou partes moles profundas, incluindo abdome e retroperitônio
    - Não inclui leiomiomas de origem uterina ou gastrintestinal
- Tamanho
  - Lesões cutâneas medem entre alguns mm e 2 cm
  - Lesões subcutâneas geralmente <2 cm
  - Lesões profundas relatam até 37 cm, pesando 5,4 kg
- Morfologia
  - Lesões de pele podem ser pápulas agrupadas ou nódulos solitários

Recomendações para Aquisição de Imagens
- Melhor ferramenta para aquisição de imagens
  - Lesões superficiais não são frequentemente retratadas
  - RM é a melhor modalidade para avaliar lesões profundas

Achados na Radiografia
- Massa ou massas de partes moles que são comumente calcificadas
  - Calcificações pontilhadas, como placas, ou em "pipoca"

Achados na TC
- Massas de partes moles calcificadas solitárias ou múltiplas
  - Pode imitar matriz cartilaginosa

Achados na RM
- T1WI
  - Subcutâneo → isointenso ou ligeiramente hiperintenso em relação ao músculo
  - Partes moles profundas → isointensas ao músculo
- T2WI
  - Subcutâneo → sinal de homogêneo a heterogêneo hiperintenso ao músculo
  - Partes moles profundas → sinal heterogêneo hipo a hiperintenso
- T1WI C+ FS
  - Subcutâneo → realce de contraste proeminente
  - Partes moles profundas → realce heterogêneo ou predominantemente periférico
- Massa ou massas de partes moles bem definidas
- Focos internos calcificados apresentam sinal baixo em todas as sequências de imagem

DIAGNÓSTICO DIFERENCIAL
Schwannoma, Calcificante
- Pode apresentar mesma aparência dos leiomiomas nas imagens
- Encontrado próximo ao feixe neurovascular
- Nervo pode ser visível contíguo à massa

Osteossarcoma Extraesquelético
- Massa de partes moles com ossificação central
- Adultos de meia-idade a idosos
- Predileção por nádegas, cintura escapular, tronco, retroperitônio

Sarcoma Sinovial
- Massa calcificada, hipervascular próxima à articulação
- Nas imagens pode parecer um leiomioma, quando pequeno

Condroma de Partes Moles
- Mais comumente encontrado nos dedos
- Surge próximo às articulações e aos tendões
- Proteína S100 positiva

Condrossarcoma Mixoide Extraesquelético
- Massa de partes moles com matriz condroide
- Realce menos intens

Condrosarcoma mixoide extraósseo
- Massa de partes moles com matriz condroide
- Intensificação menos acentuada

Miosite Ossificante/Ossificação Heterotópica
- Ossificação periférica progressiva
- Sem origem no abdome/retroperitônio

PATOLOGIA
Características Patológicas e Cirúrgicas Macroscópicas
- Massa branco-acinzentada, bem circunscrita

Características Microscópicas
- Fascículos ordenados de células semelhantes ao músculo liso
  - Calcificação, hialinização e alterações mixoides são comuns
  - Alteração incomum de célula clara, ossificação, corpos de psamoma e diferenciação gordurosa
  - Sem atipia ou necrose
  - Baixa ou nenhuma atividade mitótica
- Focalmente positivo para actina, desmina e HCAD
- Negativo para proteína S100

QUESTÕES CLÍNICAS
Demografia
- Idade
  - Adultos jovens e de meia-idade
- Gênero
  - Sem predominância
- Epidemiologia
  - Lesões subcutâneas são relativamente comuns, mas, em geral, sem estudos de imagem antes da excisão
  - Lesões profundas são muito raras

Histórico Natural e Prognóstico
- Relato de recorrência local com lesões profundas

Tratamento
- Excisão cirúrgica

REFERÊNCIAS
1. Arleo EK, et al: Review of Leiomyoma Variants, AJR Am J Roentgenol. 205(4):912-921, 2015.
2. Fasih N, et al: Leiomyomas beyond the uterus: unusual locations, rare manifestations, Radiographics. 28(7):1931-1948, 2008.
3. Weiss SW, et al: Benign tumors of smooth muscle.. In Weiss SW, et al, editor: Enzinger and Weiss' Soft Tissue Tumors, 5th ed., Philadelphia: Elsevier. 522-8, 2008.
4. Kransdorf MJ, et al: Muscle tumors. In Kransdorf MJ, et al, editor: Imaging of Soft Tissue Tumors, 2nd ed., Philadelphia: Lippincott Williams & Wilkins. 298-303, 2006.
5. Hashimoto H, et al: Leiomyoma of deep soft tissue. In Fletcher CDM, et al, editor: World Health Organization Classification of Tumours. Pathology and Genetics of Tumours of Soft Tissue and Bone, Lyon: IARC Press. pp. 130, 2002.

Leiomioma: Superficial e Profundo

(À esquerda) *RM PDWI axial mostra massa* ➡️ *nos tecidos subcutâneos do tornozelo posterolateral. A massa é bem definida e apresenta sinal ligeiramente hiperintenso em relação ao músculo esquelético.* (À direita) *RM T2WI FS axial mostra leiomioma de partes moles* ➡️ *com sinal homogeneamente hiperintenso em relação ao músculo. Além disso, lesão semelhante estava presente mais distalmente.*

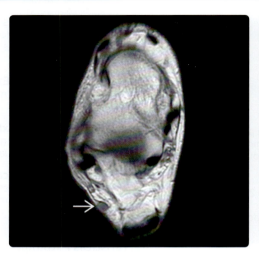 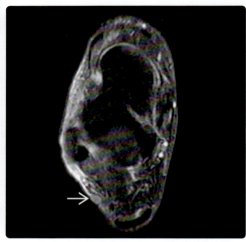

(À esquerda) *RM T1WI C+ FS axial no mesmo paciente mostra leiomioma oval de partes moles, bem definido* ➡️ *intensamente realçado. O diagnóstico diferencial para esta pequena lesão inclui tumores benignos da bainha de nervo e sarcoma malignos.* (À direita) *RM T1WI C+ FS sagital mostra massa oval bem definida* ➡️ *na gordura subcutânea do tornozelo posterolateral, que foi limitada medialmente pelo tendão calcâneo e lateralmente pelo feixe neurovascular. A massa mostra realce intenso.*

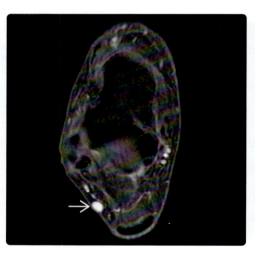 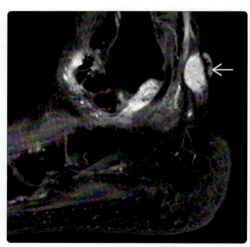

(À esquerda) *RM T1WI coronal no mesmo paciente mostra massa* ➡️ *com homogênea intensidade de sinal que é ligeiramente mais alta que a do músculo.* (À direita) *RM T2WI FS coronal mostra massa* ➡️ *com intensidade de sinal alta ligeiramente heterogênea. Leve edema circundante* ➡️ *foi presumido ser decorrente de irritação mecânica.*

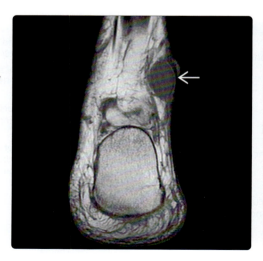 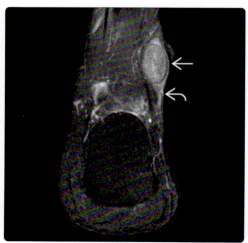

Leiomioma: Superficial e Profundo

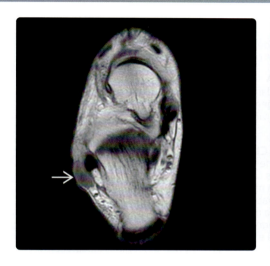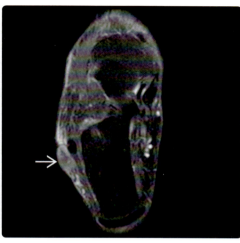

(À esquerda) *RM PDWI axial mostra massa oval ➡ na gordura subcutânea do tornozelo. A massa apresentava sinal ligeiramente hiperintenso, heterogêneo, em relação ao músculo esquelético.* (À direita) *RM T2WI FS axial mostra massa ➡ com sinal hiperintenso heterogêneo. Observe que a lesão tem aparência em alvo, semelhante à aquela frequentemente notada em tumores benignos de bainha de nervo.*

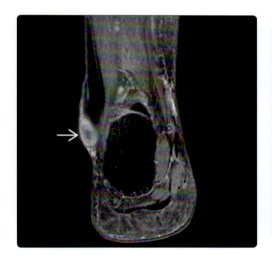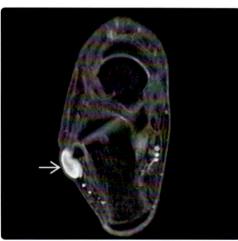

(À esquerda) *RM PDWI FS coronal no mesmo paciente novamente mostra leiomioma de partes moles oval, bem definido ➡, com aparência em alvo e uma borda hiperintensa circundando um centro relativamente hipointenso.* (À direita) *RM T1WI C+ FS axial no mesmo paciente mostra leiomioma de partes moles ➡ de intenso realce periférico com uma região central com hiporrealce.*

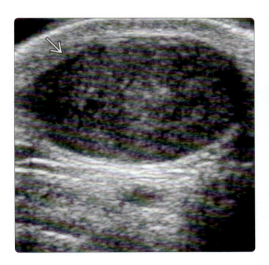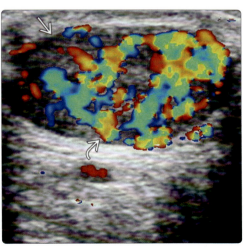

(À esquerda) *Ultrassonografia longitudinal em um paciente com leiomioma mostra massa subcutânea ➡, bem circunscrita, com ecogenicidade heterogênea.* (À direita) *Ultrassonografia com Doppler longitudinal no mesmo paciente mostra leiomioma ➡ com alta vascularidade ➡.*

545

Leiomiossarcoma

DADOS PRINCIPAIS

TERMINOLOGIA
- Neoplasia maligna originária do músculo liso

IMAGENS
- Surge na pele, nas partes moles, no vaso sanguíneo
  - 12% a 41% ocorre em partes moles periféricas da extremidade, mais comumente da coxa
- Radiografias podem ser normais ou mostram massa de partes moles
  - Calcificação ou ossificação em até 17%
  - Pode invadir osso subjacente
- TC: massa de partes moles inespecífica ± calcificação
  - Regiões de baixa atenuação podem refletir necrose, hemorragia ou alteração cística
- RM: massa de partes moles inespecífica com aparência enganosamente encapsulada
  - T1WI: sinal hipointenso a ligeiramente hiperintenso, homogêneo a heterogêneo
  - T2WI: heterogeneamente hiperintenso ao músculo
  - Pode conter níveis fluido-fluido da hemorragia
  - Intenso realce heterogêneo
- Tumor moderadamente vascular ou hipervascular na angiografia ou ultrassonografia com Doppler

PATOLOGIA
- Aproximadamente 1/3 dos leiomiossarcomas de partes moles surgem de pequenas veias
- Grau de atividade mitótica varia de alta a baixa (< 1 por 10 HPF)

QUESTÕES CLÍNICAS
- Aumento de massa de partes moles, sem sensibilidade
- Idade: mais comum em adultos de meia-idade e idosos
- 3° sarcoma mais comum de partes moles
- Histórico natural
  - Mais alta mortalidade geral dos sarcomas
  - Pior prognóstico com localização retroperitoneal, alta taxa mitótica e tamanho > 5 cm
  - Metástases frequentemente observadas na apresentação

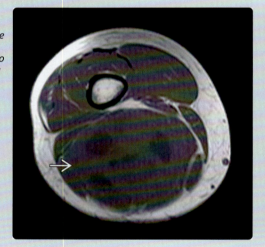
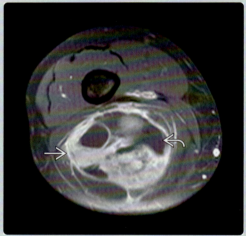

(À esquerda) RM T1WI axial mostra leiomiossarcoma de partes moles de alto grau ➡. Esta grande massa heterogênea da coxa apresenta intensidade mista, sendo tanto isointensa como hipointensa em relação ao músculo. Em RM T2WI FS, as regiões hipointensas apresentam intensidade de sinal semelhante ao fluido (não mostrado). (À direita) RM T1WI C+ FS axial mostra as regiões nodulares e septadas da massa ➡ para mostrar intenso realce. Ausência de realce nas áreas de presumido fluido em RM T2WI de gordura suprimida é compatível com necrose ➡.

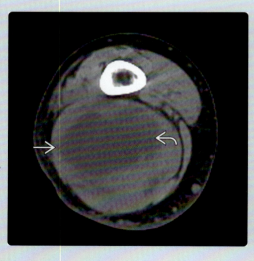
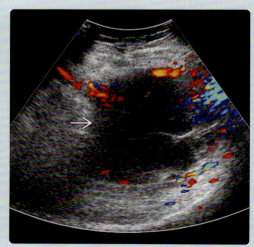

(À esquerda) TCSC axial no mesmo paciente, obtida para planejamento de tratamento de radiação, mostra atenuação mista da massa ➡ e regiões de baixa atenuação compatíveis com necrose ➡. (À direita) Ultrassonografia com Doppler colorido transversal no mesmo paciente mostra massa ➡ heterogeneamente hipoecoica com fluxo sanguíneo predominantemente periférico. Áreas sem hemorragia nem necrose mostram vascularidade. Tanto hemorragia como necrose são comuns em grandes lesões.

Leiomiossarcoma

TERMINOLOGIA

Definição
- Neoplasia maligna que surge de células do músculo liso

IMAGENS

Características Gerais
- Localização
  - Pele, partes moles, vasos sanguíneos
    - Lesões de partes moles divididas em localizações nas partes moles somáticas e retroperitoneais/abdominais
    - 12% a 41% ocorrem em partes moles periféricas da extremidade, mais comumente na coxa
      - 50:50 distribuição da localização superficial *versus* profunda na extremidade
- Tamanho
  - Lesões cutâneas geralmente <2 cm
  - Lesões de partes moles somáticas ~ 6 cm
  - Lesões retroperitoneais geralmente >10 cm
- Morfologia
  - Lesões cutâneas nodulares frequentemente causam ulceração e descoloração da pele sobrejacente
  - Lesões de partes moles somáticas são multinodulares e mais bem circunscritas que lesões retroperitoneais
  - Lesões vasculares são polipoides e se estendem ao longo do lúmen ou da superfície do vaso sanguíneo

Recomendações para Aquisição de Imagens
- Melhor ferramenta para aquisição de imagens
  - RM é mais útil na avaliação da relação dos compartimentos anatômicos e estruturas vitais

Achados na Radiografia
- Radiografias podem ser normais ou mostrar massa de partes moles
  - Calcificação ou ossificação em até 17%
  - Pode invadir osso subjacente

Achados na TC
- Massa de partes moles inespecífica ± calcificação
  - Regiões de baixa atenuação podem refletir necrose, hemorragia ou alteração cística

Achados na RM
- T1WI
  - Sinal homogêneo a heterogêneo variando de hipointenso a ligeiramente hiperintenso em relação ao músculo esquelético
- T2WI
  - Heterogeneamente hiperintenso ao músculo
  - Pode conter níveis fluido-fluido da hemorragia
- T1WI C+ FS
  - Realce intenso heterogêneo
- Massa de partes moles inespecífica com aparência enganosamente encapsulada
- Calcificações apresentam sinal baixo em todas as sequências de imagem

Achados na Ultrassonografia
- Ecogenicidade heterogênea
- Hipervascular na imagem Doppler
  - Regiões hipovasculares necróticas e hemorrágicas
- ± regiões com sombra da calcificação, cística hipoecoica ou necrótica

Achados na Angiografia
- Tumor moderadamente vascular ou hipervascular
  - *Shunting* arteriovenoso

DIAGNÓSTICO DIFERENCIAL

Fibrossarcoma
- Aparência de imagem semelhante ao leiomiossarcoma
- Histologicamente semelhante, células fusiformes moderadamente diferenciadas em fascículos
  - Células apresentam aparência mais afunilada que o leiomiossarcoma
  - Menos provável de apresentar fascículos que se cruzam

Tumor Maligno da Bainha de Nervo Periférico (TMBNP)
- Histologicamente semelhante, células fusiformes moderadamente diferenciadas em fascículos
  - Células onduladas, dobradas

Tumor Miofibroblástico Inflamatório
- Localizado em órgãos parenquimatosos, especialmente pulmão, órbita e bexiga
- Conteúdo fibrótico pode produzir sinal baixo em RM T1WI e T2WI
- Realce proeminente visível mesmo em imagens tardias

Fibroma Aponeurótico Calcificante
- Pequena massa de crescimento lento em crianças
- Palmas das mãos, plantas dos pés, punhos e tornozelos
- Calcificações pontilhadas

Fasciíte, Nodular e Proliferativa
- Massa dolorosa, de crescimento rápido em adultos jovens e de meia-idade
- Massa estreitamente associada à fáscia

Tumor Fibroso Solitário e Hemangiopericitoma
- Vascularidade proeminente pode ser evidente como realce intenso e/ou vasos sanguíneos visíveis
- Padrão vascular tipo hemangiopericitoma + estroma hialinizado
- Massa indolor, de crescimento lento ± calcificação

Sarcoma Fibromixoide de Baixo Grau
- Localização da massa e aparência geral semelhante, mas sem necrose nem hemorragia
- Adultos jovens; idade média: 34 anos

HFM Pleomórfico/Sarcoma Pleomórfico Indiferenciado
- Aparência significativamente heterogênea
  - Níveis fluido-fluido heterogêneos
  - Pode corroer ou invadir osso
- >40 anos de idade com pico entre a 6ª e a 7ª décadas
- Calcificação presente perifericamente em 5% a 20%

Mixofibrossarcoma
- Pacientes idosos
- Localização subcutânea > intramuscular
- Aparência de imagem mais homogênea
- Alta taxa de recorrência local

Leiomiossarcoma

Histiocitoma Fibroso Benigno Profundo
- Mais provável de apresentar sinal baixo em RM T1WI
- Massa subcutânea ou profunda bem circunscrita

Sarcoma Sinovial
- Propensão de ocorrer perto das articulações
- Massa bem definida frequentemente com calcificação

PATOLOGIA

Características Gerais
- Etiologia
  - Neoplasia maligna de etiologia desconhecida
  - Associação sugerida à exposição à radiação
- Genética
  - Cariótipos complexos sem anomalias compatíveis
    - Perda envolvendo 3p21-23, 8p21-pter, 13q12-13, 13q32-qter
    - Ganho envolvendo 1q21-31
- Anomalias associadas
  - Possível associação ao gene retinoblastoma *RB1*

Estadiamento, Graduação e Classificação
- Sistema de estadiamento do American Joint Committee on Cancer (AJCC) e do Surgical Staging System of Musculoskeletal Tumor Society são normalmente utilizados

Características Patológicas e Cirúrgicas Macroscópicas
- Massa carnuda, de cor branco-acinzentada a acastanhada
  - Grosseiramente encapsulada, embora microscopicamente invasiva
  - Pode ter aparência em espiral
- ± áreas de hemorragia, alteração cística ou tecido necrótico
- Pode invadir órgãos ou ossos adjacentes

Características Microscópicas
- ~1/3 dos leiomiossarcomas de partes moles somáticas surgem de pequenas veias
- Células fusiformes alongadas com núcleos em forma de charuto
  - Padrão de crescimento fascicular
  - Pleomorfismo variável
  - Células gigantes multinucleadas comuns
  - Pode mostrar paliçamento nuclear
- Grau de atividade mitótica varia de alto a baixo (< 1 por 10 HPF)
- Positivo para actina, desmina e h-caldesmona do músculo liso
  - Focalmente positivo para queratina, antígeno da membrana epitelial, CD34 e proteína S100

QUESTÕES CLÍNICAS

Apresentação
- Sinais/sintomas mais comuns
  - Massa de partes moles em crescimento, sem sensibilidade
    - Dor em 10% dos tumores retroperitoneais
  - Tumores envolvendo vasos sanguíneos podem resultar em insuficiência vascular
- Outros sinais/sintomas
  - Retroperitoneal → aumento da circunferência abdominal, perda ponderal, náusea
  - Obstrução da veia hepática → síndrome de Budd-Chiari (hepatomegalia, icterícia, ascite)
  - Obstrução da veia renal → insuficiência renal
  - Obstrução mais baixa da veia cava inferior → edema da extremidade inferior

Demografia
- Idade
  - Mais comum em adultos de meia-idade e idosos
    - Pode surgir em crianças e adultos jovens
- Gênero
  - Predominância feminina para lesões retroperitoneais e da veia cava inferior
  - Predominância masculina para lesões de partes moles periféricas e cutâneas
- Epidemiologia
  - 3° sarcoma mais comum de partes moles
    - 9% de todos os sarcomas classificados
  - Origem de grandes vasos sanguíneos é rara

Histórico Natural e Prognóstico
- Mais alta mortalidade global dos sarcomas
  - Média de sobrevida: 4,2 anos
  - Pior prognóstico com localização retroperitoneal, alta taxa de mitose e tamanho > 5 cm
- Metástases frequentemente observadas na apresentação
  - Mais comum em pulmão
  - Fígado, osso, partes moles, linfonodos
  - Sarcoma mais comum para metástase para o cérebro (no geral, raro)
- Leiomiossarcoma retroperitoneal
  - Recorrência local é comum
- Leiomiossarcoma cutâneo
  - Melhor prognóstico
  - Menos provável de metástase
  - Metástase muitas vezes envolve linfonodos

Tratamento
- Excisão cirúrgica com amplas margens
  - Difícil excisão completa em tumores retroperitoneais
- Quimioterapia ou radioterapia adjuvante

REFERÊNCIAS

1. Gordon RW, et al: editor: MRI, MDCT features, and clinical outcome of extremity leiomyosarcomas: experience in 47 patients, Skeletal Radiol. 43(5):615-622, 2014.
2. Weiss SW, et al: Leiomyosarcoma. In Weiss SW, et al, editor: Enzinger and Weiss' Soft Tissue Tumors., 5th ed., Philadelphia: Elsevier. pp 545-64, 2008.
3. Efstathopoulos N, et al: Inflammatory leiomyosarcoma of the ankle: a case report and review of the literature, J Foot Ankle Surg. 45(2):127-130, 2006.
4. Kransdorf MJ, et al: Muscle tumors. In Kransdorf MJ, et al, editor: Imaging of Soft Tissue Tumors, 2nd ed., Philadelphia: Lippincott Williams & Wilkins. 306-12, 2006.
5. Massi D, et al: Prognostic factors in soft tissue leiomyosarcoma of the extremities: a retrospective analysis of 42 cases, Eur J Surg Oncol. 30(5):565-572, 2004.
6. Evans HL, et al: Leiomyosarcoma. In Fletcher CDM, et al, editor: World Health Organization Classification of Tumours. Pathology and Genetics of Tumours of Soft Tissue and Bone, Lyon: IARC Press. 131-4, 2002.
7. Abdelwahab IF, et al: Radiation-induced leiomyosarcoma, Skeletal Radiol. 24(1):81-83, 1995.
8. Kransdorf MJ: Malignant soft-tissue tumors in a large referral population: distribution of diagnoses by age, sex, and location, AJR Am J Roentgenol. 164(1):129-134, 1995.
9. Hartman DS, et al: From the archives of the AFIP, Leiomyosarcoma of the retroperitoneum and inferior vena cava: radiologic-pathologic correlation. Radiographics. 12(6):1203-1220, 1992.

Leiomiossarcoma

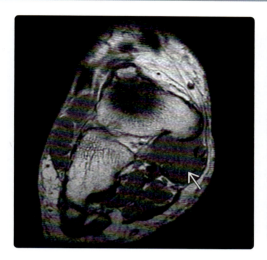 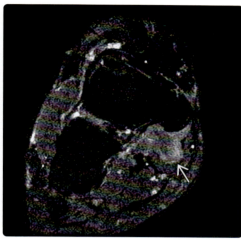

(À esquerda) RM T1WI coronal do mediopé do sustentáculo do tálus apresenta aparência comum. A massa ➡ é mais bem mostrada em sequências adicionais de imagens, uma vez que nesta sequência de imagens a massa é isointensa ao músculo, sem borda visível. (À direita) RM T2WI FS coronal mostra massa ➡ ligeiramente hiperintensa ao músculo com contorno lobulado. Pequenas lesões são de detecção mais difícil por apresentarem intensidade de sinal semelhante à do músculo circundante.

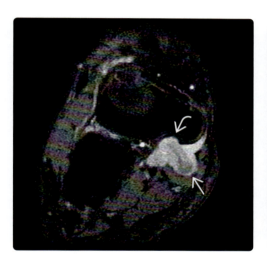 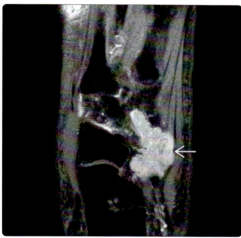

(À esquerda) RM T1WI C+ FS coronal no mesmo paciente mostra melhor o leiomiossarcoma lobulado ➡ em decorrência do realce proeminente, relativamente homogêneo. A massa está erodindo ➡ o osso adjacente. O pé é uma localização relativamente comum para este tumor. (À direita) RM T1WI C+ FS axial mostra massa realçada ➡ com bordas lobuladas e se estendendo pelo eixo longo do pé. Este tumor de baixo grau provocou a síndrome do túnel do tarso, que foi confirmado em EMG.

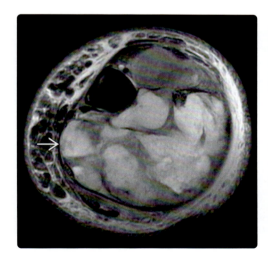 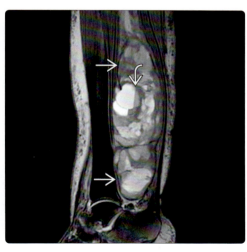

(À esquerda) RM T2WI FS axial mostra tumor ➡ envolvendo todos os compartimentos musculares da região inferior da perna em uma mulher de 48 anos de idade. A massa mostra heterogênea intensidade de sinal predominantemente hiperintenso em relação ao músculo esquelético. (À direita) RM T2WI FS sagital mostra massa ➡ se estendendo da panturrilha proximal até o tornozelo. As regiões hemorrágicas da massa são evidentes pelos níveis fluido-fluido ➡. Todas as aparências nas imagens sugerem sarcoma agressivo, mas, por outro lado, inespecífico.

Leiomiossarcoma

(**À esquerda**) *RM T1WI coronal foi obtida em uma mulher de 64 anos de idade que caiu de uma bola de exercício. Ela teve múltiplas drenagens de hematomas, mas a massa recorreu. Observe que a maioria da massa ➡ é hiperintensa, representando sangue. Entretanto, existe também múltiplos nódulos ao longo da parede da massa ➡ que são hipointensos. Um simples hematoma não deveria ter tal nodularidade.* (**À direita**) *RM STIR coronal no mesmo caso mostra hemorragia ➡ retendo este sinal hiperintenso. Os nódulos ➡ mostram heterogeneidade inespecífica.*

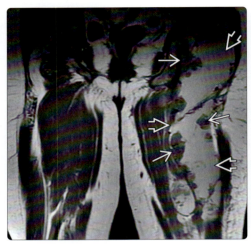
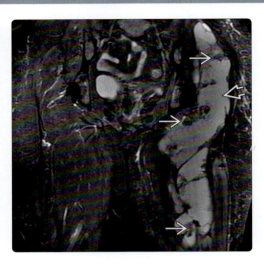

(**À esquerda**) *RM PD FS sagital no mesmo caso mostra múltiplos níveis de fluido ➡ através da massa, com sinais diferentes dos produtos do sangue. Os nódulos ➡ mostram heterogeneidade e devem ser submetidos à biopsia para determinar o tipo de tumor subjacente que resulta desta hemorragia impressionante.* (**À direita**) *RM T1WI C+ FS axial mostra realce do tecido ➡ circundando a hemorragia não realçada ➡. Observe que alguns nódulos mostram realce ➡, enquanto outros não. A biopsia direcionada para os nódulos realçados é necessária.*

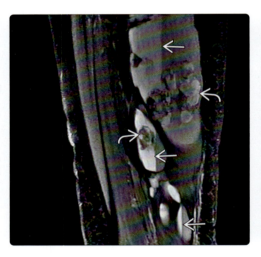
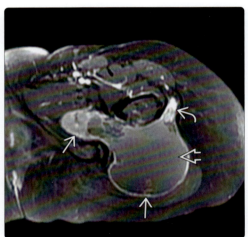

(**À esquerda**) *TC axial obtida no momento da biopsia mostra calcificações pontilhadas ➡ dentro da lesão em massa ➡.* (**À direita**) *TC axial obtida mais distalmente mostra calcificações ➡ e também erosão do colo femoral ➡ pela lesão ➡. Este caso mostra características muito comuns de leiomiossarcoma, incluindo localização na coxa, grande tamanho da lesão, heterogeneidade, necrose, calcificações, erosão do osso, hemorragia e níveis de fluido. O diagnóstico foi comprovado na biopsia.*

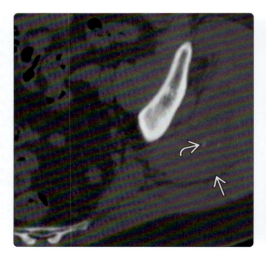
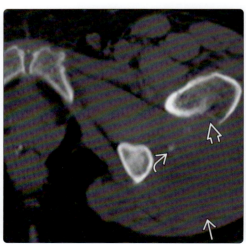

Leiomiossarcoma

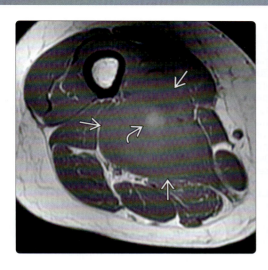
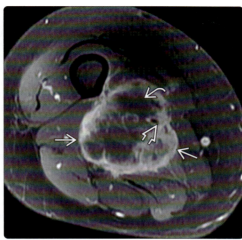

(À esquerda) *RM T1WI axial mostra grande massa* ➡ *dentro do compartimento posterior da coxa. A maioria do sinal é ligeiramente hiperintensa em relação ao músculo esquelético. Centralmente, existe hiperintensidade* ➡ *sugestiva de hemorragia.* (À direita) *RM T1WI C+ FS axial no mesmo caso mostra realce de grande parte da lesão* ➡ *com extensa necrose central* ➡. *Observe o envolvimento vascular* ➡ *pela lesão. A coxa é o local mais comum para leiomiossarcoma; a hemorragia é relativamente comum.*

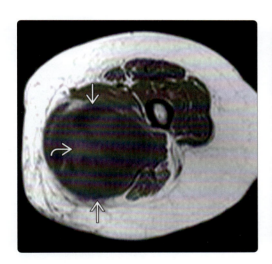
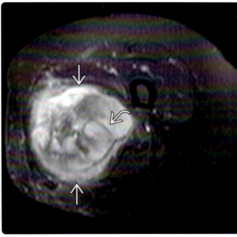

(À esquerda) *RM T1WI axial mostra massa bem circunscrita* ➡ *na coxa com heterogêneo sinal variando de iso a hiperintenso* ➡ *em relação ao músculo. O sinal hiperintenso é causado por hemorragia.* (À direita) *RM T2WI FS axial mostra massa* ➡ *com sinal heterogeneamente hiperintenso com septos internos* ➡. *A coxa é a localização mais comum na extremidade. Estas lesões são propensas à recorrência local e doença metastática. Os locais metastáticos mais comumente envolvidos são os pulmões e o fígado.*

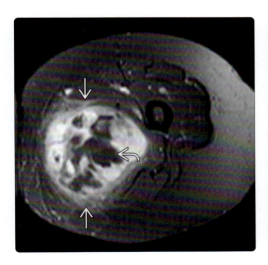
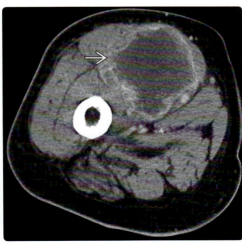

(À esquerda) *RM T1WI C+ FS axial no mesmo paciente mostra realce espesso e irregular da massa* ➡ *com áreas centrais de hiporrealce* ➡ *provavelmente representando regiões de necrose.* (À direita) *TC axial com algoritmo de partes moles com contraste, em um paciente diferente, mostra massa irregular, profunda* ➡ *na coxa. A aparência infiltrativa das bordas da massa é uma aparência menos comum que a massa bem circunscrita. A massa apresenta ligeiro realce periférico.*

Tumor Glômico

DADOS PRINCIPAIS

TERMINOLOGIA
- Neoplasia mesenquimal, geralmente benigna das células do músculo liso semelhante às células do corpo glômico

IMAGENS
- Propensão para envolver região subungueal
  - Extremidades distais (dedos das mãos e dos pés) muito comuns
  - Relato de casos em todo o corpo
- Radiografias
  - Massa de partes moles pode ou não ser evidente nas radiografias
  - Lesões subungueais comumente produzem defeitos de erosão com borda esclerótica envolvendo aspecto dorsal da falange terminal
- Aparência na RM
  - Homogeneamente isointenso ao músculo ou leito ungueal adjacente
  - Homogêneo a ligeiramente heterogêneo, sinal hiperintenso nas sequências de RM sensíveis a fluido
  - Realce intenso com gadolínio é típico

PATOLOGIA
- Tumor glômico sólido é o subtipo mais comum
- Malformação glomuvenosa (glomangioma)
  - Menos circunscrita; mais provável de ser extradigital
- Glomangiopericitoma = ramificação associada, vasculatura tipo hemangiopericitoma
- Glomangiomatose = tumor glômico infiltrativo, difuso que pode ser profundo e difícil de excisar
- Tumor glômico maligno (glomangiossarcoma)
  - 25% a 40% de taxa de mortalidade decorrente por metástases

QUESTÕES CLÍNICAS
- Lesões superficiais são geralmente dolorosas e sensíveis à temperatura fria e toque
- <2% de todos os tumores de partes moles
- >99% dos tumores glômicos são benignos
- Lesões benignas são tratadas com excisão cirúrgica

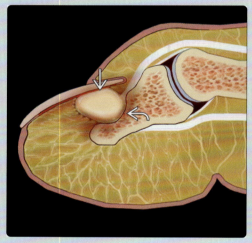
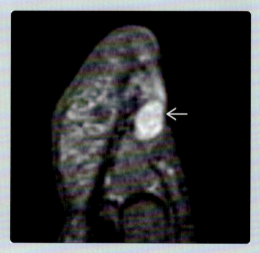

(À esquerda) Gráfico sagital mostra massa bem circunscrita ➡ na região subungueal. Esta massa está produzindo erosão extrínseca, regular ➡ do córtex dorsal da falange distal subjacente. Este tipo de erosão óssea, tipicamente, apresenta uma borda esclerótica quando observada nas radiografias. (À direita) RM T2WI FS sagital mostra massa oval bem circunscrita ➡ localizada excentricamente abaixo da unha do polegar. A massa tem homogeneamente sinal hiperintenso.

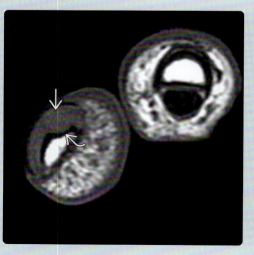
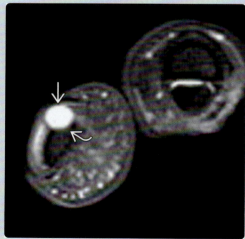

(À esquerda) RM T1WI axial no mesmo paciente mostra massa ➡ localizada dentro do leito ungueal, homogeneamente isointensa ao tecido do leito ungueal, causando leve erosão extrínseca do córtex subjacente da falange distal ➡. (À direita) RM T2WI FS axial no mesmo paciente mostra massa bem circunscrita ➡ com sinal homogeneamente hiperintenso. Esta lesão é mais alta em sinal que o tecido do leito ungueal adjacente. A erosão ➡ do osso subjacente é novamente mostrada.

Tumor Glômico

TERMINOLOGIA

Definição
- Neoplasia mesenquimal, geralmente benigna, das células do músculo liso semelhante às células do corpo glômico

IMAGENS

Características Gerais
- Melhor dica para diagnóstico
  - Massa de partes moles na região subungueal que provoca erosão do osso subjacente
- Localização
  - Propensão a afetar a região subungueal
    - Quase sempre nas partes moles superficiais
    - Raro em partes moles profundas ou órgãos
      - Tumores glômicos malignos mais prováveis de apresentar localização profunda
  - Extremidades distais (dedos das mãos e dos pés) são mais comuns
    - Também comum na palma da mão, no punho, pé e antebraço
    - Extremidade superior: 48%, extremidade inferior: 48%
    - Relato de casos em todo o corpo (muito menos comum)
- Tamanho
  - Geralmente <2 cm; média de 13 mm

Recomendações para Aquisição de Imagens
- Melhor ferramenta para aquisição de imagens
  - RM melhor para detecção e avaliação para recorrência

Achados na Radiografia
- Massa de partes moles pode ou não ser evidente
- Lesões subungueais produzem defeitos de erosão com borda esclerótica envolvendo aspecto dorsal da falange terminal em 22% a 80%

Achados na TC
- Pode se misturar com leito ungueal ou com músculo na TC sem contraste

Achados na RM
- Homogeneamente isointensa ao leito ungueal adjacente ou ao músculo em RM T1WI
- Homogênea a ligeiramente heterogênea, sinal hiperintenso em sequências sensíveis a fluido
  - Relato de sinal baixo em sequências sensíveis a fluido
- Realce intenso com gadolínio é típico

Achados na Ultrassonografia
- Massa hipoecoica; significativa vascularização ao Doppler colorido

DIAGNÓSTICO DIFERENCIAL

Cisto de Inclusão Epidérmica
- Cisto intradérmico ou intraósseo pós-traumático de traumatismo penetrante
- Deforma osso da falange distal
- Menos bem definido que o tumor glômico
- Predominância masculina

PATOLOGIA

Características Gerais
- Etiologia
  - Neoplasia que surge do plexo neuromioarterial
- Genética
  - ↑ tumores subungueais com neurofibromatose tipo 1
  - Múltiplos tumores glômicos hereditários: Autossômico dominante localizado no cromossomo 1p21-22

Características Patológicas e Cirúrgicas Macroscópicas
- Nódulo bem definido, macio vermelho a roxo

Características Microscópicas
- Tumor glômico típico apresenta três subcategorias
  - Tumor glômico sólido
    - Mais comum (~75% dos casos)
    - Ninhos de células glômicas arredondadas a cuboidais ao redor de capilares, que podem se estender para fora da massa principal
  - Malformação glomuvenosa (glomangioma)
    - ~20% dos casos
    - Células glômicas agrupadas ao redor de veias dilatadas
    - Menos provável de ocorrer em localização subungueal
    - Menos circunscrita que o tumor glômico sólido
    - Múltiplas lesões estão frequentemente neste tipo
  - Glomangiomioma
    - Subtipo raro de tumor glômico típico
    - Contém células alongadas semelhantes às do músculo liso
    - Quando se ramifica, vasculatura tipo hemangiopericitoma está presente = **glomangiopericitoma**
- Tumor glômico maligno (glomangiossarcoma)
  - <1% dos tumores glômicos
  - Prognóstico ruim
    - 25% a 40% de taxa de mortalidade decorrente de metástases
  - Localizado profundo à fáscia ou em víscera; > 2 cm de tamanho; grau nuclear de moderado a alto; figuras mitóticas atípicas e alta atividade mitótica

QUESTÕES CLÍNICAS

Apresentação
- Sinais/sintomas mais comuns
  - Lesões superficiais são geralmente dolorosas e sensíveis à temperatura fria e ao toque (duração média de 7,2 anos)

Demografia
- Idade
  - Mais comum em adultos, mas encontrado em qualquer idade
  - Múltiplos tumores glômicos são mais prováveis de ocorrer na infância e adolescência
- Gênero
  - Lesões subungueais mais comuns em mulheres
  - Localização extradigital mais comum em homens
- Epidemiologia
  - <2% de todos os tumores de partes moles
    - Aproximadamente 10% são múltiplos

Histórico Natural e Prognóstico
- Maioria dos tumores glômicos é benigna

Tratamento
- Lesões benignas são tratadas com excisão cirúrgica
  - 10% de taxa de recorrência local

REFERÊNCIA

1. Glazebrook KN, et al: Imaging features of glomus tumors, Skeletal Radiol. 40(7):855-862, 2011.

Tumor Glômico

(**À esquerda**) *RM T1WI sagital de um glomangiopericitoma ➡ mostra múltiplas massas nas partes moles que se estendem da panturrilha distal até o pé. As massas são heterogeneamente iso a hiperintensas em relação ao músculo em T1WI e estavam presentes na gordura subcutânea e na musculatura profunda.* (**À direita**) *RM T1WI C+ FS sagital no mesmo paciente mostra intenso realce heterogêneo da massa dominante ➡ e que mostra melhor os grandes vasos sanguíneos associados ➡.*

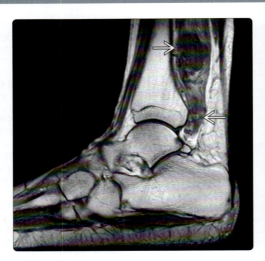 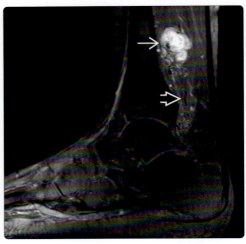

(**À esquerda**) *Ultrassonografia com Doppler colorido longitudinal do glomangiopericitoma no mesmo paciente mostra lesão hipoecoica, mal definida ➡ com fluxo sanguíneo proeminente.* (**À direita**) *TC axial sem contraste mostra massa ligeiramente hiperdensa, arredondada ➡ dentro do aspecto posterolateral do músculo deltoide de um homem de 39 anos de idade. Esta lesão era dolorosa. A biopsia percutânea confirmou um tumor glômico. Embora estas lesões sejam geralmente subungueais, tumores glômicos foram relatados em todo o corpo.*

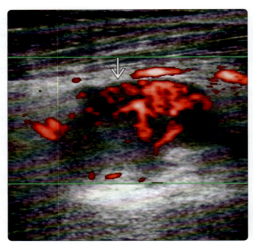 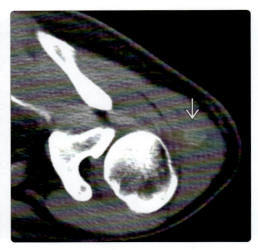

(**À esquerda**) *RM T1WI axial de uma malformação glomuvenosa (glomangioma) mostra massa lobulada ➡ na gordura subcutânea anterolateral do joelho. A massa é isointensa ao músculo esquelético e encosta na derme.* (**À direita**) *RM T2WI FS axial mostra homogeneamente sinal hiperintenso da massa lobulada ➡. Não há edema circundando a massa, que está intensamente realçada (não mostrado). O diagnóstico diferencial para esta lesão inclui um granuloma de corpo estranho e neuroma pós-traumático.*

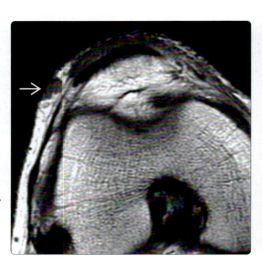 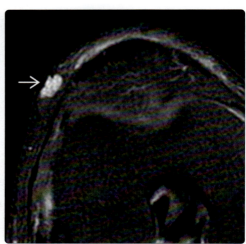

Tumor Glômico

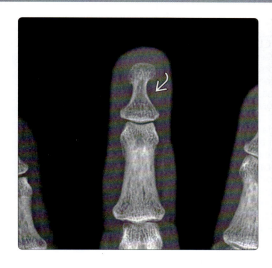
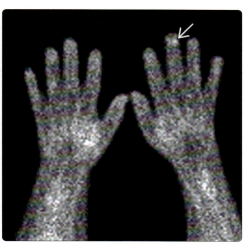

(À esquerda) *Radiografia PA de um clássico tumor glômico mostra erosão liso ➡ da lado ulnar da falange distal do dedo médio. As bordas da erosão são escleróticas e bem definidas, sugerindo lesão de longa duração. Sem evidência de massa de partes moles. Esta mulher de 60 anos de idade relatou dor na ponta do dedo por muitos anos.* (À direita) *Imagem PA de pool de sangue de uma cintilografia óssea mostra aumento da atividade do marcador nas partes moles ➡ imediatamente adjacente à região da erosão do osso observada na radiografia anterior.*

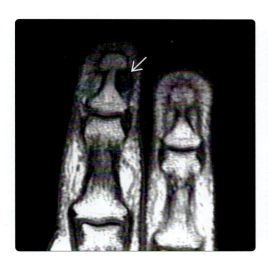
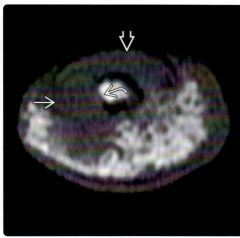

(À esquerda) *RM T1WI coronal no mesmo paciente mostra massa de partes moles ➡ se estendendo ao redor do lado ulnar do eixo da falange distal e produzindo erosão do osso subjacente.* (À direita) *RM T1WI axial mostra massa de partes moles ➡ localizada dentro da borda ulnar do leito ungueal do dedo médio. A massa é isointensa às partes moles do leito ungueal normal ➡ localizado anteriormente. A massa provoca lentamente erosão ➡ do córtex ósseo subjacente.*

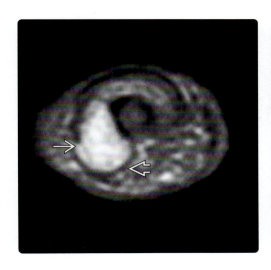
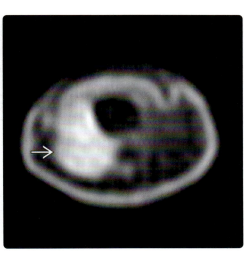

(À esquerda) *RM T2WI FS axial no mesmo paciente mostra massa no leito ungueal ➡ ligeiramente hiperintensa ao restante do tecido do leito ungueal. A massa se estende para as partes moles ➡ da falange distal.* (À direita) *RM T1WI C+ FS axial mostra intenso realce homogêneo da massa ➡, típica de tumor glômico. Um cisto de inclusão epidérmica poderia também provocar erosão da falange distal, mas não seria esperado ter realce bem circunscrito e intenso.*

Rabdomioma

DADOS PRINCIPAIS

IMAGENS
- RM adulto e fetal → 90% em partes moles/mucosa da cabeça e pescoço
- RM genital: vagina, vulva e colo uterino
  - Raro em região paratesticular e epidídimo
- RM cardíaco: ventrículo e septo esquerdo
  - 30% no ventrículo ou no átrio direito
- RM envolvendo superfície da mucosa pode ser visível como defeito de preenchimento nos estudos fluoroscópicos de contraste
- Atenuação da TC semelhante à do músculo, + realce
- Ecocardiograma mostra massas miocárdicas ecogênicas bem circunscritas
- RM: sinal de homogêneo a ligeiramente heterogêneo
  - Isointenso ou hiperintenso ao músculo esquelético em T1WI e em sequências sensíveis a fluido
  - Hemorragia e necrose são incomuns
  - Lesões extracardíacas realçam ligeiramente
    - Lesões cardíacas são hipointensas ao pós-gadolínio do miocárdio

QUESTÕES CLÍNICAS
- Massa solitária de crescimento lento, pode ser assintomática
  - Não incomum obstrução das vias aéreas superiores
- RM cardíaco são mais sintomáticos
  - Disritmias, hidropisia, baixo débito cardíaco, angústia respiratória, insuficiência cardíaca congestiva, cianose, morte
  - Associada à esclerose tuberosa
- 2% dos tumores de músculos
- RM adulto e genital: adultos de meia-idade
- RM fetal e cardíaca: crianças
- Sem comportamento agressivo ou metástases
  - Pode recorrer localmente
- RM adulto, fetal e genital: excisão cirúrgica
- RM cardíaco: regride espontaneamente; ressecção cirúrgica apenas se estiver causando graves sintomas clínicos

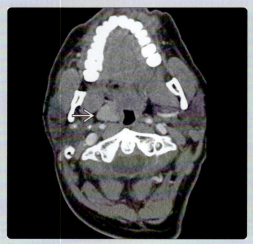
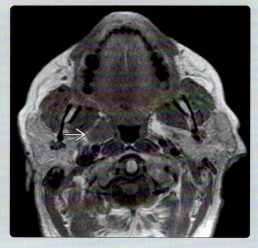

(À esquerda) TCCC axial em um paciente com rabdomioma adulto mostra massa bem circunscrita, com realce homogêneo ➡ no espaço parafaríngeo direito. O pescoço estava, por outro lado, normal. (À direita) RM T1WI axial da massa parafaríngea ➡ ligeiramente hiperintensa em relação ao músculo. O rabdomioma adulto neste caso produziu uma apresentação clínica típica, caracterizada por um homem de meia-idade com massa de crescimento lento na cabeça e no pescoço.

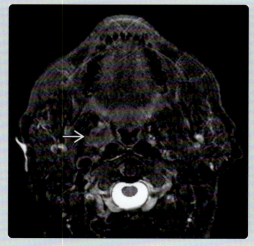
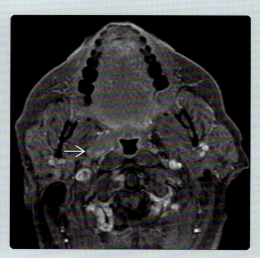

(À esquerda) RM T2WI FS axial no mesmo paciente mostra massa ➡ heterogeneamente hiperintensa ao músculo. (À direita) RM T1WI C+ FS axial mostra massa parafaríngea ➡ de leve realce com focos periféricos de realce mais intenso. Imagem da RM do rabdomioma adulto geralmente revela massa bem definida iso a hiperintensa ao músculo em T1WI e T2WI. O realce é típico e pode ser homogêneo ou heterogêneo.

Rabdomioma

TERMINOLOGIA

Abreviaturas
- Rabdomioma (RM)
- Rabdomioma fetal (RM-F)
- Rabdomioma adulto (RM-A)
- Rabdomioma genital (RM-G)
- Rabdomioma cardíaco (RM-C)

IMAGENS

Características Gerais
- Localização
  - RM adulto e fetal: 90% nas partes moles/mucosa da cabeça e do pescoço
    - Partes moles pós-auriculares em RM fetal
  - RM genital: vagina, vulva e colo uterino
    - Raro em região paratesticular e epidídimo
  - RM cardíaco: ventrículo e septo esquerdo
    - 30% em ventrículo direito e no átrio
- Tamanho
  - RM-A, RM-F, RM-G: tamanho médio de 2-3 cm
  - Lesões cardíacas solitárias esporádicas: tamanho médio de 3,4 cm
    - Nódulos cardíacos miliares múltiplos <1 mm cada

Achados na Radiografia
- RM envolvendo superfície da mucosa pode ser visível como defeito de preenchimento nos estudos fluoroscópicos de contraste

Achados na TC
- Atenuação semelhante à do músculo, ± realce

Achados na RM
- Sinal de homogêneo a ligeiramente heterogêneo que é iso ou hiperintenso ao músculo esquelético em T1WI e sequências sensíveis a fluido
  - Lesões extracardíacas realçadas ligeiramente
  - Lesões cardíacas são hipointensas ao pós-gadolínio do miocárdio
- Hemorragia e necrose são incomuns

Achados na Ultrassonografia
- Ecocardiograma mostra massas miocárdicas ecogênicas bem circunscritas

DIAGNÓSTICO DIFERENCIAL

Rabdomiossarcoma
- Células pleomórficas em forma arredondada ou fusiformes, pouco diferenciadas
- Atipia nuclear e ↑ da atividade mitótica diferenciam do rabdomioma

Tumor de Célula Granular
- Comumente surge na pele, língua, laringe
- Historicamente confundido com rabdomioma dada a similaridade histológica
  - Células não têm vacúolos

Oncocitoma da Glândula Salivar
- Neoplasia epitelial benigna mais comum na glândula parótida de mulheres idosas
- Oncócitos epiteliais poliédricos com citoplasma eosinófilo granular
- Coloração negativa para actina ou desmina

PATOLOGIA

Características Gerais
- Genética
  - RM cardíaco associado à esclerose tuberosa
    - 30% dos pacientes com esclerose tuberosa desenvolvem RM cardíaco
      - 90% apresentam morfologia miliar
  - RM fetal associado à síndrome do carcinoma nevoide de célula basal

Características Microscópicas
- RM adulto: grandes células poligonais com pequeno estroma
  - "Células-aranha" em RM-A e RM-C, quando cordões de citoplasma se estendem da membrana celular periférica para os núcleos centrais
- RM fetal: miotubos fetais macios e células fusiformes primitivas em estroma mixoide
- RM genital: rabdomioblastos tipo correia com vãos dilatados em estroma fibroso
- RM cardíaco: aumento de miócitos cardíacos com vacuolização e glicogênio intracelular proeminente

QUESTÕES CLÍNICAS

Apresentação
- Sinais/sintomas mais comuns
  - Massa solitária, de crescimento lento, pode ser assintomática
    - Não é comum obstrução das vias aéreas superiores
  - RM cardíaco é mais sintomático
    - Disritmias, hidropisia, baixo débito cardíaco, angústia respiratória, insuficiência cardíaca congestiva, cianose, morte

Demografia
- Idade
  - RM adulto e genital: adultos de meia-idade
  - RM fetal e cardíaco: crianças
- Gênero
  - Predominância masculina em RM-A e RM-F
  - Predominância feminina em RM-G
- Epidemiologia
  - 2% dos tumores musculares

Histórico Natural e Prognóstico
- Sem comportamento agressivo ou metástase
- Pode recorrer localmente

Tratamento
- RM adulto, fetal e genital: excisão cirúrgica
- RM cardíaco: regride espontaneamente; ressecção cirúrgica apenas se estiver causando graves sintomas clínicos
  - Arritmias não fatais tratadas medicamente

REFERÊNCIA

1. Sciacca P, et al: Rhabdomyomas and tuberous sclerosis complex: our experience in 33 cases, BMC Cardiovasc Disord. 14:66, 2014.

Rabdomiossarcoma

DADOS PRINCIPAIS

TERMINOLOGIA
- Tumor maligno mostrando diferenciação do músculo esquelético
- Mais comum malignidade de partes moles na infância
  - 19% de todos os sarcomas da infância
  - 5% a 8% de todos os cânceres na infância

IMAGENS
- Cabeça e pescoço > > sistema geniturinário > extremidades
  - Rabdomiossarcoma (RMS) relatado em todo o corpo
- Tamanho médio: 3 a 4 cm
- Invasão óssea permeativa em aproximadamente 1/4
  - ± reação periosteal
- Metástase lítica óssea ou esclerótica e lítica mista
- TC: massa de partes moles circunscrita ou infiltrativa
  - ± necrose e/ou hemorragia
- Achados na RM
  - Iso a hiperintenso em relação ao músculo esquelético em T1WI
  - Hiperintenso nas sequências sensíveis a fluido
  - Realce heterogêneo, dependendo da vascularidade e hemorragia/necrose
    - Vasos de alto fluxo, especialmente em tipo alveolar

QUESTÕES CLÍNICAS
- Massa de crescimento rápido, indolor
  - Sintomas estão relacionados com efeito de massa
- Idade: predominantemente crianças a adolescentes, maioria <5 anos de idade → RMS embrionário
  - Crianças a adultos jovens → RMS alveolar
  - Menos comum em adultos → quase exclusivamente RMS pleomórfico
- Caucasiano não hispânico (70%) > > afro-americano > asiático
- Gênero: leve predominância geral masculina
- Tratamento: combinação de cirurgia, quimioterapia e radioterapia com base no risco de recorrência da doença no paciente
- Histórico natural: prognóstico relacionado com idade, tamanho na apresentação, localização, variante histológica da lesão, totalidade da ressecção

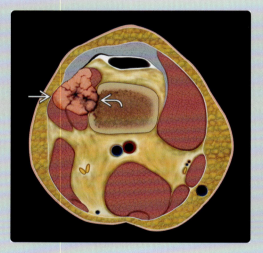
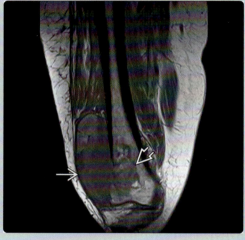

(À esquerda) *Gráfico axial mostra massa ➡ no aspecto lateral da coxa distal que erodiu ➡ o fêmur distal.* (À direita) *RM T1WI coronal mostra grande massa de partes moles ➡ com sinal heterogêneo variando de hiper a isointenso em relação ao músculo esquelético. O córtex femoral está erodido e o espaço da medula está extensivamente envolvido com o tumor ➡. A imagem coronal serve para identificar um marco externo (linha da articulação do joelho) a partir do qual se mede a extensão proximal e distal do tumor.*

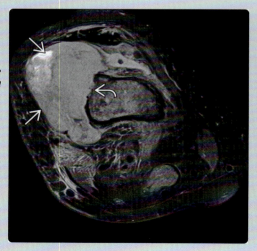
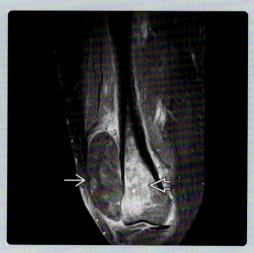

(À esquerda) *RM PDWI axial mostra massa ➡ com sinal heterogeneamente alto. O tumor envolve o compartimento anterior e o osso ➡, mas não invade o compartimento posterior ou o feixe neurovascular. Não se estende para envolver a articulação, o que é incomum.* (À direita) *RM T1WI C+ FS coronal realce não homogêneo da massa ➡. O realce do tumor, ao contrário do edema, que não seria realçado, é confirmado envolvendo o espaço medular ➡, onde o córtex femoral foi violado.*

Rabdomiossarcoma

TERMINOLOGIA

Abreviatura
- Rabdomiossarcoma (RMS)

Sinônimos
- RMS embrionário → rabdomioma maligno, rabdomiossarcoma, miossarcoma, sarcoma rabdopoiético, rabdossarcoma, sarcoma embrionário
- RMS alveolar → rabdomiossarcoma de célula monomórfica arredondada, rabdomioblastoma, sarcoma rabdomiopoiético

Definição
- Tumor maligno mostrando diferenciação do músculo esquelético, com três principais subtipos: embrionário, alveolar e pleomórfico

IMAGENS

Características Gerais
- Melhor dica para diagnóstico
  - Massa de partes moles com aparência agressiva em crianças
- Localização
  - Cabeça e pescoço > > sistema geniturinário > extremidades
    - RMS relatado em todo o corpo
    - Lesões na cabeça e no pescoço e geniturinárias são geralmente embrionárias, que é o tipo mais comum
    - Lesões de partes moles das extremidades são geralmente alveolares
- Tamanho
  - Média: 3 a 4 cm
    - Lesões pleomórficas geralmente 5 a 15 cm
- Morfologia
  - Massas multinodulares, bem circunscritas

Achados na Radiografia
- Invasão óssea permeativa em aproximadamente 1/4
  - ± reação periosteal
- Metástase óssea lítica ou esclerótica e lítica mista

Achados na TC
- Massa de partes moles circunscrita a infiltrativa
  - Realça heterogeneamente
  - ± necrose e/ou hemorragia

Achados na RM
- Iso a hiperintenso em relação ao músculo esquelético em T1WI
- Hiperintenso ao músculo esquelético em sequências sensíveis a fluido
- Hipointensidade em T1WI e sequências sensíveis a fluido
- Realce heterogêneo, dependendo de vascularidade e hemorragia/necrose
  - Vasos com alto fluxo, especialmente tipo alveolar

Achados na Ultrassonografia
- Ecogenicidade heterogênea
- ± vascularidade proeminente em Doppler

Achados na Medicina Nuclear
- Cintilografia óssea
  - Útil para detecção de invasão óssea e metástase da medula óssea
- PET
  - Tumores ávidos de F-18 FDG

DIAGNÓSTICO DIFERENCIAL

Fibrossarcoma Infantil
- Massa de crescimento rápido, indolor na extremidade da criança
- Mais comum no 1° ano de vida
- Destruição óssea, erosão, espessamento cortical em < 5%
- ± hemorragia e/ou necrose
- Pode ser proeminentemente hipervascular

Rabdomiofibrossarcoma Infantil
- Assemelha-se ao fibrossarcoma infantil com diferenciação rabdomioblástica
- Alterações citogenéticas de monossomia distinta do 19 e do 22
- Faixa etária e aparência da imagem semelhantes

Tumor Rabdoide Extrarrenal Maligno
- Localização perirrenal em crianças < 1 ano de idade
- Comum hemorragia e necrose
- <50% de taxa de sobrevida em 5 anos

Fasciíte, Nodular e Proliferativa
- Mais comum em adultos
- Massa sensível, de crescimento rápido, associada à fáscia
- Aparência de imagem heterogênea, dependendo da composição celular

Hamartoma Fibroso da Infância
- Massa de partes moles, de crescimento rápido, predominantemente envolvendo cintura escapular das crianças
- Contém quantidade variável de gordura na imagem da RM
- Curso clínico benigno, mas pode recorrer localmente

PATOLOGIA

Características Gerais
- Etiologia
  - Tumor mesenquimal maligno primário com diferenciação rabdomioblástica
    - RMS embrionário pode surgir de mutações cromossômicas (esporádicas ou hereditárias)
- Genética
  - Embrionário → perda de alelos no cromossomo 11p15
- Anomalias associadas
  - Associadas à neurofibromatose tipo 1, síndrome de Beckwith-Wiedemann, síndrome de Costello, síndrome de Li-Fraumeni e ao uso materno de droga ilícita

Estadiamento, Graduação e Classificação
- Soft Tissue Sarcoma Committee of the Children's Oncology Group (anteriormente conhecido por Rhabdomyosarcoma Study Group)
  - Ressecção completa versus variação do grau de ressecção parcial
  - Extensão do tumor além do músculo ou órgão de origem
  - Envolvimento nodal
  - Metástase distante

Características Patológicas e Cirúrgicas Macroscópicas
- RMS embrionário e alveolar → lesões carnudas, castanho-pálidas, pouco circunscritas
  - Tipo de célula fusiforme → lesões fibrosas, castanho-amarelada firme com superfície de corte em espiral

Rabdomiossarcoma

- Tipo botrioide → crescimento nodular semelhante a uva envolvendo órgão oco revestido por mucosa
- RMS pleomórfico → massa branca firme, pseudoencapsulada

Características Microscópicas
- RMS embrionário → padrão variável de músculo embrionário de pouco diferenciado a bem diferenciado em estroma mucoide
  - Tipo botrioide apresenta "camada de câmbio" de células tumorais da superfície epitelial adjacente
  - Tipo de célula fusiforme apresenta arquitetura estoriforme
  - Tipo anaplásico apresenta grandes células atípicas com núcleos hipercromáticos
- RMS alveolar → ninhos de rabdomioblastos e células tumorais indiferenciadas com septos fibrovasculares colagenosos
  - Características citológicas de células redondas semelhantes a linfoma
  - Subtipos histológicos com base em características típicas, padrão sólido ou características embrionárias e/ou alveolares mistas
    - Células gigantes comuns em subtipo típico
    - Estroma fibrovascular ausente em padrão sólido
    - Histologia embrionária presente em subtipo misto
- RMS pleomórfico → tipo menos comum, contendo células fusiformes, redondas e poligonais bizarras com diferenciação do músculo esquelético
  - Predominantemente falta de estrias cruzadas que são comuns em RMS embrionário
  - Ultraestruturalmente contém sarcômeros rudimentares
- Anticorpos MYOD1 e miogenina altamente sensíveis e específicos para RMS

QUESTÕES CLÍNICAS

Apresentação
- Sinais/sintomas mais comuns
  - Massa de crescimento rápido, indolor
  - Sintomas estão relacionados com efeito de massa
    - Abdominal → obstrução intestinal
    - Cabeça e pescoço → déficits do nervo craniano, proptose, sinusite, diplopia, surdez unilateral
    - Geniturinário → hidronefrose, retenção urinária
    - Paraespinal → hiperestesia, parestesia, paresia
    - Biliar → icterícia

Demografia
- Idade
  - Predominantemente crianças a adolescentes; maioria < 5 anos de idade → RMS embrionário
  - Crianças a adultos jovens; média de 16 anos de idade → RMS alveolar
  - Menos comum em adultos; média entre a 5ª e 6ª década de vida → quase exclusivamente RMS pleomórfico
- Gênero
  - Leve predominância geral masculina
- Etnia
  - Caucasiano não hispânico (70%) > > afro-americano > asiático
- Epidemiologia
  - Malignidade de partes moles mais comum na infância
    - 19% de todos os sarcomas da infância
    - 5% a 8% de todos os cânceres da infância
    - 4,6 por 1 milhão de crianças < 15 anos de idade nos Estados Unidos

Histórico Natural e Prognóstico
- Fatores favoráveis de prognóstico
  - Apresentação na infância e primeira infância
  - Localização na órbita ou no sistema geniturinário
  - Tamanho <5 cm
  - Variante de célula botrioide ou fusiforme de RMS embrionário
  - Completa ressecção inicial do tumor localizado
  - Sem linfonodo ou metástase distante
- Fatores desfavoráveis de prognóstico
  - Apresentação na idade adulta
  - Localização fora da órbita ou do sistema geniturinário
  - Tamanho > 5 cm
  - RMS alveolar ou RMS pleomórfico
    - RMS alveolar frequentemente consistem em lesões de alto estágio na apresentação
  - Ressecção inicial incompleta
  - Recorrência local do tumor
  - Envolvimento de linfonodo ou metástase distante (mais comum, pulmão)

Tratamento
- Combinação de cirurgia, quimioterapia e radioterapia com base no risco de recorrência da doença no paciente

CHECKLIST DO DIAGNÓSTICO

Considerar
- Biopsias percutâneas devem imitar abordagem cirúrgica definitiva para permitir ressecção da faixa

Dicas de Relatórios
- Diâmetro máximo do tumor, com medidas de três planos, útil para acompanhamento
- Compartimento(s) anatômico(s) ou órgãos envolvidos
- Localização craniocaudal referenciada ao marco anatômico
- Invasão neurovascular ou óssea
- Aparência de linfonodos regionais
- Evidência de metástase distante

REFERÊNCIAS

1. Chung EM, et al: Solid tumors of the peritoneum, omentum, and mesentery in children: radiologic-pathologic correlation: from the radiologic pathology archives, Radiographics. 35(2):521-546, 2015.
2. Karunanithi S, et al: Spectrum of physiologic and pathologic skeletal muscle (18)F-FDG uptake on PET/CT, AJR Am J Roentgenol. 205(2):W141-9, 2015.
3. Saboo SS, et al: Imaging features of primary and secondary adult rhabdomyosarcoma, AJR Am J Roentgenol. 199(6):W694-703, 2012.
4. National Cancer Institute: Childhood Rhabdomyosarcoma Treatment. http://www.cancer.gov/cancertopics/pdq/treatment/childrhabdomyosarcoma/HealthProfessional/page6. Updated August 5, 2015. Accessed October 22, 2009.
5. Weiss SW, et al: Rhabdomyosarcoma. In Weiss SW, et al, editor: Enzinger and Weiss' Soft Tissue Tumors., 5th ed., Philadelphia: Elsevier. 595-631, 2008.
6. Kransdorf MJ, et al: Muscle Tumors. In Kransdorf MJ, et al, editor: *Imaging of Soft Tissue Tumors*, 2nd ed., Philadelphia: Lippincott Williams & Wilkins. 312-24, 2006.
7. Breneman JC, et al: Prognostic factors and clinical outcomes in children and adolescents with metastatic rhabdomyosarcoma—a report from the Intergroup Rhabdomyosarcoma Study IV, J Clin Oncol. 21(1):78-84, 2003.
8. Montgomery E, et al: Pleomorphic rhabdomyosarcoma.. In Fletcher CDM, et al, editor: World Health Organization Classification of Tumours. Pathology and Genetics of Tumours of Soft Tissue and Bone, Lyon: IARC Press. pp 153-4, 2002.

Rabdomiossarcoma

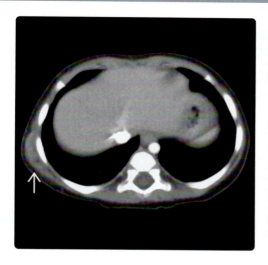
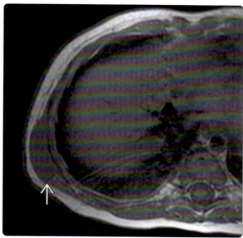

(À esquerda) *TCCC axial mostra massa de partes moles inespecífica* ➡ *envolvendo o aspecto lateral do tórax inferior direito. Esta massa indolor em um menino de 1 ano de idade foi notada pela mãe do paciente. A massa apresenta atenuação mista variando de hipodensa a ligeiramente hiperdensa em relação ao músculo esquelético.* (À direita) *RM T1WI axial no mesmo paciente mostra massa* ➡ *ligeiramente hipointensa em relação ao músculo esquelético. As bordas desta massa estão mal definidas.*

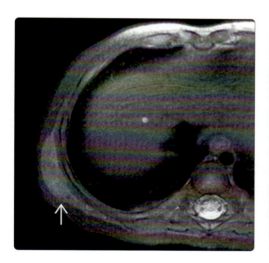
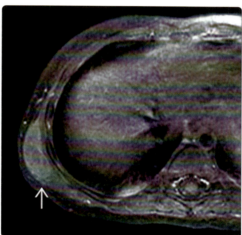

(À esquerda) *RM T2WI FS axial no mesmo paciente mostra massa* ➡ *com sinal ligeiramente heterogêneo que é hiperintenso em relação ao músculo esquelético. Não há envolvimento das costelas subjacentes.* (À direita) *RM T1WI C+ FS axial no mesmo paciente mostra leve realce heterogêneo da massa* ➡. *Não há áreas de hemorragia, necrose ou vasos alargados, que podem, às vezes, estar presentes. Não há evidência de envolvimento de linfonodos ou metástase distante.*

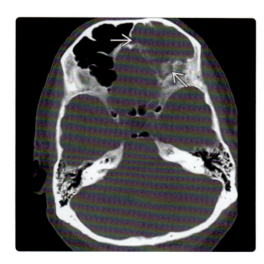
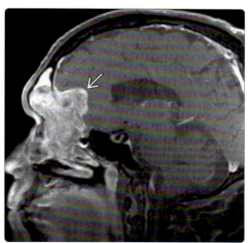

(À esquerda) *TCSC axial dos seios paranasais mostra massa* ➡ *centrada no seio frontal esquerdo, e significativa destruição óssea.* (À direita) *RM T1WI C+ sagital mostra que a grande massa heterogeneamente realçada* ➡ *destrói o osso frontal, transgride a dura e invade a fossa craniana anterior. Um carcinoma de célula escamosa, linfoma ou estesioneuroblastoma foram inicialmente favorecidos neste paciente adulto com rabdomiossarcoma (RMS) comprovado.*

Rabdomiossarcoma

(À esquerda) *TC axial com algoritmo para partes moles da pelve de uma criança mostra massa extremamente grande, com realce heterogêneo ➡ ocupando a maior parte da pelve. A massa apresenta grande região central de baixa atenuação compatível com necrose ➡. A bexiga ➡ está lateralmente deslocada.* (À direita) *Ultrassonografia com Doppler transversal no mesmo paciente mostra massa com aparência agressiva, heterogênea ➡, moderadamente vascular e com regiões necróticas hipoecoicas ➡.*

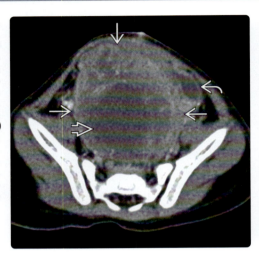
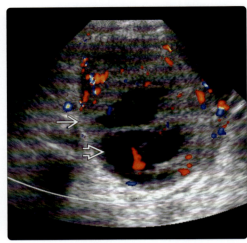

(À esquerda) *RM T1WI coronal mostra grande massa de partes moles ➡ centrada na região superior da coxa direita. A massa apresenta uma variável intensidade de sinal oscilando de sinal baixo tipo fluido a sinal ligeiramente hiperintenso em relação ao músculo esquelético. Em RM T2WI (não mostrado), a lesão era heterogeneamente hiperintensa com edema circundante.* (À direita) *RM T1WI C+ FS coronal mostra massa ➡ com realce heterogêneo. Regiões sem realce ➡ provavelmente representam necrose. Este era um tipo esclerosante de RMS.*

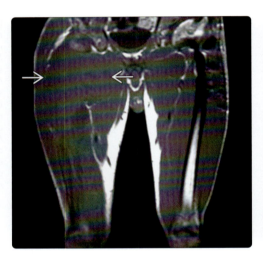
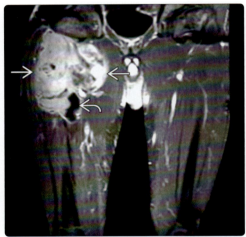

(À esquerda) *TCSC axial com algoritmo ósseo mostra massa de partes moles inespecífica ➡, heterogeneamente com baixa atenuação, envolvendo a região hipotenar da mão.* (À direita) *RM T1WI C+ axial mostra massa ➡ com realce proeminente, levemente heterogêneo. A massa é relativamente bem definida e envolve os músculos palmar breve e flexor do dedo mínimo. Não há envolvimento do feixe neurovascular ou do túnel do carpo. Os achados de imagem são inespecíficos, mas o RMS foi comprovado na biopsia.*

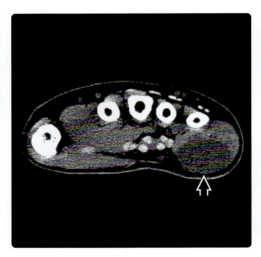
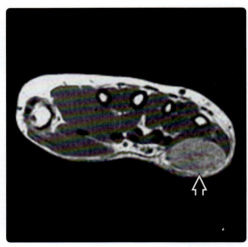

Rabdomiossarcoma

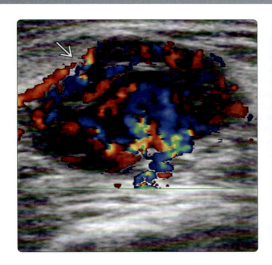
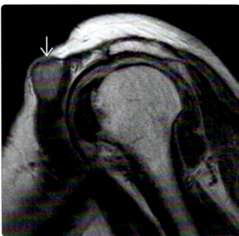

(À esquerda) *Ultrassonografia com Doppler longitudinal mostra massa ovoide hipervascular ➡. A massa estava superficialmente localizada neste paciente adulto.* (À direita) *RM PDWI sagital no mesmo paciente mostra massa circunscrita ➡ no aspecto anterior do músculo deltoide. A massa é hiperintensa ao músculo esquelético nesta sequência sensível a fluido e era isointensa ao músculo em T1WI, e apresentava realce proeminente com gadolínio IV. A massa tinha aparência inespecífica, mas o RMS foi comprovado.*

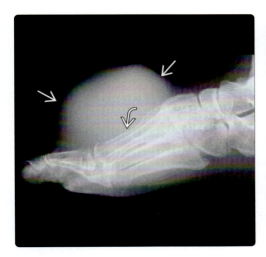
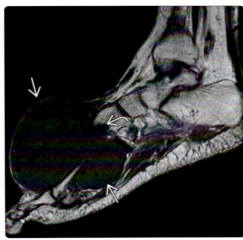

(À esquerda) *Radiografia lateral do pé de uma mulher de 43 anos de idade com massa de crescimento rápido mostra lesão de massa inespecífica ➡. A erosão do dorso de um metatarso ➡ é observada.* (À direita) *RM T1WI sagital mostra grande lesão ➡ levemente heterogênea, embora principalmente isointensa, ao músculo esquelético. Existe erosão óssea ➡ que é provavelmente subestimada nesta imagem.*

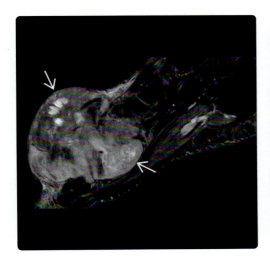
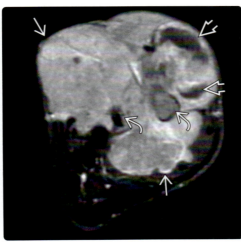

(À esquerda) *RM T2WI FS sagital, no mesmo caso, mostra hiperintensidade heterogênea da massa ➡.* (À direita) *RM T1WI C+ FS axial mostra ávido realce da massa grande e invasiva ➡. Há áreas de necrose ➡ e invasão do 1° e do 2° metatarsos ➡. As características lesionais são de uma lesão inespecífica altamente agressiva que se comprovou se tratar de RMS. A invasão óssea é observada em 25% dos casos de RMS nas extremidades, mas a idade adulta é incomum.*

Hemangioma e Malformações Vasculares: Partes Moles

DADOS PRINCIPAIS

TERMINOLOGIA
- Lesões benignas muito semelhantes aos vasos sanguíneos normais, classificadas pelo tipo de vaso predominante
- Um dos mais comuns tumores de partes moles
  - Tumor mais comum na infância e primeira infância

IMAGENS
- Pode ser difícil/impossível identificar definitivamente o tipo de malformação vascular apenas na imagem
- Radiografias mostram massa de partes moles de baixa densidade
  - Calcificações são comuns
  - Alterações envolvendo osso subjacente frequentemente são evidentes
- Massa bem a mal definida na TC
  - Atenuação semelhante ou ↓ em relação ao músculo esquelético
  - Realce proeminente dos vasos
  - Hemorragia pode produzir níveis fluido-fluido
- Iso a hipointenso em relação ao músculo esquelético em RM T1WI
- Focos de sinal alto em T1 correspondendo ao tecido adiposo ou fluxo sanguíneo lento
  - Tecido adiposo segue o sinal da gordura subcutânea em todas as sequências de imagem
- Regiões vasculares hiperintensas em RM T2WI para lesão de fluxo lento; artefatos de sinal em lesões de alto fluxo
- Calcificações apresentam sinal baixo em todas as sequências
- Ultrassonografia mostra massa heterogênea ecogênica
  - Trombose pode limitar detecção de fluxo sanguíneo
- Angiografia confirma origem vascular de muitas lesões

QUESTÕES CLÍNICAS
- Pode aumentar e progressivamente descolorir durante o dia (ou quando em posição dependente), assim diminui em tamanho e coloração durante a noite
- Hemangioma capilar é o tipo mais comum, seguido por hemangioma cavernoso
- Múltiplas opções de tratamento estão disponíveis

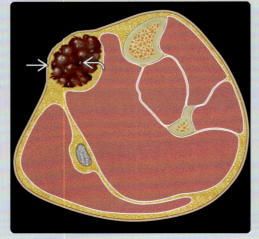
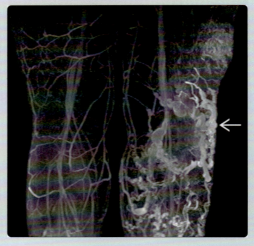

(À esquerda) Gráfico axial mostra massa lobulada ➡ localizada nas partes moles da panturrilha. A massa apresenta coloração avermelhada e corresponde a uma lesão elevada clinicamente. Focos de gordura ➡ estão presentes dentro da massa e existe hipertrofia da gordura em torno da lesão. (À direita) RMA coronal das coxas mostra coxa esquerda com extenso hemangioma arteriovenoso ➡. Esta grande malformação vascular estava predominantemente confinada na gordura subcutânea. Não havia hipertrofia óssea.

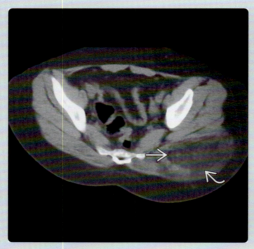
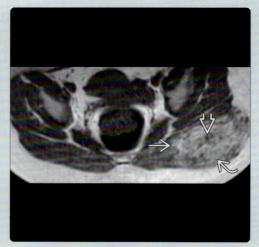

(À esquerda) TC axial com algoritmo de partes moles mostra hemangioma intramuscular ➡ na região glútea esquerda, contendo grande quantidade de tecido com densidade de gordura ➡ com densidade de partes moles entremeada. Pode haver alguns flebólitos identificados pela TC, mas isso não é definitivo neste caso. (À direita) RM T2WI FS axial mostra melhor a natureza infiltrativa do hemangioma ➡. Intensidade de sinal da gordura ➡ é confirmada nesta sequência. Estruturas tubulares ➡ com artefatos de fluxo correspondendo aos vasos de alto fluxo são claramente identificadas.

Hemangioma e Malformações Vasculares: Partes Moles

TERMINOLOGIA

Abreviaturas
- Hemangioma capilar (HCap)
- Hemangioma cavernoso (HCav)
- Hemangioma ou malformação venosa (HV)
- Hemangioma ou malformação arteriovenosa (HAV)
- Malformação vascular sinovial (MVS) (também conhecida por hemangioma sinovial)
- Hemangioma intramuscular (HIM)

Definição
- Lesões benignas muito semelhantes aos vasos sanguíneos normais, classificadas por tipo e localização do vaso predominante

IMAGENS

Características Gerais
- Melhor dica para diagnóstico
  - Pode ser difícil/impossível identificar definitivamente o tipo de malformação vascular apenas na imagem
  - Muito comumente aparece como lesão superficial envolvendo região da cabeça e do pescoço
    - Lesões superficiais frequentemente sem imagem
- Localização
  - HCap → maioria na pele ou gordura SQ da região superior do corpo
    - Lesões profundas geralmente encontradas na cabeça e no pescoço
  - HCav → mais propenso a envolver tecidos profundos
  - HV → partes moles subcutâneas e profundas, membros predominantemente afetados (40%) e cabeça e pescoço (40%)
    - Afeta também mesentério e retroperitônio
  - HAV → cabeça e pescoço > membros
  - MVS → joelho > cotovelo > mão; articulação ou bursa
  - HIM → musculatura da extremidade inferior, especialmente coxa
    - Seguido pela cabeça e pescoço > membro superior > tronco
    - Mediastino e retroperitônio são raramente envolvidos

Achados na Radiografia
- Massa de partes moles não homogênea, de baixa densidade
- Calcificações curvilíneas ou amorfas, flebólitos
  - Flebólitos em 20% a 67% dos hemangiomas cavernosos, 30% dos hemangiomas venosos
- Supercrescimento ósseo, espessamento da cortical, tunelamento cortical, osteopenia, reação periosteal ou erosão
- Esclerose do espaço medular, invasão ou osteopenia

Achados na TC
- TCSC
  - Massa bem a mal definida
  - Semelhante a ↓ da atenuação em relação ao músculo esquelético
  - Pode conter áreas de intensidade de sinal da gordura
  - Calcificações são comuns
- TCCC
  - Realce proeminente dos vasos

Achados na RM
- T1WI
  - Iso a hipointenso em relação ao músculo esquelético
  - Focos de sinal alto correspondendo ao tecido adiposo ou fluxo sanguíneo lento
    - Tecido adiposo segue o sinal da gordura subcutânea em todas as sequências de imagem
- T2WI
  - Regiões vasculares hiperintensas em lesões de fluxo lento (HV); pode mostrar vazio de sinal em lesões de fluxo alto (HAV)
- T1WI C+
  - Regiões vasculares intensamente realçadas
  - Pouco ou nenhum realce inicial em decorrência de fluxo lento em lesões cavitárias maiores; considerar imagem tardia
- HCap e pequenas lesões apresentam aparência de imagem mais homogênea
- Calcificações têm sinal baixo em todas as sequências
- Hemorragia pode produzir níveis fluido-fluido
- HAV: emaranhado de vasos sem componente proeminente de partes moles
  - *Shunting* vascular: drenagem da veia realça antes da fase venosa do realce de contraste
- MVS pode mostrar artropatia pela hemossiderina em razão de sangramentos repetidos na articulação

Achados na Ultrassonografia
- Massa com ecogenicidade heterogênea
- Trombose pode limitar detecção de fluxo sanguíneo
- Sombreamento acústico da calcificação
- HAV: *shunting* vascular; formas de ondas de baixa resistência nas artérias de alimentação
- HV: aparência variável na ultrassonografia
  - Dilatação focal da veia ("flebectasia")
  - Tipo ectática displásica: múltiplas veias tortuosas agrupadas
  - Tipo espongiforme cavitária: múltiplas estruturas preenchidas de fluido, com aparência cística
  - Fluxo sanguíneo pode ser lento → ausência de fluxo no Doppler colorido

Achados na Angiografia
- Confirma origem vascular da maioria das lesões
  - Pode identificar grandes vasos de alimentação
  - Agrupamento do contraste
- HV pode apenas ser visível em imagem da fase venosa
- *Shunting* arteriovenoso variável e drenagem inicial da veia observada com HAV
- Escoamento venoso inicial e padrão estriado com HIM

Recomendações para Aquisição de Imagens
- Melhor ferramenta para aquisição de imagens
  - RM detecta melhor os vasos sanguíneos e o supercrescimento de gordura
  - TC detecta melhor as calcificações

DIAGNÓSTICO DIFERENCIAL

Hemangioendotelioma, Partes Moles
- Tumor de agressividade intermediária que pode metastatizar
- Ocorre em toda a vida adulta
- Pode invadir osso
- Variante epitelioide histologicamente distinta de outros tumores vasculares
  - Lesões superficiais e profundas são dolorosas

Angiossarcoma, Partes Moles
- Imagem mostra componente vascular e regiões sólidas inespecíficas de massa
- Pico de incidência na 7ª década de vida
- Predileção masculina
- 50% de taxa de sobrevida em 1 ano

Hemangioma e Malformações Vasculares: Partes Moles

PATOLOGIA

Características Gerais
- Etiologia
  - Malformações vasculares, em oposição às neoplasias
    - Relato frequente de traumatismo, mas não provável que seja causa
  - Hemangiomas cavernosos cranioespinais podem ser induzidos pela radiação
- Anomalias associadas
  - Síndrome de Klippel-Trenaunay-Weber = hipertrofia de partes moles e osso, veias varicosas, hemangioma cutâneo
  - Síndrome de Maffucci = múltiplos hemangiomas cavernosos + encondromas
  - Síndrome de Kasabach-Merritt = hemangioma cavernoso gigante complicando trombocitopenia púrpura
  - Síndrome do nevo de borracha azul (esporádico e autossômico dominante) = hemangiomas superficiais e cavernosos gastrintestinais, muitas vezes produzindo anemia
  - Síndrome de Turner associada ao HV
  - Síndrome de Osler-Weber-Rendu = displasia fibrovascular dos vasos produzindo hemangiomas arteriovenosos, telangiectasias e aneurismas com propensão ao sangramento

Características Microscópicas
- HCap → proliferação de vasos do tamanho de capilares, que servem como vaso de alimentação
  - Diversos diferentes subtipos, sendo os mais comuns os hemangiomas juvenil e senil
- HCav → espaços dilatados, preenchidos de sangue, revestidos por endotélio achatado com células inflamatórias dispersas
  - Calcificação é comum
  - Pode conter osso maduro
- HV → veias de tamanhos variados, de fluxo lento com paredes musculares espessas
- HAV → artérias e veias de tamanhos variados com *shunting* arteriovenoso
- MVS → proliferação vascular profunda até a superfície sinovial
  - Aparência semelhante ao hemangioma cavernoso
- HIM → proliferação de vaso sanguíneo dentro do músculo esquelético com tecido adiposo associado

QUESTÕES CLÍNICAS

Apresentação
- Sinais/sintomas mais comuns
  - Lesões vasculares, em geral, podem aumentar e progressivamente descolorir durante o dia (ou quando em posição dependente), depois diminuir em tamanho e de coloração durante a noite
  - HCap → massa superficial com variável apresentação com base no subtipo
    - Hemangioma juvenil: ↑ rápido em tamanho; coloração se intensifica com choro ou esforço
  - HCav → massa profunda intramuscular
  - HV → massa de crescimento lento
  - HVA → dor, hipertrofia do membro, insuficiência cardíaca, coagulopatia
  - MVS → articulação dolorosa com amplitude de movimento limitada e associada ao derrame da articulação, ± supercrescimento do membro
  - HIM → pode se tornar doloroso após exercício, especialmente quando em músculo estreito longo
    - Raramente impede função muscular
- Outros sinais/sintomas
  - Hemangiomas capilar e cavernoso podem alterar de tamanho durante gravidez e menopausa
  - Convulsões de hemangiomas cavernosos intracranianos
  - Hemangiomas arteriovenosos superficiais podem imitar sarcoma de Kaposi
  - Hemartrose repetitiva da malformação vascular sinovial pode imitar artropatia hemofílica

Demografia
- Idade
  - HCap e HCav → crianças e adultos jovens
    - Angioma da cereja surge na vida adulta
  - HV → adultos
  - HAV e MVS → crianças e adultos jovens
  - HIM → adolescentes e adultos jovens são mais comuns; ampla faixa etária
- Gênero
  - Predileção feminina com HCap e HCav
  - Predileção masculina com malformação vascular sinovial
  - Sem predileção por gênero com HIM
- Epidemiologia
  - Um dos mais comuns tumores de partes moles em geral
    - Tumor mais comum na infância e primeira infância
  - Hemangioma capilar é mais comum, seguido pelo hemangioma cavernoso
    - Hemangioma juvenil ocorre em 1/200 nascidos vivos
  - HV e MVS → raros
  - HAV → forma profunda incomum
  - HIM → forma mais comum de hemangioma no músculo, mas ainda relativamente incomum
    - 0,8% de todos os tumores vasculares benignos

Histórico Natural e Prognóstico
- Lesões não tratadas apresentam potencial de crescimento limitado
  - Tipo de hemangioma juvenil de HCap geralmente regride espontaneamente por volta dos 7 anos
- Sem transformação maligna

Tratamento
- Múltiplas opções de tratamento com base em tipo e localização da lesão
  - Observação, esteroides sistêmicos, esteroides intralesionais, esteroides tópicos, vincristina, interferon alfa, propranolol, laser de corante pulsado, embolização, remoção cirúrgica
- Decisão do tratamento com base nas questões psicossociais e prevenção de complicações que comprometem a vida e a função
  - Equilíbrio entre desfiguração resultante e outros potenciais efeitos adversos do tratamento

REFERÊNCIAS

1. Behr GG, et al: Vascular anomalies: hemangiomas and beyond--part 1, Fastflow lesions, AJR Am J Roentgenol. 200(2):414-422, 2013.
2. Behr GG, et al: Vascular anomalies: hemangiomas and beyond--part 2, Slowflow lesions, AJR Am J Roentgenol. 200(2):423-436, 2013.
3. Flors L, et al: MR imaging of soft-tissue vascular malformations: diagnosis, classification, and therapy follow-up, Radiographics. 31(5):1321-40; discussion 1340-1, 2011.
4. Navarro OM, et al: Pediatric soft-tissue tumors and pseudotumors: MR imaging features with pathologic correlation: part 1. Imaging approach, pseudotumors, vascular lesions, and adipocytic tumors, Radiographics. 29(3):887-906, 2009.

Hemangioma e Malformações Vasculares: Partes Moles

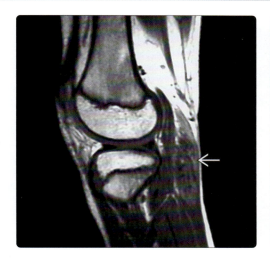 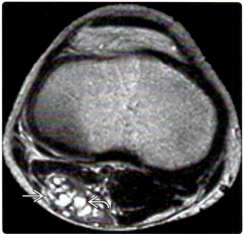

(À esquerda) *RM T1WI sagital mostra hemangioma ➡ infiltrado no músculo gastrocnêmio lateral. A massa é composta de vasos tortuosos em um estroma com IS ligeiramente mais alta que a do músculo. Note, entretanto, que esta não é a aparência mais típica do hemangioma, em que pequenas áreas de sinal de gordura rendada interdigitadas fornecendo o estroma são observadas.*
(À direita) *RM T2WI axial no mesmo paciente mostra múltiplas estruturas tubulares ➡ com sinal baixo e alto misto, bastante típicas do hemangioma ➡.*

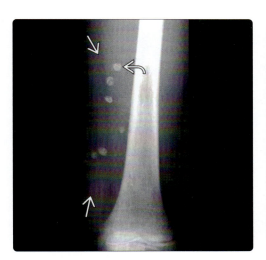 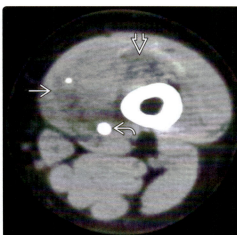

(À esquerda) *Radiografia anteroposterior mostra massa pouco definida ➡ na coxa contendo múltiplas densidades calcificadas com lucência central (flebólitos) ➡, o que é altamente sugestivo de hemangioma de partes moles.* (À direita) *TC óssea axial mostra massa ➡ contendo flebólitos ➡ e estroma gorduroso ➡. Esta massa é mal definida e infiltra difusamente no músculo, ao contrário de seu deslocamento. Embora possa haver uma variedade de alterações no osso adjacente, o osso adjacente, neste caso, estava normal.*

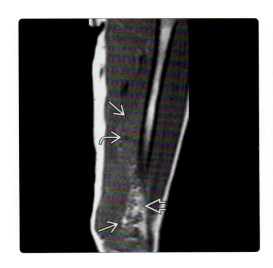 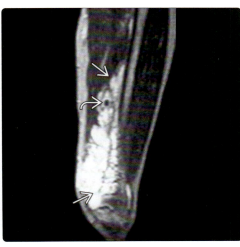

(À esquerda) *RM T1WI coronal no mesmo paciente confirma os achados anteriores. Os flebólitos ➡ são de sinal baixo em todas as sequências. A massa ➡ apresenta heterogêneo sinal de iso a hiperintenso, com estroma de gordura com sinal alto ➡ anterior ao fêmur, correspondendo ao observado na TC.* (À direita) *RM T2WI coronal mostra a maioria da massa de partes moles ➡ lobulada com sinal alto nesta sequência sensível a fluido. O sinal alto intenso indica malformação de fluxo lento. Um flebólito de sinal baixo ➡ é novamente identificado.*

Hemangioma e Malformações Vasculares: Partes Moles

(À esquerda) *Angiografia por RM coronal mostra múltiplos hemangiomas ➡ envolvendo os dedos e o punho. Os hemangiomas dos dedos apresentavam preenchimento precoce na fase arterial. O hemangioma do dedo indicador e o do 5° dígito estavam associados à deformidade de flexão dos dígitos.* (À direita) *RM T2WI FS axial do punho mostra massa hiperintensa lobulada ➡ circundando os tendões extensores. Este extenso hemangioma apresentava preenchimento pouco lento, mais bem observado na imagem da fase venosa e tardia.*

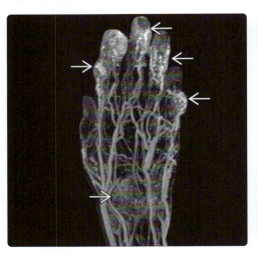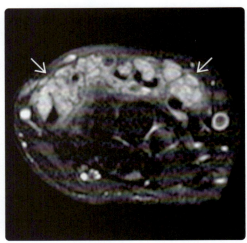

(À esquerda) *Radiografia AP em uma mulher de 36 anos de idade mostra pequenos flebólitos ➡ dentro de massa de partes moles ➡. Observe a erosão do córtex tibial ➡ e também a alteração óssea reativa intramedular ➡. A aparência é típica de hemangioma. O envolvimento ósseo pode tomar diversas formas, incluindo erosão e reação, como visto aqui.* (À direita) *RM T1WI coronal mostra estruturas tubulares ➡ isointensas ao músculo com algum estroma gorduroso circundando ➡. Os flebólitos são arredondados e de sinal baixo ➡. Os achados são típicos de hemangioma.*

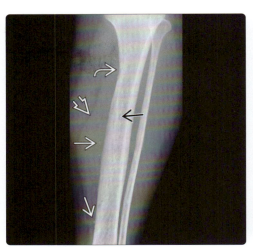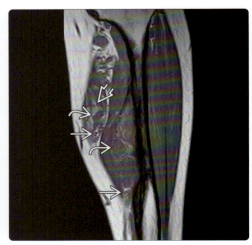

(À esquerda) *RM T2WI FS axial no mesmo caso mostra vasos dilatados, quase císticos contendo níveis fluido-fluido ➡. Estes níveis são muitas vezes observados quando os vasos em uma malformação vascular estão particularmente dilatados, como visto neste caso.* (À direita) *RM T1WI + FS coronal no mesmo paciente mostra maioria dos vasos com realce ➡. O grau de realce nas malformações vasculares varia com o fluxo sanguíneo; lesões de fluxo lento podem não aparecer realçadas, a não ser em imagem tardia.*

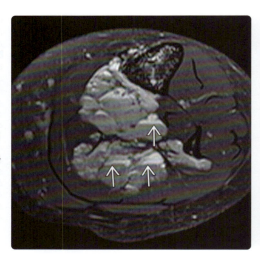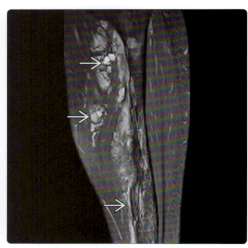

Hemangioma e Malformações Vasculares: Partes Moles

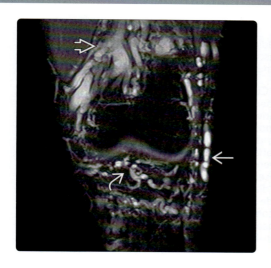
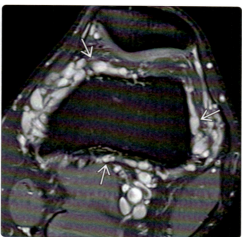

(À esquerda) RM T2WI FS coronal do joelho em uma mulher jovem mostra estruturas tubulares maciçamente dilatadas, algumas dentro da almofada de gordura de Hoffa ⇨ e outras que parecem ser extra-articulares ⇨ ou dentro da gordura subcutânea ⇨. Embora a malformação vascular seja suspeita, imagem axial permite melhor localização do processo. (À direita) RM T2WI FS axial no mesmo paciente mostra que a maioria dos vasos dilatados ⇨ deve ser intra-articulares, enquanto os vasos de alimentação extra-articulares também estão alargados. Esta é uma malformação vascular sinovial.

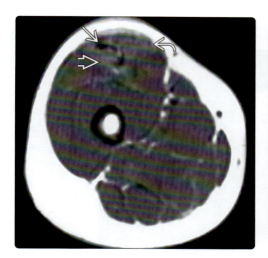
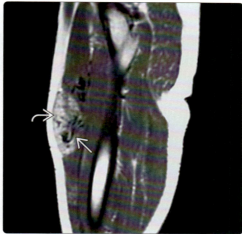

(À esquerda) RM T1WI axial mostra lesão intramuscular ⇨, que apresenta múltiplos vasos tortuosos em seu interior ⇨ com sinal de gordura infiltrante em toda parte ⇨. (À direita) RM T1WI C+ sagital no mesmo paciente mostra massa ⇨ com aumento geral de sinal decorrente do realce. Observe a presença de um grande vaso de drenagem ⇨. A combinação de gordura infiltrativa em torno de múltiplos vasos emaranhados é uma aparência clássica de uma hemangioma.

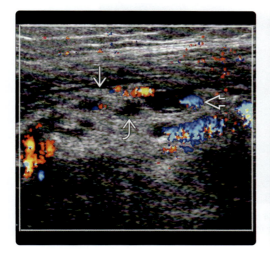
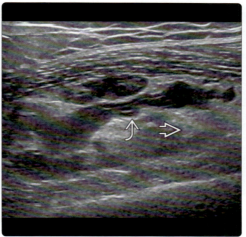

(À esquerda) Ultrassonografia com Doppler longitudinal de massa ⇨ envolvendo o músculo vasto lateral mostra que esta consiste em múltiplos canais vasculares ⇨ que apresentam trombose. Apenas uma pequena quantidade de fluxo sanguíneo ⇨ está presente com amplificação realizada nas veias mais distais. (À direita) Ultrassonografia longitudinal mostra estruturas alongadas, parecendo vasculares ⇨ com componentes sólidos mistos ⇨. A aparência sugere um hemangioma, mas o hemangioendotelioma e o angiossarcoma não podem ser excluídos.

Angiomatose

DADOS PRINCIPAIS

TERMINOLOGIA
- Hemangioma raro, benigno, difuso que afeta de maneira contígua um grande segmento do corpo

IMAGENS
- Mesmas características de imagem do hemangioma, mas envolvendo áreas maiores
- Extremidade inferior > > parede torácica > abdome > extremidade superior
  - Pode envolver tanto tipo de tecido único (p. ex., músculo) como tipos de partes moles múltiplos
- Média de 10 a 20 cm de diâmetro
- Proeminência de partes moles ou massa mal definida nas radiografias
  - Ossos envolvidos podem ser líticos ou escleróticos
- TC mostra massa mal definida frequentemente contendo gordura
  - Pode conter vasos identificáveis
  - Realce proeminente
- Iso a hipointenso em relação ao músculo esquelético em RM T1WI
  - Tecido adiposo com sinal alto ou fluxo sanguíneo lento
- Regiões vasculares hiperintensas em RM T2WI
  - Pode simular aparência de sarcoma

QUESTÕES CLÍNICAS
- Aumento de partes moles que pode variar em tamanho em relação à atividade física
  - Lesões podem ser dolorosas
  - Pode produzir descoloração avermelhada da pele
  - Hipertrofia ou gigantismo decorrente de *shunting* arteriovenoso é raro
- Maioria desenvolve nas primeiras 2 décadas de vida
  - Maioria diagnosticada na 4ª década de vida
- Tentativa de ressecção cirúrgica frequentemente resulta em excisão incompleta ou recorrência local
- Histórico natural
  - Sem transformação maligna ou metástase
  - Síndromes angiomatosas podem levar ao aumento de risco de malignidade

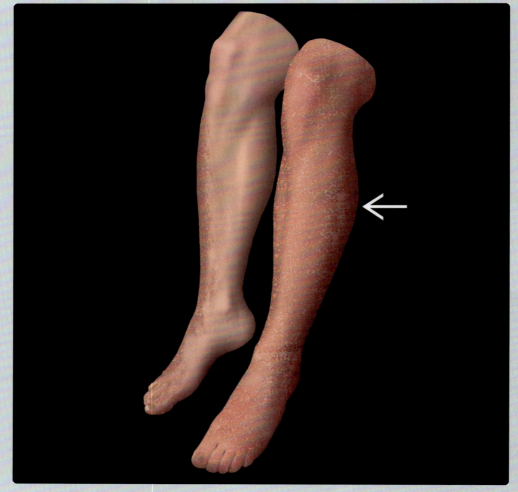

Gráfico mostra perna esquerda ➡ difusamente aumentada em comparação com a direita. A descoloração da pele é secundária ao envolvimento dos tecidos subcutâneos. A extremidade inferior é a mais comumente envolvida. Achados de imagens em angiomatoses são semelhantes ao hemangioma, mas exigem uma grande região contígua do corpo afetada para que este diagnóstico clinicopatológico seja feito.

Angiomatose

TERMINOLOGIA

Sinônimos
- Malformação vascular, malformação arteriovenosa, malformação venosa, angiolipoma infiltrativo

Definição
- Hemangioma raro, benigno, difuso que afeta de maneira contígua um grande segmento do corpo

IMAGENS

Características Gerais
- Melhor dica para diagnóstico
  - Mesmas características de imagem do hemangioma, mas com envolvimento de grande região do corpo
- Localização
  - Extremidade inferior é envolvida em até 50%
    - Parede torácica > abdome > extremidade superior
  - Pode envolver tanto tipo de tecido único (p. ex., músculo) como tipos de partes moles múltiplos
    - Limitado pelo envolvimento ósseo em ~1/3 dos casos
- Tamanho
  - Média de 10 a 20 cm de diâmetro

Achados na Radiografia
- Proeminência de partes moles ou massa mal definida
- Ossos envolvidos podem ser líticos ou escleróticos

Achados na TC
- Massa mal definida frequentemente contendo gordura
- Pode conter vasos identificáveis
- Pode simular aparência de sarcoma

Achados na RM
- T1WI
  - Iso a hipointenso em relação ao músculo esquelético
  - Regiões de sinal alto de tecido adiposo e fluxo sanguíneo lento
- T2WI FS
  - Regiões vasculares hiperintensas
- T1WI C+ FS
  - Realce proeminente

Achados na Angiografia
- Raro *shunting* arteriovenoso

DIAGNÓSTICO DIFERENCIAL

Lipossarcoma de Partes Moles
- Neoplasia contendo gordura com variável nodularidade e septos
- Calcificação e ossificação são raros
- Ausência de grandes vasos realçados
- Adultos de meia-idade e idosos

Hemangioma de Partes Moles e Malformações Vasculares
- Mesma entidade patológica que a angiomatose, mas com menos envolvimento extensivo
- Diferenciação da angiomatose é muitas vezes com base nos critérios clínicos

PATOLOGIA

Características Gerais
- Etiologia
  - Malformação de desenvolvimento, em contrário de entidade neoplásica

Características Patológicas e Cirúrgicas Macroscópicas
- Lesão muitas vezes com coloração pálida decorrente de conteúdo proeminente de gordura

Características Microscópicas
- Mistura de vasos de tamanhos variados, irregularmente localizados em todo o tecido afetado
  - Veias de paredes espessas podem apresentar pequenos vasos agrupados localizados na/adjacentes à parede da veia
- Aparência menos comum é semelhante ao hemangioma capilar infiltrativo
- Se muitas células glômicas estiverem presentes, as lesões são classificadas como glomangiomatoses
- Se apresentar predominante diferenciação linfática, a lesão é, então, classificada como linfangiomatose

QUESTÕES CLÍNICAS

Apresentação
- Sinais/sintomas mais comuns
  - Inchaço de partes moles que pode variar em tamanho em relação à atividade física
- Outros sinais/sintomas
  - Lesões podem ser dolorosas
  - Pode produzir descoloração avermelhada da pele
  - Hipertrofia ou gigantismo decorrente de *shunting* arteriovenoso é raro

Demografia
- Idade
  - Maioria se desenvolve nas primeiras 2 décadas de vida
    - Maioria diagnosticada na 4ª década de vida
- Gênero
  - Leve predileção feminina

Histórico Natural e Prognóstico
- Sem transformação maligna ou metástase
  - Síndromes angiomatosas podem levar ao aumento de risco de malignidade

Tratamento
- Tentativa de ressecção cirúrgica muitas vezes resulta em incompleta excisão ou recorrência local

REFERÊNCIAS

1. Crickx E, et al: Diffuse dermal angiomatosis associated with severe atherosclerosis: two cases and review of the literature, Clin Exp Dermatol. 40(5):521-524, 2015.
2. Khan S, et al: Angiomatosis: a rare vascular proliferation of head and neck region, J Cutan Aesthet Surg. 8(2):108-110, 2015.
3. Luks VL, et al: Lymphatic and other vascular malformative/overgrowth disorders are caused by somatic mutations in PIK3CA, J Pediatr. 166(4):1048-54.e1-5, 2015.
4. Weiss SW, et al: Benign tumors and tumor-like lesions of blood vessels.. In Weiss SW, et al, editor: *Enzinger and Weiss' Soft Tissue Tumors.*, 5th ed., Philadelphia: Elsevier. 665-6, 2008.
5. Kransdorf MJ, et al: Vascular and lymphatic tumors.. In Kransdorf MJ, et al, editor: *Imaging of Soft Tissue Tumors*, 2nd ed., Philadelphia: Lippincott Williams & Wilkins. 168-9, 2006.

Síndrome de Klippel-Trenaunay-Weber

DADOS PRINCIPAIS

IMAGENS
- Tríade clássica
  - Hipertrofia do osso e de partes moles
  - Hemangioma cutâneo
  - Veias varicosas congênitas
- Geralmente envolve único membro
  - Membro inferior em 3/4 dos pacientes
  - Pode ser limitado aos dígitos
- 70% apresentam veia incompetente se estendendo do tornozelo até região infrainguinal
- RM é muito útil para avaliar malformações vasculares em partes moles, sem a desvantagem de usar radiação ionizante
- Achados comuns identificáveis utilizando radiografia, TC e RM
  - Hipertrofia do membro e/ou macrodactilia
  - Espessamento do osso cortical
  - Conexões anormais das veias superficiais e profundas
  - Ausência de válvulas venosas
  - Flebólitos
  - Hipertrofia da gordura subcutânea
- Ultrassonografia pré-natal pode mostrar anomalias vasculares periféricas e viscerais, cardiomegalia, hidropisia não imune, macrocefalia, hemi-hipertrofia e hemangioma do cordão umbilical
- Linfocintilografia pode mostrar hiperplasia linfática, fluxo dérmico anormal, aplasia e hipoplasia
- Venografia e arteriografia com radionuclídeos pode mostrar captação de radionuclídeos na extremidade afetada, canais venosos colaterais, oclusão venosa e embolia pulmonar

QUESTÕES CLÍNICAS
- Anomalias podem ser identificadas no pré-natal
- Vestuário de suporte elástico para insuficiência venosa e estase linfática
- Cirurgia para deformidade ou sangramento grave
  - Ligadura venosa pode piorar as malformações venosas profundas

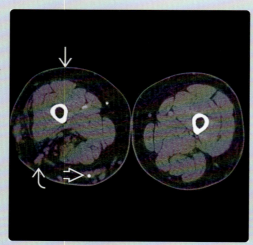
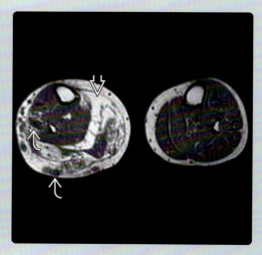

(À esquerda) TCCC axial das coxas mostra as partes moles da perna direita difusamente aumentadas ➡. O aumento das partes moles é secundário às múltiplas malformações vasculares ➡ e à hipertrofia da gordura. Um flebólito ➡ está presente dentro de uma das malformações vasculares. (À direita) RM T1WI axial mostra numerosos e tortuosos vasos dilatados ➡ nas regiões subcutâneas e de músculos profundos da panturrilha. A hipertrofia da gordura ➡ também é evidente, contribuindo para o aumento geral da extremidade.

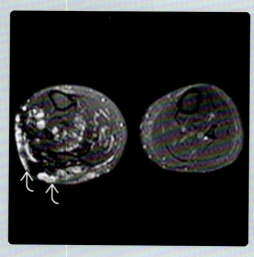
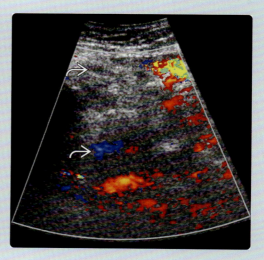

(À esquerda) RM T2WI FS axial no mesmo paciente mostra a maioria das malformações vasculares ➡ com intensidade de sinal alta. Os ossos subjacentes não foram envolvidos neste paciente. A perna esquerda é normal. (À direita) Ultrassonografia com Doppler transversal da coxa mostra numerosas estruturas tubulares ➡ nas partes moles com fluxo sanguíneo variável de alto a ausente. A síndrome de Klippel-Trenaunay-Weber é relativamente incomum e tende a envolver uma única extremidade inferior.

Síndrome de Klippel-Trenaunay-Weber

TERMINOLOGIA

Abreviatura
- Klippel-Trenaunay-Weber (KTW)

Sinônimos
- Síndrome de angio-osteo-hipertrofia, síndrome de Klippel-Trenaunay, nevo vasculoso osteo-hipertrófico

IMAGENS

Características Gerais
- Melhor dica para diagnóstico
  - Tríade clássica de hipertrofia do osso e de partes moles, hemangioma cutâneo e veias varicosas congênitas
- Localização
  - Geralmente envolve um único membro
    - Membro inferior em 3/4 dos pacientes
  - Pode ser limitada aos dígitos

Achados Multimodais Comuns
- Hipertrofia e/ou macrodactilia do membro
- Espessamento do osso cortical
- Hipertrofia da gordura subcutânea
- Conexões anormais das veias superficiais a profundas
  - Ausência de válvulas venosas
- Flebólitos
- 70% dos pacientes apresentam veia incompetente se estendendo do tornozelo até região infrainguinal

Achados Multimodais Menos Comuns
- Anomalias ósseas: sindactilia, polidactilia, deslocamento do quadril, cifose, escoliose
- Anomalias de órgão interno: hemangiomas, refluxo vesicoureteral, doença renal policística, hidronefrose, derrame pericárdico, derrame pleural
- Várias anomalias vasculares: aplasia, malformação, dilatação ou duplicação de vasos principais; fístula arteriovenosa
- Anomalias do sistema nervoso central: mielopatia, atrofia cerebral, hemi-hipertrofia cerebral, hemi-hipertrofia cerebelar, calcificação cerebral, realce leptomeníngeo

Achados na Ultrassonografia
- Ultrassonografia pré-natal pode mostrar anomalias periféricas e viscerais, cardiomegalia, hidropisia não imune, macrocefalia, hemi-hipertrofia e hemangioma do cordão umbilical

Achados na Medicina Nuclear
- Linfocintilografia pode mostrar hiperplasia linfática, fluxo dérmico anormal, aplasia e hipoplasia
- Venografia e arteriografia por radionuclídeo pode mostrar captação de radionuclídeo na extremidade afetada, canais venosos colaterais, oclusão venosa e embolia pulmonar

DIAGNÓSTICO DIFERENCIAL

Síndrome de Parkes-Weber
- Achados clássico de KTW mais fístula arteriovenosa
- Algumas vezes considerada a mesma entidade de KTW

Neurofibromatose
- Padrão de crescimento plexiforme pode resultar em aumento da extremidade com hipertrofia de osso subjacente
- Outros sinais de neurofibromatose estão presentes
- Ausência de malformações vasculares

Macrodistrofia Lipomatosa
- Supercrescimento do osso e tecido adiposo
- Geralmente envolve dígitos
- Sem malformações vasculares

PATOLOGIA

Características Gerais
- Genética
  - Ocasionalmente autossômica dominante
- Anomalias associadas
  - Doença de Fabry
  - Síndrome de Sturge-Weber

QUESTÕES CLÍNICAS

Apresentação
- Sinais/sintomas mais comuns
  - Hipertrofia de partes moles e osso
  - Hemangioma cutâneo
  - Veias varicosas
  - Nevo telangiectásico com mancha vinho do Porto
  - Dor
- Outros sinais/sintomas
  - Órgãos internos: malformações vasculares viscerais, enteropatia com perda de proteína, sangramento retal, hematúria, insuficiência renal crônica, embolia pulmonar
  - Periférico: trombose venosa profunda, atrofia do membro, insuficiência linfática
  - Craniofacial: erupção precoce dos dentes permanentes, má oclusão, nistagmo congênito, anisomiopia, hemimegalencefalia, hipertrofia hemifacial
  - Diversos: hipertensão, trombocitopenia, aneurisma da artéria renal, hipospadia, carcinoma de célula basal, carcinoma de célula escamosa, sarcoma pseudo-Kaposi

Demografia
- Idade
  - Anomalias podem ser identificadas no pré-natal
- Gênero
  - Sem predileção por gênero
- Epidemiologia
  - <1.000 casos relatados, provavelmente subnotificados

Tratamento
- Vestuário de suporte elástico para insuficiência venosa e estase linfática
- Cirurgia para deformidade e sangramento grave
  - Ligadura venosa pode piorar malformações venosas profundas

REFERÊNCIAS

1. Luks VL, et al: Lymphatic and other vascular malformative/overgrowth disorders are caused by somatic mutations in PIK3CA, J Pediatr. 166(4):1048-54.e1-5, 2015.
2. Lacerda Lda S, et al: Differential diagnoses of overgrowth syndromes: the most important clinical and radiological disease manifestations, Radiol Res Pract. 2014:947451, 2014.

Síndrome de Klippel-Trenaunay-Weber

(À esquerda) *RM T1WI sagital mostra múltiplas massas arredondadas e serpiginosas ➡ que apresentam intensidade de sinal semelhante à do músculo. Estes focos representam malformações vasculares.* (À direita) *RM T2WI FS sagital mostra melhor a extensa natureza infiltrativa das malformações vasculares, a qual envolve todas as partes moles, tanto extra como intra-articular ➡. Além disso, é mostrado o envolvimento ósseo ➡ de fêmur, tíbia e fíbula.*

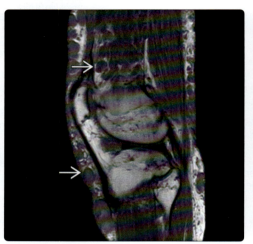
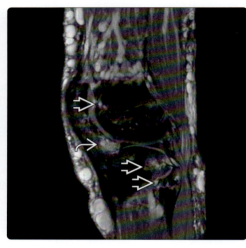

(À esquerda) *Ultrassonografia com Doppler transversal da musculatura da coxa no mesmo paciente mostra múltiplos focos de fluxo sanguíneo ➡. A presença de trombos nestas malformações vasculares, algumas vezes, limita a visualização do fluxo sanguíneo no exame com Doppler.* (À direita) *Radiografia AP mostra perna esquerda difusamente aumentada. As varicosidades ➡ são visíveis como áreas de aumento de atenuação serpiginosa. Observe a discrepância do comprimento da perna e a osteoartrite desproporcionalmente avançada ➡.*

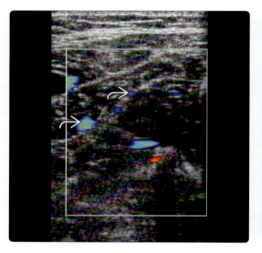
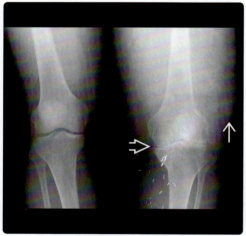

(À esquerda) *RM T1WI axial mostra hemangiomas ➡ se estendendo próximo à superfície da pele, pela musculatura e até o osso. Observe que a gordura subcutânea está também hipertrofiada ➡, contribuindo para o aumento geral da extremidade inferior esquerda.* (À direita) *RM STIR axial mostra hiperintensos hemangiomas ➡ envolvendo a gordura subcutânea, o músculo e provavelmente se estendendo até o osso. A amputação abaixo do joelho realizada para dor também revelou trombose venosa, que é comum.*

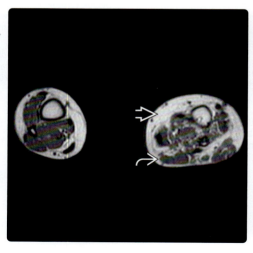
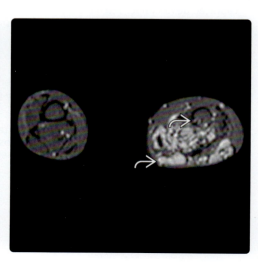

Síndrome de Klippel-Trenaunay-Weber

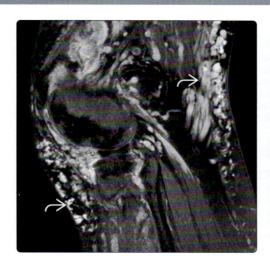
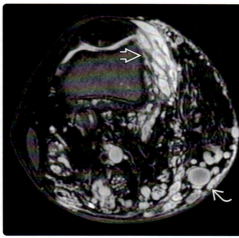

(À esquerda) *RM PD FS sagital do joelho mostra extensas malformações vasculares em todas as partes moles ➡, produzindo difusamente um aumento da perna.* (À direita) *RM T2WI FS axial mostra extensa malformação vascular ➡ se estendendo do nível da pele, ao longo da musculatura e até a articulação ➡. O envolvimento das regiões intra-articulares com hemangiomas coloca este paciente em aumento de risco para hemartrose.*

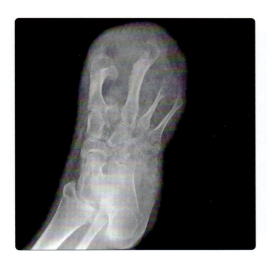
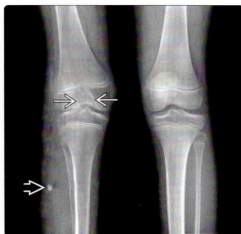

(À esquerda) *Radiografia oblíqua do pé mostra as partes moles e os ossos com supercrescimento difuso. O paciente foi submetido a amputação prévia de seus dedos do pé e amputação parcial dos metatarsos com o objetivo de reduzir o volume.* (À direita) *Radiografia AP dos joelhos mostra supercrescimento dos ossos e das partes moles da extremidade inferior direita. Observe o entalhe intercondilar ampliado ➡, cuja imagem aparenta ser semelhante à hemofilia. Um flebólito ➡ está presente na panturrilha.*

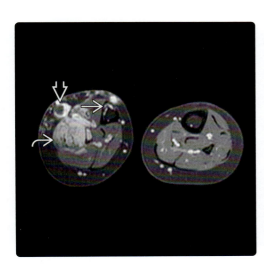
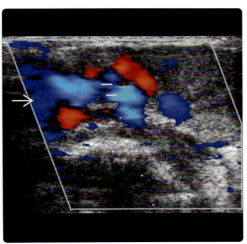

(À esquerda) *RM T1WI C+ FS axial da panturrilha mostra numerosas regiões nodulares e serpiginosas realçadas compatíveis com malformações vasculares ➡. Os vasos sanguíneos aumentados também envolvem a tíbia ➡. Observe que o flebólito ➡ da imagem anterior desenvolveu malformações vasculares superficiais, de fluxo lento.* (À direita) *Ultrassonografia com Doppler transversal da panturrilha no mesmo paciente mostra extenso fluxo sanguíneo ativo ➡ em um dos hemangiomas anteriormente documentados.*

Linfangioma

DADOS PRINCIPAIS

TERMINOLOGIA
- Lesão benigna de desenvolvimento composta de canais linfáticos dilatados

IMAGENS
- Até 75% na cabeça, no pescoço e na axila
- Linfangiomas císticos no pescoço são os mais comuns
- Pode invadir ou deslocar órgãos adjacentes
- TC: massa lobulada, com baixa atenuação
  - Massa bem a mal circunscrita
  - Áreas císticas sem realce
  - Calcificação rara
- Achados na RM
  - Massa multilobulada com septações tendo intensidade de sinal heterogêneo
    - Maioria da massa segue intensidade de sinal do fluido
  - Sinal hiperintenso em T1WI pode ser causado por hemorragia ou fluido proteináceo
  - Níveis fluido-fluido de estratificação de detritos em espaços císticos
  - Parede da massa e septos internos apresentam intensidade de sinal de intermediária a baixa e mostram leve realce
- Ultrassonografia: espaços císticos anecoicos a hipoecoicos, dependendo dos detritos no fluido
- Linfangiografia: pode mostrar massa em continuidade com canais linfáticos normais

PATOLOGIA
- Lesões contêm fluido seroso, quiloso ou proteináceo

QUESTÕES CLÍNICAS
- Geralmente identificado dentro nos primeiros 2 anos de vida
- Massa indolor que pode aumentar e diminuir de tamanho
- Histórico natural
  - Morbidade e mortalidade da compressão de estruturas vitais, especialmente traqueia e esôfago
  - Alta taxa de mortalidade quando identificado no útero
- Excisão cirúrgica apresenta 15% de taxa de recorrência
- Escleroterapia tem 76% de taxa de resposta a longo prazo

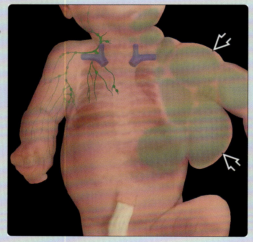
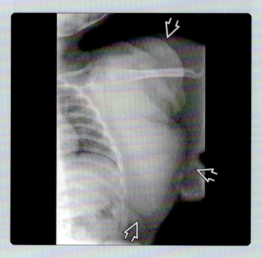

(À esquerda) *Gráfico AP mostra grande massa muito loculada ▷ envolvendo cabeça, pescoço, região superior do braço e tronco de uma criança. Estas lesões tendem a ser palpáveis, macias e flutuantes. A propensão para estas lesões variarem em tamanho ao longo do tempo não é incomum.* (À direita) *Radiografia anteroposterior de uma criança mostra grande lesão de partes moles ▷ envolvendo a parede torácica esquerda e extremidade superior esquerda. O osso subjacente é normal. Não há mineralização identificável dentro da lesão.*

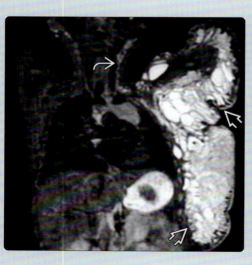
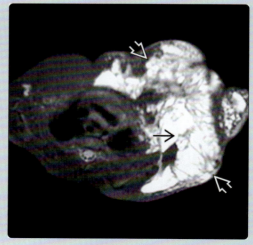

(À esquerda) *RM T2WI FS coronal no mesmo paciente mostra grande massa ▷ envolvendo o hemitórax esquerdo e a extremidade superior esquerda, estando centrada nos tecidos subcutâneos e infiltrando na musculatura da parede torácica. A lesão pode também ser observada se estendendo para o pescoço ▷.* (À direita) *RM T2WI FS axial mostra massa altamente infiltrativa ▷ com intensidade de sinal alta semelhante à do fluido. Observe os extensos septos ▷ dentro da lesão, a qual produzia significativo efeito de massa no plexo braquial.*

Linfangioma

TERMINOLOGIA

Sinônimo
- Higroma cístico

Definição
- Lesão benigna de desenvolvimento composta de canais linfáticos dilatados

IMAGENS

Características Gerais
- Localização
  - Até 75% na cabeça, no pescoço e na axila (20%)
  - Pode ser encontrada em todo o corpo: Tecidos subcutâneos, partes moles, órgãos e ossos
    - Linfangiomas císticos no pescoço são, em geral, os mais comuns
    - Localização cutânea é, em geral, incomum
    - Localização intra-abdominal é, em geral, rara
  - Linfangioma cístico: pescoço, axila e virilha
  - Linfangioma cavernoso: cavidade oral, tronco superior, membros, ossos, órgãos, mesentério e retroperitônio
  - Linfangioma capilar: tecido subcutâneo

Achados na Radiografia
- Massa de partes moles inespecífica
- Hipertrofia óssea adjacente é rara

Achados na TC
- Massa bem a mal circunscrita
- Regiões císticas lobuladas com baixa atenuação
  - Áreas císticas com ausência de realce
- Pode invadir ou deslocar órgãos adjacentes
- Calcificação é rara

Achados na RM
- Massa multiloculada com intensidade de sinal heterogênea
- Maioria da massa segue intensidade de sinal do fluido
  - Sinal hiperintenso em T1WI pode ser causado por hemorragia ou fluido proteináceo
  - Níveis fluido-fluido da estratificação de detritos em espaços císticos
- Parede da massa e septos internos apresentam intensidade de sinal de intermediária a baixa e mostra leve realce

Achados na Ultrassonografia
- Massa cística uni ou multilocular com realce acústico posterior
- Anecoico ou hipoecoico, dependendo dos detritos no fluido

Achados na Angiografia
- Baixa vascularidade diferença do hemangioma

DIAGNÓSTICO DIFERENCIAL

Hemangioma e Malformações Vasculares
- O contraste confirma a natureza vascular das lesões

Hematoma
- Pode apresentar histórico de traumatismo
- Detritos internos complexos da hemorragia
- Realce da parede do hematoma; sem realce central

Abscesso
- Parede do abscesso espessa, com realce desgrenhado
- Alteração inflamatória circundante
- Sintomas sistêmicos da infecção

PATOLOGIA

Características Gerais
- Etiologia
  - Malformação de desenvolvimento
  - Aberrações genéticas contribuem para o desenvolvimento
- Genética
  - Síndrome de Turner e aneuploidias cromossômicas estão associadas a linfangioma cístico (higroma cístico) do pescoço
- Anomalias associadas
  - Linfangioma cístico: síndrome de Noonan, síndrome do álcool fetal, hidropisia fetal, pterígio coli familiar
  - Normalmente associado a outras malformações vasculares
    - Ocorre com hemangiomas na síndrome de Maffucci

Características Patológicas e Cirúrgicas Macroscópicas
- Lesões multicísticas ou esponjosas contendo vesículas castanho-esbranquiçadas ou translúcidas

Características Microscópicas
- Vasos linfáticos dilatados de tamanhos variados com revestimento endotelial achatado
- Cavidades contêm fluido seroso, quiloso ou proteináceo

QUESTÕES CLÍNICAS

Apresentação
- Sinais/sintomas mais comuns
  - Massa indolor que pode aumentar ou diminuir de tamanho
    - Palpável, macia e flutuante (mas ao contrário de malformações vasculares, não compressível)
  - Problemas respiratórios e de alimentação
- Outros sinais/sintomas
  - Rotura da lesão, secundária a infeção e hemorragia

Demografia
- Idade
  - Normalmente identificada dentro dos primeiros 2 anos de vida
    - Pode ser identificada no útero
  - Linfangioma cutâneo pode surgir em adultos após traumatismo, cirurgia ou irradiação
- Epidemiologia
  - Menos comum que hemangiomas

Histórico Natural e Prognóstico
- Morbidade pela compressão de estrutura vital
  - Alta taxa de mortalidade quando identificada no útero
- Raros relatos de resolução espontânea

Tratamento
- Excisão cirúrgica apresenta 15% de taxa de recorrência
- Escleroterapia apresenta 76% de taxa de resposta a longo prazo

REFERÊNCIA

1. Behr GG, et al: Vascular anomalies: hemangiomas and beyond--part 2, Slowflow lesions, AJR Am J Roentgenol. 200(2):423-436, 2013.

Linfangioma

(**À esquerda**) TCCC axial mostra grande massa multicística, bilateral no pescoço ⇨ substituindo quase todos os tecidos circunferencialmente. Este bebê do gênero masculino com 2 dias de vida foi fotografado para avaliar a extensão da lesão por escleroterapia percutânea. (**À direita**) Ultrassonografia no mesmo paciente, obtida por orientação de imagem durante escleroterapia percutânea, mostra múltiplos cistos preenchidos por fluidos ⇨ contendo várias quantidades de material ecogênico.

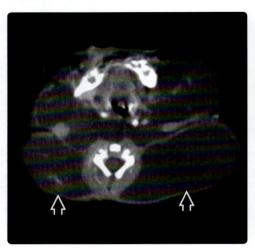
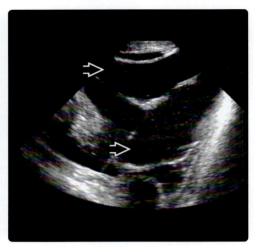

(**À esquerda**) RM T2WI FS axial mostra massa intraconal lobulada ⇨ hiperintensa ao músculo. A massa circunda o nervo óptico e está produzindo proptose do globo direito, junto com a curvatura dos músculos retos medial e lateral. (**À direita**) RM T1WI C+ axial mostra leve realce envolvendo as bordas e os septos da massa ⇨. Sinal alto dentro das porções císticas da massa estava presente antes do gadolínio e supostamente secundário ao elevado conteúdo de proteína.

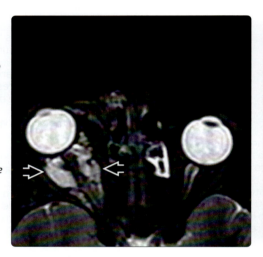
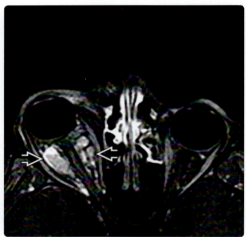

(**À esquerda**) RM T2WI FS coronal mostra massa exofítica muito grande ⇨ protruindo do aspecto lateral esquerdo do tórax e do abdome. A massa contém múltiplos septos ⇨. A intensidade de sinal geralmente é alta, mas não tão alta quanto seria de se esperar com fluidos simples. (**À direita**) RM T2WI FS axial no mesmo paciente mostra grande massa ⇨ com heterogêneo sinal hiperintenso. Múltiplos níveis fluido-fluido ⇨ estão presentes. Esta massa aumenta rapidamente de tamanho durante doença viral.

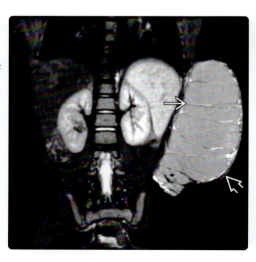
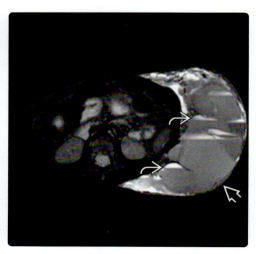

Linfangioma

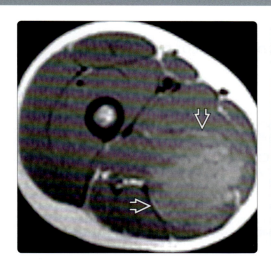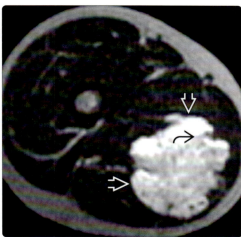

(À esquerda) *RM T1WI axial mostra grande massa de partes moles ⇨ na coxa de uma criança. A massa é isointensa a ligeiramente hiperintensa em relação ao músculo. Não há alterações reativas nos tecidos circundantes.* (À direita) *RM T2WI axial mostra massa ⇨ com intensidade de sinal alta heterogênea. Finos septos internos ⇨ são visíveis. Esta lesão tem aparência um pouco inespecífica para um paciente pediátrico. Seria razoável incluir o hemangioma e o linfangioma no diagnóstico diferencial.*

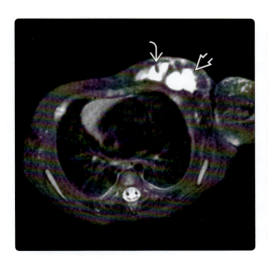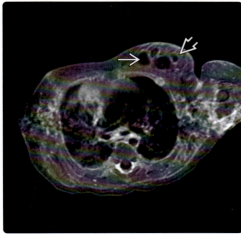

(À esquerda) *RM T2WI FS axial mostra grande massa ⇨ na região da mama esquerda de uma criança. A maioria da lesão apresenta intensidade de sinal alta semelhante à do fluido. A lesão tinha aparência multiloculada, com poucos septos incompletos ⇨ visíveis nesta imagem.* (À direita) *RM T1WI C+ FS axial no mesmo paciente mostra que apenas as paredes e os septos da massa ⇨ realçam. As regiões com intensidade de sinal de fluido ⇨ em RM T2WI não têm qualquer realce identificável.*

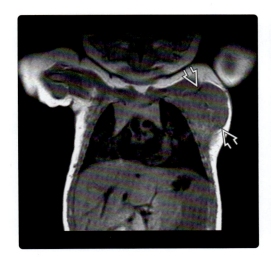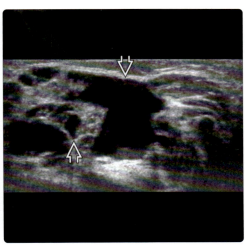

(À esquerda) *RM T1WI coronal mostra grande massa lobulada ⇨ envolvendo a região axilar esquerda de uma criança. Esta massa apresenta intensidade de sinal semelhante à do músculo. As regiões lobuladas apresentam intensidade de sinal alta em RM T2WI FS e falta de realce central, compatível com regiões preenchidas de fluido. O aumento de sinal em T1 é provavelmente decorrente de conteúdos proteináceos ou fluidos hemorrágicos.* (À direita) *Ultrassonografia obtida durante a localização para esclerose percutânea mostra múltiplas lesões císticas, de tamanhos irregulares ⇨.*

Sarcoma de Kaposi

DADOS PRINCIPAIS

TERMINOLOGIA
- Neoplasia endotelial raramente metastatizante associada ao herpes-vírus 8 humano (HHV-8)

IMAGENS
- Geralmente envolve pele da região inferior das pernas
  - Também membranas das mucosas, linfonodos e órgãos
  - Raramente centrado no osso, músculo, cérebro e rim
- Radiografias: aumento inespecífico das partes moles
  - Invasão óssea é incomum
    - Reação periosteal, erosão, destruição cortical
- TC: realce da massa nodular
  - ± espessamento da pele e edema subcutâneo
  - Hiperatenuação de adenopatia
- RM T1WI: isointenso ao músculo
- RM T2WI: hiperintenso ao músculo
- Tálio-201 e *pool* de hemácias positivos
- Cintilografia com gálio-67 negativa

PRINCIPAIS DIAGNÓSTICOS DIFERENCIAIS
- Hemangioma e malformações vasculares
  - Malformações arteriovenosas cutâneas algumas vezes chamadas de "pseudossarcoma de Kaposi"
- Angiossarcoma de partes moles
  - Pode ter aparência de imagem semelhante
- Linfoma, não Hodgkin
  - Cintilografia com gálio-67 positiva

QUESTÕES CLÍNICAS
- SK clássico: geralmente indolente com 10% a 20% de mortalidade
- SK endêmico: indolente em adultos, agressiva em crianças (apresentação linfadenopática)
- SK iatrogênico: imprevisivelmente indolente ou agressivo
- SK relacionado com AIDS: tipo mais agressivo
- Opções de tratamento incluem cirurgia, crioterapia, injeção intralesional, radioterapia e quimioterapia
- Envolvimento visceral generalizado apresenta pior prognóstico

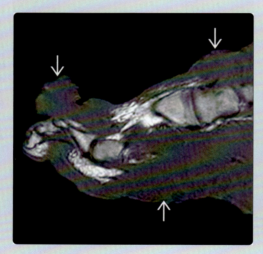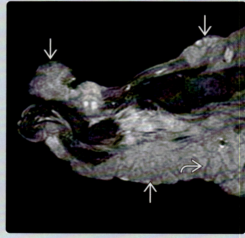

(À esquerda) *RM T1WI sagital do antepé mostra extensa massa nodular ➡ envolvendo as partes moles. A massa apresenta sinal heterogêneo, que é isointenso a ligeiramente hiperintenso em relação ao músculo esquelético.* (À direita) *RM STIR sagital mostra massa ➡ com sinal heterogeneamente hiperintenso. Inúmeros septos finos ➡ estão presentes dentro da massa. Este paciente apresentava demografia típica desta forma clássica de sarcoma de Kaposi, um homem adulto mais velho de ascendência mediterrânea.*

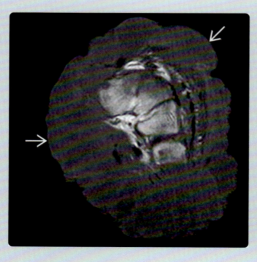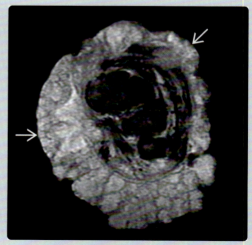

(À esquerda) *RM T1WI coronal mostra melhor um grande envolvimento circunferencial das partes mole do pé por massa nodular ➡. A massa infiltra na gordura subcutânea, na fáscia e no músculo. Os ossos foram encostados, mas não definitivamente invadidos pelo tumor.* (À direita) *RM STIR coronal mostra hiperintensidade heterogênea da massa ➡, composta de nódulos de diversos tamanhos. Este paciente foi tratado por 10 anos, utilizando diferentes modalidades de tratamento, sem o controle da doença.*

Sarcoma de Kaposi

TERMINOLOGIA

Abreviatura
- Sarcoma de Kaposi (SK)

Definição
- Neoplasia endotelial raramente metastatizante associada ao herpes-vírus 8 humano (HHV-8)

IMAGENS

Características Gerais
- Localização
  - Geralmente envolve pele da região inferior das pernas
    - Também membranas mucosas, linfonodos e órgãos
    - Raramente centrado no osso, músculo, cérebro, rim
  - SK relacionado com AIDS também envolve face e genitália

Recomendações para Aquisição de Imagens
- Discussão sobre aparência na imagem é limitada aos achados na pele e musculoesqueléticos

Achados na Radiografia
- Aumento inespecífico de partes moles
- Invasão óssea é incomum
  - Reação periosteal, erosão, destruição cortical

Achados na TC
- Aumento de massa nodular
  - ± espessamento da pele e edema subcutâneo
  - Hiperatenuação de adenopatia

Achados na RM
- Isointenso ao músculo em T1WI
- Hiperintenso ao músculo em T2WI
- Realce heterogêneo

Achados na Ultrassonografia
- Lesões mostram ↑ vascularidade

Achados na Medicina Nuclear
- Tálio-201 e *pool* de hemácias positivos
- Cintilografia com gálio-67 negativo

DIAGNÓSTICO DIFERENCIAL

Hemangioma e Malformações Vasculares
- Malformações arteriovenosas cutâneas algumas vezes chamadas de pseudossarcoma de Kaposi
- Angiografia confirma a malformação vascular

Angiossarcoma de Partes Moles
- Apresenta aparência de imagem semelhante
- Biopsia pode ser necessária para diagnóstico

Linfoma, não Hodgkin
- Doença disseminada, extranodal pode envolver o sistema musculoesquelético
- Envolvimento ósseo é mais bem definido que no SK
- Cintilografia com gálio-67 positivo

Linfedema
- Ausência de nódulos com realce focal encontrados no SK

PATOLOGIA

Características Gerais
- Etiologia
  - HHV-8 produz todos os tipos clínico-epidemiológicos de sarcoma de Kaposi

Características Microscópicas
- Lesões de quatro tipos clínico-epidemiológicos de SK apresentam mesma aparência histológica
- HHV-8, CD34 e FLI1 positivos

QUESTÕES CLÍNICAS

Apresentação
- Sinais/sintomas mais comuns
  - SK clássico: lesões na região inferior da perna ± linfedema
    - ↑ risco de linfoma, mieloma e leucemia
  - SK endêmico: lesões da pele de extremidades com envolvimento visceral comum
  - SK iatrogênico: lesões na região inferior da perna com envolvimento visceral bastante comum
    - Transplante de órgão ou terapia imunossupressora iniciados meses ou anos antes da apresentação
  - SK relacionado com AIDS: lesões na face, genitália e perna
    - Envolvimento visceral pode ser silencioso ou sintomático

Demografia
- Idade
  - SK clássico: homens idosos
  - SK endêmico: adultos de meia-idade e crianças
  - SK iatrogênico: qualquer idade
  - SK relacionado com AIDS: homens adultos mais jovens
- Epidemiologia
  - SK clássico: ascendência mediterrânea/leste europeu
  - SK endêmico: África Equatorial (não infectado por HIV)
  - SK iatrogênico: transplante ou outros pacientes medicamente imunossuprimidos
  - SK relacionado com AIDS: predominantemente homens homo ou bissexuais infectados por HIV-1

Histórico Natural e Prognóstico
- Depende do tipo clínico-epidemiológico
  - SK clássico: geralmente indolente com 10% a 20% de mortalidade
  - SK endêmico: indolente em adultos, agressivo em crianças (apresentação linfadenopática)
  - SK iatrogênico: imprevisivelmente indolente ou agressivo
    - Pode se resolver espontaneamente se interromper terapia imunossupressora
  - SK relacionado com AIDS: tipo mais agressivo

Tratamento
- Opções de tratamento incluem cirurgia, crioterapia, injeção intralesional, radioterapia e quimioterapia

REFERÊNCIA

1. Kransdorf MJ, et al: Vascular and lymphatic tumors. In Kransdorf MJ, et al, editor: *Imaging of Soft Tissue Tumors*, 2nd ed., Philadelphia: Lippincott Williams & Wilkins. 177-83, 2006.

Sarcoma de Kaposi

(**À esquerda**) *TCCC axial do vértex revela massa de partes moles intensamente realçada ➡ no couro cabeludo.* (**À direita**) *TCCC axial mais inferior à imagem anterior mostra massa ➡ se estendendo da subcútis ao músculo e apresenta um contorno ligeiramente nodular. Considerações diferenciais deveriam incluir linfoma, malformação vascular do couro cabeludo, neurofibroma e metástase. O conhecimento da história do paciente com AIDS torna o sarcoma de Kaposi o diagnóstico mais provável para este caso.*

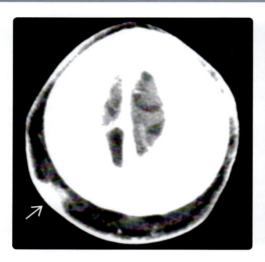
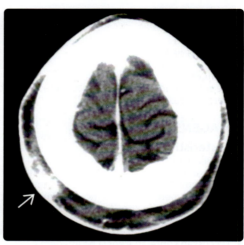

(**À esquerda**) *TC axial com algoritmo de partes moles mostra múltiplo nódulos infiltrativos de partes moles ➡ na pele e nas áreas subcutâneas. Estes nódulos realçam moderadamente. Sua aparência é suspeita de malignidade, mas é, por outro lado, bastante inespecífica.* (**À direita**) *TC axial de algoritmo de partes moles mostra massa infiltrativa ➡ localizada bem próxima à gordura subcutânea. Há também aumento dos linfonodos profundos ➡. Este paciente imunocomprometido teve o sarcoma de Kaposi comprovado pela biopsia.*

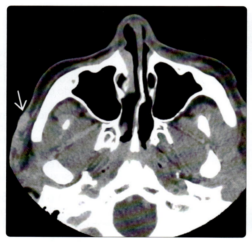
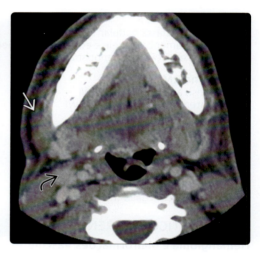

(**À esquerda**) *TCCC axial mostra aumento do realce da adenopatia axilar bilateral ➡ e realce único do linfonodo mediastinal ➡. Estes achados eram secundários ao sarcoma de Kaposi.* (**À direita**) *TC axial com algoritmo de partes moles em um paciente diferente mostra linfadenopatia generalizada. Alguns dos linfonodos ➡ na virilha mostra intenso realce; uma característica comum observada com envolvimento do sarcoma de Kaposi.*

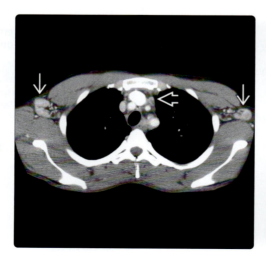
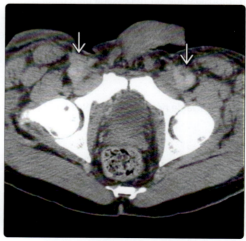

Sarcoma de Kaposi

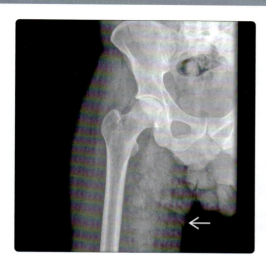
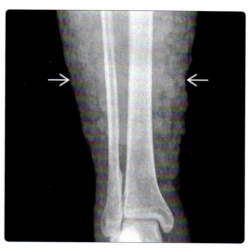

(À esquerda) Radiografia AP do quadril em paciente HIV-positivo mostra focos arredondados, de diversos tamanhos com aumento da atenuação ➡ projetados sobre a coxa medial. Os ossos adjacentes são normais. (À direita) Radiografia AP da região inferior da perna mostra espessamento difuso de partes moles ➡, tipo placa. As partes moles são circunferencialmente envolvidas. O sarcoma de Kaposi em pacientes infectados por HIV muitas vezes envolve a pele. A imagem radiográfica mostra espessamento nodular inespecífico de partes moles.

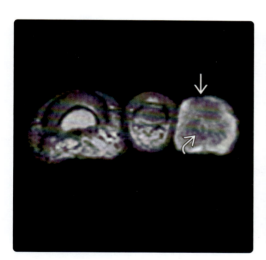
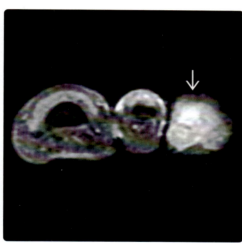

(À esquerda) RM T1WI coronal do antepé de um paciente HIV positivo mostra as partes moles do 3° dedo ➡ difusamente aumentado. O aumento das partes moles tem sinal heterogeneamente isointenso a ligeiramente hiperintenso em relação ao músculo esquelético. Há sugestão de septação de sinal baixo ➡. (À direita) RM T1WI C+ FS coronal mostra espessamento das partes moles ➡ do 3° dedo com heterogêneo realce difuso.

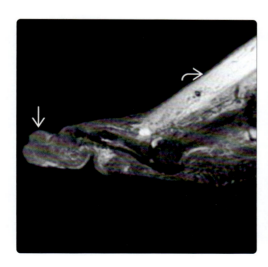
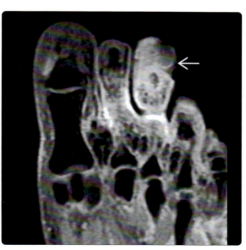

(À esquerda) RM T2WI FS sagital mostra os tecidos do 3° dedo do pé ➡ com sinal heterogêneo isointenso a ligeiramente hiperintenso ao músculo. O edema subcutâneo ➡ envolve o dorso do pé. (À direita) RM T1WI C+ FS axial mostra as partes moles espessadas, realçadas, envolvendo o 3° dedo do pé ➡. A imagem da RM do sarcoma de Kaposi geralmente mostra massas nodulares inespecíficas com sinal isointenso em RM T1WI, sinal hiperintenso em sequências sensíveis a fluido e realce heterogêneo.

Hemangioendotelioma: Partes Moles

DADOS PRINCIPAIS

TERMINOLOGIA
- Grupo de neoplasias vasculares de intermediárias a malignas com comportamento menos agressivo que o angiossarcoma

IMAGENS
- Hemangioendotelioma epitelioide (HE): partes moles superficiais ou profundas das extremidades
  - Ocorre também no osso, pulmão e fígado
- Hemangioendotelioma kaposiforme (HK): mais comum no retroperitônio e na pele
  - Ocorre também na cabeça e no pescoço, mediastino, tronco e nas extremidades
- Hemangioendotelioma retiforme (HR) e angioendotelioma intralinfático papilar (AILP): pele e tecido subcutâneo das extremidades distais
- Hemangioendotelioma composto (HC): extremidades distais
- Radiografias mostram massa de partes moles que pode conter calcificação e erosão do osso subjacente
- TC: massas mal definidas ± calcificação ou hemorragia
- RM mostra massa de partes moles inespecífica, infiltrativa
- Sinal é intermediário em T1WI e heterogeneamente hiperintenso em RM T2WI
  - Focos de sinal baixo podem ser causados por calcificação ou vasos de alto fluxo
- + realce

QUESTÕES CLÍNICAS
- Tromboflebite ou edema da obstrução vascular
- Pode apresentar histórico de radioterapia ou linfedema
- Síndrome de Kasabach-Merritt com grandes lesões de HK
- HK abdominal pode se apresentar com obstrução intestinal, icterícia ou ascite
- Tipos de lesões apresentam comportamento biológico diferente
  - Agressivo localmente → HK
  - Raramente metastatizante → HR, HC, AILP
  - Maligno → HE
- Excisão cirúrgica com margens amplas

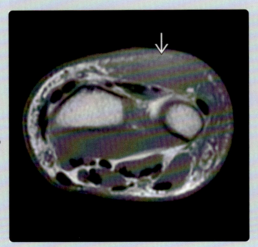
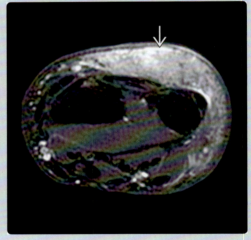

(À esquerda) RM T1WI axial do antebraço distal mostra hemangioendotelioma composto ➔ envolvendo a gordura subcutânea. A massa é isointensa a ligeiramente hiperintensa ao músculo esquelético. (À direita) RM T2WI FS axial mostra massa de partes moles mal definida ➔ ligeiramente heterogênea, com sinal hiperintenso. A extensão da lesão parece maior em comparação com RM T1WI em decorrência do edema circundante. Este homem adulto relatou que a massa estava presente por muitas décadas, mas recentemente aumentou.

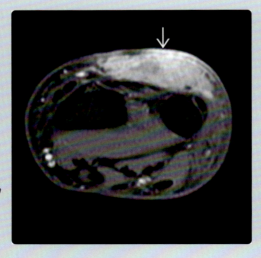
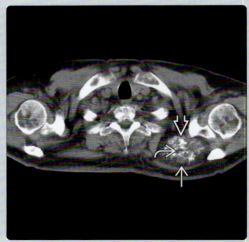

(À esquerda) RM T1WI FS axial pós-contraste IV mostra realce ligeiramente heterogêneo da massa ➔. A pele também é observada com realce, compatível com o envolvimento do tumor. (À direita) TCSC axial mostra massa mal definida ➔ na região supraescapular esquerda. A maior parte desta massa é isointensa ao músculo esquelético com regiões de baixa atenuação sugestiva de gordura ou material mixoide ➔ e de alta atenuação de calcificações com aparência distrófica ➔. A biopsia revelou um hemangioendotelioma epitelioide.

Hemangioendotelioma: Partes Moles

TERMINOLOGIA

Abreviaturas
- Hemangioendotelioma epitelioide (HE)
- Hemangioendotelioma kaposiforme (HK)
- Hemangioendotelioma retiforme (HR)
- Hemangioendotelioma composto (HC)
- Angioendotelioma intralinfático papilar (AILP)

Definições
- Grupo de neoplasias vasculares de intermediárias a malignas com comportamento menos agressivo que o angiossarcoma
  - Hemangioendotelioma epitelioide é o mais maligno
  - Outros tipos apresentam comportamento biológico intermediário com agressividade local ± metástases raras

IMAGENS

Características Gerais
- Localização
  - HE: partes moles superficiais e profundas das extremidades
    - 50% a 70% surgem próximos aos vasos e podem ser oclusivos
    - Ocorre também no osso, pulmão e fígado
  - HK: mais comum no retroperitônio e pele
    - Partes moles superficiais e profundas
    - Ocorre também na cabeça e no pescoço, mediastino, tronco e nas extremidades
  - HR e AILP: pele e tecido subcutâneo das extremidades distais
  - HC: extremidades distais
- Tamanho
  - HR: <3 cm na dimensão máxima

Achados na Radiografia
- Massa de partes moles que pode conter calcificação e erosão do osso subjacente

Achados na TC
- Massa de partes moles mal definida ± calcificação e hemorragia

Achados na RM
- Massa de partes moles inespecífica, infiltrativa
- Sinal é intermediário em T1WI e heterogeneamente hiperintenso em T2WI
- Focos de sinal baixo podem ser causados por calcificação ou vasos de alto fluxo
- + realce

DIAGNÓSTICO DIFERENCIAL

Angiossarcoma, Epitelioide
- Histologicamente lesão de aparência altamente maligna
- Necrose é comum

Sarcoma de Kaposi
- + herpes-vírus 8 humano (HHV-8)
- Regiões de HK podem ser histologicamente idênticas
- População de pacientes mais velhos que o HK

Sarcoma, Epitelioide
- Histologicamente com aparência semelhante
- Imuno-histoquímica útil para diferenciação de HE

PATOLOGIA

Características Gerais
- Etiologia
  - Neoplasia vascular de etiologia desconhecida
    - Sem associação ao HHV-8

Características Patológicas e Cirúrgicas Macroscópicas
- Lesões infiltrativas, variavelmente nodulares, cinza a azul-avermelhadas

Características Microscópicas
- Aparência geral e componentes vasculares variam com os diferentes tipos
  - Mixoide, hialina ou estroma esclerótico
- CD31 e CD34 positivos

QUESTÕES CLÍNICAS

Apresentação
- Sinais/sintomas mais comuns
  - HE: massa nodular superficial ou profunda, dolorosa
  - HK: placa cutânea bem definida
  - HR: placa ou nódulo azul-avermelhado
  - HC: lesão superficial variavelmente nodular
    - Pode estar presente > 10 anos antes do diagnóstico
  - AILP: placa ou nódulo indolor, de crescimento lento, envolvendo a pele
- Outros sinais/sintomas
  - Tromboflebite ou edema da obstrução vascular
  - Pode apresentar histórico de radioterapia ou linfedema
  - Síndrome de Kasabach-Merritt com grandes lesões de HK
  - HK abdominal pode se apresentar com obstrução intestinal, icterícia ou ascite

Demografia
- Idade
  - Adultos → HE, HC, 25% dos AILP
  - Adultos jovens → HR
  - Infantes e crianças → HK, AILP

Histórico Natural e Prognóstico
- Tipos de lesões apresentam diferentes comportamentos biológicos
  - Localmente agressivo → HK
    - Recorrência das lesões superficiais é rara
    - Lesões profundas, invasivas podem levar à morte
  - Raramente metastatizante → HR, HC, AILP
    - Alta taxa de recorrência local de até 60%
    - AILP metastatiza para linfonodos regionais
  - Maligna → HE
    - Pior prognóstico com mitoses > 1 por 10 HPF, fusão de células, necrose e significativa atipia nuclear

Tratamento
- Excisão cirúrgica com margens amplas
  - Lesões invasivas em partes moles profundas podem ser irressecionáveis

REFERÊNCIA

1. Kransdorf MJ, et al: Vascular and lymphatic tumors. In Kransdorf MJ, et al, editor: Imaging of Soft Tissue Tumors, 2nd ed., Philadelphia: Lippincott Williams & Wilkins. pp 177-88, 2006.

Angiossarcoma: Partes Moles

DADOS PRINCIPAIS

TERMINOLOGIA
- Neoplasia endotelial maligna com prognóstico excepcionalmente ruim

IMAGENS
- Maioria envolve pele e subcútis
  - <25% estão localizados profundamente à cútis
  - Músculos profundos das extremidades inferiores >> braço > tronco > cabeça
  - Raro em osso, cabeça e pescoço, mama, fígado, baço, coração
- Massa de partes moles nodular, infiltrativa em TC
  - Atenuação semelhante à do músculo
- Massa inespecífica, infiltrativa em RM
  - Iso a hiperintensa em relação ao músculo esquelético em T1WI
  - Hemorragia produz sinal alto em T1WI
  - Hemorragia pode também produzir níveis fluido-fluido
  - Hiperintenso ao músculo em sequências sensíveis a fluido
  - Realce proeminente

QUESTÕES CLÍNICAS
- Lesões cutâneas inicialmente parecem semelhantes a contusões que não se resolvem
  - Posteriormente lesões se tornam nodulares ± ulceração
- Associado a linfedema crônico, radioterapia, corpos estranhos, exposições ambientais e tumores benignos e malignos
- Encontrado ao longo da vida (considerando todos os tipos de angiossarcomas)
  - Pico de incidência na 7ª década de vida
- M > F (2:1)
- Pior prognóstico para estes tumores altamente agressivos
  - >50% de taxa de mortalidade em 1 ano
  - Prognóstico piora com idade mais avançada, tamanho >5 cm, localização retroperitoneal e alta expressão do antígeno de proliferação Ki-67
- Excisão cirúrgica muitas vezes combinada com radioterapia
  - Quimioterapia adjuvante apresenta papel evolutivo

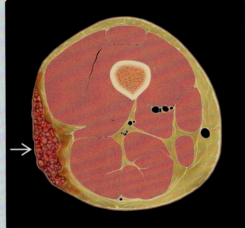
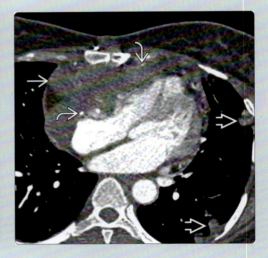

(À esquerda) *Gráfico axial mostra massa hemorrágica, nodular, com aparência agressiva ➡ envolvendo a coxa. Observe que este tumor infiltrativo está superficialmente localizado, envolvendo pele e subcútis. Esta lesão não apresenta supercrescimento de gordura, o que ajuda a diferenciá-la de um tumor vascular benigno.* (À direita) *TC axial com algoritmo de partes moles mostra massa infiltrativa ➡ localizada predominantemente anterior ao coração. Os vasos realçados ➡ estão presentes perifericamente. A lesão apresentou metástase ➡ para o pulmão e para a pleura.*

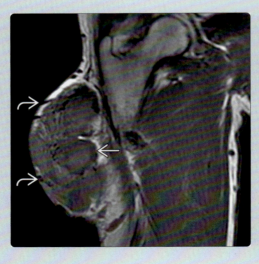
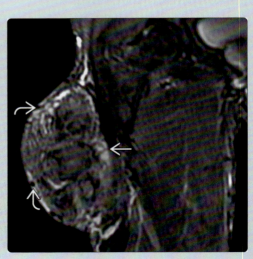

(À esquerda) *RM T1WI coronal mostra grande massa ➡ envolvendo a coxa. Esta massa apresenta intensidade de sinal heterogênea que é iso a hiperintensa em relação ao músculo esquelético, com focos serpiginosos de sinal baixo ➡ em torno da periferia da lesão. Havia um plano de gordura intacto entre a massa e a fáscia subjacente.* (À direita) *RM STIR coronal mostra massa ➡ com significativa intensidade de sinal heterogênea. Os focos serpiginosos ➡ de sinal baixo identificados anteriormente correspondem ao aumento dos vasos sanguíneos.*

Angiossarcoma: Partes Moles

TERMINOLOGIA

Sinônimos
- Hemangiossarcoma, hemangioendotelioma maligno, linfangiossarcoma, hemangioblastoma, angioendotelioma maligno

Definição
- Neoplasia endotelial maligna com prognóstico excepcionalmente ruim

IMAGENS

Características Gerais
- Localização
  - Maioria envolve pele e subcútis
  - <25% estão localizados profundamente à subcútis
    - Músculos profundos das extremidades inferiores >> braço > tronco > cabeça
    - Proporção significativa surge na cavidade abdominal
  - Raro em osso, cabeça e pescoço, mama, fígado, baço e coração
- Tamanho
  - Muitos centímetros de diâmetro
- Morfologia
  - Multinodular, mas raramente multifocal

Achados na TC
- Massa de partes moles nodular, infiltrativa
- Atenuação é semelhante à do músculo

Achados na RM
- Massa inespecífica infiltrativa
  - Iso a hiperintenso em relação ao músculo esquelético em T1WI
    - Hemorragia produz sinal alto em T1WI
  - Hiperintenso ao músculo em sequências sensíveis a fluido
    - Hemorragia pode também produzir níveis fluido-fluido
- Espessamento da pele com lesões superficiais
- Realce proeminente
  - Vasos com realce serpiginoso são relativamente comuns em lesões periféricas e profundas

Achados na Medicina Nuclear
- PET/TC
  - TC PET de F-18 FDG útil para mostrar recorrência local e/ou metástase distante

DIAGNÓSTICO DIFERENCIAL

Hematoma
- Extensa hemorragia do angiossarcoma pode imitar hematoma crônico

Hemangioma e Malformações Vasculares
- Contém supercrescimento de gordura, que não está presente no angiossarcoma

Hemangioendotelioma, Partes Moles
- Aparência de imagem semelhante à do angiossarcoma
- Ausência de necrose

Fibrossarcoma, Alto Grau
- Angiossarcoma que predominantemente tem células fusiformes podem ser histologicamente semelhantes

Sarcoma de Kaposi
- Células fusiformes agrupadas em torno de vasos, ao contrário do angiossarcoma
- Herpes-vírus-8 humano (HHV-8) positivo

Carcinoma de Célula Escamosa, Pseudovascular
- Pode ter aparência histológica semelhante à do angiossarcoma em razão de morfologia variável

Carcinoma, Indiferenciado
- Angiossarcoma com aparência epitelioide pode ser semelhante histologicamente

PATOLOGIA

Características Gerais
- Genética
  - Aberrações citogenéticas complexas dentro dos tumores
    - Padrões diploides, tetraploides e aneuploides não estão correlacionados com o prognóstico
  - Múltiplos fatores de crescimento angiogênicos expressos; possível combinação direcionando ao tratamento
    - Receptor 1 de crescimento fibroblástico correlacionado com angiopoietina 2F
    - Tie2
    - Fator de crescimento de hepatócito e expressão de NOTCH 1 ($P = 0,001$, $P = 0,001$, $P < 0,001$ e $P < 0,001$, respectivamente)
  - Amplificação de MYC pode distinguir angiossarcomas cutâneos pós-radiação de lesões vasculares atípicas pós-radioterapia
    - Colorações imuno-histoquímicas para myc úteis no mapeamento de lesões para controle da margem tumoral
- Anomalias associadas
  - Linfedema crônico
    - Síndrome de Stewart-Treves: linfedema crônico resultando em desenvolvimento de angiossarcoma
    - Mecanismo presumido: distrito imunocomprometido da área afetada
    - Formação de vasos linfáticos e vasculares colaterais em resposta ao linfedema produz ambientes ricos em fatores de crescimento; pode também desempenhar algum papel
  - Radioterapia anterior para processos benignos e malignos
  - Material estranho implantado, incluindo enxertos vasculares, estilhaços e esponjas cirúrgicas
  - Tumores de bainha de nervo, benigno ou maligno, em pacientes com neurofibromatoses
  - Hemangiomas benignos na síndrome de Maffucci e na síndrome de Klippel-Trenaunay-Weber
  - Exposição ao cloreto de vinil e dióxido de tório (Thorotrast) → angiossarcoma de fígado

Características Patológicas e Cirúrgicas Macroscópicas
- Massa infiltrativa, hemorrágica
- Tipo esponja com espaços preenchidos de sangue

Características Microscópicas
- Aparência histológica inespecífica inicial em muitos casos
  - Sugestivo de carcinoma metastático, mesotelioma maligno, melanoma, linfoma anaplásico, malignidades de bainha de nervo periférico epitelioide, sarcoma epitelioide

Angiossarcoma: Partes Moles

- Deve também distinguir de neoplasias malignas com diferenciação vascular aparente, como neoplasias vasculares menos agressivas, incluindo hemangioendotelioma epitelioide
- Morfologia variável contendo células de fusiformes a epitelioides
  - Áreas epitelioides geralmente mais proeminentes
    - Grandes células arredondadas com alto grau nuclear
  - Difícil diferenciar elementos vasculares de linfáticos
- Canais vasculares rudimentares, ninhos, folhas ou cordões de células
  - Canais vasculares são irregulares e se comunicam de maneira sinusoidal
  - Papilação intravascular de células
- Áreas de hemorragia proeminentes
- Marcadores endoteliais podem ser importantes na análise imuno-histoquímica para evitar diagnóstico incorreto
  - Fator de von Willebrand, CD31 e CD34 positivos
    - Fator de von Willebrand é mais específico e menos sensível
    - CD31 (+) em 90%
- HHV-8 (-)

QUESTÕES CLÍNICAS

Apresentação
- Sinais/sintomas mais comuns
  - Lesões cutâneas inicialmente parecem semelhantes a contusões que não se resolvem
    - Posteriormente lesões se tornam nodulares ± ulceração
  - Aumento da massa profunda
- Outros sinais/sintomas
  - Linfedema
  - Coagulopatia, anemia ou contusões
  - Hemorragia ou hematoma
  - Síndrome de Stewart-Treves após mastectomia
  - Insuficiência cardíaca de alto débito a partir do *shunting* arteriovenoso

Demografia
- Idade
  - Todas as idades; pico de incidência na 7ª década
    - Rara na infância
- Gênero
  - M > F (2:1)
- Epidemiologia
  - Neoplasia de partes moles muito rara
    - <1% dos sarcomas

Histórico Natural e Prognóstico
- Prognóstico ruim para estes tumores altamente agressivos
  - >50% de taxa de mortalidade em 1 ano
  - Recorrência local em aproximadamente 20%
  - Aproximadamente 50% com metástase hematogênea
    - Pulmão > > linfonodo, osso e partes moles
- Piores prognósticos com idade mais avançada, tamanho >5 cm, localização retroperitoneal e alta expressão do antígeno de proliferação de Ki-67
  - Alta taxa mitótica e necrose extensa também estão relacionadas com prognóstico ruim

Tratamento
- Excisão cirúrgica muitas vezes combinada com radioterapia
  - Quimioterapia adjuvante apresenta papel evolutivo

REFERÊNCIAS

1. Chen YR, et al: Distant metastases in a young woman with Stewart-Treves syndrome demonstrated by an FDG-PET/CT scan, Clin Nucl Med. 39(11):975-976, 2014.
2. Lee R, et al: Lymphedema-related angiogenic tumors and other malignancies, Clin Dermatol. 32(5):616-620, 2014.
3. Young RJ, et al: Angiogenic growth factor expression in benign and malignant vascular tumours, Exp Mol Pathol. 97(1):148-153, 2014.
4. Cox CA, et al: Angiosarcoma presenting with minor erythema and swelling, Case Rep Ophthalmol. 4(1):59-63, 2013.
5. Fisher C: Unusual myoid, perivascular, and postradiation lesions, with emphasis on atypical vascular lesion, postradiation cutaneous angiosarcoma, myoepithelial tumors, myopericytoma, and perivascular epithelioid cell tumor, Semin Diagn Pathol. 30(1):73-84, 2013.
6. Sharma P, et al: Detection of recurrent cutaneous angiosarcoma of lower extremity with (18)f-fluorodeoxyglucose positron emission tomographycomputed tomography: report of three cases, Indian J Dermatol. 58(3):242, 2013.
7. Mentzel T, et al: Postradiation cutaneous angiosarcoma after treatment of breast carcinoma is characterized by MYC amplification in contrast to atypical vascular lesions after radiotherapy and control cases: clinicopathological, immunohistochemical and molecular analysis of 66 cases, Mod Pathol. 25(1):75-85, 2012.
8. Chen Y, et al: Epithelioid angiosarcoma of bone and soft tissue: a report of seven cases with emphasis on morphologic diversity, immunohistochemical features and clinical outcome, Tumori. 97(5):585-589, 2011.
9. Hart J, et al: Epithelioid angiosarcoma: a brief diagnostic review and differential diagnosis, Arch Pathol Lab Med. 135(2):268-272, 2011.
10. Mentzel T: Sarcomas of the skin in the elderly, Clin Dermatol. 29(1):80-90, 2011.
11. Sakemi M, et al: A case of postirradiation angiosarcoma of the greater omentum with hemorrhage, Clin J Gastroenterol. 4(5):302-306, 2011.
12. Suchak R, et al: Primary cutaneous epithelioid angiosarcoma: a clinicopathologic study of 13 cases of a rare neoplasm occurring outside the setting of conventional angiosarcomas and with predilection for the limbs, Am J Surg Pathol. 35(1):60-69, 2011.
13. Tokmak E, et al: F18-FDG PET/CT scanning in angiosarcoma: report of two cases, Mol Imaging Radionucl Ther. 20(2):63-66, 2011.
14. Moukaddam H, et al: MRI characteristics and classification of peripheral vascular malformations and tumors, Skeletal Radiol. 38(6):535-547, 2009.
15. Weiss SW, et al: Malignant vascular tumors.. In Weiss SW, et al, editor: Enzinger and Weiss' Soft Tissue Tumors., 5th ed., Philadelphia: Elsevier. 703-19, 2008.
16. Kransdorf MJ, et al: Vascular and lymphatic tumors. In Kransdorf MJ, et al, editor: Imaging of Soft Tissue Tumors, 2nd ed., Philadelphia: Lippincott Williams & Wilkins. pp 177-188, 2006.
17. Weiss SW, et al: Angiosarcoma of soft tissue.. In Fletcher CDM, et al, editor: World Health Organization Classification of Tumours. Pathology and Genetics of Tumours of Soft Tissue and Bone, Lyon: IARC Press. 175-7, 2002.
18. Murphey MD, et al: From the archives of the AFIP. Musculoskeletal angiomatous lesions: radiologic-pathologic correlation, Radiographics. 15(4):893-917, 1995.

Angiossarcoma: Partes Moles

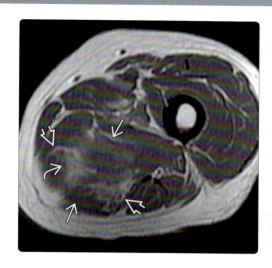
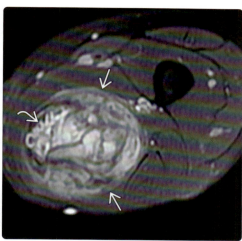

(À esquerda) *RM T1 axial da coxa de um homem de 83 anos de idade mostra massa ➡ que é principalmente isointensa ao músculo esquelético. Existe sinal alto dentro de partes da massa ➡ que poderia representar gordura ou sangue (outras imagens provaram ser sangue em vez de gordura). Tortuosos vasos de sinal mais alto também são observados ➡.* (À direita) *RM T2 FS axial, mesmo caso, mostra tortuosos vasos hiperintensos ➡, mas ao contrário, massa hiperintensa altamente heterogênea ➡. Sangue e vasos anormais em uma grande lesão heterogênea sugerem angiossarcoma.*

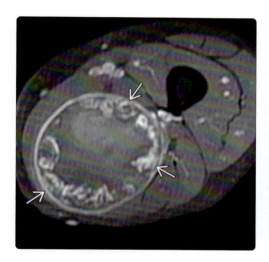
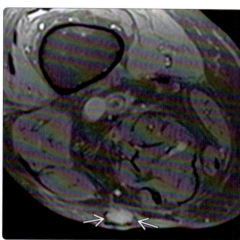

(À esquerda) *RM T1 FS pós-contraste axial mesmo caso mostra vasos periféricos e borda com realce ➡, com centro sem realce representando necrose. Este angiossarcoma de alto grau apresenta prognóstico extremamente ruim.* (À direita) *RM T2 FS axial em uma mulher de 89 anos de idade mostra hiperintensidade em uma lesão subcutânea ➡. Esta lesão tem incomodado a paciente como uma "contusão" não resolvida. Este cenário clínico é típico de angiossarcoma subcutâneo, que a lesão provou ser.*

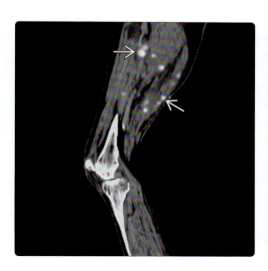
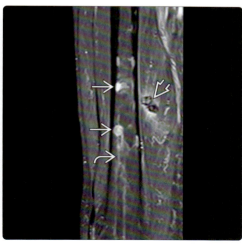

(À esquerda) *PET/TC FDG sagital, mesmo caso, mostra múltiplos focos ➡ de captação anormal, indicando doença metastática.* (À direita) *RM STIR coronal da coxa, mesmo caso, mostra focos metastáticos dentro do osso ➡ que apresenta proeminentes vasos intraósseos associados ➡. Metástase de partes moles ➡ com edema e vasos associados são observados também. O angiossarcoma pode, muitas vezes, surgir de uma pequena lesão subcutânea; no entanto, o potencial metastático é significativo e o prognóstico é extremamente ruim.*

589

Condroma: Partes Moles

DADOS PRINCIPAIS

TERMINOLOGIA
- Lesão benigna de partes moles composta de cartilagem hialina madura, excluindo localizações periosteais e sinoviais
  - Conhecido também por condroma esquelético (fibrocondroma, mixocondroma, osteocondroma), condroma de partes moles

IMAGENS
- Maioria surge nas mãos e nos pés (84%)
  - Geralmente próximo ao tendão e à articulação
- Calcificações geralmente presentes (33%-70%)
  - Calcificação central ou periférica
  - Anéis e arcos condroides, grosseiros ou curvilíneos
  - Lesões nos dedos menos prováveis de serem calcificadas
- ± ossificação
- ± erosão e remodelação óssea
- Massa de partes moles, bem definida, arredondada ou oval
  - Iso a hipodensa em relação ao músculo em TC
- RM T1WI: intensidade intermediária
  - Regiões calcificadas apresentam intensidade de sinal baixa em todas as sequências de imagens
- Sequências de RM sensíveis a fluido: hiperintenso ao músculo
- Realça com contraste
- Ultrassonografia: massa bem definida, heterogeneamente hipoecoica

PATOLOGIA
- Pode ser diagnosticada incorretamente como condrossarcoma
- Calcificação extensa pode obscurecer cartilagem (33%)
- ± hemorragia, áreas mixoides ou alteração cística

QUESTÕES CLÍNICAS
- Massa solitária de partes moles, indolor, de crescimento lento
  - Sensibilidade e dor são raras
- Encontrada ao longo da vida, desde lactentes a idosos
  - Média: 44 anos de idade
- Lesão benigna
  - Recorrência local em 15%-25%
- Excisão cirúrgica local

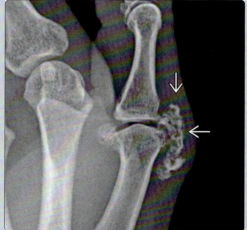
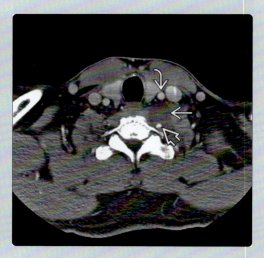

(À esquerda) Radiografia lateral mostra massa densamente calcificada ➡ dorsalmente à articulação metacarpofalangeana. A calcificação é mais densa em torno da periferia, elevando a possibilidade de miosite ossificante. Entretanto, pontos de calcificação distrófica são patognomônicos para calcificação da cartilagem. (À direita) TCCC axial mostra massa arredondada ➡ situada entre as artérias carótida ➡ e vertebral ➡. A massa tem baixa atenuação quando comparada ao músculo esquelético. Não há matriz nem alteração reativa no osso adjacente.

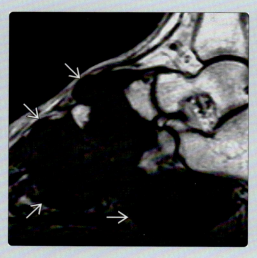
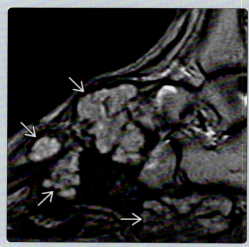

(À esquerda) RM T1WI sagital mostra massas de partes moles lobuladas ➡ causando erosão dos ossos do mediopé. As massas apresentam intensidade de sinal semelhante ao músculo. (À direita) RM T2WI sagital mostra as massas do mediopé ➡ lobuladas e com sinal alto. Esta aparência em RM é típica de lesões cartilaginosas benignas e de baixo grau. As lesões foram ressecionadas e confirmadas como um condroma de partes moles, invadindo localmente o osso. Esta lesão posteriormente degenerou em um condrossarcoma de baixo grau, o que é excepcionalmente incomum para estas lesões.

Condroma: Partes Moles

TERMINOLOGIA

Sinônimos
- Condroma extraesquelético (fibrocondroma, mixocondroma, osteocondroma), condroma de partes moles

Definição
- Lesão benigna de partes moles composta de cartilagem hialina madura, excluindo localizações periosteais e sinoviais

IMAGENS

Características Gerais
- Localização
  - Maioria surge nas mãos e nos pés (84%)
    - Mais comum em dedos (até 80%), pode ser subungueal
    - Incomum na cabeça e no pescoço
  - Geralmente próximo ao tendão e à articulação
    - Pode estar ligado ao tendão ou à bainha do tendão
  - Lesões envolvendo periósteo ou superfície revestida de sinóvia são classificadas separadamente
- Tamanho
  - Em geral, <3 cm de diâmetro
- Morfologia
  - Massa lobulada, arredondada ou oval

Achados na Ultrassonografia
- Massa bem definida, heterogeneamente hipoecoica

Achados na Radiografia
- Massa de partes moles
- Calcificações geralmente presentes (33%-70%)
  - Calcificação central e periférica
  - Anéis e arcos condroides, grosseiros ou curvilíneos
  - Lesões nos dedos menos prováveis de serem calcificados
- ± ossificação
- ± erosão e remodelamento ósseo

Achados na TC
- Massa de partes moles bem definida, arredondada ou oval
  - Iso a hipodensa em relação ao músculo esquelético

Achados na RM
- Massa de partes moles inespecífica
- Intensidade intermediária em RM T1WI
- Hiperintenso ao músculo em sequências sensíveis a fluido
- Regiões calcificadas apresentam intensidade de sinal baixa em todas as sequências de imagem

DIAGNÓSTICO DIFERENCIAL

Tumor de Célula Gigante da Bainha do Tendão
- Geralmente encontrado em adultos de 30 a 50 anos de idade
- Intimamente associado à bainha do tendão
- Pode corroer osso subjacente
- Calcificação ou ossificação são incomuns

Proliferação Osteocondromatosa Parosteal Bizarra
- Média de idade do paciente: 4ª década
- Massa mineralizada na superfície óssea
- Predileção pelas mãos (55%)

Gota
- Tofo periarticular com calcificação amorfa
- Erosões ósseas com bordas salientes

Fibroma Aponeurótico Calcificante
- Pacientes são geralmente <25 anos de idade (média: 12 anos)
- Predileção por mão volar e pé plantar
- Pode conter calcificações pontilhadas

Sarcoma Sinovial
- Massa de partes moles, geralmente próxima à articulação
- Predileção por partes moles profundas das extremidades
- Calcificação em 33%

PATOLOGIA

Características Gerais
- Etiologia
  - Controversa, pode ser neoplásica ou metaplásica

Características Patológicas e Cirúrgicas Macroscópicas
- Massa firme, bem circunscrita
- Superfície de corte cartilaginosa
- ± hemorragia, áreas mixoides ou alteração cística

Características Microscópicas
- Pode ser diagnosticado incorretamente como condrossarcoma em razão da variabilidade histológica
- Lóbulos de cartilagem hialina madura
- 33% apresentam cartilagem obscurecida por extensa calcificação
- 15% apresentam células gigantes multinucleadas e células epitelioides perifericamente
- Sem figuras mitóticas atípicas

QUESTÕES CLÍNICAS

Apresentação
- Sinais/sintomas mais comuns
  - Massa solitária de partes moles, indolor, de crescimento lento
    - Infrequentemente sensível ou doloroso
    - Firme, elástico, muitas vezes, móvel à palpação

Demografia
- Idade
  - Encontrado ao logo da vida, de lactentes a idosos
    - Média: 44 anos; intervalo: 30 a 60 anos
- Gênero
  - Predominância ligeiramente masculina
- Epidemiologia
  - 1,5% dos tumores benignos de partes moles

Histórico Natural e Prognóstico
- Lesão benigna
  - Degeneração ao condrossarcoma mais comum com tumores cartilaginosos ósseos e sinoviais
- Recorrência local em 15% a 25%

Tratamento
- Excisão cirúrgica local

REFERÊNCIA

1. Baek HJ, et al: Subungual tumors: clinicopathologic correlation with US and MR imaging findings, Radiographics. 30(6):1621-1636, 2010.

Condrossarcoma Mesenquimal Extraesquelético

DADOS PRINCIPAIS

TERMINOLOGIA
- Raro tumor cartilaginoso maligno

IMAGENS
- Cabeça e pescoço, especialmente periorbital
  - Meninges/dura craniana e espinal > pescoço posterior > extremidade inferior (coxa)
  - Relatado em todo o corpo
- Massa de partes moles com matriz condroide
  - ± alteração reativa no osso subjacente (erosão, reação periosteal ou invasão)
- TC e RM mostram massa de partes moles inespecífica
  - Calcificações comuns: configuração oval a condroide a granular fina
  - Isointenso ao músculo em T1WI
  - Hiperintenso ao músculo em sequências de RM sensíveis a fluido
  - Realce intenso, heterogêneo
  - ± necrose
- Neovascularidade, especialmente periférica

PRINCIPAIS DIAGNÓSTICOS DIFERENCIAIS
- Sarcoma sinovial
- Condrossarcoma mixoide extraesquelético
- Miosite ossificante

PATOLOGIA
- Aparência bimórfica com cartilagem bem diferenciada circundada por camada de células indiferenciadas intimamente juntas
  - ± regiões hemorrágicas e necróticas
  - ± vasos tipo hemangiopericitoma

QUESTÕES CLÍNICAS
- Lesões das extremidades geralmente indolores e de crescimento lento
  - Pode produzir sintomas de efeito de massa
- Adultos jovens: 15 a 35 anos de idade são mais comuns
- Aproximadamente 25% de taxa de sobrevida em 10 anos
- Metástases comuns para linfonodos, pulmões e ossos
- Ampla excisão cirúrgica ± radioterapia ou quimioterapia

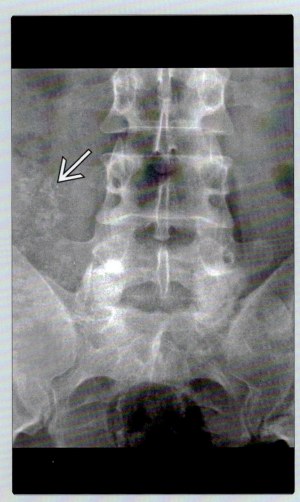

Radiografia anteroposterior mostra calcificações condroides pontilhadas ➡ no quadrante inferior direito do abdome. Os ossos adjacentes são normais. Esta lesão provou ser um condrossarcoma mesenquimal extraesquelético, que requer imagem em corte transversal para avaliação adicional.

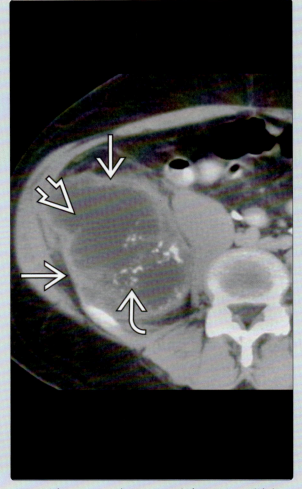

TCCC axial mostra grande massa surgindo no retroperitônio ➡, que desloca o músculo psoas em direção à linha média. A lesão realça perifericamente, contém matriz condroide ➡ e mostra regiões extensas de baixa atenuação ➡.

Condrossarcoma Mesenquimal Extraesquelético

TERMINOLOGIA

Definição
- Raro tumor cartilaginoso maligno

IMAGENS

Características Gerais
- Localização
  - Cabeça e pescoço, especialmente periorbital
    - Meninges/dura craniana e espinal > pescoço posterior > extremidade inferior (coxa)
    - Relatado em todo o corpo
- Tamanho
  - Variável (2,5-37 cm)

Achados na Radiografia
- Massa de partes moles com matriz condroide
- ± alteração reativa em osso subjacente (erosão, reação ou invasão periosteal)

Achados na TC
- Massa de partes moles com atenuação semelhante à do músculo
  - Mineralização mais bem mostrada com TC
    - Localização central ou excêntrica
    - Grande configuração oval a condroide a granular fina
  - ± necrose
- Realce heterogêneo

Achados na RM
- Massa de partes moles inespecífica contendo mineralização variável de sinal baixo
  - Isointenso ao músculo em RM T1WI
  - Hiperintenso ao músculo em sequências sensíveis a fluido
- Realce intenso, heterogêneo

Achados na Angiografia
- Neovascularidade, especialmente periférica

DIAGNÓSTICO DIFERENCIAL

Sarcoma Sinovial
- Predileção por regiões periarticulares
- Comumente contém calcificações pontilhadas
- Pode conter vasos tipo hemangiopericitoma

Miosite Ossificante/Ossificação Heterotópica
- Achados precoces podem apresentar calcificações semelhantes a condrossarcoma mesenquimal
- Lesões maduras mostram calcificação periférica típica

Condrossarcoma Mixoide Extraesquelético
- Menos provável de mostrar matriz cartilaginosa que o condrossarcoma mesenquimal extraesquelético

Tumor Fibroso Solitário e Hemangiopericitoma
- Tipo maligno pode ter aparência histológica semelhante
- Mais comum em adultos de meia-idade
- Não contém cartilagem
- Pode ser calcificado

PATOLOGIA

Características Gerais
- Etiologia
  - Neoplasia cartilaginosa maligna geralmente considerada variante de condrossarcoma
  - Pode estar relacionada com sarcoma de Ewing extraesquelético/tumor neuroectodérmico primitivo
- Genética
  - t(11;22)(q24;q12) em um caso
  - Robertsoniana t(13;21) em dois casos

Características Patológicas e Cirúrgicas Macroscópicas
- Massa multilobulada, bem definida, carnuda e branco-acinzentada
- Focos de cartilagem e osso
- ± regiões hemorrágicas e necróticas

Características Microscópicas
- Aparência bimórfica com cartilagem bem diferenciada circundada por camada de células indiferenciadas intimamente juntas
- ± vasos tipo hemangiopericitoma
- S100, enolase específica para neurônio e Leu-7 positivos
- Actina, antígeno de membrana epitelial e citoqueratina negativos

QUESTÕES CLÍNICAS

Apresentação
- Sinais/sintomas mais comuns
  - Lesões de extremidades geralmente indolores e de crescimento lento
  - Pode produzir sintomas de efeito de massa
    - Órbita: transtorno visual, exoftalmia e dor
    - Intracraniana/intraespinal: cefaleia, vômito e déficits motores e sensoriais

Demografia
- Idade
  - Adultos jovens: 15 a 35 anos
    - Pode surgir em crianças jovens
      - Raramente presente no nascimento
- Gênero
  - Predominância ligeiramente feminina
- Epidemiologia
  - Neoplasia cartilaginosa muito rara
    - Ocorre 2 a 3 vezes mais comumente no osso

Histórico Natural e Prognóstico
- Prognóstico clínico ruim
  - Aproximadamente 25% de taxa de sobrevida em 10 anos
- Alta taxa de metástase para linfonodos, pulmões e ossos
- Recorrência local e metástases podem ocorrer precocemente ou mais tarde

Tratamento
- Ampla excisão cirúrgica ± radioterapia, quimioterapia

REFERÊNCIAS

1. Gupta SR, et al: A rare case of extraskeletal mesenchymal chondrosarcoma with dedifferentiation arising from the buccal space in a young male, J Maxillofac Oral Surg. 14(Suppl 1):293-299, 2015.
2. Herrera A, et al: Primary orbital mesenchymal chondrosarcoma: case report and review of the literature, Case Rep Med. 2012:292147, 2012.

Osteossarcoma Extraesquelético

DADOS PRINCIPAIS

TERMINOLOGIA
- Tumor maligno de partes moles mesenquimal que sintetiza osteoide, osso ou material condroide

IMAGENS
- Partes moles profundas, não se originam de ossos
  - Incomum na derme ou na subcútis (<10%)
- Coxa é a localização mais comum (42%-50%)
  - Cintura escapular (12%-23%)
  - Retroperitônio (8%-17%)
- Massa de partes moles, bem circunscrita em TC com atenuação geral semelhante ou inferior à do músculo
- Mineralização variável: tipo nuvem densa
  - Mineralização aparente em 50% dos casos
  - Mais proeminente no centro da lesão
- Necrose e hemorragia são comuns
- ± envolvimento secundário do periósteo, córtex ou canal medular (raro)
- Massa de partes moles inespecífica, heterogênea em RM
  - Mineralização apresenta sinal baixo em todas as sequências
- Níveis fluido-fluido da hemorragia
- Aumento da captação de radiomarcador em cintilografia óssea

PATOLOGIA
- Até 31% com radioterapia ou traumatismo anterior
- Bem circunscrita ou infiltrativa

QUESTÕES CLÍNICAS
- Idade mais velha do paciente que o osteossarcoma ósseo
  - 5ª a 7ª décadas de vida
- Massa geralmente indolor, aumento da massa de partes moles profunda
  - ~ 33% são dolorosas
- ↑ fosfatase alcalina sérica com doença metastática
- 1% a 2% dos sarcomas de partes moles
- Prognóstico clínico extremamente ruim
  - ~ 25% de taxa de sobrevida em 5 anos
  - Recorrência local e metástase muito comuns
- Tratamento: ampla excisão, radioterapia e quimioterapia

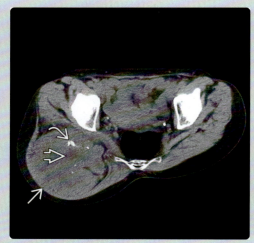
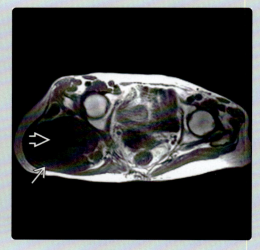

(À esquerda) TCSC axial mostra grande massa ➡ entre os músculos máximo e médio do lado direito com atenuação semelhante à do músculo esquelético. A massa contém focos de hiperatenuação de densa calcificação ou ossificação ➡ e regiões centrais de baixa atenuação ➡. (À direita) RM T1WI axial mostra massa ➡ com sinal heterogêneo que é iso e hipointenso em relação ao músculo. A região central irregular de intensidade de sinal baixa ➡ é compatível com fluido da necrose ou hemorragia remota.

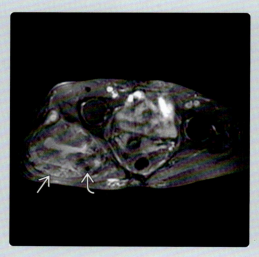
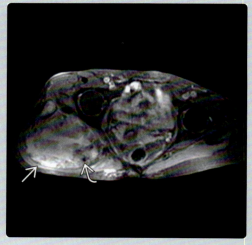

(À esquerda) RM T2WI FS axial no mesmo paciente mostra massa glútea ➡ com sinal heterogêneo variando de baixo a alto, com a maioria da lesão hiperintensa. Áreas de sinal baixo persistentes são calcificadas ➡. (À direita) RM T1WI C+ FS axial mostra massa ➡ com realce intenso, heterogêneo, exceto para os focos de calcificações ou ossificações ➡, que permanecem com sinal baixo. Esta massa foi separada do osso subjacente ao longo de todo seu comprimento. Metástases estavam presentes no momento do diagnóstico.

Osteossarcoma Extraesquelético

TERMINOLOGIA

Sinônimo
- Osteossarcoma de partes moles

Definição
- Tumor de partes moles mesenquimal maligno que sintetiza material osteoide, ósseo ou condroide, excluindo lesões semelhantes que se originam no osso

IMAGENS

Características Gerais
- Localização
  - Partes moles profundas, que não se originam no osso
    - Incomum na derme ou na subcútis (<10%)
  - Coxa é a localização mais comum (42%-50%)
    - Cintura escapular (12%-23%)
    - Retroperitônio (8%-17%)
    - Região glútea
    - Relatos raros na pleura, no cólon, no sistema nervoso central, na língua, no mediastino, no trato geniturinário
- Tamanho
  - Ampla variação (1-50 cm)
    - Média: 8-10 cm

Achados na Radiografia
- Massa de partes moles com calcificação ou ossificação variável
  - Mineralização aparente em 50% dos casos

Achados na TC
- Massa de partes moles bem circunscrita com atenuação geral semelhante ou inferior à do músculo
- Mineralização variável: tipo nuvem ou densa
  - Mais proeminente no centro da lesão
    - Padrão oposto ao da miosite ossificante
- Necrose e hemorragia são comuns
- ± envolvimento secundário do periósteo, córtex ou canal medular (raro)

Achados na RM
- Massa de partes moles profunda, heterogênea
- T1WI: iso a hipointenso em relação ao músculo esquelético
- T2WI: predominantemente hiperintenso em relação ao músculo esquelético
- Realce proeminente, heterogêneo
- Mineralização apresenta sinal baixo em todas as sequências
- Níveis fluido-fluido da hemorragia

Achados na Medicina Nuclear
- Aumento da captação de radiomarcador na cintilografia óssea

Achados na Angiografia
- Massa focal hipervascular

DIAGNÓSTICOS DIFERENCIAIS

Sarcoma Sinovial
- Partes moles profundas extremamente próximas à articulação e à bainha do tendão
- Calcificação em ~ 33%
- Mais comum em torno do joelho
- Paciente de idade mais jovem (15-35 anos)

Sarcoma Pleomórfico Indiferenciado
- Histologicamente semelhante quando contém osso metaplásico
- Idade pico: 6ª e 7ª décadas de vida
- Pode ter aparência de imagem semelhante

Miosite Ossificante/Ossificação Heterotópica
- Mineralização amadurece de periférica para central
- Músculos das extremidades inferiores ou superiores
- Idade pico: 2ª a 3ª décadas de vida
- Relato de desenvolvimento de osteossarcoma extraesquelético

PATOLOGIA

Características Gerais
- Etiologia
  - Até 31% com radioterapia ou traumatismo anterior
    - Pelo menos 4 anos de latência da radioterapia ou de uso de dióxido de tório radioativo (Thorotrast)
    - Relatada origem em miosite ossificante ou região de injeção intramuscular

Características Patológicas e Cirúrgicas Macroscópicas
- Bem circunscrito com pseudocápsula ou infiltrativo

Características Microscópicas
- Mesmo subtipo histológico observado em osteossarcoma ósseo
  - Todos contêm osteoide neoplásico, osso ou cartilagem
  - Em geral, lesões de alto grau

QUESTÕES CLÍNICAS

Apresentação
- Sinais/sintomas mais comuns
  - Geralmente aumento da massa de partes moles profunda, indolor
    - ~ 33% são dolorosos
- Outros sinais/sintomas
  - ↑ fosfatase alcalina sérica com metástase

Demografia
- Idade
  - 5ª a 7ª décadas de vida
    - Raro antes da 4ª década de vida
- Gênero
  - Predominância masculina (M:F = 1,9:1)
- Epidemiologia
  - 1% a 2% dos sarcomas de partes moles
  - 2% a 4% de todos os osteossarcomas
  - Incidência anual: 2 a 3 casos por milhão da população

Histórico Natural e Prognóstico
- Prognóstico clínico extremamente ruim
  - ~ 25% de taxa de sobrevida em 5 anos
  - Recorrência local e metástases muito comuns
    - Pulmão > fígado, ossos, linfonodos, partes moles
    - Metástase pulmonar ± calcificação, mesmo se o tumor estiver mineralizado

Tratamento
- Ampla excisão, radioterapia e quimioterapia

REFERÊNCIA

1. Mc Auley G, et al: Extraskeletal osteosarcoma: spectrum of imaging findings, AJR Am J Roentgenol. 198(1):W31-7, 2012.

Osteossarcoma Extraesquelético

(**À esquerda**) *RM PDWI sagital mostra massa inespecífica, bem definida ➡ na gordura subcutânea da fossa poplítea. A massa apresenta sinal heterogêneo de intermediário a alto. Não há mineralização visível.* (**À direita**) *RM T2WI FS sagital mostra massa ➡ de sinal alto heterogêneo com uma região central provavelmente representando necrose ➡. A aparência e localização da lesão neste adulto jovem inicialmente favorecem o sarcoma sinovial, mas o osteossarcoma extraesquelético foi comprovado na excisão.*

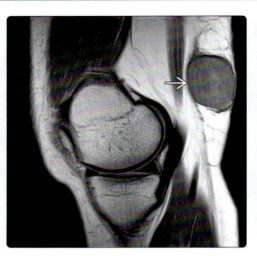
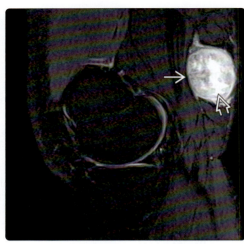

(**À esquerda**) *TCSC axial mostra massa heterogênea ➡ envolvendo a coxa proximal. A massa apresenta atenuação mista sendo semelhante e menor que à do músculo esquelético. Nenhuma mineralização está evidente. O osso subjacente não estava envolvido.* (**À direita**) *RM T1WI axial mostra massa ➡ ligeiramente heterogênea de sinal, sendo predominantemente isointensa ao músculo esquelético. A massa envolve os músculos vasto lateral e intermédio. A lesão encosta no osso, mas sem reação periosteal ou envolvimento cortical.*

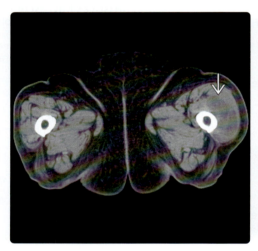
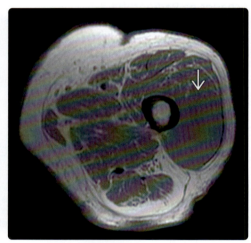

(**À esquerda**) *RM STIR axial mostra massa ➡ heterogeneamente hiperintensa. Há pequenos focos dispersos de hipointensidade ➡ que podem representar fraca mineralização, uma vez que nenhuma mineralização óbvia estava visível em outras imagens.* (**À direita**) *Ultrassonografia com Power Doppler mostra massa ➡ com ecogenicidade heterogênea. Neovascularidade ➡ é predominantemente de localização periférica. Este paciente não apresentou evidência de metástase, mas morreu no período de 1 ano.*

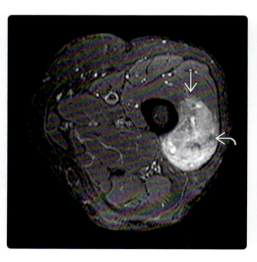
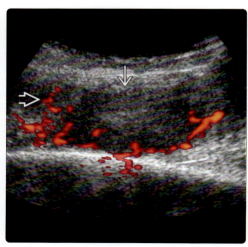

Osteossarcoma Extraesquelético

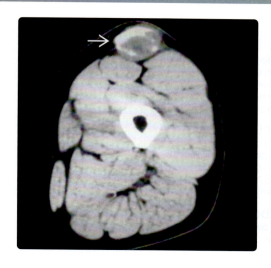
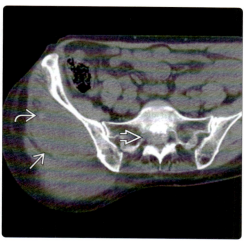

(**À esquerda**) *TC óssea axial mostra massa arredondada ➡ na gordura subcutânea da coxa, que contém partes moles, em especial, centralmente, com ossificação observada sobretudo na periferia. A miosite ossificante poderia ter esta aparência, mas o osteossarcoma extraesquelético provou ser o diagnóstico. A localização superficial é rara.* (**À direita**) *TCSC axial mostra massa de partes moles inespecífica ➡ na região glútea. Há sugestão de leve calcificação ➡. Outra massa ➡ em S1 comprovou se tratar de metástase.*

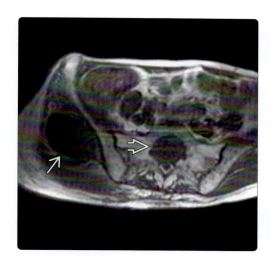
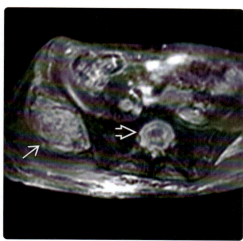

(**À esquerda**) *RM T1WI axial mostra massa de partes moles inespecífica ➡ na região glútea. A massa é homogeneamente hipointensa em relação ao músculo esquelético. Uma metástase para o osso ➡ apresenta semelhantes características de imagem.* (**À direita**) *RM T2WI axial mostra massa glútea ➡ com sinal hiperintenso heterogeneamente. Novamente, os focos de doença metastática em S1 ➡ apresentam características semelhantes de imagem inespecíficas para a lesão primária. Sarcoma pleomórfico indiferenciado seria mais comum em paciente idoso.*

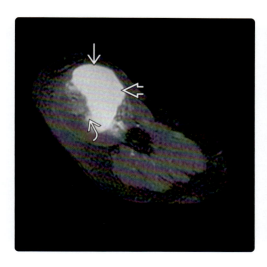
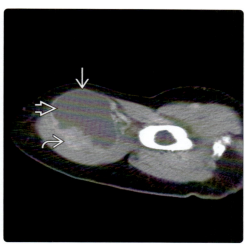

(**À esquerda**) *RM T2WI FS oblíqua mostra massa bifásica ➡ na região superior do braço. O componente nodular, sólido ➡, está excentricamente localizado e apresenta atenuação semelhante à do músculo esquelético. O componente cístico ➡ é homogeneamente hiperintenso, típico de fluido.* (**À direita**) *TCCC oblíqua confirma a massa ➡ com dois componentes diferentes: Uma porção cística não realçada ➡ e um componente nodular, sólido, heterogeneamente realçado ➡. Esta aparência de osteossarcoma extraesquelético é muito rara.*

Mixoma Intramuscular

DADOS PRINCIPAIS

IMAGENS
- Predileção por músculos grandes
  - Coxa, nádega e cintura escapular/região superior do braço
- Atenuação da TC da massa entre fluido e músculo
- Aparência na RM
  - Intensidade de sinal de baixa a intermediária em RM T1WI
    - Homogêneo a ligeiramente heterogêneo
    - Borda característica de gordura, especialmente em torno dos polos superior e inferior da lesão
  - Intensidade de sinal alta nas sequências de RM sensíveis a fluido
    - Sinal alto circundando a lesão decorrente de vazamento de tecido mixomatoso é comum
    - ± septos e focos puramente císticos
  - Realce de leve a moderado
- Ultrassonografia: heterogeneamente hipoecoico a quase anecoico
  - Aumentado pela transmissão
  - Vascularidade interna de leve a ausente
- Alterações no osso adjacente raramente presentes

PATOLOGIA
- Síndrome de Mazabraud = mixomas intramusculares com displasia fibrosa esquelética
- Massa lobulada, bem circunscrita
  - Pode apresentar bordas sutilmente infiltrativas
  - ± cisto preenchidos de fluidos

QUESTÕES CLÍNICAS
- Massa de partes moles indolor
  - <25% relatos de sensibilidade
- Idade: 40 a 70 anos
- Gênero: ~ 57% a 66% em pacientes femininos
- Benigno, sem risco de degeneração maligna

CHECKLIST DO DIAGNÓSTICO
- Revisão de todos os planos de imagem de RM para avaliar bordas finas características de gordura e edema circundante
- Biopsia geralmente necessária para excluir malignidade

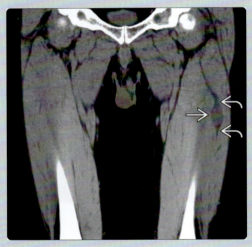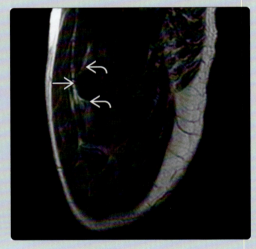

(À esquerda) TCSC coronal das coxas mostra massa bem definida, de baixa atenuação ➡ localizada dentro do músculo vasto intermédio. As regiões triangulares de gordura ➡ estão localizadas ao longo dos polos proximal e distal da lesão. (À direita) RM T1WI sagital mostra massa intramuscular bem definida, ovoide ➡ homogeneamente hipointensa em relação ao músculo esquelético. Uma pequena quantidade de sinal alto de gordura ➡ está presente envolvendo a periferia da massa, predominantemente afetando os polos proximal e distal.

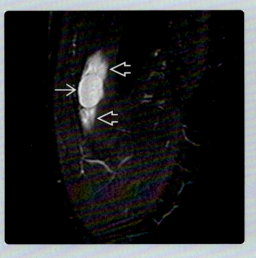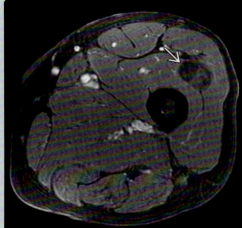

(À esquerda) RM STIR sagital mostra massa ➡ com intensidade de sinal alta, simulando fluido, e sinal alto em forma de chama circundando as partes moles ➡ que surgem dos polos proximal e distal da lesão. (À direita) RM T1WI C+ FS axial mostra realce heterogêneo da massa de leve a moderado ➡. Embora a aparência de imagem desta lesão fosse típica de mixoma intramuscular, a biopsia percutânea foi realizada para excluir a hipótese da malignidade.

Mixoma Intramuscular

TERMINOLOGIA

Definição
- Neoplasia de partes moles, benigna, com proeminente estroma mixoide

IMAGENS

Características Gerais
- Localização
  - Geralmente intramuscular (82%)
    - Predileção por músculos grandes
      - Coxa (51%), nádega (7%)
      - Cintura escapular/região superior do braço (9%)
- Tamanho
  - 5 a 10 cm de diâmetro médio
    - Até 20 cm
- Morfologia
  - Massa ovoide, bem circunscrita
    - Sequências de RM sensíveis a fluido muitas vezes mostram extensão do sinal em forma de chama, especialmente junto ao eixo muscular longo
- Múltiplos tumores mais provavelmente são observados na síndrome de Mazabraud

Recomendações para Aquisição de Imagens
- Melhor ferramenta para aquisição de imagens
  - RM avalia melhor estas lesões intramusculares
- Orientações de protocolo
  - Uso do gadolínio é controverso em razão do realce de lesões mixoides benignas e malignas

Achados na Radiografia
- Geralmente normal (55%)
- Área focal de redução de densidade nas partes moles (45%)
- Calcificação incomum
- Raras alterações no osso subjacente

Achados na TC
- Atenuação da massa entre o fluido e o músculo
- Realce difuso leve ou realce periférico ou septal em 50%

Achados na RM
- Homogêneo a ligeiramente heterogêneo
  - ± septos
  - ± focos císticos
- Intensidade de sinal de baixa (81%-100%) a intermediária (0%-19%) em RM T1WI
  - Borda característica de gordura, especialmente em torno dos polos superior e inferior da lesão
    - Pode representar atrofia do músculo adjacente
- Intensidade de sinal alta em sequências sensíveis a fluido
  - Sinal alto em torno da lesão em razão do vazamento de tecido mixomatoso é comum (79%-100%)
    - Frequentemente em forma de chama ou tipo pincel, ao longo dos fascículos musculares longitudinais
    - Mais bem observado em imagens coronal e sagital
    - Acreditava-se representar vazamento de tecido mixomatoso
  - Áreas císticas em 50%
- Realce de leve (76%) a moderado (24%)
  - Geralmente menos realçado que lesões malignas
  - Apresenta padrão difuso de realce (57%) ou mostra padrão periférico e septal espesso (43%)
  - Regiões de realce globular são descritas

Achados na Ultrassonografia
- Massa bem circunscrita
- Heterogeneamente de hipoecoico a quase anecoico
  - Aumentado por transmissão
  - Pequenas áreas císticas anecoicas em 85%
- Sinal brilhante da borda do aumento da ecogenicidade em torno da lesão (83%), correspondendo à gordura circundando a borda observado em RM
- Vascularidade interna de ligeira a ausente, com vasos circundantes

Achados na Angiografia
- Massa hipo a avascular

Achados na Medicina Nuclear
- Captação de mínima a ausente na cintilografia óssea

DIAGNÓSTICO DIFERENCIAL

Lipossarcoma, Mixoide
- Tumor maligno de partes moles com predileção por partes moles profundas da coxa
- Pode não apresentar tecido lipomatoso nas imagens
- Realce de heterogêneo a homogêneo
- Mais comum na 4ª e na 5ª décadas de vida

Mixofibrossarcoma
- Localização subcutânea > intramuscular
- Extremidade inferior > extremidade superior
- Realce Leve pode ser de difícil apreciação
- 6ª a 8ª décadas da vida

Cisto Ganglionar
- Conteúdo de fluidos simples a complexo nas imagens
- Ausência de realce central

Hematoma, Crônico
- Ausência de realce interno
- Intensidade de sinal heterogênea em RM
- Pode apresentar calcificação periférica e interna

Abscesso de Partes Moles
- Massa unilocular ou multiloculada
- Realce periférico irregular, espesso
- Alterações inflamatórias circundando as partes moles

Linfangioma
- Massas multiloculadas de bem definidas a infiltrativas
- Pode corroer ou reabsorver o osso adjacente
- Raramente contém calcificações

Metástases, Partes Moles
- Metástase de adenocarcinoma cístico ou mucinoso
  - Baixa atenuação em TC, RM com sinal semelhante a fluido, variável realce

Mixoma de Bainha de Nervo
- Também conhecido por neurotequeoma
- Derme e subcútis da cabeça, do pescoço e do ombro
- Encontrado em crianças e adultos jovens
- Raro em partes moles profundas

Mixoma Intramuscular

Tumor de Bainha de Nervo Periférico Benigno
- Massas fusiforme ao longo do curso do nervo
- ± borda periférica de gordura
- Hipodensa ao músculo em TC
- ± sinal-alvo em RM T2WI
- Padrão de realce variável

PATOLOGIA

Características Gerais
- Etiologia
  - Caracterizado por tumor de diferenciação incerta
- Genética
  - Mutações pontuais do gene *GNAS1*
- Anomalias associadas
  - Síndrome de Mazabraud
    - Displasia fibrosa monostótica ou poliostótica com mixomas intramusculares (muitas vezes, múltiplos)

Características Patológicas e Cirúrgicas Macroscópicas
- Massa lobulada, bem circunscrita
  - Pode apresentar bordas infiltrativas sutis
  - ± cistos preenchidos de fluido
- Superfície de corte gelatinosa

Características Microscópicas
- Células fusiformes e estreladas macias, estroma mixoide proeminente ± cápsula fibrosa
  - Capilares esparsos
- Músculos circundantes podem estar infiltrados ou atróficos
- Sem necrose, mitoses ou atipia
- Mixoma celular se hipercelular com ↑ fibras colágenas e ↑ vascularidade
- Vimentina positiva
  - Positividade variável de CD34, desmina e actina
- S100 negativo

QUESTÕES CLÍNICAS

Apresentação
- Sinais/sintomas mais comuns
  - Massa de partes moles indolor
    - Relato de 25% a 51% de sensibilidade
  - Aumento lento

Demografia
- Idade
  - 40 a 70 anos
- Gênero
  - ~ 57% a 66% em pacientes femininos
- Epidemiologia
  - Incidência relatada de 1 por 1 milhão de indivíduos

Histórico Natural e Prognóstico
- Benigno, sem risco de degeneração maligna
  - Mixoma celular apresenta leve risco de recorrência local
- Variável taxa de crescimento, se deixado *in situ*

Tratamento
- Excisão simples é curativa
  - Geralmente sem recorrência
- Pode-se optar pela observação, uma vez que a malignidade é descartada

CHECKLIST DO DIAGNÓSTICO

Dicas para Interpretação das Imagens
- Revisão de todos os planos das imagens da RM para avaliar as bordas finas características de gordura e vazamento de tecido mixoide
- Biopsia geralmente necessária para excluir hipótese de malignidade
  - Muitos tumores malignos de partes moles desenvolvem regiões mixoides proeminentes e muitos imitam mixoma

REFERÊNCIAS

1. Petscavage-Thomas JM, et al: Soft-tissue myxomatous lesions: review of salient imaging features with pathologic comparison, Radiographics. 34(4):964-980, 2014.
2. Yamashita H, et al: Intramuscular myxoma of the buttock mimicking lowgrade fibromyxoid sarcoma: diagnostic usefulness of MUC4 expression, Skeletal Radiol. 42(10):1475-1479, 2013.
3. Weiss SW, et al: Benign soft tissue tumors and pseudotumors of uncertain type.. In Weiss SW, et al, editor: Enzinger and Weiss' Soft Tissue Tumors., 5th ed., Philadelphia: Elsevier. pp 1066-75, 2008.
4. Kransdorf MJ, et al: Tumors of uncertain histogenesis. In Kransdorf MJ, et al, editor: Imaging of Soft Tissue Tumors, 2nd ed., Philadelphia: Lippincott Williams & Wilkins. 485-8, 2006.
5. Bancroft LW, et al: Intramuscular myxoma: characteristic MR imaging features, AJR Am J Roentgenol. 178(5):1255-1259, 2002.
6. Murphey MD, et al: Imaging of soft-tissue myxoma with emphasis on CT and MR and comparison of radiologic and pathologic findings, Radiology. 225(1):215-224, 2002.
7. Nielsen G, et al: Intramuscular myxoma. In Fletcher CDM, et al, editor: World Health Organization Classification of Tumours. Pathology and Genetics of Tumours of Soft Tissue and Bone, Lyon: IARC Press. 186-7, 2002.

Mixoma Intramuscular

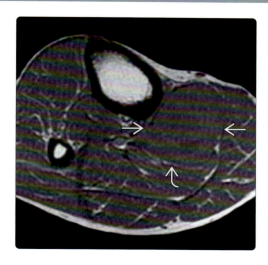
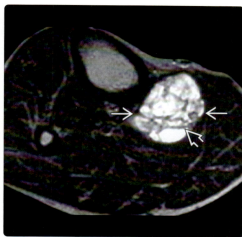

(À esquerda) RM T1WI axial da panturrilha mostra massa intramuscular ➡ neste homem de 38 anos de idade. A massa se apresenta isointensa ao sinal baixo em relação ao músculo esquelético. Existe uma fina borda descontínua de sinal alto de gordura ➡. (À direita) RM T2WI axial mostra massa ➡ predominantemente com intensidade de sinal alta e numerosos septos ➡ de variáveis espessuras. Esta massa é excepcionalmente heterogênea para um mixoma intramuscular.

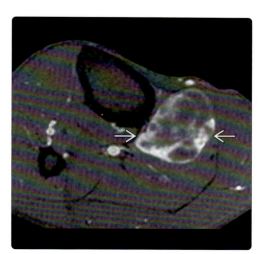
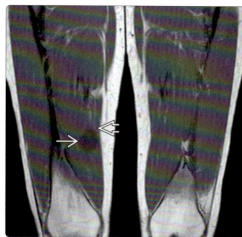

(À esquerda) RM T1WI C+ FS axial no mesmo paciente mostra moderado realce heterogêneo da massa ➡. Algumas das áreas de realce parecem globulares, como tem sido relatada na literatura. (À direita) RM T1WI coronal em um paciente diferente mostra massa intramuscular ➡ com sinal hipointenso homogêneo. Há uma leve sugestão de intensidade de sinal de gordura ➡ adjacente ao polo proximal da lesão. Esta massa palpável não apresentava sensibilidade.

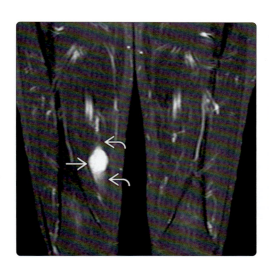
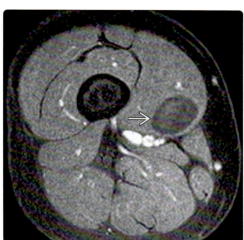

(À esquerda) RM STIR coronal mostra massa intramuscular ➡ com intensidade de sinal muito alta simulando fluido. Esta sequência e plano mostram melhor o sinal alto adjacente aos polos proximal e distal da lesão ➡, que é um típico achado nestas lesões, e provavelmente refletem o vazamento do tecido mixomatoso. (À direita) RM T1WI C+ FS axial mostra massa arredondada, bem definida ➡ no músculo vasto medial e com leve realce heterogêneo.

Mixoma Intramuscular

(À esquerda) *RM T1WI coronal mostra massa oval, bem circunscrita ➡ na região medial da coxa. A massa é homogênea hipointensa ao músculo. Uma fina borda periférica de sinal alto de gordura ➡ é observada no polo distal da massa.* (À direita) *RM T2WI FS axial mostra massa intramuscular, bem definida ➡, apresentando hiperintensidade homogênea. Sinal alto nas partes moles adjacentes aos polos proximal e distal da lesão (mais bem observado nas imagens longitudinais), sem edema envolvendo a porção média da lesão, é típico.*

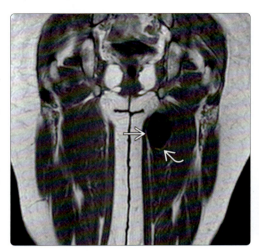
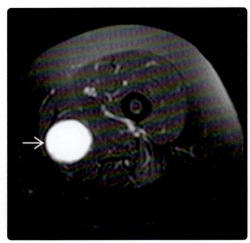

(À esquerda) *RM T1WI coronal em um homem de 65 anos de idade mostra massa ovoide de sinal baixo ➡ dentro do músculo sartório. Existe alguma atrofia gordurosa no músculo ➡ adjacente à lesão.* (À direita) *RM T2WI FS coronal no mesmo paciente mostra a própria massa ➡ com sinal alto homogeneamente. Há sinal alto, extravasamento em forma de chama da massa se estendendo proximal e distalmente ao longo dos fascículos musculares ➡. Esta aparência é típica de mixoma intramuscular.*

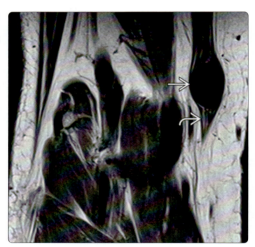
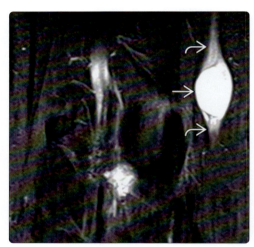

(À esquerda) *Ultrassonografia longitudinal de mixoma intramuscular ➡ mostra massa bem circunscrita, heterogeneamente hipoecoica, com transmissão aumentada ➡.* (À direita) *Ultrassonografia com Power Doppler longitudinal da massa ➡ mostra leve vascularidade interna ➡. O exame de ultrassonografia destas lesões é geralmente inespecífico, com achados comuns de hipoecogenicidade heterogênea, transmissão aumentada, regiões císticas focais e vascularidade interna ausente a leve.*

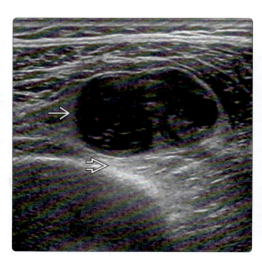
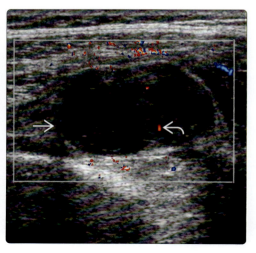

Mixoma Intramuscular

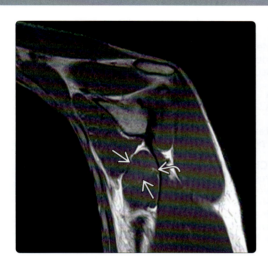 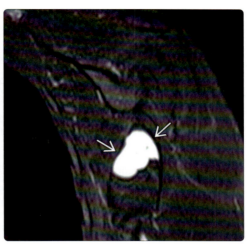

(À esquerda) *RM T1WI coronal mostra lesão ➡ dentro do músculo tríceps minimamente hiperintenso em relação ao músculo adjacente. Observe o pequeno rebordo de gordura ➡ em uma borda da lesão.* (À direita) *RM T2WI FS coronal no mesmo paciente mostra lesão ➡ homogeneamente hiperintensa. Isto é tão homogêneo que pode sugerir fluido. RM com contraste é necessária antes que a suposição de fluido possa ser feita.*

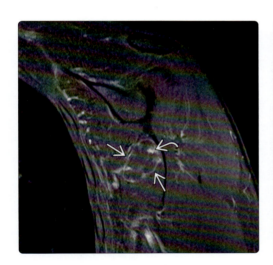 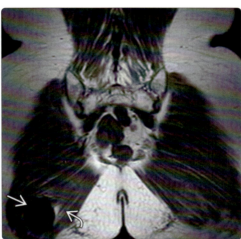

(À esquerda) *RM T1WI FS coronal pós-contraste mostra realce periférico ➡ e também leve globular ➡. Este padrão exclui fluido e é típico de mixoma intramuscular.* (À direita) *RM T1WI coronal mostra lesão ➡ que é hipointensa ao músculo adjacente. Existe sinal de gordura adjacente e atrofia muscular gordurosa ➡. Este padrão é suspeito, mas não diagnóstico, de mixoma intramuscular.*

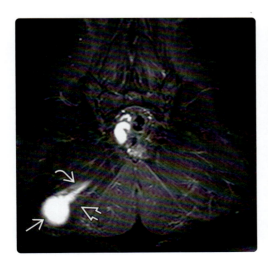 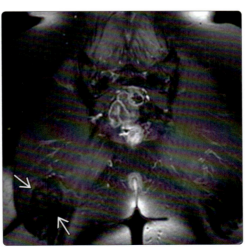

(À esquerda) *RM STIR coronal no mesmo paciente mostra massa ➡ com sinal alto homogeneamente, com extensão em forma de chama ➡ ao longo dos fascículos musculares. A área de gordura ➡ observada em imagem T1 está agora saturada. Estes outros achados sugerem que o diagnóstico deve ser referente a mixoma intramuscular.* (À direita) *RM T1WI pós-contraste coronal no mesmo paciente mostra mínimo realce não homogêneo da lesão ➡. Este é o elemento diagnóstico final para mixoma intramuscular.*

Tumor Fibromixoide Ossificante

DADOS PRINCIPAIS

TERMINOLOGIA
- Raro tumor de diferenciação incerta com agressividade intermediária (raramente metastatizante)

IMAGENS
- Extremidades (70%) > cabeça/pescoço > tronco
  - Mais comum nas extremidades inferiores
  - Subcútis > músculo > derme (10%)
  - Geralmente de 3 a 5 cm; média: 4 cm
- Massa de partes moles com calcificação/ossificação central e periférica
  - 80% calcificado; grau de calcificação varia amplamente
  - Variante não ossificante (20%) carece de calcificação
- ± reação periosteal ou erosão do osso subjacente
- Intensidade de sinal heterogênea em T1WI, sequências sensíveis a fluido e de realce
  - Regiões de calcificação e ossificação apresentam sinal baixo em todas as sequências
  - ± focos de medula gordurosa com sinal alto em T1 em regiões de ossificação
- Massa avascular hipoecoica em ultrassonografia

PATOLOGIA
- Massa nodular, bem circunscrita, com espessa pseudocápsula fibrosa
  - Pode estar presa à fáscia, músculo ou tendão
  - Camada periférica incompleta de osso

QUESTÕES CLÍNICAS
- Maioria apresenta curso clínico benigno
- Massa indolor, de crescimento lento nas extremidades
  - Média: 50 anos de idade (intervalo: 14-79 anos)
  - Predominância masculina
- Tratado com ampla excisão cirúrgica
- Tumores malignos ou atípicos podem receber radioterapia e quimioterapia adjuvantes

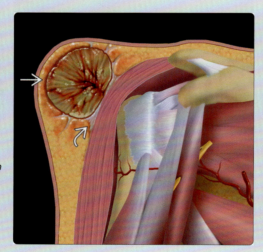 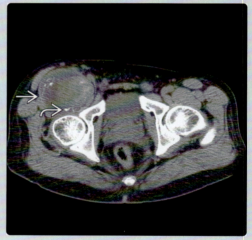

(À esquerda) *Gráfico coronal mostra massa bem circunscrita ➡ na gordura subcutânea do ombro. Esta lesão está presa à fáscia subjacente ➡.* (À direita) *TCSC axial do quadril mostra grande massa de partes moles, bem circunscrita ➡. Esta massa apresenta focos descontínuos de mineralização ➡. Não há alterações nos ossos adjacentes. A musculatura circundante está deslocada, mas não invadida. Linfonodos regionais estavam com crescimento em número, mas não patologicamente aumentados em tamanho.*

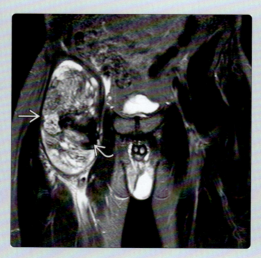 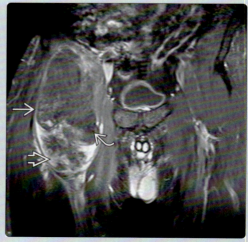

(À esquerda) *RM STIR coronal no mesmo paciente mostra significativa heterogeneidade da grande massa na região anterior da coxa ➡, que apresenta intensidade de sinal variando de hipo a hiperintenso. Inclui regiões de sinal baixo de mineralização e tecido fibroso ➡. Em RM T1WI (não mostrado), a massa era predominantemente isointensa ao músculo.* (À direita) *RM T1WI C+ FS coronal mostra massa ➡ com realce heterogêneo ➡. Regiões de mineralização com sinal baixo persistente ➡ não são realçadas.*

Tumor Fibromixoide Ossificante

TERMINOLOGIA

Definição
- Raro tumor de diferenciação incerta com agressividade intermediária (raramente metastatizante)

IMAGENS

Características Gerais
- Localização
  - Extremidades (70%) > cabeça/pescoço > tronco
    - Mais comum nas extremidades inferiores
    - Raro no mediastino e retroperitônio
  - Subcútis > músculo > derme (10%)
- Tamanho
  - Geralmente de 3 a 5 cm; média: 4 cm
    - Relatado >17 cm
- Morfologia
  - Massa de partes moles lobulada, bem circunscrita

Achados na Radiografia
- Massa de partes moles com calcificação/ossificação central e periférica
  - 80% calcificada; grau de calcificação varia amplamente
    - Variante não ossificante (20%) carece de calcificação
- ± reação periosteal ou erosão de osso subjacente

Achados na TC
- Massa com variável mineralização periférica e central

Achados na RM
- Intensidade de sinal heterogênea em T1WI, nas sequências sensíveis a fluido e de realce
- Calcificação e ossificação de sinal baixo em todas as sequências
  - ± focos de medula gordurosa com sinal alto em T1 em regiões de ossificação

Achados na Ultrassonografia
- Massa avascular hipoecoica, bem demarcada
  - Sombreamento da calcificação marginal

Achados na Medicina Nuclear
- Significativa captação de radiomarcador Tc-99 MDP
- Ávida captação de F-18 FDG em PET

DIAGNÓSTICO DIFERENCIAL

Miosite Ossificante/Ossificação Heterotópica
- Ossificação zonal progride periférica a centralmente
- Pode conter sinal alto de gordura em RM T1WI

Hematoma
- Massa heterogênea sem realce central
- Calcificação periférica quando crônica

Osteossarcoma Extraesquelético
- Massa de partes moles variavelmente mineralizada
- Necrose e hemorragia são comuns

Sarcoma Sinovial
- Massa de partes moles próxima à articulação
- Calcificação em 25% a 30%

Osteossarcoma, Parosteal
- Variavelmente mineralizada com ampla ligação ao osso
- Ossificação zonal é mais madura centralmente

Fibrossarcoma Epitelioide Esclerosante
- Massa de partes moles profundas, muito rara, que pode calcificar
- Pode ser histologicamente semelhante

Schwannoma
- Massa alongada em região de feixe neurovascular
- Pode apresentar sinal-alvo em RM T2WI

Tumor de Bainha de Nervo Periférico Maligno
- Massa heterogênea, mal definida, > 5 cm
  - Necrose central é comum

PATOLOGIA

Características Patológicas e Cirúrgicas Macroscópicas
- Massa nodular, bem circunscrita, branca a castanha
  - Pode estar presa a fáscia, músculo ou tendão
  - Camada periférica incompleta de osso
- Firme, arenosa a dura com espessa pseudocápsula fibrosa

Características Microscópicas
- Células uniformes, arredondadas a fusiformes distribuídas em ninhos, camadas ou cordões
  - Estroma variavelmente mixoide a colagenoso
  - Comum borda incompleta de osso lamelar
  - ± calcificação central, osteoide e cartilagem metaplásica
  - Baixa atividade mitótica: < 2 por 50 HPF
- Características de malignidade: hipercelularidade, alto grau nuclear, > duas mitoses por 50 HPF

QUESTÕES CLÍNICAS

Apresentação
- Sinais/sintomas mais comuns
  - Massa indolor, de crescimento lento, na extremidade
    - Pode estar presente por > 20 anos (média: 4 anos)

Demografia
- Idade
  - Média: 50 anos (intervalo: 14-79 anos)
    - Pode ser encontrada em qualquer idade
- Gênero
  - Predominância masculina

Histórico Natural e Prognóstico
- Maioria apresenta curso clínico benigno
- Recorrência local única ou múltipla em 17% a 27%
- Metástase, geralmente para pulmão ou partes moles, em 5%

Tratamento
- Ampla excisão cirúrgica
- Tumores malignos ou atípicos podem receber radioterapia ou quimioterapia adjuvante

REFERÊNCIA

1. Atanaskova Mesinkovska N, et al: Ossifying fibromyxoid tumor: a clinicopathologic analysis of 26 subcutaneous tumors with emphasis on differential diagnosis and prognostic factors, J Cutan Pathol. 42(9):622-631, 2015.

Sarcoma Sinovial

DADOS PRINCIPAIS

TERMINOLOGIA
- Tumor maligno de partes moles de diferenciação incerta

IMAGENS
- Localização
  - Até 95% nas extremidades (inferior > > superior)
  - Frequentemente próximo à articulação (em especial, fossa poplítea do joelho) ou à bainha do tendão, mas quase nunca intra-articular
- Calcificação em 1/3, mas variável em extensão
- Alterações envolvendo osso adjacente em 11% a 25%
- Atenuação da TC é semelhante ou ↓ em relação ao músculo
- Intensidade de sinal heterogênea em RM
  - Hemossiderina, alteração cística, níveis fluido-fluido são relativamente comuns
  - Realce proeminente heterogêneo
- Sinal de gordura disperso, sinal de cacho de uva em RM
- Pode ter aparência enganosamente branda, bem definida, homogênea nas imagens

PATOLOGIA
- **Não** surgem da sinóvia
- Translocação cromossômica específica t(X;18) em 90%

QUESTÕES CLÍNICAS
- Mais comumente encontrado entre 15 e 40 anos de idade
- Malignidade mais comum na extremidade inferior em paciente entre 6 e 35 anos de idade
- Massa de partes moles, de crescimento lento, que pode ser dolorosa ou assintomática
- Prognóstico cauteloso
  - Taxa de sobrevida em 5 anos: 27% a 76%
  - Recorrência local em até 50%
  - Metástase em até 41%

CHECKLIST DO DIAGNÓSTICO
- Realce de massa de partes moles próxima à articulação, especialmente contendo calcificação, não deve ser descartada como benigna sem seguimento definitivo

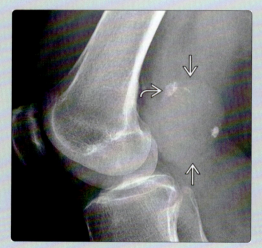
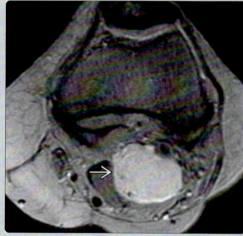

(À esquerda) Radiografia lateral mostra massa de partes moles ➡ posterior ao joelho. Calcificações localizadas excentricamente ➡ têm aparência distrófica. Inicialmente acreditava-se que tais calcificações representassem condromatose sinovial em um cisto poplíteo. Entretanto, estas calcificações não apresentavam aparência arredondada, esperada para condromatose sinovial. (À direita) RM T2* GRE axial mostra massa de partes moles ➡ extra-articular e localizada lateral à esperada posição de um cisto poplíteo.

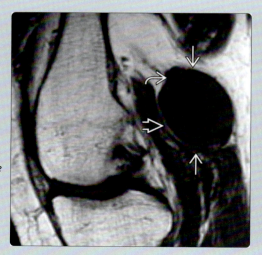
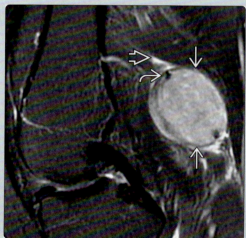

(À esquerda) RM T1WI sagital em um paciente mostra massa da fossa poplítea ➡ com sinal relativamente homogêneo semelhante ao músculo, com focos calcificados ➡ mostrando esperado sinal baixo. Observe a fina borda periférica de gordura ➡, o assim chamado sinal de gordura disperso. (À direita) RM T2WI FS sagital mostra massa ➡ de sinal alto heterogêneo com calcificação de sinal baixo ➡. A lesão mostrava realce proeminente com pequena região de necrose central. O edema periférico ➡ é mais comum após tratamento.

Sarcoma Sinovial

TERMINOLOGIA

Abreviatura
- Sarcoma sinovial (SS)

Sinônimos
- Carcinossarcoma, carcinoma de célula fusiforme de partes moles
- Arcaico: sarcoma de célula sinovial, sarcoma tendossinovial, sinovioma, sinovioma maligno, sarcoma sinovioblástico, endotelioma sinovial

Definição
- Tumor de partes moles maligno de diferenciação incerta com predileção por regiões justarticulares de pacientes jovens

IMAGENS

Características Gerais
- Localização
  - Até 95% nas extremidades (inferior > > superior)
    - Mais comum próxima à articulação (em especial, fossa poplítea do joelho) ou bainha do tendão
      - <10% surgem dentro da articulação ou bursa
      - Envolvimento articular, se presente, geralmente devido à invasão local
  - 5% na cabeça e no pescoço, 2,6% na parede abdominal, 0,5% no retroperitônio
  - Encontrado em todo o corpo: pele, sistema geniturinário, mama, intratorácico, intravascular, intraneural, intracraniano, intraósseo
  - Profundo > > subcútis > > derme
- Tamanho
  - Geralmente < 5 cm (intervalo: 3-15 cm)
- Morfologia
  - Massa nodular, de arredondada a oval, com margens circunscritas ou infiltrativas

Achados na Radiografia
- Radiografia
  - Normal (50%) ou massa de partes moles
  - Calcificação em 1/3, mas variável em extensão
    - Localização periférica ou excêntrica mais comum que central
    - Ossificação é incomum
  - Alterações envolvendo osso adjacente em 11% a 25%
    - Erosão por pressão ou reação periosteal
    - Invasão óssea em 5%

Achados na TC
- Massa de partes moles de bem definida a parcialmente infiltrativa ± calcificação
  - Densidade é semelhante ou ligeiramente inferior à do músculo
    - Pode conter regiões císticas ou hemorrágicas
  - Realce heterogêneo
- Metástase pulmonar pode calcificar

Achados na RM
- T1WI
  - Massa de partes moles homogênea ou heterogênea com intensidade de sinal semelhante ou inferior à do músculo esquelético
    - Pequenos tumores apresentam aparência mais homogênea
  - Sinal de gordura disperso = borda fina de gordura em torno da massa decorrente da origem intermuscular próxima ao feixe neurovascular
- T2WI
  - Heterogeneamente hiperintenso ao músculo esquelético
    - Relatos de lesões homogêneas, isointensas
  - Hemossiderina, alteração cística, níveis fluido-fluido são relativamente comuns
    - Sinal triplo = múltiplas intensidades de sinal em razão de hemorragia, necrose, tecido sólido e calcificação
    - Sinal de cacho de uva = aparência multiloculada da massa com septos internos
    - Componente cístico pode ser característica dominante da lesão
  - Edema circundando a massa é mais comumente observado após radioterapia
- Realce proeminente heterogêneo
- Mineralização apresenta intensidade de sinal baixa em todas as sequências de RM
- RM do sarcoma sinovial pode parecer enganosamente não agressivo em crianças

Achados na Angiografia
- Massa hipervascular que desloca vasos nativos
- *Shunting* arteriovenoso em 24%

Achados na Medicina Nuclear
- Cintilografia óssea
  - Mineralização mostra captação normal ou ↑ de Tc-99m MDP na cintilografia
  - Hipervascularidade provoca ↑ captação de marcador em porções sólidas da lesão nas imagens de fluxo e *pool* de sangue
- PET
  - 80% de sensibilidade para PET de F-18 FDG
  - SUV pré-tratamento do tumor pode predizer a sobrevida

DIAGNÓSTICO DIFERENCIAL

Tumor da Bainha de Nervo Periférico Maligno
- Massa infiltrativa ± hemorragia
- Calcificação comum
- Surge de nervos profundos de grandes ou médios
- Pode ser histologicamente semelhante ao sarcoma sinovial

Osteossarcoma Extraesquelético
- Idade pico: 5ª a 7ª décadas de vida
  - População de pacientes mais velhos que o SS
- Mais comum em partes moles profundos da coxa
- Massa de partes moles variavelmente mineralizada
- Pode apresentar níveis fluido-fluido

Hematoma
- Ausência de regiões sólidas de tecido realçado
- Pode calcificar quando crônico
- Níveis fluido-fluido são comuns

Condrossarcoma Mesenquimal Extraesquelético
- Idade pico semelhante (15-35 anos) com sarcoma sinovial
- Massa de partes moles com matriz condroide
- Mais comum em cabeça e pescoço

Miosite Ossificante/Ossificação Heterotópica
- Mineralização amadurece da periferia para o centro
- Músculos das extremidades superior e inferior
- Idade pico: 2ª a 3ª décadas de vida

Sarcoma Sinovial

Tumor Fibroso Solitário e Hemangiopericitoma
- Amplo intervalo de idade: 2ª a 7ª décadas de vida
  - Mais comum em adultos de meia-idade
- Pode apresentar mineralização, necrose ou hemorragia

PATOLOGIA

Características Gerais
- Etiologia
  - **Não** surge da sinóvia
  - Não há fatores específicos predisponentes comprovados
    - Relato de associação à prótese articular metálica e radioterapia
- Genética
  - Translocação cromossômica específica t(X;18)(p11;q11) em 90%

Características Patológicas e Cirúrgicas Macroscópicas
- Massa nodular macia a firme, de cor acastanhada a cinza
  - Circunscrita ou infiltrativa
  - ± multinodular, multicística ou hemorrágica
  - Pode ser aderente a tendão, bainha do tendão, cápsula articular, bursa, fáscia, ligamento ou membrana interóssea

Características Microscópicas
- SS bifásico: contém componentes de células epiteliais e fusiformes (apresentação clássica)
- SS monofásico: contém apenas células fusiformes em camadas densas ou fascículos
  - Vasos focais tipo hemangiopericitoma
- SS monofásico puramente glandular: histologicamente idêntico ao adenocarcinoma
- SS epitelial monofásico: consiste em células epitelioides carnudas
- SS calcificante: mostra calcificação ± ossificação
- SS ossificante: contém osso lamelar e trabecular
- SS pouco diferenciado: altamente celular com alta atividade mitótica e necrose
- Imuno-histoquímica
  - Citoqueratina (CK) e/ou antígeno de membrana epitelial deve ser positiva em SS
    - CK positiva em 90% do SS com componente epitelial
      - Diferenciar do tumor da bainha do tendão periférico maligno e sarcoma de Ewing/PNET (CK negativa)
  - Antígeno de membrana epitelial mais amplamente positivo que CK em SS monofásico e pouco diferenciado

QUESTÕES CLÍNICAS

Apresentação
- Sinais/sintomas mais comuns
  - Massa de partes moles de crescimento lento que pode ser dolorosa ou assintomática
    - Duração presente: 2 a 4 anos em média, até 20 anos; início insidioso pode causar atraso no diagnóstico
    - Pode causar sintomas em razão do efeito de massa
  - Massa é geralmente < 5 cm na apresentação
- Outros sinais/sintomas
  - Sintomas sistêmicos, tais como perda ponderal, são incomuns
    - Mais comum com SS pouco diferenciado
  - Maior probabilidade de relato de traumatismo anterior da região com SS calcificante

Demografia
- Idade
  - Mais comum: 15 a 40 anos (média: 32 anos)
    - Até 90% ocorre antes dos 50 anos
    - Relatos do nascimento até 89 anos de idade
- Gênero
  - Estudos conflitantes relatam incidência igual, leve predominância masculina e leve predominância feminina
- Epidemiologia
  - Malignidade mais comum na extremidade inferior em pacientes entre 6 e 35 anos de idade
  - 2,5% a 10% de todos os sarcomas de partes moles
  - Incidência de 2,75 por 100.000 indivíduos
  - Sem predileção étnica

Histórico Natural e Prognóstico
- Prognóstico cauteloso
  - Taxa de sobrevida em 5 anos: 27% a 76%
  - Taxa de sobrevida em 10 anos: 20% a 63%
  - SS calcificante apresenta melhor taxa de sobrevida: 5 anos: 83%, 10 anos: 66%
- Recorrência local em até 50%
  - Média de 3,6 anos após diagnóstico (intervalo: 0,5-14,9 anos)
  - Relato de atraso de até 30 anos
- Metástase em até 41%
  - Metástase na apresentação em 16% a 25%
  - Média de 5,7 anos após diagnóstico (intervalo: 0,5-16 anos em 1 estudo)
    - Indica necessidade de acompanhamento por > 10 anos
  - 59% a 94% de metástase para pulmão, >> linfonodos > osso > partes moles
- Melhores resultados: idade do paciente < 25 anos, extensão da calcificação, tumor < 5 cm, < 10 mitoses por 10 HPF, ressecção local completa, gene variante *SYT/SSX2* (em subtipo fibroso monofásico)
- Fatores de prognóstico ruim: tumor ≥ 5 cm, > 50% necrose, subtipo pouco diferenciado, células rabdoides, hemorragia, localização diferente da extremidade, idade do paciente > 40 anos

Tratamento
- Ampla excisão cirúrgica
  - Amputação do membro quando a ampla excisão não for possível ou a função do membro não puder ser preservada
- Radioterapia adjuvante para controle local ± quimioterapia, dependendo da situação clínica

REFERÊNCIAS

1. Bakri A, et al: Synovial sarcoma: imaging features of common and uncommon primary sites, metastatic patterns, and treatment response, AJR Am J Roentgenol. 199(2):W208-15, 2012.
2. Krieg AH, et al: Synovial sarcomas usually metastasize after >5 years: a multicenter retrospective analysis with minimum follow-up of 10 years for survivors, Ann Oncol. 22(2):458-467, 2011.
3. Bixby SD, et al: Synovial sarcoma in children: imaging features and common benign mimics, AJR Am J Roentgenol. 195(4):1026-1032, 2010.

Sarcoma Sinovial

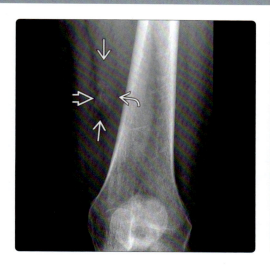
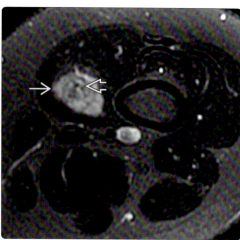

(À esquerda) Radiografia AP em uma mulher de 28 anos de idade mostra massa de partes moles ➡ que desloca a gordura ➡ e contém calcificação ➡. Em razão da calcificação, da idade da paciente e da localização da lesão, o sarcoma sinovial deve ser fortemente considerado. (À direita) RM STIR axial na mesma paciente mostra hiperintensa massa relativamente homogênea ➡ que contém calcificações de sinal baixo ➡. A imagem pós-contraste não é mostrada, mas a lesão mostrou intenso realce com uma pequena região de necrose central, típica de sarcoma sinovial.

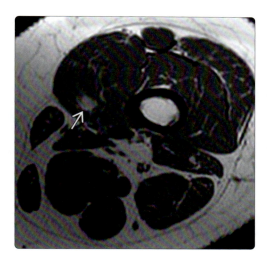
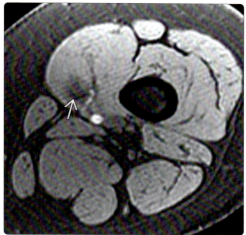

(À esquerda) RM T1WI axial no mesmo caso, obtida em um nível diferente da lesão, mostra região da gordura ➡ da periferia da lesão. (À direita) RM T1WI FS axial, correspondente ao nível da imagem anterior, mostra que o foco periférico da gordura se satura ➡, comprovando sua natureza adiposa. Isto representa o sinal de gordura dividida, ou gordura deslocada, que pode ser observado em sarcomas sinoviais.

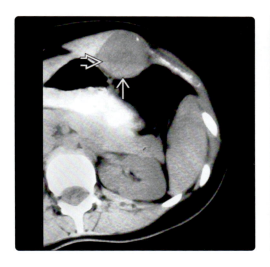
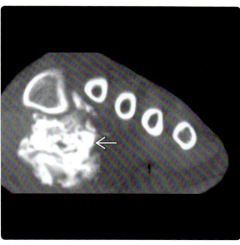

(À esquerda) TC axial mostra massa de partes moles na parede abdominal anterior ➡ que contém proeminente nível fluido ➡. Os sarcomas sinoviais frequentemente contêm áreas císticas, que podem mostrar níveis fluidos. Esta lesão não deve ser confundida com hematoma. (À direita) TC de eixo curto mostra mineralização densa e irregular de massa plantar do pé ➡. Os sarcomas sinoviais podem tanto calcificar como ossificar. Os sarcomas sinoviais extensivamente calcificados apresentam prognóstico melhor que aqueles não calcificados ou com pequena quantidade de calcificação.

Sarcoma Sinovial

(**À esquerda**) *Radiografia lateral mostra pequeno foco de calcificação distrófica ➡ em uma região de membrana interóssea. Não há outro elemento de caracterização.* (**À direita**) *Radiografia lateral obtida vários meses mais tarde mostra aumento da calcificação distrófica ➡. Isto é preocupante, especialmente pela localização periarticular em um paciente de 20 anos de idade. O foco é muito profundo para ser miosite ossificante e carece de zoneamento característico observado naquele processo. Deve-se levar em consideração que isto representa um tumor que contém mineralização.*

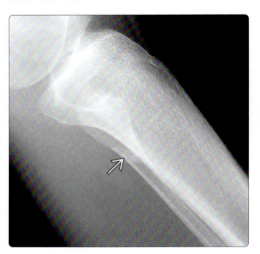 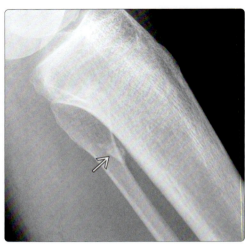

(**À esquerda**) *TC óssea axial mostra calcificação com caráter distrófico ➡ e envolve ou se situa adjacente ao músculo tibial posterior. Está também adjacente ao feixe neurovascular. Esta localização, próxima ao feixe neurovascular, é típica. Como aumentam, estas lesões podem produzir sinal de gordura disperso pelo deslocamento periférico da gordura normal, que está presente nesta região.* (**À direita**) *RM T1WI axial mostra fina massa ➡ isointensa ao músculo e com calcificação de sinal baixo.*

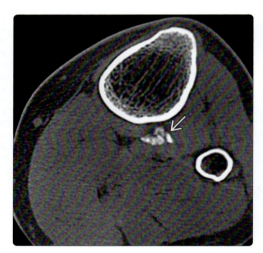 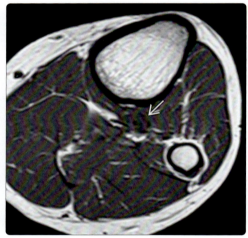

(**À esquerda**) *RM T2WI FS sagital no mesmo paciente mostra massa ➡ com sinal alto heterogêneo.* (**À direita**) *RM T1WI C+ FS axial mostra intenso realce das porções de partes moles da massa ➡. Como a lesão não era de fácil acesso cirurgicamente, os cirurgiões oncológicos não estavam dispostos a fazer sua biopsia ou ressecção. Entretanto, a típica aparência clínica e na imagem resolveu a questão. Na cirurgia, a lesão confirmou ser um sarcoma sinovial.*

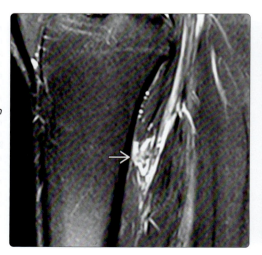 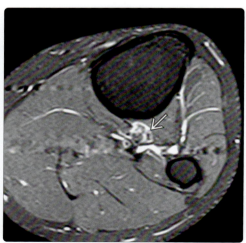

Sarcoma Sinovial

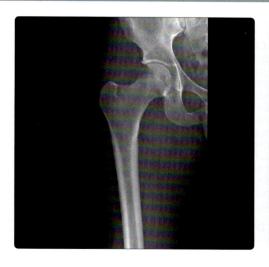
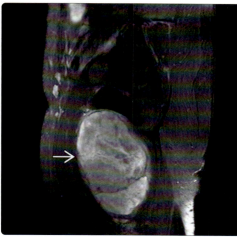

(À esquerda) *Radiografia AP obtida em um paciente do gênero masculino adulto jovem com massa palpável na coxa não mostra calcificação ou outra característica.* (À direita) *RM T2WI FS sagital no mesmo caso mostra grande massa não homogênea* ➡. *Em razão da idade do paciente e da localização da lesão na extremidade inferior, o sarcoma sinovial deve ser fortemente considerado, mesmo na ausência de calcificações. Embora o sarcoma sinovial seja um sarcoma que contém calcificações, vale lembrar que 2/3 dos casos não apresentam tal característica.*

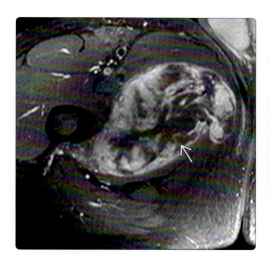
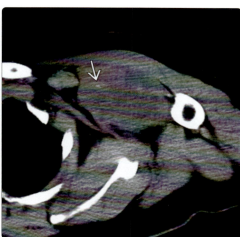

(À esquerda) *RM T1WI C+ FS axial no mesmo caso mostra extensa necrose central* ➡. *Na biopsia, esta agressiva lesão provou ser um sarcoma sinovial.* (À direita) *TC óssea axial mostra grande massa com densidade ligeiramente inferior à do músculo, que contém pequeno foco de calcificação.* ➡. *O paciente é um adulto jovem; com a presença de calcificação, o sarcoma sinovial deve ser fortemente suspeito.*

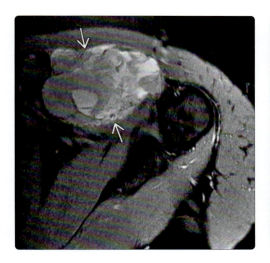
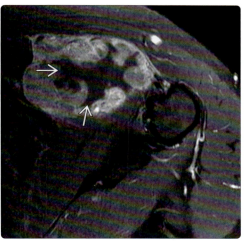

(À esquerda) *RM T2WI FS axial no mesmo paciente mostra que a massa* ➡ *surge próxima ao feixe neurovascular, como o sarcoma sinovial frequentemente faz. A massa parece altamente complexa, com três diferentes intensidades de sinal. Este triplo sinal é muitas vezes observado no sarcoma sinovial dada a combinação de áreas de tumor sólido, hemorragia e necrose.* (À direita) *RM T1WI C+ FS axial no mesmo paciente mostra que a massa contém uma grande região de necrose central* ➡. *Na cirurgia, esta lesão provou ser um sarcoma sinovial.*

Sarcoma Epitelioide

DADOS PRINCIPAIS

TERMINOLOGIA
- Sarcoma agressivo de partes moles de diferenciação incerta, que se propaga ao longo da fáscia, das bainhas do tendão, das bainhas do nervo e dos linfáticos

IMAGENS
- Sarcoma epitelioide (SE) tipo convencional (distal): 60% envolvem a superfície flexora da extremidade superior distal
- SE tipo proximal: Pelve > > períneo > trato genital (púbis, vulva, pênis)
- Massa de partes moles de nodular a mal definida
  - Calcificação ou ossificação em 8% a 28%
- Homogeneamente isointenso ao músculo em RM T1WI
  - Pode conter hemorragia com sinal alto
- Heterogeneamente hiperintenso nas sequências de RM sensíveis a fluido com necrose é comum
- Edema periférico
- Realce heterogêneo

QUESTÕES CLÍNICAS
- Malignidade mais comum em mãos/punhos de pacientes com idade de 6 a 25 anos
- Nódulos indolores, firmes, solitários ou múltiplos
  - Sensibilidade em 25%
  - Ulceração da pele em 10%
- Crescimento lento com duração média: 2 a 5 anos
- SE tipo convencional (distal): 10 a 35 anos de idade
  - SE tipo proximal: adultos mais velhos
- Recorrência local em até 77%, metástase 45%
- Radical excisão cirúrgica ou amputação
  - Dissecção de linfonodo regional
  - Quimioterapia e radioterapia adjuvante comumente utilizadas

CHECKLIST DO DIAGNÓSTICO
- Não interpretar incorretamente como infecção/inflamação ou sequela de trauma

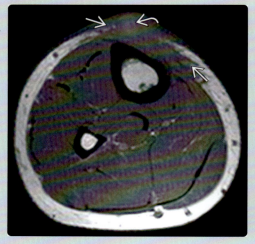
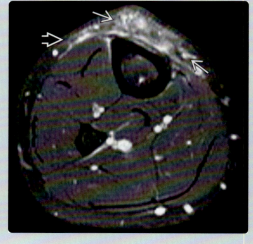

(À esquerda) RM T1WI axial mostra massa infiltrativa, mal definida ➡ na gordura subcutânea da região inferoanterior da perna. Este homem de 18 anos de idade relatou inchaço doloroso na região por 1 ano e uma lesão nesta área 4 anos antes. A massa é predominantemente isointensa ao músculo com um foco de sinal alto ➡, provavelmente representando hemorragia. (À direita) RM T2WI FS axial mostra massa ➡ com intensidade de sinal alta heterogênea. Observe o edema circundante ➡ e a extensão ao longo da fáscia.

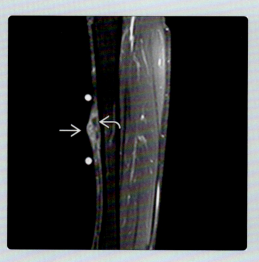
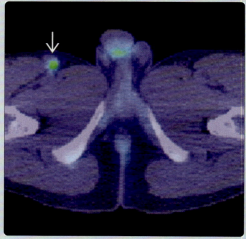

(À esquerda) RM T1WI C+ FS sagital mostra heterogêneo realce da massa ➡ com ausência de focos de realce ➡, provavelmente representando necrose ou hemorragia. (À direita) PET/TC axial realizada para estadiamento do tumor mostra ↑ da captação do marcador envolvendo um linfonodo inguinal direito ➡. Não há evidência de tumor na excisão cirúrgica, assim este achado era presumivelmente reativo. Apesar da ressecção cirúrgica, estado de nodo positivo e quimioterapia e radioterapia adjuvante, esta paciente morreu após 1 ano.

Sarcoma Epitelioide

TERMINOLOGIA

Abreviatura
- Sarcoma epitelioide (SE)

Definição
- Sarcoma agressivo de partes moles de diferenciação incerta com tendência a se propagar ao longo da fáscia, das bainhas dos tendões, das bainhas dos nervos e dos linfáticos

IMAGENS

Características Gerais
- Localização
  - SE tipo convencional (distal)
    - 60% envolvem superfície flexora da extremidade superior distal: dedo, mão > punho, antebraço
    - Menos comum no joelho/região inferior da perna > nádega/coxa > ombro/braço > tornozelo, pé e dedo do pé
    - Raro no tronco e na cabeça e no pescoço
  - SE tipo proximal: pelve > > períneo > trato genital (púbis, vulva, pênis)
- Tamanho
  - Lesões superficiais: entre alguns mm e 6 cm
  - Lesões profundas: 15 ≥ cm

Achados na TC
- Massa de partes moles de nodular a mal definida
- Calcificação ou ossificação em 8% a 28%
- Envolvimento ósseo ou reação periosteal são incomuns

Achados na RM
- Homogeneamente isointenso ao músculo em T1WI
  - Pode conter sinal alto de hemorragia
- Heterogeneamente hiperintenso nas sequências sensíveis a fluido com necrose é comum
  - Relato de níveis fluido-fluido
  - Edema de sinal alto periférico
- Realce heterogêneo
- Extensão ao longo dos planos fasciais é comum

DIAGNÓSTICO DIFERENCIAL

Carcinoma de Célula Escamosa
- Imitação clínica de SE localizada superficialmente, ulcerativa
- Imitação histológica de SE decorrente de células epitelioides
- CD5/6(+) e ciclina-D1 (nuclear) negativos

Úlcera de Partes Moles
- Imitação clínica de SE superficial ulcerada
- Células inflamatórias crônicas em SE podem imitar infecções

Granuloma de Corpo Estranho
- Imitação de SE nas imagens e focalmente na histologia
- Procurar corpo estranho incorporado

Angiossarcoma de Partes Moles
- Exame de imagens e histológico coincidem com SE
- CD31 e fator de von Willebrand positivos

Schwannoma
- SE pode imitar tumor de bainha de nervo quando se estende ao longo do curso do nervo

PATOLOGIA

Características Gerais
- Etiologia
  - Traumatismo pode contribuir para desenvolvimento
    - Relatado em até 25%
  - Relatado após exposição a produtos químicos e plutônio

Características Microscópicas
- SE tipo convencional (distal)
  - Padrão de crescimento nodular de células epitelioides eosinofílicas e fusiformes com proeminente colágeno intercelular e inflamação crônica circundante
  - Necrose pode imitar alteração granulomatosa
  - Citoqueratinas, EMA e vimentina positivas
  - CD34(+) em até 60%

QUESTÕES CLÍNICAS

Apresentação
- Sinais/sintomas mais comuns
  - Lesões superficiais
    - Nódulos firmes solitários ou múltiplos, indolores
      - Sensibilidade em 25%
    - Crescimento lento com duração média: 2,5 anos
    - Ulceração da pele em 10%
  - Lesões profundas
    - Massa ± desconforto ou amplitude de movimento limitada
    - Efeito de massa em estruturas neurovasculares

Demografia
- Idade
  - SE tipo convencional (distal)
    - 10 a 35 anos de idade (média: 26 anos)
  - SE tipo proximal: adultos mais velhos
- Gênero
  - Predominância masculina (2:1)
- Epidemiologia
  - 1,4% de todos sarcomas de partes moles
  - Malignidade mais comum na mão/punho em pacientes com idade entre 6 e 25 anos

Histórico Natural e Prognóstico
- SE tipo convencional (distal)
  - Recorrência local: até 77%
  - Metástase: 45% (pulmão ~ linfonodos > > couro cabeludo > osso e cérebro > fígado)
  - Taxa de sobrevida em 10 anos: 41% a 73%
- SE tipo proximal
  - Mais agressivo que o tipo convencional
  - Resistente a terapia multimodal

Tratamento
- Radical excisão cirúrgica ou amputação
  - Dissecção de linfonodo regional
- Quimioterapia e radioterapia adjuvante comumente utilizadas

REFERÊNCIA

1. Wadhwa V, et al: Epithelioid sarcoma presenting as radial mononeuropathy: anatomical, magnetic resonance neurography and diffusion tensor imaging appearances, Skeletal Radiol. 42(6):853-858, 2013.

Sarcoma Epitelioide

(À esquerda) RM T1WI coronal da pelve mostra massa ovoide, lobulada ➡ posterior ao quadril esquerdo com intensidade de sinal homogênea semelhante ao músculo. Esta massa se estende ao longo do plano fascial entre os músculos glúteo médio e glúteo mínimo. (À direita) RM STIR coronal mostra massa heterogênea, lobulada ➡ com leve edema circundante ➡. Este sarcoma epitelioide tipo proximal tem predileção para surgir na pelve, no trato genital e no períneo.

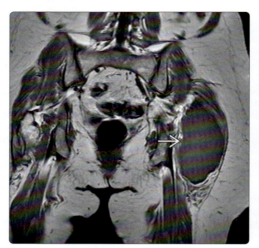
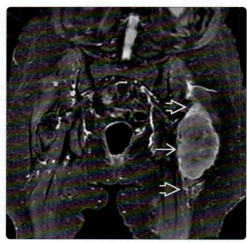

(À esquerda) RM T1WI C+ FS axial mostra realce heterogêneo de leve a moderado da massa ➡ com suposto foco necrótico com ausência de realce ➡. A massa adere ao trocânter maior e à banda iliotibial. (À direita) Ultrassonografia longitudinal do escroto em um homem de 24 anos de idade mostra massa irregular ➡ com ecogenicidade heterogênea. Leve fluxo sanguíneo interno foi mostrado no Doppler. Esta massa se estendia da região do cordão espermático até a subcútis e media menos de 2 cm.

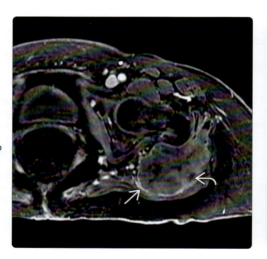
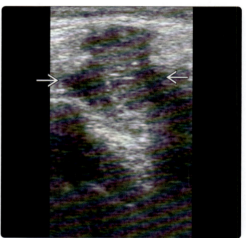

(À esquerda) RM T1WI axial de um homem de 37 anos de idade que se apresentou para avaliação de um inchaço em sua virilha direita, que correspondia à adenopatia ➡, é mostrado. Foi também identificada massa perineal direita mal definida ➡ isointensa ao músculo. (À direita) RM T2WI FS axial mostra massa perineal direita mal definida ➡ com sinal variando de hipointenso a hiperintenso. A adenopatia ➡ é novamente observada. O tratamento incluía ressecção, radioterapia e quimioterapia. Nenhuma evidência de doença recorrente foi observada em acompanhamento de 3 anos.

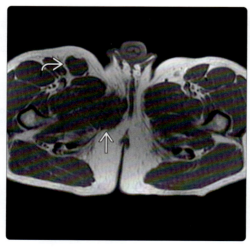
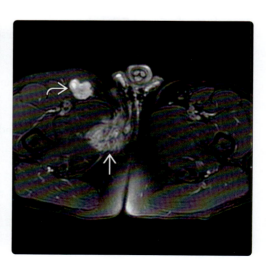

Sarcoma Epitelioide

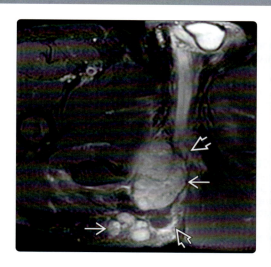
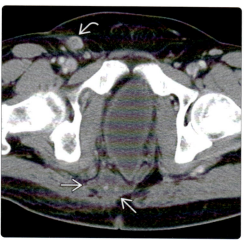

(À esquerda) RM T2WI FS axial mostra massa multilobulada, heterogeneamente hiperintensa ➡ na região glútea/perínea de um homem de 51 anos de idade. Observe o edema circundante ➡. O paciente teve massa indolor excisada desta região 8 anos antes com patologia incerta. (À direita) TCCC axial no mesmo paciente mostra a massa se estendendo para mais proximal ➡ em direção à pelve. Um linfonodo inguinal ➡ foi positivo para tumor. Este era um sarcoma epitelioide tipo proximal de alto grau.

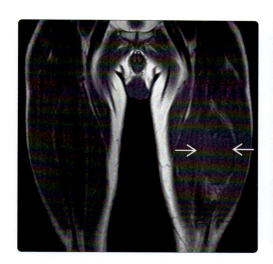
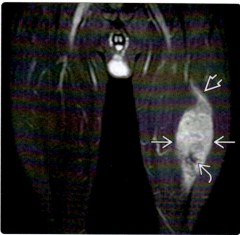

(À esquerda) RM T1WI coronal mostra massa oval ➡ na região anterior da coxa esquerda que é homogeneamente isointensa ao músculo. Este homem de 43 anos de idade relatou massa ligeiramente sensível presente por 4 meses. (À direita) RM STIR coronal no mesmo paciente mostra massa ➡ heterogeneamente hiperintensa com um pequeno foco, comprovado patologicamente, de fibrose ➡. Uma pequena quantidade de edema ➡ circunda a lesão. O linfonodo inguinal esquerdo foi positivo para tumor. Este paciente morreu em 3 anos após o diagnóstico.

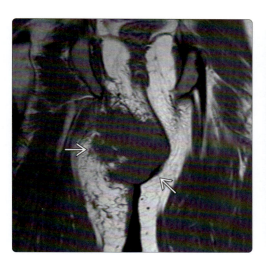
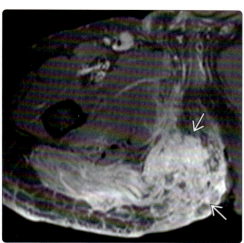

(À esquerda) RM T1WI coronal mostra grande massa altamente invasiva ➡ dentro da nádega. A lesão é isointensa ao músculo. (À direita) RM T2WI FS axial no mesmo paciente mostra massa ➡ com sinal alto heterogêneo e que se estende até a pele. Apesar de surgir em uma posição subcutânea, a lesão não apresenta outras características de dermatofibrossarcoma protuberante mais circunscrito. A biopsia comprovou que esta lesão tratava-se de sarcoma epitelioide.

Condrossarcoma Mixoide Extraesquelético

DADOS PRINCIPAIS

TERMINOLOGIA
- Raro tumor maligno de partes moles de diferenciação incerta com aparência multinodular, hemorrágica

IMAGENS
- Extremidade proximal/cintura do membro (mais comum em coxa) > tronco > paraespinal
- Massa multinodular, bem circunscrita com atenuação geral inferior à do músculo em TC
  o ± reação periosteal, erosão ou invasão óssea
  o Calcificação é incomum
- Aparência na RM
  o Heterogeneamente isointenso ao músculo em RM T1WI
    – Focos de sinal alto de hemorragia é comum
  o Heterogeneamente hiperintenso em RM T2WI
    – Regiões de sinal alto homogêneo de tecido mixoide ou necrose
    – Relato de níveis fluido-fluido
  o ± borda incompleta de sinal baixo em torno dos nódulos
  o Realce homogêneo ou heterogêneo mais intenso na periferia, correspondendo a ↑ celularidade

PATOLOGIA
- Nenhuma prova convincente de diferenciação cartilaginosa, apesar do nome
- Massa pseudoencapsulada de nódulos gelatinosos separados por septos fibrosos
- Hemorragia, recente e remota, é comum e pode ser extensa

QUESTÕES CLÍNICAS
- Massa de partes moles de aumento lento
- Idade pico: 5ª e 6ª décadas de vida
- Predominância masculina (2:1)
- Histórico natural: alto risco (≤ 50%) de recorrência local e metástase
  o Pode apresentar sobrevida prolongada com doença metastática
- Tratamento: radical excisão local ± radioterapia adjuvante

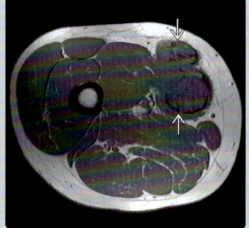 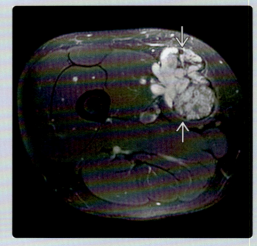

(À esquerda) RM T1WI axial mostra massa lobulada ➡ na coxa medial de um homem de 51 anos de idade. Esta massa apresentou crescimento por aproximadamente 7 anos. Ele não procurou tratamento, pois lhe disseram ser clinicamente benigna. Esta massa é predominantemente isointensa ao músculo. Contém septos com sinal baixo e borda periférica incompleta com sinal baixo. (À direita) RM T2WI FS axial mostra massa heterogeneamente hiperintensa ➡. Novamente, a borda periférica e múltiplos septos internos apresentavam intensidade de sinal baixa.

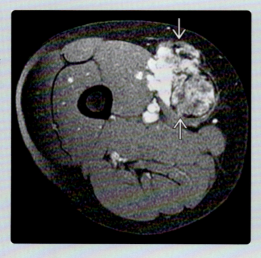 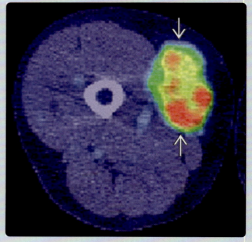

(À esquerda) RM T1WI C+ FS axial mostra realce heterogêneo de moderado a intenso da massa ➡. Estas lesões frequentemente contêm hemorragias de momentos variados e necrose, resultando em aparência variável de imagem. O feixe neurovascular adjacente não foi envolvido pelo tumor. (À direita) PET/TC fusionada axial mostra massa da coxa ➡ sendo um tumor ávido por F-18 FDG. Este tumor metastizou para as partes moles intra-abdominais e linfonodos no momento da apresentação. A metástase era também ávida por F-18 FDG.

Condrossarcoma Mixoide Extraesquelético

TERMINOLOGIA

Sinônimos
- Sarcoma cordoide, sarcoma tendossinovial

Definição
- Raro tumor de partes moles maligno de diferenciação incerta com aparência multinodular, hemorrágica

IMAGENS

Características Gerais
- Localização
  - Extremidade proximal/cintura dos membros (coxa mais comum) > tronco > paraespinal > pé > cabeça e pescoço
    - Raro no dedo, retroperitônio, na pleura, no osso, sistema nervoso central, na vulva, intra-articular, veia
  - 75% em partes moles profundas
- Tamanho
  - Tamanho médio: 7 cm (até 25 cm)
- Morfologia
  - Massa de partes moles bem definida composta de nódulos de tamanhos variados

Achados na TC
- Massa multinodular, bem circunscrita, com atenuação geral inferior à do músculo
- ± reação periosteal, erosão ou invasão óssea
- Calcificação é incomum

Achados na RM
- T1WI
  - Heterogeneamente isointenso ao músculo
  - Focos de sinal alto de hemorragia são comuns
- T2WI FS
  - Heterogeneamente hiperintenso ao músculo
  - Regiões de sinal alto homogêneo de tecido mixoide ou necrose
  - Relato de níveis fluido-fluido
- T1WI C+ FS
  - Realce homogêneo ou heterogêneo mais intenso na periferia, correspondendo ao ↑ da celularidade
- ± sinal baixo da borda incompleta em torno dos nódulos

Achados na Medicina Nuclear
- PET/TC
  - Tumores ávidos por F-18 FDG

DIAGNÓSTICO DIFERENCIAL

Histiocitoma Fibroso Pleomórfico Maligno/Sarcoma Pleomórfico Indiferenciado
- Aparência heterogênea nas imagens
- Hemorragia e necrose são comuns

Lipossarcoma, Partes Moles
- Gordura intramural pode ser interpretada incorretamente como hemorragia
- Confirmar ↑ de sinal de gordura em T1 tem diminuição correspondente de sinal em sequências de gordura suprimida

Hematoma
- Ausência de regiões sólidas de realce

PATOLOGIA

Características Gerais
- Etiologia
  - Nenhuma evidência convincente de diferenciação cartilaginosa, apesar do nome
- Genética
  - Translocação recíproca t(9;22)(q22;t12) em 50%
    - t(9;17)(q22;q11) menos comumente identificados

Características Patológicas e Cirúrgicas Macroscópicas
- Massa pseudoencapsulada de nódulos gelatinosos separados por septos fibrosos
  - Hemorragia, recente e remota, é comum e pode ser extensa
  - Necrose e alteração cística são comuns

Características Microscópicas
- Células tipo condroblásticas em cordões, agrupamentos ou rede delicada dentro de abundante matriz mixoide
  - ± células epitelioides ou células rabdoides
  - Rara cartilagem hialina
- Septos fibrosos dividem nódulos de estroma mixoide ou condromixoide
  - ↑ celularidade na periferia dos nódulos
- <2 figuras mitóticas por 10 HPF
- Vimentina é único marcador consistentemente positivo

QUESTÕES CLÍNICAS

Apresentação
- Sinais/sintomas mais comuns
  - Massa de partes moles de aumento lento
    - 1/3 com dor e sensibilidade
    - ↓ amplitude de movimento, se próximo à articulação
  - Tumores superficiais podem ser ulcerados

Demografia
- Idade
  - Pico: 5ª-6ª década
    - Intervalo: 4 a 92 anos
    - Raro na infância e adolescência
- Gênero
  - Predominância masculina (2:1)
- Epidemiologia
  - <3% de sarcomas de partes moles

Histórico Natural e Prognóstico
- Alto risco (≤50%) de recorrência local e metástase
  - Metástases: pulmão > partes moles > linfonodo
    - Relatos de metástases precoces para o osso
- Pode ocorrer sobrevida prolongada em doença metastática
  - Taxa de sobrevida em 10 anos: 70% a 88%
- Fatores de prognóstico ruim são controversos

Tratamento
- Radical excisão local ± radioterapia adjuvante

REFERÊNCIAS

1. Oike N, et al: Extraskeletal myxoid chondrosarcoma arising in the femoral vein: a case report, Skeletal Radiol. 43(10):1465-1469, 2014.
2. Bhamra JS, et al: Intra-articular extraskeletal myxoid chondrosarcoma of the ankle, Skeletal Radiol. 41(8):1017-1020, 2012.

Condrossarcoma Mixoide Extraesquelético

(À esquerda) TCCC reformatada coronal mostra massa lobulada ➡ na musculatura glútea esquerda. A massa apresenta heterogênea atenuação que é predominantemente inferior à do músculo esquelético com realce periférico dos contornos lobulados. Este foi um achado incidental em um estudo realizado por outros motivos. (À direita) RM T1WI axial no mesmo paciente mostra massa ➡ com sinal heterogêneo. Áreas de sinal alto ➡ provavelmente representam hemorragia. O restante da massa é isointenso ao músculo.

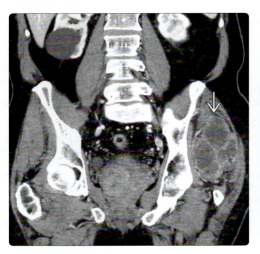 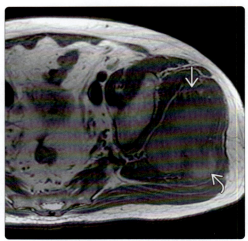

(À esquerda) RM T2WI FS axial no mesmo paciente mostra massa lobulada glútea ➡ com intensidade de sinal inespecífica, heterogênea, que varia de baixa a alta. (À direita) RM T1WI C+ FS axial no mesmo paciente mostra intenso realce nodular envolvendo a periferia da massa ➡. As regiões centrais sem realce histologicamente correspondem a proeminentes áreas de necrose tipo infarto. Apesar do tamanho grande desta lesão, nenhuma metástase foi evidente na apresentação.

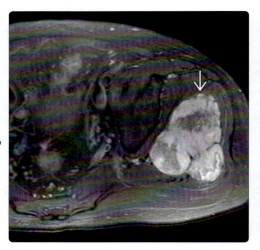 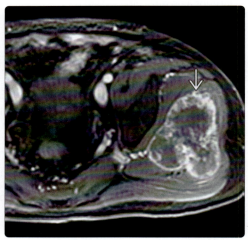

(À esquerda) PET/TC fusionada coronal no mesmo paciente mostra massa ➡ ávida por F-18 FDG com um máximo de SUV de 3,8. A porção central da massa, que corresponde à necrose ➡, é fotopênica. (À direita) Ultrassonografia com Doppler colorido longitudinal no mesmo paciente mostra massa ➡ heterogeneamente hipoecoica com moderada vascularidade. Este homem de 77 anos de idade tinha conhecimento da massa indolor, que crescia lentamente por muitos anos, mas não procurou cuidado médico.

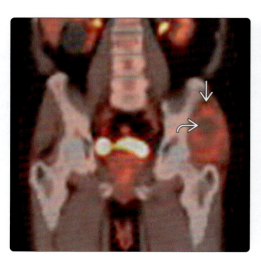 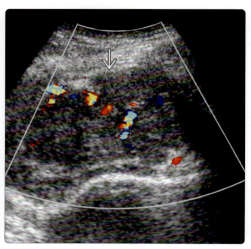

Condrossarcoma Mixoide Extraesquelético

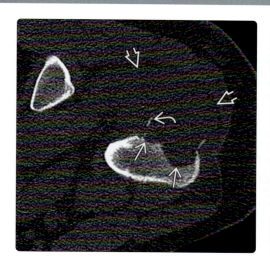
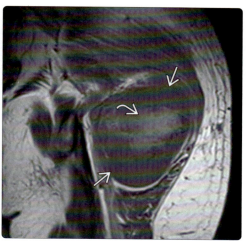

(À esquerda) *TC axial em homem de meia-idade mostra erosão do pescoço femoral/trocânter ➔ por massa ➔ com atenuação ligeiramente inferior à do músculo esquelético. A massa contém matriz ➔, que é incomum para condrossarcoma mixoide extraesquelético.* (À direita) *RM T1 coronal mostra grande massa ➔ isointensa ao músculo esquelético. Contém material hiperintenso ➔ centralmente, representando provavelmente hemorragia (com frequência observada nesta lesão).*

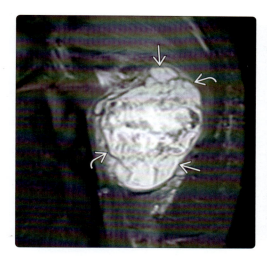
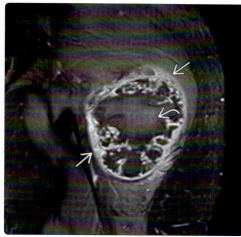

(À esquerda) *RM STIR coronal no mesmo caso mostra lesão de natureza lobulada ➔ com hiperintensidade não homogênea. Septos ➔ e bordas de sinal baixo são observados e são típicos deste tumor.* (À direita) *RM T1 C+ FS coronal mostra intenso realce da borda e porções periféricas da lesão ➔, com hipointensidade central ➔ representando uma combinação de hemorragia e necrose. Todos os achados são típicos de condrossarcoma mixoide extraesquelético.*

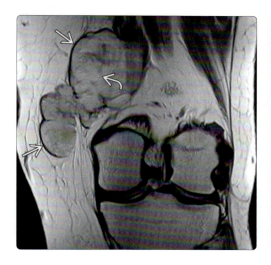
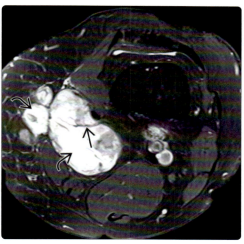

(À esquerda) *RM T1 coronal do condrossarcoma mixoide extraesquelético mostra sinal baixo da borda ➔ em torno de grande parte da periferia da lesão lobulada. Presença de sinal alto central na porção da lesão ➔ que provavelmente representa hemorragia.* (À direita) *RM T2 FS axial, mesmo caso, mostra heterogênea hiperintensidade com áreas hiperintensas focalmente ➔ que são provavelmente de natureza mixoide. Borda e septos de sinal baixo ➔ são observados. A coxa é a localização mais comum desta lesão, e sua aparência lobulada é típica.*

TNEP/Sarcoma de Ewing Extraesquelético

DADOS PRINCIPAIS

IMAGENS
- Massa multilobulada, bem circunscrita a infiltrativa, mais comum em tecidos profundos das extremidades
  - Região superior da coxa, nádega > região superior do braço, ombro
  - Menos comum em partes moles paravertebrais, parede torácica (tumor de Askin) e retroperitônio
- Massa de partes moles inespecífica com semelhança a ↓ de atenuação em relação ao músculo esquelético em TC
  - Envolvimento de osso adjacente é incomum, exceto com lesões na parede torácica (50% mostram anomalias ósseas)
  - Calcificação é rara
- Isointenso a ↓ de sinal em RM T1WI ± hemorragia
- Heterogêneo intermediário à ↑ de sinal em sequências de RM sensíveis a fluido
  - Focos de sinal alto de fluido são comuns
  - ± níveis fluido-fluido
- ± canais de alto fluxo vascular periférica ou centralmente
- Realce proeminente homogêneo a heterogêneo

PATOLOGIA
- Inicialmente acreditava-se representar entidades diferentes, mas a genética sugere mesma família de tumor
- Proliferação monótona de pequenas células arredondadas azuis solidamente compactadas
  - Necrose, alteração cística e hemorragia são comuns
  - Diferenciação óssea ou condroide são raras
- Rica vascularidade visível em regiões císticas ou necróticas, também conhecidas por padrão de filigrana
- Hemorragia pode imitar neoplasia vascular

QUESTÕES CLÍNICAS
- Mais comum: 10 a 30 anos de idade
- Massa de partes moles profundas de crescimento rápido geralmente presente < 1 ano antes do diagnóstico (1/3 doloroso)
- 25% com doença metastática na apresentação
  - Metástase para pulmão e osso
- Tratamento: quimioterapia pré-operatória e ressecção cirúrgica ± reinfusão de células-tronco, radioterapia

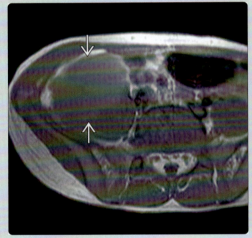
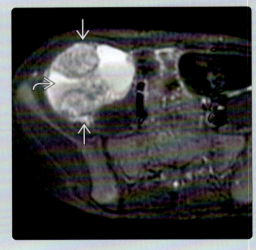

(À esquerda) *RM T1WI axial mostra massa de partes moles ➡ dentro do músculo iliopsoas direito de uma menina de 9 anos de idade. A massa é heterogeneamente iso a hiperintensa em relação ao músculo esquelético. Não há envolvimento do osso adjacente.* (À direita) *RM STIR axial mostra massa ➡ com intensidade de sinal heterogêneo iso a hiperintenso em relação ao músculo esquelético. Um nível fluido-fluido está presente ➡. Hemorragia, necrose e alteração cística são comuns nestes tumores.*

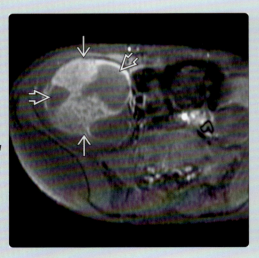
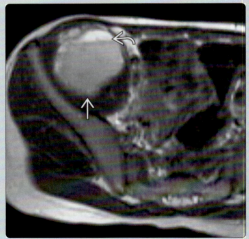

(À esquerda) *RM T1WI C+ FS axial no mesmo paciente mostra realce proeminente heterogêneo da massa ➡. As regiões císticas ➡ não são realçadas.* (À direita) *RM T2WI axial da massa ➡ obtida mais distalmente mostra nível fluido-fluido adicional ➡. Estes achados de imagens são relativamente inespecíficos. A alta vascularidade destes tumores pode produzir intenso realce, hemorragia e artefatos de fluxo (não presentes neste caso) nas imagens de RM.*

TNEP/Sarcoma de Ewing Extraesquelético

TERMINOLOGIA

Abreviatura
- Tumor neuroectodérmico primitivo/sarcoma de Ewing extraesquelético (TNEP/SEE)

Sinônimos
- Neuroepitelioma periférico, neuroblastoma periférico, sarcoma de Ewing extraósseo

IMAGENS

Características Gerais
- Localização
  - Mais comum em partes moles profundas das extremidades
    - Região superior da coxa, nádega > região superior do braço, ombro
      - Menos comum em partes moles paravertebrais, parede torácica (tumor de Askin) e retroperitônio
      - Pode ser encontrado em todo o corpo
  - Lesões localizadas superficialmente são incomuns
- Morfologia
  - Bem circunscrita a infiltrativa, multilobulada

Achados na TC
- Massa de partes moles inespecífica com semelhança a ↓ da atenuação em relação ao músculo esquelético
  - Envolvimento ósseo adjacente incomum, exceto com lesões na parede torácica (50%)
  - Calcificação incomum

Achados na RM
- T1WI
  - Isointenso a ↓ de sinal em relação ao músculo esquelético
  - ± hemorragia hiperintensa
- T2WI FS
  - Intermediário heterogêneo a ↑ de sinal
  - Focos de sinal alto de fluido são comuns
  - ± níveis fluido-fluido
- T1WI C+ FS
  - Realce proeminente homogêneo a heterogêneo
- ± canais vasculares de alto fluxo periférica ou centralmente

Achados na Ultrassonografia
- Massa heterogênea, hipoecoica

Achados na Angiografia
- Massa hipervascular

DIAGNÓSTICO DIFERENCIAL

Rabdomiossarcoma
- Malignidade de partes moles mais comum na infância
- Massa indolor, de crescimento rápido
- Subtipo alveolar apresenta semelhante distribuição etária e pode ser histologicamente semelhante ao TNEP/SEE

Sarcoma Sinovial
- Malignidade mais comum na extremidade inferior em pacientes entre 6 e 35 anos de idade
- Massa de crescimento lento com predileção por regiões justarticulares

PATOLOGIA

Características Gerais
- Etiologia
  - Família de tumores com origem neuroectodérmica
- Genética
  - Translocação recíproca t(11;22)(q24;q12) em ≤ 95%

Características Patológicas e Cirúrgicas Macroscópicas
- Massa multilobulada, cinza-amarelada ou cinza-acastanhada
  - Necrose, alteração cística e hemorragia são comuns

Características Microscópicas
- Proliferação monótona de pequenas células arredondadas azuis solidamente compactadas
  - Vacúolos de glicogênio intracelular podem entalhar núcleos
  - Rica vascularidade visível em regiões císticas ou necróticas, também conhecida por padrão de filigrana
- Hemorragia pode imitar neoplasia vascular
- Padrão de TNEP (15%): pequenas células arredondadas nos padrões de Homer Wright ou de Flexner-Wintersteiner
- CD99 positivo em 95%

QUESTÕES CLÍNICAS

Apresentação
- Sinais/sintomas mais comuns
  - Massa de partes moles profundas, de crescimento rápido geralmente presente por < 1 ano antes do diagnóstico
    - 1/3 doloroso
  - Anomalias sensoriais e motoras com envolvimento do nervo ou da medula espinal
- Outros sinais/sintomas
  - Tumor de Askin: ± febre, perda ponderal

Demografia
- Idade
  - TNEP/SEE mais comum: 10 a 30 anos de idade
    - TNEP apresenta amplo intervalo: nascimento a 81 anos de idade
- Gênero
  - Leve predominância masculina
- Epidemiologia
  - Predileção por caucasianos

Histórico Natural e Prognóstico
- 75% apresentam doença localizada na apresentação
  - Taxa de sobrevida em 10 anos: 90%
  - 75% de taxa de cura a longo prazo
- 25% com doença metastática na apresentação
  - Metástase para pulmão e osso
  - < 30% de taxa de cura a longo prazo

Tratamento
- Quimioterapia pré-operatória e ressecção cirúrgica ± reinfusão de células-tronco, radioterapia

REFERÊNCIAS

1. Murphey MD, et al: From the radiologic pathology archives: ewing sarcoma family of tumors: radiologic-pathologic correlation, Radiographics. 33(3):803-831, 2013.
2. Carvajal R, et al: Ewing's sarcoma and primitive neuroectodermal family of tumors, Hematol Oncol Clin North Am. 19(3):501-25, vi-vii, 2005.

Neuroma de Morton

DADOS PRINCIPAIS

TERMINOLOGIA
- Processo fibrosante, não neoplásico, doloroso do nervo digital plantar

IMAGENS
- Massa de partes moles fusiforme, bem demarcada
  - Vasta maioria é unifocal e unilateral
  - > diâmetro do nervo interdigital normal (2 mm)
- Nervo digital plantar
  - 3° espaço intermetatarsal (entre a 3ª e a 4ª cabeças metatarsais) é a mais comum
  - 2° espaço intermetatarsal, o segundo mais comum
  - Lado plantar do ligamento metatarsal transverso
- RM: hipo a isointenso ao músculo em T1WI
- RM: iso a hiperintenso ao músculo em T2WI FS
  - Sinal varia em razão da maturidade da fibrose
  - ± coleção de fluido intermetatarsal associada > 3 mm de diâmetro transversal (bursite)
- RM: realce variável, ausente a proeminente

- Ultrassonografia: massa ovoide com variável ecogenicidade variando de homogeneamente anecoico a heterogeneamente hipoecoico
  - ± vascularidade no Power Doppler
  - ± sinal de Mulder na ultrassonografia

PATOLOGIA
- Calçados mal adaptados, bursite do valgo do retropé e intermetatarsal pode causar compressão ou tração do nervo
  - Isquemia também sugerida como etiologia

QUESTÕES CLÍNICAS
- Significativa predominância feminina (18:1)
- Sensibilidade focal sem massa palpável
  - Piora com exercício, melhora com repouso
- Sinal de Mulder positivo
- Prevalência assintomática em até 33%
- Tratamento tradicional: calçado adaptado
- Tratamento mais bem-sucedido: ressecção cirúrgica

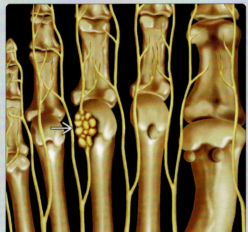
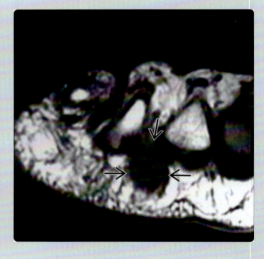

(À esquerda) *Gráfico axial do antepé mostra neuroma de Morton ➡ com aumento localizado do ramo do nervo interdigital entre a 3ª e 4ª cabeça metatarsal. Este 3° espaço intermetatarsal é a localização mais comum para neuromas de Morton.* (À direita) *RM T1WI coronal mostra grande massa ➡ surgindo do aspecto plantar do 3° espaço intermetatarsal. Esta massa apresenta configuração típica de gota de lágrima. A intensidade de sinal da massa é homogeneamente isointensa ao músculo esquelético.*

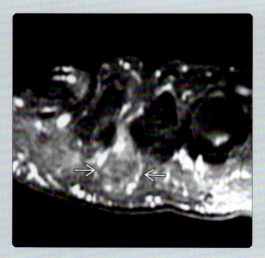
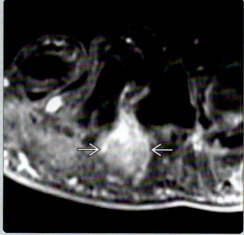

(À esquerda) *RM T2WI FS coronal no mesmo paciente mostra massa ➡ com heterogêneo sinal, que é difícil diferenciar do sinal de gordura suprimida adjacente.* (À direita) *RM T1WI C+ FS coronal mostra realce heterogêneo da massa intermetatarsal ➡ após a administração intravenosa de contraste com gadolínio. Observe que o neuroma nesta localização é muito mais visível em T1WI e imagem pós-contraste que em sequências de RM T2WI FS.*

Neuroma de Morton

TERMINOLOGIA

Sinônimos
- Neuroma plantar, neurite interdigital localizada, dedo do pé de Morton, nó de Morton, neuralgia interdigital, metatarsalgia de Morton

Definição
- Processo fibrosante, não neoplásico, doloroso do nervo digital plantar

IMAGENS

Características Gerais
- Localização
  - Nervo digital plantar no 3° espaço intermetatarsal (entre a 3ª e a 4ª cabeças metatarsais)
    - 2° espaço intermetatarsal, o segundo mais comum
    - 1° espaço intermetatarsal é incomum
    - 4° espaço intermetatarsal é raro
  - Lado plantar do ligamento metatarsal transverso
  - Maioria é unifocal ou unilateral
    - 2 espaços intermetatarsais de 1 pé < 4%
    - Bilateral em 0% a 12%
- Tamanho
  - > diâmetro do nervo interdigital normal (2 mm)
- Morfologia
  - Massa de partes moles fusiforme, bem demarcada

Achados na Radiografia
- ± aumento do ângulo intermetatarsal
- Pode identificar outra causa de dor no antepé

Achados na RM
- Massa plantar até espaço intermetatarsal
- Hipo a isointenso ao músculo em T1WI
- Iso a hiperintenso ao músculo em T2WI FS
  - Sinal varia em razão da maturidade da fibrose
- Realce variável, ausente ou proeminente
- ± coleção de fluido intermetatarsal > 3 mm de diâmetro transversal (bursite)

Recomendações para Aquisição de Imagens
- Melhor ferramenta para aquisição de imagens
  - RM e ultrassonografia apresentam alta sensibilidade e especificidade
- Orientações de protocolo
  - Sequências de RM coronal mais útil
  - Considerar imagens de RM em posição prona
  - Ultrassonografia longitudinal com e sem compressão interdigital manual

Achados na TC
- Utilidade limitada para imagens do neuroma de Morton

Achados na Ultrassonografia
- Massa ovoide com variável ecogenicidade variando de homogeneamente anecoico a heterogeneamente hipoecoico
- Continuidade com nervo interdigital em até 56%
- ± vascularidade no Power Doppler
- ± distensão da bursa intermetatarsal associada
- ± sinal de Mulder na ultrassonografia (clique palpável do aumento do nervo digital movendo abaixo do ligamento intermetatarsal transverso com compressão transversal do antepé e compressão vertical do interespaço sintomático)

DIAGNÓSTICO DIFERENCIAL

Bursite Intermetatarsal
- Sem massa de partes moles
- Coleção focal de fluido entre cabeças metatarsais

Artrite Reumatoide do Tornozelo e Pé
- Nódulos reumatoides de partes moles
- Achados associados de erosões e sinovites

PATOLOGIA

Características Gerais
- Etiologia
  - Processo fibrosante, reativo do nervo digital plantar
  - Calçados mal adaptados, bursite do valgo do retropé ou intermetatarsal pode causar compressão ou tração do nervo
  - Isquemia também sugerida como etiologia

Características Microscópicas
- Fibrose concêntrica do epi e perineuro
- Fibrose envolve vasos ± partes moles circundantes
- Edema de fascículos nervosos

QUESTÕES CLÍNICAS

Apresentação
- Sinais/sintomas mais comuns
  - Sensibilidade focal do antepé plantar, sem massa palpável
    - Piora com exercício
    - Melhora com repouso
  - Sinal de Mulder positivo
  - Sintomas podem estar presentes anos antes do diagnóstico
  - Dor neurogênica pode irradiar proximal ou distalmente
  - Prevalência assintomática em até 33%

Demografia
- Idade
  - Adolescentes a adultos idosos
- Gênero
  - Significativa predominância feminina (18:1)

Tratamento
- Tradicional: adaptar calçado
- Mais bem-sucedido: ressecção cirúrgica do nervo interdigital
  - Risco subsequente de desenvolver neuroma traumático
- Alternativo: liberação do ligamento metatarsal transverso, injeção de esteroide, neurólise, tratamento com ultrassom

REFERÊNCIAS

1. Yablon CM: Ultrasound-guided interventions of the foot and ankle, Semin Musculoskelet Radiol. 17(1):60-68, 2013.
2. Weiss SW, et al: Benign tumors of peripheral nerves. In Weiss SW, et al, editor: Enzinger and Weiss' Soft Tissue Tumors., 5th ed., Philadelphia: Elsevier. 832-3, 2008.

Neuroma de Morton

(À esquerda) *RM T1WI coronal mostra massa* ➡ *se estendendo até a gordura subcutânea plantar desde o nível do 2° espaço intermetatarsal. Esta é a segunda localização mais comum do neuroma de Morton. A intensidade de sinal é homogeneamente isointensa ao músculo.* (À direita) *RM T1WI C+ FS coronal no mesmo paciente mostra realce heterogêneo da massa do 2° espaço intermetatarsal* ➡.

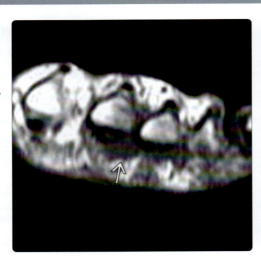 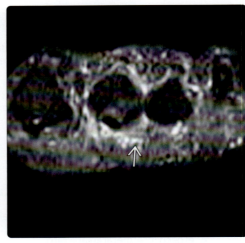

(À esquerda) *RM T1WI axial no mesmo paciente mostra massa do 2° intermetatarsal* ➡ *que está delineado parcialmente pela gordura subcutânea ao longo do aspecto plantar do pé. As alterações degenerativas, fibrosante, que envolvem o nervo digital plantar também podem envolver partes moles circundantes, obscurecendo, assim, as bordas da massa.* (À direita) *RM T1WI C+ FS axial no mesmo paciente mostra melhor o realce da massa com gadolínio ligeiramente heterogêneo, moderadamente intenso* ➡.

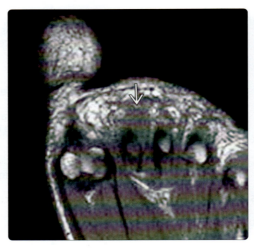 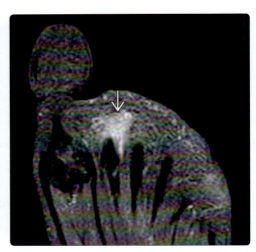

(À esquerda) *RM T1WI axial revela massa bulbosa de partes moles* ➡ *entre a 3ª e a 4ª cabeças metatarsais. Isto está centrado em uma localização do 3° ramo digital comum do nervo plantar medial. A massa é isointensa ao músculo esquelético. Observe que o espaço entre as cabeças metatarsais* ➡ *está ligeiramente aumentado pela massa.* (À direita) *RM T1WI C+ FS no mesmo paciente mostra leve realce heterogêneo do neuroma de Morton* ➡.

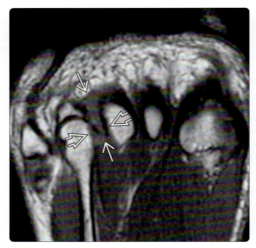 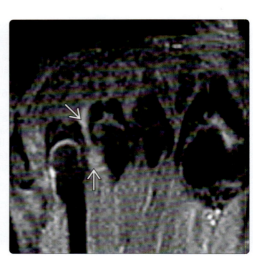

Neuroma de Morton

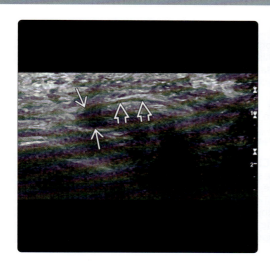
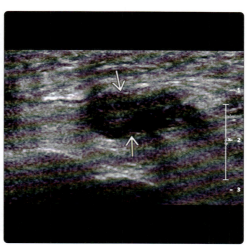

(À esquerda) *Ultrassonografia longitudinal do antepé mostra massa hipoecoica ➡ entre a 2ª e a 3ª cabeças metatarsais representando um neuroma de Morton. O nervo interdigital plantar ➡ pode ser observado em continuidade com o neuroma.* (À direita) *Ultrassonografia oblíqua longitudinal mostra massa hipoecoica, não compressível ➡ dentro do 2° interespaço representando o neuroma de Morton.*

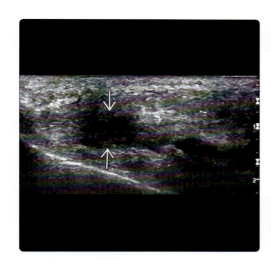
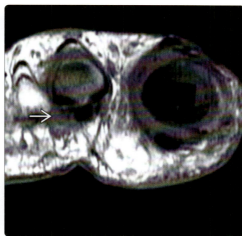

(À esquerda) *Ultrassonografia longitudinal mostra massa hipoecoica, não compressível ➡ dentro do 3° interespaço representando um neuroma de Morton. A compressão é útil para distinguir entre neuroma e bursite, uma vez que o fluido da bursa se dissipará com a compressão.* (À direita) *RM T1WI coronal revela massa plantar em forma de lágrima ➡ surgindo entre a 2ª e a 3ª cabeças metatarsais. Esta massa apresenta sinal ligeiramente heterogêneo isointenso ao músculo esquelético.*

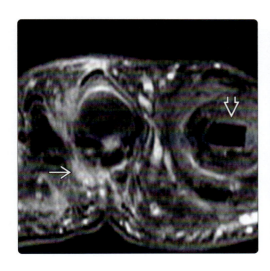
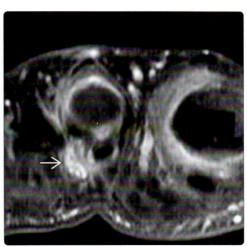

(À esquerda) *RM T2WI FS coronal no mesmo paciente revela massa do 2° intermetatarsal com sinal ligeiramente hiperintenso ➡. Observe o implante de silicone da 1ª metatarsofalangeana ➡. O suporte de peso alterado, relacionado com a colocação do implante, pode ter contribuído para o desenvolvimento do neuroma.* (À direita) *RM T1WI C+ FS coronal no mesmo paciente revela intenso realce do neuroma de Morton entre a 2ª e a 3ª cabeças metatarsais ➡, significativamente aumentando a visibilidade da lesão.*

Neuroma Traumático

DADOS PRINCIPAIS

TERMINOLOGIA
- Resposta proliferativa, não neoplásica, do nervo à lesão
  - Transecção, rotura ou avulsão do nervo → massa bulbosa na extremidade do nervo (tipo terminal/lateral)
  - Irritação, fricção ou compressão crônica do nervo intacto → alargamento fusiforme afastado da extremidade do nervo (tipo fusiforme)

IMAGENS
- Massa, pode ser visivelmente contígua ao nervo normal
- TC: massa central de baixa densidade com borda hiperdensa
- RM
  - Isointensa ao músculo em T1WI
  - Hiperintensa ao músculo em sequências sensíveis a fluido
    - ± aparência semelhante a anel ou cabo de telefone dos fascículos nervosos espessados (sinal fascicular)
  - Borda periférica hipointensa relatada em T1WI e T2WI
  - Realce variável, de leve a significativo
- Ultrassonografia: massa hipo a isoecoica
  - Hiperecogenicidade heterogênea paralela interna
  - ± focos hiperecoicos centrais
  - Bordas da massa podem ser irregulares
- Lesões são consideravelmente dolorosas, quando biopsadas

PATOLOGIA
- Proliferação desordenada dos fascículos nervosos no colágeno
- Pode estar aderente à pele, ao osso ou às partes moles

QUESTÕES CLÍNICAS
- Geralmente se forma 1 a 12 meses após a lesão
- Massa firme, palpável ± dor
  - Sinal de Tinel = dor com percussão
- ↓ dor com injeção de lidocaína local
- Sem risco de transformação maligna
- Múltiplas opções de tratamento
  - Cirúrgica: simples ressecção com translocação do toco do nervo proximal afastado da cicatriz

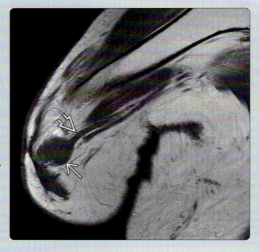
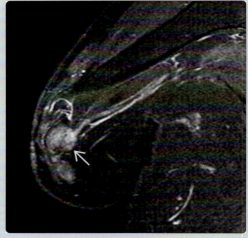

(À esquerda) RM T1WI oblíqua coronal da região superior do braço mostra massa de partes moles bulbosa ⇒ próxima ao nível do local de amputação do úmero médio. A massa é homogeneamente isointensa ao músculo esquelético. Esta massa é contígua ao nervo ⇒. Apresenta leve realce (À direita) RM STIR oblíqua coronal mostra massa de partes moles ⇒ heterogeneamente hiperintensa em relação ao músculo esquelético. O contorno da massa bulbosa e a localização na extremidade de um nervo seccionado são características típicas de um neuroma traumático tipo terminal.

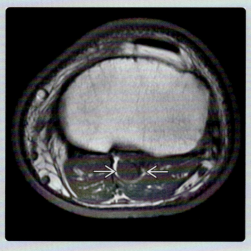
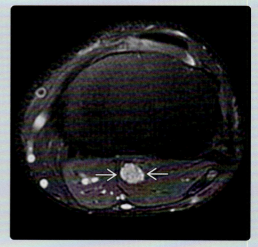

(À esquerda) RM T1WI axial do platô tibial mostra aumento difuso do nervo tibial ⇒, proximal à amputação abaixo do joelho. O nervo aumentado é isointenso ao músculo esquelético. (À direita) RM T2WI FS axial mostra nervo aumentado ⇒ com intensidade de sinal alta heterogênea e com borda de sinal baixo. Os fascículos dos nervos aumentados são levemente visíveis, conferindo-lhes uma aparência fascicular ou de cabo de telefone. Aumento do nervo fusiforme sobre um segmento de vários centímetros de nervo intacto é típico de um neuroma traumático tipo fusiforme.

Neuroma Traumático

TERMINOLOGIA

Sinônimos
- Neuroma pós-amputação, neuroma de coto

Definição
- Resposta proliferativa não neoplásica do nervo à lesão

IMAGENS

Características Gerais
- Localização
  - Contígua ao nervo
  - Extremidade inferior > cabeça e pescoço > outra
- Tamanho
  - Geralmente <5 cm
- Morfologia
  - Espessamento do nervo fusiforme = tipo fusiforme
  - Massa bulbosa = tipo terminal (ou lateral)

Achados na Radiografia
- Massa de partes moles ou normal

Achados na TC
- Massa com baixa densidade central e borda hiperdensa

Achados na RM
- T1WI
  - Isointenso ao músculo
- T2WI FS
  - Hiperintenso ao músculo
  - ± aparência semelhante a anel ou cabo de telefone dos fascículos nervosos aumentados
    - Também conhecido por sinal fascicular
- Relato de borda periférica hipointensa
- Massa pode ou não ser visivelmente contígua ao nervo normal
- Realce variável, de leve a significativo

Achados na Ultrassonografia
- Massa hipo a isoecoica com hiperecogenicidade heterogênea paralela interna
  - ± massa visivelmente contígua ao nervo seccionado
- ± focos hiperecoicos centrais
- Bordas da massa podem ser irregulares

Biopsia Guiada por Imagem
- Lesões são consideravelmente dolorosas quando biopsadas

DIAGNÓSTICO DIFERENCIAL

Tumor Benigno da Bainha de Nervo Periférico
- Nervo entra e sai da massa
- Fascículos nervosos ordenados histologicamente

Metástase, Partes Moles
- Recorrência ou disseminação do tumor original
- Oblitera hilo gorduroso no linfonodo
- Ausência de continuidade com o nervo

Neuroma de Morton
- Localização entre as cabeças metatarsais
- Alteração degenerativa histológica do nervo
  - Neuroma traumático → alteração proliferativa

PATOLOGIA

Características Gerais
- Etiologia
  - Alteração reativa secundária à lesão do nervo comumente associada a amputação ou traumatismo
    - Transecção, rotura ou avulsão do nervo → massa bulbosa da extremidade do nervo (tipo terminal/lateral)
    - Irritação, fricção ou compressão crônica do nervo intacto → aumento fusiforme afastado da extremidade do nervo (tipo fusiforme)

Características Patológicas e Cirúrgicas Macroscópicas
- Massa bem definida, branco-acinzentada
- Pode estar aderente à pele, ao osso ou às partes moles

Características Microscópicas
- Proliferação desordenada de fascículos nervosos no colágeno
  - Axônios mielinizados, células endoneurais, células perineurais e células de Schwann; fibroblastos periféricos
- Áreas mixoides proeminentes imitam neurofibroma

QUESTÕES CLÍNICAS

Apresentação
- Sinais/sintomas mais comuns
  - Massa firme, palpável ± dor
    - Sinal de Tinel = dor com percussão
- Outros sinais/sintomas
  - ↓ dor com injeção de lidocaína local
- Perfil clínico
  - Diagnóstico diferencial clínico para dor de coto: alinhamento ou ajuste inadequado da prótese; neuroma traumático, abscesso, bursite, hematoma, adenopatia, necrose de gordura, formação de cicatriz, osteomielite, aneurisma, ossificação heterotópica, borda óssea protuberante, recorrência de tumor, inflamação de partes moles, atrofia muscular, fratura por estresse ou insuficiência, carcinoma de célula escamosa do trato sinusal, angiossarcoma associado a linfedema crônico

Demografia
- Epidemiologia
  - Geralmente se forma 1 a 2 meses depois da lesão

Histórico Natural e Prognóstico
- Sem risco de transformação maligna

Tratamento
- Cirúrgico: simples ressecção com translocação do coto proximal do nervo afastado da cicatriz
- Tradicional: fisioterapia, injeção de esteroide, estimulação nervosa, acupuntura, remodelagem da prótese
- Preventivo: aproximação das extremidades dos nervos rompidos para promover cicatrização ou colocação de enxerto do nervo

REFERÊNCIAS

1. Ahlawat S, et al: MRI features of peripheral traumatic neuromas, Eur Radiol. ePub, 2015.
2. Zeidenberg J, et al: The utility of ultrasound in the assessment of traumatic peripheral nerve lesions: report of 4 cases, Neurosurg Focus. 39(3):E3, 2015.
3. Kransdorf MJ, et al: Neurogenic tumors. In Kransdorf MJ, et al, editor: Imaging of Soft Tissue Tumors, 2nd ed., Philadelphia: Lippincott Williams & Wilkins. 328-3, 2006.

Neurofibroma

DADOS PRINCIPAIS

TERMINOLOGIA
- Tumor benigno da bainha do nervo periférico com tecido neoplásico inseparável do nervo normal

IMAGENS
- Neurofibroma (NF) localizado: massa fusiforme, bem definida
  - Hipodensa em relação ao músculo em TC
  - Isointensa a ligeiramente hiperintensa em relação ao músculo em RM T1WI
  - Hiperintensa ao músculo em RM sensível a fluido
  - Sinal-alvo = focos centrais de sinal baixo
  - Sinal fascicular = estruturas múltiplas, pequenas, semelhantes a anéis
  - Sinal de gordura dividida = borda periférica fina de gordura
  - Massa hipoecoica homogênea com leve realce acústico posterior na ultrassonografia
- NF difuso: expansão tipo placa mal definida ou infiltrativa de tecido subcutâneo
  - Característicos sinais em RM inespecíficos
- NF plexiforme: longos segmentos de nervos e ramos nervosos aumentados difusa ou irregularmente
  - Massas multilobuladas com baixa atenuação em TC
  - Aparência de saco de vermes em RM

PATOLOGIA
- NF localizado e difuso surge de modo esporádico (90%) muito mais comumente que em associação a NF1
- NF plexiforme altamente associado a NF1

QUESTÕES CLÍNICAS
- ~ 5% das neoplasias benignas de partes moles
- NF localizado: nódulo indolor, de crescimento lento
- NF difuso: elevação da pele, tipo placa
- NF plexiforme: desfiguração dos membros, aumento da massa, fraqueza, disestesia, dor
  - Alto risco de transformação maligna do NF plexiforme (8%-12%)

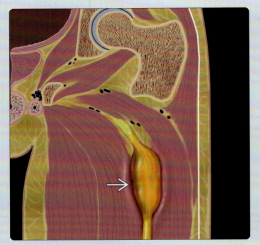
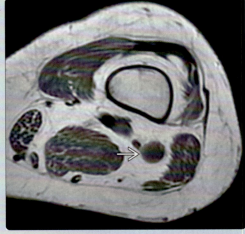

(À esquerda) Gráfico coronal mostra massa fusiforme, bem definida ➡ envolvendo o nervo ciático, típico de neurofibroma. A massa está em uma localização intermuscular, sem invasão das estruturas adjacentes. A massa é inseparável das fibras nervosas entremeadas. (À direita) RM T1WI axial mostra massa arredondada, bem definida ➡ na coxa distal. A massa apresenta intensidade de sinal mista e é isointensa ao músculo centralmente com uma borda periférica levemente hiperintensa ao músculo. Esta lesão assintomática foi encontrada incidentalmente durante estadiamento para linfoma.

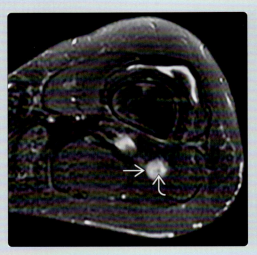
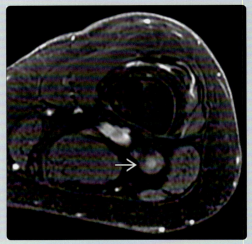

(À esquerda) RM T2WI FS axial no mesmo paciente mostra massa na coxa distal ➡ heterogeneamente hiperintensa. Há um pequeno foco de diminuição de intensidade de sinal ➡ localizado excentricamente, mas não é grande o suficiente para refletir o sinal-alvo que pode ser observado com estas lesões. (À direita) RM T1WI C+ FS axial no mesmo paciente mostra realce heterogêneo da massa ➡. A porção central da massa é realçada mais intensamente em comparação com a porção periférica. A biópsia mostrou um neurofibroma.

Neurofibroma

TERMINOLOGIA

Abreviaturas
- Neurofibroma (NF)
- Neurofibromatose tipo 1 (NF1)

Definição
- Tumor benigno da bainha do nervo periférico com tecido neoplásico intercalado com feixes de nervos normais

IMAGENS

Características Gerais
- Localização
  - NF localizado: na derme ou na subcútis de qualquer área do corpo, 90% dos casos
    - Localização profunda é incomum
    - Localização intraóssea é rara
  - NF difuso: tronco > membros > cabeça e pescoço
  - NF plexiforme: tronco > membros > cabeça e pescoço
    - Envolvimento de órgãos inclui cólon e bexiga
- Tamanho
  - NF localizado: <5 cm
- Morfologia
  - NF localizado: nódulo bem definido, solitário
  - NF difuso: expansão tipo placa mal definida ou infiltrativa de tecido subcutâneo
  - NF plexiforme: aumento como saco de vermes de múltiplos ramos de nervos

Achados na Radiografia
- Mineralização é incomum
- Erosão ou invasão óssea é rara

Achados na TC
- NF localizado: massa bem definida, hipodensa ao músculo
  - Foco central de ↑ atenuação produz sinal-alvo
  - + realce
- NF difuso: infiltração inespecífica da subcútis
- NF plexiforme: massas multilobuladas apresentando baixa atenuação

Achados na RM
- NF localizado: massa fusiforme, bem definida
  - Isointenso a ligeiramente hiperintenso em relação ao músculo em RM T1WI
    - Hipointensidade em relação ao músculo também é possível
    - Sinal de gordura dividida = borda periférica de gordura
  - Hiperintenso ao músculo em RM sensível a fluido
    - Heterogeneidade variável
    - Sinal-alvo = focos centrais de sinal baixo
    - Sinal fascicular = estruturas múltiplas, tipo pequenos anéis
  - + realce, mais proeminente centralmente
  - ± atrofia sutil do músculo circundante ou distal
  - Forma de haltere característica com envolvimento do nervo espinal nos forames
- NF difuso: característico sinal de RM inespecífico de neoplasia tipo placa ou infiltrativa envolvendo a subcútis
  - Áreas de sinal baixo em sequências de RM sensíveis a fluido, provavelmente relacionadas com o conteúdo de colágeno
  - Vascularidade interna proeminente corresponde a realce intenso
- NF plexiforme: longos segmentos de nervos e ramos de nervos difusamente ou irregularmente aumentados
  - Características de sinal de RM semelhantes às do NF localizado
  - Lesões superficiais mais propensas de envolver a pele, falta de morfologia nodular e falta de intensidade de sinal tipo alvo

Achados na Ultrassonografia
- NF localizado: massa hipoecoica homogênea, bem definida, com leve realce acústico posterior
  - ± centro hiperecoico com periferia hipoecoica (aparência-alvo), ecotextura grosseira, aparência pseudocística ou focos de ecogenicidade aumentada
  - Anel ecogênico completo ou incompleto é altamente sugestivo, mas é raro
  - Centro de entrada e saída de nervo normal da massa pode ser visível
- NF difuso: massas hiperecoicas com múltiplas estruturas nodulares ou tubulares hipoecoicas
  - Hipoecogenicidade relatada em massas profundas
  - Aumento do fluxo sanguíneo
- NF plexiforme: massa multinodular

Achados na Medicina Nuclear
- PET com F-18 FDG sugeriu ser útil para diferenciação de tumor maligno de bainha de nervo periférico (TMBNP) utilizando ponto de corte ≤ 6,1 de válvula de captação padrão (máx.)

DIAGNÓSTICO DIFERENCIAL

Schwannoma
- Também conhecido por neurilemoma
- Pode ser impossível diferenciar do NF nas imagens
- Mais provável de conter cistos, hemorragia, fibrose ou calcificação que o NF
- Tumor localizado excentricamente pode ser separado do nervo
- Contém áreas histológicas de Antoni A e B

Linfonodo
- Contém halo gorduroso quando não envolvido com tumor

Mixoma de Bainha de Nervo
- Também conhecido por neurotequeoma
- Massa dérmica ou subcutânea em cabeça > face > pescoço > ombros
  - Lesões profundas são raras
- Infância até idade adulta inicial com predominância feminina
- Isointenso em RM T1WI, hiperintenso em RM T2WI FS
- Lesão benigna tratada com excisão

Perineurioma
- Massa subcutânea mais comumente envolvendo extremidade superior
- Intraneural
  - Feixes de células perineurais circundando fibras de único nervo
    - 2 a 10 cm de comprimento
  - Adolescentes a adultos jovens, sem predileção por gênero
  - Perde função nervosa se for resseccionado
- Extraneural
  - Massa bem circunscrita de células perineurais
    - 30% são profundas ou viscerais
  - Não envolve um nervo
  - Tratamento com excisão cirúrgica
- Subtipo esclerosante → mãos de homens jovens
- Geralmente benigno, mas há o tipo maligno

Neurofibroma

Tumor Maligno da Bainha do Nervo Periférico
- Aumento da massa envolvendo tronco nervoso principal
- Mais provável de conter hemorragia e necrose que o NF ou o schwannoma
- ± invasão de partes moles circundantes
- Pode ser possível diferenciar do NF; entretanto, mais provável o TMBNP, se duas das seguintes características estiverem presentes
  - Grande tamanho da massa
  - Realce periférico da massa
  - Zona de edema perilesional
  - Cistos intratumorais

PATOLOGIA

Características Gerais
- Etiologia
  - NF localizado e difuso surge esporadicamente (90%) muito mais frequentemente que em associação a NF1
  - NF plexiforme altamente associado a NF1
- Genética
  - NF1 da mutação no braço longo do cromossomo 17

Características Patológicas e Cirúrgicas Macroscópicas
- NF localizado: aumento fusiforme do nervo com superfície de corte brilhante, cinza-esbranquiçada
  - Nervo normal em cada extremidade da massa
  - ± cápsula
- NF difuso: tecido firme e acinzentado se expandindo para espaço subcutâneo
  - Estende-se ao longo dos septos de tecido conjuntivo, envolve a gordura
- NF plexiforme: massa ondulada de ramos nervosos aumentados irregularmente

Características Microscópicas
- NF localizado: feixes de células onduladas, alongadas, em fascículos, padrões de espirais ou roda de carroça intercalados com tecido nervoso normal
  - Fios de colágeno com aparência de "cenoura ralada"
  - Quantidade variável de material mucoide
    - Lesões mixoides imitam muito os mixomas
    - Ausência de tecido mixoide em variante celular contendo células de Schwann em base de colágeno denso
- NF difuso: células de Schwann suspensas em matriz de colágeno fina e uniforme
  - Estruturas tipo corpo de Meissner ajudam a diferenciar do dermatofibrossarcoma protuberante
- NF plexiforme: aumento da matriz endoneural separando os fascículos nervosos normais
  - Propensão para se estender nas partes moles circundantes
  - ± atipia nuclear
- NF pigmentado: células dendríticas portadoras de melanina ou em forma epitelioide em regiões superficiais
  - <1% de NF, geralmente tipo difuso
  - Proteína S100 e marcadores de melanina positivos
  - Dispersos em tumores, mas apresentam tendência a se agrupar e se localizar em direção a porções superficiais da lesão

QUESTÕES CLÍNICAS

Apresentação
- Sinais/sintomas mais comuns
  - NF localizado: nódulo indolor, de crescimento lento
  - NF difuso: elevação da pele, tipo placa
  - NF plexiforme: desfiguração do membro, aumento da massa, fraqueza, disestesia, dor
  - Sintomas variam com base na compressão de outras estruturas
- Outros sinais/sintomas
  - Outras manifestações de NF1 envolvendo sistema nervoso central, pele e ossos
  - Elefantíase neuromatosa
    - NF plexiforme aumentando em toda a extremidade
    - Pele hiperpigmentada, frouxa ± hipertrofia óssea

Demografia
- Idade
  - NF localizado: surge entre a 2ª a 3ª décadas de vida
  - NF difuso: surge em crianças e adultos
  - NF plexiforme: surge na primeira infância
- Gênero
  - Distribuição igual de gênero
- Epidemiologia
  - Ligeiramente >5% das neoplasias benignas de partes moles

Histórico Natural e Prognóstico
- Alto risco de transformação maligna de NF plexiforme (8%-12%)
- Baixo risco de transformação maligna de NF localizado (embora mais comum com lesões profundas)

Tratamento
- Excisão simples, mas pode sacrificar função do nervo
- Vigilância de rotina para transformação maligna de NF plexiforme

CHECKLIST DO DIAGNÓSTICO

Dicas para Interpretação de Imagens
- Significativa sobreposição na aparência entre NF localizado e schwannoma exclui diagnóstico definitivo com imagens apenas

REFERÊNCIAS

1. Schaefer IM, et al: Malignant peripheral nerve sheath tumor (MPNST) arising in diffuse-type neurofibroma: clinicopathologic characterization in a series of 9 cases, Am J Surg Pathol. ePub, 2015.
2. Ravi AK, et al: Diffuse infiltrative neurofibroma: a clinical, radiological, and histological conundrum, Skeletal Radiol. 43(12):1773-1778, 2014.
3. Patel NB, et al: Musculoskeletal manifestations of neurofibromatosis type 1, AJR Am J Roentgenol. 199(1):W99-106, 2012.
4. Wasa J, Nishida Y, Tsukushi S, et al: MRI features in the differentiation of malignant peripheral nerve sheath tumors and neurofibromas, AJR Am J Roentgenol. 194(6):1568-1574, 2010.
5. Hassell DS, et al: Imaging appearance of diffuse neurofibroma, AJR Am J Roentgenol. 190(3):582-588, 2008.
6. Bredella MA, et al: Value of PET in the assessment of patients with neurofibromatosis type 1, AJR Am J Roentgenol. 189(4):928-935, 2007.
7. Kransdorf MJ, et al: Neurogenic tumors. In Kransdorf MJ, et al, editor: Imaging of Soft Tissue Tumors, 2nd ed., Philadelphia: Lippincott Williams & Wilkins. 335, 349-51, 2006.
8. Reynolds DL Jr, et al: Sonographic characteristics of peripheral nerve sheath tumors, AJR Am J Roentgenol. 182(3):741-744, 2004.

Neurofibroma

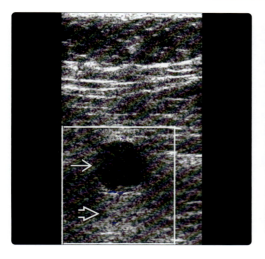
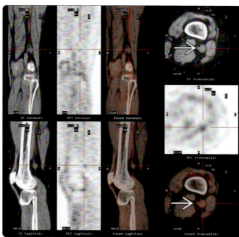

(À esquerda) Ultrassonografia com Doppler colorido transversal mostra massa homogeneamente hipoecoica ➡ bem definida. Observe o realce acústico posterior ➡. Nenhum fluxo sanguíneo interno estava visível, nem a massa estava claramente contígua a um nervo. (À direita) PET/TC composta no mesmo paciente mostra massa de partes moles ➡ apresentando captação de F-18 FDG com SUV máximo de 2,2. Foi sugerido que SUV (máx.) ≤ 6,1 poderia ajudar a diferenciar neurofibroma de tumores malignos da bainha do nervo.

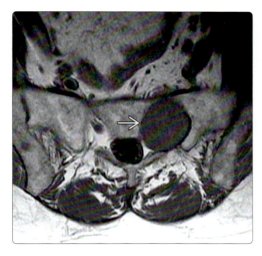
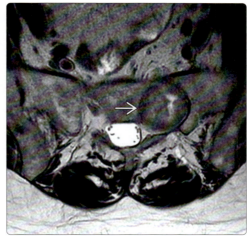

(À esquerda) RM T1WI axial do sacro mostra massa arredondada, homogênea ➡. A intensidade de sinal desta massa é semelhante à do músculo esquelético. Esta massa está suavemente se expandindo para o forame neural S1 esquerdo. A borda esclerótica da expansão sugere um processo de longa data. (À direita) RM T2WI axial no mesmo paciente mostra hiperintenso heterogêneo sinal da massa ➡. A massa é contígua à saída da raiz do nervo S1. Esta lesão foi encontrada durante um tratamento para dor na pelve anterior.

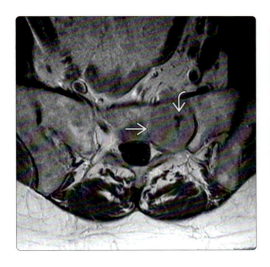
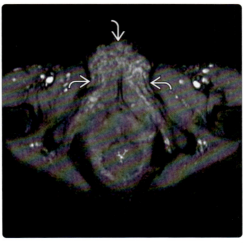

(À esquerda) RM T1WI C+ FS axial pós-contraste IV no mesmo paciente mostra realce homogêneo da massa ➡ com exceção de um pequeno foco ➡ que carece de realce e apresenta correspondente intensidade de sinal de fluido em imagem ponderada em T2, sugestiva de degeneração mucoide ou cística. (À direita) RM STIR axial mostra grande neurofibroma plexiforme ➡ envolvendo o períneo. Esta lesão tem aparência de saco de vermes. A massa originou no plexo lombossacral.

Neurofibroma

(À esquerda) *RM T1WI axial mostra massa infiltrativa, inespecífica ➡, na gordura subcutânea da região superior da região glútea direita, estendendo-se do nível da pele para a fáscia. Um pequeno nódulo cutâneo ➡ é isointenso ao músculo esquelético.* (À direita) *RM T2WI FS axial mostra massa subcutânea ➡ heterogeneamente hiperintensa. Além disso, a lesão cutânea ➡ também apresenta sinal hiperintenso. Estas lesões representam neurofibromas difuso e localizado em um paciente com conhecida neurofibromatose tipo 1.*

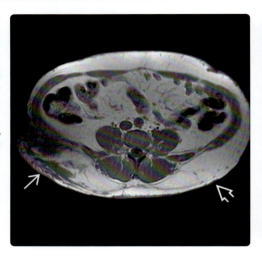 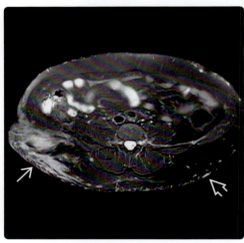

(À esquerda) *RM T1WI C+ FS axial no mesmo paciente mostra realce intenso do neurofibroma difuso ➡ e localizado ➡, que é um achado típico. Neurofibromas difusos têm tendência a se espalhar ao longo dos septos de tecido conjuntivo ➡.* (À direita) *RM T1WI axial da região superior do braço mostra neurofibromas plexiformes ➡ surgindo como múltiplas massas lobuladas de acordo com a distribuição dos nervos radial, mediano e ulnar. Estas massas são ligeiramente hiperintensa em relação ao músculo.*

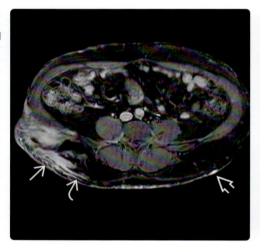 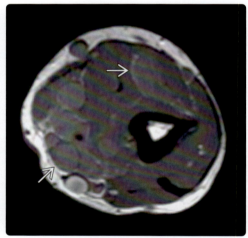

(À esquerda) *RM T2WI FS axial no mesmo paciente confirma característicos sinais anormais, heterogeneamente hiperintensos do neurofibroma plexiforme ➡. Uma das massas apresenta um foco central com diminuição de sinal ➡, compatível com um sinal-alvo. As estruturas circundantes estão deslocadas, em vez de invadidas.* (À direita) *RM T1WI C+ FS axial no mesmo paciente revela leve realce heterogêneo do neurofibroma plexiforme ➡. Observe a ausência de edema circundante.*

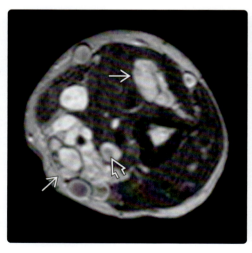 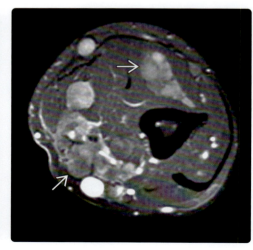

Neurofibroma

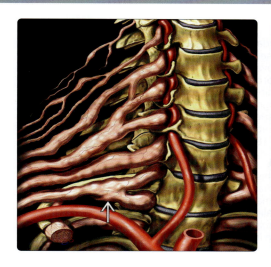
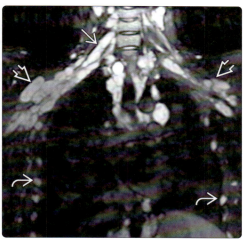

(À esquerda) *Gráfico oblíquo do plexo braquial mostra aumento irregular, nodular de múltiplos nervos e ramos nervosos, compatível com neurofibroma plexiforme ➡. Este tipo de neurofibroma está altamente associado a NF1.* (À direita) *RM STIR coronal mostra inumeráveis neurofibromas plexiformes envolvendo nervos espinais bilaterais ➡, cadeias simpáticas e plexos branquiais ➡, assim como envolvimento de múltiplos nervos intercostais ➡. Estas massas apresentam-se com ligeiramente intensidade de sinal alta heterogênea.*

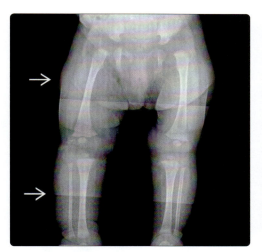
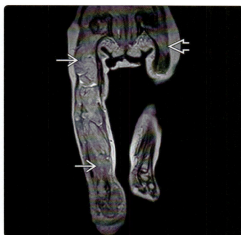

(À esquerda) *Radiografia frontal de ambas as extremidades inferiores mostra aumento assimétrico das partes moles sobre a região inferior da extremidade direita ➡ junto com leve discrepância no comprimento do membro, com a perna direita ligeiramente mais longa que a esquerda. Este paciente apresenta neurofibromatose tipo 1.* (À direita) *RM T2WI FSE coronal no mesmo paciente mostra neurofibroma plexiforme gigante ➡ envolvendo a perna direita do nível do forame sacral até o pé mediano. Também é observado um neurofibroma plexiforme menor ao longo da região posterior da coxa esquerda ➡.*

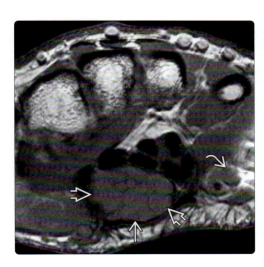
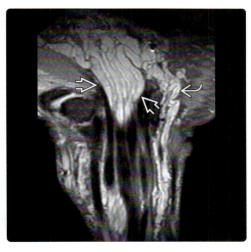

(À esquerda) *RM T1WI axial mostra fascículos nervosos bastante uniformes, mas significativamente aumentados dos nervos mediano ➡ e ulnar ➡. Estes neurofibromas plexiformes são ligeiramente hiperintensos ao músculo. Existe proeminente curvatura do retináculo do flexor ➡ e deslocamento dos tendões flexores.* (À direita) *RM PD FSE FS coronal no mesmo paciente mostra os neurofibromas plexiformes dos nervos mediano ➡ e ulnar ➡ com intensidade de sinal alta, com a típica aparência de saco de vermes.*

Tumores de Partes Moles

Schwannoma

DADOS PRINCIPAIS

TERMINOLOGIA
- Tumor benigno da bainha do nervo periférico encapsulado, em geral localizado excentricamente no nervo normal

IMAGENS
- Nervos da superfície flexora das extremidades superior e inferior
- Massa fusiforme solitária, bem definida
- Envolvimento ósseo é incomum
- TC: massa fusiforme, de baixa atenuação (5-30 HU)
  - ± focos centrais de atenuação mais alta
- Aparência em RM
  - Sinal de semelhante a ligeiramente aumentado em relação ao músculo em RM T1WI
    - Sinal de gordura dividida = fina borda periférica de gordura
    - Pode apresentar sutil atrofia muscular distal à lesão
  - Hiperintenso ao músculo em RM sensível a fluido
    - Sinal-alvo = região central de sinal baixo
    - Sinal fascicular = múltiplas pequenas estruturas tipo anel
  - Fina borda, hiperintensa, mais sugestiva de schwannoma que de neurofibroma
  - Mais provável de apresentar alteração cística que o neurofibroma
  - Realce difuso é típico
- Ultrassonografia: massa hipoecoica, bem definida, com leve realce acústico posterior
  - Cápsula ecogênica geralmente presente
- PET com F-18 FDG **não** é útil para diferenciação do TMBNP

PATOLOGIA
- Aparência histológica clássica de schwannoma consiste em áreas alternando Antoni A e B
- Schwannoma antigo: ↑ calcificação, hemorragia, alteração cística e hialinização
- Schwannoma celular: ↑ celularidade e mitoses podem causar diagnóstico incorreto de malignidade em > 25% dos casos
- Ligeiramente menos comum que o neurofibroma

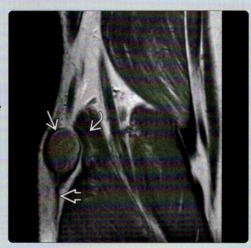
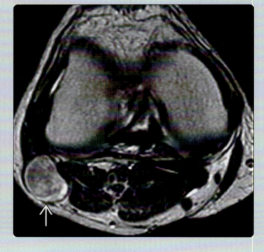

(À esquerda) RM T1WI coronal mostra massa fusiforme ➡ localizada ao longo da trajetória do nervo fibular. O nervo pode ser observado se estendendo da massa distalmente ➡, e a massa desvia a cabeça lateral do músculo gastrocnêmio ➡. A massa apresenta heterogênea intensidade de sinal variando de isointensa a ligeiramente hiperintensa ao músculo esquelético. (À direita) RM T2WI FSE axial mostra massa ➡ com heterogênea intensidade de sinal ligeiramente mais alta ao longo da periferia da massa.

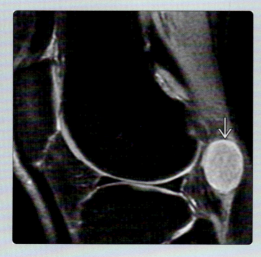
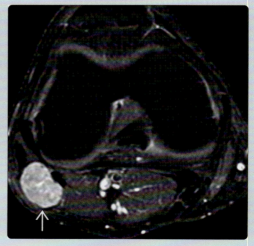

(À esquerda) RM T2WI FS sagital mostra massa ➡ heterogeneamente hiperintensa. O sinal baixo central é novamente observado. Este é uma variante de um sinal-alvo, frequentemente observado em tumores de bainhas de nervos periféricos. (À direita) RM T1WI C+ FS axial mostra heterogêneo realce da massa bem definida ➡. A localização da massa ao longo da trajetória do nervo fibular dá uma dica sobre a origem do tumor. Apenas uma única biopsia do núcleo foi obtida desde que a massa se tornou consideravelmente dolorosa. A biopsia confirmou um schwannoma.

Schwannoma

TERMINOLOGIA

Sinônimo
- Neurilemoma

Definição
- Tumor benigno de bainha de nervo periférico encapsulado, em geral localizado excentricamente no nervo

IMAGENS

Características Gerais
- Localização
  - Nervos da superfície flexora das extremidades superior e inferior
    - Nervos fibular e ulnar são os mais comuns
  - Nervos espinais, simpáticos e cutâneos da cabeça e região do pescoço
    - Predileção para envolver nervos sensoriais
  - Localizações subperiosteal e intraóssea são raras
  - Schwannomas antigos e celulares são mais comuns no retroperitônio e mediastino posterior
    - 25% dos schwannomas celulares em partes profundas das extremidades
  - Múltiplos schwannomas ou schwannomatose podem apresentar distribuição segmentar
- Tamanho
  - Geralmente <5 cm
    - Tumores maiores encontrados no retroperitônio e mediastino
      - Relo de até 15 cm
- Morfologia
  - Massa fusiforme solitária, bem definida
    - Múltiplas massas em 5% dos casos

Achados na Radiografia
- Mineralização é incomum
- Envolvimento ósseo é incomum

Achados na TC
- Massa fusiforme, de baixa atenuação (5-30 HU)
  - ± focos centrais de atenuação mais alta
- + realce

Achados na RM
- Massa fusiforme excentricamente posicionada em relação ao nervo parental
  - Sinal de semelhante a ligeiramente aumentado em relação ao músculo em T1WI
    - Sinal de gordura dividida = fina borda periférica de gordura
    - Pode apresentar sutil atrofia muscular distal à lesão
  - Hiperintenso ao músculo em sequências sensíveis a fluido
    - Sinal-alvo = região central de sinal baixo
    - Sinal fascicular = múltiplas pequenas estruturas tipo anel
  - Realce difuso (frequentemente maior que o neurofibroma) é típico, mas ausência de realce foi relatada
- Aparência da imagem pode ser semelhante à do neurofibroma
  - Mais provável de apresentar alteração cística que o neurofibroma
  - Fina borda hiperintensa em T2WI mais sugestiva de schwannoma

Achados na Ultrassonografia
- Massa hipoecoica, bem definida, com leve realce acústico posterior
  - Pode conter focos de ↑ ecogenicidade ou espaços císticos
  - Anel ecogênico interno completo ou incompleto é altamente sugestivo de diagnóstico, mas é raro
  - Nervo parental pode se visível associado à periferia da massa
- Cápsula ecogênica geralmente presente
- Aumento do fluxo sanguíneo no Doppler colorido

Achados na Medicina Nuclear
- PET com F-18 FDG não é útil para diferenciação do tumor maligno de bainha de nervo dada a alta relação tumor-para-fundo
  - SUV amplamente variável com base na celularidade do tumor
  - SUV médio pode ser > 6
- Aumento da captação de radiomarcador na cintilografia óssea com schwannoma antigo
- Ausência de captação de marcador na imagem de citrato de Ga-67 pode diferenciar do TMBNP

Achados na Angiografia
- Variavelmente presentes, mas característicos, vasos tipo saca-rolhas nos polos superior e inferior da lesão

DIAGNÓSTICO DIFERENCIAL

Neurofibroma
- Mais provável de apresentar sinal-alvo e realce central em imagens de RM
  - Pode não ser possível diferenciar de schwannoma
- Massa é intercalada com fibras nervosas normais
- Ausência de áreas histológicas de Antoni A e B
- Proteína S100 focalmente positiva, em oposição a intensamente positiva com schwannoma

Sarcoma Sinovial
- Massa bem definida a parcialmente infiltrativa com predileção por regiões periarticulares
- Em RM, pode apresentar sinal de gordura dividida, sinal triplo e sinal de cacho de uva
- Realce proeminente heterogêneo em imagens de TC e RM
- Mais provável de conter mineralização que o schwannoma

Tumor Maligno da Bainha de Nervo Periférico
- Aumento da massa envolvendo tronco de nervos principais
- ± invasão de estruturas circundantes
- Hemorragia e necrose mais comuns que em neurofibroma ou schwannoma

Hematoma
- Ausência de regiões sólidas de realce do tecido
- Pode calcificar cronicamente

Schwannoma Melanótico
- Neoplasia distinta do schwannoma clássico
- Predileção para envolver nervos espinais ou autonômicos da linha média
- 55% associados ao complexo de Carney
- Massa encapsulada de coloração preta-acastanhada a cinza-azulada
  - Corpos de psamomas são comuns
- Leve predominância feminina
- Aumento de risco de doença metastática (13%-26%)

Schwannoma

PATOLOGIA

Características Gerais
- Genética
  - Surge esporadicamente na maioria dos casos
  - Comumente consiste em aberração do cromossomo 22
- Anomalias associadas
  - Pode surgir em associação à neurofibromatose tipo 1(NF1) ou tipo 2 (NF2)
    - Associação a NF1 é rara

Características Patológicas e Cirúrgicas Macroscópicas
- Massa encapsulada, rosa, branca ou amarela
- Massa localizada excentricamente ao nervo
  - Pequenos nervos podem ser engolidos

Características Microscópicas
- Aparência clássica do schwannoma consiste em áreas de Antoni A e B alternadas
  - Antoni A = componente celular altamente ordenado
    - Células fusiformes compactas com núcleos torcidos em fascículos ou feixes curtos
      - ± corpos de Verocay, paliçada nuclear, espirais de células, vacúolos intranucleares claros
    - Figuras mitóticas ocasionais
  - Antoni B = componente mixoide hipocelular frouxo
    - Células fusiformes ou ovais irregulares, células inflamatórias, alteração microcística e colágeno
      - ± glândulas e estruturas epiteliais benignas
    - Grandes vasos apresentam paredes espessadas e podem ser preenchidas com trombos
  - Proteína S100 intensamente positiva
- Schwannoma antigo
  - Tumores grandes, de longa duração com calcificação, hemorragia, alteração cística e hialinização
    - Siderófagos e histiócitos são comuns
  - Significativa atipia nuclear, mas sem figuras mitóticas
- Schwannoma celular
  - Predominantemente áreas de Antoni A
    - Hemorragia é comum, mas degeneração cística é incomum
    - Ausência de corpos de Verocay
    - Até 10% com necrose
  - ↑ celularidade e mitoses podem causar diagnóstico incorreto da malignidade em > 25% dos casos
    - Geralmente <4 mitoses por 10 HPF
  - 25% em partes moles profundas das extremidades
  - ± associado à destruição óssea
  - Massa circunscrita de cor acastanhada, algumas vezes multinodular
  - Proteína S100 fortemente positiva
- Schwannoma plexiforme
  - Massa plexiforme ou multinodular mais comum surgindo da pele ou do tecido subcutâneo
    - Lesões profundas são raras, mas relatadas
  - Variante de schwannoma celular
  - 5% de todos os schwannomas
- Schwannoma epitelioide
  - Massa encapsulada, superficial
  - Pequenas células de Schwann epitelioides, arredondadas, em agrupamentos ou cordões ± células atípicas
    - Estroma colagenoso ou mixoide
    - Sem figuras mitóticas
  - Proteína S100 fortemente positiva
  - Imunocoloração de colágeno tipo IV positiva

QUESTÕES CLÍNICAS

Apresentação
- Sinais/sintomas mais comuns
  - Massa indolor, de crescimento lento
    - Percussão produz sinal de Tinel doloroso
    - Dor mais comum com lesões grandes, múltiplas ou profundas
  - Massa presa ao longo do eixo longitudinal, mas móvel transversal ao nervo
- Outros sinais/sintomas
  - 2% apresentam schwannomatose
    - Distinta de NF2
    - Múltiplo schwannomas sem envolvimento de aparato vestibular
  - 3% associados a NF2
  - 5% apresentam múltiplos meningiomas ± NF2

Demografia
- Idade
  - Mais comum da 2ª a 5ª décadas de vida
    - Encontrado em todas as idades
- Gênero
  - Sem predominância de gênero
- Epidemiologia
  - ~ 5% dos tumores benignos de partes moles
  - Ligeiramente menos comum que o neurofibroma

Histórico Natural e Prognóstico
- Benigno sem recorrência local
- Degeneração maligna é rara

Tratamento
- Função do nervo pode normalmente ser preservada com excisão cirúrgica, ao contrário do neurofibroma

REFERÊNCIAS

1. Khoo M, et al: Melanotic schwannoma: an 11-year case series, Skeletal Radiol. ePub, 2015.
2. Ahlawat S, et al: Schwannoma in neurofibromatosis type 1: a pitfall for detecting malignancy by metabolic imaging, Skeletal Radiol. 42(9):1317-1322, 2013.
3. Kashima TG, et al: Intraosseous schwannoma in schwannomatosis, Skeletal Radiol. 42(12):1665-1671, 2013.
4. Koontz NA, et al: Schwannomatosis: the overlooked neurofibromatosis? AJR Am J Roentgenol. 200(6):W646-53, 2013.
5. Hamada K, et al: editor: (18)F-FDG PET analysis of schwannoma: increase of SUVmax in the delayed scan is correlated with elevated VEGF/VPF expression in the tumors, Skeletal Radiol. 38(3):261-266, 2009.
6. Kransdorf MJ, et al: Neurogenic tumors. In Kransdorf MJ, et al, editor: *Imaging of Soft Tissue Tumors*, 2nd ed., Philadelphia: Lippincott Williams & Wilkins. 334, 338-4, 2006.
7. Beaulieu S, et al: Positron emission tomography of schwannomas: emphasizing its potential in preoperative planning, AJR Am J Roentgenol. 182(4):971-974, 2004.
8. Isobe K, et al: Imaging of ancient schwannoma, AJR Am J Roentgenol. 183(2):331-336, 2004.
9. Reynolds DL Jr, et al: Sonographic characteristics of peripheral nerve sheath tumors, AJR Am J Roentgenol. 182(3):741-744, 2004.
10. Lin J, et al: Cross-sectional imaging of peripheral nerve sheath tumors: characteristic signs on CT, MR imaging, and sonography, AJR Am J Roentgenol. 176(1):75-82, 2001.

Schwannoma

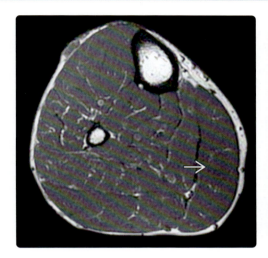
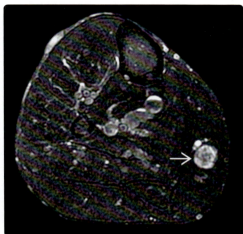

(À esquerda) *RM T1WI axial mostra pequena massa oval ➡ localizada na cabeça medial do músculo gastrocnêmio da panturrilha. A massa é isointensa a ligeiramente hipointensa ao músculo adjacente, dificultando seu o delineamento.* (À direita) *RM T2WI FS axial no mesmo paciente mostra massa ➡ heterogeneamente hiperintensa ao músculo. A massa carece de clássica aparência em alvo (sinal alto periférico com sinal baixo central) dos tumores de bainha de nervo que é frequentemente observada em sequências de RM sensíveis a fluido.*

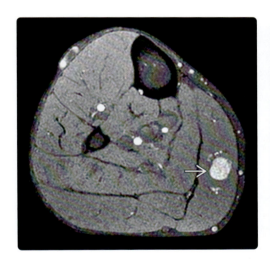
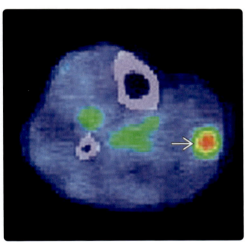

(À esquerda) *RM T1WI C+ FS axial mostra realce homogêneo da massa ➡. O realce de schwannoma varia de ausente a intenso e pode ser homogêneo ou não homogêneo. O realce difuso observado aqui é mais típico de schwannoma que de neurofibroma.* (À direita) *PET/TC axial mostra aumento da captação de F-18 FDG da massa ➡. Este estudo inicialmente induziu o tratamento desta lesão. A biopsia foi necessária para excluir a metástase de um sarcoma pleomórfico indiferenciado localizado no ipsilateral da coxa do paciente.*

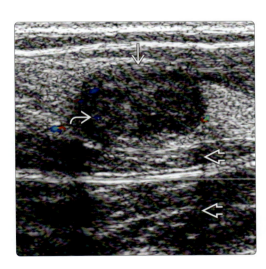
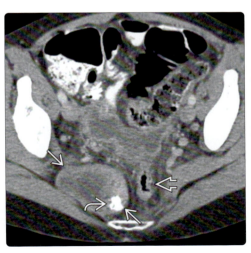

(À esquerda) *Ultrassonografia com Doppler colorido longitudinal no mesmo paciente realizado para orientar a biopsia mostra massa oval, heterogênea, bem definida ➡ com realce acústico posterior ➡ e leve fluxo sanguíneo interno ➡.* (À direita) *TCSC axial mostra massa ➡ dentro do entalhe ciático direito, deslocando o reto ➡. Uma calcificação grosseira ➡ está excentricamente localizada dentro da massa. O nervo ciático direito não é identificado como uma estrutura separada e foi comprovado estar intimamente relacionado com este schwannoma.*

Schwannoma

(À esquerda) *TC axial mostra grande massa que provoca erosão do sacro e está adjacente à vertebra L5 ➡. Observe que a artéria ilíaca ➡ está significativamente deslocada.* (À direita) *RM T1WI parassagital esquerda no mesmo caso mostra massa de origem axial, estendendo-se até envolver L5 ➡, S1 ➡ e pelve ➡. Apresenta homogeneamente intensidade de sinal baixa. Dada a localização, o tumor de célula gigante ou o neurofibroma são os prováveis diagnósticos, embora o schwannoma e o cordoma também devam ser considerados.*

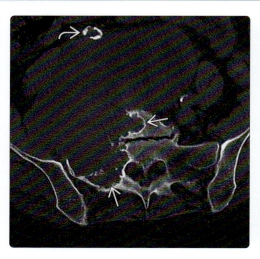
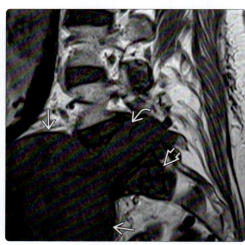

(À esquerda) *RM T2WI axial mostra massa ➡ significativamente heterogênea com hipointensidade, sugerindo tumor de célula gigante como principal diagnóstico. A lesão também envolve o forame neural ➡, aumentando a probabilidade de tumor de bainha de nervo; o schwannoma foi comprovado.* (À direita) *Radiografia AP mostra massa ➡ dentro da coxa que contém calcificação distrófica. Embora isso possa ser observado em qualquer tumor de partes moles, ocorre mais frequentemente no sarcoma sinovial, o diagnóstico mais provável.*

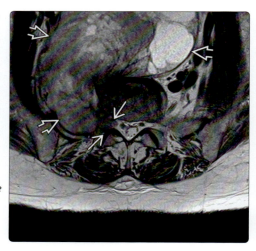
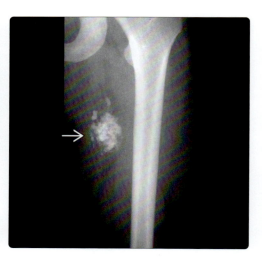

(À esquerda) *RM T1WI axial no mesmo paciente mostra grande massa ➡ que contém calcificação de sinal baixo ➡.* (À direita) *RM T2WI axial no mesmo paciente mostra que a massa ➡ tem sinal alto heterogêneo com calcificações centrais persistentemente de sinal baixo ➡. É significativo o fato de a lesão estar no curso de um ramo do nervo femoral. Schwannomas de longa data são mais prováveis de ter calcificação de sinal heterogêneo e outra alteração degenerativa.*

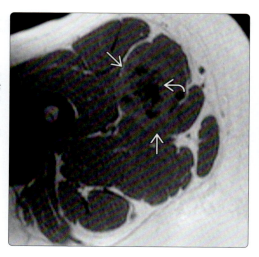
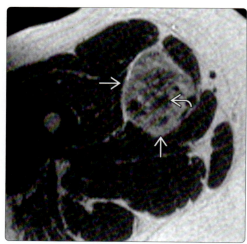

Schwannoma

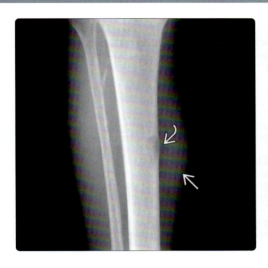
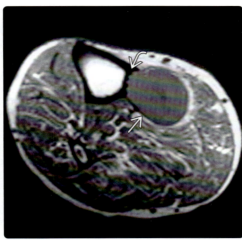

(À esquerda) Radiografia anteroposterior mostra massa de partes moles ➡ na panturrilha média, que parece estar escavando a tíbia subjacente ➡. O centro da lesão é partes moles em vez de parosteal ou ósseo. (À direita) RM T1WI axial no mesmo paciente confirma que o centro da lesão está nas partes moles ➡, com saucerização e invasão local do córtex da tíbia ➡. A massa é heterogeneamente isointensa ao músculo esquelético com um pequeno foco central de sinal diminuído.

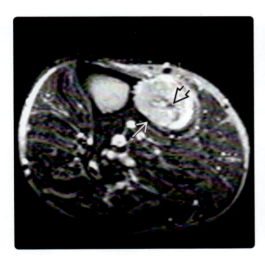
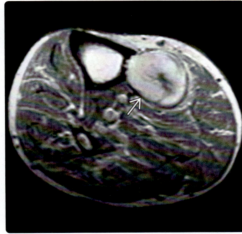

(À esquerda) RM T2WI axial no mesmo paciente mostra massa ➡ com predominantemente intensidade de sinal alta com uma região central de intensidade de sinal diminuída ➡. O espaço da medula da tíbia parcialmente invadida é normal. (À direita) RM T1WI C+ axial mostra massa ➡ com realce heterogêneo. Esta lesão é bastante alongada, medindo 7 cm de proximal a distal, enquanto tem apenas 3 cm de diâmetro. A lenta erosão da tíbia é uma dica de que a lesão é benigna.

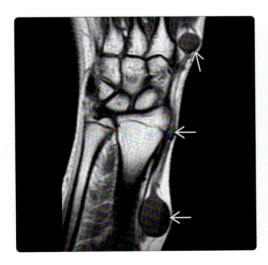
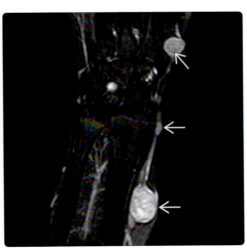

(À esquerda) RM T1WI coronal mostra três massas fusiformes ou arredondadas ➡ intimamente associadas e se estendendo ao longo do curso do nervo radial. Este é um caso de schwannomatose. (À direita) T2WI FS coronal no mesmo caso mostra hiperintensidade não homogênea nos três schwannomas ➡. Deve ser lembrado que os schwannomatoses são entidades distintas de NF2.

Tumor Maligno da Bainha de Nervo Periférico

DADOS PRINCIPAIS

IMAGENS
- Massa fusiforme, mal definida, >5 cm
  - Nervos profundos de grandes a médios
  - Extremidades proximais, retroperitônio, mediastino posterior
- TC: massa infiltrativa com heterogênea atenuação secundária aos conteúdos hemorrágicos ou necróticos
  - ± calcificação ou envolvimento ósseo
- Aparência na RM
  - Heterogeneamente hipo a hiperintenso em RM T1WI
  - Heterogeneamente hiperintenso em RM sensível a fluido
  - Intenso realce heterogêneo, especialmente perifericamente
  - Pode conter cistos interlesionais
  - Pode apresentar edema periférico
- Ultrassonografia: ecogenicidade heterogênea da massa com bordas infiltrativas + realce acústico posterior
  - Hiperêmico no Power Doppler e colorido
- Cintilografia óssea: ↑ captação de Tc-99m
- ↑ captação de F-18 FDG, SUV ≥ 6,1
- Vasos em saca-rolhas nos polos proximal e distal da massa na angiografia

PATOLOGIA
- Sarcoma maligno de célula fusiforme de origem neural
  - 25% a 50% associados a NF1
  - 10% a 20% induzidos por radiação
- 3% a 10% de todos os sarcomas de partes moles

QUESTÕES CLÍNICAS
- Dor, fraqueza, déficit sensorial
- Aumento repentino neurofibroma preexistente
- Lesões induzidas por radiação apresentam 10 a 20 anos de latência
- Prognóstico ruim a longo prazo
  - Recorrência local: 40% a 65%
  - Metástase distante: 40% a 68% (pulmão > osso > pleura)
  - Taxa de sobrevida em 5 anos: 23% a 44%

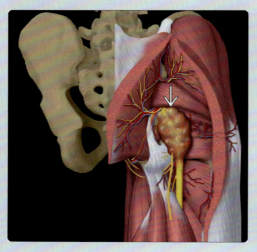
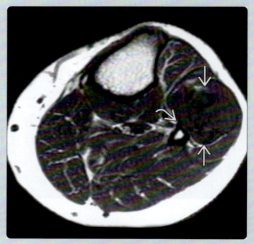

(À esquerda) Gráfico coronal da pelve mostra TMBNP ➡ surgindo do nervo ciático. A massa apresenta uma típica forma fusiforme e é contígua ao nervo. Origem em um grande nervo localizado profundamente é típica. (À direita) RM T1WI axial da região inferior da perna mostra massa ➡ anterior à fíbula com heterogênea intensidade de sinal que é isointensa a hipointensa em relação ao músculo esquelético. Existe recorte adjacentes do córtex fibular ➡. O espaço medular da fíbula permanece normal.

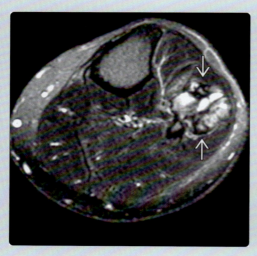
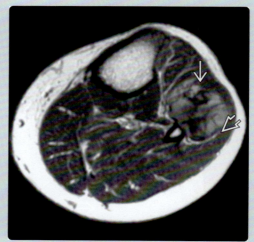

(À esquerda) RM STIR axial no mesmo paciente mostra massa ➡ de significativo sinal heterogêneo com ampla variação de intensidades de sinais. Regiões de sinais baixos persistentes provavelmente representam calcificações, que são mais comuns em TMBNP que em tumores benignos de bainha de nervo periférico. Regiões de sinais muito altos podem ser em razão de hemorragia, cisto ou necrose, todos os quais são comuns. (À direita) RM T1WI C+ axial mostra massa ➡ com realce proeminente, mas não homogêneo. Uma borda incompleta de gordura está presente posteriormente ➡.

Tumor Maligno da Bainha de Nervo Periférico

TERMINOLOGIA

Abreviatura
- Tumor maligno da bainha de nervo periférico (TMBNP)

Sinônimos
- Schwannoma maligno, sarcoma neurogênico, neurilemoma maligno, neurofibrossarcoma

IMAGENS

Características Gerais
- Localização
  - Nervos profundos, de grandes a médios
    - Nervo ciático > plexo braquial, plexo sacral
  - Extremidades proximais, retroperitônio, mediastino posterior
    - Origem rara na pele ou no osso (mandíbula)
- Tamanho
  - >5 cm
- Morfologia
  - Massa fusiforme, mal definida

Achados na Radiografia
- Radiografia
  - Normal ou massa de partes moles
    - ± calcificação (mais frequentemente observada que em neurofibroma) ou envolvimento ósseo

Achados na TC
- Massas infiltrativas com atenuação heterogênea, secundária a hemorragia ou necrose

Achados na RM
- Heterogeneamente hipo a hiperintenso em RM T1WI
  - Heterogeneidade mais frequente em TMBNP que em neurofibroma
- Heterogeneamente hiperintenso em RM sensível a fluido
  - ± níveis fluido-fluido hemorrágicos, cistos
- Realce intenso heterogêneo
  - Padrões difuso, periférico ou nodular
- Características diferenciando de neurofibroma (2 de 4 características devem ser consideradas altamente suspeitas para TMBNP)
  - Grande tamanho
  - Padrão de realce periférico
  - Zona de edema perilesional
  - Presença de lesão cística intratumoral

Achados na Medicina Nuclear
- Cintilografia óssea
  - ↑ *pool* de sangue e atraso na captação de Tc-99m
  - ↑ captação de citrato de Ga-67
- PET
  - ↑ captação de F-18 FDG, SUV ≥ 6,1
  - Aumento da especificidade de PET com 11C-metionina

Achados na Ultrassonografia
- Ecogenicidade heterogênea da massa com bordas infiltrativas e realce acústico posterior
- Ausência de aparência em alvo observada em tumor benigno da bainha de nervo periférico
- Hiperêmico no Power Doppler e colorido

DIAGNÓSTICO DIFERENCIAL

Tumor Benigno da Bainha de Nervo Periférico
- Massa bem circunscrita ao longo do curso do nervo
- Menos provável de produzir dor em repouso
- Lesões menores e mais bem definidas que o TMBNP
- Mais provável de apresentar sinal-alvo e sinal fascicular
- Menos provável de calcificar, exceto schwannoma antigo

HFM Pleomórfico/Sarcoma Pleomórfico Indiferenciado
- Massa heterogênea em RM ± níveis fluido-fluido
- Menos provável de estar ao longo do curso do nervo

PATOLOGIA

Características Gerais
- Etiologia
  - Sarcoma maligno de célula fusiforme de origem neural
- Anomalias associadas
  - 25% a 50% associados a NF1
    - No entanto, apenas ~ 10% dos pacientes com NF1 desenvolvem TMBNP
  - 10% a 20% induzidos por radiação (10-20 anos de latência)

Características Microscópicas
- Critérios diagnósticos em desacordo complicam o diagnóstico
- TMBNP se atender um dos seguintes três critérios
  - Sarcoma surgindo de nervo periférico
  - Sarcoma surgindo de tumor benigno de bainha de nervo periférico preexistente
  - Sarcoma refletindo diferenciação de célula de Schwann

QUESTÕES CLÍNICAS

Apresentação
- Sinais/sintomas mais comuns
  - Dor, fraqueza, déficit sensorial
  - Aumento repentino de neurofibroma preexistente

Demografia
- Idade
  - 2ª a 5ª décadas de vida
  - Em NF1: apresentação mais cedo e maior faixa etária
- Gênero
  - Ligeira predileção feminina
    - TMBNP com NF1: significativa predominância masculina
- Epidemiologia
  - 3% a 10% de todos os sarcomas de partes moles

Histórico Natural e Prognóstico
- Prognóstico ruim a longo prazo
  - Recorrência local: 40% a 65%
  - Metástase distante: 40% a 68% (pulmão > osso > pleura)
  - Taxa de sobrevida em 5 anos: 23% a 44%

Tratamento
- Excisão cirúrgica ± quimioterapia e/ou radioterapia

REFERÊNCIA

1. Schaefer IM, et al: Malignant peripheral nerve sheath tumor (MPNST) arising in diffuse-type neurofibroma: Clinicopathologic Characterization in a Series of 9 Cases, Am J Surg Pathol. ePub, 2015.

Tumor Maligno da Bainha de Nervo Periférico

(À esquerda) *RM T1WI coronal mostra grande massa* ➡ *saindo da pelve pelo entalhe ciático. A massa apresenta intensidade de sinal semelhante à do músculo normal. Observe a expansão do forame sacral direito* ➡. *Existe denervação crônica dos músculos glúteos direitos com infiltração de gordura* ➡. (À direita) *RM T2WI FS coronal mostra TMBNP do plexo sacral/nervo ciático* ➡ *heterogeneamente hiperintenso ao músculo. Novamente observadas expansão do forame sacral direito* ➡ *e atrofia do músculo glúteo* ➡.

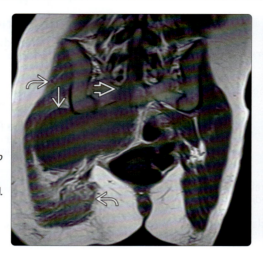 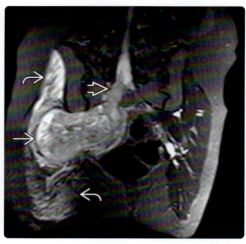

(À esquerda) *RM T1WI C+ FS coronal no mesmo paciente mostra heterogêneo realce da massa* ➡, *assim como realce dos músculos denervados* ➡. *O tumor se estende para o canal espinal* ➡. *Este paciente também apresenta metástase hepática.* (À direita) *RM T1WI coronal do joelho mostra uma grande e relativamente bem circunscrita massa subcutânea* ➡, *que contém calcificação de sinal baixo* ➡. *A maioria da lesão é isointensa ao músculo esquelético. Esta lesão se estende muito próxima à superfície da pele.*

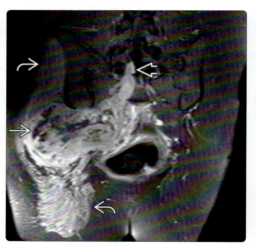 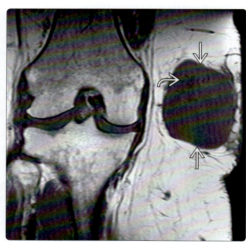

(À esquerda) *RM PDWI FS axial no mesmo paciente mostra massa* ➡ *com sinal alto heterogêneo, com regiões nodulares de calcificação distrófica* ➡. (À direita) *RM T1WI C+ FS axial no mesmo paciente mostra massa* ➡ *com realce intenso heterogêneo, predominantemente periférico, uma característica mais frequentemente observada em TMBNP que em neurofibroma. Regiões sem realce provavelmente representam uma combinação de necrose, hemorragia antiga ou calcificação. A origem do tumor de um pequeno nervo superficial é incomum para TMBNP.*

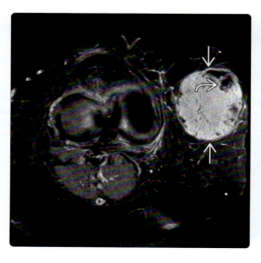 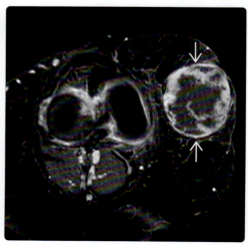

Tumor Maligno da Bainha de Nervo Periférico

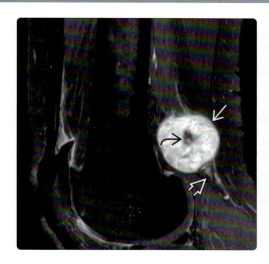
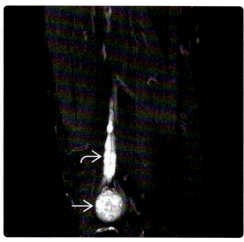

(À esquerda) *RM T2WI FS sagital mostra lesão heterogeneamente hiperintensa ➡ associada ao nervo profundo ➡. A lesão contém um foco hipointenso central ⮕; alvos foram descritos em todos os TBNs periféricos, mas são mais frequentemente observados em lesões benignas que em malignas.* (À direita) *RM STIR coronal no mesmo caso mostra grande lesão ➡ em relação aos neurofibromas menores ➡ moldando o nervo fibular. Não há edema periférico ou outra característica para diferenciar a lesão benigna da maligna, mas foi provado ser um TMBNP.*

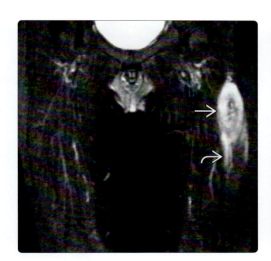
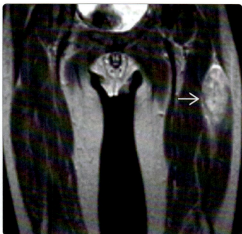

(À esquerda) *RM T2WI FS coronal revela massa hiperintensa, heterogênea, fusiforme ➡ na região anterior da coxa esquerda. Sinal hiperintenso nas partes moles adjacentes ➡, provavelmente representam edema circundante, que é mais frequentemente observado em TMBNP que em neurofibroma.* (À direita) *RM T1WI C+ coronal no mesmo paciente mostra proeminente e ligeiramente heterogêneo realce da massa na região anterior da coxa ➡. Esta massa estava ao longo do curso de um feixe neurovascular e foi confirmado representar um TMBNP.*

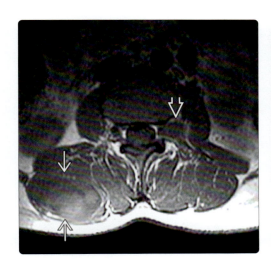
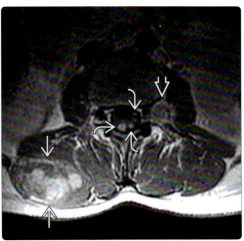

(À esquerda) *RM T1WI axial em paciente com NF1 mostra grande massa ➡ dentro dos músculos paraespinosos da coxa. Esta massa é ligeiramente não homogênea, com intensidade de sinal semelhante e ligeiramente mais alto que o músculo esquelético. Uma segunda massa, menor, está situada no forame neural esquerdo ➡.* (À direita) *RM T1WI C+ axial mostra heterogêneo realce da massa paraespinosa direita ➡, que representa um TMBNP na biopsia. O neurofibroma esquerdo ➡ também é realçado, assim como outros neurofibromas intratecais adicionais ➡.*

Cisto de Inclusão Epidérmica

DADOS PRINCIPAIS

TERMINOLOGIA
- Lesão benigna comum da cútis e subcútis que surge da obstrução do folículo piloso ou implantação profunda da epiderme

IMAGENS
- Couro cabeludo > face > pescoço > tronco
  - <10% envolvem extremidades
- Lesões ósseas parecem líticas com margens escleróticas ± inchaço das partes moles
- TC: massa de densidade de partes moles em gordura subcutânea
- Achados na RM
  - Isointenso ao músculo com leve sinal heterogêneo variando de baixo a alto em T1WI
  - Sinal hiperintenso mais ↑ ou ↓ de sinal de detritos (cristais de colesterol ou queratina) em T2WI FS
    - Detritos podem ser posicionalmente dependentes
- Ultrassonografia: massa bem circunscrita, heterogeneamente hipo a hiperecoica

PATOLOGIA
- Lesão não neoplásica traumática ou de desenvolvimento
- Outros achados associados à rotura do cisto
  - Reação granulomatosa, tecido de granulação, reação a corpo estranho, abscesso, meningite (intracraniana)

QUESTÕES CLÍNICAS
- Maioria é composta de achados incidentais
- Massa firme, de crescimento lento, indolor
- Excisão simples é curativa

CHECKLIST DO DIAGNÓSTICO
- Pode ser difícil diferenciar sinal alto intrínseco em T1 do realce em RM T1WI C+ FS, se RM T1WI FS pré-gadolínio não for obtido
- Aparência de imagem varia com base no conteúdo e na hidratação da lesão

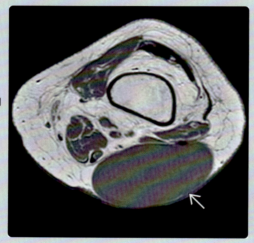 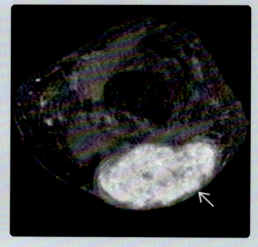

(À esquerda) RM T1WI axial da coxa distal mostra massa bem circunscrita ➡ nas partes moles superficiais posteriores. A massa é relativamente homogênea com intensidade de sinal ligeiramente hiperintensa em relação ao músculo esquelético. (À direita) RM T2WI FS axial mostra massa ➡ heterogeneamente hiperintensa em relação ao músculo. A massa contém focos dispersos de detritos que apresentam ligeiramente diminuída intensidade de sinal. Imagens de RM destas lesões são variavelmente baseadas nos conteúdos dos cistos e no grau de hidratação da lesão.

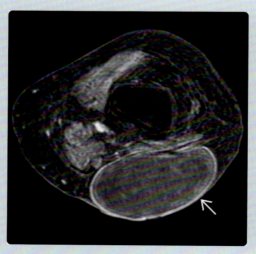 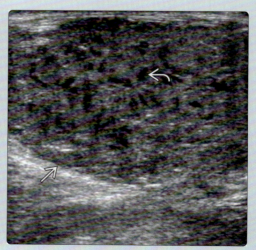

(À esquerda) RM T1WI C+ FS axial mostra massa ➡ com realce periférico. O realce interno é difícil de avaliar em razão da hiperintensidade intrínseca em T1 da lesão. A subtração de RM pós-processada confirmou apenas o realce periférico. (À direita) Ultrassonografia transversal mostra massa ➡ bem circunscrita com hipoecogenicidade heterogênea. Focos internos de detritos ➡ são visíveis e eram compostos de queratina na excisão. Ultrassonografia com Doppler colorido não mostrou fluxo sanguíneo dentro da massa.

Cisto de Inclusão Epidérmica

TERMINOLOGIA

Sinônimos
- Cisto epidérmico, cisto epidermoide, cisto infundibular

Definição
- Lesão benigna comum da cútis e subcútis que surge da obstrução do folículo piloso ou implantação profunda da epiderme

IMAGENS

Características Gerais
- Localização
  - Couro cabeludo > face > pescoço > tronco
    - <10% envolvem extremidades
  - Partes moles > > ossos (dedos das mãos e dos pés)
- Tamanho
  - Pequenas lesões, geralmente de 0,2 a 5,0 cm
  - Pode crescer excepcionalmente > 14 cm
- Morfologia
  - Massa subcutânea, bem circunscrita

Achados na Radiografia
- Massa de partes moles radiograficamente oculta
- Lesões ósseas parecem líticas com margens escleróticas ± aumento de partes moles

Achados na TC
- Massa de atenuação de partes moles em gordura subcutânea
  - Alto conteúdo lipídico pode produzir baixa atenuação

Achados na RM
- T1WI
  - Predominantemente isointenso ao músculo com leve heterogêneo sinal variando de baixo a alto
- T2WI FS
  - Sinal hiperintenso mais ↑ ou ↓ de sinal de detritos
    - Sinal baixo de detritos = queratina (pode calcificar)
    - Sinal alto de detritos = cristais de colesterol
    - Detritos podem ser posicionalmente dependentes
    - Detritos podem ser lineares ou arredondados
  - Relato de níveis fluido-fluido
- T1WI C+ FS
  - Realce central de baixo nível ausente com realce da cápsula
- Aparência de imagem dependente dos conteúdos dos cistos

Achados na Ultrassonografia
- Massa bem circunscrita, heterogeneamente hipo a hiperecoica
- Sinal de garra da derme circundando a porção superficial da lesão sugere localização intradérmica
- Realce acústico posterior é comum
- Lesões inflamadas podem mostrar fluxo sanguíneo

DIAGNÓSTICO DIFERENCIAL

Cisto Sebáceo
- Surge da glândula sebácea obstruída
- Aparência de imagem semelhante

Hematoma
- Sem realce central
- Níveis fluido-fluido

Tumor Glômico
- Localização no leito ungueal pode provocar erosão da falange distal, produzindo semelhante aparência radiográfica

Abscesso de Partes Moles
- Paredes grossas e irregulares
- Pode estar associado à rotura do cisto de inclusão epidérmica

PATOLOGIA

Características Gerais
- Etiologia
  - Implantação ectópica de tecido epidérmico
    - Traumático ou de desenvolvimento
  - Ectasia cística do infundíbulo do folículo piloso
    - Causas: obstrução, inflamação, cicatrização
- Anomalias associadas
  - Síndrome de Gardner apresenta ↑ risco de lesões múltiplas

Características Microscópicas
- Cisto simples com paredes que se assemelham ao epitélio infundibular folicular ou escamoso estratificado
- Conteúdo de queratina laminada ou cistos de colesterol
- Outros achados associados à rotura do cisto
  - Reação granulomatosa, tecido de granulação, reação a corpo estranho, abscesso, meningite (intracraniana)

QUESTÕES CLÍNICAS

Apresentação
- Sinais/sintomas mais comuns
  - Maioria consiste em achado incidental
  - Massa firme, de crescimento lento, indolor
    - Móvel ou presa à pele
- Outros sinais/sintomas
  - Pode relatar histórico de traumatismo, punção ou injeção

Demografia
- Idade
  - 3ª a 5ª décadas de vida
- Gênero
  - Leve predominância masculina

Histórico Natural e Prognóstico
- Sem recorrência local, se for completamente resseccionado

Tratamento
- Simples excisão é curativa

CHECKLIST DO DIAGNÓSTICO

Dicas para Interpretação de Imagens
- Pode ser difícil diferenciar sinal alto intrínseco em T1 de realce em RM T1WI C+ FS, se RM T1WI FS pré-gadolínio não for obtida

REFERÊNCIA

1. Melamud K, et al: Diagnostic imaging of benign and malignant osseous tumors of the fingers, Radiographics. 34(7):1954-1967, 2014.

Nódulo Reumatoide

DADOS PRINCIPAIS

TERMINOLOGIA
- Nódulo de partes moles não neoplásico que é a mais comum manifestação extra-articular de artrite reumatoide

IMAGENS
- Nódulos solitários ou múltiplos
- Bordas bem definidas arredondas a infiltrativas
- Proeminência subcutânea entre pele e osso
  - Mais comumente encontrada sobre o olécrano ou remanescente da superfície do extensor da extremidade superior
- Massa de partes moles ± erosão do osso adjacente
  - Calcificação é incomum
- Continuidade com bursa adjacente suporta o diagnóstico
- Intensidade de sinal homogênea a heterogênea, variando de isointensa a ↓ de sinal em comparação com músculo em RM T1WI
- Heterogênea ↓ a ↑ de intensidade de sinal em RM T2WI
- Realce difuso homogêneo a predominantemente heterogêneo periférico
- Captação de FDG moderada (SUV máx.: 4,2) relatado em PET/TC, imitando tumor

PATOLOGIA
- Nódulos histologicamente semelhantes ao lúpus eritematoso sistêmico, artropatia de Jaccoud, espondilite anquilosante e agamaglobulinemia

QUESTÕES CLÍNICAS
- Massa palpável, sem sensibilidade
  - Aderente aos tecidos profundos ou livremente móvel
- Risco de infecção e ulceração da pele
- Soropositividade do fator reumatoide é muito comum
  - Pacientes não necessitam apresentar artrite reumatoide para ter nódulos reumatoides
- Epidemiologia: 20% a 35% dos pacientes com artrite reumatoide
  - Aumento da incidência em pacientes que tomam metotrexato
- Tratamento com excisão cirúrgica, medicamentos para artrite reumatoide ou corticosteroides intralesionais

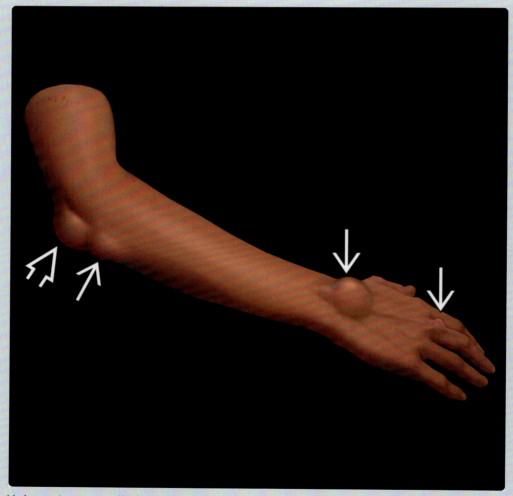

Gráfico da extremidade superior mostra múltiplos nódulos de partes moles. A localização mais comum para um nódulo reumatoide é sobre o processo do olécrano ➡. A localização ao longo da superfície do extensor do remanescente da extremidade superior é o segundo local mais comum; outros nódulos ➡ são mostrados envolvendo o punho dorsal e o dorsal do dedo. Os nódulos superficiais firmes e carnudos podem estar aderentes às estruturas subjacentes ou livremente móveis. As imagens destas lesões podem imitar neoplasia de partes moles, abscesso, doença por deposição de cristal e granuloma de corpo estranho. Fator reumatoide sérico positivo e achados de imagens adicionais de artropatia podem auxiliar a sugerir o diagnóstico.

Nódulo Reumatoide

TERMINOLOGIA

Definição
- Nódulo não neoplásico de partes moles que é a mais comum manifestação extra-articular de artrite reumatoide

IMAGENS

Características Gerais
- Localização
  - Proeminência subcutânea entre pele e osso
    - Mais comumente encontrado sobre o olécrano e remanescente da superfície do extensor da extremidade superior
    - Também encontrado na região glútea, região do tendão calcâneo, trocânter femoral, tuberosidade isquiática, occipital e calcanhar
  - Localizações não cutâneas são menos comuns
    - Pulmões, sinóvia, dura-máter, mesentério, esclera, tecido retrofaríngeo e coração
    - Interface de artroplastia cimento-osso
- Tamanho
  - De alguns milímetros a >6 cm
- Morfologia
  - Bordas arredondadas, bem definidas a infiltrativas
  - Nódulos solitários ou múltiplos

Achados na Radiografia
- Massa de partes moles ± erosão do osso adjacente
- Calcificação é incomum

Achados na RM
- T1WI FS
  - Intensidade de sinal homogênea a heterogênea, variando de isointensa a ↓ de sinal em comparação com músculo
- T2WI FS
  - Intensidade de sinal heterogênea, de baixa a alta
    - ± regiões císticas com sinal muito alto
- T1WI C+ FS
  - Realce difuso homogêneo a predominantemente heterogêneo periférico
- Continuidade com bursa adjacente suporta o diagnóstico

Achados na Medicina Nuclear
- PET/TC
  - Relato de moderada captação de FDG (SUV máx.: 4,2)

DIAGNÓSTICO DIFERENCIAL

Abscesso de Partes Moles
- Realce periférico irregular
- Sintomas sistêmicos de infecção

Neoplasia de Partes Moles
- Neoplasias benignas e malignas de partes moles podem apresentar semelhante aparência de imagem
- Tumor de célula gigante de bainha do tendão é a imitação mais comum
- Outras imitações incluem cisto ganglionar/sinovial, linfoma e sarcoma

Corpo Estranho
- Sinal intermediário de reação granulomatosa
- Sinal baixo de corpo estranho pode ser visível em RM

Gota
- Calcificação de tofos ajuda a diferenciar do nódulo reumatoide

Nodulose Reumatoide
- Variante atípica da doença reumatoide (controversa)
- Múltiplos nódulos subcutâneos sem manifestações sistêmicas de artrite reumatoide
  - Também conhecido por nódulos pseudorreumatoides
- Imagens revelam defeitos ósseos com preservação dos espaços articulares e mineralização

PATOLOGIA

Características Gerais
- Etiologia
  - Patogênese controversa
    - Sugeridos traumatismo/pressão e vasculite

Características Microscópicas
- Massa de partes moles com três zonas histológicas
  - Necrose central ± formação de cisto
  - Zona intermediária de células tipo histiocíticas alongadas
  - Tecido de granulação periférico

QUESTÕES CLÍNICAS

Apresentação
- Sinais/sintomas mais comuns
  - Massa palpável, sem sensibilidade
    - Frequentemente aderente à fáscia profunda ou periósteo
    - Pode ser livremente móvel
  - Soropositividade do fator reumatoide é comum
  - Nódulos histologicamente idênticos aos encontrados em lúpus eritematoso sistêmico, artropatia de Jaccoud, espondilite anquilosante a agamaglobulinemia
- Outros sinais/sintomas
  - ± sintomas articulares graves e vasculite

Demografia
- Gênero
  - Predominância masculina para nódulos reumatoides
    - Artrite reumatoide apresenta predominância geral feminina (3:1)
- Epidemiologia
  - 20% a 35% dos pacientes com artrite reumatoide
  - Aumento da incidência em pacientes que toma metotrexato

Histórico Natural e Prognóstico
- Risco de infecção e ulceração da pele

Tratamento
- Pode regredir espontaneamente
- Medicamentos antirreumáticos, corticosteroides intralesionais
- Excisão cirúrgica para infecção, compressão neurovascular ou ↓ da amplitude de movimento

REFERÊNCIAS

1. Plymale M, et al: Isolated intra-articular pseudorheumatoid nodule of the knee, Skeletal Radiol. 40(4):463-466, 2011.
2. Sanders TG, et al: Rheumatoid nodule of the foot: MRI appearances mimicking an indeterminate soft tissue mass, Skeletal Radiol. 27(8):457-460, 1998.

Nódulo Reumatoide

(À esquerda) *Radiografia posteroanterior dos dedos mostra nódulo focal de partes moles ➡, que causa recortes do osso subjacente ➡. Observe a diminuição da largura da cartilagem na 2ª articulação MCF, junto com a erosão marginal ➡. (À direita) Radiografia posteroanterior no mesmo paciente mostra aumento de partes moles sobre o estiloide ulnar ➡, perda completa da cartilagem na articulação radiocarpal, com alterações erosivas e translocação ulnar do carpo ➡. Isto é típico da artrite reumatoide.*

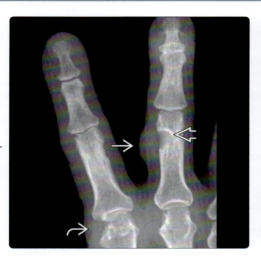 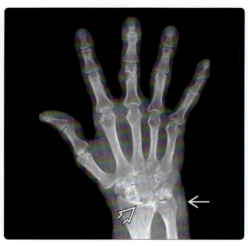

(À esquerda) *RM T1WI sagital mostra massa ovoide ➡ na gordura subcutânea plantar ao calcâneo. Esta massa apresenta intensidade de sinal que é semelhante à do músculo esquelético. As bordas da massa são bem definidas. Erosões extensas e estreitamento do espaço articular ➡ envolvem o retropé e o mediopé que são típicos da artrite reumatoide. (À direita) RM T1WI C+ FS sagital mostra realce heterogêneo da massa ➡, que é predominantemente periférico na localização. Menos de 1% dos nódulos reumatoides ocorrem no pé.*

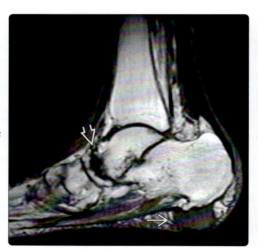 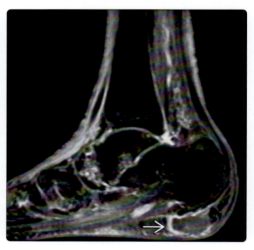

(À esquerda) *RM PDWI sagital do joelho mostra nódulo reumatoide ➡ no tubérculo tibial em um paciente com artrite reumatoide conhecida. O nódulo lobulado é isointenso a ligeiramente hipointenso em relação ao músculo esquelético. A localização na extremidade inferior é incomum, mas uma origem próxima a uma proeminência óssea é típica. (À direita) RM PDWI FS axial no mesmo paciente mostra outros achados de artrite reumatoide, incluindo efusão, sinovite ➡ e edema ósseo reativo ➡.*

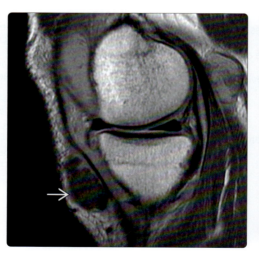 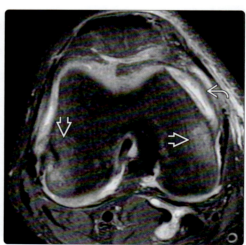

Nódulo Reumatoide

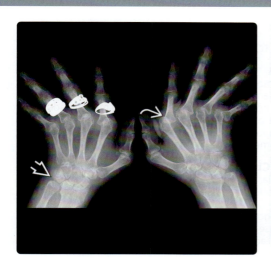 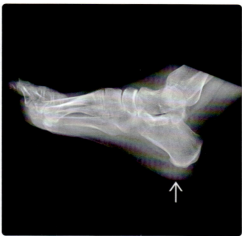

(À esquerda) *Radiografia AP das mãos mostra estreitamento da articulação metacarpofalangeana e desvio ulnar ⇒ dos dedos. Estreitamento do espaço articular pancarpal envolvendo os punhos e erosão de cada ponta estiloide ulnar ⇒ é observada bilateralmente. A aparência é típica de artrite reumatoide.* (À direita) *Radiografia lateral do pé no mesmo paciente mostra massa de partes moles inespecífica, arredondada ⇒ na gordura subcutânea entre a pele do calcanhar e a tuberosidade do calcâneo.*

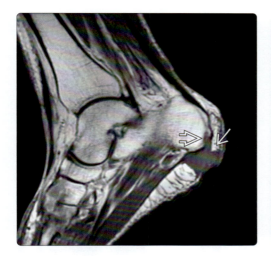 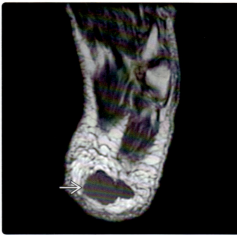

(À esquerda) *RM T1WI sagital no mesmo paciente mostra massa bem definida ⇒ com intensidade de sinal semelhante à do músculo esquelético. Uma pequena erosão ⇒ está presente no osso calcâneo adjacente. Não havia outra envolvendo o retropé ou mediopé.* (À direita) *RM T1WI axial no mesmo paciente mostra massa subcutânea relativamente homogênea ⇒ com contorno bilobado. Os achados típicos para artrite reumatoide observados nas mãos são mais úteis para sugerir nódulo reumatoide.*

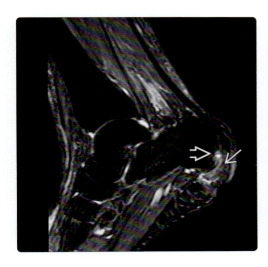 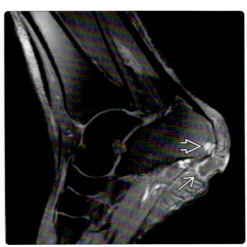

(À esquerda) *RM STIR sagital no mesmo paciente mostra nódulo ⇒ com sinal heterogêneo variando de hipointenso a hiperintenso em relação ao músculo esquelético. A pequena erosão ⇒ envolvendo a tuberosidade do calcâneo é alta em sinal.* (À direita) *RM T1WI C+ FS sagital no mesmo caso mostra massa ⇒ com realce predominantemente periférico. A pequena erosão no calcâneo ⇒ também é realçada. Um abscesso com osteomielite associada seria um diagnóstico diferencial para esta lesão.*

Metástase: Partes Moles

DADOS PRINCIPAIS

TERMINOLOGIA
- Causa relativamente incomum de massa de partes moles

IMAGENS
- Parede abdominal > costas e região periscapular > coxa > parede torácica
- Tumor primário de origem: pele ≥ pulmão, mama > rim, cólon, reto
  - Local primário de origem desconhecida em 13,5%
- Localização da metástase não se correlaciona com localização do tumor primário
- Aparência de imagem é inespecífica
  - Massa bem definida a infiltrativa
  - Biopsia necessária para diagnóstico
- Iso a hipodensa ao músculo em TC
- Iso a hipointensa ao músculo em T1WI
  - Melanoma metastático pode apresentar ↑ de sinal em RM T1WI dado o efeito paramagnético da melanina
- Heterogeneamente hiperintensa em RM sensível a fluido
- Realce em TC e RM: de homogêneo a heterogêneo

PATOLOGIA
- Tipo de tumor: carcinoma > > melanoma maligno > sarcoma e carcinossarcoma
- Metástase pode ser mal identificada como malignidade primária de partes moles
- Sarcoma epitelioide primário pode ser mal identificado como carcinoma metastático na patologia

QUESTÕES CLÍNICAS
- Idade média: 53 anos
- Pacientes podem ou não apresentar história de malignidade primária
- <2% de todos os tumores de partes moles
  - Metástase tardia solitária em 70%
  - Manifestação inicial de malignidade em 27%
  - Metástase disseminada em 2,5%
- Mais provável de ser dolorosa que o sarcoma

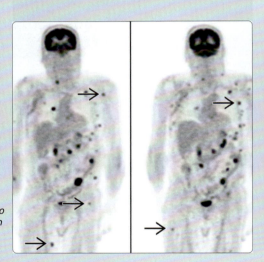
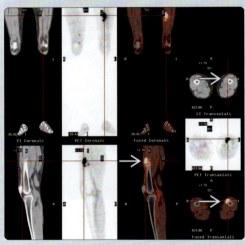

(À esquerda) PET coronal mostra incontáveis focos de captação anormal de marcador predominantemente envolvendo as partes moles ➡ e os órgãos. Este homem idoso foi submetido ao exame para estadiamento de um recém-descoberto melanoma maligno no antebraço. Ele era assintomático. (À direita) PET/TC fusionada multiplanar mostra foco dominante de melanoma metastático ➡ envolvendo a musculatura da coxa esquerda. Esta lesão apresentava SUV máximo de 18,7. A lesão é ligeiramente hipodensa ao músculo esquelético nas imagens de TC sem realce.

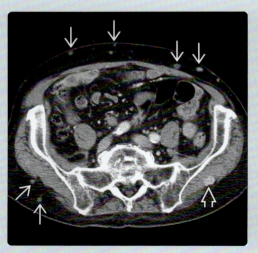
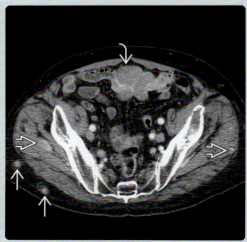

(À esquerda) TCCC axial no mesmo paciente mostra numerosas lesões metastáticas, que envolvem a gordura subcutânea ➡ e o músculo esquelético ➡. As metástases subcutâneas são isodensas ao músculo esquelético. (À direita) TCCC axial não contígua mostra metástases subcutânea ➡, mesentérica ➡ e no músculo esquelético ➡. A metástase no músculo esquelético é realçada mais intensamente que em metástases musculares. Neste caso, o melanoma apresentava também dispersão para os linfonodos, pulmões, mediastino, ossos e pâncreas.

Metástase: Partes Moles

IMAGENS

Características Gerais
- Localização
  - Parede abdominal > costas e região periscapular > coxa > parede torácica
    - Discussão exclui hipótese de metástases de órgãos, extensão direta da lesão primária, adenopatia, linfoma, leucemia e mieloma
  - Profunda > superficial à fáscia
  - Tumor primário de origem: pele ≥ pulmão, mama > rim, cólon, reto
    - Pode se espalhar de qualquer localização do tumor primário
      - Localização da metástase não está correlacionada com localização do tumor primário
    - Local primário de origem desconhecida em 13,5%
      - Mais comumente adenocarcinoma mal diferenciado
- Tamanho
  - Variável; média: 8,3 mm
- Morfologia
  - Massa bem definida a infiltrativa

Recomendações para Aquisição de Imagens
- Aparência da imagem é inespecífica
- Biopsia necessária para diagnóstico

Achados na TC
- Iso a hipodensa ao músculo
- Realce variável

Achados na RM
- Iso a hipointensa ao músculo em T1WI
  - Melanoma metastático pode apresentar ↑ de sinal em RM T1WI dado o efeito paramagnético da melanina
- Heterogeneamente hiperintensa em RM sensível a fluido
- Realce de homogêneo a heterogêneo
- Imagens ponderadas por difusão mostram diferentes valores de coeficiente de difusão aparente (CDA) em massas intramusculares
  - Metástase mostra ampla variação de valores de CDA
  - Metástase e sarcoma significativamente mais altos que linfoma

DIAGNÓSTICO DIFERENCIAL

Sarcoma de Partes Moles
- Pode ter aparência de imagem semelhante
- Sarcoma epitelioide
  - Histológico imita carcinoma metastático

Neoplasia Benigna de Partes Moles
- Pode ter aparência de imagem semelhante
- ↑ da captação de F-18 FDG em PET pelo schwannoma pode imitar doença metastática nos estudos de estadiamento de tumor

Linfonodo
- Apresenta hilo gorduroso quando não envolvido com tumor

Hematoma
- Massa heterogênea decorrente da degradação dos produtos sanguíneos
- Sem realce interno

Abscesso de Partes Moles
- Realce periférico irregular
- Sinais sistêmicos de infecção

PATOLOGIA

Características Gerais
- Etiologia
  - Tipo de tumor: carcinoma > > melanoma maligno > sarcoma e carcinossarcoma
    - Sarcomas de partes moles raramente metastatizam para partes moles
      - Leiomiossarcoma é o sarcoma primário mais provável de metastatizar para outras partes moles
  - Escassez relativa de metástase para músculo esquelético postulada em razão de fluxo sanguíneo variável, mudança de pressão do tecido, tensão baixa do oxigênio do tecido e alteração no pH
    - Traumatismo pode ↑ risco de metástase do músculo esquelético por alterar a fisiologia do músculo normal

Características Microscópicas
- Diagnóstico histológico pode ser desafiador
  - Metástase pode ser mal identificada como malignidade primária de partes moles
  - Sarcoma epitelioide primário pode ser mal identificado como carcinoma metastático
- Utilização de marcadores imuno-histoquímicos é importante

QUESTÕES CLÍNICAS

Apresentação
- Sinais/sintomas mais comuns
  - Pacientes podem ou não apresentar histórico de malignidade primária
  - Mais doloroso que o sarcoma primário de partes moles
    - Tumores de bainha de nervo periférico também são dolorosos

Demografia
- Idade
  - Média: 53 anos
    - Intervalo: 20 a 87 anos
- Epidemiologia
  - <2% de todos os tumores de partes moles
    - Metástase solitária tardia em 70%
    - Manifestações iniciais de malignidade em 27%
    - Metástase disseminada em 2,5%

Histórico Natural e Prognóstico
- Indica doença em estágio IV, independentemente do tipo de tumor primário ou localização

Tratamento
- Tratamento da doença metastática altamente variável com base no tipo de tumor e apresentação clínica

REFERÊNCIAS

1. Surov A, et al: Comparison of ADC values in different malignancies of the skeletal musculature: a multicentric analysis, Skeletal Radiol. 44(7):995-1000, 2015.
2. Abed R, et al: Soft-tissue metastases: their presentation and origin, J Bone Joint Surg Br. 91(8):1083-1085, 2009.

Metástase: Partes Moles

(À esquerda) *RM T1WI coronal mostra foco de carcinoma metastático de célula renal ➡ localizado inteiramente dentro da gordura subcutânea. Esta massa tem intensidade de sinal semelhante à do músculo esquelético.* (À direita) *RM STIR coronal no mesmo paciente mostra metástase ➡ com sinal alto ligeiramente heterogêneo. Note a ausência de edema circundante. A aparência desta massa é inespecífica. Este paciente também apresentava carcinoma renal metastático envolvendo pulmões, linfonodos, ossos e cérebro.*

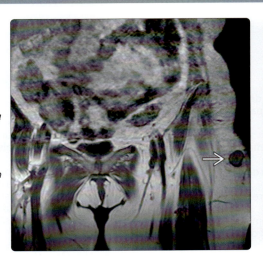 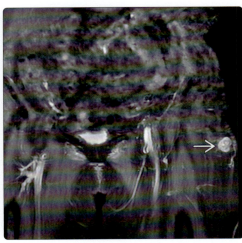

(À esquerda) *TCCC axial no mesmo paciente mostra massa arredondada ➡ na gordura subcutânea anterolateral ao quadril esquerdo. Esta massa mostra realce periférico intenso.* (À direita) *RM T2WI axial mostra massa superficial heterogeneamente hiperintensa ➡ na região paraespinal esquerda. Biopsia percutânea confirmou adenocarcinoma metastático pouco diferenciado, compatível com o carcinoma esofágico primário anterior do paciente, que morreu em menos de 6 meses.*

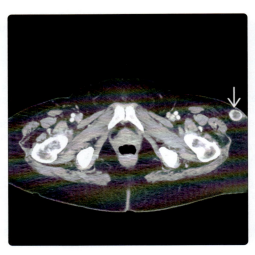 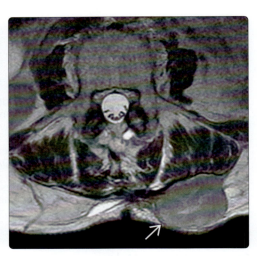

(À esquerda) *RM T1WI axial da panturrilha mostra massa ➡ dentro da cabeça medial do músculo gastrocnêmio. A massa é homogênea e ligeiramente hipointensa em relação ao músculo esquelético.* (À direita) *RM T2WI axial no mesmo paciente mostra massa ➡ com intensidade de sinal alta heterogênea. Nesta sequência, a lesão parece mais infiltrativa que o tipo massa; uma dica de que não é sarcoma. Biopsia comprovou se tratar de adenocarcinoma metastático.*

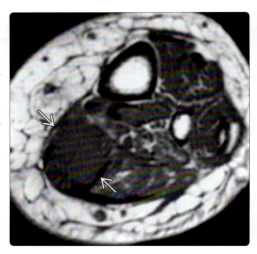 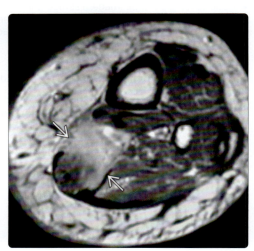

Metástase: Partes Moles

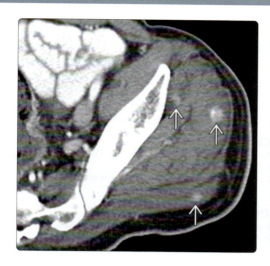
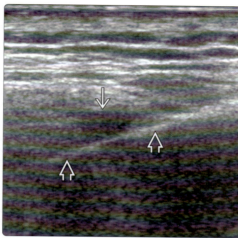

(À esquerda) TCCC axial da hemipelve esquerda mostra realce em três massas intramusculares ➡. Este paciente apresentava inúmeras lesões semelhantes no músculo esquelético em todo o seu corpo e mais tarde desenvolveu metástase para o cérebro e suprarrenal. (À direita) Ultrassonografia oblíqua longitudinal no mesmo paciente mostra uma das lesões no glúteo esquerdo ➡ homogeneamente hipoecoica. A biopsia com agulha ➡ confirmou carcinoma esofágico metastático neste paciente que estava em estado pós-esofagectomia.

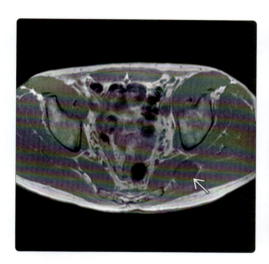
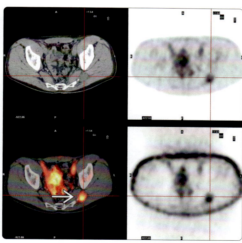

(À esquerda) RM T1WI axial mostra massa homogeneamente hipointensa ➡ situada entre os músculos piriforme esquerdo e glúteo máximo esquerdo. Este paciente apresentava lipossarcoma mixoide resseccionado de local diferente > 3 anos antes. Isto é tanto uma metástase de partes moles ou de linfonodo. (À direita) PET/TC fusionada axial no mesmo paciente mostra captação de F-18 FDG da lesão ➡ com SUV máximo de 2,8. Os lipossarcomas mixoides são um dos poucos sarcomas de partes moles que apresentam uma propensão para metastatizar para outras partes moles.

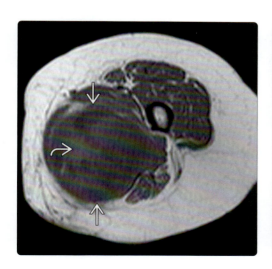
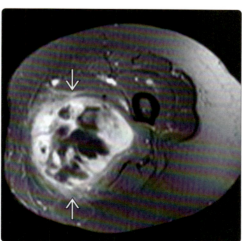

(À esquerda) RM T1WI axial mostra leiomiossarcoma ➡ metastatizado do útero para as partes moles da coxa proximal. Esta massa heterogênea apresenta regiões de aumento de intensidade de sinal em relação ao músculo ➡ decorrente de hemorragia. (À direita) RM T1WI C+ FS axial mostra realce heterogêneo da massa ➡. A aparência desta massa é inespecífica, com sarcomas apresentando aparência semelhante. O histórico de remoção do leiomiossarcoma uterino anterior é essencial na sugestão do diagnóstico correto deste caso.

653

Melanoma

DADOS PRINCIPAIS

TERMINOLOGIA
- Tumor maligno de melanócitos, geralmente com aparência de lesão de pele, que é assimétrico, com borda irregular, coloração desigual e diâmetro >6 mm

IMAGENS
- Raramente são obtidas imagens das lesões primárias
- RM e ultrassonografia para avaliar metástases satélites (< 2-3 cm da primária) ou em trânsito
- PET/TC com F-18 FDG para estadiamento de todo o corpo
  - Utilizar imagens de PET corrigidas sem atenuação para avaliar a pele
- TC é superior a PET para metástase de pulmão < 6 mm
- Lesões primárias e metástases de partes moles aparecem como massas isodensas ao músculo esquelético em TC
- Achados na RM
  - Isointenso ao músculo esquelético em RM T1WI ± sinal hiperintenso, secundário ao efeito paramagnético da melanina
    - Metástases frequentemente hemorrágicas, assim também apresentando ↑ de sinal em RM T1WI
  - Homogênea a heterogeneamente hiperintenso a hipointenso em relação ao músculo esquelético em RM T2WI
- Metástase óssea geralmente lítica, mas pode ser esclerótica ou mista, lítica e esclerótica
- Ultrassonografia: lesão hipoecoica bem definida abaixo de epiderme ecogênica ± ↑ através de transmissão

QUESTÕES CLÍNICAS
- Risco de vida de 1 em 55 para melanoma nos Estados Unidos
- Maioria dos melanomas surge *de novo*
- Metástases podem envolver qualquer tecido em todo o corpo

CHECKLIST DO DIAGNÓSTICO
- Quantidade e localização de linfonodos suspeitos são importantes para estadiamento
- Registro do tamanho e localização específica de todas as doenças satélites e em trânsito para ressecção cirúrgica

(À esquerda) *Fotografia clínica de um melanoma* ➡. *Esta lesão de pele é assimétrica, apresentando borda e coloração irregulares, e um tamanho > 6 mm. A biopsia inicial envolveria apenas uma porção da lesão ou margem estreita de forma que não interrompesse a drenagem linfática para a identificação futura do linfonodo sentinela.*
(À direita) *RM T1WI coronal do retropé mostra lesão elevada* ➡ *envolvendo o aspecto lateral do calcanhar. Esta lesão é contígua à superfície da pele e apresenta intensidade de sinal semelhante à do músculo esquelético.*

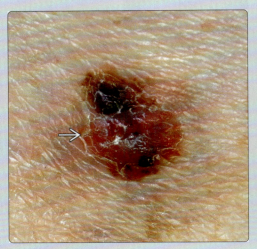
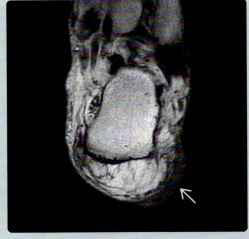

(À esquerda) *RM T2WI FS coronal no mesmo paciente mostra lesão de pele* ➡ *hiperintensa em relação ao músculo. A aparência na RM é inespecífica.* (À direita) *RM T1WI C+ FS coronal no mesmo paciente mostra realce heterogêneo da lesão* ➡, *que a biopsia comprovou representar um melanoma. Esta mulher de 85 anos de idade foi inicialmente tratar a ferida clínica causada por ulceração desta massa. Apesar do grande tamanho da lesão, a biopsia do linfonodo sentinela foi negativo.*

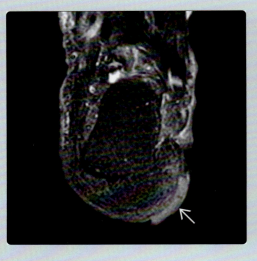
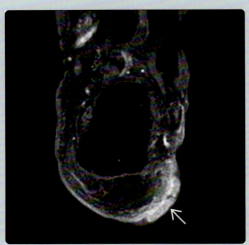

Melanoma

TERMINOLOGIA

Sinônimo
- Melanoma maligno

Definição
- Tumor maligno de melanócitos, geralmente surgindo como lesão da pele, que é assimétrico, com borda irregular, coloração desigual e diâmetro >6 mm

IMAGENS

Características Gerais
- Localização
  - Área da face é, em geral, a localização mais comum para homens e mulheres
    - Mulheres também apresentam alta incidência nas extremidades inferiores
    - Homens também apresentam alta incidência na orelha, cabeça, no pescoço, nas costas e nos ombros
    - Pacientes não caucasianos são mais prováveis de desenvolver melanomas em áreas de pele não pigmentadas
- Tamanho
  - Geralmente >6 mm
- Morfologia
  - Lesão de pele superficial, assimétrica com pigmentação desigual e borda irregular

Recomendações para Aquisição de Imagens
- Melhor ferramenta para aquisição de imagens
  - Raramente são obtidas imagens de lesões primárias
  - RM e ultrassonografia para avaliar metástases linfáticas locorregionais
    - Satélite (<2 cm da primária)
    - Em trânsito (>2 cm da primária, mas não abaixo da bacia nodal regional)
  - PET/TC com F-18 FDG para estadiamento de todo o corpo
  - TC superior a PET para metástase do pulmão <6 mm
- Orientação de protocolo
  - Utilizar imagens PET corrigidas não atenuadas para avaliar a pele
  - Imagem PET estendida para cobrir todo o corpo

Achados na TC
- Lesões primárias e metástases de partes moles aparecem como massas isodensas ao músculo esquelético
- Metástases ósseas geralmente líticas, mas podem ser escleróticas ou mistas, líticas e escleróticas

Achados na RM
- Lesões primárias aparecem como massas contíguas à pele
  - Isointenso ao músculo esquelético em RM T1WI; pode apresentar áreas de sinal hiperintenso, secundário ao efeito paramagnético da melanina
  - Variável: homogênea a heterogeneamente hiperintenso a hipointenso em relação ao músculo esquelético em RM T2WI
  - Realce intenso com padrão variável
    - Realce homogêneo, heterogêneo, nodular ou em anel
- Metástases de partes moles apresentam características de imagens semelhantes às das lesões primárias, exceto lesões frequentemente não contíguas à superfície da pele
  - Metástase comumente hemorrágica, resultando em ↑ de sinal em RM T1WI

Achados na Ultrassonografia
- Útil para avaliação de melanoma primário, metástase em trânsito, metástase satélite e linfadenopatia
- Melanoma primário: lesão hipoecoica bem definida abaixo da epiderme ecogênica ± leve ↑ por transmissão
- Metástase de partes moles: nódulo hipoecoico com margem de irregular a lobulada ± baixo nível de ecos internos ↑ por transmissão

Biopsia Guiada por Imagem
- Biopsia da lesão primária geralmente realizada por dermatologista
  - Importante que a biopsia inicial não interfira no mapeamento linfático subsequente e biopsia de linfonodo sentinela (evitar amplas margens do tumor)

Achados na Medicina Nuclear
- PET/TC
  - Melanoma primário e metastático ávido por F-18 FDG

DIAGNÓSTICO DIFERENCIAL

Nevo Congênito
- Lesão da pele de oval a arredondada com pigmentação homogênea e borda irregular bem circunscrita

Granuloma Piogênico
- Imitação clínica de melanoma ulcerado

Queratose Seborreica e Verruga Comum
- Imitação clínica de melanoma verrucoso

PATOLOGIA

Características Gerais
- Etiologia
  - Fatores ambientais: exposição ao sol (radiação UV), exposição a produtos químicos agrícolas
    - Exposição solar na infância é fator de risco principal para desenvolvimento de melanoma
      - Múltiplas queimaduras de sol e alta exposição ao sol na idade adulta também contribuem para o risco
    - Melanomas de cabeça e pescoço geralmente relacionados com exposição ao sol
    - Melanoma acral relacionado com produtos químicos agrícolas e exposição à radiação UV
  - Fatores genéticos/familiares: histórico familiar de câncer de pele, nevo atípico clinicamente, ↑ do número de nevos, tipo de pele, deficiência imune
    - Melanomas no tronco geralmente associados a múltiplos nevos melanóticos
  - Maioria dos melanomas surge *de novo*
    - 20% a 30% surgem dentro de nevo melanocítico preexistente
- Genética
  - Melanoma familiar (< 1% dos casos): *CDKN2A/p16* em cromossomo 9p21, *CDK4* em cromossomo 12

Estadiamento, Graduação e Classificação
- Estadiamento do American Joint Committee on Cancer
  - Tabelas de estadiamento clínico e patológico

655

Melanoma

- Inclui espessura do tumor primário, linfonodo regional e estado da doença metastática distante
  - Espessura do tumor primário estabelecida histologicamente
  - Graduação do envolvimento do linfonodo regional depende do número de linfonodos e macrometástases *versus* micrometástases
  - Graduação das metástases distantes varia pela localização
    - Metástases de pele, tecido subcutâneo e linfonodos distantes é indicado de modo diferente das metástases para pulmão ou outra víscera
  - Grau histológico não é utilizado
- Estudos de estadiamento utilizados variam por instituição
  - Biopsia de linfonodo sentinela, PET/TC, RM, TC
  - Imagem do cérebro recomendada até para mínimos achados no sistema nervoso central

Características Patológicas e Cirúrgicas Macroscópicas
- Lesão dérmica irregular com bordas indistintas e variação de coloração de esbranquiçada a cinza e/ou preta

Características Microscópicas
- 4 principais subtipos histológicos
  - Melanoma extensivo superficial, melanoma nodular, melanoma lentigo maligno e melanoma lentiginoso acral
- Melanócitos intraepiteliais atípicos
  - Epitelioide, fusiforme ou misto de ambos os tipos de células
  - Arranjo disperso ou esporádico
- Atividade mitótica anormal
- Reação inflamatória circundante é comum

QUESTÕES CLÍNICAS

Apresentação
- Sinais/sintomas mais comuns
  - Começa como placa plana marrom progredindo para placa pigmentada desigual com nódulos irregulares
  - Mnemônico "ABDC"
    - **A**ssimetria, **b**orda irregular, **c**oloração desigual, **d**iâmetro >6 mm
  - Alguns melanomas são lesões pequenas, homogêneas com margens afiadas
- Outros sinais/sintomas
  - Dor, sangramento, prurido ou ulceração
- Perfil clínico
  - Melanoma nodular é o tipo mais agressivo
  - Melanoma extensivo superficial é mais comum em pacientes mais jovens
  - Melanoma lentiginoso acral é o melanoma mais comum em pacientes com pele fortemente pigmentada
    - Palmas das mãos, plantas dos pés, sob as unhas
  - Melanoma lentigo maligno mais comum na cabeça e no pescoço de pacientes idosos
  - Melanoma amelanótico mais comum na face
  - Melanoma em mucosa frequentemente multifocal
  - Melanoma subungueal frequentemente associado à faixa longitudinal pigmentada

Demografia
- Idade
  - Crianças a pacientes idosos
    - Idade média: 59 anos
- Gênero
  - 16° câncer mais comum em homens
  - 15° câncer mais comum em mulheres

- Epidemiologia
  - Mais comum em caucasianos
    - ↑ incidência com histórico pessoal ou familiar de melanoma, tipo 1 ou 2 de pele, múltiplos nevos melanócitos, nevos congênitos gigantes e xerodermia pigmentosa
      - 4% a 8% de risco ao longo da vida de desenvolver segundo câncer primário
  - Maior incidência na Austrália
  - Risco global ao longo da vida para melanoma nos Estados Unidos é de 1 em 55
    - >8.000 pacientes norte-americanos morrem de melanoma por ano

Histórico Natural e Prognóstico
- Melhora da taxa de sobrevida em 5 anos
  - 90% para doença localizada, tumor primário < 1 mm de profundidade
    - 50% a 90% se tumor primário > 1 mm de profundidade
  - 20% a 70% para doença regional (estágio III)
  - <10% para doença metastática distante (estágio IV)
- Biopsia de linfonodo sentinela positiva apresenta ↓ prognóstico
  - 55% de taxa de recorrência em 42 meses
  - 0,5% a 3,7% apresentam doença metastática simultânea distante clinicamente oculta
- Metástases podem envolver qualquer tecido em todo o corpo
  - Metástases para linfonodos e pele são comuns (55%)
  - Metástases viscerais e alto número de metástases para linfonodos apresentam pior prognóstico clínico
  - Pode metastatizar com padrão imprevisível
  - Metástases podem se apresentar em período de até 25 anos após o diagnóstico
- Regressão espontânea do melanoma primário é sinal de prognóstico ruim associado a doença metastática

Tratamento
- Tratamento varia com o estágio cirúrgico
- Ampla excisão cirúrgica ± biopsia de linfonodo sentinela
  - Outras opções para doença em trânsito incluem ressecção cirúrgica, dissecção completa do linfonodo, perfusão/infusão hipertérmica com melfalano, injeção intralesional e radioterapia
- Estágios mais elevados da doença oferecerem participação em ensaios clínicos ou interferon alfa

CHECKLIST DO DIAGNÓSTICO

Dicas de Relatórios
- Quantidade e localização de linfonodos suspeitos são importantes para estadiamento
- Documentação precisa e abrangente do tamanho e localização da doença satélite ou em trânsito é importante para que a ressecção cirúrgica possa ser realizada, ao contrário de metástases da maioria das outras doenças

REFERÊNCIAS

1. Rahim S, et al: Correlation of PUV and SUV in the extremities while using PEM as a high-resolution positron emission scanner, Skeletal Radiol. 43(4):453-458, 2014.
2. Catalano O, et al: Locoregional spread of cutaneous melanoma: sonography findings, AJR Am J Roentgenol. 194(3):735-745, 2010.
3. Melanoma of the skin staging form: *In AJCC Cancer Staging Manual*, 7th ed., New York: Springer. 341-4, 2010.

Melanoma

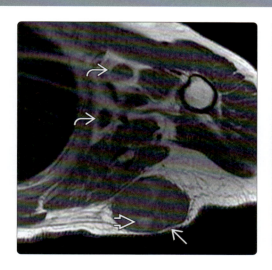
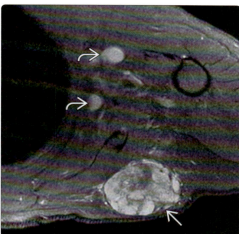

(À esquerda) *RM T1WI axial mostra grande massa arredondada ➡ na gordura subcutânea na região superior das costas. A massa é isointensa ao músculo com regiões de sinal hiperintenso ➡. Linfonodos auxiliares ➡ estão alargados.* (À direita) *RM T2WI FS axial mostra massa dominante ➡ com sinal heterogeneamente hiperintenso. Os linfonodos aumentados ➡ são homogeneamente hiperintensos. O paciente notou plenitude nestas regiões por 18 meses. Quatro anos antes, ele teve várias lesões de pele removidas de seu braço.*

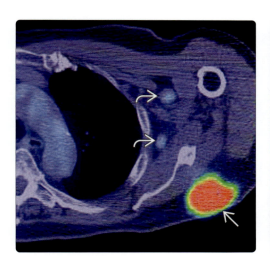
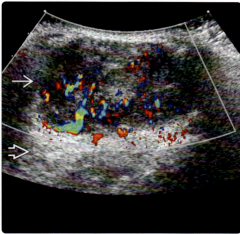

(À esquerda) *PET/TC fusionada axial no mesmo paciente mostra ávida captação de F-18 FDG dentro da massa ➡. Captação de radiomarcador menos intensa envolve linfonodos auxiliares ➡, que provaram refletir doença metastática adicional.* (À direita) *Ultrassonografia com Doppler colorido longitudinal no mesmo paciente mostra massa da parede torácica posterior esquerda ➡ com ecogenicidade heterogênea. Doppler colorido proeminente reflete hipervascularidade da lesão. Existe leve aumento por transmissão ➡.*

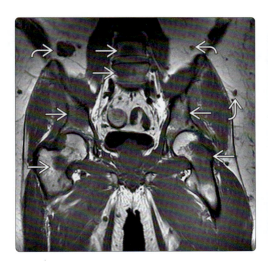
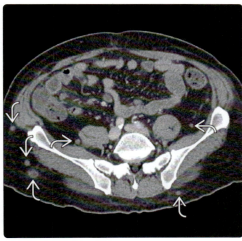

(À esquerda) *RM T1WI coronal mostra extenso melanoma metastático. Metástases envolveram ossos ➡ e partes moles ➡, apresentando intensidade de sinal semelhante à do músculo esquelético. Esta paciente se apresentava com icterícia decorrente de metástase pancreática. O restante de sua doença metastática era assintomático.* (À direita) *TCCC axial mostra inúmeras metástases de partes moles ➡ que são isodensas a ligeiramente hipodensas em relação ao músculo esquelético. O local primário de melanoma nunca foi descoberto.*

Melanoma

(**À esquerda**) *RM T1WI axial mostra massa mal definida ➡ predominantemente localizada na gordura subcutânea da panturrilha medial. A massa apresenta intensidade de sinal ligeiramente heterogênea, que é isointensa a ligeiramente hiperintensa em relação ao músculo esquelético.*
(**À direita**) *RM T1WI C+ FS axial mostra massa ➡ com realce intenso heterogêneo. A massa invade a fáscia superficial para envolver a musculatura da panturrilha subjacente ➡. A aparência desta massa sugere um processo maligno, mas é, por outro lado, inespecífica.*

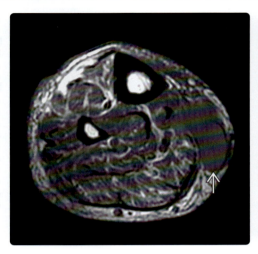
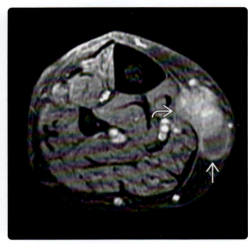

(**À esquerda**) *TCSC axial obtida como parte de um estudo de PET/T mostra massa ➡ isodensa ao músculo. Esta massa indolor da panturrilha tem crescido nos últimos 2 anos.* (**À direita**) *PET/TC fusionada axial mostra massa da panturrilha ➡ com intensa captação de F-18 FDG com SUV máximo de 25,9. A cintilografia por PET também identificou metástase para linfonodo poplíteo. A biopsia provou se tratar de melanoma metastático. Este paciente apresentou um melanoma removido de seu antebraço 10 anos antes. Ele morreu < 1 ano após o diagnóstico de doença metastática.*

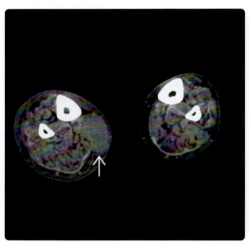
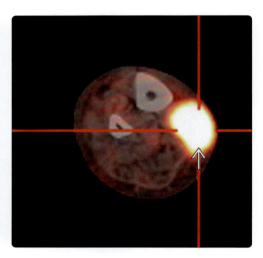

(**À esquerda**) *TCCC axial do sacro mostra metástase de melanoma ➡ perifericamente esclerótico com lucência central.* (**À direita**) *TCCC axial mostra duas metástases de melanoma da coluna torácica ➡. A lesão mais anterior é esclerótica. A lesão localizada lateralmente apresenta um padrão-alvo com baixa atenuação central. Esta é uma aparência pouco comum, uma vez que o melanoma metastático para o osso é, geralmente, lítico. Outras metástases afetaram fígado, peritônio e baço.*

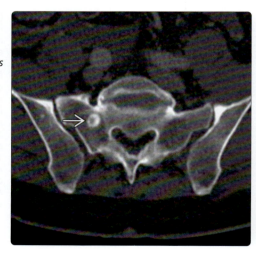
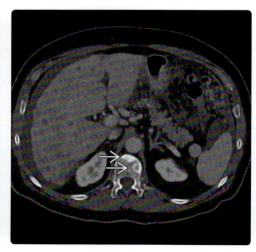

Melanoma

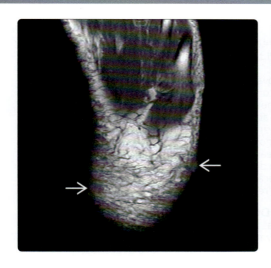
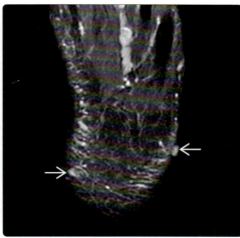

(À esquerda) *RM T1WI axial do aspecto plantar do calcanhar mostra finos nódulos superficiais ovoides* ➡ *ligeiramente hiperintensos ao músculo esquelético.* (À direita) *RM T2WI FS axial no mesmo paciente mostra estes pequenos nódulos* ➡ *com sinal hiperintenso. Estes nódulos são lesões satélites de um melanoma primário que foi "queimado" por um podólogo vários anos antes. Embora estas lesões fossem clinicamente evidentes, foi realizada RM para identificar todas as lesões regionais para a excisão cirúrgica.*

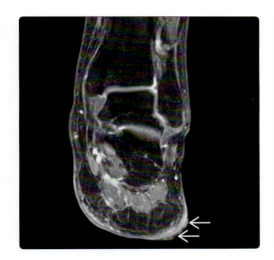
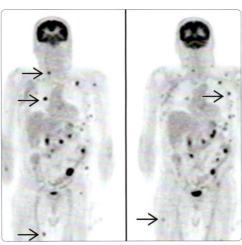

(À esquerda) *RM T1WI C+ FS coronal no mesmo paciente mostra realce dos pequenos nódulos do melanoma satélite* ➡. *Embora apresentasse, de outra maneira, estadiamento normal em PET/TC, este paciente desenvolveu metástase em trânsito envolvendo sua coxa ipsilateral 1 ano depois.* (À direita) *PET coronal mostra incontáveis focos de captação de marcador anormais* ➡ *representando melanoma metastático. Tal achado foi inesperado, uma vez que este era um estudo inicial de estadiamento para um melanoma no antebraço de 8 mm em um paciente assintomático.*

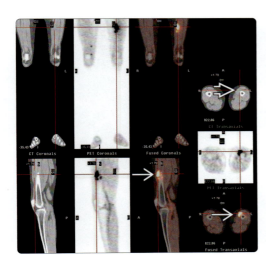
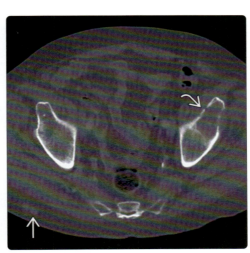

(À esquerda) *PET/TC fusionada multiplanar no mesmo paciente mostra foco de melanoma metastático envolvendo a musculatura da coxa esquerda. Esta lesão apresentava SUV máximo de 18,7* ➡. *A lesão é ligeiramente hipointensa ao músculo esquelético em imagens de TC sem realce* ➡. (À direita) *TCCC axial no mesmo paciente mostra metástase esquelética dominante* ➡ *envolvendo a região supra-acetabular esquerda. Esta metástase é lítica e atravessou o córtex do osso. Uma metástase subcutânea* ➡ *é também evidente.*

Imitação de Tumor de Partes Moles: Infecção/Inflamação

DADOS PRINCIPAIS

TERMINOLOGIA
- Grupo de processos infecciosos ou inflamatórios que podem imitar neoplasia de partes moles

PRINCIPAIS DIAGNÓSTICOS DIFERENCIAIS
- Abscesso de partes moles
  - Coleção de bactérias, leucócitos e necrose
  - RM: sinal homogêneo a heterogêneo que ↓ em T1 e ↑ em T2, com variável sinal da parede
  - Realce da parede do abscesso espesso, irregular
- Bursite
  - Bursa contém ↑ fluidos ± detritos
  - Diagnóstico incorreto evitado pelo conhecimento da anatomia
- Sinovite
  - Pode ter associado erosão óssea da artropatia inflamatória
- Desgaste do componente a artroplastia/doença de partícula
  - Erosão/reabsorção do osso circundando prótese
- Granuloma de corpo estranho
- RM: isointenso em T1WI, heterogeneamente hiperintenso em T2WI ± artefato de sinal
- Miosite
  - Mais provável de envolver região fusiforme do músculo, exceto com miosite nodular ou focal
  - RM: aumento do músculo apresentando sinal ↓ em T1 e ↑ em T2 ± abscesso ou coleção de fluidos focal
- Doença da arranhadura de gato
  - Linfonodos aumentados com edema circundante
  - Epitroclear, cervical e inguinal são mais comuns
- Hipertrofia de denervação
  - Denervação muscular com infiltração proeminente de gordura resultando em aumento

CHECKLIST DO DIAGNÓSTICO
- Radiografias são úteis para avaliação da massa inicial
  - Mineralização e alterações da lesão em osso adjacente pode ajudar a limitar o diagnóstico diferencial

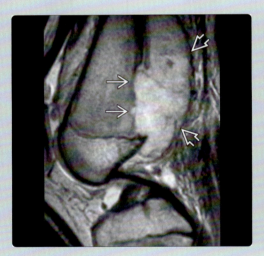
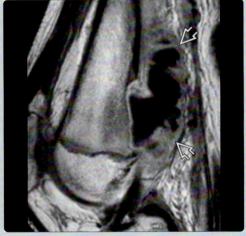

(À esquerda) RM T2WI sagital do joelho mostra grande massa de partes moles na região posterior ➡, que provocou erosão na região do córtex posterior do fêmur ➡. A massa apresenta sinal ligeiramente heterogêneo hiperintenso, inespecífico. (À direita) RM T1WI C+ sagital no mesmo paciente mostra massa ➡ com realce periférico espesso, irregular circundando uma coleção de fluidos central sem realce. A aparência é típica de abscesso com osteomielite adjacente. Esta infecção foi causada por um organismo incomum, Yersínia pestis.

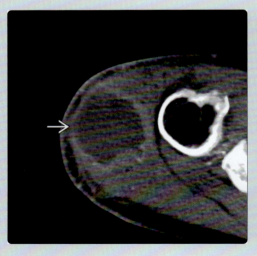
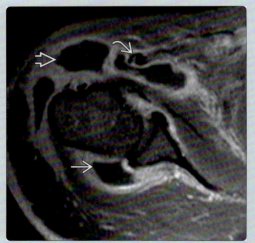

(À esquerda) TCCC axial mostra lesão de baixa densidade com borda de fino realce ➡ dentro do músculo deltoide. Esta é uma aparência típica de abscesso intramuscular. (À direita) RM T1WI C+ FS axial de uma articulação do ombro séptica mostra camada espessa de realce circundando coleções de fluido sem realce dentro da articulação glenoumeral ➡ e bursa subdeltoide. Abscessos adicionais estão presentes dentro do músculo deltoide anterior ➡, assim como circundando a tendão peitoral maior rompido ➡.

Imitação de Tumor de Partes Moles: Infecção/Inflamação

TERMINOLOGIA

Definição
- Grupo de processos infecciosos ou inflamatórios que podem imitar neoplasia de partes moles

DIAGNÓSTICO DIFERENCIAL

Abscesso de Partes Moles
- Coleção focal de bactérias, leucócitos e necrose
  - Clinicamente inchado e doloroso
- TC: massa de partes moles de densidade de fluido ± gás
  - Calcificação periférica pode se desenvolver cronicamente
- RM: sinal baixo homogêneo a heterogêneo em T1 e sinal alto em T2, com variável sinal de parede
  - Realce da parede do abscesso espesso, irregular
  - Significativo edema circundante
- Ultrassonografia: ecogenicidade variável, dependendo do conteúdo do abscesso

Bursite
- Inflamação ou infecção das bursas revestidas por sinóvia; bursa distendida pode imitar massa
- Erosão óssea ou edema da medula sugere infecção
- Bursa contém ↑ fluido ± detritos
- Diagnóstico incorreto evitado pelo conhecimento da anatomia
  - Iliopsoas, pré-patelar, trocantérico, subacromial/subdeltoide, olécrano e isquioglúteo são comuns

Sinovite
- Tecido sinovial espessado, inflamado
- Pode se apresentar associado à erosão óssea
- RM: sinóvia articular hiperintensa em T2WI com realce proeminente

Desgaste do Componente da Artroplastia/Doença de Partícula
- Erosão/reabsorção do osso circundando a prótese
  - ± coleções de fluidos lobulados de densidade variada
- Coleções de fluidos não são realçadas centralmente

Granuloma de Corpo Estranho
- Reação inflamatória a material estranho incorporado
- Massa com margens bem ou mal definidas
- RM: isointenso em T1WI, heterogeneamente hiperintenso em T2WI ± artefato de sinal de corpo estranho

Miosite
- Etiologias infecciosas e não infecciosas
  - Piomiosite geralmente por Staphylococcus aureus
- Mais provável de envolver região fusiforme do músculo
  - Exceção é a miosite focal ou nodular (tipo massa)
- TC: atenuação heterogênea de músculo aumentado
- RM: músculo aumentado apresentando ↓ de sinal em T1 e ↑ de sinal em T2 ± abscesso ou coleção de fluidos focal
  - Espessamento da pele, edema subcutâneo e espessamento da fáscia
  - Realce irregular da parede de coleções de fluidos

Síndrome Compartimental
- Aumento da pressão dentro do compartimento muscular resultando em necrose do músculo
  - Calcificação periférica tardia (mionecrose calcificada)
- Radiografias e TC: massa perifericamente calcificada em região esperada de músculo

Fasciíte
- Processo inflamatório da fáscia; abscessos podem imitar massa
- RM: fáscia profunda espessa com ↓ de sinal em T1 e ↑ de sinal em T2
  - Ausência de realce sugere fasciíte necrosante

Elastofibroma
- Massa lentiforme entre escápula e parede torácica
  - Pacientes mais velhos, comumente bilateral
- Não neoplásico, provavelmente reação à fricção/traumatismo repetitivo
- RM: isointenso ao músculo com regiões de sinal de gordura tipo cordão; leve realce

Doença da Arranhadura de Gato
- Infecção linfática por Bartonella henselae
- Decorrente de exposição a gato; não necessariamente ser arranhado
- Maioria dos pacientes ≤ 21 anos de idade
- Linfonodo(s) aumentado(s) com edema circundante podem imitar tumor
  - Epitroclear, cervical e inguinal são os mais comuns
  - Mais extensa em pacientes imunocomprometidos
- Raramente associada a lesões ósseas líticas

Hipertrofia de Denervação
- Denervação do músculo com infiltração proeminente de gordura resultando em aumento

Dermatomiosite
- Miopatia inflamatória idiopática
- Edema muscular, calcificação e atrofia gordurosa
- Envolve múltiplos músculos, geralmente bilateralmente simétrica

Aneurisma Micótico
- Necrose da parede do vaso decorrente de propagação intra ou extraluminal da infecção

Celulite
- Infecção de pele e tecido subcutâneo
  - Mais provável de ser difusa que focal (tipo massa)
- Partes moles superficiais vermelhas, quentes e dolorosas
- RM: sinal de fluido tipo cordão em gordura subcutânea e fáscia adjacente; contraste auxilia excluir coleções de fluidos

Doença Hidática (Equinocócica)
- Infecção por Echinococcus granulosus
- Cistos hidáticos pouco frequentes no músculo esquelético; quando presentes, imitam lesão de massa
- RM: aparência variável de cistos multivesiculares a massa com aparência sólida; fino realce da borda periférica

CHECKLIST DO DIAGNÓSTICO

Dicas para Interpretação de Imagens
- Radiografias são úteis para avaliação inicial da massa
- Mineralização e envolvimento da lesão ou alterações no osso adjacente podem auxiliar limitar diagnóstico diferencial

REFERÊNCIAS

1. Chaudhry AA, et al: Necrotizing fasciitis and its mimics: what radiologists need to know, AJR Am J Roentgenol. 204(1):128-139, 2015.
2. McKenzie G, et al: Pictorial review: Non-neoplastic soft-tissue masses, Br J Radiol. 82(981):775-785, 2009.

Imitação de Tumor de Partes Moles: Infecção/Inflamação

(À esquerda) RM T1WI coronal mostra grande bursa ➡ complicando um osteocondroma ➡. Esta bursa apresenta complexo sinal alto. O espaço medular do osteocondroma é contíguo à tíbia subjacente. Esta bursa foi aspirada em razão da dor. (À direita) RM T2WI FS axial mostra complexa coleção de fluidos ➡ localizada profundamente à escápula esquerda. Isto representava uma bursite escapulotorácica, mas seroma, linfocele e neoplasia cística estão no diagnóstico diferencial. Esta lesão foi aspirada/biopsada sob orientação de ultrassonografia.

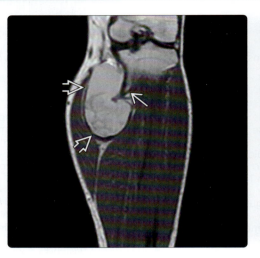
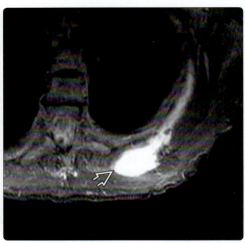

(À esquerda) RM T1WI C+ FS axial mostra sinóvia irregular espessada e realçada ➡ da articulação do joelho. Esta aparência é clássica para sinovite, embora não seja específica. Este joelho aspirado do paciente não mostrou crescimento de organismos ou culturas. (À direita) RM T1WI C+ FS coronal mostra massa de partes moles ➡ adjacente ao aspecto distal de uma endoprótese personalizada do ombro esquerdo. Este paciente apresentava ressecção anterior do úmero proximal decorrente de tumor de célula gigante. A ressecção cirúrgica da massa revelou doença de partícula.

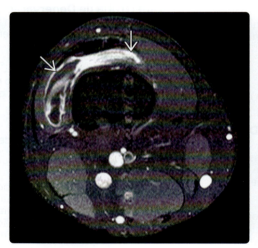
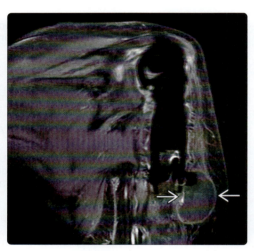

(À esquerda) RM T1WI C+ FS axial mostra realce irregularmente difuso do compartimento anterior inchado da região inferior da perna ➡. Observe a curvatura posterior da membrana interóssea ➡ neste típico caso da síndrome compartimental. (À direita) TCSC axial mostra aumento do músculo tensor esquerdo da fáscia lata ➡ em comparação com o direito ➡. Um aumento na gordura intramuscular está presente dentro do músculo aumentado. Ausência de massa de partes moles. Esta constelação de achados é compatível com hipertrofia de denervação.

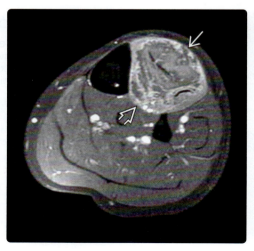
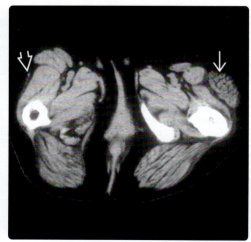

Imitação de Tumor de Partes Moles: Infecção/Inflamação

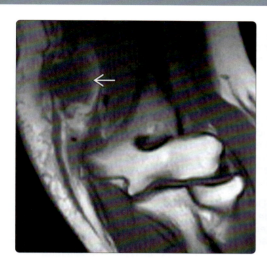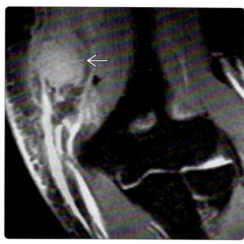

(À esquerda) RM T1WI coronal do cotovelo mostra massa mal definida ➡ na região epitroclear. A massa apresenta intensidade de sinal semelhante à do músculo esquelético com alteração inflamatória circundante. (À direita) RM T2WI FS coronal no mesmo paciente mostra massa epitroclear ➡ com intensidade de sinal muito alta e com edema proeminente inflamatório circundante. Este edema circundante seria incomum para uma neoplasia primário de partes moles. Isto representa linfadenite regional benigna decorrente de doença de arranhadura de gato.

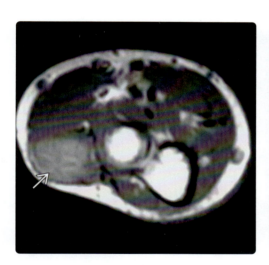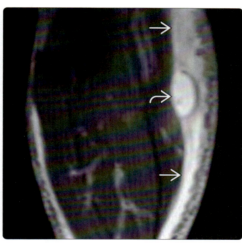

(À esquerda) RM T1WI C+ axial mostra massa realçada ➡ dentro do músculo extensor digital. A aparência é inespecífica, e o sarcoma deve ser considerado. Este é o caso de uma miosite focal, que pode ser um precursor de polimiosite. Isto pode ser confundido com um sarcoma de partes moles pela imagem e na cirurgia. (À direita) RM T2WI FS coronal da panturrilha mostra extenso edema envolvendo a fáscia ➡ com uma coleção de fluidos focal ➡. Não havia evidência de ar. Na cirurgia, isto foi diagnosticado como fasciíte necrosante, com um pequeno abscesso.

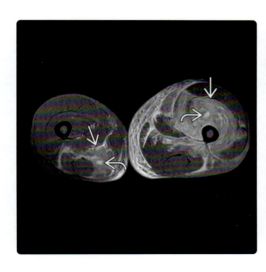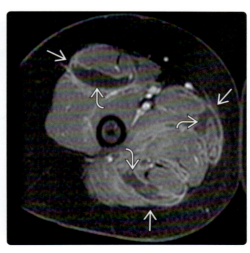

(À esquerda) RM T2WI FS axial mostra edema e aumento bilateral do músculo da coxa ➡ com arquitetura muscular preservada, compatível com inflamação em vez de massa. Observar também pequenas áreas de sinal alto compatível com pequenos abscessos bilaterais ➡. Isto representava miosite infecciosa por Staphylococcus aureus em paciente HIV-positivo. (À direita) RM T1WI C+ FS axial mostra realce irregular da musculatura da coxa ➡. Diversas pequenas coleções de fluidos ➡ estão presentes dentro do músculo. Estes achados foram decorrentes de dermatomiosite.

663

Imitação de Tumor de Partes Moles: Vascular

DADOS PRINCIPAIS

TERMINOLOGIA
- Grupo de anomalias vasculares que podem imitar neoplasia de partes moles

PRINCIPAIS DIAGNÓSTICOS DIFERENCIAIS
- Hematoma
  - Sinal alto em RM T1WI pode imitar sinal de gordura de neoplasia lipomatosa
  - Sinal alto em RM T1WI também complica avaliação de imagem pós-gadolínio
  - Vigilância permanente para sarcoma hemorrágico
- Aneurisma
  - Aneurisma da artéria poplítea mais comum nas extremidades
  - RM: artefato de fluxo quando não trombosado; intensidade de sinal heterogênea decorrente de trombose com turbulência e variavelmente envelhecida
  - ± artefato de pulsação ou aparência em lamelas
- Pseudoaneurisma
  - Localizado excentricamente aos vasos principais
- Ultrassonografia: característico padrão de rotação *yin-yang* do fluxo sanguíneo; fluxo do sangue ida e volta entrando em sístole e saindo em diástole
- Doença adventícia cística
  - Paciente típico é homem jovem a meia-idade com início súbito de dor ou claudicação na panturrilha
  - RM: coleções lobuladas de intensidade de sinal de fluido envolvendo a parede da artéria (geralmente poplítea) com fino realce periférico
- Lesão de Morel-Lavallée
  - Lesão de desenluvamento (*degloving*) fechado em coleção de sangue e linfa

CHECKLIST DO DIAGNÓSTICO
- Sarcomas de partes moles não são raramente diagnosticados incorretamente como hematomas na apresentação
  - Tanto o acompanhamento em intervalo de curto prazo documentando a resolução rápida como a falta convincente de realce central são necessários para o diagnóstico por imagem de hematoma

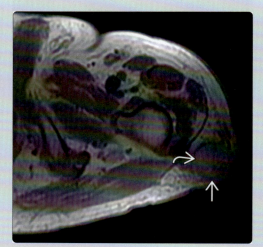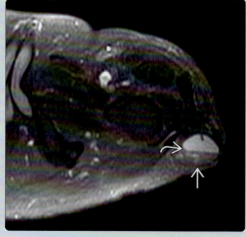

(À esquerda) *RM T1WI axial da coxa lateral mostra lesão arredondada ➡ na gordura subcutânea. Esta lesão apresenta um nível fluido-fluido levemente visível ➡. A porção dependente da lesão apresenta intensidade de sinal semelhante à do músculo. A porção antidependente da lesão é hiperintensa ao músculo em decorrência da presença de produtos sanguíneos.* (À direita) *RM T2WI FS axial no mesmo paciente mostra mais claramente o nível fluido-fluido ➡ na massa arredondada ➡. Este paciente diabético não se recordou de traumatismo n esta área.*

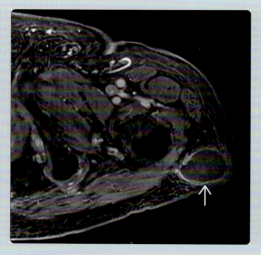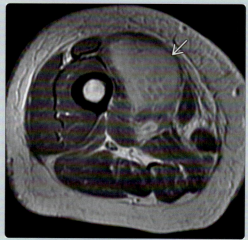

(À esquerda) *RM T1WI C+ FS axial mostra que a massa ➡ apresenta apenas realce periférico liso. Falta de realce central foi confirmado posteriormente com o uso de subtração de imagens pós-processamento produzindo o diagnóstico de hematoma.* (À direita) *RM T1WI C+ axial mostra massa ➡ na coxa medial que parece ter realce difuso, mas era hiperintenso em T1WI sem realce (não mostrado). Assim, não é possível diferenciar tumor realçado dos produtos do sangue. O acompanhamento confirmou se tratar de hematoma.*

Imitação de Tumor de Partes Moles: Vascular

TERMINOLOGIA

Definição
- Grupo de anomalias vasculares que podem imitar neoplasia de partes moles

DIAGNÓSTICO DIFERENCIAL

Hematoma
- Massa focal de partes moles com aparência heterogênea em TC e RM, dependendo de conteúdo e acuidade da lesão
- Sinal alto em RM T1WI pode imitar sinal de gordura de neoplasia lipomatosa
- Sinal alto em RM T1WI também complica avaliação de imagem pós-gadolínio
  - Considerar utilização pós-processamento (imagem em T1WI FS pós-gadolínio menos imagem em T1WI FS pré-gadolínio)
- Vigilância permanente para sarcoma subjacente que seja hemorrágico
  - Acompanhamento com intervalo de curto prazo geralmente necessário, a menos que imagem pós-gadolínio demonstre definitivamente ausência de realce central
  - Pacientes com sarcoma de partes moles frequentemente os percebem após ou lhe atribuem um pequeno traumatismo
- Ultrassonografia: agudamente anecoico; regiões ecoicas irregulares se desenvolvem cronicamente

Aneurisma
- Envolve todas as três camadas de vasos
- Massa é fusiforme e contígua ao eixo longo do vaso
- Aneurisma de artéria poplítea mais comum em aneurisma de extremidade
  - Frequentemente bilateral e associado ao aneurisma da aorta abdominal
- Aparência de imagem variável com os diferentes graus de trombose
- TC: realce proeminente, quando não trombosado; trombose apresenta semelhante atenuação com o músculo
  - Vazamento produzirá atenuação mal definida das partes moles circundantes
- RM: artefato de fluxo, quando não trombosado; intensidade de sinal heterogênea decorrente de trombose com turbulência e variavelmente envelhecida
  - ± artefato de pulsação ou aparência de lamelas
- Angiografia: aumento fusiforme de artéria, trombos murais e calcificação da parede

Pseudoaneurisma
- Envolve apenas camada adventícia do vaso
  - Suportado pelas partes moles circundantes
- Múltiplas causas incluindo iatrogênica, pós-traumática e consumo abusivo de drogas intravenosas
- Lesão é excentricamente localizada em relação ao vaso principal
- Ultrassonografia: característico padrão de rotação *yin-yang* do fluxo sanguíneo; fluxo do sangue ida e volta entrando em sístole e saindo em diástole

Doença Adventícia Cística
- Paciente típico é homem de jovem a meia-idade com início súbito de dor ou claudicação na panturrilha
- Coleção de mucinas na camada adventícia da artéria é de causa desconhecida
  - Estreita, oclui ou causa rotura da artéria
  - Afeta predominantemente a artéria poplítea
- RM: coleções lobuladas com intensidade de sinal de fluido envolvendo parede da artéria com fino realce periférico
- Angiografia: localização excêntrica, estreitamento extrínseco liso do lúmen do vaso

Fístula AV
- Comunicação anormal adquirida entre artéria e veia
  - Trauma penetrante, colocação cirúrgica para diálise

Infarto Muscular
- Mionecrose diabética
  - Início agudo de dor muscular grave em paciente com diabetes mal controlado
  - Geralmente envolve coxas bilaterais
  - Arteriosclerose avançada presente histologicamente
- Doença tromboembólica
  - Embolização distal do trombo, geralmente da doença arteriosclerótica, resultando em morte do tecido
- Mionecrose calcificada
  - Segue necrose isquêmica, geralmente decorrente da síndrome compartimental
  - Compartimento anterior da região inferior da perna é mais comum
  - Radiografias e TC: massa calcificada perifericamente em região esperada do músculo
    - Ausência de efeito de massa decorrente de atrofia do músculo

Lesão de Morel-Lavallée
- Lesão de desenluvamento (*degloving*) fechado
- Destacamento da gordura subcutânea da fáscia em razão de estresse extremamente violento
  - Laceração perfurando vasos e linfáticos
  - Resulta em pele e gordura subcutânea móveis
- Mais comum com envolvimento da coxa, região lombar e região periscapular
- RM: coleção de fluidos superficial à fáscia de complexidade variável

CHECKLIST DO DIAGNÓSTICO

Dicas para Interpretação de Imagens
- Sarcomas de partes moles não são raramente diagnosticados de modo incorreto como hematomas na apresentação
  - Tanto o acompanhamento com intervalo de curto prazo documentando uma resolução rápida como a falta convincente de realce central são necessários para o diagnóstico por imagem do hematoma

REFERÊNCIAS

1. Manaster BJ: Soft-tissue masses: optimal imaging protocol and reporting, AJR Am J Roentgenol. 201(3):505-514, 2013.
2. McKenzie G, et al: Pictorial review: Non-neoplastic soft-tissue masses, Br J Radiol. 82(981):775-785, 2009.
3. Stacy GS, et al: Pitfalls in MR image interpretation prompting referrals to an orthopedic oncology clinic, Radiographics. 27(3):805-26; discussion 827-8, 2007.
4. Kransdorf MJ, et al: Masses that may mimic soft tissue tumors. In Kransdorf MJ, et al, editor: Imaging of Soft Tissue Tumors, 2nd ed., Philadelphia: Lippincott Williams & Wilkins. 532-9, 2006.
5. Jelinek J, et al: MR imaging of soft-tissue masses. Mass-like lesions that simulate neoplasms, Magn Reson Imaging Clin N Am. 3(4):727-741, 1995.

Imitação de Tumor de Partes Moles: Vascular

(À esquerda) *RM PD FSE FS axial mostra foco de sinal alto ➡ no músculo deltoide que estava alongado pela extensão superior para inferior do músculo e apresentava um padrão em penas se estendendo para as fibras dos músculos adjacentes. Esta lesão palpável era um hematoma.* (À direita) *RM T1WI axial mostra heterogeneamente hiperintensa massa ➡ localizada na cabeça medial do músculo gastrocnêmio. Esta massa era heterogeneamente hiperintensa em RM T2WI e representava um hematoma capsular.*

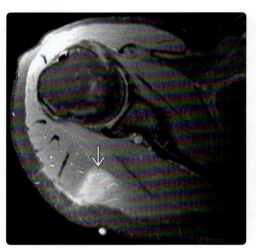
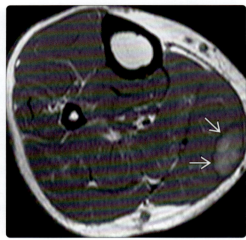

(À esquerda) *RM T1WI axial mostra massa bem definida ➡ no músculo gastrocnêmio. Diminuição central da intensidade de sinal ⤵ é circundada por uma borda de aumento de sinal em T1 sugerindo hemorragia. Este era um hematoma.* (À direita) *RM PDWI FS sagital mostra massa ➡ na fossa poplítea do joelho. O elemento principal para o diagnóstico de um aneurisma está na observação da forma que é fusiforme e contígua à artéria poplítea. Trombose e fluxo sanguíneo turbulento podem conferir a estas lesões uma aparência altamente complexa.*

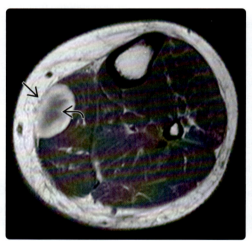
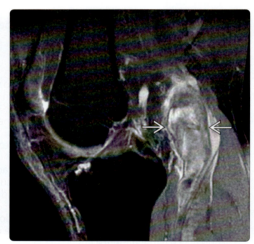

(À esquerda) *TC axial realçada com contraste com algoritmo para partes moles mostra aneurisma da artéria poplítea esquerda com 4,3 cm ➡. O aneurisma apresenta trombos murais com lúmen opacificado residual com diâmetro de 2,5 cm. A calcificação aterosclerótica ➡ envolve a parede do aneurisma.* (À direita) *Angiografia com MIP por RM coronal mostra pseudoaneurisma pós-traumático ➡ da artéria ulnar. Na imagem axial, este aparece como massa multiloculada, bem definida, no canal de Guyon, que poderia ter sido confundido com um cisto ganglionar.*

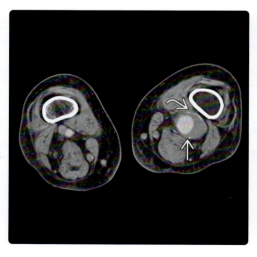
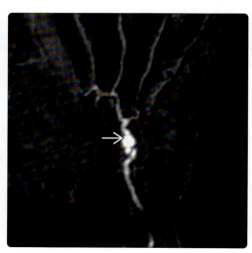

Imitação de Tumor de Partes Moles: Vascular

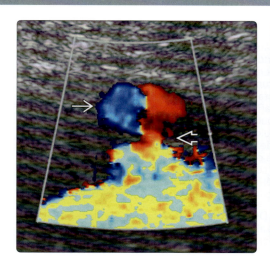
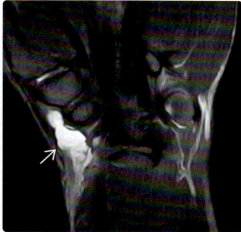

(À esquerda) *Ultrassonografia com Doppler colorido transversal para avaliar massa que se desenvolveu após punção da artéria femoral mostra pseudoaneurisma ➡. Este pseudoaneurisma mostra típica aparência yin-yang do fluxo sanguíneo de rotação e apresenta pequeno pescoço ➡.* (À direita) *RM STIR coronal mostra massa lobulada, com sinal alto, ➡ ao longo do lado radial do punho. Ainda que o cisto ganglionar fosse a etiologia mais comum nesta localização, esta lesão era uma doença adventícia cística associada à artéria radial.*

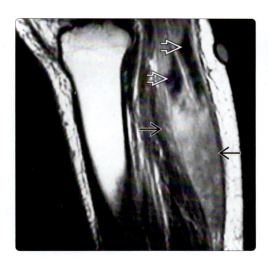
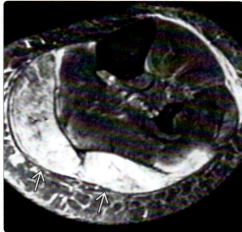

(À esquerda) *RM T1WI C+ FS sagital mostra leve realce difuso envolvendo os músculos gastrocnêmio e sóleo da panturrilha ➡. Existem regiões adicionais de sinal baixo difuso ➡ que carecem de realce na borda, sugerindo necrose em vez de abscesso.* (À direita) *RM T2WI FS axial no mesmo paciente mostra intensidade de sinal alta predominantemente envolvendo os músculos posteriores da panturrilha ➡. Dado o histórico de pouco controle de diabetes e dor grave, o diagnóstico é de necrose muscular diabética espontânea.*

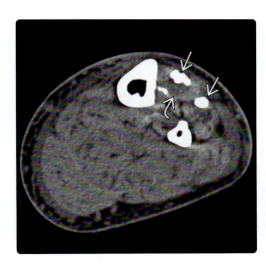
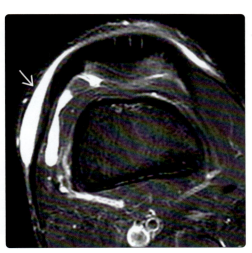

(À esquerda) *TCSC axial com janelas de partes moles mostra calcificações ➡ e atrofia da musculatura do compartimento anterior ➡. O achado da atrofia muscular é especialmente útil para não confundir esta aparência como malignidade. Trata-se de mionecrose calcificada.* (À direita) *RM T2WI FS axial mostra coleção de fluidos crescêntica ➡ acompanhando a fáscia da região anterolateral do joelho. Esta coleção de fluidos não era contígua à bursa e era secundária a uma lesão de tração. Trata-se de uma lesão de Morel-Lavallée.*

Imitação de Tumor de Partes Moles: Doença por Deposição de Cristal

DADOS PRINCIPAIS

TERMINOLOGIA
- Grupo de entidades decorrentes de deposição de cristal que pode parecer semelhante a massa, imitando tumor de partes moles

PRINCIPAIS DIAGNÓSTICOS DIFERENCIAIS
- Gota
  - Massa justarticular de partes moles ± calcificação
  - Geralmente apresenta achados simultâneos de artropatia de gota
  - Realce intenso homogêneo ou heterogêneo pode imitar neoplasia
- Doença por deposição de di-hidrato de pirofosfato de cálcio
  - Imita neoplasia quando se apresenta como massa calcificada monoarticular
  - Massa calcificada, bem definida ± erosão óssea
- Doença por deposição de hidroxiapatita
  - Radiografias: calcificação globular bem definida, progredindo para foco calcificado bem definido
  - ± configuração cauda de cometa
- TC: erosão óssea pode parecer agressiva, especialmente envolvendo úmero proximal (inserção do peitoral maior) e diáfise femoral
- Calcinose tumoral (idiopática)
  - Apresentação inicial na 1ª e na 2ª décadas de vida
  - Radiografias e TC: massas periarticulares grandes, multilobuladas, amorfas e císticas
  - Níveis fluido-fluido (sinal de sedimentação) são comuns
- Calcinose de insuficiência renal crônica
  - Também conhecida por calcificação metastática, calcinose tumoral secundária
  - Cálcio sérico e níveis de fosfato anormais
  - Aparência de imagem idêntica à calcinose tumoral

CHECKLIST DO DIAGNÓSTICO
- Atenção às alterações nos ossos adjacentes/articulações, valores laboratoriais disponíveis e histórico clínico auxiliam a reduzir o diagnóstico diferencial

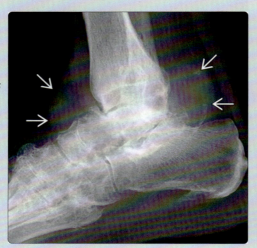 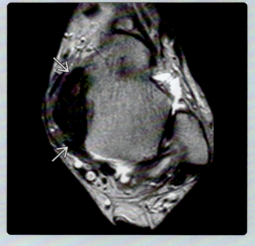

(À esquerda) *Radiografia lateral do tornozelo mostra massa extremamente grande de partes moles ➔ na distribuição de uma articulação tibiotalar distendida. Esta massa é densa, sugerindo deposição mineral em tofos. Outras imagens mostraram grandes erosões justarticulares típicas de gota.* (À direita) *RM T2WI axial do tornozelo mostra massa de sinal baixo ➔ distal ao maléolo medial. Esta massa também apresentava sinal baixo em imagens T1WI. O sinal persistentemente baixo em todas as sequências é típico de deposição de urato de sódio na gota.*

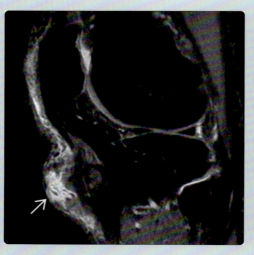 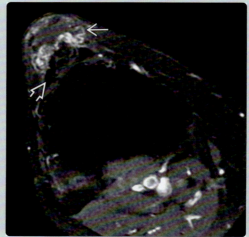

(À esquerda) *RM T2WI FS sagital do joelho mostra lesão pouco definida, de modo irregular, com heterogênea intensidade de sinal ➔ na região da bursa infrapatelar superficial. A massa apresenta sinal alto centralmente com sinal de baixo a intermediário na periferia.* (À direita) *RM T1WI C+ FS axial no mesmo paciente mostra realce heterogêneo, predominantemente periférico, da massa ➔. A maioria do realce é observada ao longo da margem profunda, adjacente ao tendão patelar de sinal baixo ➔. Trata-se de gota, provada cirurgicamente.*

Imitação de Tumor de Partes Moles: Doença por Deposição de Cristal

TERMINOLOGIA

Definição
- Grupo de entidades decorrentes de deposição de cristal que pode parecer semelhante à massa, imitando tumor de partes moles

IMAGENS

Características Gerais
- Melhor dica para diagnóstico
  - Alterações nas articulações ou nos ossos adjacentes podem ser úteis para a diferenciação
  - Valores laboratoriais podem também ser úteis para a diferenciação das entidades

Recomendações para Aquisição de Imagens
- Melhor ferramenta para aquisição de imagens
  - Radiografias e TC mais úteis para avaliar características de massa calcificada e achados associados em osso adjacente
  - RM realçada ocasionalmente útil para diferenciar de tumor quando achados são equivocados

DIAGNÓSTICO DIFERENCIAL

Gota
- Doença metabólica resultando em hiperuricemia
- Depósitos nas partes moles de urato monossódico = tofos
- Pés, mãos, tornozelos, cotovelos, joelhos e coluna
- Radiografias: massa de partes moles justarticular ± calcificação
  - Achados simultâneos de artropatia da gota
- TC: melhor detecção de calcificação dentro dos tofos
  - Erosão por pressão do osso adjacente
- RM: massa de sinal de intermediário a baixo em T1WI e T2WI
  - Pode apresentar sinal alto em sequências sensíveis a fluido
  - Realce intenso de homogêneo a heterogêneo pode imitar neoplasia

Doença por Deposição de Di-hidrato de Pirofosfato de Cálcio
- Também conhecida por pseudogota tofácea
- Deposição de cristal de di-hidrato de pirofosfato de cálcio em partes moles justarticulares e articulares
- Imita neoplasia quando se apresenta como massa calcificada monoarticular
- Radiografias e TC: massa calcificada bem definida ± erosão óssea
- RM: massa de sinal de baixo a intermediário em T1 e T2

Doença por Deposição de Hidroxiapatita
- Também conhecida por doença por deposição de hidroxiapatita de cálcio, tendinite calcificada, bursite calcificada
- Depósito focal calcificado no tendão, na bursa e em partes moles periarticulares
  - Ombro e quadril são mais comuns
- Radiografias: calcificação globular, bem definida progredindo para foco calcificado bem definido
  - ± configuração de cauda de cometa
- TC: erosão óssea pode parecer agressiva
  - Úmero proximal (envolvendo especialmente inserção do peitoral maior) e diáfise femoral proximal
  - Localização na coluna cervical superior pode ter aparência particularmente agressiva
  - Sem níveis fluido-fluido
- RM: depósito de cálcio apresenta sinal baixo em todas as sequências
  - Edema circundante em fase aguda
- Cintilografia óssea: aumento da captação de radiomarcador

Calcinose Tumoral (Idiopática)
- Transtorno hereditário produzindo massas periarticulares indolores, densamente calcificadas
  - Cristais de hidroxiapatita de cálcio, carbonato de cálcio amorfo e fosfato de cálcio
  - Normocalcemia e hiperfosfatemia (fosfato normal é menos comum)
- Autossômico dominante com expressividade variável
  - Apresentação inicial na 1ª e na 2ª décadas de vida
  - Mais comum em pacientes de ascendência africana
- Predileção pela superfície extensora da articulação
  - Quadril > cotovelo > ombro > pé > punho
- Radiografias e TC: massas periarticulares grandes, multilobuladas, amorfas e císticas
  - Níveis fluido-fluido (sinal de sedimentação) são comuns
    - Calcificação homogênea sugere ↓ atividade metabólica
  - Comumente contígua à bursa
  - Reação do osso adjacente é comum
- RM: sinal baixo em T1, sinal de baixo a alto em T2

Calcinose de Insuficiência Renal Crônica
- Também conhecida por calcificação metastática, calcinose tumoral secundária
- Calcificação distrófica e metabólica associada à insuficiência renal crônica
  - Níveis de cálcio sérico e fosfato anormais
  - Taxa de filtração glomerular anormal
  - Paciente submetido à hemodiálise
- Aparência de imagem idêntica à calcinose tumoral

Calcinose Universal
- Deposição de cálcio em camadas envolvendo músculo, fáscia e tecidos subcutâneos
- Associado a polimiosite, dermatomiosite e, menos comumente, a lúpus eritematoso sistêmico

Calcinose Circunscrita
- Depósito de cálcio nodular em derme e subcútis
- Produzida por doenças do tecido conjuntivo e qualquer causa de calcificação metabólica

CHECKLIST DO DIAGNÓSTICO

Dicas para Interpretação de Imagens
- Atenção para valores laboratoriais disponíveis e histórico clínico auxiliam a reduzir o diagnóstico diferencial

REFERÊNCIAS

1. McKenzie G, et al: Pictorial review: Non-neoplastic soft-tissue masses, Br J Radiol. 82(981):775-785, 2009.
2. Kransdorf MJ, et al: Masses that may mimic soft tissue tumors. In Kransdorf MJ, et al, editor: Imaging of Soft Tissue Tumors, 2nd ed., Philadelphia: Lippincott Williams & Wilkins. pp 524-9, 2006.
3. Olsen KM, et al: Tumoral calcinosis: pearls, polemics, and alternative possibilities, Radiographics. 26(3):871-885, 2006.
4. Flemming DJ, et al: Osseous involvement in calcific tendinitis: a retrospective review of 50 cases, AJR Am J Roentgenol. 181(4):965-972, 2003.

Imitação de Tumor de Partes Moles: Doença por Deposição de Cristal

(À esquerda) *Radiografia lateral do cotovelo mostra grande massa de partes moles ➡ na esperada região do bursa do olécrano. A massa contém calcificações dispersas e grosseiras. A aparência e a localização são típicas para um tofo gotoso.* (À direita) *RM PDWI FS axial do punho mostra proeminente fluido circundando as bainhas dos tendões da região volar ➡. Um foco de material amorfo ➡ poderia ser confundido com uma neoplasia de partes moles. Isto representa uma coleção nodular de cristais de di-hidrato de pirofosfato de cálcio.*

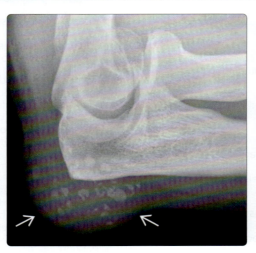 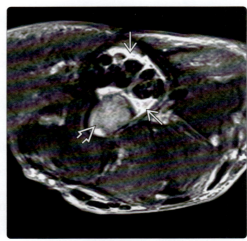

(À esquerda) *TC óssea coronal do retropé mostra focos pontuais hiperdensos de cálcio ➡ dentro do músculo, profundos ao tecido subcutâneo. Não há massa evidente.* (À direita) *RM PDWI FS coronal no mesmo paciente mostra calcificações de sinal baixo ➡ no músculo flexor breve digital, com sinal alto circundante não homogêneo no músculo, na fáscia e na gordura subcutânea. RM confirma ausência de massa. Na biopsia, a lesão trata-se de deposição de di-hidrato de pirofosfato de cálcio sem outra anormalidade.*

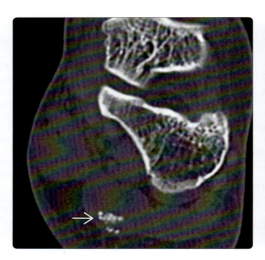 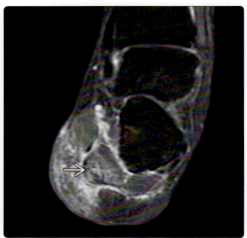

(À esquerda) *RM STIR sagital mostra tendão fibular longo significativamente aumentado, hipointenso ➡. Embora se possa considerar um diagnóstico como xantofibroma, é importante levar em conta a possibilidade de o sinal baixo representar calcificações.* (À direita) *Radiografia lateral no mesmo paciente confirma a origem do sinal baixo em RM, mostrando calcificação densa, bastante homogênea, seguindo o trajeto esperado do tendão fibular ➡. Isto ocorreu em razão da deposição de hidroxiapatita dentro do tendão.*

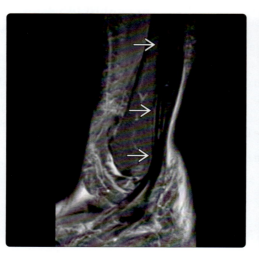 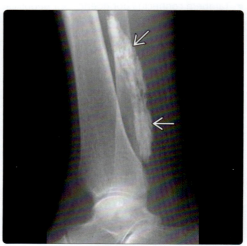

Imitação de Tumor de Partes Moles: Doença por Deposição de Cristal

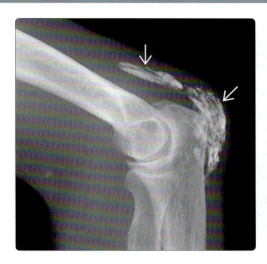 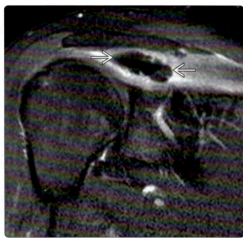

(À esquerda) *Radiografia lateral mostra mineralização densa abrangente na região da bursa do olécrano ➡ decorrente da doença por deposição de hidroxiapatita. A natureza densa e bem definida da mineralização indica envolvimento de longa data da bursa.* (À direita) *RM T1WI C+ FS oblíqua coronal mostra sinal baixo de material globular ➡ dentro do músculo e tendão supraespinal. Realce circundante intenso indica inflamação proeminente. O sinal baixo é da doença por deposição de hidroxiapatita.*

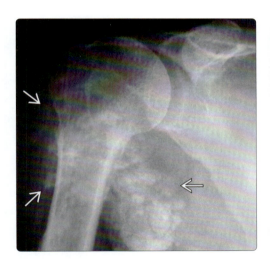 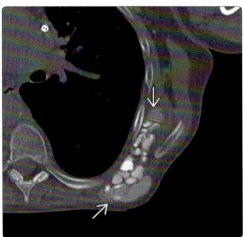

(À esquerda) *Radiografia anteroposterior mostra calcificação tipo nuvem, densa ➡, circundando o ombro, que apresenta, por outro lado, aparência normal. Embora a etiologia mais comum desta aparência seja calcinose por insuficiência renal crônica, tratava-se de calcinose tumoral (idiopática).* (À direita) *TC axial da região posterior do tórax em um paciente em hemodiálise crônica mostrou massa multicística ➡ entre a escápula e as costelas. Estes cistos continham densidade variável de calcificação. Tratava-se de calcinose por insuficiência renal crônica.*

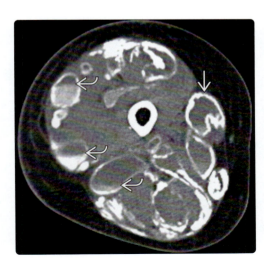 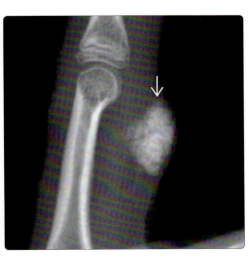

(À esquerda) *TCSC axial mostra extensa calcificação em camadas ➡ dos músculos e planos fasciais da coxa com níveis fluido-fluido dispersos ➡. Este tipo de deposição de cálcio é denominado calcinose universal e era decorrente de dermatomiosite.* (À direita) *Radiografia lateral do dedo indicador mostra calcificação globular superficial ➡. Este tipo de deposição de cálcio é denominado calcinose circunscrita e era decorrente de esclerodermia. Causas metabólicas de deposição de cálcio podem apresentar aparência semelhante.*

Tumores de Partes Moles

Imitação de Tumor de Partes Moles: Outros

DADOS PRINCIPAIS

TERMINOLOGIA
- Várias entidades que podem imitar a neoplasia de partes moles

PRINCIPAIS DIAGNÓSTICOS DIFERENCIAIS
- Miosite ossificante/ossificação heterotópica
  - Formação de osso e cartilagem heterotópica
  - Nenhuma causa identificável em 40%
  - Maturação zonal típica: periférica a central
- Cisto ganglionar
  - Pode não estar conectada à articulação
  - RM: intensidade de sinal de fluido com fino realce periférico
- Cisto sinovial
  - Revestido por sinóvia, geralmente contíguo à articulação
  - RM: intensidade de sinal de fluido com fino realce periférico
  - Sinal complexo com hemorragia e/ou detritos
- Necrose de gordura
  - Variação das aparências de faixa de partes moles inespecíficas a imitação de lipoma ou lipossarcoma
- Nódulo bem definida geralmente entre a pele e a proeminência óssea
- Nódulo reumatoide
  - Avaliação para erosões ósseas associadas e sinovite da artrite reumatoide
- Deposição amiloide
  - Deposição anormal de proteína, frequentemente em torno das articulações
  - TC: massa isodensa ao músculo ± erosão óssea
  - Associação clínica comum: diálise
- Lesão muscular
  - Anormalidade do contorno palpável ± hematoma

CHECKLIST DO DIAGNÓSTICO
- Se achados de imagens não forem patognomônicos para entidade específica, então a biopsia e o acompanhamento a curto prazo devem ser necessários para excluir a hipótese de neoplasia

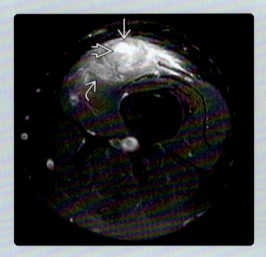 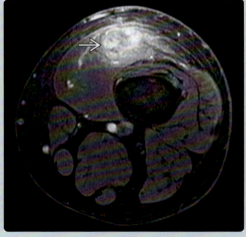

(À esquerda) RM T2WI FS axial mostra ossificação heterotópica (miosite ossificante) ➡ na coxa. Esta lesão oval apresenta sinal de intermediário a alto com edema circundante ➡ e sugestão de nível fluido-fluido ➡. (À direita) RM T1WI C+ FS axial no mesmo paciente mostra lesão na coxa ➡ com realce não homogêneo. A ossificação heterotópica, também referida como miosite ossificante, quando ocorre no músculo, pode realçar e apresentar aparência agressiva na RM.

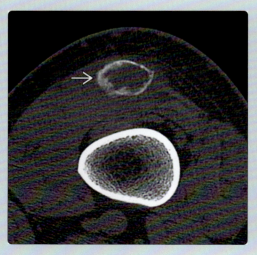 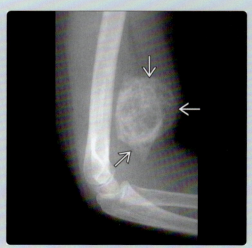

(À esquerda) TCSC axial no mesmo paciente mostra melhor o padrão de ossificação zonal periférica típico de ossificação heterotópica ➡. Se a ossificação periférica for sugestiva nas radiografias, a TC pode ser útil para confirmar a aparência característica da ossificação heterotópica. (À direita) Radiografia lateral do cotovelo em um paciente diferente mostra caso avançado de miosite ossificante ➡ no aspecto distal da região superior do braço. A massa apresenta córtex externo liso, distinto e com centro menos definido.

Imitação de Tumor de Partes Moles: Outros

TERMINOLOGIA
Definição
- Várias entidades que podem imitar neoplasias de partes moles

IMAGENS
Recomendações para Aquisição de Imagens
- Melhor ferramenta para aquisição de imagens
  - RM mais útil para caracterização da massa, embora as radiografias sejam úteis para mineralização e achados ósseos associados
- Orientações de protocolo
  - Marcadores de pele são úteis para indicar local de anormalidade palpável e, assim, confirmar avaliação completa da área

DIAGNÓSTICO DIFERENCIAL
Miosite Ossificante/Ossificação Heterotópica
- Formação de osso e cartilagem heterotópica
  - Traumatismo, transtorno cerebrospinal e queimaduras são as causas mais comuns
  - Nenhuma causa identificável em 40%
- Geralmente envolve músculos
  - Menos comumente ocorre em torno de ligamentos, fáscia, tendão, cápsula articular e aponeurose
- Maturação zonal típica → periférica para central
  - Calcificação (inicial) fraca progredindo para massa óssea bem circunscrita (tardia)
- RM: heterogeneamente hiperintenso em T2WI com edema circundante intenso (inicial) e sinal baixo na borda do osso com medula gordurosa interna (tardia)
  - Edema circundante é incomum em sarcomas de partes moles não tratados

Cisto Ganglionar
- Coleção focal de mucinas com revestimento de célula pseudossinovial plana
- Pode não ser contígua à articulação
- Suspeito de ser resposta a microtraumatismo repetitivo
- RM: intensidade de sinal de fluido
  - Realce fino periférico

Cisto Sinovial
- Revestido por sinóvia, geralmente contíguo à articulação
- Cisto poplíteo apresenta localização típica entre a cabeça medial do gastrocnêmio e o tendão semimembranoso
- RM: intensidade de sinal de fluido
  - Sinal complexo com hemorragia e/ou detritos
  - Realce fino periférico

Necrose de Gordura
- Localização clássica sobre ponto de pressão ou protuberância óssea
- Variação das aparências de faixa de partes moles inespecíficas a imitação de lipoma ou lipossarcoma
  - Lesões iniciais mostram faixa inflamatória de gordura
  - Lesões maduras apresentam gordura central com fina cápsula periférica ± calcificação
  - Pode conter elementos nodulares imitando lipossarcoma

Linfonodo
- Linfonodos normais geralmente medem < 1 cm de diâmetro do eixo curto
- Linfonodos inguinais apresentam ampla variação de tamanhos normais
- Nódulos não neoplásicos contêm halo gorduroso

Nódulo Reumatoide
- Nódulo bem definido geralmente entre a pele e a proeminência óssea
- Manifestação extra-articular mais comum de artrite reumatoide
  - Pacientes não precisam apresentar artrite reumatoide para ter nódulos reumatoides
- Radiografias: massa de partes moles inespecífica que é raramente calcificada
  - Avaliação para erosões ósseas associadas e sinovite da artrite reumatoide
- RM: massa inespecífica com variável intensidade de sinal e realce variável
- PET com F-18 FDG: captação moderada (SUV máx.: 4,2) pode imitar tumor

Deposição de Amiloide
- Deposição anormal de proteína, frequentemente em torno das articulações
  - Massas de partes moles distantes das articulações são raras
- Causas primárias e secundárias
  - Causas secundárias: hemodiálise, múltiplos mielomas, artrite reumatoide
- TC: massas de partes moles isodensas ao músculo ± erosão óssea
- RM: sinal intermediário em T1WI, massa de sinal de baixo a intermediário em T2WI, + realce

Neuroma de Morton
- Processo fibrosante não neoplásico de nervo digital plantar
- Massa plantar no espaço intermetatarsal
  - 3° e 2° espaços intermetatarsais são mais comuns
  - Significativa predominância feminina (18:1)
- RM: hipo a isointenso em T1WI, iso a hiperintenso em RM T2WI FS, com variável realce
  - ± coleção de fluido intermetatarsal associado > 3 mm de diâmetro transversal (bursite)
- Ultrassonografia: massa ovoide com ecogenicidade variável alternando de homogeneamente anecoico a heterogeneamente hipoecoico
  - ↑ vascularidade em Doppler colorido

Cisto de Inclusão Epidérmica
- Massa subcutânea não neoplásica contendo queratina ou colesterol
  - Ectasia cística do infundíbulo do folículo piloso ou implantação traumática profunda de epiderme
- Maioria das lesões são encontradas no couro cabeludo, pescoço e tronco
- RM: Massa subcutânea bem definida com variável sinal, dependendo dos detritos internos
  - ↑ de sinal em T1 pré-gadolínio complica a interpretação das imagens pós-gadolínio
- Rotura do cisto associado à reação granulomatosa, tecido de granulação, reação a corpo estranho, abscesso e meningite (intracraniana)

Cisto Sebáceo
- Surge de glândula sebácea obstruída
- Aparência de imagem semelhante à do cisto de inclusão epidérmica

Imitação de Tumor de Partes Moles: Outros

Lesão Muscular
- Rotura de espessura total e espessura parcial do músculo e tendão
  - Anormalidades palpáveis de contorno
  - Hematomas associados

Atrofia Muscular
- Atrofia focal por qualquer causa (denervação, traumatismo, diabetes) pode causar aparência aumentada do músculo adjacente ou contralateral
- Atrofia dos músculos hipertróficos está associada à infiltração de gordura que aumenta o músculo

Músculos Acessórios
- Extremidade inferior: sóleo acessório, flexor digital longo, quarto fibular
- Extremidade superior: flexor do ulnar do carpo acessório, abdutor do dedo mínimo acessório, músculo hipotenar duplicado, tendão extensor anômalo
- Aparência é semelhante à dos outros músculos/tendões em todas as modalidades de imagens

Fibrose Pós-injeção do Músculo Esquelético
- Área irregular de fibrose muscular após repetidas injeções intramusculares
  - Paciente pode ou não relatar injeções
- Comumente envolve coxa, ombro e regiões glúteas
- RM: massa intramuscular mal definida com sinal baixo em T1WI e T2WI

Alterações Pós-operatórias/Pós-tratamento
- Rotura normal do leito operatório de neoplasia de partes moles pelo tratamento
  - Seroma, hematoma, retalho miocutâneo e tecido de granulação
- Pseudotumor induzido pela radiação: foco mal definido de realce heterogêneo sem efeito de massa significativo

Hemofilia
- Pseudotumor: lesão de massa não neoplásica que ocorre com sangramento intraósseo focal, subperiosteal ou em partes moles
- Radiografias e TC: massa de partes moles ± calcificação e recorte ósseo extrínseco
  - Pode apresentar reação periosteal (perpendicular ao osso) incomum
- RM: sinal heterogêneo em T1WI e T2WI ± níveis fluido-fluido

Neuroma Traumático
- Resposta proliferativa do nervo à lesão, geralmente associada à amputação
- ± massa visível contígua ao nervo normal
- RM: isointenso ao músculo em T1WI, hiperintenso em RM sensível a fluido
  - ± aparência semelhante a anel ou cabo de telefone dos fascículos nervosos aumentados
  - Realce de leve a significativo
- Pode ser confundido com recorrência de tumor quando a amputação for realizada em razão de malignidade

Hérnia Fascial
- Hérnia do músculo através da fáscia
- Massa mais proeminente durante contração muscular
- Mais comum envolvendo compartimento anterior da região inferior da perna e do tensor da fáscia lata
- Aparência é semelhante à dos outros músculos em todas as modalidades de imagens

Sarcoidose, Massas de Partes Moles
- Miopatia sarcoide nodular é incomum
- Encontrada com doença sistêmica
- RM: nódulos irregulares isointensos em T1WI, hiperintensos em T2WI

Tumor Ósseo Primário
- Tumores ósseos primários podem apresentar desproporcionalmente grandes extensões de partes moles imitando tumor de partes moles primário

Tumor Marrom
- Associado ao hiperparatireoidismo e osteodistrofia renal
- Geralmente presente como lesão óssea lítica, geográfica
  - Procurar outros achados de reabsorção óssea
- Lesões envolvendo partes moles que se estendem do osso subjacente

Granuloma Anular
- Massa subcutânea rara
  - Geralmente encontrada em crianças
- RM: massa mal definida com sinal baixo em T1, sinal de baixo a intermediário em T2 e com realce

Melorreostose
- Displasia óssea incomum
- Típicas alterações ósseas de "cera de vela derretida" na distribuição de esclerótomos
  - 27% a 53% com massa de partes moles ± mineralização
- RM: massa com realce inespecífico, pode conter gordura

Doença de Hoffa
- Impacto sobre a almofada de gordura infrapatelar resultando em tecido cicatricial
- Cicatriz imita tumor quando contém focos de osso metaplásico e cartilagem

CHECKLIST DO DIAGNÓSTICO

Dicas para Interpretação de Imagens
- Se achados de imagens não são patognomônicos para entidade específica, então biopsia e acompanhamento de curto prazo podem ser necessários para excluir neoplasia

REFERÊNCIAS

1. Czeyda-Pommersheim F, et al: Amyloidosis: modern cross-sectional imaging, Radiographics. 35(5):1381-1392, 2015.
2. Garner HW, et al: Benign and malignant soft-tissue tumors: posttreatment MR imaging, Radiographics. 29(1):119-134, 2009.
3. McKenzie G, et al: Pictorial review: Non-neoplastic soft-tissue masses, Br J Radiol. 82(981):775-785, 2009.
4. Moore LF, et al: Radiation-induced pseudotumor following therapy for soft tissue sarcoma, Skeletal Radiol. 38(6):579-584, 2009.
5. Stacy GS, et al: Pitfalls in MR image interpretation prompting referrals to an orthopedic oncology clinic, Radiographics. 27(3):805-26, discussion 827-8, 2007.
6. Kransdorf MJ, et al: Masses that may mimic soft tissue tumors. In Kransdorf MJ, et al, editor: Imaging of Soft Tissue Tumors., 2nd ed., Philadelphia: Lippincott Williams & Wilkins. 529-69, 2006.

Imitação de Tumor de Partes Moles: Outros

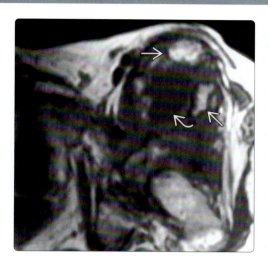
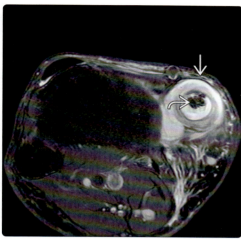

(À esquerda) *RM T1WI axial mostra miosite ossificante, anterior ao quadril esquerdo de paciente paraplégico. Focos de osso maduro ➡ são caracterizados por sinal de medula que correspondem ao do fêmur. A miosite se situa anterior à coleção de fluidos ➡, que pode ser observada na miosite madura também.* (À direita) *RM T1WI C+ FS mostra massa complexa ➡ nas partes moles mediais do joelho. O cisto contém pequenos focos de ar ➡ e apresenta uma parede laminada. Existe mínimo realce periférico. A excisão revelou um cisto ganglionar.*

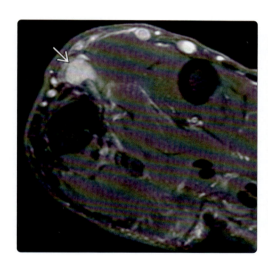
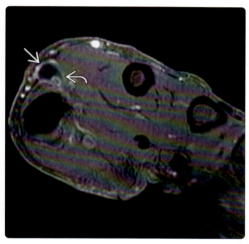

(À esquerda) *RM T2WI FS axial do punho mostra pequeno cisto ganglionar ➡ dentro das partes moles radiais, adjacente ao osso do metacarpo do polegar direito. A massa é homogeneamente hiperintensa.* (À direita) *RM T1WI C+ FS axial no mesmo paciente mostra apenas fino realce periférico da lesão ➡. Isto diferencia um cisto benigno de um tumor sólido de partes moles. Observe que uma pequena cauda ➡ surge da massa. Este achado está frequentemente presente quando um cisto ganglionar se estende da articulação.*

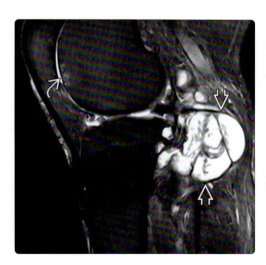
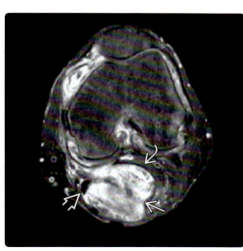

(À esquerda) *RM T2WI FS sagital mostra complexo cisto sinovial ➡. Esta não era a típica localização de um cisto poplíteo. Grave alteração degenerativa da articulação patelofemoral ➡ é típica de artropatia por pirofosfato.* (À direita) *RM T2WI FS axial mostra cisto sinovial poplíteo complexo ➡ em um paciente com artrite reumatoide. A massa apresenta sinal alto heterogêneo e está situada em localização típica, entre o tendão semimembranoso ➡ e a cabeça medial do músculo gastrocnêmio ➡.*

Imitação de Tumor de Partes Moles: Outros

(À esquerda) *TCSC axial do tórax mostra alterações precoces da necrose de gordura ➡. Esta área focal de aumento inespecífico de densidade com alteração inflamatória circundante tem aparência inespecífica. A lesão se desenvolveu agudamente e era dolorosa. A biopsia foi realizada para excluir a hipótese de neoplasia ou infecção.* (À direita) *TCSC axial da pelve inferior mostra necrose de gordura crônica ➡ surgindo como massa mal definida com atenuação semelhante à do músculo esquelético e calcificação grosseira. A posição prona estava em preparação para biopsia.*

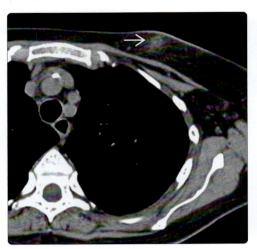
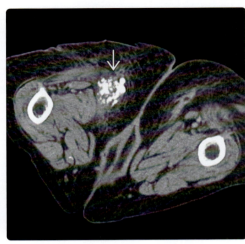

(À esquerda) *Radiografia lateral do tornozelo mostra grande massa de partes moles anterior ➡ sem anomalias ósseas subjacentes. A massa de partes moles não apresenta outras características de definição, como matriz ou densidade anormal. Isto ocorreu em decorrência da deposição de amiloide.* (À direita) *RM T1WI axial mostra massa de intensidade de sinal baixa ➡ surgindo do aspecto plantar do 3° espaço intermetatarsal. A massa permaneceu com intensidade de sinal baixa em RM T2WI FS e apresentou realce heterogêneo. Tratava-se de um neuroma de Morton.*

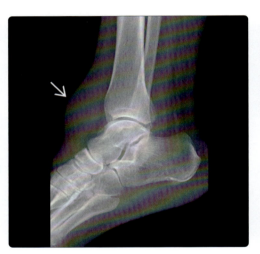
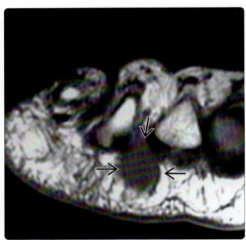

(À esquerda) *RM T1WI axial da região distal da coxa mostra cisto de inclusão epidérmica ➡. Esta massa superficial é relativamente homogênea com intensidade de sinal ligeiramente hiperintensa em relação ao músculo esquelético, que pode imitar realce em RM T1WI C+ FS.* (À direita) *RM T1WI axial mostra área focal de atrofia ➡ envolvendo o aspecto lateral da região lateral do músculo gastrocnêmio. Existe efeito de massa, excluindo, assim, o lipoma intramuscular. O paciente relatou anormalidade palpável na margem distal desta atrofia.*

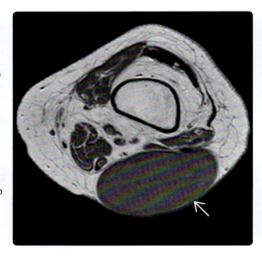
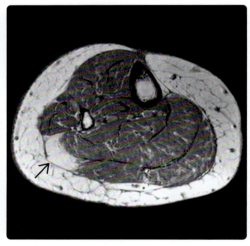

Imitação de Tumor de Partes Moles: Outros

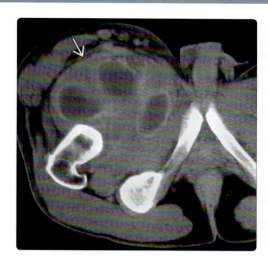
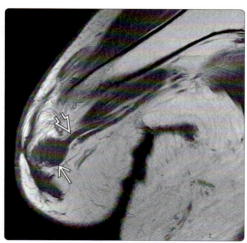

(À esquerda) *TCCC axial mostra pseudotumor ➡ em um paciente com hemofilia. Esta massa contém coleções de fluidos loculados com bordas realçadas. A massa resultou de repetidas hemorragias, que produziram erosão por pressão do osso e se estenderam nas partes moles circundantes.* (À direita) *RM T1WI oblíqua coronal mostra neuroma traumático ➡ próximo ao nível de um local de amputação na região superior do braço. A massa é homogeneamente isointensa ao músculo esquelético. A massa também é observada como contígua a um nervo aumentado ➡.*

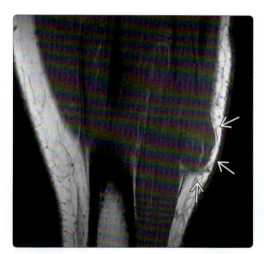
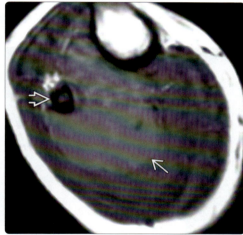

(À esquerda) *RM T1WI coronal mostra hérnia fascial ➡. A aparência de massa semelhante à de músculo é causada pelo abaulamento por meio do defeito fascial. Muitas hérnias miofasciais tornam-se mais aparentes com o exercício em decorrência do aumento do volume de sangue.* (À direita) *RM T1WI axial mostra sarcoma de Ewing da fíbula ➡ com uma proeminente massa de partes moles ➡. A massa pode ser confundida com um tumor de partes moles primário se as alterações no espaço de medula fibular não forem observadas ou interpretadas incorretamente como invasão.*

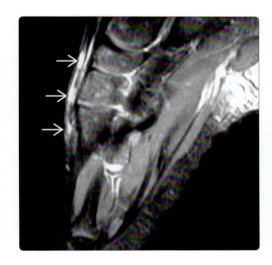
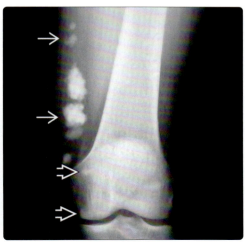

(À esquerda) *RM T1WI C+ FS sagital em uma criança mostra granuloma anular ➡. Pequenos nódulos subcutâneos envolvendo o dorso do pé mostram intenso realce. Os nódulos não são contíguos e não invadem o tecido subjacente.* (À direita) *Radiografia AP do joelho mostra melorreostose de partes moles ➡ como várias pequenas massas, densamente mineralizadas em uma orientação linear. Pequenos focos escleróticos dentro do côndilo femoral adjacente ➡ tem aparência mais arredondada que a típica da melorreostose.*

Miosite Ossificante/Ossificação Heterotópica

DADOS PRINCIPAIS

TERMINOLOGIA
- Formação heterotópica de osso e cartilagem em partes moles
  - Benigna, solitária, autolimitante

IMAGENS
- Aparência clássica: formação de osso maduro dentro de partes moles, observada em estágios tardios da doença
  - Estágios iniciais são confusos: o osso é amorfo e com aparência semelhante à da formação óssea tumoral
- Aparência radiográfica distinta e relacionada com o tempo após o traumatismo
  - De 0 a 2 semanas: massa de partes moles com planos indistintos de partes moles circundantes
  - Entre 3 e 4 semanas: forma osteoides amorfos dentro da massa; reação periosteal adjacente pode ser observada
  - De 6 a 8 semanas: córtex mais afiado começa a se formar sobre massa óssea central rendilhada
  - Entre 5 e 6 meses: formação de osso maduro
  - Durante o período de 2 a 6 meses, maturação óssea assume padrão diagnóstico de zoneamento distinto de MO: osso cortical maduro perifericamente, osso menos maduro centralmente
  - No fim desse período, tamanho pode começar a ↓
  - ≥7 meses: massas podem continuar a diminuir em tamanho; trabéculas podem ser observadas cercadas por córtex maduro
- TC: borda periférica de mineralização mais organizada observada por 4 a 6 semanas, mais cedo que em radiografias
- RM: aparência se relaciona com a idade da lesão, em paralelo com outras imagens
  - Pode mostrar edema de medula, reação periosteal e edema periférico em qualquer estágio

CHECKLIST DO DIAGNÓSTICO
- Histórico de traumatismo e tempo em relação à imagem são fundamentais para o diagnóstico, embora o traumatismo possa ser negado
- Deve-se evitar a biopsia durante estágios iniciais para não correr o risco de diagnósticos incorretos de tumor

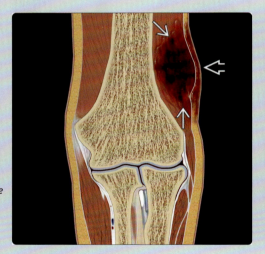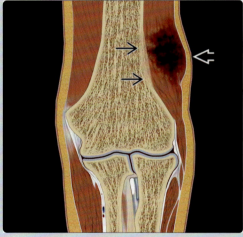

(À esquerda) Gráfico coronal mostra aparência mais inicial da miosite ossificante (MO) com presença de massa pastosa ➡, que distorce o plano da gordura subcutânea. Edema é observado nos tecidos subcutâneos ➡, mas o osso adjacente é normal. (À direita) Gráfico coronal mostra MO de 3 a 4 semanas. Observe que a massa em si é ligeiramente menor e que o edema subcutâneo ➡ se resolveu. Entretanto, há novo desenvolvimento de reação periosteal e edema cortical ➡. Este é o estágio no qual a MO pode ser mais confusa na imagem.

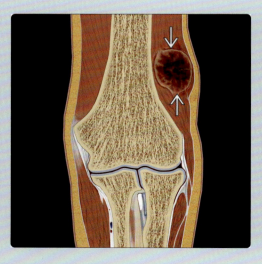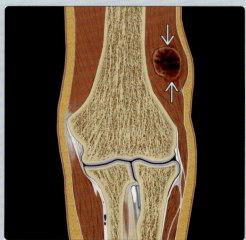

(À esquerda) Gráfico coronal mostra MO de 6 a 8 semanas. Existe novo osso maduro recentemente organizado observado perifericamente sobre a lesão ➡ com menos osso maduro centralmente. (À direita) Gráfico coronal descreve MO em 5 a 6 meses. Nessa altura, o osso periférico está claramente maduro ➡. Pode haver trabéculas dentro da lesão, mas a lesão geralmente mantém aparência menos madura centralmente, em especial na imagem axial. Não há massa de partes moles circundante. A lesão inteira frequentemente começa a diminuir de tamanho.

Miosite Ossificante/Ossificação Heterotópica

TERMINOLOGIA

Abreviaturas
- Miosite ossificante (MO)
- Ossificação heterotópica (OH)

Definições
- Formação heterotópica de osso e cartilagem em partes moles: benigna, solitária, autolimitante
- Termo miosite é incorreto
  - Mais frequentemente ocorre no músculo
  - Pode também ser encontrado na fáscia, nos tendões e na gordura
  - Ossificação heterotópica é o termo mais correto e é a mesma entidade; entretanto, miosite ossificante continua a ser utilizada na linguagem popular até o momento

IMAGENS

Características Gerais
- Melhor dica para diagnóstico
  - Formação de osso maduro dentro de partes moles, observada em estágio tardio da doença
  - Estágios iniciais são confusos: osso é amorfo e surge semelhante à formação óssea tumoral
- Localização
  - Comum em áreas propensas a traumatismos
    - Fossa antecubital após deslocamento do cotovelo
    - Coxa anterolateral em jogadores de futebol americano
    - Gordura adjacente aos adutores em cavaleiros
  - Ombros e cotovelos em pacientes queimados
  - Formada na pelve e nos quadris na medula espinal ou no cérebro de pacientes feridos
- Tamanho
  - Pode ter vários centímetros de comprimento ou de diâmetro
- Morfologia
  - Distinta e relacionada com tempo após traumatismo
  - Todas as modalidades de imagens refletem alterações progressivas

Achados na Radiografia
- Distintos e relacionados com tempo após traumatismo
- De 0 a 2 semanas: massa de partes moles com planos indistintos de partes moles circundantes
- Entre 3 e 4 semanas: forma osteoides amorfos dentro da massa; reação periosteal adjacente pode ser observada
- De 6 a 8 semanas: córtex mais agudo começa a se formar sobre massa óssea central rendilhada
- Entre 5 e 6 meses: formação de osso maduro
  - Durante o período de 2 a 6 meses, maturação óssea assume padrão diagnóstico de zoneamento distinto de MO: osso cortical maduro perifericamente, osso menos maduro centralmente
  - No fim desse período, tamanho pode começar a ↓
- ≥7 meses: massa pode continuar a diminuir em tamanho; trabéculas podem ser observadas cercadas por córtex maduro

Achados na TC
- Aparência relacionada com idade da lesão, em paralelo com histologia e outras imagens
- Achados iniciais: massa de partes moles com baixa atenuação
- Densidade de osso amorfo observada por 3 a 4 semanas, mais proeminente que em radiografias
- Borda periférica de mineralização mais organizada observada em 4 a 6 semanas, mais cedo que em radiografias
- Lesões maduras mostram borda cortical periférica e diminuição da atenuação central (podem conter trabéculas)

Achados na RM
- Aparência se relaciona com idade da lesão, em paralelo com histologia e outras imagens
- Pode mostrar edema da medula, reação periosteal e edema periférico em qualquer estágio
- Estágios iniciais
  - T1: intensidade de sinal isointenso ao músculo
  - Sequências sensíveis a fluido: hiperintenso, significativamente não homogêneo
- Estágios intermediários
  - T1: normal, isointenso ao músculo, talvez com distorção local dos planos de gordura
  - Sequências sensíveis a fluido: massa hiperintensa, com áreas curvilíneas e irregulares de diminuição de intensidade de sinal circundando a lesão
    - Este halo de sinal baixo pode estar incompleto e difícil de ser visualizado, mas serve para diferenciar MO de formação óssea tumoral
    - Equivalente inicial à borda cortical bem organizada visualizada na radiografia e TC
    - Densidade curvilínea observada ocasionalmente em lesões iniciais, mas bastante confiável detectada por volta de 3 a 4 semanas
  - Realce significativo com contraste
- Estágios tardios
  - Massas não homogêneas bem definidas com sinal se aproximando do osso, sem edema associado

Recomendações para Aquisição de Imagens
- Melhor ferramenta para aquisição de imagens
  - Dependendo da idade da lesão, pode ser necessária uma combinação de radiografia + TC ou RM

DIAGNÓSTICO DIFERENCIAL

Carcinose Tumoral
- Massa de partes moles periarticular calcificada (não ossificada)
- Separada do osso subjacente

Osteossarcoma Parosteal
- Formação óssea bem organizada principalmente nas partes moles, embora haja ligação óssea
- Padrão de zoneamento oposto
  - Osteossarcoma parosteal apresenta osso organizado centralmente, osso menos maduro perifericamente

Osteossarcoma de Alto Grau de Superfície ou de Partes Moles
- Formação óssea tumoral menos bem organizada dentro de partes moles
- Pode ter aparência muito semelhante à MO em seus estágios amorfos iniciais
- Padrão de zoneamento oposto
  - Osteoides mais maduros centralmente, osso menos maduro perifericamente, em geral menos organizado

Osteocondroma (Exostose)
- Osso organizado normalmente surgindo da região metafisária do osso subjacente
- "Haste" da medula, delineada pelo córtex cápsula de cartilagem
- Avaliação cuidadosa não mostra semelhança alguma com MO

Miosite Ossificante/Ossificação Heterotópica

Fibrodisplasia Ossificante Progressiva
- Transtorno mesodérmico autossômico dominante com ampla variação de expressividade
- Alvo são tecidos intersticiais, com envolvimento muscular secundário à atrofia por pressão
- Ossificação progressiva do músculo estriado, tendões, ligamentos e planos fasciais

Miosite Proliferativa
- Miopatia inflamatória benigna
- Massa de partes moles firme e dolorosa, que aumenta rapidamente, semelhante à MO
- IS hipo/hiperintensa em T1 ao músculo
- Hiperintensa em T2; realce intenso
- Nenhuma diferenciação em RM do estágio inicial de MO; não desenvolve ossificação

PATOLOGIA

Características Gerais
- Etiologia
  - Células-tronco progenitoras para produção de osteoides existentes dentro das partes moles afetadas
  - Com estímulo adequado, células-tronco se diferenciam em osteoblastos e formam osteoides
  - Experimentos sugerem que proteínas morfogênicas ósseas podem estimular OH e podem desempenhar papel
  - Estímulo óbvio geralmente é traumático, embora possa ser não aparente ou ser esquecido pelo paciente
  - Fratura por avulsão, especialmente em torno da pelve, pode resultar em formação óssea heterotópica
    - Forma osso entre o local doador e osso avulsionado
    - Segue mesmo cronograma e padrão de zoneamento da MO
    - Idade entre 14 e 25 anos, particularmente em alto risco: varia do período de **ossificação apofisária à fusão**
    - Locais mais frequentes: coluna ilíaca superoanterior, coluna ilíaca inferoanterior, apófise isquial, apófise adutora
  - Pacientes com queimaduras em risco adicional
  - Pacientes com lesão cerebral em risco adicional
    - Gravidade da extensão e funcional diretamente relacionada com gravidade da lesão intracraniana
  - Paciente com lesão na medula espinal em risco
    - Forte propensão à recorrência após ressecção
  - Outras causas de comprometimento neurológico podem estar associadas: tétano, poliomielite, síndrome de Guillain-Barré
  - Pacientes com artroplastia total do quadril em risco para OH local

Características Microscópicas
- Evolução histológica da MO é paralela à da imagem, com progressão e fenômeno de zoneamento semelhante
  - Da 1ª à 4ª semanas: aparência pseudossarcomatosa na zona central, conferindo aparência de osso tumoral
  - Da 4ª à 8ª semanas: padrão centrífugo, com periferia de osteoides amorfos, circundando centro celular
  - Após 8 semanas: organização gradual no osso periférico maduro circundando centro celular

QUESTÕES CLÍNICAS

Apresentação
- Sinais/sintomas mais comuns
  - Nas primeiras 2 semanas: massa de partes moles dolorosa
    - Quente, pastosa
    - Paciente pode não recordar episódio de traumatismo (particularmente se criança ou adolescente)

Demografia
- Idade
  - Qualquer idade
- Gênero
  - M > F, particularmente em pacientes com lesão da medula espinal
- Epidemiologia
  - 20% a 30% dos pacientes com déficits neurológicos → OH
  - 33% a 49% dos pacientes paraplégicos mostram OH
  - 5% dos pacientes com quadril total desenvolvem OH; 1% graves

Histórico Natural e Prognóstico
- Lesão traumática única pode se estabilizar e regredir
  - Residual: com base sintomática em tamanho/localização
- OH do cérebro/medula espinal tende a não regredir
  - Pode causar diminuição da amplitude de movimento
  - Pode desenvolver ulceração, quando em área de suporte de peso

Tratamento
- Após maturação da lesão, ressecção cirúrgica pode ser considerada, quando a lesão for sintomática
- Pode-se realizar profilaxia em pacientes totais de quadril em alto risco para OH com baixa dose de radiação
- Etidronato oral a longo prazo pode ser útil para OH precoce

CHECKLIST DO DIAGNÓSTICO

Considerar
- Histórico de traumatismo e tempo em relação à imagem é fundamental para o diagnóstico, embora o traumatismo possa ser negado
- Deve-se evitar a biopsia durante estágios iniciais, para não correr o risco de diagnósticos incorretos de tumor
- Radiologistas, cirurgiões oncológicos e patologistas devem trabalhar como uma equipe para evitar diagnósticos incorretos

Dicas para Interpretação de Imagens
- Não dar interpretação exagerada de formação inicial de osteoide amorfo como osso tumoral
- Reação periosteal e/ou cortical, edema de medula e de partes moles comumente associado à MO
- Prestar atenção na organização periférica, tanto como osso organizado na radiografia ou TC, como também como "halo" na RM

REFERÊNCIAS

1. Demir MK, et al: Case 118: proliferative myositis, Radiology. 244(2):613-616, 2007.
2. Balboni TA, et al: Heterotopic ossification: pathophysiology, clinical features, and the role of radiotherapy for prophylaxis, Int J Radiat Oncol Biol Phys. 65(5):1289-1299, 2006.
3. Eid K, et al: Systemic effects of severe trauma on the function and apoptosis of human skeletal cells, J Bone Joint Surg Br. 88(10):1394-1400, 2006.
4. Hudson SJ, et al: Heterotopic ossification--a long-term consequence of prolonged immobility, Crit Care. 10(6):174, 2006.
5. McCarthy EF, et al: Heterotopic ossification: a review, Skeletal Radiol. 34(10):609-619, 2005.
6. Kransdorf MJ, et al: Myositis ossificans: MR appearance with radiologicpathologic correlation, AJR Am J Roentgenol. 157(6):1243-1248, 1991.

Miosite Ossificante/Ossificação Heterotópica

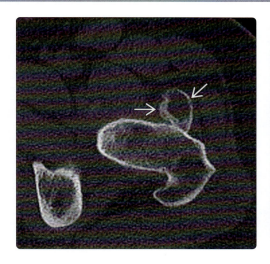
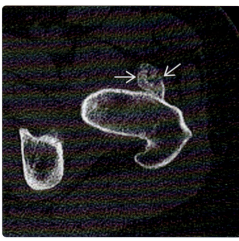

(À esquerda) *TC axial do fêmur proximal de um paciente com 30 anos de idade mostra matriz óssea bem definida ➡ perifericamente, circundando um centro hipodenso. Este padrão de zoneamento é típico de miosite ossificante e é o oposto do osteossarcoma parosteal (densidade ossificante central, partes moles periféricas). Neste caso, a TC foi obtida 22 semanas após o traumatismo.* (À direita) *TC axial no mesmo caso, mas obtida 20 semanas após a imagem anterior, mostra lesão ➡ diminuindo em tamanho, mantendo o zoneamento da miosite ossificante benigna.*

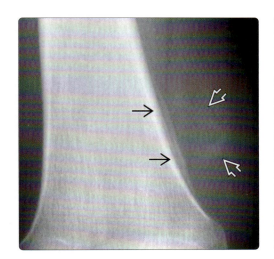
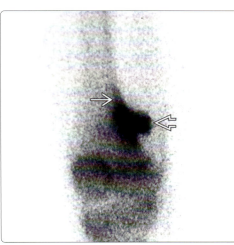

(À esquerda) *A aparência da radiografia AP neste caso pode ser alarmante; esta mostra reação periosteal ➡ e matriz óssea tênue nas partes moles adjacentes ➡. Esta aparência poderia representar tanto a miosite ossificante inicial como o osteossarcoma de superfície inicial.* (À direita) *Cintilografia óssea AP com Tc-99m mostra intensa captação na lesão ➡ e também no periósteo ➡, mas são totalmente inespecíficos. Isto mostra que a cintilografia óssea não é frequentemente um exame diagnóstico com bom custo-benefício, uma vez que não fornece mais informações.*

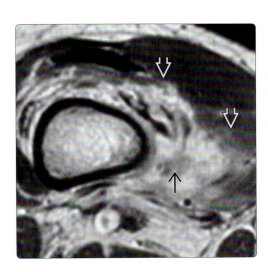
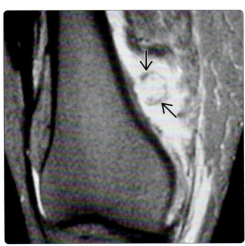

(À esquerda) *RM T1WI C+ FS axial no mesmo caso mostra sinal baixo centralmente na área de massa de partes moles ➡, circundada por edema ➡, mas esta é uma aparência esperada e não diferencia a miosite do osteossarcoma de superfície.* (À direita) *RM T2WI FS coronal mostra halo de sinal baixo ➡ com sinal alto central e circundando o local da massa. Isto é uma representação inicial do fenômeno de zoneamento, mostrando maturidade periférica inicial em MO. Isto pode ser considerado diagnóstico e deve excluir a biopsia.*

Miosite Ossificante/Ossificação Heterotópica

(À esquerda) *RM T2WI FS axial mostra lesão oval com intensidade de sinal de intermediária a alta e uma sugestão de nível fluido-fluido* ➡. *Existe edema circundante* ➡. *Esta é uma aparência não específica.* (À direita) *RM T1WI C+ FS axial da mesma lesão mostra realce não homogêneo* ➡. *A lesão parece mais agressiva, mas achados são inespecíficos. A miosite ossificante deve ser uma das lesões sob consideração. O paciente tinha negado o traumatismo, mas este quando se dá em torno da coxa é muitas vezes esquecido.*

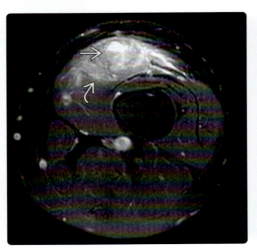 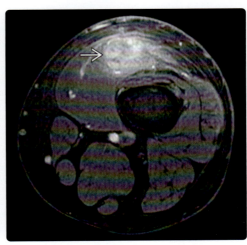

(À esquerda) *RM T1WI coronal no mesmo caso mostra a IS central da lesão como semelhante à do músculo, com um sinal baixo periférico* ➡. *Isto sugere zoneamento periférico.* (À direita) *TC reformatada sagital mostra melhor o foco ossificado perifericamente da MO* ➡, *confirmando o diagnóstico. Lembre que a MO pode ser realçada e apresentar aparência agressiva em RM. Se radiografias são negativas, TC pode ser útil para mostrar a aparência típica de ossificação amorfa inicial ou periférica.*

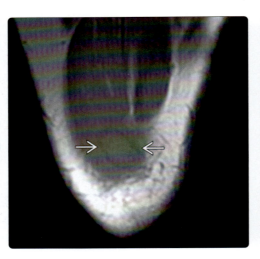 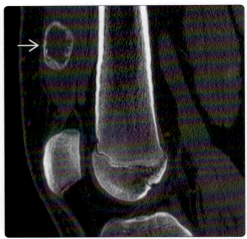

(À esquerda) *RM T2WI FS axial obtida em um paciente com massa palpável e exame de raios X normal (não mostrado) mostra massa não homogeneamente hiperintensa* ➡ *com edema periosteal* ➡, *mas sem edema cortical. Observe a sugestão de um padrão ossificante curvilíneo* ➡ *que aumenta a possibilidade de miosite ossificante.* (À direita) *Exame de raios X lateral em perna de rã obtida 9 semanas mais tarde mostra ossificação periférica* ➡, *diagnóstica de miosite ossificante. Em razão da aparência e do tempo de progressão, o diagnóstico é seguro.*

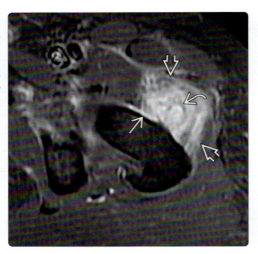 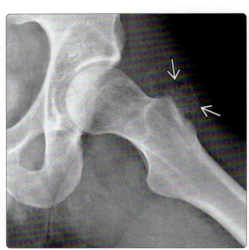

Miosite Ossificante/Ossificação Heterotópica

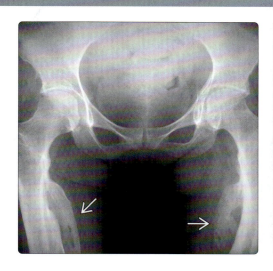 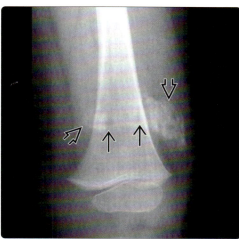

(À esquerda) *Radiografia anteroposterior mostra MO madura dentro dos adutores bilateralmente ➔. A maturidade é avaliada pelo desenvolvimento do córtex periférico e pelas trabéculas centrais. Este paciente é um cavaleiro fanático.* (À direita) *Radiografia AP mostra região do pino através da diáfise femoral distal ➔; o pino foi colocado para suspensão de uma extremidade queimada. Trata-se de miosite ossificante clássica ➔ circundando a região do pino. Pacientes queimados são particularmente propensos a desenvolver miosite ossificante.*

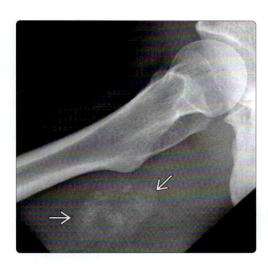 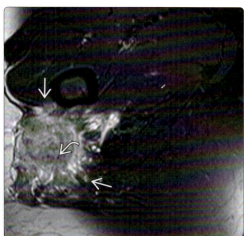

(À esquerda) *Radiografia lateral em perna de rã obtida de uma vaqueira de 26 anos de idade mostra osteoide imaturo dentro de massa de partes moles ➔. O cenário clínico sugere miosite ossificante, mas o osteossarcoma de superfície não pode ser excluído com base nesta aparência neste estágio da evolução da lesão.* (À direita) *RM T2WI FS axial no mesmo paciente mostra lesão com aparência agressiva ➔ com infiltração e edema periférico. Observe o sinal baixo do pequeno foco ossificado ➔.*

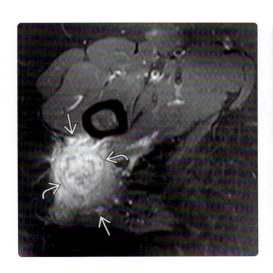 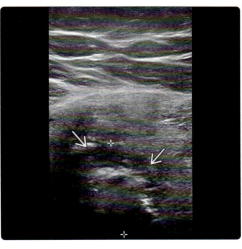

(À esquerda) *RM T1WI C+ FS axial no mesmo caso mostra intenso realce da lesão ➔, mas com aparência arredondada mais nítida de ossificação ➔. Este "halo" ossificado aumenta probabilidade de que a lesão represente miosite ossificante em vez de tumor.* (À direita) *Ultrassonografia longitudinal da lesão confirma calcificação circunferencial periférica ➔; o diagnóstico de miosite ossificante foi presumido e o paciente seguiu com radiografias para provar a evolução esperada da lesão.*

Xantoma

DADOS PRINCIPAIS

TERMINOLOGIA
- Coleção não neoplásica de histiócitos carregados de lipídios em decorrência da hiperlipoproteinemia

IMAGENS
- Pele, subcútis, tendões, fáscia, sinóvia, osso, cérebro, medula espinal e pulmões
  - O calcâneo é o tendão mais comumente envolvido
- Geralmente não são obtidas imagens de lesões de pele e subcutâneas
- Massa de partes moles ± erosão óssea nas radiografias
  - Erosão óssea mais comumente observada nos dígitos
- Anormalidades intracranianas em xantomatose cerebrotendinosa em TC incluem alterações hipodensas da matéria branca, lesões cerebelares focais hiperdensas e atrofia difusa
- Xantomas tendinosos em RM mostram material de sinal intermediário em T1 e T2 entre feixes de tendões de sinal baixo → aparência salpicada nas imagens axiais
- Embora contenham lipídio, as lesões, em geral, não mostram intensidade de sinal de gordura em RM
  - Relatos de pequenos focos de gordura com lesões intracranianas
- Ultrassonografia mostra aumento difuso do tendão hipoecoico com ecotextura heterogênea ou nódulos hipoecoicos focais

PATOLOGIA
- Camadas de histiócitos espumosos com células gigantes
- Coleções de colesteróis extracelulares birrefringentes

QUESTÕES CLÍNICAS
- Nódulos indolores, de crescimento lento
- Tratamento médico para ↓ hiperlipidemia
  - Ácido chenodeoxicólico + estatinas
- Grandes lesões podem ser cirurgicamente excisadas
  - Reconstrução do tendão para preservar função
- Pode recorrer após tratamento

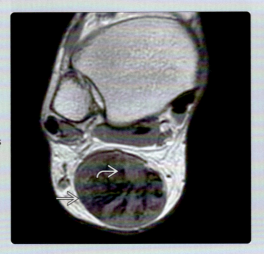
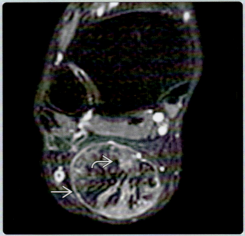

(À esquerda) RM PDWI axial mostra xantoma no tendão em paciente com xantomatose cerebrotendinosa. O tendão calcâneo ➡ difusamente aumentado apresenta, em geral, semelhante intensidade de sinal do músculo, com sinal baixo das fibras tendinosas intercaladas e longitudinalmente orientadas ➡. (À direita) RM T2WI FS axial mostra que o tendão calcâneo ➡ é predominantemente hiperintenso em relação ao músculo esquelético e novamente contém sinal baixo das fibras tendinosas orientadas longitudinalmente ➡, que permaneceram com sinal baixo em todas as sequências de imagens.

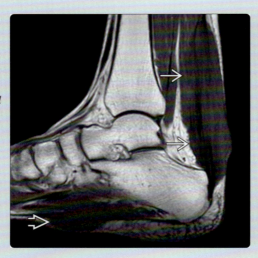
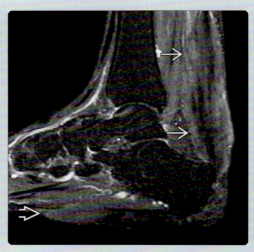

(À esquerda) RM T1WI sagital no mesmo paciente mostra tendão calcâneo ➡ significativamente alargado sobre um longo segmento. Outra massa xantomatosa ➡ está localizada dentro da fáscia plantar. (À direita) RM STIR sagital mostra tecido xantomatoso no tendão calcâneo ➡ semelhante em intensidade ao músculo. Outro xantoma ➡ na fáscia plantar apresenta características semelhantes de imagem do xantoma do tendão calcâneo, com exceção das fibras internas do tendão.

Xantoma

TERMINOLOGIA

Abreviatura
- Xantomatose cerebrotendinosa (CTX)

Definição
- Coleção não neoplásica de histiócitos carregados de lipídios em decorrência da hiperlipoproteinemia

IMAGENS

Características Gerais
- Localização
  - Pele, subcútis, tendões, fáscia, sinóvia, osso, cérebro, medula espinal e pulmões
    - O calcâneo é o tendão mais comumente envolvido
- Tamanho
  - Vários centímetros ou menos
- Morfologia
  - Tendinoso = tecido infiltrativo causa aumento difuso do tendão
  - Tuberoso = lesões subcutâneas tipo placa, frequentemente em dedos, cotovelos, nádegas e joelhos
  - Eruptivo = lesões cutâneas, frequentemente nas nádegas
  - Plano = vincos da pele palmar

Achados na Radiografia
- Massa de partes moles ± erosão óssea
  - Erosão óssea mais comumente observada nos dígitos
- Lesões ósseas → bordas bem a mal definidas

Achados na TC
- Anormalidades intracranianas em CTX incluem alterações hipodensas da matéria branca, lesões hiperdensas cerebelares focais e atrofia difusa
  - Lesões focais podem corroer o crânio

Achados na RM
- Embora contenham lipídios, as lesões, em geral, não mostram intensidade de sinal da gordura em RM
  - Relatos de pequenos focos de gordura com lesões intracranianas
- Xantomas tendinosos mostram material de sinal intermediário em T1 e T2 entre feixes de tendão de sinal baixo
  - Aparência salpicada nas imagens axiais
- Lesões cerebrais mostram sinal hiperintenso em globo pálido, substância negra e oliva inferior em sequências sensíveis a fluido
  - Núcleo denteado pode apresentar sinal hiper a hipointenso decorrente de calcificação ou hemorragia
  - Relato de realce das lesões
- Envolvimento da medula espinal mostra sinal anormal envolvendo colunas lateral e dorsal

Achados na Ultrassonografia
- Aumento do tendão difuso e hipoecoico com ecotextura heterogênea
- Nódulos hipoecoicos focais

DIAGNÓSTICO DIFERENCIAL

Lesões profundas
- Lesão tendinosa
  - Rotura de espessura parcial crônica e tendinosa resulta em ↑ de tamanho do tendão e de intensidade de sinal
- Tumor de célula gigante da bainha do tendão
  - Massa focal associada à bainha do tendão
  - ± erosão óssea associada
  - Realce intenso típico
  - Ultrassonografia com Doppler mostra fluxo sanguíneo interno
- Sarcoma sinovial
  - Adolescência tardia até idade adulta jovem
  - Massa em proximidade íntima com articulação
  - Realce intenso
  - Pode acompanhar agressivamente ao longo dos tendões

PATOLOGIA

Características Gerais
- Etiologia
  - Lesões reativas em razão de hiperlipoproteinemia
    - Hipercolesterolemia familiar, hiperlipidemia essencial, diabetes melito, cirrose biliar primária, xantomatose cerebrotendinosa
- Genética
  - CTX = doença de armazenamento de lipídios recessiva autossômica decorrente da interrupção da síntese de ácido biliar

Características Patológicas e Cirúrgicas Macroscópicas
- Cutâneos → pequenas pápulas amarelas
- Profundos → de cor amarela esbranquiçada a marrom

Características Microscópicas
- Tuberoso ou tendinoso
  - Camadas de histiócitos espumosos com células gigantes
  - Coleções de colesteróis extracelulares birrefringentes
  - ± hemorragia, inflamação e fibrose

QUESTÕES CLÍNICAS

Apresentação
- Sinais/sintomas mais comuns
  - Nódulos indolores, de crescimento lento
  - CTX = diarreia na infância, cataratas na primeira infância, xantoma do tendão na adolescência, disfunção neurológica

Demografia
- Idade
  - Xantomas de CTX se desenvolvem entre a 2ª e a 4ª décadas de vida

Histórico Natural e Prognóstico
- Pode recorrer após tratamento

Tratamento
- Tratamento médico para ↓ hiperlipidemia
  - Ácido chenodeoxicólico + estatinas
- Grandes lesões podem ser cirurgicamente excisadas
  - Reconstrução do tendão para preservar função

REFERÊNCIAS

1. Weiss SW, et al: Benign fibrohistiocytic tumors.. In Weiss SW, et al, editor: Enzinger and Weiss' Soft Tissue Tumors., 5th ed., Philadelphia: Elsevier. 355-8, 2008.
2. Kransdorf MJ, et al: Benign fibrous and fibrohistiocytic tumors. In Kransdorf MJ, et al, editor: Imaging of Soft Tissue Tumors, 2nd ed., Philadelphia: Lippincott Williams & Wilkins. 236-40, 2006.

Xantoma

(À esquerda) *RM T2WI axial mostra áreas globulares com aumento de sinal dentro do núcleo denteado* ➡. (À direita) *RM FLAIR axial no mesmo paciente mostra novamente áreas globulares de aumento de sinal dentro do núcleo denteado* ➡. *Neste paciente com xantomatose cerebrotendinosa, o transtorno hereditário do metabolismo do colesterol provocou o acúmulo de colestanol dentro dos tecidos corporais. Níveis de colestanol sérico estavam elevados, confirmando, assim, o diagnóstico.*

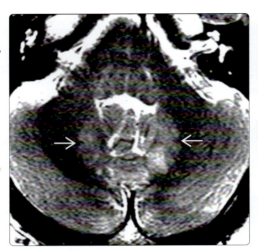
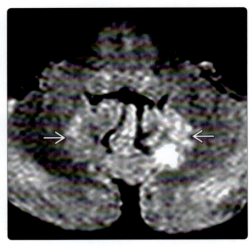

(À esquerda) *RM T1WI sagital no mesmo paciente mostra aumento fusiforme do tendão calcâneo* ➡ *com aumento estriado do sinal entre as fibras tendinosas com sinal baixo normal.* (À direita) *RM T1WI axial mostra configuração arredondada anormal do tendão calcâneo* ➡ *resultado da deposição de tecido xantomatoso. O tendão calcâneo, normalmente, apresenta uma forma crescente com uma superfície anterior côncava. O desenvolvimento de uma configuração mais arredondada é mais comumente devido à tendinose crônica.*

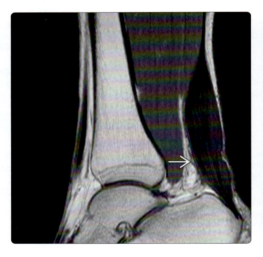
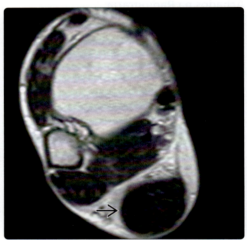

(À esquerda) *RM T1WI axial mostra massa muito grande envolvendo o tendão calcâneo* ➡, *que era heterogeneamente isointenso ao músculo e baixo em sinal em todas as sequências. Observe também a presença de massa com aparência semelhante no tendão tibial posterior* ➡. (À direita) *RM T1WI axial obtida mais distalmente no mesmo paciente, novamente, mostra tendão calcâneo* ➡ *e o tendão tibial posterior* ➡ *difusamente aumentados. Estes achados são bastante típicos de xantomas. Este paciente apresentava hipercolesterolemia.*

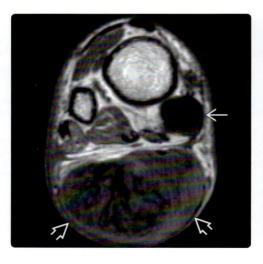
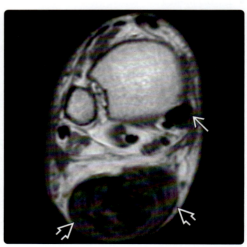

Xantoma

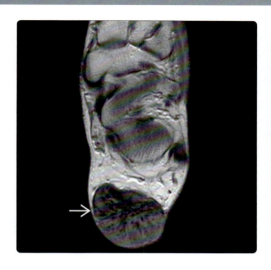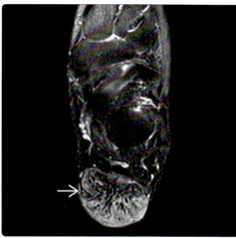

(**À esquerda**) *RM PDWI axial mostra aumento significativo do tendão calcâneo ➡; este mede aproximadamente entre 6 e 7 mm de espessura. Este tendão media vários centímetros.* (**À direita**) *RM T2WI FS axial mostra tendão calcâneo aumentado ➡ com foco de sinal baixo em um fundo de tecido hiperintenso ao músculo. Imagem de RM mostra em geral o tendão aumentado difusamente com um padrão salpicado em imagens axiais decorrentes das fibras tendinosas intercaladas, normais, de sinal baixo.*

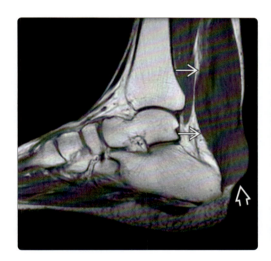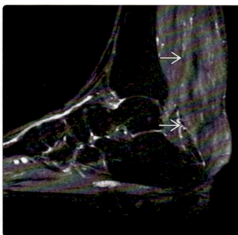

(**À esquerda**) *RM T1WI sagital no mesmo paciente mostra tendão calcâneo aumentado ➡. O tendão apresenta contorno ondulado, quando visualizado em imagens sagitais. A natureza protuberante ⇨ destas lesões causa dificuldade com calçados.* (**À direita**) *RM STIR sagital mostra xantoma do tendão calcâneo ➡ com intensidade de sinal heterogênea de baixa e intermediária. Este paciente era uma mulher jovem com xantomatose cerebrotendinosa conhecida solicitando excisão cirúrgica dos múltiplos xantomas semelhantes.*

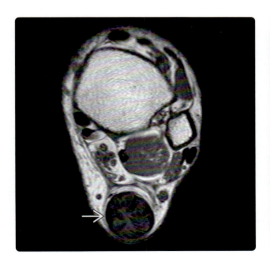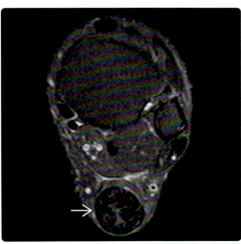

(**À esquerda**) *RM T1WI axial mostra tendão calcâneo ➡ com contorno anormalmente arredondado. Regiões de intensidade de sinal semelhante à do músculo correspondem ao acúmulo de tecido xantomatoso anormal. Regiões pontilhadas de sinal baixo são as fibras do tendão calcâneo normais, de sinal baixo.* (**À direita**) *RM T2WI FS mostra grande tendão calcâneo ➡ com sinal central hiperintenso ao músculo, com fibras tendinosas, localizadas perifericamente, com sinal persistentemente baixo. Esta paciente apresentava xantomatose cerebrotendinosa.*

SEÇÃO 4
Anomalias Congênitas e de Desenvolvimento

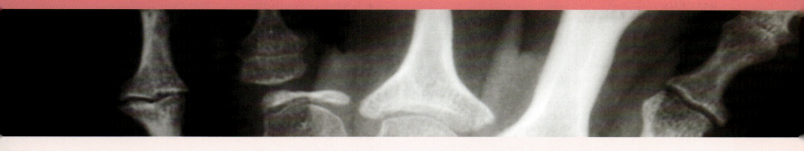

Geral

Artrogripose	690
Síndrome da Banda Amniótica	691
Paralisia Cerebral	692
Síndrome de Down (Trissomia 21)	693
Fibrodisplasia Ossificante Progressiva	694
Distrofia Muscular	695
Neurofibromatose	696
Osteogênese Imperfeita	702
Síndrome de Turner	708

Extremidade Superior

Hipoplasia da Glenoide	709
Deformidade de Madelung	710
Variância Ulnar	714

Extremidade inferior

Displasia do Desenvolvimento do Quadril	718
Deslizamento da Epífise Femoral Capital	724
Deficiência Femoral Focal Proximal	730
Doença de Osgood-Schlatter	734
Doença de Sinding-Larsen-Johansson	735
Doença de Blount	736
Pé Chato (Pes Planus)	738
Pé Torto (Talipes Equinovarus)	744
Tálus Vertical Congênito (Pé em "Mata-borrão")	748
Pé Cavo	749
Coalizão Tarsal	750

Artrogripose

DADOS PRINCIPAIS

TERMINOLOGIA
- Definição: grupo heterogêneo de doenças que apresentam em comum contraturas articulares fixas

IMAGENS
- Localização: coluna, extremidades inferiores > extremidades superiores
- Coluna: longa escoliose neurogênica em forma de "C"
- Membros
  - Ossos tubulares delgados
  - Músculos não desenvolvidos.
- Articulações
  - Apresentam-se relativamente densas
  - Decorrentes de densidade da cartilagem e de artrofibrose
  - Densidade aumentada em decorrência de ↓ do músculo normal
- Pelve
  - Hipoplásica dada a ausência de carga
  - Deformidade fixa da articulação do quadril
  - Luxação do quadril
- Joelho
  - Contração de extensão
  - Subluxação da patela superior e lateralmente
- Pé: pé torto
  - Equino, retropé varo, antepé varo
- Anomalias associadas
  - Poli-hidrâmnios, hipoplasia pulmonar, micrognatia

PATOLOGIA
- Multifatorial (geralmente neuropática)
- Nenhum movimento *in utero* (acinesia fetal)
  - → contraturas articulares, que se tornam fixas
  - → músculos não se desenvolvem normalmente
- A maioria dos casos não é causada geneticamente (30% genéticos)

QUESTÕES CLÍNICAS
- 1/3.000 nascidos vivos
- Anomalia presente ao nascimento; não progressiva.
- O tratamento agressivo pode resultar em estado ambulatorial para a maioria dos casos.

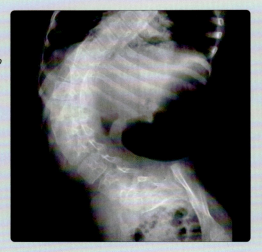
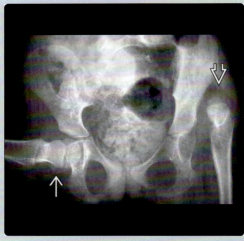

(À esquerda) Radiografia AP mostra escoliose neurogênica longa em forma de "C". É evidente que o paciente não anda, pois a pelve é hipoplásica em comparação com o tamanho do tórax. (À direita) Radiografia AP no mesmo paciente mostra abdução do quadril direito fixo ➡ e quadril esquerdo cronicamente deslocado ➡. Observe que as cápsulas do quadril são relativamente densas. A escoliose neurogênica fixa é comumente observada, como neste caso, mas inespecífica. As contraturas e luxações do quadril são comuns, assim como a deformidade do pé torto.

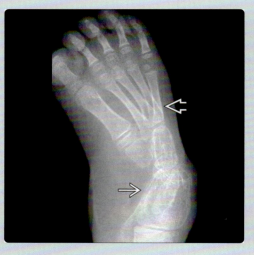
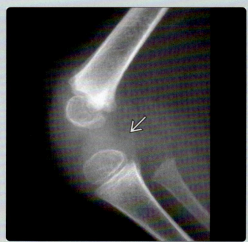

(À esquerda) Radiografia AP no mesmo paciente mostra deformidade do pé torto. Existe um retropé varo ➡, bem como um antepé varo ➡. O equino foi confirmado na incidência lateral (não mostrado). A anormalidade era bilateral. (À direita) Radiografia lateral do joelho em outro paciente mostra contratura fixa. Observe a cápsula articular relativamente densa ➡. Não se trata de derrame, mas representa cartilagem relativamente densa e tecido fibroso da cápsula em comparação com ausência do músculo. O achado é considerado bastante específico de artrogripose.

Síndrome da Banda Amniótica

DADOS PRINCIPAIS

TERMINOLOGIA
- Definição: constrição de partes do corpo do feto pelo cordão amniótico, resultando em uma série de perdas e deformidades de partes do corpo

IMAGENS
- Afeta principalmente as extremidades distais
- Variedade de anomalias transversais
  - Anéis de constrição ao redor dos dígitos
  - Atrofia distal das partes moles e osso
  - Linfedema
  - Acrossindactilia, pé torto
  - Amputação intrauterina
- Ultrassonografia: fissura ou ausência de partes das extremidades
  - Bandas frequentemente bem aderidas ao feto e não explicitamente observadas pela ultrassonografia
  - Fluxo sanguíneo está anormal, mas presente e pode ser detectado pelo Doppler e pode sugerir quais bandas são passíveis de cirurgia pré-natal
- Outras anomalias podem mascarar os defeitos das extremidades (acrania, fenda palatina, extrusão do intestino)

PRINCIPAIS DIAGNÓSTICOS DIFERENCIAIS
- Síndrome compartimental neonatal
- Pseudartrose congênita, tíbia

PATOLOGIA
- Rotura precoce do âmnio
  - Não está sempre presente; pode referir-se a intervenção percutânea prévia
  - Emaranhamento de partes do feto no cordão amniótico
    - Constrições subsequentes e perda do fornecimento sanguíneo.

QUESTÕES CLÍNICAS
- A fetoscopia cirúrgica pré-natal pode liberar as bandas e restaurar o suprimento sanguíneo
  - O comprometimento do cordão umbilical deve ser investigado; pode não ser diagnosticado no pré-operatório
- Tratamento pós-natal direcionado ao restabelecimento da função

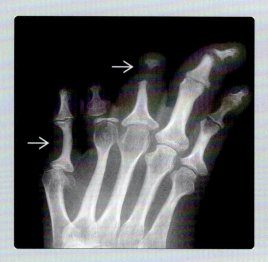
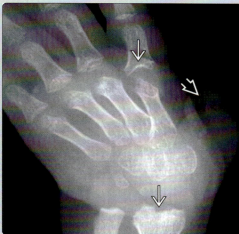

(À esquerda) *Radiografia AP mostra acro-osteólise grave, com constrição das partes moles ➡ e desenvolvimento incompleto de algumas das falanges. Esta foi a única extremidade afetada. Os achados são típicos da síndrome da banda amniótica; As constrições da parte mole são particularmente diagnósticas.* (À direita) *Radiografia AP mostra múltiplas epífises cônicas ➡, com fusão prematura em muitos desses locais, típicas da perda de suprimento sanguíneo neste paciente com a síndrome da banda amniótica. O polegar sofreu amputação intrauterina ➡.*

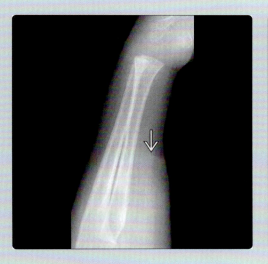
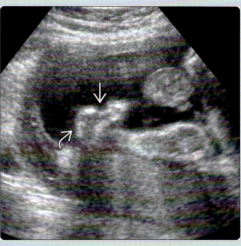

(À esquerda) *Radiografia lateral do antebraço evidenciando mudança súbita no calibre das partes moles ➡, que formaram um anel. Tais anéis podem ser observados em dígitos ou mais proximalmente na síndrome da banda amniótica.* (À direita) *Ultrassonografia pré-natal no plano coronal da extremidade inferior direita mostra um pé torto ➡ com uma fenda resultante da ausência dos dedos amputados ➡. Várias outras deformidades das extremidades também foram observadas. Infelizmente, o paciente também teve diversas outras anomalias, incluindo defeito da parede abdominal, acrania e fenda labial.*

Paralisia Cerebral

DADOS PRINCIPAIS

TERMINOLOGIA
- Paralisia cerebral (PC)

IMAGENS
- Escoliose: 15% a 61% da PC espástica
  - Frequentemente longa, tipo de curva neuromuscular em forma de "C"
  - Resulta em obliquidade pélvica
  - A escoliose também pode ser de curva dupla em forma de "S" ou ser semelhante à curva da escoliose idiopática
  - Hipercifose torácica associada e hiperlordose lombar
    - Aumento da incidência de espondilólise com lordose lombar exagerada
  - Deformidade inicialmente posicional; sendo fixa
  - Progride rapidamente; a progressão pode continuar após a maturação esquelética
- Envolvimento do quadril
  - 28% de PC espástica (17% bilaterais)
  - Contratura em flexão do quadril
  - A pelve pode ter uma aparência "varrida pelo vento" (28%): deformidade da adução do quadril em um lado, abdução contralateral
  - Rotação externa do quadril, com trocânter proeminentemente menor
  - Coxa valga e anteversão do colo do fêmur (média: 55° na PC, adulto normal: 8°-15°)
  - Eventual subluxação/deslocamento superolateral
  - Displasia acetabular secundária
  - Aplanamento secundário ou entalhe da cabeça femoral
  - Doença de longa data → osteoartrite e formação de pseudoacetábulo
- Envolvimento do joelho: 58% a 72% da PC espástica
  - Deformidade em flexão secundária à contratura dos isquiotibiais
  - → patela alta
  - Patela alongada
  - Pode ter fragmentação do polo inferior
  - Patela em forma de "C" em vista lateral
  - → condromalacia patelar
  - Geno recurvato (hiperextensão do joelho durante o movimento): secundário à contração do reto femoral em conjunção com fraqueza do gastrocnêmio
- Achados nos pés
  - Equino
  - Combinação de deformidades do retropé e do antepé, que sugere espasticidade
  - Muitas vezes retropé valgo combinado com antepé varo
  - Equino valgo mais comum; equino varo também pode ser observado
  - Subluxação talonavicular

PRINCIPAIS DIAGNÓSTICOS DIFERENCIAIS
- Meningomielocele
  - Disrafismo espinal e anomalias associadas na RM
- Poliomielite
  - Geralmente envolvimento unilateral do membro
  - Geralmente extremidade inferior, fraqueza muscular progressiva
- Distrofia muscular
  - Atrofia gordurosa nos músculos aumentados
  - Afeta preferencialmente diferentes grupos musculares

PATOLOGIA
- Etiologia da PC: asfixia intraparto
- Etiologia alternativa da PC: lesão pré-natal
  - Asfixia intrauterina
  - Infecção congênita ou placentária
  - Oclusão venosa ou arterial no cérebro
- Etiologia das deformidades ósseas na PC
  - Espasticidade → desequilíbrio muscular no crescimento dos ossos
  - Espasticidade desenvolve-se entre 6 e 18 meses
  - Músculos mais propensos a exibir espasticidade: paraespinal, flexores do quadril, adutores do quadril, isquiotibiais, gastrocnêmios e sóleo
  - Alteração progressiva da anatomia esquelética

QUESTÕES CLÍNICAS
- Epidemiologia: 1 a 5 por 1.000 nascidos vivos
  - A maioria → diplegia espástica, predominantemente nos membros inferiores
- Espasticidade desenvolve-se entre 6 e 18 meses

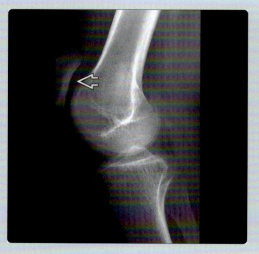 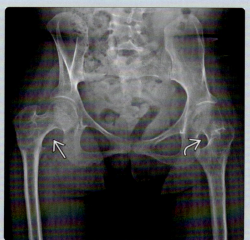

(À esquerda) Radiografia lateral mostra fêmur delgado e patela alta em paciente com paralisia cerebral. Note a forma côncava em "C" da patela alongada ⇨; esta morfologia anormal é praticamente observada apenas em joelhos com PC. (À direita) Radiografia AP de paciente com PC grave mostra fêmur delgado, asas ilíacas hipoplásicas e osteopenia, sugerindo ambulação limitada. Há um valgo típico no quadril esquerdo ⇨. O quadril direito foi tratado com osteotomia produzindo varo ⇨.

Síndrome de Down (Trissomia 21)

DADOS PRINCIPAIS

IMAGENS
- Crânio
  - Braquicefalia, occipital plano
- Espinal
  - Arco de C1 hipoplásico
  - Subluxação atlantoaxial com instabilidade
  - Complicações neurológicas incomuns
- Tórax
  - 11 pares de costelas
  - Centro de ossificação duplo para o manúbrio
- Pelve
  - Asas ilíacas alargadas em comparação com o formato de orelhas de elefante
  - Diminuição do entalhe sacro ciático
  - Diminuição do índice acetabular (teto horizontal)
- Mãos
  - Clinodactilia, braquidactilia
- TC axial: asas ilíacas divergentes (↑ ângulo ilíaco)
  - Aumento do comprimento ilíaco

- Ultrassonografia: diagnóstico pré-natal
  - Aumento da translucência nucal
  - Diminuição do comprimento do osso nasal
  - Higroma cístico

PATOLOGIA
- Trissomia do cromossomo 21
  - Secundária a não disjunção em 90%
  - Secundária a translocação ou mosaicismo em 10%
- Associada s doença cardíaca congênita (classicamente um defeito do septo atrioventricular)
  - Associada a doença do trato gastrintestinal
  - Atresia duodenal
  - Pâncreas anular
  - Doença de Hirschsprung

QUESTÕES CLÍNICAS
- 1/1.000 nascidos vivos

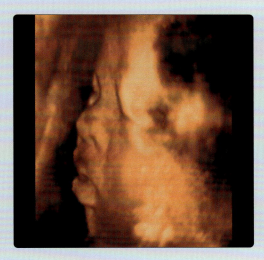
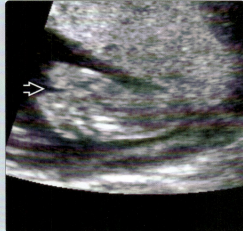

(À esquerda) *Ultrassonografia em 3D mostra face fetal anormal com face média e nariz achatado. Não foram observadas outras anomalias. A observação óssea em D3 confirmou a presença de dois ossos nasais, que estavam diminuídos em seu comprimento. O bebê nasceu com a fácies típica da síndrome de Down.* (À direita) *Ultrassonografia axial mostra uma deformidade no pé (afastamento do hálux) ➡, que é um sinal menor da síndrome de Down.*

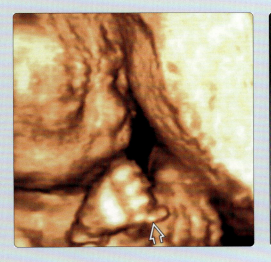
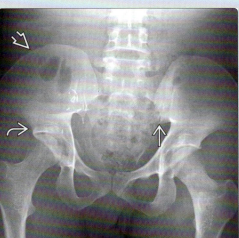

(À esquerda) *Ultrassonografia em 3D evidencia face média achatada e também clinodactilia do quinto dedo ➡. A trissomia do cromossomo 21 foi confirmada após o parto.* (À direita) *Radiografia AP mostra asas ilíacas amplas ➡ e entalhes sacros ciáticos estreitos ➡. Observe que os tetos acetabulares estão quase horizontais, ➡ típicos da pelve na síndrome de Down. Embora esta descrição também possa se enquadrar na acondroplasia, este caso não mostra evidência de distância interpedicular estreita, como esperado neste tipo de nanismo.*

Fibrodisplasia Ossificante Progressiva

DADOS PRINCIPAIS

TERMINOLOGIA
- Transtorno mesodérmico hereditário resultando em ossificação madura nas partes moles, ponte entre as estruturas ósseas

IMAGENS
- Em geral, o esternocleidomastóideo é a localização inicial.
  - Progride para cintura escapular, braços, coluna e pelve
  - O resultado final é a ponte entre as extremidades e o tronco, entre as costelas e entre o tórax e a pelve
- Radiografia: segue o mesmo padrão de desenvolvimento que a miosite ossificante (zona de ossificação progressiva)
  - Precoce: massa e edema distorcendo os planos gordurosos
  - 3 a 4 semanas: formação óssea amorfa em massa
  - 6 a 8 semanas: o córtex distinto forma-se em torno da margem externa da massa
  - 5 a 6 meses: formação óssea madura
  - Malformação dos dedos dos pés, polegar curto
- TC: ossificação visível antes da radiografia
  - Demonstra que a lesão se desenvolve adjacente e se estende ao redor dos músculos
- RM no início do processo: massa, intensidade de sinal baixa (IS) T1, IS alta nas sequências sensíveis a fluido, realce intenso
  - Pode ser mal interpretado como tumor; correlação com radiografia ou TC é essencial
- RM tardia em processo: o osso maduro pode conter sinal da medula, bem como regiões císticas

PATOLOGIA
- Autossômica dominante com ampla gama de expressividade
- O alvo é o tecido intersticial, com comprometimento muscular secundário à atrofia pela pressão
  - Ossificação progressiva de músculo, tendões e ligamentos

QUESTÕES CLÍNICAS
- Idade média de início: 5 anos
- Avança para uma associação significativa com o osso

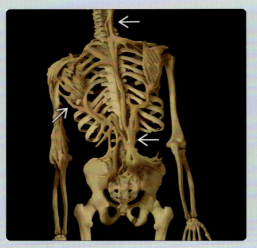
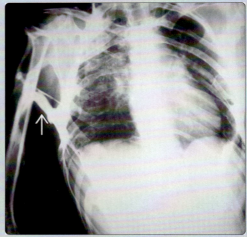

(À esquerda) Gráfico posterior descreve fibrodisplasia ossificante progressiva (FOP). Observe o osso maduro que faz uma ponte entre as costelas, ao longo da espinha, do tórax ao úmero proximal e do tórax à pelve ➡. (À direita) Radiografia AP mostra FOP (também conhecida por miosite ossificante progressiva) com ponte óssea madura entre as estruturas ósseas. Este é um caso que está muito avançado, exibindo pontes ósseas entre as costelas, bem como entre o úmero e a caixa torácica ➡. O resultado final é a perda completa dos movimentos.

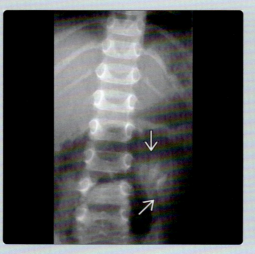
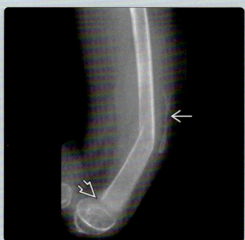

(À esquerda) Radiografia AP mostra ossificação madura dentro das partes moles nas costas ➡. Uma ossificação semelhante estava presente na coxa anterior. Esta criança exibe sinais precoces de FOP. (À direita) Radiografia lateral no mesmo caso mostra ossificação na região anterior da coxa ➡. O paciente tinha sido tratado com quelante para ajudar a reabsorver o osso distrófico. Infelizmente, o osso heterotópico não reabsorveu, mas há uma reabsorção do osso na forma de um padrão semelhante ao raquitismo na placa de crescimento ➡.

Distrofia Muscular

DADOS PRINCIPAIS

TERMINOLOGIA
- Grupo de miopatias hereditárias; variante da distrofia de Duchenne que afeta comumente o sistema musculoesquelético

QUESTÕES CLÍNICAS
- Distrofia muscular de Duchenne
  - Padrão de herança recessiva ligada ao X (somente homens)
  - Clinicamente aparente aos 5 anos de idade
  - Progressão rápida; incapacitação na adolescência
  - Creatina quinase sérica altamente elevada
  - Exame clínico: músculos grandes, firmes e elásticos
  - A fraqueza precoce é proximal (quadris, ombros)
  - Deformidades do pé (pé chato, equino varo) decorrente de compressão precoce do tendão calcâneo
  - Contrações progressivas do joelho e do quadril
  - Escoliose, cifose; miopatia cardíaca tardia
  - Imagem: músculos aumentados, mas substituídos por tecido gorduroso (maior parte) e fibroso
  - Escassez relativa do sartório, grácil, semimembranoso, semitendinoso
- Distrofia muscular de Becker: semelhante à de Duchenne, mas com sintomas mais tardios e menos graves
- Distrofia facioescapuloumeral
  - Autossômica dominante (afeta homens e mulheres)
  - Fraqueza proximal, especialmente nos ombros
  - Progressão lenta
- Distrofia das cinturas dos membros
  - Autossômica recessiva (afeta homens e mulheres)
  - Deambulação pela debilidade da cintura pélvica
  - Progressão variável
- Distrofia miotônica
  - Autossômica dominante (afeta homens e mulheres)
  - Idade de início e nível de gravidade variáveis
  - Fraqueza predominantemente distal (mãos, face, esternocleidomastóideo)

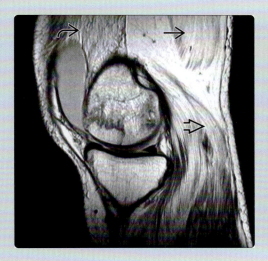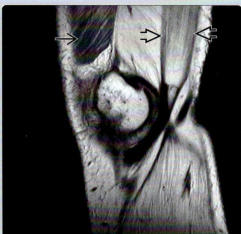

(À esquerda) *RM sagital em paciente com distrofia muscular de Duchenne, localizada no meio do compartimento medial, mostra substituição gordurosa grave da maioria dos músculos do joelho, incluindo o semimembranoso ➡, o gastrocnêmio ➡ e o vasto medial ➡. Foi realizada nota incidental de fratura incompleta no côndilo femoral medial resultante da recente queda do paciente.* (À direita) *RM PD sagital no mesmo paciente localizada medialmente, mostra algumas fibras remanescentes no músculo semimembranoso ➡ e no interior do vasto medial ➡.*

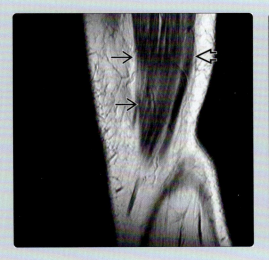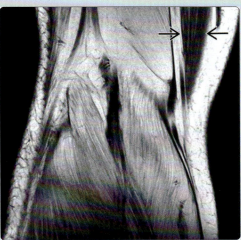

(À esquerda) *RM sagital no mesmo paciente, localizada no aspecto medial mais distante do joelho, mostra que a atrofia não é uniforme; o sartório ➡ e o grácil ➡ mostram algumas fibras musculares residuais.* (À direita) *RM T1WI coronal confirma que a atrofia gordurosa não está uniforme. Observe o sartório ➡ relativamente normal. É bem estabelecido que entre os músculos menos afetados estão: o grácil, o semimembranoso, o semitendinoso e o sartório em pacientes com distrofia muscular, e, neste caso, também segue esse padrão.*

Neurofibromatose

DADOS PRINCIPAIS

TERMINOLOGIA
- Transtorno congênito e familial que envolve o neuroectoderma, o mesoderma e o endoderma
- Neurofibromatose tipo 1 (NF1): 85% a 90% dos pacientes
- Neurofibromatose tipo 2 (NF2): 10% a 15% dos pacientes

IMAGENS
- Crânio: macrocrania e marcas no crânio, se grave
  - Defeito na sutura lambdoide da calvária
  - Ausência de asa maior ou menor de esfenoide ou de assoalho orbital
- Coluna vertebral: cifoescoliose
  - Em geral, apresentam outros padrões de curva, incluindo o da escoliose idiopática
  - Curvatura do corpo vertebral posterior: ectasia dural ou neurofibroma
- Costelas: deformidade em fita
- Pelve: protrusão acetabular em 32% dos casos
- Displasia tibial
  - Pseudartrose
  - Adelgaçamento, com fraturas transversais
  - Deformidade grave de curvatura
- Fibroma não ossificante (FNO): podem ser múltiplos
- Tumores da bainha do nervo
  - Alongados no comprimento do nervo
  - Cadeia de aparência de contas
  - Geralmente sinal baixo em T1, sinal alto em T2, mostrando aprimoramento
  - Sinal-alvo: sinal baixo no centro da lesão
- Foi sugerida RM de todo o corpo para determinar carga tumoral

QUESTÕES CLÍNICAS
- 1/3.000 a 4.000 indivíduos
- Geralmente diagnosticado aos 4 anos de idade
- 50% a 70% dos pacientes com NF apresentam anomalias esqueléticas
- 3% a 15% dos pacientes com NF desenvolvem tumor maligno da bainha do nervo periférico (TMBNP)

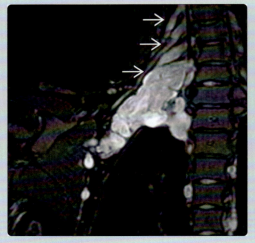
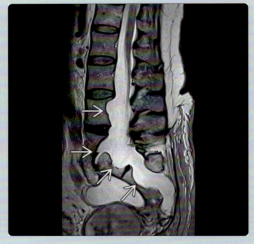

(À esquerda) *RM T2WI FS coronal mostra múltiplos neurofibromas tubulares que se originam das raízes do nervo cervicotorácico direito* ➡. *Outros neurofibromas menores são observados no lado esquerdo, mais distalmente ao longo da coluna torácica e na axila. Este é um paciente com neurofibromatose tipo 1 (NF1).* (À direita) *RM T2WI sagital da coluna lombar de outro caso de NF mostra ectasia dural extensa, resultando em erosão pela pressão de corpos posteriores* ➡ *de L4 e L5 e sacro. Neurofibromas espinais não foram observados.*

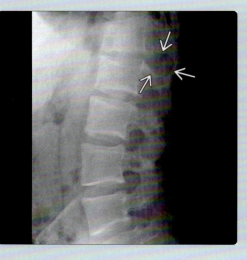
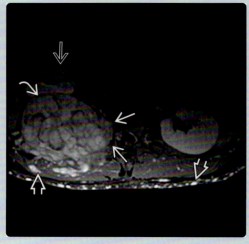

(À esquerda) *Radiografia lateral mostra erosão de pressão bem definida dos elementos posteriores de L1-L2* ➡, *o que pode ser secundário a ectasia dural ou tumor da bainha do nervo neste paciente com NF.* (À direita) *RM T2WI FS axial no mesmo paciente mostra festonação do elemento posterior e do corpo vertebral posterior* ➡. *Nota-se um grande tumor de partes moles* ➡ *adjacentes causando erosão e deslocamento do rim* ➡. *Foi comprovado tratar-se de um tumor maligno da bainha do nervo periférico. Além disso, há inúmeros neurofibromas pequenos* ➡.

Neurofibromatose

TERMINOLOGIA

Abreviatura
- Neurofibromatose (NF)

Sinônimo
- Doença de Recklinghausen [neurofibromatose tipo 1 (NF1)]

Definições
- Desordem congênita e familial que envolve o neuroectoderma, o mesoderma e o endoderma
  - Oito subtipos foram propostos, mas apenas dois são comumente utilizados
    - NF1: 85% a 90% dos pacientes
    - Neurofibromatose tipo 2 (NF2): 10% a 15% dos pacientes (neuromas acústicos bilaterais/schwannomas vestibulares)

IMAGENS

Características Gerais
- Localização
  - Crânio, coluna vertebral, costelas, ossos tubulares (em especial, tíbia).

Achados Radiográficos
- Crânio
  - Hidrocefalia
    - Macrocrania e marcas do crânio, se grave.
    - Podem-se observar *shunt* e tubulação associada
  - Defeito da calvaria na sutura lambdoide
    - Região lítica dentro da sutura lambdoide, geralmente à esquerda
  - Ausência de asa maior ou menor de esfenoide
  - Ausência de assoalho orbital ou alargamento da órbita
  - Alargamento de forames com comprometimento dos nervos craniano: óptico e auditivo
  - Sela em forma de "J"
- Coluna vertebral
  - Cifoescoliose
    - Escoliose angular curta torácica alta bastante específica de NF1
    - Outros padrões de curvatura, incluindo o da escoliose idiopática, frequentemente
  - Curvatura do corpo vertebral posterior
    - Frequentemente associada a deformidade do pedículo e da lâmina → forame neural amplo
    - Associado a ectasia dural ou neurofibroma
  - Neurofibroma ou tumor maligno da bainha do nervo periférico (TMBNP)
    - Alargamento do forame neural e/ou corpo vertebral escavado
    - Lesão espumosa expandida no sacro
    - Geralmente não agressiva para o neurofibroma.
    - Processo destrutivo pode parecer mais agressivo para o TMBNP
    - Raramente apresenta calcificação distrófica
- Costelas: deformidade de fita (entalhe inferior fino, atenuado e torcido).
  - Geralmente, displasia em vez de neurofibroma intercostal secundário
- Pelve: protrusão acetabular em 32%
  - Frequentemente leve, mas pode progredir para grave
- Ossos tubulares
  - Displasia
    - Displasia tibial
      - Pseudartrose
      - Adelgaçamento, com fraturas transversais (completas ou incompletas)
      - Deformidade grave da curvatura
  - Fibroma não ossificante (FNO ou fibroxantoma)
    - Pode ser múltiplo quando associado a NF
    - Lesão geográfica com base na cortical
    - Metafisária ou metadiafisária
    - Margem esclerótica; com o tempo pode apresentar resolução espontânea
      - Preenche com osso ligeiramente esclerótico, geralmente na periferia
  - Os tumores neurogênicos intraósseos verdadeiros são extremamente raros
  - A erosão extrínseca pode ocorrer de um neurofibroma de partes moles adjacente
  - "Lesão" cortical ou superficial é observada raramente
    - Displasia periosteal, hemorragia → periósteo elevado
    - Hemorragia subperiosteal grave e rara, que resulta em ossificação e alargamento ósseo
- Massas de partes moles
  - Observadas pela distorção dos planos de gordura, se a lesão for grande o suficiente
  - Pode apresentar calcificação distrófica
- Discrepância de comprimento do membro, gigantismo local
- Osteoporose generalizada

Achados na TC
- Anomalias ósseas observadas facilmente, particularmente na coluna vertebral
- Massas sólidas fusiformes nas partes moles, muitas vezes com "cauda" de nervo
  - Calcificação distrófica pode ser observada ocasionalmente dentro da massa
- Neurofibroma espinal em forma de haltere

Achados na RM
- Ossos tubulares
  - NFO
    - Estendido, com base na cortical
    - Nenhuma rotura cortical ou massa de partes moles
    - Borda com sinal baixo em todas as sequências
    - T1WI: sinal baixo em toda a sequência, bastante homogêneo
    - As sequências sensíveis a fluido mostram variedade de sinais, dependendo do estágio de preenchimento da lesão no osso
      - Alteração de sinal alto e uniforme para sinal baixo e heterogêneo
      - Realce periférico e septal; aumento central variável, dependendo da ossificação
  - "Cisto" na superfície do osso é raro
    - Periósteo elevado; pode ter reação óssea periosteal
    - Hemorragia, o líquido se acumula por baixo; neoplasia não verdadeira
- Tumores da bainha do nervo
  - Alongados no comprimento do nervo
    - Cadeia de aparência em contas
  - O nervo pode ser observado se estendendo para as extremidades da lesão
  - Em geral, sinal baixo em T1 e sinal alto em T2, mostrando realce
  - Sinal-alvo: sinal baixo no centro da lesão
    - Mais bem observado em imagens pós-contraste e em T2
    - Pode ser observado em neurofibroma, schwannoma, TMBNP; mas não diferencia essas lesões
  - Na NF, pode apresentar grande lesão focal, com muitas outras lesões menores adjacentes
- Espinal
  - Extensão da remodelação do corpo e elemento posterior é mais bem observada que na radiografia
    - Na maioria das vezes, secundária à ectasia dural, mas também pode ser causada por tumor da bainha do nervo
      - RM diferencia tais doenças
- Foi sugerida RM de todo o corpo para determinar carga tumoral

Neurofibromatose

Achados na Medicina Nuclear
- PET de FDG é útil na detecção de TMBNP
  - Sensibilidade de 95%, especificidade de 72%, valor preditivo positivo de 71%, valor preditivo negativo de 95%, acurácia de 82%
- Em casos duvidosos, a adição de 11C metionina PET pode acrescentar especificidade

DIAGNÓSTICO DIFERENCIAL
Displasia Fibrosa Poliostótica
- Poderia mimetizar o FNO na NF, mas as lesões da displasia fibrosa são centrais
- Manchas café com leite (manchas "costa do Maine", em vez de manchas "costa da Califórnia" da NF)

PATOLOGIA
Características Gerais
- Etiologia
  - A maioria das deformidades ósseas é considerada uma displasia mesodérmica
    - O osso displásico é frágil, resultando em fraturas e curvaturas.
- Genética
  - Tanto a NF1 quanto a NF2 são doenças autossômicas dominantes com expressividade variável
  - 50% dos casos resultam de uma nova mutação
  - NF1: *locus* 17q11 no gene *NF1*
    - A taxa de mutação em *NF1* está entre as mais conhecidas
  - NF2: *locus* 22q12 no gene *NF2*
- Anomalias associadas
  - Tumores associados a NF1
    - Neurofibroma
    - TMBNP
  - Tumor associado a NF2: schwannoma
  - Relatos de associação a tumores glômicos subungueais
  - Relatos de associação a angiossarcoma de partes moles

Características Microscópicas
- Redução do volume ósseo trabecular, aumento do volume ósseo dentro do osso displásico
- Diminuição do teor de cálcio no osso em NF1

QUESTÕES CLÍNICAS
Apresentação
- Sinais e sintomas mais comuns
  - Neuroectodérmicos (pele e sistema nervoso).
    - Manchas café com leite, hiperpigmentação cutânea
    - Neurofibromas cutâneos e subcutâneos, geralmente se desenvolvem após a puberdade
    - Manifestações intracranianas
      - Glioma da via óptica (tumor intracraniano mais comum associado a NF1).
      - Glioma cerebral, hidrocefalia, schwannoma do nervo craniano, displasia vascular
  - Escoliose
  - Deformidade tibial
- Outros sinais/sintomas
  - Endodérmicos (glândula endócrina)

Demografia
- Idade
  - Geralmente diagnosticada aos 4 anos de idade, mais cedo se o pai for afetado
    - Neurofibromas plexiformes na face raramente ocorrem após 1 ano de idade
    - Neurofibromas plexiformes em outras localizações raramente ocorrem após a adolescência
  - TMBNP: adolescente e adulto
- Gênero
  - M = F
- Epidemiologia
  - 1/3.000 a 4.000 indivíduos
  - 50% a 70% dos pacientes com NF apresentam anomalias esqueléticas
  - 5% dos pacientes com FNO múltiplos apresentam NF coexistente
  - 3% a 15% dos pacientes com NF desenvolvem TMBNP

Histórico Natural e Prognóstico
- A escoliose pode progredir rapidamente, resultando em perda de função
- A ressecção ampla do TMBNP é difícil, com alta taxa de recidiva
- Idade média de óbito: 54 anos (20 anos mais jovem que a população normal); geralmente com TMBNP associado

Tratamento
- Tratamento de complicações
  - Restauração da função do osso displásico
  - Estabilização da coluna quando necessária
  - Tratamento dos tumores benignos que afetam a função
  - Tratamento agressivo de tumores malignos
- Atualmente, o tratamento da osteoporose subjacente está sendo explorado (colecalciferol, vitamina D)

CHECKLIST DO DIAGNÓSTICO
Dicas para Interpretação de Imagem
- Quando FNOs mútliplos forem identificados, NF deve ser considerada
- Tíbia displásica, mesmo sem curvatura, aumenta a possibilidade de NF

REFERÊNCIAS
1. Al Kaissi A, et al: Bilateral and symmetrical anteromedial bowing of the lower limbs in a patient with neurofibromatosis type-I, Case Rep Orthop. 2015:425970, 2015.
2. Meneses-Quintero D, et al: Dystrophic thoracic spine dislocation associated with type-1 neurofibromatosis: Case report and rationale for treatment, J Craniovertebr Junction Spine. 6(2):79-82, 2015.
3. Ueda K, et al: Computed tomography (CT) findings in 88 neurofibromatosis 1 (NF1) patients: Prevalence rates and correlations of thoracic findings, Eur J Radiol. 84(6):1191-1195, 2015.
4. Ahlawat S, et al: Schwannoma in neurofibromatosis type 1: a pitfall for detecting malignancy by metabolic imaging, Skeletal Radiol. 42(9):1317-1322, 2013.
5. Cai W, et al: Tumor burden in patients with neurofibromatosis types 1 and 2 and schwannomatosis: determination on whole-body MR images, Radiology. 250(3):665-673, 2009.

Neurofibromatose

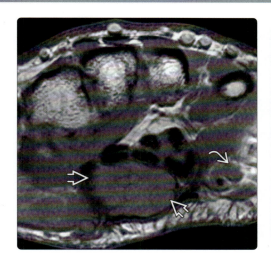
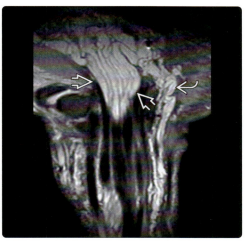

(À esquerda) *RM T1WI axial mostra fascículos nervosos dos nervos mediano ➥ e ulnar ➔ uniformes, mas significativamente alargados. Presença de curvatura proeminente do retináculo flexor no túnel do carpo e deslocamento dos tendões flexores.* (À direita) *RM PD FS coronal da mesma mão exibe sinal alto dentro dos nervos mediano ➥ e ulnar ➔ alargados. Este alargamento neural é decorrente de NF.*

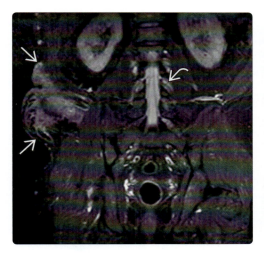
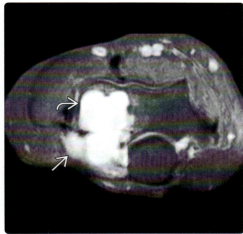

(À esquerda) *RM T2WI FS coronal mostra lesão de parte mole que se estende da pele até a crista ilíaca direita ➔; este é um neurofibroma plexiforme. O espessamento fusiforme, bilateral e focal da parte mole, ao longo das múltiplas raízes nervosas da coluna lombar média e inferior, sugere múltiplos neurofibromas pequenos ➔.* (À direita) *RM T2WI FS axial exibe grande massa com alto sinal, que parece ter se originado no nervo ulnar ou próximo a este ➔. A lesão invade o úmero distal ➔; na radiografia esta foi identificada como uma lesão lítica.*

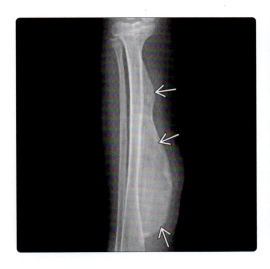
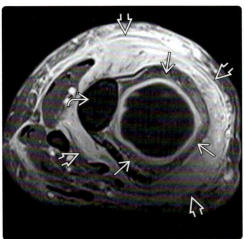

(À esquerda) *Radiografia AP em uma criança de 13 anos de idade com NF mostra lesão da superfície óssea da tíbia ➔. Esta não é a tíbia displásica típica observada em NF, mas sugere hemorragia subperiosteal crônica com ossificação adjacente.* (À direita) *RM T1WI C+ FS axial no mesmo paciente mostra tíbia ➔ com lesão superficial preenchida com fluido ➔ e circundada por osso, comprovando tratar-se de uma hemorragia subperiosteal crônica. Mais importante ainda é a presença de um grande e circunferencial tumor maligno da bainha do nervo ➔.*

Neurofibromatose

(À esquerda) *RM T2WI axial em paciente com neuropatia ulnar causada por NF mostra aumento fusiforme do nervo ulnar com sinal alto em T2 ➡. Um neurofibroma do nervo mediano também está presente ➡.* **(À direita)** *RM T2WI sagital no mesmo paciente mostra aumento fusiforme de porções do nervo ulnar ➡, com calibre normal na porção intermediária do nervo no túnel cubital ➡. Esta configuração de sequência em colar é típica de neurofibromatose.*

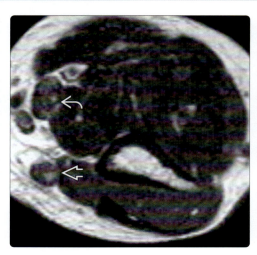 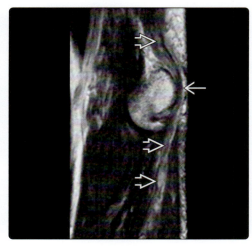

(À esquerda) *Radiografia lateral exibe grande lesão lítica com base na cortical, típica de fibroma não ossificante (FNO) ➡. Além disso, nota-se massa dentro da fossa poplítea ➡.* **(À direita)** *RM PD FS axial no mesmo paciente exibe grande massa poplítea ➡. É um sinal alto e contém uma região central de menor intensidade de sinal ➡; este é um sinal-alvo, que pode ser observado em lesões neurais. Foi comprovado tratar-se de TMBNP. Observe também os neurofibromas múltiplos que revestem os nervos na fíbula e tíbia ➡, assim como em outras localizações ➡.*

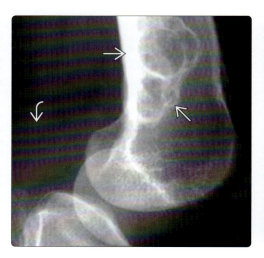 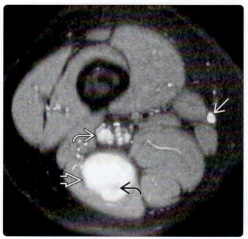

(À esquerda) *Este caso mostra recorrência de TMBNP, estendendo-se na região proximal e distal de um nervo ciático ressecado. RM T2WI FS sagital exibe grande massa, hiperintensa e lobulada envolvendo todo o comprimento do nervo tibial ➡.* **(À direita)** *RM T1WI C+ FS oblíqua coronal do sacro no mesmo paciente mostra cada uma das raízes nervosas do sacro sendo alargada no lado esquerdo afetado ➡ em comparação com o direito normal. Esta é uma recorrência devastadora, tanto na região proximal quanto na distal.*

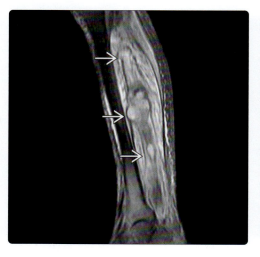 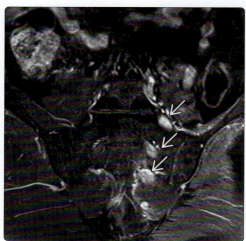

Neurofibromatose

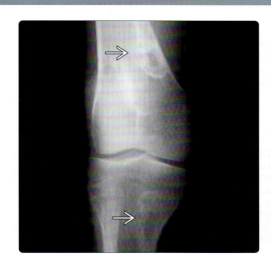
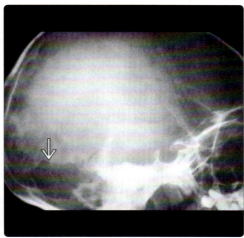

(À esquerda) *Radiografia oblíqua mostrando múltiplos FNOs em um paciente com NF. O histórico natural destas lesões é a cura, muitas vezes com esclerose leve antes do desenvolvimento de uma trabeculação normal. Neste caso, a cicatrização é em um ponto médio, com esclerose periférica, mas com lucência central residual ➡.*
(À direita) *Radiografia lateral mostra um defeito na sutura lambdoide ➡, uma das displasias cranianas descritas para NF. Outros achados incluem ausência de asas maiores e/ou menores e esfenoide ou de assoalho orbital.*

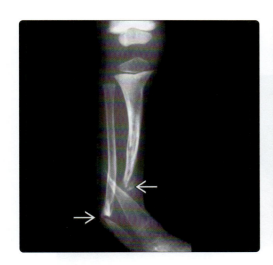
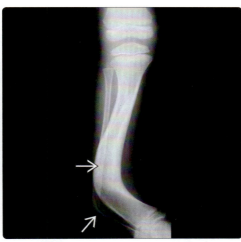

(À esquerda) *A radiografia AP mostra fratura completa ao longo da tíbia e da fíbula na junção dos terços distal e médio da diáfise ➡. As margens da fratura são suavemente afiladas; nenhum calo é observado. Esta aparência é clássica de pseudoartrose, muitas vezes associada a NF.* (À direita) *Radiografia AP mostra tíbia e fíbula proeminentes curvadas ➡. A fíbula está bastante delgada, mas a tíbia tem espessura normal. Esta é outra apresentação de displasia tibial encontrada em NF.*

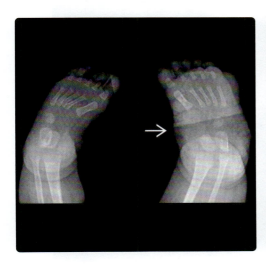
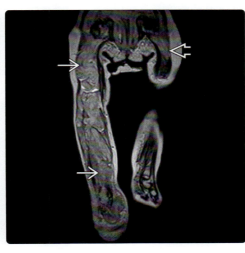

(À esquerda) *Radiografia AP mostra gigantismo localizado. Observe um aumento assimétrico de parte mole em torno de extremidade inferior direita/pé ➡, associado a leve sobrecrescimento ósseo.* (À direita) *RM T2WI coronal no mesmo paciente exibe melhor a proeminência assimétrica das partes moles e a discrepância de comprimento entre os membros. A RM também revela um gigante neurofibroma plexiforme ➡ ao longo da região posterior da perna direita. Um neurofibroma plexiforme menor ➡ ao longo da região posterior da coxa esquerda também é observado. A NF está incluída no diagnóstico diferencial do gigantismo focal.*

Osteogênese Imperfeita

DADOS PRINCIPAIS

TERMINOLOGIA
- Defeito genético do colágeno tipo I resultando em múltiplas fraturas por pequenos traumatismos
- Vários subtipos: todos apresentam diferentes graus de fragilidade óssea, fraturas e deformidades

IMAGENS
- Diagnóstico pré-natal por ultrassonografia, se for grave; com posterior exame radiográfico
- Imagens mais prováveis nos tipos I e IV para avaliação das fraturas de rotina
- O tipo II pode apresentar imagens ao nascimento; rapidamente letal
- O tipo III é mais suscetível de ser identificado por radiografias
  - Tipo mais grave que sobrevive até a infância
- A morfologia do osso tubular e da costela é variável
  - Menos grave: fino, delgado, comprimento quase normal
  - Grave: curto, grosso, curvado; formação de calos com aspecto enrugado
- O envolvimento do crânio varia
  - Menos grave: ossos normais ou wormianos
  - Grave: ossificação da calvária tardia/ausente
  - Impressão basilar do crânio é possível em qualquer tipo, mais comum no tipo IV
- Em geral, cifoescoliose em 40%; varia entre os tipos.
- Fraturas múltiplas na apresentação grave resultam em tórax pequeno com costelas largas e deformadas
  - "Grânulos" das fraturas cicatrizadas com extensão variável

QUESTÕES CLÍNICAS
- Os achados associados dependem do tipo de OI
  - Esclera azul, perda auditiva.
  - Anomalias dentais (dentinogênese imperfeita)
- Prognóstico
  - Os pacientes com os tipos I e IV podem ter vida útil normal
  - O tipo II é letal no período perinatal
  - O tipo III apresenta alta mortalidade infantil
- Tratamento
  - Bisfosfonatos (menos efetivos após maturação esquelética)
  - Correção cirúrgica da deformidade óssea

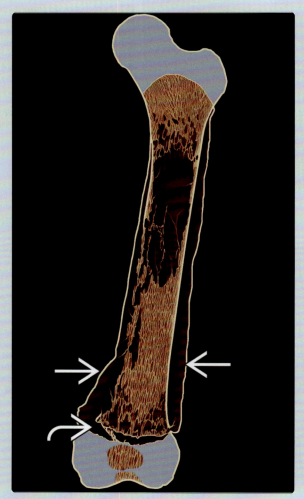

Gráfico descreve fêmur seccionado mostrando trabéculas anormais em paciente com osteogênese imperfeita. Há uma fratura na região distal da fise ➡, com hemorragia subperiosteal associada ➡, típica de lesão nestes ossos frágeis.

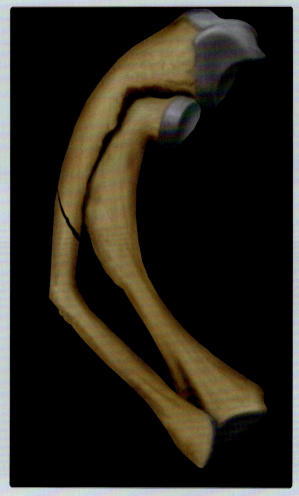

Gráfico descreve curvatura e calo das fraturas múltiplas em tempos distintos em paciente com OI. A aparência é de ossos delgados com deformidade moderada, geralmente observada na OI tipo IV, em vez de ossos curtos e enrugados, como observados nos tipos II e III.

Osteogênese Imperfeita

TERMINOLOGIA

Abreviatura
- Osteogênese imperfeita (OI)

Definições
- Defeitos genéticos no colágeno tipo I resultando em múltiplas fraturas ao pequeno traumatismo
- Vários subtipos: todos apresentam diferentes graus de fragilidade óssea, fraturas e deformidades
  - A classificação de Sillence é a mais comumente utilizada
    - Com base nos achados clínicos e radiográficos

IMAGENS

Características Gerais
- Melhor dica para diagnóstico
  - Osteopenia e fraturas múltiplas; número de fraturas varia
    - Morfologia de osso tubular e costela varia
      - Fino, delgado, comprimento próximo ao normal
      - Gravemente curto grosso e curvado
      - Formação de calos com aparência enrugada

Recomendações para Aquisição de Imagens
- Melhor ferramenta para aquisição de imagens
  - Ultrassonografia para diagnóstico pré-natal; seguida de radiografia

Achados na Radiografia
- Tipos I e IV provavelmente observados na avaliação de rotina da fratura
  - Fraturas são mais comuns que população normal, mas muito menos comuns que em OI tipos II e III
  - A doença sistêmica pode não ser reconhecida por raios X
    - Osteopenia, forma ligeiramente adelgaçada e deformidades das fraturas prévias podem ser negligenciadas
- O tipo II pode ser observado ao nascimento
  - Geralmente diagnosticado no período pré-natal por ultrassonografia
  - Letal ao nascimento ou logo após este
- Tipo III é o mais suscetível de ser identificado por radiografias
  - Tipo mais grave que sobrevive na infância
  - Avaliada para correção cirúrgica de fx, nanismo
- Ossos longos
  - Tipos leves de OI (I e IV)
    - Ossos finos e adelgaçados
    - Relativamente poucas fraturas
    - Apenas encurtamento suave: altura normal ou dentro de dois ou três desvios padrão (DP) da média
  - Tipos graves de OI (II e III).
    - Ossos curtos e grossos
    - Fraturas múltiplas.
    - Frequentemente calo hipertrófico da fratura
    - Propenso a não união ou "desunião"
    - Deformidades: curvatura, protrusão e coxa vara
    - Nanismo grave (10 DP abaixo da média)
- Crânio
  - Tipos leves podem ser normais
  - Ossos wormianos (tipos menos graves), ossificação da calvária atrasada/ausente (tipos graves)
  - Impressão basilar do crânio é possível em qualquer tipo, mais comum no tipo IV
- Coluna vertebral
  - Platispondilia
  - Em geral, cifoescoliose em 40%. Varia entre os tipos.
- Costelas
  - Fraturas múltiplas na apresentação grave resultam em tórax pequeno com costelas largas e deformadas
  - "Grânulos" das fraturas cicatrizadas com extensão variável

Achados na TC
- Corticais ósseas finas
- Invaginação basilar; anomalias neurorradiológicas associadas
- Otosclerose

Achados na RM
- RM fetal pode adicionar informações a ultrassonografia pré-natal
  - Capacidade pulmonar
  - Outras anomalias nas partes moles

Achados na Ultrassonografia
- A maioria dos casos identificados no período pré-natal é do tipo II
  - A presença de fraturas faz a distinção de outras condições de membros curtos
    - Encurtamento com angulação, pseudartroses
    - Aparência enrugada secundária a calo
    - Osteopenia: sem sombreamento do córtex anterior para observar córtex posterior
  - Tórax com circunferência pequena, costela em "grânulos"
  - Crânio pobremente mineralizado; nenhum artefato de reverberação
    - Deformação do crânio pela pressão do transdutor
- Tipo III ou IV pode ser identificado por curvamento de fêmur

DIAGNÓSTICO DIFERENCIAL

Traumatismo não Acidental
- Considerações mais importantes sobre o diagnóstico diferencial; diferenciada por densidade óssea normal
- Lesão esquelética comum, especialmente fratura metafisária clássica (ângulo)
- Lesões viscerais e da cabeça

Doença Temporária dos Ossos Frágeis
- Forma transitória e controversa de OI
- Radiologicamente idêntica a traumatismo não acidental

Hipofosfatasia
- Semelhante ao raquitismo, com metáfises largas e desgastadas
- Osteopenia, com osso frágil curto, fx e curvado
- Formas graves e tardias

Osteoporose Juvenil Idiopática
- Osteoporose transitória
- Desenvolvimento de mais fraturas que o esperado para a idade
- Autolimitada

PATOLOGIA

Características Gerais
- Etiologia
  - Distúrbio na síntese de colágeno do tipo I
    - Componente principal de osso, dentina, esclera, ligamentos, vasos sanguíneos e pele
- Genética
  - 90% das OIs apresentam mutações em qualquer um dos genes que codificam as cadeias pró-alfa1 ou pró-alfa2 do colágeno tipo I

Anomalias Congênitas e de Desenvolvimento

Osteogênese Imperfeita

Classificação de Sillence da Osteogênese Imperfeita

Tipo	Padrão de Herança	Frequência Relativa	Gravidade da Fragilidade Óssea	Morfologia Óssea	Esclera	Dentinogênese imperfeita	Perda de Audição
Tipo I	Autossômica dominante	Mais comum	Menos grave (+)	Fina, ossos tubulares adelgaçados	Azul	Depende do subtipo	Sim
Tipo IA		Comum				Não	
Tipo IB		Rara				Sim	
Tipo II	Autossômica dominante (mutação ou mosaico parental)	2ª mais comum	Mais grave (++++)	Depende do subtipo	Azul	Não	Não
Tipo IIA			(++++)	Ossos tubulares curtos e grossos; costelas curtas, largas, com grânulos sutis			
Tipo IIB			(++++)	Ossos tubulares curtos e grossos; costelas curtas, largas, com grânulos sutis			
Tipo IIC			(+++ a ++++)	Ossos tubulares mais longos e mais finos que os tipos IIA ou IIB; costelas finas com grânulos			
Tipo III	Autossômica dominante; raramente recessiva	3ª mais comum	2ª mais grave (mais grave em relação à sobrevida até a infância) (+++)	Ossos tubulares curtos e grossos	Pode ser azul-clara ao nascimento, mas com → normal	Não	Não
Tipo IV	Autossômica dominante	Menos comum	2ª menos grave (+ a ++)	Ossos finos, adelgaçados, com deformidade leve a moderada; impressão basilar do crânio mais comum que em outros tipos	Normal	Depende do subtipo	Sim (menos comum que o tipo I)
Tipo IVA		Rara				Não	
Tipo IVB		Mais comum que o tipo IVA				Sim	

QUESTÕES CLÍNICAS

Apresentação
- Sinais e sintomas mais comuns
  - Depende do tipo de OI
    - Fraturas múltiplas em diferentes idades
    - Dor óssea, fraqueza articular
    - Cifoescoliose, baixa estatura
- Outros sinais e sintomas
  - Depende do tipo de OI
    - Esclera azul, perda auditiva
    - Anomalias dentais (dentinogênese imperfeita)

Demografia
- Idade
  - Tipos II e III presentes no pré-natal ou ao nascimento
  - Tipos I e IV presentes na infância

Histórico Natural e Prognóstico
- Os pacientes com os tipos I e IV podem ter vida útil normal
- O tipo II é letal no período perinatal
- O tipo III apresenta alta mortalidade infantil

Tratamento
- Bisfosfonatos
  - ↑ densidade mineral óssea
  - Pode melhorar a estatura, quando administrados durante a infância
  - Alguns estudos sugerem modificação da dor
  - ↓ incidência de fratura em alguns, mas não em todos os estudos
  - Menos eficaz após maturação esquelética
  - OI experimental materna (pré-concepcional)
- Correção cirúrgica da deformidade óssea.
- O transplante de medula óssea está sendo investigado
- Tratamento promissor com células-tronco mesenquimais humanas

CHECKLIST DO DIAGNÓSTICO

Considerar
- Considerar OI tipo I ou IV em pacientes com osteopenia leve, deformidade e leve ↑ do número de fx além do esperado.

REFERÊNCIA

1. Lindahl K et al: Genetic epidemiology, prevalence, and genotype-phenotype correlations in the Swedish population with osteogenesis imperfecta. Eur J Hum Genet. ePub, 2015.

Osteogênese Imperfeita

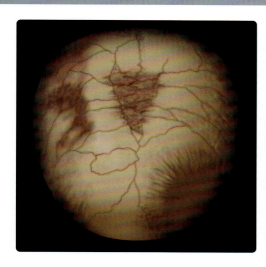
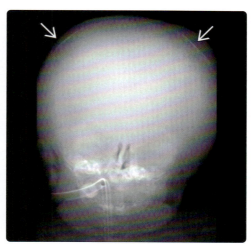

(À esquerda) *Gráfico descreve ossos wormianos e calvária fina em paciente com osteogênese imperfeita. Esta aparência é observada nas apresentações graves de OI tipos II e III.* (À direita) *Radiografia AP de crânio mostra ossificação dos ossos faciais e de duas pequenas regiões do crânio* ➡. *A grave falta de calcificação é reminiscente da hipofosfatasia, mas a presença de até mesmo uma pequena quantidade de calcificação no crânio possibilita o diagnóstico do tipo II de OI, que é o mais grave.*

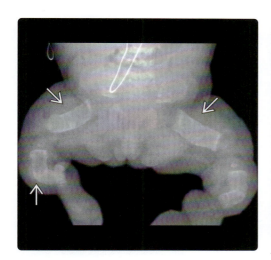
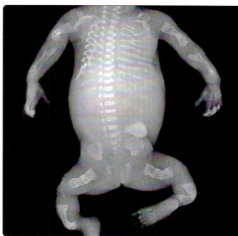

(À esquerda) *Radiografia AP da pelve no mesmo paciente mostra que os ossos longos das extremidades inferiores são curtos e largos, com fraturas múltiplas* ➡. *A gravidade da osteoporose não deve induzir a confusão com a síndrome do anão. Esta OI tipo II é letal no período perinatal.* (À direita) *Radiografia AP mostra caso típico de OI tipo II em um recém-nascido com inúmeras fraturas. Os braços e as pernas são curtos em decorrência de angulação e deformidade resultantes das fraturas. Observe o tórax pequeno secundário a fraturas das costelas.*

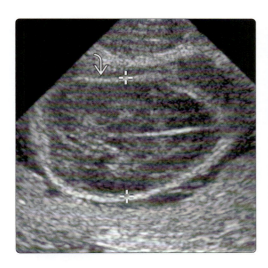
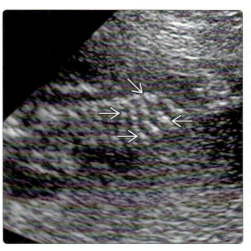

(À esquerda) *Ultrassonografia pré-natal axial mostra um exemplo típico de osteogênese imperfeita. O crânio está pobremente mineralizado e deformado pela pressão do transdutor* ➡. *As estruturas de campo próximo do cérebro também são bem observadas pela falta de reverberação.* (À direita) *Ultrassonografia oblíqua longitudinal no mesmo caso mostrando um tórax pequeno em sua circunferência. As costelas, que são curtas e anguladas* ➡ *, parecem frisadas em razão de fraturas cicatrizadas. Trata-se de OI tipo II; a letalidade perinatal é geralmente causada por comprometimento pulmonar.*

Osteogênese Imperfeita

(**À esquerda**) *Radiografia AP mostra ossos extremamente finos, adelgaçados, osteoporóticos deformados por causa de múltiplas fraturas.* (**À direita**) *Radiografia AP no mesmo caso também evidencia múltiplas fraturas com curvatura residual. A aparência delgada pode ser observada na OI tipos IIC ou IV. Em geral, o tipo IV mostra menor fragilidade óssea que a observada neste caso, mas o tipo IIC raramente sobrevive na infância. O tipo III geralmente exibe uma doença grave, mas sobrevive na infância; entretanto, os ossos são geralmente curtos e grossos.*

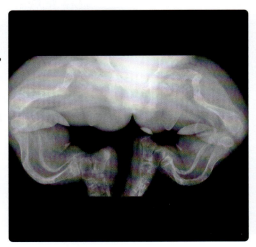
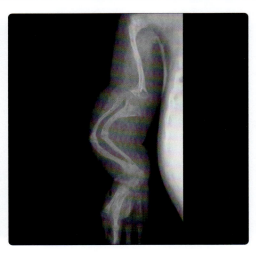

(**À esquerda**) *Radiografia AP mostra típica coxa vara ➡ em associação a osteoporose, observada em OI. Há um encurtamento e também um espessamento do fêmur direito ➡. Este é um caso de OI tipo III, com o paciente exibindo uma doença grave, mas sobrevivendo durante a infância.* (**À direita**) *Radiografia lateral do crânio mostra osteopenia e ossos wormianos, que são muito numerosos para contagem ➡. Os ossos wormianos podem ser vistos em qualquer tipo de OI.*

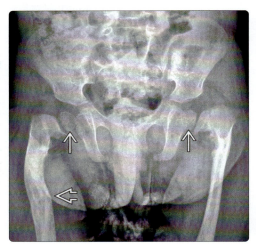
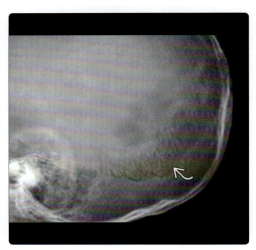

(**À esquerda**) *Radiografia AP mostra o fêmur de uma criança com membros delgados, de comprimento normal, mas com osteopenia grave. Houve fraturas prévias, e uma nova fratura diafisária média é observada ➡. Esta morfologia é típica de OI tipos I ou IV.* (**À direita**) *Radiografia AP em uma criança exibe osteopenia grave e uma antiga fratura, ligeiramente angular, cicatrizada ➡. O osso está delgado, mas com comprimento normal. Isto representa achados radiográficos típicos de OI tipo I ou IV; os achados clínicos são necessários para melhor diferenciação.*

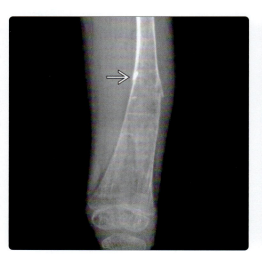
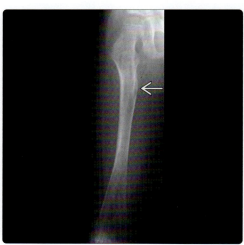

Osteogênese Imperfeita

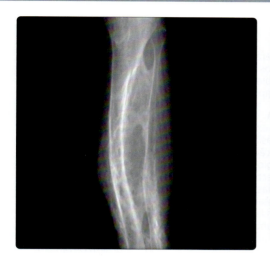
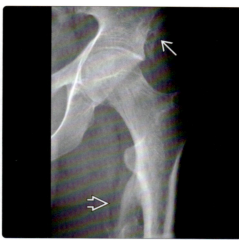

(À esquerda) *Radiografia AP mostra osteopenia, curvatura e evidência de fraturas prévias nesta perna. Além disso, existe formação de calo proeminente hipertrófico por meio de fraturas desunidas. Os ossos apresentam comprimento normal, embora estejam finos.* (À direita) *Radiografia AP no mesmo paciente mostra entesopatia na espinha ilíaca inferior ➡, assim como um extenso calo que cruza o local de uma fratura femoral prévia ➡. Dado o comprimento normal, mas exibindo ossos frágeis, delgados e com osteopenia, o diagnóstico indica uma OI tipo I ou IV.*

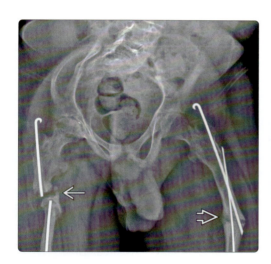
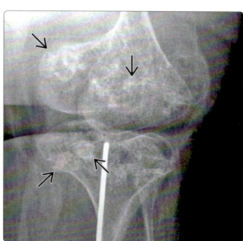

(À esquerda) *Radiografia AP de um adolescente, incapaz de andar, mostra deformidade pélvica, osteopenia grave e fraturas múltiplas. As hastes intramedulares são utilizadas para corrigir deformidades e estabilizar fraturas; Há desunião ➡ à esquerda e não união à direita ➡. Este caso é uma OI tipo III em um paciente que sobreviveu à infância.* (À direita) *A radiografia AP mostra OI grave com calcificações em "pipoca" dentro das epífises de ossos longos ➡; estas não devem ser confundidas com a matriz tumoral.*

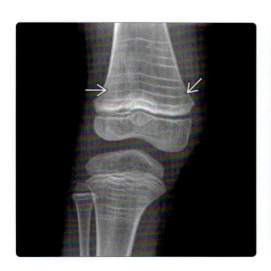
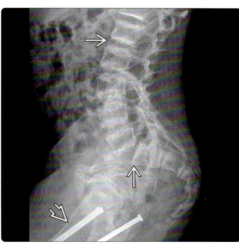

(À esquerda) *Radiografia AP mostra caso de OI com osteoporose, mas com comprimento normal, indicando OI tipo I ou IV. Há pelo menos oito linhas escleróticas metafisária ➡, resultado de tratamento com bisfosfonatos cíclicos.* (À direita) *Radiografia lateral mostra hastes intramedulares para tratamento dos ossos tubulares em um caso de OI tipo III ➡. Presença de platispondilia leve, lordose lombar exagerada e curvatura sacral. As bandas escleróticas ➡ ocorrem em razão do tratamento com bisfosfonatos. As terapias combinadas melhoram taxas de morbidade/mortalidade de pacientes.*

Síndrome de Turner

DADOS PRINCIPAIS

TERMINOLOGIA
- Síndrome do fenótipo feminino, cromossomo 45,XO

IMAGENS
- Osteoporose
- Fusão epifisária tardia (geralmente na 3ª década)
- Anomalias morfológicas da mão e do punho
  - Encurtamento de metacarpianos (particularmente o 4°)
  - Morfologia das falanges em baqueta
  - Diminuição do ângulo carpal; deformidade de Madelung
- Deformidade no joelho
  - Aplanamento/inclinação do platô medial da tíbia
  - Supercrescimento do côndilo femoral medial
  - Pode apresentar leve deformidade em varo
  - Excrescência ou erupção na metáfise medial da tíbia proximal
- Cúbito valgo
- Clavículas e costelas finas
- Irregularidades no corpo vertebral
- Crânio
  - Braquicefalia
  - Pequenos ossos faciais
  - Mandíbula proeminente
  - Seios ampliados

PATOLOGIA
- Anomalias extraósseas associadas
  - Hiperplasia ou neoplasia da hipófise
  - Coarctação da aorta
  - Hemangiomas
  - Telangiectasia intestinal
  - Anomalias renais
  - Baixa estatura
  - Mamilos lateralmente deslocados em um tórax semelhante a um escudo
  - Linfedema em 60% dos casos
- Mortalidade prematura, geralmente de ordem cardiovascular

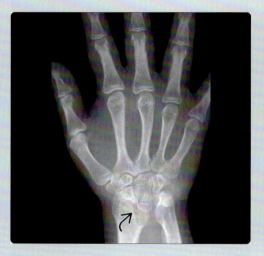
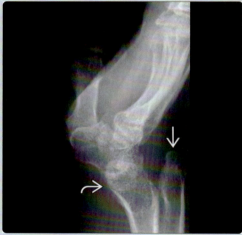

(À esquerda) Radiografia AP do punho de um paciente com a síndrome de Turner. O rádio distal exibe inclinação ulnar anormal ➔ e alargamento da articulação radioulnar distal, resultando em migração proximal do semilunar, diminuição do ângulo carpal e carpo de formato triangular. (À direita) Radiografia lateral no mesmo paciente mostra inclinação volar exacerbada do rádio ➔. O carpo se mantém alinhado com o rádio, enquanto a ulna está aumentada e dorsalmente deslocada ➔. Esta deformidade típica de Madelung pode ser observada na síndrome de Turner.

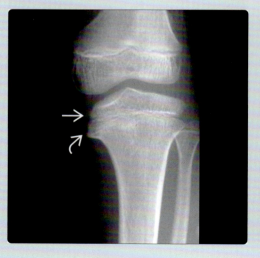
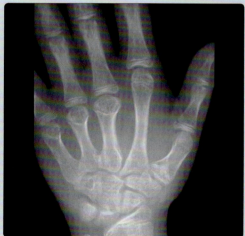

(À esquerda) Radiografia AP mostra subdesenvolvimento (achatamento) do platô medial da tíbia ➔, com relativo supercrescimento do côndilo medial do fêmur. Isso pode resultar em uma deformidade em varo. Existe uma ponta na metáfise medial e proximal da tíbia ➔. Os achados foram bilaterais e são típicos da síndrome de Turner. (À direita) Radiografia AP mostra metacarpianos curtos (3-5). Não há outra anomalia morfológica. Os metacarpianos curtos são inespecíficos e observados em muitas síndromes (incluindo a de Turner).

Hipoplasia da Glenoide

DADOS PRINCIPAIS

TERMINOLOGIA
- Anomalia congênita resultando em displasia da glenoide na região posteroinferior e/ou no pescoço escapular

IMAGENS
- Localização: glenoide da escápula posteroinferior
  - Frequentemente bilateral e simétrica
- Aparência entalhada da superfície articular inferior da glenoide
  - A superfície pode ser irregular ou rasa e lisa
  - Hipoplasia rara associada (achatamento) do colo e/ou da cabeça do úmero
  - Hiperplasia associada rara com curvatura do acrômio e/ou da clavícula
- Imagem axial (TC ou RM)
  - Insuficiência da região posteroinferior da glenoide
  - A subluxação posterior da cabeça do úmero pode ser observada, mas não é invariável
- Outro achado por RM
  - O defeito na glenoide é preenchido por tecido com fibrocartilagem ou gordura, características do sinal da RM
  - Anomalias comuns na região posterior do lábrum: alargado, destacado, despedaçado, degenerado, cisto paralabral
  - Achados de instabilidade no ombro: cápsula patulosa, manguito rotador ou lesão do ligamento glenoumeral

PRINCIPAIS DIAGNÓSTICOS DIFERENCIAIS
- Erecta de luxatio com fratura
- Fratura de Bankart reversa

PATOLOGIA
- Insuficiência congênita na ossificação dos 2/3 inferiores da glenoide e apófise escapular adjacente

QUESTÕES CLÍNICAS
- Pode ser encontrada incidentalmente
- Instabilidade multidireccional em ≥ 1/3 dos casos

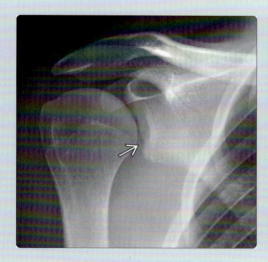
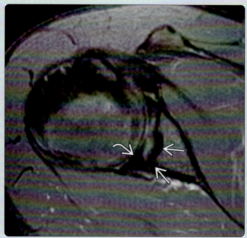

(À esquerda) *Radiografia AP mostra hipoplasia da glenoide inferior* ➡. *A cabeça e o colo do úmero não são afetados. Essa displasia relativamente leve é facilmente negligenciada, mas o paciente apresentava instabilidade multidirecional.* (**À direita**) *RM PD FS axial do mesmo caso mostra o defeito nas regiões medial e posterior da glenoide* ➡. *Há hiperplasia leve associada ao lábrum na região posterior da glenoide* ➡, *com desprendimento incompleto.*

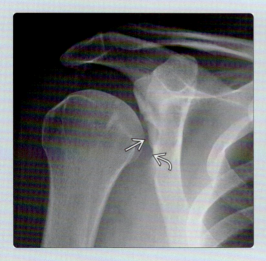
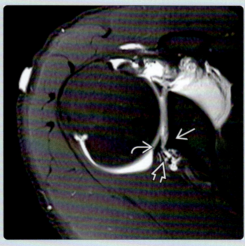

(À esquerda) *Radiografia AP em outro caso mostra hipoplasia siginificativa na região inferior da glenoide* ➡. *Além do defeito na glenoide, há um ligeiro defeito na borda axilar da escápula* ➡. (**À direita**) *RM T2WI FS axial no mesmo caso mostra deformidade angular na região posterior da glenoide* ➡. *O lábrum na região inferior da glenoide* ➡ *não está significativamente hipertrofiado, mas está desprendido do osso anormal subjacente. Existe um tecido fibroso* ➡ *que preenche parcialmente o defeito.*

Deformidade de Madelung

DADOS PRINCIPAIS

TERMINOLOGIA
- Deformidade de desenvolvimento na flexão do punho, resultante de distúrbio de crescimento da fise distal do rádio

IMAGENS
- Morfologia em todas as imagens
  - Inclinação ulnar e volar do rádio distal
  - Diminuição do ângulo carpal
  - Ulna alongada, dorsalmente subluxada
  - Triangulação do semilunar
  - Faceta do semilunar ausente no piramidal
  - Ausência de entalhe sigmoide no rádio distal
- Bilateral mais frequente que unilateral
- A gravidade pode ser assimétrica
- RM
  - Barra de fise radial no aspecto volar/ulnar
  - Anomalia da metadiáfise do rádio na excrescência ou no cisto ósseos no lado da ulna
  - O ligamento extrínseco anômalo (radiopiramidal) amarra o carpo ao rádio (sinal baixo, espesso)
  - Hipertrofia do ligamento curto radiossemilunar (Vickers): origina-se na borda ulnar do rádio e se insere na borda volar do semilunar
  - Complexo fibrocartilaginoso triangular (TFCC) adelgaçado, com fixação radial oblíqua

PRINCIPAIS DIAGNÓSTICOS DIFERENCIAIS
- Discondrosterose (Leri-Weill)
- Síndrome de Turner
- Fratura do rádio distal em crianças
- Exostoses hereditárias múltiplas

QUESTÕES CLÍNICAS
- Desenvolve-se na infância, a deformidade se agrava durante a adolescência
- Masculino < feminino (razão: 1:3-5)
- Tratamento geralmente conservador

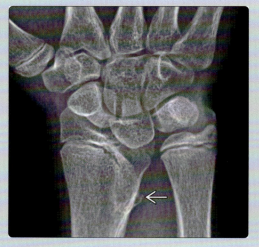
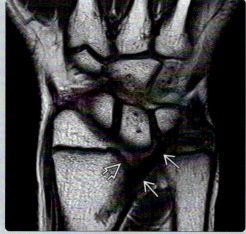

(À esquerda) Radiografia AP mostra uma típica deformidade de Madelung, com a ulna e o rádio relativamente longos e retos com inclinação ulnar. O ângulo carpal está diminuído. Observe a excrescência na região medial da metáfise radial ➔, dado o grande ligamento de fixação anômalo. (À direita) RM T1WI coronal na região dorsal do punho no mesmo paciente evidencia o ligamento radiopiramidal anômalo ➔ que se fixa à metáfise medial do rádio. Observe que a porção medial da fise radial ➔ mostra fusão precoce, contribuindo para a deformidade óssea.

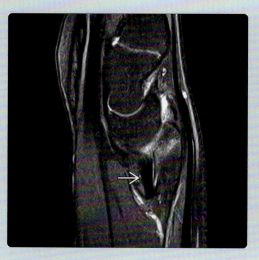
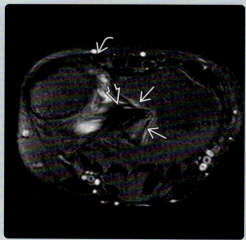

(À esquerda) RM T2WI FS sagital no ponto médio mostra o ligamento radiopiramidal ➔ se aproximando da metáfise medial do rádio. (À direita) RM T2WI FS axial no mesmo caso mostra o ligamento radiopiramidal espesso ➔ e o ligamento de Vickers se inserindo ao rádio medial em um entalhe sigmoide anormal ➔. Observe que os ligamentos dos extensores ➔ do lado ulnar estão finos e esticados sobre a ulna dorsalmente subluxada. Os achados foram bilaterais, como é comumente observado na deformidade de Madelung.

Deformidade de Madelung

TERMINOLOGIA

Definição
- Deformidade de desenvolvimento na flexão do punho, resultante de distúrbio de crescimento da fise distal do rádio

IMAGENS

Características Gerais
- Melhor dica para diagnóstico
  - Inclinação ulnar e volar do rádio distal
    - Diminuição do ângulo carpal
    - Ulna alongada, dorsalmente subluxada
- Localização
  - Bilateral mais frequente que unilateral
    - A gravidade pode ser assimétrica
- Morfologia
  - Variação na gravidade e deformidade associada

Achados Radiográficos
- Deformidade de Madelung
  - Rádio
    - Epífise relativamente curta no aspecto mediano (ulnar), com aparência triangular
      - A porção medial (ulnar) da epífise radial pode fusionar-se prematuramente
    - Inclinação ulnar exacerbada da superfície articular radial distal (curvatura lateral do rádio distal)
    - Inclinação volar exagerada da superfície articular radial distal (curvatura dorsal do rádio distal)
    - Excrescência ou cisto ósseo podem se desenvolver na região ulnar da metáfise radial, ~ 3 cm proximal à linha articular radiocarpal
    - Alargamento na articulação radioulnar distal (DRUJ)
    - A ausência do entalhe sigmoide do rádio distal impede a articulação normal com a ulna
  - Ulna
    - Comprimento normal ou aumentado; aparece alongada em relação ao rádio
    - Subluxada dorsalmente; perda da articulação normal na articulação radioulnar distal
    - Pode ocorrer supercrescimento da cabeça da ulna
  - Carpo
    - Redução do ângulo carpal para a articulação com rádio e ulna (o normal é de 130°-137°)
    - O carpo mantém articulação com o rádio, mas não com a ulna (segue o rádio na radiografia lateral)
    - O carpo inteiro assume uma configuração triangular, com ápice no semilunar
    - O semilunar migra para a região proximal, articulando-se com porção medial curta deformada da epífise radial distal
      - Se a diástase radioulnar for larga, o semilunar proximalmente migrado aparece preso entre ambos
    - A faceta do semilunar no piramidal está ausente ou deformada
    - Vários graus de osteoartrite: estreitamento do espaço articular, esclerose
- Variante de deformidade de Madelung reversa
  - Superfície articular radial inclinada dorsalmente
  - O carpo se desloca dorsalmente, mantendo a articulação com o rádio
  - A ulna sofre subluxação volarmente
- Variante chevron do carpo
  - Triangulação do carpo, semilunar encravado entre o rádio e a ulna
  - Sem subluxação dorsal ou volar da ulna distal
  - Nenhuma deformidade clínica

Achados na TC
- Utilizada com pouca frequência, mas permite a avaliação em 3D da relação óssea

Achados na RM
- Estruturas ósseas
  - Sinal normal em todas as sequências
    - Sinal da fise hiperintensa em sequências sensíveis a fluido
  - Desalinhamento como observado na radiografia
    - Plano axial especialmente útil para avaliar o alinhamento radioulnar e a migração proximal do semilunar
  - Morfologia distorcida
    - Triangulação do semilunar
    - Ausência da faceta do semilunar no piramidal
    - Ausência do entalhe sigmoide no rádio distal
  - Anomalias da fise radial
    - Barra fiseal ou fusão prematura na região volar e ulnar
  - Anomalia da metadiáfise do rádio no lado ulnar
    - No local de articulação do ligamento radiotriquetral extrínseco
      - Pode apresentar excrescência óssea
      - Pode resultar na formação de cistos
  - Osteonecrose do semilunar (rara)
  - Vários graus de osteoartrite
    - Adelgaçamento da cartilagem
    - Edema da medula óssea
    - Formação de cisto subcondral
    - Osteófitos
- Ligamentos
  - Ligamento extrínseco anômalo (radiopiramidal) amarra o carpo ao rádio
    - Ligamento espesso de sinal baixo é mais bem observado no plano coronal
    - Estende-se da faceta do semilunar do piramidal deformada, por meio da região ulnar proximal do semilunar, para inserir na face ulnar da metadiáfise radial
  - Hipertrofia do ligamento curto radiossemilunar (Vickers): Origina-se na borda ulnar do rádio e se insere na borda volar do semilunar
    - Provavelmente contribui para a piramidização do carpo
  - Complexo da fibrocartilagem triangular (CFCT)
    - Adelgaçado, com fixação radial oblíqua
- Tendões
  - Tendinopatia ou rotura dos tendões extensores (rara)

Recomendações para Aquisição de Imagens
- Melhor ferramenta para aquisição de imagens
  - Diagnóstico estabelecido na radiografia
  - RM utilizada para avaliar barra fiseal e ligamentos anormais

DIAGNÓSTICO DIFERENCIAL

Discondroesteose (Leri-Weill)
- Variedade de encurtamentos mesomélicos com deformidade de Madelung
- Caracterizada pela deformidade do punho, que parece idêntica à de Madelung na radiografia
  - Na TC, os casos precoces não exibem subluxação ulnar e pronação relativa de carpo (oposto ao caso da deformidade de Madelung precoce)
  - Doença avançada: ausência do suporte proximal do semilunar pelo rádio
- Masculino >> feminino
- Alguns autores acreditam que a deformidade de Madelung isolada esteja na extremidade menor do espectro das discondrosteoses

Síndrome de Turner
- Deformidade de Madelung é comum
- Outras anomalias ósseas
  - Aplanamento e crescimento deficiente do platô medial da tíbia com leve supercrescimento do côndilo femoral medial
  - Metacarpianos curtos
- Deficiência mental

Deformidade de Madelung

Mucopolissacaridoses
- As síndromes de Morquio e de Hurler podem apresentar deformidade de Madelung
- Outras anomalias ósseas
  - Metacarpianos em forma de leque
  - Acetábulo comprimido, entalhe sacro ciático amplo
  - Corpo vertebral L1 hipoplásico com formação de bico anterior
  - Costelas posteriores em forma de remo

Fratura Radial Distal em Crianças
- A fratura de Salter ao longo da fise radial distal com fusão precoce leva a deformidade
- A fusão medial diferencial da fise radial pode levar a deformidade semelhante à de Madelung

Exostoses Hereditárias Múltiplas
- Exostoses sésseis no antebraço podem resultar em rotura da articulação radioulnar distal, epífise radial distal em forma triangular
- Pode resultar em diminuição do ângulo carpal
- Cabeça do rádio pode estar deslocada no cotovelo
- Exostoses generalizadas em outras localizações são identificadas

PATOLOGIA

Características Gerais
- Genética
  - Relatos afirmam que é uma condição dominante, uma deformidade familial
    - Penetrância incompleta

Achados Microscópicos
- Condrócitos normais na fise
- Arranjo anormal de células colunares

QUESTÕES CLÍNICAS

Apresentação
- Sinais/sintomas mais comuns
  - Deformidade visível
  - Dor, fadiga do punho
  - Limitação do movimento (especialmente extensão dorsal, desvio ulnar, supinação)
- Outros sinais/e sintomas
  - Sintomas do túnel do carpo (raros)
    - Em razão de obliquidade do túnel do carpo e consequente suscetibilidade do nervo mediano ao traumatismo
  - Rotura do tendão extensor (incomum)
    - Diminuição e alargamento na cabeça ulnar dorsalmente subluxada

Demografia
- Idade
  - Desenvolve-se na infância, a deformidade piora ao longo da adolescência
  - Apresentação clínica geralmente durante a adolescência ou no início da idade adulta, à medida que o punho torna-se doloroso
- Gênero
- Masculino < feminino (1:3-5)
- Epidemiologia
  - Rara
  - Maior incidência relatada nas ilhas do Caribe

Histórico Natural e Prognóstico
- Os sintomas podem se correlacionar pobremente com o nível de anormalidade observado na imagem
- Dor e limitações podem se estabilizar na idade adulta
- Eventual progressão para osteoartrite precoce e frequentemente grave

Tratamento
- O tradicional é o mais frequente
  - Imobilização
- Cirúrgico é raramente utilizado
  - Indicações: dor persistente, fraqueza de aperto e deformidade grave
  - Encurtamento ulnar
    - Relatar variância ulnar, subsidência do semilunar e deslocamento palmar do carpo
  - Fusão DRUJ e osteotomia ulnar (técnica de Sauve-Kapandji)
  - Osteotomia radial (aberta ou fechada)
  - Excisão da barra fiseal
  - Epifisiodese (do rádio ou da ulna)
  - Artrodese

CHECKLIST DO DIAGNÓSTICO

Dicas de Relatórios
- Relatar o estado da fise radial
  - Barra fiseal ou fechamento precoce pode alterar plano de tratamento cirúrgico
- Relatar o estado de ligamentos
  - TFCC, escafossemilunar, piramidal do semilunar geralmente intacto, embora TFCC possa ser esticado e adelgaçado
  - Ligação espessa do ligamento volar radiolunar
  - Ligação espessa do ligamento radiopiramidal anômalo

REFERÊNCIAS

1. Farr S et al: Radiographic criteria for undergoing an ulnar shortening osteotomy in Madelung deformity: a long-term experience from a single institution. J Pediatr Orthop. ePub, 2015.
2. Ghatan AC, et al: Madelung deformity, J Am Acad Orthop Surg. 21(6):372-382, 2013.
3. Stehling C, et al: High resolution 3.0 Tesla MR imaging findings in patients with bilateral Madelung's deformity, Surg Radiol Anat. 31(7):551-557, 2009.
4. Zebala LP, et al: Madelung's deformity: a spectrum of presentation, J Hand Surg Am. 32(9):1393-1401, 2007.

Deformidade de Madelung

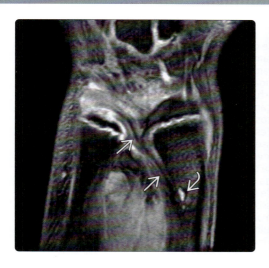
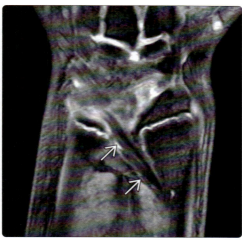

(À esquerda) *RM T2* GRE coronal, primeira em uma série de quatro, mostra um corte dorsal em uma deformidade de Madelung. A ulna está proeminente na região dorsal. A maior parte dorsal do rádio pode ser observada, e os carpos não são visualizados, uma vez que estão localizados mais volarmente. Uma porção do ligamento radiopiramidal anômalo é observada ➡, em conjunto com a formação de cistos em sua inserção, na metadiáfise radial ➡.* (À direita) *RM T2* GRE coronal, corte adjacente, mostra o ligamento radiopiramidal anômalo espesso que amarra o piramidal ao rádio ➡.*

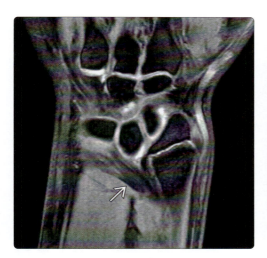
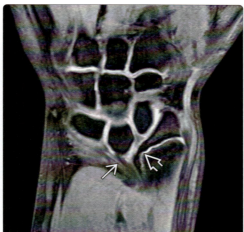

(À esquerda) *RM T2* GRE coronal, corte através dos carpos, mostra sua configuração triangular, com ↓ do ângulo carpal. Uma porção do ligamento radiopiramidal ➡ espesso também é observada.* (À direita) *RM T2* GRE coronal, em uma posição mais volar, exibe espesso ligamento volar radiossemilunar ➡. Observe a forma triangular do semilunar e o ligamento escafossemilunar intacto. A fise radial distal ➡ permanece inteiramente aberta neste caso. Note a forma triangular da epífise e como esta envolve a metáfise medial radial.*

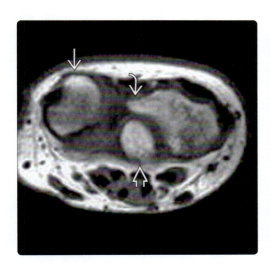
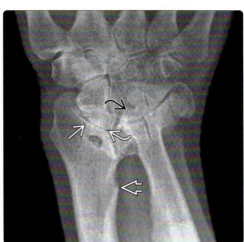

(À esquerda) *RM T1WI axial mostra deslocamento dorsal da ulna ➡ e ausência do entalhe sigmoide no rádio ➡. O semilunar ➡ sofreu migração proximal. Os tendões extensores estão finos e esticados sobre a ulna.* (À direita) *Radiografia AP mostra a superfície articular radial distal ➡ medialmente angulada e a ulna distal longa ➡. O espaço articular radiocarpal está gravemente estreito com esclerose subcondral associada ➡, indicando osteoartrite avançada. Observe a excrescência típica de metadiáfise radial ➡.*

Variância Ulnar

DADOS PRINCIPAIS

TERMINOLOGIA
- Comprimento anormal da ulna em relação ao rádio distal → parte mole adjacente e anomalias ósseas
  - Anomalias associadas relacionadas com carga anormal pela ulna
- Medição do comprimento da ulna
  - Ulna neutra: ulna de 0 a 2 mm mais curta que rádio
  - Ulna negativa: ulna >2 mm mais curta que rádio
  - Ulna positiva: ulna mais longa que rádio

IMAGENS
- Anomalias associadas encontradas na fibrocartilagem triangular (FCT), ligamento semilunar piramidal, semilunar, piramidal, cartilagem hialina, aspecto ulnar adjacente ao rádio
- Achados associados a pilar ulnocarpal
  - Variação ulnar positiva
  - Edema da medula óssea no semilunar, piramidal e na cabeça ulnar
  - Esclerose do polo proximal do semilunar (± piramidal)
  - Adelgaçamento da cartilagem, semilunar (ocasionalmente ulna, piramidal, rádio)
  - FCT alongada e adelgaçada sobre a ulna alongada (pode estar perfurada)
  - Perfuração do ligamento semilunar piramidal
  - Osteófitos no semilunar proximal/piramidal
  - Alterações tardias da osteoartrite na coluna ulnar
- Achados associados à malacia do semilunar (Kienböck)
  - Pode ter variação ulnar mínima
  - Esclerose do semilunar na radiografia
  - Edema da medula óssea na RM
  - ± linha de fratura e colapso
- Achados associados ao impacto ulnar
  - Variação ulnar negativa
  - Cabeça ulnar curvada em direção à metáfise radial distal
  - Concavidade festonada do rádio no local do impacto; cistos subcondrais e osteófitos

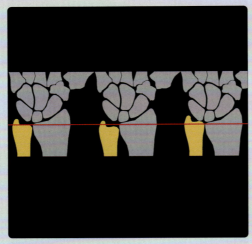 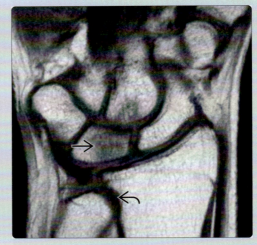

(À esquerda) A variância ulnar é medida como o comprimento da ulna distal (aspecto radial) em relação ao rádio distal (aspecto ulnar). A imagem à esquerda representa a ulna neutra (ulna 0-2 mm mais curta que rádio). O desenho do meio retrata a variação ulnar negativa (ulna > 2 mm mais curta que rádio). A imagem à direita mostra a variância ulnar positiva, com ulna mais longa que rádio. (À direita) RM T1WI coronal mostra variância ulnar negativa, com ulna > 2 mm mais curta que rádio ➡. Há ↓ da IS associada ao semilunar ➡.

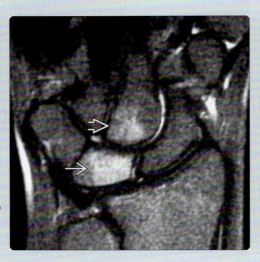 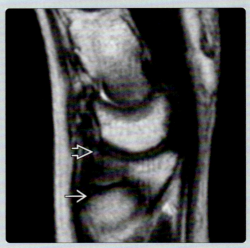

(À esquerda) RM T2WI FS coronal no mesmo paciente mostra edema dentro do semilunar ➡, indicando a doença de Kienböck em estágio I, que tem associação estatisticamente significativa à variância ulnar negativa. Há também edema do capitato proximal ➡, um achado que pode estar relacionado com a mecânica de carga axial alterada decorrente de uma ulna negativa grave. (À direita) RM T2WI sagital no mesmo paciente mostra o volume parcial do rádio ➡ e da ulna ➡, e confirma a variância ulnar negativa. O TFCC estava espessado mas intacto (não mostrado).

Variância Ulnar

TERMINOLOGIA

Definições
- Comprimento anormal da ulna em relação ao rádio distal → parte mole adjacente e anomalias ósseas
  - Anomalias associadas relacionadas com carga anormal pela ulna
  - Medição do comprimento da ulna
    - Ulna neutra: ulna de 0 a 2 mm mais curta que rádio
    - Ulna negativa: ulna >2 mm mais curta que rádio
    - Ulna positiva: ulna mais longa que rádio

IMAGENS

Características Gerais
- Melhor dica para diagnóstico
  - O comprimento anormal da ulna em relação ao rádio deve iniciar a investigação de anomalias associadas
- Localização
  - Além do comprimento da ulna, outras anormalidades podem ser encontradas
    - Fibrocartilagem triangular (FCT), ligamento semilunar piramidal, semilunar, piramidal, cartilagem hialina, aspecto ulnar adjacente ao rádio

Recomendações para Aquisição de Imagens
- Melhor ferramenta para aquisição de imagens
  - Variância ulnar e algumas de suas complicações diagnosticadas na radiografia
  - Complicações de parte mole/cartilagem são diagnosticadas por RM
- Conselhos de protocolo
  - Artrografia com RM (direta ou indireta) útil para avaliar a cartilagem hialina

Achados Radiográficos
- Variância ulnar positiva
  - Ulna maior que rádio
  - Achados associados a pilar ulnocarpal
    - Esclerose do polo semilunar proximal (± piramidal)
    - Cistos subcondrais no semilunar proximal (± piramidal)
    - Osteófitos no semilunar proximal/piramidal
    - Alterações tardias de osteoartrite da coluna ulnar
- Variância ulnar negativa
  - Ulna >2 mm mais curta que rádio adjacente
  - Achados associados a malacia do semilunar (Kienböck)
    - Esclerose do semilunar
    - Fratura, achatamento do semilunar
    - Alterações tardias de osteoartrite da coluna ulnar
  - Achados associados a impacto ulnar
    - Cabeça da ulna curvada para a metáfise radial distal
    - Concavidade festonada do aspecto ulnar do rádio distal no local do impacto
    - Cisto subcondral no local do impacto
    - Formação de osteófitos no fim do processo

Achados na RM
- Variância ulnar positiva
  - Edema da medula óssea no semilunar, piramidal, na cabeça ulnar
  - Formação de cisto no semilunar, piramidal
  - Adelgaçamento da cartilagem ao longo do semilunar (ocasionalmente ulna, piramidal e rádio)
  - FCT alongada e adelgaçada sobre a ulna alongada
    - Pode estar perfurada
  - Perfuração do ligamento semilunar piramidal
  - Esclerose, IS baixa subcondral, semilunar > piramidal
- Variância ulnar negativa
  - Malacia do semilunar
    - Edema da medula óssea
    - ± linha de fratura e colapso
  - Correlação com patologia do extensor ulnar do carpo
  - Impacto da ulna
    - Morfologia curvada da ulna distal curta, córtex radial adjacente festonado
    - Edema da medula óssea, formação de cistos

DIAGNÓSTICO DIFERENCIAL

Deformidade de Madelung
- Ulna alongada, subluxada dorsalmente
- Rádio proximal associado à inclinação ulnar e volar e diminuição do ângulo carpal

Exostoses Hereditárias Múltiplas
- Osteocondromas frequentemente sésseis → ulna curta

PATOLOGIA

Características Microscópicas
- Número significativamente maior de células apoptóticas em lesões degenerativas da FCT em pacientes com ulna positiva

QUESTÕES CLÍNICAS

Apresentação
- Sinais/sintomas mais comuns
  - Relacionar com complicações da variância ulnar anormal
    - Malacia do semilunar
      - Sensibilidade dorsal sobre o semilunar
      - Dor, fraqueza e diminuição da amplitude do movimento
    - Pilar ulnocarpal
      - Dor do dorso ulnar crônica ou subaguda
      - A dor piora com extremos na rotação e no desvio ulnar
      - Estalido, fraqueza e diminuição na amplitude do movimento
    - Impacto ulnar
      - Dor distal do antebraço com pronação/supinação

Histórico Natural e Prognóstico
- Tanto malacia do semilunar quanto progressão do pilar ulnar para a osteoartrite, se não tratada

Tratamento
- Tradicional: ↓ atividade, raios X anti-inflamatórios
- Encurtamento ou alongamento ulnar para alterar transmissão de carga pela ulna
  - A ressecção da ulna distal (Darrach) pode resultar em fraqueza, instabilidade
  - A hemissecção da ulna distai pode resultar em impacto
- ± debridamento da FCT, reparo
- Se a malacia do semilunar ou o pilar for de fase tardia, procedimentos de salvamento

REFERÊNCIA

1. Chang CY, et al: Association between distal ulnar morphology and extensor carpi ulnaris tendon pathology, Skeletal Radiol. 43(6):793-800, 2014.

Variância Ulnar

(**À esquerda**) *Radiografia AP mostra variação ulnar positiva ➡, com ulna longa em relação a rádio. Tal fato coloca o TFCC e ligamentos semilunar piramidal em risco de rotura. Também leva a impacto do semilunar. Osteófitos precoces são observados no semilunar e no piramidal ➡.* (**À direita**) *Radiografia oblíqua no mesmo paciente mostra cisto dentro do semilunar ➡, bem como esclerose e formação de osteófitos, tanto no semilunar quanto no piramidal ➡. Isso resulta do peso anormal sobre esses ossos em razão de ulna longa*

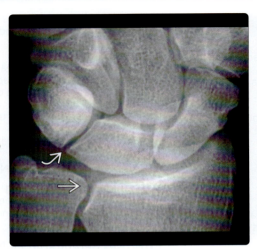
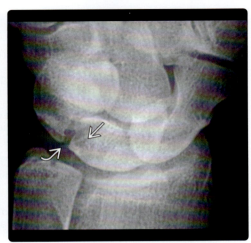

(**À esquerda**) *Radiografia AP durante artrografia da articulação radiocarpal mostra discreta variação ulnar positiva. Há um defeito na região central do FCT ➡, com fluxo do contraste para articulação radioulnar distal.* (**À direita**) *RM T1WI coronal/artrografia mostra perda de cartilagem de espessura total na ulna distal ➡ e semilunar proximal ➡. A perfuração central da fibrocartilagem triangular é confirmada na perda da cartilagem ulnar adjacente. O contraste é observado na articulação radiocarpal e na radioulnar distal. O ligamento semilunar piramidal está intacto.*

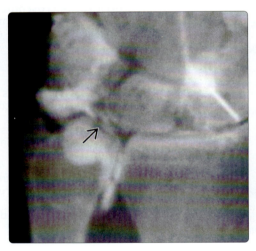
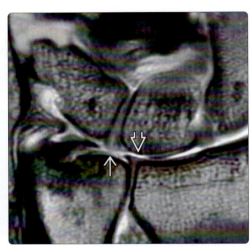

(**À esquerda**) *RM T2* GRE coronal, pós-artrografia, mostra a formação de cistos dentro do piramidal ➡ e do semilunar ➡. Há edema da medula óssea na ulna distal ➡, ligeiramente longa em relação ao rádio. A perfuração FCT está claramente visível; os ligamentos semilunar piramidal e escafolunar estão intactos.* (**À direita**) *RM T2WI FS coronal, localizada mais dorsalmente, mostra edema medular significativo na ulna distal ➡ e contraste na articulação radioulnar distal ➡. A cartilagem radiocarpal está rompida ➡ como parte da alteração degenerativa.*

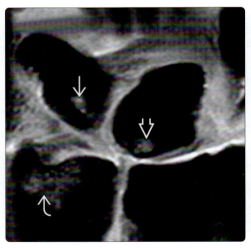
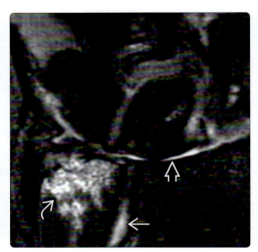

Variância Ulnar

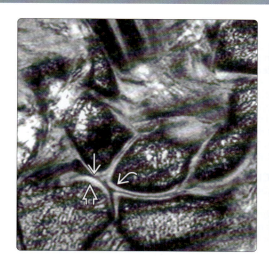
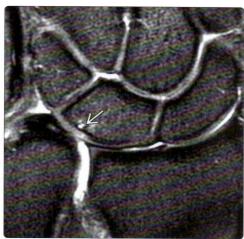

(À esquerda) RM T2 * GRE coronal mostra variação ulnar positiva e afilamento difuso da FCT ➡. Não há rompimento do ligamento. As superfícies condrais da ulna ➡ e do semilunar ➡ estão normais. O afilamento da FCT é um achado comum em associação a variância ulnar positiva e, provavelmente, seja um precursor do rompimento da FCT e da condromalacia do semilunar e da ulna. (À direita) RM T2WI FS coronal mostra início de abaulamento ulnossemilunar com formação de cisto semilunar ➡. Existe um rompimento do lado radial da FCT em associação a uma variação ulnar.

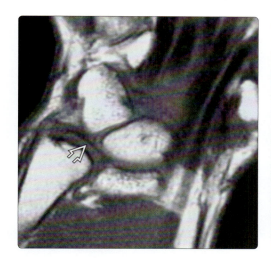
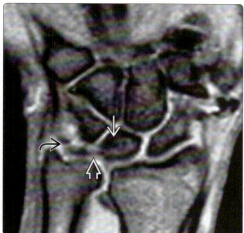

(À esquerda) RM coronal T1WI mostra pilar ulnocarpal com ligeira variação ulnar e FCT fina, mas intacta ➡. (À direita) RM T2* GRE coronal mostra variação ulnar positiva. Há focos escleróticos de sinal baixo na região proximal do semilunar ➡, e também há morfologia irregular e sinal na FCT ➡. Há um pequeno ossículo na região ulnar da FCT ➡, provavelmente o resultado da avulsão prévia da ponta do estiloide ulnar.

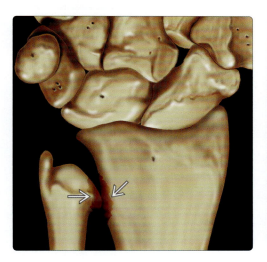
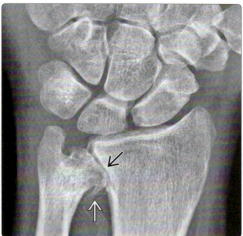

(À esquerda) Gráfico AP representa impacto ulnar resultante da variância ulnar negativa. A ulna curta e dismórfica intercepta a superfície ulnar do rádio distal, resultando em edema da medula óssea e alterações degenerativas ➡. (À direita) Radiografia AP mostra impacto da ulna, que é curta e curvada para a metáfise radial. Presença de recorte curvado e esclerose do rádio ➡, em conjunto com cisto subcondral e formação de osteófito na ulna ➡. (Cortesia de R. Hastings, MD.)

Displasia do Desenvolvimento do Quadril

DADOS PRINCIPAIS

TERMINOLOGIA
- Amplo espectro de doenças, com base na falha da modelagem do acetábulo e subsequentemente da cabeça femoral

IMAGENS
- Bilateral em 20% dos casos
- Ultrassonografia pelo método de Graf para avaliação dos lactentes
  - Morfologia acetabular, ângulo do teto acetabular (ângulo alfa), cobertura da cabeça femoral, subluxação dinâmica durante manobras de estresse
- Radiografia em crianças
  - Epífise femoral não localizada dentro do quadrante inferior formado pelas linhas de Hilgenreiner e Perkins
  - Rotura da linha de Shenton
  - Ângulo do assoalho acetabular > 30° indica DDQ
- Radiografia em adultos
  - Acetábulo retrovertido em 37% dos casos
  - Menos grave: teto acetabular lateral virado para cima
  - Mais grave: ângulo centro-borda de Wiberg < 25° (limite 20°-25°, normal 25°-40°)
  - Ângulo centro-borda vertical < 20°
- Artrografia RM em adultos
  - Hipertrofia do lábrum, ↑ da degeneração mucoide ou rompimento
  - Ligamentos teres e pulvinar hipertrofiados
  - Displasia da cabeça femoral/acetabular, retroversão
  - Deficiência de cartilagem associada ou delaminação
  - ↑ significativo na incidência de cistos paralabrais

QUESTÕES CLÍNICAS
- Apresentação clínica
  - Criança: "clique" no quadril, discrepância do comprimento do membro
  - Adulto: sintomas de sobrecarga da borda acetabular
- Masculino < feminino (1:5-8)
- 1/1.000 nascidos vivos na América do Norte
- 25% a 50% dos casos desenvolvem osteoartrite precoce
- Tratamento precoce para melhorar a cobertura acetabular

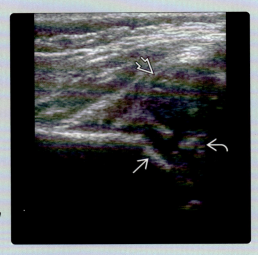 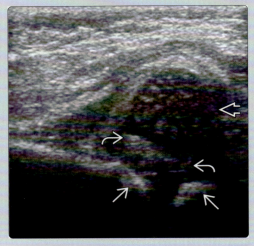

(À esquerda) *Ultrassonografia coronal do quadril esquerdo em uma criança mostra um acetábulo raso ➡, um pulvinar gorduroso entre a cabeça femoral e o acetábulo mais profundo ➡ e uma subluxação lateral da cabeça femoral ➡. (À direita) Ultrassonografia transversal confirma o acetábulo raso ➡, pulvinar gorduroso ➡ e subluxação lateral da cabeça femoral ➡. A investigação dinâmica é utilizada para demonstrar se a cabeça do fêmur está redutível ou instável. A ultrassonografia é o exame de imagem de escolha para a DDQ em um bebê.*

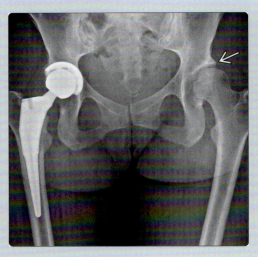 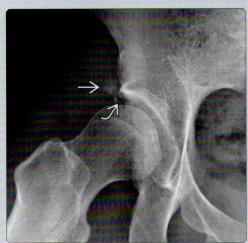

(À esquerda) *Radiografia AP mostra artroplastia total direita do quadril em paciente de 30 anos. O quadril esquerdo exibe acetábulo raso ➡, com sourcil invertido e diminuição do ângulo de centro-borda de Wiberg, diagnóstico de DDQ sutil. Em adultos jovens com dor no quadril e OP precoce, deve-se avaliar cuidadosamente para uma DDQ leve. (À direita) Incidência em perna de rã lateral em paciente com DDQ, como demonstrado pelo acetábulo raso, lábrum calcificado ➡, bem como calcificação fraca dentro de um cisto paralabral ➡. Estas são as alterações degenerativas secundárias.*

Displasia do Desenvolvimento do Quadril

TERMINOLOGIA

Abreviatura
- Displasia do desenvolvimento do quadril (DDQ)

Definição
- Amplo espectro de doenças, com base na falha da modelagem do acetábulo e subsequentemente da cabeça femoral.

IMAGENS

Características Gerais
- Melhor dica para diagnóstico
  - Cabeça femoral e acetábulo não congruente ou perda sutil da cobertura da cabeça pelo acetábulo
- Localização
  - Bilateral em 20% dos casos

Achados Radiográficos
- Bebês ou crianças (a ultrassonografia deve ser utilizada preferencialmente em bebês para evitar a radiação)
  - Epífise femoral não localizada no interior do quadrante inferior formado pelas linhas de Hilgenreiner e Perkins
  - Rotura da linha de Shenton (curva contínua ao redor do forame obturado à metáfise femoral medial)
  - Ângulo do assoalho acetabular > 30° indica DDQ
  - Ossificação atrasada da cabeça femoral
  - Pode desenvolver osteonecrose na infância
- Acetábulo adulto
  - Menos grave: teto acetabular lateral (sourcil) virado para cima ou sinal de arlequim
  - Intermediário: acetábulo raso, aumento do ângulo acetabular
  - Mais grave: cobertura inadequada da cabeça femoral lateral e/ou anterior
    - Ângulo borda centrovertical < 20° no falso perfil
  - Muitíssimo grave: nenhum acetábulo formado, com cabeça femoral articulando no pseudoacetábulo ilíaco
  - Acetábulo está também retrovertido em 37% dos casos
- Cabeça femoral adulta
  - Alterações de esféricas a não esféricas
  - Congruente ou não congruente com o acetábulo
  - Pode ser ampliada, com colo femoral curto (coxa magna)
  - Até 40% dos casos também demonstram deformidade femoral tipo *cam* ("came")

Achados na RM
- Anomalias ósseas
  - Displasia da cabeça femoral/acetabular, retroversão
  - Deficiência de cartilagem associada ou delaminação
- Hipertrofia labral
  - Degeneração mucoide de alta frequência ou rompimento
- Ligamentos hipertrofiados teres e pulvinar (espaço de preenchimento do tecido fibrogorduroso no acetábulo mediano)
- ↑ significativo na incidência de cistos paralabrais

Achados na Ultrassonografia
- Partes cartilaginosas do quadril visualizadas diretamente, incluindo posição e profundidade do acetábulo
- Método de Graf: morfologia acetabular, ângulo do teto acetabular (ângulo alfa), cobertura da cabeça femoral, subluxação dinâmica durante manobras de estresse

DIAGNÓSTICO DIFERENCIAL

Osteoartrite
- Deve suspeitar da DDQ subjacente em adultos jovens com sinais de osteoartrite precoce (OP)

PATOLOGIA

Características Gerais
- Etiologia
  - Cabeça femoral e acetábulo devem ser congruentes para o desenvolvimento normal
    - Cabeça femoral deslocada ou subluxada resulta em desenvolvimento incompleto do acetábulo
    - Inversamente, a cobertura incompleta da cabeça femoral resulta em displasia dessa estrutura
  - ↑ na incidência da DDQ com oligo-hidrâmnios, posição de nádegas, 1ª gestação
  - DDQ ↑ na artrogripose, paralisia cerebral, trissomia do cromossomo 21, doença neuromuscular, frouxidão ligamentar

QUESTÕES CLÍNICAS

Apresentação
- Sinais e sintomas mais comuns
  - Crianças: clique no quadril, discrepância do comprimento do membro
  - Adultos: sintomas de sobrecarga da borda acetabular

Demografia
- Gênero
  - Masculino < feminino (1:5-8)
- Epidemiologia
  - 1/1.000 nascidos vivos na América do Norte

Histórico Natural e Prognóstico
- 25% a 50% dos casos desenvolvem osteoartrite precoce

Tratamento
- Tratamento precoce para melhorar a cobertura acetabular
  - Reduzir a tensão de cisalhamento no lábrum e diminuir a probabilidade de danos precoces na cartilagem
- Tratamento inicial em lactentes: cablagem Pavlik, spica de quadril
- Reconstrução da infância: osteotomia acetabular de Salter ± osteotomia do quadril por rotação do varo
- Reconstrução em adultos: osteotomia periacetabular
- Procedimento de salvamento: osteotomia de Chiari

CHECKLIST DO DIAGNÓSTICO

Dicas para Interpretação de Imagem
- Os sinais radiográficos de OP em adultos jovens devem levar à investigação de uma displasia acetabular sutil

REFERÊNCIAS

1. Ida T, et al: Prevalence and characteristics of cam-type femoroacetabular deformity in 100 hips with symptomatic acetabular dysplasia: a case control study, J Orthop Surg Res. 9(1):93, 2014.
2. Mabee M, et al: Reproducibility of Acetabular Landmarks and a Standardized Coordinate System Obtained from 3D Hip Ultrasound, Ultrason Imaging. 37(4):267-276, 2014.
3. Sakellariou VI, et al: Reconstruction of the Acetabulum in Developmental Dysplasia of the Hip in total hip replacement, Arch Bone Jt Surg. 2(3):130-136, 2014.
4. Starr V, et al: Imaging update on developmental dysplasia of the hip with the role of MRI, AJR Am J Roentgenol. 203(6):1324-1335, 2014.

Displasia do Desenvolvimento do Quadril

Paciente adulto que, quando criança, realizou osteotomia de Salter (de abertura em cunha) para DDQ é mostrado. O enxerto foi obtido da asa ilíaca ➡ e colocado no acetábulo superior, proporcionando cobertura lateral adequada da cabeça femoral ➡.

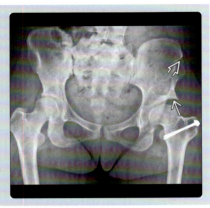

Vista de perfil falso no mesmo paciente mostra que a osteotomia não forneceu cobertura anterior adequada da cabeça femoral ➡. A deformidade da coxa magna coloca o paciente em risco de impacto femoroacetabular e OP precoce.

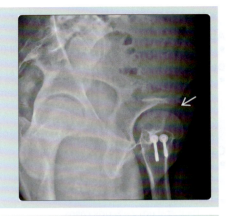

Adulto jovem apresenta displasia leve do quadril direito, indicado por um sourcil virado para cima ➡ (sinal de arlequim) e um ângulo centro-borda de Wiberg ligeiramente anormal. O paciente apresentava sintomas iniciais de OP.

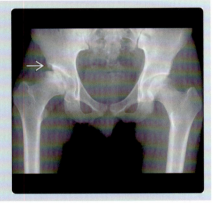

Osteotomia periacetabular no mesmo paciente apresenta forma de cúpula ➡ e proporciona melhora significativa na cobertura lateral da cabeça femoral. Este procedimento é geralmente realizado em adultos jovens.

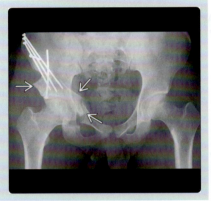

Vista de perfil falso no mesmo paciente observado no pré-operatório mostra cobertura inadequada da cabeça anterior do fêmur ➡.

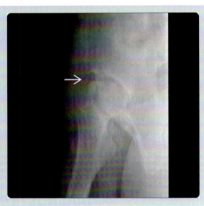

Osteotomia periacetabular, vista de perfil falso, agora proporciona melhor cobertura da cabeça anterior do fêmur ➡. A osteotomia periacetabular pode permitir vários anos de atividades sem sintomatologia antes do desenvolvimento da OP.

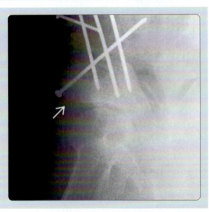

DDQ de longo tempo resultou em acetábulo vertical raso ➡, que não cobre a cabeça do fêmur adequadamente. Presença de deslocamento proximal do trocânter ➡, tornando os músculos glúteos ineficientes. O paciente apresentava sintomas de OP.

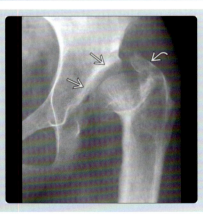

Osteotomia de Chiari é um procedimento de salvamento, com osteotomia com deslocamento intra-articular ➡. A cobertura da cabeça do fêmur está melhorada. Maior transferência trocantérica  completa o procedimento.

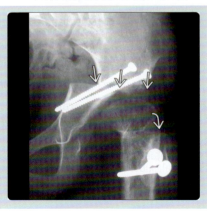

Displasia do Desenvolvimento do Quadril

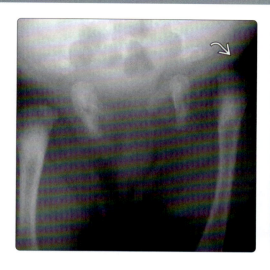
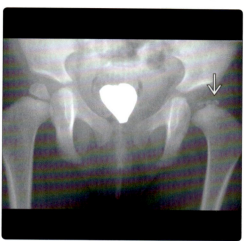

(À esquerda) Radiografia AP mostra deslocamento superolateral da cabeça femoral esquerda ➔, em comparação com o lado direito normal. A cabeça esquerda estraria no quadrante externo superior, em vez do inferior, formado pelas linhas de Hilgenreiner e Perkin, e a linha de Shenton está interrompida. O quadril foi reduzido, e a criança foi tratada com fusão. (À direita) A radiografia AP obtida dois anos depois exibe complicação da DDQ pelo desenvolvimento de osteonecrose da cabeça femoral ➔. Note que a cobertura acetabular agora está normal.

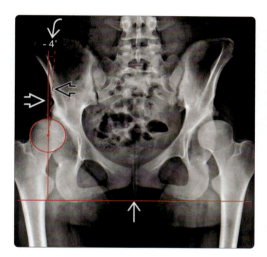
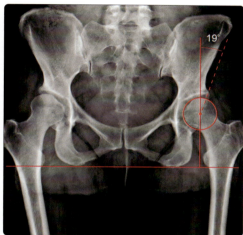

(À esquerda) Radiografia AP mostra DDQ bilateral óbvia. O método de medição para o ângulo centro-borda de Wiberg está evidenciado. A linha de referência é a transisquial ➔; uma linha perpendicular é traçada através do centro da cabeça femoral ➔. Finalmente, uma linha é desenhada do centro da cabeça femoral para a borda lateral do acetábulo ➔. O ângulo entre estas duas linhas é o ângulo de centro-borda de Wiberg. É negativo neste caso ➔; o normal é de 25° a 40°. (À direita) Radiografia AP em um caso sutil de DDQ mostra ângulo de centro-borda de Wiberg a 19°.

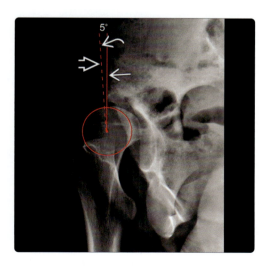
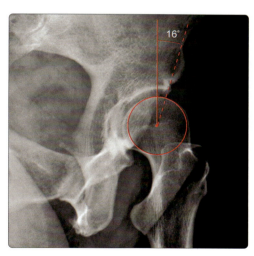

(À esquerda) Radiografia de perfil falso em caso de DDQ grave mostra o ângulo de centro-borda vertical. Uma linha vertical ➔ é desenhada do centro da cabeça femoral. Uma segunda linha é desenhada do centro da cabeça para a borda anterior do acetábulo ➔. O ângulo formado ➔ é o ângulo de centro-borda vertical, que estima a quantidade de cobertura anterior da cabeça femoral pelo acetábulo. Um ângulo de centro-borda vertical normal é ≥ 25°. (À direita) O ângulo de centro-borda vertical é demonstrado no caso de DDQ sutil com cobertura anterior incompleta.

Displasia do Desenvolvimento do Quadril

(À esquerda) *Radiografia AP mostra deformidade da coxa magna do quadril direito, com colo femoral curto ➡ e cabeça em forma de cogumelo. A deformidade da coxa magna é secundária à DDQ; o acetábulo raso com cobertura insuficiente da cabeça femoral é observado ➡. Note que a perna direita é relativamente curta (compare a posição do trocânter menor em relação ao lado oposto).* (À direita) *Radiografia de perfil falso no mesmo paciente mostra cobertura insuficiente da região anterior da cabeça ➡. O quadril e o acetábulo são concêntricos, mas não esféricos.*

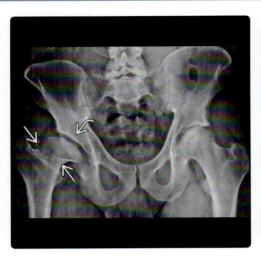
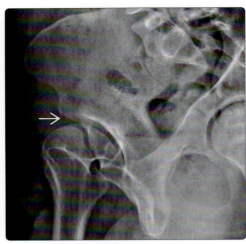

(À esquerda) *Radiografia AP mostra DDQ bilateral sutil, com sourcil virado para cima ➡. O ângulo de centro-borda de Wiberg do quadril esquerdo mede < 25°.* (À direita) *Artrografia da RM sagital no mesmo caso exibe adequada cobertura anterior, mas um rompimento através do lábrum degenerado ➡. Além disso, há um grave afilamento da cartilagem ➡ no segmento de suporte do peso do quadril. Embora não haja evidência radiográfica de OP neste jovem adulto, o dano da cartilagem sugere uma OP de início precoce.*

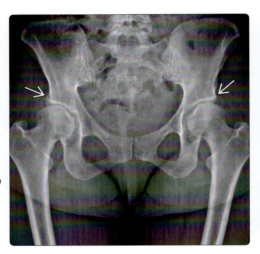
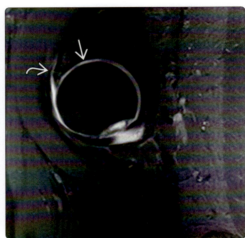

(À esquerda) *Radiografia AP mostra DDQ bilateral; o lado esquerdo ➡ está mais grave que o direito. O ângulo de centro-borda de Wiberg está anormal em ambos os quadris; o lado esquerdo exibe estreitamento do espaço articular. O paciente apresentava apenas 30 anos de idade e queixava-se de dor leve no quadril durante vários anos, com recente agravamento.* (À direita) *Artrografia por RM T1WI FS sagital no mesmo paciente mostra hipertrofia na região anterior do lábrum com rompimento ➡, bem como cobertura anterior inadequada da cabeça femoral. Um evidente defeito cartilaginoso que se estende pela superfície de suporte do peso ➡ indica OP.*

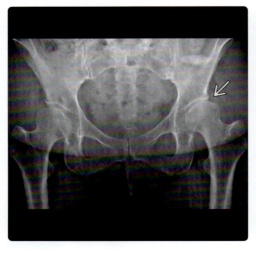
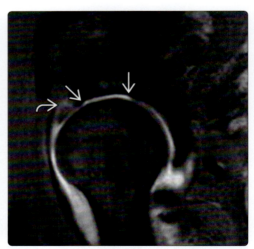

Displasia do Desenvolvimento do Quadril

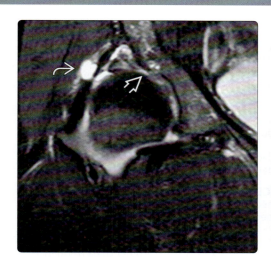
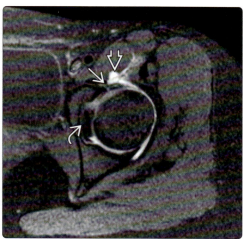

(À esquerda) *Artrografia por RM T2WI FS coronal em um paciente com DDQ mostra um cisto paralabral ➡, um achado comum na DDQ. Observe um defeito focal de cartilagem hialina ➡ e um aumento do sinal no lábrum em decorrência de alterações degenerativas. A gravidade da displasia pode ser observada; o ângulo centro-borda de Wiberg está negativo.*
(À direita) *Artrografia por RM T1WI FS axial na DDQ mostra um lábrum dilacerado ➡ e hipertrofiado com um cisto paralabral adjacente ➡. Note o ligamento teres hipertrófico ➡, um achado secundário comum na DDQ.*

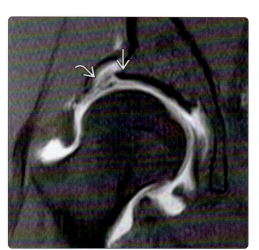
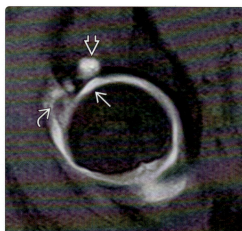

(À esquerda) *Artrografia por RM T1WI FS coronal mostra displasia acetabular leve ➡. No entanto, o lábrum ➡ está significativamente hipertrofiado, destacado e dilacerado.* (À direita) *Artrografia por RM sagital no mesmo caso mostra achados que infelizmente são comuns mesmo na DDQ leve. O lábrum hipertrofiado apresenta uma rotura complexa ➡. Existe um defeito significativo na cartilagem ➡, bem como uma formação de cisto subcondral ➡, indicando OP.*

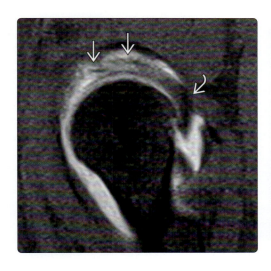
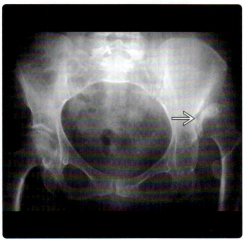

(À esquerda) *Imagem sagital do mesmo artrograma por RM, localizada um pouco mais lateralmente, exibe toda a extensão do lábrum hipertrofiado e seu rompimento quase circunferencial ➡. Apenas a região posterior do lábrum aparece intacta, embora também esteja ampliada ➡.* (À direita) *Radiografia AP mostra DDQ de longa data. O quadril deste paciente estava deslocado durante toda a sua vida. Este paciente desenvolveu uma pseudoarticulação na asa ilíaca ➡. O acetábulo esquerdo está imaturo, pois nunca teve uma cabeça.*

Deslizamento da Epífise Femoral Capital

DADOS PRINCIPAIS

TERMINOLOGIA
- Fratura de Salter tipo I do deslocamento da epífise femoral capital, relacionada com a tensão de cisalhamento

IMAGENS
- Bilateral em 20% a 40%
- Radiografia AP
  - Primeira alteração: alargamento leve e irregularidade
  - Mais tarde: epífise desliza posterior e medialmente
  - Linha de Klein: a linha paralela ao colo femoral lateral deve cruzar a epífise femoral
- Radiografia em perna de rã lateral: mais sensível que a AP
  - Deslocamento angular da cabeça/ângulo de Southwick
  - Percentual linear de Wilson do deslocamento epifisário
- RM é mais sensível na doença precoce
  - Ampliação da fise, mesmo sem deslizamento
  - ↑ IS na fise, edema da medula adjacente, se ativo
  - ± Avulsão da manga periosteal, se traumático

PATOLOGIA
- Acredita-se que a maioria dos casos apresente etiologia mecânica, em decorrência da tensão
  - Fises anguladas com risco de fratura de Salter tipo I, resultando em DEFC, particularmente no período de crescimento ativo
  - O surto de crescimento coincide com a idade em que o ângulo do eixo do colo do fêmur ↑ para atingir o ângulo adulto
  - A obesidade contribui adicionando a tensão de cisalhamento

QUESTÕES CLÍNICAS
- Meninas: média de 11 a 12 anos; intervalo de 8 a 15 anos
- Meninos: média de 13 a 14 anos; intervalo de 10 a 17 anos
- Masculino > feminino (2.5:1)
- DEFC é a condição de quadril mais comum em adolescentes
  - A incidência pode crescer com o aumento da frequência da obesidade infantil
- Complicações: FAI (32%), condrólise (7%-10%), osteonecrose (1%)

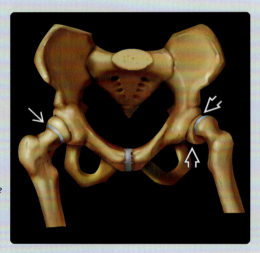

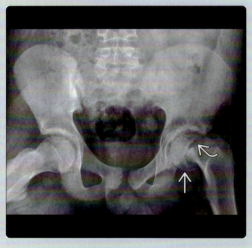

(À esquerda) Gráfico AP retrata deslizamento da epífise femoral capital (DEFC) à esquerda. Note o corte normal da cabeça/colo do fêmur no quadril direito ➡; que está reduzido à esquerda, onde a epífise deslizou medial e posteriormente ➡. (À direita) Radiografia AP mostra deslizamento posterior, medial e inferior da epífise femoral capital esquerda ➡, comparado com o lado direito normal. Existe um aparente alargamento da fise esquerda ➡. O membro esquerdo é mais curto que o direito (compare os níveis dos trocânteres).

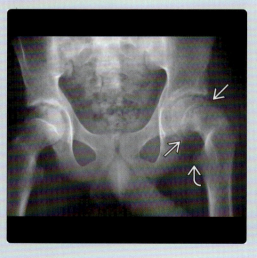

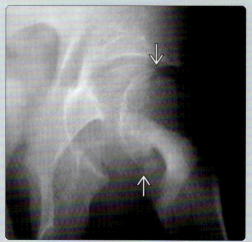

(À esquerda) Radiografia AP de um adolescente de 15 anos de idade, que se enquadra dentro da faixa etária esperada para o DEFC, mostra deslizamento medial e posterior da epífise capital esquerda ➡. Por causa do deslizamento, o membro encurta; observe o nível menor do trocânter esquerdo ➡ quando comparado com o lado direito normal. Este é um DEFC grave; a imagem obtida no exame inicial estava normal. (À direita) O resultado da radiografia de perfil falso no mesmo paciente enfatiza um deslizamento posterior da epífise capital ➡. O grau de deslizamento visualizado na radiografia AP pode ser enganosamente pequeno.

Deslizamento da Epífise Femoral Capital

TERMINOLOGIA

Sinônimo
- Deslizamento da epífise femoral capital (DEFC)

Definição
- Fratura de Salter tipo I do deslocamento da epífise femoral capital, relacionada com a tensão de cisalhamento

IMAGENS

Características Gerais
- Melhor dica para diagnóstico
  - Deslocamento posteromedial da epífise femoral capital
- Localização
  - Bilateral em 20% a 40% (o pré-deslizamento contralateral demonstrado na RM pode aumentar essa porcentagem)
    - O deslizamento contralateral geralmente ocorre dentro de 2 anos do diagnóstico inicial

Recomendações para Aquisição de Imagens
- Melhor ferramenta de imagem
  - Normalmente diagnosticado em radiografia (em perna de rã lateral mais sensível que a AP)
  - RM é mais sensível na doença precoce (sutil ou pré-deslizamento)

Achados Radiográficos
- Radiografia
  - Radiografia AP
    - Alteração inicial: alargamento leve e irregularidade da fise
    - Anomalia tardia: epífise femoral capital desliza medial e posteriormente
    - Linha de Klein: a linha paralela ao colo femoral lateral deve cruzar a epífise femoral
      - Ausência de intersecção com epífise indica deslocamento medial da estrutura
      - Pode ser sutil, de difícil detecção: falha em 60%
    - Sugere-se linha Klein modificada
      - Medir a largura da epífise lateral à linha de Klein; uma diferença de 2 mm entre os quadris indica deslizamento
      - Aumenta a sensibilidade para 79%
    - A epífise aparece curta secundária ao deslizamento posterior
  - Radiografia em perna de rã lateral
    - Deslocamento e cabeça/eixo do ângulo de Southwick
      - Método: bissecionar o eixo femoral em perna de rã lateral; bissecionar a epífise; medir o ângulo formado
      - Ângulo diafisário-epifisário > 0° no DEFC
      - ↑ ângulo mesmo antes do deslizamento em grupos de maior risco, como obesos ou pacientes que utilizam reposição do hormônio do crescimento; pode ser preditivo
    - Porcentagem de Wilson do deslocamento linear epifisário
      - Medir a largura metafisária no nível da fise
      - Mensurar a quantidade do deslocamento epifisário
      - Grau pelo percentual do deslocamento
  - Curvatura posterior metafisária

Achados na RM
- O alargamento da fise, mesmo sem deslizamento, possibilita diagnóstico mais precoce que na radiografia
  - Pré-deslizamento: irregularidade sutis da fise
- Deslizamento observado nos três planos
  - Extensão da DEFC é frequentemente subestimada na radiografia
- Deslocamento ativo mostra IS altana fise com edema na medula adjacente em sequências sensíveis a fluido
- Efusão apresenta-se geralmente com deslizamento ativo
- Se o paciente apresentou traumatismo, a avulsão da manga periosteal pode estar presente
- Avaliar as complicações
  - Condrólise
    - Adelgaçamento da cartilagem
    - Edema na medula óssea
    - Efusão e sinovite
  - Osteonecrose
    - Sinal de linha dupla em sequências sensíveis a fluido
    - Fratura subcondral, achatamento na porção da cabeça de suporte do peso
    - Efusão

Achados na Medicina Nuclear
- Osteonecrose: ↓ central da absorção no *pool* de sangue
- Condrólise: ↑ absorção de ambos os lados da articulação

DIAGNÓSTICO DIFERENCIAL

Fratura de Salter Tipo I Traumática
- Histórico inequívoco de traumatismo

PATOLOGIA

Características Gerais
- Etiologia
  - Acredita-se que a maioria dos casos apresente etiologia mecânica, com tensão de cisalhamento elevada
    - Fise em risco para fratura de Salter tipo I, resultando em DEFC, particularmente em período de crescimento ativo
    - O surto de crescimento frequentemente coincide com a idade em que o ângulo do eixo do colo do fêmur aumenta para atingir a morfologia adulta
    - A obesidade contribui adicionando tensão de cisalhamento
  - O colágeno anormal na cartilagem de placa de crescimento é postulado
    - Anormalidades encontradas que poderiam afetar qualidade, distribuição e organização da placa de crescimento
      - O mRNA do colágeno tipo II em casos de deslizamento apresenta apenas 13% da quantidade normal esperada
      - Proteína agrecan nos casos de deslizamento apresenta apenas 26% do normal
      - Ambos podem ser causa ou resultado de DEFC
  - Reposição do hormônio do crescimento representa ↑ risco
  - Raquitismo coloca paciente em risco para DEFC
    - Zona alargada de calcificação provisória: fise fraca, em risco de fratura de Salter tipo I
  - Osteomielite/quadril séptico coloca o doente em risco para DEFC
    - Infecção frequentemente na metáfise, estendendo-se à fise.
    - Enfraquecimento da fise, com risco aumentado de fratura de Salter tipo I
- Anomalias associadas
  - Associação rara com pan-hipopituitarismo, hipotireoidismo, síndrome de Down
  - Pode ter ↑ risco com radiação ou quimioterapia prévia

Estadiamento, Gradação e Classificação
- Classificação de Loder da estabilidade da fise
  - Estável: capaz de suportar o peso na extremidade afetada, ± muletas (85% na apresentação)
  - Instável: dor muito grave para suportar o peso na extremidade afetada
- Deslocamento angular da cabeça/eixo de Southwick em perna de rã lateral
  - Normal ou pré-deslizamento: 0°
  - Deslizamento suave: ≤29°

Deslizamento da Epífise Femoral Capital

- o Deslizamento moderado: 30% a 50°
- o Deslizamento grave: ≥51°
- Deslocamento linear de Wilson da cabeça no pescoço, avaliado em perna de rã lateral
  - o Leve (grau 1): < 1/3 de deslocamento epifisário em relação à largura metafisária
  - o Moderado (grau 2): 1/3-2/3 de deslocamento epifisário
  - o Grave (grau 3): > 2/3 de deslocamento epifisário

Características Microscópicas
- A fratura ocorre na zona de condrócitos hipertróficos

QUESTÕES CLÍNICAS

Apresentação
- Sinais e sintomas mais comuns
  - o Início gradual da dor no quadril
  - o Incomum (15%) apresenta dor no joelho
  - o Dor grave e incapacidade de suportar o peso se o deslizamento for instável
  - o Exame clínico
    - Rotação interna limitada
    - Rotação externa obrigatória na flexão

Demografia
- Idade
  - o Meninas: média de 11 a 12 anos; variação de 8 a 15 anos
  - o Meninos: média de 13 a 14 anos; variação 10 a 17 anos
  - o DEFC secundário a raquitismo ou infecção frequentemente ocorre em idade mais jovem (variável)
- Gênero
  - o Masculino > feminino (2.5:1)
- Etnia
  - o Um pouco mais comum em afro-americanos que em caucasianos ou hispânicos
- Epidemiologia
  - o DEFC é a condição mais comum de quadril em adolescentes
  - o 3,4 a 10,8 casos por 100.000 indivíduos
  - o A incidência pode aumentar com o agravamento da obesidade infantil

Histórico Natural e Prognóstico
- 80% das lesões de grau 3 (graves), tratadas com fixação in situ adequada (sem complicações), apresentaram bons resultados a **médio** prazo (5,5 anos após a cirurgia)
- O impacto femoroacetabular (IFA) pode desenvolver-se em adultos jovens de secundário ao DEFC
  - o 32% dos pacientes com DEFC desenvolvem sinais clínicos de IFA uma vez que estejam esqueleticamente maduros
    - O ângulo de Southwick de > 35° aparece associado a desenvolvimento do impacto
      - ☐ Pode ser a base da decisão cirúrgica referente à fixação in situ contra a redução parcial
  - o O deslizamento medial de epífise normalmente é fixado in situ
    - Resulta na perda de corte normal da junção cabeça/colo do fêmur
    - Morfologia análoga à saliência de FAI cam
  - o Pacientes com risco de rotura labral, perda de cartilagem e OP
  - o Grau de deslizamento na adolescência não é preditivo de desenvolvimento de IFA
- Condrólise (7%-10%)
  - o A maioria resulta da fixação do DEFC
  - o Condrólise também observada como pós-traumática e com fusão do quadril
- Pode ser complicada pela osteonecrose (ON) (1%)
  - o Deslizamento fixado in situ é melhor que redução, pois evita colocar a cabeça em maior risco para ON.
  - o Incidência aumentada com redução aberta, utilização de múltiplos pinos ou extensão de pinos no quadrante superolateral da epífise.

Tratamento
- Fixação cirúrgica in situ para DEFC moderado
- Realinhamento parcial capital para o deslizamento moderado pode ser realizado se o DEFC for grave.
- Fixação profilática do quadril contralateral: controverso
  - o Anteriormente fortemente defendido
  - o Tratamento atual geralmente com observação cuidadosa; acompanhamento com RM pode ser razoável
  - o Um estudo sugere o ângulo de inclinação posterior de 15° como limiar para fixação profilática

CHECKLIST DO DIAGNÓSTICO

Considerar
- Se o DEFC for observado em pacientes com idade inferior a 8 a 14 anos, procure evidências de raquitismo ou infecção como etiologia deste deslizamento

REFERÊNCIAS

1. Albers CE, et al: Twelve percent of hips with a primary cam deformity exhibit a slip-like morphology resembling sequelae of slipped capital femoral epiphysis, Clin Orthop Relat Res. 473(4):1212-1223, 2015.
2. Bellemore JM et al: Biomechanics of slipped capital femoral epiphysis: evaluation of the posterior sloping angle. J Pediatr Orthop. ePub, 2015.
3. Kitano T, et al: Closed reduction of slipped capital femoral epiphysis: high-risk factor for avascular necrosis, J Pediatr Orthop B. 24(4):281-285, 2015.
4. Nectoux E, et al: Evolution of slipped capital femoral epiphysis after in situ screw fixation at a mean 11 years' follow-up: a 222 case series, Orthop Traumatol Surg Res. 101(1):51-54, 2015.
5. Thawrani DP et al: Current practice in the management of slipped capital femoral epiphysis. J Pediatr Orthop. ePub, 2015.
6. Georgiadis AG, et al: Slipped capital femoral epiphysis: how to evaluate with a review and update of treatment, Pediatr Clin North Am. 61(6):1119-1135, 2014.
7. Miese FR, et al: MRI morphometry, cartilage damage and impaired function in the follow-up after slipped capital femoral epiphysis, Skeletal Radiol. 39(6):533-541, 2010.
8. Castañeda P, et al: Functional outcome of stable grade III slipped capital femoral epiphysis treated with in situ pinning, J Pediatr Orthop. 29(5):454-458, 2009.
9. Clarke NM, et al: Slipped capital femoral epiphysis, BMJ. 339:b4457, 2009.
10. de Andrade AC, et al: Southwick's angle determination during growth hormone treatment and its usefulness to evaluate risk of epiphysiolysis, J Pediatr Orthop B. 18(1):11-15, 2009.
11. Dodds MK, et al: Femoroacetabular impingement after slipped capital femoral epiphysis: does slip severity predict clinical symptoms? J Pediatr Orthop. 29(6):535-539, 2009.
12. Dwek JR: The hip: MR imaging of uniquely pediatric disorders. Magn Reson Imaging Clin N Am. 17(3):509-20, vi, 2009.
13. Gholve PA, et al: Slipped capital femoral epiphysis update, Curr Opin Pediatr. 21(1):39-45, 2009.
14. Green DW, et al: A modification of Klein's Line to improve sensitivity of the anterior-posterior radiograph in slipped capital femoral epiphysis, J Pediatr Orthop. 29(5):449-453, 2009.
15. Tins B, et al: The role of pre-treatment MRI in established cases of slipped capital femoral epiphysis, Eur J Radiol. 70(3):570-578, 2009.

Deslizamento da Epífise Femoral Capital

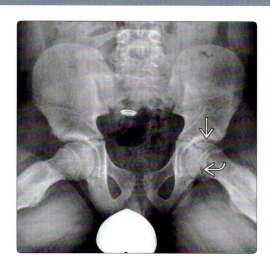
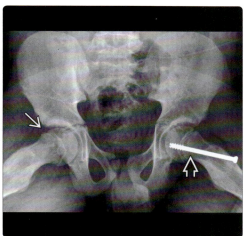

(À esquerda) A radiografia em perna de rã lateral mostra DEFC sutil, com deslizamento posterior da cabeça femoral ➡ e ligeiro alargamento da fise ➡. Existe osteopenia e diminuição da musculatura da coxa no lado esquerdo, quando comparado com o direito. (À direita) Radiografia em perna de rã lateral no mesmo paciente após 3 semanas. O DEFC esquerdo foi tratado in situ com fixação interna (parafuso canulado) ➡. Observe que o paciente desenvolveu DEFC do quadril direito ➡, que é sutil, mas parece distintamente diferente da imagem anterior.

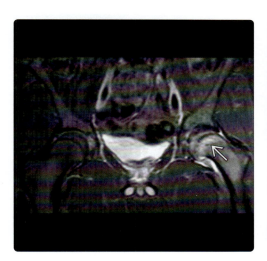
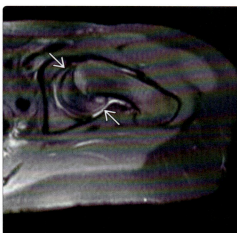

(À esquerda) RM STIR coronal mostra deslizamento da epífise femoral capital bilateral. As epífises aparecem "curtas", indicando deslocamento posterior. Além disso, há deslizamento medial, e o quadril esquerdo está pior que o direito. Presença de sinal alto na fise esquerda ➡ e derrame, indicando atividade continuada. O quadril não mostra osteonecrose como uma complicação. (À direita) RM PD FS oblíqua axial mostra o grau de deslizamento posterior do quadril esquerdo ➡. Esta direção posterior e medial da epífise deslizada é esperada.

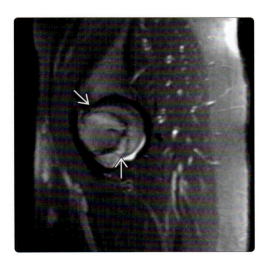
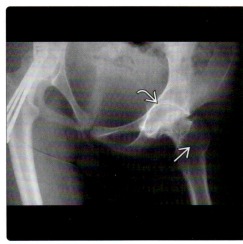

(À esquerda) RM PD FS sagital mostra deslizamento posterior da epífise femoral capital ➡. Este deslocamento posterior explica a aparência curta de uma epífise deslizada na radiografia AP. (À direita) Radiografia AP mostra uma faixa de pino ➡ para o DEFC esquerdo, evidenciado pelo deslocamento medial da cabeça. Infelizmente, o paciente desenvolveu condrólise, uma complicação conhecida deste processo. Observe a perda completa de cartilagem ➡, resultando em flexão fixa e abdução. A fixação profilática do quadril direito pode ser observada.

Deslizamento da Epífise Femoral Capital

(À esquerda) *Radiografia AP mostra densidade óssea difusamente anormal, bem como uma zona alargada de calcificação provisória e metáfises desgastadas ➡. Isso representa uma contribuição do raquitismo para a osteodistrofia renal. As epífises femorais capitais do fêmur estão nitidamente curtas, e há deslizamento do lado direito ➡.* (À direita) *Dois anos e meio depois mostra que as epífises capitais femorais deslizaram ainda mais ➡. Isto ocorreu em decorrência do enfraquecimento da fisiológica secundária ao raquitismo do paciente.*

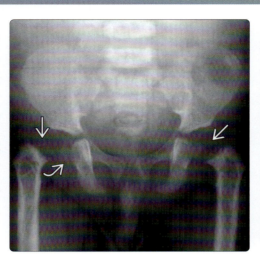 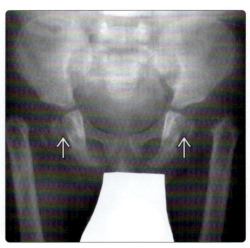

(À esquerda) *Radiografia AP mostra uma epífise femoral capital deslocada de modo anormal ➡. Os cirurgiões não reduziram a fratura de Salter tipo I dado o risco de alterar ainda mais o suprimento sanguíneo deficiente para a epífise, causando, assim, osteonecrose (ON) da cabeça femoral. Assim, o DEFC grave escorregado foi fixado em sua posição.* (À direita) *Radiografia AP no mesmo caso realizada 6 meses após mostra esclerose da metade da cabeça superior compatível com ON ➡, contrastando com a cabeça inferior mais radioluzente ➡.*

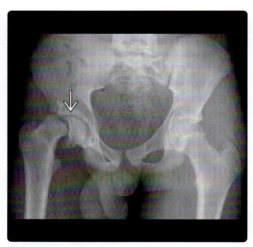 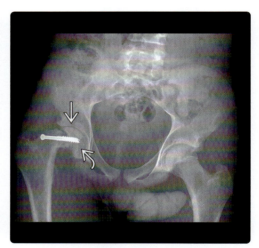

(À esquerda) *Radiografia AP mostra impacto femoroacetabular (FAI) relacionado com DEFC anterior. O parafuso foi colocado quando o paciente era jovem, como julgado pelo parafuso que está no colo femoral. A cabeça femoral está em uma posição medial e posterior em relação ao colo, resultando em uma relação anormal da cabeça/colo, com um rebordo ósseo ➡ localizado na protuberância que se observa no FAI.* (À direita) *A radiografia em perna de rã enfatiza a colisão resultando ➡ em FAI, adquirido na fixação do DEFC in situ.*

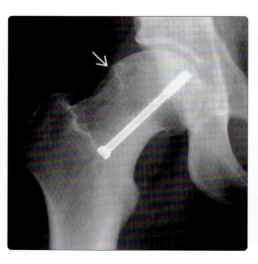 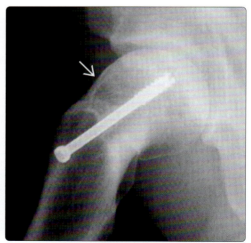

Deslizamento da Epífise Femoral Capital

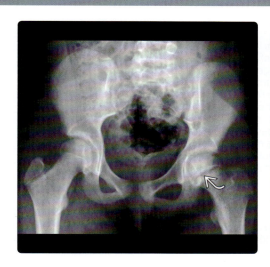
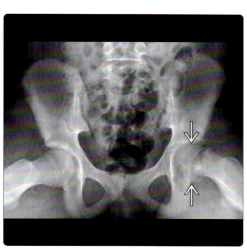

(À esquerda) *Radiografia AP mostra um caso típico de deslizamento da epífise femoral leve. Há osteopenia femoral e acetabular à esquerda. A fise está alargada ➡, mas o deslizamento, que não está claramente evidente nesta imagem, pode ser erroneamente classificado como um pré-deslizamento se apenas este exame for avaliado.* (**À direita**) *A radiografia em perna de rã lateral no mesmo caso mostra melhor o deslizamento posterior da cabeça femoral ➡. O DEFC pode ser subdiagnosticado ou sua gravidade diminuída se a avaliação for baseada apenas em uma radiografia AP.*

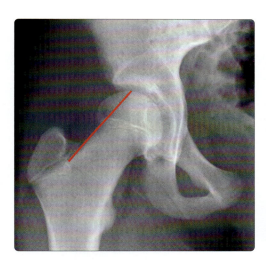
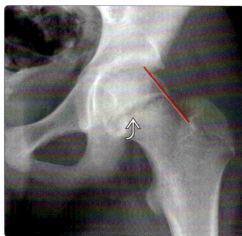

(À esquerda) *Radiografia AP de quadril direito normal mostra a epífise femoral transectada pela linha de Klein estendida ao longo do córtex lateral do colo femoral.* (**À direita**) *Radiografia AP do quadril esquerdo anormal mostra a fise alargada e irregular ➡. Observe que a linha de Klein intersecta a epífise, mas muito menos da epífise é transectada quando comparado com o lado normal. Se a quantidade de epífise transectada for mensurada, tomando uma diferença do lado lateral de 2 mm como indicando DEFC, este sinal torna-se mais sensível.*

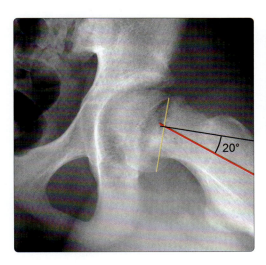
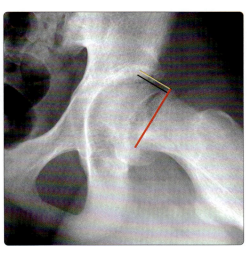

(À esquerda) *A radiografia em perna de rã lateral no mesmo caso mostra o deslocamento angular do eixo principal de Southwick. A linha vermelha divide o eixo; a linha preta perpendicular à linha amarela bissecta a cabeça. O ângulo do eixo da cabeça é menor que 29°, indicando DEFC leve.* (**À direita**) *A radiografia em perna de rã lateral mostra o método de determinação linear do deslocamento epifisário. Linha vermelha = largura metafisária; espaço entre linhas pretas e amarelas = deslocamento epifisário. Pelo sistema de classificação de Wilson, o deslocamento é < 1/3 da largura metafisária, tornando-se um DEFC leve ou grau 1.*

Deficiência Femoral Focal Proximal

DADOS PRINCIPAIS

TERMINOLOGIA
- Distúrbio esquelético raro caracterizado pela falha no desenvolvimento do fêmur proximal
- O espectro varia de leve encurtamento femoral proximal e do varo para ausência completa de acetábulo e maior parte do eixo femoral

IMAGENS
- Diagnóstico inicial por ultrassonografia fetal
  - Ultrassonografia fetal: fêmur curto com ecogenicidade normal
  - Osso pode estar ausente ou curto e curvado
  - Outras anomalias do membro e em outro local
- Confirmação radiográfica para o diagnóstico
  - A displasia acetabular varia de normal a displásica até ausência
  - A displasia da epífise capital femoral varia de ossificação atrasada da cabeça normal até cabeça femoral ausente
  - A deficiência do eixo femoral varia de um ligeiro atraso na ossificação até a ausência de todo um eixo
- RM é essencial para uma avaliação completa; as radiografias durante a infância superestimam a deficiência óssea
  - A cartilagem acetabular não ossificada pode ser identificada
  - A epífise femoral capital, se presente, mas não ossificada, pode ser observada na RM
  - Podem ser observadas porções cartilaginosas, mas não ossificadas, do eixo femoral proximal
  - Todos os músculos do quadril estão presentes; mas muitos são hipoplásicos
  - Instabilidade do joelho: ausência de ligamentos cruzados e meniscos

QUESTÕES CLÍNICAS
- M:F = 2:1
- Tratamento altamente individualizado
  - Destinado a proporcionar ambulação funcional; depende do tipo de deficiência

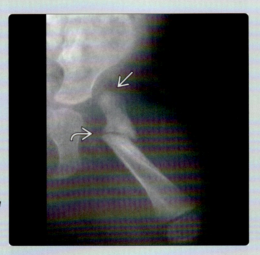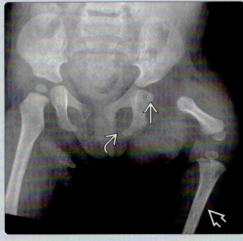

(À esquerda) Radiografia AP mostra fêmur curto deslocado. A epífise femoral capital, assim como grande parte do colo estão ausentes ➡. Existe também pseudartrose na diáfise femoral média ➡. A avaliação completa pela RM é necessária para determinar se há qualquer estrutura cartilaginosa no local do defeito. (À direita) Radiografia AP mostra fêmur esquerdo curto e acetábulo esquerdo displásico. Um centro de ossificação femoral capital hipoplásico ➡ está presente. O forame obturador está aumentado ➡, e a fíbula esquerda está ausente ➡.

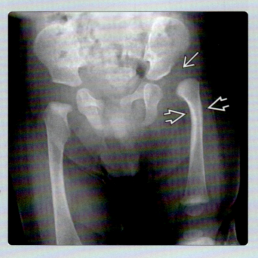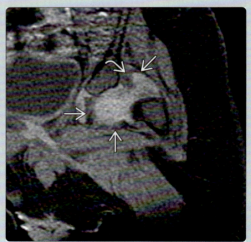

(À esquerda) Radiografia AP mostra o fêmur esquerdo marcadamente mais curto que o direito. Existe uma angulação proximal do varo ➡. O acetábulo está superficial, e a cabeça femoral está deslocada superior e lateralmente ➡. (À direita) RM coronal GRE no mesmo paciente mostra cabeça femoral subluxada e dismórfica. A cartilagem deformada ➡ está com sinal alto nesta sequência; uma fina epífise capital ossificada apresenta sinal baixo ➡. Observe que o teto acetabular raso está de acordo com o formato da cartilagem epifisária da cabeça femoral. Trata-se de Aitken classe A de DFFP.

Deficiência Femoral Focal Proximal

TERMINOLOGIA

Abreviatura
- Deficiência femoral focal proximal (DFFP)

Definições
- Distúrbio esquelético raro caracterizado por falha no desenvolvimento do fêmur proximal, com diferentes graus de encurtamento
  - O espectro varia de leve encurtamento femoral proximal e do varo para ausência completa de acetábulo e maior parte do eixo femoral

IMAGENS

Características Gerais
- Melhor dica para diagnóstico
  - Fêmur proximal curto ± acetábulo e cabeça femoral displásico/ausente
- Localização
  - 15% bilaterais

Recomendações para Aquisição de Imagens
- Melhor ferramenta de imagem
  - Diagnóstico inicial com ultrassonografia fetal, confirmado por radiografia
  - RM é essencial para avaliação completa; radiografias durante a infância superestimam a deficiência óssea
- Conselhos de protocolo
  - Otimizar a visualização da cartilagem

Achados Radiográficos
- A displasia acetabular varia de normal a displásica até ausente
  - Características do acetábulo displásico
    - ↓ ângulo de centro-borda de Wiberg
    - Retroversão acetabular
    - Forame obturado adjacente pode estar ampliado
- A displasia da epífise femoral capital varia de ossificação atrasada da cabeça normal até ausência da cabeça femoral
  - Se presente, mas com ossificação atrasada, a epífise femoral capital normalmente sofre ossificação em 25 meses na DFFP
  - A epífise femoral capital, separada do eixo femoral curto, pode ser fixada ao acetábulo ou ficar livremente móvel
- A deficiência do eixo femoral varia de ligeiro atraso na ossificação até ausência de quase todo um eixo
  - O colo femoral proximal ou a deficiência subtrocantérica podem apresentar cartilagem não ossificada intacta, que ossifica normalmente com a maturação esquelética
  - Coxa vara
  - Pacientes com deficiência mais grave do eixo femoral proximal desenvolvem pseudartrose
  - O eixo proximal deficiente pode estar bolhoso, pontilhado ou apresentar pequeno tufo se for grave
- Também é descrita deficiência femoral focal distal (em vez de proximal) associada a luxação do quadril

Artrografia
- Pode ser utilizada para avaliar tamanho, formato e mobilidade da epífise femoral capital
  - Nota: a epífise capital pode aparecer fixa no acetábulo quando a pseudartrose do eixo estiver presente

Achados na TC
- ATC pode identificar morfologia vascular anormal no pré-operatório

Achados na RM
- Adicional aos achados radiográficos; grau de deficiência frequentemente rebaixado de acordo com o observado na radiografia; afeta o plano de tratamento e o prognóstico
  - A cartilagem acetabular não ossificada pode ser identificada
  - Epífise femoral capital, se presente, mas não ossificada, pode ser observada na RM
  - Podem ser observadas porções cartilaginosas, mas não ossificadas, do eixo femoral proximal
- Todos os músculos do quadril estão presentes; muitos hipoplásicos
  - O sartório pode estar hipertrofiado (explicando a flexão, abdução e rotação externa do quadril)
  - Aitken classe A: quadril externo maior, abdutores menores e músculo obturador externo reto
  - Aitken classes B-C: obturador externo em forma de "L"
- Instabilidade do joelho: ausência de ligamentos cruzados e meniscos

Achados na Ultrassonografia
- Ultrassonografia fetal: fêmur curto com ecogenicidade normal
  - O osso pode estar ausente ou curto e curvado
  - Podem ser identificadas outras anomalias do membro e em outras localizações
- Em lactentes, identifica a epífise femoral capital e avalia sua mobilidade dentro do acetábulo

DIAGNÓSTICO DIFERENCIAL

Displasia do Desenvolvimento do Quadril
- A displasia acetabular grave em associação a luxação da cabeça do fêmur pode mimetizar a DFFP
  - A epífise femoral capital pode apresentar ossificação tardia
- Encurtamento de membros
- Comprimento normal do eixo femoral é uma característica para a diferenciação

Epifisiólise Femoral Capital Traumática
- Observada em recém-nascido
- Edema da região inguinal e das partes moles da coxa proximal

Fêmur Curto Congênito
- A coxa vara congênita deve ser considerada
- Também não apresenta anomalias específicas do acetábulo, cabeça, colo ou eixo.

Meningococcemia
- Os episódios embólicos resultam em isquemia, frequentemente envolvendo o fêmur proximal
- Cabeça e colo femoral estão fragmentados e deformados
- Encurtamento de membros
- Geralmente afeta outros locais, servindo como fator de diferenciação

PATOLOGIA

Características Gerais
- Etiologia
  - Desconhecida
    - Teoria da subtração do esclerótomo: lesão de células da crista neural que formam precursores de nervos sensoriais periféricos L4 e L5
    - Possível defeito na proliferação e maturação dos condrócitos na placa de crescimento femoral proximal
      - □ Anoxia, isquemia, radiação, infecção, toxinas (talidomida), lesões térmicas podem ser agentes
- Genética
  - Vários casos familiais relatados; nenhuma causa genética identificada
- Anomalias associadas
  - Deficiência fibular: 70% a 80%
    - Suspeita de DFFP se o maléolo lateral estiver ausente

Deficiência Femoral Focal Proximal

- Outras anomalias dos membros (incluindo deformidade do pé valgo): 50%
- Outras anomalias (anomalias congênitas do coração, anomalias da coluna vertebral, fenda palatina, doença de Hirschsprung, complexo fêmur-fíbula-ulnar): raras

Estadiamento, Gradação e Classificação
- Classificação de Aitken mais utilizada: baseia-se nos achados radiográficos em relação à presença e localização da cabeça e colo do fêmur
  - Classe A (38%): acetábulo e cabeça femoral presentes; eixo femoral proximal deficiente
    - Eixo femoral desconectado da cabeça do bebê; conexão óssea se desenvolve pela maturação esquelética
  - Classe B (32%): acetábulo e cabeça femoral presentes, mas epífise femoral capital apresenta ossificação atrasada; eixo femoral proximal deficiente
    - Sem união cartilaginosa entre a cabeça e o eixo; elementos se movem de modo independente e não exibem conexão óssea pela maturação esquelética
  - Classe C (17%): acetábulo gravemente displásico, cabeça femoral não se desenvolve; eixo femoral proximal deficiente
  - Classe D (13%): acetábulo e cabeça femoral ausentes; eixo femoral extremamente curto, com anomalias no joelho
- Classificação de Anton
  - Displasia mais branda: Aitken classes A e B (cabeça femoral está presente no acetábulo)
    - 70% dos casos pertencem a esta categoria
  - Displasia grave: Aitken classes C e D (sem cabeça femoral, e acetábulo gravemente displásico ou ausente)
    - 30% dos casos pertencem a esta categoria
- Várias outras classificações, mas nenhuma frequentemente utilizada

Aspectos Macroscópicos e Cirúrgicos
- Vários graus de conexão entre eixo e cabeça
  - Conexão osteocartilaginosa
  - Descontinuidade: subtrocantérica (27%), colo femoral (15%), ambos (4%)

Características Microscópicas
- Falha na organização dos condrócitos hipertróficos proliferativos nas colunas longitudinais
- Invasão vascular desorganizada em favos de mel em vez do padrão colunar de trabéculas

QUESTÕES CLÍNICAS

Apresentação
- Sinais e sintomas mais comuns
  - Fêmur curto, flexionado, abduzido e externamente rotacionado
  - Contraturas em flexão de quadril e joelho
  - Quadril e joelho frequentemente instáveis
  - Encurtamento de membros

Demografia
- Idade
  - Identificada no feto ou ao nascimento
- Gênero
  - M:F = 2:1
- Epidemiologia
  - 0,5 a 2,0 casos por 100.000 indivíduos

Histórico Natural e Prognóstico
- O prognóstico está relacionado com a gravidade e localização da deficiência
  - Pseudartrose da porção cervical do colo do fêmur, geralmente com falha na fusão
  - Pseudartrose da porção subtrocantérica do eixo femoral pode se fusionar espontaneamente e responder bem à cirurgia

Tratamento
- Tratamento altamente individualizado, com base na extensão do processo
- Destinado a proporcionar ambulação funcional; depende do tipo da deficiência
  - Estabilidade das articulações do quadril e joelho com cirurgia reconstrutiva
  - Alongamento do membro se articulações adjacentes estiverem estáveis
  - Casos graves requerem rotação, amputação e uso de prótese
- Tratamento precoce geralmente benéfico
  - A visualização da anatomia por RM fornece uma avaliação precoce e precisa

CHECKLIST DO DIAGNÓSTICO

Considerar
- Se as radiografias demonstram um acetábulo normalmente formado, é provável que haja uma epífise femoral capital (cartilaginosa)

REFERÊNCIAS

1. Bergère A et al. Imaging features of lower limb malformations above the foot. Diagn Interv Imaging. ePub, 2015.
2. Canavese F, et al: Rotationplasty as a salvage of failed primary limb reconstruction: up to date review and case report, J Pediatr Orthop B. 23(3):247-253, 2014.
3. Ackman J, et al: Long-term follow-up of Van Nes rotationplasty in patients with congenital proximal focal femoral deficiency, Bone Joint J. 95-B(2):192-198, 2013.
4. Lin TH, et al: Prenatal diagnosis of proximal femoral focal deficiency: a case report and literature review, Taiwan J Obstet Gynecol. 52(2):267-269, 2013.
5. Biko DM, et al: Proximal focal femoral deficiency: evaluation by MR imaging, Pediatr Radiol. 42(1):50-56, 2012.
6. Chomiak J, et al: Cruciate ligaments in proximal femoral focal deficiency: arthroscopic assessment, J Pediatr Orthop. 32(1):21-28, 2012.
7. Chomiak J, et al: Computed tomographic angiography in proximal femoral focal deficiency, J Bone Joint Surg Am. 91(8):1954-1964, 2009.
8. Taylor BC, et al: Distal focal femoral deficiency, J Pediatr Orthop. 29(6):576-580, 2009.
9. Westberry DE, et al: Proximal focal femoral deficiency (PFFD): management options and controversies, Hip Int. 19(Suppl 6):S18-25, 2009.
10. Oh KY, et al: Unilateral short femur--what does this mean? Report of 3 cases, Ultrasound Q. 24(2):89-92, 2008.
11. Maldjian C, et al: Efficacy of MRI in classifying proximal focal femoral deficiency, Skeletal Radiol. 36(3):215-220, 2007.
12. Bernaerts A, et al: Value of magnetic resonance imaging in early assessment of proximal femoral focal deficiency (PFFD), JBR-BTR. 89(6):325-327, 2006.
13. Dora C, et al: Morphologic characteristics of acetabular dysplasia in proximal femoral focal deficiency, J Pediatr Orthop B. 13(2):81-87, 2004.
14. Court C, et al: Radiological study of severe proximal femoral focal deficiency, J Pediatr Orthop. 17(4):520-524, 1997.

Deficiência Femoral Focal Proximal

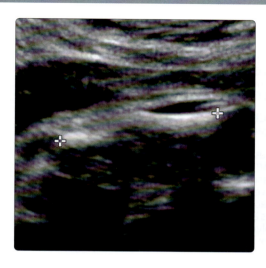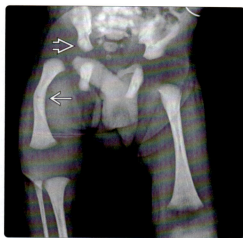

(À esquerda) *Ultrassonografia fetal no eixo longo mostra que o fêmur direito está mais curto que o esquerdo e aparece curvado. A ultrassonografia, também utilizada para avaliar a presença da epífise femoral capital, sugere o diagnóstico de DFFP.* (À direita) *Radiografia AP pós-natal confirma fêmur direito curto e curvado ➔. A epífise femoral capital direita não está ossificada, e o acetábulo raso ➔ sugere que a epífise está ausente ou deformada. Se a RM confirmar uma epífise cartilaginosa, trata-se de Aitken classe B de DFFP.*

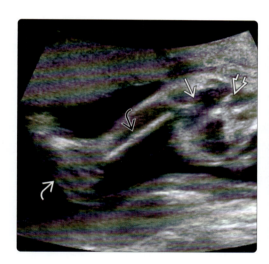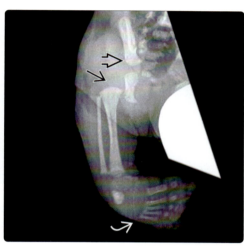

(À esquerda) *Ultrassonografia fetal no eixo longo aponta ausência do fêmur em sua localização esperada ➔ entre o osso ilíaco ➔ e a tíbia ➔. Além disso, o pé está invertido ➔. Tal fato sugere DFFP grave.* (À direita) *Radiografia AP pós-natal confirma ausência do fêmur direito ➔ e do acetábulo ➔, e pé chato ➔. Isso corresponde completamente ao resultado da ultrassonografia pré-natal. Este é um caso extremamente grave de DFFP, Aitken classe D.*

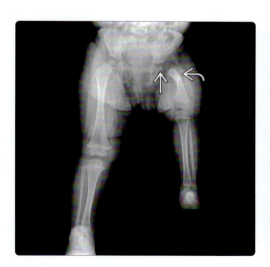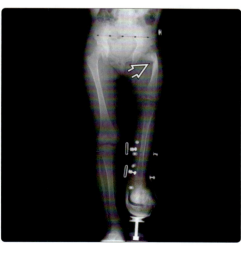

(À esquerda) *Radiografia AP mostra pequena diáfise femoral esquerda com extremidade proximal bulbosa no eixo ➔. Um centro de ossificação femoral capital ➔ é observado. Apesar do grave encurtamento do eixo, a presença da epífise o torna um caso de Aitken classe A.* (À direita) *Radiografia AP do mesmo paciente foi realizada 3 anos depois (4 anos de idade). A deformidade grave do varo femoral ➔ foi posteriormente corrigida cirurgicamente. A criança foi radiografada utilizando sua prótese de extensão de perna. O objetivo da ambulação funcional foi alcançado.*

Doença de Osgood-Schlatter

DADOS PRINCIPAIS

TERMINOLOGIA
- Apofisite de tração da inserção do ligamento patelar no tubérculo tibial

IMAGENS
- Bilateral em 25% a 50%
- Radiografia/TC
  - Ossificação e espessamento do tendão patelar inferior adjacente ao tubérculo tibial
  - Ossificação irregular e fragmentada do tubérculo tibial
  - Edema das partes moles adjacentes
  - A fragmentação permanece após a resolução dos sintomas clínicos; sem edema associado
- Achados na RM
  - Edema da medula óssea em fragmentos e tubérculo tibial adjacente
  - Edema de tendão infrapatelar espessado e partes moles circundantes
  - Bursa infrapatelar profunda distendida

PATOLOGIA
- Microtraumatismo repetitivo durante a fase de maturação esquelética do tubérculo tibial
  - Estresse no tubérculo tibial → osteocondrite de tração e eventual fratura parcial por avulsão

QUESTÕES CLÍNICAS
- Apresentação: colisão visível e dolorosa da metáfise tibial anterior
- Idade: adolescentes em período de rápido crescimento (meninos: 10-15 anos, meninas: 8-13 anos)
- Gênero: masculino > feminino
- Comum em esportes de salto: basquete, vôlei
- Histórico natural: normalmente autolimitada
  - Sintomas aliviados quando a união óssea ou fibrosa se desenvolve
- Tratamento: repouso, imobilização

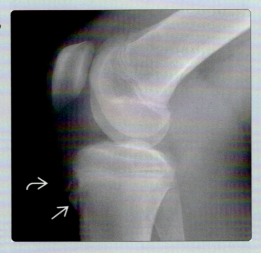
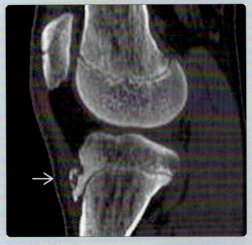

(À esquerda) *Radiografia lateral mostra fragmentação do tubérculo tibial ➡ e edema adjacente das partes moles ↗, típicos da doença de Osgood-Schlatter. Não há derrame.* (À direita) *Sagital reformatada TCSC mostra parte mole edemaciada ➡ sobrepondo a apófise tibial fragmentada. O paciente é um adolescente ativo, como é esperado na doença de Osgood-Schlatter. Observe que a gordura de Hoffa não está alterada, e não há derrame.*

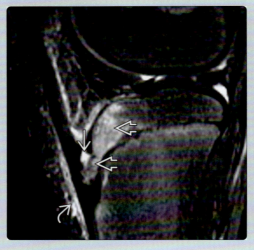
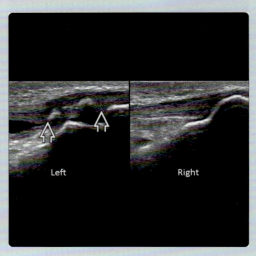

(À esquerda) *RM T1 FS sagital mostra edema medular na epífise tibial proximal anterior e tubérculo tibial ➡. Há um fluido interposto entre a tíbia proximal e o tendão distal patelar na bursa infrapatelar profunda ➡. Um edema leve das partes moles ➡ é observado na região anterior ao tendão distal da patela.* (À direita) *Ultrassonografia sagital dos tendões patelares sintomáticos (À esquerda) e assintomáticos (À direita) mostra tendão patelar esquerdo espessado, bem como ossículos intratendíneos ➡, neste jogador de basquete de 18 anos. O lado direito está normal.*

Doença de Sinding-Larsen-Johansson

DADOS PRINCIPAIS

TERMINOLOGIA
- Tendinite de tração na região inferior da patela
  - Resulta na ossificação dentro da porção proximal do tendão patelar inferior

IMAGENS
- Radiografia/TC
  - Calcificação ou ossificação do tendão patelar inferior proximal
  - Adjacente à região inferior da patela
  - Pode haver fragmentação
  - Variável em tamanho
  - Nenhum local doador é observado na região inferior da patela
  - Edema das partes moles no tendão patelar inferior
  - Sem derrame associado
- Fragmentos podem eventualmente se coalescer
  - Pode ser incorporado na região inferior da patela
  - A região inferior parece proeminente, mas está normal
- RM: fragmentos ósseos no polo inferior da patela ou dentro do tendão patelar inferior proximal
  - Edema nos tecidos envolvidos (sinal baixo em T1WI, sinal alto em sequências sensíveis a fluido)
    - Região inferior da patela
    - No interior, os fragmentos ósseos são grandes o suficiente para serem visualizados
    - Partes moles circundantes
    - Porção proximal do tendão patelar inferior
    - Gordura de Hoffa adjacente

PRINCIPAIS DIAGNÓSTICOS DIFERENCIAIS
- Avulsão em luva da patela
  - Ocorre em crianças ou adolescentes com cartilagem não ossificada na região inferior da patela
  - Avulsão da cartilagem na região inferior da patela, muitas vezes com pequeno fragmento ósseo
  - Extensão dos danos da cartilagem subestimada por radiografia
- RM para diagnóstico e avaliação da extensão da lesão cartilaginosa
- Patela alta
- Pode apresentar derrame
- O cenário clínico é de um único evento traumático em vez de um microtraumatismo crônico
- Ocorre com contração vigorosa do quadríceps no joelho flexionado
- Variação normal da ossificação
  - Centro de ossificação de acessório

PATOLOGIA
- Microtraumatismo repetitivo na fixação do tendão patelar na região inferior da patela
- Prováveis fenômenos de tração; dois cenários possíveis:
  - A tendinose na fixação proximal do tendão patelar inferior leva a calcificação/ossificação
  - Avulsão patelar resulta em ossificação
- Associações
  - Pode coexistir com a doença de Osgood-Schlatter
  - Pode ser observado em pacientes com paralisia espástica

QUESTÕES CLÍNICAS
- Apresentação
  - Sensibilidade pontual na região inferior da patela
  - Edema das partes moles na região inferior da patela
  - Agravada pela atividade
- Idade
  - 10 a 14 anos é a apresentação mais comum
- Histórico natural
  - Geralmente 3 a 12 meses de duração dos sintomas
- Tratamento
  - Repouso, imobilização

CHECKLIST DO DIAGNÓSTICO
- RM pode ser útil para diferenciar a doença de Sinding-Larsen-Johansson da avulsão em luva da patela
  - Extensão da lesão da cartilagem na avulsão em luva da patela é subestimada pela radiografia, mas é bem visível na RM

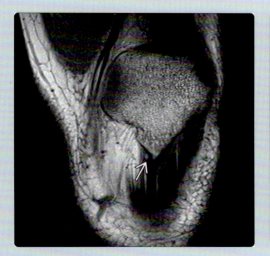 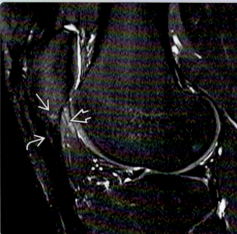

(À esquerda) RM T1 coronal mostra fragmentação leve, bem como deformidade na região distal da patela ➡, o que é típico da doença de Sinding-Larsen-Johansson. A deformidade surge da coalescência de outros fragmentos. (À direita) RM T2WI FS sagital no mesmo paciente evidenciando edema leve na região distal da patela ➡. O pequeno fragmento não é observado neste corte, mas um tendão patelar inferior espessado e edemaciado pode ser identificado ➡. Finalmente, observa-se um edema dentro da gordura de Hoffa ➡ adjacente à tendinopatia.

Doença de Blount

DADOS PRINCIPAIS

TERMINOLOGIA
- Condição de desenvolvimento caracterizada pela ossificação endocondral desordenada na porção posteromedial da fise tibial proximal
  - Resulta em deformidades multiplanares dos membros inferiores
- Formas distintas clinicamente
  - Início precoce (infantil): início ≤ 4 anos de idade
  - Tipo juvenil: início entre 4 e 10 anos de idade
  - Tipo adolescente (início tardio): início > 10 anos de idade

IMAGENS
- Varo tibial, em torno da metáfise proximal
- Procurvato tibial (ápice anterior)
- Rotação interna da tíbia
- Alargamento e irregularidade da placa de crescimento medial
- Formação de bico da metáfise proximal medial
- Inclinação medial e ossificação irregular da epífise medial
- TC: torção anormal da tíbia e do fêmur, mais bem observada na avaliação de "gunsight"
- RM: a porção não ossificada da metáfise tibial medial, fise e epífise apresenta sinal baixo em T1WI
  - Cartilagem epifisária da tíbia medial está hipertrofiada
  - Hipertrofia do menisco medial
  - Irregularidades na placa de crescimento e barras fisiológicas
  - Anomalias ocasionais da epífise femoral distal/fise
- O envolvimento bilateral é comum, especialmente com o tipo de início precoce (50%-75%)
  - Bilateralidade nos casos de início tardio pode ser pequena (10%-30%)

PRINCIPAIS DIAGNÓSTICOS DIFERENCIAIS
- Curvatura de desenvolvimento (fisiológica)
  - Fragmentação metafisária associada
- Displasia fibrocartilaginosa focal

PATOLOGIA
- Desconhecida, provavelmente multifatorial
- Presume-se mecânica em muitos casos, dada a associação com obesidade e caminhada precoce.

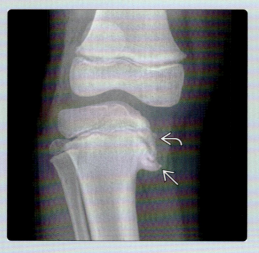
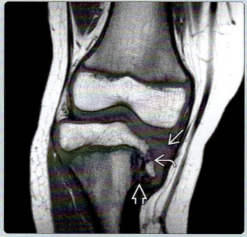

(À esquerda) *Radiografia AP mostra caso avançado de doença de Blount de início precoce. A placa de crescimento medial está mais orientada verticalmente e mais irregular que o normal, resultando em um aspecto semelhante a bico da metáfise tibial proximal ➡. Observe que a epífise medial está mal formada e inclinada para baixo ➡.* (À direita) *RM coronal T1WI no mesmo paciente mostra IS baixa e formação de bico da metáfise proximal da tíbia ➡, estreitamento e irregularidade da epífise medial tibial ➡ ossificada e hipertrofia do platô tibial medial da cartilagem ➡.*

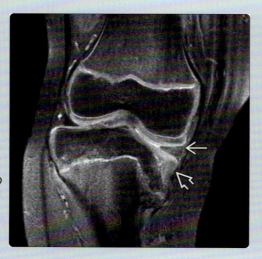
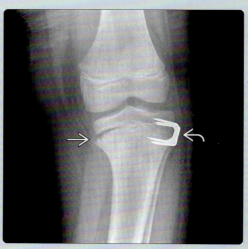

(À esquerda) *RM PD FS coronal enfatiza a hipertrofia do platô tibial medial da cartilagem ➡. Observe também uma leve hipertrofia do côndilo medial do fêmur e uma hipertrofia medial do menisco mais pronunciada ➡.* (À direita) *Radiografia AP mostra alterações precoces em uma doença de Blount de início tardio, com aumento da metáfise proximal da tíbia e alargamento e irregularidade da fise ➡. Existe um leve supercrescimento medial do fêmur e deformidade em varo. O paciente sofreu epifisiodese lateral ➡ para retardar o crescimento tibial lateral.*

Doença de Blount

TERMINOLOGIA

Definições
- Condição de desenvolvimento caracterizada por ossificação endocondral desordenada na porção posteromedial da fise tibial proximal
  - Resulta em deformidades multiplanares de membros inferiores
- Formas clinicamente distintas
  - Início precoce (infantil): início ≤ 4 anos de idade
  - Tipo juvenil: início entre 4 e 10 anos de idade
  - Tipo adolescente (início tardio): início > 10 anos de idade

IMAGENS

Características Gerais
- Localização
  - O envolvimento bilateral é comum, especialmente com o tipo de início precoce (50%-75%)
    - Bilateralidade pode ser tão pequena quanto 10% a 30% no início tardio

Achados Radiográficos
- Deformidades angulares: multiplanares
  - Varo tibial, centrado na metáfise proximal
    - Ângulo metafisário-diafisário médio 16° ± 4,3
    - Variação: 8° a 22°
  - Procurvato tibial (ápice anterior)
  - Rotação interna da tíbia
- Alargamento e irregularidade da placa de crescimento medial
- Formação de bico da metáfise proximal medial
- Inclinação medial, ossificação irregular da epífise medial

Achados na TC
- Torsão anormal da tíbia e do fêmur, mais bem observada na TC para avaliação de "*gunsight*"
  - Versão tibial interna
  - Versão femoral interna: anteversão média de 26°

Achados na RM
- A porção não ossificada da metáfise tibial medial, fise e epífise apresenta sinal baixo em T1WI.
- Hipertrofia do menisco medial
- Hipertrofia da cartilagem epifisária tibial medial
- Irregularidades da placa de crescimento e barras fisárias, se a etiologia for traumática

DIAGNÓSTICO DIFERENCIAL

Desenvolvimento (Fisiológico) da Curvatura
- Desenvolvimento normal
  - Recém-nascidos e lactentes normalmente geno varo
  - Correção gradual: completamente corrigido dentro de seis meses de caminhada ou com 18 a 24 meses de idade
- Ciclo de desenvolvimento
  - Angulação do varo observada durante o 2° ano de vida
    - Ângulo metafisário-diafisário médio 5 ± 2,8°
  - Perfuração metafisária tibial proximal e posteromedial; sem fragmentação
  - Em geral, os pacientes são obesos, afro-americanos e começam a andar cedo (semelhante ao perfil de Blount)
- Fragmentação metafisária associada à curvatura fisiológica
  - Irregularidades metafisárias na região distal do fêmur e/ou proximal da tíbia são encontradas em 11% dos pacientes com curvatura fisiológica
  - Média de idade dos pacientes: 18 meses
  - Local na tíbia idêntico à doença de Blount precoce
  - Ausência de fragmentação grosseira, esclerose, inclinação descendente da fise medial da doença de Blount

PATOLOGIA

Características Gerais
- Anomalias associadas
  - Doença de Blount de início precoce
    - Obesidade, mas IMC menor que o da doença de início tardio
    - Deformidades mais graves do varo e do procurvato que na doença de início tardio
  - Doença de Blount de início tardio associada a outras anomalias complicadas, o que pode dificultar o realinhamento
    - Obesidade mórbida
    - Varo femoral distal
    - Procurvato tibial proximal
    - Valgo tibial distal

QUESTÕES CLÍNICAS

Demografia
- Gênero
  - Masculino = feminino
- Etnia
  - Predisposição para todos os tipos de doença de Blount em crianças afro-americanas obesas e crianças de ascendência escandinava
- Epidemiologia
  - Início precoce 5 a 8 vezes mais frequente que início tardio

Histórico Natural e Prognóstico
- Varo tibial infantil evoluindo para a doença de Blount pode se basear em
  - Ângulo metafisário-diafisário tibial ≥ 10°
  - IMC ≥ 22
- Desalinhamento residual resulta em
  - Marcha anormal
  - Aumento do risco de osteoartrite precoce

Tratamento
- Órtese de perna para descarregar o suporte de peso mediano
- Osteotomia dupla: elevação do platô tibial medial e osteotomia tibial
- Fixação externa com correção gradual
- Quando a angulação persiste na adolescência, a hemiepifisiodese (grampeamento fisiológico) pode impedir a progressão da deformidade angular

REFERÊNCIAS

1. Sabharwal S: Blount disease: an update, Orthop Clin North Am. 46(1):37-47, 2015.
2. Gill KG, et al: Magnetic resonance imaging of the pediatric knee, Magn Reson Imaging Clin N Am. 22(4):743-763, 2014.
3. Ho-Fung V, et al: MRI evaluation of the knee in children with infantile Blount disease: tibial and extra-tibial findings, Pediatr Radiol. 43(10):1316-1326, 2013.

Pé Chato (Pes Planus)

DADOS PRINCIPAIS

TERMINOLOGIA
- Grupo de distúrbios do pé que têm em comum um arco longitudinal achatado
  - Pode haver vários fatores contribuintes

IMAGENS
- O desalinhamento do retropé pode contribuir para pé chato
  - Diminuição do *pitch* calcaneano (normal: 20°-30°)
  - Retropé valgo: aumento do ângulo talocalcâneo
- O desalinhamento do mediopé pode contribuir para pé chato
  - Arqueamento do mediopé
  - Rotura de ligamento de Lisfranc do mediopé
- O desalinhamento do antepé pode contribuir para pé chato
  - Pronação, valgo, abdução
- O desalinhamento ósseo pode ser mascarado na RM, uma vez que não é realizado na posição de carga
- Avaliar RM para
  - Anomalias de tendão, particularmente tendão tibial posterior
  - A rotura ou o alongamento do ligamento resultam em desalinhamento

PATOLOGIA
- A sustentação do arco depende de vários fatores, dinâmicos e estáticos; um ou mais podem falhar, resultando em pé chato
  - Arquitetura óssea
  - Musculatura/tendões intrínsecos e extrínsecos
  - Fáscia e ligamentos
- Etiologias para pé chato
  - Idiopática (pé chato flexível)
    - Observado apenas em radiografias com carga
    - Reduz para a aparência normal, se for sem carga
  - Traumatismo do tendão tibial posterior (TTP)
  - Articulação de Charcot (neuropática)
  - Rotura traumática do ligamento de Lisfranc
  - Coalizão tarsal
  - Artrite reumatoide
  - Síntese defeituosa de colágeno

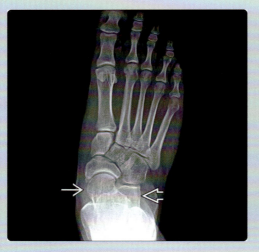 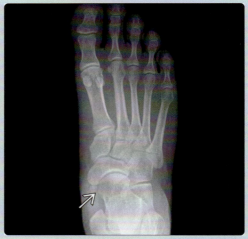

(À esquerda) *Radiografia AP com carga mostra aumento do ângulo talocalcâneo (tálus ➡, calcâneo ⇨), indicando retropé valgo. Observe o tálus aponta medialmente para a base do 1° metatarso (MT). Além disso, há pronação e leve abdução do antepé, resultando em diminuição da convergência (sobreposição) nas bases dos MTs.* **(À direita)** *Radiografia AP no mesmo paciente (no mesmo dia) sem carga mostrando ângulo talocalcâneo normal. O tálus ➡ aponta agora para a base do primeiro MT, ocorrendo sobreposição normal das bases do MT.*

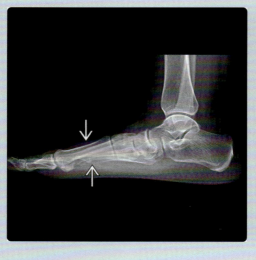 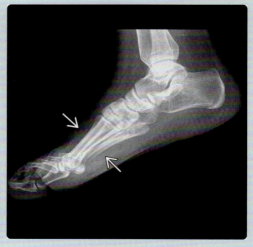

(À esquerda) *Radiografia lateral com carga no mesmo paciente mostra leve ângulo talocalcâneo aumentado (retropé valgo) e pronação do antepé (sobreposição dos MTs ➡). O arco longitudinal está reduzido.* **(À direita)** *Radiografia lateral sem carga no mesmo paciente (no mesmo dia) mostra ângulo talocalcâneo normal e alinhamento do MT ➡. Este paciente apresenta um típico pé chato flexível, com antepé e retropé valgo/pronação observado somente em imagens com carga. As diferenças entre o normal e o anormal podem ser sutis, como neste caso.*

Pé Chato (Pes Planus)

TERMINOLOGIA

Sinônimos
- Pé chato, pé valgo, pé plano, hipermóvel congênito, *talipes calcaneovalgus*, *talipes equinus* compensado colapsando *pes planus* valgo

Definições
- Grupo de distúrbios do pé tendo em comum um arco longitudinal achatado; podem ter vários fatores contribuintes
- Clinicamente, o pé é identificado com algumas ou todas das seguintes alterações a seguir
  o Calcanhar virado
  o Abdução do antepé sobre o retropé
  o Colapso da coluna medial
  o Flexibilidade do pé com redutibilidade da deformidade

IMAGENS

Recomendações para Aquisição de Imagens
- Conselhos de protocolo
  o **As radiografias devem ser realizadas com carga**

Achados Radiográficos
- Anomalias no retropé, mediopé e/ou antepé podem contribuir para a deformidade do pé chato
- Desalinhamento do retropé
  o Diminuição do *pitch* calcaneano (normal 20%-30°)
  o Retropé valgo: aumento do ângulo talocalcâneo
    – Ângulo talocalcâneo lateral > 50°
      □ Média normal para adultos: 35° (intervalo: 25°-50°)
    – Ângulo talocalcâneo AP > 45°
      □ Média normal para adultos: 35° (intervalo: 15°-45°)
    – Vista vertical AP do alinhamento do retropé
      □ Se a distância do ponto mais baixo do calcâneo (se estiver normalmente alinhado) for > 8 mm lateralmente à linha bissectante da tíbia, indica retropé valgo
- Desalinhamento do mediopé/subluxação talonavicular dorsolateral
  o Mediopé inclinado
    – Inclinação lateral do mediopé
      □ O ângulo de superfície articular das articulações talonavicular, naviculocneiforme e 1ª articulação tarsometatarsiana estão normalmente aproximados do paralelo
      □ A inclinação do mediopé resulta na perda de paralelismo dessas superfícies articulares (umas com as outras)
    – Subluxação talonavicular AP
      □ Se a distância entre os pontos médios do tálus e navicular for ≥7 mm, indica subluxação
    o Rompimento do ligamento de Lisfranc do mediopé
    – Rompimento das articulações tarsometatarsianas
      □ Deslocamento do 1° MT em relação ao cuneiforme medial
      □ Deslocamento do 2° MT em relação ao cuneiforme medial
      □ Deslocamento do 3° MT em relação ao cuneiforme lateral
      □ Deslocamento do 4° e do 5° MT em relação ao cuboide
    – Em longo prazo, resulta na inclinação lateral do mediopé
- Desalinhamento do antepé
  o Pronação, valgo, abdução
    – Radiografia lateral
      □ Superposição dos metatarsos (um sobre o outro)
      □ O ângulo de inclinação diminui para 1° a 4 MT
    – Radiografia AP
      □ Divergência de bases dos metatarsos (uma da outra)
      □ Abdução do antepé em relação ao retropé

Achados na RM
- Anomalias ósseas
  o O desalinhamento ósseo pode ser mascarado, uma vez que a RM não é realizada na posição de carga
  o A coalizão tarsal pode ser observada
    – Geralmente talocalcaneana (faceta medial) ou calcaneonavicular
    – Ampliação e irregularidade da articulação envolvida
    – Edema, esclerose em sequências sensíveis a fluido
- Anomalias do tendão
  o Tendinopatia tibial posterior
    – Desregulação ± retração
    – Rompimento/tendinopatia parcial
      □ Morfologia alterada (hipertrófica ou adelgaçada)
      □ Sinal central alto em sequências sensíveis a fluido indicando divisão
- Anomalias dos ligamentos
  o Rompimento ou estiramento de qualquer ligamento de suporte resultando em deslocamento ósseo
  o Sinal de fluido dentro da diástase óssea
- Outras anormalidades nas partes moles
  o O pé de Charcot diabético geralmente mostra grandes derrames articulares ± fragmentos ósseos

Achados na Ultrassonografia
- A ultrassonografia de alta resolução é útil e precisa para o diagnóstico da lesão do tendão tibial posterior
  o 87% de concordância com a RM em um estudo

DIAGNÓSTICO DIFERENCIAL

Tálus Vertical Congênita (Pé em Mata-borrão)
- Superfície plantar convexa rígida, não reduzível
- Retropé e antepé valgo, como em outras etiologias do pé chato
- Além do deslocamento da articulação talonavicular, com a cabeça do tálus no ápice do mata-borrão
- Equino faz parte da deformidade; não é observado no pé chato

PATOLOGIA

Características Gerais
- Etiologia
  o O suporte do arco depende de diversos fatores, dinâmicos e estáticos; um ou mais podem falhar, resultando em pé chato
    – Arquitetura óssea
    – Musculatura/tendões intrínsecos e extrínsecos
    – Fáscias e ligamentos
  o Pé chato flexível
    – Etiologia mais comum do pé chato em crianças e adultos jovens
    – Retropé valgo + antepé valgo pronado em radiografias com carga
      □ Reduz completamente quando não suporta a carga
  o Rompimento do tendão tibial posterior (TTP)
    – Etiologia mais comum da deformidade do pé chato de início precoce em mulheres de meia-idade e idosas
    – TTP é o supinador mais importante do pé
      □ Estabiliza o arco por suas diversas inserções plantares profundas
      □ O tendão danificado impede a ressupinação normal do pé ao caminhar
      □ Conduz ao pé pronado e pé flexível plano valgo
    – A capacidade de deslizamento do TTP é reduzida com a deformidade do pé plano
      □ Pé chato preexistente agrava tendência de TTP em desenvolver tendinopatia
  o Articulação de Charcot (neuropática)

Pé Chato (Pes Planus)

- Articulação de Lisfranc
  - Desregulação da articulação tarsometatársica
  - Se não for estabilizada, o resultado é o colapso do mediopé
- Articulação de Chopart
  - Subluxação e colapso das articulações talonavicular e calcaneocuboide produzem mediopé achatado
- A fragmentação óssea e grandes coleções de fluidos ajudam a fazer o diagnóstico
- Rompimento traumático do ligamento de Lisfranc
  - Interrupção progressiva das articulações tarsometatársicas
  - Os pacientes desenvolvem pronação do antepé, com colapso do arco longitudinal
- Coalizão tarsal
  - Pé chato espástico peroneal
    - ↓ mobilidade do retropé/mediopé da coalizão resulta em contração espástica do músculo fibular
    - Puxa o antepé/mediopé para a pronação
  - Etiologia mais comum do pé chato sintomático na 2ª e 3ª décadas
- Artrite reumatoide
  - Doença de longa duração resulta em rotura e fraqueza ligamentar
  - Fraqueza ligamentar → movimento ósseo anormal e eventual colapso
- Doenças com síntese defeituosa de colágeno
  - Síndrome de Marfan, Ehlers-Danlos
  - Fraqueza ligamentar permite que a estrutura do pé estique e relaxe
  - Hipermobilidade resulta em pé chato quando submetido a carga

QUESTÕES CLÍNICAS

Apresentação
- Sinais e sintomas mais comuns
  - Pode ser assintomático
  - Deformidade
  - Dor eventual, limitação da atividade
  - A coalizão tarsal pode resultar em dor lateral da perna ao longo do curso dos tendões fibulares

Demografia
- Idade
  - Pé chato flexível na: Infância
  - Coalizão tarsal: presente no nascimento, mas pode se apresentar na adolescência ou em jovens adultos
  - Síndrome de Marfan ou Ehlers-Danlos: adolescência
  - TTP relacionado ao pé chato: meia-idade e idosos
- Epidemiologia
  - Em geral, 20% dos adultos normais apresentam deformidade de pé chato
  - Pé chato flexível afeta 4% da população
  - A coalizão tarsal afeta 1% da população

História Natural e Prognóstico
- Alguns tipos não são progressivos
- Outros progridem para colapso ósseo significativo, com deformidades e deficiências associadas

Tratamento
- Ortopedia
- Fisioterapia
- Artroerese pode ser utilizado na infância no pé flexível
  - Implante de vários formatos inserido no tarso sinusal
    - Projetado para mimetizar a eversão na articulação subtalar
  - Pode ser difícil controlar a colocação
  - Pode desenvolver sinovite reativa, osteólise
- Alongamento da coluna lateral (calcâneo) em adultos
  - Alguns desenvolvem pressão lateral anormal e dor após o procedimento
- Disfunção do tendão tibial posterior
  - Osteotomia medial de deslocamento calcâneo
  - Transferência do flexor longo
- Ressecção da coalizão
- Outros procedimentos cirúrgicos reconstrutivos

REFERÊNCIAS

1. Arnoldner MA et al: Imaging of posterior tibial tendon dysfunction-Comparison of high-resolution ultrasound and 3T MRI. Eur J Radiol. ePub, 2015.
2. Erol K, et al: An important cause of pes planus: the posterior tibial tendon dysfunction, Clin Pract. 5(1):699, 2015.
3. Meyr AJ et al: Descriptive Quantitative Analysis of Rearfoot Alignment Radiographic Parameters. J Foot Ankle Surg. ePub, 2015.
4. Shah NS, et al: 2013 Subtalar Arthroereisis Survey: The Current Practice Patterns of Members of the AOFAS, Foot Ankle Spec. 8(3):180-185, 2015.
5. Toullec E: Adult flatfoot, Orthop Traumatol Surg Res. 101(1 Suppl):S11-S17, 2015.
6. Blitz NM, et al: Flexible pediatric and adolescent pes planovalgus: conservative and surgical treatment options, Clin Podiatr Med Surg. 27(1):59-77, 2010.
7. Blitz NM: Pediatric & adolescent flatfoot reconstruction in combination with middle facet talocalcaneal coalition resection, Clin Podiatr Med Surg. 27(1):119-133, 2010.
8. Chen YC, et al: Effects of foot orthoses on gait patterns of flat feet patients, Clin Biomech (Bristol, Avon). 25(3):265-270, 2010.
9. Ellis SJ, et al: Plantar pressures in patients with and without lateral foot pain after lateral column lengthening, J Bone Joint Surg Am. 92(1):81-91, 2010.
10. Arangio GA et al: A biomechanical analysis of posterior tibial tendon dysfunction, medial displacement calcaneal osteotomy and flexor digitorum longus transfer in adult acquired flat foot. Clin Biomech (Bristol, Avon). 2009 May;24(4):385-90. Epub 2009 Mar 9. Erratum in: Clin Biomech (Bristol, Avon). 24(6):530, 2009.
11. Fujii T, et al: The influence of flatfoot deformity on the gliding resistance of tendons about the ankle, Foot Ankle Int. 30(11):1107-1110, 2009.
12. Hirano T, et al: Effects of foot orthoses on the work of friction of the posterior tibial tendon, Clin Biomech (Bristol, Avon). 24(9):776-780, 2009.
13. Jerosch J, et al: The stop screw technique--a simple and reliable method in treating flexible flatfoot in children, Foot Ankle Surg. 15(4):174-178, 2009.
14. Koning PM, et al: Subtalar arthroereisis for pediatric flexible pes planovalgus: fifteen years experience with the cone-shaped implant, J Am Podiatr Med Assoc. 99(5):447-453, 2009.
15. Kulig K, et al: Effect of eccentric exercise program for early tibialis posterior tendinopathy, Foot Ankle Int. 30(9):877-885, 2009.
16. Jacobs AM. Soft tissue procedures for the stabilization of medial arch pathology in the management of flexible flatfoot deformity. Clin Podiatr Med Surg. 24(4):657-65, vii-viii, 2007.

Pé Chato (Pes Planus)

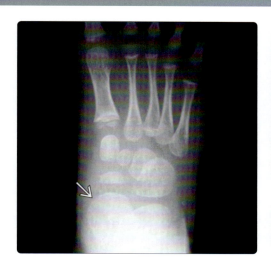
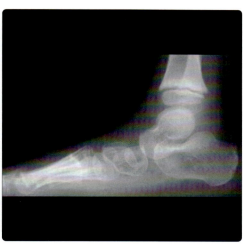

(À esquerda) *Radiografia AP com carga em uma criança mostra retropé valgo, com o tálus ➡ apontando medialmente para o 1° MT. As bases dos MTs mostram ↓ da convergência, indicando antepé valgo/pronado.* (À direita) *Radiografia lateral com carga no mesmo paciente mostra flexão plantar anormal do tálus resultando em ↑ do ângulo talocalcâneo e ↓ do arco longitudinal. O antepé valgo/pronado (superposição dos MTs) contribui para o chato. O alinhamento voltou ao normal quando a carga foi removida.*

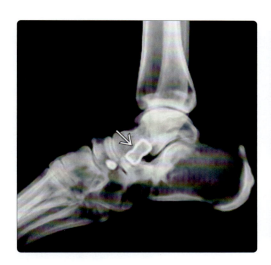
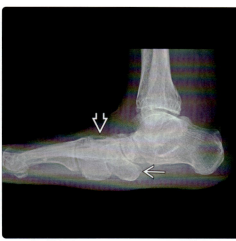

(À esquerda) *TC em 3D mostra implante de artroerese no seio do tarso ➡ de criança com pés chatos flexíveis. Houve um colapso doloroso e progressivo; a TC mostrou o tampão subluxado lateralmente, resultando em erosão mecânica do calcâneo anterior.* (À direita) *Radiografia lateral mostra pé chato grave com inclinação do mediopé ➡ e pronação do antepé no meio do pé em mulher de meia-idade. O retropé valgo é tão grave que é difícil observar como está o tálus com flexão plantar; o navicular ➡ está subluxado e forma a superfície plantar medial com a carga.*

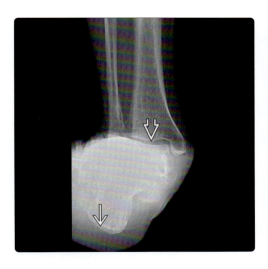
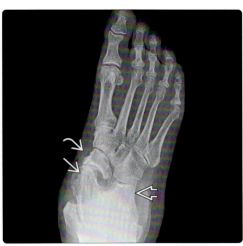

(À esquerda) *Radiografia AP com alinhamento do retropé no mesmo paciente mostra o aspecto mais plantar do calcâneo ➡ inclinado > 8 mm lateral a uma linha que bissectaria a tíbia (linha se estenderia ➡). Isto confirma retropé valgo grave.* (À direita) *Radiografia AP também mostra retropé valgo, com ângulo do tálus ➡ e do calcâneo ➡ aumentado significativamente. Observe a subluxação do navicular ➡ e a pronação/abdução do antepé. Este é um típico, embora grave, pé chato adquirido em um adulto.*

Pé Chato (Pes Planus)

(**À esquerda**) *Radiografia lateral mostra inclinação do mediopé. Observe que a linha articular talonavicular ➡ não está paralela à linha articular naviculocuneiforme ➡. Esta aparência em uma mulher de meia-idade deve sugerir disfunção do tendão tibial posterior.* (**À direita**) *RM PDWI FS axial no mesmo paciente apresenta hiperintensidade central no tendão tibial posterior ➡, bem como hipertrofia leve. A disfunção TTP é uma etiologia comum da deformidade do pé chato de início precoce em adultos, especialmente mulheres mais velhas.*

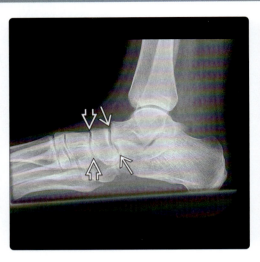 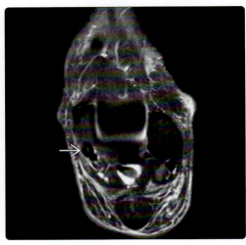

(**À esquerda**) *Radiografia AP mostra deformidade do pé chato. Observe o ângulo talocalcaneano aumentado, com o tálus apontando medialmente ➡. Uma mulher de meia-idade com deformidade de pé chato de início precoce frequentemente terá um TTP rompido.* (**À direita**) *RM T2WI sagital mostra que o tendão TTP apresenta uma rotura completa na região posterior do tálus, com retração das fibras ➡. Além disso, observa-se a rotura com retração do tendão tibial anterior ➡; esta é uma lesão não associada.*

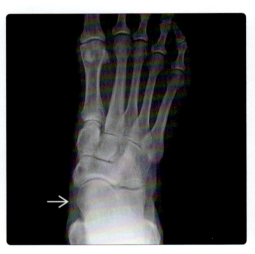 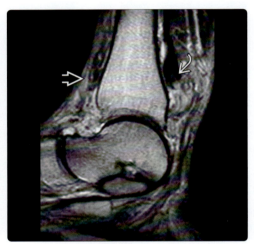

(**À esquerda**) *Radiografia sagital mostra articulação típica de Charcot do mediopé (Chopart) em paciente diabético. A articulação talonavicular deslocada apresenta alteração erosiva e detritos em um derrame dorsal ➡. O resultado é colapso do mediopé ➡ e pé chato clínico.* (**À direita**) *Radiografia lateral mostra deformidade de pé chato ➡ em um adolescente. Há alongamento do processo anterior do calcâneo ➡, indicando coalizão calcaneonavicular. A coalizão tarsal é a causa mais comum do pé chato sintomático em um adolescente.*

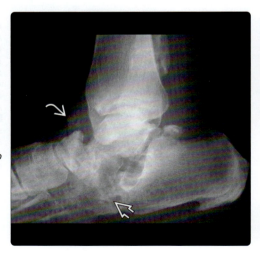 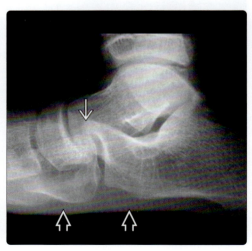

Pé Chato (Pes Planus)

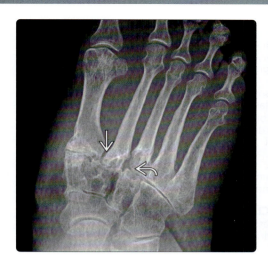
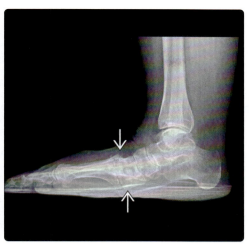

(À esquerda) *Radiografia AP mostra subluxação pós-traumática da fratura de Lisfranc, com subluxação lateral do 2° MT em relação ao cuneiforme medial ➔, bem como 3° MT em relação ao cuneiforme lateral ➔. A lesão passou despercebida e não foi tratada.* (À direita) *Radiografia lateral no mesmo paciente mostra inclinação do mediopé ➔ e pronação do antepé, resultando em pé chato. Observe que o retropé está normal. A lesão de Lisfranc não tratada pode resultar em colapso do mediopé e pé chato.*

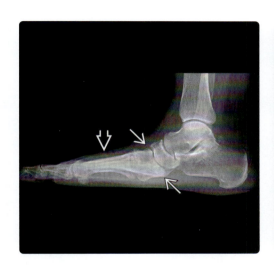
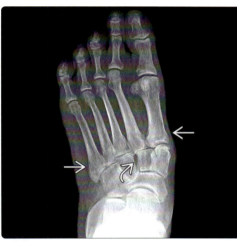

(À esquerda) *Radiografia lateral mostra deformidade de pé chato decorrente da doença de Marfan; observe a aracnodactilia. Há pronação do antepé, com sobreposição completa dos metatarsos ➔. Há inclinação do mediopé, com ápice na articulação naviculocuneiforme ➔. O retropé está normal.* (À direita) *Radiografia AP no mesmo caso mostra pronação do antepé, indicada pela ↓ da convergência das bases dos metatarsos ➔. Há também uma lacuna entre os cuneiformes ➔. Novamente, o retropé parece normal.*

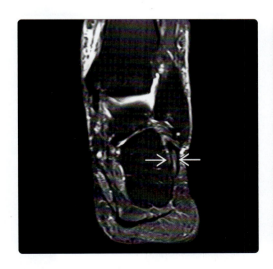
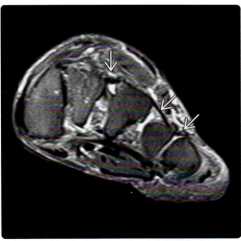

(À esquerda) *RM T2WI FS coronal neste caso da doença de Marfan mostra grande divisão no tendão fibular longo ➔. Em outros cortes, o tendão TTP também estava anormal (não mostrado).* (À direita) *RM T2WI FS coronal, mais anteriormente, mostra os ligamentos intercuneiformes e intermetatarsais esticados ➔, permitindo que uma fenda anormal se forme entre cuneiformes e metatarsos. Isso corresponde à lacuna observada na radiografia. A anomalia do colágeno na doença de Marfan permite fraqueza do ligamento e tendão, resultando em pé chato.*

Pé Torto (Talipes Equinovarus)

DADOS PRINCIPAIS

TERMINOLOGIA
- Deformidade congênita fixa do pé constituída por retropé equino e varo em conjunto com antepé varo

IMAGENS
- Congênita idiopática: 50% bilateral
- **As radiografias devem ser realizadas com carga**
- Retropé equino
  - Ângulo calcaneotibial >90°
  - *Pitch* calcaneano é negativo
- Retropé varo: redução do ângulo talocalcâneo
  - Ângulo talocalcâneo lateral (Kite) <23° em recém-nascidos, <30° em adultos
  - Ângulo talocalcâneo AP <27° em recém-nascidos, <25° em adultos
- Antepé varo, aduzido e supinado
  - Lateral: metatarsos aparecem empilhados
  - AP: maior convergência nas bases metatarsianas com metatarsos aduzidos
- RM é útil para avaliar posição óssea não ossificada

- RMA: avaliar a artéria tibial anterior
  - Hipoplásico ou ausente em 85%, se o pé torto for grave
- Ultrassonografia pré-natal: orientação anormal do pé e tornozelo
  - Metatarsos coronais no mesmo plano que ossos da perna
  - Flexão plantar do pé parece curta
  - Pé torto bilateral: 60% apresentam outras anomalias
  - Até 15% de resultados falso-positivos na ultrassonografia pré-natal

PATOLOGIA
- Histórico familiar de pé torto em 24% dos casos
- Irmãos: aumenta o risco em 30 vezes

QUESTÕES CLÍNICAS
- Anomalias associadas em 50% a 60%
  - Oligo-hidrâmnios crônicos
  - Espinha bífida (24% apresentam pé torto)
  - Sequência de deformação de acinesia artrogripose
  - Distrofia miotônica
- M > F (2-3:1); 1 a 2 por 1.000 nascidos vivos

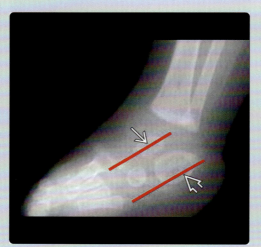 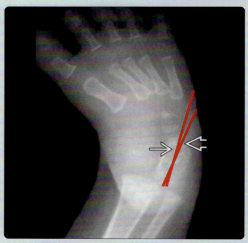

(À esquerda) *Radiografia lateral mostra deformidade em varo do retropé em paciente com pé torto. Os eixos longitudinais do tálus ➡ e do calcâneo ➡ são quase paralelos, medindo 0°; o ângulo talocalcâneo normal neste plano é de 23° a 55° em um recém-nascido.* (À direita) *Radiografia AP no mesmo paciente mostra paralelismo próximo do tálus ➡ e calcâneo ➡ (ângulo de 5°), indicando retropé varo. O ângulo talocalcâneo AP normal mede 27° a 56° em recém-nascidos.*

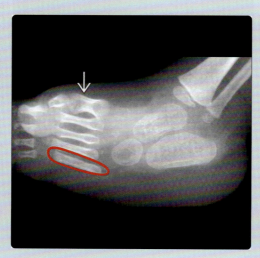 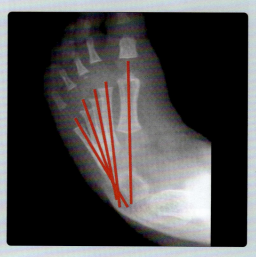

(À esquerda) *Radiografia lateral mostra deformidade típica do antepé no pé torto. O pé está com carga simulada. Os metatarsos aparecem empilhados, sem qualquer sobreposição significativa. O 1° metatarso ➡ está na posição mais dorsal, e o 5° metatarso (circulado) está na posição mais plantar.* (À direita) *Radiografia AP no mesmo caso mostra deformidade do antepé típica do pé torto. Os metatarsos são aduzidos e exibem maior convergência (sobreposição) em suas bases, como mostrado pelas linhas bissectantes.*

Pé Torto (Talipes Equinovarus)

TERMINOLOGIA

Definições
- Deformidade congênita rígida do pé constituída por
  - Retropé equino (flexão plantar do calcâneo em relação à tíbia)
  - Inversão do calcâneo em relação ao tálus (retropé varo)
  - Adução e supinação de metatarsos (antepé varo)

IMAGENS

Características Gerais
- Localização
  - Pode ser bilateral ou unilateral
    - Congênita idiopática: 50% bilateral

Recomendações para Aquisição de Imagens
- Melhor ferramenta de imagem
  - Diagnosticado por ultrassonografia pré-natal ou em radiografias com carga

Achados Radiográficos
- **Radiografias devem ser realizadas com carga** (simuladas em lactentes)
- Retropé equino
  - Flexão plantar do calcâneo fixada
    - Ângulo calcaneotibial >90°
    - *Pitch* calcaneano é negativo
- Retropé varo: redução do ângulo talocalcâneo
  - Tálus e calcâneo estão quase paralelos uns aos outros em radiografias lateral e AP
    - Ângulo lateral talocalcâneo (Kite) <23° em recém-nascidos, <30° em adultos
      - Geralmente −10° a 20° no pé torto
    - Ângulo talocalcâneo AP <27° em recém-nascidos, <25° em adultos
      - Geralmente 0° a 10° no pé torto
- Antepé, metatarsos aduzidos e supinados
  - Lateral: metatarsos aparecem empilhados
    - 5° metatarso na posição mais plantar
  - AP: maior convergência nas bases dos metatarsos
    - Metatarsos aduzidos
- Desalinhamento do médio e retropé
  - Articulação talonavicular: subluxação medial do navicular no tálus
  - Articulação calcaneocuboide: subluxação medial do cuboide no calcâneo
- O pé torto corrigido tem aparência alterada
  - O alongamento do tendão calcâneo reduz a deformidade em equino
  - Pode desenvolver deformidade em mata-borrão se equino não for corrigido
  - Navicular pode aparecer em cunha, levemente subluxado
  - Geralmente, retropé residual e antepé varo
  - Alterações associadas a tíbia distal após cirurgia
    - Anteflexão em 48%
    - Deformidade em valgo em 56%
    - Ângulo lateral talocalcâneo anormal em 42%
    - Cúpula do tálus achatada

Achados na TC
- Reformatada e em 3D são úteis em crianças mais velhas para o planejamento cirúrgico

Achados na RM
- Útil para avaliar posição óssea não ossificada
- Avaliação de artérias
  - Artéria tibial anterior hipoplásica ou ausente em 85% dos pacientes com pé torto grave
  - Relatos esporádicos de ausência de artéria tibial posterior

Achados na Ultrassonografia
- Pé torto se desenvolve no 1° trimestre
- A maioria reconhecida no período pré-natal
- Orientação anormal do pé e tornozelo
  - Metatarsos coronalmente alinhados observados no mesmo plano que tíbia/fíbula coronal
- Flexão plantar do pé aparece curta
  - Comprimento normal do pé = comprimento do fêmur
- Pé torto bilateral: 60% apresentam outras anomalias
  - Até 15% de resultados falso-positivos na ultrassonografia pré-natal
- Pé torto unilateral: 40% apresentam outras anomalias
  - Até 29% de resultados falso-positivos na ultrassonografia pré-natal
- Anomalias associadas em 50% a 60%
  - Oligo-hidrâmnios crônicos
  - Espinha bífida (24% apresentam pé torto)
  - Sequência de deformação de acinesia artrogripose
    - Contraturas múltiplas dos membros
    - Restrição do crescimento intrauterino
    - Poli-hidrâmnios
  - Distrofia miotônica

DIAGNÓSTICO DIFERENCIAL

Tálus Vertical Congênito
- Semelhança superficial decorrente de retropé equino
- Diferenciado pelo antepé e retropé valgo, articulação talonavicular deslocada

Metatarsos Aduzidos
- Retropé aduzido, sem equino ou deformidade em varo
- Anomalia comum, autocorreção

Pé em Mata-borrão
- Pé curvado, plantar convexo (chinelo persa)
- Pode estar associado a reparo anterior de pé torto
- 70% bilaterais
- Associação com a trissomia do cromossomo 18

Calcâneo Vertical na Mielodisplasia
- Calcâneo está na vertical; o antepé não entra em contato com a superfície plantar
- Ulceração do calcanhar
- Diminuição da extensão do joelho

Diástase Congênita Articulação Tibiofibular Distal
- Tálus em cunha entre a tíbia e a fíbula

PATOLOGIA

Características Gerais
- Etiologia
  - Provavelmente multifatorial; possíveis fatores contribuintes:
    - Desequilíbrio ligamentar secundário ao tecido conjuntivo defeituoso
    - Desequilíbrio muscular
    - Deformidade posicional intrauterina
    - Persistência de relação fetal normal precoce
  - Sequência de deformação de acinesia fetal com
    - Artrogripose
    - Amioplasia
    - Síndrome de Pena-Shokeir, tipo 1
  - Retardo do crescimento intrauterino
  - Poli-hidrâmnios
  - Oligo-hidrâmnios (hipoplasia renal)
  - Seguida de amniocentese realizada durante 77 a 90 dias de gestação
  - Disrafismo espinal, agenesia sacral
  - Doença muscular fetal: distrofia miotônica

Pé Torto (Talipes Equinovarus)

- Genética
  - Histórico familiar de pé torto em 24%
  - Irmãos: risco aumentado em 30 vezes
    - Gêmeos monozigóticos: 33% de risco de ambos serem afetados
    - Gêmeos dizigóticos: 3% de risco de ambos serem afetados
- Anomalias associadas
  - Trissomia do cromossomo 18: pé torto em 23% (mata-borrão em 10%)
  - Trissomia do cromossomo 21: pé torto geralmente bilateral

Estadiamento, Gradação e Classificação
- Classificado como
  - Congênito idiopático
  - Teratológico
    - Mielodisplasia
    - Artrogripose
    - Amioplasia
  - Sindrômico
    - Displasia diastrófica
    - Síndrome de Larson
    - Displasia crânio-carpo-tarsal (síndrome de Freeman-Sheldon)
    - Síndrome de Wolf-Hirschhorn
    - Síndrome de Antley-Bixler
  - Adquirido
    - Paralisia cerebral: início após o nascimento, muitas vezes após 5 anos de idade
    - Presente em 22% de pacientes hemiplégicos, 8% diplégicos e 8% quadriplégicos

QUESTÕES CLÍNICAS

Apresentação
- Sinais e sintomas mais comuns
  - Deformidade do pé
  - Músculos da panturrilha subdesenvolvidos
  - Rigidez do pé e tornozelo

Demografia
- Gênero
  - M > F (2-3:1)
- Etnia
  - Polinésios >> caucasianos > chineses
- Epidemiologia
  - 1 a 2 por 1.000 nascimentos

Histórico Natural e Prognóstico
- Se moderada ou adequadamente tratada, a assimetria é residual
  - Pé encurtado (média de 1,6 cm)
  - Ombro reduzido (média de 0,6 cm)
  - Diminuição da circunferência da panturrilha (média de ...)

Tratamento
- Idiopático
  - Tratamento até 3 a 12 meses
    - Método de Ponseti: manipulação serial e fusão corretiva
      □ Corrige inicialmente o antepé e o retropé varo, seguido do equino
      □ 78% de resultados excelentes ou bons
    - Outros métodos de alongamento e manipulação: French, Kite e Lovell
    - Aplicação de toxina botulínica para relaxar os músculos
  - Pode exigir correção cirúrgica mais significativa
    - Geralmente após 3 a 12 meses
    - Combinação de liberação das partes moles, osteotomias, transferências de tendões
      □ Liberação plantar medial: abdutor do hálux, flexor longo e curto do hálux, inserções do fibular longo, incisão relaxante das cápsulas calcaneocuboides e da articulação medial talocalcaneana, divisão do tendão tibial posterior desliza para os cuneiformes e 2 a 4 bases metatarsais
      □ Liberação posterior: plastia em "Z" de Aquiles, incisão relaxante de articulações talocalcaneana e tibiotalar posterior, divisão de ligamentos calcaneofibulares e de talofibular posterior
      □ Liberação lateral para rotação do calcâneo lateralmente: capsulotomia talonavicular e calcaneocuboide, divisão do ligamento lateral interósseo talocalcaneano
      □ Redução das estruturas ósseas, fixação
  - Deformidades persistentes do retropé podem requerer artrodese tripla
    - 68% de resultados excelentes ou bons
- Tratamento do pé torto não idiopático
  - Em geral, requer mais procedimentos, com resultados geralmente menos satisfatórios
- Pé torto mielodisplásico
  - Objetivo de tratamento: plantígrado que pode ser apoiado e está livre de dor e ulceração
  - A artropatia de Charcot pode ser uma complicação

CHECKLIST DO DIAGNÓSTICO

Considerar
- Não tentar avaliar deformidades congênitas do pé em radiografias sem carga
- As deformidades dos pés observadas em pacientes adultos podem não seguir as regras da medida angular, uma vez que podem ser pós-operatórias e parcialmente corrigidas
- Cuidado com a tendência de identificar o pé torto pela ultrassonografia pré-natal

REFERÊNCIAS

1. Atanda AA, et al: Prognostic Value of the Radiologic Appearance of the Navicular Ossification Center in Congenital Talipes Equinovarus, J Foot Ankle Surg. 54(5):844-847, 2015.
2. Burghardt RD et al: Growth Disturbance of the Distal Tibia in Patients With Idiopathic Clubfeet: Ankle Valgus and Anteflexion of the Distal Tibia. J Pediatr Orthop. ePub, 2015.

Pé Torto (Talipes Equinovarus)

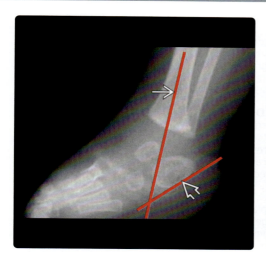
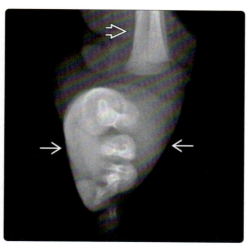

(À esquerda) *Radiografia lateral mostra uma típica deformidade em equino do pé torto. O pé está na posição simulada de carga; a dorsiflexão não era mais possível. O ângulo formado pela linha que divide a tíbia ➡ e a linha que se estende ao longo da base do calcâneo é ⇨ > 90°, indicando equino.* (À direita) *Radiografia AP oblíqua do tornozelo mostra quase 90° de inversão do aspecto plantar do pé ➡ em relação ao eixo longo da tíbia ➡ em um lactente de 5 dias de idade.*

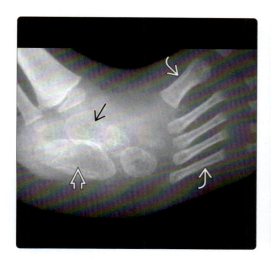
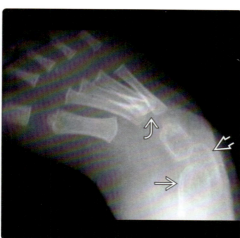

(À esquerda) *Radiografia lateral do pé de uma criança em posição de carga simulada mostra equino do calcâneo ➡ (flexão plantar excessiva). Observe o paralelismo do tálus ➡ e do calcâneo, indicando retropé varo. O antepé exibe metatarsos empilhados ➡.* (À direita) *Radiografia AP confirma o paralelismo próximo ao tálus ➡ e calcâneo ➡ (retropé varo). Os metatarsos mostram sobreconvergência nas bases ➡ (antepé varo com supinação) e adução.*

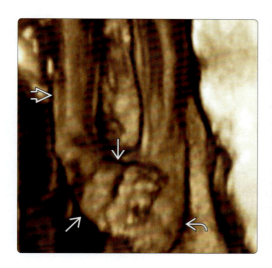
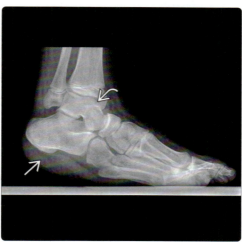

(À esquerda) *Ultrassonografia pré-natal com reformatação 3D mostra pé torto bilateral, com um plano coronal do antepé aduzido ➡ observado na mesma imagem que o plano coronal dos ossos da perna ➡. O pé contralateral está flexão plantar ➡ e adução.* (À direita) *Radiografia lateral de um pé torto incompletamente corrigido mostra que equino calcâneo não foi corrigido ➡. O resultado é uma deformidade em mata-borrão. Note que a cúpula do tálus ➡ está bastante achatada. Há retropé residual e antepé varo.*

747

Tálus Vertical Congênito (Pé em Mata-borrão)

DADOS PRINCIPAIS

TERMINOLOGIA
- Deformidade rígida do pé com superfície plantar convexa (pé em mata-borrão)

IMAGENS
- **As radiografias devem ser realizadas com carga**
- Retropé equino
  - Flexão plantar do calcâneo de tal forma que o ângulo calcaneotibial anterior seja >90° ou o *pitch* calcaneano é negativo
- Flexão plantar grave do tálus
  - Deslocados de navicular
  - O ápice do mata-borrão é a cabeça do navicular
- Retropé valgo
  - Ângulo talocalcâneo lateral (Kite) >55° em recém-nascidos, >50° em adultos
  - Ângulo talocalcâneo AP >56° em recém-nascidos, >45° em adultos
- Antepé pronado e valgo
  - Lateral: metatarsos sobrepostos, 1° na posição mais plantar
  - AP: divergência das bases dos metatarsos
- RMA: pode mostrar ausência de artéria tibial posterior
- Ultrassonografia: pode visualizar o alinhamento da relação entre o navicular não ossificado com o tálus em recém-nascidos

PRINCIPAIS DIAGNÓSTICOS DIFERENCIAIS
- Pé torto corrigido
  - Pode ser semelhante ao pé em mata-borrão, mas tem retropé residual e antepé varo
- Fratura do calcâneo desunido
  - Haverá redução do ângulo de Boehler

PATOLOGIA
- Pode ser isolado; 50% associados a várias síndromes ou anomalias genéticas
  - Meningomielocele
  - Artrogripose
  - Agenesia sacral
- A trissomia do cromossomo 18 é a associação genética mais comum

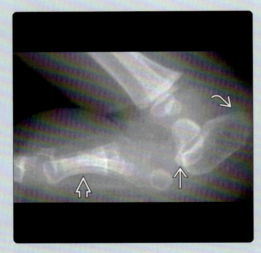
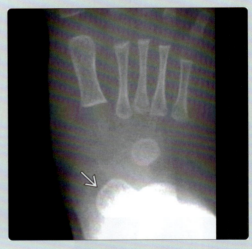

(À esquerda) *Radiografia lateral é clássica de diagnóstico do tálus vertical congênito. Os elementos incluem calcâneo equino ➡, flexão plantar do tálus ➡ (deslocado do navicular, que ainda não está ossificado) resultando em retropé valgo e antepé valgo/pronado ➡.* (À direita) *Radiografia AP mostra retropé valgo, com tálus angulado medialmente ➡ em relação a 1° metatarso e ângulo talocalcâneo aumentado. Isto mostra falta de convergência das bases dos metatarsos, indicando antepé valgo/pronado.*

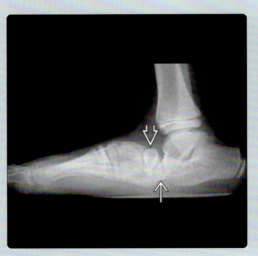
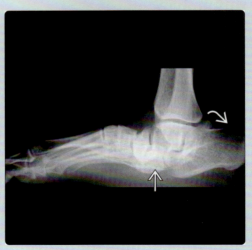

(À esquerda) *Radiografia lateral mostra equino leve (flexão plantar do calcâneo). Há também significativa flexão plantar do tálus ➡, com deslocamento do navicular ➡. Presença antepé valgo e pronação. Essas características fazem o diagnóstico do tálus vertical congênito. É uma deformidade rígida.* (À direita) *Radiografia lateral de adulto exibe tálus vertical congênito, com calcâneo equino ➡, flexão plantar grave do tálus ➡ (com deslocamento talonavicular) e pronação do antepé.*

Pé Cavo

DADOS PRINCIPAIS

TERMINOLOGIA
- Deformidades que apresentam em comum um arco longitudinal elevado do pé
  - A deformidade pode ocorrer no retropé, mediopé, antepé ou em associação
  - Pode ser fixa ou relativamente flexível

IMAGENS
- Anomalias do retropé que contribuem para o pé cavo: dorsiflexão do calcâneo
  - Ângulo tibiocalcâneo <60°
  - *Pitch* calcaneano >30°
  - Geralmente resulta em tálus rotacionado e perfil anormal na radiografia lateral
  - Pode estar associado a deformidades em varo ou valgo (menos comum)
- Anomalias do antepé que contribuem para o pé cavo
  - Flexão plantar dos metatarsos ± deformidade em varo
  - Deformidades de dedos em garra

PATOLOGIA
- Idiopática (20%): não progressiva
- Traumatismo
  - Desunião da fratura do calcâneo ou do tálus
  - Queimação
  - Sequela de síndrome compartimental
  - Pé unido chinês
- Deformidade residual do pé torto após o tratamento cirúrgico
- Neuromuscular (desequilíbrio de músculos intrínsecos e extrínsecos ± contração da fáscia plantar)
  - Distrofia muscular (DM)
  - Doença de Charcot-Marie-Tooth (CMT): deformidade de cavo varo
  - Disrafismo espinal, lesão da medula espinal: arco alto, dedos em garras
  - Poliomielite: gastrocnêmio fraco
  - Paralisia cerebral: postura equino valga mais comum, muitas vezes com antepé varo
- Genética: a CMT é a doença neurológica hereditária mais comum

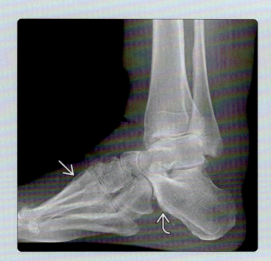 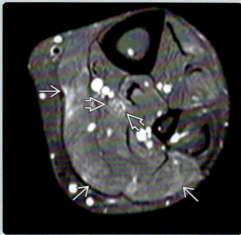

(À esquerda) *Radiografia lateral mostra o pé cavo varo típico da doença de CMT. Há dorsiflexão excessiva do calcâneo ➡. O antepé está em varo, como observado na supinação, com ↓ da sobreposição das bases metatarsianas e ↑ do ângulo de inclinação do 1° metatarso ➡.* (À direita) *RM PD FS axial mostra edema de denervação de todos os músculos, particularmente no compartimento posterior ➡. Há também hiperintensidade e aumento dos fascículos do nervo tibial ➡. Isto é típico da doença de CMT, embora possa haver variação.*

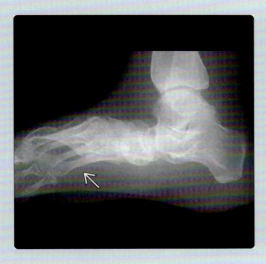 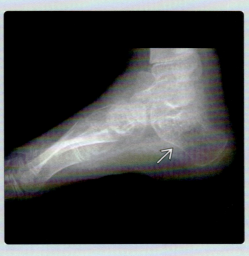

(À esquerda) *Radiografia lateral em paciente com poliomielite mostra pé cavo formado pelas patologias do retropé e antepé. A dorsiflexão do calcâneo com retropé valgo contribui parcialmente para essa deformidade, assim como o antepé varo ➡ com flexão plantar dos metatarsos. Esta combinação de deformidade de varo e valgo é frequentemente observada em doenças neuromusculares.* (À direita) *Radiografia lateral mostra deformidade em pé cavo e osteopenia difusa. Observe o alto pitch calcaneano ➡ e as partes moles atrofiadas nesta criança com distrofia muscular*

Coalizão Tarsal

DADOS PRINCIPAIS

TERMINOLOGIA
- União anormal entre os ossos do tarso, geralmente secundária à falência da segmentação embriológica
  - A união pode ser óssea, cartilaginosa ou fibrosa

IMAGENS
- Calcaneonavicular (CN) ~ 45%
- Talocalcânea (TC) ~ 45%
  - Intra-articular: geralmente envolve toda a faceta medial
  - Extra-articular: envolve geralmente o intervalo na margem posterior do sustentáculo do tálus
- Coalizão generalizada: rara
- Morfologia alterada da articulação envolvida
  - Morfologia articular ampliada
  - Superfícies articulares irregulares se a coalizão não for óssea
  - A orientação da articulação pode estar alterada
- Visualização direta da coalizão na radiografia
  - Calcaneonavicular é mais bem observada no oblíquo interno
  - Coalizão talocalcaneana limitada à faceta medial é mais bem observada na vista axial do calcâneo (Harris Beath)
- Sinais indiretos da coalizão na radiografia
  - Bico talar no dorso do tálus
  - Sinal de nariz do tamanduá: processo anterior alongado do calcâneo, sugerindo a coalizão calcaneonavicular
  - Sinal em "C": esclerose em uma forma de "C" invertido na lateral
- Articulação em esfera e soquete
- Visualizada diretamente e mais bem caracterizada na RM ou TC

QUESTÕES CLÍNICAS
- Descoberta durante a adolescência ou na idade adulta jovem
- 1% da população (provavelmente subestimada)

CHECKLIST DO DIAGNÓSTICO
- 25% bilaterais, mesmo se a suspeita clínica for unilateral
- Uma vez que a visualização direta das coalizões em um único local não seja possível nas radiografias (AP e lateral), observar sinais sutis secundários

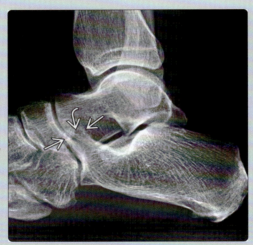 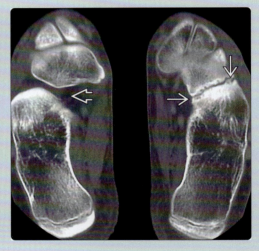

(À esquerda) Radiografia lateral mostra alongamento do processo anterior do calcâneo ➡. Existe também formação de cisto subcondral ➡. Embora a coalizão calcaneonavicular não seja observada diretamente, é possível inferi-la com base nesses achados. (À direita) TCSC axial (janela óssea) no mesmo caso mostra articulação CN alargada, irregular e esclerótica à esquerda ➡, enquanto o lado direito normal é mostrado para comparação ➡. A morfologia alterada é típica; a coalizão é fibrosa.

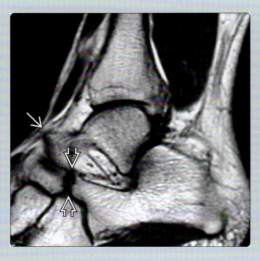 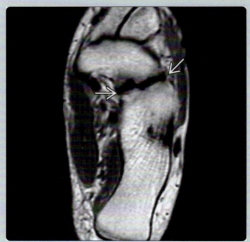

(À esquerda) RM T1WI sagital mostra coalizão CN. Há um pequeno bico no tálus ➡, indicando movimento anormal na articulação talonavicular. A causa desse movimento anormal é observada na mesma imagem, como uma coalizão CN ➡. (À direita) RM T1WI axial no mesmo caso mostra que a articulação CN é irregular e larga ➡, uma morfologia típica de coalizão. Não há pontes ósseas; esta é uma coalizão fibrosa ou cartilaginosa. Embora não mostre o osso como um detalhe requintado como na TC, a RM mostra melhor as anomalias associadas.

Coalizão Tarsal

TERMINOLOGIA

Sinônimo
- Pé plano espástico fibular

Definições
- União anormal entre os ossos do tarso, geralmente secundária á falência da segmentação embriológica
  - A união pode ser óssea, cartilaginosa ou fibrosa

IMAGENS

Características Gerais
- Melhor dica para diagnóstico
  - Sinais secundários na radiografia do pé chato em adolescentes ou adultos jovens
    - Devem estimular a busca de outros sinais secundários: tálus em bico, sinais de nariz do tamanduá, nariz em "C".
  - Visualização direta da articulação larga e anormal na TC ou RM
- Localização
  - As coalizões articulares mais comuns (90%, ~ distribuição igual entre elas)
    - Calcaneonavicular
    - Talocalcânea, classificada como intra ou extra-articular
      - Intra-articular: normalmente em toda a faceta medial
      - Extra-articular: envolve geralmente o intervalo entre a margem posterior do sustentáculo e o processo posteromedial do tálus
  - Coalizão generalizada: rara
    - Pode envolver a maioria das articulações subtalares ± calcaneonavicular, talonavicular, calcaneocuboides
  - Bilateral em 25%
- Morfologia
  - Morfologia alterada da articulação envolvida
    - Articulação está alargada
    - Superfícies articulares irregulares se a coalizão não for óssea
    - A orientação da articulação é alterada (particularmente na coalizão talocalcânea medial, com a inclinação da faceta medial para a faceta posterior)

Achados Radiográficos
- Visualização direta da coalizão
  - Calcaneonavicular é mais bem observada no oblíquo interno
  - Coalizão talocalcaneana limitada à faceta medial é mais bem observada na vista axial do calcâneo (Harris Beath)
- Sinais indiretos de coalizão
  - Bico talar no dorso do tálus, adjacente à articulação com o navicular
  - Sinal de nariz do tamanduá: processo anterior alongado do calcâneo, sugerindo a coalizão calcaneonavicular
  - Sinal em "C": esclerose em uma forma de "C" invertido na vista lateral do calcâneo, perto do ângulo de Gissane
- Pé chato em adolescentes ou adultos jovens
  - Bastante rígido; não retorna ao alinhamento normal em radiografias sem carga
- Articulação tibiotalar tipo esfera e soquete
  - Com a coalizão difundida, a abóbada talar assume a forma arredondada
  - Mortise do tornozelo acomoda a esfera do tálus, conferindo o formato de um soquete arredondado; converte da esperada dobradiça da articulação tibiotalar

Achados na TC
- Mimetiza os resultados radiográficos, com definição superior na localização e extensão da coalizão
- Ligação óssea: a medula e a continuação trabecular através da articulação
- Ligação fibrosa ou cartilaginosa: esclerose, irregularidade na articulação
  - Cistos subcondrais podem desenvolver
- Sinais secundários: bico talar

Achados na RM
- Anomalia morfológica no local da coalizão
  - A articulação é ampliada transversalmente, muitas vezes significativamente, em qualquer local da coalizão.
  - Coalizão talocalcaneana da faceta medial (mais frequente)
    - Faceta medial alargada e descendente
  - Coalizão anterior da faceta talocalcaneal: rara
    - Geralmente associada à coalizão da faceta medial
  - Coalizão posterior da faceta talocalcaneana
    - Rara, geralmente cartilaginosa
    - Quando isolada, pode ser incompleta, envolvendo a região posterior medial da faceta posterior
    - Supercrescimento ósseo pode se projetar em túnel do tarso
  - Coalizão talocalcaneana extra-articular
    - Localizada imediatamente na região posterior ao sustentáculo
    - Faceta talocalcaneana média normal ou hipoplásica
    - Ampliação das margens posteriores do sustentáculo e do processo talar posteromedial nos planos sagital e coronal
    - Pode ter protrusão óssea ou fibrosa no túnel do tarso
- Coalizão óssea
  - Pontes ósseas, com trabéculas cruzando a coalizão
    - IS alta da medula óssea em T1WI, IS cinza em T2WI
    - Supressão de medula óssea nas sequências STIR ou FS
  - Fusão sólida impede movimentos anormais na coalizão
    - Nenhum edema na medula é observado, se a coalizão for sólida
- Coalizão fibrosa/cartilaginosa
  - Articulação ampla e irregular
  - Extremidades articulares frequentemente escleróticas: IS baixa em todas as sequências
  - Podem-se observar quantidades variáveis de tecido cartilaginoso
  - Com o movimento, ocorre edema da medula óssea
    - ↓ IS em T1WI, ↑ IS em sequências sensíveis a fluido
  - Com importantes movimentos anormais pela coalizão fibrosa, ocorrem alterações degenerativas
    - Formação de cisto subcondral, esclerose
- Anomalia de alinhamento do retropé
  - Coronal pode mostrar inclinação em valgo no calcâneo
- Anomalias secundárias
  - Ponta dorsal
    - Pode ser observado como edema dentro de pequena excrescência
    - Se maduro, o bico apresenta sinal de medula óssea normal
  - Edema ósseo em locais de movimento anormal
    - Mais comuns: tálus e navicular, ao longo da articulação talonavicular
  - Formação ocasional de gânglios (aparência cística)
    - Pode descomprimir em túnel do tarso ou seio do tarso
  - Espessamento ligamentar de movimento anormal das articulações adjacentes às articulações fusionadas
  - Alteração inflamatória adjacente às uniões fibrosas
    - Seio do tarso com coalizão fibrosa adjacente

Recomendações para Aquisição de Imagens
- Melhor ferramenta de imagem
  - Diagnóstico radiográfico; mais bem caracterizado por RM ou TC
- Conselhos de protocolo
  - TC reformatada: reformatação perpendicular ao local da coalizão

Coalizão Tarsal

- Aquisição de imagens dos dois pés simultaneamente para verificar anomalias bilaterais

DIAGNÓSTICO DIFERENCIAL

Pé Chato (Pes Planus)
- Pés chatos flexíveis: antepé e retropé valgo, reduzidos em imagens sem carga

Variante Normal: Ligamento Talocalcâneo Medial
- Presença variável (~ 2% de tornozelos)
- Mimetiza a coalizão talocalcaneana extra-articular fibrosa
- Origina do processo posteromedial de tálus e insere na região posterior do sustentáculo do tálus
- Pode ser um feixe estreito ou multifascicular
- Ligação leve das corticais, localização e ausência da deformidade óssea ajudam a distinguir da coalizão

Variante Normal: Ligamentos Espessos
- Ligamento capsular anterior da articulação subtalar posterior (espessamento da cápsula anterior, localizada logo após o ligamento talocalcâneo interósseo).
- O ligamento talocalcâneo interósseo pode mimetizar a coalizão talocalcaneana extra-articular fibrosa em imagens sagitais

Variante Normal: Faceta Articular Acessória
- Extensão medial das margens articulares: faceta localizada entre a margem posterior do sustentáculo e a margem anteroinferior do processo posteromedial do tálus
- Extensão anterior das margens articulares: base do processo anterior do calcâneo e margem anterior do processo lateral e corpo do tálus

Artrodese
- Fusão cirúrgica subtalar: articulação subtalar inteira
  - A artrodese tripla também fusiona articulações talonavicular e calcaneocuboide
- Parafusos/placas ou suas faixas serão visíveis

PATOLOGIA

Características Gerais
- Etiologia
  - Geralmente congênita, dada a falta de segmentação durante o desenvolvimento fetal
    - Normalmente, o pé desenvolve-se do bloqueio, que depois se segmenta em elementos ósseos individuais
    - Coalizão → diminuição da mobilidade do retropé/mediopé
    - A diminuição da mobilidade de um segmento promove maior mobilidade em outros (inicialmente talonavicular)
    - Desenvolve encurtamento com espasmo persistente ou intermitente dos músculos peroneais
  - Raramente pode ser um componente de uma síndrome
    - Sinfalangismo hereditário
    - Síndrome de Apert
    - Síndrome mão-pé-útero

QUESTÕES CLÍNICAS

Apresentação
- Sinais e sintomas mais comuns
  - Pode ser assintomática ou minimamente dolorosa
  - Sintomática, pés chatos rígidos
  - Dor lateral da perna pelo espasmo do músculo fibular
  - ↓ movimento do retropé no exame clínico
  - Às vezes pode apresentar sintomas do seio ou túnel do tarso
  - Pacientes com envolvimento bilateral podem apresentar sintomas unilaterais
    - Considerar sempre o pé contralateral, mesmo se for assintomático
    - Mesmo se assintomático, o pé contralateral pode apresentar anomalias morfológicas

Demografia
- Idade
  - Diagnosticado durante a adolescência ou a idade adulta jovem
    - Presente no nascimento, mas os sintomas se desenvolvem mais tarde, coincidindo com ossificação progressiva da coalizão
- Gênero
  - Masculino > feminino (leve)
- Epidemiologia
  - 1% a 13% da população por meio de vários estudos

Histórico Natural e Prognóstico
- Dor progressiva, rigidez

Tratamento
- Tradicional (ortopedia, fusão, AINEs)
- Ressecção cirúrgica da coalizão com interposição de gordura ou músculo
- Sem êxito nos outros tratamentos, artrodese tripla

CHECKLIST DO DIAGNÓSTICO

Considerar
- 25% bilaterais, mesmo se a suspeita clínica for unilateral
- Uma vez que a visualização direta das coalizões de um único local pode não ser possível nas radiografias (AP e lateral), observar sinais sutis secundários

REFERÊNCIAS

1. Lawrence DA, et al: Tarsal Coalitions: Radiographic, CT, and MR Imaging Findings, HSS J. 10(2):153-166, 2014.
2. Bixby SD, et al: Unilateral subtalar coalition: contralateral sustentaculum tali morphology, Radiology. 257(3):830-835, 2010.
3. Sperl M, et al: Preliminary report: resection and interposition of a deepithelialized skin flap graft in tarsal coalition in children, J Pediatr Orthop B. 19(2):171-176, 2010.
4. Linklater J, et al: Anatomy of the subtalar joint and imaging of talo-calcaneal coalition, Skeletal Radiol. 38(5):437-449, 2009.
5. Mubarak SJ, et al: Calcaneonavicular coalition: treatment by excision and fat graft, J Pediatr Orthop. 29(5):418-426, 2009.
6. Yoo JH, et al: Tarsal coalition as a cause of failed tarsal tunnel release for tarsal tunnel syndrome, Orthopedics. 32(4), 2009.
7. Crim J: Imaging of tarsal coalition. Radiol Clin North Am. 46(6):1017-26, vi, 2008.
8. Philbin TM, et al: Results of resection for middle facet tarsal coalitions in adults, Foot Ankle Spec. 1(6):344-349, 2008.

Coalizão Tarsal

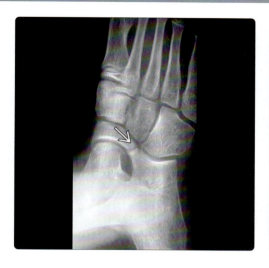
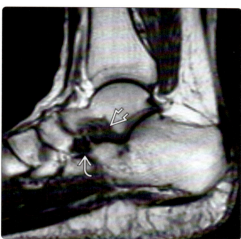

(À esquerda) Radiografia AP oblíqua exibindo visualização direta de coalizão calcaneonavicular ➡. Esta é uma coalizão óssea; não se observa esclerose, fragmentação ou irregularidade. (À direita) RM T1WI sagital mostra sinal baixo extensivo e morfologia ampliada de coalizão CN ➡. Existe outra anomalia. Um sinal baixo é observado substituindo a gordura esperada dentro do seio do tarso, e isso sugere alteração reativa no seio do tarso ➡ (relacionado com a coalizão adjacente).

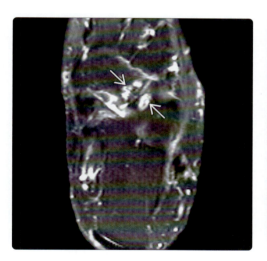
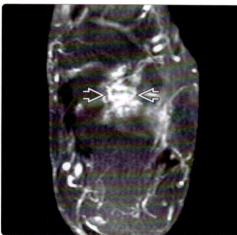

(À esquerda) RM T2WI FS axial no mesmo caso mostra articulação calcaneonavicular anormal, ampla e irregular. Há uma formação de cisto subcondral proeminente ➡; esta é uma coalizão fibrosa, que possibilita algum movimento anormal e alterações degenerativas consequentes. (À direita) RM T2WI FS axial no mesmo caso exibe o seio do tarso adjacente com grave alteração inflamatória ➡ em torno de seus ligamentos. A síndrome do seio do tarso deste paciente desenvolveu-se secundariamente à coalizão CN fibrosa.

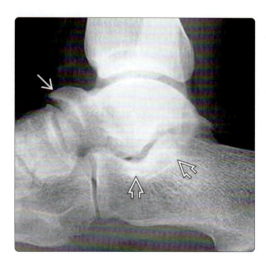
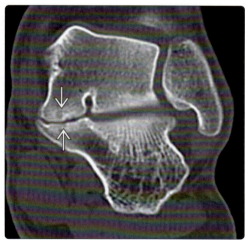

(À esquerda) Radiografia lateral distintamente anormal, mostra grande bico talar ➡. Há esclerose em forma de "C" na articulação subtalar ➡. Ambos os achados são sinais secundários de uma coalizão talocalcaneana (TC). (À direita) TC óssea oblíqua axial através da articulação subtalar confirma articulação talocalcaneana ampla e irregular ➡; não há pontes ósseas, e esta é uma coalizão TC fibrosa ou cartilaginosa. A faceta medial da articulação subtalar é a mais frequentemente envolvida neste tipo de coalizão.

Coalizão Tarsal

(**À esquerda**) *TC sagital mostra fusão óssea através da faceta medial da articulação subtalar ➡, indicando coalizão talocalcaneana. Observe a faceta posterior normal ➡ da articulação subtalar. Há um bico talar ➡, como é frequentemente observado como um sinal secundário da coalizão TC.* (**À direita**) *TC coronal no mesmo caso confirma a faceta medial fusionada da articulação subtalar ➡, enquanto a faceta posterior ➡ permanece normal. Esta é uma coalizão TC intra-articular típica, que normalmente envolve apenas a faceta medial.*

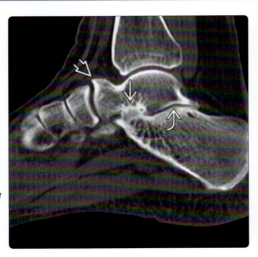
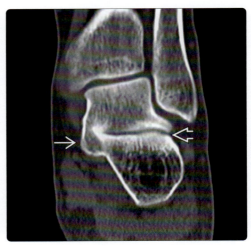

(**À esquerda**) *Radiografia lateral exibe sinal em "C" amplamente esclerótico ➡, posicionado sobre a articulação subtalar, indicando coalizão subtalar. A ausência de qualquer indício de um bico talar é um pouco incomum, mas não deve dissuadir do diagnóstico adequado.* (**À direita**) *RM T2WI FS sagital no mesmo caso mostra morfologia extremamente ampliada da faceta medial ➡. Não há fusão óssea, e o edema ➡ indica algum grau de movimento. Esta é uma coalizão subtalar fibrosa.*

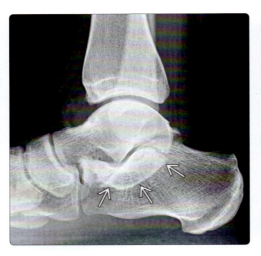
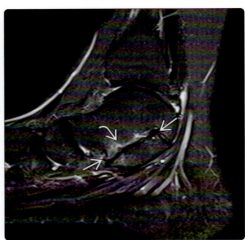

(**À esquerda**) *RM T1WI coronal em outro paciente mostra alargamento e irregularidade de sustentáculo do tálus posterior e processo medial adjacente do tálus ➡. O plano corta a faceta posterior normal ➡ da articulação subtalar.* (**À direita**) *RM T1WI sagital no mesmo caso mostra anomalia morfológica do osso alargado ➡ localizado posteriormente à faceta medial da articulação subtalar. A faceta medial está normal ➡ (embora levemente hipoplásica), isso representa uma coalizão TC extra-articular. (Cortesia de J. Linklater, MD.)*

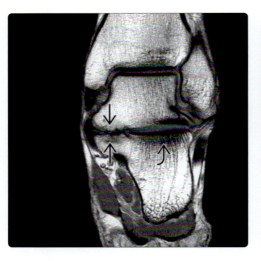
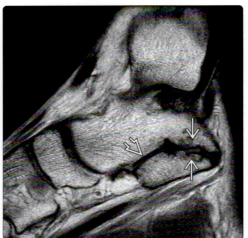

Coalizão Tarsal

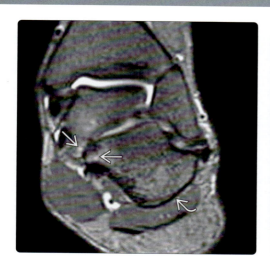
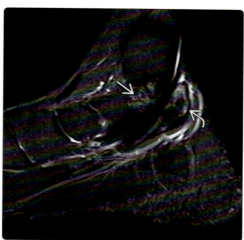

(À esquerda) *RM PD FS coronal mostra típica coalizão talocalcaneana em orientação oblíqua ➡. Observe a posição pronada do valgo no calcâneo ➡. Não é surpreendente que este paciente possua um pé chato doloroso.* (À direita) *RM T2WI FS sagital em outro paciente, localizada medialmente distante, mostra edema na articulação ST medial ➡. Há também um sinal misto em "massa" ➡ localizado posteriormente ao tendão flexor do hálux. Paciente apresentava queimação e formigamento na parte inferior do pé.*

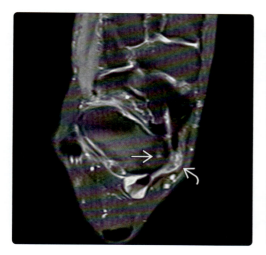
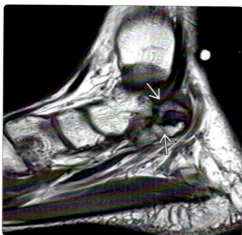

(À esquerda) *RM T2WI FS no eixo longo no mesmo paciente mostra sinal misto em "massa" ➡ que desvia o retináculo flexor inferior. O tálus medial está alongado, em protrusão na direção da massa e exibe alterações císticas ➡.* (À direita) *RM T1WI sagital no mesmo paciente mostra aspecto posterior alargado da faceta medial da articulação subtalar ➡. Isso representa uma coalizão fibrosa que resultou em protrusão óssea e massa de tecido fibroso que se estende posteromedialmente, resultando em sintomas do túnel do tarso.*

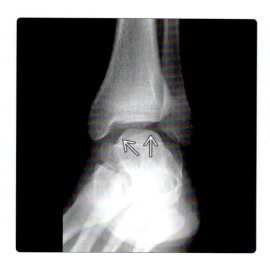
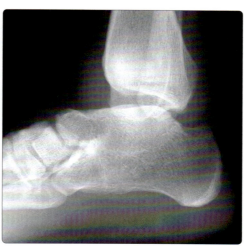

(À esquerda) *Radiografia AP exibe articulação tibiotalar em esfera/soquete. Note que a cúpula do tálus está arredondada ➡, com arredondamento do teto, acomodando a forma anormal do tálus.* (À direita) *Radiografia lateral mostra a articulação tibiotalar arredondada, bem como a coalizão tarsal muito extensa, com fusão nas articulações talocalcaneana, talonavicular e calcaneocuboide. Com esta coalizão extensa, o paciente desenvolve uma articulação tibiotalar em esfera e soquete para fornecer o movimento mais universal nessa localização.*

SEÇÃO 5
Displasias

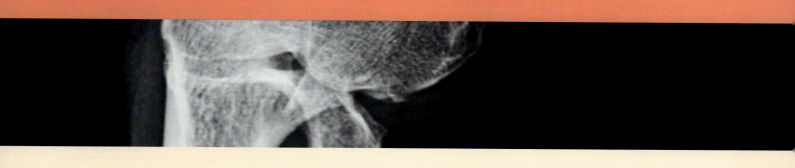

Displasias Esqueléticas

Displasia Relacionada com Nanismo
Introdução às Displasias Relacionadas com Nanismo	**758**
Acondroplasia	**762**
Pseudoacondroplasia	**766**
Acondrogênese	**767**
Nanismo Tanatofórico	**768**
Distrofia Torácica Asfixiante de Jeune	**770**
Displasia Condroectodérmica (Ellis-van Creveld)	**771**
Displasia Espondiloepifisária	**772**
Displasia Epifisária Múltipla	**776**

Displasias não Relacionadas com Nanismo
Doença de Ollier	**780**
Síndrome de Maffucci	**784**
Condrodisplasia Punctata	**785**
Displasia Cleidocraniana	**786**
Doença de Caffey	**787**
Doença de Fong (Síndrome da Unha-Patela)	**788**

Displasias Esclerosantes
Melorreostose	**790**
Displasia Diafisária Progressiva	**794**
Osteopetrose	**798**
Picnodisostose	**804**
Osteíte Condensante	**808**
Osteíte Púbica: Origem não Traumática	**810**
Osteosclerose Intramedular	**812**
Outras Condições Esclerosantes do Osso	**813**

Introdução às Displasias Relacionadas com Nanismo

Comentários Gerais

As displasias do nanismo são anomalias da cartilagem e do osso que resultam em baixa estatura, definida como três desvios padrão abaixo da média para idade, etnia e gênero. A displasia dos membros curtos é um termo que está sendo utilizado apropriadamente. Socialmente, o termo pessoas de baixa estatura é comumente utilizado. Estas displasias incluem um amplo espectro de desordens, a maioria das quais bastante rara. A acondroplasia é a mais comum e bem reconhecida. A frequência relatada é inferior a 2/10.000 nascidos vivos. As displasias dos membros curtos são divididas ao longo de várias linhas diferentes, consistindo a divisão mais importante em formas **letal** e **não letal**. Esta divisão apresenta implicações relacionadas com a manutenção da gravidez ou a instituição de medidas de salvamento após o nascimento.

Terminologia

Vários termos são utilizados para descrever o padrão de encurtamento dos membros. A distinção entre os diferentes tipos de encurtamento do membro é um fator importante na caracterização de uma displasia associada a nanismo. O nanismo **rizomélico** apresenta o encurtamento na "raiz", no fêmur e no úmero. A acondroplasia é a displasia clássica do nanismo rizomélico. O encurtamento no "meio", tíbia/fíbula e rádio/ulna são reconhecidos como encurtamento **mesomélico**. Um exemplo típico é a displasia condroectodérmica. O encurtamento **acromélico** refere-se ao encurtamento na "raiz," nas mãos e nos pés. Por fim, o **micromélico** refere-se ao encurtamento do membro inteiro, como observado na acondrogênese.

Anatomia em Imagens

A patogênese comum subjacente ao desenvolvimento anormal do osso e/ou da cartilagem leva a muitas semelhanças entre essas displasias. No entanto, cada displasia apresenta um espectro relativamente característico de anomalias esqueléticas. A consideração cuidadosa de cada local da anatomia é necessária para estreitar as possibilidades diagnósticas e estabelecer um diagnóstico.

O **crânio** e a **face** podem estar anormais. Quando alterados, tais características geralmente são inespecíficas.

O envolvimento **da coluna vertebral** é uma característica importante para estabelecer o diagnóstico diferencial. Uma coluna vertebral anormal diferencia a displasia espondiloepifisária da displasia epifisária múltipla. A displasia condroectodérmica é outra displasia dos membros curtos que não envolvem a coluna vertebral. A morfologia espinal anormal inclui platispondilia, bem como vértebra em forma de bala e vértebra com projeções semelhantes à língua ou ponta anterior. A platispondilia difusa congênita é um achado elementar nas várias displasias dos membros curtos. A mineralização deficiente ou ausente a distingue da acondrogênese. O envolvimento da coluna vertebral, especialmente na junção craniovertebral, pode ser uma causa de morbidade significativa.

As anomalias da **cavidade torácica**, especialmente o encurtamento das costelas, com insuficiência respiratória subsequente é uma característica fundamental das displasias letais relacionadas com nanismo. A displasia não letal também pode apresentar anomalias torácicas, embora sejam claramente menos graves.

As anomalias da **bacia** são frequentemente encontradas nas displasias relacionadas com nanismo, embora os achados sejam relativamente inespecíficos. Diversos achados comuns e inespecíficos incluem asas ilíacas curtas, entalhes sacroilíacos estreitos e teto do acetábulo achatado. As espículas ósseas do acetábulo foram observadas em várias dessas displasias.

O encurtamento das **extremidades** é outra característica que define essas displasias. A diferenciação entre encurtamento rizomélico, mesomélico e micromélico é crucial. A malformação dos ossos longos também pode ser distintiva. Os fêmures em "formato de telefone" da displasia tanatofórica são instantaneamente identificados. Anomalias epifisárias generalizadas estão presentes na displasia espondiloepifisária e na displasia epifisária múltipla. A polidactilia é uma característica determinante das síndromes de polidactilia e costela curta, incluindo distrofia torácica asfixiante e displasia condroectodérmica.

Questões Patológicas

A mutação genética subjacente foi identificada em muitas dessas displasias. A compreensão do defeito subjacente pode ajudar, no futuro, a produzir uma cura, embora essa possibilidade permaneça evasiva. Na maioria das displasias, o modo de transmissão é bem reconhecido. O papel da genética é inestimável no planejamento familiar. No entanto, a grande maioria dos casos é resultado de novas mutações espontâneas.

Protocolos das Imagens

As radiografias são a modalidade de imagem preferida para caracterização dessas displasias. No recém-nascido, a radiografia AP e lateral fornecem informações suficientes para estabelecer um diagnóstico. Uma avaliação adicional é geralmente direcionada pelos sintomas clínicos. As radiografias também são úteis para monitorar a progressão do crescimento ósseo e avaliar as alterações secundárias, como na doença articular degenerativa. A TC da cabeça pode ser utilizada para caracterizar as anomalias craniofaciais e malformações cerebrais. A RM da coluna vertebral é frequentemente utilizada para avaliar as anomalias craniovertebrais e o grau de estenose espinal.

Avaliação pré-natal: A ultrassonografia pré-natal pode ser utilizada para avaliar um feto em risco de displasia relacionada com nanismo. É necessário um conhecimento profundo do período de detecção dessas anomalias. Se tais anomalias estão sendo investigadas, o encaminhamento para um ultrassonografista obstetra em casos de alto risco é uma decisão sábia. As características mais cruciais para essa identificação incluem: cavidade torácica pequena, platispondilia, membros curtos e mineralização óssea anormal.

Implicações Clínicas

O componente clínico mais relevante na caracterização de uma displasia relacionada como nanismo é determinar se o tipo de displasia é letal ou não. Esta distinção é muito importante na avaliação pré-natal e nas primeiras horas e dias de vida. O diagnóstico de displasia não letal relacionada com nanismo apresenta implicações médicas e sociais. Em geral, a inteligência é normal e a expectativa de vida não é limitada. No entanto, as anomalias esqueléticas podem levar a uma série de problemas, incluindo artrite prematura, estenose espinal e instabilidade da junção craniovertebral.

O planejamento familiar quando a mãe ou o pai ou ambos têm displasia dos membros curtos requer a consideração de vários fatores. Primeiro e antes de tudo está uma compreensão da genética da displasia e da probabilidade de gerar uma criança com tal anomalia. A consideração desta possibilidade é uma decisão altamente pessoal. Se a mãe for a parte afetada, os riscos de uma gravidez devem ser considerados, bem como o risco potencial para o feto.

REFERÊNCIAS

1. Orphanet: the portal for rare diseases and orphan drugs. www.orpha.net. Updated December 2015.
2. Panda A, et al: Skeletal dysplasias: A radiographic approach and review of common non-lethal skeletal dysplasias, World J Radiol. 6(10):808-825, 2014.

Introdução às Displasias Relacionadas com Nanismo

Características Esqueléticas das Displasias Relacionadas com Nanismo

Displasias	Letal	Crânio e face	Coluna Vertebral	Tórax	Bacia	Ossos Longos	Mãos e Pés
Acondrogênese	Sim	Cabeça grande; testa e ponte nasal planas; fenda palatina; micrognatia	Ossificação ausente ou pobre	Curto e estreito (em forma de sino ou barril); Costelas finas	Asas ilíacas curtas; ísquio pouco mineralizado	Micromelia grave; membros semelhantes a nadadeiras (tipo I)	Falanges pouco mineralizada
Acondroplasia (heterozigoto)	Não	Bossa frontal; hipoplasia da face média; base do crânio pequena	Curvamento posterior; vértebra em forma de bala; ↓ de distância interpedicular distalmente; estenose congênita do canal; estreitamento do forame magno; instabilidade craniocervical	↓ do diâmetro AP; extremidades alargadas	Bacia em taça de champanhe; teto acetabular plano	Encurtamento rizomélico; metáfise escavada e desgastada	Mãos em tridente; todos os metacarpos iguais em comprimento
Distrofia torácica asfixiante	Sim	Normal	Normal	Costelas horizontais curtas; tórax estreito e alongado; clavículas em guidão de bicicleta	Asas ilíacas curtas; teto acetabular plano; espículas ósseas acetabulares	Micromelia leve; epífises em forma de cone	Encurtamento das falanges, metacarpos, metatarsos; polidactilia
Displasia condroectodérmica	Não	Normal	Normal	Normal	Asas ilíacas curtas, entalhe sacrociático estreito; espículas ósseas acetabulares	Encurtamento rizomélico e mesomélico	Falanges curtas; polidactilia (mãos); anomalias do carpo; unhas displásicas
Displasia epifisária múltipla	Não	Normal	Envolvimento normal ou mínimo	Normal	Normal	Irregularidade epifisária	Irregularidades carpal e tarsal (tipo recessivo); braquidactilia leve
Pseudoacondroplasia	Não	Normal	Projeções semelhantes a uma língua; forma oval ou bicôncava	Normal	Atraso no desenvolvimento dos ossos púbicos e da cartilagem trirradiada; tetos acetabulares planos; espículas ósseas acetabulares	Encurtamento rizomélico; epífises planas e curtas, metáfises amplas	Curtos e largos
Displasia espondiloepifisária	Não	Normal	Platispondilia variável; hipoplasia odontoide; instabilidade craniocervical	Tórax em forma de sino, costelas alargadas	Asas ilíacas curtas; tetos acetabulares achatados; ossificação tardia dos ossos púbicos	Encurtamento rizomélico e mesomélico; epífises anormais; alargamento metafisário	Normal
Nanismo tanatofórico	Sim	Cabeça alargada; bossa frontal; ponte nasal achatada; base de crânio pequena; crânio em folha de trevo (tipo II)	Platispondilia grave	Costelas horizontais curtas; tórax longo e estreito	Asas ilíacas curtas, entalhe sacrociático estreito, teto acetabular plano	Encurtamento rizomélico grave; fêmures "receptor de telefone"	Mãos e pés curtos e largos

Introdução às Displasias Relacionadas com Nanismo

(**À esquerda**) *Radiografia AP de bebê com acondrogênese revela achados clássicos. Observe micromelia com encurtamento grave do fêmur e do úmero ➡, bem como tíbia/fíbula e rádio/ulna. As vértebras estão pouco mineralizadas e pouco visíveis ➡. A cavidade torácica é pequena, característica das displasias dos membros curtos letais. Cabeça grande e abdome protuberante são achados inespecíficos. Observe as pequenas asas ilíacas quadradas.*
(**À direita**) *Radiografia AP mostra achados característicos da distrofia torácica asfixiante de Jeune. Os achados mais característicos e diagnósticos são as costelas significativamente encurtadas e cavidade torácica extremamente pequena ➡. Coluna vertebral está normal. Leve encurtamento micromélico da extremidade está presente e envolve fêmures e tíbia/fíbula. Observe as diversas anomalias inespecíficas na bacia.*

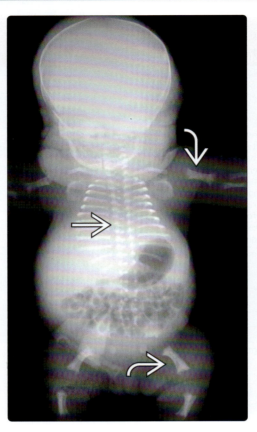
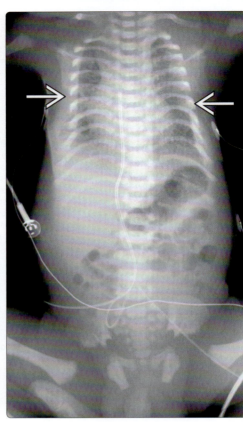

(**À esquerda**) *Radiografia AP mostra manifestações clássicas de nanismo tanatofórico. As extremidades superiores e inferiores estão com encurtamento acentuado, bastante simétrico, tanto no fêmur como na tíbia/fíbula. Observe o úmero incrivelmente curto ➡. Os fêmures curvos, que se assemelham aos fones de telefones ➡, são patognomônicos. A cavidade torácica é pequena e, neste paciente, apresenta a forma de sino.* (**À direita**) *Radiografia lateral revelando platispondilia congênita difusa grave ➡. Essa gravidade do envolvimento da coluna vertebral é uma característica fundamental do nanismo tanatofórico e também pode ser observada na acondroplasia homozigótica e displasia espondiloepifisária (SED). As características diferenciais incluem epífises anormais da SED, outras manifestações espinais da acondroplasia e os diferentes padrões de encurtamento dos ossos longos.*

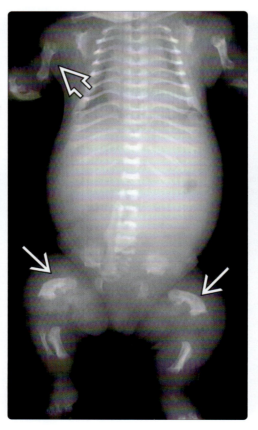
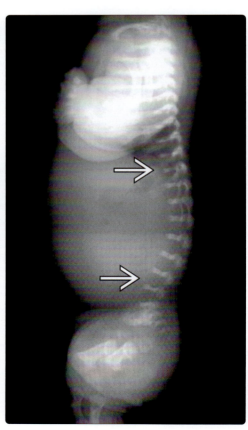

Introdução às Displasias Relacionadas com Nanismo

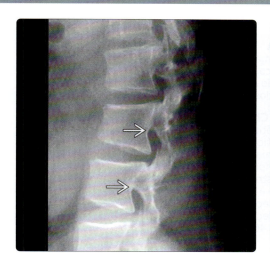
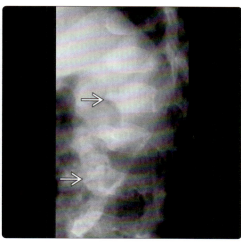

(À esquerda) *Radiografia lateral mostra vértebra com curvatura posterior ➡. Este achado é observado no nanismo acondroplásico, mas apresenta grande diagnóstico diferencial e pode ser uma variante normal.* (À direita) *Radiografia lateral mostra vértebra com projeções semelhantes a língua ➡ em paciente com pseudoacondroplasia. Várias anomalias dos corpos vertebrais, incluindo formas de bala e ponta anterior, foram associadas a acondroplasia, pseudoacondroplasia e outras condições não relacionadas com nanismo.*

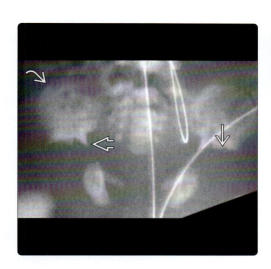
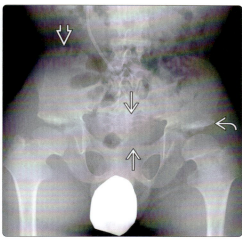

(À esquerda) *Radiografia AP mostra bacia com diversas características inespecíficas observadas em muitas displasias. Os achados incluem pequenas asas ilíacas quadradas ➡, tetos acetabulares achatados ➡ e espículas ósseas decorrentes do acetábulo ➡.* (À direita) *Radiografia AP mostra bacia com aparência característica de uma taça de champanhe ➡. Outros traços distintivos incluem asas ilíacas quadradas ➡ e tetos acetabulares achatados ➡. As epífises femorais proximais estão normais.*

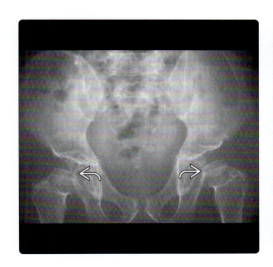
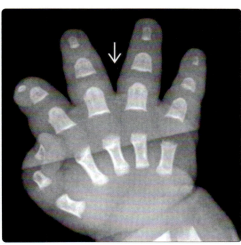

(À esquerda) *Radiografia AP mostra paciente com SED leve. As epífises estão ligeiramente irregulares ➡. Outras displasias relacionadas com nanismo a serem consideradas incluem DEMs e pseudoacondroplasia. Nesse caso, a identificação de anomalias espinais ajudou a confirmar o diagnóstico.* (À direita) *Radiografia AP mostra mão infantil com metacarpos curtos que apresentam comprimento igual. A divisão entre o 3° e o 4° dedos ➡ leva à aparência de mão em forma de tridente.*

Acondroplasia

DADOS PRINCIPAIS

TERMINOLOGIA
- Nanismo rizomélico com tronco normal, cabeça grande e hipoplasia da face média
- Displasia esquelética não letal mais comum

IMAGENS
- Craniofacial
  - Cabeça ampliada com bossa frontal
  - Hidrocefalia
  - Hipoplasia da face média
- Coluna vertebral e bacia
  - Vértebra em forma de bala na junção toracolombar
  - Curvatura posterior do corpo vertebral
  - Estenose do canal congênito secundária aos pedículos curtos
  - Distância interpedicular estreita distal da coluna lombar
  - *Gibbus* toracolombar na infância
  - Aumento da lordose lombar ao começar a andar
- Bacia e extremidades
  - Entalhes sacroilíacos estreitos
  - Ângulo acetabular raso
  - Mão em forma de tridente
  - Geno varo

PATOLOGIA
- Gene anormal do receptor 3 do fator de crescimento fibroblástico
- Transmissão autossômica dominante
- A maioria dos casos é de mutações espontâneas

QUESTÕES CLÍNICAS
- Heterozigótica: inteligência e expectativa de vida normais
- Homozigótica: fatal na infância/infância precoce
- O forame magno estreito e a instabilidade cervical podem levar à compressão do tronco encefálico
- Apneia obstrutiva secundária à hipoplasia da face média
- Obesidade e osteoartrite prematura
- Sem predileção por gênero
- Sem predileção por etnia
- 1/15.000 a 40.000 nascimentos em todo o mundo

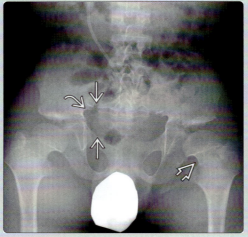
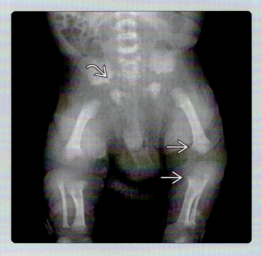

(À esquerda) *Radiografia anteroposterior da bacia em um paciente com acondroplasia mostra entrada pélvica ampla e plana ➡, entalhes sacrociáticos estreitos ➚, pescoços femorais curtos ➡ e asas ilíacas largas. Derivação ventriculoperitoneal também está presente.* (À direita) *Radiografia anteroposterior da bacia e das extremidades inferiores revela entalhe sacrociático estreito característico ➚, fêmures e tíbias/fíbulas curtas. O alargamento metafisário é evidente nos fêmures distais e nas tíbias proximais ➡.*

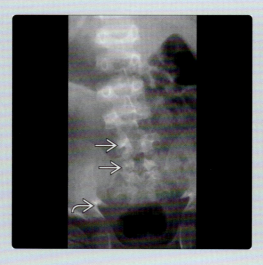
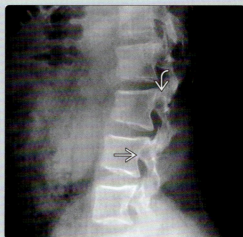

(À esquerda) *Radiografia AP da coluna lombar inferior é patognomônica para acondroplasia. Há estreitamento progressivo da distância interpedicular ➡ de L1 a L5, bem como estreitamento do entalhe sacrociático ➚.* (À direita) *Radiografia lateral mostra pedículos curtos ➚, que são responsáveis pela estenose espinal congênita na acondroplasia. Curvatura do corpo vertebral posterior característico, mas inespecífico, está presente ➡. Também é observada cifose toracolombar muito leve.*

Acondroplasia

TERMINOLOGIA

Sinônimos
- Nanismo; termo está sendo substituído por "displasia"
- Pessoa de baixa estatura

Definições
- Nanismo rizomélico ("raiz")
  - Neste nanismo, o encurtamento é maior na região proximal ou na raiz (que significa úmero, fêmur)
- Displasia esquelética não letal mais comum

IMAGENS

Características Gerais
- Melhor dica para diagnóstico
  - Distância interpedicular lombar estreita é a descoberta radiográfica essencial para nanismo rizomélico com tronco normal e cabeça grande

Recomendações para Aquisição de Imagens
- Melhor ferramenta para aquisição de imagens
  - Radiografias fornecem a melhor exibição do espectro completo das anomalias anatômicas
  - RM é mais útil para avaliação detalhada de anomalias anatômicas específicas, como estreitamento de forame magno ou estenose espinal

Achados na Radiografia
- Radiografia
  - Crânio e face
    - Alargamento da cabeça
    - Bossa frontal
    - Hipoplasia da face média
    - Base do crânio pequena, encurtamento do clívus
    - Desalinhamento e apinhamento dental
  - Tórax
    - Alargamento das extremidades das costelas
    - Diminuição do diâmetro anteroposterior
  - Bacia
    - Asas ilíacas alargadas
    - Entalhes sacroilíacos (sacrociáticos) estreitos
    - Bacia em forma de taça de champanhe
      - □ Entrada pélvica achatada
    - Ângulo acetabular raso
  - Coluna torácica e lombar
    - Estreitamento da distância interpedicular da coluna lombar superoinferior
    - Estenose do canal congênito secundária aos pedículos curtos
    - Curvamento do corpo vertebral posterior
    - Vértebra em forma de bala na junção toracolombar
    - Cifose toracolombar na infância
    - Aumento da lordose lombar ao começar a andar
      - □ Conduz ao sacro horizontal
  - Extremidade superior
    - Encurtamento de úmero > encurtamento de rádio e ulna
    - Depressão e desgaste metafisários
    - Diminuição da extensão do cotovelo
      - □ Decorrente de úmero posteriormente curvado ± deslocamento da cabeça radial
    - Todos os metacarpos apresentam comprimento igual
    - Mão em tridente
      - □ Divergência dos dedos anelares e médios
    - Braquidactilia
      - □ Encurtamento maior das falanges proximais e mediais
  - Extremidade inferior
    - Encurtamento femoral > encurtamento de tíbia e fíbula
    - Depressão e desgaste metafisários
    - Colo femoral curto
    - Fíbula longa
    - Geno varo, patela
    - Menisco discoide
- Ultrassonografia pré-natal
  - Varredura normal no primeiro trimestre
  - Encurtamento dos ossos longos é evidente após 22 semanas
  - Cifose toracolombar
  - Megalencefalia
  - Depressão da ponte nasal
  - Ossificação normal
  - Sem fraturas, deformidades angulares dos ossos longos
  - Poli-hidrâmnios não são comuns
    - Leves, quando presentes
  - Doença homozigótica
    - Alterações mais graves
    - Evidentes no início da gravidez

Achados na TC
- TC da cabeça
  - Forame magno estreito
  - Hidrocefalia
  - Malformação da orelha média
- TC da coluna vertebral
  - Anomalias do corpo vertebral
  - Estenose espinhal congênita
    - Os pedículos curtos limitam a dimensão anteroposterior
    - O estreitamento da distância interpedicular da dimensão mediolateral
  - Compressão da junção cervicomedular

Achados na RM
- Cérebro
  - Forame magno estreito
  - Hidrocefalia
  - Espaço subaracnóideo proeminente nos lobos frontais
- Coluna vertebral
  - Anomalias do corpo vertebral
  - Estenose espinhal congênita
    - Pedículos curtos
    - Distância interpedicular estreita
  - Compressão da junção cervicomedular

DIAGNÓSTICO DIFERENCIAL

Hipocondroplasia
- Achados semelhantes e menos graves que a acondroplasia
  - Sobreposição significativa com a acondroplasia leve
- Pode exigir a tipagem de genes para sua diferenciação

Osteogênese Imperfeita
- Osteopenia
- Fraturas múltiplas que podem mimetizar o nanismo rizomélico
- Esclera azul
- Dentes anormais
- Costelas finas e em contas

Nanismo Tanatofórico
- Ausência de estreitamento interpedicular
- Platispondilia difusa está presente
- Fêmures curvados no formato de "fone de telefone"
- Sobreposição significativa com a acondroplasia homozigótica
- Letal na infância

PATOLOGIA

Características Gerais
- Etiologia
  - Displasia esquelética não letal mais comum

Acondroplasia

- Tipo de condrodisplasia
  - Falha na conversão da cartilagem em osso
- Mutação de *FGFR3*
  - Gene 3 do receptor do fator de crescimento fibroblástico
- Genética
  - Transmissão autossômica dominante
  - A maioria dos casos é de mutações espontâneas
    - Relacionado com aumento da idade paterna

Características Macroscópicas e Cirúrgicas
- Falha na ossificação endocondral

QUESTÕES CLÍNICAS

Apresentação
- Sinais/sintomas mais comuns
  - Nanismo rizomélico com tronco normal, cabeça grande e hipoplasia de face média
  - Os achados são evidentes ao nascimento
  - Pode ser detectada no pré-natal
    - Cabeça grande e pode necessitar de cesariana
- Outros sinais/sintomas
  - Hipotonia na infância é comum
  - Atraso motor
    - Gráficos de desenvolvimento separados foram criados
  - Dobras da pele redundantes nas extremidades
  - Extensão limitada do cotovelo
  - Geno varo
  - Fraqueza das articulações (exceto cotovelo e quadril)
  - Marcha gingada

Demografia
- Gênero
  - Sem predileção
- Etnia
  - Sem predileção
  - Epidemiologia
- 1/15.000 a 40.000 nascimentos em todo o mundo

Histórico Natural e Prognóstico
- Doença heterozigótica
  - Inteligência e expectativa de vida normais
- Doença homozigótica
  - Fatal na infância/primeira infância
    - Insuficiência respiratória
- Complicações
  - Forame magno estreito e instabilidade cervical podem levar a compressão do tronco encefálico
    - Aumenta o risco de morte na infância
    - Pode exigir descompressão posterior, durante a vida
      - Os sintomas incluem hiper-reflexia, clônus, apneia central
  - Apneia obstrutiva secundária à hipoplasia da face média
  - Otite média secundária à malformação da orelha média
  - Obesidade
  - Osteoartrite precoce
  - Estenose espinal
  - Hidrocefalia
    - Obstrução secundária à obstrução venosa no seio sigmoide
    - Não relacionada com macrocefalia
  - Mulheres com acondroplasia necessitam de cesariana

Tratamento
- Direcionado ao alívio de sintomas relacionados com anomalias estruturais
  - Descompressão cervicomedular
  - Descompressão da coluna vertebral lombar
  - Derivação ventricular
  - Procedimentos de alongamento dos membros
    - Controversos
  - Acompanhamento do peso para evitar obesidade
  - Adenoidectomia e tonsilectomia, pressão positiva contínua das vias aéreas por máscara para aliviar a apneia do sono
    - Pode exigir traqueostomia
  - Estudos iniciais de hormônio do crescimento e/ou estatinas são promissores

CHECKLIST DO DIAGNÓSTICO

Dicas para Interpretação de Imagem
- Diversos achados inespecíficos entre as displasias
  - Bacia subdesenvolvida
    - Asas ilíacas pequenas e quadradas
    - Entalhe sacrilíaco estreito (sacrociático)
    - Teto acetabular plano
  - Anomalias craniofaciais
    - Bossa frontal
    - Anomalias dentais
  - Tórax pequeno
    - As anomalias da caixa torácica apresentam descrições diferentes, mas o aspecto geralmente não é distintivo o suficiente para estabelecer o diagnóstico
- A coluna vertebral é característica e um elemento de diferenciação entre as displasias com encurtamento rizomélico dos membros

REFERÊNCIAS

1. Chitty LS, et al: Non-invasive prenatal diagnosis of achondroplasia and thanatophoric dysplasia: next generation sequencing allows for a safer, more accurate and comprehensive approach, Prenat Diagn. ePub, 2015.
2. Panda A, et al: Skeletal dysplasias: A radiographic approach and review of common non-lethal skeletal dysplasias, World J Radiol. 6(10):808-825, 2014.

Acondroplasia

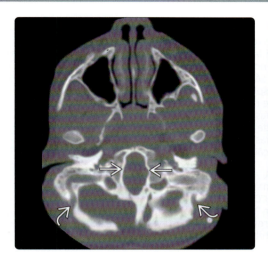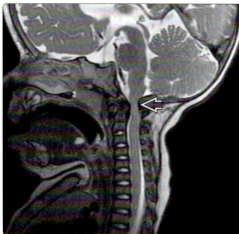

(À esquerda) *TCCC axial mostra displasia da base do crânio e da junção craniocervical associada a acondroplasia. O forame magno está estreito ➡ e as veias emissárias ➡ aumentadas estão presentes.* (À direita) *RM T2WI sagital mostra estreitamento ósseo significativo do canal espinal na junção craniovertebral, com compressão e alteração de calibre da medula espinhal cervical superior ➡.*

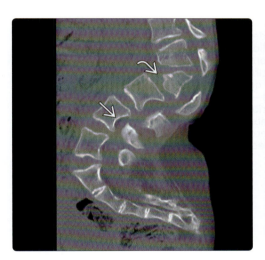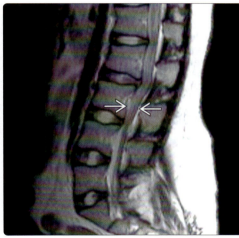

(À esquerda) *TC sagital do osso da coluna lombar identificando a hipoplasia congênita do corpo vertebral L2 anterior com bico central ➡ produzindo cifose focal. A cifose acentua a estenose da coluna vertebral congênita de pedículos curtos. Os corpos vertebrais lombares remanescentes mostram curvamento vertebral posterior característico ➡.* (À direita) *RM T2WI sagital mostra estenose espinal lombar congênita ➡ secundária ao encurtamento dos pedículos, típico da acondroplasia.*

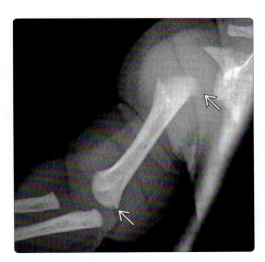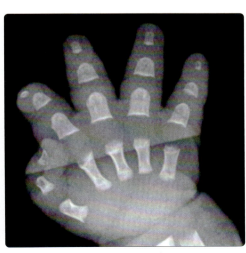

(À esquerda) *Radiografia anteroposterior revela encurtamento típico do úmero observado na acondroplasia. Também está presente alargamento metafisário leve na distal e proximal ➡.* (À direita) *Radiografia anteroposterior da mão mostra braquidactilia difusa. A separação entre o 3° e o 4° dedos cria uma típica mão em forma de tridente (três pontas).*

Pseudoacondroplasia

DADOS PRINCIPAIS

TERMINOLOGIA
- Sinônimos
  - Displasia pseudoacondroplásica
  - Displasia espondiloepifisária pseudoacondroplásica

IMAGENS
- Radiografias são essenciais para identificar anomalias epifisárias e metafisárias subjacentes
- Epífises e metáfises anormais na coluna vertebral, bacia e extremidade inferior > extremidade superior
- As alterações estão relacionadas com idade
  - Normal no início da infância, mais pronunciada tardiamente na infância e menos grave na idade adulta
- Bacia
  - Subdesenvolvida, especialmente nos ossos púbicos
  - Atraso no desenvolvimento característico da cartilagem trirradiada, ângulos acetabulares achatados
  - Espículas ósseas nas bordas medial e lateral do acetábulo
- Coluna vertebral
  - Vértebra na infância: projeções anteriores em forma de língua, formato oval ou bicôncavo
  - Vértebra no adulto: em cunha, achatada ou normal
  - Hipoplasia odontoide, instabilidade atlantoaxial
  - Aumento da lordose lombar ± escoliose
- Extremidades
  - Encurtamento rizomélico
  - Encurtamento e alargamento dos ossos tubulares, especialmente nas mãos e nos pés
  - Epífises pequenas, achatadas nas crianças; permanecem irregulares nos adultos levando a osteoartrite prematura
  - O alargamento metafisário persiste na idade adulta como um alargamento da extremidade distal dos ossos
  - Coxa vara; genos varo e valgo

PRINCIPAIS DIAGNÓSTICOS DIFERENCIAIS
- Acondroplasia
  - Cabeça grande, rosto anormal, distância interpedicular estreita
  - Presente ao nascimento
  - Alargamento metafisário com epífise normal
- Raquitismo resistente a vitamina D
  - Deformidades de curvaturas semelhantes
  - Epífises normais, placas de crescimento irregulares
  - Fósforo sérico baixo
- Displasia espondiloepifisária
  - Presente na infância, marcha atrasada
  - Anomalias craniofaciais, anomalias respiratórias
- Síndrome de Morquio
  - Anomalias craniofaciais
  - Ossificação púbica normal

PATOLOGIA
- Gene anormal da proteína 3 da matriz oligomérica de colágeno (*COMP*) no braço curto do cromossomo 19
- Desenvolve "cartilagem mole", que se deforma em regiões de alto estresse, explicando prevalência de achados na coluna vertebral, bacia e nas extremidades inferiores
- Autossômica dominante (tipos I, III) ou autossômica recessiva (tipos II, IV); a maioria consiste em mutações espontâneas

QUESTÕES CLÍNICAS
- M = F; ~ 1 em 30.000 nascimentos
- Crescimento normal na infância com subsequente crescimento lento ou queda do gráfico de crescimento da criança em anos
- Desenvolvimento de anomalias na marcha, como dobras ou deformidades das extremidades inferiores, como curvatura
- Hipermobilidade das articulações das mãos, dos punhos, joelhos e tornozelos
- Escoliose, cifose e aumento da lordose lombar
- Cotovelo e quadris limitados
- Mãos e pés → curtos e amplos
- A osteoartrite precoce é a sequela mais significativa
- Alongamento eletivo dos membros
- O tratamento é direcionado às anomalias articulares e sintomas decorrentes de escoliose e hiperlordose lombar

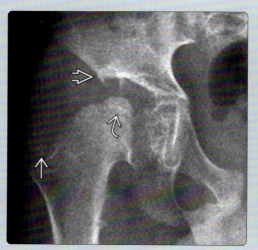 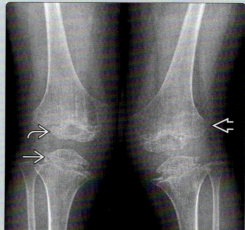

(À esquerda) Radiografia AP da bacia revelando pequenas epífises femorais proximais ➡ e apófises trocantéricas maiores ➡, comumente observadas em pacientes com pseudoacondroplasia. Espículas ósseas pequenas estão presentes ao longo das bordas acetabulares laterais ➡, e os ângulos acetabulares estão achatados. (À direita) Radiografia AP dos joelhos mostra deformidades no geno valgo. As epífises femoral distal ➡ e a tibial proximal ➡ estão achatadas e irregulares. As metáfises estão ampliadas ➡.

Acondrogênese

DADOS PRINCIPAIS

TERMINOLOGIA
- Grupo heterogêneo que inclui condrodisplasias mais graves
  - Tipo 1A: Houston-Harris
  - Tipo 1B: Parenti-Fraccaro
  - Tipo 2: Langer-Saldino

IMAGENS
- Crânio e face
  - Cabeça grande
- Tórax
  - Curto e estreito
  - Costelas finas com múltiplas fraturas (tipo 1)
  - Em forma de barril (tipo 1)
  - Em forma de sino (tipo 2)
- Esqueleto axial
  - Ossificação da coluna vertebral ausente ou deficiente (tipos 1A e 2)
  - Ossos ilíacos pequenos, podem estar mineralizados somente na região superior
  - Ísquio pouco mineralizado
- Extremidades
  - Micromelia grave
  - Ossos longos deformados
  - Fêmur extremamente baixo, úmero
  - Fíbula pouco mineralizada
  - Falanges pouco mineralizadas, parecem estar ausentes
  - Incursão metafisária

PRINCIPAIS DIAGNÓSTICOS DIFERENCIAIS
- Osteogênese imperfeita (tipo II) letal
  - Ossos longos curtos secundários a múltiplas fraturas
  - Esclera azul
  - Hemorragia intracraniana
- Nanismo tanatofórico
  - Tórax estreito e longo
  - Fêmur com aspecto de "fone de telefone"
  - Crânio "em folha de trevo"
  - Platispondilia grave
- Síndrome de polidactilia e costela curta

PATOLOGIA
- Formação anormal de colágeno
  - Tipo 1A: genética desconhecida
  - Tipo 1B: mutação *SLC26A2* (gene transportador de sulfato da displasia diastrófica DDST)
  - Tipo 2: *COL2A1*; colagenopatia tipo II
- Genética
  - Tipos 1A e 1B: autossômicos recessivos
  - Tipo 2: autossômico dominante
- Não há predileção por etnia ou por gênero

QUESTÕES CLÍNICAS
- ~ 1 em 40.000 a 60.000
- Tipo 1 mais comum e mais grave que tipo 2
- Pré-natal
  - Hidropisia
  - Poli-hidrâmnios
  - Fêmur curto pode ser evidente entre 13 e 14 semanas
  - Nádegas
- Prematuro, nascido morto ou morre logo após o nascimento por insuficiência respiratória
- Craniofacial
  - Cabeça grande, testa plana
  - Ponte nasal plana, filtro proeminente
  - Micrognatia
  - Fenda palatina (tipo 2)
- Tórax e abdome
  - Hipoplasia do pulmão
  - Anomalias cardíacas (tipo 1)
  - Abdome protuberante
  - Aparência semelhante à anasarca, em razão de abundantes partes moles e pescoço curto
  - Hérnia umbilical e inguinal (tipo 1B)
- Extremidades
  - Os membros curtos são evidentes ao nascimento
  - Extremamente curto, semelhante a nadadeira no tipo 1

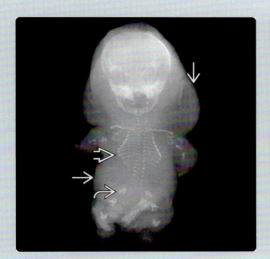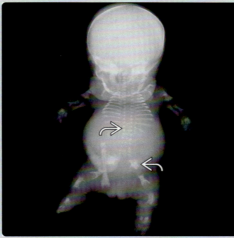

(À esquerda) *Radiografia AP de recém-nascido mostra manifestações mais graves de acondrogênese, incluindo aparência de anasarca secundária a dobras cutâneas excessivas ➡, membros em forma de nadadeiras, vértebras e ossos pélvicos pouco mineralizados ➡, e costelas extremamente curtas ➡.*
(À direita) *Radiografia AP mostra anomalias esqueléticas moderadamente graves da acondrogênese. Micromelia grave com ossos longos deformados está presente ➡.*

Nanismo Tanatofórico

DADOS PRINCIPAIS

TERMINOLOGIA
- Sinônimo: nanismo de morte
- Displasia esquelética letal mais comum
  - Tipo I: fêmures semelhantes a "fone de telefone"
  - Tipo II: crânio em "folha de trevo" (Kleeblattschädel)

IMAGENS
- As radiografias são suficientes para confirmar o diagnóstico
  - Encurtamento e curvatura rizomélico dos membros graves
  - Compressão grave, aumento da altura do espaço discal
  - Costelas horizontais curtas
  - Tórax estreito e relativamente longo
  - Crânio em "folha de trevo"
  - Cabeça ampliada com bossa frontal
  - Entalhes sacroilíacos estreitos
  - Teto acetabular plano
  - Asas ilíacas quadradas e pequenas
  - Fêmures inclinados para fora ("fone de telefone")
  - Megalencefalia, especialmente nos lobos temporais
  - Ventriculomegalia
- Ultrassonografia pré-natal: o diagnóstico é realizado em 14 semanas
  - Micromelia grave e platispondilia
  - Poli-hidrâmnios graves no segundo trimestre

PRINCIPAIS DIAGNÓSTICOS DIFERENCIAIS
- Condroplasia homozigótica
- Osteogênese imperfeita
- Polidactilia e costela curta
- Displasia diastrófica

PATOLOGIA
- Gene do receptor 3 do fator de crescimento fibroblástico anormal

QUESTÕES CLÍNICAS
- Uniformemente fatal dentro de horas a dias pela insuficiência respiratória
- M:F = 2:1
- 1/20.000 a 50.000 nascidos vivos

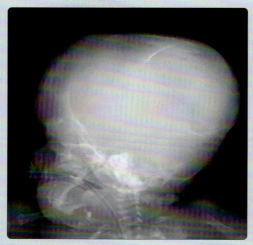
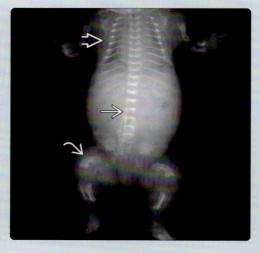

(À esquerda) Radiografia lateral de crânio mostra aparência em "folha de trevo" autoexplicativa, que é uma característica variável do nanismo tanatofórico (tipo II). (À direita) Radiografia AP mostra micromelia grave envolvendo todos os ossos longos. Há curvatura marcante caracterizada do fêmur ➜, uma aparência geralmente chamada de "fone de telefone", indicando o nanismo tanatofórico do tipo I. A cavidade torácica está estreita e as costelas curtas e horizontais ➜. O achatamento difuso dos corpos vertebrais ➜ está presente.

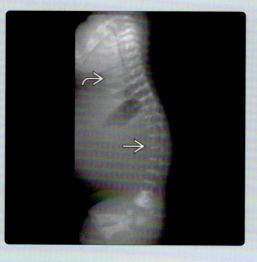
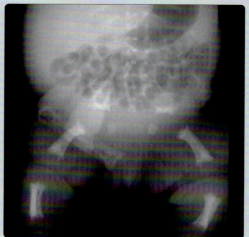

(À esquerda) Radiografia lateral mostra platispondilia grave de toda a coluna toracolombar ➜ e uma altura do espaço discal relativamente maior. As costelas estão acentuadas encurtadas ➜ e o abdome protuberante. (À direita) Radiografia anteroposterior mostra ossos gravemente encurtados na extremidade inferior. O fêmur está significativamente encurtado em relação à tíbia e à fíbula. Observe também a morfologia anormal da bacia, incluindo pequenas asas ilíacas quadradas, entalhe sacrociático estreito e teto acetabular plano.

Nanismo Tanatofórico

TERMINOLOGIA

Sinônimo
- Nanismo de morte

Definição
- Displasia esquelética letal mais comum

IMAGENS

Características Gerais
- Melhor dica para diagnóstico
  - Platispondilia e micromelia grave
    - Tipo I: fêmures de "fone de telefone"
    - Tipo II: crânio "trevo de folha" (Kleeblattschädel)

Recomendações para Aquisição de Imagens
- Melhor ferramenta para aquisição de imagens
  - As radiografias são suficientes para confirmar o diagnóstico

Achados na Radiografia
- Crânio e face
  - Crânio "folha de trevo" (tipo II)
  - Cabeça ampliada com bossa frontal
  - Ponte nasal deprimida
  - Base do crânio pequena
- Tórax
  - Costelas horizontais curtas
  - Tórax estreito e relativamente longo
- Coluna vertebral
  - Compressão grave, aumento da altura do espaço discal
- Bacia
  - Asas ilíacas quadradas e pequenas
  - Entalhe sacroilíaco estreito
  - Teto acetabular plano
- Extremidades
  - Encurtamento rizomélico grave
  - Fêmures curvados para fora (tipo I)
    - Aparência de "fone de telefone"
  - Alargamento metafisário
  - Falanges curtas e amplas

TC da Cabeça e RM do Cérebro
- Megalencefalia
  - Especialmente nos lobos temporais
- Ventriculomegalia
- Forame magno estreito
- Polimicrogiria

Ultrassonografia Pré-natal
- Pode ser diagnosticado precocemente, na 14ª semana
- Aumento da translucência nucal
- Micromelia grave
- Platispondilia
- Poli-hidrâmnios graves no 2° trimestre

DIAGNÓSTICO DIFERENCIAL

Acondroplasia Homozigótica
- Distância interpedicular estreita da coluna lombar superior à inferior
- Pelo menos um dos pais apresenta acondroplasia

Polidactilia e Costela Curta
- Inclui distrofia torácica asfixiante e síndrome Ellis-van Creveld
- Polidactilia

Osteogênese Imperfeita
- Platispondilia congênita observada no tipo IIA

Displasia Diastrófica
- Fenda palatina
- Pé chato, polegar de caroneiro
- Edema das orelhas

PATOLOGIA

Características Gerais
- Genética
  - Gene anormal do receptor 3 do fator de crescimento fibroblástico
    - Apenas um gene mutado é necessário para a transmissão
    - Todos os casos são mutações espontâneas

Estadiamento, Gradação e Classificação
- Tipo I
  - Encurtamento e curvamento dos membros mais graves e platispondilia
    - Fêmures curvados para fora identificados pela aparência de "fone de telefone"
- Tipo II
  - Encurtamento e curvamento dos membros menos graves e platispondilia
  - Crânio pronunciado "folha de trevo"

QUESTÕES CLÍNICAS

Apresentação
- Sinais/sintomas mais comuns
  - Encurtamento rizomélico dos membros com curvatura
- Outros sinais/sintomas
  - Cabeça ampliada com olhos arregalados
  - Tórax estreito
  - Abdome protuberante
  - Pernas rotacionadas externamente
  - Pele excessiva nos braços e nas pernas

Demografia
- Gênero
  - M:F = 2:1
- Epidemiologia
  - 1/20.000 a 50.000 nascidos vivos

Histórico Natural e Prognóstico
- Quase uniformemente fatal dentro de horas a dias pela insuficiência respiratória
- Para os poucos que sobrevivem, complicações das convulsões progressivas, estenose craniocervical, dependência ventilatória e limitações nas habilidades motoras e cognitivas

REFERÊNCIAS

1. Chitty LS, et al: Non-invasive prenatal diagnosis of achondroplasia and thanatophoric dysplasia: next generation sequencing allows for a safer, more accurate and comprehensive approach, Prenat Diagn. ePub, 2015.
2. Zhen L, et al: Increased first-trimester nuchal translucency associated with thanatophoric dysplasia type 1, J Obstet Gynaecol:1-3, 2015.

Distrofia Torácica Asfixiante de Jeune

DADOS PRINCIPAIS

TERMINOLOGIA
- Nanismo de membros curtos com anomalias respiratórias e renais
- Uma forma congênita da síndrome da insuficiência torácica
- Sinônimos
  - Síndrome de Jeune
  - Distrofia toracopélvica-falangiana
  - Condrodistrofia torácica asfixiante

IMAGENS
- Tórax
  - Tórax alongado, estreito e retangular ou em forma de sino
  - Costelas curtas e horizontais
  - Ampliação bolhoso das junções costocondrais
  - Clavículas horizontais de "guidão"
- Bacia
  - Acetábulo trirradiado: teto acetabular plano, espículas ósseas mediais (também descritas como esporos dos entalhes sacrociáticos inferior e laterais)
  - Asas ilíacas pequenas e quadradas
- Extremidades: micromelia
  - Encurtamento acromélico ou mesomélico
  - Encurtamento de leve a grave, geralmente leve
  - Epífises em forma de cone
  - Falanges, metacarpos e metatarsos pequenos
  - Polidactilia
  - Ossificação prematura da epífise femoral proximal
- Coluna vertebral
  - Corpos vertebrais normais
- Não há anomalias craniofaciais significativas
- Imagem pré-natal
  - Pode não ser evidente no 1° trimestre
  - Tórax pequeno, costelas curtas
  - Diminuição do movimento respiratório
  - Encurtamento dos membros nem sempre aparentes
  - Doença renal cística
  - Oligo-hidrâmnios podem ser observados

PRINCIPAIS DIAGNÓSTICOS DIFERENCIAIS
- Displasia condroectodérmica
  - Também conhecido como por síndrome de Ellis-van Creveld
  - Anomalias de unhas mais pronunciadas
  - Menor doença renal e hepática
  - Costelas não estão muito curtas
  - Anomalias cardíacas comuns
- Síndrome da polidactilia e costela curta
  - Tipo III (Verma-Naumoff)
  - Mais grave que a de Jeune
  - Jeune e esta síndrome podem ser um espectro da mesma doença

PATOLOGIA
- Autossômica recessiva
- Geneticamente heterogênea
- Mutação do gene *IFT80*
  - Regula a função de cílio

QUESTÕES CLÍNICAS
- 1/100.000 a 130.000 nascimentos
- Não há predileção por etnia ou por gênero
- Inteligência normal
- Questão clínica principal é o estado pulmonar
  - Espectro de hipoplasia pulmonar
  - Tórax pequeno inflexível impacta a função pulmonar
  - Infecções pulmonares recorrentes
- Doença renal microcística
- Fibrose hepática pode levar a cirrose
- Anomalias cardíacas e gastrintestinais (GU) variáveis
- A maioria não sobrevive à idade adulta
  - Hipoplasia pulmonar associada à morte precoce
  - Doença renal em fase terminal observada naqueles que sobreviveram à infância
- O estado respiratório pode melhorar naqueles que sobrevivem à infância secundariamente ao crescimento da caixa torácica
- Técnicas de expansão de costela
  - Normalizar a forma da cavidade torácica e aumentar o volume
  - Melhorar o desenvolvimento e a função pulmonar

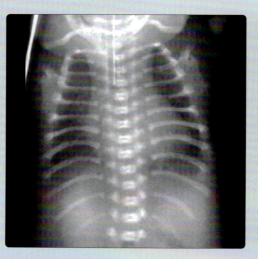 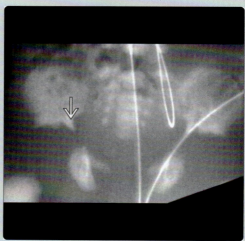

(À esquerda) *Radiografia torácica anteroposterior mostra tórax estreito, alongado, em forma de sino, costelas orientadas horizontalmente e clavículas de "guidão", características da distrofia torácica asfixiante.*
(À direita) *Radiografia anteroposterior da bacia revela asas ilíacas pequenas e quadradas, e acetábulo trirradiado com teto acetabular plano e espículas ósseas inferiores que se projetam ao longo do aspecto medial* ➡.

Displasia Condroectodérmica (Ellis-van Creveld)

DADOS PRINCIPAIS

TERMINOLOGIA
- Condro (cartilagem) mais displasia ectodérmica (unhas e dentes)
- Pertence ao espectro de síndromes de polidactilia e costela curta

IMAGENS
- Bacia
  - Pequenas cristas ilíacas
  - Entalhes sacrociáticos estreitos
  - Espículas ósseas da cartilagem trirradiada
- Extremidades
  - Nanismo desproporcional: encurtamento dos membros mais grave na distal que na proximal
  - Maior encurtamento de tíbia/fíbula e rádio/ulna em relação a fêmur e a úmero, respectivamente
  - Maior encurtamento de falanges mediais e distais em relação a falanges proximais
  - Cúbito valgo
  - Anomalias do carpo, incluindo ossos e fusões do carpo acessório, especialmente o capitato-hamato
  - Polidactilia pós-axial bilateral da mão (polidactilia ulnar); dedo extra no lado ulnar do dedo mínimo
  - Polidactilia nos pés é incomum
  - Deformidade em valgo do joelho secundária à deformidade da epífise tibial proximal
- Craniofacial e espinal
  - Desenvolvimento e mineralização normais
- Tórax: costelas curtas
- Maturação esquelética atrasada
- O diagnóstico pré-natal pode ser realizado após 18 semanas de gestação
  - Membros curtos
  - Polidactilia
  - Anomalias cardíacas
  - Costelas curtas
  - Aumento da translucência nucal após 13 semanas

PRINCIPAIS DIAGNÓSTICOS DIFERENCIAIS
- Outras síndromes de polidactilia e costela curta
- Distrofia torácica asfixiante (Jeune)
  - Ausência de displasia ectodérmica: cabelo, dentes, unhas
  - Ausência de defeitos cardíacos
- Displasia de McKusick-Kaufman
  - Ausência de alterações displásicas e ectodérmicas

PATOLOGIA
- Autossômica recessiva
- Mutações em *EVC* e *EVC2* foram identificadas

QUESTÕES CLÍNICAS
- 1/60.000 a 200.000 nascidos vivos
- 5/1.000 nascimentos em Old Order Amish of Lancaster, PA
- 50% morrem na infância secundariamente à doença cardíaca congênita ou insuficiência respiratória
- Condrodistrofia, displasia ectodérmica, doença cardíaca congênita, polidactilia
  - Nanismo ao nascimento; pode ter estatura normal se sobreviver até a idade adulta
  - Unhas dos dedos e pés displásicos
  - Cabelos esparsos
  - Anomalias dentais
  - Deformidades orais incluem fendas labiais parciais e outras deformidades labiais
  - Doença cardíaca congênita em 50% a 60%; especialmente os defeitos do septo atrial
  - Outras anomalias incluem SNC, GU (epispadias, testículo não descendente)
  - Tórax pequeno com dificuldades respiratórias
  - Inteligência normal
- Tratamento no período neonatal direcionado ao suporte das anomalias respiratórias e cardíacas
- Tratamento após a infância direcionado à reparação das anomalias anatômicas
  - Reparo dos defeitos cardíacos
  - Ressecção do dedo extra
  - Osteotomia para reparar o geno valgo
  - Cuidados dentais adequados

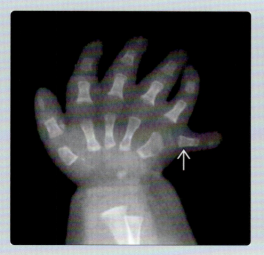 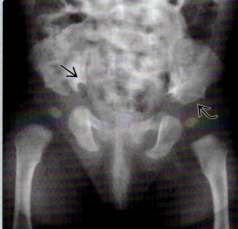

(À esquerda) *Radiografia AP da mão mostra polidactilia ulnar com um 6° dedo ➡ que surge do dedo mínimo. As mãos são amplas. O encurtamento progressivo é observado das falanges proximais às falanges distais.* (À direita) *Radiografia AP da bacia mostra asas ilíacas hipoplásicas, pequenos entalhes ciáticos ➡ e acetábulos horizontais ➡. Há espessamento leve e inclinação das diáfises femorais. Esses achados não são específicos e podem estar presentes em muitas displasias esqueléticas diferentes.*

Displasia Espondiloepifisária

DADOS PRINCIPAIS

TERMINOLOGIA
- Nanismo com tronco desproporcionalmente curto
  - Encurtamento do tronco > encurtamento das extremidades

IMAGENS
- Radiografias são mais úteis para estabelecer o diagnóstico
  - Epífises anormais (ausentes, pouco mineralizadas, planas, irregulares e/ou fragmentadas)
  - Platispondilia
- Tipo congênito
  - Desenvolvimento atrasado dos centros de ossificação com deformidade subsequente
  - Quadris, joelhos mais envolvidos
  - Coxa vara, deslocamento do quadril
  - Geno valgo, supercrescimento medial do côndilo femoral
  - Graus variáveis de platispondilia
  - Hipoplasia odontoide
  - Curvatura anormal da coluna
- Tipo tardio
  - Estatura baixa (nem sempre com nanismo)
  - Hipoplasia odontoide, curvatura anormal da coluna vertebral
  - Ombro, quadril e joelho mais gravemente afetados
  - Mimetiza a doença de Legg-Calvé-Perthes no quadril

PATOLOGIA
- Congênita: autossômica dominante
- Tardia: autossômica recessiva ligada ao cromossoma X

QUESTÕES CLÍNICAS
- Tardia manifesta-se na puberdade com crescimento lento, desenvolvimento de deformidades da coluna vertebral, dor nas articulações
- Expectativa de vida normal
- Morbidades: deformidades da coluna vertebral, osteoartrite prematura
- Tratamento
  - Deformidade da coluna vertebral: instrumentação/estabilização
  - Substituição da articulação

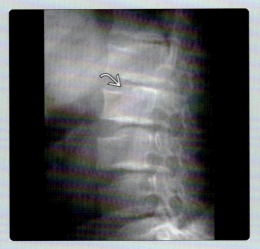
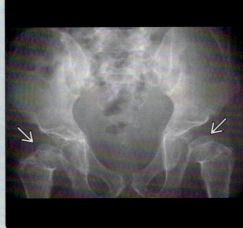

(À esquerda) *Radiografia lateral exibe platispondilia difusa e leve de todos os corpos vertebrais em paciente com SED tardia. Bossas proeminentes estão presentes ao longo das placas superiores ➡. Estas bossas são o resultado do desenvolvimento anormal do anel apofisário vertebral.* (À direita) *Radiografia AP mostra alterações leves da SED. As cabeças femorais estão simetricamente envolvidas com achatamento e ampliação ➡. Nesse caso, as asas ilíacas e os ossos púbicos parecem normais, embora não estejam nas doenças mais graves.*

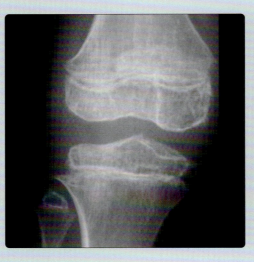
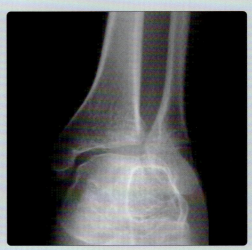

(À esquerda) *Radiografia anteroposterior revelando irregularidades das epífises em paciente com SED leve. Essas mudanças são sutis e inespecíficas. Nesse paciente, o diagnóstico foi estabelecido somente após examinar a coluna vertebral.* (À direita) *Radiografia AP mostra irregularidade significativa e aplanamento das superfícies articulares da tíbia distal e da cúpula talar em paciente com SED mais grave. As superfícies das articulações são incongruentes; o estreitamento ao longo do espaço tibiotalar medial indica o início da osteoartrite.*

Displasia Espondiloepifisária

TERMINOLOGIA

Abreviaturas
- Displasia espondiloepifisária (SED)
- Displasia congênita espondiloepifisária (SDC)

Definições
- Nanismo com tronco desproporcionalmente curto
  - Encurtamento do tronco > encurtamento das extremidades
- Grupo heterogêneo de distúrbios com envolvimento espinal e das epífises; dividido em formas congênitas e tardias

IMAGENS

Características Gerais
- Melhor dica para diagnóstico
  - Epífises anormais e platispondilia (ausentes, pouco mineralizadas, planas, irregulares, fragmentadas)

Recomendações para Aquisição de Imagens
- Melhor ferramenta para aquisição de imagens
  - Radiografias mais úteis para estabelecer o diagnóstico

Achados na Radiografia
- Radiografia
  - Congênita
    - Tronco curto e membros; mãos/pés e cabeça normais
    - Desenvolvimento tardio dos centros de ossificação com subsequente achatamento e irregularidade
      - Envolve as apófises da coluna vertebral
      - Quadris e joelhos mais gravemente envolvidos, secundariamente à deformidade progressiva causada pelo peso nas epífises anormais
    - Tórax: em forma de sino com costelas alargadas
    - Coluna vertebral: vários graus de platispondilia
      - Hipoplasia odontoide ± instabilidade atlantoaxial ± compressão da medula espinal
      - ↑ de cifose torácica, escoliose, lordose lombar
    - Bacia: pequenas asas ilíacas, tetos acetabulares horizontais, ossificação tardia dos ossos púbicos
    - Extremidades: encurtamento rizomélico e mesomélico
      - Ossos tubulares curtos e largos, alargamento metafisário
      - Coxa vara, deslocamento do quadril
      - Geno valgo secundário ao supercrescimento do côndilo femoral medial; pé equino varo
  - Tardia
    - Estatura baixa (nem sempre com nanismo)
    - Coluna vertebral: hipoplasia odontoide ± instabilidade atlantoaxial ± compressão da medula espinal
      - Bossa superior e inferior das placas na extremidade vertebral
      - ↑ de cifose torácica, escoliose, lordose lombar
    - Extremidades: epífises achatadas e irregulares
      - Ombro, quadril, joelho são mais afetados
      - Mimetiza a doença de Legg-Calvé-Perthes no quadril

Achados na TC
- Reconstruções úteis para o planejamento pré-operatório

Achados na RM
- Avaliar a compressão da medula e epífise não ossificada

DIAGNÓSTICO DIFERENCIAL

Síndrome de Morquio
- Bico vertebral anterior, *gibbus* toracolombar
- Metacarpos proximais pontuados

Acondroplasia (Homozigoto)
- Epífises mineralizadas e de forma normal
- Curvamento do corpo vertebral posterior
- Distância interpedicular estreita da coluna lombar inferior
- Pedículos curtos

PATOLOGIA

Características Gerais
- Etiologia
  - Colagenopatia tipo II
- Genética
  - Congênita: autossômica dominante
    - Gene *COL2A1*: produz colágeno anormal do tipo II
    - A maioria dos casos é de mutações espontâneas
    - Associada a idade paterna avançada
  - Tardia: autossômica recessiva ligada ao cromossomo X (apenas homens)
    - Mutação no gene da SED tardia (*SEDL*)

QUESTÕES CLÍNICAS

Apresentação
- Sinais/sintomas mais comuns
  - Congênita: ao nascimento, encurtamento desproporcionalmente curto do tronco, rizomélico e mesomélico
  - Tardia: manifesta-se na puberdade
    - Crescimento lento, desenvolvimento de deformidades da coluna vertebral
    - Dor nas articulações, principalmente no quadril e joelho
- Outros sinais/sintomas
  - Congênitos
    - Face plana, olhos arregalados, fenda palatina, desprendimento de retina, catarata
    - Pescoço curto, tórax em forma de barril, abdome protuberante
    - Movimento anormal secundário a desalinhamento do quadril/joelho e/ou compressão da medula espinal
    - Inteligência normal, marcha motora tardia

Demografia
- Epidemiologia
  - 1 em 100.000 nascidos vivos

Histórico Natural e Prognóstico
- Expectativa de vida normal
- Morbidade secundária a deformidades da coluna vertebral e osteoartrite prematura

Tratamento
- Instrumentação para correção das deformidades da coluna vertebral
- Substituição da articulação

REFERÊNCIA

1. Panda A, et al: Skeletal dysplasias: A radiographic approach and review of common non-lethal skeletal dysplasias, World J Radiol. 6(10):808-825, 2014.

Displasia Espondiloepifisária

(À esquerda) *Radiografia lateral mostra platispondilia leve da vértebra cervical ⇒ com ossificação tardia, mais reconhecida no processo odontoide ⇒. (À direita) RM T2WI sagital mostra estenose grave do canal no forame magno. Há compressão associada à medula espinhal e alteração do sinal T2 intramedular no tronco encefálico e na junção cervicomedular ⇒. Observe também a deformidade proeminente do pectus carinatum ("peito de pombo") ⇒.*

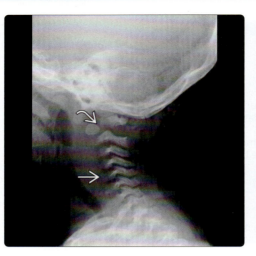
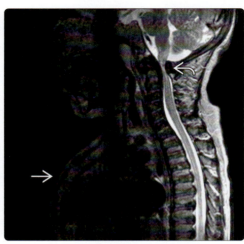

(À esquerda) *Radiografia anteroposterior mostra paciente com tipo leve de displasia espondiloepifisária. Há um achatamento generalizado de corpos vertebrais. (À direita) Radiografia lateral mostra paciente com um tipo leve de displasia espondiloepifisária. O achatamento amplo generalizado dos corpos vertebrais está presente. Bossas leves estão presentes nas placas terminais.*

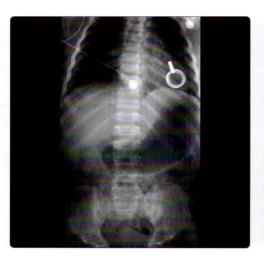
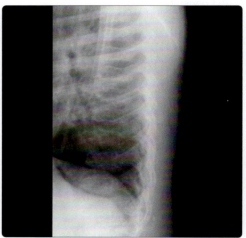

(À esquerda) *Radiografia AP de quadris mostra cabeças femorais sutilmente anormais, as quais apresentam uma forma asférica e estão ligeiramente achatadas. A perda de espaço da cartilagem é um achado inicial da osteoartrite.* (À direita) *Radiografia AP mostra paciente com epífises gravemente deformadas, incluindo fragmentação significativa das cabeças femorais ⇒. As anomalias são tão graves que levaram à deformidade metafisária, bem como ao desalinhamento das articulações. As placas referem-se a um procedimento de alongamento femoral.*

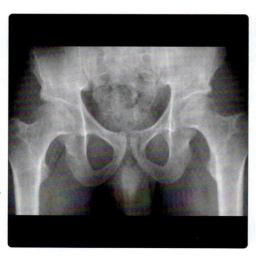
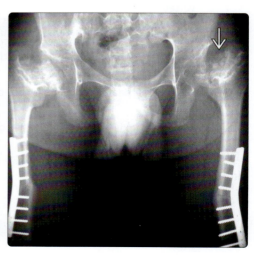

Displasia Espondiloepifisária

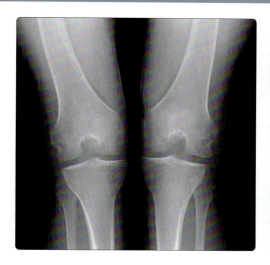
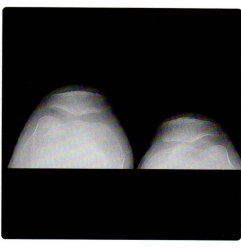

(À esquerda) *Radiografia anteroposterior mostra joelhos morfologicamente anormais. As alterações são simétricas e incluem ampliação dos côndilos femorais e achatamento das superfícies articulares tibiais. Esses achados são inespecíficos.* **(À direita)** *Radiografia tangencial mostra patela anormal. A patela está ligeiramente ampliada, e as facetas articulares parecem ligeiramente achatadas. O diagnóstico apenas pode ser estabelecido pela correlação com outros achados esqueléticos deste paciente com SED.*

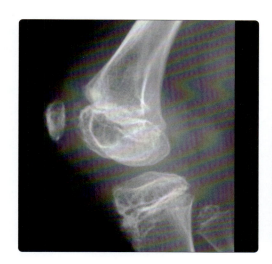
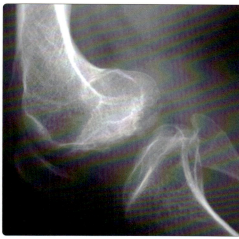

(À esquerda) *Radiografia lateral mostra irregularidade e achatamento das epífises em um paciente com displasia espondiloepifisária leve.* **(À direita)** *Radiografia lateral do joelho mostra extensa fragmentação dos côndilos femorais e aplanamento da superfície articular tibial em um caso mais grave de SED congênita. O desenvolvimento de osteoartrite precoce nesses casos não é surpreendente.*

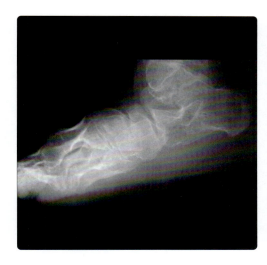
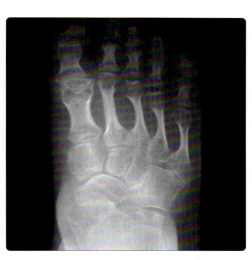

(À esquerda) *Radiografia lateral mostra pé significativamente anormal. Os ossos estão deformados com superfícies articulares irregulares, e os metatarsos estão curtos.* **(À direita)** *Radiografia anteroposterior do pé mostra braquidactilia resultante de deformidades do crescimento epifisário. A malformação das superfícies articulares das cabeças dos metatarsos também está presente. O envolvimento do pé é incomum na displasia do espondiloepifisária.*

Displasia Epifisária Múltipla

DADOS PRINCIPAIS

IMAGENS
- Radiografias são suficientes para estabelecer o diagnóstico
  - Requerem avaliação de todas as articulações e também da coluna vertebral
- Tipo autossômico dominante
  - Irregularidade epifisária bilateral, simétrica
    - Aparência epifisária inicialmente atrasada → pequena e fragmentada → achatada
    - Envolvimento mais grave: quadril, joelhos, tornozelos e punhos
  - Envolvimento mínimo da coluna vertebral
- Tipo recessivo
  - Mãos, pés, coluna também estão envolvidos
  - Principalmente os ossos do carpo e do tarso
  - Braquidactilia leve
- Atraso da idade óssea
- Anormalidades de alinhamento

PRINCIPAIS DIAGNÓSTICOS DIFERENCIAIS
- Pseudoacondroplasia
  - Envolvimento espinal mais grave
  - Encurtamento rizomélico do membro com ossos tubulares curtos e largos
- Displasia de espondiloepifisária
  - Envolvimento espinal mais grave, incluindo platispondilia
  - Encurtamento rizomélico e mesomélico dos membros
- Hipotireoidismo
  - Idade óssea gravemente atrasada

PATOLOGIA
- Ossificação endocondral anormal nas fises/epífises
- Tipo autossômico dominante mais comum
- Tipo autossômico recessivo menos comum

QUESTÕES CLÍNICAS
- Marcha alterada, dor nas articulações é comum
- Normalmente presente na infância; casos leves podem não ser diagnosticados até a idade adulta jovem
- Desenvolve osteoartrite prematura
- O tratamento é sintomático

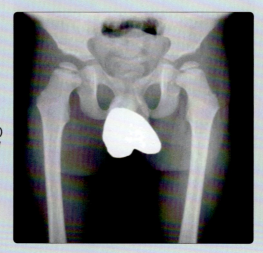
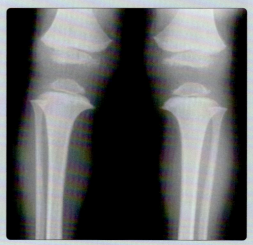

(À esquerda) *Radiografia AP exibe alterações leves das epífises femorais capitais. Ambas estão ligeiramente pequenas e achatadas; não é mostrada fragmentação ou inclinação. Quando combinado com uma coluna normal e anomalias semelhantes em outras epífises, o diagnóstico de displasia epifisária múltipla é estabelecido.* (**À direita**) *Radiografia AP dos joelhos mostra anomalia leve das epífises dos fêmures distais e tíbias proximais. As epífises são pequenas, e as margens irregulares. As placas de crescimento parecem normais.*

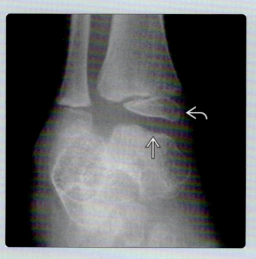
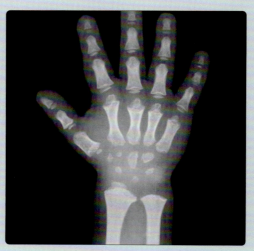

(À esquerda) *Radiografia oblíqua é mais apropriada a identificação do achatamento da cúpula talar* ➡. *A identificação de uma epífise tibial distal pequena, ligeiramente irregular,* ➡ *ajuda a direcionar o diagnóstico diferencial para um processo sistêmico.* (**À direita**) *Radiografia PA mostra mão com múltiplas manifestações de DEM. Os ossos do carpo e as epífises são pequenos com margens irregulares, e os metacarpos são curtos e amplos. Essas manifestações são mais comuns no tipo autossômico recessivo de DEM.*

Displasia Epifisária Múltipla

TERMINOLOGIA
Abreviaturas
- Displasia epifisária múltipla (DEM)
- Epífise displásica múltipla (EDM)

IMAGENS
Características Gerais
- Melhor dica para diagnóstico
  - Irregularidade epifisária bilateral e simétrica
- Localização
  - Mais grave: quadril, joelhos, tornozelos, punhos
  - Envolvimento mínimo da coluna vertebral

Recomendações para Aquisição de Imagens
- Melhor ferramenta para aquisição de imagens
  - Radiografias são suficientes para estabelecer o diagnóstico
- Orientações de protocolo
  - Requerem avaliação de todas as articulações e também da coluna vertebral

Achados na Radiografia
- Radiografia
  - Epífises anormais bilaterais e simétricas
    - Ossificação tardia
    - Epífises pequenas e fragmentadas
    - Aplainamento de epífises à medida que o esqueleto sofre maturação
    - Metáfises normais
  - Idade óssea tardia
  - Anormalidades de alinhamento
    - Coxa vara
    - Geno valgo
    - Inclinação tibiotalar
      - Inclinação para fora e para cima da articulação tibiotalar
    - Ângulo anormal do cotovelo
    - Deformidade de Madelung
  - Quadris
    - Podem mimetizar a doença de Legg-Calvé-Perthes
    - Podem mimetizar a displasia de Meyer (hipoplasia focal da epífise femoral capital)
  - Tipos dominantes
    - A coluna vertebral comumente é normal, embora uma leve irregularidade da placa terminal possa ser observada
  - Tipo recessivo
    - Mãos, pés, coluna também estão envolvidos
      - Principalmente os ossos do carpo e do tarso
      - Braquidactilia leve
      - Patela dupla
      - Apófises deformadas, especialmente T12 e L1

DIAGNÓSTICO DIFERENCIAL
Pseudoacondroplasia
- Encurtamento rizomélico dos membros com ossos tubulares curtos e largos
- Envolvimento mais grave da coluna vertebral
- Asas ilíacas pequenas, espículas ósseas no acetábulo

Displasia Espondiloepifisária
- Envolvimento mais grave da coluna vertebral, incluindo platispondilia
- Encurtamento rizomélico e mesomélico dos membros
- Asas ilíacas pequenas, tetos acetabulares horizontais

Hipotireoidismo
- Idade óssea gravemente tardia
- Retardo mental

PATOLOGIA
Características Gerais
- Etiologia
  - Ossificação endocondral anormal das epífises e placas de crescimento
- Genética
  - Múltiplos genes diferentes envolvidos, mais comumente o COMP
    - Outros genes: COL9A1, COL9A2, COL9A3, MATN3
    - Envolvidos com a formação de colágeno tipo IX
  - Tipo autossômico dominante
    - Tipo Fairbanks: mais grave
    - Tipo Ribbing: menos grave
  - Tipo autossômico recessivo menos comum

QUESTÕES CLÍNICAS
Apresentação
- Sinais/sintomas mais comuns
  - Dificuldade em andar: marcha comprometida comum
  - Dor nas articulações
  - Fadiga após exercício
  - Estatura baixa, mas não com nanismo
  - Tipo autossômico recessivo
    - 50% apresentam anomalia evidente ao nascimento
    - Pé torto, fenda palatina, edema de orelha, clinodactilia, escoliose

Demografia
- Idade
  - Normalmente presente na infância; casos leves podem não ser diagnosticados até a idade adulta jovem
- Epidemiologia
  - 1 em 10.000 para o tipo autossômico dominante
  - Incidência de tipo autossômico recessivo desconhecido

Histórico Natural e Prognóstico
- Osteoartrite precoce, movimentação limitada

Tratamento
- Sintomático: analgésicos, substituição das articulações

REFERÊNCIAS
1. Anthony S, et al: Multiple Epiphyseal Dysplasia, J Am Acad Orthop Surg. 23(3):164-172, 2015.
2. Jeong C, et al: Novel COL9A3 mutation in a family diagnosed with multiple epiphyseal dysplasia: a case report, BMC Musculoskelet Disord. 15:371, 2014.
3. Panda A, et al: Skeletal dysplasias: A radiographic approach and review of common non-lethal skeletal dysplasias, World J Radiol. 6(10):808-825, 2014.
4. Park KW, et al: Assessment of skeletal age in multiple epiphyseal dysplasia, J Pediatr Orthop. 34(7):738-742, 2014.
5. Unger SL, et al: Multiple epiphyseal dysplasia: radiographic abnormalities correlated with genotype, Pediatr Radiol. 31(1):10-18, 2001.
6. Haga N, et al: Stature and severity in multiple epiphyseal dysplasia, J Pediatr Orthop. 18(3):394-397, 1998.
7. Silverman FN: C. John Hodson Lecture. Reflections on epiphyseal dysplasias, AJR Am J Roentgenol. 167(4):835-842, 1996.

Displasia Epifisária Múltipla

(À esquerda) *Radiografia lateral da coluna vertebral apresenta achados relativamente normais, com exceção de leves irregularidades das placas terminais. Os corpos vertebrais são de outro modo pouco significativo; não há bicos, projeções semelhantes a língua ou perda de altura. Os achados, como os últimos, são mais comumente observados com entidades como a displasia espondiloepifisária que a DEM, que geralmente apresenta coluna quase normal, como neste caso.* **(À direita)** *Radiografia AP mostra cotovelo de um adulto jovem. A cabeça radial e o capítulo estão malformados e sem congruência. O côndilo medial também está irregular, embora sua observação seja mais difícil. Observe a maior angulação AP do antebraço em relação ao úmero, que se manifesta clinicamente como um ângulo de transporte aumentado.*

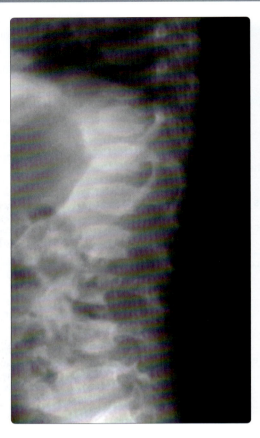 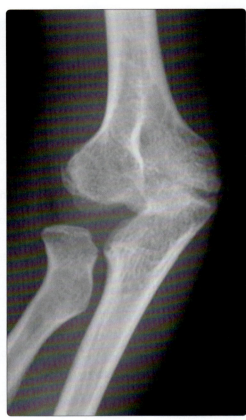

(À esquerda) *Radiografia AP mostra quadril direito com evidente anomalia da epífise femoral. A epífise é pequena, com colapso da superfície articular. O acetábulo é normalmente formado e orientado. As superfícies articulares femoral e acetabular são incongruentes, o que contribui para a osteoartrite prematura.* **(À direita)** *Radiografia AP do quadril contralateral (esquerdo) no mesmo paciente exibe epífise femoral significativamente achatada. Curiosamente, neste quadril, o teto acetabular está levemente virado para cima, provavelmente não relacionado com a displasia epifisária. Em ambos os quadris, as placas de crescimento e os pescoços femorais parecem normais.*

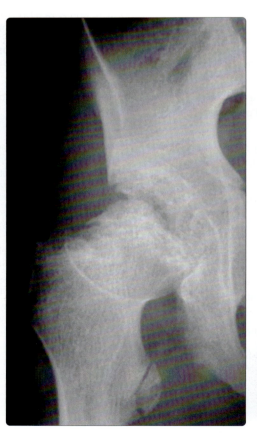 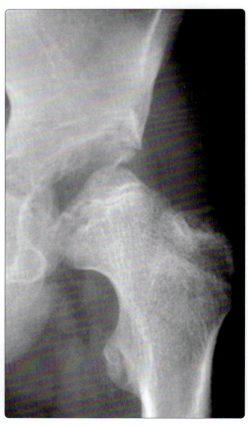

Displasia Epifisária Múltipla

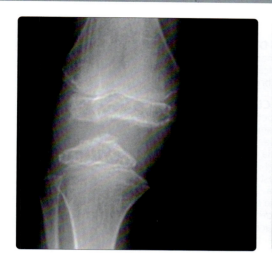
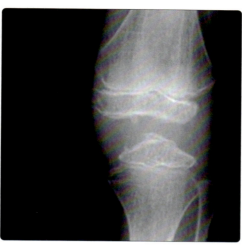

(**À esquerda**) *Radiografia AP de joelho direito apresenta alterações leves da displasia epifisária múltipla. A epífise femoral distal e a epífise tibial proximal são pequenas, com irregularidade na margem. As epífises devem ser mais maduras aos 13 anos de idade; lembre-se de interpretar imagens pediátricas no contexto da idade do paciente.* (**À direita**) *Radiografia AP de joelho oposto (esquerdo) mostra natureza bilateral e simétrica das anomalias epifisárias na DEM. Observe a ausência da epífise fibular proximal.*

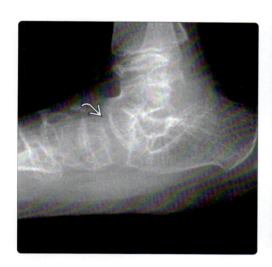
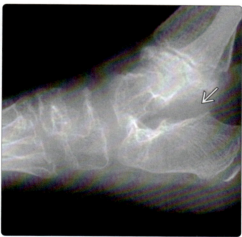

(**À esquerda**) *Radiografia lateral de mediopé apresenta alterações moderadas de DEM. Todas as superfícies articulares visualizadas estão anormais. A característica mais importante é a superfície articular da cabeça talar ➔, que está achatada e alargada, sem congruência com o osso navicular.* (**À direita**) *Radiografia lateral de mediopé oposto mostra distorção significativa das superfícies articulares subtalares ➔. As epífises dos metatarsos estão significativamente atrasadas para um paciente de 13 anos de idade.*

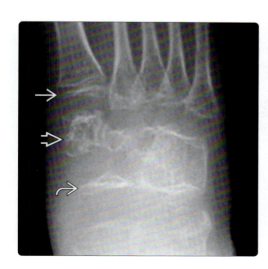
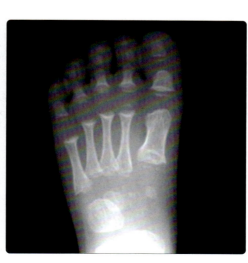

(**À esquerda**) *Incidência AP de mediopé mostra epífise pequena e irregular do 1° metatarso ➔ que parece pertencer a uma criança mais nova, e não um paciente já com 13 anos de idade. O osso cuneiforme medial ➔ e o navicular ➔ estão particularmente pequenos e malformados.* (**À direita**) *Incidência PA do antepé de criança de 4 anos mostra que as epífises do 3° ao 5° metatarsos estão ausentes, e a cabeça do 2° metatarso é muito pequena. Nesta idade, os ossos do tarso são bastante imaturos; a irregularidade ainda não é evidente.*

779

Doença de Ollier

DADOS PRINCIPAIS

TERMINOLOGIA
- Doença de Ollier: displasia envolvendo predominantemente metáfises, contendo matriz condroide
  - Geralmente unilateral ou distribuição assimétrica
  - Preserva o crânio e a coluna vertebral
- A doença é a displasia, e não apenas encondromas múltiplos

IMAGENS
- Características de lesão
  - Múltiplas lesões líticas metafisárias expansivas
  - Expansão óssea; maior em mãos e pés
  - Margens escleróticas geográficas
  - Mineralização condroide: arcos e espirais, pipoca, vidro moído
  - Padrão de crescimento espiral ou estriado da fise para a metáfise
- Fratura patológica comum em mãos e pés
- Cintilografia óssea pode apresentar leve captação
  - Difícil de confirmar a transformação maligna para malignidade de baixo grau

PRINCIPAIS DIAGNÓSTICOS DIFERENCIAIS
- Encondromatose generalizada
  - Distribuição difusa, incluindo o crânio
- Displasia fibrosa poliostótica

QUESTÕES CLÍNICAS
- Início da doença precoce = deformidades mais graves
- Massa(s) palpável(is) que aumenta(m) durante a infância
- Deformidades: Madelung, encurtamento das extremidades, discrepância do comprimento dos membros, deformidades angulares
- As lesões estabilizam ou regridem com a maturação esquelética
- Intervenção para tratar deformidades
- ↑ de risco de degeneração maligna para condrossarcoma
  - Requer acompanhamento
  - Ficar atento à alteração destrutiva, especialmente após a maturação esquelética

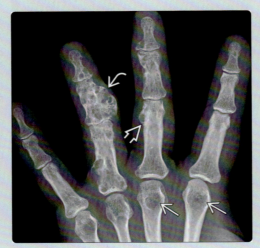 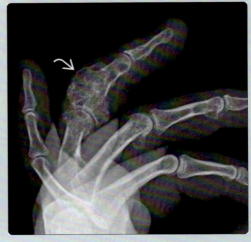

(À esquerda) *Radiografia PA dos dedos em paciente com a doença de Ollier mostra variedade de características que a displasia pode exibir. Em uma extremidade do espectro, as lesões podem ser extremamente expandidas ➡, enquanto no outro podem ser centrais e apenas discerníveis pela presença da matriz pontual (punctada) ➡. Embora a maioria das lesões seja central ou excêntrica, algumas podem ser localizadas na cortical ➡.* (À direita) *Radiografia lateral dos mesmos dedos mostra expansão bizarra que pode ocorrer nesta displasia ➡. A matriz punctada e girada é observada.*

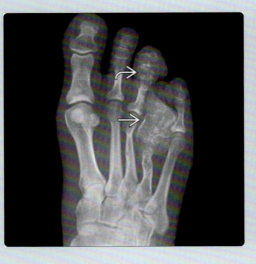 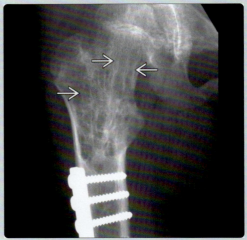

(À esquerda) *Radiografia AP mostra expansão bizarra e extensa mineralização condroide das falanges do 4° dedo ➡ e expansão proeminente e mineralização das falanges do 3° dedo ➡. A mineralização condroide fornece uma dica para o diagnóstico. O 4° metacarpo está encurtado secundariamente a uma fratura patológica prévia.* (À direita) *Exame de raios X AP mostra lesão lítica dentro da metáfise femoral proximal. A lesão apresenta a aparência irregular ou estriada ➡ comumente observada nas lesões da encondromatose.*

Doença de Ollier

TERMINOLOGIA

Sinônimos
- Encondromatose
- Discondroplasia

Definições
- Doença de Ollier: displasia que envolve predominantemente as metáfises, contendo matriz condroide
  - Displasia, não simplesmente encondromas múltiplos

IMAGENS

Características Gerais
- Localização
  - Predominantemente metafisária; preserva o crânio e a coluna vertebral
  - Número de lesões e localização altamente variáveis
  - Tende a ser unilateral ou assimétrica
  - Em geral, as lesões medulares centrais surgem próximo da placa de crescimento orientada ao longo do eixo longitudinal do osso
  - Ossos tubulares longos, especialmente fêmur e tíbia > ossos tubulares curtos de mãos e pés > ossos chatos
  - Outros locais: córtex, periósteo, partes moles

Recomendações para Aquisição de Imagens
- Melhor ferramenta para aquisição de imagens
  - Radiografia exibe a aparência característica

Achados na Radiografia
- Radiografia
  - Lesão lítica com margens escleróticas geográficas
  - Mineralização condroide
    - Arcos e espirais, pipoca, vidro moído
  - Expansão óssea; maior em mãos e pés
  - Lesão geralmente contém linhas longitudinais distintas
  - Padrão de crescimento espiral, estriado ou linhas que cruza a fise
  - Nenhuma destruição cortical, osso novo periosteal ou massa de partes moles
  - Fratura patológica comum em mãos e pés
    - Em ossos longos, a transformação maligna é considerada
  - Transformação maligna
    - Dor, destruição cortical, massa de partes moles
    - Perda de calcificações observada previamente
    - Alargamento ou alteração após a maturação esquelética

Achados na TC
- Crucial para identificar a mineralização

Achados na RM
- Lesões seguem o sinal da cartilagem em todas as sequências
  - Sinal alto lobulado em sequências sensíveis a fluido
- ± matriz de sinal baixo em todas as sequências
- Margens lobuladas características das lesões da cartilagem
- Ajuda na identificação da massa de partes moles associada à transformação maligna

Achados na Medicina Nuclear
- Cintilografia óssea
  - Ausência de captação exclui a transformação maligna
  - Pode ter captação leve; difícil de confirmar a transformação maligna para a malignidade de grau baixo

DIAGNÓSTICO DIFERENCIAL

Displasia Fibrosa Poliostótica
- Lesões diafisárias, ausência de mineralização condroide
- Envolve ossos faciais, crânio, coluna vertebral e bacia

Encondromas Múltiplos
- Confinados a mãos, raramente pés; ausência de deformidades de crescimento

Encondromatose Generalizada
- Distribuição difusa, incluindo as vértebras (frequentemente platispondilia), crânio, metáfises
- Processo hereditário (M > F), expressividade variável

Síndrome de Maffucci
- Encondromatose com hemangiomas nas partes moles

PATOLOGIA

Características Gerais
- Genética
  - Esporádica, não familial

Achados Microscópicos
- Focos intraósseos de cartilagem hialina
- A celularidade aumentada mimetiza o condrossarcoma de grau I, limitando o papel da histopatologia, especialmente para determinar a transformação maligna
  - A imagem desempenha um papel mais significativo

QUESTÕES CLÍNICAS

Apresentação
- Sinais/sintomas mais comuns
  - Massa(s) palpável(is), que aumenta(m) durante a infância
  - Distúrbios do comprimento dos membros, deformidades angulares

Demografia
- Idade
  - Geralmente diagnosticado durante a infância
- Gênero
  - M < F
- Epidemiologia
  - Prevalência estimada 1/100.000

Histórico Natural e Prognóstico
- Início precoce da doença = deformidades mais graves
- As lesões se estabilizam ou regridem com a maturação esquelética
- ↑ de risco de malignidade, condrossarcoma mais comum
  - 25% aos 40 anos de idade

Tratamento
- Intervenção para tratar as deformidades angulares ou de comprimento do membro
- Acompanhamento para a transformação maligna de lesões

REFERÊNCIAS

1. Herget GW, et al: Insights into Enchondroma, Enchondromatosis and the risk of secondary Chondrosarcoma. Review of the literature with an emphasis on the clinical behaviour, radiology, malignant transformation and the follow up, Neoplasma. 61(4):365-378, 2014.
2. Le BB, et al: Ollier disease with digital enchondromatosis: anatomic and functional imaging, Clin Nucl Med. 39(8):e375-e378, 2014.
3. Silve C, et al: Ollier disease, Orphanet J Rare Dis. 1:37, 2006.

Doença de Ollier

(**À esquerda**) *O gráfico descreve a aparência macroscópica da doença de Ollier. Observe as colunas verticais da cartilagem que cruzam da metáfise para a epífise* ➡. *Essas colunas resultam na aparência estriada das lesões nos ossos longos. A matriz de cartilagem pode ou não estar presente. O cruzamento da fise muitas vezes resulta em anormalidades de crescimento e um membro curto unilateral. A diáfise permanece normal.* (**À direita**) *Exame de raios X AP mostra estrias radiolúcidas sutis nas metáfises* ➡ *decorrentes de colunas de cartilagem em um paciente com doença de Ollier.*

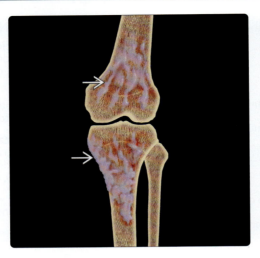
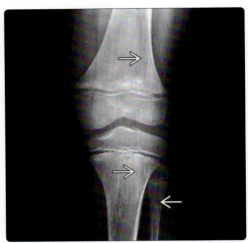

(**À esquerda**) *Exame de raios X lateral mostra lesão lítica femoral bem definida. As lucências lineares típicas são evidentes dentro da lesão* ➡. *Essas anomalias lineares apresentam orientação em espiral, que é um padrão de crescimento variante das colunas de cartilagem que atravessam a fise na doença de Ollier. Note que lesões semelhantes estão presentes na fíbula ipsilateral, e uma pequena lesão é observada dentro da tíbia. O membro contralateral estava normal.* (**À direita**) *Exame de raios X AP mostra mão com múltiplos metacarpos minimamente expandidos* ➡ *e encondromas nas falanges* ➡.

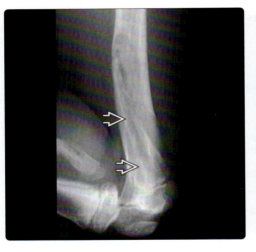
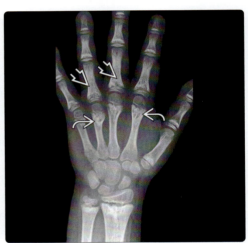

(**À esquerda**) *Radiografia oblíqua mostra encondromas múltiplos. A lesão do 5º metacarpo é bastante expandida* ➡, *e a lesão proximal da falange é menos expansiva* ➡. *Uma lesão minimamente expandida está presente na 4ª falange média* ➡. *Cada lesão tem matriz de vidro fosco com mineralização pontilhada mínima.* (**À direita**) *Radiografia AP exibe deformidade da ulna. A lesão lítica expandida com arcos e espirais, a mineralização típica da matriz condroide é observada na metáfise distal* ➡. *O ângulo carpal anormal simula a deformidade de Madelung.*

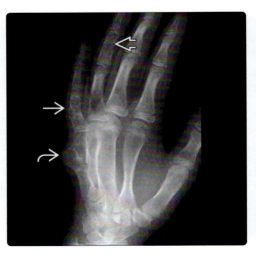
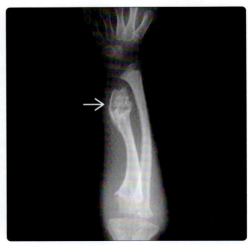

Doença de Ollier

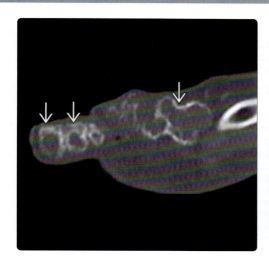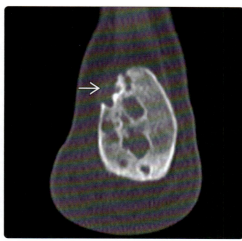

(À esquerda) *TC óssea sagital de dedos dos pés apresenta múltiplas lesões líticas expansivas envolvendo todas as falanges visualizadas* ➡. *Nenhuma destruição cortical é visível. A matriz condroide não é evidente.* (À direita) *TC óssea coronal revela várias lesões líticas dentro do calcâneo. Há lesão subperióstica que causa erosão pela pressão no córtex adjacente* ➡. *Os focos salpicados de mineralização são levemente observados dentro da lesão. Uma localização subperióstica não é incomum para lesões de encondromatose.*

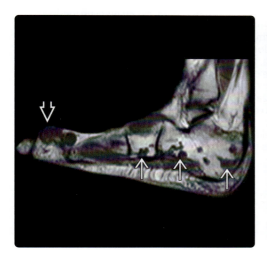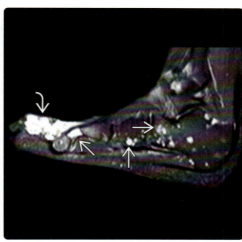

(À esquerda) *RM T1WI sagital mostra múltiplas lesões de baixa intensidade no calcâneo e cuboide* ➡, *bem como massa de partes moles* ➡ *de intensidade semelhante. A correlação com a aparência radiográfica ajuda a estabelecer o diagnóstico de encondromatose múltipla.* (À direita) *RM T2WI FS sagital mostra múltiplas lesões intraósseas hiperintensas* ➡, *bem como grande massa de partes moles* ➡. *Várias das lesões, especialmente massa de partes moles, apresentam a aparência lobulada típica das lesões condroides.*

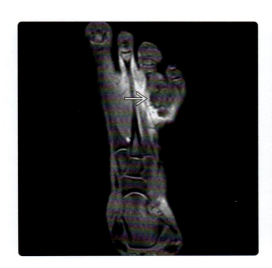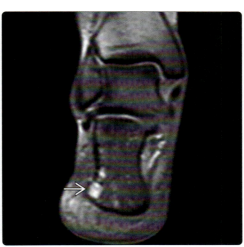

(À esquerda) *RM T1WI C+ FS axial exibe massa de partes moles adjacente ao 4º metatarso* ➡. *A massa apresenta margens lobuladas, que é um achado comum entre as lesões de origem cartilaginosa. Esta massa não aumentou; o crescimento dentro das lesões de encondromatose é variável.* (À direita) *RM T1WI C+ FS coronal mostra aumento difuso das lesões intraósseas do calcâneo* ➡ *neste paciente com encondromatose múltipla. Essas lesões não têm características específicas.*

Síndrome de Maffucci

DADOS PRINCIPAIS

TERMINOLOGIA
- Encondromas múltiplos com massas de partes moles associadas, mais comumente hemangiomas
- Hemangiomas distinguem esta condição da doença de Ollier

IMAGENS
- Distribuição assimétrica das lesões: até 50% unilateral
- As lesões apresentam predileção pela extremidade superior
- Todas as imagens refletem processos relacionados com a doença
- Encondromas
  - Múltiplas lesões líticas das metáfises expandidas com margens escleróticas geográficas e mineralização condroide
  - Lesões geralmente medulares, centrais ou excêntricas na localização; podem ser intracorticais; localização subperióstica incomum
  - Predileção por ossos tubulares, especialmente falanges, metacarpos e metatarsos
  - Pode também aparecer como lesões tubulares que se prolongam da placa de crescimento à diáfise; essas lesões podem mostrar padrão de crescimento colunar estriado
  - Mineração condroide: arcos e espiral, pontilhada, pipoca, vidro moído
- Massas de partes moles
  - Hemangiomas na TC e RM: gordura intralesional, fluxo tubular vazio e tortuoso que realçam, localizados na região subcutânea ou intramuscular
  - Os flebólitos ajudam a identificar as lesões: aparecem como focos calcificados em radiografias e tomografias; baixa intensidade de sinal em todas as sequências na RM

PATOLOGIA
- A condição é um tipo de displasia mesodérmica
- Encondromas
  - Crescimento anormal da cartilagem
  - O tecido cartilaginoso se estende da placa de crescimento até a metáfise
  - Na metáfise, o tecido de cartilagem continua seu crescimento
  - Histopatologia: lobos de tecido condroide, hialina e mixoide com ossificação endocondral, diferentes graus de celularidade, sem atipia celular
- Massas de partes moles
  - Hemangioma de células fusiformes mais comuns
  - Linfangiomas menos comuns, mas podem ser observados

QUESTÕES CLÍNICAS
- Esporádica, não familial
- <160 casos relatados na literatura em inglês
- Presente com múltiplas massas de partes moles e ósseas
  - Ao longo do tempo, aumenta em tamanho e número
- Idade na apresentação
  - 25% congênita
  - Mais comum na primeira infância
  - Quase sempre presente antes da puberdade
- Anomalias ósseas secundárias à encondromatose
  - Deformidades angulares
  - Discrepância do comprimento dos membros
  - Fratura patológica
- Massas de partes moles
  - Matriz azulada
  - Descompressão com pressão
  - Não se limita às extremidades; pode ocorrer em qualquer parte do corpo
- Malignidade associada
  - 25% dos encondromas sofrem transformação maligna para condrossarcoma aos 40 anos de idade, transformação em fibrossarcoma é rara
  - Transformação maligna dos hemangiomas
  - Outras doenças malignas podem ser observadas, incluindo pâncreas, GI, ovário, glioma
  - Presente com dor
  - Imagens: destruição óssea agressiva, mudança na mineralização observada previamente
- Tratamento destinado à correção de deformidades e fraturas ósseas
- Requer avaliação contínua em relação à transformação maligna das lesões e planejamento de tratamento associado

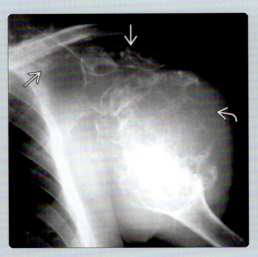 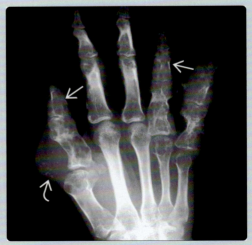

(À esquerda) Exame de raios X AP mostra lesão agressiva no úmero ➡. Essa lesão representa a transformação do encondroma para o condrossarcoma, como é observado na síndrome de Maffucci. Vários flebólitos estão associados ao hemangioma de partes moles ➡. (Anteriormente publicado em Musculoskeletal Imaging: The Requisites. 2nd ed. Philadelphia, PA: Mosby, Elsevier; 2002.). (À direita) Exame de raios X PA no mesmo paciente com síndrome de Maffucci mostra múltiplos encondromas ➡ e flebólitos em hemangioma de partes moles ➡.

Condrodisplasia Punctata

DADOS PRINCIPAIS

TERMINOLOGIA
- Definição: displasias ósseas com característica comum de epífises pontilhadas
  - Epífises pontilhadas congênitas
  - Displasia epifisária punctata
  - Condrodistrofia calcificante congênita
  - Doença de Conradi-Hünermann
  - Doença de Curry

IMAGENS
- Extremidades: epífises pontilhadas características
  - Encurtamento dos membros, que pode ser assimétrico
  - Displasia congênita do quadril, pé chato, clinodactilia
- Coluna vertebral: escoliose, fenda vertebral ou em cunha
- Laringe, a traqueia pode sofrer calcificação; pode causar estenose

PRINCIPAIS DIAGNÓSTICOS DIFERENCIAIS
- Embriopatia por varfarina: histórico apropriado deve realizar a diferenciação
- Hipotireoidismo: os níveis de hormônio da tireoide obtidos no nascimento e o tratamento adequado podem prevenir
- Displasia espondiloepifisária: o tronco curto dever ser o diferencial

PATOLOGIA
- Autossômico recessivo: o mais comum; encurtamento rizomélico dos membros, defeito enzimático nos peroxissomos
- Dominante ligado ao cromossomo X: Conradi-Hünermann
  - Letal em homens
- Recessivo ligado ao cromossomo X: doença de Curry

QUESTÕES CLÍNICAS
- 1 em 100.000 nascimentos
- Craniofacial: fissuras palpebrais inclinadas para baixo, ponte nasal plana, palato arqueado alto, bossa frontal, hipertelorismo
- Dermatologia: cabelo seco e grosso; anomalias nas unhas, hiperceratose, eritrodermia ictiosiforme
- Cataratas congênitas, microftalmia, microcórnea
- Estenose espinal

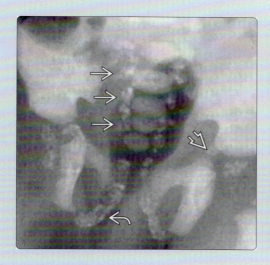
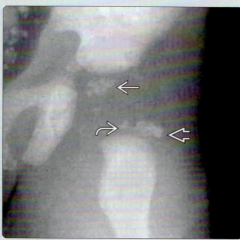

(À esquerda) Radiografia AP mostra extensos centros de ossificação cartilaginosa pontuados, incluindo segmentos sacral e coccígeo ➡, ramos púbicos inferiores ➡, cabeça femoral e acetábulo ➡. (À direita) Radiografia AP de quadril esquerdo mostra pontilhado da condrodisplasia punctata. O pontilhado dentro do acetábulo ➡ não deve ser confundido com a cabeça femoral. Neste paciente, o fêmur está deslocado. A epífise femoral ➡ e a apófise trocantérica maior ➡ estão pontilhadas.

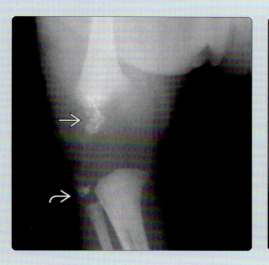
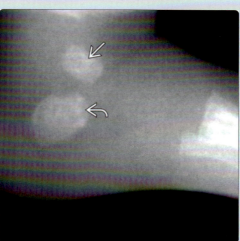

(À esquerda) Radiografia AP de joelho direito mostra envolvimento das epífises de fêmur distal ➡ e de fíbula proximal ➡, indicando condrodisplasia punctata. O envolvimento de toda a epífise e a idade do paciente ajudam a diferenciar essa entidade de outras associadas às epífises pontilhadas. (À direita) Radiografia lateral de pé mostra que o pontilhado na condrodisplasia punctata envolve não apenas as epífises, mas muitos locais de ossificação endocondral, incluindo o tálus ➡ e o calcâneo ➡.

Displasia Cleidocraniana

DADOS PRINCIPAIS

TERMINOLOGIA
- Ossificação tardia das estruturas da linha média formadas pela ossificação intramembranosa
- Sinônimo: disostose cleidocraniana, doença de Marie-Sainton

IMAGENS
- Radiografias de tórax, bacia diagnóstica
- Clavículas
  - Ausentes ou hipoplásicas
  - Outro aspecto: perda de 1/3 central
- Ramo púbico superior e inferior central hipoplásico
  - Mimetiza sínfise púbica ampliada
- Crânio: ossos wormianos, suturas largas, sutura coronal de fechamento prematuro, sutura metópica persistente, calvária fina na infância, fontanela persistente
- Face: hipertelorismo, bossa frontal, mandíbula saliente com má oclusão, palato arqueado ou fenda palatina, anomalias dentais
- Glenoide hipoplásica
- Tórax estreito
- Coxa vara

- Mãos: falanges médias e distais curtas, falanges distais pontuadas; centros de ossificação dos metacarpos acessórios, 2° metacarpo alongado
  - Falange média curta, especialmente no 2° e no 5° dedos
  - Centro de ossificação dos 2° e 5° metacarpos acessórios
  - 2° metacarpo alongado
  - Epífise cônica

PRINCIPAIS DIAGNÓSTICOS DIFERENCIAIS
- Picnodisostose: ossos difusamente escleróticos

PATOLOGIA
- Autossômico dominante
- Anomalia no gene do fator de transcrição *RUNX2* (*CBFA1*)

QUESTÕES CLÍNICAS
- Baixa estatura
- Capaz de tocar os ombros juntos na frente do tórax
- Otite média recorrente, perda auditiva

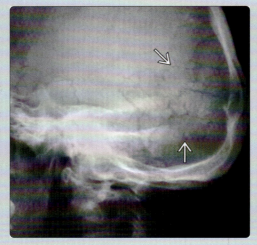
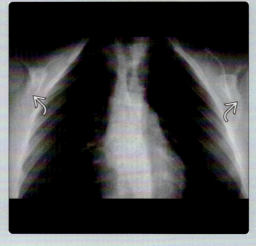

(À esquerda) *Radiografia lateral mostra vários ossos wormianos* ➡. *Uma descoberta inespecífica, os ossos wormianos são comuns em pacientes com displasia cleidocraniana.* (À direita) *Radiografia torácica anteroposterior é diagnóstica, mostra ausência de clavículas, bem como fossas glenoides hipoplásicas* ➡. *Anomalias claviculares, como estas, levam ao aparecimento clínico de ombros caídos e à capacidade de tocar os ombros juntos na frente do tórax.*

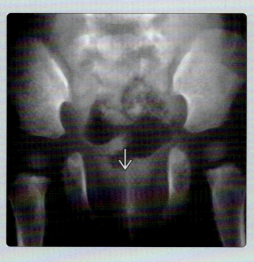
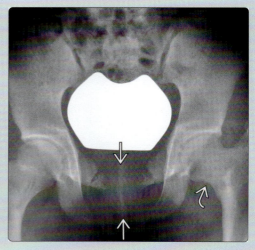

(À esquerda) *Radiografia AP de pelve mostra ausência quase incompleta de estruturas da linha média* ➡ *decorrente de uma ossificação deficiente dentro dos corpos e ramos púbicos.* (À direita) *Radiografia anteroposterior de bacia em indivíduo esqueleticamente maduro exibe defeito característico da linha média associado à displasia cleidocraniana* ➡. *A avaliação do quadril esquerdo sugere deformidade em coxa vara* ➡ *com ângulo do eixo do pescoço femoral diminuído. Esta anomalia femoral pode ser observada em pacientes com displasia cleidocraniana.*

Doença de Caffey

DADOS PRINCIPAIS

TERMINOLOGIA
- Hiperostose cortical infantil

IMAGENS
- Hiperostose cortical poliostótica assimétrica
  - Mandíbula envolvida > 80% dos casos
  - Predileção por costelas, clavículas, escápula, crânio e osso ilíaco
  - Diáfise, ± metáfises, preserva as epífises
  - Como a periostite é incorporada no osso cortical → alargamento da cavidade medular, curvando-se
  - A curvatura pode persistir por anos, resolve-se com a remodelação durante o crescimento

PRINCIPAIS DIAGNÓSTICOS DIFERENCIAIS
- Tratamento com prostaglandina para a doença cardíaca congênita
- Doença metastática: neuroblastoma, sarcoma de Ewing
- Osteomielite: distribuição variável do processo
- Traumatismo: acidental e não acidental
  - Distribuição variável ± fx do lado metafisário
- Fisiológico: assintomático, bilateral, resolve aos 6 meses de idade

PATOLOGIA
- Transmissão autossômica dominante relatada
  - Geneticamente heterogênea
  - Mutações no colágeno do tipo 1
- Aguda: inflamação no periósteo ± partes moles
  - Osso periosteal novo ± reabsorção cortical
- Estágio subagudo: a periostite sofre ossificação, incorporada no osso cortical

QUESTÕES CLÍNICAS
- Tríade: febre, edema de partes moles, hiperirritabilidade
- <5 meses de idade; pode ocorrer no útero
- M = F; sem predileção racial/étnica
- Histórico natural: condição geralmente autolimitada
  - Resolução sem sequelas após 6 a 9 meses
  - Curso raramente prolongado com múltiplas recidivas

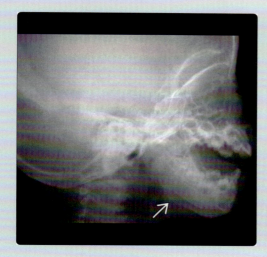 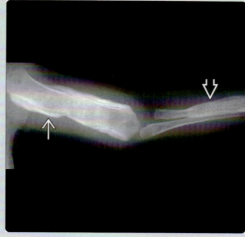

(À esquerda) Exame de raios X lateral mostra mandíbula de 1 mês de idade, que aparece ampliada; observe a distância das raízes do dente ao córtex. A margem cortical está ondulada ➡. As alterações periosteais apresentam aparência variável ao longo do curso da doença. (À direita) Exame de raios X lateral mostra extremidade superior com periostite exuberante. O envolvimento ósseo é variável. Neste caso, o úmero ➡ e o rádio ➡ estão envolvidos, e a ulna está preservada. A ampliação do canal medular dos ossos envolvidos já está evidente.

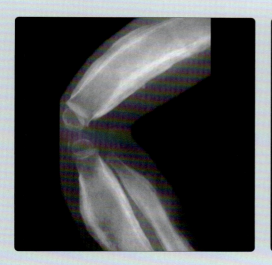 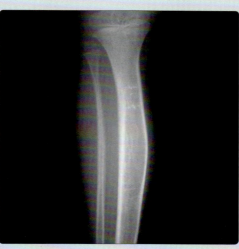

(À esquerda) Radiografia lateral da extremidade inferior revela envolvimento significativo das diáfises de todos os ossos, preservando as metáfises da tíbia e da fíbula e todas as epífises. As cavidades medulares estão ampliadas, e a curvatura anterior do fêmur é evidente. (À direita) Radiografia anteroposterior mostra extremidade inferior aos 5 anos de idade. A periostite foi resolvida. Uma pequena curvatura mediana permanece, e a diáfise está ligeiramente alargada. À medida que a criança continua a crescer, os ossos vão se remodelando para uma aparência mais normal.

Doença de Fong (Síndrome da Unha-Patela)

DADOS PRINCIPAIS

TERMINOLOGIA
- Doença hereditária de osteo-onicodisplasia (HOOD)
- Síndrome do corno ilíaco

IMAGENS
- Radiografias em conjunto com os achados clínicos são suficientes para estabelecer o diagnóstico
- Cornos ilíacos (simétricos)
  - Patognomônicos
  - Presentes em 80%
  - Palpáveis, assintomáticos
- Pateta ausente/hipoplásica (assimétrica)
  - Deslocamento superolateral
  - Supercrescimento medial do côndilo femoral
  - Côndilo femoral lateral hipoplásico
- Cabeça radial ausente/hipoplásica (assimétrica)
  - Cabeça radial pode sofrer subluxação ou deslocamento
- Alterações hipoplásicas de ombro e quadril
- Pé torto congênito e outras deformidades nos pés

PRINCIPAIS DIAGNÓSTICOS DIFERENCIAIS
- A displasia das unhas e as anomalias da patela são características; sem considerações diferenciais significativas

PATOLOGIA
- Autossômico dominante
- Mutação no *LMX1B*

QUESTÕES CLÍNICAS
- 1 em 50.000 nascidos vivos
- Espectro de achados é altamente variável
- Características das deformidades das unhas
  - Bilaterais e simétricas
  - Ausentes, hipoplásicas ou malformadas
  - Muito graves no polegar e ao longo do lado ulnar da unha
- Doença renal
  - Espectro de proteinúria à síndrome nefrótica
- Glaucoma
- As deformidades das articulações levam à osteoartrite

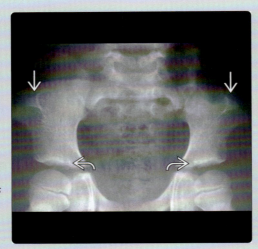 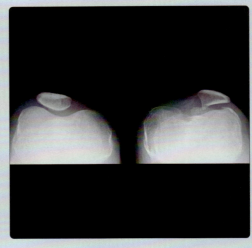

(À esquerda) Radiografia anteroposterior da bacia mostra "cornos" ilíacos ➡ distintos. Esses cornos são relativamente pequenos. Note também um amplo acetábulo horizontal ➡, observado em uma infinidade de displasias esqueléticas. (À direita) Radiografia axial da patela mostra alterações típicas de displasia da patela. As anomalias são assimétricas, mais graves no joelho esquerdo. À esquerda, o côndilo femoral lateral está achatado, e o côndilo femoral mediano é ampliado. As alterações osteoartríticas precoce estão presentes.

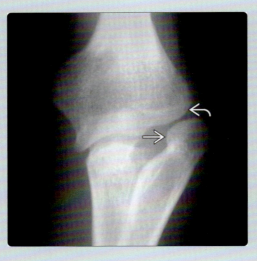 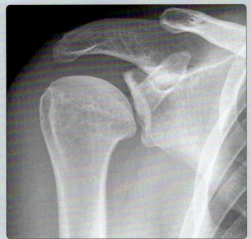

(À esquerda) Radiografia anteroposterior mostra deslocamento característico de cabeça radial congênita. O aspecto lateral da articulação está anormal com distorção morfológica tanto da cabeça radial ➡ como do capítulo ➡. (À direita) Radiografia anteroposterior revelando hipoplasia da cabeça umeral e glenoide. Enquanto o joelho e o cotovelo são mais comumente envolvidos na síndrome da unha-patela, as alterações hipoplásicas podem ser identificadas em qualquer articulação.

Doença de Fong (Síndrome da Unha-Patela)

TERMINOLOGIA

Sinônimos
- Doença hereditária de osteo-onicodisplasia (HOOD)
- Síndrome do corno ilíaco
- Síndrome de Turner-Kieser

IMAGENS

Características Gerais
- Melhor dica para diagnóstico
  - Os cornos ilíacos são patognomônicos

Recomendações para Aquisição de Imagens
- Melhor ferramenta para aquisição de imagens
  - Radiografias em conjunto com achados clínicos são suficientes para estabelecer o diagnóstico

Achados na Radiografia
- Cornos ilíacos
  - Simétricos
  - Presentes em 80% dos casos
  - Projetam posterior e lateralmente ao íleo central
  - Palpáveis
  - Assintomáticos
- Patela ausente/hipoplásica
  - Assimétrica
  - Deslocamento superolateral
  - Joelhos parecem achatados
  - Supercrescimento medial do côndilo femoral
  - Côndilo femoral lateral hipoplásico
  - Tubérculos tibiais proeminentes
- Cabeça radial ausente/hipoplásica
  - Assimétrica
  - Cabeça radial pode sofrer subluxação ou deslocamento
  - Côndilo lateral e capítulo hipoplásico
  - Côndilo medial proeminente
  - Cria deformidade positiva da ulna no punho
  - Cúbito valgo
  - Movimento limitado
- Alterações hipoplásicas de ombro e quadril
- Pé torto e outras deformidades nos pés

DIAGNÓSTICO DIFERENCIAL

Displasia das Unhas e Anomalias da Patela
- Característica; sem considerações diferenciais significativas

PATOLOGIA

Características Gerais
- Genética
  - Autossômica dominante
    - A maioria dos indivíduos teve o pai afetado
  - Mutação no *LMX1B*

QUESTÕES CLÍNICAS

Apresentação
- Sinais/sintomas mais comuns
  - O espectro de achados é altamente variável
  - Geralmente queixa de dor no joelho ou instabilidade
    - Extensão limitada
    - Bloqueando, clicando
  - Características das deformidades das unhas
    - Bilaterais
    - Simétricas
    - Semilunares anormais
      - Mal formadas ou triangulares
      - Semilunares triangulares podem ser apenas manifestação da síndrome
    - Ausentes, hipoplásicas ou malformadas
      - Descoloração, cristas, depressão, divisão, espessamento
    - Mais graves no polegar
      - Diminuição da gravidade em relação ao dedo mindinho
    - Mudanças mais graves ao longo do lado ulnar da unha
    - Dedos da mão mais afetados que dedos do pé
  - Doença renal
    - Espectro da proteinúria à síndrome nefrótica
    - Desenvolve em 40% dos casos
    - Causa da morbidade mais significativa relacionada com a síndrome
  - Glaucoma
- Outros sinais/sintomas
  - *Lester* íris (hiperpigmentação da margem pupilar da íris)
  - *Pterygium* (teias na pele) no cotovelo
  - Massa corporal magra
    - Pobre desenvolvimento muscular nas partes superiores e nas coxas
  - Ausência de vincos na pele sobre as articulações DIP
  - DIP de movimento limitado e articulações PIP
  - Crescimento do cabelo deficiente
    - Cabelo tende a ser fino
    - Calvície masculina
  - Síndrome do intestino irritável

Demografia
- Epidemiologia
  - 1 em 50.000 nascidos vivos

Histórico Natural e Prognóstico
- As deformidades das articulações levam à osteoartrite

Tratamento
- Tratamento sintomático da doença articular
  - Realinhamento da patela; ressecção da banda sinovial
- Acompanhamento contínuo
  - Hipertensão
  - Doença renal
  - Glaucoma

REFERÊNCIAS

1. Lo Sicco K, et al: Nail-patella syndrome, J Drugs Dermatol. 14(1):85-86, 2015.
2. Albishri J: Arthropathy and proteinuria: nail-patella syndrome revisited, Ger Med Sci. 12:2014,Doc16, 2014.
3. Lippacher S, et al: Correction of malformative patellar instability in patients with nail-patella syndrome: a case report and review of the literature, Orthop Traumatol Surg Res. 99(6):749-754, 2013.
4. Sweeney E, et al: Nail patella syndrome: a review of the phenotype aided by developmental biology, J Med Genet. 40(3):153-162, 2003.
5. Karabulut N, et al: Imaging of "iliac horns" in nail-patella syndrome, J Comput Assist Tomogr. 20(4):530-531, 1996.
6. Falvo KA, et al: Osteo-onychodysplasia, Clin Orthop Relat Res. 81:130-135, 1971.

Melorreostose

DADOS PRINCIPAIS

IMAGENS
- Um osso ou ossos múltiplos de uma extremidade
- Predileção pela extremidade inferior, parte posterior do crânio e face, raramente envolve a coluna vertebral
- Hiperostose
  - Predominantemente periosteal; aparência ondulada ao longo do córtex comparada à cera de vela pingando
  - Pode ser endosteal com extensão intramedular
- Esclerose intraóssea linear
- Focos arredondados semelhantes aos osteomas da esclerose
- Massas de partes moles (incomuns)
  - Periarticular; diferentes graus de mineralização

PRINCIPAIS DIAGNÓSTICOS DIFERENCIAIS
- Displasia diafisária progressiva
- Osteopatia estriada
- Osteosclerose intramedular
- Miosite ossificante

PATOLOGIA
- Distribuição não hereditária e esporádica
- Hiperostose: osso laminar entrelaçado
- Massas de partes moles: combinações variáveis de tecido fibrovascular, osteocartilaginoso e adiposo

QUESTÕES CLÍNICAS
- Achados habitualmente incidentais
- Doença sintomática: dor e rigidez
  - Presentes na adolescência ou na fase adulta precoce
  - Lentamente progressivo, eventualmente se estabiliza na idade adulta
  - Os sintomas graves podem ser tratados com bifosfonatos
- Alterações associadas a partes moles
  - Dermatoma envolvido na mesma distribuição que alterações ósseas
  - Tumores vasculares e malformações: hemangioma, malformações arteriovenosas, tumor glômico

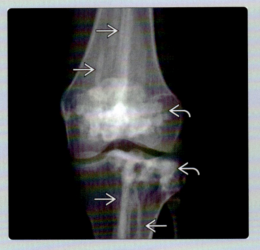 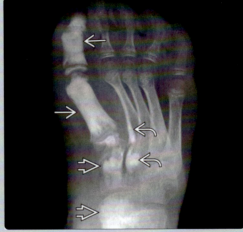

(À esquerda) Exame de raios X AP mostra padrão misto de esclerose comum na melorreostose. Focos múltiplos de esclerose linear espessa são observados ➡, acompanhados por múltiplos focos arredondados semelhantes aos dos osteoma ➡. (À direita) Exame de raios X AP mostra padrão esclerotômico da esclerose observado na melorreostose. Há esclerose intramedular em todo o dedão do pé ➡ e nos ossos ao longo do aspecto medial do mediopé e do retropé ➡. O envolvimento do 2° dedo e do cuneiforme médio é confinado ao aspecto medial desses ossos ➡.

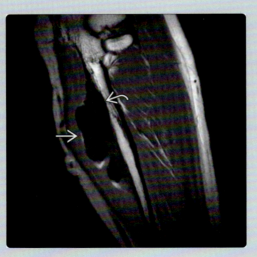 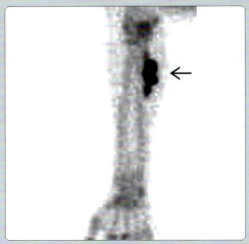

(À esquerda) RM T1WI sagital de caso raro de melorreostose na extremidade superior mostra padrão ondulado de hiperostose periosteal, que foi comparado a cera de vela pingando ➡. Observe o envolvimento leve do endósteo ➡. (À direita) Incidência anterior do antebraço de cintilografia óssea revela intenso foco de captação na ulna proximal ➡. A absorção é ao longo da superfície óssea, compatível com a hiperostose periosteal. Mesmo neste estudo, com sua baixa resolução, a aparência de cera de vela pingando é facilmente apreciada.

Melorreostose

TERMINOLOGIA

Sinônimos
- Doença de Leri
- Hiperostose periosteal fluente

IMAGENS

Características Gerais
- Melhor dica para diagnóstico
  - Aparência de vela pingando da hiperostose cortical ou esclerose intraóssea linear
- Localização
  - Um osso ou ossos múltiplos de extremidade única
    - Ocorre na distribuição esclerotômica
  - Predileção pela extremidade inferior, parte de trás do crânio e da face, raramente envolve a coluna vertebral

Recomendações para Aquisição de Imagens
- Melhor ferramenta para aquisição de imagens
  - Radiografias são suficientes para estabelecer o diagnóstico

Achados na Radiografia
- Radiografia
  - Hiperostose
    - Espessamento cortical, predominantemente periosteal
      - Pode ser endosteal com extensão intramedular
    - Aparência de ondulações ao longo do córtex comparado à cera de vela pingando
    - Raramente se estende além das margens do osso na articulação
    - Esclerose intraóssea linear e/ou esclerose arredondada semelhante ao osteoma
  - Massas de partes moles incomuns
    - Distribuição periarticular
    - Podem ser mineralizadas
      - Nenhum padrão de zoneamento; não devem ser confundidas com miosite ossificante

Achados na RM
- Hiperostose
  - Sinal baixo em todas as sequências de imagens
  - Sem aprimoramento
- Bursa sobre hiperostose
- Atrofia muscular secundária à compressão do nervo
- Massa de partes moles: a aparência depende da composição
  - T1WI: sinal de baixo a intermediário
  - T2WI: variável, dependendo da maturação
  - Contraste aprimorado: aprimoramento variável

Achados na Medicina Nuclear
- Cintilografia óssea
  - Intensa absorção nas lesões esqueléticas
  - A captação pode ser observada em massas de partes moles mineralizadas

DIAGNÓSTICO DIFERENCIAL

Displasia Diafisária Progressiva
- Distribuição bilateral simétrica, diáfise
- Não envolvimento de partes moles

Osteopatia Estriada
- Centralizada em torno das articulações, falta distribuição do esclerótomo
- Pode coexistir com melorreostose

Osteosclerose Intramedular
- Confinada na localização intramedular
- Tíbia quase sempre envolvida

Miosite Ossificante
- Massas de partes moles da melorreostose podem imitar a miosite ossificante (MO)
  - MO tem um padrão de zoneamento distinto não observado na melorreostose

PATOLOGIA

Características Gerais
- Etiologia
  - Erro na formação da ossificação intramembranosa
  - Angiogênese anormal também pode desempenhar um papel
- Genética
  - Alteração no gene *LEMD3*
  - Distribuição não hereditária e esporádica

Achados Microscópicos
- Hiperostose
  - Tecido ósseo lamelar
- Massas de partes moles
  - Tecido fibrovascular, osteocartilaginoso e adiposo

QUESTÕES CLÍNICAS

Apresentação
- Sinais/sintomas mais comuns
  - Geralmente um achado incidental
  - Quando sintomática, apresenta dor ou rigidez
- Outros sinais/sintomas
  - Anomalias da parte mole
    - Mesma distribuição do dermátomo com alterações ósseas
    - Tumores vasculares e malformações: hemangioma, malformações arteriovenosas, tumores glômicos
  - Deformidade física incomum
    - Discrepância do comprimento dos membros; contraturas das articulações

Demografia
- Idade
  - Presente na adolescência ou em adultos jovens

Histórico Natural e Prognóstico
- Lentamente progressiva, estabiliza-se na idade adulta

Tratamento
- Destinado a reduzir a dor e a rigidez, se presentes
- Bifosfonatos relatados para aliviar os sintomas

REFERÊNCIAS

1. Kadhim M, et al: Melorheostosis: segmental osteopoikilosis or a separate entity? J Pediatr Orthop. 35(2):e13-e17, 2015.
2. Slimani S, et al: Successful treatment of pain in melorheostosis with zoledronate, with improvement on bone scintigraphy, BMJ Case Rep:2013, 2013.
3. Judkiewicz AM, et al: Advanced imaging of melorheostosis with emphasis on MRI, Skeletal Radiol. 30(8):447-453, 2001.

Melorreostose

(**À esquerda**) *Exame de raios X AP mostra espessamento cortical difuso, um achado típico da melorreostose. Formação óssea nova periosteal extensa é observada ao longo do córtex medial ➡. Esclerose endosteal difusa está presente, invadindo o canal medular ➡. A esclerose linear pode ser observada proximalmente ➡.* (**À direita**) *Exame de raios X AP exibe esclerose endosteal confinada ao aspecto medial da tíbia ➡ e do tornozelo ➡. A esclerose parece fluir ao longo do osso. A tíbia e fíbula laterais são preservadas, típico da distribuição esclerectómica observada nesta displasia.*

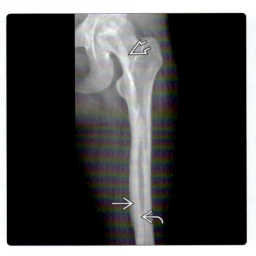 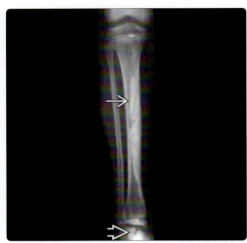

(**À esquerda**) *Radiografia lateral em mulher jovem mostra massa esclerótica ➡ macia na coxa posterior, com osso subjacente normal. Significativamente, não há fenômeno de zoneamento para sugerir miosite ossificante. As várias etiologias de ossificação heterotópica em oposição a osteossarcoma extraósseo (extremamente raro) podem ser consideradas.* (**À direita**) *Foi realizada radiografia lateral no mesmo paciente após biopsia e excisão parcial. Patologia mostrou miosite ossificante; este diagnóstico deveria ter sido contestado, em razão da falta de padrão de zoneamento nos raios X.*

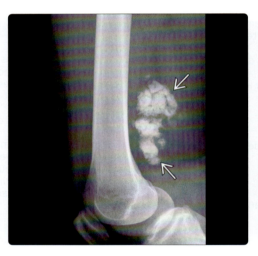 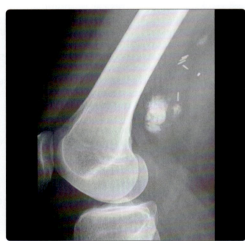

(**À esquerda**) *Radiografia lateral obtida 6 anos depois mostra recidiva leve da ossificação. Não parece ser agressiva.* (**À direita**) *Radiografia AP de tíbia na extremidade ipsilateral obtida ao mesmo tempo em que coxa distal de seguimento mostra achados típicos da melorreostose. Há espessamento ósseo periosteal ➡, com pequeno envolvimento endosteal. Isso comprova o diagnóstico geral de melorreostose afetando tecidos ósseos e partes moles, inicialmente mal diagnosticada como miosite ossificante.*

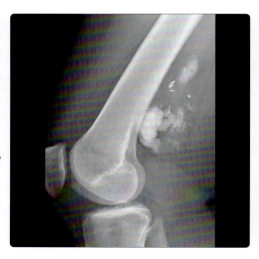 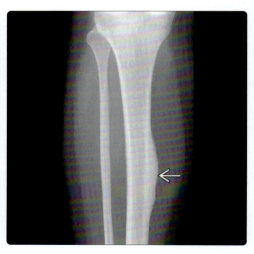

Melorreostose

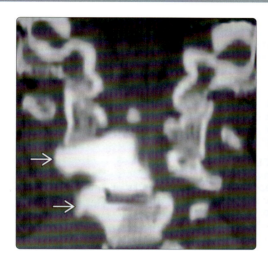
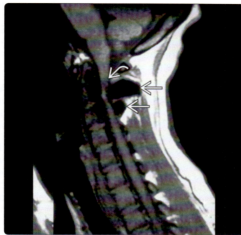

(À esquerda) *TC coronal reformatada coronária revela hiperostose endosteal e periosteal extensa C2 e C3 com perda da medula intermediária ➔. As alterações estão confinadas ao lado direito dos corpos vertebrais contíguos.* (À direita) *RM T1WI sagital revela sinal baixo típico das lesões de melorreostose ➔. Além disso, a estenose significativa do canal com compressão da medula espinal é facilmente apreciada ➔.*

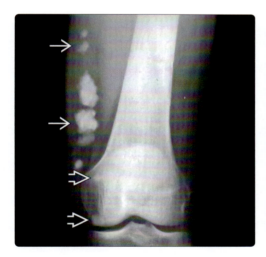
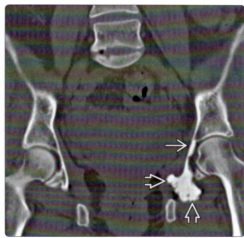

(À esquerda) *Radiografia AP revela padrão incomum de melorreostose. Neste caso, as alterações nas partes moles são dominantes. Múltiplas massas de partes moles arredondados e completamente mineralizados estão presentes ➔ em uma distribuição linear. As mudanças ósseas são menos visíveis ➔.* (À direita) *TC coronal mostra formação óssea endosteal densa que se estende ao longo da placa medial do acetábulo ➔. A hiperostose periosteal associada se estende na musculatura adjacente ➔. Não há características agressivas.*

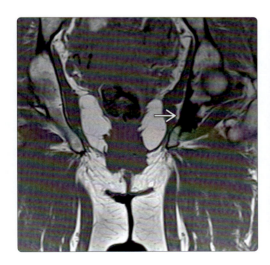
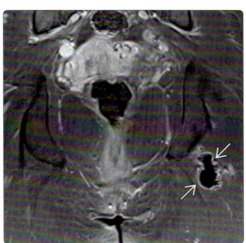

(À esquerda) *RM T1WI coronal no mesmo paciente revela baixa intensidade de sinal homogêneo da hiperostose endosteal e periosteal da melorreostose ➔. As regiões escleróticas mantiveram sinal baixo em todas as sequências.* (À direita) *RM T1WI C+ FS coronal mostra foco extraósseo de ossificação adjacente ➔. O corpo ossificado tem sinal baixo em todas as sequências, com realce fino ao redor. Este grande corpo separado era assintomático. O envolvimento extraósseo da melorreostose é incomum.*

Displasia Diafisária Progressiva

DADOS PRINCIPAIS

TERMINOLOGIA
- Displasia diafisária progressiva (DDP)
- Doença de Engelamann-Camaruti (DEC) é sinônimo
- Pertence ao grupo das hiperostose craniotubular

IMAGENS
- Hiperostose diafisária simétrica, irregular endosteal e periosteal.
  - Ossos longos, crânio e vértebras
  - Inicia-se no fêmur e na tíbia
- Hiperostose simetricamente distribuída pelo corpo, espessura irregular ao longo do osso.
  - Inicia-se na diáfise
  - Invasiva e pode obliterar o canal medular
  - Casos graves estendem-se a metáfises.
- Alterações no crânio variam de nenhum envolvimento → esclerose da base do crânio → esclerose total do crânio com hiperostose
  - Doenças graves invadem abóboda craniana, seios paranasais e forame neural

PRINCIPAIS DIAGNÓSTICOS DIFERENCIAIS
- Doença de Ribbing (muitos consideram a mesma doença)
- Doença de van Buchem
- Displasia craniodiafisária

PATOLOGIA
- Autossômica dominante: expressividade variável, baixa penetrância, mais grave e início precocemente observado em gerações subsequentes

ASPECTOS CLÍNICOS
- Frequentemente assintomática
- Dor, fraqueza muscular proximal, andar deambulando, fadiga
- Geralmente se apresenta na infância, sempre antes dos 30
- Tratamento: corticosteroides, analgésicos
- Histórico natural: doença progressiva
  - Grau de progressão bastante variável, maior durante a adolescência

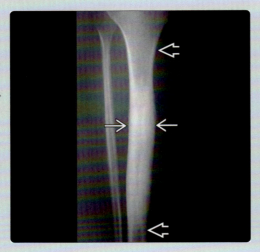
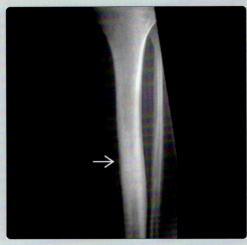

(À esquerda) *Radiografia AP de tíbia direita em um típico caso de displasia diafisária progressiva mostra espessura endosteal e periosteal, restrita a displasia ➡. Note que as metáfises estão preservadas ➡. (À direita) Radiografia AP no mesmo paciente mostra tíbia esquerda que apresenta distribuição simétrica envolvendo as diáfises da tíbia ➡, apesar de o envolvimento ser menos grave. A distribuição simétrica é típica da displasia diafisária progressiva.*

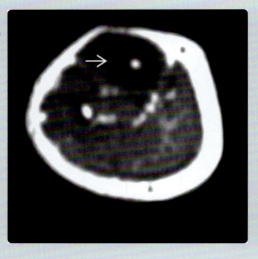
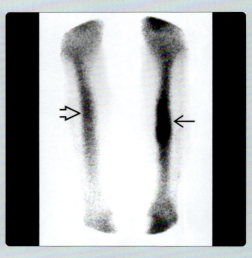

(À esquerda) *RM T1WI axial no mesmo paciente mostra aumento da espessura endosteal e periosteal da tíbia ➡. A cavidade residual da medula óssea é mínima. (À direita) Incidência posterior de uma cintilografia óssea mostra intensa absorção ao longo das regiões endosteal e periosteal das diáfises de ambas as tíbias. Observe a diferença de gravidade da direita ➡ em comparação com o da esquerda ➡, o que deve ocorrer durante a maturação. Outras entidades, tais como as doenças neurais, aparecem similarmente. A distribuição ao longo do esqueleto ajuda na diferenciação.*

Displasia Diafisária Progressiva

TERMINOLOGIA

Abreviatura
- Displasia diafisária progressiva (DDP)

Sinônimos
- Doença de Engelmann-Camurati (DEC)
- Síndrome ou doença de Camurati-Engelmann (DCE)

Definições
- Pertence ao grupo das hiperostoses craniotubulares

IMAGENS

Características Gerais
- Melhor dica para diagnóstico
  - Hiperostose diafisária, irregular endosteal e periosteal, simétrica, em ossos longos
- Localização
  - Inicia-se no fêmur e na tíbia; progride para outros ossos longos, crânio e vértebras
    - Extremidade inferior > extremidade superior
    - Crânio e bacia envolvidos em >50%
- Morfologia
  - Hiperostose simetricamente distribuída pelo corpo, espessura irregular ao longo do osso

Recomendações para Aquisição de Imagens
- Melhor ferramenta para aquisição de imagens: radiografias são diagnósticas

Achados na Radiografia
- Gravidade das alterações radiográficas altamente variável
- Ossos longos
  - Extensa hiperostose periosteal e endosteal
    - Invasiva, podendo obliterar o canal mandibular
    - Casos menos graves limitam-se a superfície endosteal
  - Hiperostose se inicia na diáfise
    - Epífises preservadas; casos graves envolvem metáfises
    - Resulta em subtubulação
  - Casos graves apresentam deformidades das articulações associadas
- Crânio
  - Espectro: sem envolvimento → esclerose da base do crânio → esclerose total do crânio com hiperostose
    - Casos graves invadem abóbada craniana, seios paranasais e forame neural
- Coluna vertebral
  - Esclerose do corpo vertebral posterior e arco neural
  - Preserva os processos transversos e espinhosos

Achados na TC
- Mostra melhor a extensão e irregularidade da hiperostose

Achados na RM
- Hiperosteoses: sinal baixo em todas as sequências de imagem

Achados na Medicina Nuclear
- Cintilografia óssea: intensa captação na hiperostose

DIAGNÓSTICO DIFERENCIAL

Doença de Ribbing
- Muitos consideram a mesma doença
- Hiperostose e esclerose assimétrica ou unilateral
- Restrita a diáfises: presente após a puberdade

Doença de van Buchem
- Autossômica recessiva, somente hiperostose endosteal

Displasia Craniodiafisária
- Alteração facial mais grave
- Hiperostose somente na diáfise

Osteopetrose/Picnodisostose
- Aparência de osso dentro do osso
- Crânio e esqueleto axial são mais precoce e frequentemente envolvidos

PATOLOGIA

Características Gerais
- Genética
  - Autossômica dominante: expressividade variável, baixa penetrância; início precoce e mais gravemente observado em gerações subsequentes

Achados Microscópicos
- Diminuição do trabeculado ósseo; ↑ da espessura do osso lamelar

ASPECTOS CLÍNICOS

Apresentação
- Sinais/sintomas mais comuns
  - Frequentemente assintomática
  - Fraqueza muscular proximal, andar deambulando, fadiga
  - Dor: ± agravada por estresse físico (atividade, frio)
- Outros sinais/sintomas
  - Alargamento mandibular
  - Articulações: artrites, luxação, contraturas
  - Sensibilidade nas áreas afetadas
  - Diminuição de massa muscular

Demografia
- Idade
  - Usualmente se apresenta na infância, sempre antes dos 30 anos de idade
- Gênero
  - Sem predileção por gênero ou etnia
- Epidemiologia
  - Gene *TGFβ1* (fator de crescimento transformante β) anormal em 90%; o tipo CED II "perde" mutação genética

Histórico Natural e Prognóstico
- Doença progressiva: níveis de progressão bastante variáveis, maior durante a adolescência

Tratamento
- Corticosteroide para diminuir a formação óssea
- AINEs, aspirina para controle da dor
- Relatada melhora como receptor antagonista da angiotensina II tipo 1
- Descompressão óssea pode aliviar a dor

REFERÊNCIA

1. Ayyavoo A, et al: Elimination of pain and improvement of exercise capacity in Camurati-Engelmann disease with losartan, J Clin Endocrinol Metab. 99(11):3978-3982, 2014.

Displasia Diafisária Progressiva

(À esquerda) *Radiografia AP mostra caso típico de displasia diafisária progressiva madura. Há tanto espessamento endosteal ➡ como periosteal ➡. O osso parece bastante maduro. Note que há envolvimento da diáfise e o espessamento estende-se até a metáfise, mas não há envolvimento epifisário. É interessante que o envolvimento da diáfise não aparece simétrico; isso pode ocasionalmente ser observado.*
(À direita) *Radiografia AP em paciente diferente mostra displasia diafisária madura progressiva. Observe que, tal como o paciente anterior, há espessamento endosteal maduro e espessamento periosteal do osso ➡. No entanto, a distribuição é mais simétrica neste caso, envolvendo os lados medial e lateral do osso igualmente. Como é típico nesse processo, as metáfises e as epífises são preservadas.*

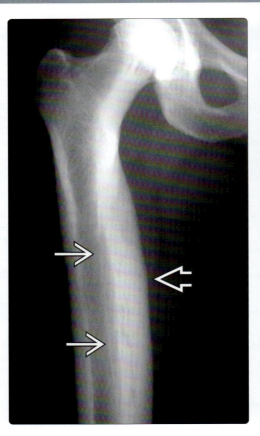 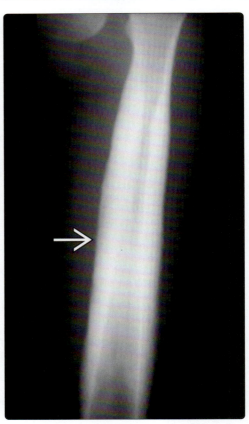

(À esquerda) *Radiografia AP do antebraço no mesmo paciente mostra hiperostose madura envolvendo a diáfise do rádio ➡, com metáfise e epífise normais. Curiosamente, apenas a diáfise proximal da ulna estava envolvida (não mostrada). Ossos finos, como ulna e fíbula, podem mostrar envolvimento menor e tardio.*
(À direita) *Radiografia AP mostra tíbia no mesmo paciente. Como no fêmur, a hipertrofia endosteal e periosteal óssea é circunferencial ➡, deixando pouca medula centralmente. As metáfises estão absolutamente normais (proximal incluída nesta imagem ➡). Embora apenas fêmur esquerdo, antebraço e tíbia sejam mostrados neste caso, os ossos contralaterais foram simetricamente envolvidos. Este é um caso clássico de displasia diafisária progressiva.*

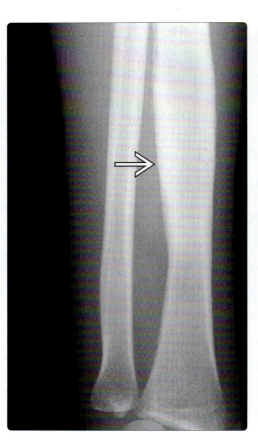 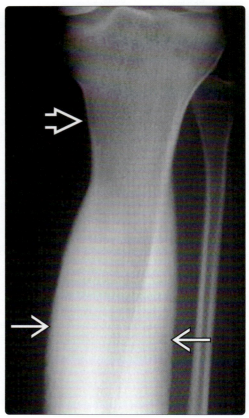

Displasia Diafisária Progressiva

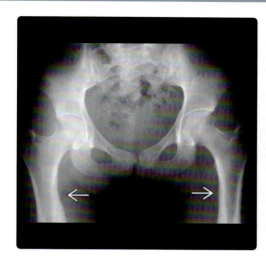
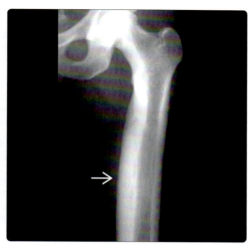

(À esquerda) Radiografia AP apresenta bom exemplo da doença de Camurati-Engelmann. A esclerose bilateralmente simétrica e o espessamento do endosteo e do perióstoo, que resulta em espessamento grave de corticais, é limitada a diáfises do fêmur ➡, deixando as epífises e metáfises com uma aparência normal. (À direita) Radiografia AP mostra espessamento cortical ➡, que envolve todo o comprimento da diáfise, não afetando metáfise e epífises, típico da doença de Camurati-Engelmann.

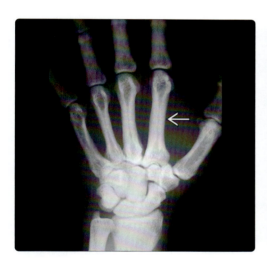
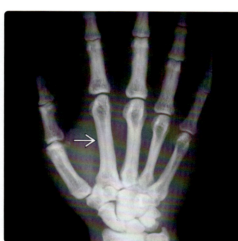

(À esquerda) Radiografia PA mostra mão de paciente com displasia diafisária progressiva madura. Envolvimento das mãos é um achado tardio. No entanto, a aparência é inconfundível, com todos os ossos longos da mão mostrando espessamentos corticais periosteal e endosteal ➡. (À direita) Radiografia PA do lado contralateral no mesmo paciente mostra que a simetria esperada é mantida ➡. Uma vez que este é um processo maduro, os fêmures e as tíbias apresentaram envolvimento diafisário também.

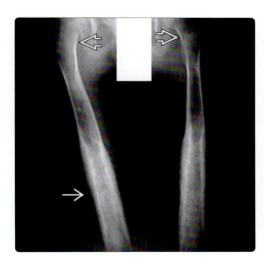
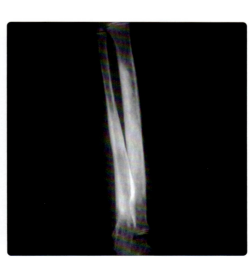

(À esquerda) Radiografia AP mostra DDP precoce em criança, manifestada como osso cortical e endosteal desordenado, que resulta em espessamento da cortical. O processo é restrito a diáfises ➡. Observe metáfises e epífises normais ➡. Fêmures proximais ainda não estão envolvidos, mas o processo se tornará mais suave e espesso e afetará toda a diáfise à medida que a criança amadurecer. (À direita) Radiografia AP no mesmo paciente mostra hiperostose desordenada de Camurati-Engelmann avançada.

Osteopetrose

DADOS PRINCIPAIS

TERMINOLOGIA
- Doença de Albers-Schönberg
- Doença de osso de mármore

IMAGENS
- As radiografias revelam hiperostose característica e esclerose: distribuição no crânio e na coluna ajuda a diferenciar os tipos
- Subtubulação de metáfises
- Aparência de osso dentro do osso
- Vértebra de sanduíche ou *rugger jersey*
- RM: "osso preto"
- Cintilografia óssea: SuperScan

PRINCIPAIS DIAGNÓSTICOS DIFERENCIAIS
- Picnodisostose
  - Estatura baixa, acro-osteólise, ângulo mandibular obtuso, fechamento tardio das suturas
- Displasia diafisária progressiva
  - Espessamento cortical endosteal irregular; principalmente diáfise, preservando as epífises
  - Manifestações variáveis no crânio

PATOLOGIA
- A função anormal dos osteoclastos cria desequilíbrio entre formação óssea e reabsorção
- Genética
  - Tipo infantil: autossômica recessiva
  - Tipos adultos: autossômica dominante
  - Tipo intermediário: autossômica recessiva
  - Doença de Sly: autossômica recessiva

QUESTÕES CLÍNICAS
- Tipo infantil: incapacidade de desenvolver-se, insuficiência medular
- Tipos adultos: muitas vezes descobertos incidentalmente
- Tipo intermediário: variável
- Deficiência de anidrase carbônica tipo II (doença de Sly)
  - Calcificações cerebrais, acidose tubular renal

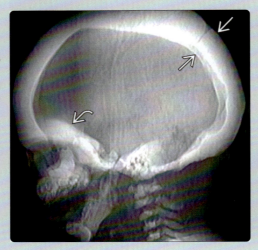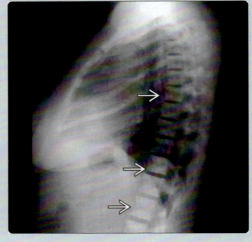

(À esquerda) Radiografia lateral revela mudanças clássicas de osteopetrose no crânio. A abóbada craniana é difusamente espessada ⇒, e a base do crânio e a abóboda crâniana ⇒ são extremamente densos. (À direita) Radiografia lateral retrata coluna vertebral de *rugger jersey*. Dentro dos corpos vertebrais, a esclerose se estende desde a placa terminal quase ao centro do corpo vertebral ⇒. Esta aparência é geralmente associada ao tipo adulto II de osteopetrose.

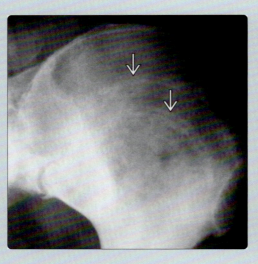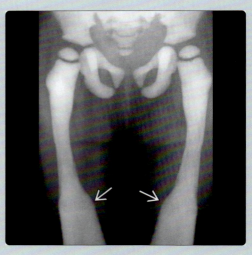

(À esquerda) Radiografia AP mostra aparência típica de osso dentro do osso observada na osteopetrose ⇒. A aparência endóssea ocorre porque os osteoclastos não remodelam adequadamente durante a maturação esquelética. (À direita) Radiografia AP revela mudanças mais extremas da osteopetrose autossômica recessiva. Os ossos são difusa e densamente escleróticos. Os fêmures são subtubulados com relativo alargamento da metadiáfise distal ⇒. Esta aparência explica a terminologia osso de mármore, frequentemente utilizada.

Osteopetrose

TERMINOLOGIA

Abreviaturas
- Osteopetrose autossômica recessiva (OPAR)
- Osteopetrose autossômica dominante (OPAD)

Sinônimos
- Doença de Albers-Schönberg
- Doença de osso de mármore

Definições
- Tipo maligno (infantil)
- Tipo benigno (adulto)
- Tipo intermediário
- Deficiência de isoenzima tipo II da anidrase carbônica (doença de Sly)

IMAGENS

Características Gerais
- Melhor dica para diagnóstico
  - Ossos difusamente densos
- Localização
  - Padrão de envolvimento do crânio: abóbada craniana, base do crânio, ou ambos diferindo entre tipos distintos
  - Envolvimento das vértebras varia entre dois tipos de variedades de adultos

Recomendações para Aquisição de Imagens
- Melhor ferramenta para aquisição de imagens
  - As radiografias revelam achados característicos
    - Suficientes para estabelecer o diagnóstico
- Orientações de protocolo
  - A avaliação radiográfica deve incluir crânio, coluna vertebral e extremidades.

Achados na Radiografia
- Radiografia
  - Tipo infantil
    - Crânio
      - Abóbada craniana e base de crânio são afetados
    - Envolvimento difuso de todo o esqueleto
    - Lucências metafisárias transversais
  - Tipo adulto I
    - Crânio
      - Esclerose da abóbada craniana e hiperostose
      - A base do crânio não está envolvida
    - Esqueleto apendicular
      - Sem envolvimento ou envolvimento limitado
    - Coluna vertebral
      - Sem envolvimento ou envolvimento limitado
  - Tipo adulto II
    - Crânio
      - Esclerose de base craniana e hiperostose
      - Abóbada craniana preservada
    - Coluna vertebral
      - Vértebra de sanduíche ou *rugger jersey* secundária à hiperostose da placa terminal
  - Tipo intermediário
    - Manifestações variáveis no espectro entre os tipos infantil e adulto
  - Geral
    - Ossos escleróticos
      - Os ossos são uniformemente densos
      - Margens lisas: nenhum osso novo periosteal irregular
      - Perda de diferenciação corticomedular normal
      - Envolve epífise, metáfise, diáfise
    - Subtubulação das metáfises
      - Maior proeminência no fêmur distal
      - Manifestação de incapacidade de osteoclastos alterados para remodelar o osso durante o crescimento
    - Envolvimento da abóbada craniana
      - Espessamento difuso e esclerose
      - Perda de espaço diploico
      - Observado sob as apresentações infantil e adulto tipo I
    - Envolvimento da base do crânio
      - Hiperostose e esclerose
      - Observado sob as apresentações infantil e adulto tipo II
    - Osso dentro de osso
      - Mais evidente na coluna vertebral
      - Endósseo é observado no íleo
      - Como a subtubulação, o endósseo é a manifestação da incapacidade de remodelar o osso
      - À medida que o crescimento ocorre, o osso cortical não é reabsorvido e permanece visível no osso mais volumoso (mais adulto)

Achados na TC
- Não é necessária para o diagnóstico da doença
- Mostra extensão do envolvimento e complicações da abóbada craniana e doença da base do crânio
  - Apresentação infantil tem sequelas clínicas da hiperostose
    - Estenose de forames neurais e vasculares
    - Hidrocefalia secundária à estenose do aqueduto
    - Invasão em seios paranasais e células aéreas da mastoide
- Doença de Sly
  - Calcificações cerebrais

Achados na RM
- Utilizada principalmente para avaliar o grau de envolvimento da medula
  - Pode ser útil para avaliar a resposta ao tratamento
    - Especialmente útil após transplante de medula óssea
  - Tipo infantil: "ossos pretos"
    - Ausência completa de medula decorrente de substituição por osso denso
- Mostra extensão e complicações da abóbada craniana e envolvimento da base do crânio
  - Hidrocefalia secundária à estenose do aqueduto
  - Atrofia do nervo óptico
    - Observada em crianças e adultos tipo II
  - Ectopia amigdalina, dilatação da bainha do nervo óptico
    - Observada em crianças, adultos tipo I
  - Ventriculomegalia, dilatação do espaço subaracnóideo
    - Observada em crianças, adultos tipo I

Achados de Medicina Nuclear
- Cintilografia óssea
  - SuperScan
    - Absorção de radioisótopos no esqueleto
    - Dedos das mãos e dos pés são visíveis
    - Captação nas partes moles e nos tecidos renais reduzida ou ausente

DIAGNÓSTICO DIFERENCIAL

Picnodisostose
- Baixa estatura
- Acro-osteólise
- Ossos wormianos
- Fechamento tardio das suturas do crânio
- Ângulo mandibular obtuso

Displasia Diafisária Progressiva
- Espessamento irregular cortical e endosteal
- Epífises preservadas
- Envolvimento vertebral confinado ao corpo posterior e arco neural
- Manifestações variáveis no crânio

799

Osteopetrose

PATOLOGIA

Características Gerais
- Etiologia
  - Função anormal dos osteoclastos
    - Resulta em desequilíbrio entre formação e reabsorção óssea
    - A produção óssea não é prejudicada
      - Continua a produzir osso, que não pode ser remodelado, levando a hiperostose
    - Não é possível remodelar o osso no endósteo para o espaço da medula
      - Conduz à esclerose difusa dos ossos
      - Resulta na incapacidade de criar espaços de medula normal
    - Predisposição a fraturas
      - Em locais de estresse, o osso se desenvolve e não se remodela adequadamente
      - Por exemplo, fissura do córtex lateral da protrusão óssea em região subtrocantérica (mecanismo similar observado no tratamento com bisfosfonato)
    - Conduz a cicatrizes de fraturas precárias
- Genética
- Tipo infantil: autossômica recessiva
  - Tipos adultos: autossômica dominante
  - Tipos intermediários: autossômica recessiva
  - Doença de Sly: autossômica recessiva

Achados Microscópicos
- Trabeculado espesso com base central de cartilagem
- Osteoclastos aumentados, diminuídos ou normais em número

QUESTÕES CLÍNICAS

Apresentação
- Sinais/sintomas mais comuns
  - Tipo infantil
    - Falha de desenvolvimento
    - Retardo de crescimento
    - Déficits do nervo craniano, especialmente visão deficiente
  - Tipos adultos
    - Usualmente encontrados incidentalmente
    - Podem ter dor, fraturas
  - Tipos intermediários
    - Manifestações e gravidade variáveis
- Outros sinais/sintomas
  - Estatura baixa
  - Perdas auditiva e visual
    - Mais comum em tipo infantil
    - Visto em 5% de doença de adulto
  - Osteomielite mandibular (especialmente tipos adultos)
  - Fraturas (especialmente tipos adultos)
  - Dentição anormal, cárie dental
  - Bossa frontal
  - Tipo infantil
    - Aumento da pressão intracraniana
    - Deficiências hematológicas por falta de medula óssea
      - Anemia, trombocitopenia, leucopenia
      - Hepatoesplenomegalia, hematopoiese extramedular
    - Obstrução nasal
    - Hipocalcemia
      - Secundária ao hiperparatiroidismo
      - Pode levar a convulsões
    - Cegueira, surdez, paralisia do nervo facial
    - Acidente vascular encefálico
  - Doença de Sly
    - Acidose tubular renal

Demografia
- Idade
  - Tipo maligno: congênito ou se apresenta na infância
  - Tipos benignos: apresentam-se em adultos
  - Tipo intermediário: apresenta-se na infância
  - Doença de Sly: início na infância
- Epidemiologia
  - OPAR: 1/250.000 nascimentos
  - OPAD: 1/20.000 nascimentos

Histórico Natural e Prognóstico
- Tipo Infantil
  - A morte geralmente ocorre durante a infância em decorrência de complicações da insuficiência da medula óssea
- Tipos adultos
  - Vida normal
- Tipos intermediários
  - Sequelas clínicas variáveis

Tratamento
- Transplante de medula óssea para curar o tipo infantil
- Outros tipos orientados para complicações, tais como fraturas

REFERÊNCIAS

1. Florido Angulo A, et al: The sandwich vertebral body sign. Osteopetrosis: Report of a case, Arthritis Rheumatol. ePub, 2015.
2. Machado Cde V, et al: Infantile osteopetrosis associated with osteomyelitis, BMJ Case Rep:2015, 2015.
3. van Hove RP, et al: Autosomal dominant type I osteopetrosis is related with iatrogenic fractures in arthroplasty, Clin Orthop Surg. 6(4):484-488, 2014.
4. Jenkins PF, et al: Osteopetrosis, Am Orthopt J. 63:107-111, 2013.
5. Nour M, et al: Infantile malignant osteopetrosis, J Pediatr. 163(4):1230-1230.e1, 2013.
6. Fotiadou A, et al: Type II autosomal dominant osteopetrosis: radiological features in two families containing five members with asymptomatic and uncomplicated disease, Skeletal Radiol. 38(10):1015-1021, 2009.
7. Stark Z, et al: Osteopetrosis, Orphanet J Rare Dis. 4:5, 2009.

Osteopetrose

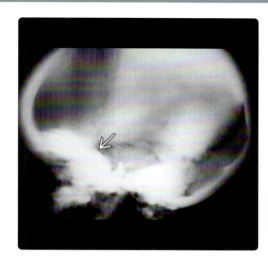
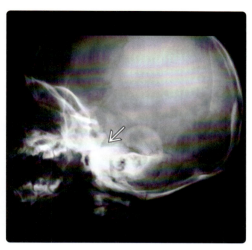

(À esquerda) *Radiografia lateral revela envolvimento significativo do crânio visto com osteopetrose infantil (autossômica recessiva). A abóbada craniana e a base do crânio são difusamente escleróticas. Observe a grave hiperostose da base do crânio ➡.*
(À direita) *Radiografia lateral mostra osteopetrose menos grave no fim do espectro. Neste caso, a abóbada craniana é preservada. A base do crânio, contudo, é densa e hiperostotica ➡. Esse padrão de envolvimento do crânio é mais comumente visto com a apresentação de adultos tipo II da doença.*

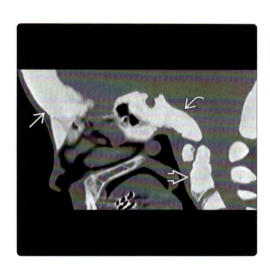
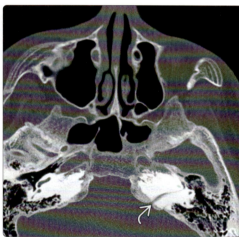

(À esquerda) *TC óssea sagital mostra grave espessamento do osso envolvendo base do crânio e abóbada craniana. Observe como o clívus se tornou espesso ➡. O crânio ➡ e os corpos vertebrais ➡ são extremamente densos. Note a maxila preservada.*
(À direita) *TC óssea axial de paciente com osteopetrose autossômica recessiva mostra esclerose densa e espessamento do osso temporal e da base do crânio. A hiperostose tem levado a invasão e estreitamento do canal auditivo ➡.*

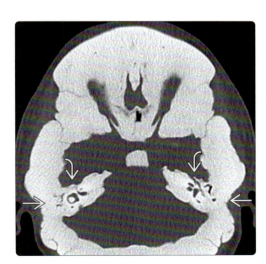
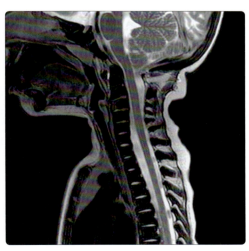

(À esquerda) *TC óssea axial mostra hiperostose maciça e esclerose da osteopetrose. Os espaços da medula são completamente obliterados. Os canais auditivos externos estão completamente ocluídos ➡, e as orelhas médias são estreitadas ➡. Tais mudanças resultam em surdez.*
(À direita) *RM T2WI sagital mostra aparência de osso preto observada na osteopetrose. Esda aparência é resultado da completa reposição de osso denso no espaço da medula. Deficiência medular é a causa de morte na apresentação infantil desta doença.*

Osteopetrose

(À esquerda) *RM T2WI sagital mostra densas faixas fortemente demarcadas de sinal de baixa intensidade decorrente de esclerose óssea envolvendo todos os corpos vertebrais ⮕. Esta aparência é a equivalente na RM da coluna vertebral de rugger jersey. Observe que a esclerose e o espessamento trabecular também estão presentes centralmente nos corpos vertebrais ⮕.* (À direita) *Radiografia lateral em um caso de osteopetrose infantil mostrando esclerose óssea difusa e densamente significativa em todos os ossos, incluindo os corpos vertebrais, arcos neurais e costelas.*

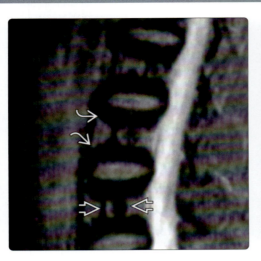 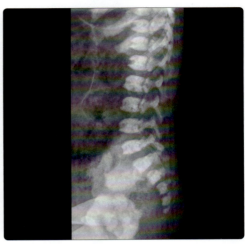

(À esquerda) *Incidência lateral em close de L4 em radiografia lateral mostra aparência clássica de osso dentro do osso ⮕.* (À direita) *TC óssea axial mostra vértebra com a aparência de osso dentro do osso. Sem o benefício das radiografias, esse achado pode não ser reconhecido pelo que ele é. Observe como a apresentação esclerótica aparente da lesão ⮕ reflete exatamente a margem cortical.*

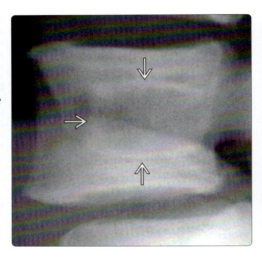 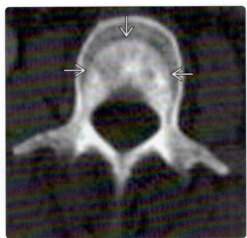

(À esquerda) *Radiografia AP mostra paciente com osteopetrose complicado por fratura subtrocantérica ⮕. Observe o endósseo da asa ilíaca ⮕ e o espessamento típico do córtex femoral endosteal.* (À direita) *Radiografia AP do fêmur contralateral após colocação de haste profilaticamente mostra protuberância ao longo do córtex lateral femoral ⮕. Esta protuberância, também observada no o tratamento com bisfosfonato resulta do estresse durante a atividade. Contudo, há atividade insuficiente de osteoclastos para efetivamente remodelar isso. Assim, o local é fraco e com risco de fratura.*

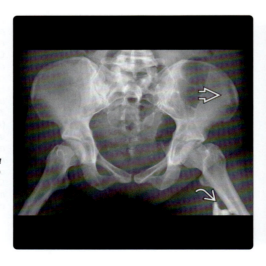 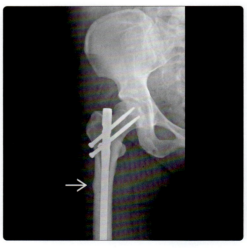

Osteopetrose

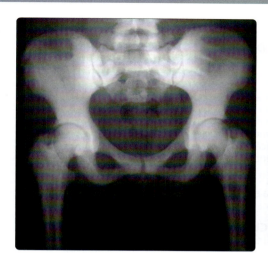
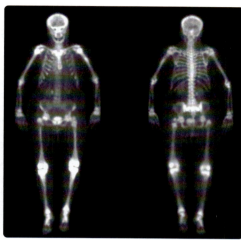

(**À esquerda**) *Radiografia AP mostra adulto com esclerose grave da osteopetrose. Observe o espaço da medula gravemente restrito; não é de se estranhar que esses pacientes desenvolvam complicações da anemia.* (**À direita**) *Cintilografias ósseas anterior e posterior mostram absorção de radiomarcadores difusamente aumentada. O acúmulo em todo o esqueleto é decorrente da osteopetrose. Há diminuição da visualização de rins e bexiga por causa da absorção difusa do esqueleto (SuperScan).*

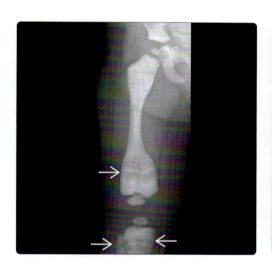
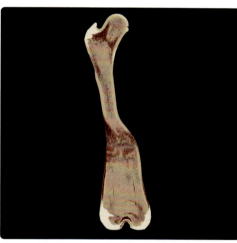

(**À esquerda**) *Radiografia AP revela ossos escleróticos difusos. A metadiáfise distal é alargada secundariamente à remodelação deficiente por osteoclastos defeituosos. Faixas transversais metafisárias estão presentes ao redor do joelho ➡ e estão associadas à apresentação infantil desta doença.* (**À direita**) *Gráfico coronal mostra fêmur com as alterações de osteopetrose. A diferenciação corticomedular está ausente. O osso denso se estende ao espaço da medula. Há subtubulação distal.*

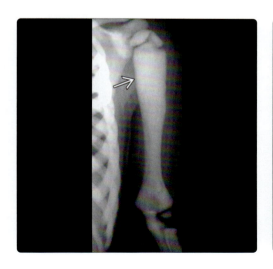
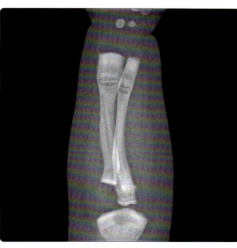

(**À esquerda**) *Radiografia AP revela achados típicos de osteopetrose autossômica recessiva. Os ossos são todos difusa e densamente escleróticos. A esclerose envolve epífise, metáfise e diáfise. O úmero proximal está com subtubulação ➡.* (**À direita**) *Radiografia AP mostra caso típico de osteopetrose com aumento anormal da densidade do osso e subtubulação do rádio distal e da ulna. Uma aparência de osso dentro do osso é observada em cada um dos ossos. Foi necessário um traumatismo mínimo para fraturar esses ossos.*

Picnodisostose

DADOS PRINCIPAIS

TERMINOLOGIA
- Doença de armazenamento lisossomal resultando em ossos densos

IMAGENS
- Ossos densos com baixa estatura, acro-osteólise, diminuição do ângulo da mandíbula
  - A osteosclerose é achado radiográfico dominante
- Crânio
  - Ossos wormianos
  - Base do crânio espessa
  - Abóbada crâniana fina
  - Fechamento tardio de suturas da calvária
  - Fontanela anterior persistente
- Face média pouco desenvolvida
  - Ângulo mandibular obtuso
- Clavículas hipoplásicas/malformadas
- Fraturas por insuficiência
  - Espondilólise
- Falanges terminais de acro-osteólise

PRINCIPAIS DIAGNÓSTICOS DIFERENCIAIS
- Osteopetrose
  - Considerações de diagnóstico diferencial primário
  - Aparência de osso dentro do osso
  - Obliteração do espaço da medula
  - Nenhuma acro-osteólise ou deformidade mandibular
- Displasia diafisária progressiva
  - Espessamento cortical
  - Distribuição simétrica bilateral
  - Geralmente confinada a diáfises

PATOLOGIA
- Mutação na enzima da catepsina K
- Autossômica recessiva

QUESTÕES CLÍNICAS
- Osteomielite da mandíbula; desenvolvimento anormal de dentes
- Hipoplasia da face média com apneia do sono associada
- Fraturas transversais por insuficiência de ossos longos

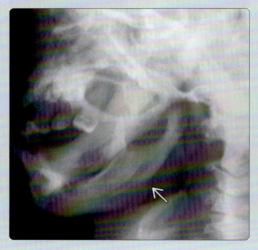
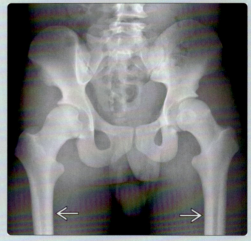

(À esquerda) *Radiografia lateral mostra ângulo mandibular anormal* ➡. *O ângulo normal é de 110° a 120°. Na picnodisostose, o ângulo torna-se mais obtuso, aproximando-se de 180°. Esta anomalia mandibular leva a complicações, como a apneia do sono.* (À direita) *Radiografia AP mostra espessamento grave do endósteo do fêmur* ➡. *Isoladamente, este achado é inespecífico, quando associado à reabsorção das falanges terminais (não mostradas), as radiografias são diagnósticas de picnodisostose.*

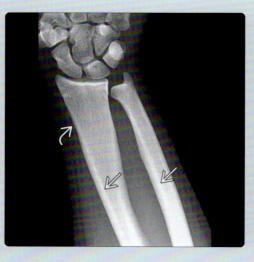
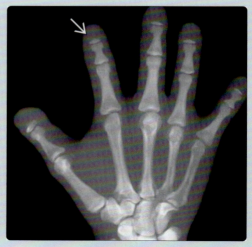

(À esquerda) *Radiografia AP revela esclerose difusa do rádio e da ulna, acompanhada por espessamento endosteal difuso* ➡. *Uma sutil subtubulação do rádio distal está presente* ➡. *A subtubulação é mais pronunciada e prevalente em osteopetrose e é um achado incompatível em picnodisostose.* (À direita) *Exame de raios X AP mostra esclerose difusa e reabsorção significativa dos tofos terminais de todas as falanges distais* ➡. *Neste caso, a osteólise é grave e distribuída uniformemente. A acro-osteólise é típica de picnodisostose.*

Picnodisostose

TERMINOLOGIA

Sinônimo
- Maroteaux-Lamy

Definições
- Doença de armazenamento lisossomal resultando em ossos densos

IMAGENS

Características Gerais
- Melhor dica para diagnóstico
  - Ossos densos com baixa estatura, acro-osteólise, diminuição do ângulo da mandíbula
- Localização
  - Envolve todo o esqueleto

Recomendações para Aquisição de Imagens
- Melhor ferramenta para aquisição de imagens
  - As radiografias são diagnósticas

Achados na Radiografia
- A osteosclerose é um achado radiográfico dominante
  - Não oblitera o espaço da medula
- Acro-osteólise
  - Reabsorção ou lucência semelhante à banda no tofo terminal
  - Distribuição assimétrica
  - Pode não envolver todos os dígitos
  - Pode ser progressivo
- Crânio
  - Ossos wormianos
  - Base do crânio espessa
  - Abóbada craniana fina
  - Fechamento tardio de suturas calvárias
    - Fontanela anterior persistente
- Face
  - Face média pouco desenvolvida
  - Mandíbula hipoplásica
    - Ângulo mandibular obtuso
  - Seios paranasais hipoplásicos
- Subtubulação de ossos longos mínima
- Clavículas hipoplásicas/malformadas, em especial lateralmente
- Fraturas por insuficiência
  - Transversais em ossos longos
  - Má cicatrização
  - Espondilólise

Achados na TC
- Descrever as mesmas alterações identificadas nas radiografias
- Pode ser usada para avaliar a cicatrização de fraturas
- Útil para detalhar anomalias, especialmente dentais e faciais

Achados na RM
- Pode ser útil para avaliar a cicatrização de fraturas/pseudoartrose

DIAGNÓSTICO DIFERENCIAL

Osteopetrose
- Considerações de diagnóstico diferencial primário
- A subtubulação pode ser significativa, especialmente o fêmur distal
- Aspecto de osso dentro do osso
- Oblitera o espaço da medula
  - Sintomas clínicos de insuficiência medular

Displasia Diafisária Progressiva
- Espessamento cortical
  - Distribuição simétrica bilateral
  - Geralmente confinada a diáfises
- Preserva a coluna vertebral
- Calvária espessa

Doença de Ribbing
- Esclerose endosteal confinada às extremidades inferiores

PATOLOGIA

Características Gerais
- Etiologia
  - Mutação na enzima da catepsina K
    - Enzima necessária para a renovação óssea
    - A enzima anormal resulta em atividade anormal dos osteoclastos, diminuição da reabsorção/renovação óssea
    - Resulta em ossos frágeis, semelhantes à osteopetrose
- Genética
  - Autossômica recessiva

QUESTÕES CLÍNICAS

Apresentação
- Sinais/sintomas mais comuns
  - Estatura baixa
  - As mãos são características
    - Curtas e largas, encurtamento irregular secundário à acro-osteólise, pele enrugada
- Outros sinais/sintomas
  - Cabeça grande
    - Proeminência frontal e occipital
  - Unhas hipoplásicas
  - Fraturas, muitas vezes causadas por traumatismo mínimo
    - Cicatrização deficiente
  - Osteomielite da mandíbula
  - Desenvolvimento anormal do dente
  - Hipoplasia da face média com apneia do sono associada
  - Palato sulcado
  - Nariz proeminente/pontudo
  - Nenhuma sequela de insuficiência medular, em contraste com a osteopetrose
  - Provavelmente a condição do artista Toulouse-Lautrec

Demografia
- Epidemiologia
  - Rara

REFERÊNCIAS

1. S.R., et al: Osteomyelitis in pycnodysostosis - report of 2 clinical cases, J Clin Diagn Res. 9(1):ZD15-7, 2015.
2. Yates CJ, et al: An atypical subtrochanteric femoral fracture from pycnodysostosis: a lesson from nature, J Bone Miner Res. 26(6):1377-1379, 2011.
3. Bathi RJ, et al: Pyknodysostosis—a report of two cases with a brief review of the literature, Int J Oral Maxillofac Surg. 29(6):439-442, 2000.
4. Vanhoenacker FM, et al: Sclerosing bone dysplasias: genetic and radioclinical features, Eur Radiol. 10(9):1423-1433, 2000.

Picnodisostose

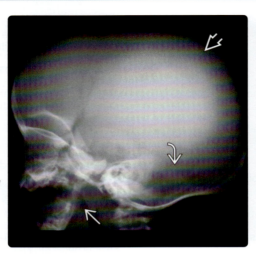
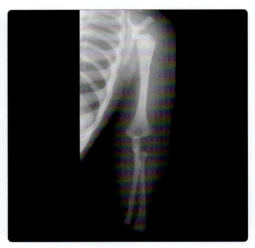

(À esquerda) *Radiografia lateral mostra ângulo mandibular raso ➡, um achado característico da picnodisostose. Adelgaçamento generalizado da abóbada craniana ➡ também pode ser observado. Ossos wormianos estão presentes, embora sejam de difícil visualização nesta imagem ➡. (À direita) Radiografia AP mostra osso uniformemente denso, que é um achado inespecífico. Isso pode ser observado em várias displasias esclerosantes, incluindo osteopetrose e picnodisostose. Esta última foi o diagnóstico neste caso.*

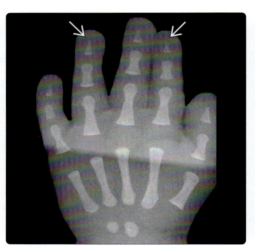
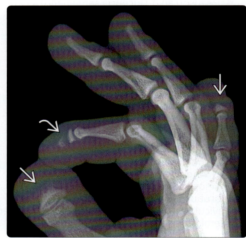

(À esquerda) *Radiografia AP mostra ossos difusamente densos associados a acro-osteólise ➡. Nesta criança, a reabsorção é mínima. A acro-osteólise pode ser um processo progressivo e pode ser mais grave em adultos.* (À direita) *Radiografia lateral mostra acro-osteólise. Observe que a reabsorção não é uniforme, preservando a 3ª e a 4ª falanges distais. Dois padrões de reabsorção podem ser vistos: reabsorção semelhante a do dedo indicador ➡ e reabsorção dos tofos da 1ª e da 5ª falanges distais ➡.*

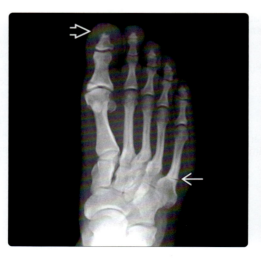
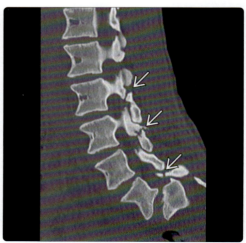

(À esquerda) *Radiografia AP é notável para ossos difusamente densos, reabsorção da membrana terminal das falanges distais ➡ e uma fratura por insuficiência na base do 5º metatarso ➡. Essa combinação de achados é diagnóstica para picnodisostose.* (À direita) *TC óssea sagital revela aumento da densidade de todas as vértebras. Múltiplos defeitos das pars interarticularis são visíveis ➡. Essas fraturas são uma das manifestações de fragilidade óssea.*

Picnodisostose

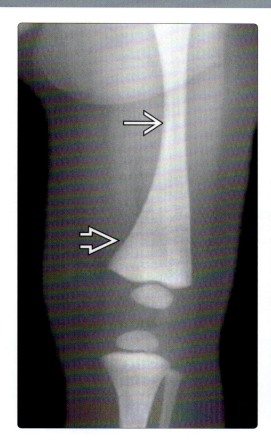 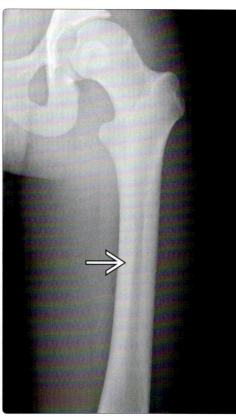

(**À esquerda**) *Radiografia AP mostra ossos da extremidade inferior difusamente densos com pobre diferenciação cortical medular ➡. A subtubulação suave do fêmur distal está presente ➡. O aspecto é inespecífico e leva a um diagnóstico de displasia esclerótica. Picnodisostose e osteopetrose são os principais diagnósticos.* (**À direita**) *Radiografia AP revela claramente espessamento endosteal difuso ➡, que é uma das manifestações de picnodisostose. O espectro de densidade óssea nesta doença varia de espessamento endosteal, como neste caso, para ossos difusamente densos, que mimetiza a osteopetrose. Avaliação de mãos e pés, bem como de crânio ajudará a diferenciar essas entidades.*

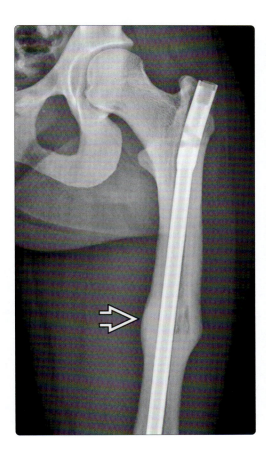 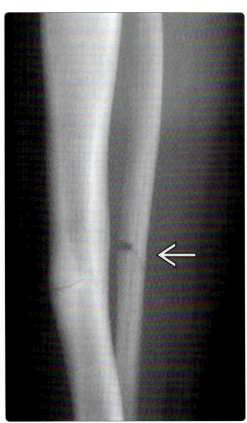

(**À esquerda**) *Radiografia AP mostra fêmur com esclerose difusa e espessamento endosteal proeminente. Apesar do córtex espessado, ocorreu uma fratura (agora cicatrizada) ➡. Mesmo sendo o osso denso, a arquitetura desorganizada e a incapacidade para remodelar adequadamente as respostas das tensões normais colocam esses ossos em ↑ de risco de fratura.* (**À direita**) *Radiografia lateral da perna mostra osso denso, bem como fraturas transversais ➡. Fraturas transversais ocorrem por traumatismo (não é este o caso aqui) ou em osso anormal. Note como a fratura ocorreu ao longo do córtex anterior tibial na junção do terço médio e distal, um local de tensão. Este local é uma área comum para fraturas de estresse tibial em adulto. Estresse normal em osso denso, mas anormalmente remodelado, neste caso de picnodisostose resultou em fratura patológica.*

Osteíte Condensante

DADOS PRINCIPAIS

IMAGENS
- Osteíte condensada ilíaca
  - Esclerose bilateral, simétrica do íleo ao longo da articulação sacroilíaca
  - Esclerose; forma triangular com ápice cefálico; segue superfície articular ilíaca, estende a distância variável para a medula adjacente
  - Nenhuma alteração ao longo da superfície articular sacral
  - Ausência de outros achados, como cistos subcondrais, erosões, estreitamento do espaço articular
- Osteíte condensante da clavícula
  - Geralmente unilateral
  - Esclerose ao longo do aspecto inferomedial da cabeça da clavícula
  - Pode ter pequeno osteófito inferomedial
  - Pode ter edema adjacente de partes moles na TC, RM

PRINCIPAIS DIAGNÓSTICOS DIFERENCIAIS
- Doença metastática
  - Lesões identificadas em outras partes do esqueleto
- Osteoartrite
  - Estreitamento do espaço articular, cistos subcondrais, osteófitos
- Hiperostose esternoclavicular (SAPHO)
  - Predileção por adolescentes e jovens adultos
  - Mais comum em homens
  - Pode envolver esterno, 1ª junção costecondral
- Doença de Friedrich (osteonecrose, cabeça da clavícula)
  - Envolvimento difuso da cabeça de clavícula
- Sacroileíte
  - Estreitamento do espaço articular, erosões
  - Esclerose em ambos os lados da articulação
  - Mais provável de ser assimétrica

PATOLOGIA
- Resposta ao estresse mecânico

QUESTÕES CLÍNICAS
- Achado acidental, ocasionalmente sintomático
- M < F; 20 a 60 anos de idade

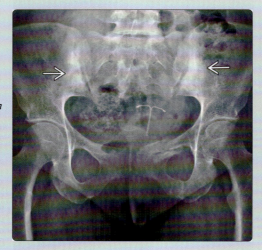
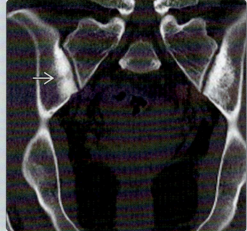

(À esquerda) Radiografia AP em mulher jovem, sendo avaliada para traumatismo, mostra achado acidental de osteíte condensante ilíaca. Há esclerose bilateral limitada às asas ilíacas ➡ adjacente a articulações sacroilíacas normais. A esclerose apresenta-se em forma aproximadamente triangular, com o ápice do triângulo apontado cefalicamente. (À direita) TC coronal mostra forma triangular da esclerose de asa do ilíaco ➡, claramente delineando a morfologia da anomalia. Esta jovem mulher tinha passado por várias gravidezes e não apresentava sintomas.

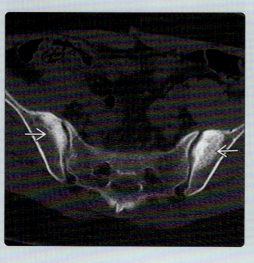
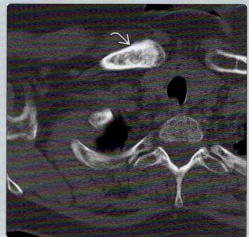

(À esquerda) TC axial no mesmo caso confirma a esclerose isolada a asas ilíacas ➡, e que tanto o sacro como as articulações sacroilíacas são normais. Nenhum exame de imagem ou acompanhamento da osteíte condensante ilíaca é necessário. (À direita) TC óssea axial de paciente com dor sobre a articulação esternoclavicular direita revela esclerose difusa na cabeça clavicular direita ➡. O esterno (não mostrado) é normal. Nenhuma outra lesão foi presente no esqueleto. Osteíte condensante da clavícula é considerada o diagnóstico principal.

Osteíte Condensante

TERMINOLOGIA

Abreviaturas
- Osteíte condensante ilíaca (OCI)
- Osteíte condensante da clavícula (OCC)

IMAGENS

Características Gerais
- Melhor dica para diagnóstico
  - OCI: esclerose bilateral, simétrica, em forma triangular do Ilíaco na articulação sacroilíaca
  - OCC: esclerose da cabeça da clavícula inferomedial

Recomendações para Aquisição de Imagens
- Melhor ferramenta para aquisição de imagens
  - Na maioria dos casos, as radiografias são suficientes

Achados na Radiografia
- Radiografia
  - Osteíte condensante ilíaca
    - Esclerose: surge ao longo da superfície articular ilíaca, em estensão variável na direção da medula adjacente
    - Aparência triangular; ápice apontando cefalicamente
    - Não há alterações ao longo da superfície articular sacral
    - Ausência de outros achados, como cistos subcondrais, erosões, estreitamento do espaço articular
    - Geralmente bilateral e simétrica
    - A doença assimétrica é menos comum
    - A doença unilateral é rara
  - Osteíte condensante da clavícula
    - Geralmente unilateral
    - Envolve aspecto inferomedial da cabeça clavicular
    - Pode ter pequeno osteófito inferomedial
    - Estende-se até o osso subcondral
    - Ausência de outros achados, como cistos subcondrais, erosões, estreitamento do espaço articular

Resultados da TC
- A TC mostra melhor os achados observados na radiografia

Achados na RM
- Áreas de esclerose aparecerão como áreas de intensidade de sinal baixa em todas as sequências de imagem
- Distribuição dos achados como descrita na radiografia
- A osteíte condensante da clavícula pode ter edemas adjacentes de partes moles

Achados na Medicina Nuclear
- Cintilografia óssea: mostra absorção intensa; pode imitar artrite
  - Ajuda a excluir doenças multifocais, como metástases
- PET FDG mostra captação; a TC corelacionada evita o diagnóstico errado

DIAGNÓSTICO DIFERENCIAL

Metástases, Medula Óssea
- Lesões identificadas em outras partes do esqueleto
- Ausência de aparência bilateral, simétrica e forma triangular da OCI
- Foco único de captação na cabeça clavicular improvável de ser metástase solitária

Osteoartrite
- Ausência da morfologia e extensão triangular na direção da medula óssea
- Estreitamento do espaço articular, cistos subcondrais, osteófitos

Hiperostose Esternoclavicular (SAPHO)
- Predileção por adolescentes e adultos jovens
- Mais comum em homens
- Unilateral ou bilateral
- Entesite é mais extensa
- Pode envolver esterno, 1ª junção costocondral.

Sacroileíte
- Estreitamento do espaço articular, erosões
- Esclerose mais irregular, sem forma triangular, envolve ambos os lados da articulação.
- Mais comum de ser sintomática
- Mais comum de ser assimétrica

Doença de Friedrich (Osteonecrose, Cabeça de Clavícula)
- Alguns acreditam que é o mesmo processo
- Raramente, pacientes mais jovens (adolescentes a adultos jovens)

PATOLOGIA

Características Gerais
- Etiologia
  - Resposta ao estresse mecânico

Características Microscópicas
- Aumento do número e tamanho das trabéculas
- Obliteração de espaço de medula normal

QUESTÕES CLÍNICAS

Apresentação
- Sinais/sintomas mais comuns
  - Achados incidentais
  - Ocasionalmente pode ser sintomática
    - Rigidez, artralgia
    - O teste de compressão da articulação sacroilíaca pode ser doloroso

Demografia
- Idade
  - 20 a 60 anos
- Gênero
  - M <F
    - ↑ de incidência de OCI após gravidez

Histórico Natural e Prognóstico
- Doença não progressiva; sem sequelas significativas

Tratamento
- Se sintomática, tratar com analgésicos de venda sem prescrição médica
- Excisão/estabilização necessária em casos raros
- Descompressão básica sugerida em um pequeno estudo

REFERÊNCIA

1. Jans L, et al: MRI of the SI joints commonly shows non-inflammatory disease in patients clinically suspected of sacroiliitis, Eur J Radiol. 83(1):179-184, 2014.

Osteíte Púbica: Origem não Traumática

DADOS PRINCIPAIS

TERMINOLOGIA
- Aparência anormal da sínfise púbica em indivíduos não atletas
- Neste contexto, os achados são geralmente vistos em pessoas de meia-idade a idosos

IMAGENS
- Estreitamento da sínfise púbica
  - Aparecimento ocasional de alargamento decorrente de reabsorção
- Esclerose subcondral e cistos
- Osteófitos
- Fenômeno de vácuo
- Condrocalcinose, mineralização periarticular
- Fragmentação óssea
- Hipertrofia capsular
- Fluido dentro da sínfise
- RM: alterações da medula subcondral
  - Faixas de edema (↓ de sinal T1, ↑ de sinal nas sequências sensíveis a fluido) a esclerose (↓ de sinal em todas as sequências)

PRINCIPAIS DIAGNÓSTICOS DIFERENCIAIS
- Infecção
  - Sempre considerar se a sínfise do pubis é dolorosa, especialmente se houver sinais clínicos de infecção
  - Pode precisar de aspiração para excluir
  - RM: edema extenso em partes moles adjacentes
- Doença metastática osteoblástica
  - Mostra múltiplas lesões
- Hiperparatireoidismo
  - Reabsorção óssea subcondral

PATOLOGIA
- Osteoartrite secundária, doença de deposição de cristais

QUESTÕES CLÍNICAS
- Usualmente achados acidentais
- Ocasionalmente sintomática
- Incidência aumenta com a idade
- Tratamento geralmente tradicional

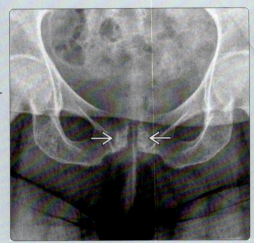
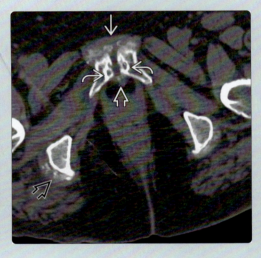

(À esquerda) Radiografia AP mostra sínfise púbica anormal com esclerose subcondral e cistos subcondrais ➡. Não há destruição óssea. (À direita) TCSC axial mostra mudanças da doença de deposição de cristais. As alterações incluem mineralização periarticular ➡, formação de cisto subcondral ➡ e hipertrofia capsular ➡. Mudanças semelhantes estão também presentes na bursa isquioglútea direita ➡.

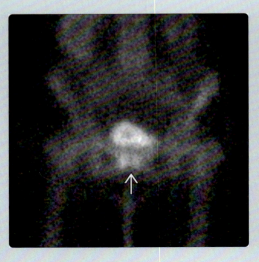
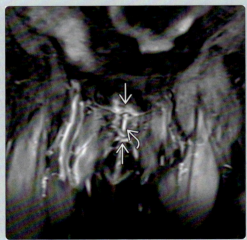

(À esquerda) Cintilografia óssea frontal mostra achado comum de aumento de absorção ao longo de ambas as sínfises púbicas ➡. A menos que os sintomas surjam desta região, esse achado é geralmente atribuído à doença degenerativa. (À direita) RM STIR coronal revela fluido dentro da sínfise ➡ com alterações inflamatórias na cápsula articular e nas partes moles adjacentes ➡. Um leve edema na medula óssea está presente em ambos os lados da articulação. Estes achados não são incomuns em idosos.

Osteíte Púbica: Origem não Traumática

TERMINOLOGIA

Definições
- Aparência anormal da imagem da sínfise púbica em indivíduos não atletas
- Neste contexto, os achados são geralmente observados em pessoas de meia-idade a idosos
- Diferenciar este diagnóstico da osteíte púbica traumática, que se apresenta em jovens, indivíduos atletas (geralmente de alta *performance*), (pubalgia atlética)

IMAGENS

Características Gerais
- Melhor dica para diagnóstico
  - Esclerose subcondral, cistos, irregularidade da superfície articular ou reabsorção na sínfise púbica

Recomendações para Aquisição de Imagens
- Melhor ferramenta para aquisição de imagens
  - Achados incidentais em radiografias, TC, RM, cintilografia óssea

Achados na Radiografia
- Radiografia
  - Estreitamento da sínfise púbica
    - Pode também aparecer alargado, com reabsorção
  - Esclerose subcondral e cistos
  - Osteófitos e fragmentação óssea
  - Fenômeno do vácuo
  - Condrocalcinose e mineralização periarticular

Achados na TC
- Semelhantes aos da radiografia
- A hipertrofia capsular pode ser observada
- Distensão articular do fluido
- ↑ de sensibilidade para condrocalcinose, calcificação capsular

Achados na RM
- Desgaste da cartilagem, irregularidade
- Mudanças no sinal da medula subcondral
  - Unilateral ou bilateral
  - Simétrica ou assimétrica
  - Faixas de edema (↓ de sinal T1, ↑ de sinal nas sequências sensíveis a fluido) a esclerose (↓ de sinal em todas as sequências)
- Cistos subcondrais, osteófitos
- Hipertrofia capsular
- Fluido dentro da sínfise
- Edema leve nas partes moles adjacentes (gordura e músculo)
  - Se apresentar edema extenso, é necessário se considerar infecção.

Achados na Medicina Nuclear
- Cintilografia óssea
  - Maior absorção de radiofármacos
    - Geralmente em ambos os lados da sínfise
    - Simétrica ou assimétrica
    - Se a absorção for unilateral, considerar outros diagnósticos
      - Fratura por estresse, metástases

DIAGNÓSTICO DIFERENCIAL

Infecção
- Considere sempre se
  - Instrumentação genitourinária recente
  - Sintomas constitucionais da infecção
- Destruição óssea, bolhas de gás
- Formação óssea nova, irregular e imatura
- A RM pode apresentar edema extenso nas partes moles adjacentes
- Em ambiente clínico apropriado, pode exigir aspiração para confirmar/excluir infecção

Doença Osteoblástica Metastática
- Doença tipicamente multifocal
- Absorção unilateral pode ocorrer com metástases no ramo púbico
  - Auxílio radiográfico: metástases não subcondrais

Doença Reumatológica
- Espondilite, anquilosante reumatoide, artrite psoriática
- Erosões, periostite excessiva sugerem esta etiologia
- Manifestações de artrite observadas em outras partes do esqueleto

Hiperparatireoidismo
- Reabsorção óssea subcondral

PATOLOGIA

Características Gerais
- Etiologia
  - Etiologias múltiplas
    - Osteoartrite secundária
      - Doença mecânica como sequelas de microinstabilidade: lesão em idade precoce (osteíte púbica traumática), mulheres multíparas.
      - Estágio tardio de artrite que envolve a sínfise púbica: espondilite anquilosante reumatoide, artrite psoriática
    - Doença de deposição de cristais
    - Instrumentação prévia na bacia, especialmente GU, ginecológica

QUESTÕES CLÍNICAS

Apresentação
- Sinais/sintomas mais comuns
  - Achados incidentais
- Outros sinais/sintomas
  - Ocasionalmente pode ser sintomática
  - Nenhum achado específico de imagem ajuda a confirmar ou excluir sínfise anormal como causa da dor
  - Se sintomático deve considerar infecção

Demografia
- Idade
  - Pessoas de meia-idade a idosos
    - Incidência aumenta com a idade

REFERÊNCIA

1. Budak MJ, et al: There's a hole in my symphysis -- a review of disorders causing widening, erosion, and destruction of the symphysis pubis, Clin Radiol. 68(2):173-180, 2013.

Osteoesclerose Intramedular

DADOS PRINCIPAIS

IMAGENS
- Processo descrito apenas nas extremidades inferiores
  - Mais comum na tíbia; também se observa no fêmur, fíbula.
  - Geralmente bilateral assimétrica, pode ser unilateral.
  - Localizado dentro da diáfise, normalmente no terço médio.
- Escaneamento ósseo: absorção intensa de radiofármacos
  - Nem todas as lesões serão radiograficamente evidentes
  - Distribuição auxilia a diferenciar displasias esclerosantes
- TC e RM: esclerose homogênea e contínua
  - A esclerose se estende do osso endosteal até o canal medular, pode obliterar o canal
  - Espessamento cortical periósteo limitado
  - ± edema de parte mole/realce; nenhuma massa

PRINCIPAIS DIAGNÓSTICOS DIFERENCIAIS
- Doença neural pode ser indistinguível
- Displasia diafisária progressiva
  - Mais comum em meninos; presente na infância
  - Envolvimento craniano e vertebral
  - Hiperostose periosteal e endosteal
- Metástase esclerótica: habitualmente, população mais velha
  - Aparência desigual e descontinua
- Melorreostose: aparência de cera de vela pingando
  - Distribuição unilateral; extremidade superior ou inferior
  - Pode apresentar massas mineralizadas nas partes moles
- Fratura por estresse: escleroses mais focais
  - Formação óssea nova periosteal

PATOLOGIA
- Mistura de tecidos ósseos irregulares e lamelares intercalados dentro do espaço da medula
- Não se diferencia de outras displasias esclerosantes

QUESTÕES CLÍNICAS
- Não hereditária
- Dor exacerbada pela atividade; mais comum em mulheres
- Ampla faixa etária, desde a infância até a meia-idade
- A descompressão do canal medular pode aliviar os sintomas

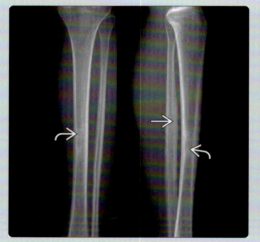
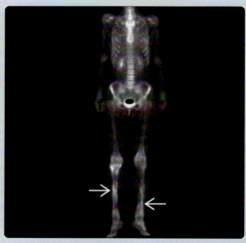

(À esquerda) Radiografias AP e lateral mostram perna esquerda de mulher de 34 anos de idade que teve dor nas pernas por 7 meses. A esclerose é mostrada dentro do canal medular ➔ da tíbia e fíbula. O espessamento endosteal é mais proeminente na fíbula ➔ que na tíbia. (À direita) Cintilografia óssea AP mostra que a anomalia é bilateral nas pernas ➔. Há também uma ligeira anomalia observada no fêmur distal bilateralmente. Nenhum outro osso está envolvido. Esta anomalia bilateral e predominantemente na perna é típica da osteoesclerose intramedular.

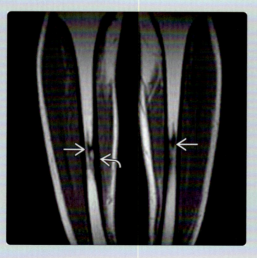
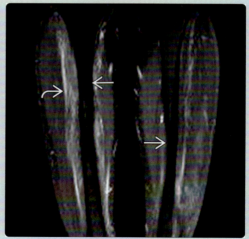

(À esquerda) RM T1WI coronal no mesmo paciente mostra sinal baixo de esclerose intramedular ➔, bem como espessamento endosteal ➔. Este sinal é esperado em todas as sequências de RM nos ossos afetados pela osteoesclerose intramedular. (À direita) RM STIR coronal mostra osteoesclerose densa de ambas as tíbias ➔. Além disso, há extenso edema nas partes moles ➔. Este último achado não necessita estar presente em todos os casos de osteoesclerose intramedular.

Outras Condições Esclerosantes do Osso

DADOS PRINCIPAIS

IMAGENS
- Radiografias são suficientes para estabelecer diagnóstico
- **Osteopoiquilose (OPK):** bolinhas de osso
  - Vários focos escleróticos ovoides/redondos
  - Faixa em número de um ou dois para vários
  - Metafisária e subarticular; várias localizações
  - Predileção por esqueleto apendicular, geralmente preserva coluna, crânio, costelas
  - Lesões cutâneas associadas em 25%
  - Pode ↑ ou ↓ de tamanho e número em crianças; estável em adultos
- **Osteopatia estriada (doença de Voorhoeve):** ossos estriados
  - Estrias verticais em metáfises que se estendem à diáfise de ossos longos; geralmente bilaterais
  - Ossos planos têm aparência *sunburst*
  - Esclerose óssea temporal com perda auditiva
- **Displasia óssea esclerosante mista:** combinação de osteopoiquilose, osteopatia estriada, melor-heostose
- Cintilografia óssea: geralmente não detecta, ± captação leve
- RM: sinal baixo em todas as sequências de imagem; sem alterações de parte mole, edema da medula ou potencialização

PRINCIPAIS DIAGNÓSTICOS DIFERENCIAIS
- Osteopoiquilose
  - Metástases escleróticas: distribuição aleatória, margens irregulares, epífises são preservados
  - Mastocitose: distribuição rara e aleatória, erupção cutânea
- Osteopatia estriada
  - Encondromatose: padrão unilateral estriado
  - Rubéola: metáfises do talo do aipo

PATOLOGIA
- OPK: osso lamelar compacto no canal medular
- Transmissão autossômica dominante relatada
- Osteopoiquilose associada a *LEMD3*

QUESTÕES CLÍNICAS
- 80% a 85% assintomáticas, acidentais, sem tratamento necessário
- 15% a 20% sintomas articulares ligeiros, ± derrame

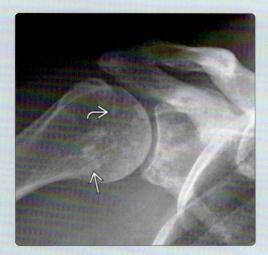
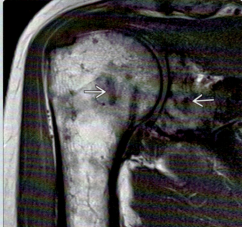

(À esquerda) Radiografia AP mostra pequenas múltiplas lesões escleróticas que variam em forma ⇒ de redondas a ovais ⇒. Dada a concentração em metáfises e regiões subcondrais, isso é patognomônico para osteopoiquilose. Outras doenças esclerosantes, como metástases osteoblásticas ou mastocitose, não são assim uniformes e normalmente preservam as epífises. (À direita) RM T1WI coronal no mesmo paciente mostra todas as lesões ⇒ apresentando sinal baixo, com medula normal circundante.

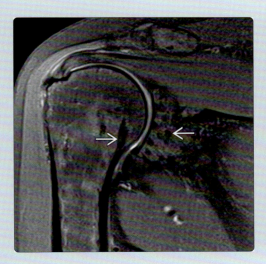
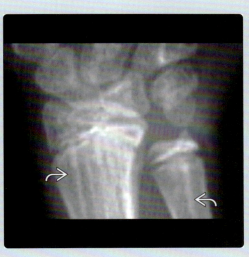

(À esquerda) RM T2WI FS coronal confirma que todas as lesões ⇒ demonstram sinal hipointenso com medula óssea normal circundante. Não há outro diagnóstico a considerar a não ser osteopoiquilose. (À direita) Radiografia AP exibindo alterações clássicas da osteopatia estriada. As linhas escleróticas múltiplas estão orientadas no eixo longo do rádio e da ulna ⇒. As linhas começam na metáfise e se estendem até a diáfise. Achados semelhantes estavam presentes no punho oposto. Este processo é geralmente bilateral.

SEÇÃO 6
Doenças Sistêmicas com Comprometimento Musculoesquelético

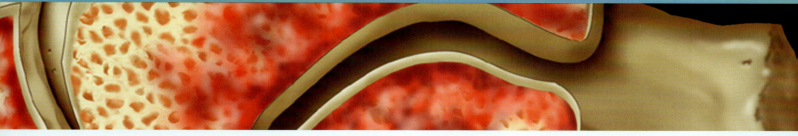

Geral

Complicações da Paraplegia	816
Acro-osteólise	820
Anemia Falciforme	824
Talassemia	830
Mielofibrose	836
Hemofilia	840
Diabetes	846
HIV-AIDS	852
Sarcoidose: Osso	858
Sarcoidose: Músculo	862
Sarcoidose: Articulação	864
Sarcoidose: Partes Moles	865
Mastocitose	866
Esclerose Tuberosa	868

Distúrbios de Armazenamento

Doença de Gaucher	872
Mucopolissacaridose	876
Doença de Erdheim-Chester	878

Distúrbios do Tecido Conjuntivo

Lúpus Eritematoso Sistêmico	880
Esclerose Sistêmica Progressiva	884
Miopatia Inflamatória	888
Doença Mista do Tecido Conjuntivo/Síndrome de Sobreposição	894

Distúrbio do Tecido Conjuntivo com Aracnodactilia

Homocistinúria	895
Síndromes de Marfan e de Ehlers-Danlos	896

Distúrbios das Partes Moles

Hipertrofia por Denervação	898

Vascular

Doença Embólica	900
Meningococcemia	901

Complicações da Paraplegia

DADOS PRINCIPAIS

TERMINOLOGIA
- Complicações musculoesqueléticas relacionadas com paraplegia

IMAGENS
- Úlceras de decúbito
  - Em risco: sacro, tuberosidade isquiática, trocânter maior
  - Ar observado no trato sinusal; ± extensão até o osso
- Osteoporose
  - Risco elevado de fratura, especialmente em torno das articulações da extremidade inferior, resultante de fisioterapia rigorosa
  - Inicialmente pode aparentar agressiva em pacientes jovens, recentemente paraplégicos
    - Lucência subcondral linear ou bandas metafisárias
    - Padrão de traça pode simular infecção/tumor
- Osteomielite
  - Associada a úlceras de decúbito
  - Osteomielite/discite vertebral: risco alto secundário à bexiga neurogênica, infecção crônica de grau baixo e plexo venoso posterior aos corpos vertebrais
- Ossificação heterotópica
  - Desenvolve-se em 16% a 53% dos pacientes paraplégicos
  - Periarticular, especialmente nas articulações envolvidas por músculos espásticos
  - Adultos: geralmente surge 2 a 6 meses após paralisia
  - Crianças: surge, em média, 1 ano após traumatismo
- Articulação neuropática
  - Risco maior na coluna em pacientes paraplégicos
  - Localização: abaixo do nível do instrumento de estabilização
  - Geralmente não está associada à massa de partes moles paraespinhal; deve ajudar a diferenciar da discite
- Carcinoma de células escamosas
  - Tumor ósseo raro, relacionado com trato sinusal de longo prazo na úlcera de decúbito, se estendendo até o osso
  - O diagnóstico diferencial é a osteomielite; o tamanho da massa de partes moles com carcinoma ajuda na diferenciação
- Atrofia da cartilagem
  - Produção de líquido sinovial ↓ com imobilização
  - Articulações sacroilíacas anormais em 61% dos paraplégicos

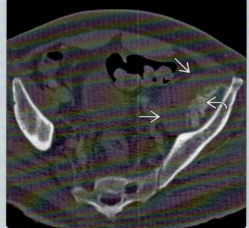 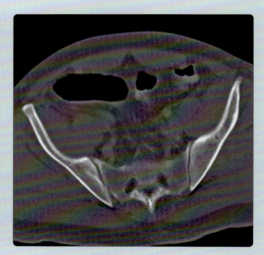

(À esquerda) *TC axial óssea mostra massa de partes moles dentro do músculo ilíaco ➔. Presença de densidade cálcica amorfa central ➔. Nenhuma outra anomalia pode ser observada nesta imagem.* (À direita) *TC axial óssea no mesmo paciente 6 semanas antes foi obtida 2 semanas após o paciente ter sofrido traumatismo que resultou em paraplegia. A imagem é normal. Levando em conta a sequência de tempo, de normal a desenvolvimento da massa com calcificação (6 semanas), isto se trata de um diagnóstico de formação óssea heterotópica imatura em um paciente com risco secundário de paraplegia.*

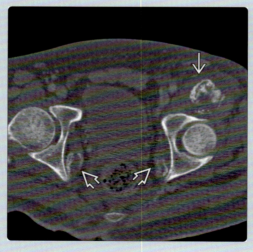 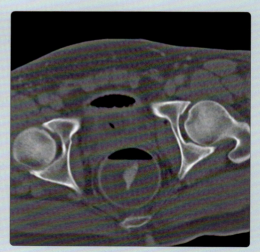

(À esquerda) *TC axial no mesmo paciente obtida no mesmo nível, 2 semanas no pós-traumatismo. Presença de calcificação amorfa vista dentro das massas do psoas esquerdo ➔ como também no obturador interno bilateral ➔.* (À direita) *TC axial mostra que não há anomalia dos músculos. Há um tubo retal e cateter vesical colocados neste paciente com nova paraplegia. A multiplicidade de anomalias 6 semanas depois e o fator de risco de paraplegia neste paciente gera o diagnóstico de ossificação heterotópica, apesar do zoneamento imaturo.*

Complicações da Paraplegia

TERMINOLOGIA
Definição
- Complicações musculoesqueléticas relacionadas com paraplegia

IMAGENS
Achados na Radiografia
- Úlceras de decúbito
  - Em risco: sacro, tuberosidade isquiática, trocânter maior
  - Ar pode ser observado no trato sinusal; ± extensão ao osso
- Osteoporose
  - Pode surgir inicialmente de maneira agressiva em pacientes jovens recentemente paraplégicos
    - Lucência subcondral linear ou bandas metafisárias
    - Padrão de traça pode sugerir infecção/tumor
  - Com cronicidade, desenvolve densidade óssea ↓
  - Risco elevado de fratura, especialmente em torno das articulações da extremidade inferior, resultante de fisioterapia rigorosa
- Ossificação heterotópica (OH)
  - Complicação comum de distúrbios da medula óssea espinhal
    - Desenvolve-se em 16% a 53% dos pacientes paraplégicos
    - Mais frequente na paralisia espástica que na flácida
  - Periarticular, especialmente nas articulações em torno dos músculos espásticos
  - Geralmente surge entre 2 e 6 meses após paralisia em adultos
    - – Mais tarde em crianças, em média 1 ano após traumatismo
    - O desenvolvimento da calcificação segue o período da OH em outro lugar
      - De 0 a 2 semanas após surgimento: massa de partes moles com planos de partes moles indistintos no entorno
      - Entre 3 e 4 semanas: osteoide amorfo se forma dentro da massa; pode ser observada reação periosteal adjacente
      - De 6 a 8 semanas: córtex mais acentuado começa a formar massa óssea central rendilhada
      - Entre 5 e 6 meses: formação óssea madura
  - Maturação da OH: padrão distinto de zoneamento entre 2 e 6 meses
    - Osso cortical perifericamente maduro
    - Osso menos maduro centralmente, ± partes moles, regiões císticas
  - RM da ossificação heterotópica
    - – Como nos exames de TC/raios X, aparência relacionada com idade da lesão
    - Pode apresentar edema na medula óssea, reação periosteal e edema periférico em qualquer estágio
    - Estágio inicial
      - T1: intensidade de sinal (IS) isointensa ao músculo
      - Sequências sensíveis a fluido: hipointensa, acentuadamente não homogênea
    - Estágio intermediário
      - T1: isointensa ao músculo, talvez com distorção local dos planos com gordura
      - Sequências sensíveis a fluido: massa hiperintensa, com áreas curvilíneas e irregulares de IS reduzida em torno da lesão
      - "Halo" de sinal baixo em T2WI pode estar incompleto mas serve para diferenciar a OH da formação de tumor ósseo
      - Iniciais equivalentes à borda cortical bem organizada visualizada na radiografia ou na TC
    - Estágio final
      - Massa óssea bem definida e não homogênea
      - Podem ser observadas regiões císticas centrais
      - Sem edema associado
- Osteomielite
  - Associada a úlceras de decúbito
    - Pode-se observar trato sinusal ± ar levando à região de destruição óssea
    - Alteração óssea permeativa, destruição cortical
    - Reação periosteal
    - Aparência pode ter sido comprometida por desbridamento/ressecção prévia do osso
  - Infecção de espaço de disco/osteomielite espinal
    - Risco elevado secundário a bexiga neurogênica, infecção crônica de grau baixo e plexo venoso conduzindo aos corpos vertebrais posteriores
    - Estreitamento de espaço do disco, destruição de extremidade do corpo vertebral adjacente
    - Massa de partes moles paravertebral
  - RM da osteomielite
    - Estágio inicial: pode-se observar apenas IS baixa confluente em T1, IS alta em T2, com realce
    - Estágio final: alteração óssea destrutiva com reação periosteal (IS T1 baixa, IS T2 alta)
    - Abscessos adjacentes, exibidos por borda realçada em torno do líquido de sinal baixo na imagem com contraste
    - Ar ± de sinal baixo, provavelmente realçando trato sinusal
- Articulação neuropática
  - Risco especialmente na coluna em pacientes paraplégicos
    - Ocorre abaixo do nível da instrumentação para estabilização
  - O movimento desprotegido da coluna abaixo do nível paraplégico leva à fragmentação do osso osteoporótico, rotura dos ligamentos restritivos
    - Perda do espaço do disco
    - Fragmentação óssea
    - Subluxação, geralmente em múltiplos níveis
    - Geralmente não associada à massa de partes moles paraespinhal; deve ajudar a diferenciar da discite
- Carcinoma de células escamosas
  - Tumor ósseo raro, relacionado com o trato sinusal de longo tempo na úlcera de decúbito; o carcinoma se desenvolve ao longo do trato sinusal, estendendo-se ao osso adjacente
  - Destruição óssea extremamente rápida, prognóstico pouco favorável
  - O diagnóstico diferencial é a osteomielite; o tamanho da massa de partes moles com carcinoma ajuda a diferenciar
- Atrofia da cartilagem
  - Produção de líquido sinovial ↓ com imobilização
  - Fibrilação, erosão e reabsorção da cartilagem
  - Estreitamento do espaço da articulação sacroilíaca de joelho, e quadril
    - Articulações sacroilíacas (SI) anormais em 61% dos paraplégicos
      - Osteoporose periarticular, estreitamento do espaço da articulação, anquilose ocasional
      - Etiologia sugerida do processo da articulação SI: sepse pélvica crônica de grau baixo da bexiga neurogênica via plexo venoso paravertebral
      - Outros relatos sugerem que é secundária a osteoporose crônica, atrofia da cartilagem e desgaste mecânico

REFERÊNCIA
1. Aebli N, et al: Characteristics and surgical management of neuropathic (Charcot) spinal arthropathy after spinal cord injury, Spine J. 14(6):884-891, 2014.

Complicações da Paraplegia

(À esquerda) *RM T1WI axial mostra osso maduro ➡ localizado dentro de partes moles em torno do quadril, caracterizada por sinal da medula óssea parecido com o do fêmur. Há um foco de sinal baixo mais central ➡.* **(À direita)** *RM T2WI axial no mesmo paciente mostra osso maduro ➡ anterior à coleção de fluidos ➡. Deve-se lembrar que pacientes lesionados neurologicamente, especialmente os paraplégicos, estão em grande risco de desenvolver OH, especialmente em torno do quadril. As formações de ossos heterotópicos maduros podem conter líquido no centro.*

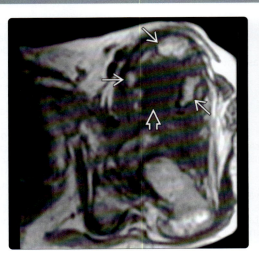 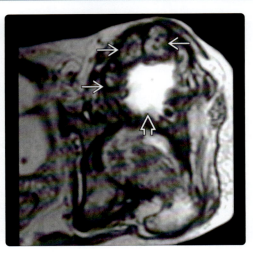

(À esquerda) *RM T1WI coronal obtida de um paciente paraplégico com decúbito sacral mostra sinal baixo dentro de partes moles ➡ produzindo sinal baixo confluente no ísquio ➡. Sinal baixo confluente em vez de opaco reticulado em T1 sugere fortemente osteomielite no lugar de alteração reativa da medula óssea. Observe a atrofia muscular.* **(À direita)** *RM T1WI FS coronal no mesmo paciente mostra aumento tanto da parte mole como da tuberosidade isquiática ➡. Não há abscesso, mas trata-se de osteomielite comprovada por biopsia.*

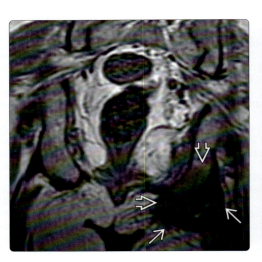 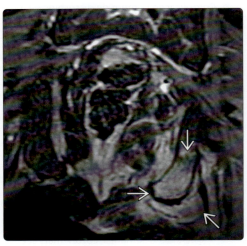

(À esquerda) *Radiografia AP neste paciente paraplégico mostra ar nas partes moles ➡ de úlcera de decúbito isquiático crônica. Nota-se borda livre ao longo do ísquio da ressecção cirúrgica do osso previamente infectado ➡.* **(À direita)** *Radiografia AP obtida 6 semanas depois mostra dissolução agressiva do osso ➡ com alteração permeativa. Embora isso possa representar osteólise rápida da infecção, a rapidez da destruição óssea pode fazer também com que se trate de carcinoma de células escamosas, o que foi comprovado por biopsia.*

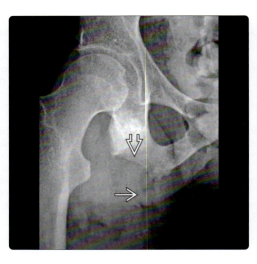 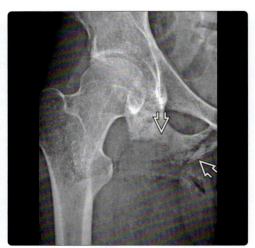

Complicações da Paraplegia

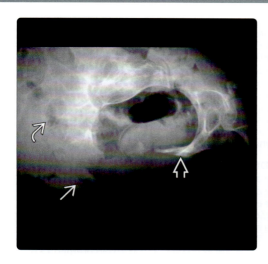
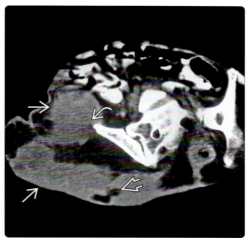

(À esquerda) Radiografia AP da pelve mostra caso raro de carcinoma de células escamosas complicando a infecção crônica em um paciente paraplégico de longo tempo. Há alterações crônicas típicas de paraplegia, incluindo ressecção dos ísquios relacionada com osteomielite crônica ➡, ar nas partes moles da infecção presente ➡ e destruição da asa ilíaca ➡. **(À direita)** TC axial no mesmo paciente mostra massa ➡, destruição da asa ilíaca ➡ e ar dentro de trato sinusal crônico ➡. Este tumor de células escamosas apresenta prognóstico grave.

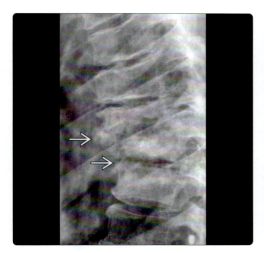
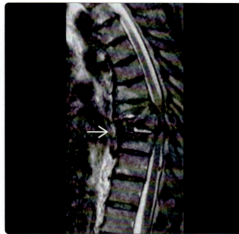

(À esquerda) Radiografia lateral mostra subluxação significativa e destruição dos platôs vertebrais com resquícios ósseos em dois níveis adjacentes ➡. Este paciente paraplégico está instável no nível da coluna torácica. **(À direita)** RM T2WI sagital no mesmo paciente mostra instabilidade da coluna através deste intervalo ➡, que causa compressão na coluna. Entretanto, não há massa de partes moles epidural ou paraespinhosa que indique infecção. Trata-se de coluna neuropática secundária ao nível paraplégico mais proximal.

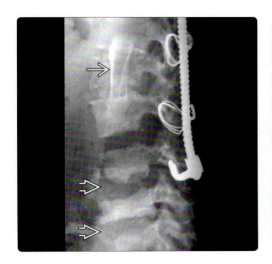
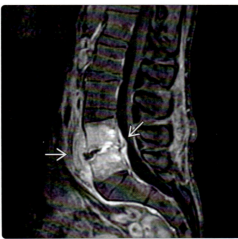

(À esquerda) Radiografia lateral mostra paciente paraplégico com fratura do tipo explosão da L1 estabilizada com pinos e enxerto estrutural ➡ é exibido. Há destruição óssea e instabilidade nos dois níveis inferiores ➡; são os lados adjacentes das articulações neuropáticas. **(À direita)** RM T1 C+ FS sagital mostra aumento extenso da L1 e S1, disco intervertebral e extensão pré-vertebral e epidural ➡, infecção típica no espaço do disco. A coluna em pacientes paraplégicos apresenta risco maior de infecção e de alterações neuropáticas; deve-se realizar a diferenciação.

Acro-osteólise

DADOS PRINCIPAIS

TERMINOLOGIA
- Grupo de processos com encurtamento das falanges distais como característica comum

IMAGENS
- Falanges curtas decorrentes da variedade de formas de osteólise

PRINCIPAIS DIAGNÓSTICOS DIFERENCIAIS
- Etiologias reabsortivas
  - Hiperparatireoidismo (HPT)
  - Esclerose sistêmica progressiva
- Etiologias vasculares
  - Queimadura por frio
  - Vasculite
  - Diabetes
  - Meningococcemia
  - Síndrome da banda amniótica
- Etiologias traumáticas
  - Queimadura
  - Falta de sensibilidade/indiferença congênita à dor
  - Acro-osteólise ocupacional
- Etiologias inflamatórias
  - Artrite psoriásica
  - Retículo-histiocitose multicêntrica
- Etiologia infecciosa: hanseníase
- Etiologias congênitas (genéticas)
  - Picnodisostose
  - Hajdu-Cheney
  - Lesch-Nyhan

CHECKLIST DO DIAGNÓSTICO
- Ficar atento a achados associados que ajudem a determinar a etiologia da acro-osteólise
  - Presença e distribuição de alterações de partes moles, calcificação, alterações artríticas
- Lesão óssea nas falanges distais pode assumir apresentações diferentes
  - Lucência no terço médio ou em tufo, fusão prematura da fise

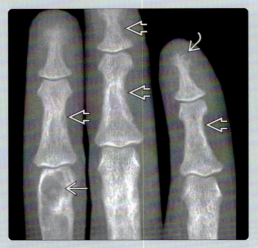 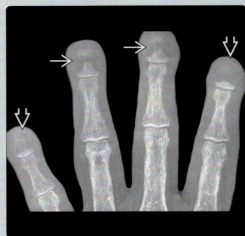

(À esquerda) *Radiografia PA mostra múltiplos achados de HPT relacionados com osteodistrofia renal. Pode-se ver a reabsorção subperiosteal em vários locais ➡, junto com um tumor marrom ➡. Há a reabsorção dos tufos ➡. É importante se lembrar de que o HPT é uma causa comum de acro-osteólise.* (À direita) *Radiografia PA de paciente com HPT mostra o quanto a acro-osteólise pode se tornar grave nesta doença. Há reabsorção quase completa das falanges distais 2 e 5 ➡ e padrão do tipo banda de osteólise nas falanges 3 e 4 ➡.*

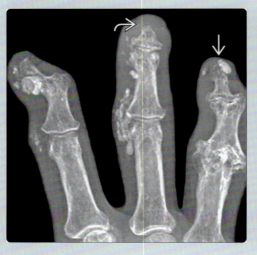 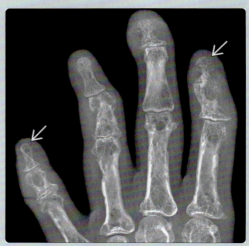

(À esquerda) *Radiografia PA mostra achados típicos de esclerose sistêmica progressiva ou esclerodermia. Há acro-osteólise ➡ e também manipulação de partes moles ➡. Observe a calcificação significativa de partes moles; essa característica ajuda a assegurar o diagnóstico.* (À direita) *Radiografia PA mostra acro-osteólise ➡ com partes moles adjacentes normais. Entretanto, há várias lesões líticas das falanges que apresentam o padrão rendilhado de sarcoidose. Embora essas lesões rendilhadas sejam na maioria típicas, a acro-osteólise pode ser observada no sarcoide.*

Acro-osteólise

TERMINOLOGIA

Definição
- Grupo de processos com encurtamento das falanges distais como característica comum

IMAGENS

Características Gerais
- Melhor dica para diagnóstico
  - Falanges curtas, com uma variedade de tipos de osteólise
    - Características associadas proporcionam a melhor dica quanto à etiologia; observe o aspecto e a distribuição

Achados na Radiografia
- A osteólise pode assumir tipos diferentes
  - Reabsorção sutil dos tufos
  - Destruição dos tufos
  - Linha luzente cruzando o meio distal da falange, encurtamento geral da falange
  - Corte acentuado do eixo ósseo
  - Falange curta, do tipo toco, ou se não morfologicamente normal
- Anomalias ósseas associadas a várias etiologias
  - Artrite: erosões, osteófitos, periostite, estreitamento da cartilagem
  - Reabsorção em outro lugar: subperiosteal, subligamentosa, subcondral
- As partes moles podem fornecer dica sobre a etiologia
  - A manipulação de partes moles da falange distal
  - Ulcerações de partes moles
  - Nódulos de parte mole
  - Contraturas ou outras deformidades
  - Calcificação de parte mole: distrófica, nervo digital ou vascular

DIAGNÓSTICO DIFERENCIAL

Hiperparatireoidismo (HPT)
- Acro-osteólise nos tufos é frequente tanto no HPT como na osteodistrofia renal
- Reabsorção generalizada, incluindo subperiosteal, subcondral, locais trabeculares
- Calcificação de partes moles (vascular, justarticular, outras)

Esclerose Sistêmica Progressiva (ESP)
- Tufos de reabsorção com manipulação de partes moles distais
- Calcificação globular de partes moles é uma característica proeminente

Lesão Térmica
- Queimadura
  - Osteólise, com defeitos de partes moles associados
  - Geralmente apresenta contraturas, cicatrização de partes moles
  - Calcificação distrófica de partes moles pode estar presente
- Queimadura por frio
  - Queimadura por frio em crianças: epífises são o maior risco de comprometimento vascular da vasoconstrição
    - Com lesões fisárias, as epífises se fundem prematuramente (não mais presentes nos dedos afetados)
    - Resulta em falanges distais curtas e acentuadas com partes moles de aspecto normal
  - Queimadura por frio em adultos
    - Se a lesão ocorreu durante a infância, as falanges distais estarão desproporcionalmente curtas
    - Se a lesão foi na fase adulta, há reabsorção dos tufos
  - Característica básica de diferenciação: polegares são normais

Artrite Psoriásica (APS)
- Acro-osteólise varia de sutil a proeminente
- Artrite interfalangiana mista erosiva/produtiva, geralmente com periostite e anquilose

Vasculite
- Qualquer tipo de vasculite (especialmente Raynaud, lúpus)
- Manipulação óssea e de partes moles
- Ulceração de partes moles

Picnodisostose
- Osteosclerose, estreitamento do canal medular
  - Fraturas por fragilidade múltiplas: ossos tubulares, coluna

Insensibilidade/Indiferença Congênita a Dor
- Processo neuropático
- Destruição assimétrica da articulação
- Abrasões corneanas, cicatrização e queimaduras na pele

Hanseníase
- Acro-osteólise grave, que pode comprometer dedos inteiros
- Calcificação (linear) do nervo digital associada

Retículo-histiocitose Multicêntrica (RHM)
- Nódulos de parte mole, predominantemente artrite interfalangiana

Acro-osteólise Ocupacional
- Trabalhadores expostos a polivinilcloreto (PVC): padrão geralmente de banda luzente atravessando a falange com encurtamento
- Guitarristas: dígito falangiano luzente, simula PVC

PATOLOGIA

Características Gerais
- Etiologia
  - Reabsorção: HPT, ESP (esclerodermia)
  - Vascular: vasculite (Raynaud, lúpus), queimadura por frio, banda amniótica, meningococcemia
  - Traumática: amputação, queimadura, diabetes (neuropática), insensibilidade congênita a dor, ocupacional
  - Inflamatória: APS, RHM
  - Infecciosa: hanseníase, diabetes
  - Genética: Hajdu-Cheney (autossômica dominante), picnodisostose (autossômica recessiva), Lesch-Nyhan (ligada ao X)

CHECKLIST DO DIAGNÓSTICO

Dicas para Interpretação de Imagem
- Ficar atento a achados relacionados que ajudem a determinar a etiologia de acro-osteólise
  - Presença e distribuição de alterações de partes moles, calcificação, alterações artríticas

REFERÊNCIAS

1. Canalis E, et al: Hajdu-Cheney syndrome: a review, Orphanet J Rare Dis. 9(1):200, 2014.
2. Freire V, et al: Hand and wrist involvement in systemic sclerosis: US features, Radiology. 269(3):824-830, 2013.

Acro-osteólise

(**À esquerda**) *Radiografia PA mostra acro-osteólise resultante de queimadura por frio. Cada uma das falanges dos dedos 2-5 é curta ➡ e fundiu a epífise bem antes do esperado, enquanto a fise do polegar continua aberta ➡ e sua falange distal apresenta o comprimento normal. A fise está em risco de lesão térmica, e o encurtamento resultante é um tipo de acro-osteólise.* (**À direita**) *Radiografia PA mostra falanges terminais curtas dos dedos 2-5 ➡, enquanto o polegar é normal ➡. Trata-se de sequela adulta de queimadura por frio na infância.*

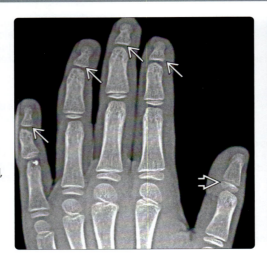 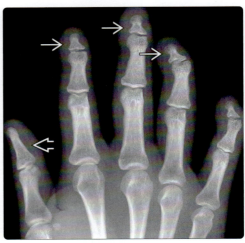

(**À esquerda**) *Radiografia AP mostra acro-osteólise com reabsorção completa das falanges centrais e distais dos dedos 2-5 ➡ e reabsorção parcial do tufo do dedo 1 ➡. Há contrações dos dedos laterais e provável cicatrização do espaço da rede. Essa combinação de acro-osteólise com contração/cicatrização é típica de lesão por queimadura.* (**À direita**) *Radiografia AP mostra acro-osteólise grave de todos os dedos ➡ em paciente com artrite psoriásica. Além disso, há achados psoriásicos de erosões nas articulações interfalangianas típicas e fusão ➡ da 1ª articulação metatarsofalangiana.*

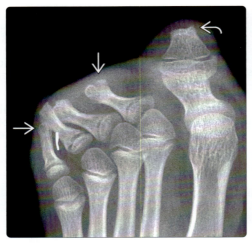 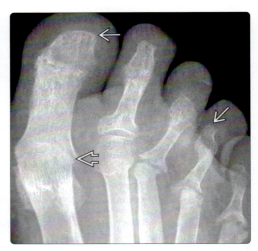

(**À esquerda**) *Radiografia PA mostra acro-osteólise leve ➡ e manipulação de partes moles com ulceração ➡. Este paciente sofre de vasculite lúpica e gangrena seca, que pode resultar em acro-osteólise.* (**À direita**) *Radiografia PA mostra ambos os polegares e os dedos indicadores de um paciente com doença de Raynaud. Presença de manipulação de partes moles das falanges distais, junto com acro-osteólise da falange terminal direita do polegar e do dedo indicador ➡. A insuficiência vascular é uma etiologia de acro-osteólise.*

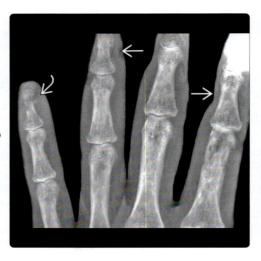 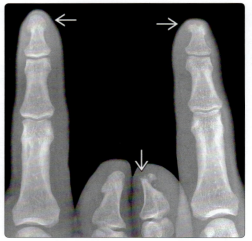

Acro-osteólise

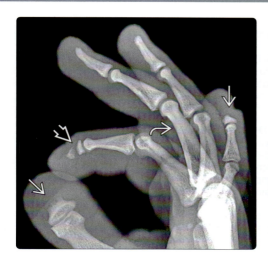
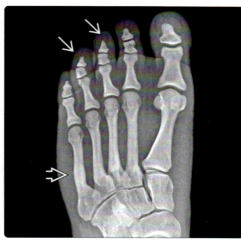

(À esquerda) *Radiografia lateral é notável para acro-osteólise grave mas não uniforme das falanges terminais ➡, como também da banda luzente em um local ➡. Além disso, os ossos são densos ➡ com o osso endósteo espesso. A combinação de ossos densos com acro-osteólise pode ser observada em picnodisostose.* (À direita) *Radiografia AP mostra acro-osteólise em várias falanges terminais ➡. Há evidência de fragilidade óssea, com uma antiga fratura transversal passando pelo osso denso do 5° metatarso ➡; tudo típico de picnodisostose.*

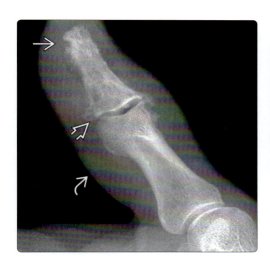
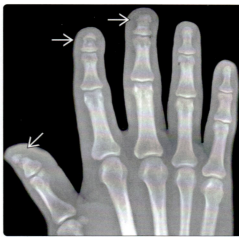

(À esquerda) *Radiografia oblíqua mostra acro-osteólise ➡ associada a nodularidade de partes moles ➡ e alteração erosiva na articulação interfalangiana ➡. Os últimos dois achados podem sugerir gota, mas, com acro-osteólise, o diagnóstico é de retículo-histiocitose multicêntrica.* (À direita) *Radiografia PA mostra acro-osteólise com encurtamento de três falanges distais e lucências transversais ➡. O padrão é típico da acro-osteólise observada em trabalhadores expostos a polivinilcloreto; pode também ser observada em fise relacionada com trabalho (guitarristas).*

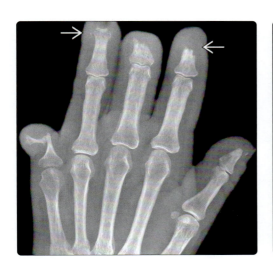
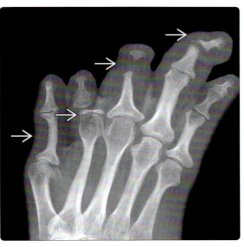

(À esquerda) *Radiografia PA mostra acro-osteólise causada por hanseníase. Há destruição total de todas as falanges distais, como também das falanges centrais dos dedos 2-5 ➡. Os ossos restantes estão completamente normais. Essa quantidade incrível de acro-osteólise faz com que se considere o diagnóstico de hanseníase versus doença de Lesch-Nyhan.* (À direita) *Radiografia PA mostra acro-osteólise grave e erosão com pressão em um padrão se estendendo obliquamente pela mão ➡. No entanto, o paciente se encontra normal; a deformidade é causada pela banda amniótica.*

Anemia Falciforme

DADOS PRINCIPAIS

TERMINOLOGIA
- Hemoglobinopatia herdada de homozigoto HbSS (autossômico recessivo)
- Achados por imagem musculoesquelética refletem um ou ambos dos seguintes processos
    - Anemia hemolítica crônica
    - Oclusão microvascular criada pelas células de hemácias falciformes quando expostas à baixa tensão de oxigênio

IMAGENS
- O infarto pode ocorrer em qualquer osso
    - Ossos longos: fêmur, 96%, úmero, 48%
    - Ossos tubulares pequenos das mãos e dos pés: 20% a 50%
    - Coluna: 43% a 70%; crânio: 25%
- Osteonecrose (ON): cabeça femoral > cabeça umeral > corpos vertebrais > outros locais
    - 50% dos pacientes desenvolvem ON até 35 anos de idade
- Infarto ósseo na radiografia
    - Agudo: normal; lise rara ou reação periosteal
    - Focal (subagudo/crônico): calcificação serpiginosa
    - Difuso (crônico): esclerose difusa irregular
- A RM pode apresentar sinal complicado, dada a combinação de fatores
    - Repreenchimento da medula óssea
    - Infarto da medula óssea
    - Fibrose da medula óssea
    - Infecção sobreposta
- Infecção (18% desenvolvem osteomielite; 7%, artrite séptica)

CHECKLIST DO DIAGNÓSTICO
- Fique atenção ao sinal da medula óssea
    - Edema de medula óssea pode ser o primeiro sinal de osteonecrose iminente
        - Não específica, mas devem-se considerar os pacientes de maior risco
- Infarto agudo e osteomielite podem ser indistinguíveis no exame por imagem
    - Sequência em T1 com saturação de gordura pode se diferenciar

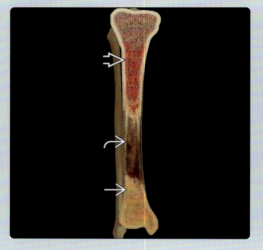
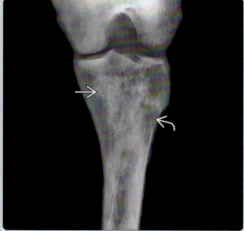

(À esquerda) *Gráfico coronal retrata a tíbia com anemia falciforme (AF). Presença de necrose substancial, observada pela coloração amarela opaca ➡. O osso sadio pode ser visto mais proximalmente ➡; no meio há duas regiões, podendo se notar um foco de osteomielite ➡.* (À direita) *Radiografia AP mostra áreas irregulares de densidade aumentada ➡ e diminuída ➡. O infarto ósseo crônico, geralmente com fibrose sobreposta, apresenta-se com esse padrão esclerótico irregular. A imagem radiográfica não é específica, mas a AF deve ser considerada.*

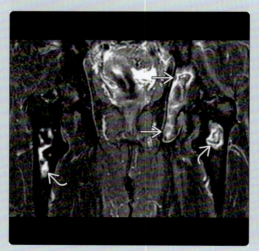
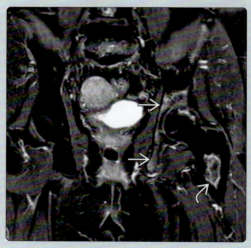

(À esquerda) *RM STIR coronal mostra típicos infartos ósseos serpiginosos subagudos de sinal alto ➡. Esse padrão indica cronicidade. Além disso, há uma região mais difusa e hiperintensa ocupando o ísquio e o acetábulo posterior ➡. Essa região é agudamente dolorida e pode representar infarto agudo ou osteomielite neste paciente com AF.* (À direita) *RM T1WI C+ coronal no mesmo paciente mostra realce em torno da margem do infarto subagudo ➡ e realce mais difuso no outro lado ➡ (infarto agudo comprovado por biopsia, não infecção).*

Anemia Falciforme

TERMINOLOGIA
Abreviatura
- Anemia falciforme (AF)

Definições
- Hemoglobinopatia herdada por homozigoto HbSS (autossômico recessivo)
  - Achados por imagem musculoesquelética refletem um ou ambos dos seguintes processos
    - Anemia hemolítica crônica
    - Oclusão microvascular criada por células de hemácias falciformes quando expostas à baixa tensão de oxigênio
- Heterozigoto: HbSA (característica falciforme), HbSC (↓ gravidade)

IMAGENS
Características Gerais
- Melhor dica para diagnóstico
  - Densidade óssea irregular generalizada na radiografia, refletindo infartos ósseos difusos crônicos
  - Osteonecrose (ON), especialmente na cabeça femoral, cabeça umeral ou em corpos vertebrais
  - Podem surgir outros achados associados na imagem
    - Tórax: cardiomegalia, infarto pulmonar
    - Abdome: cálculos biliares, ausência ou baço calcificado (infarto esplênico com autoesplenectomia eventual)
- Localização
  - Qualquer osso pode ser comprometido com infarto
    - Ossos longos: fêmur, 96%, úmero, 48%
    - Ossos tubulares pequenos das mãos e dos pés: 20% a 50%
    - Coluna: 43% a 70%, crânio: 25%
  - ON: cabeça femoral > cabeça umeral > corpos vertebrais > outros locais

Achados na Radiografia
- Infarto ósseo
  - Ossos longos
    - Agudo: normal; lise rara ou reação periosteal
    - Subagudo/crônico, focal: calcificação serpiginosa
    - Crônico, difuso: esclerose difusa irregular
    - Reação ocasional periosteal associada
  - Ossos tubulares das mãos e dos pés (dactilite)
    - Inicialmente reação periosteal
    - Posteriormente esclerose irregular
- ON (50% dos pacientes até 35 anos de idade)
  - Cabeças femoral e umeral: inicialmente, densidade ↑ central
    - Região com carga: cabeça anterossuperior
    - Linha da fratura subcondral luzente, paralela ao córtex na região com carga
    - Achatamento, com densidade mista lítica e esclerótica
  - Corpo vertebral: esclerose de subplatô inicial
    - Colapso dos platôs centrais, no padrão bicôncavo ou em forma de "H" mais acentuado
- Repreenchimento da medula óssea
  - Achados radiográficos incomuns ou geralmente tão sutis que não são notados, a menos que a anemia seja grave
  - O crânio pode apresentar alargamento leve do espaço diploico, com afilamento da calvária
    - Aspecto de cabelo na extremidade incomum ou sutil na AF, oposto à talassemia
    - Mandíbula pode apresentar trabéculas grosseiras
- Infecção: 18% desenvolvem osteomielite; 7%, artrite séptica
  - Reação periosteal
  - Borrão/obliteração dos planos de gordura
  - Alteração óssea permeativa eventual
- Anomalias de crescimento: fechamento epifisário prematuro (→ discrepância de crescimento), epífise cônica
- Autoinfarto esplênico
  - Sombra esplênica no quadrante posterossuperior esquerdo substituído por gases intestinais; baço pequeno pode estar calcificado

Achados na RM
- Infarto ósseo
  - Agudo: áreas focais de sinal baixo em T1WI e intensidade de sinal alta na RM T2WI (edema); pode ser sutil
    - T1FS geralmente mostra IS alta focal no local do infarto agudo
      - De acordo com os eritrócitos sequestrados; pode se diferenciar do infarto agudo de infecção
    - T1 C + : realce com borda linear fina
  - Crônico: irregular ou focal, padrão serpiginoso clássico
    - RM T1WI: padrão serpiginoso de sinal muito baixo contornando a medula óssea vermelha
    - RM T2WI: contorno serpiginoso de sinal alto; geralmente com aspecto de linha dupla de sinais baixo e alto
- Osteonecrose
  - Pode surgir inicialmente como edema da medula óssea
  - Quadro final
    - RM T1WI: sinal baixo na região com carga
    - RM T2WI: borda serpiginosa de densidade dupla (sinais baixo e alto) em torno da região de necrose na região do osso com carga
    - Eventual achatamento e fratura subcondral
- Repreenchimento da medula óssea
  - RM T1WI: medula óssea vermelha de sinal baixo (↓ ou isointensa ao músculo ou disco) substitui a medula óssea gordurosa; pode apresentar medula óssea amarela irregular retida
  - RM T2WI: medula óssea retém sinal baixo da medula óssea vermelha, levemente hiperintensa ao músculo
  - Gradiente-eco: locais de repreenchimento podem surgir secundários aos depósitos de hemossiderina das transfusões crônicas
  - Imagem de fase oposta: locais de repreenchimento com IS ↓ > 20% das regiões de gordura retida na medula
  - Medula óssea repreenchida reforça apenas ~ 10%
  - Padrão de repreenchimento é igual ao de todas as causas de repreenchimento da medula, reconversão ou estimulação
    - Axial, seguido pelo esqueleto apendicular distal
    - Ossos tubulares longos: metáfises, seguidas por diáfise, seguida por epífises
- Osteomielite
  - T1WI: sinal baixo confluente; pode não se diferenciar do sinal baixo da hiperplasia da medula óssea vermelha
  - Sequências sensíveis a fluido: intensidade de sinal alta; edema de parte mole adjacente, celulite ou abscesso
  - T1 C + : realce geográfico, espesso, irregular da borda da medula, abscesso ou reação de parte mole adjacente
- Hematopoiese extramedular (menos comum em AF que em outras variantes de anemia)
  - Hepatomegalia, depósitos no tórax e na pele
- Mionecrose: rara; hiperintensidade nas sequências sensíveis a fluido e realce do músculo e da fáscia

Anemia Falciforme

Recomendações para Aquisição de Imagens
- Melhor ferramenta para aquisição de imagens
  - Diagnóstico geralmente realizado com radiografia
  - A RM pode ser necessária para diagnosticar infarto/ON inicial
  - A RM pode diferenciar osteomielite/infarto agudo

DIAGNÓSTICO DIFERENCIAL
Talassemia
- Hiperplasia medular nos ossos longos
- Crânio: hiperplasia grave da medula, occipício sobressalente
- Hematopoiese extramedular (geralmente paravertebral)
- Infartos diafisários e osteonecrose muito menos frequentes que na anemia falciforme

Traço Falciforme (Heterozigoto, HbSA)
- Poucos achados musculoesqueléticos
- Infartos ósseos relativamente raros

Hemoglobina C Falciforme (HbSC)
- Hiperplasia medular do crânio
- Osteonecrose, poucos infartos ósseos
- Esplenomegalia em vez de infarto esplênico

PATOLOGIA
Características Gerais
- Etiologia
  - Defeito estrutural na hemoglobina HbS: ácido glutâmico na posição 6 substituído por valina
  - Sequência de eventos levando a infarto
    - Tensão reduzida de oxigênio →
    - Formato alterado e plasticidade das hemácias →
    - Aumento da viscosidade sanguínea, estase →
    - Oclusão da microvasculatura pelas células anêmicas
      - Pequenos vasos terminais na cabeça femoral e na cabeça umeral representam risco em particular
      - Nos corpos vertebrais, os vasos terminais formam um laço embaixo dos platôs vertebrais; com osteonecrose nos platôs, ocorre o colapso de 75% da área central dos platôs, resultando em forma de "H"
  - Dactilite
    - Temperaturas ambientes frias → vasoconstrição na medula óssea hematopoiética dos dedos → infarto ósseo
    - Geralmente é a primeira manifestação de AF (6 meses a 2 anos)
    - Reação periosteal pode tornar o infarto impossível de ser diferenciado da osteomielite
  - O risco de osteomielite é elevado
    - Maioria dos casos causada por *Staphylococcus*
    - Osteomielite por *Salmonella* é de ocorrência mais comum que na população normal
  - As crianças estão protegidas nos primeiros 6 meses em razão dos elevados níveis de Hb fetal (HbF)
- Genética
  - Hemoglobina S (HbS) em todas as apresentações
    - Forma defeituosa de hemoglobina (HbS) resulta da substituição de um único aminoácido no gene da globina beta no cromossomo 11
  - Anemia falciforme (HBSS): homozigoto; ambos os genes da globina beta são HbS
  - Falciforme C (HbSC): heterozigoto; 1 HbS, 1 hemoglobina C
  - Traço falciforme (HbSA): heterozigoto; 1 HbS, 1 gene normal

- Anomalias associadas
  - Trombose/infarto
    - Necrose papilar renal, colelitíase, autoinfarto esplênico, cardiomegalia, infarto pulmonar, acidente vascular encefálico (AVE)
  - Pode coexistir com talassemia

QUESTÕES CLÍNICAS
Apresentação
- Sinais/sintomas mais comuns
  - Crise de anemia falciforme
    - Crise súbita com grave dor óssea, abdominal e torácica
    - Geralmente como resultado de infecção, temperatura fria ou hipóxia relacionada com altitude/voo de avião
    - ± febre, leucocitose
    - Duração: de horas a dias
  - Eritrodisestesia palmoplantar
    - Geralmente manifestação inicial, em crianças de 0,5 a 2 anos
    - Inchaço, redução do alcance de movimento dos dedos
    - Ocorre com novo início de temperaturas frias e vasoconstrição resultante
    - Autolimitada, de dias a semanas

Demografia
- Faixa etária
  - Manifestação inicial nos primeiros 2 anos de vida; os sintomas persistem ao longo da vida
- Epidemiologia
  - De 0,2% a 1% da população afro-americana, 0,1% da hispano-americana; raramente vista nos povos mediterrâneos
  - De 8% a 13% dos afro-americanos sofrem do fator falciforme (HbS)

Histórico Natural e Prognóstico
- Episódios recorrentes que levam a infarto ósseo progressivo
- ON leva a artrite e requer cirurgia
- Hospitalizações recorrentes em virtude de crise ou infecção
- Fatores de prognóstico negativo: dactilite antes de 1 ano de idade, níveis de Hb <7 g/dL, leucocitose sem infecção
- Morte prematura (em média, antes de 48 anos de idade)
  - Pneumonia, meningite e AVE são as principais causas

CHECKLIST DO DIAGNÓSTICO
Dicas para Interpretação de Imagens
- Ficar atento ao sinal da medula óssea
  - Edema na medula óssea pode ser o primeiro sinal de osteonecrose iminente
  - O sinal da medula óssea na AF pode ser complicado
    - Combinação de repreenchimento, infarto e fibrose
- Infarto agudo e osteomielite podem ser indistinguíveis no exame por imagem
  - Sequência em T1 saturada de gordura pode diferenciar (infartos agudos mostram IS ↑)

REFERÊNCIAS
1. Walters MC: Update of hematopoietic cell transplantation for sickle cell disease, Curr Opin Hematol. 22(3):227-233, 2015.
2. Wood JC: Estimating tissue iron burden: current status and future prospects, Br J Haematol. ePub, 2015.

Anemia Falciforme

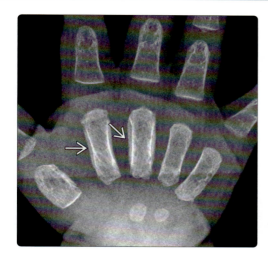
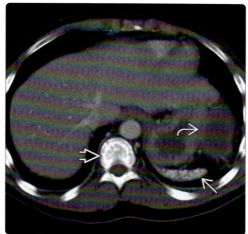

(À esquerda) Radiografia AP mostra reação periosteal ➡ que afeta vários metacarpos em um bebê. Estes representam infartos na eritodisestesia palmoplantar, geralmente o quadro inicial de anemia falciforme. (À direita) TC axial do osso mostra infartos ósseos irregulares em corpo vertebral ➡. Além disso, há um baço hipoplásico calcificado resultado do infarto ➡; uma alça do cólon ocupa a localização normal do baço ➡. O autoinfarto do baço é um achado comum de anemia falciforme.

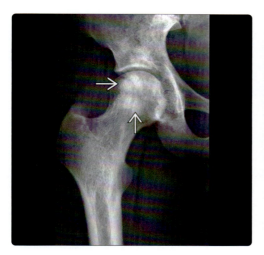
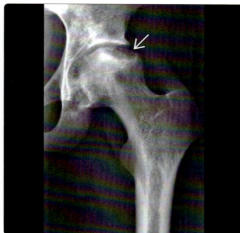

(À esquerda) Radiografia AP mostra infartos difusos no fêmur e acetábulo. Além disso, a cabeça femoral mostra sinais de osteonecrose em fase inicial, com densidade aumentada centralmente na região com carga ➡. Não houve ainda colapso na cabeça femoral direita. (À direita) Radiografia AP no mesmo paciente, que é um jovem portador de anemia falciforme, mostra osteonecrose muito mais avançada no quadril contralateral, com fratura subcondral e colapso na região da cabeça femoral com carga ➡.

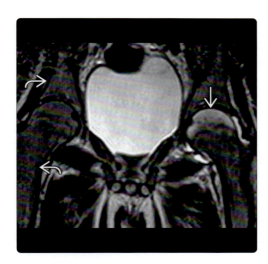
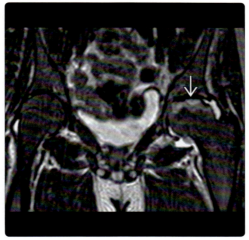

(À esquerda) RM T2WI coronal mostra repreenchimento da medula óssea vermelha com sinal baixo difuso ➡ em paciente com anemia falciforme. Quadril esquerdo dolorido mostra edema medular ➡ e efusão. Isso pode representar quadril séptico; a aspiração mostrou efusão estéril. (À direita) RM T2WI coronal 7 meses depois mostra achatamento da cabeça femoral ➡. Trata-se de osteonecrose com fratura subcondral. Isso é uma complicação comum da anemia falciforme. O edema observado anteriormente era um indicador inicial mas não específico de osteonecrose.

Anemia Falciforme

(À esquerda) *RM T1WI coronal em um paciente com anemia falciforme em avaliação por osteonecrose mostra sinal baixo por todos os ossos visualizados, indicando repreenchimento difuso da medula óssea. Uma região pequena de sinal alto é vista em cada cabeça femoral ➡. Não se espera que esse sinal alto em T1 represente infarto.* (À direita) *RM T2WI sagital no mesmo caso mostra sinal alto igual ➡ localizado posteriormente, não no local esperado para necrose, o que representa pequena área de medula óssea gordurosa residual normal. Não houve progressão para osteonecrose.*

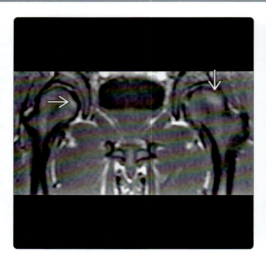
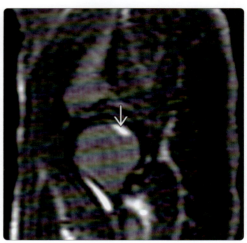

(À esquerda) *RM T1WI coronal mostra repreenchimento da medula óssea vermelha da pelve e do fêmur proximal. Depósito de hemossiderina e fibrose também contribui para IS baixa. Infartos ósseos serpiginosos de sinal baixo estão sobrepostos nesta medula óssea anormal ➡.* (À direita) *RM STIR axial confirma infartos ósseos serpiginosos nas cabeças e metáfises do fêmur ➡. Infartos são uma complicação comum de anemia falciforme e podem ser observados como focos serpiginosos discretos, como neste caso, ou como alterações de densidade óssea difusa e irregular.*

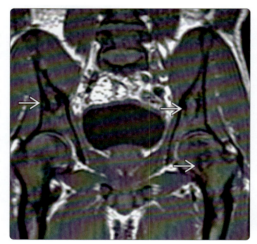
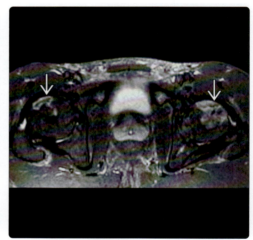

(À esquerda) *Radiografia AP em criança com anemia falciforme, com febre e leucocitose mostra lesões líticas ➡ com reação periosteal e destruição cortical do rádio e da ulna distais. Concluiu-se tratar-se de osteomielite por salmonela.* (À direita) *RM T2WI FS coronal em paciente com anemia falciforme mostra sinal aumentado de todo o sacro ➡, confirmado se tratar de osteomielite. O infarto ósseo agudo pode ser parecido. O sinal dos ossos ilíacos ➡ é baixo em decorrência de uma combinação de repreenchimento medular e depósito de ferro.*

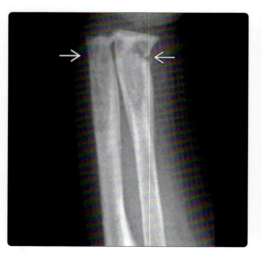
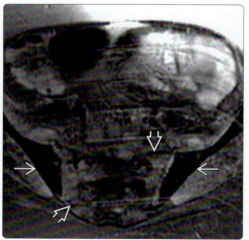

Anemia Falciforme

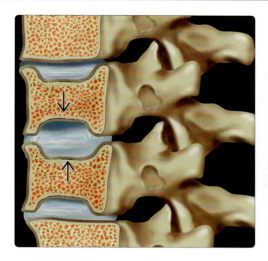
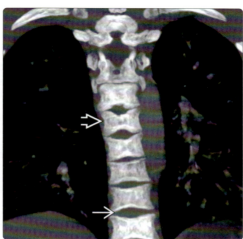

(À esquerda) *Gráfico sagital mostra depressão em etapas do platô ➡ dos corpos vertebrais resultando em corpo em forma de "H". O infarto ocorre no platô central, e o osso entra em colapso nesse local. A osteonecrose do corpo vertebral pode também resultar em aparência bicôncava.* (À direita) *TC óssea coronal mostra esclerose do corpo vertebral de múltiplos infartos ósseos. Há colapso do platô em formato côncavo ➡ e em forma de "H" ➡. Ambos os padrões são observados com a osteonecrose do platô vertebral.*

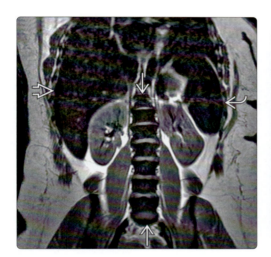
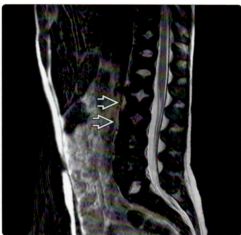

(À esquerda) *RM T1WI coronal mostra achados típicos de hemossiderose transfusional na medula óssea ➡, no fígado ➡ e no baço ➡, com IS ↓ em todos. Depósito de hemossiderina ocorre por causa de transfusões crônicas. A aquisição de imagem por gradiente-eco mostraria os artefatos de "blooming".* (À direita) *RM T2WI sagital mostra múltiplas vértebras em forma de "H" na coluna ➡. Observe o sinal baixo difuso nos corpos vertebrais; está mais baixo que normalmente seria visto com o repreenchimento medular e é característico de depósito de hemossiderina em razão das transfusões neste paciente com anemia falciforme.*

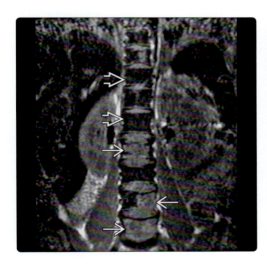
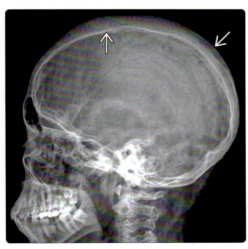

(À esquerda) *RM T1WI coronal mostra porções de IS ↓ das vértebras decorrentes de depósito de ferro e repreenchimento ➡. Presença também de extensas regiões de infarto antigo da medula óssea ➡, substituído, então, por tecido fibroso de IS cinza. O sinal da medula óssea na anemia falciforme pode ser complexo e secundário às combinações de infarto, repreenchimento e fibrose da medula óssea.* (À direita) *Radiografia lateral mostra espaço diploico levemente alargado ➡ em paciente de 16 anos de idade com anemia falciforme. O alargamento não é proeminente como observado na talassemia.*

Talassemia

DADOS PRINCIPAIS

TERMINOLOGIA
- Hemoglobinopatia resultando em destruição ↑ de hemácias e produção medular ↑ de hemácias

IMAGENS
- Localização: afeta praticamente toda a medula óssea, considerando que a demanda da anemia é grave, inclusive na infância
  - Coluna, pelve, ossos tubulares longos e curtos, crânio
- Melhor dica para aquisição de imagem: expansão da cavidade medular, osteopenia, hematopoiese extramedular
  - Cavidade medular expandida resulta em perda da tubulação normal dos ossos longos
- Complicações ósseas da terapia quelante de ferro
  - Tratamento relacionado com displasia espondiloepifisária
  - Tratamento relacionado com artropatia
- Hematopoiese extramedular, especialmente paraespinhosa
- Anomalias medulares: combinação de achados decorrentes de anemia, depósito de hemossiderina, fibrose
  - Repreenchimento medular secundário à anemia
    - Focos com IS ↓ (no início) ou difusos (depois) em T1WI/T2WI
  - Depósito medular de hemossiderina
    - Medula óssea com IS ↓ em todas as sequências; gradiente-eco de reversão (GRE) → "blooming"

PATOLOGIA
- Talassemia de vários tipos causada por mutações nos focos do gene globina nos cromossomos 16 e 11
  - Afeta a produção de globina alfa ou beta, respectivamente
- >200 mutações causadoras de doenças identificadas; a maioria se trata de substituições, deleções ou inserções únicas de nucleotídeos

QUESTÕES CLÍNICAS
- Talassemia maior diagnosticada durante a infância
- Gênero: masculino = feminino
- Epidemiologia
  - Talassemia maior: 10% nas regiões de alto risco (sudeste da Ásia, nordeste da Índia, região mediterrânea)
  - Talassemia menor: 2,5% de ítalos-americanos, 7% a 10% de greco-americanos

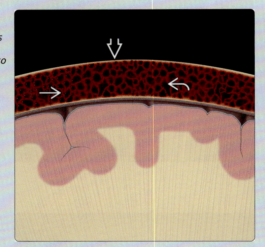

(À esquerda) *Gráfico mostra talassemia no crânio. Há afilamento acentuado dos córtices* ➡, *alargamento do espaço diploico e osso esponjoso canceloso aberto* ➡. *A cor castanho-escura* ➡ *resulta da grande quantidade de depósito de ferro na medula.*

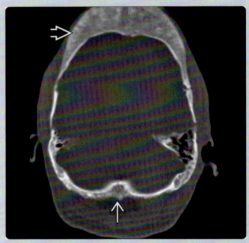

(À direita) *TCSC axial mostra espessamento acentuado do espaço diploico medular* ➡. *A sobressaliência do osso occipital* ➡, *relativa à região frontal, é típica.*

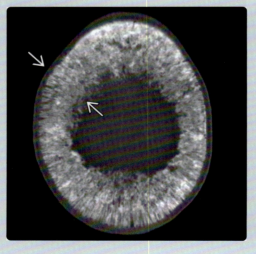

(À esquerda) *TCSC axial no mesmo caso mostra espaço diploico acentuadamente alargado* ➡, *envolvendo tanto a região frontal como a parietal do crânio. Os córtices de ambas as tábuas do crânio são finas a ponto de se tornarem indistinguíveis.*

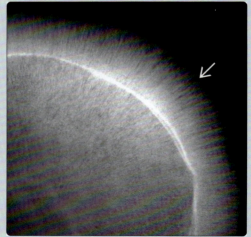

(À direita) *Radiografia cônica lateral do crânio em paciente com talassemia maior mostra alargamento grave do espaço diploico, com aparência típica de cabelo na extremidade* ➡ *do osso canceloso localizado entre os córtices gravemente afilados das tábuas interna e externa do crânio.*

Talassemia

TERMINOLOGIA

Abreviatura
- Talassemia maior (TM)

Sinônimo
- Talassemia beta maior, anemia de Cooley, anemia mediterrânea, eliptocitose hereditária, anemia eritroblástica

Definições
- Hemoglobinopatia resultando em destruição ↑ das hemácias e produção medular ↑ de hemácias
- Três condições clínicas e hematológicas reconhecidas de alta gravidade
  - Estado do portador de talassemia beta
    - Heterozigosidade para talassemia beta
    - Clinicamente assintomática; definida pelas características hematológicas
  - Talassemia intermédia
    - Grupo clínica e genotipicamente de distúrbios do tipo talassemia
    - Varia de portadores assintomáticos a tipo grave de dependente de transfusão
  - TM
    - Anemia grave dependente de transfusão
    - Anomalias musculoesqueléticas relacionadas com anemia e tratamento

IMAGENS

Características Gerais
- Melhor dica para diagnóstico
  - Expansão da cavidade medular, osteopenia, hematopoiese extramedular
- Localização
  - Todos os locais da medula óssea hematopoiética
    - TM afeta praticamente toda a medula óssea, considerando que a demanda da anemia é grave, inclusive na infância
      - Coluna, pelve, ossos tubulares longos e curtos, crânio
- Morfologia
  - Cavidade medular expandida resulta em perda da tubulação normal dos ossos longos

Achados na Radiografia
- Osteopenia
- Espaço medular de todos os ossos tubulares se encontra alargado
  - Córtices finos com trabeculação grosseira
  - Enquadramento dos ossos tubulares, ausência de tubulação
- Crânio
  - Espaço diploico alargado
    - Varia de leve a grave
    - Trabéculas espessas causam aparência de pelo na extremidade
    - Occipício relativamente poupado
  - A medula óssea comprimida oblitera os seios paranasais
    - Aumentada, contém medula óssea, sem aeração
  - Rosto de roedor: ossos faciais relativamente pequenos comparados com a expansão do crânio e dos seios
- Coluna
  - Trabéculas vertebrais espessas, carência de trabéculas horizontais (aparência estriada)
  - Fraturas comprimidas
  - Massas paraespinhosas da hematopoiese extramedular
- Costelas
  - Expansão posterior das costelas; aparência de costela dentro da costela
- Displasia espondilometafisária relacionada com o tratamento
  - Associada a deferoxamina (quelante de ferro)
  - Parece afetar preferencialmente os centros de crescimento
    - Alargamento metafisário
    - Trabeculação esclerótica longitudinal
    - Irregularidade da zona metafisária com áreas escleróticas e císticas luzentes
    - Alargamento da placa de crescimento
  - Resulta em deformidade angular (especialmente no geno valgo)
- Atrofia relacionada com o tratamento
  - Associada a deferiprona (quelante de ferro, L1)
  - Efusão
  - Irregularidade e achatamento do osso subcondral
  - "Bico" grande na superfície articular patelar superior
- Hematopoiese extramedular
  - Alargamento da linha paraespinhosa quando paravertebral

Achados na TC
- Anomalias paralelas e com melhor definição radiográfica
  - Melhor definição do aspecto das anomalias ósseas
  - Melhor visualização dos locais da hematopoiese extramedular

Achados na RM
- Anomalias da medula óssea: combinação de achados decorrentes de anemia, depósito de hemossiderina, fibrose
  - Repreenchimento medular secundário à anemia
    - Focos com IS ↓ (no início) ou difusos (depois) em T1WI/T2WI
  - Depósito de hemossiderina medular
    - Medula óssea com IS ↓ em todas as sequências; GRE → "blooming"
    - Pode apresentar regiões intercaladas de gordura medular retida (sinal alto em T1, T2WI cinza)
- Hematopoiese extramedular
  - Regiões ativas: IS intermediária em T1, realce acentuado
  - Regiões inativas: sinal baixo secundário à hemossiderina, IS alta no caso de substituição gordurosa
  - Avaliar a compressão da medula
- Displasia espondilometafisária relacionada com o tratamento
  - Presente em 100% dos casos em pequenos estudos
  - Focos irregulares com IS ↓ em T1 e IS ↑ em T2 na epífise, metáfise ou metadiáfise
  - Falta de distinção ou alargamento fisário
  - Extensões do tipo língua da fise hiperintensa na metáfise nas sequências sensíveis a fluido
    - Pode ter a aparência pseudocística nos casos mais graves
- Artropatia relacionada com o tratamento
  - Presença em 86% dos casos tratados por L1 em um estudo
  - Espessamento sinovial e realce intenso
  - Espessamento irregular da cartilagem, estendendo-se até os defeitos do ósseo subcondral
    - Pode apresentar sinal alto em T2 irregular
  - Bandas hipointensas (hemossiderina) na camada de gordura de Hoffa
  - Erosões subcondrais
- Pode ser usada para detectar e quantificar o depósito de ferro em partes moles
  - Sinal baixo em todas as sequências

Talassemia

DIAGNÓSTICO DIFERENCIAL

Doença de Gaucher
- Subtubulação dos ossos longos relacionados com a doença de armazenamento pode simular início de TM

Leucemia
- Osteopenia difusa, linhas leucêmicas
- Destruição óssea, mas geralmente sem expansão

Mielofibrose
- Sinal baixo em todas as sequências da RM é típico
- Pode não surgir no GRE sem depósito de hemossiderina

Rickets
- Osteopenia com zona alargada e irregular de ossificação provisória simula displasia espondilometafisária da TM

PATOLOGIA

Características Gerais
- Etiologia
  - Rápida destruição de eritrócitos decorrente de lesão mediada de radicais livres
  - Artropatia relacionada com o tratamento quelante
- Genética
  - Vários tipos causados por focos de gene globina nos cromossomos 16 e 11
    - Afeta a produção da globina alfa ou beta, respectivamente
  - Gravidade da talassemia beta relacionada com a extensão do desequilíbrio entre as cadeias de globina alfa e não alfa
  - >200 mutações causadoras de doenças identificadas; a maioria se trata de substituições, deleções ou inserções únicas de nucleotídeos

Características Patológicas e Cirúrgicas Graves
- Medula óssea hematopoiética hiperplásica
- Espaços da medula óssea cheios de sangue coagulado

QUESTÕES CLÍNICAS

Apresentação
- Sinais/sintomas mais comuns
  - Manifesta-se com anemia microcítica hipocrômica
  - Hepatoesplenomegalia
  - Hiperpigmentação cutânea
  - Dor na articulação varia de leve a grave
    - Mais frequente nos joelhos, mas podendo envolver outras articulações
    - Aparenta estar relacionado com a dose de quelante na L1
  - Talassemia intermédia pode ser assintomática, exceto por períodos de estresse (infecção, gestação)
- Outros sinais/sintomas
  - Disfunção miocárdica relacionada com a carga de ferro, cardiomiopatia
  - Compressão da coluna espinhal da hematopoiese extramedular
  - Toxicidade endócrina relacionada com ferro (tireoide, hipófise, pâncreas)
  - Colelitíase, lama biliar

Demografia
- Faixa etária
  - TM diagnosticada na infância
- Gênero
  - Masculino = feminino
- Epidemiologia
  - Talassemia maior: 10% nas regiões de alto risco (sudeste da Ásia, nordeste da Índia, região mediterrânea)
  - Talassemia menor: 2,5% de ítalos-americanos, 7% a 10% de greco-americanos
  - Talassemia alfa: 30% no sudeste da Ásia e África

Histórico Natural e Prognóstico
- TM: morte na infância ou no início da infância se não for tratada
- Principal causa de mortalidade em pacientes tratados é cardíaca ou complicações relacionadas com depósito de hemossiderina
- Talassemia intermédia: expectativa de vida maior que a TM, clinicamente menos grave
- Talassemia menor: expectativa de vida normal

Tratamento
- Não há tratamento para pacientes heterozigotos
- Transfusões de sangue por toda a vida para TM
  - Transfusões intermitentes para talassemia intermédia
- Sobrevida melhora com terapia quelante de ferro
  - Efeitos colaterais tóxicos: agranulocitose, sintomas gastrintestinais (GI), artropatia
  - RM e TC são úteis para avaliar a carga de ferro no órgão
- Transplante de medula óssea pode curar
- Tratamento com células-tronco em pesquisa
- Esplenectomia parcial (pode ser por ablação por radiofrequência) para talassemia intermédia

CHECKLIST DO DIAGNÓSTICO

Considerar
- Exame por imagem é importante para detectar complicações graves da hematopoiese extramedular (compressão da medula) ou de transfusões crônicas (hemossiderose)

REFERÊNCIAS

1. Inati A, et al: Endocrine and bone complications in β-thalassemia intermedia: current understanding and treatment, Biomed Res Int. 2015:813098, 2015.
2. Wood JC: Estimating tissue iron burden: current status and future prospects, Br J Haematol. ePub, 2015.
3. Orphanidou-Vlachou E, et al: Extramedullary hemopoiesis, Semin Ultrasound CT MR. 35(3):255-262, 2014.
4. Aypar E, et al: The efficacy of tissue Doppler imaging in predicting myocardial iron load in patients with beta-thalassemia major: correlation with T2* cardiovascular magnetic resonance, Int J Cardiovasc Imaging. 26(4):413-421, 2010.
5. Cao A, et al: Beta-thalassemia, Genet Med. 12(2):61-76, 2010.
6. Chakraborty I, et al: Non-haem iron-mediated oxidative stress in haemoglobin E beta-thalassaemia, Ann Acad Med Singapore. 39(1):13-16, 2010.
7. Cunningham MJ: Update on thalassemia: clinical care and complications, Hematol Oncol Clin North Am. 24(1):215-227, 2010.
8. Chand G, et al: Deferiprone-induced arthropathy in thalassemia: MRI findings in a case, Indian J Radiol Imaging. 19(2):155-157, 2009.
9. Rasekhi AR, et al: Radiofrequency ablation of the spleen in patients with thalassemia intermedia: a pilot study, AJR Am J Roentgenol. 192(5):1425-1429, 2009.
10. Wood JC, et al: Magnetic resonance imaging assessment of excess iron in thalassemia, sickle cell disease and other iron overload diseases, Hemoglobin. 32(1–2):85-96, 2008.
11. Kellenberger CJ, et al: Radiographic and MRI features of deferiprone-related arthropathy of the knees in patients with beta-thalassemia, AJR Am J Roentgenol. 183(4):989-994, 2004.
12. Chan Y, et al: Deferoxamine-induced bone dysplasia in the distal femur and patella of pediatric patients and young adults: MR imaging appearance, AJR Am J Roentgenol. 175(6):1561-1566, 2000.

Talassemia

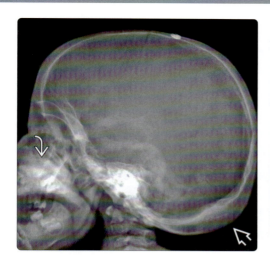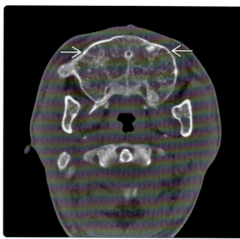

(**À esquerda**) *Radiografia lateral do crânio mostra espaço diploico bastante alargado, mais proeminente na região posterior ⇨. Não é comum o occipício mostrar envolvimento predominante na talassemia, mas este é o caso aqui. Os seios paranasais, que deveriam estar aerados nesta idade, estão substituídos por medula óssea ⇨.* (**À direita**) *TCSC axial mostra alargamento e obliteração dos seios paranasais ⇨ secundários à hiperplasia medular em paciente com talassemia maior.*

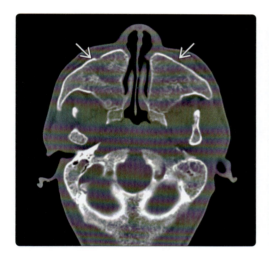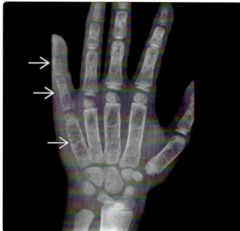

(**À esquerda**) *TCSC axial no mesmo paciente mostra hiperplasia dos seios maxilares ⇨. Não há aeramento. A expansão dos seios paranasais nesta doença leva a uma distorção dos traços faciais, típica da talassemia e conhecida como rosto de roedor.* (**À direita**) *Radiografia PA mostra aparência típica dos ossos tubulares da mão com talassemia, na qual pode ser observada a preponderância da hiperplasia medular. Todos os ossos mostram enquadramento, ou perda da morfologia normal ⇨, dada a compressão medular.*

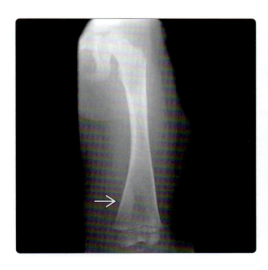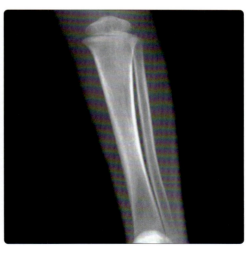

(**À esquerda**) *Exame de raios X AP do fêmur de uma criança mostra ausência de tubulação normal da metáfise distal ⇨. Isso é reminiscente da aparência em frasco de Erlenmeyer de Gaucher, uma doença de armazenamento. Neste caso a medula óssea está compactada com células hematopoiéticas.* (**À direita**) *Exame de raios X AP da perna mostra um pouco de afilamento cortical e uma morfologia um tanto quadrada e subtubulação, compatível com a substituição medular na talassemia. Curiosamente, os infartos ósseos são muito menos frequentes nesta doença que na anemia falciforme.*

Talassemia

(À esquerda) *RM PDWI axial mostra IS acentuadamente mais baixa que o esperado dentro da cabeça umeral e escápula ⮕. Presença de alguns focos de células intercaladas de gordura ⮕, mas a IS baixa geral é muito anormal para um homem de meia-idade.* (À direita) *RM T2WI sagital no mesmo caso mostra IS extraordinariamente baixa dentro dos ossos da cintura escapular ⮕. O ombro contralateral apresentou um sinal similar. Não é de se surpreender que este paciente tenha talassemia; a IS baixa está relacionada tanto com a hiperplasia medular como o depósito de hemossiderina.*

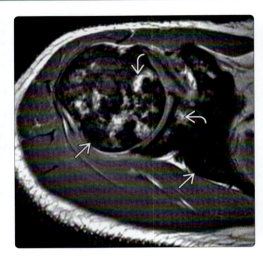 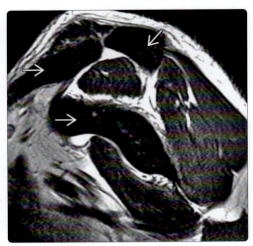

(À esquerda) *TC óssea coronal em homem de 37 anos de idade com talassemia mostra osteopenia difusa, a ponto de apresentar focos líticos ⮕. As trabéculas restantes estão grossas, e o córtex endósteo está fino. Outro achado sugestivo de talassemia é esplenomegalia ⮕.* (À direita) *TC coronal no mesmo caso enfatiza tanto esplenomegalia ⮕ como trabéculas grossas ⮕.*

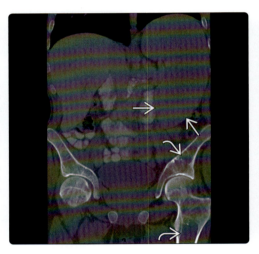 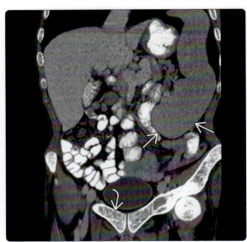

(À esquerda) *TC axial no mesmo caso mostra trabéculas verticais restantes do corpo vertebral como bolinhas finas ⮕. Massas paraespinhosas de partes moles ⮕ representam hematopoiese extramedular, também típica de talassemia.* (À direita) *Radiografia AP no mesmo caso mostra osteopenia axial grave deste paciente e múltiplas fraturas de compressão resultantes da coluna ⮕.*

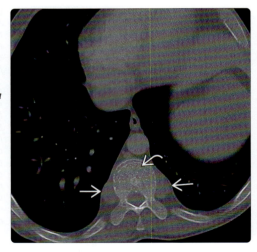 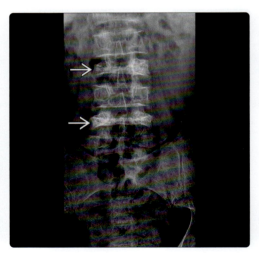

Talassemia

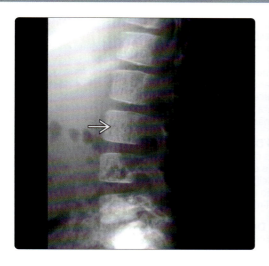
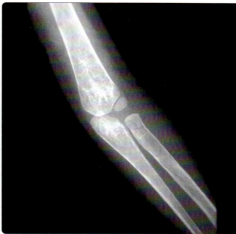

(À esquerda) *Radiografia lateral mostra trabéculas verticais espessas ➡ com escassez de trabéculas horizontais resultando em aparência estriada, típico de talassemia. Observe a expansão da cavidade medular.* (À direita) *Radiografia anteroposterior mostra expansão da cavidade medular com trabéculas grosseiras e afilamento cortical em criança com talassemia.*

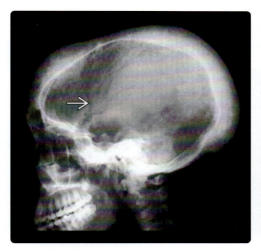
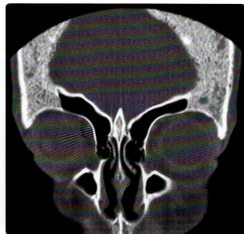

(À esquerda) *Radiografia lateral mostra expansão acentuada da calvária e aparência de pelo na extremidade. Observe as impressões ampliadas dos vasos da calvária ➡.* (À direita) *TC óssea coronal mostra exemplo típico de espessamento generalizado do crânio em paciente com talassemia.*

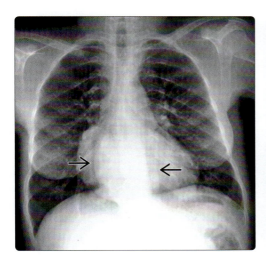
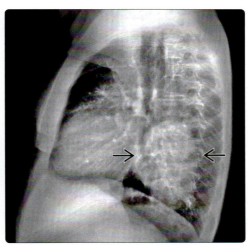

(À esquerda) *Radiografia PA mostra cardiomegalia como também massa mediastinal grande ➡.* (À direita) *Radiografia torácica lateral no mesmo caso mostra que a massa está paravertebralmente localizada ➡. Essa massa é um foco local da hematopoiese extramedular em um paciente com talassemia e se encontra na localização mais comum para esse processo. A massa era sutil quando o paciente foi assistido pela primeira vez quando tinha 9 anos, mas agora está muito maior e mais óbvia 12 anos depois.*

Mielofibrose

DADOS PRINCIPAIS

TERMINOLOGIA
- Distúrbio mieloproliferativo crônico resultando em fibrose da medula óssea
- A maioria dos casos é secundária a outros processos
  - Maligno: leucemia ou linfoma
  - Trombocitopenia essencial
  - Múltiplas etiologias não malignas
- Mielofibrose primária: duas classes
  - Metaplasia mieloide agnogênica com mielofibrose: síndrome mieloproliferativa indolente (geralmente com esplenomegalia)
  - Mielofibrose aguda (geralmente sem esplenomegalia)

IMAGENS
- Localização
  - Esqueleto axial, incluindo pelve e cintura escapular
  - Ossos tubulares longos, proximais > distais
- Radiografia/TC
  - Esclerose medular (ou normal)
  - Hepatoesplenomegalia
  - Pode apresentar hematopoiese extramedular
- RM
  - T1WI: sinal muito baixo (inferior ao disco ou músculo)
  - IS permanece baixa em T2WI ou STIR
  - Sem realce da medula óssea
  - A gordura na medula óssea é substituída; imagem de fase oposta não mostra ↓ na IS

PRINCIPAIS DIAGNÓSTICOS DIFERENCIAIS
- Metástases osteoblásticas
- Mieloma de esclerose múltipla
- Anemia falciforme crônica
- Estimulação ou regeneração medular
- Leucemia/linfoma

CHECKLIST DO DIAGNÓSTICO
- Se a mielofibrose não apresentar causa óbvia, procurar doença linfoproliferativa

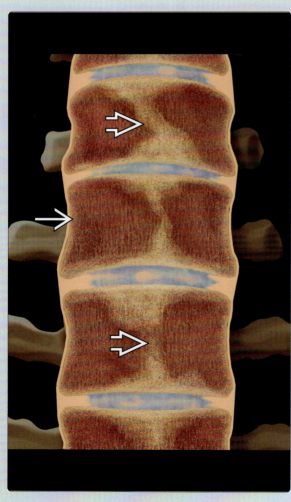

Gráfico mostra mielofibrose com formação de osso novo concedendo aparência densa de trabéculas, que é observado na radiografia como esclerose. A medula óssea também contém fibrose ➔; a medula óssea gordurosa está compactada e deslocada ➔.

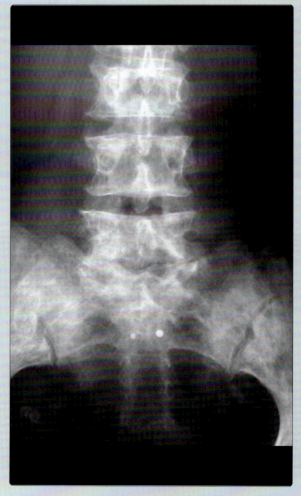

Radiografia AP de mielofibrose mostra esclerose difusa, envolvendo predominantemente o espaço medular, sem espessamento do córtex. O processo é proeminente neste caso; os ossos em quadros de mielofibrose inicial podem parecer normais.

Mielofibrose

TERMINOLOGIA

Definições
- Distúrbio mieloproliferativo crônico → fibrose medular
- A maioria dos casos é secundária a outros processos
  - Leucemia (a mielofibrose pode ser diagnosticada antes ou no momento do diagnóstico de leucemia)
  - Linfoma não Hodgkin e doença Hodgkin
  - Trombocitemia essencial
  - Causas não malignas (incluindo infecções, osteodistrofia renal, lúpus eritematoso sistêmico, artrite idiopática juvenil, anemia perniciosa, doença de Gaucher, exposição a radiação, toxinas)
- Mielofibrose primária: duas classes
  - Metaplasia mieloide agnogênica com mielofibrose: síndrome mieloproliferativa indolente (geralmente com esplenomegalia)
  - Mielofibrose aguda (geralmente sem esplenomegalia)

IMAGENS

Características Gerais
- Melhor dica para diagnóstico
  - Medula óssea esclerótica, IS ↓ em todas as sequências da RM
- Localização
  - Esqueleto axial, incluindo pelve e cintura escapular
  - Ossos tubulares longos, proximais > distais

Achados na Radiografia
- Esclerose medular (ou normal)
- Geralmente sem espessamento endósteo cortical
- Hepatoesplenomegalia
- Pleural, locais paraespinhosos da hematopoiese extramedular

Achados na RM
- IS muito baixa em T1WI (inferior ao disco ou músculo)
- IS permanece baixa em T2WI ou STIR
- Sem realce da medula
- Substituição da medula óssea por gordura; imagem de fase oposta não mostra ↓ na IS

DIAGNÓSTICO DIFERENCIAL

Metástases Osteoblásticas/Mieloma Esclerótico
- Sinal baixo em todas as sequências; mostra pelo menos realce mínimo (>35% ↑ na IS)
- Geralmente com comprometimento não tão difusamente homogêneo

Anemia Falciforme
- Combinação de sinal baixo da medula óssea de regeneração secundária a anemia e infarto ósseo mais serpiginoso

Estimulação/Regeneração Medular
- IS baixa em todas as sequências da RM; pode se apresentar difusa ou focal
- Não substitui a gordura; imagem de fase oposta serve para diferenciar; mostra ↓ na IS causada por supressão de gordura

Leucemia/Linfoma
- Sequências sensíveis a fluido podem estar com IS apenas levemente alta, mas mais elevada que na mielofibrose
- Realce da medula óssea envolvida >35% ↑ na IS

PATOLOGIA

Características Gerais
- Etiologia
  - Tanto primária como secundária
    - Secundária pode ser decorrente de causas malignas ou não
    - Apresentação primária pode ser precursora da policitemia vera e leucemia mieloide crônica
- Genética
  - Mutações V617F-*JAK2, JAK2* éxon 12 e W515-*MPL* encontradas na maioria dos distúrbios mieloproliferativo (policitemia vera, trombocitemia essencial, mielofibrose primária); considerados como eventos oncogênicos que impulsionam os distúrbios

Características Microscópicas
- Fibrose medular, grau variável de hiperplasia
- Coloração por reticulina aumentada

QUESTÕES CLÍNICAS

Apresentação
- Sinais/sintomas mais comuns
  - Fadiga, perda ponderal, febre, sudorese noturna
  - Facilidade de hematomas, anemia
  - Hepatoesplenomegalia
  - Assintomática em 25%
- Outros sinais/sintomas
  - Gota, insuficiência renal secundária a alta renovação celular

Demografia
- Faixa etária
  - Média: 60 anos no momento do diagnóstico; rara em crianças
- Epidemiologia
  - 1 em 100.000

Histórico Natural e Prognóstico
- Apresentação primária indolente: expectativa média de vida de 10 anos a partir do momento do diagnóstico
- Apresentação primária de início agudo: rapidamente fatal
- Conversão leucêmica (5%-20%)
- Complicações fulminantes de infecção, hemorragia ou insuficiência renal ou hepática

Tratamento
- Transplante de medula óssea alogênico
- Redução da anemia com androgênios ± esteroides, talidomida
- Inibidores *JAK2* ainda em desenvolvimento

CHECKLIST DO DIAGNÓSTICO

Considerar
- Não se deve excluir tumor concomitante pela RM; requer biopsia
- Se a mielofibrose não apresentar causa óbvia, procurar doença linfoproliferativa

REFERÊNCIAS

1. Kröger N, et al: Impact of allogeneic stem cell transplantation on survival of patients less than 65 years with primary myelofibrosis, Blood. 125(21):3347-3350, 2015.
2. Ihde LL, et al: Sclerosing bone dysplasias: review and differentiation from other causes of osteosclerosis, Radiographics. 31(7):1865-1882, 2011.

Mielofibrose

(À esquerda) *RM T1WI sagital mostra substituição difusa e homogênea da medula óssea. As vértebras ➡ apresentam sinal inferior aos discos intervertebrais, exceto pela gordura residual em torno dos vasos vertebrais ➡.* (À direita) *RM T1WI C+ sagital no mesmo caso mostra realce das veias e da gordura adjacente ➡, mas sem realce do restante dos corpos vertebrais. A homogeneidade da medula óssea muda e a falta de realce após a administração de gadolínio distingue este caso da substituição difusa da medula óssea pelo tumor.*

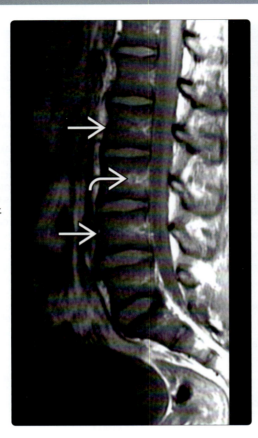 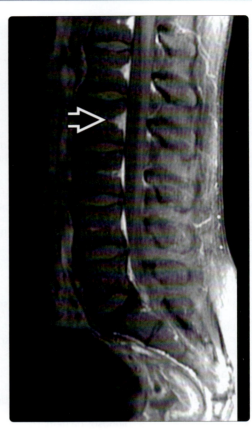

(À esquerda) *Radiografia AP de paciente com mielofibrose mostra doença pleural bilateral, que comprovou se tratar de envolvimento pela hematopoiese extramedular.* (À direita) *Radiografia AP mostra osteosclerose difusa dos ossos tubulares. A anomalia compromete predominantemente o espaço medular, sem espessamento do córtex endósteo. Isso é típico de mielofibrose, que resulta da substituição da medula óssea gordurosa pelo tecido fibroso.*

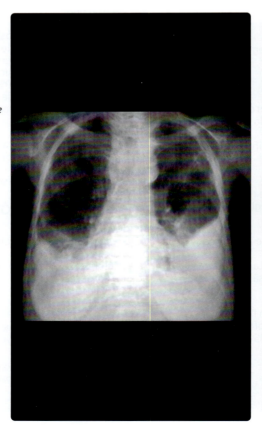 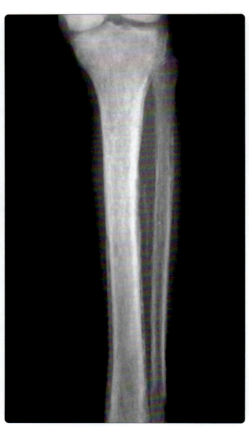

Mielofibrose

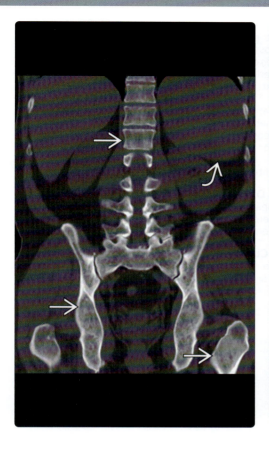
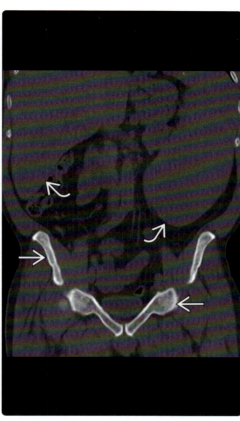

(**À esquerda**) *TC coronal em um homem de 57 anos de idade com hematócritos elevados mostra esplenomegalia ➡ e esclerose difusa dos ossos ➡ da pelve, da coluna e do fêmur proximal.*
(**À direita**) *TC coronal no mesmo paciente localizado mais anteriormente, mostra a extensão da hepatoesplenomegalia ➡. A esclerose difusa da pelve, sem espessamento cortical, pode ser observada ➡. Os achados são típicos de mielofibrose, que, neste caso, desenvolveu-se secundária à doença policitemia vera subjacente do paciente.*

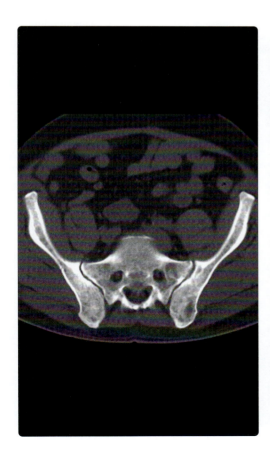
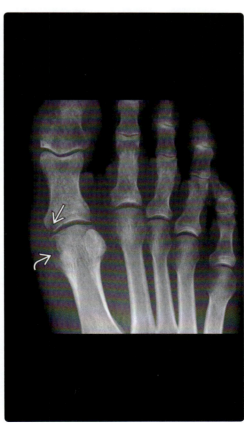

(**À esquerda**) *TC axial, mesmo paciente, mostra esclerose difusa e um tanto irregular, sem alteração no tamanho dos ossos ou córtex, que é típico de mielofibrose.* (**À direita**) *Radiografia AP no mesmo paciente mostra a causa do pé dolorido do paciente. Há aumento da parte mole na 1ª articulação metatarsofalangiana, como também erosões marginais ➡ e justarticulares ➡. Este paciente desenvolveu gota secundária à renovação celular aumentada de seu processo de doença subjacente.*

Hemofilia

DADOS PRINCIPAIS

TERMINOLOGIA
- Distúrbio hemorrágico recessivo ligado ao X resultante de deficiências do fator de coagulação
- Pseudotumor de hemofilia: massa não neoplásica que ocorre com sangramento repetido focal intraósseo, subperiosteal ou de partes moles

IMAGENS
- Localização da artropatia: joelho > cotovelo > tornozelo > quadril
- Localização do pseudotumor: parte mole > osso
  - Pseudotumor intraósseo: fêmur > pelve > tíbia > ossos curtos da mão > calcâneo
- Radiografia: artropatia hemofílica
  - Sinovite inflamatória causa destruição de cartilagem, erosões e cistos subcondrais
  - Geralmente, epífises e metáfises mostram crescimento excessivo (balonamento) decorrente de hiperemia; diáfises são insignificantes
  - Efusão grande, densidade ↑ se o sangramento crônico resultar em depósitos de hemossiderina na sinóvia
- Radiografia: pseudotumor
  - Se intraósseo, lesão lítica extremamente expandida; *scalloping* endosteal, afilamento cortical
  - Se subperiosteal ou de origem na parte mole, *scalloping* ósseo extrínseco com margem nítida, reação periosteal bizarra
- RM: artropatia hemofílica
  - Efusão heterogênea em T1 e T2: em razão dos produtos sanguíneos em vários estágios
  - Depósitos de hemossiderina ao longo da membrana sinovial
  - Pode conter níveis líquido-líquido (produtos sanguíneos)

PRINCIPAIS DIAGNÓSTICOS DIFERENCIAIS
- Artrite idiopática juvenil
- Artrite tuberculosa
- Sinovite vilonodular pigmentada

QUESTÕES CLÍNICAS
- Tratamento: uso agressivo de fatores de coagulação sintética
  - Crônica: sinovectomia; se em estágio final, artroplastia

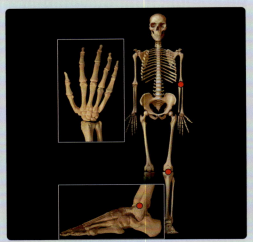

(À esquerda) Gráfico mostra distribuição mais frequente da artropatia hemofílica. O joelho é a articulação mais comprometida, seguida pelo cotovelo e tornozelo. O pseudotumor da hemofilia tem distribuição diferente, observado com mais frequência nas regiões de fêmur/coxa e na pelve.

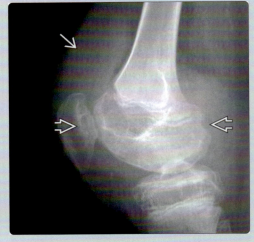

(À direita) Exame de raios X lateral do joelho de uma criança mostra efusão grande e densa ➡, junto com erosões ➡ e estreitamento da cartilagem. As epífises cresceram de maneira excessiva, e a diáfise está insignificante. Este é um típico joelho hemofílico com doença avançada.

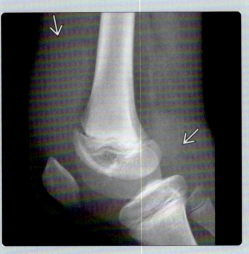

(À esquerda) Radiografia lateral do joelho de um adolescente mostra efusão enorme ➡. Observe também o aumento dos côndilos femorais (balonamento) em relação à diáfise femoral.

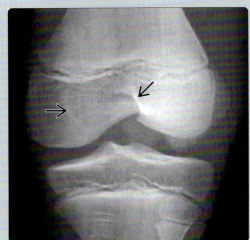

(À direita) Radiografia AP no mesmo paciente mostra côndilos femorais hipertrofiados e alargamento da chanfradura intercondiliana ➡. O processo é relativamente inicial, considerando que o estreitamento da cartilagem e as erosões ainda não se desenvolveram. Os achados são típicos de artropatia hemofílica ou de artrite idiopática juvenil; o paciente é conhecido por ser hemofílico.

Hemofilia

TERMINOLOGIA

Sinônimos
- Hemofilia A (deficiência do fator VIII), hemofilia B (deficiência do fator IX, doença de Christmas)

Definições
- Distúrbio hemorrágico recessivo ligado ao X que resulta em deficiência no fator de coagulação
- Pseudotumor de hemofilia: lesão de massa não neoplástica que ocorre com sangramento repetido focal intraósseo, subperiosteal ou de partes moles

IMAGENS

Características Gerais
- Melhor dica para diagnóstico
  - Hemartrose densa, artropatia, deformidade de crescimento
  - RM: nódulos surgindo dos depósitos de hemossiderina
- Localização
  - Artropatia: joelho > cotovelo > tornozelo > quadril > ombro
    - Pode ser poliarticular, mas geralmente não simétrico
  - Pseudotumor: parte mole > osso > subperiosteal
    - Pseudotumor intraósseo: fêmur > pelve > tíbia > ossos curtos da mão > calcâneo
    - Pseudotumor de parte mole: coxa > região glútea > músculo iliopsoas
- Tamanho
  - Os pseudotumores podem se tornar extremamente grandes
- Morfologia
  - Hiperemia e hemartroses crônicas → deformidades de crescimento
    - Crescimento excessivo das epífises/metáfises (balonamento)
    - Efusão inicial resulta em discrepância no comprimento dos membros

Achados na Radiografia
- Artropatia hemofílica
  - Grande efusão
    - Densidade aumentada caso o sangramento crônico resulte em depósitos de hemossiderina na sinóvia
  - Padrão de crescimento excessivo
    - Geralmente, epífises e metáfises mostram crescimento excessivo (balonamento) em decorrência de hiperemia; diáfises são insignificantes
    - No cotovelo, a cabeça radial fica particularmente aumentada
  - Fusão fisária prematura resulta em encurtamento dos membros
  - Osteoporose
  - *Pannus* causa erosão e alargamento da chanfradura intercondiliana no joelho e na chanfradura troclear no cotovelo
  - A sinovite inflamatória causa destruição de cartilagem, erosões e cistos subcondrais
  - Osteoartrite secundária eventual
- Pseudotumor hemofílico
  - Se intraósseo, lesão lítica extremamente expandida
    - Aparência bizarra em razão de seu tamanho, mas é geográfica
    - Pode ser uma lesão lítica única ou multiloculada
    - Cistos filhos podem ser vistos
    - Podem conter septos
    - Raramente, calcificação distrófica presente
    - *Scalloping* endosteal, afilamento cortical
    - Borda esclerótica bem definida
    - Formação óssea reativa adjacente
  - Se de origem subperiosteal ou de parte mole
    - Densidade de partes moles ± calcificações internas
    - *Scalloping* extrínseco no osso, com margem nítida
    - Reação periosteal pode ter aparência incomum, com excrescências ósseas nítidas perpendicularmente se estendendo do osso

Achados na TC
- Útil na avaliação de septos e bordas corticais finas no pseudotumor
- TC realçada consegue definir contornos e espessura da parede da cápsula periférica
- Atenuação central variável, representando diferentes estágios da hemorragia

Achados na RM
- Artropatia hemofílica
  - Depósitos de hemossiderina ao longo da membrana sinovial da articulação
    - Pode ser nodular
    - Sinal baixo em todas as sequências, amplifica no gradiente-eco
  - Efusão heterogênea tanto em T1 como em T2: produtos sanguíneos em vários estágios
    - Aguda: isointensa em T1, hipointensa em T2
    - Pode conter níveis de líquido-líquido
  - Destruição da cartilagem, erosões subcondrais e cistos
- Pseudotumor hemofílico
  - Lesão cística intramedular
    - Borda fina de sinal baixo
    - Pode apresentar reação periosteal de sinal baixo e formação de osso reativo adjacente
    - Depósitos de hemossiderina de sinal baixo dentro da parede
    - Contém componentes líquidos, mais bem observados em T2 e em T1 pós-contraste; pode apresentar níveis de líquido-líquido
    - Sinal interno complexo (hemorragia remota e recorrente, organização do coágulo): regiões mistas com sinais alto e baixo em todas as sequências
  - Pseudotumor subperiosteal/partes moles
    - Depósitos de hemossiderina nodulares ao longo da cápsula da lesão (sinal baixo em todas as sequências, surgem)
    - Erosões de pressão (*scalloping*) no osso adjacente
    - Excrescências ósseas de sinal baixo se estendendo vários centímetros perpendicularmente ao osso longo
    - A pressão leva a dor, necrose cutânea e, por fim, infecção
    - Massa de partes moles heterogênea tanto em T1 como em T2, representando produtos sanguíneos de várias idades
    - Pode apresentar níveis de líquido-líquido

Achados na Ultrassonografia
- Ultrassonografia para acompanhar progressão/resolução do pseudotumor

Recomendações para Aquisição de Imagens
- Melhor ferramenta para aquisição de imagens
  - Radiografias para fazer o diagnóstico inicial
  - RM é usada para confirmar presença de hemossiderina e avaliar lesão de massa e adjacências dos nervos periféricos
- Conselho protocolar
  - Sequências com gradiente-eco mostram proliferação dos depósitos de hemossiderina na sinóvia

Hemofilia

DIAGNÓSTICO DIFERENCIAL

Diagnóstico Diferencial de Artropatia Hemofílica
- Artrite idiopática juvenil (AIJ)
  - A AIJ ocorre em pacientes esqueleticamente imaturos, logo a hiperemia resulta em crescimento excessivo e com fusão precoce
  - *Pannus* e sinovite causam padrão similar de erosão e destruição da cartilagem/osso
  - A hemofilia pode ser distinguida da AIJ se os depósitos de hemossiderina puderem ser comprovados por densidade radiográfica ou ampliação na RM
- Artrite tuberculosa (TB)
  - O mesmo distúrbio de crescimento pode ocorrer na artrite TB de pacientes esqueleticamente imaturos
  - A destruição da cartilagem e as erosões tendem a se desenvolver e progredir de maneira mais lenta na TB que na articulação séptica piogênica
  - As erosões podem apresentar bordas mais escleróticas e bem definidas
- Sinovite vilonodular pigmentada (SVNP)
  - Ambas mostram sinóvia intra-articular de sinal baixo em todas as sequências, que surgem no gradiente-eco
  - A SVNP geralmente apresenta um padrão nodular mais focal
  - Se a SVNP ocorrer em paciente esqueleticamente imaturo, poderá resultar em crescimento excessivo, embora em geral não no mesmo nível da hemofilia
  - O padrão erosivo na SVNP é mais focal, relacionado especificamente com as lesões nodulares

Diagnóstico Diferencial de Pseudotumor do Osso
- Pode simular múltiplos tumores primários e secundários
  - Tumor de células gigantes
  - Fibroma desmoplásico
  - Plasmocitoma
  - Metástase
  - Cisto ósseo aneurismal ou único

PATOLOGIA

Características Gerais
- Etiologia
  - Artropatia hemofílica
    - As articulações cuja estabilidade depende das partes moles adjacentes parecem sofrer mais risco
    - Sangramento inicial predispõe ao sangramento recorrente
    - Sangramento recorrente resulta em hiperemia → crescimento ósseo excessivo e fusão fisária precoce
    - Hipertrofia e inflamação na membrana sinovial → dano ósseo e na cartilagem
  - Pseudotumor da hemofilia
    - Hemorragia recorrente na localização extra-articular do sistema musculoesquelético →
    - Crônico, massa encapsulada se expandindo lentamente →
    - Dependendo do local, reação óssea a massa

Características Patológicas e Cirúrgicas Graves
- Membrana sinovial alterada: tecido inflamatório, *pannus*, de cor amarronzada
- Descoloração da cartilagem, áreas focais de fibrilação, erosão e necrose

QUESTÕES CLÍNICAS

Apresentação
- Sinais/sintomas mais comuns
  - Hemartrose aguda: tensa, inchada, vermelha, dolorida
    - Pode apresentar leucocitose e febre
  - Hemartrose subaguda ou crônica: contraturas, alcance do movimento gravemente restringido
  - Pseudotumor se apresenta com massa e ocasionalmente
    - Neuropatia
    - Fratura patológica
    - Síndrome do compartilhamento

Demografia
- Faixa etária
  - Primeiro episódio de hemorragia na articulação entre 2 e 3 anos de idade
  - Hemartrose recorrente durante adolescência e infância
  - Ocorrência de hemartrose diminuiu em pacientes mais velhos
- Gênero
  - Somente em homens (anomalia recessiva ligada ao X)
  - Manifestações extremamente raras em mulheres observadas com várias anomalias cromossômicas
- Epidemiologia
  - Hemofilia A: 1:10.000 homens nos Estados Unidos (> 80% dos casos)
  - Hemofilia B: 1:100.000 homens nos Estados Unidos
  - Hemartrose ocorre em 70% a 90% dos hemofílicos
    - 50% dos pacientes hemofílicos desenvolvem artropatia permanente
  - Pseudotumor ocorre em 1% a 2% dos pacientes com hemofilia grave (nível do fator de coagulação < 1% do normal)

Histórico Natural e Prognóstico
- Gravidade varia
  - Menos grave: sangramento excessivo com cirurgia/traumatismo
  - Mais grave: traumatismo espontâneo ou leve → sangramento
- Sangramento intra-articular recorrente resulta em contratura e destruição da articulação
- Pseudotumor pode se resolver espontaneamente, mas geralmente continua a crescer; degeneração maligna rara

Tratamento
- Artropatia hemofílica
  - Aguda: administra fator de coagulação apropriado
  - Crônica: sinovectomia; se em estágio final, artroplastia
  - Observação: pacientes devem receber tratamento agressivo rotineiramente com fatores de coagulação sintética
- Pseudotumor hemofílico: objetivo de preservar a função
  - Conservador: imobilização
  - Radical: ressecção ou radiação

CHECKLIST DO DIAGNÓSTICO

Considerar
- RM inicial da artropatia deve ser obtida; possibilita avaliação precoce, que leva a profilaxia agressiva e retarda complicações nas articulações

REFERÊNCIA

1. de Almeida AM, et al: Arthroscopic partial anterior synovectomy of the knee on patients with haemophilia, Knee Surg Sports Traumatol Arthrosc. 23(3):785-791, 2015.

Hemofilia

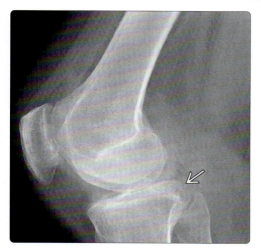 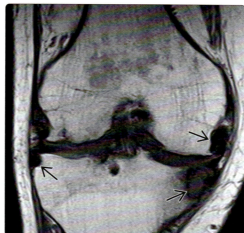

(À esquerda) *Radiografia lateral de homem de 31 anos de idade mostra afilamento da cartilagem na articulação patelofemoral com irregularidade articular e erosão tibial posterior ➡. Há crescimento excessivo (balonamento) das epífises em relação às diáfises insignificantes.* (À direita) *RM T1 coronal sagital no mesmo paciente mostra doença erosiva extensa ➡. Considerando a morfologia e o gênero do paciente, o diagnóstico de artropatia hemofílica é o mais provável.*

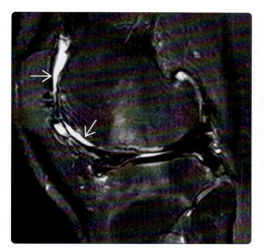 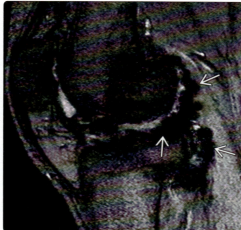

(À esquerda) *RM T2 FS sagital no mesmo paciente mostra extensão da destruição da cartilagem, espessura completa de todas as superfícies ➡, junto com edema na medula óssea. Artropatia grave é típica de artropatia hemofílica.* (À direita) *RM GRE sagital mostra "blooming" dentro da sinóvia ➡. Isso é um indicativo de depósitos de hemossiderina e comprova o diagnóstico de artropatia hemofílica.*

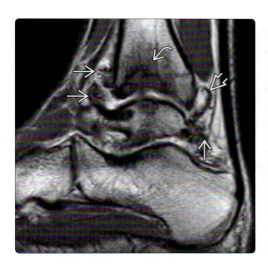 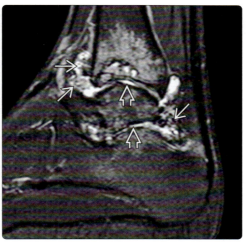

(À esquerda) *Artrografia por RM T1WI sagital mostra depósitos de hemossiderina com intensidade de sinal baixa ➡, espessamento sinovial ➡, irregularidade na cartilagem e edema na medula óssea em torno de um grande cisto subcondral ➡.* (À direita) *Artrografia por RM T2WI sagital também mostra depósitos de hemossiderina com intensidade de sinal baixa ➡ com espessamento sinovial. O edema na medula óssea se torna mais aparente. A cartilagem está ausente em ambas as articulações tibiotalar e subtalar ➡. Todos os achados são típicos de artropatia hemofílica.*

Hemofilia

(**À esquerda**) *Radiografia AP mostra cistos subcondrais enormes em ambos os lados da articulação, mas particularmente no tálus ➡. Nestas imagens cônicas, o nível de crescimento excessivo não é aparente, mas doença erosiva e estreitamento da cartilagem é um dado significativo. Este jovem tem artropatia significativa e se trata de um paciente hemofílico.*
(**À direita**) *Radiografia oblíqua mostra cabeça radial que cresceu excessivamente ➡ e formação de cisto subcondral leve na ulna e no úmero ➡, achados de artropatia hemofílica precoce.*

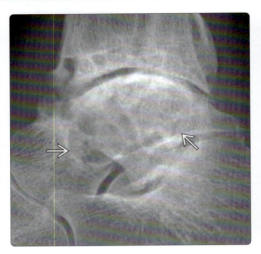 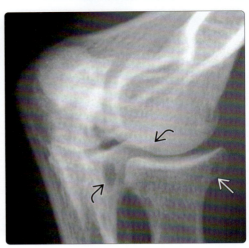

(**À esquerda**) *Radiografia AP mostra artropatia hemofílica avançada do cotovelo. Há formação de cisto subcondral grande ➡, chanfradura troclear alargada ➡ e crescimento excessivo e significativo da cabeça radial ➡.* (**À direita**) *RM T1WI coronal mostra alteração erosiva na cabeça umeral ➡. A cartilagem glenoumeral está completamente ausente ➡. Embora essa seja uma imagem em T1, pode-se observar lesão no manguito rotador. Além disso, há massa de sinal baixo revestindo a bursa subdeltóidea ➡.*

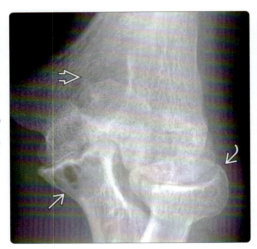 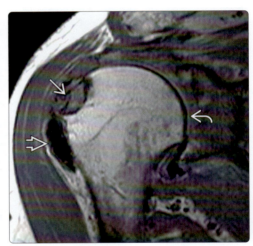

(**À esquerda**) *RM PD axial obtida na porção inferior da articulação glenoumeral mostra massa com sinal densamente baixo revestindo a bursa subdeltóidea ➡, igual à que foi vista na imagem anterior. Material de sinal baixo também pode ser observado intra-articularmente ➡.* (**À direita**) *Imagem GRE axial no mesmo nível mostra crescimento da massa dentro da bursa subdeltóidea ➡ como também massas intra-articulares ➡. Isso reforça fortemente o diagnóstico de artropatia hemofílica com depósito de hemossiderina.*

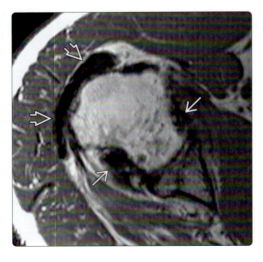 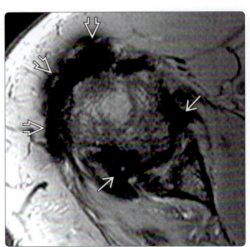

Hemofilia

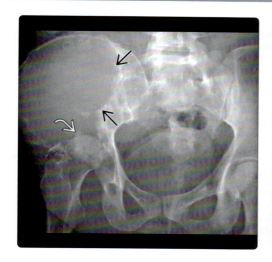
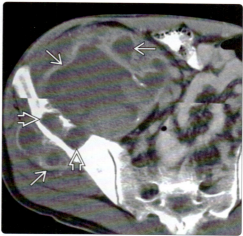

(**À esquerda**) *Radiografia AP mostra lesão lítica muito expandida da asa ilíaca direita. Entretanto, as margens da lesão ➡ são bastante geográficas. Isso é típico de um pseudotumor hemofílico, apesar de a alteração destrutiva extensa. A lesão era estável antes da fratura patológica recente ➡.* (**À direita**) *TC axial mostra margens suaves da destruição óssea ➡ dentro de pseudotumor intraósseo. A massa se estende nas partes moles como múltiplas coleções lobuladas de fluidos com bordas reforçadas ➡.*

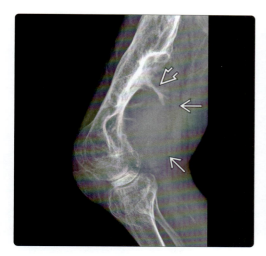
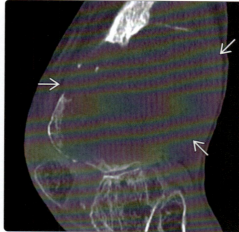

(**À esquerda**) *Radiografia lateral mostra pseudotumor subperiosteal. A massa de partes moles ➡ denteia o osso adjacente; a destruição óssea é geográfica com excrescências ósseas transversais ➡. Essa é uma aparência típica, secundária a sangramento recorrente, erosão de pressão e levantamento do periósteo.* (**À direita**) *TC sagital no mesmo paciente vários anos depois mostra nova destruição óssea e massa de partes moles ➡. Isso pode ter ocorrido por causa de sangramento recorrente, mas a biopsia mostrou transformação para hemangioendotelioma maligno.*

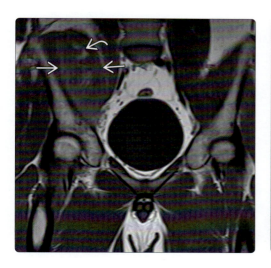
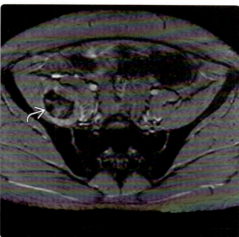

(**À esquerda**) *RM T1 coronal em paciente hemofílico de 21 anos de idade com massa pélvica ➡ mostra falta de homogeneidade com focos de hiperintensidade ➡ sugerindo sangue. Imagem em T2 e pós-contraste mostrou hiperintensidade não específica e realce, respectivamente (não mostrado).* (**À direita**) *GRE axial no mesmo paciente mostra crescimento ➡ dentro da massa. Essa evidência de hemossiderina garante o diagnóstico de pseudotumor da hemofilia.*

Diabetes

DADOS PRINCIPAIS

TERMINOLOGIA
- Anomalias sintomáticas de pele, ossos, articulações e tendões associadas a diabetes tipo 1 ou 2

IMAGENS
- Osteopenia/fratura por insuficiência
  - Fratura por insuficiência da tuberosidade posterior do calcâneo
- Osteomielite
  - Ar nas partes moles com destruição óssea adjacente
  - RM: IS ↓ em confluente T1, realce, abscesso
  - Localização: especialmente no pé, nos locais de pressão, tais como 1° ou 5° MTP, 1ª falange distal ou calcanhar
- Articulação séptica
  - Efusão e desossificação intra-articular no ambiente apropriado
  - Qualquer articulação em risco, especialmente a articulação sacroilíaca, de quadril e pé
  - Um terço dos pacientes com osteomielite pedal apresentam articulações sépticas adjacentes
- Articulação neuropática (Charcot)
  - **5Ds**: **d**ensidade óssea normal, **d**istensão articular, **d**etritos ósseos, **d**esorganização articular, **d**eslocamento
  - Lisfranc (articulação tarsometatársica) > talonavicular > Chopart (retropé-mediopé) > articulações intertársicas
- Infarto muscular
  - Inchaço muscular hiperintenso aumentando na RM com reação de parte mole adjacente
  - Coxa em ≥80%; a panturrilha é o segundo lugar mais comum
- Osteodistrofia renal (doença renal em estágio avançado) secundária a diabetes
  - Densidade óssea alterada e vários padrões de reabsorção
  - Todos os ossos, mas especialmente notável nas mãos, no crânio e nas clavículas distais
- Depósito de cristais e amiloides
  - Densidade nodular de partes moles, geralmente periarticular
  - Urato de sódio, hidroxiapatita, amiloide
    - Depósito de amiloide extremamente comum em pacientes em diálise

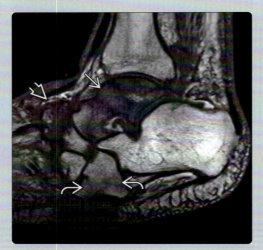
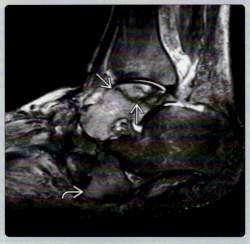

(À esquerda) RM T1WI sagital em pé diabético mostra subluxação dorsal do navicular ➡ relativa tanto ao tálus como aos cuneiformes, parte do mediopé neuropático. Há sinal cinza confluente no cuboide ➡ adjacente à IS baixa em partes moles plantares, sugerindo osteomielite. A IS baixa no tálus ➡ era inesperada. (À direita) RM STIR sagital define ainda mais a anomalia talar como uma fratura por insuficiência no domo do tálus ➡, com um grau de achatamento e edema no entorno. O cuboide mostra IS ↑ difusa ➡.

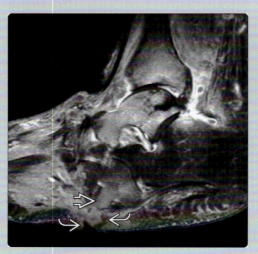
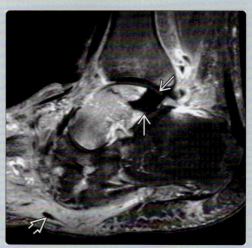

(À esquerda) RM T1WI C+ FS sagital no mesmo caso mostra pequenos abscessos ➡ se estendendo do trato sinusal ao sinal alto no cuboide ➡ confirmando osteomielite. (À direita) RM T1WI C+ FS sagital no mesmo caso mostra fratura talar, mas também uma região em forma de cunha de hipointensidade ➡, representando um segmento de osteonecrose (ON) no corpo do tálus. Deve-se lembrar de que o tálus é propenso a ON e que os ossos társicos são propensos à fratura por insuficiência nos pés diabéticos. Pequenas extensões de abscessos plantares ➡ podem ser vistas.

Diabetes

TERMINOLOGIA
Definição
- Anomalias sintomáticas de pele, ossos, articulações e tendões associadas a diabetes tipo 1 ou 2

IMAGENS
Características Gerais
- Melhor dica para diagnóstico
  - Osteopenia/fratura por insuficiência
  - Infecção
    - Osteomielite: ar nas partes moles com destruição óssea adjacente
    - Articulação séptica: efusão e desossificação intra-articular no ambiente apropriado
  - Articulação neuropática (Charcot)
    - **5Ds**: **d**ensidade óssea normal, **d**istensão articular, **d**etritos ósseos, **d**esorganização articular, **d**eslocamento
  - Infarto muscular: inchaço muscular hiperintenso com reação das partes moles adjacentes na RM, especialmente na coxa
  - Osteodistrofia renal (doença renal em estágio final) secundária a diabetes: não específica, mas densidade óssea alterada com vários padrões de reabsorção
  - Depósito de cristais e amiloides: densidade nodular de partes moles, geralmente periarticular, em geral IS baixa nas sequências de RM sensíveis a fluido
- Localização
  - Fratura por insuficiência: tuberosidade posterior do calcâneo mais frequente; outros locais também são comuns
  - Osteomielite: especialmente no pé, em locais de pressão, tais como 1° ou 5° MTP, 1ª falange distal ou calcanhar
  - Articulação séptica
    - Especialmente no pé (1/3 dos pacientes com osteomielite pedal apresentam articulações sépticas adjacentes)
    - Qualquer articulação em risco, sacroilíaca e de quadril são mais comuns
  - Articulação neuropática (Charcot)
    - Pé de Charcot: Lisfranc (tarsometatársica) > talonavicular > Chopart (retropé-mediopé) > articulações intertársicas
  - Osteodistrofia renal: todos os ossos, mas especialmente notável nas mãos, no crânio e nas clavículas distais
  - Infarto muscular diabético: coxa em ≥ 80%; a panturrilha é o segundo local mais comum
    - Dentro da coxa, geralmente o complexo dos vastos
    - Em geral, mais de um compartimento
    - Bilateral em 40%

Achados na Radiografia
- Avulsão por insuficiência do calcâneo (fratura AIC)
  - Tuberosidade posterior do calcâneo na inserção do tendão do calcâneo
  - Extra-articular, com deslocamento proximal da língua grande da tuberosidade posterior pelo tendão do calcâneo
- Osteomielite
  - Ar no trato sinusal
  - Destruição óssea ou reação periosteal
- Articulação séptica
  - Algumas articulações mostram efusão pelo deslocamento de camadas de gordura (em especial, quadril e cotovelo)
  - Desossificação do córtex subarticular pode ser observada antes da destruição óssea direta
- Articulação neuropática (Charcot)
  - Efusão grande
  - Detritos (tipo hipertróficos); detritos podem reabsorver (atróficos)
  - Subluxação/deslocamento
- Osteodistrofia renal
  - Osteopenia generalizada, geralmente com regiões de esclerose (platôs dos corpos vertebrais)
  - Vários padrões de reabsorção
    - Subperiosteal: especialmente o aspecto radial de falanges médias e córtex medial das metáfises proximais dos ossos longos
    - Subligamentoso: especialmente clavícula distal inferior e tuberosidade isquiática
    - Subcondral: especialmente clavícula distal, articulação sacroilíaca, regiões subcondrais das falanges
    - Endosteal: especialmente ossos curtos da mão
    - Trabecular: padrão em "sal e pimenta" no crânio
- Depósito de cristais
  - Massa de partes moles; tofo gotoso pode apresentar densidade ↑
    - Pode desgastar o osso adjacente
  - Calcificação periarticular relacionada com diálise
- É improvável que a radiografia consiga mostrar anomalia com o infarto muscular diabético
- DISH: ossificação anterior de ligação dos corpos vertebrais

Achados na RM
- Avulsão por insuficiência do calcâneo
  - Linha da fratura de sinal baixo em T1 com deslocamento do fragmento da tuberosidade posterior
  - Linha da fratura de sinal alto com edema no entorno nas sequências sensíveis a fluido
- Osteomielite
  - Ar nos tratos sinusais de partes moles, levando a destruição óssea
  - T1: áreas de sinal baixo confluente no osso
  - Sequências sensíveis a fluido: regiões hiperintensas do osso com edema adjacente e subcutâneo
  - Realce difuso após a administração do contraste; pode conter abscesso adjacente
- Articulação séptica: achados não específicos
  - Efusão
  - Espessamento da sinóvia com realce de contraste
  - Aspiração necessária para confirmar o diagnóstico
- Articulação neuropática (Charcot)
  - Efusão grande, geralmente contendo detritos
  - Rotura da articulação, com reação óssea
    - T1: osso subcortical mostra regiões de sinal baixo finamente reticuladas
    - Sequências sensíveis a fluido: regiões hiperintensas do osso, especialmente adjacentes às regiões rompidas
    - Realce em áreas de reação óssea
- Neuropatia diabética
  - Aguda e subaguda: hiperintensidade e aumento fascicular em T2
  - Crônica: fascículos de aparência atrófica com depósito de gordura intraepineural
- Osteodistrofia renal: sinal ósseo irregular e não específico
- Depósitos de cristais e amiloides
  - Massa geralmente de sinal baixo em ambas as sequências em T1 e sensíveis a fluido (não homogênea nesta última)
  - Massa geralmente mostrando realce não homogêneo
- Infarto do músculo diabético

Diabetes

- ○ Agudo: inchaço acentuado do músculo
  - T1: isointenso em comparação ao músculo esquelético
    - □ Com hemorragia, focos com sinal alto
  - Sequências sensíveis a fluido: hiperintenso
  - Realce difuso após administração de contraste; pode apresentar focos apenas com o realce da borda indicando necrose
  - Edema subcutâneo difuso
  - Líquido fascial observado com frequência
- ○ Crônico: músculo atrófico, fibrótico ou necrótico
- Capsulite adesiva, especialmente na articulação glenoumeral

Recomendações para Aquisição de Imagens
- Conselho protocolar
  - ○ Se a tentativa for para diferenciar a osteomielite da reação óssea na articulação de Charcot, obter em T1 pelo menos dois planos e usar contraste, se possível

DIAGNÓSTICO DIFERENCIAL

Diagnóstico Diferencial de Osteomielite Pedal
- Articulação de Charcot: a reação óssea pode ser praticamente indistinguível da osteomielite na RM

Diagnóstico Diferencial de Artrite Séptica
- Inflação não infecciosa: reativa ou artrítica

Diagnóstico Diferencial de Infarto do Músculo Diabético
- Abscesso na parte mole
- Piomiosite
- Fasciíte necrosante
- Outras causas de miosite (dermatomiosite, miosite nodular, miosite proliferativa)
- O diagnóstico depende dos achados clínicos combinados com imagens; pode requerer confirmação histológica

PATOLOGIA

Características Gerais
- Etiologia
  - ○ Osteomielite pedal resulta quase que exclusivamente da úlcera contínua de partes moles ou defeito cutâneo
    - A ulceração do pé resulta da combinação de neuropatia periférica, doença arterial periférica e suscetibilidade à infecção
  - ○ Articulação neuropática (Charcot)
    - ↓ propriocepção → traumatismo recorrente → destruição progressiva → desorganização da articulação
  - ○ Osteodistrofia renal: combinação de osteomalacia e hiperparatireoidismo secundário
  - ○ Doença de depósito: geralmente urato de sódio (gota) ou amiloide relacionada com diálise; pode ser também hidroxiapatita ou cristais de pirofosfato
  - ○ Infarto do músculo diabético: trombose excessiva das arteríolas médias e pequenas
  - ○ Neuropatia diabética: isquemia nervosa; espessamento e hialinização das paredes dos pequenos vasos sanguíneos

QUESTÕES CLÍNICAS

Apresentação
- Sinais/sintomas mais comuns
  - ○ AIC
    - Pode ser dolorida, mas a propriocepção provavelmente é reduzida
  - Deformidade do calcanhar posterior, com proeminência óssea bulbosa no local comum do tendão do calcâneo distal
- ○ Osteomielite: ulceração profunda
- ○ Articulação séptica: inchaço, alcance de movimento reduzido
- ○ Articulação neuropática: articulação inchada, quente, deformada
- ○ Infarto do músculo diabético
  - Início repentino com dor grave e sensibilidade, com ou sem massa palpável (34%-44%)
  - Dor mais grave que em outras etiologias de miosite
  - Bilateral em ~ 40%
  - Geralmente em pacientes com diabetes duradouro e mal controlado, tanto tipo 1 como 2
- ○ Capsulite adesiva
  - Dor no ombro, alcance limitado do movimento
- ○ DISH: prevalência mais alta em pacientes com diabetes tipo 2 que na população em geral

Demografia
- Epidemiologia
  - ○ 15% dos diabéticos nos Estados Unidos têm articulações neuropáticas
  - ○ Manifestações musculoesqueléticas mais comuns em pacientes com diabetes tipo 1 de longa data

Histórico Natural e Prognóstico
- Avulsão por insuficiência do calcâneo
  - ○ Mostra deslocamento progressivo
  - ○ Cura lenta e insatisfatória, seja tratada com imobilização, seja cirurgicamente
- Osteomielite: destruição progressiva
- Articulação séptica: destruição progressiva
- Neuropática: deformidade e destruição progressiva
- Infarto do músculo diabético
  - ○ Os sintomas somem após algumas semanas
  - ○ Os pacientes geralmente manifestam outras complicações da diabetes e têm taxa elevada de mortalidade em curto prazo

CHECKLIST DO DIAGNÓSTICO

Considerar
- Infarto do músculo diabético quando a gravidade da dor parece desproporcional em diabetes controlado inadequadamente

Dicas para Interpretação de Imagens
- **Osteomielite e reação óssea nas articulações de Charcot podem ser indistinguíveis na RM**
  - ○ Ambas mostram sinal ósseo com realce hiperintenso
  - ○ Ambas podem estar associadas a coleções de fluidos
  - ○ Presença de trato sinusal levando a destruição óssea pode definir anormalidade como osteomielite
  - ○ O aspecto das regiões em T1 de hipointensidade (confluente *versus* reticulada) pode ajudar na diferenciação
  - ○ Presença de detritos ósseos mais sugestiva de articulação neuropática que de osteomielite

REFERÊNCIAS

1. Baker JC, et al: Diabetic musculoskeletal complications and their imaging mimics, Radiographics. 32(7):1959-1974, 2012.
2. Thakkar RS, et al: Spectrum of high-resolution MRI findings in diabetic neuropathy, AJR Am J Roentgenol. 199(2):407-412, 2012.
3. Donovan A, et al: Use of MR imaging in diagnosing diabetes-related pedal osteomyelitis, Radiographics. 30(3):723-736, 2010.

Diabetes

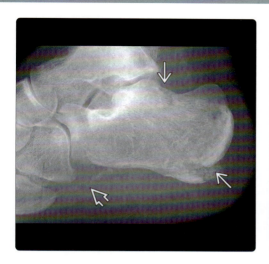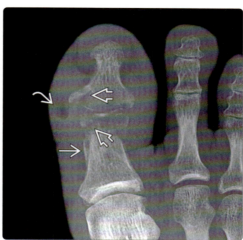

(À esquerda) Radiografia lateral mostra fratura de avulsão por insuficiência do calcâneo (AIC) ➡ com o tendão do calcâneo elevando o tubérculo posterior. Ocorre em pacientes diabéticos (observe a calcificação vascular ➡) e é muito difícil de tratar. **(À direita)** Radiografia AP mostra ar nas partes moles ➡ levando à destruição óssea dentro das falanges distal e proximal ➡ com reação periosteal associada ➡. Essa combinação de achados é clássica de artrite séptica/osteomielite.

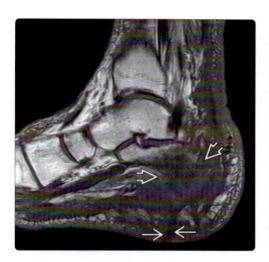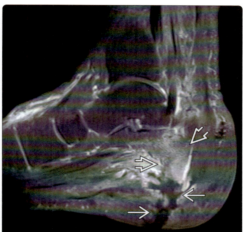

(À esquerda) RM T1WI sagital mostra úlcera plantar contendo ar com IS ↓ ➡. O calcâneo ➡ mostra IS ↓ confluente, muito mais sugestivo de osteomielite que um simples edema reativo ósseo. **(À direita)** RM T1WI C+ FS sagital mostra o trato sinusal ➡ de forma nítida levando ao calcâneo realçado ➡. Embora o osso possa apresentar um edema reativo na infecção de partes moles próxima e dificultar a diferenciação da osteomielite, o trato sinusal levando a anomalia confluente da medula óssea é o diagnóstico.

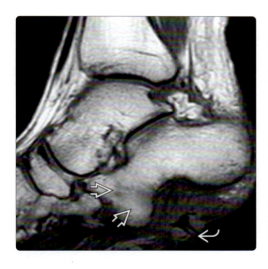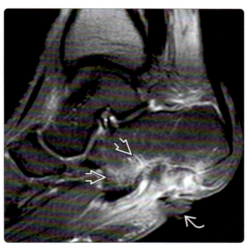

(À esquerda) RM T1WI sagital mostra ulceração plantar ➡ com ar se aproximando do calcâneo morfologicamente anormal. Há um padrão reticular fino de IS ↓ em T1 ➡, que geralmente não representa a osteomielite, mas, sim, uma reação óssea. **(À direita)** RM T1 C+ FS sagital da mesma ulceração ➡ e entorno da infecção de partes moles. O calcâneo mostra IS ↓ ➡, mas provou se tratar de osso reativo em vez de osteomielite. O padrão de sinal em T1 é mais específico para osteomielite que o realce.

Diabetes

(**À esquerda**) *Radiografia AP de homem diabético com quadril dolorido mostra camadas de gordura distendida ➡ indicando efusão. Há desossificação na cabeça femoral ➡ (observe que o córtex perdeu sua distinção nítida) e no acetábulo ➡. São todos sinais de articulação séptica, comprovada por aspiração.* (**À direita**) *RM T1WI C+ FS axial mostra IS alta nas estruturas ósseas em ambos os lados da sínfise púbica ➡ e também uma coleção de fluidos ➡, representando a articulação séptica em um paciente diabético com doença renal em estágio avançado.*

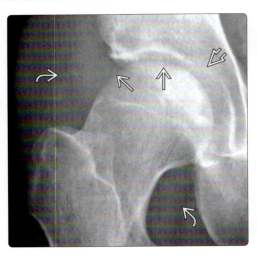
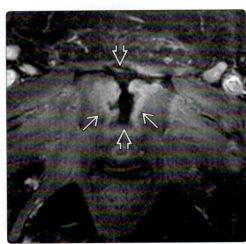

(**À esquerda**) *Radiografia lateral mostra antiga fratura por insuficiência do calcâneo curada ➡ em paciente diabético. Há também destruição da articulação talonavicular ➡ e detritos contidos dentro de uma efusão articular grande ➡. Esses achados são típicos de articulação de Charcot; a talonavicular é um local comum em pacientes diabéticos.* (**À direita**) *TC axial das articulações tarsometatársicas (de Lisfranc) em paciente diferente mostra minúsculos fragmentos de detritos ósseos flutuando nos espaços das articulações distendidas ➡, indicando uma articulação de Charcot prévia.*

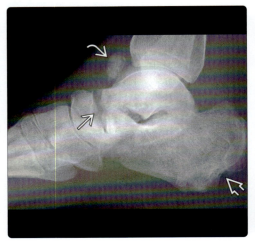
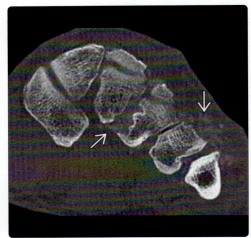

(**À esquerda**) *Radiografia lateral mostra artrodese tríplice debilitada ➡ em diabético. Há imenso edema de parte mole ➡ e destruição das articulações tibiotalar e talonavicular, com detritos visíveis anteriormente ➡, indicando articulação de Charcot.* (**À direita**) *RM T1 C+ sagital no mesmo paciente mostra (apesar do artefato de metal) coleções de fluidos com atenuação de partes moles ➡, alguns contendo detritos, junto com o sinal alto na tíbia ➡. Essas anomalias são típicas de articulação de Charcot, e, com a sua presença, não se deve interpretar erroneamente como infecção.*

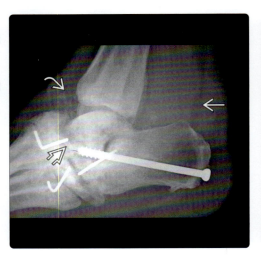
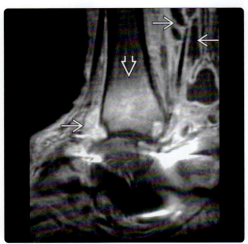

Diabetes

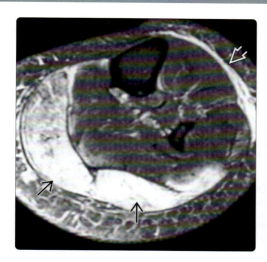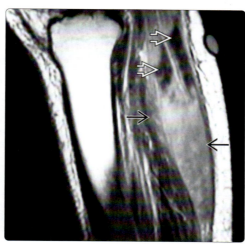

(À esquerda) *RM T2WI FS axial mostra sinal alto comprometendo o músculo gastrocnêmio e o sóleo ⇨. Há líquido fascial também presente nos planos subcutâneos ⇨. Este paciente tem diabetes mal controlado.* (À direita) *RM T1WI C+ sagital no mesmo paciente mostra realce difuso leve por todos os mesmos músculos ⇨, junto com as regiões difusas centrais de sinal baixo ⇨. Não há borda de realce em torno das áreas de sinal baixo; portanto representam necrose espontânea do músculo diabético em vez de abscesso.*

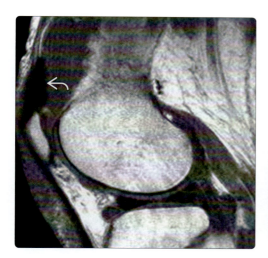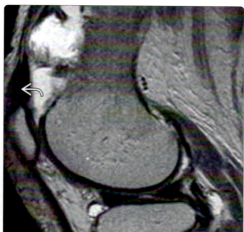

(À esquerda) *RM T1WI sagital em diabético em diálise de longo prazo mostra espessamento de sinal baixo do tendão do quadríceps ⇨ indicado pela efusão.* (À direita) *RM T2WI sagital do mesmo paciente mostra o espessamento do quadríceps mantendo seu sinal baixo ⇨. Outros cortes mostraram material com sinal similar enchendo a chanfradura intercondiliana e em torno dos cruzados. Isso é típico de depósito de amiloide, comprovado por biopsia. O amiloide é frequentemente encontrado em pacientes em diálise de longo tempo, como é o caso de muitos diabéticos.*

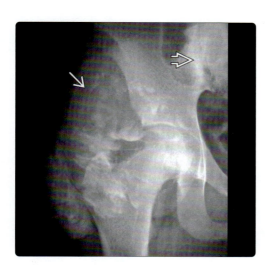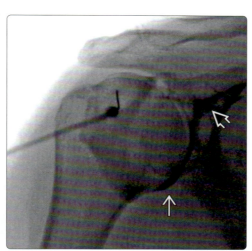

(À esquerda) *Exame de raios X AP mostra osteodistrofia renal (secundária a diabetes neste caso), incluindo densidade óssea anormal com trabéculas borradas e reabsorção subcondral do lado ilíaco da articulação sacroilíaca ⇨. Presença de densidade calcificada periarticular turva proeminente ⇨, típica de calcificação distrófica que se forma após longo tempo de diálise.* (À direita) *Artrografia AP do ombro revela cápsula articular extremamente compactada. Há perda de recessos axilar ⇨ e subcapsular ⇨, normal neste diabético com capsulite adesiva.*

HIV-AIDS

DADOS PRINCIPAIS

TERMINOLOGIA
- Conjunto de sintomas e infecções resultantes dos danos causados no sistema imunológico humano pelo HIV

IMAGENS
- Osteopenia (46%-67%)
  - Associada a fratura por insuficiência
- Infecção
  - Osteomielite
  - Articulação séptica
  - Celulite: limitada a tecidos subcutâneos
  - Fasciíte necrosante
  - Piomiosite
- Osteonecrose
  - Tumor: pode ser ósseo ou de partes moles
  - De modo mais frequente, sarcoma de Kaposi ou linfoma não Hodgkin
- Artrite relacionada com HIV
  - Incluindo ARC, psoriática, AR ou LES pós-HAART
- Anomalias medulares relacionadas com HIV
  - Medula óssea repreenchida, secundária a anemia de doença crônica
- Atrofia serosa (depleção das medulas ósseas vermelha e amarela)
- Miopatia inflamatória e não inflamatória
- Lipodistrofia relacionada com HIV

QUESTÕES CLÍNICAS
- Manifestações musculoesqueléticas durante todo o curso da infecção por HIV; mais comum com o avanço da AIDS
  - 72% com HIV enfrentam sintomas musculoesqueléticos não infecciosos
- Artralgias e artrites: queixas mais comuns; várias síndromes distintas

CHECKLIST DO DIAGNÓSTICO
- As queixas musculoesqueléticas dos pacientes com HIV podem advir de
  - Imunodeficiência subjacente, direta ou indiretamente (complicações do tratamento)
  - Infecção secundária
  - Complicação de medicamentos usados para tratar HIV

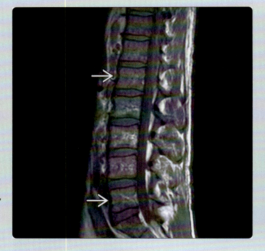
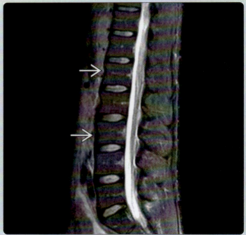

(À esquerda) RM T1WI sagital mostra medula óssea com IS mais baixa que a esperada ➡. Lembre-se desta regra geral: na imagem em T1, a medula óssea deve ter a IS mais alta que a do disco. Esse sinal baixo sugere repreenchimento medular ou infiltração. (À direita) RM STIR sagital, do mesmo caso, mostra nenhum ↑ significativo da IS ➡, tornando o tumor ou a infecção improvável. Outra consideração seria uma displasia afetando uma das linhas das células sanguíneas (displasia eritroide resultante de anemia crônica é a mais frequente, afetando mais de 50% dos pacientes infectados com HIV).

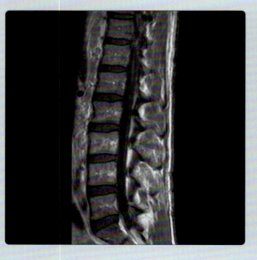
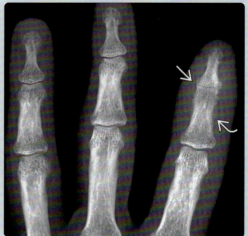

(À esquerda) RM T1WI C+ FS sagital no mesmo paciente mostra nenhum realce significativo dos corpos vertebrais, confirmando ainda mais que a infecção e o tumor podem ser desconsiderados. Não é comum ver esse padrão de medula óssea em pacientes com HIV. (À direita) Radiografia PA mostra aumento de partes moles do dedo indicador, como também estreitamento da articulação interfalangiana distal (AID) ➡. Além disso, a periostite está proeminente na falange média ➡. Esse é um padrão típico de artrite relacionada com HIV, similar ao que pode ser observado na artrite reumatoide crônica ou na artrite psoriática.

HIV-AIDS

TERMINOLOGIA
Definições
- Conjunto de sintomas e infecções resultantes dos danos causados ao sistema imunológico humano pelo HIV
  - As complicações musculoesqueléticas mais comuns incluem infecção, síndromes de artrites, anomalias medulares, miosite e formação de tumores

IMAGENS
Achados na Radiografia
- Osteopenia (46%-67%); fratura por insuficiência
- Osteomielite
  - Reação periosteal
  - Destruição óssea permeativa
  - Formação óssea reativa
  - Angiomatose bacilar: lesão lítica bem definida
- Articulação séptica
  - Efusão
  - Perda óssea subcondral (osteopênico, menos acentuado)
- Osteonecrose
  - No início, fratura relativa na cabeça femoral central
  - Depois, linha e colapso da fratura subcondral luzente
- Tumor: pode ser ósseo ou de partes moles
  - Destruição óssea lítica permeativa
  - Reação periosteal, rotura cortical
  - Massa profunda de partes moles: distorce os planos da gordura
  - Sarcoma de Kaposi: lesões mucocutâneas tipo placa
    - Raramente comprometimento ósseo contínuo
- Artrite relacionada com HIV
  - Aumento de partes moles, periostite
  - Osteopenia justarticular
  - Afilamento da cartilagem, erosões

Achados na RM
- Anomalias medulares relacionadas com HIV
  - Medula óssea repreenchida, secundária a anemia de doença crônica
    - Focal ou difusa, levemente com IS hipointensa em T1
    - Permanece hipointensa nas sequências sensíveis a fluido
    - Realce mínimo após contraste
    - Queda de sinal >20% na imagem de fase oposta em decorrência de gordura medular residual
  - Substituição da medula óssea pelo tumor
    - IS focal hipointensa em T1
    - ↑ não homogêneo da IS em T2WI
    - Realce >35% após o contraste
    - Sem queda de sinal na imagem de fase oposta
    - O linfoma é o mais frequente
      - Permeação circunferencial através do córtex
  - Atrofia serosa (depleção das medulas ósseas vermelha e amarela)
    - Geralmente pacientes caquéticos (com gordura subcutânea mínima), relacionados com inanição
    - Sinal em T1 cinza focal, IS ↑ nas sequências sensíveis a fluido
    - Geralmente coalescente (inicialmente, vários focos pequenos)
- Infecção de parte mole
  - Celulite: limitada aos tecidos subcutâneos
  - Fasciíte necrosante
    - Líquido fascial com IS muito alta em T2
    - ± ar nas partes moles, ± necrose muscular
  - Piomiosite
    - Sinal baixo em T1 (± borda hiperintensa, relacionada com produtos sanguíneos), sinal alto em T2, realce da borda
- Osteomielite
  - IS baixa em T1 (confluente)
  - IS alta nas sequências sensíveis a fluido
  - Realces medulares comprometidos, além da borda realçada
- Artrite séptica
  - Edema medular no osso justarticular
  - Efusão, com aumento de sinovite
- Osteonecrose
  - Sinal de linha dupla típica; não específico para HIV
- Artrite relacionada com HIV
  - Efusão, edema medular justarticular
  - Erosões e periostite incomuns
- Miopatia inflamatória
  - Hiperintensa nas sequências sensíveis a fluido
  - Músculos comprometidos mostram realce
- Lipodistrofia relacionada com HIV
  - Sinal normal de gordura, distribuição anormal (↓ ou ↑)
  - Quando sintomática na gordura de Hoffa, pode mostrar IS ↑ na imagem em T2 FS

PATOLOGIA
Características Gerais
- Etiologia
  - Osteomielite, artrite séptica e piomiosite resultam da imunodeficiência secundária a depleção de células T CD4
    - Agentes infecciosos musculoesqueléticos em pacientes com HIV
      - >70% consistem em *Staphylococcus aureus*
      - Miosite e sacroileíte piogênica geralmente *S. aureus*
      - Com depleção avançada das células T CD8, artrite séptica fúngica e micobacteriana pode ser observada
  - Síndromes linfocíticas infiltrativas resultam da resposta do hospedeiro à estimulação antigênica crônica por HIV-1
  - Síndrome da linfocitose infiltrativas difusa: infiltração das células T CD8
  - A desregulação imune com produção de citocina anormal pode ser responsável pela artrite inflamatória
    - Doenças dependentes de CD8, tais como artrite reativa e psoríase, apresentam um curso mais agressivo no HIV
  - Risco ↑ de desenvolvimento de malignidades associadas a vírus Epstein-Barr e a herpes-vírus humano 8
    - Sarcoma de Kaposi (SK): as proteínas codificadas pelo HIV podem induzir diretamente a angiogênese tumoral e reforçar a transmissão do herpes-vírus associado ao sarcoma de Kaposi para atingir as células
      - O SK ósseo é geralmente secundário a extensão direta do local mucocutâneo
      - Crânio > vértebra > pelve > costelas, esterno
    - Linfoma não Hodgkin (LNH): 60× incidência normal
      - LNH extranodal comum em AIDS avançada: medula, músculo

QUESTÕES CLÍNICAS
Apresentação
- Sinais/sintomas mais comuns
  - Manifestações musculoesqueléticas em todo o curso da infecção por HIV, mas mais comum com o avanço da AIDS
    - 72% dos pacientes com HIV → sintomas musculoesqueléticos não infecciosos

HIV-AIDS

- Artralgias e artrite: queixas mais comuns; várias síndromes distintas
  - Síndrome articular de HIV dolorosa
    - Dor artrítica forte; geralmente levando o paciente ao setor de emergência
    - Oligoarticular, assimétrica
    - Joelho, cotovelo e ombro mais comuns
    - Sem sinal de inflamação no exame; entretanto, deve-se considerar artrite séptica
    - Resolve-se espontaneamente, geralmente em 24 horas
  - Artrite relacionada com HIV
    - Oligoartrite assimétrica comprometendo as articulares maiores
    - De 3% a 25% de prevalência em coortes de HIV(+)
    - Considerada secundária ao próprio HIV; partículas virais encontradas na sinóvia
    - Curso autolimitado; duração média de 6 a 12 semanas
  - Síndrome inflamatória de reconstituição imune
    - Desenvolve-se em paciente recebendo terapia antirretroviral altamente ativa (HAART)
    - Piora paradoxal no quadro clínico causado por resposta inflamatória de melhora nos organismos presentes antes do início do tratamento
    - Geralmente em reação às infecções micobacterianas
  - Espondiloartropatias [artrite reumatoide crônica (ARC) e artrite psoriática]
    - Prevalência maior em pacientes com HIV(+) (5%-10% têm ARC, 6%, psoríaca)
    - A artrite se comporta agressivamente nos pacientes com HIV(+)
- Osteonecrose
  - Prevalência de 4,4% nos pacientes com HIV
  - Cabeça femoral > joelhos, ombros, cotovelos
  - Inibidores de protease (causam hiperlipidemia) + fatores de risco tradicionais considerados causadores
- Osteoporose em 46% → risco de fratura
- Osteoartropatia hipertrófica secundária a infecções pulmonares
- Osteomielite
  - Incidência de 1% em pacientes com HIV
  - Os pacientes geralmente são usuários de drogas intravenosas
  - O organismo mais comum é *S. aureus*, outros são *Salmonella, Pseudomas, Streptococcus*
  - Pré-HAART, espécies *Bartonella*, geralmente presentes com lesões ósseas líticas
  - Se a contagem de CD4 <100 μL, considerar doenças fúngicas de *Mycobacterium* atípicas
- Artrite séptica
  - Prevalência <1% dos pacientes com HIV
    - Risco elevado à medida que a contagem de CD4 diminui
  - Os pacientes geralmente são também usuários de drogas intravenosas
  - *S. aureus* é o mais comum
- Síndrome da linfocitose infiltrativas difusa: similar à síndrome de Sjögren
  - Glândula parótida bilateral ↑ (geralmente, enorme)
  - Sintomas de sicca
  - Locais extraglandulares de infiltração linfocítica
- Queixas musculares
  - Mialgias em 30% dos pacientes com HIV(+)
  - A polimiosite ocorre inicialmente na doença
    - Fraqueza muscular proximal, creatina quinase ↑
    - Pode indicar soroconversão aguda do HIV em pacientes que terminaram a HAART
  - A piomiosite é clinicamente indistinguível da polimiosite; a RM com contraste faz o diagnóstico
  - Miopatia não inflamatória associada a terapia com zidovudina
  - Rabdomiólise secundária a inibidores de protease, abuso de álcool e de substâncias
- Lipodistrofia associada a HIV
  - Características de lipoatrofia e lipo-hipertrofia
    - Obesidade abdominal
    - "Corcunda de búfalo"
    - Gordura subcutânea e facial reduzida
  - Secundária a inibidor de protease e outros fármacos antirretrovirais
  - Problema predominantemente de cosmese
  - Pode ser sintomático envolvendo a camada de gordura de Hoffa

Demografia
- Epidemiologia
  - 75% dos pacientes com AIDS desenvolvem complicações musculoesqueléticos
    - Ocorrem depois na doença ou naqueles com AIDS
  - Artralgia/mialgia: 1/3 dos pacientes com HIV
  - Tumores: sarcoma de Kaposi (SK) > linfoma de não Hodgkin (LNH)
    - SK observado em até 20% dos pacientes com AIDS
    - Linfoma 60× mais frequente em pacientes com HIV que na população normal
    - Aumento na prevalência de LNH na população com AIDS desde a introdução da terapia HAART
  - Osteonecrose em 4,4% dos pacientes com HIV, osteoporose em 46%

Histórico Natural e Prognóstico
- A infecção por HIV pode permanecer latente durante muitos anos
- Progressão do HIV para AIDS ~ 11 anos após a infecção
- Doenças autoimunes e sarcoidose (artrite reumatoide, LES) reaparecem ou pioram com HAART

Tratamento
- Otimizar a HAART
- Articulação séptica: terapia antimicrobiana com foco no tipo de organismo
- Artrite: o mesmo para a artrite ARC/psoriática (DMARDS, talvez inibidores de TNF)
- Polimiosite: prednisona
- Síndrome da linfocitose infiltrativa difusa: prednisona, pode responder somente com Rx antirretroviral

CHECKLIST DO DIAGNÓSTICO

Considerar
- Queixas musculoesqueléticas em pacientes com HIV podem se originar de
  - Imunodeficiência subjacente, direta ou indiretamente
    - Infecção secundária
    - Complicação com os medicamentos usados para tratar o HIV

REFERÊNCIAS

1. Booth TC, et al: Update on imaging of non-infectious musculoskeletal complications of HIV infection, Skeletal Radiol. 41(11):1349-1363, 2012.
2. Nguyen BY, et al: Rheumatic manifestations associated with HIV in the highly active antiretroviral therapy era, Curr Opin Rheumatol. 21(4):404-410, 2009.
3. Marquez J, et al: HIV-associated musculoskeletal involvement, AIDS Read. 14(4):175-9, 183-4, 2004.

HIV-AIDS

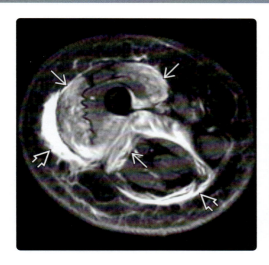 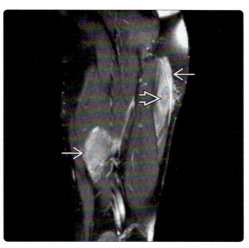

(À esquerda) *RM PDWI FS axial de paciente com AIDS e com miosite e fasciíte mostra sinal T2 aumentado e com realce no músculo vasto* ➡ *se estendendo posteriormente. O líquido está seguindo junto com os planos fasciais* ➡. **(À direita)** *RM T1WI C+ FS coronal mostra realce anormal do vasto lateral e no semimembranoso* ➡. *Este paciente com AIDS tem miosite. Observe a área sem realce focal* ➡ *indicando mionecrose.*

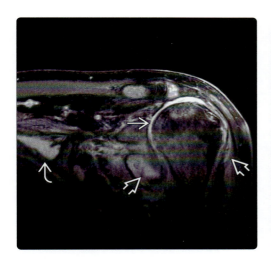 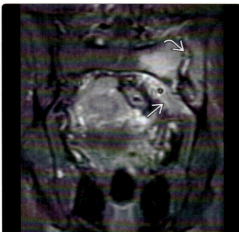

(À esquerda) *RM PDWI FS coronal mostra artrite séptica com destruição da articulação glenoumeral* ➡ *e alterações inflamatórias em partes moles no entorno* ➡ *em um usuário de drogas intravenosas infectado com HIV. Observe o abscesso em partes moles na parede torácica* ➡. **(À direita)** *RM T2WI FS coronal mostra líquido dentro da articulação sacroilíaca esquerda* ➡ *e sinal alto dentro dos ossos adjacentes. Observe o ilíaco inchado* ➡. *Isso se trata de artrite séptica em um paciente com HIV. S. aureus é o agente infeccioso mais comum.*

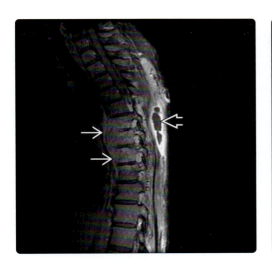 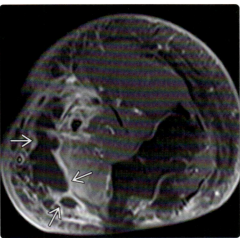

(À esquerda) *RM T1WI C+ FS sagital mostra proliferação subligamentosa da osteomielite/discite tuberosa da coluna torácica* ➡, *estendendo-se por múltiplas vértebras. Observe o abscesso de parte mole posterior grande* ➡. **(À direita)** *RM T1FS axial pós-contraste em paciente com HIV mostra edema subcutâneo e aumento de partes moles difuso. Presença também de coleção de fluidos multiloculados* ➡ *envolvidos por uma borda de realce espessa. Essa piomiosite está no local da injeção.*

HIV-AIDS

(À esquerda) *Radiografia AP da extremidade inferior direita mostra espessamento de partes moles difuso do tipo placa ➡ com comprometimento circunferencial. A aparência não é específica, mas foi comprovado se tratar de um caso típico de sarcoma de Kaposi relacionado com AIDS.* (À direita) *RM T1WI coronal mostra partes moles do 3° dedo ➡ que se encontra difusamente aumentado. A massa tem aparência nodular, com sinal não específico quase isointenso ao músculo esquelético; trata-se de sarcoma de Kaposi. Raramente, esse sarcoma subcutâneo pode resultar em invasão extrínseca do osso adjacente.*

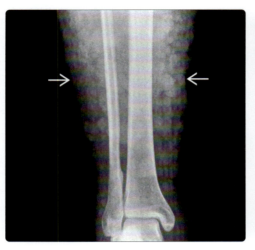
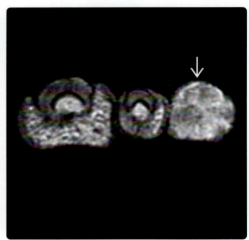

(À esquerda) *RM T1WI C+ FS sagital mostra caso típico de sarcoma de Kaposi relacionado com AIDS. Partes moles nodulares espessas perto do hálux ➡ mostram realce difuso. O sarcoma de Kaposi possibilita o diagnóstico definitivo de AIDS.* (À direita) *RM T2WI FS axial mostra um linfoma em um paciente com HIV-AIDS. medula óssea com IS ↑ substitui o acetábulo, com pequena massa de partes moles associada ➡. O linfoma geralmente mostra as células tumorais penetrando através de pequenos defeitos no córtex para formar massa circunferencial, como neste caso.*

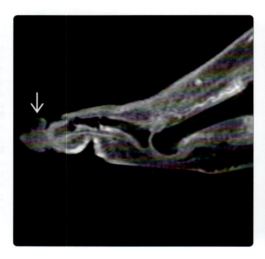
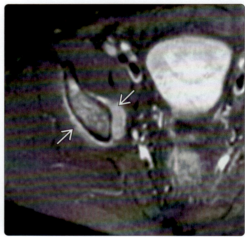

(À esquerda) *RM T1WI coronal mostra substituição da medula óssea hipointensa do acetábulo esquerdo ➡ neste paciente com AIDS com linfoma. Observe a osteonecrose à direita, ➡ uma complicação comum da AIDS.* (À direita) *Radiografia em perna de rã lateral de um paciente diferente mostra lucência subcondral extensa ➡ com achatamento mínimo, indicando osteonecrose. Esse processo se desenvolve em 4% dos pacientes com HIV, provavelmente relacionado com o tratamento junto com fatores concomitantes, tais como consumo abusivo de álcool.*

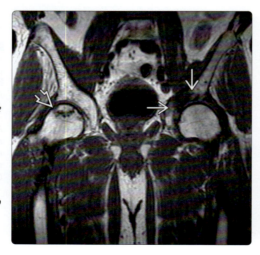
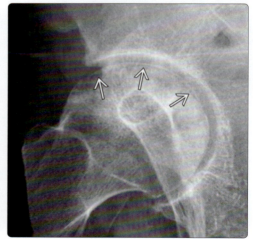

HIV-AIDS

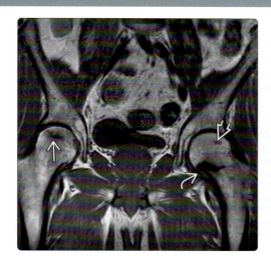
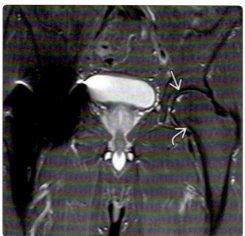

(À esquerda) RM T1 coronal em paciente com HIV-AIDS mostra fratura subcondral ➡ indicando osteonecrose do quadril direito. Presença também de fratura por insuficiência incompleta ➡ do quadril esquerdo e pequeno foco de anomalia na cabeça femoral esquerda ➡. Quase 50% dos pacientes com HIV desenvolvem osteoporose e estão em risco de fratura. (À direita) RM T2 FS coronal, mesmo paciente 1 ano depois, mostra artroplastia do quadril direito. A fratura subcapital do quadril esquerdo foi curada ➡, mas há nova evidência de osteonecrose do quadril esquerdo ➡.

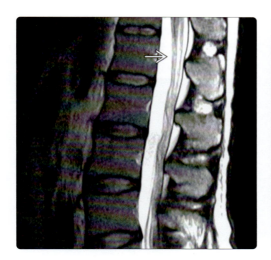
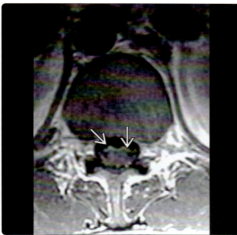

(À esquerda) RM T2WI sagital mostra espessamento muito leve da cauda equina proximal ➡. Este paciente tem HIV-AIDS e a administração de contraste é essencial para avaliar infecção oportunista sutil ou neoplasia. (À direita) RM T1WI C+ axial no mesmo caso mostra realce difuso da cauda equina ➡; foi comprovado tratar-se de radiculite por citomegalovírus (CMV).

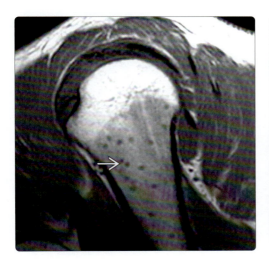
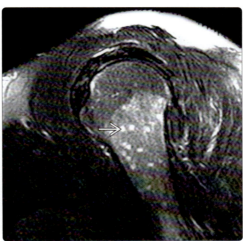

(À esquerda) RM T1WI sagital mostra múltiplos focos de sinal baixo ➡ no fundo de um repreenchimento medular de sinal baixo em jovem com HIV(+). Essa é uma aparência não específica; a biopsia comprovou tratar-se de atrofia serosa em fase inicial. (À direita) RM T2WI FS sagital no mesmo caso mostra pequenos focos hiperintensos ➡. Esse caso em fase inicial de atrofia serosa é atípico; geralmente as lesões são coalescentes e o paciente é mais caquético que aparenta neste caso. (Cortesia de S. Moore, MD.)

Sarcoidose: Osso

DADOS PRINCIPAIS

TERMINOLOGIA
- Distúrbio inflamatório de causa desconhecida que resulta em depósitos granulomatosos não caseantes nos tecidos, inclusive osso

IMAGENS
- Achados radiográficos: lesões líticas ósseas rendilhadas nas mãos e nos pés
  - Praticamente patognomônicas no quadro clínico de sarcoidose
- Pode haver lesões grandes, sem o padrão rendilhado
  - Podem ocorrer de modo surpreendente na radiografia
  - Quando visíveis, são geográficas
  - Podem ser líticas, escleróticas ou de densidade mista
- Pequenas lesões nos ossos longos ou no esqueleto axial geralmente não visíveis na radiografia
- Imagens por RM não específicas
  - T1WI: sinal baixo, homogêneo
  - Sequências sensíveis a fluido: homogêneas, IS ↑
  - Mais realçadas com o contraste

QUESTÕES CLÍNICAS
- Associada a lesões pulmonares em ~ 90% dos casos
  - Lesões de sarcoidose nos ossos curtos associadas a lesões de sarcoidose cutâneas
- Pico de incidência: 20 a 39 anos
- Nos Estados Unidos, preponderância em afro-americanos em relação aos brancos (risco de 3-4 ×)

CHECKLIST DO DIAGNÓSTICO
- Considerar sarcoidose no diagnóstico diferencial de pacientes com histórico de malignidade que desenvolveram linfadenopatia ou lesões ósseas
- Discriminadores possibilitam diferenciação confiável de lesões ósseas de sarcoidose das metástases ósseas não estabelecidas na RM
  - Presença de gordura na lesão sugere sarcoidose
  - A biopsia é necessária para se conseguir um diagnóstico definitivo

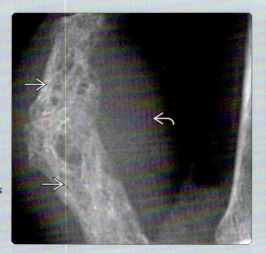 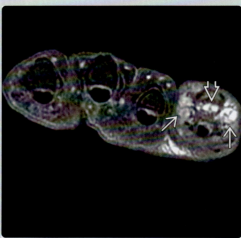

(À esquerda) Radiografia oblíqua do polegar de paciente com sarcoidose mostra osteólise rendilhada característica e espessamento trabecular da sarcoidose de pequenos ossos ➡. Os granulomas se estendem até as partes moles, causando inchaço difuso ➡. (À direita) RM PDWI FS axial mostra granulomas com sinal de líquido dentro do espaço medular da 5ª falange proximal ➡, e depósitos granulomatosos lobulados em partes moles no entorno ➡. As lesões conglomeradas das falanges podem romper através do córtex, como observado neste caso.

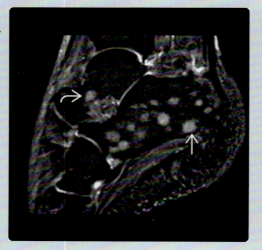 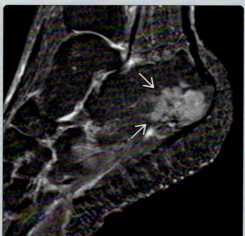

(À esquerda) RM PDWI FS sagital mostra múltiplos focos luminosos com aparência da "bala de canhão" no calcâneo ➡ e no colo da tálus ➡. Algumas lesões no calcâneo apresentam uma borda do tipo "pincel". As radiografias foram negativas. (À direita) RM PDWI FS sagital no mesmo paciente mostra o calcâneo contralateral com uma lesão coalescente ➡, também com sinal de intermediário a alto nas imagens sensíveis a fluido. As lesões coalescentes podem apresentar uma borda muito mais irregular que as lesões menores individuais.

Sarcoidose: Osso

TERMINOLOGIA
Definições
- Distúrbio inflamatório de causa desconhecida que resulta em depósitos granulomatosos não caseantes nos tecidos
  - Linfonodos/pulmões afetados com mais frequência
  - Ampla variedade de manifestações musculoesqueléticas
    - Osso, músculo, articulação, partes moles; osso discutido nesta seção

IMAGENS
Características Gerais
- Melhor dica para diagnóstico
  - Lesões ósseas líticas rendilhadas nas mãos e nos pés
    - Praticamente patognomônicas no quadro clínico de sarcoidose
    - Podem ocorrer lesões maiores, sem o padrão rendilhado
  - As lesões nos ossos longos e no esqueleto axial podem não estar visíveis na radiografia e na cintilografia; são mais bem detectadas na RM
    - Geralmente múltiplas, com características de imagem que simulam metástases ósseas ou mieloma múltiplo
- Localização
  - Pode ocorrer em qualquer osso
    - As lesões geralmente favorecem as extremidades mais distais
      - A localização acral pode ajudar a diferenciá-la das metástases
- Tamanho
  - A maioria varia de 2 mm a 1 cm de diâmetro
  - Lesões coalescentes podem ser maiores
- Morfologia
  - As lesões são geralmente discretas e podem apresentar formato irregular ou arredondado (do tipo "bala de canhão")
    - Lesões ósseas de sarcoidose com margens não distintas provavelmente refletem lesões regressivas
      - Geralmente contêm gordura central se estiverem regredindo
  - As lesões coalescentes podem apresentar contorno muito irregular

Recomendações para Aquisição de Imagens
- Melhor ferramenta para aquisição de imagens
  - As radiografias geralmente são suficientes para obtenção de imagens das lesões de sarcoidose de mão e de pé
    - A RM pode revelar comprometimento mais extenso
  - Lesões maiores geralmente invisíveis radiograficamente
    - Lesões axiais também invisíveis
    - Reveladas pela RM
- Conselho protocolar
  - Sequências de rotina da medula óssea (T1 e sensíveis a fluido, gordura saturada)
    - Imagem com contraste não é necessária
      - Realce das lesões, mas conspicuidade ou especificidade sem melhora

Achados na Radiografia
- Lesões nos dedos geralmente líticas, geográficas
  - Configuração trabecular rendilhada considerada patognomônica
  - Caracteristicamente sem reação periosteal
  - Geralmente sem rotura cortical
  - Brecha cortical pode ocorrer quando os granulomas coalescentes nos dedos se tornam grandes
- Lesões ósseas grandes
  - Em geral curiosamente não visíveis na radiografia
  - Quando visíveis, são geográficas
  - Podem ser líticas, escleróticas ou com densidade mista

Achados na TC
- TC óssea
  - As lesões falangianas podem simular a aparência radiográfica
  - Lesões ósseas grandes
    - Como na radiografia, podem não ser visíveis na TC
      - Podem parecer sutis, esclerose do tipo "nebulosa"
      - Tornam a biopsia guiada por TC (da lesão detectada na RM) desafiadora
    - Podem ser lesões líticas ou esclerótica discretas

Achados na RM
- Imagem não específica na RM
  - T1WI: sinal baixo, homogêneo, embora possa conter focos gordurosos (presumidamente involuindo)
  - Sequências sensíveis a fluido: homogêneas, com sinal alto
  - Realce com contraste
  - Quando multifocal, espalhada por todo o esqueleto, mas mais comum nas metáfises
    - Disseminação presumidamente hematogênica
- Sequências de fase oposta
  - Achados variáveis: intensidade de sinal pode ou não sofrer queda significativa

Achados na Medicina Nuclear
- Exame ósseo por TcMDP
  - Captação variável, mas pode parecer normal
- PET/TC
  - Sarcoide mostra captação de FDG (frequência desconhecida)
    - Pode resultar falso positivo para doença metastática

DIAGNÓSTICO DIFERENCIAL
Encondroma
- Lesão extremamente comum nos ossos tubulares
  - Especialmente nas mãos e nos pés
- Geralmente lítica e expansiva
- Não apresenta padrão tipo rendilhado de sarcoide
  - Se o padrão rendilhado estiver presente, o diferencial não é difícil

Esclerose Tuberosa
- Lesão lítica geográfica, geralmente nas falanges
- Não deve conter trabéculas rendilhadas ou matriz interna
- Diferenciação clínica do sarcoide

Metástases, Medula Óssea
- Líticas ou escleróticas, geralmente um tanto geográficas
- Geralmente não acrais na posição
- Características do realce ou da intensidade do sinal na RM idênticas ao sarcoide
- A biopsia pode ser necessária para diferenciação definitiva nas lesões dos ossos longos

Mieloma Múltiplo
- Geralmente múltiplas lesões líticas, comumente não acrais
- Pode não ser visível na radiografia

Sarcoidose: Osso

- Mesmas características da imagem por RM como sarcoide; biopsia, achados laboratoriais necessários para a diferenciação

PATOLOGIA

Características Gerais
- Etiologia
  - Relações com múltiplas doenças/fatores de risco foram propostas
    - Interações entre ambiente e fatores genéticos estão envolvidas
- Genética
  - Hereditariedade sugere suscetibilidade genética
  - O estudo ACCESS sugere heterogeneidade genética para risco de sarcoidose entre populações diferentes
  - Os genes candidatos para suscetibilidade de sarcoidose estão surgindo da pesquisa genômica
    - Ligações com o cromossomo 5 (em afro-americanos) e o cromossomo 6 (em alemães)
- Anomalias associadas
  - Lesões de sarcoidose dos ossos curtos associadas a lesões de sarcoidose cutâneas

Estadiamento, Graduação e Classificação
- Não há sistema para graduar as lesões musculoesqueléticas
  - Imagem por RM de toda a medula óssea do corpo: estimativa útil da carga granulomatosa

Características Patológicas e Cirúrgicas Graves
- Granulomas: lesões bem delineadas de partes moles
  - Pode parecer com tumor metastático

Características Microscópicas
- Granulomas sarcoides
  - Coleções bem definidas de células gigantes multinucleadas e de histiócitos epitelioides
  - Envolvidos por tecido fibroso, às vezes contendo linfócitos
  - Necrose central comum
- Observação: granulomas não necrosantes também podem ser encontrados em
  - Infecções fúngicas
  - Hanseníase
  - Micobacteriose atípica
  - Reações a corpos estranhos
  - Ocasionalmente tuberculose

QUESTÕES CLÍNICAS

Apresentação
- Sinais/sintomas mais comuns
  - Pode ser assintomática
  - Pode causar sintomas musculoesqueléticos
    - Dor, artralgias
  - Sarcoidose dos ossos longos geralmente se trata de achado acidental em exames realizados para outras indicações
- Outros sinais/sintomas
  - Associados a lesões pulmonares em ~ 90% dos casos

Demografia
- Faixa etária
  - Geralmente se desenvolve < dos 50 anos
  - Pico de incidência: 20 a 39 anos
    - A doença se manifesta mais tarde em afro-americanos
- Gênero
  - Predominância no gênero feminino (< 2 ×)
- Etnia
  - Nos Estados Unidos, preponderância em afro-americanos em relação a caucasianos (risco de 3-4 ×)
    - Manifestações geralmente mais graves de sarcoide, incluindo comprometimento da medula
    - Irmãos de pacientes com sarcoidose têm 5 vezes mais risco de desenvolver sarcoide
- Epidemiologia
  - Incidência de sarcoidose varia ao redor do mundo
  - Lesões ósseas ocorrem em 5% a 13% dos pacientes com sarcoidose
    - Estimativa com base em dados radiográficos
    - Provavelmente se subestimam as lesões dos ossos longos e axiais

Histórico Natural e Prognóstico
- Evolução clínica altamente variável
  - Até 2/3 apresentam remissão espontânea entre 3 e 10 anos após o início
- A sarcoidose das lesões esqueléticas axiais e dos ossos longos detectadas na RM podem involuir → "fantasma" fibrogorduroso

Tratamento
- Para melhorar os sintomas e/ou se a função do órgão for tratada
- Corticosteroides: padrão e eficaz
  - Suprime TNF-alfa e outras citocinas
  - Não é certo se os esteroides proporcionam modificação de longo prazo
  - Efeitos colaterais podem confundir a avaliação das lesões
- Antagonistas de TNF (usados no tratamento de artrite reumatoide) usados em alguns casos de sarcoidose

CHECKLIST DO DIAGNÓSTICO

Considerar
- Lesões dos ossos longos apresentam diagnóstico diferencial de metástases ou mieloma múltiplo
  - Considerar sarcoidose no diagnóstico diferencial de pacientes com histórico de malignidade que desenvolveram linfadenopatia ou lesões ósseas
  - Caso o diagnóstico clínico seja de sarcoidose, é imperativo obter o diagnóstico do tecido antes de iniciar o tratamento da suposta metástase
- Discriminadores que viabilizam a diferenciação segura de lesões ósseas de sarcoidose de metástases ósseas na RM não estabelecidas
  - Presença de gordura dentro (ou substituindo) as lesões sugere granulomas involuindo, e, nos pacientes com sarcoidose conhecida, sugerem fortemente o diagnóstico de sarcoidose em vez de metástase (especificidade excelente, mas sensibilidade fraca)
  - A biopsia pode ser necessária para o diagnóstico definitivo
- No caso de encontrar lesões dos ossos longos na RM, o diagnóstico de sarcoidose óssea deve ser conduzido com muita cautela, caso o diagnóstico de sarcoidose não tenha ainda sido estabelecido

REFERÊNCIAS

1. Lew PP, et al: Imaging of disorders affecting the bone and skin, Radiographics. 34(1):197-216, 2014.
2. Vardhanabhuti V, et al: Sarcoidosis--the greatest mimic, Semin Ultrasound CT MR. 35(3):215-224, 2014.
3. Moore SL, et al: Can sarcoidosis and metastatic bone lesions be reliably differentiated on routine MRI? AJR Am J Roentgenol. 198(6):1387-1393, 2012.

Sarcoidose: Osso

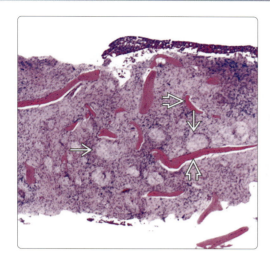
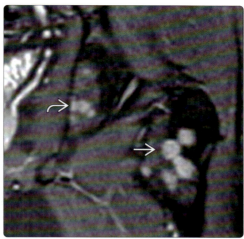

(**À esquerda**) Micrografia de baixa potência de uma biopsia por fragmento de sarcoidose mostra granulomas não caseantes ➡ presentes entre as trabéculas ➡. (Cortesia de M. Klein, MD.) (**À direita**) RM PDWI FS coronal do fêmur esquerdo proximal em homem de 45 anos de idade com sarcoidose mostra lesões com forma de "bala de canhão" na região intertrocantérica esquerda ➡. Observe também as lesões isquiáticas ➡. As duas biopsias não foram diagnósticas. Essas lesões não estavam visíveis nas radiografias, e praticamente sumiram 6 meses no acompanhamento por RM.

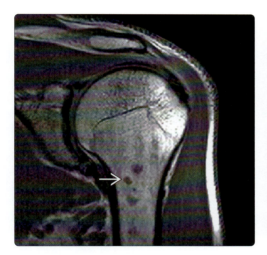
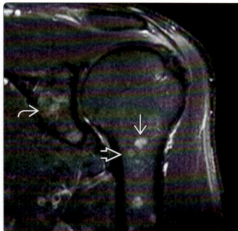

(**À esquerda**) RM T1WI coronal mostra lesões intramedulares arredondadas e irregulares ➡ em um homem de 48 anos de idade com biopsia comprovada de granulomas não caseantes do úmero esquerdo. Elas apresentam sinal baixo, mas levemente hiperintenso ao músculo. (**À direita**) RM T2WI FS coronal do mesmo paciente mostra lesões com intensidade de sinal em T2 levemente aumentada ➡ para sinal alto ➡. Comprometimento da glenoide é também observado ➡. Sem informação clínica ou biopsia, não foi possível fazer a diferenciação das metástases ou de mieloma múltiplo.

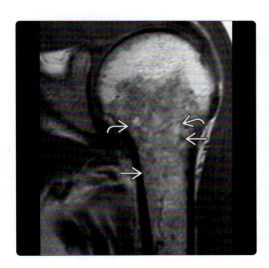
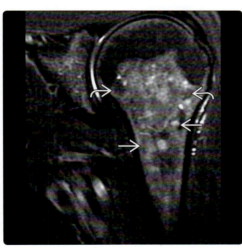

(**À esquerda**) RM T1 coronal em paciente diferente com sarcoidose conhecida mostra pequenos focos hipointensos ➡. Observe que há pequenos focos contendo sinal de gordura ➡. (**À direita**) RM T2 FS coronal do mesmo paciente mostra que a maioria das lesões que em T1 eram, em sua maioria, hipointensas agora se tornaram hiperintensas ➡. Entretanto, essas lesões que aparentavam gordurosas em T1, agora estão saturadas, confirmando tecido adiposo ➡. A presença de gordura dentro de algumas lesões sugere granulomas de sarcoide (no quadro clínico apropriado) contrário à doença metastática.

861

Sarcoidose: Músculo

DADOS PRINCIPAIS

TERMINOLOGIA
- Acometimento muscular na sarcoidose pode se manifestar como
  - Nódulos granulomatosos
  - Miosite
  - Miopatia
- Lesões musculares relatadas em 1,4% dos casos de sarcoidose
- De 50% a 80% de pacientes com sarcoidose caso a biopsia tenha mostrado granulomas musculoesqueléticos
  - Geralmente assintomáticas

IMAGENS
- Granulomas musculares
  - Achados na RM
    - Presentes como nódulos intramusculares fusiformes, orientados longitudinalmente (tipo cordão) nos planos sagital e coronal
    - Podem apresentar umbilicação central de baixo sinal (aparência de estrela escura) mais visível em T2WI e na imagem pós-contraste em razão de sinal periférico luminoso
    - Sutis ou não visíveis em T1WI, isointensos a músculos
  - Achados na TC
    - Os granulomas musculares podem não estar visíveis; o uso de contraste pode realçar a nitidez das lesões
    - A comparação das extremidades inferiores bilaterais ajuda a identificar as lesões
- Miosite na sarcoidose
  - "Plumagem" intramuscular difusa em T1 alta ou substituição gordurosa completa do músculo
  - Edema muscular nas sequências sensíveis a fluido
  - Realce nas regiões com sarcoidose muscular
  - Comprometimento muscular proximal > distal
  - Aparência na RM não específica em relação a outras etiologias de miopatias inflamatórias

PRINCIPAIS DIAGNÓSTICOS DIFERENCIAIS
- Tratamento com corticosteroides pode resultar em atrofia muscular
  - Diferenciação entre sarcoide e miopatia por corticosteroide baseada na clínica

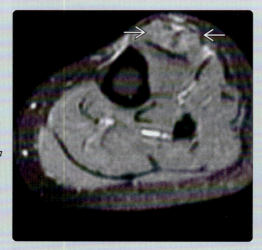
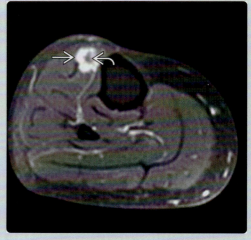

(À esquerda) RM T2WI FS axial mostra nódulo muscular no compartimento anterior ➡ da panturrilha esquerda. Há uma leve plenitude muscular, e a lesão tem leve sinal alto em T2WI. Esta mulher de meia-idade com sarcoidose se queixou de massas sensíveis na panturrilha. (À direita) RM T1WI C+ FS axial na mesma paciente. Nódulos musculares de sarcoidose foram também observados na panturrilha contralateral. A administração de contraste revela realce periférico ➡ e umbilicação de baixo sinal; a aparência de estrela escura ➡ é característica de nódulos musculares de sarcoidose.

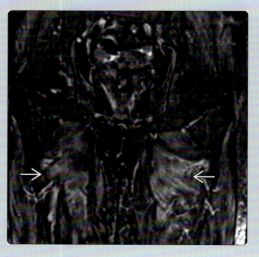
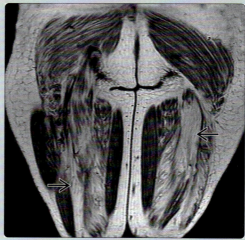

(À esquerda) RM STIR coronal mostra edema muscular nos compartimentos adutores bilaterais ➡ em mulher de meia-idade com sarcoidose. Edema muscular realçado na imagem pós-contraste (não mostrada). A aparência na RM não é específica. (À direita) RM T1WI coronal em mulher com sarcoidose e fraqueza na coxa proximal mostra substituição gordurosa maior nos compartimentos posteriores ➡. O exame histológico revelou granulomas não caseantes. O tratamento com corticosteroides pode produzir aparência idêntica.

Sarcoidose: Músculo

TERMINOLOGIA

Definições
- Acometimento muscular na sarcoidose que pode se manifestar como
  - Nódulos granulomatosos intramusculares
  - Miosite
  - Miopatia

IMAGENS

Características Gerais
- Melhor dica para diagnóstico
  - Nódulos musculares na sarcoidose
    - Nódulos orientados longitudinalmente na junção musculotendínea em pacientes com sarcoidose
  - Miosite na sarcoidose
    - Edema muscular que se realça com administração de contraste em pacientes com sarcoidose
    - Granulomas não caseantes encontrados na biopsia
  - Miopatia por sarcoidose: atrofia no músculo proximal com substituição de gordura
- Localização
  - Nódulos de sarcoide
    - Geralmente na região da junção musculotendínea
    - Normalmente nas extremidades inferiores
  - Miosite/miopatia por sarcoide
    - Normalmente nas extremidades inferiores, próximas > distais
- Tamanho
  - Nódulos musculares de sarcoide: variáveis, de 1 a 2 cm
    - Maiores, se os nódulos forem coalescentes
- Morfologia
  - Nódulos musculares de sarcoide: massas fusiformes orientadas longitudinalmente, intramusculares
  - Miosite/miopatia de sarcoide: padrão tipo plumagem ao longo da extensão do músculo comprometido

Achados na TC
- A TC é limitada para a avaliação da miosite por sarcoidose
  - Nódulos musculares isodensos a músculos e invisíveis na TC
    - Assimetria bilateral pode ser útil no diagnóstico
    - Contraste aumenta nitidez
  - Miosite: pode realçar; miopatia: atrofia gordurosa

Achados na RM
- Nódulos musculares de sarcoide
  - Nódulos fusiformes orientados longitudinalmente
  - Podem ser isointensos a músculos em T1WI
  - Não homogêneos com IS aumentada em T2WI
  - Nitidez aumenta com realce por contraste
  - Pode conter umbilicação com sinal baixo central (aparência de estrela escura) em T2WI ou em T1WI C+ FS
  - Planos sagital e coronal podem mostrar aparência alongada dos nódulos, tipo cordão
- Miosite por sarcoidose
  - Aparência na RM não específica
    - T1WI parece normal
    - Sequências sensíveis a fluido mostram edema muscular com IS ↑
    - Realce dos músculos comprometidos
- Miopatia por sarcoidose
  - IS alta intramuscular difusa em T1 com "plumagem"
  - Atrofia muscular total do músculo

DIAGNÓSTICO DIFERENCIAL

Tratamento com Esteroides
- A atrofia muscular pode parecer idêntica à miopatia por sarcoide
- A diferenciação pode ser feita baseada na clínica

Polimiosite
- Na RM pode ter aparência idêntica à miosite por sarcoide
- Quadro clínico pode ser idêntico

Tumor de Partes Moles
- Granulomas de sarcoide com centro de IS baixa pode se assemelhar ao sinal-alvo dos tumores de bainha nervosa; a aparência umbilicada pode ajudar na diferenciação
- O tumor é geralmente mais bem definido em relação ao músculo do entorno que aos nódulos de sarcoide

PATOLOGIA

Características Microscópicas
- Granulomas de sarcoide típicos se o músculo tiver formato nodular
- Massa discreta não evidente com miopatia por sarcoide
  - Exame histológico meticuloso do tecido revela granulomas não caseantes

QUESTÕES CLÍNICAS

Apresentação
- Sinais/sintomas mais comuns
  - Nódulos musculares de sarcoide
    - Massa palpável, geralmente múltipla e bilateral
    - Pode ser sensível
  - Miopatia por sarcoide generalizada
    - Clinicamente se assemelha à polimiosite
      - Debilidade simétrica proximal
      - Creatina quinase e aldolase séricas elevadas
      - Miopatia por exame com EMG

Demografia
- Epidemiologia
  - Lesões musculares de sarcoidose discretas relatadas em 1,4% dos casos de sarcoidose conhecida
  - De 50% a 80% dos pacientes com sarcoidose, caso tenham feito biopsia, mostram granulomas musculoesqueléticos, mas geralmente são assintomáticos

Histórico Natural e Prognóstico
- Os granulomas musculares de sarcoidose podem se curar com o tempo ± tratamento

Tratamento
- Os nódulos musculares de sarcoide podem ser tratados com esteroides

CHECKLIST DO DIAGNÓSTICO

Considerar
- Diagnóstico diferencial para cada tipo de sarcoide muscular pode não apresentar características distintas para a diferenciação
  - O histórico clínico é importante para se chegar a um diferencial correto

REFERÊNCIAS

1. Vardhanabhuti V, et al: Sarcoidosis--the greatest mimic, Semin Ultrasound CT MR. 35(3):215-224, 2014.
2. Schulze M, et al: MRI findings in inflammatory muscle diseases and their noninflammatory mimics, AJR Am J Roentgenol. 192(6):1708-1716, 2009.

Sarcoidose: Articulação

DADOS PRINCIPAIS

TERMINOLOGIA
- Artropatia de sarcoidose causada por granulomas se formando na sinóvia, incitando a erosão da sinovite e do osso
- Duas manifestações principais: **aguda** (solucionando) e **crônica** (temporária/recorrente)
  - Artropatia de sarcoidose **aguda**
    - Manifesta-se com dor, articulações rígidas e pode estar associada a febre
    - Poliarticular, comprometendo tornozelo, joelhos, articulações interfalangianas proximais (IFPs), punhos, cotovelos
    - Geralmente autolimitante, com remissão entre 4 e 6 semanas
    - Chamada de síndrome de Löfgren com presença de artralgias (geralmente tornozelos bilaterais), eritema nodoso e linfadenopatia hilar bilateral
    - Em geral, acomete mais pacientes jovens que a variedade crônica
  - Artropatia de sarcoidose **crônica/recorrente**
    - ≥ 6 meses após diagnóstico de sarcoidose
    - Geralmente compromete duas a três articulações (joelho, tornozelo, articulações IFPs, ocasionalmente punho e ombro)

IMAGENS
- Radiografia: aumento de partes moles (dactilite "dedo em salsicha")
  - Erosões e cisto subcondrais observados ocasionalmente
- RM: sinovite, cistos ou erosões subcondrais

PRINCIPAIS DIAGNÓSTICOS DIFERENCIAIS
- Artrite reumatoide (erosão, pode simular cistos subcondrais)
- Gota (os pacientes podem estar hiperuricêmicos e podem ser diagnosticados erroneamente com gota)

QUESTÕES CLÍNICAS
- Sintomas articulares manifestados em 10% a 35% dos pacientes com sarcoidose
- Gênero: masculino < feminino
- Prognóstico para sarcoidose aguda nas articulações (incluindo a síndrome de Löfgren): excelente
- Prognóstico para sarcoidose crônica nas articulações: bom, embora a doença possa aumentar e diminuir

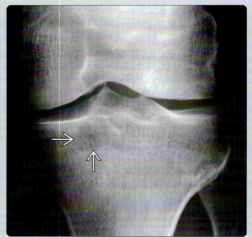
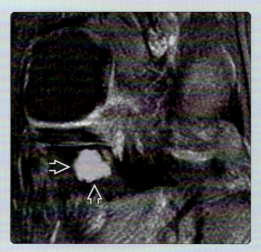

(À esquerda) Radiografia AP em um homem de 35 anos de idade com sarcoidose e dor crônica no joelho mostra um cisto subcondral ➡ ou erosão. (À direita) RM PDWI FS coronal no mesmo paciente confirma uma erosão subcondral ➡. Os pacientes com sarcoidose podem ser hiperuricêmicos, e essas alterações podem apresentar um diagnóstico clinicamente errôneo como sendo gota. As considerações radiográficas incluem artrite reumatoide. Ocasionalmente as erosões ou cistos se tornam muito grandes.

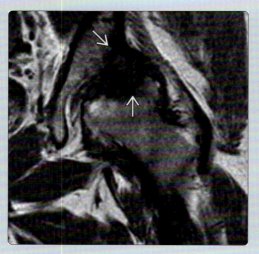
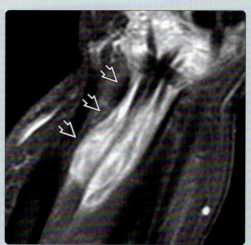

(À esquerda) RM T1WI coronal em mulher aos 30 anos de idade com sarcoidose e dor grave no quadril mostra estreitamento em espaço superolateral da articulação e erosões subcondrais ➡. Esta aparência levanta a suspeita de artrite reumatoide coexistente com OA secundária, mas deve-se considerar também artrite sarcoidótica. (À direita) RM T1WI C+ FS coronal em mulher de meia-idade com sarcoidose e "massa" no punho mostra tenossinovite ➡. Não é específica, e pode ser necessário fazer uma biópsia sinovial para estabelecer a etiologia granulomatosa.

Sarcoidose: Partes Moles

DADOS PRINCIPAIS

TERMINOLOGIA
- Granulomas sarcoides não caseantes localizados dentro das partes moles
  - Massa de partes moles
  - Nódulos cutâneos
  - Infiltração subcutânea
- Associado a linfadenopatia

IMAGENS
- Melhor dica para diagnóstico
  - Reticulação de partes moles ou massa em paciente com sarcoidose conhecida
- Localização
  - Qualquer parte das partes moles
  - Mais comuns nos tornozelos, pés e mãos
- Morfologia: variável
  - Podem ser nódulos discretos
  - Podem ser reticulado, com margens não distintas
- Tamanho: altamente variável
- Aparência radiográfica: improvável que seja detectado
- Imagem por TC
  - Massa subcutânea ou de partes moles não específica
  - Geralmente isodensos ao músculo
  - Gordura circundante no tecido subcutâneo aumenta de nitidez naquele local
- Imagem por RM
  - Características de sinal não específicas
  - Geralmente similares a outras massas mesenquimais sólidas
  - T1WI: intensidade de sinal baixa, isointensa ao músculo esquelético
  - Sequências sensíveis a fluido: sinal alto variável
  - Imagens pós-contraste: realce variável
  - RM útil para definir o local da biopsia
- Achados na medicina nuclear
  - FDG, PET relativamente sensível, mas não específico
  - FDG, PET varia de acordo com o valor padronizado de captação (SUV) para sobreposições das lesões de partes moles de sarcoidose com as massas benignas e malignas

PRINCIPAIS DIAGNÓSTICOS DIFERENCIAIS
- Diagnóstico diferencial de sarcoidose de partes moles nas mãos ou nos pés
  - Cisto gangliônico
  - Tumor de células gigantes da bainha do tendão
  - Histiocitoma fibroso
  - Tofos gotosos
- Diagnóstico diferencial de sarcoidose infiltrativa subcutânea
  - Melanoma maligno
  - Hemangioma
  - Fibroma na bainha do tendão
  - Sarcoma epitelioide
  - Fibromatose

QUESTÕES CLÍNICAS
- Aumento ou nódulo de partes moles
  - Pode coexistir com alterações líticas rendilhadas nas mãos ou nos pés
- A sarcoidose cutânea ocorre em 25% a 33% dos pacientes com sarcoidose sistêmica
- Simula outras doenças dermatológicas devido ao quadro variado
  - Eritema nodoso: achado não específico
    - Associado a sarcoidose aguda autolimitante benigna, tais como a síndrome de Löfgren
  - Pápulas e placas: sarcoide razoavelmente específica
    - Amarelo-rosadas ou vermelho-amarronzadas assintomáticas
    - Favorecem rosto, pescoço posterior, áreas com traumatismo prévio
  - Lúpus pérnio
    - Pápulas ou placas vermelho-amarronzadas ou violáceas nas asas nasais, bochechas, lóbulos das orelhas, dedos
    - Associado ao comprometimento sistêmico mais grave

CHECKLIST DO DIAGNÓSTICO
- Como os achados da RM não são específicos, o diagnóstico diferencial inclui uma gama comum de massas mesenquimais benignas e malignas
- No quadro de diagnóstico de sarcoidose estabelecido, a massa de sarcoide se torna o diferencial para massas de partes moles

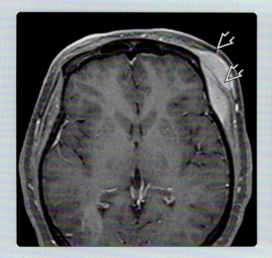
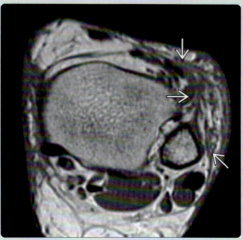

(À esquerda) RM T1WI C+ FS axial de paciente com sarcoidose e inchaço temporal esquerdo mostra massa de partes moles aumentando, afetando o músculo temporal esquerdo ➡. A biopsia da massa adjacente (não mostrada) revelou granulomas não caseantes. Não apresentou erosão na calvária subjacente. (À direita) RM PDWI axial de mulher com sarcoidose e "massa" no tornozelo mostra reticulação de parte mole próxima ao tornozelo anterior lateral ➡. A biopsia revelou granulomas não caseantes.

865

Mastocitose

DADOS PRINCIPAIS

TERMINOLOGIA
- Distúrbio neoplásico heterogêneo que resulta da proliferação das células mastóideas clonais em vários órgãos

IMAGENS
- Anomalias ósseas em 70%
- As lesões ósseas podem ser focais ou difusas
  - As lesões focais podem evoluir para difusas
- Duas aparências distintas de estruturas ósseas
  - Osteosclerose
  - Osteoporose
- Fratura patológica, especialmente na coluna
- RM: IS baixa em T1WI
  - IS hiperintensa nas sequências sensíveis a fluido, a menos que a lesão esteja densamente esclerótica

QUESTÕES CLÍNICAS
- Uma gama de sintomas
  - Ruborização
  - Dor abdominal
  - Diarreia
  - Síncope inexplicada
  - Urticária pigmentosa clássica
  - Dor óssea em até 28%
- Faixa etária de surgimento
  - Início geralmente na fase adulta
  - A mastocitose na infância não é comum e geralmente se limita a manifestações cutâneas
- Gênero: masculino = feminino
- Histórico natural, prognóstico e tratamento
  - Diagnóstico estabelecido pela biopsia óssea
  - Mastocitose indolente: expectativa de vida normal
  - Pacientes avaliados por carga tumoral e lesão de órgãos-alvo
    - Terapia citorredutora realizada somente se significativamente sintomática
  - A cifoplastia pode causar hipotensão secundária a liberação de pressão induzida da histamina mediadora de alergia

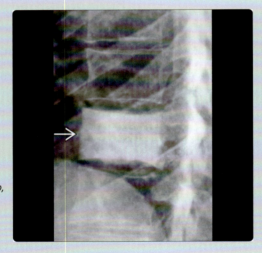 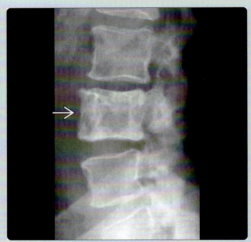

(À esquerda) *Radiografia lateral da coluna torácica mostra vértebra de marfim clássica ➡ com substituição óssea densa, mas sem alteração de tamanho. Esclerose focal, como essa, é um dos aspectos encontrados na mastocitose.* (À direita) *Exame de raios X lateral no mesmo paciente mostra esclerose e lise mista, mas também aumento da vértebra ➡. Isso sugere doença de Paget, mas este é um caso de mastocitose poliostótica. Este diagnóstico pode apresentar quadro radiograficamente confuso, mostrando osteopenia, esclerose ou doença mista.*

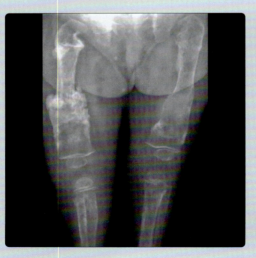 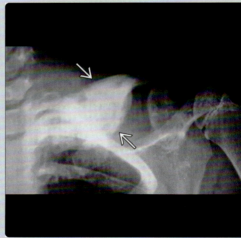

(À esquerda) *Radiografia AP mostra osteoporose difusa e grave com múltiplas fraturas. A aparência não é específica, mas a biopsia comprovou mastocitose. Não é comum que a mastocitose na infância apresente anomalias ósseas.* (À direita) *Radiografia AP mostra lesão isolada densamente esclerótica, com aumento da diáfise da clavícula ➡. Há um diferencial muito amplo desta aparência. Este paciente tinha dificuldades gastrintestinais que surgiam esporadicamente, como também erupção cutânea, o que ajuda a limitar o diagnóstico para mastocitose.*

Mastocitose

TERMINOLOGIA
Definição
- Distúrbio neoplásico heterogêneo que resulta da proliferação das células mastóideas clonais em vários órgãos

IMAGENS
Características Gerais
- Localização
  - As lesões ósseas podem ser focais ou difusas
    - As lesões focais podem evoluir para difusas

Achados na Radiografia
- Achados radiográficos primários
  - Duas aparências distintas de estruturas ósseas
    - Osteosclerose
    - Osteoporose
- Secundária aos achados radiográficos
  - Fratura patológica, especialmente na coluna

Achados na TC
- TC de dose baixa do corpo inteiro pode ser útil para avaliar a carga da lesão óssea
- Achados da TC não esquelética observados em 19% dos pacientes em um estudo
  - Hepatoesplenomegalia
  - Adenopatia retroperitoneal
  - Adenopatia periportal
  - Adenopatia mesentérica
  - Espessamento do omento e do mesentério
  - Ascites
  - Achados menos comuns
    - Fluxo venoso portal hepatofugal
    - Síndrome de Budd-Chiari
    - Transformação cavernosa da veia porta
    - Massa ovariana

Achados na RM
- RM T1WI
  - IS baixa caso o tipo seja esclerótico
- Sequências sensíveis a fluido
  - IS hiperintensa
    - A menos que a lesão esteja densamente esclerótica
- RM do corpo inteiro pode ser útil na avaliação da carga da lesão

Achados na Medicina Nuclear
- As lesões mostram captação anormal no exame ósseo

QUESTÕES CLÍNICAS
Apresentação
- Sinais/sintomas mais comuns
  - Gama de sintomas
    - Ruborização
    - Dor abdominal
    - Diarreia
    - Síncope inexplicada
    - Urticária pigmentosa clássica
  - Dor óssea em até 28%

Demografia
- Faixa etária
  - Geralmente começa na fase adulta
    - A mastocitose na infância não é comum e geralmente se limita a manifestações cutâneas
- Gênero
  - Masculino = feminino
- Epidemiologia
  - Anomalias ósseas em 70%

Histórico Natural e Prognóstico
- Mastocitose indolente
  - Expectativa de vida normal

Tratamento
- O diagnóstico é estabelecido pela biopsia óssea
- Os pacientes são avaliados por carga tumoral e lesão dos órgãos-alvo
- A terapia citorredutora somente é realizada caso significantemente sintomática
- A cifoplastia pode causar hipotensão secundária a liberação de pressão induzida da histamina mediadora de alergia

REFERÊNCIAS
1. Alpay Kanıtez N, et al: Osteoporosis and osteopathy markers in patients with mastocytosis, Turk J Haematol. 32(1):43-50, 2015.
2. Arock M, et al: Current treatment options in patients with mastocytosis: status in 2015 and future perspectives, Eur J Haematol. ePub, 2015.
3. Gasljevic G, et al: Hodgkin's lymphoma is a rare form of clonal haematological non-mast cell disease in systemic mastocytosis, Diagn Pathol. 10(1):5, 2015.
4. Pardanani A: Systemic mastocytosis in adults: 2015 update on diagnosis, risk stratification, and management, Am J Hematol. 90(3):250-262, 2015.
5. Fritz J, et al: Advanced imaging of skeletal manifestations of systemic mastocytosis, Skeletal Radiol. 41(8):887-897, 2012.
6. Bains SN, et al: Current approaches to the diagnosis and treatment of systemic mastocytosis, Ann Allergy Asthma Immunol. 104(1):1-10; quiz 10-2, 41, 2010.
7. Pardanani A, et al: Systemic mastocytosis in adults: a review on prognosis and treatment based on 342 Mayo Clinic patients and current literature, Curr Opin Hematol. 17(2):125-132, 2010.
8. Krüger A, et al: Multimodal therapy for vertebral involvement of systemic mastocytosis, Spine (Phila Pa 1976). 34(17):E626-E628, 2009.
9. Lim KH, et al: Systemic mastocytosis in 342 consecutive adults: survival studies and prognostic factors, Blood. 113(23):5727-5736, 2009.
10. Mathew R, et al: Systemic mastocytosis presenting as osteoporosis--a case report, Clin Rheumatol. 28(7):865-866, 2009.
11. Nguyen BD: CT and scintigraphy of aggressive lymphadenopathic mastocytosis, AJR Am J Roentgenol. 178(3):769-770, 2002.
12. Zettinig G, et al: FDG positron emission tomography in patients with systemic mastocytosis, AJR Am J Roentgenol. 179(5):1235-1237, 2002.
13. Avila NA, et al: Systemic mastocytosis: CT and US features of abdominal manifestations, Radiology. 202(2):367-372, 1997.

Esclerose Tuberosa

DADOS PRINCIPAIS

TERMINOLOGIA
- Esclerose tuberosa complexa (ETC): síndrome neurocutânea genética de múltiplos órgãos caracterizada pelo desenvolvimento de hamartomas

IMAGENS
- Anomalias ósseas (3ª anomalia mais comum)
  - Lesões escleróticas focais (ocasionalmente líticas)
    - Geralmente múltiplas (> 4 lesões)
    - Arredondadas, ovais ou ocasionalmente em forma de chama de vela
  - Hiperostose da tábua interna da calvária + focos escleróticos (40%)
  - Osteoartropatia hipertrófica, especialmente em mãos/pés (66%)
- Anomalias intercranianas (anomalia mais comum)
  - Tubérculos corticais ou subependimários (95%-100%)
  - Anomalias na substância branca (40%-90%)
  - Astrocitoma subependimário de células gigantes
- Rabdomioma cardíaco (50%-65%)
  - A maioria (70%) apresenta regressão espontânea, deixando focos gordurosos ao longo do septo ventricular
  - Único ou múltiplo, localizado no septo ventricular
- Anomalias pulmonares
  - Linfangioleiomiomatose: cistos arredondados de parede fina
  - Hiperplasia micronodular multifocal de pneumócitos
- Anomalias renais (2ª anomalia mais comum)
  - Angiomiolipoma renal (70%-90%): gordura intratumoral pode ser ofuscada pelo sangramento da rotura
  - Cistos renais
  - Carcinoma de células renais: quando associado a ETC, tende a acometer pacientes jovens e crescer mais lentamente

PATOLOGIA
- Autossômica dominante; 2/3 dos casos apresentam mutações esporádicas

QUESTÕES CLÍNICAS
- 1 caso em 6.000 a 12.000
- 40% de mortalidade até 35 anos de idade

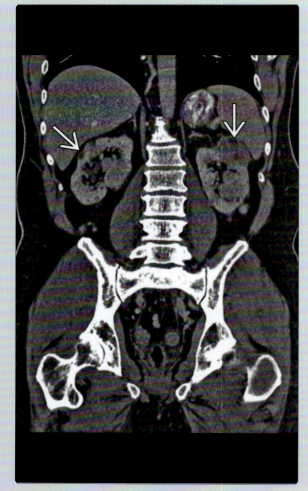

TC coronal mostra lesões escleróticas poliostóticas por todo o esqueleto axial. Além disso, há múltiplas lesões sólidas com atenuação de gordura ➡ dentro dos rins. As lesões nos rins são típicas de angiomiolipoma e não sofreram alteração no aspecto durante vários anos.

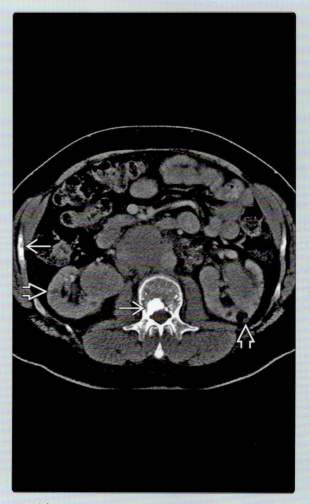

TC axial no mesmo paciente mostra angiomiolipomas típicos dentro dos rins ➡. As lesões escleróticas ósseas foram encontradas por todo o esqueleto axial e costelas ➡. Presença adicional de células foliculares retroperitoneais.

Esclerose Tuberosa

TERMINOLOGIA

Definição
- Esclerose tuberosa complexa (ETC): síndrome neurocutânea genética de múltiplos órgãos caracterizada pelo desenvolvimento de hamartomas

IMAGENS

Achados na Radiografia
- Anomalias ósseas
  - Lesões escleróticas focais
  - Podem ocorrer lesões líticas
  - Hiperostose da tábua interna da calvária + focos escleróticos (40%)
  - Osteoartropatia hipertrófica, especialmente em mãos/pés (66%)

Achados na RM
- Anomalias intracranianas
  - Tubérculos corticais ou subependimários (95%-100%)
  - Anomalias na substância branca (40%-90%)
  - Astrocitoma subependimário de células gigantes
- Rabdomioma cardíaco (50%-65%)
  - Em contrapartida, 40% a 80% dos pacientes com rabdomioma cardíaco têm ETC
  - Único ou múltiplo, localizado no septo ventricular
  - A maioria (70%) apresenta regressão espontânea, deixando focos gordurosos ao longo do septo ventricular
- Anomalias pulmonares
  - Linfangioleiomiomatose: proliferação intersticial difusa rara de células musculares lisas, observadas como cistos arredondados de parede fina
  - Hiperplasia micronodular multifocal de pneumócitos
- Anomalias renais
  - Angiomiolipoma renal (55%-75%): gordura intratumoral pode ser ofuscada pelo sangramento da rotura
  - Cistos renais
  - Carcinoma de células renais: quando associado a ETC, tende a acometer pacientes jovens e crescer mais lentamente

DIAGNÓSTICO DIFERENCIAL

Ilhota Óssea (Enostose)
- Lesões hamartomatosas sem importância clínica
- O quadro clínico a diferencia da ETC

Metástase Osteoblástica
- Quadro clínico pode ajudar na diferenciação

Osteopoiquilose
- Distribuição (proeminência metafisária) diferente da ETC
- Displasia sem achados relacionados, diferenciando-a da ETC

Mieloma de Esclerose Múltipla
- Geralmente síndrome de POEMS; achados associados devem ajudar na diferenciação
  - Polineuropatia, organomegalia, endocrinopatia, mieloma, achados cutâneos

PATOLOGIA

Características Gerais
- Genética
  - Mutações nos genes *TSC1* ou *TSC2*
  - Hamartina e tuberina codificadas em cromossomos separados
  - Mutação única em qualquer um dos genes, acoplada à perda inevitável de heterozigosidade, suficiente para causar esclerose tuberosa
    - ☐ Tuberina defeituosa causa fenótipo mais grave
  - Autossômica dominante; 2/3 dos casos apresentam mutações esporádicas

Estadiamento, Graduação e Classificação
- Tríade de critérios clínicos clássicos
  - Epilepsia, retardo mental, adenoma sebáceo
    - 1/2 apresenta inteligência normal
    - 1/4 não apresenta epilepsia

QUESTÕES CLÍNICAS

Apresentação
- Sinais/sintomas mais comuns
  - Doença neurológica grave (90%)
    - Epilepsia
    - Atraso no desenvolvimento
    - Autismo
    - Anomalias psiquiátricas
  - Doença renal
    - Múltiplos angiomiolipomas
    - Tumor maligno ocasional dentro do campo dos tumores benignos
  - Doença cardíaca
    - Focos gordurosos intracardíacos
    - Rabdomioma
  - Lesões cutâneas (90%)
    - Máculas hipopigmentadas (em "folha cinza")
    - Placas fibróticas de "Shagreen"
    - Angiofibromas faciais (até 80% dos pacientes)
    - Fibromas periungueais

Demografia
- Epidemiologia
  - 1 caso em 6.000 a 12.000

Histórico Natural e Prognóstico
- Mortalidade de 40% até 35 anos de idade

REFERÊNCIAS

1. Lew PP, et al: Imaging of disorders affecting the bone and skin, Radiographics. 34(1):197-216, 2014.
2. Avila NA, et al: CT of sclerotic bone lesions: imaging features differentiating tuberous sclerosis complex with lymphangioleiomyomatosis from sporadic lymphangioleiomymatosis, Radiology. 254(3):851-857, 2010.
3. Ess KC: Tuberous sclerosis complex: a brave new world? Curr Opin Neurol. 23(2):189-193, 2010.
4. Adriaensen ME, et al: Fatty foci in the myocardium in patients with tuberous sclerosis complex: common finding at CT, Radiology. 253(2):359-363, 2009.
5. Bonsib SM: Renal cystic diseases and renal neoplasms: a mini-review, Clin J Am Soc Nephrol. 4(12):1998-2007, 2009.
6. Napolioni V, et al: Genetics and molecular biology of tuberous sclerosis complex, Curr Genomics. 9(7):475-487, 2008.
7. Umeoka S, et al: Pictorial review of tuberous sclerosis in various organs, Radiographics. 28(7):e32, 2008.

Esclerose Tuberosa

(À esquerda) *TC coronal mostra múltiplas lesões escleróticas arredondadas espalhadas por todo o esqueleto axial ➡. Além disso, a distribuição da densidade de gordura está anormal dentro do retroperitônio que requer mais revisão.* **(À direita)** *TC coronal no mesmo paciente mostra rins aumentados contendo vários angiomiolipomas. A combinação dos achados do rim com o osso aponta para o diagnóstico de esclerose tuberosa.*

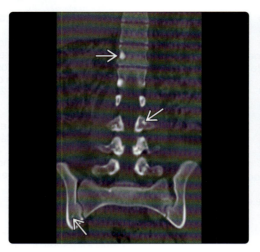
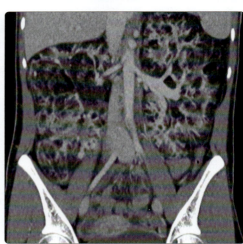

(À esquerda) *TC axial no mesmo paciente mostra múltiplas lesões escleróticas arredondadas dentro do corpo e dos elementos posteriores da coluna ➡. Essas lesões não aparentam ser agressivas, são totalmente homogêneas e não têm outros aspectos caracterizantes.* **(À direita)** *TC axial do sacro mostra lesões escleróticas ➡. Entretanto, há também algumas lesões líticas ➡. Ambas as aparências são típicas de lesões ósseas de esclerose tuberosa. Ambas podem ser observadas na doença metastática ou também no mieloma, mas a doença renal garante o diagnóstico de esclerose tuberosa.*

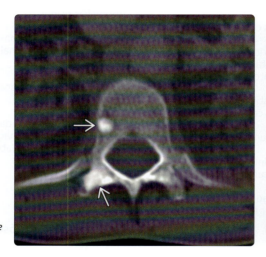
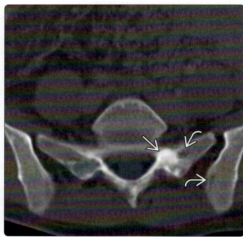

(À esquerda) *RM FLAIR axial no mesmo paciente mostra tubérculos subcorticais típicos ➡. Os achados neurológicos são mais frequentes na esclerose tuberosa, seguidos pelas lesões no rim e, em seguida, ósseas.* **(À direita)** *Radiografia oblíqua mostra reação periosteal ondulada e espessa comprometendo todos os metatarsos ➡. Essa é a aparência típica de osteoartropatia hipertrófica observada de modo mais frequente com doença de pulmão, mas raramente associada a esclerose tuberosa, como neste caso.*

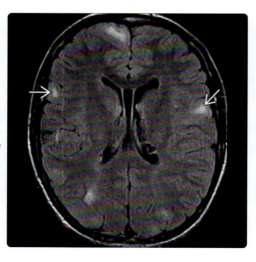
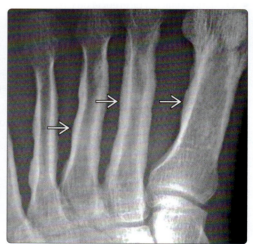

Esclerose Tuberosa

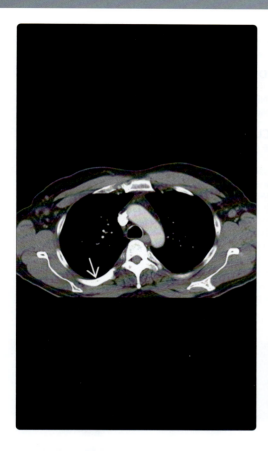
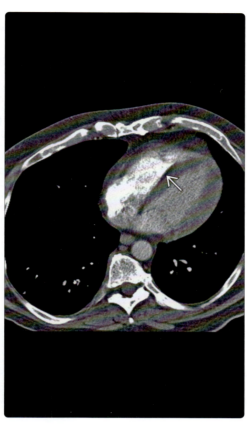

(À esquerda) *TC axial no mesmo caso mostra lesão na costela levemente expandida* ➡️, *uma de várias lesões escleróticas ósseas neste paciente com esclerose tuberosa.* (À direita) *TCCC axial no mesmo caso mostra faixa gordurosa focal ao longo do septo interventricular* ➡️. *A probabilidade é que seja gordura residual do rabdomioma fetal ou infantil, que regrediu espontaneamente; este é um padrão típico de comportamento.* (Cortesia de R. Hastings, MD.)

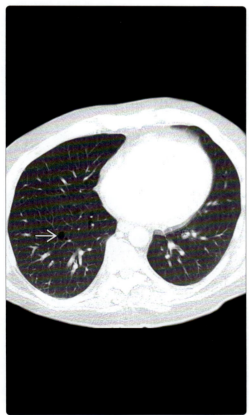
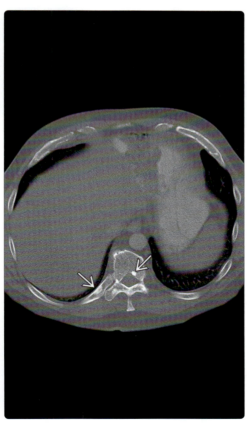

(À esquerda) *TC axial mostra um cisto de parede fina* ➡️ *dentro do campo pulmonar inferior, típico de angiomiolipoma em paciente com esclerose tuberosa.* (À direita) *TC axial no mesmo paciente mostra duas lesões escleróticas ósseas* ➡️. *Não apresentam aparência específica, mas, junto com os achados viscerais de esclerose tuberosa, são consideradas típicas dessa doença.*

Doença de Gaucher

DADOS PRINCIPAIS

TERMINOLOGIA
- Doença de depósito lisossômico resultando em depósito de glicocerebrosídeos nas células do sistema reticuloendotelial, incluindo a medula óssea

IMAGENS
- Comprometimento inicial está no esqueleto axial
  - Comprometimento posterior (geralmente irreversível) nos ossos longos
- Osteopenia generalizada, espessamento trabecular
  - Posteriormente, esclerose sobreposta secundária a infarto ósseo
- Deformidade em frasco Erlenmeyer: afilamento cortical, alargamento da metadiáfise femoral distal
- Osteonecrose, femoral (20%) e umeral (10%)
- A substituição da medula óssea pode ser observada na RM
  - Focal no início, depois difusa
  - IS baixa em T1WI
  - Doença aguda: IS de intermediária a alta em T2
  - Doença crônica de reposição: IS baixa nas sequências sensíveis a fluido
  - <35% IS ↑ com contraste se for crônica, >35% ↑ se for aguda

PRINCIPAIS DIAGNÓSTICOS DIFERENCIAIS
- Anemia falciforme
- Doença de Niemann-Pick
- Osteopetrose

QUESTÕES CLÍNICAS
- A doença de depósito lisossômico é a mais comum
- M = F
- Sintomas ósseos em 75%
  - Crise óssea (infarto) osteonecrose, dor óssea atípica, fratura patológica
- Hepatoesplenomegalia
- Pacientes adultos do tipo 1 com manifestações leves podem mostrar progressão lenta ou inclusive regressão espontânea
  - Até 20% com o tipo 1 desenvolvem mobilidade reduzida
- Crise óssea com dor grave e inchaço pode simular osteomielite

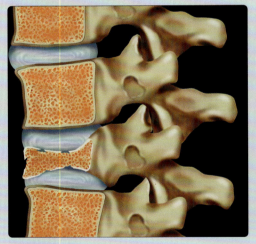 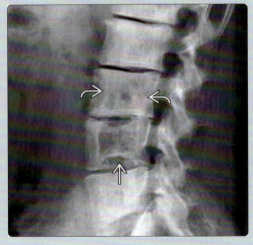

(À esquerda) *Gráfico sagital retrata corpos vertebrais como com substituição difusa da medula. As fraturas estão relacionadas com infarto ósseo e pode assumir o formato de bioconcavidade, compressão única no platô ou corpos vertebrais em forma de "H".* (À direita) *Imagens de raios X laterais da coluna lombar mostra corpos vertebrais escleróticos. Centralmente, cada corpo mostra linha esclerótica em serpentina ➔ em torno das regiões com densidade manchada, uma aparência patognomônica de infarto ósseo. O infarto progrediu para colapso central do corpo vertebral de L4 ➔.*

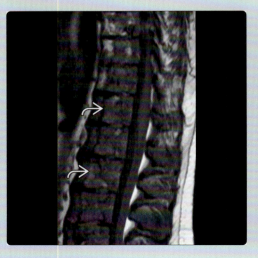 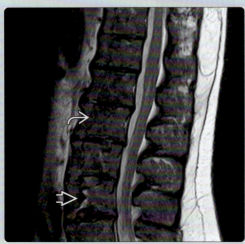

(À esquerda) *RM T1WI sagital mostra substituição difusa da medula óssea com IS baixa ➔. Trata-se de um comprometimento grave; a gordura não foi preservada, mesmo em torno dos vasos basivertebrais.* (À direita) *RM T2WI sagital no mesmo paciente mostra sinal baixo persistente da medula óssea substituída. Muitos dos infartos ósseos mantêm o sinal baixo ➔, mas outros mostram sinal de linha dupla de ambas as densidades de sinais alta e baixa ➔. Pode-se observar a compressão leve do platô em um nível, mas não é possível ver fraturas significativas por compressão, apesar da doença difusa.*

Doença de Gaucher

TERMINOLOGIA

Definição
- Doença de Gaucher: doença de depósito lisossômico resultando em depósito de glicocerebrosídeos em células do sistema reticuloendotelial, incluindo medula óssea

IMAGENS

Características Gerais
- Localização
  - Comprometimento inicial está no esqueleto axial
  - Comprometimento posterior (geralmente irreversível) nos ossos longos

Achados na Radiografia
- Densidade óssea
  - Osteopenia generalizada, espessamento trabecular
    - Pode apresentar múltiplas regiões líticas, com aparência um tanto delimitada
  - Posteriormente, esclerose sobreposta secundária a infarto ósseo
    - O padrão serpiginoso é o mais comum
    - Pode apresentar densidade cortical endosteal dupla
- Deformidade na modelagem
  - Deformidade em frasco de Erlenmeyer: afilamento cortical, alargamento da metadiáfise femoral distal
  - Subtubulação não limitada ao fêmur distal; metáfise de todos os ossos pode estar comprometida
- Osteonecrose, femoral (20%) e cabeças umerais (10%)
  - Densidade inicial relativa aumentada, seguida de fratura subcondral luzente
  - Com colapso, osteoartrite secundária eventual
- Fratura patológica
  - Ossos longos
  - Coluna (10%); o padrão pode ser bicôncavo, rotura de um único platô ou rotura em forma de "H" dos platôs centrais

Achados na RM
- Substituição da medula óssea
  - Focal no início, depois difuso
  - IS baixa em T1WI
  - Sequências sensíveis a fluido
    - Doença aguda: IS de intermediária a alta
    - Doença crônica: IS baixa
  - Pós-contraste: <35% IS ↑ se for crônica, >35% ↑ se for aguda
  - Imagem de fase oposta: queda do sinal depende de estágio da substituição difusa da medula
    - Se ainda houver resquício de gordura (geralmente em torno dos vasos basivertebrais na vértebra), mostrará ↓ na IS
- Infartos ósseos
  - IS baixa; borda hiperintensa nas sequências sensíveis a fluido
  - Padrão serpiginoso é o mais frequente; pode ser focal ou alongado pelo córtex
- Osteonecrose
  - IS baixa em T1WI, sinal de linha dupla com borda com IS alta nas sequências sensíveis a fluido
- O depósitos celulares extraósseos são raros, mas podem simular um tumor
- A RM pode ser usada para quantificar o avanço da doença (junto com os valores sanguíneos)
  - Conteúdo de gordura na medula óssea (uso de análise por imagem da alteração química quantitativa)
  - Proporção do fígado (peso corporal mL/kg), volume esplênico

DIAGNÓSTICO DIFERENCIAL

Anemia Falciforme
- O repreenchimento da medula óssea pode simular a substituição
- Osteonecrose (fratura da diáfise, cabeças femorais/umerais)
- Geralmente sem deformidade em frasco de Erlenmeyer
- Infartos esplênicos são fatores de diferenciação

Doença de Niemann-Pick
- Deformidade em frasco de Erlenmeyer
- Retardo mental grave

PATOLOGIA

Características Gerais
- Etiologia
  - Atividade deficiente da enzima glicocerebrosidase
  - Leva ao acúmulo de glicosilceramida dentro das células do sistema reticuloendotelial
    - Depósitos em osso, fígado, baço, pulmões
- Genética
  - Autossômica recessiva
  - Gene para glicocerebrosidase: cromossomo 1q21

Estadiamento, Graduação e Classificação
- Três fenótipos principais
  - Tipo 1: mais comum
    - Hepatoesplenomegalia variável
    - Citopenia
    - Doença óssea
    - Sem manifestações neurológicas
  - Tipos 2 e 3: vários graus de comprometimento neurológico

QUESTÕES CLÍNICAS

Apresentação
- Sinais/sintomas mais comuns
  - Sintomas ósseos em 75%
    - Crise óssea (infarto), dor óssea atípica, osteonecrose, fratura patológica
  - Hepatoesplenomegalia

Demografia
- Faixa etária
  - Tipo 1: manifesta-se na infância ou na fase adulta
- Etnia
  - O tipo 1 apresenta forte predileção pela população judaica asquenazim (60% são homozigotos)

Histórico Natural e Prognóstico
- Os pacientes adultos tipo 1 com manifestações leves podem apresentar progressão lenta ou inclusive regressão espontânea
- Até 20% com o tipo 1 desenvolvem mobilidade reduzida

Tratamento
- Doença leve: observe a progressão antes do exame de raios X
- Terapia de reposição de enzima
- Tratamento com acompanhamento farmacológico

REFERÊNCIAS

1. Meyer BJ, et al: Extraosseous Gaucher cell deposition without adjacent bone involvement, Skeletal Radiol. 43(10):1495-1498, 2014.

Doença de Gaucher

(À esquerda) *Radiografia AP do fêmur distal mostra formato anormal (subtubulação) da diáfise distal ➡, secundária a empacotamento da medula óssea com células de Gaucher neste distúrbio de esfingolipídios. Foi denominado deformidade em frasco de Erlenmeyer e é observado em 40% a 50% dos pacientes.* **(À direita)** *RM T2WI coronal mostra sinal difuso hipointenso na doença de Gaucher. O sinal baixo ocorre em razão do armazenamento de esfingolipídios nas células reticuloendoteliais. Se houvesse uma doença aguda, apareceria como sinal alto.*

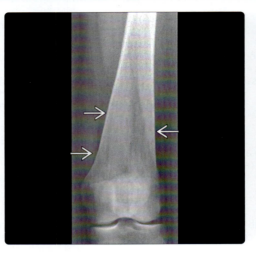
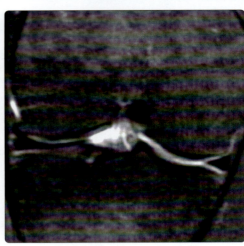

(À esquerda) *Radiografia lateral mostra metáfises alargadas em razão do empacotamento da medula. As linhas em serpentina da esclerose óssea ➡ indicam infartos ósseos. A separação endotelial ▷ é um sinal muito pouco reconhecido de infarto ósseo. Os infartos ósseos na doença de Gaucher são secundários ao aumento de pressão na medula óssea causado pelas células de Gaucher.* **(À direita)** *RM T1WI coronal no mesmo paciente mostra contorno em serpentina ➡ de um contorno ósseo reparador do infarto ósseo. Alguns resíduos de sinal alto de gordura na medula óssea ainda permanecem.*

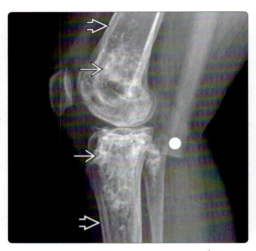
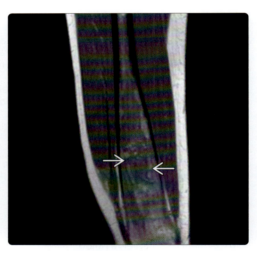

(À esquerda) *RM STIR coronal mostra margem do infarto com borda dupla de osso reparador com IS baixa e alta ➡. Em torno do infarto, a substituição da medula óssea com IS intermediária pode ser observada por todo o eixo distal à substituição total do quadril direito.* **(À direita)** *RM T1WI C+ FS no mesmo paciente mostra borda de realce ▷ em torno dos infartos ósseos. As anomalias na medula óssea tanto na coluna como nos ossos longos resultam da combinação da substituição da medula óssea (parcial ou completa) com o infarto.*

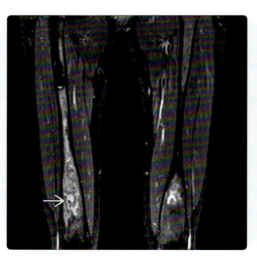
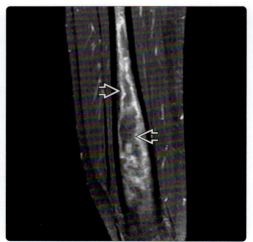

Doença de Gaucher

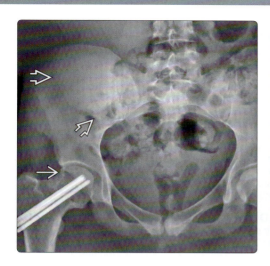
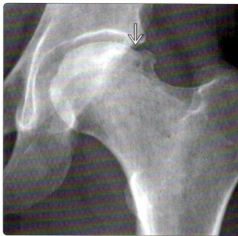

(À esquerda) *Radiografia AP mostra fixação de cabeça femoral achatada ⇒ junto com hepatomegalia ⇒; o fígado aumentado desloca os gases intestinais para o centro do abdome. A osteonecrose (ON) junto com a hepatoesplenomegalia é diagnóstico de doença de Gaucher.*
(À direita) *Exame de raios X AP do quadril esquerdo no mesmo paciente mostra rotura antiga da porção que sustenta o peso da cabeça femoral ⇒, cicatrizada com morfologia anormal. A ON na cabeça femoral é encontrada em 20% dos pacientes com a doença de Gaucher.*

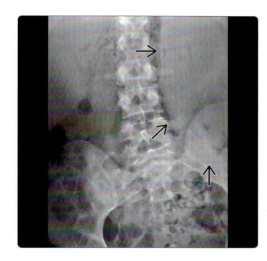
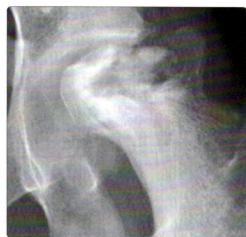

(À esquerda) *Radiografia AP uma esplenomegalia muito grande ⇒; o contorno do fígado também parece grande. Além disso, os ossos apresentam densidade anormal, sugerindo infarto difuso. A combinação dos achados pode ser observada na doença de Gaucher.*
(À direita) *Radiografia AP no mesmo paciente mostra ON grave na cabeça femoral, com colapso da cabeça femoral e osteoartrite secundária. Observe o aumento generalizado na densidade óssea, típico de doença de Gaucher.*

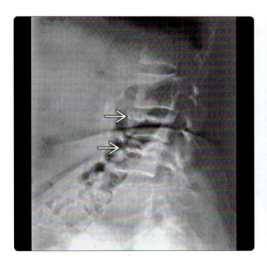
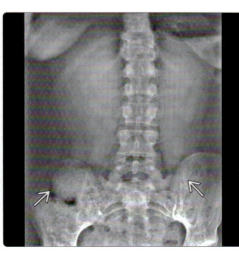

(À esquerda) *Radiografia lateral mostra ON e colapso dos platôs superiores de dois corpos vertebrais ⇒, o que resultou em metade em forma de "H". A organomegalia pode ser vista, como o intestino comprimido posteriormente pelo fígado aumentado.* (À direita) *Radiografia AP mostra um caso típico da doença de Gaucher, com baço e fígado aumentados ⇒ causando centralização e depressão de gases intestinais no abdome inferior. Pode-se observar a densidade óssea difusamente aumentada, típica de infarto ósseo neste processo.*

Mucopolissacaridoses

DADOS PRINCIPAIS

TERMINOLOGIA
- Distúrbios metabólicos hereditários causados pelo defeito de um único gene levando ao acúmulo celular progressivo de glicosaminoglicanos e danos em múltiplos órgãos
- Anomalias radiográficas são na maioria compartilhadas por distúrbios diferentes; denominadas disostose múltipla

IMAGENS
- Ondulação posterior do corpo vertebral
- Corpos vertebrais hipoplásicos: ovais, levemente achatados; L1 a mais afetada
  - Cifose toracolombar centrada neste nível
  - Bico anterior, corpos vertebrais comprometidos
- Costelas: constrição posterior, em forma de remo
- Pelve: comprimida, acetábulo superior estreito
- Mão: base comprimida dos metacarpos 2 a 5
  - Em forma de leque no plano PA
- RM: contraturas articulares não inflamatórias
- RM da coluna: espessamento dural → mielopatia cervical

PATOLOGIA
- Maioria autossômica recessiva; a doença de Hunter é recessiva ligada ao X
- Curta, com cifose lombar, protrusão esternal, contraturas articulares, hepatoesplenomegalia, opacidade corneana, inteligência normal

QUESTÕES CLÍNICAS
- A maioria detectada no nascimento
  - Formas leves, como Schele (MPS I-S), podem ter atraso no diagnóstico até que as contraturas sejam observadas no início da fase adulta
- Histórico natural/prognóstico: varia com a forma de MPS
- O tratamento depende do tipo e da gravidade

CHECKLIST DO DIAGNÓSTICO
- A gravidade da disostose múltipla é variável, inclusive intrafamiliar
  - Relacionada com expressão fenotípica individual
  - Não é possível diferenciar entre os tipos MPS com base nas características das imagens

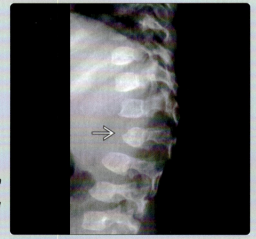 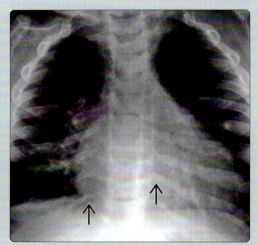

(À esquerda) Achados radiográficos laterais são típicos de mucopolissacaridose na coluna toracolombar. Presença de hipoplasia da L1, com um bico anterior ➡, resultando em cifose toracolombar. Isso por si só não se trata de uma anomalia específica, como pode ser observado em algumas pessoas com nanismo. (À direita) Radiografia torácica AP em paciente com mucopolissacaridose mostra costelas comprimidas na articulação costovertebral, dando a aparência de mãos segurando um remo de barco (costelas em forma de remo ➡). Essa é uma aparência específica.

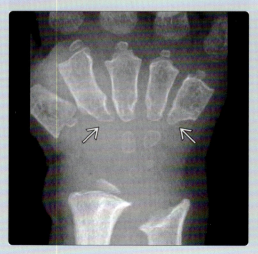 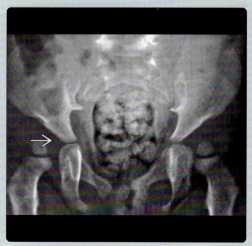

(À esquerda) Radiografia PA mostra metacarpos curtos, alargados e comprimidos proximalmente. Essa morfologia cria uma aparência em forma de leque ➡, típica de mucopolissacaridose. (À direita) Radiografia AP da pelve mostra ligamento sacroisquiático alargado devido ao acetábulo estreito e comprimido ➡, que é observado em todos os tipos de mucopolissacaridose.

Mucopolissacaridoses

TERMINOLOGIA
Abreviatura
- Mucopolissacaridose (MPS)

Definições
- Distúrbios metabólicos hereditários causados por defeitos de um único gene levando a acúmulo celular progressivo de glicosaminoglicanos e danos em múltiplos órgãos
  - As anomalias radiográficas são na maioria compartilhadas com distúrbios diferentes; denominadas disostose múltipla

IMAGENS
Achados na Radiografia
- Coluna
  - Ondulação posterior do corpo vertebral
  - Corpos vertebrais hipoplásicos: ovais, levemente achatados
    - L1 mais afetada; os níveis adjacentes podem mostrar anomalia similar
    - Cifose toracolombar, centrada nesse nível
  - Bico anterior, corpos vertebrais comprometidos
  - Além disso, a síndrome de Morquio mostra hipoplasia do processo odontoide e instabilidade atlantoaxial; há também achatamento mais grave e irregularidade nos corpos vertebrais; pode resultar em inclinação esternal anterior
- Costelas
  - Alargamento sobre a maior parte da costela, mas constrição das costelas posteriores na articulação costovertebral
    - Denominado em forma de remo
- Pelve
  - Comprimida, acetábulo superior estreito
    - Resulta em ligamento sacroilíaco largo
  - Coxa valga, cabeças femorais com desenvolvimento tardio
- Ossos tubulares
  - Expansão metadiafisária leve, afilamento cortical
  - Retardo na ossificação epifisária
  - Extremidades superiores > inferiores
- Mão
  - Reduzida, base dos metacarpos 2 a 5 comprimida
    - Resulta em morfologia do metacarpo em forma de leque
  - Falanges curtas, largas
  - Retardo na ossificação carpal
  - Ângulo carpal pode estar alterado
- Crânio
  - Macrocefalia com dolicocefalia
  - Sela túrcica alongada em forma de "J"

Achados na RM
- RM da articulação
  - As manifestações na articulação e nas partes moles podem ser os primeiros sinais de formas leves de MPS
    - Contraturas não inflamatórias na articulação
    - Síndrome do túnel do carpo
- RM do cérebro
  - Lesões na substância branca
  - Espaços perivasculares dilatados com comprometimento proeminente do corpo caloso
  - Hidrocéfalo
  - Estenose do canal espinhal
- RM da coluna: espessamento dural → mielopatia cervical

DIAGNÓSTICO DIFERENCIAL
Acondroplasia
- Ondulação vertebral posterior
- Pode apresentar vértebra hipoplásica em forma de bala na articulação toracolombar
- Sulco sacrociático estreito
- Estreitamento da distância interpedicular de L1 a L5 na AP

PATOLOGIA
Características Gerais
- Etiologia
  - Síndrome de Hurler (MPS I-H)
    - Apresentação mais grave de MPS I
    - Retardo mental, surdez, nanismo, hepatoesplenomegalia, cardiomegalia, opacidade corneana
  - Síndrome de Schele (MPS I-S)
    - Apresentação mais leve de MPS I; pode apresentar diagnóstico tardio
      - Articulações rígidas, deformidades na flexão podem apontar para o diagnóstico
    - Mentação normal, estatura normal ou levemente curta, regurgitação aórtica, opacidade corneana
  - Doença de Hunter (MPS II)
    - Diferenciada da síndrome de Hurler pela deficiência auditiva menos grave, ausência de opacidade corneana e, geralmente, com evolução mais benigna
    - As manifestações cerebrais podem variar muito de deficiência leve para grave
  - Síndrome de Sanfilippo (MPS III)
    - Hepatoesplenomegalia, mobilidade da articulação ↓, retardo mental
  - Síndrome de Morquio (MPS IV)
    - Gravidade variável de manifestações clínicas e de expectativa de vida
    - Nanismo grave, coluna curta com cifoescoliose, frouxidão articular, opacidade corneana, surdez, inteligência normal
      - Instabilidade hipoplásica atlantoaxial e odontoide é outra característica

QUESTÕES CLÍNICAS
Tratamento
- Terapia de reposição enzimática benéfica para alguns
- O transplante alogênico de células-tronco hematopoéticas pode ajudar aqueles com distúrbios cognitivos

CHECKLIST DO DIAGNÓSTICO
Dicas para Avaliação
- A gravidade da disostose múltipla é variável, inclusive intrafamiliar
  - Relacionada com expressão fenotípica do indivíduo
  - Não é possível fazer diferenciação entre os tipos de MPS com base apenas nas características das imagens

REFERÊNCIAS
1. Lachman RS, et al: Mucopolysaccharidosis IVA (Morquio A syndrome) and VI (Maroteaux-Lamy syndrome): under-recognized and challenging to diagnose, Skeletal Radiol. 43(3):359-369, 2014.
2. Lachman R, et al: Radiologic and neuroradiologic findings in the mucopolysaccharidoses, J Pediatr Rehabil Med. 3(2):109-118, 2010.
3. Prasad VK, et al: Transplant outcomes in mucopolysaccharidoses, Semin Hematol. 47(1):59-69, 2010.

Doença de Erdheim-Chester

DADOS PRINCIPAIS

TERMINOLOGIA
- Histiocitose caracterizada por infiltração de histiócitos carregados de lipídios no esqueleto e nas vísceras
  - Leva a fibrose e osteosclerose

IMAGENS
- Ossos tubulares (98%)
  - Menos comum nas extremidades superiores e com comprometimento menos grave que nas extremidades inferiores
- Bilateralmente simétrica (98%)
- Esclerose irregular ou difusa na cavidade medular
  - Esclerose heterogênea (65%) ou homogênea (35%) na maioria
  - Um terço é misto lítico/esclerótico
- Espessamento cortical
  - Periostite (66%): contorno ondulado do córtex
  - Espessamento endosteal (94%)
  - Opacidade da diferenciação corticomedular
- Acúmulo epifisário relativo, pelo menos subcondralmente
- Aparência na RM
  - Sinal baixo heterogêneo em T1WI
  - Sinal misto não homogêneo em T2WI/STIR
  - Realce intenso, heterogêneo
  - Periostite visualizada como sinal alto ao longo dos córtices
  - Infartos ósseos podem estar presentes

PRINCIPAIS DIAGNÓSTICOS DIFERENCIAIS
- Histiocitose de células de Langerhans
- Mielofibrose
- Displasia diafisária progressiva
- Osteosclerose intramedular

QUESTÕES CLÍNICAS
- Tríade clássica: dor óssea, exoftalmia, diabetes
- Faixa etária: 7 a 84 anos; idade média: 53 anos
- A maioria dos pacientes morre em 3 anos
  - Complicações renais, cardiovasculares, pulmonares ou neurológicas centrais

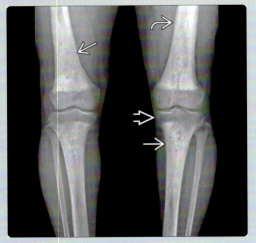
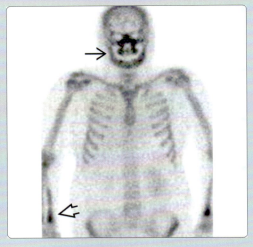

(À esquerda) Radiografia AP de trabéculas escleróticas grosseiras com regiões de lise ocupando as metáfises e a maior parte das diáfises dos ossos longos tubulares ➡. A esclerose preenche o canal medular, sem margem distinta entre o córtex e o canal. O padrão é simétrico, e as epífises foram poupadas ➡. A ondulação do córtex ➡ indica envolvimento periosteal. (À direita) Exame ósseo frontal no mesmo paciente mostra comprometimento do rádio distal ➡ e ossos faciais ➡; o esqueleto axial está normal. O padrão é clássico da doença de Erdheim-Chester (EC).

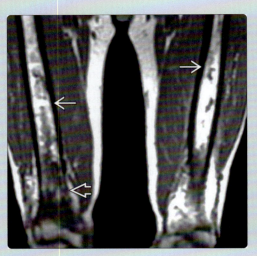
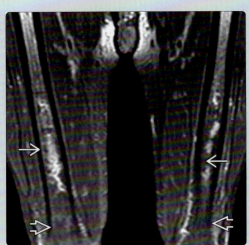

(À esquerda) RM T1WI coronal em paciente de 79 anos de idade mostra IS ↓ irregular substituindo a medula óssea gordurosa nas diáfises ➡ e IS ↓ homogênea na metadiáfise distal ➡. As epífises femorais distais contêm medula óssea gordurosa normal. (À direita) RM T2WI FS coronal no mesmo paciente mostra sinal baixo predominantemente homogêneo na metadiáfise distal ➡, correspondendo à esclerose densa observada em T1. As diáfises centrais mostram sinal alto não homogêneo ➡, indicando processo de substituição ativo na medula, que foi comprovado na biopsia tratar-se de EC.

Doença de Erdheim-Chester

TERMINOLOGIA

Abreviatura
- Erdheim-Chester (EC)

Definições
- Histiocitose caracterizada por infiltração de histiócitos carregados de lipídios no esqueleto e nas vísceras
  - Leva a fibrose e osteosclerose

IMAGENS

Características Gerais
- Melhor dica para diagnóstico
  - Esclerose intramedular difusa dos ossos tubulares, bilateralmente simétrica e, geralmente, nas extremidades inferiores
- Localização
  - Ossos longos predominantemente grandes
    - Menos comum nas extremidades superiores e com menos comprometimento grave que nas extremidades inferiores
    - Diáfise (100%), metáfise (83%)
    - Classicamente, supunha-se que as epífises são poupadas
      - De fato, o osso subcondral é poupado; comprometimento epifisário parcial em 45%
  - Os ossos chatos podem estar comprometidos
  - Comprometimento vertebral raro

Achados na Radiografia
- Ossos tubulares (98%)
  - Bilateralmente simétrica (98%)
  - Esclerose irregular ou difusa da cavidade medular
    - Na maioria, esclerose heterogênea (65%) ou homogênea (35%)
    - Um terço é misto lítico/esclerótico
    - Lesões puramente líticas em apenas 5% a 8% dos casos
  - Trabéculas grosseiras
  - Espessamento cortical
    - Periostite (66%): contorno ondulado do córtex
    - Espessamento endosteal (94%)
      - Opacidade na diferenciação corticomedular
      - A cavidade da medula óssea pode estar apagada
  - Acúmulo epifisário relativo, pelo menos subcondralmente
    - Pode apresentar linha luzente metaepifisária
- Vértebra (rara)
  - Lesões líticas com margem esclerótica
  - Praticamente sempre coexiste com doença dos ossos longos
- Lesão pseudotumoral focal (rara)
  - Variavelmente massa de partes moles, destruição cortical, lítica

Achados na RM
- Sinal baixo heterogêneo em T1WI
- Sinal misto não homogêneo em T2WI/STIR
- Realce intenso, heterogêneo
- A periostite pode ser visualizada como sinal alto ao longo do córtex
- Infartos ósseos podem estar presentes

Achados na Medicina Nuclear
- Captação anormal aumentada na varredura óssea
  - Bilateral, simétrica nos ossos tubulares
- PET/TC mostra sensibilidade variável
  - Orbital (60%), óssea (55%), pulmonar (37%), retroperitoneal (7%)

DIAGNÓSTICO DIFERENCIAL

Histiocitose de Células de Langerhans (HCL)
- Relatos de HCL comprovados por biopsia e achados radiográficos clássicos de EC, raramente vice-versa
- Outros relatos de HCL comprovados por biopsia + EC e achados radiográficos de EC ou ambas as doenças

Mielofibrose
- A esclerose dos ossos tubulares tem aparência similar à EC
- Comprometimento do esqueleto axial diferencia da EC

Displasia Diafisária Progressiva
- População de pacientes mais jovens
- Espessamento endosteal e periosteal distinto; cavidade residual da medula óssea é visivelmente distinta do córtex

Osteosclerose Intramedular
- Limitada à diáfise; pode ocultar o canal
- Pode ser unilateral ou bilateralmente assimétrica

PATOLOGIA

Características Microscópicas
- Infiltração difusa da medula óssea pelos histiócitos espumosos
  - Associadas a fibrose densa, linfócitos, células plasmáticas, células gigantes de Touton

QUESTÕES CLÍNICAS

Apresentação
- Sinais/sintomas mais comuns
  - Dor óssea, raramente com aumento de partes moles
- Outros sinais/sintomas
  - Manifestações extraesqueléticas em >50%
    - Eixo hipotálamo-hipófise: diabetes insípido
    - Órbita: exoftalmia, xantomas periorbitais
    - Retroperitônio: especialmente perirrenal
  - Tríade clássica: dor óssea, exoftalmia, diabetes
  - Nível de lipídios séricos relativamente normal

Demografia
- Faixa etária
  - Pico de incidência nas 5ª e 7ª décadas
- Gênero
  - Leve predominância nos homens

Histórico Natural e Prognóstico
- O prognóstico piora com comprometimento visceral
- A maioria dos pacientes morre em 3 anos
  - Complicações renais, cardiovasculares, pulmonares ou neurológica central

Tratamento
- Interferon alfa
- Esteroides
- Bisfosfonatos

REFERÊNCIAS

1. Campochiaro C, et al: Erdheim-Chester disease, Eur J Intern Med. ePub, 2015.
2. Bindra J, et al: Erdheim-Chester disease: an unusual presentation of an uncommon disease, Skeletal Radiol. 43(6):835-840, 2014.
3. Zaveri J, et al: More than just Langerhans cell histiocytosis: a radiologic review of histiocytic disorders, Radiographics. 34(7):2008-2024, 2014.

Lúpus Eritematoso Sistêmico

DADOS PRINCIPAIS

TERMINOLOGIA
- Doença autoimune caracterizada por inflamação em múltiplos órgãos e sistemas

IMAGENS
- Doença poliarticular, simétrica
- Achado mais frequente: deformidades articulares não erosivas
  - As deformidades são redutíveis
- Tenossinovite
  - Sinal mais comum
  - Mais comum nos tendões flexores da mão
- Roturas dos tendões: geralmente os tendões maiores
- Artrite
  - Os sintomas de poliartralgia são comuns
  - Anomalias radiográficas incomuns
    - Aumento de partes moles, periarticulares
    - Osteopenia justarticular
    - Erosões reais ocasionais e estreitamento da cartilagem
- Com risco elevado de articulação séptica
- Osteoporose; risco de fraturas por insuficiência
- Osteonecrose (6%-40%)
- Miosite inflamatória (4%)

PRINCIPAIS DIAGNÓSTICOS DIFERENCIAIS
- Artrite reumatoide (AR)
  - Subluxação, deformidades nas mãos podem ser idênticas embora não redutíveis
  - Geralmente a AR apresenta erosões marginais e destruição das cartilagens muito mais significativas
  - Raramente o LES resulta em doença erosiva tão significativa à medida que simula completamente a AR nas imagens

QUESTÕES CLÍNICAS
- Pico de incidência: 15 a 40 anos de idade
- F > M (razão de 10:1); 25 a 50 em 100.000
- Os pacientes de descendência africana apresentam maior incidência e doença mais grave
- O sistema musculoesquelético fica 90% comprometido com o LES

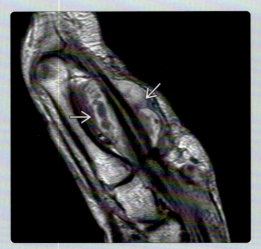 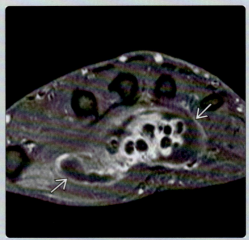

(À esquerda) *RM T2WI sagital obtida no mesmo paciente com lúpus eritematoso sistêmico (LES) mostra líquido com IS ↑ abundante, contendo resíduos com IS ↓, em torno do tendão flexor ➡, que se encontra intacto. As demais estruturas de partes moles aparentam normais.* (À direita) *RM T1WI C+ FS axial no mesmo caso mostra a sinovite como sinal baixo, com sinal alto delineando a bainha tendínea ➡ e os próprios tendões. Não é comum que pacientes com LES tenham uma artrite verdadeira. Entretanto, a tenossinovite, especialmente dos flexores da mão, é uma queixa clínica relativamente comum.*

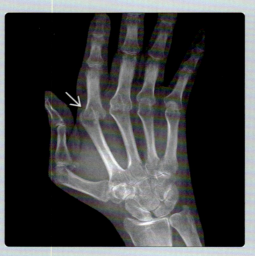 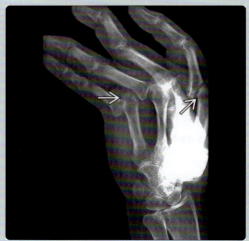

(À esquerda) *Exame de raios X PA mostra LES de longo tempo com deformidades graves ofuscando a doença erosiva. Presença de subluxação volar e desvio ulnar das articulações metacarpofalangianas ➡. Pelo nível da deformidade, pode-se observar pouca doença erosiva.* (À direita) *Exame de raios X oblíquo no mesmo caso mostra deformidades exageradas que a mão não consegue mais suportar no "cassete". Isso é típico de deformidades redutíveis de LES. Observe também estreitamento da cartilagem e doença erosiva leve em dois dos metacarpos ➡.*

Lúpus Eritematoso Sistêmico

TERMINOLOGIA

Abreviatura
- Lúpus eritematoso sistêmico (LES)

Sinônimos
- Lúpus, lúpus eritematoso

Definições
- Doença autoimune caracterizada por inflamação em sistemas de órgãos múltiplos
- Lúpus induzido por fármacos: complicação rara por vários medicamentos comumente usados
  - Caracterizado pelo desenvolvimento de sintomas do tipo lúpus, teste ANA positivo

IMAGENS

Características Gerais
- Melhor dica para diagnóstico
  - Deformidade redutível não erosiva dos dedos
  - Osteoporose, taxa elevada de osteonecrose (ON)
- Localização
  - Simétrica
  - Poliarticular
  - Pequenas articulações da mão, do joelho, punho, ombro

Recomendações para Aquisição de Imagens
- Melhor ferramenta para aquisição de imagens
  - RM para complicações (ON, articulação séptica)

Achados na Radiografia
- Tecidos subcutâneos
  - Vasculite de lúpus comprometendo a pele: ulceração
    - Pode apresentar osteólise de tufos associada
  - Calcificação (incomum)
    - Compromete geralmente mais as extremidades inferiores que as superiores
- Articulações
  - Mais frequentes: deformidades articulares não erosivas (5%-40%)
    - Mãos, pés
    - Subluxações nas articulações metacarpofalangianas, metatarsofalangianas
    - Deformidades dos dedos em pescoço de cisne ou de Boutonnière
    - Deformidades mais aparentes quando mão/pé não é suportados no cassete radiográfico
      - Planos oblíquos, livro aberto em vez de PA das mãos
    - Deformidades são redutíveis
      - Raramente evoluem para contraturas reais
    - Subluxação atlantoaxial relatada em 10%
      - Mais comum naqueles pacientes com deformidades articulares não erosivas
  - Artrite (sintomas de poliartralgia comum; anomalias radiográficas menos comuns)
    - Aumento de partes moles, periarticular
    - Osteopenia justarticular
    - Erosões reais ocasionais e estreitamento das cartilagens
  - Risco elevado de articulação séptica
    - Efusão
    - Desossificação ao longo do osso subcondral
- Osteoporose
  - Fraturas por insuficiência, especialmente na coluna
- ON (6%-40%)
  - ON muito comum no LES, tanto na frequência como comprometendo localizações menos comuns
    - Não apenas as cabeças femorais e umerais, mas também os côndilos, platôs tibiais, escafoide, semilunar, tálus, MTs
    - ON generalizada em localizações incomuns deve ser indicativo de LES como etiologia
  - Densidade anormal, fratura subcondral
  - Eventual colapso e desenvolvimento de osteoartrite

Achados na RM
- Tecidos subcutâneos
  - Edema do tecido: baixo em T1, alto em T2, realce
  - Calcificação rara, sinal baixo ou heterogêneo em todas as sequências; edema adjacente, caso ativo
- Tenossinovite (sinal musculoesquelético comum)
  - Mais comum nos tendões flexores da mão
  - Líquido dentro da bainha do tendão: IS alta em T2, tecido com realce em torno do líquido na bainha
- Roturas nos tendões
  - Podem estar associadas a terapia com esteroides e/ou doença renal decorrente de lúpus
  - Geralmente tendões maiores (quadríceps, patelar inferior, tendão do calcâneo)
  - Sinais da RM de rotura parcial do tendão
    - Morfologia transversal anormal (espessa ou afilada)
    - Sinal alto em T2 dentro do tendão
- Miosite (4%)
  - IS alta não específica nas sequências sensíveis a fluido, especialmente STIR, com realce
  - Pacientes com LES com miosite: diagnóstico precoce, prognóstico ruim
  - É possível desenvolver miopatia induzida por medicamentos
- Articulações
  - Artrite
    - Efusão
    - Edema de medula
    - Erosões sutis, perda de cartilagem
      - Um estudo mostra pequenas erosões mais comuns no LES que o esperado
  - Artrite séptica
    - Edema de medula
    - Efusão; sinóvia com realce espesso em torno do líquido
    - Podem-se observar resíduos dentro da articulação
    - Aspiração necessária para o diagnóstico
- ON
  - Infarto central de medula óssea e subcondral
  - Início: edema de medula, efusão
  - Depois: sinal típico de linha dupla no local do osso infartado
- Cérebro: pequenas lesões de substância branca, atrofia

Achados na Ultrassonografia
- Tenossinovite bem visível
- Pode mostrar sinovite, erosões iniciais

DIAGNÓSTICO DIFERENCIAL

Artrite Reumatoide (AR)
- Subluxação, deformidades da mão podem ser idênticas ao LES
- Geralmente a AR apresenta erosões nas margens e destruição da cartilagem bem mais significativas que o LES

Lúpus Eritematoso Sistêmico

- Raramente, o LES resulta em doença erosiva tão significativa a ponto de simular totalmente a AR nas imagens

PATOLOGIA

Características Gerais
- Etiologia
  - Autoanticorpos reagem com componentes do núcleo celular (ANA)
    - Órgãos-alvo: depósito nos complexos imunes
  - Lúpus induzido por fármacos
    - Mais comuns envolvidos: procainamida, hidralazina, isoniazida, quinidina, sulfassalazina, clorpromazina
- Genética
  - Provavelmente suscetível ao histórico genético
    - Gêmeos monozigóticos concordantes para LES em 30%; gêmeos dizigóticos em 5%
    - Probabilidade de fatores ambientais sobrepostos (mais comum, luz UV)
  - Certo complexo principal de histocompatibilidade alelos (HLA-B8, DR2, DR3) associados ao risco elevado de LES

Critérios para Classificação do LES (ARCheum)
- Deve ter ≥4 dos seguintes critérios em qualquer momento
  - Erupção malar
  - Erupção discoide
  - Fotossensibilidade
  - Úlceras orais
  - Artrite
  - Serosite
  - Distúrbio renal [proteinúria persistente (>0,5 g/dia) ou cilindros celulares]
  - Distúrbio neurológico (convulsões ou psicose)
  - Distúrbio hematológico (anemia hemolítica, leucopenia, linfopenia, trombocitopenia)
  - Distúrbio imunológico (anticorpos anti-DNA, anticorpos anti-Sm, teste de célula LE positivo)
  - ANA

QUESTÕES CLÍNICAS

Apresentação
- Sinais/sintomas mais comuns
  - Sistema musculoesquelético comprometido em 90% do LES
    - Artralgias na maioria (75%-90%)
    - Sinovite menos frequente que artralgias; erosões não são comuns
      - Anticorpos anti-CCP podem ser indicadores de doença articular mais grave de LES
    - Mialgias (30%-50%)
    - Deformidades redutíveis das articulações
    - Se a ON for tratada com esteroides, dose elevada prolongada; probabilidade da ON, também relacionada com próprio LES
  - Lúpus induzido por fármacos: sintomas mais leves
- Outros sinais/sintomas
  - Autoanticorpos
    - Lúpus induzido por fármacos têm autoanticorpos em menor quantidade e diferentes
    - ANA(+) igual no LES e no lúpus induzido por fármacos
  - Sintomas constitucionais: febre, indisposição, fraqueza, anorexia, perda ponderal
  - Pleurite e pericardite: em ambos, LES e lúpus induzido por fármacos
  - Anomalias renais, SNC no LES, menos frequente no lúpus induzido por fármacos
    - Nefrite por lúpus mais comum; pode apresentar morbidade grave
  - Achados neuropsiquiátricos comuns e variados
    - Anomalias cefálicas na RM em 25% do LES recém-diagnosticado (lesões focais ou atrofia cerebral)
  - Achados do lúpus cutâneo
    - Erupção malar, úlceras orais, fotossensibilidade, lesões vasculíticas cutânea
    - Raro no lúpus induzido por fármacos
  - Vascular: comum
    - Hipertensão: indicador de sobrevida ↓ do paciente
    - Doença aterosclerótica cardiovascular

Demografia
- Faixa etária
  - Pico de incidência: 15 a 40 anos de idade
  - Lúpus induzido por fármacos: grupo de pacientes com idade mais avançada
- Gênero
  - F > M (razão de 10:1)
  - Preponderância feminina ↓ no grupo de pacientes com idade mais avançada
- Epidemiologia
  - 25 a 50 em 100.000
  - Pacientes de descendência africana apresentam maior incidência e doença mais grave
    - Entre as mulheres afro-americanas, prevalência de 4 em 1.000
  - ON no LES talvez apresente alguma relação com a idade em que teve início o esteroide
    - Um estudo mostra, em 1 ano de acompanhamento da ON por RM, que apenas 6% dos pacientes pediátricos desenvolveram ON, enquanto 49% dos adolescentes e 41% dos adultos também

Histórico Natural e Prognóstico
- Frequência de comprometimento de órgãos-alvo varia muito, como também o prognóstico associado
- O padrão em chama é o mais comum: recorrente-remissivo
  - Outros apresentam sintomas contínuos
  - A minoria apresenta longos períodos dormentes
- 50% apresentam danos permanentes em pelo menos um sistema de órgão
- 80% de sobrevida de 10 anos após o diagnóstico
  - Causa principal de morte é a aterosclerose acelerada
- Infecções oportunistas relativamente comuns
- Risco elevado de malignidade sugerida por estudos de coorte

Tratamento
- Guiado pelo comprometimento de órgãos-alvos específicos
  - Nefrite por lúpus: agentes citotóxicos e esteroides
  - Artralgias: hidroxicloroquina e AINEs
    - Se for grave, pode ser tratado como AR
  - Os corticosteroides são muito usados para múltiplas manifestações de LES
- Lúpus induzido por fármacos: resolve-se com a retirada do fármaco

REFERÊNCIAS

1. Chiara T, et al: MRI pattern of arthritis in systemic lupus erythematosus: a comparative study with rheumatoid arthritis and healthy subjects, Skeletal Radiol. 44(2):261-266, 2015.
2. Nakamura J, et al: Age at time of corticosteroid administration is a risk factor for osteonecrosis in pediatric patients with systemic lupus erythematosus: A prospective magnetic resonance imaging study, Arthritis Rheum. 62(2):609-615, 2010.

Lúpus Eritematoso Sistêmico

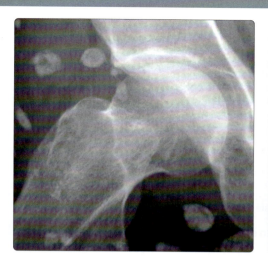
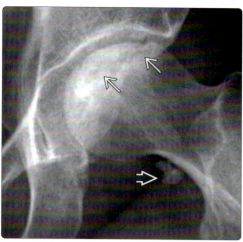

(À esquerda) *Radiografia em perna de rã lateral mostra múltiplos locais com calcificação globular densa de partes moles. Ocasionalmente pacientes com LES, como neste caso, desenvolvem calcificação de partes moles; as extremidades inferiores são mais comprometidas que as superiores.* (À direita) *Radiografia em perna de rã lateral do quadril contralateral no mesmo paciente mostra osteonecrose (ON) na cabeça femoral, observada como fratura subcondral ➡. Um foco de calcificação de partes moles também pode ser observado ➡. A ON não é um achado inesperado em pacientes com LES.*

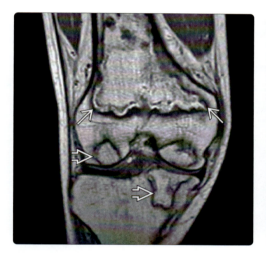
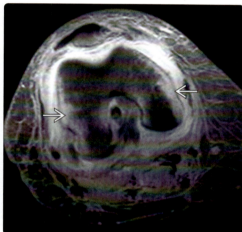

(À esquerda) *RM T1WI coronal mostra anomalias serpiginosas geográficas de baixo sinal na metáfise femoral ➡ e no osso subcondral do fêmur e da tíbia ➡. O infarto ósseo é uma complicação comum do LES.* (À direita) *RM T1WI C+ FS em paciente diagnosticado com LES mostra realce ósseo ➡, acima do esperado para edema de medula óssea reativo de uma sinovite não infecciosa. Aspiração articular comprovou tratar-se de infecção. Os pacientes com LES têm risco de articulação séptica mais elevado que o normal.*

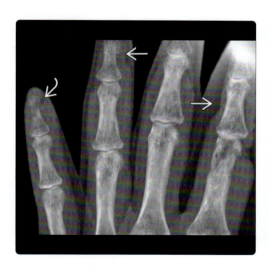
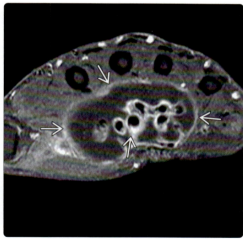

(À esquerda) *Radiografia PA mostra ulceração e afilamento de partes moles ao longo das porções terminais dos dedos ➡. Há osteólise prévia dos tufos, mais bem observada no 5° dedo ➡. Os achados são típicos de vasculite, mas não são específicos. Este paciente apresentou vasculite por lúpus e gangrena seca.* (À direita) *RM T1 FS axial pós-contraste mostra líquido hipointenso dentro das bainhas dos tendões revestido por uma borda hiperintensa ➡. Isso é típico de tenossinovite e geralmente é o primeiro achado de LES em imagem.*

Esclerose Sistêmica Progressiva

DADOS PRINCIPAIS

TERMINOLOGIA
- Esclerose sistêmica progressiva (ESP): distúrbio multissistêmico caracterizado por espessamento cutâneo e fibrose

IMAGENS
- Alterações cutâneas
  - No início: inchaço
  - No decorrer da doença: afilamento da pele nas pontas dos dedos
  - Depois: contraturas
- Calcinose
  - Pode ser pontilhada, globular, inclusive em forma de folha
  - De 73% a 86% dos pacientes apresentam calcinose na mão
- Acro-osteólise (40%-80%)
  - Reabsorção dos tufos, como "lápis", reabsorção eventual de toda a falange distal
- Artrite (raramente no início da doença)
  - Depois na doença, pode desenvolver erosões e estreitamento da cartilagem
  - Subluxação e erosão na 1ª articulação carpometacarpal são consideradas características principais da ESP
- TC de alta resolução usada para avaliar fibrose pulmonar
  - Esôfago dilatado com níveis de ar-líquido
- RM das anomalias musculoesqueléticas
  - Geralmente a tenossinovite é o primeiro achado (nódulos fibróticos no tendão podem ser observados, delineados pelo líquido sinovial)
  - Músculo: atrofia e fibrose surgem posteriormente
  - Miopatia inicial, não distinguível de outras etiologias

QUESTÕES CLÍNICAS
- 50% surgem antes de 40 anos de idade
- ESP: 80% são do gênero feminino
  - Síndrome de CREST: gênero masculino < feminino (M:F = 1:3)
- Rara: prevalência de 250 pacientes por 1 milhão nos Estados Unidos
- Prognóstico estreitamente relacionado com comprometimento dos órgãos internos
  - Taxa de sobrevida de 5 anos em 50% com comprometimento renal
  - Sobrevida de 5 anos em 70% com comprometimento pulmonar

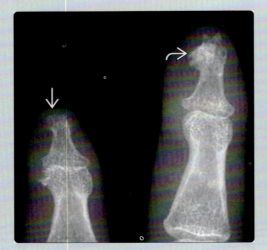
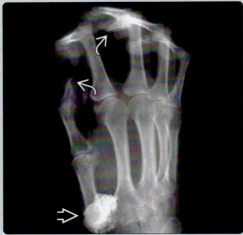

(À esquerda) *Radiografia PA dos dedos mostra acro-osteólise inicial com afilamento de partes moles ➡, junto com calcificação globular de partes moles ➡. Embora ambos os achados possam ser observados no HPT, não há evidência de reabsorção subperiosteal, fazendo com que a ESP seja o diagnóstico mais provável.* (À direita) *Radiografia oblíqua de ESP posterior mostra acro-osteólise ➡ e calcificação globular dentro das partes moles ➡. Presença de contraturas nos dedos 2-4. Essa gama de achados pode ser observada em caso de lesão por queimadura, mas o diagnóstico comprovado é de ESP.*

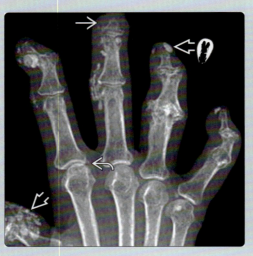
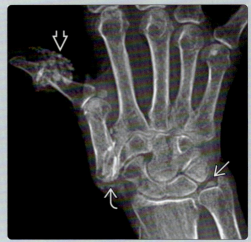

(À esquerda) *Radiografia PA mostra ESP clássica () em estágio avançado, ou esclerodermia. Presença de calcinose proeminente de partes moles, tanto nos tecidos subcutâneos ➡ como nas regiões periarticulares ➡. Note a acro-osteólise, vista de modo mais proeminente no 3° dedo ➡. Presença de erosões interfalangianas distais, geralmente uma característica que surge posteriormente na ESP.* (À direita) *Exame de raios X PA do punho mostra calcificação subcutânea ➡ e no complexo de fibrocartilagem triangular ➡. A 1ª articulação carpometacarpal ➡ mostra reabsorção na articulação e subluxação significativa. É considerada uma característica marcante da ESP.*

Esclerose Sistêmica Progressiva

TERMINOLOGIA

Sinônimos
- Esclerodermia, esclerodermia difusa
  - Síndrome de CREST (calcificações, fenômeno de Raynaud, hipomotilidade esofágica, esclerodactilia, telangiectasia) = esclerodermia limitada

Definições
- Esclerose sistêmica progressiva (ESP): distúrbio multissistêmico caracterizado por espessamento cutâneo e vasculite
  - Tríade generalizada de microangiopatia, fibrose e autoimunidade

IMAGENS

Características Gerais
- Melhor dica para diagnóstico
  - Acro-osteólise com calcificação de partes moles

Recomendações para Aquisição de Imagens
- Melhor ferramenta para aquisição de imagens
  - Para anomalias musculoesqueléticas, a radiografia geralmente fornece o diagnóstico
  - RM para anomalias musculoesqueléticas sutis: erosões, tenossinovite, miosite e resolução de problemas
  - RM, TC para avaliar comprometimento dos órgãos internos (pulmonar, cardíaco, GI)

Achados na Radiografia
- Alterações cutâneas
  - No início: inchaço
  - No decorrer da doença: afilamento cutâneo nas pontas dos dedos
  - Depois: contraturas
  - É possível desenvolver ulcerações
- Calcinose
  - Pode ser observada em qualquer estágio
  - Pode ser pontilhada, globular, inclusive em forma de folha
  - De 73% a 86% dos pacientes apresentam calcinose na mão
    - Em contrapartida, frequência de calcificação digital em pacientes com ESP de 10% a 30%
- Acro-osteólise (40%-80%)
  - Reabsorção dos tufos, como "lápis", reabsorção eventual de toda a falange distal
- Artrite
  - Rara no início da doença
  - Depois na doença: erosões e estreitamento da cartilagem
    - Pode se tornar grave, → anquilose, especialmente das interfalangianas distais
  - Subluxação na 1ª articulação carpometacarpal considerada uma característica marcante da doença
    - Reabsorção do trapézio e base do 1° metacarpo, subluxação radial e proximal do polegar

Achados na Ultrassonografia
- Avaliação da vascularização distal, sinovite, tenossinovite, calcinose

Achados na TC
- TC de alta resolução usada para avaliar fibrose pulmonar
  - Fibrose de padrão alveolar (basilar)
  - Padrão de vidro fosco com alveolite
- Esôfago dilatado com níveis de ar-líquido
- Abdome
  - Divertículos colônicos de boca larga
  - Pseudossaculação antimesentérica do intestino delgado
  - Pneumatose rara

Achados na RM
- Calcinose
  - Sinal baixo em todas as sequências
- Alterações cutâneas
  - No início: edema, com IS alta nas sequências sensíveis a fluido
  - Espessamento subcutâneo séptico (65%)
  - Depois: fibrose, com IS baixa e distúrbio na arquitetura subcutânea normal
- Tenossinovite
  - Geralmente achado inicial (21%)
  - Bainhas sinoviais cheias de líquido
    - Líquido: IS baixa em T1WI
    - Líquido: IS alta nas sequências sensíveis a fluido
      - Pode conter espessamento sinovial com sinal baixo ou nódulos fibrinosos nos tendões
    - Com contraste, sinóvia reforça em torno do líquido com IS ↓
  - Os próprios tendões geralmente normais
- Artrite
  - Edema na medula
  - Sinovite (43%)
  - Pequenas erosões, afilamento da cartilagem
- Alterações fasciais
  - Espessamento (60%) e realce (53%)
  - Realce perifascial (16%)
- Miopatia (14%)
  - Miopatia inicialmente branda decorrente de fibrose muscular
    - Geralmente não é o caso para miopatia inflamatória
    - Sinal alto na STIR, com realce
  - Atrofia: massa muscular reduzida, sinal de gordura ↑
- Fibrose miocárdica comprovada pela RM com realce de contraste

DIAGNÓSTICO DIFERENCIAL

Hiperparatireoidismo
- Similar à acro-osteólise e à calcificação de partes moles
- O hiperparatireoidismo (HPT) deve mostrar outros achados de reabsorção óssea
  - Subperiosteal, subcondral, subligamentoso

Lesão Térmica, Queimaduras
- Similar à acro-osteólise e à calcificação de partes moles
- Geralmente apresentam contraturas (podem ser observadas posteriormente na ESP)

Artrite Psoriática
- Pode apresentar acro-osteólise
- Densidade aumentada no tufo (tufo em marfim) pode simular calcinose
- As erosões interfalangianas distais são similares, embora ocorram mais cedo no processo da doença psoriática que na ESP

PATOLOGIA

Características Gerais
- Etiologia
  - Desconhecida; anomalia imunológica sugerida pelos anticorpos característicos
    - ANA, anticentrômero, anti-Scl-70
  - Possível desencadeamento ambiental em indivíduos suscetíveis

885

Esclerose Sistêmica Progressiva

- Síndromes do tipo esclerodermia com exposição epidêmica a toxinas
  ○ Danos vasculares podem ser os eventos primários
    - Ativação/danos nas células endoteliais e apoptose, espessamento intimal, delaminação, estreitamento dos vasos e obliteração
    - Resposta angiogênica prejudicada
- Genética
  ○ Múltiplos genes envolvidos na regulação imune são genes de suscetibilidade para ESP

Características Microscópicas
- Alterações cutâneas iniciais: infiltrações linfocíticas consistindo primariamente de células T
- Anomalia principal: fibrose/acúmulo de colágeno
  ○ Aumento do tecido fibrótico cutâneo acompanhado por perda de apêndices cutâneos, tais como folículos pilosos
  ○ O músculo esquelético e o miocárdio mostram atrofia das fibras musculares e substituição pelo tecido fibrótico

QUESTÕES CLÍNICAS

Apresentação
- Sinais/sintomas mais comuns
  ○ Alterações cutâneas são características marcantes da doença (63%)
    - Estágios iniciais: espessamento, inchaço; dobras cutâneas normais sobre as articulações podem estar danificadas
    - Sem pelo nas áreas afetadas
    - Na ESP, compromete as regiões acrais, incluindo extremidade proximal e pele truncal e facial
    - Fenômeno de Raynaud, perda da polpa digital; hiperqueratose sob as unhas; ulcerações abertas
    - Calcinose subcutânea
    - Depois na doença: contraturas
  ○ Sintomas musculoesqueléticos
    - Artralgias e rigidez na articulação são comuns
    - Ocasionalmente, no início com aparência de reumatoide, com sinovite
    - Fricção palpável do tendão
    - Fraqueza muscular da atrofia, fibrose
  ○ Sintomas gastrintestinais
    - Dismotilidade esofágica; disfagia subesternal
    - Refluxo sintomático
    - Comprometimento do intestino delgado (atrofia do músculo liso) menos comum
    - Episódios recorrentes de diarreia alternante e prisão de ventre; pseudo-obstrução incomum
  ○ Sintomas cardiopulmonares
    - Doença pulmonar intersticial → anomalia restritiva nos testes da função pulmonar
    - Pressões pulmonares altas podem contribuir para insuficiência cardíaca no lado direito
    - 80% apresentam doença pulmonar intersticial (DPI); 10% a 20% desenvolvem DPI progressiva
    - É possível desenvolver fibrose miocárdica
  ○ Sintomas nos rins
    - Crise hipertensa renal pode resultar em insuficiência renal rapidamente progressiva
  ○ Hipotireoidismo (fibrose da glândula tireoide) em 25%
  ○ Síndrome de CREST (esclerodermia limitada)
    - Calcinose é um dos achados menos comum
    - Quase todos desenvolvem esclerodactilia e fenômeno de Raynaud
      □ Deve incitar busca por dismotilidade esofágica ou telangiectasia cutânea
      □ Esclerodactilia: espessamento cutâneo distal a cotovelos/joelhos
      □ Raramente afeta face ou pescoço
    - Artralgia/artrite rara
    - Fibrose pulmonar em 1/3
- Outros sinais/sintomas
  ○ Maioria é ANA(+)
  ○ Anticorpos anticentrômeros: positivos em > 50% dos pacientes com CREST, poucos com ESP

Demografia
- Faixa etária
  ○ 50% apresentam antes dos 40 anos de idade
- Gênero
  ○ ESP: 80% são do gênero feminino
  ○ Síndrome de CREST: gênero masculino < feminino (M:F = 1:3)
- Etnia
  ○ Incidência possivelmente mais alta e grave em mulheres afro-americanas que em caucasianas
  ○ Prevalência 100× ↑ nativos-americanos Choctaw
- Epidemiologia
  ○ Raro: prevalência de 250 pacientes por 1 milhão nos Estados Unidos
  ○ Prevalência possivelmente mais alta nos Estados Unidos que no norte da Europa ou Ásia
  ○ CREST (esclerodermia limitada) mais comum que esclerodermia difusa (ESP)

Histórico Natural e Prognóstico
- Prognóstico estreitamente relacionado com comprometimento de órgãos internos
  ○ Sobrevida de 5 anos sem comprometimento de órgãos >90%
  ○ Sobrevida de 5 anos em 70% com comprometimento pulmonar
    - Inclusive a hipertensão arterial pulmonar leve pode resultar em morbidade grave
  ○ Taxa de sobrevida de 5 anos em 50% com comprometimento renal
    - 20% de mortalidade, caso ocorra crise renal hipertensiva

Tratamento
- Não existe medicação modificadora de doença comprovada
- Agentes vasodilatadores podem ser usados para o fenômeno de Raynaud
- Prednisona pode ser útil nos estágios iniciais da doença
- Penicilamina: possível redução do espessamento da pele e pulmonar, anomalias gastrintestinais
- Tratamento para CREST voltado para o alívio sintomático
  ○ Aquecedores para as mãos
  ○ Suspensão de tabagismo
  ○ Cuidado da pele de mãos/pés
- Exame anual para detectar comprometimento de órgãos internos

REFERÊNCIAS

1. Freire V, et al: Hand and wrist involvement in systemic sclerosis: US features, Radiology. 269(3):824-830, 2013.
2. Hachulla E, et al: Diagnosis and classification of systemic sclerosis, Clin Rev Allergy Immunol. 40(2):78-83, 2011.
3. Schanz S, et al: Localized scleroderma: MR findings and clinical features, Radiology. 260(3):817-824, 2011.
4. Agarwal SK, et al: The genetics of scleroderma (systemic sclerosis), Curr Opin Rheumatol. 22(2):133-138, 2010.

Esclerose Sistêmica Progressiva

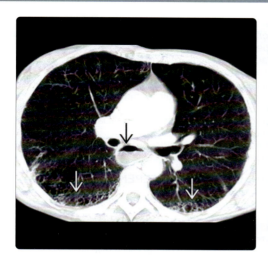
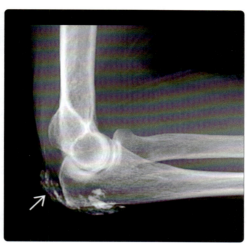

(À esquerda) *TC de alta resolução axial mostra esôfago dilatado com nível de ar-líquido ⇒ indicando dismotilidade, e também doença intersticial comprometendo as bases pulmonares ⇒. O comprometimento pulmonar pode resultar em morbidade grave na ESP, e os pacientes devem ser examinados rotineiramente para rastrear isso.* (À direita) *Radiografia lateral no mesmo paciente mostra calcificação densa em forma de folha nos tecidos subcutâneos ⇒. Embora esse padrão possa ser observado em miosite inflamatória, é também visto na ESP, que é o que este paciente tem.*

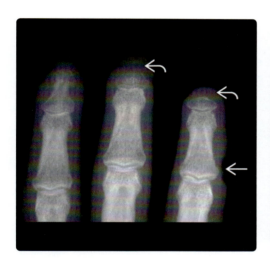
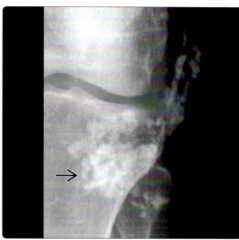

(À esquerda) *Radiografia PA mostra ulceração de partes moles ⇒, mas também mostra afilamento de partes moles dos dedos junto com acro-osteólise ⇒. Partes moles estão também afiladas. Esse nível grave de acro-osteólise pode se desenvolver no decorrer ou no estágio final da doença com ESP.* (À direita) *Radiografia AP mostra calcinose de partes moles ⇒ em paciente com ESP, com aparência quase parecida a uma folha, como seria de se esperar no caso de dermatomiosite. Essa aparência não é específica.*

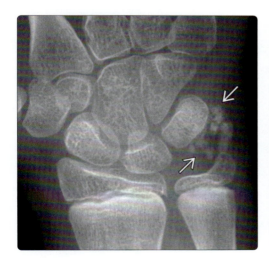
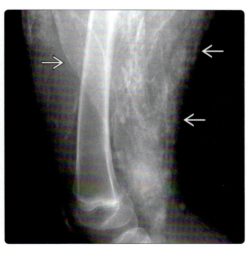

(À esquerda) *Radiografia AP mostra calcificações globulares ⇒ nas partes moles do punho. Havia também calcificação globular ao longo do aspecto volar do dedo 1 (não mostrado); ambas as calcificações sugerem o diagnóstico de ESP.* (À direita) *Radiografia lateral no mesmo caso mostra calcificações em forma de folha ⇒ que são mais indicativas de dermatomiosite. Embora ambos os padrões possam ser observados tanto na ESP como na dermatomiosite, essa combinação faz com que se considere doença mista do tecido conjuntivo (síndrome de sobreposição).*

887

Miopatia Inflamatória

DADOS PRINCIPAIS

TERMINOLOGIA
- Inflamação e danos no músculo esquelético, com ↑ de proteínas derivadas do músculo (creatina quinase)
  - Incluindo polimiosite (PM), dermatomiosite (DM), miosite focal, miosite por corpos de inclusão

IMAGENS
- DM, PM bilateralmente simétricos
  - Localização inicial: extremidades inferiores proximais; geralmente nos vastos
  - Avança para extremidade superior, pescoço e músculos faríngeos
- Diagnósticos e complicações apontadas pela radiografia
  - Calcificação de partes moles (20%-50%)
    - Descrição clássica é em forma de folha
    - Muitos casos são globulares ou amorfos
  - Osteopenia, relacionada com terapia com esteroides
  - Osteonecrose, relacionada com terapia com esteroides
- A RM é a opção preferida para aquisição de imagens (diagnóstico precoce, escolha do local da biopsia, acompanhamento rentável)
  - RM do corpo todo pode mostrar as áreas comprometidas sem suspeita clínica
  - A inflamação do músculo mostra IS ↑ nas sequências sensíveis a fluido; STIR extremamente sensível
  - As anomalias podem ser observadas no corpo muscular; pode haver também distribuição miofascial
- Edema subcutâneo
  - Consegue detectar DM antes da evidência clínica de erupção cutânea
- TC: mostra distribuição da calcificação de partes moles
  - Mostra níveis raros de líquido-cálcio

PRINCIPAIS DIAGNÓSTICOS DIFERENCIAIS
- Piomiosite e miosite infecciosa
- Mionecrose diabética espontânea

PATOLOGIA
- Doença do tecido conjuntivo subjacente em 33%
- Malignidade subjacente em 10% de DM e PM

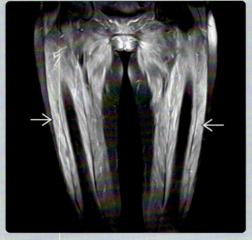
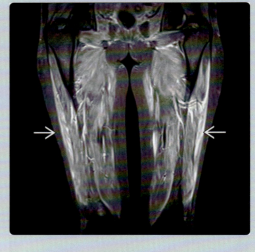

(À esquerda) RM STIR coronal mostra anomalia bilateral, simétrica e com intensidade de sinal alta comprometendo todos os músculos ➡ dos compartimentos do adutor e anterior das coxas. Neste caso, os músculos estão difusamente comprometidos. (À direita) MR T1WI C+ FS coronal no mesmo paciente mostra realce difuso e aparentemente simétrico ➡ em um caso típico de polimiosite. Embora pareça se tratar de um comprometimento difuso, sinais clínicos podem ser menos significativos. A RM geralmente mostra comprometimento inicial e mais generalizado que o esperado clinicamente.

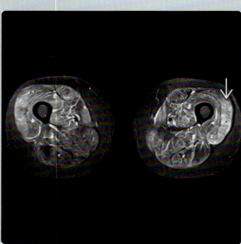
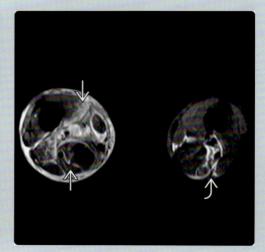

(À esquerda) RM T1WI C+ FS axial mostra realce predominantemente simétrico. Entretanto, o vasto lateral mostra realce diferencial ➡; esse foi escolhido para biopsia, confirmando polimiosite. Não é comum o vasto apresentar a doença mais proeminente e em fase inicial. (Cortesia de J. Linklater, MD.) (À direita) RM T2WI FS revela doença assimétrica. Observe o edema irregular em vários músculos ➡ e nos planos subcutâneo e fascial ➡. Os achados sugerem miosite em fase inicial e requerem biopsia para se chegar ao diagnóstico definitivo.

Miopatia Inflamatória

TERMINOLOGIA

Sinônimo
- Miopatia inflamatória idiopática

Definições
- Inflamação e danos ao músculo esquelético com aumento de proteínas derivadas do músculo (creatina quinase)
  - Difusa: Polimiosite (PM), dermatomiosite (DM)
  - Padrões focais: Miosite por corpos de inclusão (MCI) miosite (FM; pode progredir para PM)]

IMAGENS

Características Gerais
- Localização
  - DM, PM bilateralmente simétricas
    - Fase inicial: extremidades inferiores proximais; geralmente nos vastos
      - Avança até extremidade superior, pescoço e músculos faríngeos
  - Miosite por corpos de inclusão, fibromialgia: comprometimento focal

Recomendações para Aquisição de Imagens
- Melhor ferramenta para aquisição de imagens
  - Diagnóstico e complicações apontados pela radiografia
  - A RM é a modalidade preferida para aquisição de imagens: diagnóstico inicial, escolha do local da biopsia, acompanhamento com custo-benefício
    - RM do corpo inteiro pode mostrar áreas de comprometimento sem suspeita clínica

Achados na Radiografia
- Calcificação de partes moles (20%-50%)
  - Descrição clássica é em forma de folha
  - Muitos casos são globulares ou amorfos
- Osteopenia, relacionada com terapia com esteroides
  - Associada à fratura por insuficiência, especialmente na coluna
- Osteonecrose, relacionada com terapia com esteroides
  - Infarto intramedular: irregular ou serpiginoso
  - Infarto subcondral: esclerose relativa, osteopenia no entorno, seguida por linha da fratura subcondral

Achados na TC
- Mostra distribuição da calcificação de partes moles
- Mostra níveis raros de líquido-cálcio

Achados na RM
- Edema subcutâneo
  - Proeminente nas sequências sensíveis a fluido
  - Consegue detectar DM antes da evidência clínica de erupção cutânea
- Fasciíte
  - Achado comum; fáscia hiperintensa em torno do músculo na imagem sensível a fluido ou pós-contraste
  - Geralmente precede os achados de miosite, tanto na RM como na histologia
    - A fasciíte apontada contribui para os sintomas musculares nos pacientes que ainda não avançaram para miosite verdadeira
      - É possível explicar por que a biopsia "cega" do músculo sintomático não consegue mostrar inflamação do tecido muscular
- Miosite inflamatória
  - Calcificação com sinal baixo em todas as sequências
  - Anomalias observadas no corpo muscular; pode ter também distribuição miofascial
  - Sequências sensíveis a fluido com IS ↑; STIR extremamente sensível
    - O edema muscular individual varia de irregular a difuso
    - É possível apresentar hiperintensidade em forma de anel na periferia do músculo
  - Sem massa ou distorção arquiteturais
  - A RM é a modalidade preferida para identificar músculos para biopsia dirigida
  - Sequelas: massa muscular ↓ (atrofia) e sinal ↑ em T1W (infiltração de gordura)
- Miosite focal
  - IS ↓ em T1, IS ↑ em T2, realce não homogêneo
  - Geralmente não mostra encapsulamento
- Osteonecrose
  - Sinal típico de linha dupla em T2WI

DIAGNÓSTICO DIFERENCIAL

Piomiosite e Miosite Infecciosa
- Abscesso focal dentro do sinal anormal do músculo; borda com realce espesso
- Contagem elevada de leucócitos

Mionecrose Diabética Espontânea
- Histórico de diabetes mal controlado; desenvolve infarto muscular
- Pode mostrar doença vascular incompatível com a idade do paciente

Granuloma por Doença de Crohn
- Raramente pode desenvolver granulomas focais dentro do músculo
- Responde à terapia dirigida a doença subjacente

Sarcoidose do Músculo
- Nodular (hipointensidade na região central) ou miopática (anomalia difusa com sinal não específico)

Síndrome de Behçet
- Doença vasculite rara (venosa)
- Raramente desenvolve miosite necrosante focal

Febre Mediterrânea Familiar
- Febre com serosite, sinovite ou erupção cutânea
- Pode desenvolver mialgia de curta duração com miosite não específica na RM

Rabdomialgia Induzida por Fármacos
- Geralmente decorrente de agentes redutores de colesterol ou glicocorticoides
- Tratamento de HIV (zidovudina)
- D-penicilamina
- Drogas ilícitas

Doença Crônica Enxerto contra Hospedeiro
- Após transplante alogênico de células-tronco
- Necrose muscular focal com infiltração linfocítica massiva

Miosite Pós-radiação
- Reação incomum em que a administração de agentes quimioterápicos induz a reação inflamatória nos tecidos previamente irradiados
- Em geral, de semanas a anos após tratamento por radiação

Miopatia Inflamatória

PATOLOGIA

Características Gerais
- Etiologia
  - Pacientes com a doença de Crohn raramente podem desenvolver granulomas focais dentro do músculo
  - Possível etiologia viral em pacientes geneticamente suscetíveis
- Genética
  - Alguma DM associada ao complexo principal de histocompatibilidade alelos HLA-DR3 e DRw52
- Anomalias associadas
  - Doença do tecido conjuntivo subjacente em 33%
    - Lúpus eritematoso sistêmico (LES), síndrome de Sjögren, esclerose sistêmica, síndromes de sobreposição, doença mista do tecido conjuntivo podem estar acompanhados por miosite inflamatória
    - LES pode ser associado a miosite verdadeira
      - Geralmente diagnosticado em idade precoce e com pior prognóstico
    - Pacientes com LES podem desenvolver miopatia induzida por fármacos
    - Pacientes com a síndrome de Sjögren raramente podem apresentar lesões similares a miosite por corpos de inclusão
    - Pacientes com esclerose progressiva podem apresentar mialgias e miopatia branda decorrentes de fibrose muscular (geralmente não é uma inflamação verdadeira)
    - Síndromes de sobreposição: 83% apresentam miosite associada
  - Malignidade subjacente em 10% de DM e PM; o risco é maior em pacientes mais velhos

Características Microscópicas
- Infiltrado de células mononucleares, predominantemente linfócitos, em torno ou invadindo as fibras musculares
  - PM: as células predominantes são células CD8 T citotóxicas, endomísio na localização
  - DM: as células predominantes são células CD4 T e células B, perimisial na localização
- Vasculatura intramuscular pode ser o principal alvo
  - Depósito microvascular de imunoglobulina, complemento e complexo de ataque a membrana são os prognósticos
    - Os depósitos induzem o edema de células endoteliais, vacuolização, necrose capilar e inflamação perivascular
  - Infiltrado inflamatório predominantemente perivascular ou agrupado em septos interfasciculares no entorno em vez de dentro dos fascículos musculares
- Necrose de fibras musculares, degeneração, fagocitose, regeneração
- Fasciíte: infiltrado inflamatório em torno dos pequenos vasos sanguíneos fasciais
- Achados posteriores: atrofia, fibrose, substituição de gordura
- Se houver biopsia <2 meses após o surgimento dos sintomas musculares, inflamação vascular da fáscia >> aquela do músculo
  - Biopsia ≥de 2 meses após o surgimento dos sintomas musculares não mostra diferença na inflamação vascular da fáscia e do músculo
  - Indicativo de processo de progressão da inflamação, comprometendo a fáscia e o músculo

QUESTÕES CLÍNICAS

Apresentação
- Sinais/sintomas mais comuns
  - Simétrica, fraqueza muscular proximal na DM/PM
  - Dificuldade para subir escadas, erguer-se da banheira ou se levantar do vaso sanitário, sair do carro, levantar os braços acima da cabeça
- Achados cutâneos na DM
  - Lesões escamosas sem sensibilidade nas articulações metacarpofalangianas, nas articulações interfalangianas proximais, nos joelhos
    - Calcinose, mais comum em crianças
  - Erupção heliotrópica nas pálpebras
  - Padrão em forma de "xale violáceo" nas áreas expostas ao sol (região superior do tórax, costas, pescoço)
- Outros sinais/sintomas
  - Comprometimento do músculo faríngeo raro → disfagia, risco de aspiração
  - Comprometimento do músculo respiratório raro → dispneia, insuficiência respiratória
  - Comprometimento cardíaco em 50%, raramente sintomático
  - Comprometimento pulmonar (doença pulmonar intersticial, bronquiolite obliterante, insuficiência respiratória

Demografia
- Faixa etária
  - PM: pico de incidência: 40 a 60 anos de idade
  - DM: surgimento no início da fase adulta
    - DM juvenil: 5 a 15 anos de idade
- Gênero
  - Feminino > masculino (2:1 para PM, DM)
  - Masculino > feminino para miosite por corpos de inclusão
- Epidemiologia
  - De 5 a 10 casos por milhão
  - PM mais comum que DM em adultos (1,5:1); oposto em crianças [DM > PM (20:1)]

Histórico Natural e Prognóstico
- Miosite focal
  - Confundido com tumores de partes moles; geralmente biopsiados
  - Pode regredir espontaneamente; 1/3 progride para PM
- Fasciíte pode preceder a miosite, mesmo assim pacientes apresentam sintomas musculares
  - Pode explicar resultados negativos na biopsia cega do músculo
  - Nesses casos, a RM ajuda na escolha do local para a biopsia
- Com a detecção precoce e o tratamento adequado, é possível retomar a função total
  - Resposta completa de 25%, resposta parcial de 60%, 15% sem resposta com a terapia inicial por esteroides
- Sem o tratamento precoce, danos musculares irreversíveis
- Osteonecrose/osteoporose: complicações com esteroide
- Malignidades associadas
  - 9% PM; > 15% DM
  - Os mesmos cânceres da população geral
  - Não há evidência que sugira que o exame seja eficaz (além dos exames físicos e de rastreamento normais)

Tratamento
- Glicocorticoides durante período de vários meses
  - Se não houver resposta, agentes secundários a metotrexato/azatioprina
- Fisioterapia para melhorar a função

REFERÊNCIAS

1. Delavan JA, et al: Gemcitabine-induced radiation recall myositis, Skeletal Radiol. 44(3):451-455, 2015.
2. Yoshida K, et al: Fasciitis as a common lesion of dermatomyositis, demonstrated early after disease onset by en bloc biopsy combined with magnetic resonance imaging, Arthritis Rheum. 62(12):3751-3759, 2010.

Miopatia Inflamatória

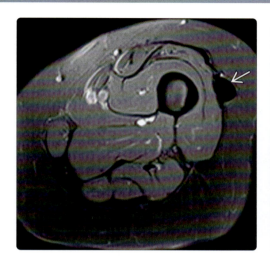
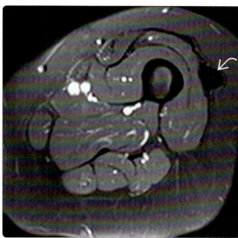

(**À esquerda**) *RM T2 FS axial obtida de mulher de meia-idade que se queixou de um nódulo na coxa. O exame indicou lesão nodular hipointensa ➡ na fáscia do vasto lateral. Esse sinal sugere vários diagnósticos possíveis, incluindo amiloide, melanoma metastático e fibromatose (desmoide).* (**À direita**) *RM T1 FS axial pós-contraste na mesma paciente mostra lesão sem realce ➡. Isso faz com que os diagnósticos sugeridos se tornem improváveis. Deve-se obter uma radiografia para avaliar presença de calcificação.*

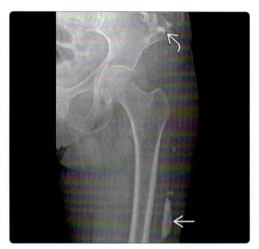
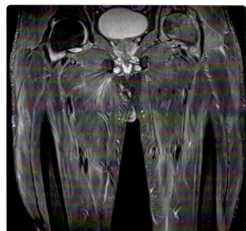

(**À esquerda**) *Radiografia AP na mesma paciente mostra um pouco de calcificação globular correspondendo à lesão ➡. Há também outros locais com calcificação de partes moles ➡. Provou-se que a paciente tinha dermatomiosite no momento da aquisição da imagem.* (**À direita**) *Esta paciente de 57 anos de idade tinha fraqueza e dor no músculo da coxa, com ESR e creatina quinase (CQ). RM T2FS coronal da região anterior da coxa mostra hiperintensidade difusa dos músculos.*

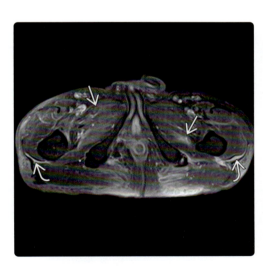
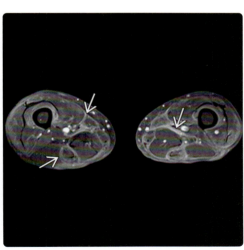

(**À esquerda**) *RM T2 FS axial na mesma paciente mostra hiperintensidade muscular difusa, especialmente dentro dos adutores ➡, e também em outros músculos. Há também hiperintensidade fascial proeminente ➡.* (**À direita**) *Mais distalmente na coxa, RM T2 FS axial mostra hiperintensidade fascial espessa ➡ em torno da maior parte dos músculos. Inflamação fascial é uma característica nítida de miosite inflamatória, geralmente precedendo a própria miosite.*

Miopatia Inflamatória

(À esquerda) *Radiografia lateral mostra calcificação extensa em forma de folha dos músculos e nos planos fasciais* ➡. (À direita) *TCSC axial no mesmo paciente confirma calcificação miofascial* ➡. *A calcificação, com aparência de folha na radiografia, de fato é formada em um padrão circunferencial, tanto no entorno como dentro de músculos individuais. A calcificação nesse caso de dermatomiosite é extremamente proeminente.*

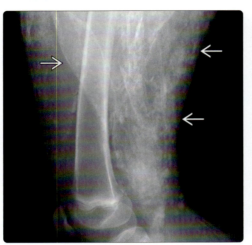
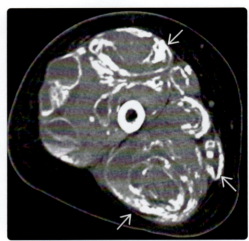

(À esquerda) *TCSC axial no mesmo paciente mostra achado raro de níveis de líquido-cálcio* ➡ *dentro de coleções calcificadas miofasciais.* (À direita) *RM T1WI axial, realizado 1 ano antes da TC, mostra as áreas comprometidas* ➡ *com sinal baixo. O intervalo da progressão é significativo.*

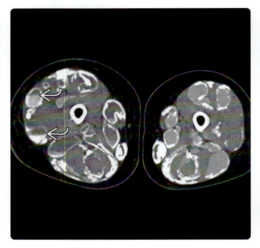
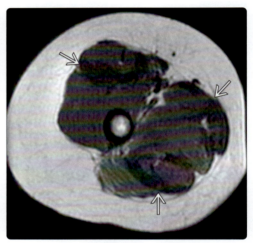

(À esquerda) *RM T1WI C+ FS axial na mesma paciente mostra realce no entorno das áreas de calcificação com sinal baixo* ➡. *Há outros locais de realce fascial, indicando atividade da doença.* (À direita) *Radiografia lateral do cotovelo no mesmo paciente mostra áreas adicionais com calcificação em forma de folha* ➡. *As calcificações globulares (não mostradas) foram observadas ao longo do lado ulnar do punho. É importante se lembrar de que o padrão da calcificação na DM nem sempre se enquadra na descrição clássica.*

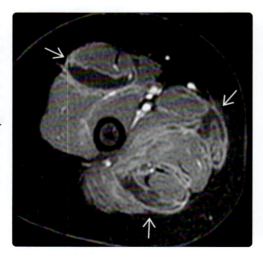
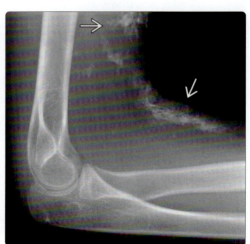

Miopatia Inflamatória

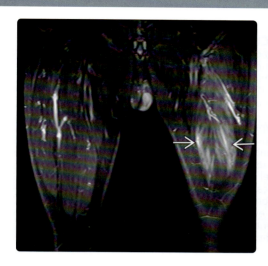
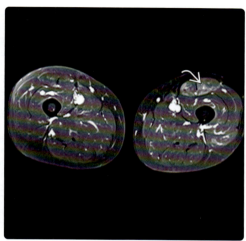

(À esquerda) Este paciente submetido à quimioterapia apresentava dor na coxa direita, presumivelmente relacionada com rabdomiólise. RM STIR coronal não mostrou anomalia na direita, mas hiperintensidade no quadríceps esquerdo ➡. (À direita) RM T1 FS axial pós-contraste na mesma paciente mostra hiperintensidade irregular no reto femoral ➡ da coxa esquerda. Observe que, embora os sintomas fossem no lado direito, não havia anomalia na RM. Nesse caso, a RM foi fundamental para orientar os médicos na realização de uma biopsia do músculo, confirmando o diagnóstico clínico de rabdomiólise.

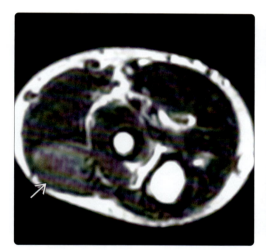
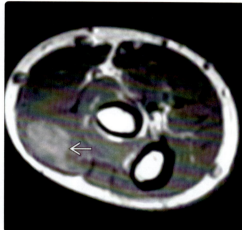

(À esquerda) RM T2WI axial mostra lesão levemente hiperintensa ao músculo ➡. Estava isointensa ao músculo em T1WI (não mostrada). (À direita) RM T1WI C+ axial no mesmo paciente mostra realce não homogêneo leve da massa ➡. Observe que a massa não parece estar encapsulada. Esse é um caso de miosite focal; essas lesões são geralmente confundidas com sarcoma de partes moles pelos critérios de imagem e na cirurgia. Essa lesão pode se resolver espontaneamente; 33% progridem para polimiosite.

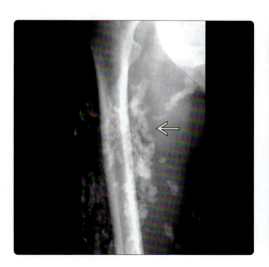
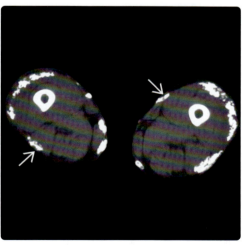

(À esquerda) Radiografia AP mostra calcificação densa em forma de folha na coxa ➡. Esse aspecto da calcificação em forma de folha é típico de dermatomiosite, embora não específico. Pode ser visto também na esclerose sistêmica progressiva e na síndrome da sobreposição. Por outro lado, o padrão da calcificação da dermatomiosite nem sempre é em forma de folha, podendo ser também globular. (À direita) TC axial no mesmo paciente mostra que a calcificação ocupa a periferia de vários músculos da coxa, como também dos planos fasciais adjacentes ➡.

Doença Mista do Tecido Conjuntivo/Síndrome da Sobreposição

DADOS PRINCIPAIS

TERMINOLOGIA
- Combinação ou sobreposição de sintomas clínicos incluindo títulos elevados de anticorpos séricos que reagem com a proteína ribonuclear nuclear (U1-RNP)
  - Síndrome da sobreposição: esclerose sistêmica (ES) miosite inflamatória
  - Doença mista do tecido conjuntivo (DMTC): lúpus eritematoso sistêmico (LES) e ES e polimiosite

IMAGENS
- Calcificação de partes moles
  - Globular ou em forma de folha
- Acro-osteólise: óssea, incluindo afunilamento de partes moles
- Efusões articulares
- Edema de medula óssea não específico: raramente com erosões
- Miosite não específica em 83%: sequência de líquido com IS ↑; realce ao longo da extensão dos músculos comprometidos
- Tórax: doença pulmonar intersticial, níveis ar-líquido no esôfago distendido

QUESTÕES CLÍNICAS
- Sobreposição de sinais e sintomas semelhantes a várias doenças reumáticas
  - Artrite, mialgias
  - Dactilite ("dedo em salsicha")
  - Fenômeno de Raynaud, esclerodactilia
  - Disfagia
  - Pleurite/pericardite
  - Doença pulmonar intersticial
- Originalmente, supunha-se se tratar de um estado patológico único
  - É possível apresentar sintomas similares no estágio inicial da doença
- Quando acompanhados no decorrer do tempo, os pacientes com DMTC evoluem para uma condição única identificável
  - Geralmente considerada uma esclerose sistêmica, mas pode evoluir para LES ou miopatia inflamatória (dermatomiosite/polimiosite)
  - Secundária a essa evolução, sem prognóstico exclusivo; o prognóstico depende de como a doença evoluirá
- O tratamento é de acordo com sintomas ou características presentes

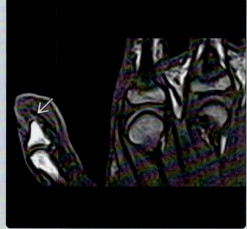
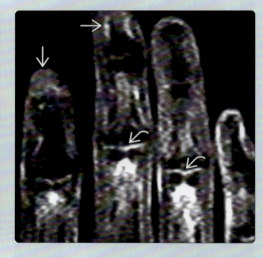

(À esquerda) RM GRE em 3D coronal mostra gordura com sinal alto esperado dentro da falange terminal do polegar, como também a acro-osteólise ➡. (À direita) RM STIR coronal, do mesmo paciente, mostra edema nas partes moles e tufos dos 2 dedos comprometidos ➡ e ausência de edema no tufo do dedo anelar adjacente. Além disso, presença de líquido na articulação, indicando sinovite leve em duas articulações interfalangianas proximais ➡. Este paciente mostra uma combinação ou sobreposição de sintomas de esclerose sistêmica (esclerodermia) e sinovite, ambas clinicamente e por imagem.

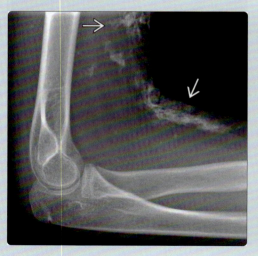
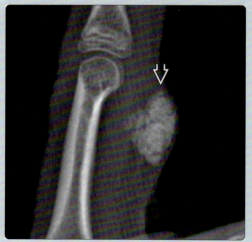

(À esquerda) Radiografia lateral mostra calcificações subcutâneas em forma de folha ➡ típicas de dermatomiosite; tais achados também foram encontrados em outros locais neste paciente. (À direita) Exame de raios X lateral no mesmo paciente mostra calcificação globular ➡ junto do aspecto volar do dedo indicador, que é mais típico de esclerodermia. Os achados de dermatomiosite e esclerodermia (ou esclerose sistêmica progressiva) geralmente coexistem na doença mista do tecido conjuntivo ou síndrome da sobreposição. A maioria também vem acompanhada de miopatia inflamatória.

Homocistinúria

DADOS PRINCIPAIS

TERMINOLOGIA
- Conjunto de distúrbios que apresentam erros congênitos no metabolismo de metionina e homocisteína excessiva nos fluídos corporais

IMAGENS
- Anomalias musculoesqueléticas em 25% a 65% dos pacientes
- Osteoporose generalizada
- Esqueleto apendicular
  - Extremidades desproporcionalmente longas; especialmente aracnodactilia
  - Múltiplas linhas de crescimento de recuperação
  - Achatamento leve das epífises, alargamento das metáfises
  - Laxidão articular, geralmente com múltiplas contraturas
- Coluna
  - Escoliose
  - Extremidades bicôncavas, fraturas por compressão
- *Pectus excavatum*
- Crânio: variedade de achados inconstantes
  - Aumento dos seios paranasais, espaço diploico alargado

PRINCIPAIS DIAGNÓSTICOS DIFERENCIAIS
- Síndrome de Marfan, síndrome de Ehlers-Danlos
  - Todas apresentam aracnodactilia e laxidão articular
  - Nenhuma apresenta o grau de osteopenia observado na homocistinúria
  - Nenhuma apresenta a extensão das contraturas articulares observada na homocistinúria
  - Difere do padrão da anomalia vascular
  - A síndrome de Marfan apresenta lente bilateral deslocada, mas se desenvolve depois e com padrão diferente (para cima)

QUESTÕES CLÍNICAS
- Anomalias associadas
  - Neurológicas: convulsões, retardo mental
  - Oculares: deslocamento bilateral da lente (para baixo)
  - Tromboses vasculares geralmente é a causa de morte prematura
- 23% de mortalidade até 30 anos de idade se não forem tratadas (geralmente evento trombótico)
  - 4% de mortalidade até 30 anos de idade quando respondem ao tratamento

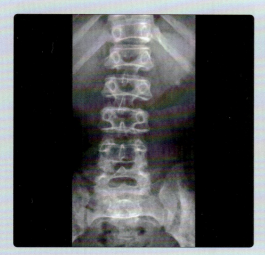
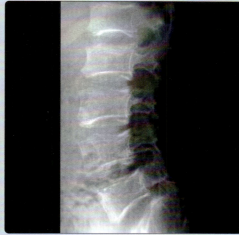

(À esquerda) *Radiografia AP mostra osteopenia difusa e platispondilia leve em paciente de 12 anos de idade. Esses não são achados específicos.* **(À direita)** *Radiografia lateral no mesmo paciente confirma osteopenia grave e múltiplas fraturas por compressão leves, com bioconcavidade observada em alguns platôs vertebrais. Embora o rendilhado posterior tenha sido descrito na homocistinúria, neste caso não é visto.*

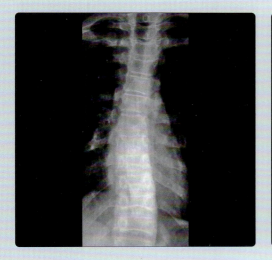
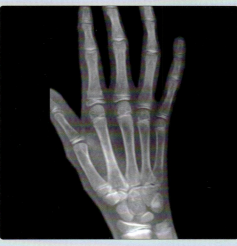

(À esquerda) *Radiografia AP no mesmo paciente mostra escoliose torácica leve, mas com grande evidência de osteopenia. Os achados da coluna não são específicos; o diagnóstico radiográfico depende do comprimento desproporcional das extremidades.* **(À direita)** *Exame de raios X PA da mão acrescenta especificidade mostrando aracnodactilia significativa. A combinação de osteopenia com aracnodactilia é observada com homocistinúria. Esses pacientes podem apresentar laxidão nas articulações, como na síndrome de Marfan, mas desenvolvem contraturas com maior frequência.*

Síndromes de Marfan e de Ehlers-Danlos

DADOS PRINCIPAIS

TERMINOLOGIA
- Síndrome de Marfan (SM): distúrbio hereditário do tecido conjuntivo com manifestações musculoesqueléticas, oculares e vasculares, mas com expressão fenotípica variável
- Síndrome de Ehlers-Danlos (ED): distúrbio hereditário do tecido conjuntivo com vários fenótipos (múltiplas síndromes)

IMAGENS
- Alongamento desproporcional do membro
  - Especialmente das mãos e dos pés (aracnodactilia) em 89% dos casos (SM, ED)
- Laxidão ligamentar (SM, ED)
  - Possível angulação anormal em vários locais
  - Pés planos, hálux valgo, dedos em martelo
- Luxações (patela, quadril, mandíbula, clavícula, dedo) ED > SM
- Densidade óssea normal
- Escoliose (40%-60%)
- *Scalloping* do corpo vertebral posterior com ectasia dural
- Espondilólise com espondilolistese
- Tórax: *pectus excavatum* ou *carinatum*
- Partes moles: manifestação diferente na ED, SM
  - SM: atrofia muscular fina, gordura subcutânea esparsa
  - ED: calcificações subcutâneas (necrose gordurosa)

QUESTÕES CLÍNICAS
- Síndrome de Marfan
  - Comprimento desproporcional dos membros em relação ao tronco
  - Vascular: dissecção aórtica
  - Ocular: deslocamento bilateral das lentes
- Diagnóstico para Ehlers-Danlos depende da tríade clínica
  - Fragilidade vascular e cutânea, hiperelasticidade das articulações
- Faixa etária: os achados geralmente não se manifestam até a infância
- Gênero: masculino = feminino
- Epidemiologia: síndrome de Marfan: 4 a 6 em 100.000 nascidos vivos

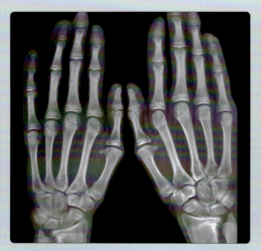 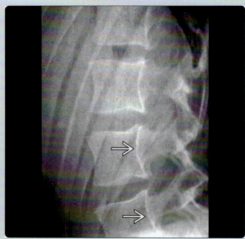

(À esquerda) *Radiografia PA das mãos mostra aracnodactilia, mas sem outra anomalia. O índice metacarpiano está anormal.* (À direita) *Radiografia lateral no mesmo paciente mostra scalloping do corpo vertebral posterior ➡. A densidade óssea está normal. No nível da L5-S1, havia espondilólise bilateral de nível IV (não mostrada). As anomalias da coluna combinadas com a aracnodactilia podem ser observadas tanto na síndrome de Marfan como de Ehlers-Danlos; o diagnóstico neste caso foi síndrome de Marfan.*

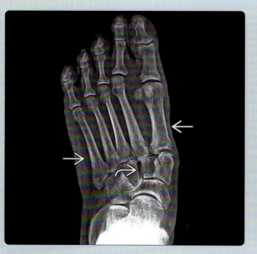 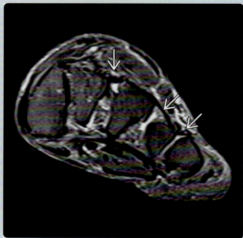

(À esquerda) *Radiografia AP mostra pé plano decorrente da síndrome de Marfan. Há pronação do antepé, indicada pela divergência das bases dos metatarsos ➡. Há também uma lacuna entre os cuneiformes ➡ sugerindo laxidão ligamentar.* (À direita) *RM T2FS coronal no mesmo paciente mostra ligamentos intercuneiformes e intermetatarsais ➡, resultando em uma lacuna anormal entre os MTs e os cuneiformes. Outras imagens (não mostradas) exibiram roturas no tendão, todas contribuindo para o pé chato clínico e deformidade típica de doença de Marfan.*

Síndromes de Marfan e de Ehlers-Danlos

TERMINOLOGIA

Definição
- Síndrome de Marfan (SM): distúrbio hereditário do tecido conjuntivo com manifestações musculoesqueléticas, oculares e vasculares, mas com expressão fenotípica variável
- Síndrome de Ehlers-Danlos (ED): distúrbio hereditário do tecido conjuntivo com vários fenótipos (múltiplas síndromes)

IMAGENS

Comprimento Desproporcional dos Membros (SM, ED)
- Especialmente mãos e pés (aracnodactilia) em 89% dos casos

Laxidão Ligamentar (SF, ED)
- Possível angulação anormal em vários locais
  - Deformidade de flexão de 90° do 5° dedo é a mais comum
  - *Genu recurvatum*, patela alta
- Menos comum, instabilidade do carpo
- Pé plano, hálux valgo, dedos em martelo
  - Traumatismo subclínico recorrente
  - Efusões, hemartrose (ED > SM)
  - Osteoartrite precoce
- Deslocamentos articulares (patela, quadril, mandíbula, clavícula, dedo) ED > SM
- Protrusão acetabular

Partes Moles: Manifestação Diferente na SM, ED
- SM: atrofia, muscular fina, com gordura subcutânea esparsa
- ED: calcificações subcutâneas (necrose gordurosa) com alta incidência de ossificação heterotópica
- RM mostra laxidão ligamentar, redundância
- RM mostra rotura no tendão, tendinopatia

Coluna (SM, ED)
- Escoliose (40%-60%)
  - Padrão similar a escoliose idiopática
- *Scalloping* do corpo posterior com ectasia dural (63%)
  - É possível também apresentar forame alargado, anomalias sacrais morfológicas
- Espondilólise com espondilolistese
- Subluxação atlantoaxial (rara)

Tórax
- *Pectus excavatum* ou *carinatum*

Outros Achados
- Densidade óssea (SM, ED): normal
- Deslizamento da epífise femoral capital (SM, ED): incidência ↑

DIAGNÓSTICO DIFERENCIAL

Homocistinúria
- Membros similares desproporcionalmente longos, aracnodactilia e laxidão articular
- Retardo mental é um diferenciador clínico
- Osteopenia difusa na homocistinúria, não em outras
- Maior quantidade de contraturas articulares
- Padrão diferente de doença ocular: deslocamento descendente das lentes bilaterais, ocorrendo no início da vida
- Padrão diferente de doença vascular: tromboembólico

PATOLOGIA

Características Gerais
- Genética
  - Síndrome de Marfan: geralmente autossômica dominante; 20% a 30% de mutações espontâneas
    - 1 ou mais mutações *in loco* (15q15-15q21) do braço longo do cromossomo 15 (*MFS1*)
  - ED: sistema complexo de classificação
    - Múltiplos defeitos genéticos aplicam à síntese de colágeno (pelo menos 19 focos em pelo menos 12 genes)

QUESTÕES CLÍNICAS

Apresentação
- Sinais/sintomas mais comuns
  - Síndrome de Marfan
    - Aparência alta, esguia (> 95° por cento)
    - Comprimento desproporcional dos membros em relação ao tronco
      - Mãos, pés > extremidades inferiores > superiores
    - Anomalias vasculares
      - Necrose cística medial com dissecção aórtica e rotura
      - Dilatação ascendente da aorta → incompetência da válvula aórtica e dilatação dos seios coronários
      - Necrose medial da artéria coronária principal (menos comum)
      - Insuficiência da artéria aórtica e mitral
    - Anomalias oculares
      - Anomalia nos ligamentos suspensores → deslocamento da lente bilateral (ascendente) em 57% dos casos
      - Estrabismo e descolamento da retina são também observados
  - O diagnóstico para Ehlers-Danlos depende na tríade clínica
    - Fragilidade cutânea
      - A pele pode ser levantada em pregas altas; com o tempo, as pregas se tornam permanentes; a pele cicatriza facilmente
    - Hiperelasticidade das articulações
    - Fragilidade vascular
      - Sangramento no trato gastrintestinal, broncopulmonar
      - Dissecções espontâneas da aorta ou de vasos principais podem levar à morte por hemorragia
    - Ocorrem anomalias oculares, mas o deslocamento da lente bilateral é menos frequente que na SM

Demografia
- Faixa etária
  - Os achados não se manifestam até a infância
- Epidemiologia
  - Síndrome de Marfan: 4 a 6 em 100.000 nascimentos vivos

Histórico Natural e Prognóstico
- Média de idade de morte pela síndrome de Marfan: 28 anos; relacionada com evento cardiovascular

Tratamento
- Abordar questões cardiovasculares e oculares
- Reconstrução de ligamentos frouxos instáveis

REFERÊNCIA

1. Hammarstedt JE, et al: Arthroscopic ligamentum teres reconstruction of the hip in Ehlers-Danlos syndrome: a case study, Hip Int. 0, 2015.

Hipertrofia por Denervação

DADOS PRINCIPAIS

TERMINOLOGIA
- **Pseudo-hipertrofia**: crescimento generalizado do músculo com aumento na gordura intramuscular
- **Hipertrofia verdadeira**: crescimento generalizado do músculo causado por aumento no tecido muscular

IMAGENS
- Melhor dica para diagnóstico: aumento generalizado do músculo sem distorção da arquitetura ± edema
- Comprometimento mais comum da extremidade inferior
  - Pseudo-hipertrofia geralmente isolada na extremidade inferior; músculo tensor da fáscia lata e músculo semimembranoso geralmente comprometidos
- RM ou TC mostra alterações na massa muscular e expõe a preservação da arquitetura
  - Aumento facilmente reconhecível no plano axial
  - T1WI é a melhor modalidade para identificar ↑ de gordura intramuscular na pseudo-hipertrofia
  - Sequências sensíveis a fluido para identificar edema

PRINCIPAIS DIAGNÓSTICOS DIFERENCIAIS
- Hipertrofia por esforço excessivo
- Hipertrofia compensatória
- Dor muscular de início tardio
- Linfoma

PATOLOGIA
- Etiologia: perda parcial da enervação leva a hiperestimulação das fibras musculares enervadas restantes, que aumentam
- Insultos subjacentes
  - Doença da coluna, ou seja, herniação do disco mais comum; geralmente comprometendo a S1
  - Lesão do nervo periférico
  - Distrofia muscular, especialmente de Duchenne

QUESTÕES CLÍNICAS
- Aumento indolor
- Relevância clínica resultante da identificação da causa de denervação subjacente

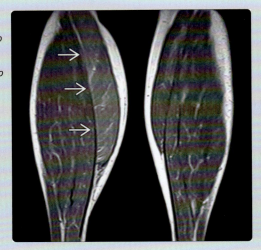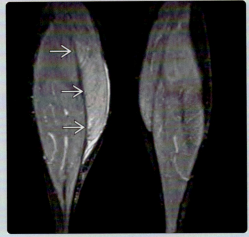

(À esquerda) RM T1WI coronal de ambas as pernas inferiores mostra aumento difuso do músculo gastrocnêmio direito ➡. Nesta imagem, o sinal intramuscular aumenta secundário a um aumento na gordura intramuscular. Essa aparência é característica de pseudo-hipertrofia. (À direita) RM STIR coronal no mesmo paciente mostra aumento do sinal intramuscular dentro do músculo gastrocnêmio direito ➡. Essa alteração edematosa pode ser observada tanto na hipertrofia verdadeira como na pseudo-hipertrofia.

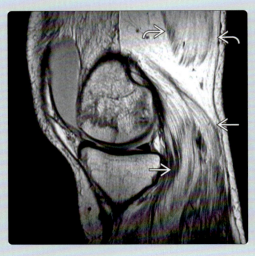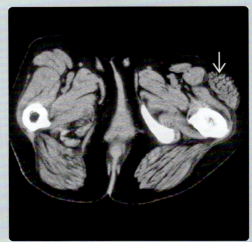

(À esquerda) RM sagital mostra paciente com distrofia muscular. Observe a substituição difusa da gordura do músculo gastrocnêmio ➡ e do músculo semimembranoso ➡. Curiosamente, esses músculos não apresentam tamanho reduzido e aparentam aumentados. Essas alterações contribuem para panturrilhas proeminentes, típicas em crianças afetadas. (À direita) TC axial mostra hipertrofia em denervação do tensor da fáscia lata. O músculo está crescendo com um aumento na gordura intramuscular ➡. Não há distorção observável na arquitetura.

Hipertrofia por Denervação

TERMINOLOGIA

Sinônimo
- Hipertrofia muscular neurogênica

Definições
- **Pseudo-hipertrofia**: crescimento generalizado do músculo com aumento da gordura intramuscular
- **Hipertrofia verdadeira**: crescimento generalizado do músculo causado por aumento do tecido muscular

IMAGENS

Características Gerais
- Melhor dica para diagnóstico
  - Aumento generalizado do músculo sem distorção na arquitetura
- Localização
  - A extremidade inferior é comprometida de maneira mais comum
    - Comprometimento de denervação isolado é o mais comum
      - Pseudo-hipertrofia geralmente na extremidade inferior
      - O músculo tensor da fáscia lata e o semimembranoso são os mais comprometidos
    - Distrofia muscular de Duchenne é um exemplo clássico
      - Pseudo-hipertrofia simétrica bilateral dos músculos da panturrilha
- Morfologia
  - Aumentada com margens lisas, formato normal

Recomendações para Aquisição de Imagens
- Melhor ferramenta para aquisição de imagens
  - RM ou TC mostra alterações na massa muscular e expõe a preservação da arquitetura
- Conselho protocolar
  - Reconhecimento mais fácil no plano axial
  - Inclusão da extremidade oposta pode ser útil
  - T1WI é a melhor modalidade para identificar ↑ da gordura intramuscular
  - Sequências sensíveis a fluido para identificar edema

Achados na TC
- Aumento de tamanho do músculo inteiro
- Sem anomalias no contorno ou massa discreta
- Arquitetura interna normal preservada
  - Padrão emplumado da gordura intramuscular não distorcida
- Pseudo-hipertrofia aumentou a gordura intramuscular
  - Padrão emplumado normal mais proeminente

Achados na RM
- Achados similares como descrito na TC
- Sinal alto observado em T1WI na pseudo-hipertrofia
- ± Edema intramuscular: irregular ou difuso
  - Observado tanto na pseudo-hipertrofia como na hipertrofia verdadeira

DIAGNÓSTICO DIFERENCIAL

Hipertrofia por Esforço Excessivo
- Halterofilistas são exemplos típicos
- Edema observado em caso de dor muscular de início tardio
- Em geral, compromete > 1 músculo
  - Geralmente bilateral e simétrica

Hipertrofia Compensatória
- Apresentação de hipertrofia verdadeira, etiologia diferente
- Procurar deficiência muscular causadora da lesão
- Por exemplo, hipertrofia do levantador da escápula seguida por dissecção radical do pescoço

Dor Muscular com Início Tardio
- Ausência de aumento muscular, gordura intramuscular aumentada
- Geralmente compromete > 1 músculo
- Dolorida: início logo após atividade

Linfoma
- Infiltração muscular com distorção da arquitetura
- Aumento geralmente focal

Aumento Idiopático Benigno do Masseter
- Confinado aos músculos da mastigação

PATOLOGIA

Características Gerais
- Etiologia
  - Perda parcial da enervação leva a hiperestimulação das fibras musculares enervadas restantes, que aumentam
  - Aumento da gordura intramuscular na pseudo-hipertrofia decorrente de mecanismo desconhecido
  - Insultos subjacentes
    - Doença de coluna, por exemplo, herniação do disco mais comum; geralmente compromete S1
    - Lesão do nervo periférico
    - Distrofia muscular, especialmente de Duchenne

Características Microscópicas
- Hipertrofia verdadeira: espectro de pequenas fibras musculares anguladas, fibras hipertrofiadas
  - Fibras do tipo 1 e 2 comprometidas
- Pseudo-hipertrofia: mesmo espectro mencionado e ↑ na gordura e em outros tecidos conjuntivos entre as fibras

QUESTÕES CLÍNICAS

Apresentação
- Sinais/sintomas mais comuns
  - Aumento indolor
- Outros sinais/sintomas
  - EMG confirma denervação

Histórico Natural e Prognóstico
- A própria hipertrofia não apresenta significância clínica
- Relevância clínica resultante da identificação da causa de denervação subjacente

Tratamento
- Orientado pela causa subjacente de denervação

CHECKLIST DO DIAGNÓSTICO

Dica para Avaliação
- É recomendado procurar a causa subjacente caso não haja alguma aparentemente clínica

REFERÊNCIA

1. Evertsson K, et al: p38 mitogen-activated protein kinase and mitogenactivated protein kinase-activated protein kinase 2 (MK2) signaling in atrophic and hypertrophic denervated mouse skeletal muscle, J Mol Signal. 9(1):2, 2014.

Doença Embólica

DADOS PRINCIPAIS

TERMINOLOGIA
- Material percorrendo pelos vasos para outras partes do corpo, neste caso comprometendo o sistema musculoesquelético
  - Coágulos sanguíneos
  - Embolia séptica
  - Embolia aérea
  - Embolia tumoral

IMAGENS
- O comprometimento em vários locais em uma única extremidade sugere que a etiologia é de embolia por cateter
  - A trombose da artéria umbilical por cateter pode resultar em discrepância no comprimento dos membros
- Embolia por coágulo sanguíneo
  - Osteonecrose
  - Acro-osteólise
  - No esqueleto em crescimento, epífises cônicas

- Embolia séptica
  - Localizações de risco relacionadas com local da infecção e sua anatomia vascular relacionada
  - Corpos/discos vertebrais especialmente em risco
  - Metáfises, especialmente em crianças
- Embolia aérea
  - Doença de Caisson (osteonecrose disbárica)
  - Resulta da descompressão rápida após ambiente hiperbárico
  - Tecidos supersaturados com nitrogênio; podem se liberar na corrente sanguínea
  - Supunha-se que a embolia aérea obstrua os pequenos vasos, levando a osteonecrose
- Embolia tumoral
  - As células tumorais do tumor primário ganham acesso vascular, acoplam-se ao endotélio do leito capilar distante, saem do vaso e desenvolvem irrigação sanguínea de apoio no novo local

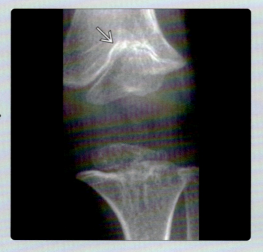
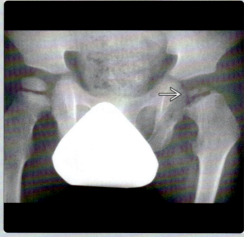

(À esquerda) *Radiografia AP mostra epífise cônica no fêmur distal ➡ e tíbia proximal levemente cônica resultando no encurtamento do membro. Há um longo diferencial para as epífises cônicas; a maioria foi eliminada porque o joelho contralateral estava normal.* (À direita) *Radiografia AP no mesmo paciente mostra osteonecrose da epífise femoral capital esquerda ➡ com o lado direito normal. Levando em conta a unilateralidade do processo, o diagnóstico apresenta maior probabilidade de doença embólica em decorrência de cateter na artéria umbilical nesta criança que passou várias semanas na UTI neonatal.*

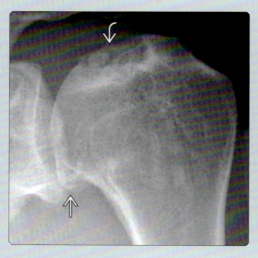
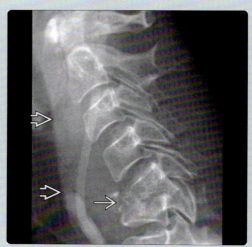

(À esquerda) *Radiografia AP mostra osteonecrose avançada ➡ nesta localização típica dentro da cabeça do úmero e osteoartrite secundária ➡. Esta paciente tinha a doença de Caisson, e supunha-se que a osteonecrose se desenvolveu de uma embolia aérea, que bloqueia nos pequenos vasos sanguíneos.* (À direita) *Radiografia lateral mostra aumento significativo da parte mole pré-vertebral ➡ com destruição do disco e do corpo vertebral ➡. Esta jovem usuária de drogas injetáveis apresentou endocardite bacteriana, com discite secundária a embolização da vegetação cardíaca.*

Meningococcemia

DADOS PRINCIPAIS

TERMINOLOGIA
- Infecção causada por *Neisseria meningitidis*

IMAGENS
- Sinais e sintomas musculoesqueléticos no momento da infecção
  - Tenossinovite
  - Artrite
    - Poliartrite aguda transiente: dor e sensibilidade que ocorrem simultaneamente com erupção cutânea petequial
    - Artrite purulenta (geralmente no joelho), após o 5° dia da doença (5%-10%)
- Anomalias esqueléticas se desenvolvendo em crianças após sobrevivência de doença grave
  - Fusão prematura das fises, geralmente na parte central, criando a aparência de epífises/metáfises cônicas
  - Fragmentação epifisária, morfologia anormal → deformidades arqueadas ou angulares
  - Encurtamento e discrepância no comprimento do membro
  - Poliostótica, mas não simétrica; extremidade inferior > superior

PRINCIPAIS DIAGNÓSTICOS DIFERENCIAIS
- Diagnóstico diferencial de epífise cônica
  - Doença embólica
  - Infecção disseminada

PATOLOGIA
- Etiologia de anomalias ósseas: o tempo e a aparência tornam a infecção improvável; supunha-se se tratar de insulto vascular

QUESTÕES CLÍNICAS
- Varia de acordo com a gravidade, de benigna a assintomática a fulminante e fatal
  - Febre, calafrios, erupção cutânea, petéquias, mialgias
- Casos fulminantes (síndrome de Waterhouse-Friderichsen)
  - Hipotensão, confusão, taquipneia, cianose periférica, coagulação intravascular disseminada (CIVD)
    - CIVD → sangramento difuso das superfícies mucosas, oclusão dos pequenos vasos com necrose na pele, cérebro, rim, glândulas suprarrenais

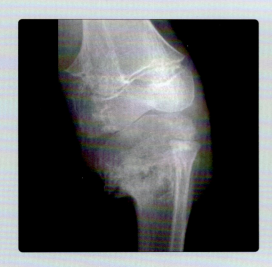
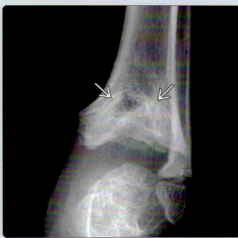

(À esquerda) *Radiografia AP mostra fusão precoce anormal das porções central e medial das fises femoral distal e tibial proximal. Isso resulta em morfologia epifisária anormal e deformidade em varo do joelho. O joelho contralateral estava normal.* **(À direita)** *Radiografia AP no mesmo paciente mostra anomalia similar envolvendo a fise tibial distal, que resultou em morfologia cônica mais distinta da epífise ➡. O tálus também se encontra anormal, com uma cúpula arredondada.*

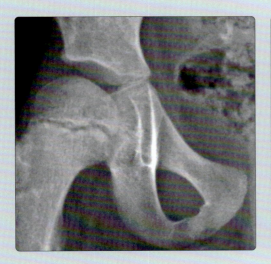
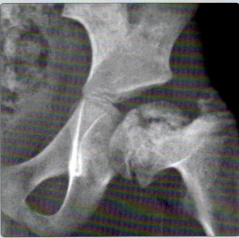

(À esquerda) *Radiografia AP no mesmo paciente mostra quadril direito normal. Isso indica que a anomalia não se trata de displasia epifisária ou metafisária difusa.* **(À direita)** *Exame de raios X AP, quadril esquerdo, mostra fise alargada de maneira anômala e fragmentação da epífise, com deformidade em varo resultante. Em geral, a aparência é típica de processo embólico ou sequela de coagulopatia por meningococcemia e insulto vascular subsequente, comprometendo toda a extremidade. O histórico indica o último processo neste caso.*

SEÇÃO 7
Implantes Ortopédicos ou Artrodese

Artroplastias e Artrodese

Introdução a Artroplastias	**904**
Implante de Quadril	**912**
Artroplastia de Revisão	**918**
Implante de Joelho	**922**
Implante de Ombro	**928**
Implante de Cotovelo	**932**
Implante de Tornozelo	**934**
Artrodese de Tornozelo	**936**
Implantes de Pequenas Articulações e Artrodese: Mãos e Dedos dos Pés	**938**

Fixação Interna

Correções do Hálux Valgo	**944**
Haste/Prego Intramedular	**946**
Fixação de Placa	**950**
Fixação de Parafuso	**954**
Cimento e Preenchedores Ósseos	**960**
Fixação de Cabo/Fio/Cerclagem	**966**
Dispositivos de Ancoragem	**967**

Introdução a Artroplastias

Introdução: Terminologia Referente à Artroplastia

As artroplastias têm muito em comum, apesar de serem realizadas em articulações diferentes e com constructos distintos. Embora cada articulação tenha atributos únicos a serem avaliados, há também um risco para um conjunto comum de complicações com aparência semelhante nas imagens, independentemente da articulação examinada. O desenvolvimento de um padrão comum de pesquisa para complicações deve resultar em um bom cuidado ao paciente.

É extremamente difícil acompanhar os diferentes nomes dos fabricantes das próteses. Em geral, é mais conveniente se referir a estes pelo nome da articulação [ou seja, artroplastia total de quadril (ATQ) ou artroplastia total de joelho (ATJ)] ou por um nome descritivo mais comumente usado (ou seja, artroplastia reversa de ombro ou artroplastia com implante de Silastic para pequenas articulações).

Como podem ser fixos por cimento, alguns componentes podem ser referidos como artroplastia cimentada. Outros são fixos pela incorporação óssea em uma superfície irregular. O tipo de superfície nem sempre é óbvio nas radiografias. Uma interface com contas (minúsculas microesferas presas à superfície) é visível, enquanto uma superfície entalhada não o é. Logo, a terminologia aceitável inclui artroplastia não cimentada ou, se um componente for cimentado e o outro não o for, artroplastia híbrida.

Os componentes para as principais articulações em geral são metais, mas porções podem ser de polietileno (copo acetabular, botão patelar, glenoide, ocasionalmente, bandeja tibial). As ATQs de metal-metal são relativamente comuns, mas muitas ATQs e a maioria das outras articulações tem uma interface deslizante de polietileno entre os componentes metálicos.

Colocação Inicial dos Componentes

A colocação inicial dos componentes da artroplastia é crucial para o sucesso a longo prazo. Em geral, os componentes são posicionados de forma a simular a colocação da articulação original não patológica, possibilitando a estabilização de estruturas e de músculos para exercer as tensões normais sobre os componentes. No entanto, alguns constructos, mesmo quando posicionados de maneira apropriada, podem não parecer estar "anatomicamente" localizados. É fundamental compreender de modo adequado e avaliar o local pós-operatório e a angulação dos componentes, bem como as osteoplastias associadas, que podem ser necessárias para diminuir a probabilidade de impacto. Isso será discutido nas próximas seções com base na articulação específica.

Fratura de uma Prótese

A fratura de um componente pode ocorrer por causa da instabilidade ou da tensão anormal. A colocação incorreta de um componente pode ser um fator contribuinte. Embora uma prótese fraturada possa ser óbvia, em geral é sutil. Uma descontinuidade de uma haste metálica pode ser visualizada apenas por ter cedido um pouco; em geral, não está deslocada.

As fraturas de um componente de polietileno cimentado normalmente são visualizadas por uma fratura no cimento ou por uma distorção do formato do componente (um copo acetabular esférico pode se tornar mais oval). Se o implante é de polietileno com um suporte metálico fino (os botões patelares são um exemplo), este pode fragmentar ou fraturar e carregar consigo a conexão de polietileno quando se separa. Quando há fragmentação do suporte metálico, as pequenas peças podem coalescer na superfície sinovial ou de polietileno; isso se chama metalose. A sinovite proeminente e a possível osteólise podem estar associadas à metalose.

Os componentes de Silastic são particularmente propensos à fratura quando apresentam porções móveis finas ou estão anormalmente tensionados pela instabilidade ligamentar, como nas "dobradiças" de uma artroplastia metacarpofalangiana (MCF) ou interfalangiana (IF). Observe essas fraturas notando uma mudança abrupta no alinhamento das falanges, já que a prótese em si é difícil de ser visualizada.

Deslocamento

O deslocamento da articulação, ou a ausência de continuidade entre os locais de articulação, pode ocorrer quando a articulação é posicionada fora da amplitude esperada de movimento. Algumas articulações, como o quadril, são propensas a deslocar quando estão em determinadas posições, como em adução significativa (como no cruzamento das pernas) ou na abdução extrema. As articulações também correm o risco de deslocamento se os componentes não estiverem na posição e no alinhamento apropriados.

As próteses podem se deslocar do osso subjacente. Isso pode ocorrer por meio da dissociação do cimento do osso ou por tensão sobre uma prótese que não desenvolveu incorporação óssea ou fibrosa em um componente sem cimento. A glenoide e os componentes patelares parecem correr um risco específico. Outros implantes, como as reposições de Silastic do carpo, não apresentam fixação óssea. O movimento anormal ou a tensão podem resultar no deslocamento.

Um componente de polietileno que é fixado a uma bandeja de metal pode se dissociar do metal e se deslocar dentro da articulação. A etiologia desses deslocamentos se deve provavelmente à tensão anormal e/ou à instabilidade das articulações. O desgaste do polietileno pode interferir na instabilidade da articulação. Como o polietileno é radiolucente, talvez seja surpreendentemente difícil a visualização. Se há pequenas porções de cimento ou de metal nele fixadas, o componente deslocado será visto com mais facilidade. Por outro lado, o componente de deslocamento pode ser visto como uma radiolucência (uma densidade levemente inferior à parte mole ou ao derrame) no formato do componente, deslocando outras estruturas, ou em forma de cunha entre uma parte da articulação, resultando em bloqueio ou alargamento.

Proteção contra Tensão

As artroplastias alteram a capacidade de suportar carga nos ossos em que estão posicionadas. As áreas pelas quais há mais tensão produzem osso e aquelas com menos tensão perdem a densidade óssea por meio da reabsorção. O processo e a aparência são chamados de proteção contra tensão, a qual ocorre em locais previsíveis e não deve ser diagnosticada equivocadamente como um processo osteolítico patológico. Não foi mostrado que a proteção contra tensão se correlaciona à falha da artroplastia ou à dor e é considerada normal.

Infecção

O risco de infecção em procedimentos ortopédicos que requerem instrumentação cirúrgica ou a colocação de dispositivos varia entre 3% e 6%. O risco aumenta com o tempo prolongado de operação, bem como com múltiplas incisões e locais operatórios.

As artroplastias têm um risco crescente de infecção. Os sintomas em geral chamam a atenção do médico antes do desenvolvimento de alterações radiológicas no paciente. Se houver anormalidades radiológicas, estas incluem derrame, destruição óssea serpiginosa, reação periosteal e reação óssea endosteal. Raramente pode ser observado ar nas partes moles. A formação óssea heterotópica periarticular imatura e macia pode ser sugestiva do diagnóstico; no entanto, a maioria dos casos aparece normal na radiografia; se houver suspeita de clínica de uma artroplastia infectada, a aspiração deve ser realizada.

Introdução a Artroplastias

As imagens de RM devem ser úteis no diagnóstico da fístula ou da formação do abscesso, com as imagens ponderadas em T1, bem como com o contraste administrado, o que auxilia diferenciar o abscesso do hematoma ou do ceratoma. As técnicas de redução do artefato metálico podem ser necessárias; também se pode considerar utilizar a TC *multislice* com reconstrução para identificar melhor os sequestros ósseos ou a reação periosteal.

Uma artroplastia infectada normalmente pode ser removida. Todos os cimentos da artroplastia devem ser removidos também, já que poderiam permanecer como um nicho para a infecção crônica. O defeito é, então, preenchido com cimento impregnado de antibiótico. O cimento pode ter o formato de contas ligadas por uma corda ou podem ter o formato de espaçadores para manter o espaçamento normal entre as superfícies ósseas residuais. Um quadril infectado pode ser deixado com um eixo femoral residual em uma cinta muscular, chamada de Girdlestone. Uma vez terminado o tratamento completo da infecção, o paciente pode ter de fazer outro exame de imagem ou se submeter à reaspiração para descartar qualquer infecção residual antes da realização de uma artroplastia de revisão.

Soltura

Uma das complicações mais comuns das artroplastias é a soltura. O sinal mais específico de soltura é a alteração da posição da prótese, que pode ser surpreendentemente difícil de ser notada. Um componente pode "afundar" em um osso subjacente, movendo-se superiormente (copo acetabular, botão patelar), inferiormente (componentes femorais e tibiais) ou em uma direção mediolateral. Com essa subsidência, pode não haver alguma lucência óbvia ao redor do componente. Uma nova inclinação de um componente é outra indicação de soltura. Uma inclinação sutil ou a sedimentação pode ser observada apenas quando a imagem é comparada a uma imagem de referência mais antiga obtida logo após a colocação dos componentes.

A soltura de um componente também pode ser visto como uma lucência na interface entre o osso e o cimento ou entre o osso e o componente. No entanto, nem toda lucência indica soltura. Um componente cimentado pode normalmente mostrar uma ligeira lucência na interface osso-cimento, mas ainda não é considerado solto, a menos que a lucência meça ≥ 2 mm e circunde a maior parte do componente. Uma lucência menos significativa deve ser observada quanto à estabilidade. O cimento fraturado também indica um componente de movimento significativo e soltura associada.

A soltura de um componente sem cimento pode ser mais complicada de ser diagnosticada. Espera-se que esses componentes tenham a incorporação óssea, embora isso não possa ser verificado na radiografia. Se houver a dispersão de contas da superfície de incorporação, presume-se a soltura. De maneira interessante, foi demonstrado na série de autópsias que, em pacientes cuja ATQ foi assintomática antes da morte, um terço mostrou nenhuma incorporação óssea e dois terços mostraram essa incorporação em apenas 2% a 10% da superfície disponível. Esses quadris, no entanto, não estavam soltos; demonstraram incorporação fibrosa. A incorporação fibrosa pode resultar em alguma lucência na interface osso-componente. A lucência não é considerada diagnóstica de soltura, a menos que meça ≥ 2 mm e circunde a maior parte do componente. Em geral, há uma linha esclerótica que circunda a lucência. Outro achado que é peculiar a um componente femoral sem cimento pode ser a hipertrofia endosteal e/ou cortical, que se forma próxima à ponta da haste. Isso é considerado normal, a menos que a hipertrofia óssea seja tão extensa que funcione como uma ponte para o canal medular; nesse caso, a soltura deve ser sugerida. Em geral, recomenda-se que, se a lucência osso-componente e a alteração hipertrófica são julgadas como não sendo verdadeiras representantes da soltura, os achados devem ser seguidos para verificar se a estabilidade é mantida. A alteração progressiva sem a estabilização é considerada evidência de soltura.

Desgaste do Componente

Teoricamente, os componentes de artroplastia não devem demonstrar desgaste a ponto de causar problemas significativos (0,06 mm/ano). No entanto, o desgaste pode ser observado tanto no copo acetabular quanto no polietileno tibial em ATJs. Pode ser acentuado em componentes que não são colocados em posição anatômica. Acredita-se também que haja degradação *in vivo* do polietileno decorrente da oxidação onde há contato com o fluido da articulação. A fricção mecânica contra o metal desgasta as partículas microscópicas.

O desgaste do polietileno é diagnosticado pela observação do estreitamento diferencial na região que suporta carga em comparação a outras regiões do componente. Especificamente, o desgaste do polietileno acetabular em geral ocorre de maneira diferencial nas porções superolateral e anterior do componente em comparação à porção inferomedial. O desgaste diferencial de um componente tibial pode ser tanto medial quanto lateral. Embora as características de desgaste da ATQ em metal-metal tenham melhorado em comparação ao metal-polietileno, demonstrou-se que o anterior liberava partículas metálicas e íons para a articulação.

Os implantes de Silastic usados em pequenas articulações das mãos e dos pés em geral não são ancorados no osso. O movimento anormal, bem como a finura das partes desses componentes, frequentemente resulta no rompimento dos implantes.

Doença de Partículas

A doença de partículas resulta de fragmentos de um tamanho crítico que desencadeiam uma reação inflamatória e sinovite, que, por sua vez, pode desencadear a necrose da parte mole e/ou a osteólise maciça. A origem das partículas parece imaterial; os detritos ósseos, os fragmentos de cimento, as partículas metálicas (incluindo as contas), e o polietileno ou as partículas de Silastic podem ter o tamanho apropriado para iniciar a reação. As partículas incitam uma resposta inflamatória nos tecidos periprotéticos, resultando na secreção de citocinas, nos fatores de crescimento e nas enzimas, que promovem a formação de granulomas osteolíticos. Os macrófagos ativados expressam ligantes de osteoprotegerina (RANKL), que ativam os osteoclastos, resultando em lise. O efeito hidráulico repetitivo do fluido da articulação faz com que o tecido reativo fique em contato com o osso suscetível.

A sinovite pode ser mostrada por RM ou ultrassonografia. A osteólise em geral é um diagnóstico radiológico, mas sua extensão normalmente é maior que o suspeitado; a TC pode mostrar a verdadeira extensão. A osteólise pode ser prolongada em decorrência do fragmento e seu tecido reativo ao longo de um parafuso ou das interfaces cimento-osso ou metal-osso. Por outro lado, a osteólise pode ser maciça, lítica e arredondada, dando a aparência de um tumor.

A osteólise tem um diagnóstico diferencial que inclui metástases ou múltiplos mielomas. Os pacientes com artroplastias são, em sua maioria, adultos mais velhos e, por conseguinte, os diferenciais do tumor devem ser fortemente considerados. A osteólise se torna uma consideração muito mais forte se a fonte das partículas puder ser mostrada. As partículas de polietileno são as fontes mais frequentes de osteólise, e é bom examinar com cuidado as evidências de desgaste do componente.

A doença de partículas também pode resultar no desenvolvimento de grandes massas necróticas de partes moles. Muitas vezes são confundidas por tumores de parte mole. Assim como na osteólise, as imagens das massas de partes moles que acompanham as artroplastias devem ser avaliadas para fontes de partículas que podem explicar a massa como reativa em vez de um tumor.

Fratura Periprotética

A fratura periprotética pode ocorrer na hora da cirurgia, tanto por causa da morfologia anormal, da osteoporose, do ligeiro superdimensionamento dos componentes ou do azar. O cirurgião em geral tem consciência dessas fraturas quando estas ocorrem. A fratura em geral é incompleta e não deslocada; o cirurgião normalmente protege o osso e o constructo colocando o fio para cerclagem. A fratura pode não ser visível no pós-operatório, mas o fio indica que é provável que haja uma. As radiografias pós-operatórias devem incluir o constructo inteiro de modo que as fraturas além da ponta da prótese possam ser visualizadas. As incidências ortogonais devem ser obtidas o mais breve possível no período pós-operatório. Os locais específicos estão particularmente propensos à fratura intraoperatória, como na ponta de um componente femoral de haste longa de uma ATQ ou na patela de uma ATJ; essas regiões devem ser avaliadas com cuidado especial.

As fraturas periprotéticas também ocorrem após a reabilitação, quando o paciente se torna fisicamente ativo. Alguns pacientes, em particular aqueles que são osteoporóticos (p. ex., os idosos, aqueles com AR ou espondilose anquilosante ou os que tiverem fazendo terapia com esteroides) são particularmente propensos à fratura. Os locais mais comuns de fratura podem ser semelhantes àqueles que ocorrem no período imediatamente após a operação (como a patela na ATJ), ou as fraturas podem estar situadas em diferentes locais (p. ex., as fraturas metafisárias tibiais proximais adjacentes à ATJ). Uma fratura aguda pode ser observada apenas como um ligeiro deslocamento; as fraturas subagudas são vistas como esclerose linear. É importante ter radiografias de boa qualidade para acompanhamento e um padrão de pesquisa bem informado, de modo que essas fraturas, que podem ser sutis e incompletas, não passem despercebidas.

Recomendações para Aquisição de Imagens

Com o posicionamento correto, a exposição apropriada e as incidências ortogonais, a maioria das complicações de artroplastias pode ser detectada na radiografia. A prótese inteira deve ser incluída nas imagens.

A TC pode ser seletivamente usada para confirmar complicações, em particular a destruição óssea relacionada com a soltura do componente ou com a osteólise maciça resultante da doença de partículas. É importante para o cirurgião compreender a extensão dos defeitos ósseos como parte do processo de planejamento cirúrgico anterior à revisão da artroplastia, incluindo a quantidade e a qualidade do estoque ósseo residual. A TC é também útil para a biopsia guiada por imagem ou para a aspiração do acúmulo dos fluidos do iliopsoas decorrente de complicações na ATQ.

Até as imagens das próteses metálicas grandes podem ser boas na TC. A consideração seletiva pode ser feita para aumentar kVp e mAs, o que pode melhorar a resolução das imagens. As melhorias também podem ser vistas usando a aquisição de imagens das partes moles, colimação estreita e nível diminuído. Reformatações coronais e sagitais são essenciais para minimizar o artefato metálico. Há pesquisas contínuas e animadoras com a TC de feixe cônico e a TC de dupla energia que prometem melhor capacidade de diagnóstico.

A RM em geral não é necessária para a avaliação da falha do implante ortopédico. No entanto, pode ser seletivamente útil para diagnosticar acúmulos de fluidos ou de massa de partes moles relativas à infecção ou à doença de partículas. As sequências sensíveis a fluido podem mostrar muito bem a sinovite relacionada com Silastic. Se a prótese for colocada após a ressecção tumoral, a RM pode ser usada para demonstrar complicações tumorais do seroma ou recorrência.

O artefato metálico pode ser substancial, mas há alguns ajustes que podem modificá-lo: imagens de secção fina, maior força do gradiente que codifica a frequência, largura de banda aumentada do receptor, espaçamento diminuído do intereco, tempos de eco efetivos diminuídos, uso de sequências rápidas de *spin* eco com ponderação intermediária e STIR em vez de imagens saturadas de gordura são úteis.

A ultrassonografia pode ser útil para a detecção e a aspiração dos acúmulos de fluidos, desde que não estejam muito profundos. É também seletivamente usada para acompanhar os pacientes com tumor para verificar a recorrência ou outras complicações se a RM da região estiver bem distorcida pelo artefato metálico.

O *scan* ósseo parece ser insuficientemente sensível para a avaliação de complicações da artroplastia. Os componentes em si são fotopênicos, captando ao redor como o esperado. Há considerável variabilidade no período pós-cirúrgico em que a captação é significativa; portanto, há uma sobreposição entre a captação normal esperada e a patológica. Um relatório sugere uma especificidade de 90% usando o *scan* ósseo de fase tripla para diferenciar a soltura da ATQ da infecção. Outro mostra que a especificidade de FDG PET é semelhante ao *scan* ósseo de tripla fase, mas ambos são significativamente menos sensíveis que a radiografia. A maioria dos médicos concorda que se há infecção de artroplastia, a aspiração da articulação é necessária.

Conclusão

As imagens podem ser instrumentais na avaliação de artroplastias. Um padrão de pesquisa cuidadoso para verificar anormalidades, incluindo o mau posicionamento, fraturas sutis, infecção, soltura e doença de partículas, deve fazer parte de todos os exames. A comparação com uma radiografia de referência mais antiga para qualquer alteração é fundamental no diagnóstico da alteração precoce da posição do componente e da soltura associada. O reconhecimento dos padrões comuns de falha para cada tipo de artroplastia deve ajudar na visualização de anormalidades sutis. A TC, a RM e a ultrassonografia podem ser adjuvantes valiosos para a radiografia nas situações de resolução de problemas.

REFERÊNCIAS

1. Müller GM, et al: Evaluation of metal artifacts in clinical MR images of patients with total hip arthroplasty using different metal artifact-reducing sequences, Skeletal Radiol. 44(3):353-359, 2015.
2. Fritz J, et al: MR imaging of hip arthroplasty implants, Radiographics. 34(4):E106-E132, 2014.
3. Pessis E, et al: Virtual monochromatic spectral imaging with fast kilovoltage switching: reduction of metal artifacts at CT, Radiographics. 33(2):573-583, 2013.
4. Tuominen EK, et al: Weight-bearing CT imaging of the lower extremity, AJR Am J Roentgenol. 200(1):146-148, 2013.
5. Roth TD, et al: CT of the hip prosthesis: appearance of components, fixation, and complications, RadioGraphics. 32:1089-1107, 2012.
6. Sutter R, et al: Reduction of metal artifacts in patients with total hip arthroplasty with slice-encoding metal artifact correction and view-angle tilting MR imaging, Radiology. 265(1):204-214, 2012.
7. Hargreaves BA, et al: Metal-induced artifacts in MRI, AJR Am J Roentgenol. 197(3):547-555, 2011.
8. Squire MW: Imaging of metal-on-metal hip prostheses, AJR Am J Roentgenol. 197(3):556-557, 2011.
9. Heffernan EJ, et al: The imaging appearances of metallosis, Skeletal Radiol. 37(1):59-62, 2008.
10. Nagoya S, et al: Diagnosis of peri-prosthetic infection at the hip using triplephase bone scintigraphy, J Bone Joint Surg Br. 90(2):140-144, 2008.

Introdução a Artroplastias

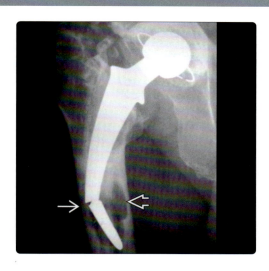
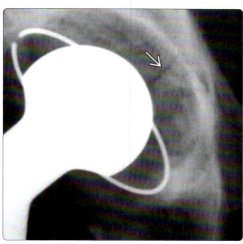

(À esquerda) *Radiografia AP mostra artroplastia total do quadril (ATQ) cimentada com uma fratura óbvia da haste ➡. As fraturas em geral não são óbvias como esta, mas são visualizadas como uma falha súbita do metal. É provável que este componente esteja fraturado há algum tempo, já que há evidências de movimento e lise ➡ ao redor do fragmento.*
(À direita) *Radiografia AP mostra componente acetabular de polietileno cimentado. Há uma fratura no componente lucente, que é vista porque o cimento também fraturou ➡.*

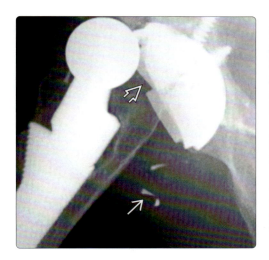
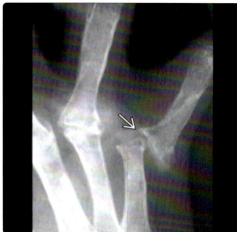

(À esquerda) *Radiografia oblíqua mostra ATQ deslocada. Há algumas densidades metálicas em forma de cunha (dentes) nas partes moles ➡. Estas são usadas para segurar o revestimento de polietileno no copo, e sua presença nas partes moles indica falha. O copo metálico em si está fraturado também ➡.*
(À direita) *Radiografia PA mostra artroplastias com uso de Silastic colocadas nas articulações MCFs 4 e 5. A artroplastia na 5ª articulação MCF fraturou ➡ na junção do corpo e do flange. Trata-se de um local típico da fratura da prótese em pacientes com AR.*

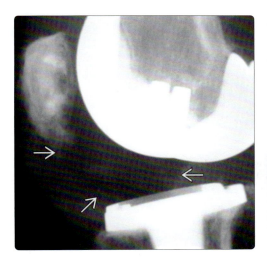
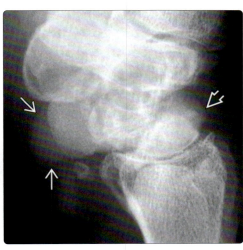

(À esquerda) *Radiografia lateral mostra estrutura lucente com formato de revestimento tibial, deslocada anteriormente na articulação ➡. A estrutura se deslocou da bandeja tibial e causou o travamento da articulação.*
(À direita) *Radiografia lateral mostra escafoide de Silastic que está deslocado volarmente ➡. Há também o semilunar de Silastic ➡ que se articula com o raio, mas que é deslocado do capitato. As reposições carpais frequentemente falham, com consequentes sinovite e osteólise decorrentes da doença de partículas.*

Introdução a Artroplastias

(**À esquerda**) *Radiografia AP mostra copo acetabular deslocado. O implante rompeu a parede acetabular medial e está protruso em direção à pelve ➡. Não é mais possível conter a cabeça do implante femoral; o implante está deslocado e migrou para cima, criando um pseudoacetábulo ➡. A metalose proeminente ➡ está presente, o que provavelmente resulta na alteração reativa.* (**À direita**) *Radiografia AP mostra fratura do aro externo do botão patelar, com a separação do apoio metálico do botão ➡.*

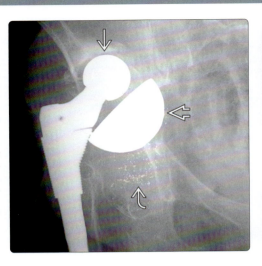 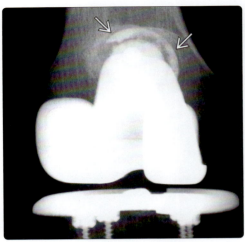

(**À esquerda**) *Radiografia lateral obtida 7 anos após artroplastia total do joelho (ATJ). Há uma lucência na metáfise femoral distal anterior ➡, bem como uma esclerose linear "fluindo" do córtex posterior para a parte posterior do componente condilar ➡.* (**À direita**) *Radiografia lateral de 2 anos depois mostra lucência ➡ e esclerose ➡ ainda mais proeminentes. Isso representa a proteção contra tensão em que a principal tensão provocada pela sustentação de peso é transferida posteriormente em uma ATJ com uma flange anterior (design mais comum).*

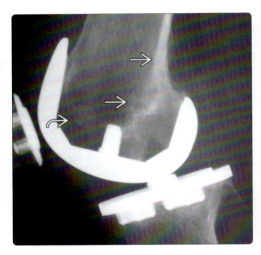 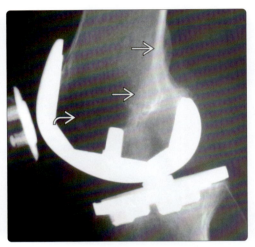

(**À esquerda**) *Radiografia AP de um componente acetabular mostra rastreamento serpiginoso e destruição lítica ➡ no osso. Há uma alteração reativa esclerótica ➡; os achados são de infecção.* (**À direita**) *Radiografia AP mostra lucência não simétrica ➡ ao redor da ponta da prótese femoral. O eixo próximo mostra alteração reativa cortical e endosteal ➡. Trata-se de osteomielite e de uma ATQ infectada. Embora sempre se busquem por elas, é incomum que os sinais da infecção sejam tão óbvios.*

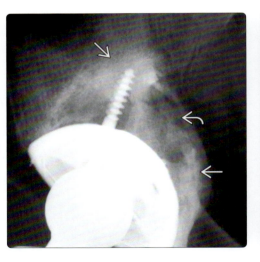 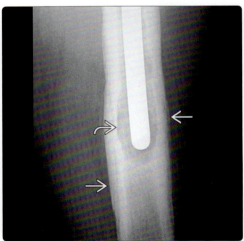

Introdução a Artroplastias

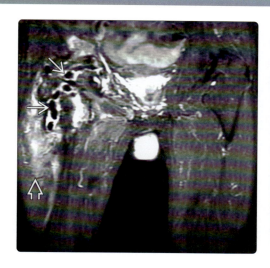
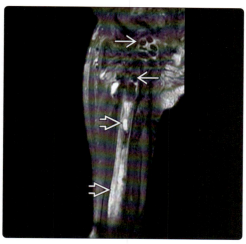

(À esquerda) RM T2WI coronal mostra típicas contas impregnadas de antibiótico ➡ posicionadas no defeito deixado pela remoção da ATQ direita. A parte mole ao redor das contas é espessa e hiperintensa ➡, o que sugere uma infecção em andamento. (À direita) RM PD FS sagital no mesmo caso mostra extensão da osteomelite crônica contínua no eixo femoral direito com edema e pequenos bolsos com fluidos focais ➡. Observe as contas impregnadas com antibióticos ➡ localizadas mais proximalmente, no local original da ATQ.

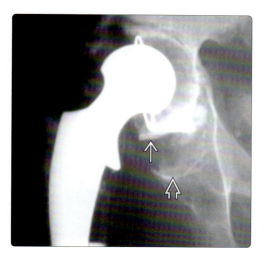
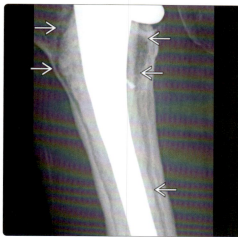

(À esquerda) Radiografia AP mostra soltura grosseira de componente acetabular cimentado. Há uma subsidência superior de 2 cm do copo ➡ relativa à sua posição original ➡, bem como uma abertura lateral anormal (inclinação). (À direita) A radiografia AP mostra soltura de uma haste femoral cimentada. Há uma lucência ao redor da maior parte da haste ➡, que mede mais de 2 mm. A haste inteira não está incluída na imagem, mas a lucência se estendeu distalmente. Observe a diminuição endosteal cortical.

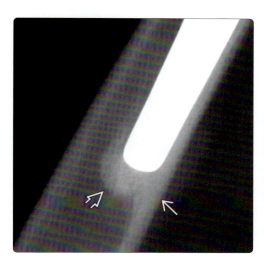
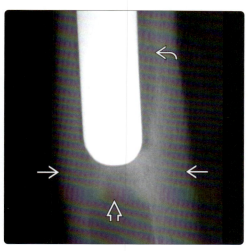

(À esquerda) Radiografia lateral mostra leve hipertrofia cortical ➡ e hipertrofia endosteal proeminente ➡ na ponta da haste femoral. Esses achados são considerados normais, desde que a hipertrofia não se torne excessiva, mas devem ser observados quanto à estabilidade. (À direita) Radiografia AP mostra hipertrofia cortical ➡ e endosteal ➡ excessiva, atravessando a extremidade da haste femoral. Há também ampla lucência na interface osso-componente ➡. Trata-se de um componente femoral solto.

Introdução a Artroplastias

(**À esquerda**) *Radiografia AP obtida 4 anos após a ATQ mostra soltura grosseira do componente femoral, com subsidência inferior de 1,5 cm ➡. À primeira vista, o copo acetabular não parece estar solto, já que não há lucência ao redor. No entanto, em comparação à imagem de referência, houve subsidência superior do copo (observe sua relação com uma lágrima) e há maior inclinação lateral. Essa mudança na posição é diagnóstica de soltura.* (**À direita**) *Radiografia AP mostra posicionamento normal da ATJ em comparação à posição acetabular.*

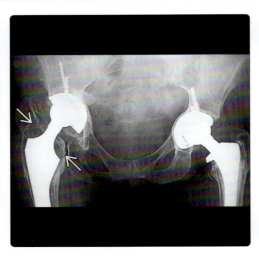
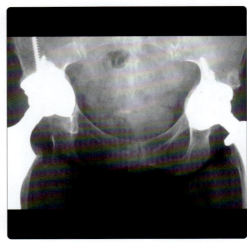

(**À esquerda**) *Radiografia AP mostra evidências do desgaste do copo de polietileno. A largura do polietileno superolateral (entre ➡) é significativamente menor que a largura inferomedial (entre ➡). O desgaste do polietileno pode resultar em uma prótese dolorosa, bem como na doença de partículas.* (**À direita**) *Radiografia AP mostra osteólise maciça ➡ do acetábulo secundário à doença de partículas. A fonte das partículas é o desgaste do revestimento acetabular de polietileno, indicado pelo deslocamento da cabeça em relação ao copo ➡.*

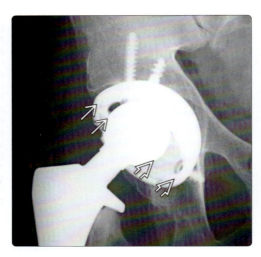
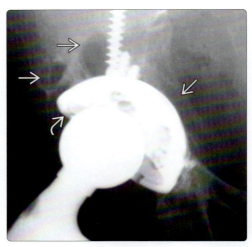

(**À esquerda**) *Radiografia incidência do sol nascente de patela com ATJ mostra osteólise maciça ➡. As partículas que desencadearam a reação inflamatória neste caso são contas metálicas ➡, que foram dispersas à medida que o componente se soltou.* (**À direita**) *Radiografia AP mostra dispersão proeminente de contas ➡, que pode ser considerada um sinal secundário de soltura desse componente femoral. Embora essas contas metálicas sejam do tamanho correto para incitar a doença de partículas, isso não havia ocorrido no momento de realização do exame.*

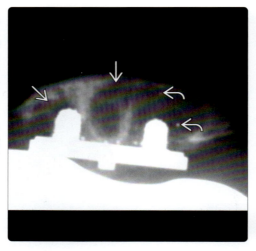
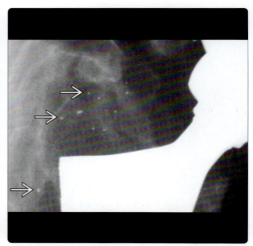

Introdução a Artroplastias

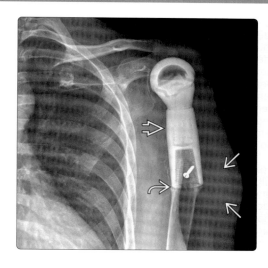
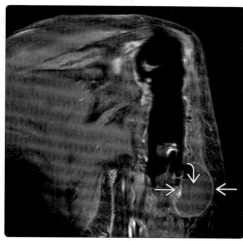

(À esquerda) Radiografia AP mostra endoprótese personalizada do ombro esquerdo ⇒, colocada após a ressecção do úmero proximal decorrente de um tumor. Há fratura na interface com o osso hospedeiro ⇒ e massa das partes moles adjacente ⇒. (À direita) RM TQWI C + FS coronal mostra massa ⇒ com leve realce heterogêneo ⇒, que é menor que o esperado para a recorrência do tumor. A doença de partículas com granuloma e necrose foi comprovada, desenvolvida secundariamente à fratura.

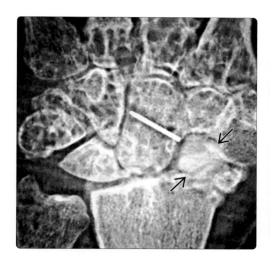
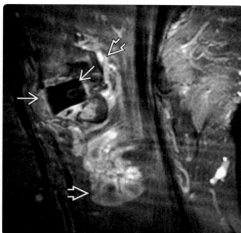

(À esquerda) Radiografia PA mostra a osteólise de todos os ossos carpais, bem como a base dos metacarpos 2-5. A fonte das partículas que incitam essa osteólise maciça é a prótese de Silastic do escafoide ⇒ que fraturou, rotacionou e se desgastou. O K-fio fraturado foi originalmente colocado para estabilizar a prótese. (À direita) RM STIR coronal mostra prótese no trapézio ⇒ e sinovite que se estende pelos recessos carpais ⇒. Essa sinovite é observada na reação à rotura da prótese de Silastic.

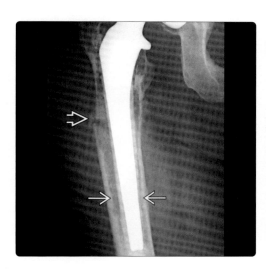
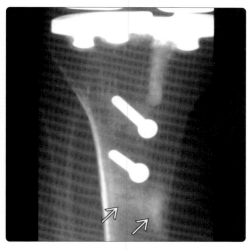

(À esquerda) Radiografia AP mostra soltura grosseira de um componente femoral da ATQ, com ampla lucência ao redor da interface cimento-osso ⇒. Não surpreende que uma fratura periprotética ⇒ tenha ocorrido no córtex excessivamente fino. (À direita) Radiografia AP mostra esclerose linear, indicando fratura periprotética da tíbia ⇒. Os pacientes correm o risco de fratura periprotética após a ATJ, particularmente se tiver tido uma transferência do tubérculo tibial, como neste caso.

Implante de Quadril

DADOS PRINCIPAIS

TERMINOLOGIA
- Artroplastia total do quadril: substituição do acetábulo e da cabeça femoral
- Hemiartroplastia ou endoprótese: substituição apenas da cabeça femoral
- Recapeamento do quadril: substituição da superfície da cabeça femoral, retendo uma parte da cabeça com a haste curta

IMAGENS
- Avaliação da colocação inicial dos componentes
  - Comprimento igual ao do lado contralateral
  - Ângulo do copo de abertura lateral: 40° ± 10°
  - Anteversão do copo: 15° ± 10° na lateral da virilha
  - Centro horizontal de rotação deveria ser semelhante ao do quadril normal
- Infecção
  - As radiografias geralmente são normais; a aspiração é necessária se a infecção for clinicamente suspeita
- Soltura
  - Alteração na posição do componente: inclinação ou subsidência
    - Subsidência superior ou medial do componente acetabular
    - Subsidência inferior do componente femoral
  - Com cimento: lucência de ≥2 mm na interface osso-cimento ao redor da maioria dos componentes indica soltura; em geral tem margem esclerótica
  - Sem cimento: lucência de ≥2 mm na interface osso-componente, em geral com margem esclerótica, ao redor da maioria dos componentes indica soltura
- Desgaste do componente: deslocamento da cabeça femoral no copo
- Doença de partículas: polietileno, osso, metal e partículas de cimento incitam osteólise maciça
  - Pesquisar origem de partículas para estabelecer o diagnóstico
- Fratura periprotética
- TC usada para avaliar
  - Versão do copo nos deslocadores recorrentes
  - Soltura periprotética ou osteólise
- RM usada para a resolução de problemas; sugerida para a avaliação de implantes metais-metais

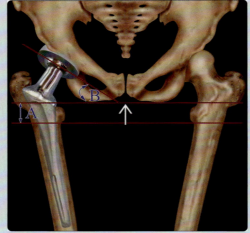
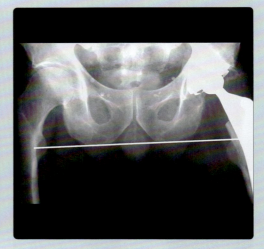

(À esquerda) *Posicionamento normal de uma ATQ com linha transisquiática (LT) de referência* ➡ *é mostrado. O ângulo (B) (nl 40° ± 10°) é a abertura lateral do copo. O comprimento do membro (A) é avaliado pelo marco (em geral, um trocânter menor) relativo a LT.* (À direita) *Radiografia AP mostra um paciente com deslocamentos repetidos de quadril. Repare que o quadril esquerdo é relativamente longo em comparação com o direito (distância da linha transisquiática para um trocânter menor: E > R). Com um comprimento maior, a ATQ corre mais risco de deslocamento. Deve-se procurar por um mau posicionamento do componente em deslocadores crônicos.*

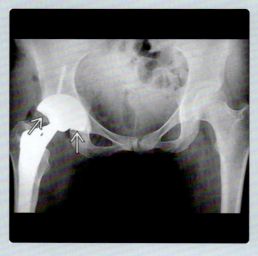
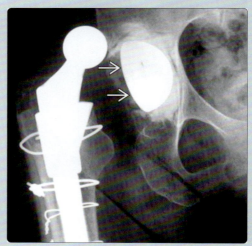

(À esquerda) *Radiografia AP mostra ângulo de abertura lateral de componente acetabular* ➡ *< 30°, o limite inferior. Isso coloca o quadril em risco para o deslocamento quando há abdução forçada.* (À direita) *Radiografia AP mostra ATQ deslocada em um deslocador repetido. A razão é clara na radiografia; o ângulo de abertura lateral* ➡ *do componente acetabular é significativamente > 50°, que é considerado o limite acima do normal. O posicionamento precário do copo é o motivo mais comum para os deslocamentos não posicionais de ATQ.*

Prótese de Quadril

TERMINOLOGIA

Definições
- Artroplastia total do quadril (ATQ): substituição do acetábulo e da cabeça femoral
- Hemiartroplastia ou endoprótese: substituição apenas da cabeça femoral
  ○ Usada em casos de osteonecrose ou de fratura subcapital deslocada sem artrite do quadril associada
- Recapeamento do quadril: substituição da superfície da cabeça femoral, retendo uma parte da cabeça com uma haste ou espaçador curto
  ○ Usada em uma população de pacientes mais novos
  ○ Teoricamente, maximiza a vida da ATQ disponível para o paciente pela manutenção do estoque ósseo, que possibilita a revisão da ATQ padrão

IMAGENS

Achados na Radiografia
- Avaliação da colocação inicial dos componentes
  ○ Comprimento igual ao do lado contralateral
    – O comprimento pode ser afetado pela posição do copo, pela haste femoral ou pelo tamanho do colo, da cabeça ou do polietileno
    – Avaliação: desenhar uma linha transisquiática, medir a distância até o marco (como o trocânter maior ou menor) e, em seguida, comparar os lados
    – Alongamento excessivo: espasmo muscular → deslocamento
    – Encurtamento: músculos ineficazes do quadril, deixando o quadril em risco de deslocamento
  ○ Posição do copo acetabular
    – Ângulo do copo de abertura lateral: 40° ± 10°
      □ Medido em uma radiografia AP, superfície aberta (plana) angulada relativa à linha transisquiática
      □ ↑ da abertura lateral → ↑ do risco de deslocamento
      □ Abertura lateral excessiva correlacionada a ↑ de níveis séricos do metal na ATQ metal-metal, provavelmente em razão de ↑ da carga de borda
      □ ↓ da abertura lateral → rotacionando a cabeça para fora quando o quadril estiver completamente abduzido
    – Anteversão do copo
      □ AP: pode revelar se há versão, mas não pode determinar se está antevertido ou retrovertido
      □ Alinha-se com o acetábulo ósseo na incidência de Lauenstein
      □ Normalmente, mede 15° ± 10° na lateral da virilha
      □ A medição lateral da virilha depende da posição do paciente; afetada pela rotação da pelve (pode ser minimizada pelas imagens com o joelho fletido sobre o final da mesa)
      □ Retroversão ou anteversão excessiva predispõe o quadril a deslocamento
    – Posição medial-lateral do copo
      □ O centro horizontal da rotação deve ser semelhante àquele do quadril normal
      □ A falta de medialização coloca o quadril em risco de deslocamento se o centro de rotação cair lateralmente à puxada do músculo do iliopsoas
      □ O excesso de medialização coloca o acetábulo medial em risco de fratura
  ○ Posição do componente femoral
    – Neutra a levemente valga (implante acomodando-se contra o endósteo medial distalmente)
    – Posição do varo predispõe o implante a soltura
- Fratura do implante
  ○ O copo pode fraturar em qualquer lugar ao redor de sua convexidade
  ○ Fratura do copo de polietileno vista pela fratura ao redor do cimento
  ○ Fratura da haste em geral perto da ponta distal
    – Pode ser deslocado, mas em geral é um deslocamento suave
- Deslocamento
  ○ Cabeça femoral deslocada do copo acetabular
    – Procure uma posição ruim do componente em predisposição
      □ Ângulo de abertura lateral anormal (>50° ou <30°)
      □ Versão anormal do copo (retrovertida ou antevertida >25°)
      □ Falta de medialização do copo
      □ Comprimento anormal do membro (longo ou curto)
  ○ Deslocamento do polietileno
    – Pode ficar dissociado do apoio metálico
      □ Dentes ou cunhas metálicas, que o mantêm no lugar, podem ser observadas na parte mole
      □ Polietileno visto como lucência separado do suporte do copo
- Proteção contra o estresse
  ○ Mais frequentemente na metáfise lateral do fêmur proximal, incluindo o trocânter maior
  ○ Osso reabsorvido: lucência relativa, córtex afinado
- Infecção
  ○ Radiografias em geral normais; requer aspiração se houver suspeita clínica
    – Se a infecção for crônica, há destruição óssea serpiginosa com o osso reativo ± reação periosteal pode ser observada
- Soltura
  ○ Alteração na posição do componente
    – Alinhamento alterado (inclinação)
    – Alteração na posição superior-inferior (subsidência)
      □ Há subsidência superior do copo, provavelmente, medial; a subsidência do componente femoral é inferior no eixo embaixo
    – A subsidência e a inclinação em geral ocorrem sem a lucência ao redor do componente
      □ Comparação com a radiografia de referência após a operação essencial para evitar ausência de soltura
  ○ Componente cimentado
    – Lucência ≥ 2mm na interface osso-cimento ao redor da maior parte do componente indica soltura; normalmente tem margem esclerótica
    – Lucência ≥2 mm na interface componente-cimento pode resultar do movimento no momento da colocação
    – Cimento fraturado
  ○ Componente sem cimento
    – Lucência ± 2 mm na interface osso-cimento ao redor da maior parte do componente indica soltura
    – Esclerose extensa na ponta femoral, hipertrofia cortical e endosteal
      □ Ponte óssea no canal medular considerada sinal secundário de soltura
      □ Formação óssea menos extensa considerada normal na haste sem cimento, mas seu progresso deve ser observado
- Desgaste do componente
  ○ Com a soltura, a superfície com contas da artroplastia sem cimento pode se separar (dispersão das contas)
  ○ Desgaste do polietileno mostrado pela largura diferencial entre a cabeça femoral e o acetábulo
    – Desgaste geralmente na porção superolateral que suporta peso em comparação à porção inferomedial
- Doença de partículas
  ○ Morfologia
    – Destruição óssea lítica focal; pode simular o tumor
    – Pode se estender ao longo do componente, com a destruição óssea aparecendo mais alongada

Prótese de Quadril

- Pode se estender nas partes moles como massa ou coleção bursal
- Pesquisar origem de partículas para estabelecer diagnóstico
  - Desgaste de polietileno
  - Fratura de cimento ou detritos ósseos
  - Metalose (dispersão das contas ou de outros detritos metálicos)
  - ATQ de metal-metal pode desenvolver a parte mole necrótica e reativa ou massas de bursas (pseudotumores)
- Fratura periprotética
  - Acetábulo: parede medial
  - Eixo femoral: em geral, o córtex anterior, se estendendo desde a extremidade da prótese
    - Fissuras na metáfise podem ocorrer durante a cirurgia; observadas na cirurgia e tratadas com fios de cerclagem

Achados na TC
- Avaliação da versão do copo em deslocadores recorrentes
  - Método: reformatar a imagem para padronizar a pelve para a rotação e a inclinação pélvica
    - Medir diretamente o ângulo de anteversão, com referência à linha vertical
- Avaliação da soltura periprotética ou osteólise
  - Presença e extensão da osteólise mais bem avaliada pela TC que pela radiografia
  - Usada para avaliar o local da lise e a adequação do estoque ósseo antes da revisão

Achados na RM
- Geralmente usada para resolver problemas; sugerida para a avaliação de implantes dolorosos de metal-metal
- Termos guarda-chuva: reação adversa aos detritos metálicos ou reação adversa do tecido local
  - Incluem metalose, lesões associadas à vasculite linfocítica (LAVL) assépticas e pseudotumores
- Modelo preditivo de RM para a reação tecidual local adversa (reações a produtos metálicos relacionados com artroplastia)
  - Melhores preditores para o diagnóstico da grave reação tecidual adversa (LAVL > 5): espessura sinovial máxima (> 7 mm) e padrão sinovial cístico-sólido misto
  - Melhores preditores para o dano tecidual intraoperatório: deiscência pseudocapsular, padrão misto de sinovite e descompressão de sinovite para as partes moles

Recomendações para Aquisição de Imagens
- Recomendação de protocolo
  - Técnicas de redução de artefato metálico para TC
    - Aquisição de imagens da parte mole
    - ↑ kVp (140) e mAs (350-450, se 1 ATQ, 450-600, se 2)
    - Colimação estreita
    - ↓ *pitch* (passo) (0,3)
    - Reconstrução de imagem na secção de largura de 1 mm com incremento de reconstrução de 0,5 mm
    - TC de energia dupla reduz os artefatos que enrijecem os feixes
  - Técnicas de redução dos artefatos metálicos para RM
    - ↑ da largura de banda do receptor
    - ↓ do espaçamento intereco
    - ↓ dos tempos de eco eficazes
    - Uso de sequências rápidas de *spin* eco com ponderação intermediária
    - STIR, em vez de técnicas de saturação de gordura

PATOLOGIA

Características Gerais
- Etiologia
  - Fraturas no eixo femoral: relacionadas com o diâmetro da secção transversal e o comprimento da haste
  - Deslocamento
    - Posicional: articulação posicionada além da variação esperada
    - Posicionamento cirúrgico incorreto dos componentes
  - Proteção contra tensão: a sustentação de peso alterada por meio do implante reduz o estresse em regiões ósseas
  - Osteólise maciça: partículas de tamanho crítico → reação inflamatória
  - LAVL: associada à ATQ metal-metal
    - Possível reação tóxica aos detritos do desgaste do metal
    - Possível reação de hipersensibilidade à quantidade normalmente esperada de detritos metálicos

QUESTÕES CLÍNICAS

Histórico Natural e Prognóstico
- 80% da ATQ duram 20 anos sem revisão
- Os componentes acetabulares não cimentados com revestimentos de polietileno passam por lise silenciosa e merecem uma revisão radiológica regular a longo prazo
- O índice de desenvolvimento da reação anormal da parte mole e da massa na ATQ metal-metal é desconhecido

CHECKLIST DO DIAGNÓSTICO

Considerar
- Observar a subsidência dos componentes para indicar soltura, até sem lucência óbvia
- Comparar a imagem de acompanhamento com a radiografia de referência para mudança na posição do componente
- Com deslocamento, pesquisar mau posicionamento dos componentes
- Com a osteólise, procurar evidências das doenças das partículas

REFERÊNCIAS

1. Fritz J, et al: MR imaging of hip arthroplasty implants, Radiographics. 34(4):E106-E132, 2014.
2. Awan O, et al: Imaging evaluation of complications of hip arthroplasty: review of current concepts and imaging findings, Can Assoc Radiol J. 64(4):306-313, 2013.
3. Pessis E, et al: Virtual monochromatic spectral imaging with fast kilovoltage switching: reduction of metal artifacts at CT, Radiographics. 33(2):573-583, 2013.
4. Chang EY, et al: Metal-on-metal total hip arthroplasty: do symptoms correlate with MR imaging findings? Radiology. 265(3):848-857, 2012.

Prótese de Quadril

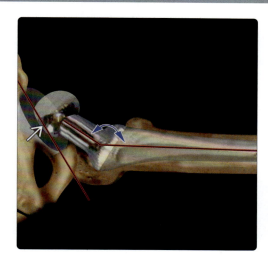
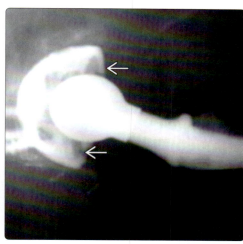

(À esquerda) *Gráfico lateral da virilha mostra inclinação anterior esperada (anteversão) do componente acetabular* ➡. *O ângulo do componente femoral descreve o ângulo do eixo do colo.* (À direita) *Visão lateral da virilha de uma ATQ em paciente com deslocamentos recorrentes mostra retroversão do componente acetabular* ➡ *(compare com o gráfico). Não se pode determinar retroversão versus anteversão na radiografia AP; a lateral da virilha ou a TC é necessária. A retroversão põe a ATQ em risco de deslocamento.*

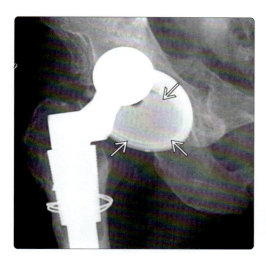
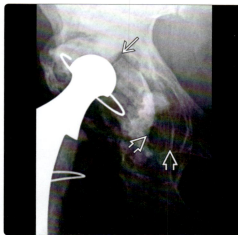

(À esquerda) *Radiografia AP mostra deslocamento de quadril. O componente acetabular mostra inclinação lateral normal. No entanto, há uma versão excessiva* ➡ *(abertura anterior ou posterior). A lateral da virilha (não mostrada) confirmou anteversão excessiva. Embora a anteversão do copo seja esperada, esse grau coloca o quadril em risco de deslocamento.* (À direita) *Radiografia AP mostra soltura grosseira do copo com subsidência superior (repare na distância do local original* ➡*). O copo está fraturado* ➡ *e mostra ampla lucência relativa ao cimento.*

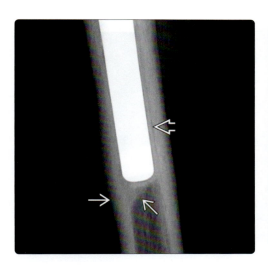
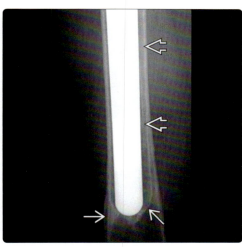

(À esquerda) *Radiografia AP mostra hipertrofia endosteal e cortical moderada* ➡ *sobre a extremidade da haste de um componente femoral sem cimento. Há também uma linha esclerótica* ➡*, mas sem interface osso-componente lucente. Essa aparência é normal para um componente sem cimento.* (À direita) *Radiografia AP mostra excessiva hipertrofia endosteal e cortical* ➡ *ligando os canais medulares. Além disso, há uma lucência > 2 mm ao redor do componente* ➡*. Esses achados são típicos de soltura.*

Prótese de Quadril

(À esquerda) *Radiografia AP mostra ATQ com achados incomumente óbvios de infecção. Há a presença de ar nas partes moles ➡, bem como de formação óssea heterotópica imatura macia ➡. Uma artroplastia infectada geralmente tem aparência normal; qualquer suspeita clínica requer aspiração.* (À direita) *RM T2WI coronal mostra contas de antibióticos com ↓ da intensidade de sinal (IS) ➡ posicionadas no defeito após a retirada de uma ATQ infectada. Infelizmente, o tratamento não foi eficaz, indicado por ↑ da IS ao longo do acetábulo e do eixo remanescentes ➡.*

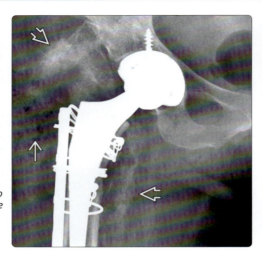 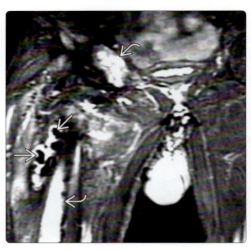

(À esquerda) *Radiografia AP mostra lucência da metáfise ➡ que se estende até o trocânter maior, observada alguns anos após a ATQ. Trata-se da localização típica da proteção contra tensão e não deve ser interpretada equivocadamente como uma infecção ou uma lesão lítica.* (À direita) *Radiografia mostra desgaste de polietileno, demonstrado pelo estreitamento da distância entre o copo metálico e a cabeça superiormente ➡ em comparação à distância inferiormente ➡. Esse desgaste resulta na doença de partículas e na lise ➡.*

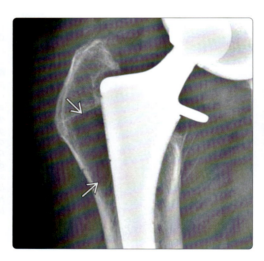 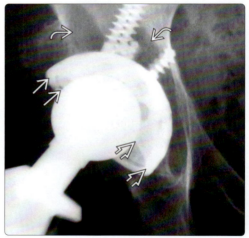

(À esquerda) *Radiografia em perna de rã lateral mostra lesão lítica expandida envolvendo a metáfise proximal do fêmur ➡. Nenhuma outra anormalidade é observada, e a radiografia AP estava normal (não mostrada). Isso permite um amplo diagnóstico diferencial, incluindo o tumor.* (À direita) *A lateral da virilha no mesmo caso não mostra também a lesão lítica, mas o desgaste do polietileno é logo observado, conforme mostrado pelas setas vermelhas. Com uma origem de partículas demonstrada dessa maneira, é altamente provável que a lesão lítica represente osteólise.*

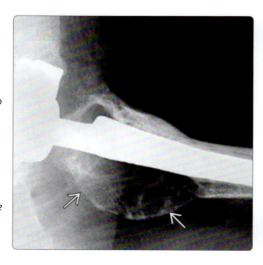 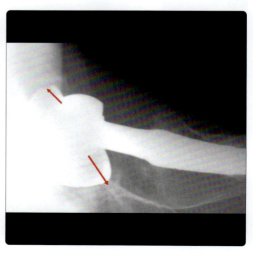

Prótese de Quadril

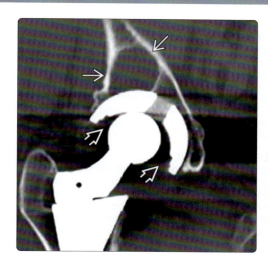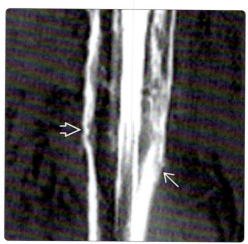

(À esquerda) *TC do osso com reformatação coronal mostra região acetabular da lise ➡, bem como evidência de desgaste de polietileno (deslocamento da cabeça no copo ➡). A radiografia (não mostrada) foi difícil de avaliar; a TC adiciona informação importante com relação à extensão da osteólise, o que resulta no melhor planejamento de uma revisão substancial.* (À direita) *TC coronal óssea mostra estreitamento extenso do córtex ➡ com soltura protética (observe a ampla lucência do osso-cimento), bem como a fratura ➡. Nenhuma das sutilezas foi observada na radiografia.*

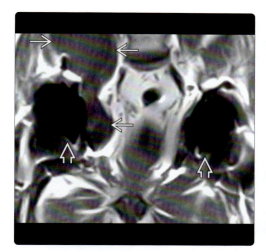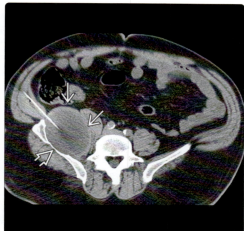

(À esquerda) *RM T1WI coronal mostra ATQ bilateral ➡ e enorme acúmulo de fluidos na bursa do iliopsoas direito ➡. A preocupação era quanto à infecção versus sinovite.* (À direita) *TC óssea axial confirma acúmulo de fluidos na bursa do ilíaco ➡. A aspiração produziu material espesso e gelatinoso e macrófagos repletos de detritos. Os detritos se formaram do desgaste do polietileno na ATQ e causaram uma sinovite, que se descomprimiu na bursa do ilipsoas. O estreitamento proeminente da asa ilíaca ➡ pode se resultado da pressão em vez da lise das partículas.*

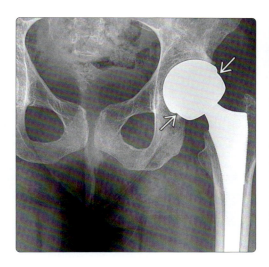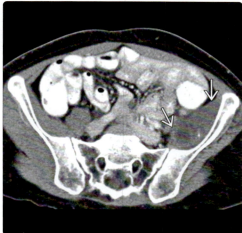

(À esquerda) *Radiografia AP mostra prótese metal-metal ➡; observe a ausência do revestimento de polietileno. Este paciente apresentava dor, que não se explica pelo posicionamento do componente, que está normal.* (À direita) *TCCC axial no mesmo caso mostra leve aumento da massa do ilíaco não homogênea ➡. A biopsia extensiva mostrou apenas detritos e tecido necrótico, típico da reação adversa do tecido local. As imagens da secção transversal devem ser sugeridas com essa artroplastia de metal-metal e dor inexplicável.*

Artroplastia de Revisão

DADOS PRINCIPAIS

TERMINOLOGIA
- Artroplastia de revisão: colocação de novo(s) componente(s) após remoção do implante que apresentou falha
- Pequenas revisões podem não ser óbvias
  - Substituição do componente de polietileno
  - Alteração da cabeça femoral (modular; pode ser alterada sem extração da haste)
- Revisões maiores dos componentes inteiros

IMAGENS
- Pré-operatório: planejamento cirúrgico
  - TC com reformatações nos planos coronal e sagital para avaliar o local e a extensão das lesões líticas
  - A TC tem uma sensibilidade maior que a radiografia para a presença e a quantidade de perda óssea
  - Técnicas de redução de artefato metálico devem ser usadas
  - A RM é utilizada apenas para resolver problemas
- A aparência no pós-operatório depende da escolha do material para ancorar o implante no osso deficiente
  - Observar a fratura periprotética
    - Especialmente comum com revisões do eixo femoral de haste longa
  - Esperar que o enxerto (estrutural ou não estrutural) comprima e parcialmente reabsorva, à medida que amadurece e se une ao osso hospedeiro
  - Deve-se esperar a subsidência dos componentes de revisão, às vezes >1 cm para a haste longa
  - Avaliar a incorporação do enxerto *onlay*
  - O deslocamento é mais provável após a revisão

CHECKLIST DO DIAGNÓSTICO
- As artroplastias de revisão não podem ser avaliadas com o mesmo rigor com relação à soltura das artroplastias originais
  - Esperar a subsidência dos componentes
  - Observar a estabilização em 6 a 12 meses
- Não se deixe enganar pelas lucências relacionadas com a falha do componente anterior
  - Comparar com a radiografia de pré-revisão

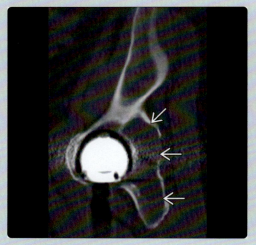
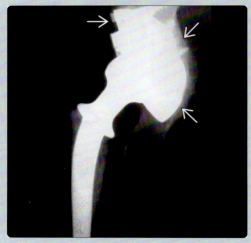

(À esquerda) *TC óssea sagital usada para o planejamento de revisão mostra leve artefato de faixa metálica. Presença de lise acetabular posterior extensa ➡ se estendendo diretamente no ísquio. TC adiciona informação importante com relação à extensão da osteólise, o que sugere que uma revisão altamente substancial deve ser realizada.* (À direita) *Radiografia AP mostra componente acetabular superdimensionado com o aumento ➡ usado para preencher grande defeito do componente acetabular. Esse tipo de componente é uma das soluções possíveis para os componentes acetabulares que falharam.*

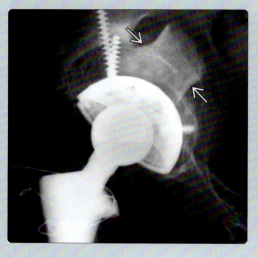
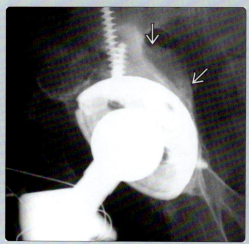

(À esquerda) *Exame de raios X AP mostra componente acetabular com tamanho normal. No entanto, um grande defeito superior e acetabular superomedial é preenchido com um enxerto ósseo estrutural (repare que se trata de um colo femoral de um cadáver ➡).* (À direita) *Exame de raios X AP do mesmo paciente alguns meses depois mostra que o enxerto estrutural ficou arredondado, comprimido ➡ e foi reabsorvido de alguma forma. O acetábulo superior e medial agora dá um suporte ósseo ao componente acetabular. Há uma leve alteração associada do componente na posição.*

Artroplastia de Revisão

TERMINOLOGIA

Definições
- Artroplastia de revisão: colocação de novo(s) componente(s) após remoção do implante que apresentou falha
  - Algumas revisões têm implicações relacionadas com perda óssea substancial: grandes defeitos para preencher, osso pequeno para apoiar a artroplastia
    - Componentes soltos podem fraturar e causar lises em grandes regiões do osso
    - A infecção pode destruir o osso
    - A doença de partículas com a osteólise maciça causa defeitos ósseos

IMAGENS

Achados na Radiografia
- Pré-operatório: deve ser feita a avaliação no planejamento cirúrgico
  - Fratura periprotética
  - Estreitamento ou destruição cortical
  - Locais ósseos destrutivos líticos
  - Quantidade e local de migração do componente
- Pré-operatório: avaliação para verificar se há infecção residual
  - Avaliar se há cimento residual
    - No caso de ser detectado em um osso previamente infectado, pode servir como ninho para uma infecção em andamento
  - Aspiração e cultura
- A aparência pós-operatória depende da escolha do material para ancorar o implante no osso deficiente
  - Defeitos acetabulares, artroplastia total do quadril (ATQ)
    - Aumento do copo superdimensionado, ampliado
    - Copo com a placa reconstrutiva fixada e sistemas de parafusos ou anel/gaiola de reforço
    - Defeito preenchido com enxerto estrutural ou não estrutural
  - Defeito femoral, ATQ
    - SROM: componente da metáfise modular
      - Unidade com formato de cunha, que pode ser rotacionada ao redor da haste, usada para preencher o defeito de metáfise femoral proximal
    - Haste femoral em forma de prendedor de roupa
      - Abre após a inserção para ajudar a encher o canal e estabilizar a haste
    - Haste femoral longa
    - Enxerto *onlay* sobre os defeitos corticais femorais com fio para cerclagem
  - Revisões de artroplastia total do joelho
    - Geralmente em componentes de haste longa
    - Podem ter bastante polietileno se a restrição da parte mole for redundante
    - Se o joelho for instável, pode-se realizar artroplastia semirrestrita
      - Componentes tibiais e femorais não estão articulados, mas ligados por um poste
      - O poste do componente femoral pode rotacionar levemente dentro do componente tibial, possibilitando rotação normal no final da extensão completa
      - Não interpretar de maneira errada a lucência ao redor desse poste como soltura
- Alterações esperadas na artroplastia de revisão nos exames de acompanhamento
  - Observar se há fratura periprotética
    - Mais provável na revisão
      - Osteoporose por desuso, estreitamento cortical
    - Componentes de haste longa mais propensos a penetrar no córtex, em especial no córtex anterior no fêmur porque há arqueamento femoral anterior normal
    - Probabilidade de 7,5% de fratura na ATQ de revisão
  - Lucência ao redor do componente
    - Não interpretar de maneira errada a lucência preexistente do componente anterior com falha como uma nova soltura
      - Comparar com a radiografia da artroplastia com falha
  - Enxerto estrutural e não estrutural
    - Esperar que o enxerto comprima e parcialmente seja reabsorvido à medida que amadurece e se una ao osso hospedeiro
      - O componente colocado no enxerto pode mudar de posição, incluindo nova subsidência e inclinação
      - Esperar a estabilização em 6 a 12 meses
  - Subsidência dos componentes
    - Deve-se esperar pela subsidência dos componentes de revisão, às vezes >1 cm para a haste longa
      - Continuar acompanhando, observando a estabilização em 6 a 12 meses
  - Avaliar a incorporação do enxerto *onlay*
    - Em paralelo, observar se há fratura do fio para cerclagem e dissociação do enxerto do osso hospedeiro
- O deslocamento é mais provável após a revisão
  - O posicionamento adequado dos componentes pode ser comprometido pela perda do estoque ósseo
  - Os estabilizadores de partes moles podem não estar intactos

Achados na TC
- Pré-operatório: planejamento cirúrgico e/ou acompanhamento
  - TC com reformatações nos planos sagital e coronal para avaliar a localização e a extensão de lesões líticas
    - Sensibilidade maior que a da radiografia para a presença e a quantidade da perda óssea
  - Técnicas de redução de artefatos metálicos
    - Aquisição de imagens da parte mole
    - ↑ kVp (140 kVp) e mAs (350-450, se for 1 THA, 450-600, se for bilateral)
    - Colimação estreita
    - ↓ *pitch* (passo) (< 0,3)
    - Reconstrução de imagem na secção de largura de 1 mm com incremento de reconstrução de 0,5 mm

DIAGNÓSTICO DIFERENCIAL

Falha de Revisão versus Fixação Esperada
- As revisões não são julgadas pelos mesmos critérios rigorosos adotados na realização da primeira artroplastia
- A estabilização demora mais para ser alcançada; a mudança na posição dos componentes é esperada

QUESTÕES CLÍNICAS

Histórico Natural e Prognóstico
- Prótese ou deslocamento do revestimento em 12% das revisões de ATQ
- Infecções no pós-operatório em 1% a 14%

REFERÊNCIA
1. Williams D, et al: Revision arthroplasty: an update, Skeletal Radiol. 38(11):1031-1036, 2009.

Artroplastia de Revisão

(**À esquerda**) *Radiografia AP mostra componente de revisão acetabular, normalmente dimensionado e posicionado. Presença de grande defeito no acetábulo superior que foi preenchido com o enxerto ósseo não estrutural* ➡. (**À direita**) *Radiografia AP no mesmo paciente alguns meses depois mostra que enxerto ósseo não estrutural amadureceu e se consolidou* ➡. *Embora não fosse surpreendente que estivesse comprimido, neste caso, não estava. Não há alteração no alinhamento do copo ao longo desse período; está estável.*

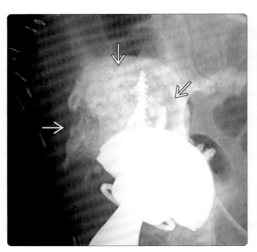 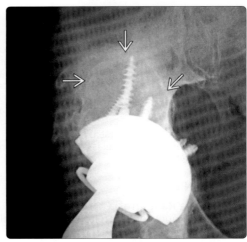

(**À esquerda**) *TC óssea coronal mostra anatomia de Girdlestone do quadril* ➡ *após a retirada do implante de uma prótese solta. A TC prontamente mostra o cimento ósseo da diáfise residual* ➡, *fraturado e deixado durante a remoção da prótese. Isso precisará ser removido antes da realização da revisão.* (**À direita**) *Radiografia AP mostra revisão da haste longa. Presença de lucência cortical* ➡ *iatrogênica; uma janela cortical foi cortada na diáfise para extrair um pedaço de cimento fraturado antes de realizar a revisão, o que não deve ser confundido com fratura.*

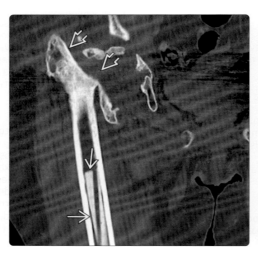 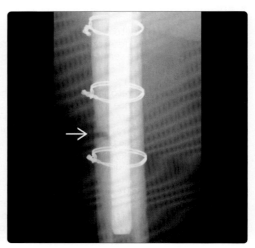

(**À esquerda**) *Radiografia lateral mostra diáfise média do fêmur após cirurgia de artroplastia de revisão. O componente tem o design de um prendedor de roupas e é comumente usado em hastes longas. Houve fratura pelo córtex anterior* ➡ *do fêmur arqueado anteriormente. A fratura foi observada durante a operação; observe o fio para cerclagem* ➡. (**À direita**) *Radiografia AP mostra enxerto onlay femoral* ➡ *posicionado em um grande defeito cortical lateral. O enxerto fica fixado por fios e cabos para cerclagem e será acompanhado até se incorporar.*

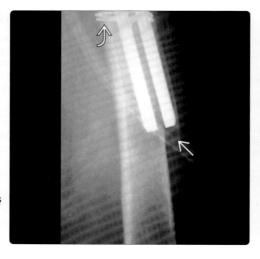 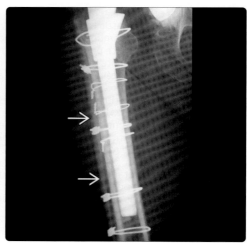

Artroplastia de Revisão

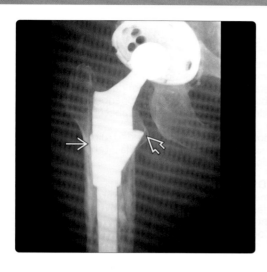
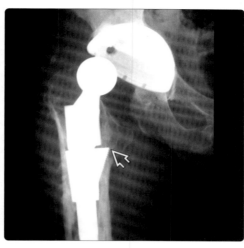

(À esquerda) *Radiografia AP mostra ATQ de revisão usando um componente SROM ⇨ para preencher um grande defeito na metáfise. O componente será acompanhado para se verificar a estabilidade. Use a relação de SROM para o trocânter menor ⇨ como referência.* **(À direita)** *Radiografia AP no mesmo paciente 4 meses depois mostra que houve substancial subsidência inferior do componente femoral. Observe SROM ⇨ correspondente a trocânter menor; a subsidência é tão grande que a cabeça femoral é forçada para fora do copo, resultando no deslocamento.*

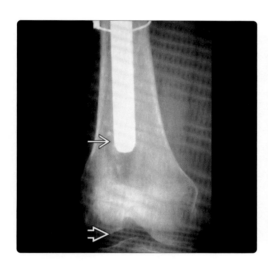
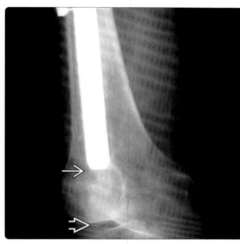

(À esquerda) *Radiografia AP mostra revisão de componente femoral de haste longa. Observe a distância da extremidade da haste ⇨ até a linha da articulação ⇨; isso pode ser usado como referência para acompanhar qualquer subsidência.* **(À direita)** *Radiografia AP no mesmo paciente após alguns meses mostra que a extremidade da haste ⇨ está muito mais próxima da linha da articulação ⇨. Isso mostra subsidência substancial, mas pode ainda se estabilizar. Se a estabilização não ocorrer em 6 a 12 meses, a revisão será considerada solta.*

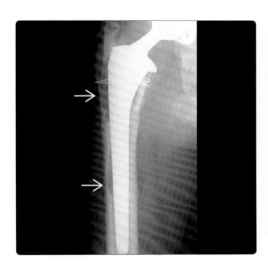
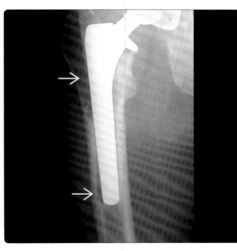

(À esquerda) *Radiografia AP de artroplastia de revisão de haste levemente longa mostra lucência ao longo de grande porção da interface osso-componente ⇨. Isso é preocupante com relação à soltura, à infecção ou à doença de partículas. No entanto, deve-se fazer a comparação com a radiografia pré-operatória.* **(À direita)** *Radiografia AP no mesmo paciente antes da revisão mostra lucências iguais ⇨. Isso prova que estas surgiram da falha da prótese original e são simplesmente resíduos vistos no exame atual. Não há evidências de falha na revisão.*

Implante de Joelho

DADOS PRINCIPAIS

TERMINOLOGIA
- Artroplastia total do joelho: substituição das superfícies articulares femoral, tibial e patelar

IMAGENS
- Tamanho do componente compatível com o do joelho
- Colocação inicial dos componentes
  - Femoral: 5° ± 5° até o eixo longo do eixo femoral na lateral
  - Femoral: 4° a 7° valgo em AP
  - Tibial: 90° ± 5° até o eixo longo do eixo tibial em AP
  - Tibial: componente e polietileno → inclinação posterior de 10°
  - Mau alinhamento rotacional
    - A radiografia mostra apenas o mau alinhamento significativo; a TC melhora a precisão
- Complicações diferentes de mau alinhamento
  - Deslocamento do botão patelar do cimento ou do suporte metálico
  - O polietileno tibial pode se deslocar da bandeja metálica
  - Proteção contra tensão: ocorre na metáfise anterior e femoral média, observada na radiografia lateral
    - Não prevê falha no componente
  - Soltura: mudança na posição (inclinação ou subsidência)
    - Em geral, há subsidência superior do botão patelar
    - Há subsidência inferior do componente tibial, normalmente com compressão trabecular medial
  - Infecção
    - Achados na radiografia raros da destruição serpiginosa
    - RM: a sinovite hipertensa lamelada diferencia a sinovite infecciosa da não infecciosa

CHECKLIST DO DIAGNÓSTICO
- Tenha em mente o formato dos componentes de polietileno; a lucência desse formato no local errado é um indício de deslocamento
- As fraturas periprotéticas são facilmente não percebidas; inclua-as no padrão de pesquisa
  - Maior risco de fratura periprotética com osteoporose e/ou transferência de tubérculo tibial

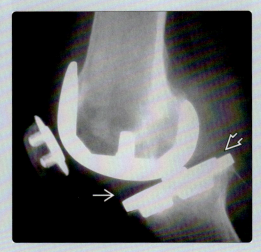 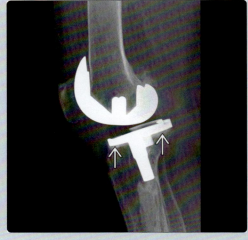

(À esquerda) *Radiografia lateral mostra atroplastia total de joelho (ATJ) normal. O dimensionamento dos componentes está correto. O alinhamento está normal. Observe a ligeira inclinação posterior do componente tibial, bem como a espessura diferencial do polietileno anterior ➡ em comparação à do posterior ➡.*
(À direita) *Radiografia lateral mostra inclinação anterior em vez de posterior do componente tibial ➡. O platô tibial normal tem inclinação posterior de aproximadamente 7°, e a artroplastia deve se aproximar a essa angulação.*

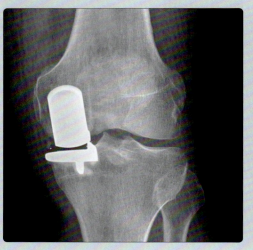 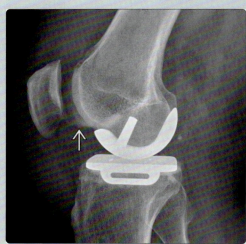

(À esquerda) *Radiografia lateral mostra atroplastia unicondilar de joelho. Esses componentes devem ser escolhidos quando não há artrite significativa nos dois compartimentos restantes. As artroplastias unicondilares não são usadas em pacientes com artrite inflamatória.* (À direita) *Radiografia lateral mostra que o implante femoral está posicionado nas porções média e posterior de sustentação de peso do côndilo; há um furo formado na porção anterior do côndilo ➡ para reduzir probabilidade de impacto da patela.*

Implante de Joelho

TERMINOLOGIA

Definições
- Artroplastia total do joelho (ATQ): substituição das superfícies articulares femoral, tibial e patelar
  - Componentes não restritos
    - Em geral, o ligamento cruzado posterior é retido
    - Outras partes moles, incluindo os ligamentos colaterais, proporcionam estabilidade
    - O polietileno côncavo acrescenta alguma restrição
  - Componentes semirrestritos
    - Geralmente com haste longa
    - Espaçador se estende do lado femoral até o cilindro central no lado tibial; possibilita alguma rotação
      - Não interpretar de maneira errônea a lucência ao redor do espaçador como a soltura do componente
- Implante de compartimento único (unicompartimental): medial, lateral ou patelofemoral
  - Considerado quando há apenas um único compartimento envolvido com a osteoartrite significativa
  - Não usado se o processo subjacente for inflamatório

IMAGENS

Achados na Radiografia
- Tamanho do componente combina com o joelho
  - Componente femoral superdimensionado visto como um vão entre o córtex anterior e a flange
    - Bloqueia o movimento completo
  - Componente femoral subdimensionado → incisão do córtex femoral anterior
    - Há o risco de fratura
  - Componente tibial superdimensionado → extremidade saliente
    - Irrita os tendões e os ligamentos adjacentes
  - Componente tibial subdimensionado
    - Subsidência na tíbia, consequente soltura
- Colocação inicial dos componentes
  - Componente femoral
    - 5° ± 5° até o eixo longo do eixo femoral na lateral
    - 4° a 7° valgo em AP
  - Componente tibial
    - 90° ± 5° até o eixo longo do eixo tibial em AP
    - Componente e polietileno → inclinação posterior de 10°
      - O componente metálico pode não parecer inclinado; feito de espessura diferencial de polietileno
      - Se não houver inclinação posterior, bloqueia a flexão completa
  - Mau alinhamento rotacional
    - Rotação externa do componente tibial → deslocamento patelar, desgaste excêntrico
- Fratura de implantes
  - A fratura do anel metálico de suporte se dissocia da patela
    - Indica provável fratura ou deslocamento do polietileno
    - Os fragmentos podem revestir a membrana sinovial ou os componentes articulares: metalose
- Deslocamento
  - Botão patelar deslocado do cimento ou do suporte metálico
    - Visto como uma lucência convexa deslocada da patela
    - O botão patelar pode levar consigo o anel ou o anel parcial do material de suporte metálico
  - O polietileno tibial pode se deslocar da bandeja metálica
    - Desloca-se para a articulação, travando-a
- Proteção contra tensão
  - Ocorre na metáfise femoral anterior e média, observada na radiografia lateral
    - Reabsorção óssea e lucência neste local
    - Distribuição ↑ densidade óssea, se estende do espaçador femoral posterior até o córtex da metáfise posterior
- Soltura
  - Mudança de posição (inclinação ou subsidência)
    - Em geral, há subsidência superior do botão patelar
    - Há subsidência inferior do componente tibial, normalmente com compressão medial
  - Lucência ≥2 mm na interface entre cimento e osso ou entre osso e componente
- Desgaste do componente
  - Largura assimétrica do polietileno tibial, medial em comparação com lateral (assimetria normalmente esperada como anterior versus posterior)
- Doença de partículas
  - Morfologia
    - Destruição óssea lítica focal; pode simular o tumor
    - Pode se estender ao longo do parafuso, com a destruição óssea parecendo estar mais alongada
    - Massa de partes moles ou acúmulo de bursas
  - Pesquisar origem de partículas para estabelecer o diagnóstico
    - Deslocamento ou desgaste de polietileno
    - Metalose (dispersão de contas ou de outro detrito metálico)
- Fratura periprotética
  - Fratura mais frequente: patela (geralmente transversal)
    - Osso fino, que se torna mais fino e desvascularizado pela osteotomia para o botão patelar
  - Fratura da metáfise tibial proximal
    - Compressão inicial, seguida de esclerose linear; risco de fratura maior com a transferência prévia do tubérculo tibial

Achados na TC
- Avaliação do mau alinhamento rotacional
- Avaliação da soltura periprotética, osteólise, fratura
  - Presença e extensão da osteólise mais bem avaliada pela TC que a radiografia
  - Usada para avaliar o local da lise e a adequação do estoque ósseo antes da revisão

Achados na RM
- Avaliação da parte mole ou da massa da bursa (doença de partículas)
  - T1WI: ↓ de regiões de sinovite e lise no osso
  - STIR: ↑ da sinovite da articulação SI, massa, bursa, lesões ósseas
- Diferenciação da sinovite infecciosa daquela não infecciosa
  - O padrão lamelado da sinovite hiperintensa tem alta sensibilidade e especificidade para a infecção

QUESTÕES CLÍNICAS

Histórico Natural e Prognóstico
- Taxa de sobrevivência livre de revisão da ATJ moderna: 95%

REFERÊNCIAS

1. Helito CP, et al: Severe metallosis following total knee arthroplasty: a case report and review of radiographic signs, Skeletal Radiol. 43(8):1169-1173, 2014.
2. Plodkowski AJ, et al: Lamellated hyperintense synovitis: potential MR imaging sign of an infected knee arthroplasty, Radiology. 266(1):256-260, 2013.

Implante de Joelho

(À esquerda) *Radiografia lateral mostra ATJ instável. Esta prótese substitui o ligamento cruzado posterior (LCP), mas o LCP deve estar rompido neste caso.* **(À direita)** *Radiografia lateral mostra proteção típica contra tensão, considerada normal. Há reabsorção óssea na metáfise anterior e femoral média* ➡️*, enquanto o osso novo se estabelece posteriormente, se estendendo do espaçador até o córtex posterior* ➡️*. Não há dor associada ou risco de falha. A lucência não deve ser mal interpretada como osteólise.*

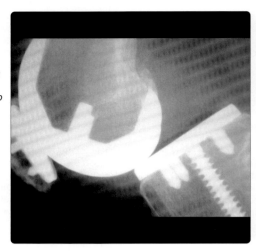
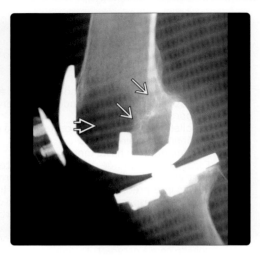

(À esquerda) *Radiografia AP mostra lucência fina na interface osso-componente* ➡️*. Isso não se qualifica como soltura, mas sua progressão deve ser observada.* **(À direita)** *Radiografia AP mostra ATJ cimentada que está muito solta. Presença de inclinação anormal e ampla lucência osso-cimento* ➡️*. Há a dispersão de contas* ➡️ *também. Observe o polietileno largo em comparação com a imagem anterior; diferentes larguras são escolhidas com base nas exigências de estabilidade.*

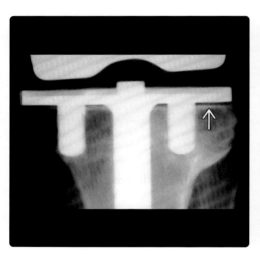
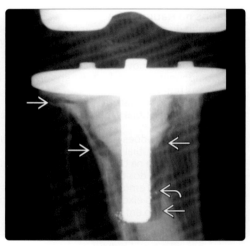

(À esquerda) *Radiografia lateral mostra falha de uma prótese semirrestrita. Há um parafuso solto* ➡️*. O mais importante é que o espaçador de restrição* ➡️ *foi deslocado, junto com a placa* ➡️ *pela qual se encaixa à bandeja tibial. Essa placa também se fixou ao polietileno tibial, que se deslocou anteromedialmente nas partes moles.* **(À direita)** *Radiografia AP obtida 4 meses após a colocação de ATJ mostra destruição óssea serpiginosa* ➡️ *não presente no exame pós-operatório de referência. Isso representa infecção.*

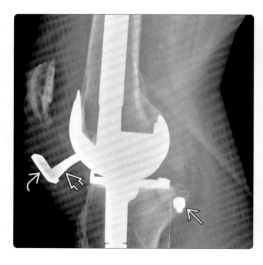
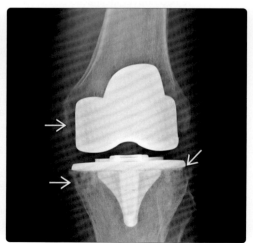

Implante de Joelho

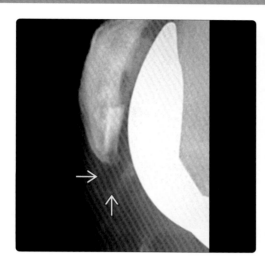
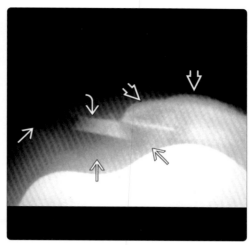

(À esquerda) *Radiografia lateral mostra que o botão patelar lucente está dissociado da patela e inferiormente deslocado* ➡. *Essa anormalidade passa facilmente despercebida e depende da observação de uma lucência sutil no local anormal.* (À direita) *Radiografia axial da articulação patelofemoral no mesmo paciente mostra que o botão patelar inteiro está deslocado* ➡ *em relação à patela* ➡. *O cimento* ➡ *rompeu-se do osso, facilitando a visualização do botão patelar lucente.*

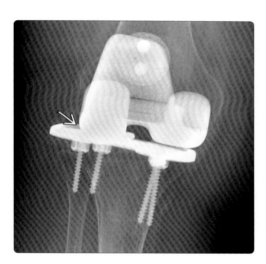
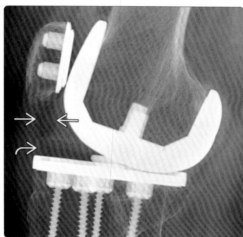

(À esquerda) *Radiografia AP mostra equilíbrio significativo e rotação da tíbia com relação ao fêmur. Isso poderia representar deficiência da parte mole. No entanto, não há espaço para o polietileno na bandeja tibial* ➡, *o que poderia suscitar a questão do deslocamento do polietileno.* (À direita) *Radiografia lateral no mesmo paciente mostra fragmento fraturado do polietileno lucente* ➡ *com algum polietileno residual na bandeja tibial* ➡. *O joelho está travado nessa posição anormal pelo fragmento deslocado.*

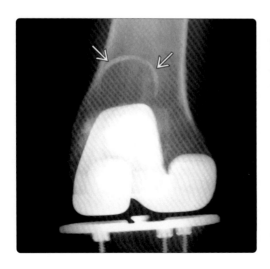
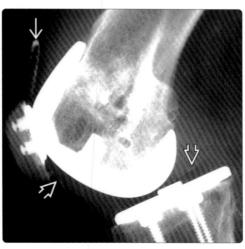

(À esquerda) *Radiografia AP mostra densidade metálica arredondada* ➡ *localizada superiormente em relação à patela, representando dissociação do suporte metálico do botão patelar.* (À direita) *Radiografia lateral no mesmo paciente confirma o deslocamento superior do suporte dissociado* ➡. *Há duas áreas de discreta deposição do metal ao longo da membrana sinovial anteriormente e do polietileno tibial* ➡. *O botão patelar falhará depois; a metalose levará a uma sinovite significativa.*

Implante de Joelho

(À esquerda) *Radiografia AP mostra lesão lítica no osso do subimplante ➡. Considerações incluem cistos subcondrais ou lesão lítica preexistentes, como metástase, mas neste caso é decorrente da doença de partículas. A origem das partículas é o polietileno desgastado; observe a espessura diferencial ➡.* (À direita) *Radiografia AP mostra osteólise maciça que ocorre ao redor do parafuso tibial medial nesta ATJ ➡. Além disso, há uma redução sutil na altura do polietileno na bandeja tibial ➡, indicando desgaste.*

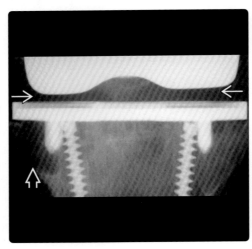 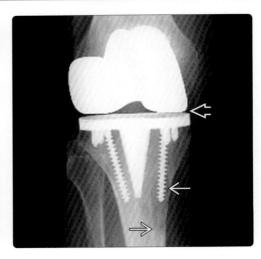

(À esquerda) *TC coronal no mesmo paciente é obtida para realizar uma avaliação mais profunda. Isso mostra o grau de osteólise ao redor do parafuso medial ➡. A lise é muito mais extensa que o esperado com base apenas na radiografia. Observe a relação com o parafuso tibial; as partículas são forçadas para baixo ao longo da trajetória do parafuso.* (À direita) *TC sagital do osso no mesmo paciente mostra fratura patológica no córtex posterior junto com uma pequena quantidade de calo ósseo na fratura ➡, indicando estado subagudo.*

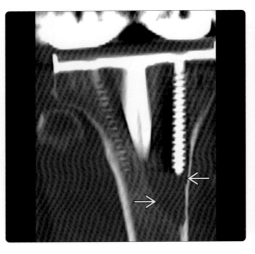 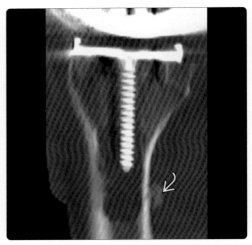

(À esquerda) *Radiografia AP mostra ATJ e massa adjacente de parte mole ➡. ATJ mostra estreitamento leve do polietileno medial ➡.* (À direita) *TCSC axial no mesmo paciente mostra massa ➡ ao longo de uma grande lesão óssea lítica ➡. O componente femoral é neutro com relação ao eixo do epicôndilo cirúrgico, mas o componente tibial foi externamente rotacionado (não mostrado). Assim, as fontes de partículas podem surgir do polietileno patelar ou tibial. A massa era um tecido granulomatoso necrótico, comprovado por biopsia.*

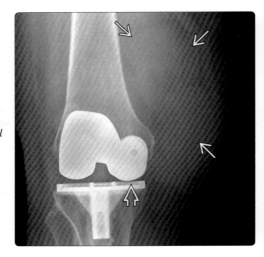 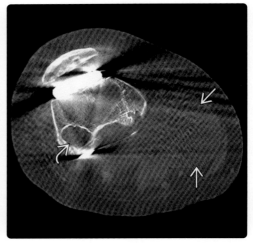

Implante de Joelho

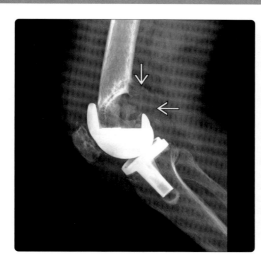
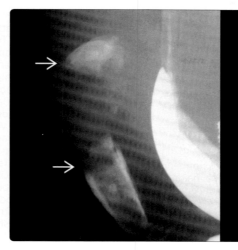

(À esquerda) *Radiografia lateral mostra massa grande expansível que destruiu a maior parte do fêmur esquerdo distal posterior* ➡. *A borda esclerótica suave e a ossificação heterotópica marginal sugerem que se trata de um processo que progride lentamente. A biopsia confirmou a doença de partículas* (À direita) *Radiografia lateral mostra fratura patelar deslocada* ➡ *após a realização da ATJ. A patela está em risco por causa da osteotomia para a colocação do botão patelar, que causa desvascularização e estreitamento do osso.*

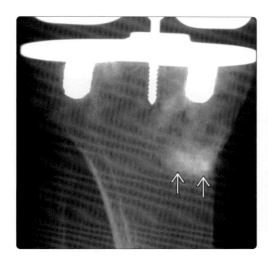
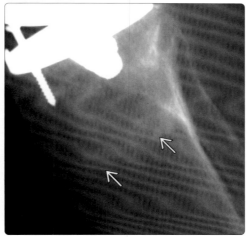

(À esquerda) *Radiografia AP mostra ATJ no osso osteoporótico. Há uma esclerose linear* ➡ *na metáfise tibial, que é diagnóstica de uma fratura por insuficiência.* (À direita) *Radiografia lateral confirma a natureza linear da esclerose* ➡. *As fraturas periprotéticas são difíceis de serem diagnosticadas na situação aguda, mas devem ser procuradas e diagnosticadas quando essa impactação e a esclerose em cicatrização são mostradas. Tais fraturas ocorrem após a realização da ATJ, particularmente quando o osso é osteoporótico e o paciente aumenta a atividade.*

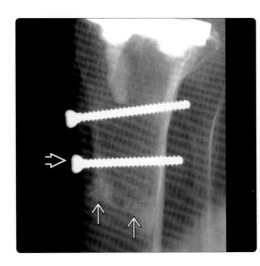
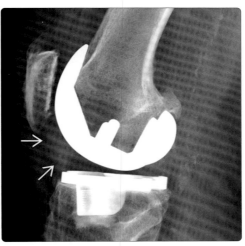

(À esquerda) *Radiografia lateral mostra ATJ, mas também transferência do tubérculo tibial* ➡. *Além disso, é observa-se esclerose linear apenas como distal ao tubérculo transferido* ➡. *Isso representa uma fratura periprotética por insuficiência. Há outro risco de desenvolvimento de fratura quando o paciente também teve uma transferência de tubérculo tibial, como neste caso.* (À direita) *Radiografia lateral de paciente com ATJ mostra densidade intra-articular* ➡, *que distorce a camada de gordura de Hoffa. Isso mostrou ser artrofibrose.*

Implante de Ombro

DADOS PRINCIPAIS

TERMINOLOGIA
- Artroplastia total de ombro (ATO): o implante substitui a cavidade glenoide e a cabeça umeral
- Hemiartroplastia de ombro: o implante substitui apenas a cabeça, mantendo-se a glenoide natural
- Artroplastia reversa de ombro (ARO): o implante substitui a cavidade glenoide e a cabeça umeral, mas reverte a relação entre a bola e o soquete
  - Usada em pacientes com a rotura do manguito rotador irreparável e artropatia secundária, dor e pseudoparalisia (incapacidade de levantar o braço acima de 90°)
  - Reverter a cavidade glenoide e os componentes da cabeça altera o centro de rotação; possibilita maior controle do movimento dos ombros pelo deltoide, em especial as porções anterior e posterior

IMAGENS
- Colocação inicial e aparência na ATO
  - Componente glenoidal colocado para replicar a cavidade glenoide natural, com uma ligeira inclinação anterior e inferior
- Colocação inicial e aparência na ARO
  - A colocação craniocaudal da metaglena e da glenosfera fixada é fundamental
  - A linha que começa na borda inferior da glenosfera deve continuar ininterrupta ao longo da linha da fronteira axilar da escápula
  - A inclinação neutra a inferior da glenosfera é desejável
- Complicações da artroplastia de ombro
  - O componente glenoidal pode deslocar o colo escapular na ATO; visualizada pelo cimento ou polietileno lucente no local errado
  - Glenoide inferior e/ou metaglena com risco de fratura ou soltura, respectivamente, na ARO com incisura escapular substancial na fronteira axilar
  - Fratura por estresse do acrômio na ARO
    – Deslocamento inferomedial do centro de rotação → ↑ de estresse sobre o acrômio pelo deltoide → fratura por estresse
  - Soltura: lucência ≥2 mm na interface osso-componente ou osso-cimento de um ou outro componente

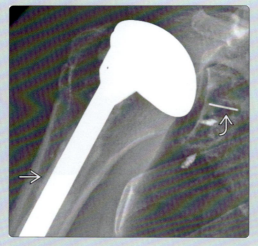 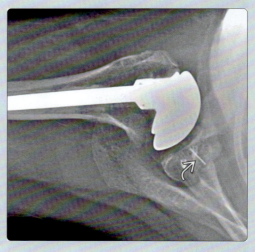

(À esquerda) *Radiografia AP mostra artroplastia total de ombro (ATO) com os componentes na posição apropriada. Há duas âncoras de sutura (uma que serve como base fora do osso) provenientes do reparo da lesão de Bankart. O componente glenoidal de polietileno está cimentado; um fio marcador está presente dentro do espaçador ➡. O componente umeral está cimentado ➡; a cabeça está levemente elevada, mas o alinhamento está dentro dos limites aceitáveis.* (À direita) *Incidência axilar lateral no mesmo paciente mostra o marcador do fio no espaçador central ➡ da cavidade glenoide de polietileno. A cabeça se articula normalmente.*

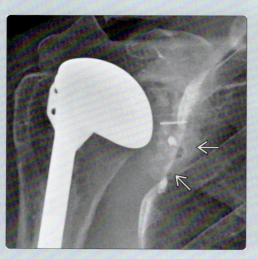 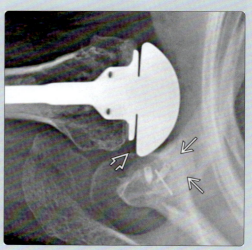

(À esquerda) *Radiografia AP no mesmo paciente 9 meses depois mostra esclerose na cavidade glenoide inferior ➡, que não estava presente após a cirurgia. A cavidade glenoide está orientada de modo diferente, com uma inclinação inferior, em comparação à imagem anterior.* (À direita) *Incidência axilar lateral no mesmo paciente mostra que a cavidade glenoide anterior foi impactada ➡; a artroplastia da cavidade glenoide deslocou anteriormente e se inclinou em comparação à imagem anterior, indicando soltura. A prótese umeral apresenta subluxação anterior ➡. As imagens para comparação são fundamentais para diagnosticar a falha.*

Implante de Ombro

TERMINOLOGIA

Definições
- Artroplastia total de ombro (ATO): i implante substitui a cavidade glenoide e a cabeça umeral
  - Usado por algumas décadas para substituir os ombros artríticos
  - O componente umeral é metálico, com uma bola na extremidade para atuar como uma cabeça umeral
    - Cimentado ou não cimentado
  - O componente glenoidal pode ser metálico com suporte de polietileno ou pode ser inteiramente de polietileno (em geral, contendo marcadores metálicos)
    - Cimentado (o cimento circunda o suporte plano e seus espaçadores) ou não cimentado (incorporação óssea, estabilizada pelos espaçadores e pelos parafusos esponjosos)
- Hemiartroplastia de ombro: o implante substitui apenas a cabeça femoral. A cavidade glenoide é mantida
  - Usada por algumas décadas, embora seja infrequente
    - Primariamente usada para danos na cabeça umeral (osteonecrose, fratura gravemente cominutiva) sem alteração artrítica
  - Haste e cabeça umeral são metálicas
    - Cimentada ou não cimentada
- Artroplastia reversa de ombro (ARO): o implante substitui a cavidade glenoide e a cabeça umeral, mas reverte a relação normal entre bola e soquete
  - Usada em pacientes com a rotura irreparável do manguito rotador e artropatia secundária, dor e pseudoparalisia (incapacidade de levantar os braços acima de 90°)
  - A reversão dos componentes glenoidais e da cabeça umeral muda o centro de rotação
    - Braço abaixado (alongado) e medializado: move o centro de rotação distal e medialmente
      - Possibilita maior controle do movimento dos ombros pelo deltoide anterior e posterior
  - Quatro principais componentes: haste umeral, copo de polietileno, glenosfera (bola) e metaglena (base para a cavidade glenoide)
    - Haste umeral: metálica, cimentada ou não cimentada, com a porção proximal com formato de copo
    - Copo de polietileno: fixa-se dentro da extremidade proximal do componente umeral, aprofundando o copo
    - Glenosfera: bola metálica, fixada à metaglena
    - Metaglena: base metálica com fixação plana na superfície glenoidal, segura por parafusos esponjosos

IMAGENS

Achados na Radiografia
- Colocação inicial e aparência
  - Colocação da haste umeral em todos os tipos de implantes de ombro: centrada na haste proximal
  - ATO
    - Componente glenoidal colocado para replicar a cavidade glenoide original, com ligeira inclinação anterior e inferior
      - Parafusos/espaçadores bem encaixados no estoque ósseo do colo escapular
  - ARO
    - Espessura do implante de polietileno pode variar, dependendo da necessidade de se tratar soltura do ombro
    - A colocação craniocaudal correta de metaglena e a fixação de glenosfera são fundamentais
      - A linha que começa na extremidade inferior da glenosfera deve continuar ininterrupta ao longo da linha da fronteira axilar da escápula
      - Geralmente alcançada ao se posicionar a extremidade inferior de metaglena e glenosfera de maneira neutra ou levemente inferior em relação à extremidade inferior da cavidade glenoide natural
        - Falha para alcançar essa colocação → componente umeral chocando-se com a escápula → incisura escapular → falha da glenosfera
    - Glenoide anterior e superior em geral reabsorvida ou deficiente em razão de processo artrítico subjacente
      - Pode ser suplementada pelo enxerto ósseo glenoidal ou pela colocação da glenosfera mais inferiormente
- Deslocamento
  - Deslocamento da cabeça umeral desde a cavidade glenoide
    - Pode ocorrer na ATO com o mau posicionamento da cavidade glenoide ou com a estabilização insuficiente da parte mole
    - Relatos precoces de deslocamento em até 20% da ARO, em geral no período pós-operatório imediato
      - Técnica cirúrgica aperfeiçoada: incidência ↓ a 2%
      - Deslocamentos tardios: associados à cicatrização da parte mole ou à ossificação heterotópica na axila
  - Deslocamento/separação dos componentes do implante (raro)
  - Deslocamento ou separação dos componentes do osso
    - O componente glenoidal pode se deslocar do colo escapular na ATO; visualizado pelo cimento ou pelo polietileno lucente no local errado
- Fratura periprotética
  - Eixo umeral sob risco de fratura com haste solta
    - Maior risco na extremidade da haste
  - Cavidade glenoide inferior sob risco de fratura na ARO com incisura escapular substancial na fronteira axilar (incisura relatada em 50% a 96% da ARO)
  - Fratura por estresse do acrômio na ARO
    - O alongamento dos braços resulta no alongamento do deltoide
    - ↑ de estresse sobre o acrômio pelo deltoide → fratura por estresse
    - Em geral, ocorre nas primeiras 2 semanas; o paciente sente um "estalo" diferente
    - Pode ser surpreendentemente difícil visualizar na radiografia; a TC pode ser necessária para o diagnóstico
- Soltura
  - Lucência ≥2 mm na interface osso-componente ou osso-cimento de um ou outro componente
  - Havendo qualquer alteração no alinhamento do componente
    - A cavidade glenoide pode mostrar impactação óssea, em especial anterior e inferiormente aos componentes antes da soltura grosseira
  - Na ARO, a incisura escapular (ao longo da borda axilar) em geral é precursora da soltura e da falha da metaglena
    - A incisão escapular deve ser avaliada para a deficiência de estoque ósseo associada ou para a soltura do parafuso e a incisura

REFERÊNCIA
1. Ha AS, et al: Current concepts of shoulder arthroplasty for radiologists: Part 2--Anatomic and reverse total shoulder replacement and nonprosthetic resurfacing, AJR Am J Roentgenol. 199(4):768-776, 2012.

Implante de Ombro

(**À esquerda**) *Radiografia AP de artroplastia total de ombro cimentada parece normal. Observe a colocação esperada do componente umeral sem evidência de soltura ou outra falha.* (**À direita**) *Incidência axilar lateral obtida no mesmo paciente mostra que o componente umeral se articula com o osso. O componente glenoidal é deslocado posteriormente do colo escapular. O componente deslocado é visto apenas como o polietileno lucente ➡ com o cimento ao redor da base ➡ e dos espaçadores ➡.*

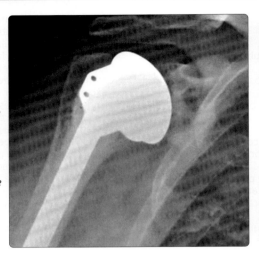
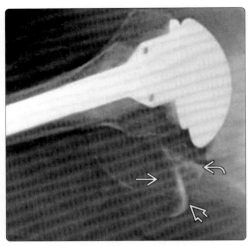

(**À esquerda**) *Exame de raios X axilar mostra falha de um componente glenoidal com lucência na interface osso-cimento ➡ ao redor da cavidade glenoide com o estreitamento do córtex escapular. Há também um pedaço de cimento fraturado ➡ localizado posteriormente ao polietileno.* (**À direita**) *Exame de raios X AP mostra realização normal de uma ARO. A base da glenoide metálica (metaglena) é colocada de modo que uma linha suave se estenda dela até a fronteira escapular axilar ➡. A glenosfera ➡ se fixa à metaglena e se articula com o polietileno ➡ do copo.*

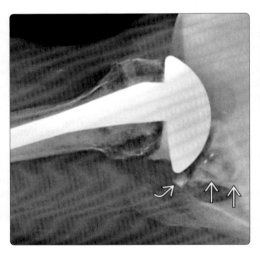
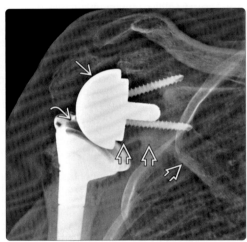

(**À esquerda**) *Radiografia axilar lateral no mesmo paciente mostra que os componentes são colocados na posição apropriada, com leve inclinação anterior da glenosfera e articulação normal da bola e do copo. Não há sugestão de complicação.* (**À direita**) *TC do osso com reformatação em 3D do mesmo paciente após a artrografia mostra motivo da dor do paciente. Há também uma fratura por estresse do acrômio ➡. Este paciente se lembra de um "estalo" audível e de dor. O acrômio pode fraturar por causa do alongamento do braço com a ARO.*

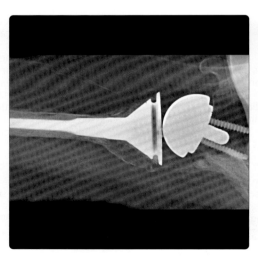
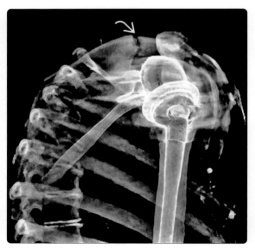

Implante de Ombro

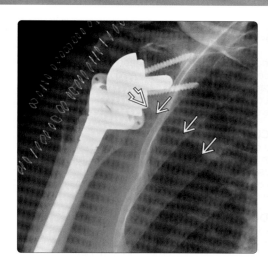
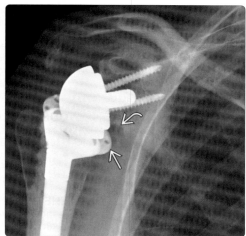

(À esquerda) *Radiografia AP mostra realização normal da ARO. Repare que a extremidade inferior da metaglena ⇒ se alinha com a fronteira axilar da escápula ➔.* (À direita) *Radiografia AP realizada no mesmo paciente 1 ano depois mostra a incisura escapular ➔ causada pelo impacto com o componente umeral ➔, apesar da realização normal da artroplastia. A incisura é uma complicação comum da ARO e está associada à falha da metaglena (ainda não visto neste caso).*

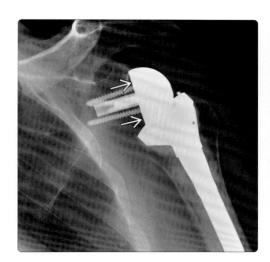
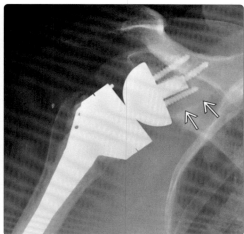

(À esquerda) *Radiografia AP mostra má colocação inicial da metaglena e da glenosfera ➔. Normalmente deve haver leve inclinação inferior e anterior, não superior, conforme visto neste caso.* (À direita) *Radiografia AP em paciente diferente mostra ampla lucência ➔ dentro da glenoide ao redor do espaçador e dos parafusos, indicando soltura.*

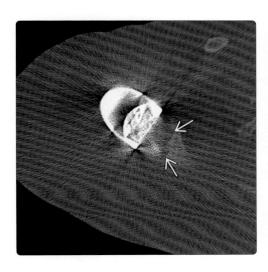
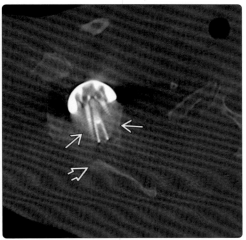

(À esquerda) *TC axial no mesmo paciente obtida na mesma época da radiografia confirma soltura e provável doença de partículas com osteólise ➔ ocupando a maior parte da glenoide.* (À direita) *TC axial obtida 4 meses depois mostra nova angulação da glenoide ➔, fratura e diástase da escápula ⇒. Observe a diferença da qualidade de diagnóstico entre duas imagens de TC; o protocolo apropriado para reduzir o artefato metálico deve ser observado sempre que possível.*

Implante de Cotovelo

DADOS PRINCIPAIS

TERMINOLOGIA
- Artroplastia de cotovelo: substituição das porções umerais distais e ulnares proximais da articulação do cotovelo
  - Implante articulado (ligado ou acoplado)
  - Implante ligado semirrestrito
  - Implante não ligado ou não acoplado
  - Hemiartroplastia: substituição de apenas uma porção da articulação dos cotovelos (atualmente, se coloca apenas 1 implante radial)

IMAGENS
- Colocação do implante
  - A haste longa deve estar centrada no eixo sem fratura
  - O ângulo de carregamento leve e normal do valgo de 154° a 178° deve ser mantido
  - A articulação congruente dos componentes umeral e ulnar é normal
    - Ressecção da cabeça radial na artroplastia total do cotovelo
- Técnica de cimentação
  - Fino manto de cimento ao redor das hastes inteiras

- Complicações
  - Soltura
    - Mudança na posição do componente
    - Subsidência do componente no eixo
  - Ossificação heterotópica
  - Implante ou fratura periprotética
  - Desgaste do polietileno

QUESTÕES CLÍNICAS
- Artroplastia de cotovelo tem índice de todos os tipos de complicação e falha maior que implantes de quadril e joelho
- Soltura: causa mais frequente da falha do implante a longo prazo (18% em 1 estudo; índice provavelmente maior)
  - 47% para o implante de cotovelo na AR

CHECKLIST DO DIAGNÓSTICO
- Índice elevado de falhas em implantes colocados na AR ou em pacientes jovens pós-traumáticos
  - Observar sinais iniciais de soltura nesses pacientes

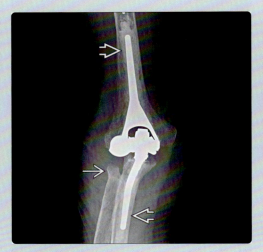 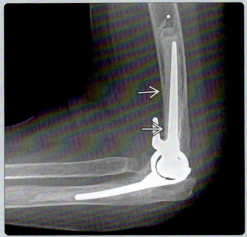

(À esquerda) Radiografia AP mostra típica artroplastia total do cotovelo articulada sem evidência de complicação. Houve ressecção da cabeça radial ➡, como ocorre normalmente. As hastes longas se estendem dentro das diáfises umerais e ulnares com um manto de cimento regular e fino ➡. Observe o ângulo normal de carregamento do cotovelo. (À direita) A radiografia lateral no mesmo paciente mostra artroplastia articulada. Não há evidências de soltura ou de outras complicações. A linha umeral anterior ➡ confirma o posicionamento normal.

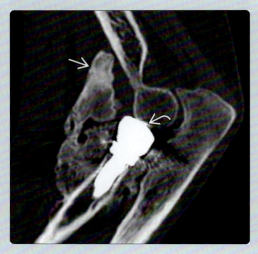 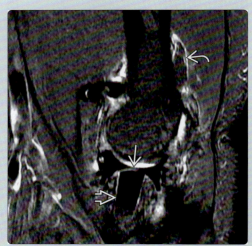

(À esquerda) TC sagital mostra ossificação heterotópica ➡ que não é completa. Há uma osteoartrite radiocapitelar ➡, mas não há indicação de soltura o da prótese. (À direita) RM T2WI FS sagital mostra prótese de Silastic da cabeça radial. O espaçador ➡ no colo radial está intacto e não está solto, mas há uma fratura central da cabeça do implante ➡ com dispersão dos fragmentos. A perda completa da cartilagem capitelar é vista, bem como uma sinovite significativa ➡; a osteólise maciça ainda não ocorreu.

Implante de Cotovelo

TERMINOLOGIA

Definições
- Artroplastia de cotovelo: substituição das porções umerais distais e ulnares proximais da articulação do cotovelo
  - Implante articulado
    - Também chamado de ligado ou acoplado
    - O implante é estável
    - Componentes mais velhos invariavelmente se soltaram porque a articulação não permitiu a rotação
    - *Design* mais novo: utiliza pino, que possibilita pequena rotação e angulação varo-valgo (7°-10°)
      - Chamado de implante ligado semirrestrito
      - Mais comumente usado na artroplastia total do cotovelo
  - Implante não ligado ou não acoplado
    - Inerentemente menos estável que o implante articulado
      - Requer estoque ósseo subjacente normal
      - A estabilização de partes moles deve estar intacta (músculos, tendões e ligamentos colaterais radiais e ulnares)
    - O alinhamento é tecnicamente difícil
      - Requer excelente técnica cirúrgica
    - Taxa crescente de deslocamento (13%), mas taxa decrescente de soltura
- Hemiartroplastia: substituição de apenas uma porção da articulação
  - Hemiartroplastias umeral e ulnar não usadas secundariamente a um índice elevado de falhas
  - Implante da cabeça radial usado, embora haja um alto índice de falhas
    - Uni e bipolar (possibilita rotação da cabeça de até 15°)
- Aloenxerto cadavérico
  - Procedimento de salvamento
  - Propenso a não união e instabilidade

IMAGENS

Achados na Radiografia
- Colocação do implante
  - A haste longa deve estar centrada no eixo sem fratura
    - Na visão lateral, uma linha desenhada ao longo do córtex umeral anterior deve seccionar a distância entre a flange umeral anterior e o córtex umeral posterior
  - O ângulo normal de carregamento do valgo de 154° a 178° é mantido
  - A articulação congruente dos componentes umeral e ulnar é normal
    - Observação: cabeça radial normalmente sofre ressecção
- Técnica de cimentação
  - Fino manto de cimento ao redor das hastes inteiras
    - Técnicas sem cimento não usadas para artroplastias devem ser vistas como implante da cabeça radial
- Soltura
  - Mudança na posição do componente
  - Subsidência do componente no eixo
  - Lucência ≥2 mm na interface osso-cimento ao redor da maior parte da haste
  - Fratura do cimento
- Infecção
  - Destruição óssea lítica
  - Reação periosteal
  - Abscesso da parte mole
- Desgaste do polietileno é comum; contribui para a lise
  - Sugerido pela alteração no alinhamento (>10°) no varo e no valgo
- Osteólise
  - Com frequente soltura e fratura do cimento, os fragmentos surgem dos ossos, do cimento, do polietileno e do metal, causando uma reação lítica
- Ossificação heterotópica (OH)
  - Pode ocorrer em qualquer lugar, com exceção da fossa antecubital propensa à formação de OH; especificar se é completa ou não

PATOLOGIA

Indicações para Implante de Cotovelo
- Dor não tratável
- Perda progressiva da extensão além de 60°
- Instabilidade
- Fratura umeral intracondilar cominutiva em pacientes idosos
- AR em fim de estágio

Indicações para Aloenxerto Cadavérico
- Pacientes jovens com alguma doença incapacitante
- Perda óssea maciça após traumatismo
- Ressecção do cotovelo em razão de tumor
- Artroplastia de revisão

QUESTÕES CLÍNICAS

Histórico Natural e Prognóstico
- Artroplastia do cotovelo tem índice de complicação (de todos os tipos) e de falha maior que implantes de quadril e joelho
  - Soltura: causa mais frequente da falha do implante a longo prazo (18% em 1 estudo; índice provavelmente maior)
    - 47% para o implante de cotovelo na AR
  - Instabilidade: 9%
  - Fratura: 6% a 22%
  - Infecção: 2% a 5%; modo inicial de falha
  - Desgaste do polietileno
- Artroplastia de cotovelo do tipo semirrestrita 90% 10 anos de taxa de sobrevida em todos os grupos de pacientes
  - Constructo semirrestrito em pacientes jovens (<40 anos)
    - 22% requerem procedimento cirúrgico adicional dentro de 7,5 anos
      - Motivo mais comum: soltura, desgaste
      - Artroplastias pós-traumáticas mais propensas a exigir revisão que artroplastias pós-artrite, talvez em razão de maiores demandas mecânicas
- Complicações da artroplastia da cabeça radial
  - OH não em ponte (38%)
  - Osteoartrite secundária (27,9%)
  - Soltura (19,8%)
  - OH em ponte (8,9%)
  - Deslocamento do componente (2,7%)
  - Fratura (2,3%)

CHECKLIST DO DIAGNÓSTICO

Considerar
- Índice elevado de falhas em implantes colocados na AR ou em pacientes jovens pós-traumáticos
  - Observar sinais iniciais de soltura nesses pacientes

REFERÊNCIA

1. Petscavage JM, et al: Radiologic review of total elbow, radial head, and capitellar resurfacing arthroplasty, Radiographics. 32(1):129-149, 2012.

Implante de Tornozelo

DADOS PRINCIPAIS

TERMINOLOGIA
- Implante tibial e talar para o tratamento de artrite grave
- Dois tipos de *design* de 2ª geração, embora haja muitos sistemas individuais destes
  - Com dois componentes (suporte fixo): implantes metálicos tibial e talar; espaçador de polietileno fixo ao implante tibial
  - Com três componentes (suporte móvel): implantes metálicos tibial e talar, separados por um espaçador de polietileno

IMAGENS
- Generalizações
  - Componentes tibial e talar para incorporação óssea (porosa)
  - Implantes ancorados pela haste, espaçadores, cilindros ou estabilizadores, dependendo do sistema escolhido
  - Vários formatos adaptáveis de polietileno, dependendo do sistema
  - Alguns sistemas incorporam a fíbula com parafusos sindesmóticos e fusão para aumentar o estoque ósseo

- TC: demonstração de soltura ou das lesões líticas mais precoce e mais precisa que na radiografia
- Complicações mais comuns
  - Fratura periprotética
  - Soltura
  - Falha na fusão sindesmótica
  - Desgaste de polietileno, fratura ou deslocamento
  - Doença de partículas com osteólise
  - Infecção

QUESTÕES CLÍNICAS
- Taxa geral de falha de 10% depois de 5 anos (inclui todos os tipos de artroplastias totais do joelho)
  - No entanto, a taxa de reoperação é de 27%
    - Sugere que a falha possa ocorrer 5 anos após a cirugia
  - Forte correlação de sinais de radiografia da falha com a falha clínica
- Diabetes, em especial se controlado de modo precário, afeta de maneira adversa o implante talar e tibial

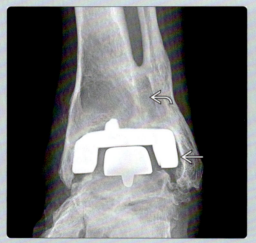
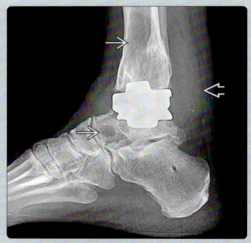

(À esquerda) *Radiografia AP mostra prótese total de tornozelo Agility, o implante de duas peças mais colocado nos Estados Unidos. Há fusão sindesmótica ➡ aumentando a área de superfície do osso para o componente tibial, que diminui a probabilidade de soltura e subsidência. O componente talar está posicionado com uma rotação externa de 20°. Uma lucência mínima é vista na interface osso-componente ➡, não indicando soltura. (À direita) Radiografia lateral no mesmo caso mostra complicação com massa posterior das partes moles ➡ e lise da tíbia/tálus ➡.*

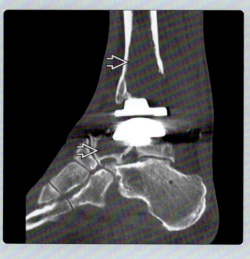
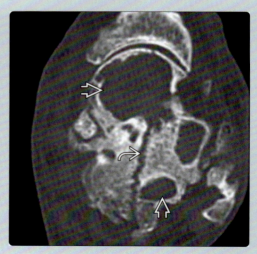

(À esquerda) *TC óssea sagital no mesmo caso mostra o quanto a TC é mais sensível que a radiografia na demonstração da extensão das lesões líticas ➡. Repare que o polietileno aparece simétrico, não indicando desgaste. (À direita) TC axial no mesmo caso mostra origem das partículas que levam à osteólise maciça ➡. A imagem fica imediatamente abaixo do estabilizador que segura a prótese talar; uma fratura ➡ se estende do elevador de tensão. Essa fratura crônica é a origem dos detritos ósseos, que resultaram na osteólise maciça e em falha.*

Implante de Tornozelo

TERMINOLOGIA

Definições
- Implante tibial e talar para o tratamento de artrite grave
  - Artroplastia de tornozelo de 2ª geração
    - Sem cimento, requer menos ressecção óssea
  - Dois tipos de *design* de 2ª geração, embora haja muitos sistemas individuais destes
    - Com dois componentes (suporte fixo): implantes metálicos tibial e talar, com espaçador de polietileno fixo ao componente tibial
      - O polietileno é parcialmente adaptado a articulação
      - Tipo de implante de tornozelo mais frequentemente usado até hoje
    - Com três componentes (suporte móvel): implantes metálicos tibial e talar, separados por um espaçador de polietileno
      - O polietileno é completamente adaptado e móvel
      - Tem sido usado na Europa por muitos anos; recentemente foi aprovado para o uso pela agência norte-americana Food and Drug Administration (FDA), logo será visto com mais frequência agora nos Estados Unidos

IMAGENS

Achados na Radiografia
- Generalizações
  - Componentes tibial e talar para incorporação óssea (porosa)
  - Implantes ancorados pela haste, espaçadores, cilindros ou estabilizadores, dependendo do sistema escolhido
  - Vários formatos adaptáveis de polietileno, dependendo do sistema
  - Alguns sistemas incorporam a fíbula com parafusos sindesmóticos e fusão para aumentar o estoque ósseo
- Colocação inicial
  - Componente tibial perpendicular ao eixo longo da tíbia
- Dimensionamento incorreto do componente
  - Impacto, se o componente fica protuberante
  - Componente maior resulta em mais perda óssea
  - Põe maléolo em risco de fratura
- Fratura periprotética
  - Em geral, maleolar
  - Os elevadores de tensão de espaçadores ou estabilizadores podem resultar na fratura da tíbia ou do tálus
- Soltura
  - Mudança na posição do componente
    - Subsidência ou inclinação
    - Pode ser sutil, exigindo a comparação com a radiografia pós-operatória de referência
    - Escolher referências para comparar ângulos e posição relativos à subsidência
  - Lucência ≥2 mm na interface osso-componente, substancialmente ao redor do componente
    - Pode haver uma linha esclerótica ao redor da lucência
- Falha na fusão sindesmótica
  - Lucência ao redor de parafusos indicando soltura
  - Fratura do parafuso
  - Não união na sindesmose
- Desgaste de polietileno
  - Assimetria no polietileno lucente
- Fratura ou deslocamento de polietileno
  - Observar lucência na localização correta; metal-metal tibial e talar
- Doença de partículas com osteólise
  - Lesões líticas na tíbia, ossos adjacentes
  - Pesquisar origem de partículas, incluindo polietileno, fragmentos ósseos e dispersão de contas ou metalose
- Infecção
  - Lucência serpiginosa
  - Esclerose reativa adjacente e reação periosteal
  - Efusão
  - Diferenciar de soltura mecânica/doença de partículas de acordo com os sinais clínicos; nem sempre confiáveis
    - A aspiração pode ser necessária
- Ossificação heterotópica
  - Pode irritar ou limitar a faixa de movimento
  - Componente talar colocado sem varo ou valgo, possibilitando o alinhamento em linha se estendendo da tíbia bisseccionada pelo alinhamento calcâneo normal na visão AP durante a sustentação de peso

Achados na TC
- Demonstração da soltura ou das lesões líticas mais precoce e mais precisa que na radiografia

Recomendações para Aquisição de Imagens
- Conselhos de protocolo
  - Minimizar artefato metálico na TC
    - kVp maior, mAs
    - *Pitch* (passo) menor
    - Colimação estreita, porção fina

QUESTÕES CLÍNICAS

Histórico Natural e Prognóstico
- A análise na metade do tempo de vida (média: 44 meses) da artroplastia de tornozelo Agility (dispositivo de 2 componentes mais frequentemente usado nos Estados Unidos)
  - Resultado clínico favorável (37/38 pacientes satisfeitos), apesar das anormalidades na radiografia
    - 34/40 mostraram lucência ou lise radiográfica (grau variável de acometimento)
    - Migração ou subsidência em 18/40
- Estudo maior e mais a longo prazo (n = 262) mostrou números mais elevados de complicações radiológicas (62% no total)
  - Complicações mais comuns
    - Lucência próxima ao dispositivo (>2 mm): 34%
    - Subsidência: 24%
    - Fratura próxima ao dispositivo: 11%
    - Soltura do parafuso sindesmótico: 10%
    - Fratura do dispositivo: 6,5%
    - Ossificação heterotópica: 6%
    - ↑ varo ou valgo: 5,4%
    - Estreitamento da goteira do tornozelo: 5,4%
    - Não união sindesmótica ou fratura: 2,7%
  - Forte associação positiva entre os achados na radiografia e o resultado clínico
    - Reoperações em 27%
- Diabetes, em especial se precariamente controlado, afeta de forma adversa a artroplastia total do joelho
  - Taxas mais elevadas de infecção e osteólise

REFERÊNCIA

1. Lee AY, et al: Total ankle arthroplasty: a radiographic outcome study, AJR Am J Roentgenol. 200(6):1310-1316, 2013.

Artrodese de Tornozelo

DADOS PRINCIPAIS

IMAGENS
- **Achados normais após a artrodese**
  - Pós-operatório precoce: aposição próxima das superfícies articulares
  - De 2 a 6 meses após a operação: ligando as trabéculas na articulação
  - Inicialmente pode envolver apenas uma porção da articulação ("soldagem pontual")
  - Se uma porção da articulação se funde, o restante tende a se fundir com o tempo
  - Material confluente do enxerto ósseo
- **Falha da artrodese**
  - Visualização persistente do espaço articular
  - TC é mais precisa que radiografias para se avaliar se o espaço articular ainda está aberto
  - Lucência ao redor dos parafusos ou das placas de fixação
    - Lucência mínima está boa e pode estabilizar
    - >1 a 2 mm é preocupante para o movimento
  - Fratura do dispositivo
  - Migração do dispositivo
  - Mudança no alinhamento articular
  - Reação periosteal
    - Pode ser exuberante com movimento e infecção

QUESTÕES CLÍNICAS
- A osteoartrite da articulação subtalar posterior é uma sequela comum da fusão de tornozelo
- A fusão da articulação subtalar pode ser realizada para a dor persistente após a fusão da articulação isolada do tornozelo

CHECKLIST DO DIAGNÓSTICO
- As radiografias não são muito precisas no diagnóstico da fusão *versus* não união; rastreamento da TC é mais confiável
- Verificar o artefato de volume parcial que simula a fusão onde as superfícies articulares estão bem sinuosas
  - Confirmar o diagnóstico em dois planos
- Observar a quantidade normal de dorsiflexão na articulação tibiotalar

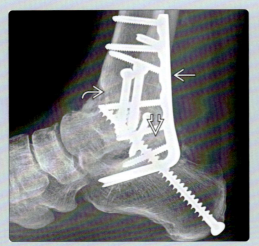
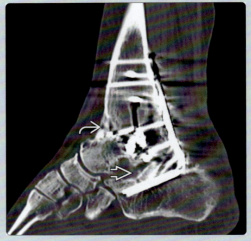

(À esquerda) *Radiografia lateral realizada 6 meses após a artrodese subtalar e do tornozelo com um fixador de placa-lâmina ➡ mostra as trabéculas que aparecem para ligar as articulações tibiotalar ➡ e subtalar ➡. No entanto, as radiografias podem superestimar a fusão óssea decorrente da obliquidade do feixe ou da superimposição de diferentes porções da articulação.* (À direita) *TC óssea com reformação sagital no mesmo paciente realizada por causa da dor persistente mostra a ligação em ponte na articulação tibiotalar ➡, mas não na articulação ➡ subtalar.*

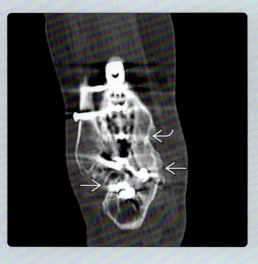
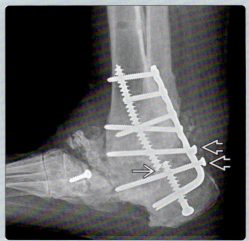

(À esquerda) *TC óssea com reformatação coronal no mesmo paciente confirma presença da fusão tibiotalar ➡ e ausência da fusão subtalar ➡. É importante confirmar os achados nos planos de reformatação coronal e sagital para evitar o diagnóstico equivocado por causa do artefato de volume parcial.* (À direita) *Radiografia lateral após a fusão subtalar e do tornozelo mostra um parafuso de fixação fraturado ➡ indicando movimento contínuo. Dois parafusos de fixação recuaram, e suas cabeças estão proeminentes ➡. As alterações da doença de Charcot são vistas no mediopé.*

Artrodese de Tornozelo

TERMINOLOGIA

Sinônimo
- Fusão de tornozelo

Definição
- Ligação cirúrgica de articulação tibiotalar com dispositivo ortopédico para estabelecer fusão óssea de articulação

IMAGENS

Características Gerais
- Melhor dica para diagnóstico
  - Ligação da trabécula na articulação

Achados na Radiografia
- Achados normais após a artrodese
  - Pós-operatório precoce
    - Alguns cirurgiões realizam a osteotomia e fundem o córtex fibular medial com a tíbia para agir como um reforço na articulação ("incorporação da fíbula")
    - Aposição próxima das superfícies articulares
    - Material não incorporado do enxerto ósseo
  - De 2 a 6 meses após a operação
    - Ligação das trabéculas na articulação
      - Inicialmente pode envolver apenas uma porção da articulação ("soldagem pontual")
      - Se uma porção da articulação se funde, o restante tende a se fundir com o tempo
    - Material confluente do enxerto ósseo; alguma reabsorção é provável
  - Armadilhas no diagnóstico
    - A obliquidade do feixe de raios X pode resultar na não visualização de margens das articulações
    - A superimposição do osso não articular também pode obscurecer as margens da articulação
    - Qualquer problema pode levar ao diagnóstico equivocado da fusão bem-sucedida
- Falha da artrodese
  - Visualização persistente do espaço articular
    - TC é mais precisa que radiografias para se avaliar se o espaço articular ainda está aberto
  - Lucência ao redor dos parafusos ou das placas de fixação
    - Lucência mínima está boa e pode estabilizar
    - >1 a 2 mm é preocupante para o movimento
  - Fratura do dispositivo
  - Migração do dispositivo
  - Mudança no alinhamento articular
  - Reação periosteal
    - Pode ser exuberante com movimento ou infecção

Achados na TC
- Achados iguais aos da radiografia, mas bem mais claros e inequivocamente demonstrados
- Se um paciente sentir dor após a artrodese, a CT pode mostrar falha na fusão, que não é visível nas radiografias
- Possível diagnóstico falso-positivo de fusão se o espaço da articulação se curvar no plano do *scan*
  - Correlaciona cuidadosamente as reformatações sagital e coronal para distinção precisa entre o artefato de volume parcial e a verdadeira fusão

Achados na RM
- Medula óssea e trabéculas no espaço da articulação
- Limitados por artefato metálico

Recomendações para Aquisição de Imagens
- Melhor ferramenta para aquisição de imagens
  - TC; ↑ kVp em geral útil
- Conselho de protocolo
  - Reformatações coronal e sagital essenciais

DIAGNÓSTICO DIFERENCIAL

Fusão Pós-traumática
- Em geral, fibrosa, não óssea

Artrite Idiopática Juvenil
- Em geral, múltiplas articulações fundidas do retropé
- Tornozelo menos comumente envolvido que articulação subtalar
- Crescimento ósseo anormal (excesso de crescimento ou fusão precoce)

QUESTÕES CLÍNICAS

Apresentação
- Sinais/sintomas mais comuns
  - A falha clínica da fusão se apresenta com dor, que pode decorrer da ausência de fusão óssea, da infecção, da degeneração da articulação adjacente, do impacto ou da anormalidade do tendão.

Histórico Natural e Prognóstico
- Articulações subtalar e mesotársica (de Chopart) em geral desenvolvem maior mobilidade para compensar a perda do movimento do tornozelo
- A osteoartrite da articulação subtalar posterior é uma sequela comum da fusão de tornozelo
- Alto índice de falha de fusão na artropatia neuropática

Tratamento
- A fusão da articulação subtalar pode ser realizada para a dor persistente após a fusão isolada da articulação do tornozelo

CHECKLIST DO DIAGNÓSTICO

Dicas para Interpretação de Imagem
- As radiografias não são altamente precisas no diagnóstico; o rastreamento da TC é mais confiável
- Verificar o artefato de volume parcial simulando a fusão onde as superfícies das articulações estejam bem sinuosas
  - Confirmar o diagnóstico em dois planos
  - As linhas do localizador no PACS são muito úteis para garantir que ambos os planos estejam na mesma região
- Avaliar a fusão tibiotalar no alinhamento anatômico/funcional

REFERÊNCIAS

1. Chalayon O, et al: Factors affecting the outcomes of uncomplicated primary open ankle arthrodesis, Foot Ankle Int. 36(10):1170-1179, 2015.
2. Ling JS, et al: Investigating the relationship between ankle arthrodesis and adjacent-joint arthritis in the hindfoot: a systematic review, J Bone Joint Surg Am. 97(6):513-520, 2015.
3. Vulcano E, et al: The spectrum of indications for subtalar joint arthrodesis, Foot Ankle Clin. 20(2):293-310, 2015.
4. Dorsey ML, et al: Correlation of arthrodesis stability with degree of joint fusion on MDCT, AJR Am J Roentgenol. 192(2):496-499, 2009.
5. Coughlin MJ, et al: Comparison of radiographs and CT scans in the prospective evaluation of the fusion of hindfoot arthrodesis, Foot Ankle Int. 27(10):780-787, 2006.

Implantes de Pequenas Articulações e Artrodese: Mãos e Dedos dos Pés

DADOS PRINCIPAIS

TERMINOLOGIA
- Pequenos implantes podem ser usados para substituir o osso ou as articulações das mãos e dos pés
  - Uma variedade de materiais é usada; pode haver componentes metálicos, mas a maioria provém de uma variedade de silicone

IMAGENS
- Implantes de Silastic têm maior densidade na radiografia relativa ao osso osteoporótico adjacente
  - Lisos, homogêneos, no formato do osso, mas sem trabéculas
- Fratura da articulação da prótese de Swanson é difícil de visualizar
  - Sinal secundário: descontinuidade, em especial entre o corpo e a haste do implante
  - Alteração abrupta no alinhamento ou no deslocamento da falange, de modo que a haste dentro da falange não possa mais ser anexada ao corpo
  - Alta taxa de falhas, em particular em pacientes com AR (26%-34%)
- Fratura periprotética: ficar atento a locais com ↑ de risco
  - Artroplastia radiocarpal: a haste se estende para a diáfise fina do 3° metacarpo, enfraquecendo-o posteriormente
  - Prótese de Swanson: haste que se estende na falange e/ou nos eixos dos metacarpos e metatarsos; a subluxação também aumenta o risco de fratura
- Deslocamento protético
  - Implantes restritos apenas pelo formato (carpo, menisco na ATM) podem se deslocar com tensão ou movimento anormal
  - A haste da artroplastia de Swanson pode puxar a falange para fora sem fraturar; triângulo alongado observado nas partes moles
- Doença de partículas
  - Osteólise, restrita a regiões a que as partículas possam acessar
  - RM: ↓ implante de Silastic; sinovite, cistos/edema na medula

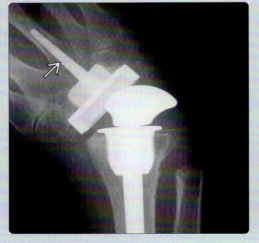 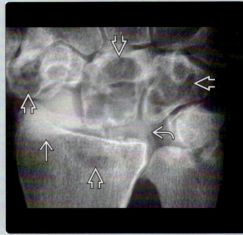

(À esquerda) *Radiografia AP mostra artroplastia radiocarpal. Os componentes estão posicionados de modo apropriado; a haste radial se estende para o raio e a haste carpal se estende até o eixo do 3° metacarpo* ➡. *A ulna distal sofre ressecção. A subluxação ocorre por causa do desequilíbrio ligamentar subjacente em pacientes com AR, em geral resultando na falha de um implante.* (À direita) *Exame de raios X PA mostra densidade homogênea dos implantes de Silastic para o escafoide* ➡ *e semilunar* ➡, *ambos subluxados, e osteólise maciça associada envolvendo múltiplos ossos adjacentes* ➡.

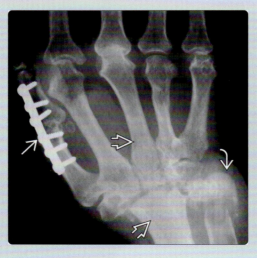 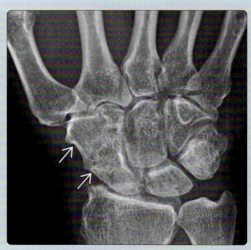

(À esquerda) *Radiografia PA mostra fusão da 1ª articulação MCF* ➡ *e implante ulnar bastante solto* ➡ *em paciente com AR. As hastes de Silastic do implante radiocarpal podem ser ligeiramente vistas no rádio e no 3° MC* ➡ *em uma artroplastia de punho malsucedida.* (À direita) *Radiografia PA mostra fusão da coluna radial* ➡ *incluindo o escafoide, o trapezoide e o trapézio, realizada para a osteoartrite (OA) após traumatismo. Como os implantes têm um desempenho muito fraco no punho, a artrodese é preferível em alguns pacientes.*

Implantes de Pequenas Articulações e Artrodese: Mãos e Dedos dos Pés

TERMINOLOGIA

Definições
- Pequenos implantes podem ser usados para substituir o osso ou as articulações das mãos e dos pés
  - Uma variedade de materiais é usada; pode haver componentes metálicos, mas a maioria provém de uma variedade de silicone
  - "Silastic" = silicone para os propósitos desta discussão
  - Implantes carpais ou outros pequenos implantes são formados de acordo com o formato da estrutura a ser substituída [escafoide, semilunar, menisco da articulação temporomandibular (ATM), base do 1° metacarpo (MC)/metatarso (MT)]
  - Prótese de Swanson: artroplastia com uso de Silastic usada para as articulações metacarpofalangianas (MCFs), metatarsofalangianas (MTFs) ou interfalangianas (IFs) das mãos e dos pés
    - Outras variedades (ou seja, artroplastia de Sutter) não são distinguidas aqui, já que a aparência e as complicações são semelhantes
    - Corpo retangular com flanges ou hastes triangulares se estendendo na diáfise das falanges ou do MC/MT
    - As hastes em geral não são cimentadas dentro da diáfise, e não há potencial de incorporação
    - A "dobradiça" no local da articulação é o estreitamento de Silastic entre o corpo da prótese e sua haste; há risco de fratura
    - Pode ter anéis metálicos: potencial proteção, mas sem demonstração contra a fratura da haste

IMAGENS

Achados na Radiografia
- Implantes de Silastic têm uma densidade maior na radiografia em relação ao osso osteoporótico adjacente
  - Lisos, homogêneos, no formato do osso, mas sem trabéculas
- Fratura protética
  - Microfraturas dos implantes ósseos podem não ser visíveis na radiografia
  - Fratura do implante: difícil de visualizar
    - Procurar interrupção ou irregularidade no formato normalmente liso do corpo do implante
  - Fratura da articulação na artroplastia de Swanson
    - Linha de fratura de Silastic raramente vista de forma direta
    - Sinal secundário: descontinuidade, em especial entre o corpo e a haste do implante
      - Alteração abrupta no alinhamento ou no deslocamento da falange, de modo que a haste dentro da falange não possa mais ser anexada ao corpo
    - Alta taxa de falhas, em particular em pacientes com AR (26%-34%)
- Fratura periprotética: ficar atento a locais com determinado risco
  - Artroplastia radiocarpal: uma haste se estende para o rádio; outra haste se estende para a diáfise do 3° metacarpo; risco para a fratura do metacarpo
  - Prótese de Swanson: haste que se estende na falange e/ou nos eixos MC/MT; os ossos finos correm o risco de fratura
    - Maior risco de fratura se houver a associação
      - Subluxação da articulação
      - Osteoporose subjacente com córtices finos (qualquer movimento anormal da haste dentro do eixo provoca risco de fratura do eixo)
      - Osteólise da doença de partículas
- Deslocamento protético
  - Implantes restritos apenas pelo formato (carpo, menisco na ATM) podem se deslocar com tensão ou movimento anormal
  - Os implantes de Silastic na base do polegar (substituição do trapézio) ou na cabeça do MT da artroplastia de MTF podem não ter hastes; o deslocamento nesses casos é considerado uma completa falta de articulação
  - A haste da prótese de Swanson pode puxar a falange para fora sem fraturar; triângulo alongado da prótese observado nas partes moles
- Doença de partículas
  - Osteólise, restrita a regiões a que as partículas possam acessar
    - Próteses de Swanson: restritas à(s) articulação(ões) afetada(s)
    - Artroplastias dos ossos carpais: a lise afeta todos os ossos dentro da articulação
      - O implante no trapézio afetará a base do 1° MC; se a cápsula da 1ª articulação carpometacarpal (CMC) for rompida, poderá afetar qualquer osso dentro do compartimento médio do punho (trapezoide, capitato, hamato, porções proximais do escafoide, osso semilunar, trapézio e bases dos metacarpos 2-5)
      - O implante do escafoide ou do osso semilunar pode afetar todos os ossos carpais, as bases dos MCs (com exceção do 1°) e o rádio/ulna, dado o rompimento do ligamento escafossemilunar
  - Lise em geral vista com lucências redondas, geralmente múltiplas
    - Borda esclerótica em geral presente
    - A osteoporose subjacente afeta como o processo distintamente lítico é visualizado
- Artrodese/ressecção no carpo
  - Artrodese completa do carpo em geral não escolhida, uma vez que limita muito o movimento
  - A artrodese/ressecção parcial pode alcançar três objetivos: ↓ de dor, manter algum movimento e evitar complicações dos implantes de Silastic
  - Diversos padrões de artrodese e ressecção são escolhidos, dependendo do local da artrite
    - Artrite na 1ª articulação carpometacarpal (CMC)
      - Reconstrução do ligamento/interposição do tendão: ressecção do trapézio, reconstrução do ligamento lateral com o músculo flexor radial do carpo pelo túnel na base do 1° MC, interposição do tendão enrolado no defeito do trapézio (± pequeno implante de Silastic)
      - Fusão da articulação CMC (limitação de movimento bastante limitada)
    - Artrite radiocarpal, com diversos rompimentos dos ligamentos escafossemilunares e lunopiramidais e da fibrocartilagem triangular
      - Fusão da coluna radial (escafoide-trapézio-trapezoide)
      - Fusão da coluna ulnar (4 extremidades: capitato-hamato-semilunar-piramidal)
      - ± ressecção de toda ou parte da fileira carpal proximal

Achados na RM
- Implantes de Silastic representam sinais baixos em todas as sequências de RM
- Fratura protética
  - Fraturas mais visíveis que na radiografia
  - Pequenos fragmentos visíveis no acúmulo de fluidos
- Doença de partículas
  - Sinovite
    - Fluido com IS baixa em T1, IS alta em T2
    - Membrana sinovial espessa
    - Lembrar-se das extensas bainhas sinoviais nos punhos e nas mãos; a distribuição pode ser dispersa

Implantes de Pequenas Articulações e Artrodese: Mãos e Dedos dos Pés

- Edema na medula óssea, osteólise
  - IS baixa em T1, IS alta em T2 na medula óssea e nos cistos

Recomendações para Aquisição de Imagens
- Melhor ferramenta para aquisição de imagens
  - Implante e muitas complicações devem ser identificados na radiografia
  - A RM mostra a extensão da sinovite e da destruição óssea

DIAGNÓSTICO DIFERENCIAL

Artrite Séptica
- Cistos subcondrais, erosões simulam a osteólise da doença de partículas
- Sem implantes (pode ser surpreendentemente fácil deixar de examinar os implantes)

Artrite Inflamatória
- Cistos subcondriais, erosões, dano na cartilagem provocada pela artrite reumatoide ou de pirofosfato simulam a osteólise da doença de partículas

PATOLOGIA

Características Gerais
- Etiologia
  - Flange da artroplastia do tipo Swanson dentro dos pequenos ossos tubulares não é cimentado (sem fixação sólida)
    - O movimento repetitivo anormal ocorre nas articulações MCF, MTF, IF por causa do desequilíbrio das partes moles
      - Leva à fragmentação e à falha da prótese ou do osso
    - O desequilíbrio ou as contraturas das partes moles (em especial em pacientes com AR) resultam na força anormal que ocorre na "dobradiça"
      - Padrões típicos: subluxação volar nas MCFs, desvio ulnar nas MCFs
      - Aumenta o risco de fratura na articulação ou de deslocamento da haste do eixo
  - O desequilíbrio das partes moles carpais (em especial na AR) coloca a prótese carpal em risco de deslocamento
    - Translocação ulnar
    - Padrões de instabilidade carpal

Características Patológicas e Cirúrgicas Brutas
- Os implantes recuperados mostram fratura, fragmentação
  - A oxidação *in vivo* pode ser importante
  - Os fatores mecânicos (movimento anormal) também são indubitavelmente relevantes

Características Microscópicas
- Macrófagos contendo detritos, seja metal, Silastic ou osso

QUESTÕES CLÍNICAS

Apresentação
- Sintomas/sinais mais comuns
  - Dor, mau alinhamento
  - O início pode ser repentino ou lento
  - Mesmo com falha na radiografia, o paciente pode ter um resultado funcional

Demografia
- Idade
  - Pacientes mais velhos, relacionados com probabilidade de artrite destrutiva e de colocação da prótese
- Gênero
  - Masculino < feminino, relacionado com incidência da AR (razão mais comum para os implantes das pequenas articulações)

Histórico Natural e Prognóstico
- Sobrevivência de 17 anos para as próteses do tipo Swanson: 63% (embora 2/3 tenham mostrado fraturas nas radiografias)
  - Maior sobrevivência com o equilíbrio das partes moles, transferência intrínseca cruzada e realinhamento do punho
  - O uso do anel metálico não melhora a taxa de fratura da prótese
- A falha da artroplastia em geral progride para a piora do rompimento
  - Fragmentação do polietileno, do metal, do osso e do cimento
  - Osteólise e fratura
- Fratura periprotética não protegida pode ocorrer por completo e deslocar a prótese
- Carbono pirolítico: novo *design*
  - Um estudo mostrou que 30% precisavam de revisão cirúrgica ou de recuperação
  - Complicações radiográficas
    - Subsidência (32%)
    - Soltura (40%)
    - Fratura periprotética (8,5%)
    - Subluxação ulnar da articulação (4,3%)
  - Sobrevivência clínica do implante significativamente melhor que impressão radiográfica de sobrevivência

Tratamento
- O implante malsucedido e doloroso geralmente requer revisão
  - A revisão antes da desintegração do estoque ósseo é aconselhável
  - A revisão pode exigir artrodese
- O implante malsucedido da pequena articulação em pacientes com AR pode não exigir revisão se não for doloroso

CHECKLIST DO DIAGNÓSTICO

Dicas para Interpretação de Imagem
- Observar o aumento da densidade radiográfica (lisa, sem trabeculação ou diferenciação da superfície cortical) para identificar os implantes de Silastic
- Avaliar o local dos implantes carpais de Silastic, em especial na radiografia lateral para detectar o deslocamento
- Observar o mau alinhamento (sugere falha de Silastic)
- Observar a sutil compressão do implante ou a mudança cortical no alinhamento/compressão para sugerir fratura do implante ou do osso
- Reconhecer onde ocorrem as falhas; buscar sinais sutis

REFERÊNCIAS

1. Gaspar MP, et al: Management of complications of wrist arthroplasty and wrist fusion, Hand Clin. 31(2):277-292, 2015.
2. Satteson ES, et al: The management of complications of small joint arthrodesis and arthroplasty, Hand Clin. 31(2):243-266, 2015.

Implantes de Pequenas Articulações e Artrodese: Mãos e Dedos dos Pés

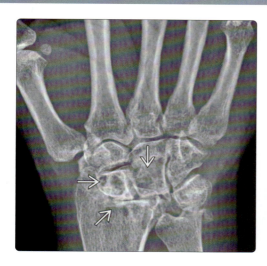
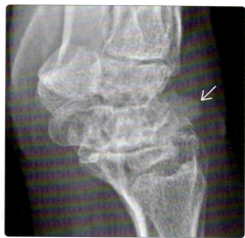

(À esquerda) *Radiografia AP mostra carpo anormal com imensa formação de cistos nos ossos escafoide, capitato e rádio distal ➡. Observam-se perda completa de cartilagem na articulação radiocarpal e ausência de osso semilunar. Essa aparência pode ser interpretada de maneira equivocada com AR ou artropatia do pirofosfato.* (À direita) *Radiografia lateral no mesmo caso mostra densidade lisa, arredondada, localizada posteriormente dentro da articulação ➡. Trata-se de um implante de Silastic do osso semilunar, colocado por causa da necrose do osso semilunar, mas agora está deslocado e é a causa da osteólise maciça.*

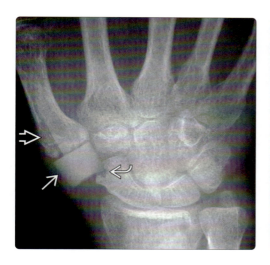
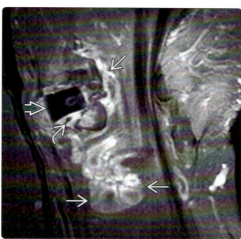

(À esquerda) *Radiografia PA mostra ressecção do trapézio e substituição por implante de Silastic ➡ com a haste se estendendo para o 1° MC. Isso já é o começo da falha, uma vez que está radialmente subluxado e erodiu o escafoide ➡. Observe também a reabsorção do osso perto da haste do implante ➡.* (À direita) *RM STIR coronal próxima à superfície palmar do punho mostra sinovite extensa ➡. Trata-se de reação a um implante de Silastic do trapézio ➡. Note os fragmentos do implante ➡, em geral observados adjacentes ao implante.*

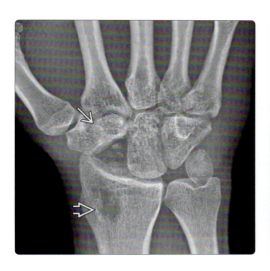
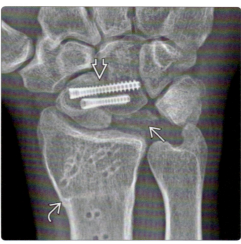

(À esquerda) *Radiografia PA mostra carpectomia da fileira proximal para a osteonecrose do escafoide e da OA secundária. Há uma fusão do trapézio e do trapezoide ➡. Repare que a lucência no local do enxerto fica no rádio distal ➡.* (À direita) *Radiografia PA mostra ressecção do osso semilunar ➡ para a osteonecrose. Há fusão do escafoide e do capitato ➡, realizada no esforço de impedir a migração proximal do capitato. A osteotomia no rádio distal ➡ foi previamente realizada como um procedimento de alongamento.*

941

Implantes de Pequenas Articulações e Artrodese: Mãos e Dedos dos Pés

(À esquerda) *Radiografia AP mostra implante de Silastic ➡ colocado após a ressecção da maior parte do trapézio para OA. Há também a reconstrução do ligamento radial, evidenciada pela âncora de sutura ➡. Observe-a subluxação e o desgaste do implante, que está começando a falhar secundário ao apoio suficiente e ao movimento anormal.* (À direita) *Radiografia PA mostra fusão do trapézio, do trapezoide e da base do 1º MC ➡ para a OA. Há também umacarpectomia da fileira proximal (ossos escafoide, semilunar e piramidal).*

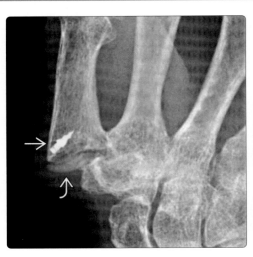 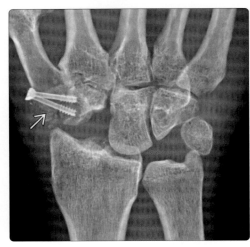

(À esquerda) *Radiografia PA mostra deformidades erosivas com o formato de asas de gaivota das articulações AID ➡, típica da OA erosiva. Além disso, duas articulações AIP foram substituídas por uma prótese de Swanson; os corpos dos implantes são vistos como formatos retangulares ➡, e as hastes se estendem até os eixos.* (À direita) *Radiografia AP mostra corpo retangular ➡ e hastes triangulares alongadas ➡ de uma prótese de Swanson. Há um desvio ulnar da articulação e alguma lise e soltura ao redor da haste falangiana.*

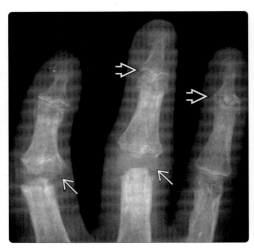 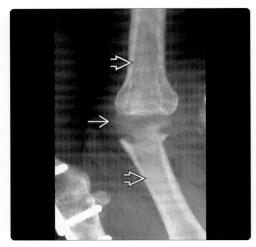

(À esquerda) *Radiografia PA mostra corpo da prótese de Swanson ➡, que fraturou e que foi deslocada de sua haste ➡. As fraturas na articulação do implante são comuns, conforme visto aqui. Uma segunda prótese mostra a fratura da haste pelo eixo do MC ➡, outro tipo comum de falha desses implantes.* (À direita) *Radiografia PA mostra próteses de Swanson na articulação MCF 2-5. Em cada um, a flange distal (quase não vista) fraturou do corpo ➡ dado o estresse do desvio ulnar sem oposição nessas articulações. Trata-se de um modo comum de falha.*

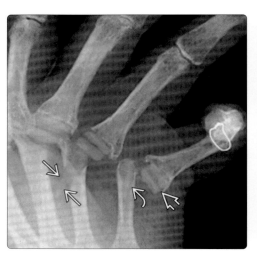 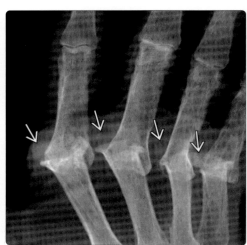

Implantes de Pequenas Articulações e Artrodese: Mãos e Dedos dos Pés

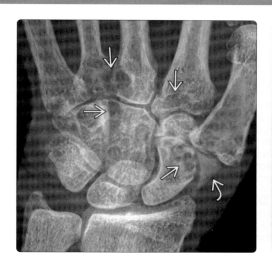
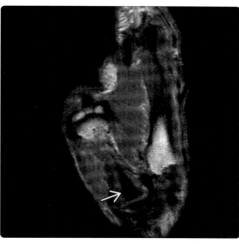

(À esquerda) Radiografia AP mostra pequeno fragmento residual de um implante de Silastic para o trapézio ➡, com a 1ª articulação MCF subluxada proximalmente. Há grandes cistos dentro de quase todos os ossos próximos ➡ com relação à osteólise. (À direita) RM T1 coronal do polegar no mesmo caso mostra flange residual fraturada em forma de triângulo ➡ do implante de trapézio, enterrado dentro da base do 1° MC.

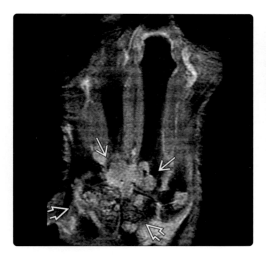
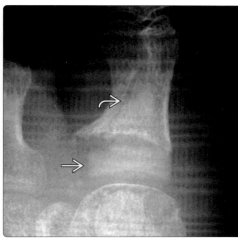

(À esquerda) RM T2 coronal com supressão de gordura FS no mesmo caso mostra sinovite arredondada dentro de cistos osteolíticos das 2ª e 3ª bases do metacarpo ➡, bem como o trapezoide, o capitato e o hamato ➡. Essa sinovite/osteólise é maciça. (À direita) Radiografia AP mostra implante de Silastic na 1ª articulação MTF. O corpo está na articulação ➡, e uma única haste se estende para a falange proximal do hálux ➡. A parte mole fica edemaciada, e há uma ponta de lucência na interface haste-osso. Essa soltura precoce não é surpreendente, uma vez que a haste não está ancorada no osso.

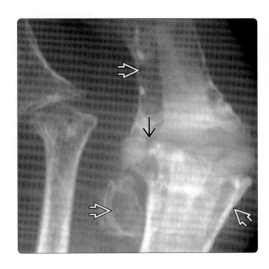
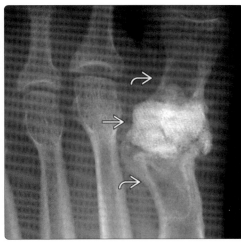

(À esquerda) Radiografia AP do dedão do pé mostra artroplastia com uso de Silastic da articulação MTF. O corpo da artroplastia fraturou ➡. A peça quebrada produz partículas, que, por sua vez, resultam em osteólise ➡. (À direita) Radiografia AP mostra defeitos da remoção de um implante de Silastic anteriormente colocado na 1ª articulação MTF ➡. Há um material denso colocado para a tentativa de artrodese ➡; trata-se de um material de reforço coral escolhido por causa das cavidades com tamanho semelhante ao dos canais haversianos.

Correções do Hálux Valgo

DADOS PRINCIPAIS

IMAGENS
- Procedimento de Silver (bunionectomia): excisão da proeminência óssea da cabeça do 1° metatarso (MT)
  - Em geral, combinado com algum tipo de osteotomia corretiva
- Osteotomias no 1° MT: realinhamento do MT para melhorar a orientação das articulações metatarsofalangianas (MTFs), tarsometatársicas (TMTs)
  - Osteotomia de Chevron: com formato em "V" no plano sagital
  - Osteotomia de Scarf: com formato em "Z" no plano sagital
  - Osteotomia em forma de cunha do MT proximal
- Procedimento de Keller: bunionectomia + excisão da porção proximal da 1ª falange proximal
- Procedimento de Lapidus: bunionectomia + fusão da 1ª articulação do TMT

PATOLOGIA
- Componentes da parte mole de procedimentos em geral realizados e não são observados diretamente nas radiografias

QUESTÕES CLÍNICAS
- Complicações cirúrgicas
  - Hálux varo: em razão da liberação da cápsula lateral da articulação e/ou da sesamoidectomia lateral
  - Hálux valgo recorrente: dada a correção incompleta das forças deformantes subjacentes
  - Dorsiflexão da articulação da 1ª articulação MTF
  - Metatarsalgia de transferência (1° metatarso significativamente encurtado)
  - Osteomielite
  - Osteonecrose da cabeça do 1° MT
- Deslocamento persistente do sesamoide

CHECKLIST DO DIAGNÓSTICO
- Descreva a deformidade residual ou nova e o processo de cura da osteotomia
- Fique atento a sinais de transferência de estresse para o 2° MT
- Observe o mau alinhamento dos sesamoides

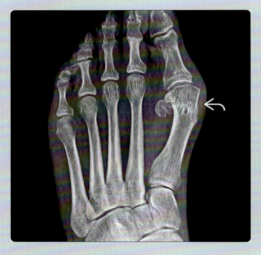 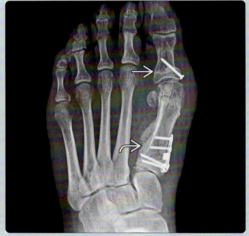

(À esquerda) Radiografia AP mostra procedimento de Silver ➔. Essa cirurgia simples de bunionectomia (ressecção da proeminência da cabeça do 1° MT) não resolveu deformidade do dedão do pé. O paciente tem o metatarso primo varo (ângulo > 10° entre o 1° e o 2° metatarsos) e o hálux valgo recorrente. (À direita) Radiografia AP no mesmo paciente após as osteotomias da 1ª falange proximal ➔, e o 1° MT é mostrado ➔. O encurtamento iatrogênico do 1° dedão do pé agora é observado e pode levar à metatarsalgia de transferência.

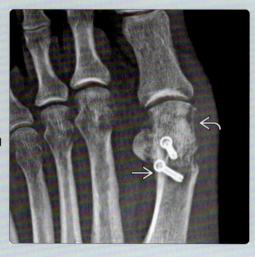 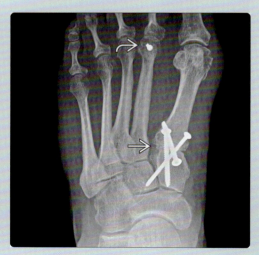

(À esquerda) Radiografia AP mostra bunionectomia ➔ e osteotomia de Chevron ➔ com mudança lateral da cabeça do 1° MT no local de osteotomia. A osteotomia de Chevron não é muito bem vista na radiografia AP, uma vez que tem o formato em "V" no plano sagital. (À direita) Radiografia AP mostra osteotomia do 1° MT combinada com fusão da 1ª articulação tarsometatársica ➔ para corrigir o hálux hipermóvel e o 1° metatarso primo varo. A osteotomia de encurtamento da cabeça do 2° MT ➔ foi realizada para corrigir o alinhamento do pé de Morton.

Correções do Hálux Valgo

TERMINOLOGIA

Definições
- O hálux valgo é um nome inadequado, mas que está bem difundido
  - Valgo se refere a uma deformidade no plano vertical, ápice medial
  - O hálux valgo é uma deformidade da 1ª articulação metatarsofalangiana
    - O termo correto deveria ser *hallux abductus*
  - Algumas fontes usam *hallux abductovalgus*
- Metatarso *primus varus* também é um termo equivocado
  - Varo é uma deformidade no plano vertical, ápice lateral
  - Metatarso primo varo é uma deformidade da 1ª articulação metatarsiana (AMT) no plano horizontal, ápice lateral
  - Algumas fontes usam o termo *metatarso primus adductus*

IMAGENS

Características Gerais
- Localização
  - Osteotomias corretivas podem ser realizadas em múltiplos locais
    - Osteotomias no 1° metatarso (MT): proximal ou distal
    - Osteotomias na 1ª falange proximal

Achados na Radiografia
- Procedimento de Silver (bunionectomia): excisão da proeminência óssea da cabeça do 1° metatarso (MT)
  - Em geral, combinado com algum tipo de osteotomia corretiva
- Osteotomias no 1° MT: realinhamento do MT para melhorar a orientação das articulações metatarsofalangianas (MTFs), tarsometatársicas (TMTs)
  - As osteotomias podem ser fixadas com K-fios ou parafusos
  - Osteotomia de Chevron: com formato em "V" no plano sagital
  - Osteotomia de Scarf: com formato em "Z" no plano sagital
  - Osteotomina em forma de cunha do MT proximal
    - Cunha de fechamento lateral ou abertura medial
  - Osteotomia de Ludloff: oblíqua, orientada 30° da horizontal
    - A margem proximal é dorsal, a margem distal é plantar
  - Osteotomia de Mitchell: com formato em "L" no plano axial
    - Córtex lateral "fendido"
    - Fragmento distal reposicionado lateralmente
  - Osteotomia crescêntica tipo Shelf
    - Em dois planos, possibilita a rotação do 1° MT
- Procedimento de Keller: bunionectomia + excisão da porção proximal da 1ª falange proximal
- Procedimento de Lapidus: bunionectomia + fusão da 1ª articulação do TMT

Recomendações para Aquisição de Imagens
- Melhor ferramenta para aquisição de imagens
  - Radiografias
- Conselho do protocolo
  - AP, radiografias laterais com **sustentação de carga**

Achados na Medicina Nuclear
- *Scan* ósseo
  - Pode mostrar menor vascularidade da cabeça do 1° MT, mas a osteonecrose sintomática é rara

PATOLOGIA

Características Cirúrgicas e Patológicas Gerais
- Os componentes das partes moles dos procedimentos não são vistos diretamente nas radiografias e incluem
  - Procedimento de McBride modificado: liberação do adutor do hálux para melhorar o alinhamento do sesamoide
  - Plicatura cápsula medial
  - Liberação da cápsula lateral

QUESTÕES CLÍNICAS

Complicações Cirúrgicas
- Hálux varo: em razão da liberação da cápsula da articulação lateral e/ou da sesamoidectomia lateral
- Hálux valgo recorrente: em razão da correção incompleta das forças subjacentes deformantes
- Lesão no tendão
  - Lesão ao extensor longo do hálux raramente observada
- Deslocamento persistente do sesamoide
- Dorsiflexão da 1ª articulação MTF
- Encurtamento do 1° MT
- Metatarsalgia de transferência
  - Transferência de tensão para o 2° MT proveniente do 1° MT
  - Observada quando a cirurgia encurta o 1° MT ou quando há dorsiflexão da 1ª articulação MTF após a cirurgia
  - Resulta na infração de Freiberg, na instabilidade da 2ª articulação MTF, na fratura do colo do 2° MT ou decorrente do estresse na cabeça
- Osteomielite
  - Felizmente rara
  - Ficar atento a erosões, osteopenia focal, penetração cortical, reabsorção ao redor de K-fios, parafusos
- Osteonecrose da cabeça do 1° MT
- Pseudoartrose ou não união da tentativa de artrodese

Operações de Salvamento
- Outras osteotomias para melhorar o alinhamento
- Artrodese da 1ª articulação MTF ou da 1ª articulação do carpometacarpo

CHECKLIST DO DIAGNÓSTICO

Dicas de Relatórios
- Descrever deformidade residual, processo de cura da osteotomia
- Ficar atento a sinais de transferência de estresse para o 2° MT
  - Observar mau alinhamento de sesamoides

REFERÊNCIAS

1. Chong A, et al: Surgery for the correction of hallux valgus: minimum five-year results with a validated patient-reported outcome tool and regression analysis, Bone Joint J. 97-B(2):208-214, 2015.
2. Harb Z, et al: Adolescent hallux valgus: a systematic review of outcomes following surgery, J Child Orthop. 9(2):105-112, 2015.
3. Kim YJ, et al: A new measure of tibial sesamoid position in hallux valgus in relation to the coronal rotation of the first metatarsal in CT scans, Foot Ankle Int. 136(8):944-952, 2015.
4. Pentikainen I, et al: Preoperative radiological factors correlated to long-term recurrence of hallux valgus following distal chevron osteotomy, Foot Ankle Int. 35(12):1262-1267, 2014.
5. Sorensen MD, et al: Metatarsus primus varus correction: the osteotomies, Clin Podiatr Med Surg. 26(3):409-425, 2009, Table of Contents, 2009.
6. Chhaya SA, et al: Understanding hallux valgus deformity: what the surgeon wants to know from the conventional radiograph, Curr Probl Diagn Radiol. 37(3):127-137, 2008.
7. Easley ME, et al: Current concepts review: hallux valgus part II: operative treatment, Foot Ankle Int. 28(6):748-758, 2007.

Haste/Prego Intramedular

DADOS PRINCIPAIS

TERMINOLOGIA
- Hastes: estruturas rígidas sólidas
- Pregos: estruturas rígidas ocas que podem ser travadas
- Usados para tratar fraturas nos ossos longos
  - Fêmur e tíbia são mais comuns
- Distribuem a carga, o que permite o suporte precoce de peso
- Mandrilagem: para remover os conteúdos intramedulares e ampliar o canal removendo o osso endosteal; os pregos mais largos promovem maior estabilidade
- Bloqueio estático: bloqueio nas extremidades proximal e distal
  - Usado para fraturas instáveis: evita o colapso na fratura levando à discrepância em relação ao comprimento da perna
- Bloqueio dinâmico: bloqueio em uma extremidade apenas
  - Usado para fraturas transversas ou rasas com mínima cominução
- Colocação anterógrada: colocação da extremidade proximal do osso para a extremidade distal; direção mais comum de inserção
- Colocação retrógrada: colocação no aspecto distal do osso e com direção proximal

IMAGENS
- Integridade do dispositivo
  - Haste/prego raramente fratura
  - Os pregos de bloqueio podem fraturar, em especial os pregos de bloqueio distais; pode possibilitar que a haste migre
- Relação entre dispositivo e osso
  - Migração de haste/prego; colapso no local de fratura
  - Infecção
- Cicatrização: ocorre via calo periosteal

QUESTÕES CLÍNICAS
- Embolia gordurosa: maior risco com os pregos largos
- Protuberância palpável, piorando a dor: não união, infecção, bursite sobre o dispositivo em protrusão
- Movimento limitado/doloroso se a haste migrar para a articulação

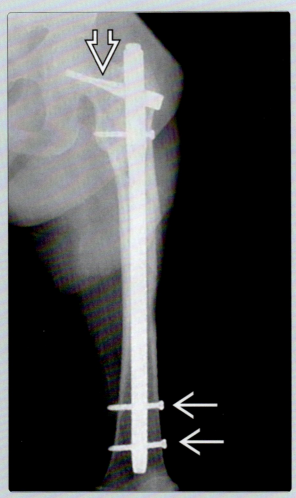

Radiografia AP após fixação com um prego cefalomedular travado distalmente ➡ é mostrada. Por definição, o prego tem um pino ou parafuso proximal que se estende para o colo femoral ➡.

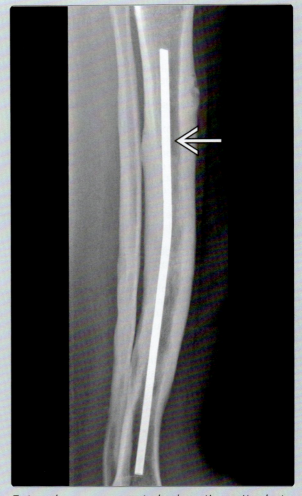

Trata-se de um caso recorrente de adamantinoma. Uma haste flexível ➡ foi previamente inserida para estabilização. Note um leve arco na haste. As hastes flexíveis são mais finas que os pregos rígidos. Observe como essa haste não preenche o canal medular inteiro.

Haste/Prego Intramedular

TERMINOLOGIA

Definições
- A área de dispositivos ortopédicos é um campo sempre em evolução com constante introdução de novas tecnologias
  - Os nomes dos fornecedores em geral são usados de maneira equivocada para descrever os tipos de equipamentos
  - É impossível saber todos os nomes e tipos
  - O melhor é compreender os conceitos
- Hastes: estruturas rígidas sólidas
- Pregos: estruturas rígidas ocas que podem ser travadas
- Colocação anterógrada: colocação da extremidade proximal do osso para a extremidade distal; direção mais comum de inserção
- Colocação retrógrada
  - Colocação no aspecto distal do osso e com direção proximal; por exemplo, no fêmur colocado no furo intercondilar e direcionado proximalmente
  - Indicações para a inserção retrógrada no fêmur
    - Pacientes obesos em que o ponto de entrada no fêmur principal será difícil de ser alcançado
    - Pacientes com politraumatismo para minimizar o tempo de cirurgia
    - Fraturas femorais distais para alcançar melhor controle/redução

Conceitos de Colocação e Uso de Haste/Prego
- Usados para tratar fraturas de ossos longos
- Distribuem a carga, possibilitando a sustentação precoce da carga
  - O desbloqueio e o bloqueio dinâmico permitem micromovimentos, que estimulam a cicatrização
- Inserção com mínima dissecação da parte mole
  - Colocação anterógrada versus retrógrada determinada pelo local da fratura, facilidade de acesso ao local de entrada desejado
- Removidos após a cicatrização alcançada em crianças/jovens adultos
- Bloqueio dinâmico
  - Parafuso de bloqueio, bloqueado apenas em uma extremidade
  - Dinamizar significa remover um conjunto de parafusos da haste com bloqueio estático (proximal e distal)
    - A dinamização permite compressão na fratura
    - Usado para fraturas transversas ou oblíquas superficiais com mínima cominuição
- Bloqueio estático
  - Haste bloqueada nas extremidades proximal e distal
  - Proporciona estabilidade axial e rotacional
  - Possibilita imediata sustentação de carga
  - O risco é o excesso de distração, que pode atrasar a cicatrização
  - Usado para fraturas instáveis
  - Impede colapso na fratura, que poderia levar a uma discrepância do comprimento da perna
- Mandrilagem: para remover os conteúdos intramedulares e ampliar o canal removendo o osso endosteal
  - Interrompe a irrigação sanguínea interna, ↑ do risco de infecção
  - Pregos mais largos promovem maior estabilidade
  - Pode aumentar o risco de embolia gordurosa
- Hastes flexíveis: de Ender, Lottes e Rush
  - Menos rígidas, podem exigir estabilização adicional, como tala/gesso
  - Geralmente se colocam múltiplas hastes via múltiplos locais de entrada na metáfise
  - Usadas no esqueleto imaturo para evitar a placa de crescimento
- Pregos cefalomedulares, também conhecidos como pregos de reconstrução ou pregos femorais proximais
  - Colocação anterógrada no fêmur para o tratamento de fraturas proximais; há um furo proximal para viabilizar a inserção do pino/parafuso no colo femoral
- Pregos gama: combinação de haste intramedular e de parafuso deslizante usado para fraturas femorais proximais extracapsulares

IMAGENS

Características Gerais
- Localização
  - Fêmur e tíbia mais comuns
- Morfologia
  - Formato da secção transversal altamente variável
    - Arredondado, folha de trevo, trevo

Achados na Radiografia
- Avaliação da integridade de fixação: integridade do dispositivo, relação do dispositivo com o osso, status de cicatrização
- Cicatrização: ocorre via calo periosteal
- Integridade do dispositivo
  - Hastes/pregos raramente fraturam
  - Os parafusos de bloqueio podem fraturar, em especial os parafusos de bloqueio distal
    - Podem possibilitar a migração da haste
    - A quebra durante a fase de cicatrização pode produzir a dinamização onde nenhuma desta é desejada
- Relação do dispositivo com o osso
  - Avaliar se há colapso no local da fratura, em especial em fraturas cominutivas
  - Migração de haste/prego
    - Pode ser sutil; a comparação com imagens anteriores é fundamental
    - Pode migrar para o espaço da articulação
    - Pode se mover para trás e para a frente dentro do osso
  - Infecção
    - Lucência focal ou difusa ao redor da haste
    - Destruição cortical, periostite agressiva

Achados na TC
- Úteis se as radiografias forem inconclusivas quanto à cicatrização

QUESTÕES CLÍNICAS

Apresentação
- Sinais/sintomas mais comuns
  - Protuberância palpável se a haste migrar para fora do osso
  - Dor persistente, piora da dor: não união, infecção, bursite sobre o dispositivo em protrusão
  - Movimento limitado/doloroso se houver migração na articulação
- Outros sinais/sintomas
  - Embolia gordurosa: diagnósticos clínicos
    - Secundários para o deslocamento da medula durante a colocação da haste
    - Maior risco com pregos largos

REFERÊNCIAS

1. Georgiannos D, et al: Subtrochanteric femoral fractures treated with the long Gamma3 nail: a historical control case study versus long trochanteric Gamma nail, Orthop Traumatol Surg Res, ePub, 2015.
2. Queally JM, et al: Intramedullary nails for extracapsular hip fractures in adults, Cochrane Database Syst Rev. 9, 2014, CD004961.

Haste/Prego Intramedular

(À esquerda) *Radiografia AP da tíbia após o tratamento da fratura da diáfise que teve extensa perda óssea segmentar distalmente ➡ é mostrada. Uma haste bloqueada ➡ intramedular foi colocada para manter o comprimento e o alinhamento. Para tratar do defeito do osso distal, uma osteotomia proximal foi realizada ➡. À medida que o osso novo cresce no local da osteotomia, o fixador externo ➡ move o fragmento segmentar ➡ distalmente, levando à cicatrização da fratura e ao comprimento normal do osso.* **(À direita)** *Radiografia lateral após osteotomia tibial ➡ secundária à displasia fibrosa é mostrada. Um prego anterógrado foi colocado pelo tubérculo tibial, que é um local de inserção comum para as hastes tibiais. Os furos de inserção dos parafusos de bloqueio ➡ são visíveis nessa projeção.*

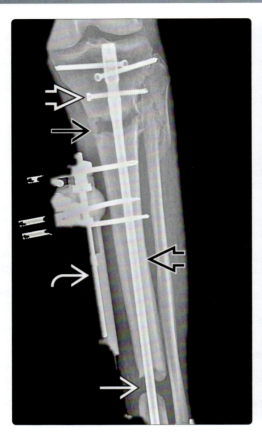 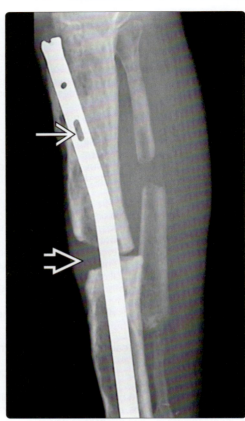

(À esquerda) *Radiografia AP do úmero após colocação de haste intramedular para fixação de uma fratura do eixo médio ➡ é mostrada. A haste é bloqueada proximal e distalmente ➡. É difícil imobilizar o úmero com uma tala ou um gesso. A haste impede o deslocamento ou a deformidade angular, e o bloqueio evita o colapso com o encurtamento na fratura. Tal encurtamento é especialmente parecido com os fragmentos de uma borboleta grande.* **(À direita)** *Radiografia AP mostra prego intramedular com o parafuso de bloqueio que não fraturou ➡. O parafuso fraturado permite bastante movimento e resulta em uma fratura tibial não unida.*

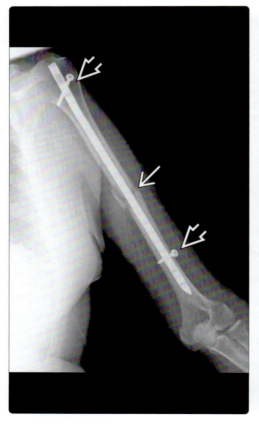 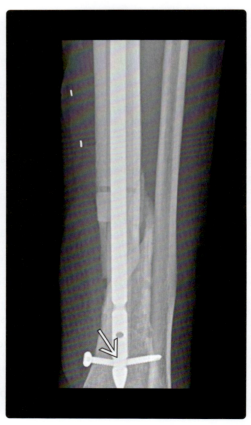

Haste/Prego Intramedular

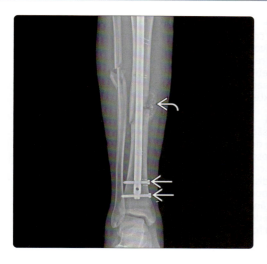
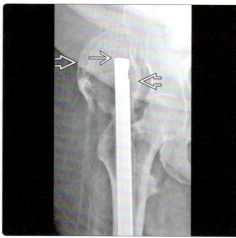

(**À esquerda**) *Exame de raios X AP mostra prego intramedular colocado na posição anterógrada com dois parafusos de bloqueio ➡, comumente usados para impedir migração para a articulação. O enxerto ósseo é colocado no local da fratura ➡. As fraturas tibiais cicatrizam lentamente em relação a outros ossos longos por causa da cobertura relativamente precária da parte mole.* (**À direita**) *Exame de raios X AP mostra haste intramedular que fica em protrusão alguns centímetros acima do trocânter maior ➡. O osso heterotópico circunda a ponta da haste ➡. A haste pode não ser estática e pode se mover para a frente e para trás com o movimento da perna.*

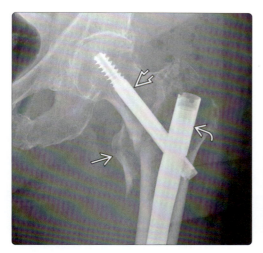
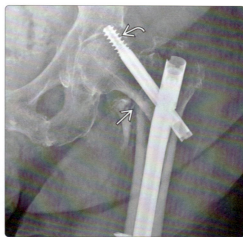

(**À esquerda**) *Radiografia AP mostra prego gama ➡ com parafuso deslizante ➡ que segura uma fratura do intertrocânter. O alinhamento no calcar parece quase anatômico, mas o trocânter menor fragmentado e o córtex medial ➡ afetam a estabilidade.* (**À direita**) *Radiografia AP no mesmo paciente obtida 4 semanas depois mostra que a região do intertrocânter entrou em colapso no varo ➡ e encurtou. Além disso, o parafuso saiu da cabeça femoral e ficou em protrusão em direção à articulação ➡.*

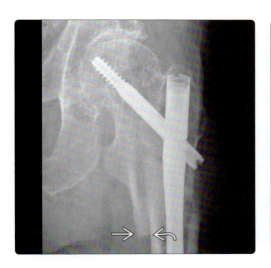
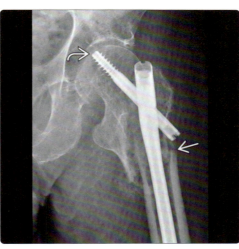

(**À esquerda**) *Radiografia AP mostra prego gama e parafuso deslizante usados para uma fratura subtrocantérica. Há o deslocamento lateral do fragmento do eixo ➡ relativo ao córtex medial ➡, resultando na instabilidade potencial. Esse constructo deve ser acompanhado de perto para verificar se há fratura.* (**À direita**) *Radiografia AP obtida 3 semanas depois mostra colapso de ~ 1 cm; observe a sobreposição dos córtices laterais ➡. O parafuso também migrou para dentro da cabeça ➡ e está próximo da extrusão para a articulação. Trata-se da formação mínima do calo periosteal.*

Fixação de Placa

DADOS PRINCIPAIS

TERMINOLOGIA
- Placas metálicas fixadas ao osso por parafusos; projetadas para imobilizar o osso durante o processo de cicatrização; a tecnologia está sempre em evolução

IMAGENS
- Devem sempre incluir as extremidades da placa nas imagens seguintes
- Toda avaliação de fratura requer pelo menos duas avaliações ortogonais para avaliar o alinhamento
- TC e RM
  - O artefato varia do mínimo para o significativo dependendo do tipo de metal; é maior com aço inoxidável que com titânio
  - Há várias estratégias para reduzir o artefato
- Avaliar a colocação e a integridade do dispositivo, bem como o alinhamento da fratura e sua cicatrização
  - A placa deve estar nivelada com o osso
  - Os parafusos devem estar nivelados com a placa
  - Na fase de cicatrização (que varia com a qualidade e quantidade do osso, o tipo de fratura e o local) deve-se avaliar a consolidação e relatar alguma fratura no dispositivo
  - Deve-se relatar qualquer mudança nas imagens do alinhamento após a colocação imediata do dispositivo
  - A cicatrização ocorre primariamente pelo calo endosteal; o calo externo mínimo é visto

PATOLOGIA
- A compressão na fratura estimula a cicatrização do osso
- A distração de fraturas cria vãos, que podem ser transpostos por novos ossos; isso pode levar à união tardia, à não união; podem ser criados por placas mal colocadas
- A extensa dissecação da parte mole ou periosteal para a colocação pode prejudicar a irrigação sanguínea → prejudica a cicatrização
- Algum tipo de estresse sobre a fratura é desejável para estimular a formação de novos ossos
  - Movimento excessivo → não união
  - Fixação muito rígida → inibe a cicatrização

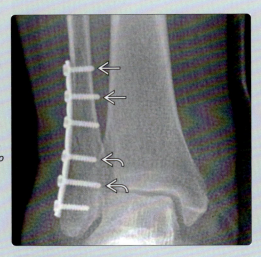
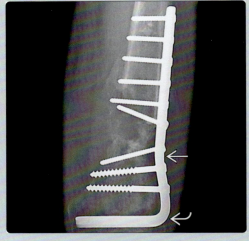

(À esquerda) Radiografia AP mostra fratura fibular distal fixa à placa lateral. A placa está bem aplicada ao osso, e todos os parafusos estão nivelados. Há uma fixação bicortical na diáfise ➡ e uma fixação unicortical ➡, na metáfise. (À direita) Radiografia AP mostra fixação da placa-lâmina do fêmur distal. A porção com as lâminas ➡ tem angulação desde placa. Essa placa é um modo rígido de fixação e pode ser usado quando o contorno do osso evita o contato da placa ao longo do córtex ➡.

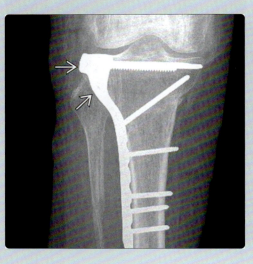
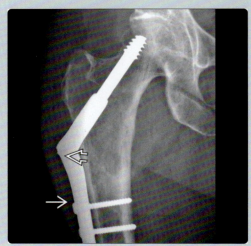

(À esquerda) Radiografia AP após a fixação remota de uma osteotomia tibial proximal é mostrada. Uma placa de estabilização angular tipo buttress é comumente usada para a fixação nessa região onde a sustentação do peso produz forças axiais de carregamento. A extremidade ampliada ➡ da placa é usada para apoiar o fragmento proximal. (À direita) Radiografia AP mostra instrumentação dinâmica do parafuso no quadril. Uma placa lateral é usada para segurar o implante no osso ➡. Nesse momento, nenhuma compressão ocorre, como indicado pela ausência de protrusão proximal do parafuso desde a bucha ➡.

Fixação de Placa

TERMINOLOGIA

Definições
- Placas metálicas fixadas ao osso por parafusos; projetadas para imobilizar o osso durante o processo de cicatrização; a tecnologia está sempre em evolução
- Placa-lâmina
  - A extremidade da placa tem uma extensão angulada que é inserida no osso
  - Proporciona fixação rígida quando a placa não pode entrar em contato com o córtex inteiro, como as regiões condilares dos ossos longos
- Placas em ponte: cruzam o segmento cominutivo
- Placas de estabilização angular tipo *buttress* e tipo T
  - Uma extremidade tem largura maior por meio da barra ortogonal (T) ou algum modo de exacerbação
  - Colocadas em locais com osso cortical, em geral na metáfise; muitas vezes usada para fraturas periarticulares
  - Usadas quando forças deformantes na fratura são axiais/por compressão: rádio distal, tíbia proximal
- Colocação de placa por compressão
  - Tipo específico de placa com furos de parafusos ovoides
  - Placa com compressão dinâmica: furos ovoides são orientados de modo que o parafuso é apertado; tanto o parafuso quanto o osso fixado são atraídos para o centro da placa, resultando em compressão
  - Primariamente para o tratamento das fraturas da diáfise
- Instrumentação dinâmica do parafuso no quadril
  - Parafuso tipo *lag screw* para osso esponjoso dentro da cânula metálica fixado à placa lateral; com sustentação de peso, parafusos deslizam dentro da cânula, resultando em compressão na fratura
  - Usada para fraturas no colo femoral e intertrocantéricas
- Placa de bloqueio: as cabeças dos parafusos são rosqueadas para bloquear os furos; as roscas se unem ao parafuso e à placa para criar uma unidade; isso impede falhas decorrentes do recuo dos parafusos
  - Não requer aplicação próxima à superfície óssea
  - Pode apenas precisar de fixação unicortical do parafuso
  - ↓ de dano à parte mole, ↓ de rompimento da irrigação sanguínea
  - Há maior preocupação quanto ao fato de o constructo ser muito rígido, inibindo o leve movimento necessário para induzir a cicatrização
- Placa de neutralização
  - Refere-se à maneira como a placa é aplicada ao osso
  - Neutraliza forças externas, como rotação e curvatura de modo que não sejam transmitidas à fratura
  - Usada para tratar as fraturas cominutivas em que a compressão não desejável e os fragmentos cominutivos são incapazes de resistir a essas forças, resultando no colapso de redução
- 1/3 de placas tubulares: 1/3 de circunferência do cilindro
  - Usadas para fixação de ossos tubulares finos, como metatarsos, ulna e fíbula
- Placas de reconstrução
  - Baixa rigidez; furadas para possibilitar a dobradura ao longo de três eixos, até 15° ao longo de cada eixo
  - Podem ser cortadas quanto a tamanho e curvatura e de acordo com o formato desejado
  - Fixação de estruturas ósseas com anatomia complexa, como fraturas acetabulares ou osteotomias, além de úmero distal, clavícula e calcâneo

IMAGENS

Recomendações para Aquisição de Imagens
- Melhor ferramenta para aquisição de imagens
  - As radiografias são excelentes técnicas de imagem
- Conselho de protocolo
  - Radiografias
    - Devem sempre incluir as extremidades da placa nas imagens seguintes
    - Toda avaliação de fratura requer pelo menos duas incidências ortogonais para avaliar o alinhamento
  - TC e RM
    - O artefato varia do mínimo para o mais significativo dependendo do tipo de metal
      □ Maior com o aço inoxidável que com o titânio
    - Há várias estratégias para reduzir o artefato

Achados na Radiografia
- Radiografia
  - Avaliar a colocação e a integridade do dispositivo, bem como o alinhamento da fratura e sua cicatrização
  - Colocação do dispositivo
    - A fratura deve estar no centro da placa
    - A placa deve estar ao longo do lado da tensão da fratura
    - A placa deve estar nivelada com o osso
    - Os parafusos devem estar nivelados com a placa
    - Os parafusos podem penetrar a superfície cortical oposta; não devem penetrar a superfície articular
  - Integridade do dispositivo
    - Na fase de cicatrização (que varia com a qualidade e quantidade do osso, o tipo de fratura e o local), deve-se procurar e relatar fratura no dispositivo
    - Após a cicatrização, a placa e os parafusos podem quebrar; apesar dos esforços de combinar propriedades mecânicas ao osso, o metal irá, por fim, fatigar
  - Alinhamento da fratura
    - A variação aceitável da verdadeira redução anatômica depende da idade do paciente e do osso específico
    - Qualquer mudança no alinhamento após a colocação do dispositivo observada nas imagens deve ser relatada
      □ O motivo subjacente para a perda da redução deve ser determinado
  - Cicatrização da fratura
    - O calo externo mínimo é observado com a colocação da placa
    - A cicatrização ocorre primariamente pelo calo endosteal

PATOLOGIA

Fatores Pertinentes que Afetam a Cicatrização da Fratura
- A compressão na fratura estimula a cicatrização do osso
- A distração da fratura cria vãos, que podem ser transpostos por novos ossos; isso pode levar à união tardia, à não união
  - A má colocação das placas pode produzir distração
- A extensa dissecação da parte mole ou periosteal para a colocação pode prejudicar a irrigação sanguínea, prejudicando a cicatrização
- Algum tipo de estresse sobre a fratura é desejável para estimular a formação de novos ossos
  - Movimento excessivo → não união
  - Fixação muito rígida → inibe a cicatrização

REFERÊNCIAS

1. Zhang J, et al: One-stage external fixation using a locking plate: experience in 116 tibial fractures, Orthopedics. 38(8):494-497, 2015.
2. Lee MJ, et al: Overcoming artifacts from metallic orthopedic implants at high-field-strength MR imaging and multi-detector CT, Radiographics. 27(3):791-803, 2007.

Fixação de Placa

(**À esquerda**) *Radiografia AP após fixação interna de fratura na diáfise tibial cominutiva com placa lateral e parafuso tipo lag screw* ➡ *é mostrada.* (**À direita**) *Radiografia lateral no mesmo paciente mostra que os parafusos estão localizados no aspecto mais externo de cada furo ovoide do parafuso* ➡. *Essa posição do parafuso indica que a função de compressão da placa não foi empregada. Se o modo de compressão tivesse sido usado, os parafusos estariam localizados no lado do furo em direção ao centro da placa* ➡.

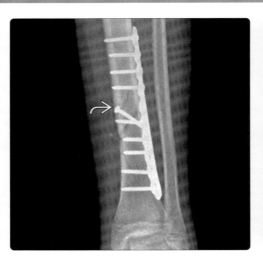
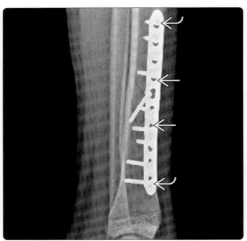

(**À esquerda**) *Radiografia AP mostra não união ulnar secundária à falha do dispositivo. A placa fraturou* ➡, *e os parafusos distais recuaram um pouco* ➡. *A linha da fratura permanece visível com o calo externo sem ponte* ➡.
(**À direita**) *Radiografia lateral do mesmo paciente mostra que as mudanças são mais difíceis de serem apreciadas. Alguns parafusos recuaram, e a placa está descontínua* ➡. *O calo externo está presente* ➡. *O calo externo é raramente visto em um osso que está cicatrizando de maneira normal após a fixação da placa.*

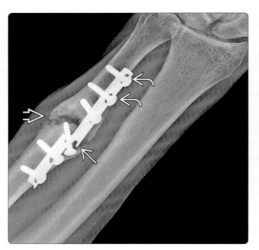
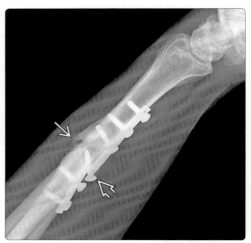

(**À esquerda**) *Exame de raios X AP de fêmur após osteotomia. Uma placa-lâmina foi usada para fixação* ➡. *A placa é contornada para proporcionar o contato máximo com o córtex. A osteotomia periacetabular* ➡ *também foi realizada.* (**À direita**) *Exame de raios X lateral mostra fratura sutil da placa de compressão* ➡. *Além disso, repare que a cabeça do parafuso (visível no furo* ➡) *está angulada e descontínua em relação a sua haste* ➡, *indicando que o parafuso fraturou na junção da cabeça e da haste (local mais típico de fratura do parafuso).*

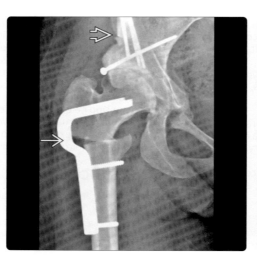
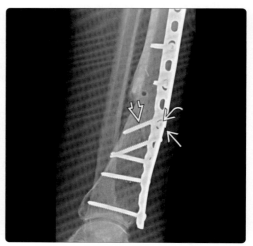

Fixação de Placa

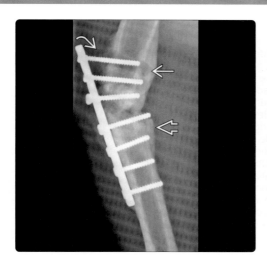
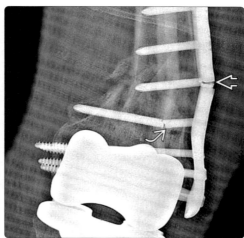

(À esquerda) *Radiografia AP mostra fêmur com não união hipertrófica. A lucência extensa ao redor do parafuso proximal é resultado do movimento ➡. A placa e os parafusos levantaram o osso ➡. O extenso calo periosteal está presente sem formação de ponte na fratura ➡.* (À direita) *Radiografia AP mostra fêmur distal com falha no dispositivo. A placa ➡ e um parafuso ➡ fraturaram, possibilitando a angulação entre os fragmentos da fratura, embora a placa não tenha levantado o córtex.*

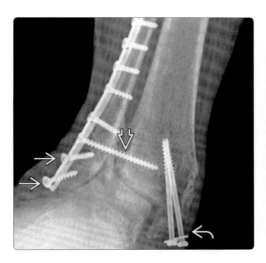
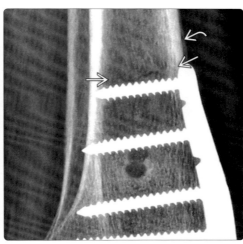

(À esquerda) *Radiografia AP mostra falha de fixação. Os parafusos maleolares mediais ➡ recuaram um pouco. A placa fibular está intacta com um leve recuo dos parafusos distais ➡. A placa não levantou o córtex. O parafuso sindesmótico recuou com a ampliação da articulação tibiofibular distal ➡.* (À direita) *Radiografia AP mostra fratura por estresse ➡ na extremidade proximal de uma placa. Essas fraturas podem ser extremamente sutis; neste caso, houve a formação de uma pequena quantidade de calo ➡, o que pode levar ao diagnóstico.*

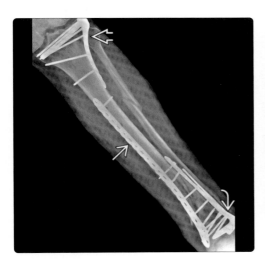
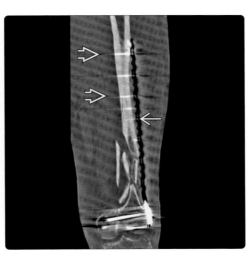

(À esquerda) *Radiografia AP mostra extensa instrumentação tibial. A placa de estabilização angular tipo buttress lateral proximal ➡, a placa medial longa ➡ e a placa-lâmina lateral ➡ foram usadas. A extensa instrumentação tem alta probabilidade de complicação em razão do comprometimento da irrigação sanguínea.* (À direita) *TC óssea com reformatação coronal mostra placa lateral longa ➡ e parafusos ➡. As técnicas de redução de artefatos possibilitam que o osso ao redor do dispositivo seja visualizado. Essa técnica viabiliza a avaliação do status da cicatrização (não união atrófica neste caso).*

Fixação de Parafuso

DADOS PRINCIPAIS

TERMINOLOGIA
- Parafuso esponjoso
  - Roscas profundas e amplamente espaçadas; usadas no osso da metáfise; parafuso mais fraco que o parafuso cortical
- Parafuso cortical
  - Totalmente roscado, com roscas proximamente espaçadas e rasas
  - Usado com placas e para a fixação do osso da diáfise
- Parafuso de Herbert/Acutrak
  - Produz compressão conforme inserido no osso
  - Primariamente usado no escafoide
- Parafuso de interferência
  - Fixação de tendão e enxertos ósseos dentro do túnel ósseo: em geral, reparo do LCA
- Técnica do parafuso tipo *lag screw*
  - Método de uso do parafuso, tipo de parafuso não específico
  - Parafuso não ajustado ao fragmento proximal; à medida que é apertado no fragmento distal, o parafuso atrai este fragmento para mais perto do fragmento proximal

IMAGENS
- A integridade da fixação consiste na integridade do dispositivo, na relação com o dispositivo e na relação entre dispositivo e osso
  - Integridade do dispositivo
    - A fratura do parafuso durante a fase de cicatrização pode levar à perda de estabilização
  - Relação do dispositivo com o osso
    - Lucência ao redor dos parafusos observada com movimento e/ou infecção
    - O recuo do parafuso pode levar à perda de estabilização
- Sequestro do trajeto do pino: foco esclerótico em formato de rosca no local do pino anterior
- TC e RM: as dificuldades surgem por causa dos artefatos metálicos; artefato de aço inoxidável >> titânio

QUESTÕES CLÍNICAS
- Indicadores de falha de fixação: dor, caroço palpável

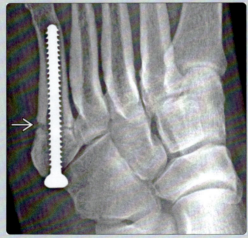
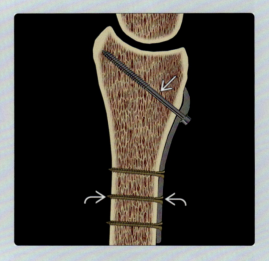

(À esquerda) Radiografia oblíqua após fixação de fratura do metatarso ➡ com parafuso completamente roscado é mostrada. As roscas são profundas e amplamente espaçadas, características de um parafuso esponjoso. Essas características tornam as roscas fáceis de serem visualizadas. (À direita) Gráfico com corte sagital do rádio distal com placa de estabilização angular tipo buttress é mostrado. A placa impede o colapso do rádio distal no eixo. A fixação bicortical com parafusos corticais ➡ é usada na diáfise, enquanto o parafuso esponjoso ➡ é colocado na metáfise.

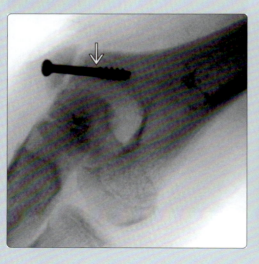
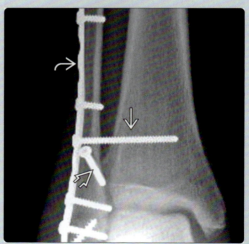

(À esquerda) Radiografia AP mostra parafuso que transfixa o epicôndilo medial. Esse parafuso parcialmente roscado ➡ foi colocado com uma técnica tipo lag screw, proporcionando a compressão na fratura. A ausência das roscas proximalmente significa que o parafuso não está preso dentro do fragmento proximal. (À direita) Radiografia AP de tornozelo após fixação interna é mostrada. A placa fibular lateral ➡ e o parafuso interfragmentário ➡ foram empregados. Um parafuso sindesmótico ➡ está presente com fixação tricortical (2 fibulares e 1 tibial).

Fixação de Parafuso

TERMINOLOGIA

Definições
- Parafuso canulado: parafuso oco para colocação sobre fio-guia
- Núcleo: tubo central cujas roscas ao redor estão feridas; podem ser ocos ou sólidos
- Diâmetro do núcleo: diâmetro da porção do núcleo do parafuso
- Cabeça: superfície plana na ponta oposta do parafuso; ajuda a evitar que o parafuso seja inserido muito longe
- *Pitch* (passo): distância entre as roscas
- Força de retirada: quantidade de energia necessária para retirar ou desengatar o parafuso do osso
- Diâmetro externo (DE): diâmetro da margem externa das roscas medido de uma ponta a outra da rosca
- Eixo: porção não roscada do parafuso
- Haste: porção roscada do parafuso
- *Tap*: instrumento inserido por meio do furo pré-perfurado para abrir caminhos (canais) para o parafuso
  - Rosqueamento: processo de inserção da rosca para parafuso
- Rosca: plano inclinado (estrutura orientada semi-horizontalmente), que envolve o núcleo do parafuso
  - Converte a força rotacional de tornar o parafuso uma força linear, conduzindo o parafuso em direção ao osso
  - A largura das roscas pode variar (profunda ou rasa), dependendo do tipo de parafuso
  - Os parafusos podem ser **completa** ou **parcialmente** roscados dependendo se as roscas atravessam parte do núcleo ou o núcleo inteiro
- Ponta: extremidade distal do parafuso inserido primeiro no osso
  - Pode ser não afiada
  - **Autorrosqueante**: permite que o parafuso seja avançado sem rosqueamento
    - Os parafusos perfuram o próprio caminho pelo osso
    - Requerem o tamanho do furo pré-perfuração do núcleo do parafuso no córtex
  - Os parafusos que não são autorrosqueantes requerem que os *taps* sejam avançados após perfurar o tamanho do furo do diâmetro do núcleo

Tipos Básicos de Parafusos
- Parafuso esponjoso
  - As roscas são profundas, com espaços amplos
  - Núcleo relativamente fino
  - Para o mesmo DE, mais fraco que os parafusos corticais
  - Usado para fixação da metáfise
  - Autorrosqueante ou não autorrosqueante
  - Completa ou parcialmente roscado
- Parafuso cortical
  - As roscas são rasas, com espaços curtos entre si
  - Completamente roscado
  - Para o mesmo DE, mais forte que o parafuso esponjoso
  - Para a fixação da diáfise
  - Para o mesmo DE, o núcleo central é maior que o parafuso esponjoso
  - Ponta não afiada, não autorrosqueante
  - Usado para a fixação de placa
    - A fixação em geral é descrita pelo número de córtices envolvidos
      - A fixação unicortical cruza um córtex; pode ser usada com a placa de bloqueio
      - A fixação bicortical envolve dois córtices, fica 1 a 2 mm em protrusão nas partes moles
      - A fixação tri e quadricortical também é usada

Parafusos Especiais
- Parafuso de artroerrese
  - Em formato de bala
  - As roscas não são afiadas
  - Canulado
  - Usado para estabilizar uma articulação subtalar no pé plano flexível
- Parafuso dinâmico para o quadril
  - Parafuso esponjoso tipo *lag screw* dentro da cânula metálica anexada à placa lateral
  - Para fixação de colo femoral e fraturas intertrocantéricas
  - Com sustentação de carga, o parafuso desliza dentro da cânula metálica resultando em compressão sobre a fratura
- Parafuso de Hebert/Acutrak
  - Parafuso canulado
  - Extremidade distal: roscas esponjosas, DE menor
  - Extremidade proximal: roscas corticais, DE maior
  - Produz compressão à medida que é inserido no osso
  - Com cada volta do parafuso, a extremidade distal vai mais fundo no eixo longitudinal que a extremidade proximal em razão do maior *pitch* (passo) da rosca na porção distal do parafuso
- Parafuso de interferência
  - Fixação de tendão e enxertos ósseos dentro do túnel ósseo
  - Mais comumente usado no reparo do LCA
  - Em formato de bala, canulado e completamente roscado

Dispositivos Relacionados
- Fios de Kirschner (K)
  - Finos, pontiagudos, lisos, de aço inoxidável
  - Em geral usados para a fixação intraoperatória temporária; possibilitam o controle dos fragmentos, auxiliando a redução e, então, mantendo-a durante a colocação de mais fixação definitiva
  - Podem ser usados como fixação da fratura em ossos pequenos das mãos e dos pés; em geral colocados de modo percutâneo para essa aplicação
- Pinos de Steinman
  - Roscados ou não roscados
  - Maiores que os K-fios
  - Antes conhecidos como pinos de tração
  - Raramente usados hoje

Outros
- Técnica do parafuso tipo *lag screw*
  - Método que usa o parafuso, não um tipo específico de parafuso
  - Parafuso não engatado no fragmento proximal; à medida que é apertado no fragmento distal, o parafuso atrai este fragmento para mais perto do fragmento proximal
  - Parafusos interfragmentários são colocados como parafusos tipo *lag screw*. Usados para produzir compressão sobre a fratura
  - Os parafusos corticais ou esponjosos podem ser parafusos esponjosos
    - Com parafusos corticais, perfurar em excesso o córtex proximal de modo que as roscas não se desprendam se converte em técnica tipo *lag screw*
  - Não se pode identificar o parafuso tipo *lag screw* pela radiografia
- Técnica do parafuso sindesmótico
  - Usada para imobilizar a sindesmose tibiofibular distal
  - Colocada através da fíbula na tíbia
  - Fixação tricortical mais comum
    - Dois córtices fibulares, um córtex tibial

IMAGENS

Características Gerais
- Melhores dicas para diagnóstico
  - Parafusos usados para a estabilização do esqueleto
    - Fixação de fratura
      - Em isolamento ou em conjunto com as placas de fixação, hastes intramedulares

Fixação de Parafuso

- Estabilização pós-operatória
  - Instrumentação de parafusos pediculares da coluna
  - Fixação da placa para a fusão da coluna
  - Fixação de próteses para a substituição da articulação
  - Artrodese
  - Artroerrese

Achados na Radiografia
- Radiografia
  - Avaliar
    - Integridade de fixação, incluindo parafusos, placas, pregos etc.
    - Cicatrização
  - Integridade de fixação: integridade de dispositivo, relação entre dispositivo, relação entre dispositivo e osso
  - Integridade de dispositivo: fratura de parafuso
    - Ocorre em parafuso parcialmente roscado na junção dos segmentos roscados/não roscados
    - Geralmente observada em parafusos de interbloqueio distal da haste intramedular
    - Fratura de parafuso durante fase de cicatrização indica movimento
      - Risco de não união
    - Quando houver cicatrização, pode ocorrer fratura de parafuso
      - O osso é uma estrutura elástica; as propriedades mecânicas não são combinadas pelo parafuso, a fadiga do metal pode ocorrer
  - Relação de dispositivo com osso
    - Os parafusos que recuam podem levar à perda da estabilização
    - Raramente há a subsidência (afundamento mais profundo no osso) dos parafusos
    - Lucência ao redor de parafusos
      - Observada com o movimento: em geral espelha o formato de um parafuso
      - Considerar a possibilidade da infecção: formato irregular, margens indefinidas
    - Sequestro do trajeto do pino: foco esclerótico em formato de rosca no local de remoção do pino
    - Os parafusos podem servir como elevadores de tensão, resultando na fratura por estresse
  - Cicatrização da fratura
    - Parafusos não são tão rígidos quanto às placas ou às hastes; pode-se observar um calo periosteal
      - O calo periosteal é mais comum na região da diáfise; é menos comum na metáfise, nos côndilos, nas tuberosidades e nos ossos do carpo e dos tarsos

Achados na TC
- A TC pode ser desejável como método sensível para avaliar a cicatrização da fratura
  - As dificuldades surgem por causa dos artefatos metálicos
    - Artefato proveniente de aço inoxidável > > titânio
- Técnicas de redução do artefato do dispositivo
  - Eixo curto do parafuso deve estar o mais paralelo possível ao plano de imagens
  - Usar a tensão de pico mais alto, aumentar a carga no tubo (fluxo de fóton mais elevado)
    - Miliampere-segundos mais elevado
    - Dose mais alta para o paciente
  - Colimação estreita
  - Finas fatias por meio de aquisição, fatias de reconstrução mais grossas
  - Usar o algoritmo de reconstrução padrão; o algoritmo para osso acentua o artefato
  - Incidência com janelas amplas

Achados na RM
- O uso da RM para fazer imagem diretamente ao redor do parafuso é menos frequente que o da TC
- Pode ser necessário fazer a imagem da estrutura ao redor do dispositivo, ou seja, avaliar o *status* do LCA reconstruído
  - Dificuldades surgem por causa dos artefatos metálicos de suscetibilidade
  - Artefato de aço inoxidável > > titânio
  - Os artefatos produzem mais distorção de imagem com RM que com TC
- Fatores que diminuem o dispositivo
  - Orientação do parafuso ao longo do eixo longo paralela ao campo magnético principal
  - Sequências rápidas de *spin* eco melhores que de *spin* eco; as sequências com gradiente-eco têm artefato grave
    - Usar espaçamento curto de eco
  - Sequências STIR melhores que imagens com supressão de gordura
  - Sistemas com menor força de campo
  - Maior força de gradiente
  - Menor campo de visão, resolução espacial maior ao longo do eixo de codificação de frequência
  - Maior tamanho da matriz
  - Maior comprimento do trem de eco

QUESTÕES CLÍNICAS

Apresentação
- Sinais/sintomas mais comuns
  - Indicadores clínicos de falha de fixação
    - Dor
      - Movimento no local de fixação
      - Não união
      - Infecção
      - Bursa pode se desenvolver em cabeças de parafusos
    - Caroço palpável
      - Recuo do dispositivo pode ser palpável sob a pele
      - Calo exuberante

CHECKLIST DO DIAGNÓSTICO

Dicas para Interpretação de Imagem
- Comparação com as imagens imediatamente após a operação proporciona uma avaliação mais sensível para a mudança da posição do parafuso

REFERÊNCIAS

1. Downey MW, et al: Fully threaded versus partially threaded screws: determining shear in cancellous bone fixation, J Foot Ankle Surg. 54(6):1021-1024, 2015.
2. Lee MJ, et al: Overcoming artifacts from metallic orthopedic implants at high-field-strength MR imaging and multi-detector CT, Radiographics. 27(3):791-803, 2007.
3. Douglas-Akinwande AC, et al: Multichannel CT evaluating the spine in postoperative patients with orthopedic hardware, Radiographics. 26(Suppl 1):S97-110, 2006.

Fixação de Parafuso

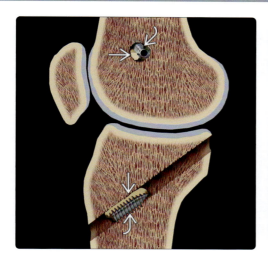 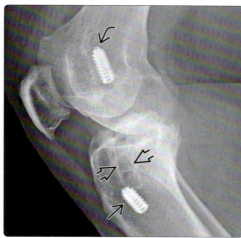

(À esquerda) *Gráfico com corte sagital após reconstrução do LCP mostra parafusos de interferência ➡ presentes nos túneis femoral e tibial. Cada parafuso proporciona fixação para o plug ósseo ➡ em cada extremidade do enxerto pressionando-o contra a parede do túnel (porção da parte mole não mostrada).* (À direita) *Exame de raios X lateral após a reconstrução do LCA é mostrado. Os parafusos de interferência foram usados. O parafuso femoral é normalmente posicionado ➡. O parafuso tibial ➡ está anormalmente posicionado em relação ao túnel tibial ➡ como resultado da saída acidental do enxerto.*

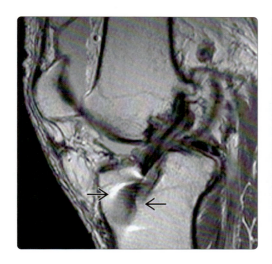 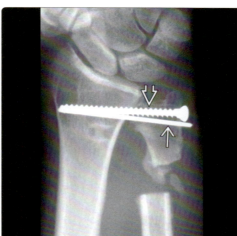

(À esquerda) *RM intermediária/DP sagital de paciente com prévia reconstrução do LCA e nova dor inicial é mostrada. O artefato de suscetibilidade magnética está confinado à região do parafuso ➡ sem distorção do novo LCA.* (À direita) *Radiografia PA mostra dispositivo para artrodese da articulação radioulnar distal. Um pino liso ➡ e um prego esponjoso ➡ foram usados para proporcionar fixação. O córtex relativamente fino das extremidades distais desses ossos favorece o uso de parafusos esponjosos sobre aqueles corticais.*

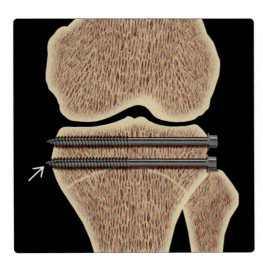 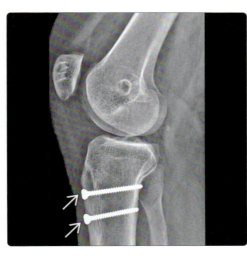

(À esquerda) *Gráfico com corte coronal da tíbia após fixação do planalto tibial é mostrado. As fraturas sem perda significativa do estoque ósseo ou outros indicadores de instabilidade não exigem placas de estabilização angular tipo buttress. A técnica do parafuso tipo lag screw em geral é empregada. Os parafusos podem penetrar 1 a 2 mm além do córtex oposto ➡.* (À direita) *Radiografia lateral após realinhamento lateral é mostrada. Os parafusos corticais (pequenos, com roscas com espaçamento próximo) ➡ foram usados para a fixação do tubérculo tibial realinhado.*

Implantes Ortopédicos ou Artrodese

Fixação de Parafuso

(À esquerda) *Radiografia AP foi obtida na sala cirúrgica durante a colocação dos parafusos canulados. Os pinos de guia ➡ foram colocados, e os parafusos foram, então, inseridos sobre os pinos. A colocação dos pinos de guia possibilita o reposicionamento com o mínimo de dano ósseo.*
(À direita) *Radiografia AP mostra punho com um parafuso de Herbert. O DE proximal ⇨ é > o DE distal ⇨, viabilizando a perfuração de um canal para a passagem da extremidade distal com colocação subsequente e aquisição da extremidade proximal maior do parafuso.*

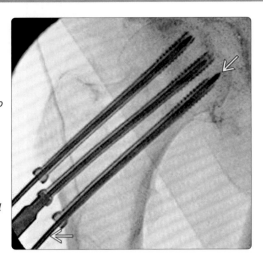
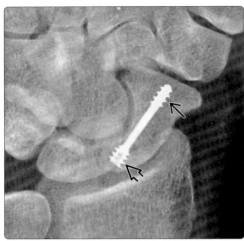

(À esquerda) *RM T1WI coronal após fixação do parafuso de Herbert de uma fratura do escafoide ➡ mostra artefato de suscetibilidade mínima ➡. A imagem de spin eco ajuda a reduzir o artefato metálico.* (À direita) *Radiografia PA pós-operatória para lunatomalacia mostra que a placa de estabilização angular tipo buttress está presente no rádio distal ➡. A fusão capitatoescafoide foi realizada com parafusos que seguem o mesmo princípio que o parafuso de Herbert. O pitch (passo) entre as roscas distais ➡ é maior que o pitch (passo) proximal ⇨. À medida que avança, o parafuso comprime os ossos.*

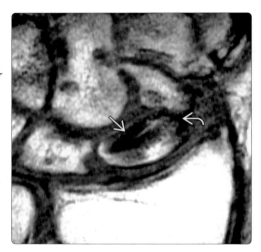
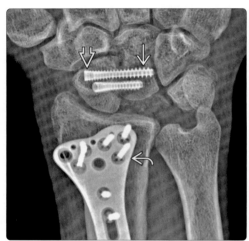

(À esquerda) *Exame de raios X lateral após fusão occipitocervical. Alguns problemas com fixação se desenvolveram, incluindo o recuo do parafuso occipital ➡ e a perda completa da fixação de um dos parafusos transarticulares ➡ (que agora não cruzam a articulação C1-C2).* (À direita) *TC axial de corpo vertebral com instrumentação do parafuso pedicular ➡ complicada pela fratura do pedículo ➡, bem como pelo deslocamento de uma tampa ⇨. O conteúdo trabecular elevado das vértebras requer roscas profundas para alcançar a aquisição satisfatória.*

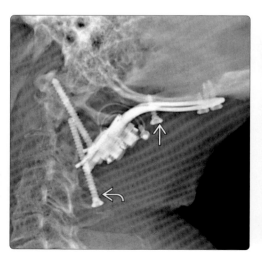
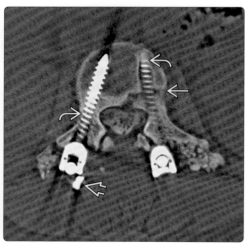

Fixação de Parafuso

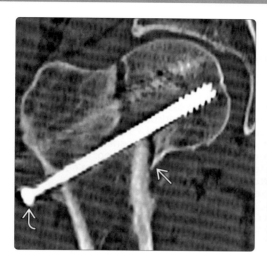
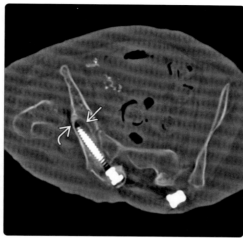

(À esquerda) *TC óssea com reformatação coronal de não união é mostrada. A reabsorção significativa do colo femoral levou à falha na cicatrização. A cabeça entrou em colapso na parte remanescente do colo ➡, conduzindo a cabeça do parafuso para fora do córtex ➡.* (À direita) *TC óssea axial com fixação do parafuso na sacroilíaca é mostrada. A lucência abrangente ➡ está presente ao redor do parafuso direito. A lucência é maior na ponta do parafuso. Esse achado indica o movimento do parafuso; a não união é provável. A remodelação ao longo do córtex ilíaco posterior ➡ indica um processo antigo.*

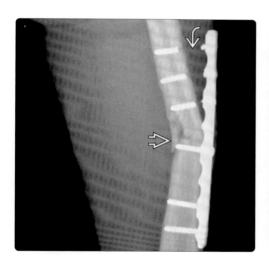
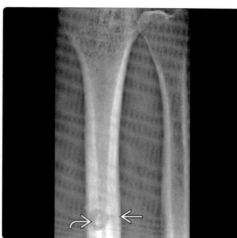

(À esquerda) *Radiografia AP de fêmur após fixação interna é mostrada. O paciente tem enfrentado cada vez mais dor. Os três parafusos proximais da placa fraturaram ➡, permitindo que a placa levante o osso e perca toda a fixação. A fratura não cicatrizou, e a angulação se desenvolveu ➡.* (À direita) *Radiografia AP mostra trajeto do pino fino antigo ➡ que se ampliou formando uma lesão lítica redonda com esclerose central ➡. A esclerose central é um sequestro nesta infecção do trajeto do pino.*

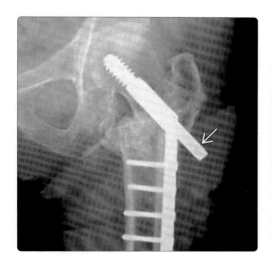
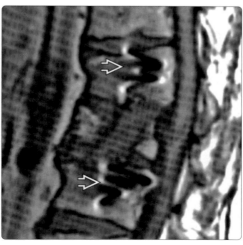

(À esquerda) *Radiografia AP com esse parafuso dinâmico do quadril mostra que o parafuso está bem posicionado sem penetração da superfície articular. A compressão é evidente com a protrusão do parafuso desde a bucha ➡, um resultado satisfatório se a fratura estiver cicatrizada.* (À direita) *RM T1WI sagital ponderada em após fixação do parafuso ➡ dentro dos corpos vertebrais mostra o artefato visível com formato de seta ao longo do eixo curto do parafuso. A distorção ocorre ao longo do eixo que codifica a fase. O artefato mínimo indica que os parafusos são de titânio.*

Cimento e Preenchedores Ósseos

DADOS PRINCIPAIS

TERMINOLOGIA
- Objetivo: técnicas diferentes usadas para preencher defeitos, recuperar estruturas e fortalecer, proporcionando apoio para a incorporação óssea

IMAGENS
- As radiografias são ótimas para avaliar a posição do enxerto e o *status* da incorporação
- Exigem imagens seriais para avaliar a incorporação ou a falha
- Técnicas para defeitos de preenchimento
  - Cimento ósseo
    - <2 mm de lucência com margem esclerótica na interface osso/componente ou osso/cimento dentro dos limites normais
    - >2 mm de lucência após a substituição da articulação com relação à soltura o ou à doença de partículas
    - Lucência irregular após a curetagem e a cimentação do tumor com relação à recorrência
    - O cimento mostra ausência de sinal em todas as sequências de RM
  - Enxerto ósseo esponjoso
    - Pode inicialmente simular a matriz do tumor ou a mineralização
    - Ao longo do tempo, reabsorve à medida que o osso novo incorpora o enxerto
  - Enxerto cortical: apoio para os grandes defeitos
    - Pode ser estrutural ou não estrutural
  - Autoenxertos ósseos
    - Autoenxerto: retirado da própria pessoa, contém elementos da medula óssea
    - Inicialmente, têm características de imagem iguais às do osso/medula óssea normal
    - Fase intermediária com tecido de granulação
    - Se a incorporação for bem-sucedida, por um período longo terá aparência de uma medula óssea normal
  - Aloenxertos ósseos
    - Aloenxerto: derivado de diferentes indivíduos; ausência de elementos de medula óssea; alta taxa de complicações
    - Inicialmente, sinais em T1 ↓ e T2 ↓ em razão da ausência de elementos da medula óssea
    - O sinal baixo persistente indica falha de incorporação

QUESTÕES CLÍNICAS
- A incorporação bem-sucedida é assintomática

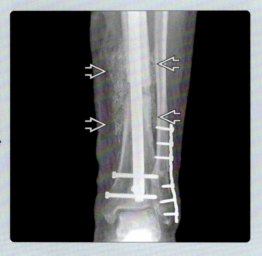
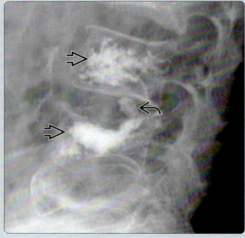

(À esquerda) *Radiografia AP após fixação da fratura tibial é mostrada. O enxerto ósseo fragmentado foi colocado dentro e ao redor do intervalo ➡. Os fragmentos do enxerto são relativamente discretos, o que indica que foram colocados recentemente.* (À direita) *Radiografia lateral após aumento vertebral com cimento é mostrada. O cimento tem densidade uniforme e está entremeado na trabécula ▷ e no espaço discal ➡. Nesta aplicação, o cimento é raramente confundido com a mineralização ou a ossificação em um processo patológico.*

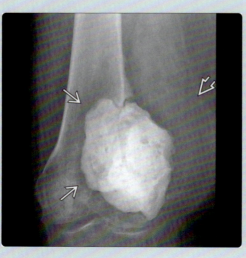
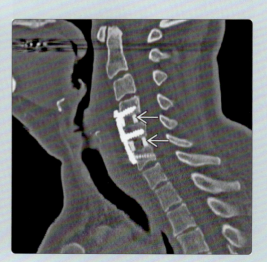

(À esquerda) *Radiografia AP após curetagem e revestimento de cimento da lesão femoral distal é mostrada. Há regiões de sutil lucência irregular na interface ➡, o que sugere recorrência de tumor; esse achado é substanciado pela presença da massa de partes moles ➡.* (À direita) *TC com reformatação sagital com fusão entre corpos de dois níveis com enxertos bicorticais ➡ é mostrada. O córtex do enxerto oferece apoio estrutural. A posição do enxerto oferece contato entre a placa final com debridamento e o enxerto de osso medular após a fixação do parafuso.*

Cimento e Preenchedores Ósseos

TERMINOLOGIA

Abreviaturas
- Proteína morfogenética óssea (PMO)
- Cimento ósseo de polimetilmetacrilato (PMMA)

Definições
- Objetivo: técnicas diferentes usadas para preencher defeitos, recuperar estruturas e fortalecer, proporcionando apoio para a incorporação óssea
- Cerâmica: material inorgânico transformado durante o processo de aquecimento e arrefecimento, em geral tem uma estrutura cristalina
- Enxerto ósseo
  - Autoenxerto: retirado da própria pessoa, contém elementos da medula
  - Aloenxerto: derivado de um indivíduo diferente
  - Xenoenxerto: derivado de espécies diferentes
  - Enxerto ósseo *onlay*: colocado ao longo da superfície do osso
  - Enxerto em estaca: atravessa os defeitos no osso ou no segmento da coluna
  - Enxerto vascularizado: enxerto com irrigação sanguínea, em geral reestabelecido por meio de técnicas microvasculares; a fíbula é a fonte mais comum, geralmente o autoenxerto
    - Fontes: crista ilíaca, fíbula, costela, mandíbula
- Atividade biológica dos enxertos
  - Osteoindutiva: recruta e depois estimula as células do osteoprogenitor e as células-tronco não diferenciadas para formar os osteoblastos
  - Osteocondutiva: apoio para o desenvolvimento ósseo
  - Osteogênica: estimula a formação de novos ossos via células implantadas dentro dos enxertos, primariamente autoenxertos
    - Enxerto esponjoso potencial > que enxerto cortical

Enxerto Ósseo
- Autoenxerto
  - Outras morbidades, em especial dor, ocorrem no local de extração (particularmente, a crista ilíaca)
  - Cortical: fornece a força do osso cortical
    - Em geral, usado como enxerto *onlay*
    - Mínimos elementos da medula óssea, logo a incorporação exige um período longo
  - Esponjoso: não oferece apoio estrutural
    - Fornece elementos de medula que estimulam o desenvolvimento do osso e uma incorporação mais rápida
  - Corticoesponjoso
    - Fornece apoio estrutural do osso cortical, combinado a elementos da medula óssea com suas propriedades osteogênicas
  - Enxertos vasculares
    - Irrigação sanguínea e elementos da medula óssea oferecem a oportunidade máxima ao proporcionar todos os elementos necessários para a incorporação do enxerto
- Aloenxerto
  - Apenas contém componente mineralizado do osso; carece de elementos da medula óssea
  - Risco pequeno de transmissão de doença
  - Congelado, liofilizado; técnicas reduzem força
  - Maior taxa de complicação
    - Não união, fratura, infecção
    - Carece da capacidade de reparar danos seguintes
  - A incorporação exige equilíbrio entre a reabsorção óssea e o depósito ósseo

Proteína Morfogenética Óssea
- Grupo de seis proteínas diferentes (PMO-2 a PMO-7) que estimula a formação de osso e de cartilagem
  - PMO-7, também conhecida como OP-1
- Derivada de técnicas DNA recombinante
- Requer portador, em geral misturado com enxerto ósseo ou com substitutos de enxerto ósseo
- Proporciona influência osteoindutiva
- Não oferece apoio estrutural
- O uso na coluna deve ser associado à reabsorção agressiva do osso simulando infecção

Cerâmica
- A maioria tem base de fosfato de cálcio
  - Formas de hidroxiapatita são mais comuns
    - Simula estruturas de cálcio no osso
    - Disponível em pasta, pó, grão e blocos
    - Propriedades mecânicas precárias
    - Hidroxipatita de coral derivada de corais marinhos, outras são sintéticas
  - Outras formas químicas menos comumente usadas: fosfato tricálcio, sulfato de cálcio
- Densidade igual à ou maior que a do osso
- Preenche os defeitos, oferece sustentação para o osso novo
  - Reabsorve durante longos períodos à medida que o novo osso é incorporado: a reabsorção completa indica falha de incorporação ou recorrência do tumor
- Atividade biológica
  - Osteointegrativa (novo osso se une a enxerto)
  - Osteocondutiva
  - Pode ser osteoindutiva
  - Material inerte, sem toxicidade

Matriz Óssea Desmineralizada
- Tipo de enxerto
- Útil porque libera PMO
- Sem propriedades estruturais
- Em geral, misturada com outros preenchedores ósseos para introduzir suas propriedades osteoindutivas
- Desmineralizada; portanto, radiolucente; portador em geral tem densidade

Cimentos Injetáveis
- Úteis por causa de propriedades mecânicas
  - Características estruturais simulam o osso
- Também proporcionam sustentação em 3D para desenvolvimento do osso
- Com base no polímero; sem atividade biológica

Polimetilmetacrilato
- Mesmo material usado para produzir o acrílico
- Fornecido como monômero líquido e polímero em pó
  - Monômero: estabilizador, ativador
  - Pó: inclui iniciador de polimerização
  - Quando misturado, cria reação exotérmica
- Usos
  - Fixa implantes de articulação ao osso, às vezes parafusos pediculares
  - Preenche defeitos no osso após curetagem de tumor
  - Pode ser misturado com antibióticos de baixa liberação e colocado nos defeitos de ossos infectados
    - Mais frequentemente após a retirada do implante infeccionado
  - Tratamento das fraturas vertebrais e sacrais dolorosas
- Cimentos com baixa viscosidade preferidos para o aumento vertebral
- A função deve ser a de compartilhar a carga
  - Osso mais flexível que o cortical, menos flexível que o esponjoso
  - A força é a compressão; falha ao longo das linhas da bainha
- Sem atividade biológica
- Bário adicionado para aumentar a densidade

Cimento e Preenchedores Ósseos

- Toxicidade para o usuário
  - Vapores permeiam lentes de contato
  - Irritação da membrana da mucosa
  - Dermatite de contato, torpor, parestesia
- Monômero em excesso pode ser tóxico para o paciente
  - Pequenas quantidades sempre existem no tecido
  - As vertebroplastias anteriores tinham diferentes monômeros: o motivo de o pó resultar em quantidades maiores de monômero livre; isso causou dano aos pulmões e ao fígado

IMAGENS

- Melhor ferramenta para aquisição de imagens
  - As radiografias são ótimas para avaliar a posição do enxerto, o local do cimento, o *status* da incorporação e a potencial recorrência do tumor

Achados na Radiografia e na TC
- Cimento de osso
  - Material amorfo com densidade maior que a do osso cortical
  - Em geral, aparece como massa conglomerada
    - Na vertebroplastia, pode estar entremeado com um osso trabecular, criando a aparência semelhante a uma renda
    - Após curetagem e revestimento do tumor ou cifoplastia, tem aparência mais sólida, semelhante a uma bola
  - Pode ter < 2 mm de lucência com margem esclerótica
    - Achado normal
    - Possivelmente secundário à margem de fibrose criada pela reação exotérmica no momento da colocação
  - Aumentar a lucência na margem pode indicar complicação
    - Recorrência de neoplasia subjacente
    - Soltura ou doença de partículas após substituição da articulação
  - Fratura pelo cimento
    - Indica falha na reposição da articulação
    - Pouca significância quando usado para preencher o defeito do osso
- Enxerto esponjoso
  - Grupo de corpos com formatos irregulares com densidade semelhante ao osso cortical
    - Pode simular a matriz tumoral, a mineralização ou a ossificação
      - Histórico clínico essencial
    - Ao longo do tempo, reabsorve à medida que o osso novo incorpora o enxerto
      - Requer imagens seriais para avaliar a incorporação
      - Após a ressecção do tumor, a falha ao observar o desenvolvimento de um osso novo sugere a recorrência tumoral
      - O desenvolvimento das margens corticais ao redor do enxerto no local de fratura indica não união
- Enxerto cortical
  - Enxerto *onlay*: afixado com fios ou cabos de cerclagem, menos comum com parafusos
  - Pode ser observado transpondo o defeito grande
  - A incorporação do enxerto requer um período longo, nem sempre ocorre
- Enxerto corticoesponjoso
  - Incorporação óssea avaliada nas extremidades do enxerto
    - Confirmar a incorporação quando a trabécula é vista atravessando do osso nativo para o enxerto
  - Lucência na interface indica não união
  - Anel femoral: fusão intercorporal com a vértebra lombar
  - Enxertos bicorticais, tricorticais e quadricorticais: descrevem quantas superfícies corticais há nos enxertos; por exemplo, enxertos bicorticais para a fusão intercorporal cervical

Achados na RM
- Autoenxertos: aparência variável dependendo da idade
  - Inicialmente, têm as mesmas características de imagem do osso/medula óssea normal
  - Fase intermediária com alterações semelhantes àquelas edematosas
    - Resultado da incorporação do tecido de granulação
    - ↓ do sinal em T1 e ↑ do sinal em T2 relativo à medula óssea normal
  - Se incorporados com sucesso, ao longo do tempo a medula óssea retoma a aparência normal
- Aloenxertos
  - Inicialmente ↓ dos sinais em T1 e em T2 de tecido de granulação
    - Refletem ausência de elementos da medula óssea
  - Com a incorporação bem-sucedida do enxerto em estaca, a medula óssea se desenvolve dentro do canal medular
    - Inicialmente, ↓ do sinal em T1 e ↑ do sinal em T2 do tecido de granulação; começa nas interfaces do enxerto-osso nativo, progride em direção ao centro do enxerto
  - O sinal baixo persistente indica falha de incorporação
- Cimento de osso
  - Ausência de sinal em todas as sequências de imagem
  - Sem alteração ao longo do tempo
  - A medula óssea ao redor deve ter as mudanças endematosas iniciais

PATOLOGIA

Características Microscópicas
- Incorporação do enxerto: as células osteoblásticas ficam às margens da trabécula ou da estrutura cristalina, que é reabsorvida à medida que o osso novo é formado

QUESTÕES CLÍNICAS

Histórico Natural e Prognóstico
- Sinais/sintomas mais comuns
  - A incorporação bem-sucedida é assintomática
  - A dor é o sintoma mais comum de falha
    - Movimento normal, fratura oculta, infecção, recorrência de tumor
- A PMO injetada nos corpos vertebrais pode resultar na reabsorção agressiva
  - Simula infecção

REFERÊNCIAS

1. García-Gareta E, et al: Osteoinduction of bone grafting materials for bone repair and regeneration, Bone. 81:112-121, 2015.
2. Gupta A, et al: Bone graft substitutes for spine fusion: a brief review, World J Orthop. 6(6):449-456, 2015.

Cimento e Preenchedores Ósseos

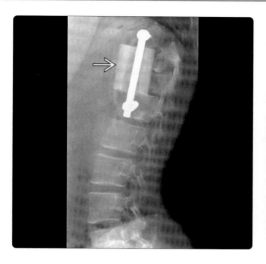
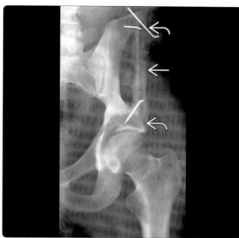

(À esquerda) *Radiografia lateral com fixação do enxerto em estaca femoral ➡ após corpectomia é mostrada. A força do osso enxertado é idêntica àquela do fêmur nativo. A fusão ocorre à medida que o tecido de granulação se migra para o osso enxertado, borrando a margem entre o osso nativo e o enxerto.* (À direita) *Radiografia AP após ressecção tumoral remota é mostrada. Um enxerto em estaca fibular ➡ foi colocado para oferecer o apoio estrutural no defeito. O enxerto é bem incorporado com continuidade trabecular, em sua interface com o osso nativo ➡.*

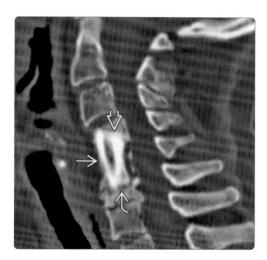
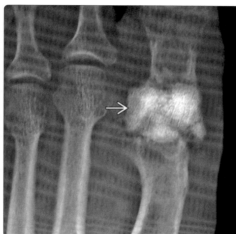

(À esquerda) *TC com reformatação sagital com pseudoartrite de enxerto em estaca é mostrada ➡. Um defeito lucente persiste na interface inferior do osso-enxerto, indicando falha da formação do osso no local ➡. Na parte superior, o enxerto está bem incorporado ➡.* (À direita) *Radiografia AP com colocação de enxerto de coral ➡ em uma tentativa de artrodese é mostrada. O coral tem uma estrutura semelhante à trabécula. É escolhido como um enxerto por causa das cavidades de tamanho semelhante aos canais haversianos. É inerte; espera-se a fusão óssea por meio da substituição gradual (creeping substitution).*

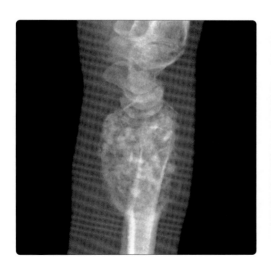
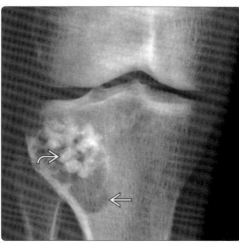

(À esquerda) *Radiografia lateral mostra curetagem e revestimento de um tumor de célula gigante radial distal com enxerto esponjoso. O enxerto pode ser confundido com uma calcificação grossa.* (À direita) *Radiografia AP mostra múltiplos focos de mineralização ➡ excentricamente localizados dentro de uma lesão lítica ➡. Os focos são relativamente uniformes em tamanho com formato de cubo, que não é uma ocorrência natural. O formato deve ser uma dica. As margens são bem definidas, indicando a reabsorção que pode ser uma parte do processo de incorporação ou pode indicar a recorrência do tumor.*

Cimento e Preenchedores Ósseos

(**À esquerda**) *Radiografia AP mostra alterações após tratamento da histiocitose da célula de Langerhans. A lesão foi curetada e revestida com o enxerto ósseo* ➡. *Na ausência de imagens antigas, a natureza amorfa da densidade deve indicar que isso não é algo criado pelo osso nativo.* (**À direita**) *TC com reformatação sagital após uso interessante do cimento para tratar osteomielite crônica é mostrada. Um dreno torácico foi inserido no espaço medular, e o cimento impregnado de antibiótico* ➡ *foi injetado enquanto o tubo era retirado.*

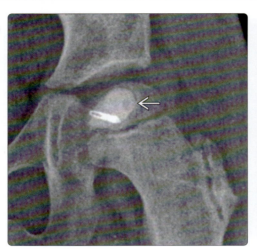
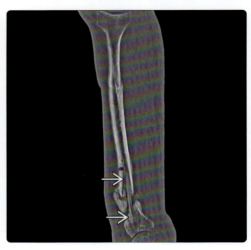

(**À esquerda**) *Radiografia AP foi obtida para acompanhamento de osteotomia tibial alta e enxerto com formato de cunha. O enxerto está bem cicatrizado, com continuidade trabecular na osteotomia* ➡. *A maior densidade é o resultado da formação do osso novo ao longo da trabécula do enxerto.* (**À direita**) *TC sagital mostra discectomia e colocação de enxerto em estaca. Há uma lucência ao redor do enxerto* ➡, *o que chama atenção para a inflamação ou outro movimento anormal. Representa a lise, que pode ocorrer com o excesso de revestimento de PMO. O histórico clínico ajuda a confirmar o diagnóstico da lise de PMO.*

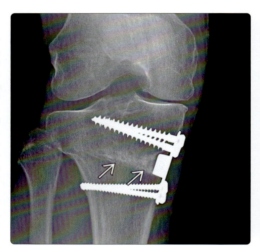
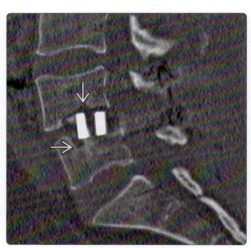

(**À esquerda**) *Radiografia AP após curetagem de tumor de célula gigante é mostrada; defeito foi preenchido com cimento* ➡ *e foi usado um parafuso para proporcionar apoio adicional. O cimento tem aparência amorfa densa.* (**À direita**) *Radiografia AP no mesmo paciente foi obtida no acompanhamento. Uma borda lucente fina com linha esclerótica* ➡ *na margem radial da lesão está dentro do limite normal e provavelmente foi criada pelo processo exotérmico de cicatrização. No entanto, a lesão lítica focal é uma recorrência óbvia de tumor* ➡.

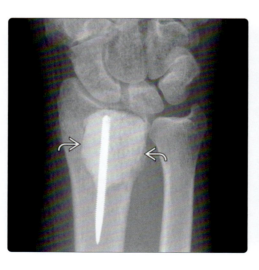
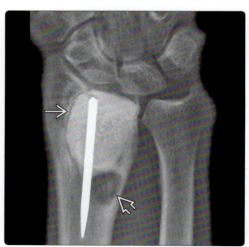

Cimento e Preenchedores Ósseos

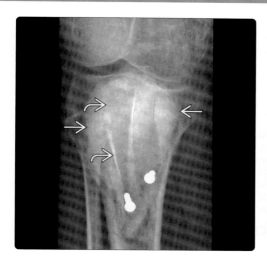
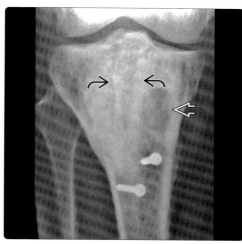

(À esquerda) Radiografia AP após curetagem e revestimento de tumor de células gigantes é mostrada. O enxerto ósseo cortical ➡ e esponjoso ➡ foi usado. O enxerto cortical fornece apoio estrutural; o enxerto esponjoso fornece enchimento para a lesão e área de superfície para o crescimento do osso. (À direita) Radiografia AP no mesmo paciente mostra incorporação do material de enxerto com indícios de enxerto cortical residual ➡. A lucência arredondada bem definida ➡ não estava presente nas radiografias anteriores. O desenvolvimento de tal achado indica recorrência tumoral.

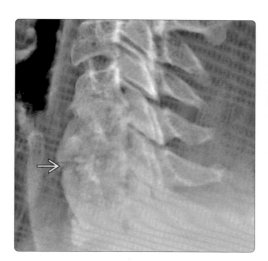
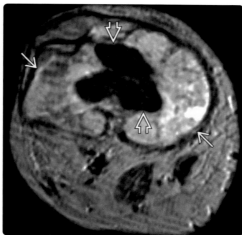

(À esquerda) Radiografia lateral mostra enxerto em estaca fibular usado para tentativa de fusão que falhou. O enxerto fraturou ➡. Presença de pseudoartroses distal e proximal. Embora o enxerto cortical seja tão forte quanto o osso normal, falta a capacidade de autorreparo. (À direita) RM T2WI axial mostra condrossarcoma ➡. A ausência de sinal central está presente ➡ desde o cimento inserido durante a curetagem anterior e o revestimento da lesão. A ausência de distorção de campo ajuda a diferenciar essa aparência do artefato decorrente do dispositivo.

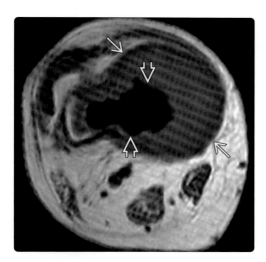
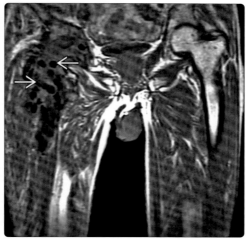

(À esquerda) RM T1WI axial com verdadeira ausência de sinal ➡ dentro de tumor grande ➡ é mostrada. A ausência de sinal representa o cimento proveniente de um tratamento anterior. Uma vez cicatrizado, o cimento não apresenta prótons móveis. Observe a ausência de qualquer artefato de deslocamento químico. (À direita) RM T1WI coronal após colocação de contas de cimento impregnadas de antibiótico ➡ depois de remoção de prótese total de quadril infectada é mostrada. O cimento é comumente usado como um veículo para distribuição de antibiótico. O cimento levou à ausência de sinal em todas as sequências de imagens.

Fixação de Cabo/Fio/Cerclagem

DADOS PRINCIPAIS

TERMINOLOGIA
- Fio: normalmente um monofilamento de aço inoxidável de 18G
  - Ajuda a fixação da fratura, não o primeiro meio de estabilização
  - Tensão fornecida ao torcer as extremidades; a tensão se perde se as extremidades estiverem destorcidas
  - Difere dos K-fios (fios de Kirschner), que são rígidos e podem ser usados para a primeira fixação
- Cabo: estrutura com multifilamentos
  - Fixado com dispositivo de bloqueio para manter tensão
  - Mais forte que o fio
- Cerclagem com fio FiberWire: fibra é radiolucente; apenas bloqueio é visto

IMAGENS
- Fixação da banda de tensão (FBT) usada para estabilização das fraturas sujeitas a forças de tensão: patela, olécrano, grande trocânter, pequenas avulsões
  - Colocada ao longo da superfície com maior tensão
  - Converte forças ao longo do lado de tensão da fratura em compressão ao longo do lado oposto
  - Configuração de oito fios colocada ao redor de pinos ou parafusos postos perpendicularmente à linha de fratura
- Cerclagem: cerca osso com fio/cabo
  - Usos comuns: fixação da fratura ao longo do implante femoral; fixação do enxerto cortical ao osso longo, fixação de fraturas longas oblíquas
- Modos de falha
  - Fadiga do metal: perda de integridade
  - Deslocamento do osso
  - FBT: deslocamento do fio de pinos/parafusos
  - No período pós-operatório inicial, falha aumenta incidência de má união, não união ou união tardia
  - A falha tardia em geral não tem consequências

QUESTÕES CLÍNICAS
- Desconforto/irritação da parte mole
- Infecção
- Possível reação granulomatosa à cerclagem com FiberWire

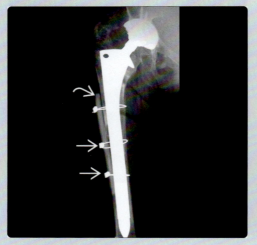
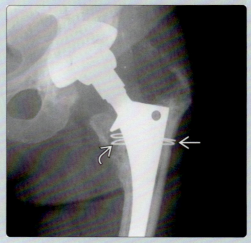

(À esquerda) Radiografia AP após revisão de artroplastia total de quadril é mostrada. Três cabos para cerclagem foram usados para a fixação de um enxerto cortical lateral longo ➡ ao eixo femoral. Observe as travas, que mantêm a tensão dentro do cabo ➡. (À direita) Radiografia AP para acompanhamento de reposição total de quadril é mostrada. Durante a cirurgia, dois fios de cerclagem ➡ foram colocados para a fixação de uma fissura pequena. No intervalo, o pequeno trocânter fraturou e se deslocou. Como resultado, os fios não mais se ajustam ao fêmur proximal ➡.

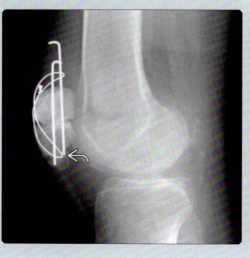
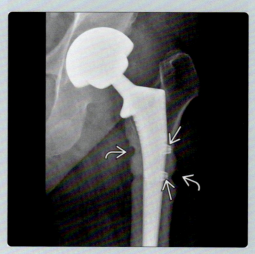

(À esquerda) Radiografia lateral após fixação de banda de tensão é mostrada. Uma sequência de oito fios foi colocada ao longo da superfície externa da patela. Quando a tensão é aplicada àquela superfície, resulta na compressão ao longo da superfície articular. A fixação foi perdida quando um dos pinos recuou e não segurou o fio ➡. (À direita) Exame de raios X AP mostra prótese. Uma fratura femoral incompleta foi estabilizada com bandas de cerclagem FiberWire; apenas as travas ➡ são visualizadas. Ao longo de 1 ano, o osso foi reabsorvido debaixo das bandas ➡.

Dispositivos de Ancoragem

DADOS PRINCIPAIS

TERMINOLOGIA
- Componentes
  - Âncora: proporciona fixação ao osso
  - *Eyelet*: liga a sutura à ancoragem
  - Sutura: envolve a parte mole
- Função: proporciona um método para a fixação das partes moles, primariamente o tendão e os ligamentos, ao osso
  - A expectativa é manter a fixação até ocorrer a cicatrização
  - Não se espera que proporcione a ancoragem permanente
  - A ancoragem pode ser semelhante a um parafuso ou a uma seta

IMAGENS
- Falha na interface óssea
  - Saída/retirada: mais provável no osso osteoporótico
    - Técnicas de aumento de cimento para o osso osteoporótico
  - Migração para o local intra-articular
  - Soltura: lucência ao redor do parafuso, alteração na posição do parafuso; incomum
- Falha na interface da parte mole
  - Desengate da sutura do tendão
  - Mais bem detectada na RM
- Radiografia e TC
  - Âncoras de titânio visíveis no objeto metálico
  - Âncoras bioabsorvíveis aparecem como defeito do osso
- RM
  - Usada para avaliar a integridade do reparo da parte mole
  - O artefato do parafuso de titânio pode obscurecer a cicatrização da parte mole; requer o uso de técnicas de redução de suscetibilidade
  - Auxilia na detecção de suturas bioabsorvíveis que se soltaram; a âncora aparece como uma ausência de sinal

QUESTÕES CLÍNICAS
- Usos comuns: reparo do manguito rotador, fixação capsular
- Perfil baixo mais comumente visto em oposição a parafusos e arruelas em protrusão previamente usados

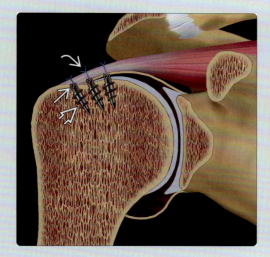
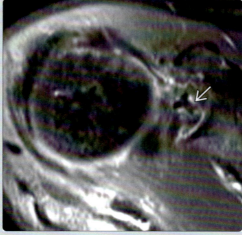

(À esquerda) *Gráfico da secção coronal mostra ombro após reparo de manguito rotador. Âncoras roscadas para sutura foram usadas* ➡. *As suturas* ➡ *passaram pelo eyelet* ➡ *da âncora, completando ligação entre tendão e osso.* (À direita) *RM PD FSE FS axial mostra ombro com achados clínicos de falha de reparo de lesão labral com suturas bioabsorvíveis. O exame da RM foi capaz de confirmar a saída das âncoras. Uma das âncoras desalojadas está localizada na parte anterossuperior dentro da articulação* ➡.

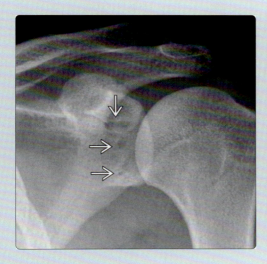
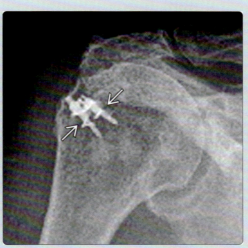

(À esquerda) *Radiografia AP mostra múltiplos túneis radiolucentes* ➡ *dentro da glenoide. Esses defeitos são os locais de âncoras bioabsorvíveis, que foram usadas durante reparo da glenoide labral-capsular. A RM seria necessária para detectar o deslocamento de tais âncoras.* (À direita) *Radiografia AP se segue a reparo de manguito rotador com duas âncoras de sutura* ➡ *colocadas dentro da tuberosidade maior. As âncoras estão "afundadas" e não ficam protrusas além das margens ósseas. Esses parafusos em particular estão roscados.*

SEÇÃO 8
Infecções

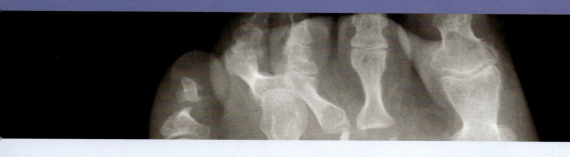

Osteomielite

Osteomielite Aguda: Crianças	970
Osteomielite Aguda: Adultos	974
Infecções Espinais	980
Osteomielite Crônica	986

Partes Moles e Articulações

Artrite Séptica	990
Tenossinovite Infecciosa	996
Bursite Infecciosa	997
Infecções de Partes Moles	998
Fasciíte Necrosante	1002

Patógenos Específicos

Tuberculose	1004
Infecções por Fungos	1010
Brucelose	1011
Pé de Madura	1012
Febre Maculosa das Montanhas Rochosas	1013
Hanseníase	1014
Sífilis	1015
Pólio	1016
Infestações Parasitárias	1017

Condições de Etiologia não Determinada

SAPHO	1018
Osteomielite Multifocal Recorrente Crônica	1019

Osteomielite Aguda: Crianças

DADOS PRINCIPAIS

TERMINOLOGIA
- Infecção dos ossos, manifestando-se nos primeiros 14 dias de vida

IMAGENS
- Mais comum na metáfise dos ossos longos
- Osteomielite vertebral constitui 25% dos casos
- Radiografias: osteopenia focal, periostite, destruição óssea mal definida ou permeativa
- RM: alterações edematosas na medula óssea e nas partes moles ± abscessos intraósseos, subperiósteos, de partes moles, epidurais
- Cintilografia óssea em três fases sensíveis e específicas
  - ↑ de atividade nas fases de fluxo sanguíneo e de acúmulo no sangue
  - Captação focal em imagens tardias
- Técnica preferencial de aquisição de imagens
  - RM ou cintilografia óssea no caso de sintomas focais
  - Cintilografia óssea preferida na presença de sintomas não localizantes
  - Radiografias são as melhores para se avaliar a consolidação

PRINCIPAIS DIAGNÓSTICOS DIFERENCIAIS
- Sarcoma de Ewing
  - Menor probabilidade de se ter cintilografia óssea +, ↑ de contagem de leucócitos

PATOLOGIA
- Semeadura hematógena da metáfise
- Infecção bacteriana mais comum, geralmente por *Staphylococcus aureus*
- Em 30% dos casos, os organismos nunca são identificados

QUESTÕES CLÍNICAS
- Dor, febre, limitação da sustentação de carga, irritabilidade
- VHS positiva em > 90% dos casos
- <50% dos pacientes têm elevação da contagem de leucócitos, desvio para a esquerda ou hemoculturas positivas
- Mais comum em crianças com idade <3 anos
- Não tratada → destruição óssea extensa, abscesso de partes moles, tratos fistulosos de drenagem, morte

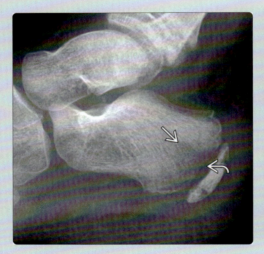 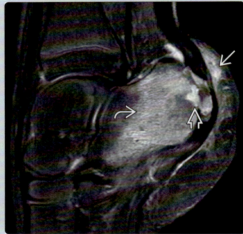

(À esquerda) *Radiografia lateral mostra quão sutil pode ser a aparência radiográfica da osteomielite inicial. Uma desmineralização discreta ➡ está presente na metáfise da tuberosidade, com perda da borda metafisária da placa de crescimento ➡.* (À direita) *RM T2WI sagital no mesmo paciente revela um cometimento mais extenso que se poderia esperar. Há uma lesão focal ➡ que corresponde a anormalidade radiográfica, edema difuso da medula óssea ➡ e edema das partes moles ➡, achados típicos da osteomielite.*

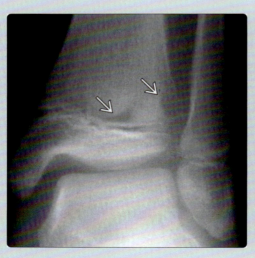 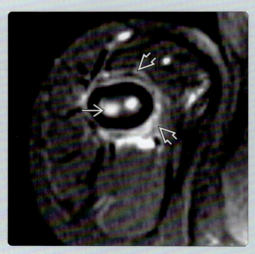

(À esquerda) *Radiografia AP em criança que estava mancando. A inspeção atenta revela áreas mal definidas de osteólise na metáfise ➡. A semeadura hematógena é o mecanismo mais comum e ocorre predominantemente na metáfise, em que o fluxo sanguíneo é mais lento.* (À direita) *RM T1WI FS C+ axial mostra achados clássicos de osteomielite. Focos de realce pelo contraste estão presentes na medula óssea ➡ e há realce difuso do periósteo ➡. Esse caso foi comprovado por biopsia. Os organismos Salmonella são patógenos comuns em pacientes portadores de anemia falciforme.*

Osteomielite Aguda: Crianças

TERMINOLOGIA

Definições
- Infecção do osso, manifestando-se nos primeiros 14 dias de vida

IMAGENS

Características Gerais
- Melhor dica para diagnóstico
  - Destruição mal definida, geralmente na metáfise
- Localização
  - Mais comum na metáfise dos ossos longos
    - Fêmur, tíbia, úmero
  - Osteomielite vertebral constitui 25% dos casos
  - Equivalente metafisário na bacia em 10% dos casos
  - Lesões múltiplas em 5% a 10% dos pacientes

Achados na Radiografia
- Radiografia
  - Achado mais precoce: tumefação profunda das partes moles
  - Doença avançada: osteopenia focal, periostite, destruição óssea mal definida ou permeativa
    - Observada em 10 a 14 dias em aproximadamente 20% dos pacientes

Achados na TC
- ↑ de sensibilidade para destruição óssea, periostite
- Papel limitado no algoritmo de aquisição de imagens, especialmente por causa da preocupação quanto ao uso de radiação em crianças

Achados na RM
- Alterações edematosas na medula óssea e nas partes moles
  - T1WI: ↓ de sinal da medula óssea, planos adiposos mal definidos
  - Sensível a fluido: ↑ de sinal da medula óssea e das partes moles
  - C + : realce difuso em todo o edema
- Abscessos
  - ↓ de sinal T1, ↑ de sinal em sequências sensíveis a fluido
  - Realce periférico
  - Intraósseos, subperiósteos, de partes moles, epidurais
    - Mais na infecção pélvica que no acometimento de ossos longos

Achados na Medicina Nuclear
- Cintilografia óssea
  - Imagens em três fases sensíveis e específicas
    - ↑ de atividade às fases de fluxo sanguíneo e de acúmulo no sangue
    - Captação focal às imagens retardadas
    - Positiva em > 90% dos pacientes dentro de 48 horas
    - Limitação nos detalhes anatômicos
    - Não requer sedação, relativamente barata
    - Útil para a avaliação corporal total
    - Fria (falso-negativa): ↑ em crianças muito pequenas
      - Pode apresentar inicialmente diminuição da captação em razão da oclusão vascular, duração < 3 dias
    - Aquisição de imagens com colimador pinhole para se obter imagens adjacentes à metáfise
- Coloide sulfuroso com Tc-99m
  - Geralmente não positivo durante a primeira semana
  - Estudo combinado com cintilografias com leucócitos marcados
    - Positivo: captação na cintilografia leucocitária sem captação na cintilografia da medula óssea
- Cintilografia com leucócitos marcados
  - Utilização isolada difícil secundária à distribuição variável da medula óssea

Biopsia Guiada por Imagens
- Biopsia cirúrgica frequentemente preferida secundariamente à idade do paciente

Recomendações para Aquisição de Imagens
- Melhor ferramenta para aquisição de imagens
  - RM ou cintilografia óssea no caso de sintomas focais
  - Cintilografia óssea preferida na presença de sintomas não localizantes
  - Radiografias são melhores para se avaliar a consolidação

DIAGNÓSTICO DIFERENCIAL

Sarcoma de Ewing
- Menor probabilidade de se ter cintilografia óssea +, ↑ de contagem de leucócitos

PATOLOGIA

Características Gerais
- Etiologia
  - Semeadura hematógena da metáfise, em que o fluxo sanguíneo se torna lento
  - Infecção bacteriana mais comum
    - Mais frequentemente por *Staphylococcus aureus*
    - Infecções tuberculosas, por fungos e por parasitas raras
      - Observadas mais comumente em pacientes imunocomprometidos e naqueles de países em desenvolvimento
    - Em crianças muito pequenas *Haemophilus influenzae*, *Streptococcus pneumoniae*
    - Em 30% dos casos, os organismos nunca são identificados

QUESTÕES CLÍNICAS

Apresentação
- Sinais/sintomas mais comuns
  - Dor, febre, limitação da sustentação de carga, irritabilidade
  - Crianças muito pequenas: irritabilidade, recusa de sustentar carga
- Outros sinais/sintomas
  - Bacteremia, hemoculturas positivas
  - VHS positiva em 90% dos pacientes
  - <50% dos pacientes têm elevação da contagem de leucócitos, desvio para a esquerda ou hemoculturas positivas

Demografia
- Idade
  - Mais comum em crianças com idade < 3 anos
  - Osteomielite pélvica observada em grupo de idade ligeiramente mais avançada

Histórico Natural e Prognóstico
- Não tratada → destruição óssea extensa, abscesso de partes moles, tratos fistulosos de drenagem, morte
- Complicações: parada do crescimento, deformidades
- Tratamento insuficiente vai levar a osteomielite crônica
- Em crianças pequenas, os vasos atravessam a fise; a osteomielite pode se associar a artrite séptica

Tratamento
- Antibióticos parenterais seguidos por antibióticos orais
- Considerar RM para avaliar quanto a um abscesso, caso os sintomas persistam

REFERÊNCIA

1. Yoo WJ, et al: Primary epiphyseal osteomyelitis caused by mycobacterium species in otherwise healthy toddlers, J Bone Joint Surg Am. 96(17):e145, 2014.

Osteomielite Aguda: Crianças

(**À esquerda**) *Incidência frontal de cintilografia óssea tardia em criança com dores no braço mostra captação difusamente aumentada em toda a extensão do úmero direito, envolvendo a metáfise e a diáfise ⇨. As cintilografias ósseas são frequentemente escolhidas como a primeira modalidade de aquisição de imagens em razão de seu custo relativamente baixo e de sua aquisição rápida, que não torna necessária a sedação. Além disso, não demonstram detalhes anatômicos finos.* (**À direita**) *RM T1WI C+ FS sagital do mesmo paciente mostra o realce difuso da medula óssea ⇨ e do periósteo ⇨. As cintilografias ósseas e a RM têm sensibilidade igual na detecção da osteomielite. Em geral, ambos os exames não são solicitados na avaliação inicial. A RM pode ser utilizada na avaliação adicional para a detecção de abscessos caso o paciente não melhore. O uso de contraste é essencial para a caracterização de abscessos, que são reconhecidos por seu realce periférico.*

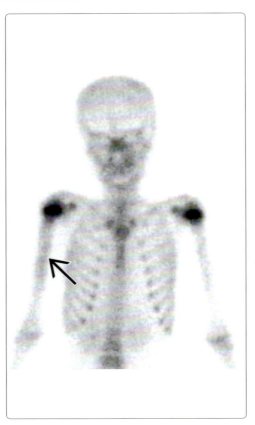
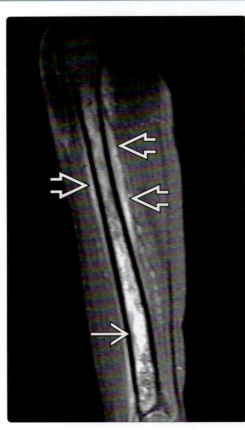

(**À esquerda**) *RM T2WI FS coronal mostra ↑ da intensidade do sinal na asa sacra direita ⇨, na asa ilíaca posterior esquerda ⇨ e no ísquio direito ⇨. Os achados são inespecíficos e compatíveis com osteomielite. A correlação com outros estudos auxilia no diagnóstico. A velocidade de hemossedimentação está elevada em praticamente todos os pacientes com osteomielite. A elevação da contagem de leucócitos e o desvio para a esquerda não são tão confiáveis. A osteomielite pélvica ocorre frequentemente em crianças de idade ligeiramente mais avançada e tem um quadro clínico inicial mais inespecífico e uma incidência maior de abscessos.* (**À direita**) *Radiografia lateral da coluna em indivíduo de 15 anos de idade mostra estreitamento do espaço discal, destruição da placa terminal e esclerose vertebral ⇨. A coluna vertebral é um local comum de osteomielite hematógena em crianças. O fluxo lento nas placas terminais imita aquele nas metáfises. Em crianças menores, o disco é vascularizado e pode ser semeado diretamente.*

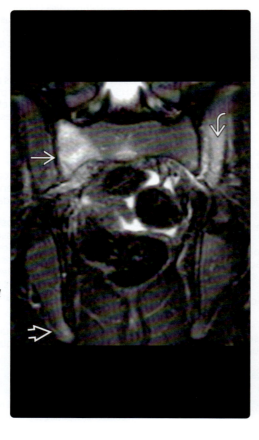
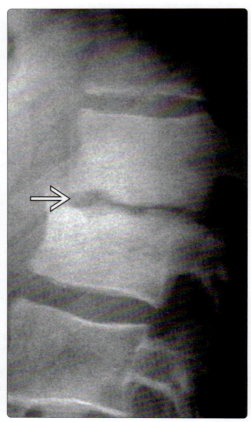

Osteomielite Aguda: Crianças

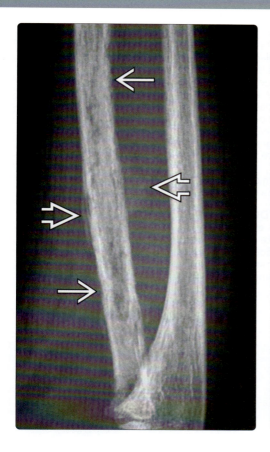
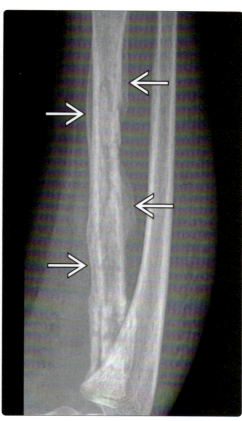

(À esquerda) *Radiografia AP mostra osteomielite extensa. A destruição permeativa do osso cortical e medular é vista em toda a extensão do rádio ➔, acompanhada da formação de osso novo periósteo imaturo ➔.* (À direita) *Radiografia AP no mesmo paciente que foi obtida n acompanhamento. Embora mais extensa, a periostite se mostra também mais madura ➔. Há uma esclerose crescente em todo o osso e uma definição melhor do córtex. Essas alterações ósseas são consequentes à formação de osso novo reativo durante o processo de consolidação. Nos primeiros 7 a 10 dias, as alterações radiográficas podem progredir, mesmo em face de tratamento apropriado. Vão ser necessárias 2 ou mais semanas de tratamento adequado para se ver as alterações mostradas aqui.*

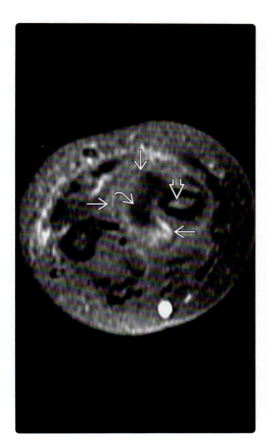
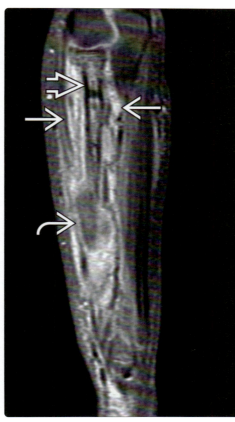

(À esquerda) *RM T1WI C+ no mesmo paciente, obtida por ocasião da avaliação inicial, mostra leve intensificação da medula óssea ➔ e inflamação difusa das partes moles ➔. Um foco periférico relativamente hipointenso não realçado pelo contraste é compatível com um abscesso ➔.* (À direita) *RM T1WI C+ FS sagital do mesmo paciente mostra o realce extenso ao longo do periósteo espessado ➔, que é mais bem apreciado neste plano. Também são observados o realce irregular da medula óssea do rádio ➔ e um abscesso nas partes moles adjacentes ➔. Para se confirmar o abscesso, esse foco deve estar vívido nas sequências sensíveis a fluido. Caso permaneça hipointenso a sequências sensíveis a fluido, esse foco representa mais provavelmente um tecido desvitalizado (revascularizado), que acompanha ocasionalmente uma infecção extensa.*

Osteomielite Aguda: Adultos

DADOS PRINCIPAIS

IMAGENS
- Ossos longos: com a disseminação hematógena, a localização da infecção está relacionada com a anatomia vascular
- Padrão destrutivo da osteomielite tem variação ampla
  - Pode ter aparência tão agressiva como a de um tumor de células redondas
  - Pode ser geográfica e com margens escleróticas
- Radiografia/TC
  - Obliteração de planos adiposos diferencia a massa infecciosa de um tumor, que distorce limpamente os planos adiposos
  - Alteração óssea mais precoce é um córtex indistinto
  - Destruição óssea permeativa; pode haver um padrão serpiginoso e ramificado
  - Reação periósteal comumente densa, linear
  - Alterações ósseas tardias: sequestro e invólucro
- RM da osteomielite
  - Pode-se ver ar em úlceras/tratos fistulosos de partes moles; sinal baixo em todas as sequências
  - T1: região confluente de sinal baixo
  - Sinal T1 baixo e confluente diferenciado do padrão reticulado indistinto visto em associação à reação óssea a uma infecção nas partes moles adjacentes
  - Confluência inequívoca do sinal mais baixo em imagens T1 aumenta a especificidade da RM
  - Sequências sensíveis a fluido: ↑ de sinal em abscessos ósseos e de partes moles; excessivamente sensível para osteomielite quando interpretadas independentemente das imagens de RM T1 correspondentes
  - Contraste mostra orla de realce em torno de abscessos e no osso
- Mesmo com o uso da RM, é extremamente difícil se diferenciar a osteomielite das anomalias no pé de Charcot

CHECKLIST DO DIAGNÓSTICO
- Considerar: evolução temporal das alterações destrutivas na osteomielite é mais rápida que em tumores
  - A exceção é a histiocitose das células de Langerhans, que em raras ocasiões pode apresentar destruição extremamente rápida

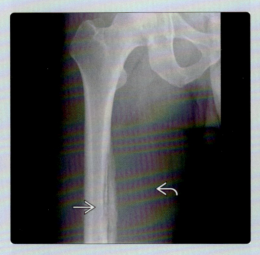
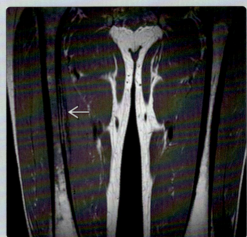

(À esquerda) *Radiografia AP mostra reação periósteal ➡ intensa, linear, um tanto desorganizada, e alterações permeativas na medula óssea. Há distorção dos planos adiposos nas partes moles, com obliteração parcial ➡. A aparência das partes moles favorece a osteomielite.* (À direita) *RM T1WI coronal mostra a extensão da anomalia da medula óssea no fêmur, assim como a natureza linear de grande parte da reação periósteal ➡. Veja que a maior parte do sinal baixo T1 é confluente, o que é esperado na osteomielite.*

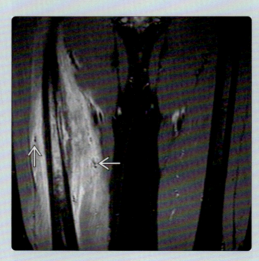
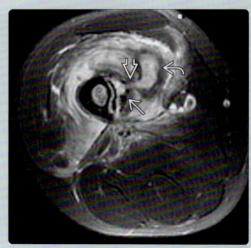

(À esquerda) *RM T2WI FS coronal no mesmo paciente mostra extensão da anomalia das partes moles de sinal alto, junto com bolhas de ar ➡. A combinação assegura o diagnóstico de osteomielite.* (À direita) *RM T2WI FS axial mostra que a espessa reação periósteal apresenta rotura ➡. Há um trato fistuloso se estendendo da reação periósteal ➡ para uma coleção líquida complexa de sinal alto ➡. A natureza da reação periósteal e a presença do trato fistuloso, assim como a presença de ar, fazem o diagnóstico de osteomielite.*

Osteomielite Aguda: Adultos

IMAGENS

Características Gerais
- Melhor dica para diagnóstico
  - Alterações ósseas destrutivas líticas, frequentemente associadas a reação óssea (tanto perióstea como intramedular)
- Localização
  - Ossos longos: com a disseminação hematógena, a localização da infecção está relacionada a anatomia vascular
    - Em lactentes com até 12 meses de idade, alguns vasos da metáfise penetram a fise e fazem anastomose com vasos epifisários
      - Infecções em lactentes, em consequência disso, envolvem a metáfise, a epífise e a articulação
      - Em relação à infecção epifisária, os lactentes podem vir a apresentar deslocamento de epífises e deformidades de crescimento
    - Em bebês em fase de engatinhar e em crianças maiores, os vasos sanguíneos terminam em alças na metáfise
      - O fluxo sanguíneo nessas alças terminais é lento; as crianças frequentemente apresentam osteomielite em metáfises
    - Em adultos, os vasos terminais metafisários e os epifisários se anastomosam pela cicatriz fiseal
      - Em consequência disso, a osteomielite em adultos pode envolver a articulação mais frequentemente que em crianças
  - Em raras ocasiões, a infecção pode se localizar no córtex
  - Pode ser diafisária à inoculação direta
- Morfologia
  - Padrão destrutivo da osteomielite tem variação ampla
    - Pode ter aparência agressiva, imitando um tumor de células redondas
    - Pode ser geográfica, com margens escleróticas

Achados na Radiografia
- Anomalias das partes moles
  - ± celulite, massa de partes moles
    - Massa pode obscurecer ou obliterar os planos adiposos
    - Obliteração de planos adiposos diferencia massa infecciosa de tumor, que distorce os planos adiposos, sem borramento
  - Em raras ocasiões, se vê ar em tratos fistulosos
- Anomalias ósseas
  - Não há alterações ósseas por 1 a 2 semanas
  - Alteração óssea mais precoce é córtex indistinto
  - Alterações ósseas subagudas
    - Destruição óssea permeativa; pode haver um padrão serpiginoso, ramificado
    - Reação óssea ou em forma de concha endóstea
    - Reação perióstea
  - Alterações ósseas tardias: sequestro e invólucro
    - Sequestro: osso necrosado, circundando por material purulento ou tecido de granulação
    - O sequestro tem normalmente densidade normal (em razão da perda de irrigação sanguínea), com osteopenia circundante
    - O sequestro pode portar bactérias, servindo como origem para osteomielite crônica
    - Invólucro: cápsula óssea circundando material purulento e sequestro
    - Cloaca: defeito cortical e periósteo pelo qual há a drenagem de pus de uma cavidade medular infectada
  - Alterações ósseas tardias: abscesso de Brodie
    - Lesão lítica, comumente oval, com orla esclerótica bem marginada
    - Esclerose óssea circundante
    - Reação perióstea densa e regular
    - Aparência menos agressiva que a da osteomielite aguda
    - Geralmente em criança e localizado em metáfises
    - Pode ser encontrado em epífises em crianças muito pequenas (diagnóstico diferencial de condroblastoma e de histiocitose de células de Langerhans)
    - Pode não se associar a febre ou a anormalidades laboratoriais (↑ VHS ou da contagem de leucócitos)

Achados na TC
- Alteração lítica destrutiva óssea, com frequência com trajetos serpiginosos
- Formação reativa de osso
  - Central, endóstea ou perióstea
- Obliteração dos planos de partes moles
- Orla realçada pelo contraste em torno do osso ou de um abscesso em partes moles

Achados na RM
- Altamente sensível e específica ao se utilizar contraste
- Pode-se ver ar em úlceras/tratos fistulosos em partes moles: sinal baixo em todas as sequências
- T1: região confluente de sinal baixo
  - Confluência inequívoca do sinal mais baixo aumenta especificidade da RM
  - Diferenciada do padrão reticulado indistinto visto em associação a reação óssea a uma infecção de partes moles adjacentes
- Sequências sensíveis a fluido: ↑ de sinal em abscessos ósseos e de partes moles; excessivamente sensível para osteomielite quando interpretada independentemente das imagens de RM T1 correspondentes
- Edema subcutâneo comum
- Contraste mostra orla realçada em torno do abscesso e no osso
  - Lembre-se de que a necrose tumoral pode apresentar sinal baixo central com realce circundante
- Mesmo com utilização de RM, diferenciar a osteomielite das anomalias no pé de Charcot é extremamente difícil

Achados na Medicina Nuclear
- Cintilografia óssea em múltiplas fases com Tc-99m mostra ↑ de captação do marcador em todas as fases na osteomielite aguda
- Osteomielite pode se mostrar "fria" em imagens retardadas da cintilografia óssea, especialmente em crianças na fase aguda inicial
- Exame com gálio-67 tem quase 100% de sensibilidade, mas é inespecífico
- Imagens combinadas com leucócitos marcados e imagens complementares da medula óssea com coloide sulfuroso de Tc-99m têm 90% de precisão no diagnóstico da osteomielite
- Metanálise recente sugeriu uma precisão elevada de PET com FDG no diagnóstico da osteomielite crônica

Recomendações para Aquisição de Imagens
- Melhor ferramenta para aquisição de imagens
  - Radiografia é um teste de primeira linha apropriado; relativamente insensível; RM é padrão ouro
  - Mesmo a RM pode ser inespecífica para osteomielite na presença de alterações articulares de Charcot
- Orientações de protocolo
  - Imagens T1 em pelo menos dois planos são úteis para se diferenciar as alterações ósseas decorrentes de osteomielite das decorrentes de alterações ósseas reativas
  - Imagens pós-contraste são obrigatórias

Osteomielite Aguda: Adultos

DIAGNÓSTICO DIFERENCIAL

Tumor de Células Redondas
- Tumor de células redondas (sarcoma de Ewing, linfoma): mesmo grau de agressividade da osteomielite
- Em crianças, o neuroblastoma metastático demonstra o mesmo grau de agressividade
- Histiocitose de células de Langerhans: pode se mostrar ocasionalmente tão agressiva quanto a osteomielite

Osteomielite Cortical: Osteoma Osteoide ou Fratura de Estresse com Reação
- Osteoma osteoide pode apresentar transparência central arredondada; todavia, esse ninho pode ser mascarado por osso reativo
- Fraturas de estresse podem mostrar padrão linear de esclerose

Pé Diabético: Alterações de Charcot versus Osteomielite na Presença de Articulação de Charcot
- Pé de Charcot pode ter grandes coleções líquidas com orla realçada, mesmo na ausência de sepse
- Pé de Charcot pode ter ulcerações nas partes moles
- Pé de Charcot pode apresentar alterações ósseas reativas: sinal T1 mais baixo, sinal mais alto nas sequências sensíveis a fluido, realce pelo contraste, mesmo na ausência de sepse
- Alguns fatores ajudam a diferenciar o pé de Charcot de uma infecção
  - Sinal T1 confluente visto em ossos com osteomielite, sinal reticulado indistinto em ossos reativos
  - Fragmentos ósseos têm mais probabilidade de serem vistos em coleções líquidas no pé de Charcot que em abscessos por infecção
  - Tratos fistulosos e substituição adiposa nas partes moles mais comuns em casos de infecção
  - Realce difuso do líquido articular mais comum em casos de infecção; realce fino em orla em casos de Charcot

PATOLOGIA

Características Gerais
- Etiologia
  - A mais frequente é a disseminação hematógena
    - Neonatos: *Staphylococcus aureus* grupo B, *Streptococcus*, *Escherichia coli*
    - Crianças normais: mais comum é por *Staphylococcus aureus*
    - Crianças e adultos portadores de doença falciforme: predomínio de *Staphylococcus*, mas organismos *Salmonella* têm incidência mais alta que o normal
    - Adultos normais: *Staphylococcus* são os organismos mais frequentes; patógenos entéricos também vistos
    - Usuários de drogas intravenosas (IV): frequentemente espécies Gram-negativas (*Pseudomonas*, *Klebsiella*)
  - Ulceração de partes moles e disseminação contígua
  - Infecção de partes moles da mão ou do pé se dissemina ao longo de planos fasciais e de bainhas de tendões
    - Local da osteomielite pode ser distante da lesão inicial das partes moles
  - Ossos da mão em risco de infecção pela mordida de um ser humano (especialmente no caso de solução de continuidade da pele por um soco na boca)
  - Artelho curto e grosso com hematoma sob o leito ungueal em risco de infecção (leito ungueal é adjacente ao periósteo)
  - Pancada direta com formação de hematoma
  - Doenças sistêmicas podem aumentar o risco de osteomielite
    - Pacientes diabéticos
    - Pacientes com HIV/AIDS
    - Pacientes com anemia falciforme
  - Osteomielite multifocal recorrente crônica (osteomielite plasmocitária)
    - Crianças e adolescentes
    - Episódios repetidos de dor e tumefação de partes moles
    - Organismo infeccioso identificado unicamente por biopsia (ou pode não ser nunca identificado)
    - Radiografia frequentemente normal; diagnosticada por RM

QUESTÕES CLÍNICAS

Apresentação
- Sinais/sintomas mais comuns
  - Dor, febre, calafrios
  - Elevação da velocidade de hemossedimentação, da contagem de leucócitos
  - Pode se manifestar inicialmente sem sintomas sistêmicos ou valores laboratoriais anormais

Histórico Natural e Prognóstico
- Osteomielite aguda
  - Quando não tratada, pode evoluir para destruição agressiva e formação de abscesso
  - Quando não tratada, pode ser encerrada por osso reativo e evoluir para osteomielite crônica
- Osteomielite crônica
  - Pode parecer inalterada por anos a fio, depois se reativar
  - Reativação pode ser de diagnóstico difícil, porque as alterações da osteomielite crônica podem mascará-la
  - Imagens seriadas podem mostrar nova destruição
  - Caso não haja progressão radiográfica, a cintilografia óssea e/ou o exame de medicina nuclear com leucócitos marcados podem melhorar a especificidade
  - Osteomielite crônica com trajeto fistuloso de drenagem podem desenvolver carcinoma de células escamosas
    - Geralmente após um período de vários anos de drenagem
    - Dor e destruição óssea recentes no contexto de uma drenagem crônica devem sugerir o diagnóstico
    - Geralmente de difícil tratamento; índice elevado de mortalidade

CHECKLIST DO DIAGNÓSTICO

Considerar
- Evolução temporal das alterações destrutivas é mais rápida na osteomielite que no tumor
  - Exceção é a histiocitose das células de Langerhans, que, em raras ocasiões, podem apresentar destruição extremamente rápida

REFERÊNCIAS

1. Prieto-Pérez L, et al: Osteomyelitis: a descriptive study, Clin Orthop Surg. 6(1):20-25, 2014.
2. van der Bruggen W, et al: PET and SPECT in osteomyelitis and prosthetic bone and joint infections: a systematic review, Semin Nucl Med. 40(1):3-15, 2010.
3. Sella EJ: Current concepts review: diagnostic imaging of the diabetic foot, Foot Ankle Int. 30(6):568-576, 2009.
4. Fayad LM, et al: Musculoskeletal infection: role of CT in the emergency department, Radiographics. 27(6):1723-1736, 2007.
5. Ahmadi ME, et al: Neuropathic arthropathy of the foot with and without superimposed osteomyelitis: MR imaging characteristics, Radiology. 238(2):622-631, 2006.
6. Collins MS, et al: T1-weighted MRI characteristics of pedal osteomyelitis, AJR Am J Roentgenol. 185(2):386-393, 2005.

Osteomielite Aguda: Adultos

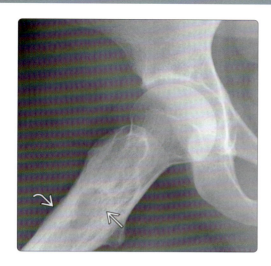
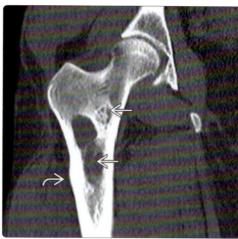

(À esquerda) *Radiografia lateral mostra lesão lítica multiloculada ➡, que tem formação proeminente de osso reativo cortical endosteal e periosteal adjacente ➡. A etapa seguinte de melhor relação custo-benefício seria a RM. Nesse caso, porém, foi efetuada a TC.* (À direita) *TC óssea coronal confirma achados na radiografia, mostrando múltiplas lesões líticas ➡ e formação de osso reativo ➡. O padrão é muito típico da osteomielite, mas faz-se necessária a confirmação.*

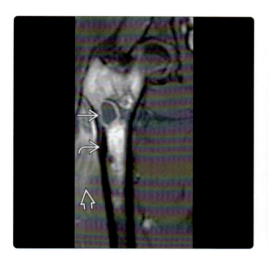
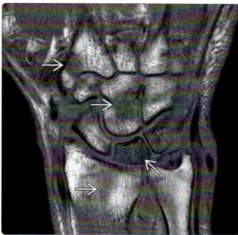

(À esquerda) *RM T1WI C+ FS coronal é confirmatória, com regiões de realce da medula óssea circundando um líquido com orla realçada ➡ e osso reativo cortical/endosteal ➡. As partes moles adjacentes intensificadas não apresentam abscesso ➡.* (À direita) *RM T1 coronal mostra sinal mais baixo em múltiplos ossos, incluindo partes do rádio, da ulna, dos ossos do carpo e a base do 2° metacarpo ➡. A anormalidade do sinal T1 é confluente em muitos desses locais, mais sugestiva de substituição da medula óssea (como por osteomielite) que de um edema reativo.*

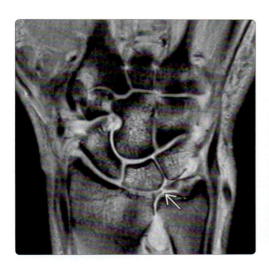
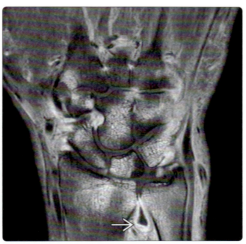

(À esquerda) *RM PD FS coronal mostra sinal alto correspondente nos ossos, junto com rotura do complexo fibrocartilaginoso triangular ➡ e dos ligamentos escafossemilunares. Pode-se ver líquido em todos os três compartimentos.* (À direita) *RM T1WI C+ FS coronal mostra que o realce da sinóvia ➡ e das estruturas ósseas é intenso. O diagnóstico diferencial é de artrite inflamatória versus. osteomielite com articulações sépticas. Na artroscopia foi visto material purulento, junto com alterações destrutivas envolvendo muitas das estruturas ósseas.*

Osteomielite Aguda: Adultos

(À esquerda) *Este paciente chegou recentemente da África com dor e tumefação no ombro. A radiografia mostra ar nas partes moles ➡, assim como lesão lítica na escápula ➡. Veja que os planos adiposos nas partes moles foram obliterados.* (À direita) *TC óssea axial no mesmo paciente mostra lesões líticas no interior do corpo da escápula ➡. Deve-se notar que a TC não é o melhor estudo para demonstrar formação de abscesso, embora os focos de osteomielite tenham sido confirmados. O estudo com melhor relação custo-benefício, a RM, foi, então, realizado.*

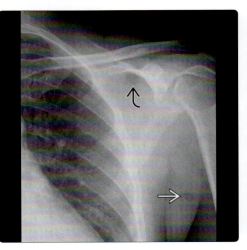
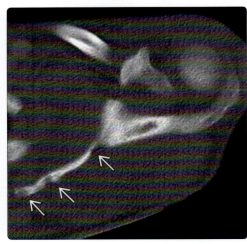

(À esquerda) *RM T1WI C+ FS axial mostra formação de abscessos nos músculos subescapular ➡ e infraespinal ➡ como coleções de líquidas de sinal baixo circundadas por uma orla de sinal alto e edema muscular. A constelação de achados de destruição óssea com abscesso nas partes moles circunvizinhas é diagnóstica da osteomielite. A aspiração produziu Staphylococcus.* (À direita) *Radiografia AP mostra lesão lítica na parte lateral da patela ➡. Há um amplo diagnóstico diferencial para essa lesão; são necessárias mais investigações.*

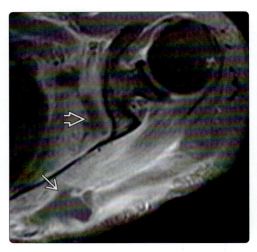
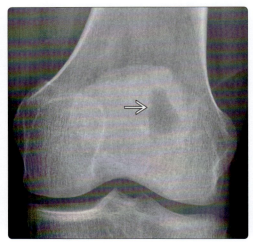

(À esquerda) *RM T2WI FS sagital no mesmo paciente mostra que a lesão tem sinal de líquido ➡, mas também mostra artefato metálico de sinal baixo na patela superior ➡. Isso sugere uma lesão penetrante por um corpo estranho metálico demasiado pequeno para ser visto em uma radiografia. Há edema no coxim adiposo de Hoffa adjacente ➡, assim como um grande derrame articular.* (À direita) *RM T1WI C+ FS coronal mostra que a lesão patelar tem uma orla realçada pelo contraste circundando líquido de sinal baixo ➡; foi comprovada osteomielite estafilocócica.*

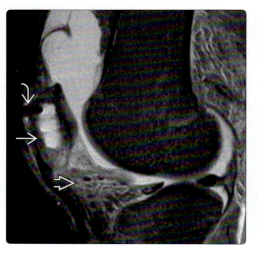
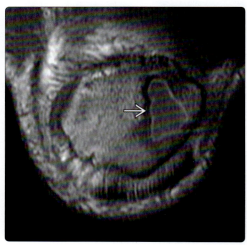

Osteomielite Aguda: Adultos

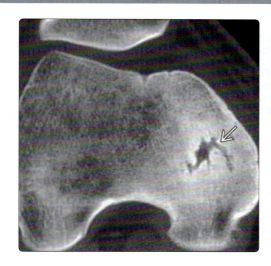
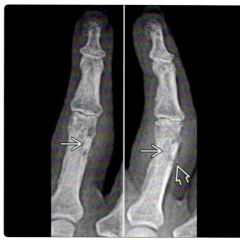

(À esquerda) *TC axial mostra padrão permeativo de destruição óssea e reação esclerótica, que envolve todo este corte transversal. Há uma região lítica focal ➡ com ramificação serpiginosa. Esse padrão serpiginoso é praticamente patognomônico da osteomielite.* (À direita) *Radiografias PA (À esquerda) e oblíqua (À direita) demonstram tumefação das partes moles em torno de uma falange proximal, assim como uma densa reação periósteal ➡. Há um foco lítico que contém um pedaço de osso oval esclerótico ➡, um sequestro em um invólucro.*

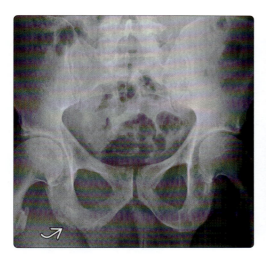
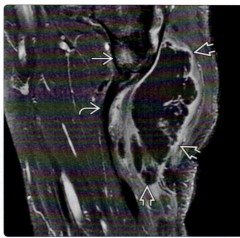

(À esquerda) *Radiografia AP mostra transparência irregular na tuberosidade isquial direita ➡. Isso poderia constituir um traumatismo (lesão por tração dos isquiotibiais), reabsorção por hiperparatireoidismo ou osteomielite.* (À direita) *RM T1 FS sagital pós-contraste no mesmo paciente mostra realce do ísquio ➡. Os músculos posteriores da coxa ➡ estão arqueados para a frente, mas estão intactos. Há uma grande coleção líquida multiloculada, com orla realçada pelo contraste ➡, indicando abscesso de partes moles e complicando este caso de osteomielite.*

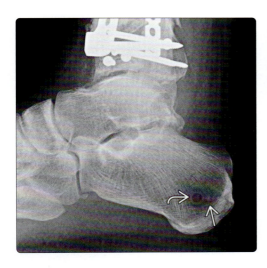
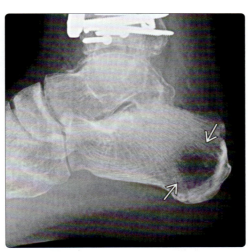

(À esquerda) *Radiografia lateral mostra sequestro em anel e botão ➡ em fino trato (por tração de fratura tibial). Embora se pudesse esperar o fechamento do trato, deve-se notar igualmente um rastro ligeiramente serpiginoso levando até este ➡. Isso é fortemente sugestivo de osteomielite.* (À direita) *Radiografia lateral obtida no mesmo paciente 3 meses depois mostra alterações permeativas mais extensas ➡, indicando progressão de uma infecção de gravidade relativamente menor no fino trato até uma osteomielite mais extensa.*

Infecções Espinais

DADOS PRINCIPAIS

TERMINOLOGIA
- Espondilite e discite infecciosas, osteomielite de corpos vertebrais

IMAGENS
- Mais comum na coluna lombar
- Osteomielite
  - Destruição focal da placa terminal, evolui para uma destruição extensa, colabamento do corpo vertebral
  - Estreitamento do espaço discal
  - Desalinhamento, cifose → instabilidade
  - RM: edema da medula óssea, alterações começam na placa terminal, estendem-se ao corpo vertebral; edema paraespinal, fleimão, abscesso
- Artrite séptica
  - Edema subcondral, destruição
  - Edema das partes moles periarticulares, derrame articular
- RM é mais sensível e mais específica
- Cintilografia óssea e cintilografia com leucócitos marcados: sensibilidade ↓ em comparação à detecção em outros locais do corpo
- Biopsia percutânea: patógeno identificado em <50% dos casos
  - Coletar amostra da placa terminal e não do disco, enviar para a histologia

PRINCIPAIS DIAGNÓSTICOS DIFERENCIAIS
- Doença de depósito amiloide relacionada com diálise
  - Mais comum na coluna cervical
- Artrite inflamatória e depósito de cristais
  - Pode ser necessária a aspiração; enviar para a análise de cristais

PATOLOGIA
- Patógeno mais comum: *Staphylococcus aureus*

QUESTÕES CLÍNICAS
- Dor intensa, paciente com frequência incapaz de ficar deitado quieto
- Primeiro pico em crianças, segundo pico em adultos
- Quando não tratadas → abscesso; podem evoluir para a instabilidade espinal com déficit neurológico, em raros casos, morte
- Tratamento: terapia antimicrobiana é o pilar de sustentação
  - Desbridamento cirúrgico geralmente não é indicado
  - Estabilização cirúrgica em caso de instabilidade significativa

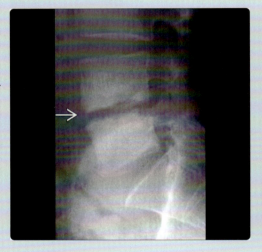
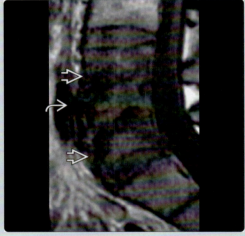

(À esquerda) *Radiografia lateral mostra caso clássico de osteomielite vertebral. O espaço discal L4-L5 está estreitado ➡. Está presente a destruição irregular de ambas as placas terminais, com esclerose associada.* (À direita) *RM T1WI sagital no mesmo paciente mostra sinal baixo heterogêneo difuso presente em toda a extensão dos corpos vertebrais L4 e L5 ➡. A linha de sinal baixo normal da placa terminal está ausente, indicando destruição da placa terminal. As partes moles paraespinais anteriores estão indistintas por causa de inflamação ➡.*

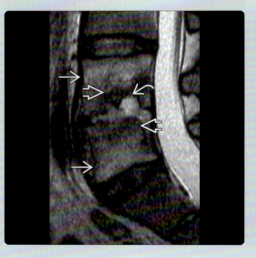
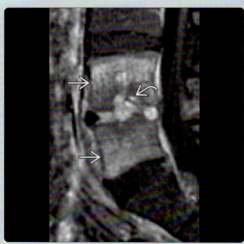

(À esquerda) *RM T2WI sagital no mesmo paciente mostra ↑ de intensidade de sinal em toda a extensão de ambos os corpos vertebrais ➡ e sinal alto intradiscal ➡. A intensidade de sinal baixa ao longo das placas terminais vertebrais ➡ não é um achado incomum na osteomielite vertebral.* (À direita) *RM T1WI C+ sagital no mesmo paciente mostra realce difuso dos corpos vertebrais ➡ e realce dos discos, característicos da osteomielite de corpos vertebrais. A morfologia irregular do disco, com herniação para dentro da vértebra ➡, decorre da destruição da placa terminal.*

Infecções Espinais

TERMINOLOGIA

Sinônimos
- Espondilite e discite infecciosas, osteomielite de corpos vertebrais, discite osteomielite

Definições
- Discite: infecção do espaço discal, geralmente um fenômeno secundário relacionado com osteomielite de corpo vertebral
  - Termo osteomielite vertebral é preferível a discite
- Abscesso epidural: abscesso no espaço epidural, pode ser isolado ou estar relacionado com osteomielite

IMAGENS

Características Gerais
- Melhor dica para diagnóstico
  - Discite/osteomielite vertebral: estreitamento do espaço discal, destruição de placas terminais, edema da medula óssea
  - Artrite séptica de facetas: derrame articular, edema da medula óssea e inflamação das partes moles circundantes
- Localização
  - Osteomielite: mais comum na coluna lombar
    - 95% no corpo vertebral; poupa elementos posteriores
  - Artrite séptica: mais comum em facetas articulares da coluna lombar

Achados na Radiografia
- Osteomielite/discite
  - Destruição óssea: começa pela destruição focal da placa terminal, evolui para destruição extensa, colabamento do corpo vertebral
  - Estreitamento do espaço discal
  - Osso novo paraespinal se mostra imaturo durante infecção ativa, especialmente bacteriana
  - Esclerose não é rara em doenças bacterianas
    - Pode estar ausente ou ser mais extensa em doenças por fungos
    - Limitada na doença tuberculosa
  - Consolidação
    - Aumento da esclerose do corpo vertebral
    - Osso novo paraespinal em maturação
    - Pode levar a anquilose pelo espaço discal
  - Desalinhamento, cifose → instabilidade
  - Fenômeno de vácuo intradisco afasta hipótese de infecção
    - Utilizar incidência em extensão lateral para a evocação, pode eliminar necessidade de outra avaliação
- Artrite séptica: geralmente não visível em radiografias
- Abscesso epidural: não há achados na radiografia

Achados na TC
- Osteomielite/discite
  - Alterações destrutivas de placas terminais
  - Formação de osso novo paraespinal imaturo
  - Inflamação de partes moles paraespinais com planos adiposos mal definidos
  - Abscesso paraespinal: orla periférica realçada pelo contraste
    - Piogênico: geralmente no músculo psoas
    - Tuberculoso: abscessos frios podem ser bastante extensos
- Artrite séptica
  - Alargamento do espaço articular inicialmente por derrame articular, redução tardia por destruição da cartilagem articular
  - Cistos, focos de destruição da superfície articular
- Infecção epidural
  - Massa epidural, realce difuso em caso de fleimão, realce periférico na presença de abscesso

Achados na RM
- Osteomielite
  - Alterações ósseas
    - Edema da medula óssea
      - T1WI: ↓ de sinal
      - Sensível a fluido: ↑ de sinal
      - Alterações em imagens T2W não são tão confiáveis: pode ser visto um sinal T2 baixo
      - C + : realce difuso do osso envolvido
    - Destruição inicial da placa terminal Ur mais bem visualizada em imagens T1WI
    - Alterações começam na placa terminal, estendem-se para o corpo vertebral
  - Edema e fleimão paraespinal
    - T1WI: Planos adiposos mal definidos
    - Sensível a fluido: ↑ difuso do sinal no tecido adiposo e na musculatura
    - C + : realce
      - Fleimão: semelhante a massa, realça-se difusamente
      - Abscesso: realce periférico
  - Abscesso
    - T1WI: ligeiramente hipointenso em relação ao músculo; abscesso intramuscular pode não ser visível
    - Sensível a fluido: coleção líquida focal com sinal ↑
    - C+: realce periférico
    - Pode ser visto no músculo psoas, nas partes moles paraespinais ou no espaço epidural
  - Espaço discal: dica para o diagnóstico
    - Sinal aumentado em sequências sensíveis a fluido
    - realce no espaço discal, pode ser sutil
  - Diminuição de inflamação de partes moles e ↓ de realce epidural são as melhores indicações da resolução da doença
- Artrite séptica
  - Edema subcondral
    - T1WI: ↓ de sinal
    - Sensível a fluido: ↑ de sinal
    - C+: realce periférico
      - ± realce sinovial na periferia da articulação
  - Edema das partes moles periarticulares
    - T1WI: planos mal definidos
    - Sensível a fluido: ↑ difuso do sinal no tecido adiposo e na musculatura
    - C+: realce difuso
  - Derrame articular
    - T1WI: ↓ de sinal
    - Sensível a fluido: ↑ de sinal
    - C+: realce periférico
    - Pode alargar ligeiramente o espaço articular

Achados na Medicina Nuclear
- Cintilografia óssea
  - Captação focal de radionuclídeos no local da infecção
    - Sensibilidade diminuída em comparação à detecção da osteomielite em outros locais do corpo
    - Artrite séptica pode ser confundida erroneamente com artrose
- Cintilografia com Ga-67
  - Exame de medicina nuclear preferido
- Cintilografia com leucócitos marcados
  - Tal como ocorre com a cintilografia, tem sensibilidade diminuída em comparação a outros locais no corpo

Recomendações para Aquisição de Imagens
- Melhor ferramenta para aquisição de imagens
  - RM é a mais sensível e mais específica
- Orientações de protocolo
  - Osteomielite
    - Aquisição de imagens por RM requer imagens T1 e T2 para detecção de edema de medula óssea e alterações em partes moles
    - Uso de contraste é essencial para detecção de realce de espaço discal, a confirmação de abscessos

- Artrite séptica
  - Com frequência não suspeitada antes da aquisição de imagens
  - Realce pelo contraste pode proporcionar melhor delineamento de anomalias

Biopsia Guiada por Imagens
- Patógeno identificado em <50% dos casos
- Diagnóstico se baseia com frequência na identificação histológica de alterações inflamatórias agudas
- Aspiração com agulha fina tem sensibilidade menor que biopsia nuclear
- Coletar amostra da placa terminal vertebral em vez do disco
- Abordagem paraespinal: mais fácil se efetuar biopsia da placa terminal inferior de vértebras superiores para evitar raiz nervosa
  - Abordagem transpedicular também evita raiz nervosa

Comentários sobre Patógenos Específicos
- Doença granulomatosa
  - Disseminação subligamentosa leva a infecção de vértebras não contíguas
  - Coccidioidomicose pode poupar espaço discal
  - Blastomicose pode se associar a destruição de costelas
  - Tuberculose: extensa formação de abscessos paraespinais
- Organismos gram-negativos → formação de gases: múltiplas pequenas bolhas no espaço discal e no osso
  - Bolhas múltiplas têm aparência diferente do sinal de vácuo linear no disco

DIAGNÓSTICO DIFERENCIAL

Doença de Depósito Amiloide Relacionada com Diálise
- Mais comum na coluna cervical
- Estreitamento do espaço discal, destruição da placa terminal
- Não apresenta esclerose, formação de osso novo, inflamação/abscesso paraespinal, realce do espaço discal

Proteína Morfogênica Óssea
- Espaço discal pós-operatório com enxerto entre corpos vertebrais e osteólise da placa terminal circundante
- Não apresenta extensas alterações inflamatórias de partes moles e ossos

Doença Mecânica do Disco/Coluna Neuropática
- Não apresenta realce do espaço discal, formação de abscessos

Neoplasias Atravessando Espaço Discal
- Mieloma múltiplo, linfoma, doença metastática
- Não apresenta inflamação circundante, não há formação de abscessos

Artrite Inflamatória por Depósito de Cristais
- Pode tornar necessária a aspiração para se diferenciar de infecção

PATOLOGIA

Características Gerais
- Etiologia
  - Decorre mais comumente da disseminação hematógena
  - Disseminação proposta de uma infecção geniturinária via plexo de Batson; origem comum em indivíduos idosos
  - Patógeno mais comum é *Staphylococcus aureus*
  - Organismos *Pseudomonas* vistos em usuários abusivos de drogas IV
  - Infecções fúngicas e tuberculosas raras
    - Comumente sistema imune comprometido subjacente
    - Vistas em países em desenvolvimento ou imigrantes e turistas destes países
  - Risco aumentado em usuários abusivos de drogas IV
  - Outras etiologias
    - Etiologias pós-operatórias ou pós-procedimento com implantação direta
    - Pós-traumáticas

QUESTÕES CLÍNICAS

Apresentação
- Sinais/sintomas mais comuns
  - Dor intensa, paciente com frequência incapaz de ficar deitado quieto
  - Crianças: sintomas generalizados de mal-estar, febre
- Outros sinais/sintomas
  - Febre
  - Déficit neurológico: manifestação inicial rara

Demografia
- Idade
  - Primeiro pico de incidência em crianças
    - Mecanismo separado: disco é vascularizado, discite decorre da semeadura direta do disco
  - Segundo pico de incidência em adultos
    - Incidência aumentada de imunocomprometimento, uso de esteroides, condições malignas, diabetes
- Gênero
  - Masculino > feminino

Histórico Natural e Prognóstico
- Osteomielite
  - Quando não tratada, desenvolve-se extenso abscesso circundante, incluindo abscesso epidural
  - Pode evoluir para instabilidade espinal significativa, com déficits neurológicos, debilidade grave e, por fim, morte

Tratamento
- Terapia antimicrobiana é o pilar de sustentação do tratamento
  - Fracasso do tratamento relativamente comum e pode ocorrer precocemente em associação a *S. aureus*
- Desbridamento cirúrgico geralmente não é indicado
- Estabilização cirúrgica em caso de instabilidade significativa
- Em raros casos drenagem percutânea de abscesso do psoas

REFERÊNCIAS

1. Gupta A, et al: Long-term outcome of pyogenic vertebral osteomyelitis: a cohort study of 260 patients, Open Forum Infect Dis. 1(3):ofu107, 2014.
2. Kowalski TJ, et al: Follow-up MR imaging in patients with pyogenic spine infections: lack of correlation with clinical features, AJNR Am J Neuroradiol. 28(4):693-699, 2007.

Infecções Espinais

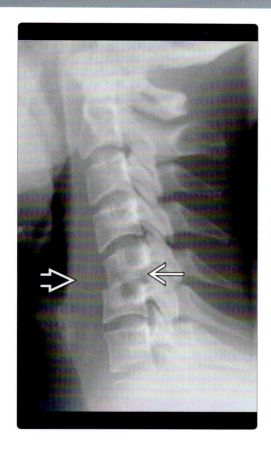
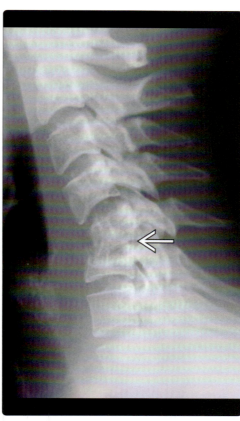

(À esquerda) Radiografia lateral de paciente com dores fortes no pescoço mostra destruição do espaço discal C5-C6 e das placas terminais adjacentes ➡. Neste momento não há esclerose nem osso novo periosteal. Essa aparência pode ser vista em associação à osteomielite vertebral ou à doença de depósito amiloide. Entretanto, o paciente não tinha histórico clínico algum que apoiasse a doença amiloide. Pode ser vista anteriormente obliteração das partes moles ➡, seja por inflamação difusa das partes moles, seja, com menor probabilidade, por um abscesso. As alterações das partes moles não são comuns na doença de depósito amiloide. (À direita) Exame de raios X lateral no mesmo paciente 2 semanas depois mostra progressão da destruição vertebral e cifose recente ➡. As alterações ósseas vão progredir por algum tempo, mesmo com tratamento apropriado da infecção. As evidências da RM da resolução das alterações inflamatórias das partes moles constituem a melhor evidência da melhora da infecção.

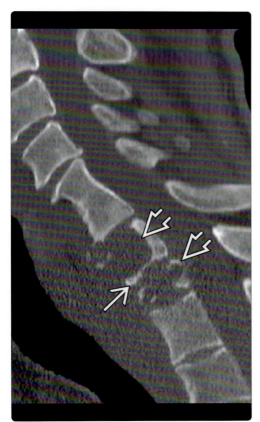
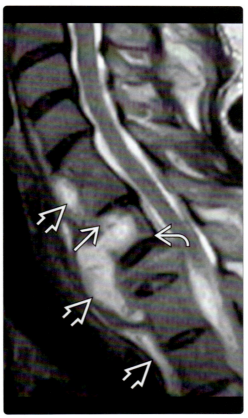

(À esquerda) É mostrada TCSC sagital de paciente com coccidiodomicose. As lesões ósseas ➡ têm margens não escleróticas geográficas que são típicas deste patógeno. A destruição extensa em T1 ocasionou colabamento vertebral. O espaço discal C7-T1 está preservado ➡, apesar do extenso acometimento ósseo, que é uma característica típica da coccidiodomicose. (À direita) RM T2WI sagital no mesmo paciente confirma que foi poupado o espaço discal C7-T1 ➡. O sinal T2 alto indica o envolvimento inicial do disco C6-C7 ➡. A lesão óssea se estendeu além do córtex vertebral anterior, acarretando a inflamação extensa das partes moles anteriores ➡. As alterações inflamatórias se disseminaram por múltiplos níveis, e é fácil perceber o padrão subligamentoso de disseminação, que pode levar ao acometimento não contíguo em múltiplos níveis.

983

Infecções Espinais

(À esquerda) *TCSC axial mostra destruição e fragmentação típicas da osteomielite avançada* ➡. *As alterações inflamatórias paraespinais são mínimas; no entanto, está presente um acometimento epidural* ➡.
(À direita) *RM STIR sagital mostra típico sinal mais alto em toda a extensão de dois corpos vertebrais torácicos contíguos e no disco interveniente, indicativo de osteomielite vertebral. As características até certo ponto incomuns neste caso incluem o envolvimento de elementos posteriores (facetas articulares* ➡) *e o fleimão epidural localizado posteriormente* ➡.

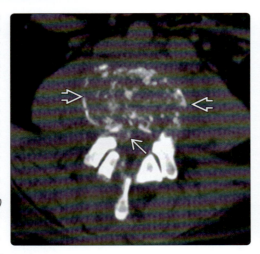
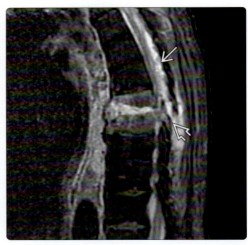

(À esquerda) *RM T1WI axial mostra osteomielite típica. A medula óssea está difusamente hipointensa* ➡, *e os planos adiposos circundando a vértebra e o tecido adiposo epidural estão mal definidos* ➡ *em razão do extenso processo inflamatório.*
(À direita) *RM T2WI C+ FS axial mostra extensas alterações inflamatórias no músculos psoas* ➡, *paraespinais posteriores* ➡ *e nas partes moles epidurais* ➡. *Essa inflamação extensa é vista em infecções piogênicas e não é esperada nos abscessos frios da doença tuberculosa.*

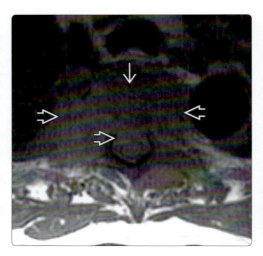
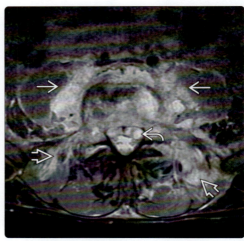

(À esquerda) *TCSC axial mostra destruição da faceta articular de C1-C2* ➡, *com desalinhamento e fragmentação óssea. Este é um caso em que a localização pode transformar um acometimento benigno em um processo altamente agressivo em razão do potencial de comprometimento neurológico.*
(À direita) *RM T1WI C+ sagital no mesmo paciente revela a extensão total da doença. Há fleimão em todo o canal espinal superior, estendendo-se cefalicamente* ➡. *A RM também mostra a extensão da doença óssea em todo o odontoide* ➡.

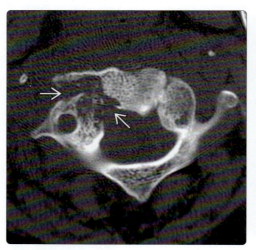
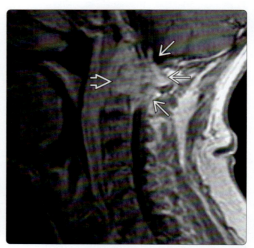

Infecções Espinais

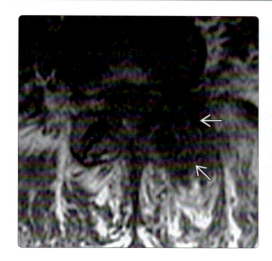 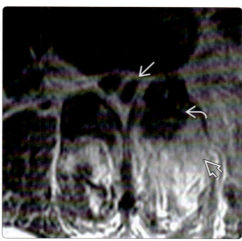

(À esquerda) RM T1WI axial mostra definição insuficiente das superfícies articulares da faceta articular esquerda e das partes moles circunvizinhas ➡. Essa aparência deve suscitar preocupação quanto a um processo inflamatório, incluindo a possibilidade de uma artrite séptica. (À direita) RM T1WI C+ axial no mesmo paciente mostra irregularidade das superfícies articulares, indicativa de destruição precoce da faceta articular ➡, assim como alterações inflamatórias nos músculos paraespinais ➡. Está igualmente presente um abscesso epidural posterior ➡.

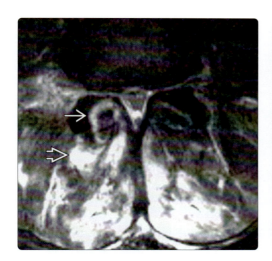 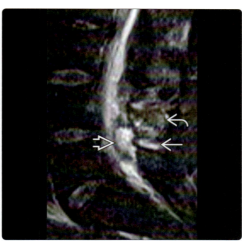

(À esquerda) RM T2WI axial da coluna lombar demonstra sinal T2 ↑ assimétrico na faceta articular direita ➡. Embora não seja rara a presença de líquido articular na artrose de facetas, o edema/líquido na musculatura circundante ➡ constitui uma indicação de que há um processo diferente em ação. (À direita) RM T2WI sagital mostra líquido na faceta articular ➡, edema na faceta articular ➡ e abscesso epidural ➡. Esta constelação de achados deve suscitar preocupação quanto a uma artrite séptica da faceta articular.

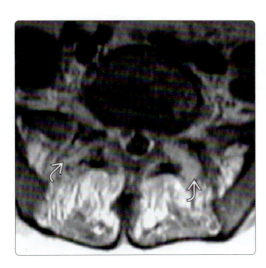 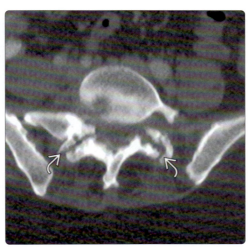

(À esquerda) RM T1WI C+ axial mostra realce difuso em ambas as facetas articulares ➡, acompanhado de destruição das superfícies articulares. Enquanto a artrite séptica das facetas é incomum, um acometimento bilateral é ainda mais raro. (À direita) TCSC axial no mesmo paciente mostra o grau de estreitamento do espaço articular e de destruição das superfícies articulares de ambas as facetas articulares ➡. A doença de depósito de cristais pode ter uma aparência semelhante. Em alguns casos se faz necessária a aspiração da articulação para se confirmar o diagnóstico.

985

Osteomielite Crônica

DADOS PRINCIPAIS

TERMINOLOGIA
- Abscesso de Brodie: osteomielite subaguda com um foco único de formação de abscesso intraósseo
- Osteomielite crônica: infecção óssea persistente apesar do tratamento, evolui por meses a anos

IMAGENS
- Ossos longos: fêmur, tíbia são as localizações mais comuns
- Abscesso de Brodie
  - Radiografias: lesão lítica com margens geográficas não escleróticas, localização metafisária
  - RM: abscesso intraósseo bem definido com intensificação periférica, geralmente metafisário
- Osteomielite ativa crônica
  - Radiografias: osso esclerótico espessado e irregular
  - Formação de osso no periósteo, tumefação de partes moles ± sequestro
  - RM: edema da medula óssea e das partes moles, abscesso, tratos fistulosos

PRINCIPAIS DIAGNÓSTICOS DIFERENCIAIS
- Abscesso de Brodie: histiocitose de células de Langerhans, tumor de células gigantes
- Osteomielite ativa crônica: neoplasia

PATOLOGIA
- Decorre de infecção aguda não tratada ou tratada de modo insuficiente, resultando em osso morto que continua a portar bactérias

QUESTÕES CLÍNICAS
- Dores ósseas profundas, trato fistuloso de drenagem
- Fatores de risco: diabetes, diálise, uso abusivo de drogas IV, desnutrição, tabagismo, traumatismos
- Não tratada: abscesso, tratos fistulosos, pode tornar necessária a amputação
- Tratamento: desbridamento cirúrgico e antibióticos parenterais
  - Pode-se usar cimento impregnado de antibióticos no defeito cirúrgico
- Em raros casos há o desenvolvimento de um carcinoma de células escamosas secundariamente a metaplasia ao longo do trato fistuloso; ocorre após 20 a 30 anos

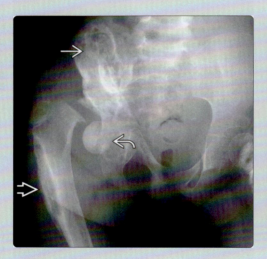
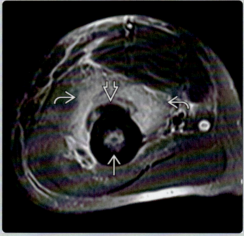

(À esquerda) *Radiografia AP de bacia mostra osteomielite multifocal crônica. Transparência e esclerose irregulares estão presentes em todo o ilíaco direito ➡ e ao longo da lateral do fêmur direito ➡. A epífise femoral deslizou e se mostra esclerótica ➡, indicando infecção em andamento. (À direita) RM T1WI C+ FS axial mostra alterações típicas da osteomielite crônica. Há realce da medula óssea ➡, formação de osso novo periosteal ➡, espessamento cortical e inflamação extensa das partes moles ➡.*

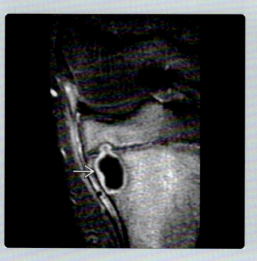
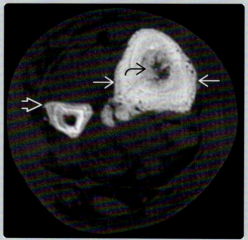

(À esquerda) *RM T1 C+ coronal mostra exemplo típico de osteomielite subaguda e abscesso de Brodie ➡. O abscesso se localiza na metáfise e atravessou a placa de crescimento. O diagnóstico é confirmado pela intensificação periférica. (À direita) TCSC axial revela osteomielite crônica clássica. Uma formação maciça de osso novo periosteal maduro está presente em torno da diáfise tibial ➡ e, em grau menor, ao longo da fíbula ➡. O endósteo cortical também se mostra acentuadamente espessado ➡. Essa reação intensa é típica da infecção crônica.*

Osteomielite Crônica

TERMINOLOGIA
Definições
- Abscesso de Brodie: osteomielite subaguda com formação de abscesso intraósseo
- Osteomielite crônica: infecção persistente do osso apesar do tratamento, evolui por meses a anos
  - Osteomielite crônica indolente: infecção de menor gravidade sem episódios de atividade/inflamação
  - Evolução crônica recidivante: períodos intermitentes de inflamação ativa
- Cloaca: defeito no osso causado pela descompressão espontânea da infecção
- Invólucro: formação de osso novo pelo periósteo em torno do osso infectado, ocorre na tentativa de isolar a infecção; mais comum em crianças que têm uma fixação mais frouxa do periósteo ao córtex
- Sequestro: fragmento de osso desvascularizado

IMAGENS
Características Gerais
- Melhor dica para diagnóstico
  - Osso esclerótico, espessado e irregular, com periostite
- Localização
  - Ossos longos: fêmur e tíbia mais comuns

Recomendações para Aquisição de Imagens
- Melhor ferramenta para aquisição de imagens
  - RM melhor para demonstrar alterações inflamatórias
  - TC útil para a identificação de sequestros
- Orientações de protocolo
  - RM e TC: material de contraste intravenoso essencial para detecção de tratos fistulosos, abscessos

Achados na Radiografia
- Comparação com chapas antigas pode ser útil
  - Alterações do intervalo com frequência não se evidenciam radiograficamente, mesmo na doença recidivante
- Osteomielite ativa crônica
  - Osso esclerótico com córtex espessado ao longo da superfície endóstea e da perióstea
  - Formação de osso novo periosteal, tumefação de partes moles
  - Pode se evidenciar um sequestro
- Abscesso de Brodie
  - Lesão lítica da metáfise com margens geográficas não escleróticas

Achados na TC
- Sensibilidade ↓ versus RM para inflamação ativa

Achados na RM
- Inflamação ativa na doença ativa crônica
  - Edema da medula óssea e das partes moles: intensidade de sinal ↓ em imagens T1WI, intensidade de sinal ↑ em sequências sensíveis a fluido, realce difuso
  - Abscesso: intensidade de sinal ↓ em imagens T1WI, intensidade de sinal ↑ em sequências sensíveis a fluido, realce periférico
  - Trato fistuloso: fino trato de realce de partes moles que se estende do local da inflamação até a pele
- Abscesso de Brodie
  - Foco intraósseo bem definido com realce periférico, geralmente metafisário; inflamação mínima
- Sequestro: pode-se ver tecido adiposo da medula óssea, não apresenta realce pelo contraste
- Pode estar presente um derrame articular reativo

Achados na Medicina Nuclear
- Cintilografia óssea e cintilografia com leucócitos marcados carecem de sensibilidade na detecção da doença ativa: exames PET podem proporcionar maior sensibilidade

DIAGNÓSTICO DIFERENCIAL
Diagnóstico Diferencial do Abscesso de Brodie
- Histiocitose de células de Langerhans, tumor de células gigantes
  - Não apresenta evidências clínicas de infecção

Diagnóstico Diferencial da Osteomielite Ativa Crônica
- Neoplasia: sarcoma de Ewing, lesões fibro-ósseas
  - Não apresenta alterações inflamatórias, tratos fistulosos, abscessos

PATOLOGIA
Características Gerais
- Etiologia
  - Decorre de infecção aguda não tratada ou tratada de modo insuficiente, resultando em osso morto → continua a portar bactérias
    - Osso morto é desprovido de irrigação sanguínea → não há aporte de antibióticos
  - Osso morto decorre de ↑ de pressão intramedular com compressão vascular, trombose e pus desnudando o periósteo, desorganizando a irrigação sanguínea
    - Esclerose óssea, inflamação e fibrose associadas nos canais de Havers e nas partes moles circunvizinhas comprometem ainda mais a irrigação sanguínea

QUESTÕES CLÍNICAS
Apresentação
- Sinais/sintomas mais comuns
  - Dores ósseas profundas, trato fistuloso de drenagem
- Outros sinais/sintomas
  - Febre e manifestações sistêmicas incomuns

Demografia
- Epidemiologia
  - Fatores de risco: diabetes, diálise, uso abusivo de drogas IV, desnutrição, tabagismo, traumatismos

Histórico Natural e Prognóstico
- Não tratada: abscesso, tratos fistulosos, pode ser necessária a amputação
- Em raros casos, há o desenvolvimento de um carcinoma de células escamosas secundariamente à metaplasia ao longo do trato fistuloso; ocorre após 20 a 30 anos
- Crianças: discrepância no comprimento das pernas

Tratamento
- Desbridamento cirúrgico e antibióticos parenterais

REFERÊNCIA
1. Panteli M, et al: Malignant transformation in chronic osteomyelitis: recognition and principles of management, J Am Acad Orthop Surg. 22(9):586-594, 2014.

Osteomielite Crônica

(À esquerda) *Radiografia AP mostra fêmur com osteomielite crônica extensa. Está presente um osso novo periosteal, especialmente ao longo do aspecto proximal ➔, em que o córtex original subjacente permanece visível ➔. A formação de osso novo periosteal é um invólucro e está tentando isolar a diáfise femoral infectada. A diáfise femoral parece ser um segmento separado do osso, que está possivelmente desvascularizado, constituindo um sequestro.*
(À direita) *É mostrada TCSC reformatada sagital após explante de uma artroplastia total do tornozelo infectado. Um espessamento cortical acentuado e a formação de osso novo periosteal estão presentes ao longo da tíbia distal ➔. Esses achados são bastante não agressivos em sua aparência, refletindo a natureza geral de baixa gravidade da osteomielite crônica. A fíbula está envolvida de maneira semelhante ➔.*

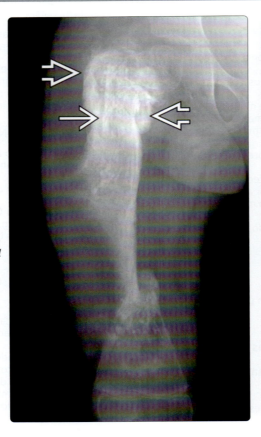
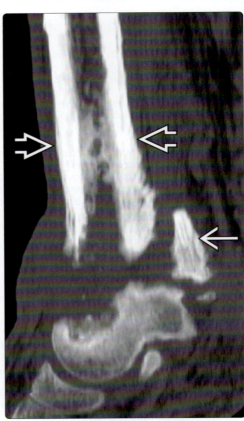

(À esquerda) *RM T1WI do eixo longo mostra sinal anormalmente baixo da medula óssea em toda a diáfise umeral ➔. O córtex está difusamente espessado tanto ao longo da superfície endóstea como da perióstea.* (À direita) *RM T1WI C+ FS do eixo longo no mesmo paciente mostra achados que indicam inflamação ativa e incluem intensificação difusa em todo o canal medular ➔ e alterações inflamatórias das partes moles com pequeno abscesso ➔. O foco central não realçado na diáfise média ➔ é muito provavelmente um abscesso intravenoso; todavia, poderia constituir também um sequestro. A correlação com radiografias ou TC vai ajudar a diferenciar um abscesso intraósseo de um sequestro neste caso. Os achados de inflamação ativa na RM estabelecem o diagnóstico de osteomielite crônica ativa.*

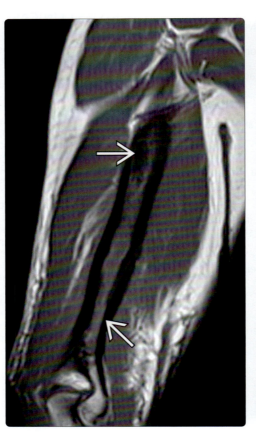
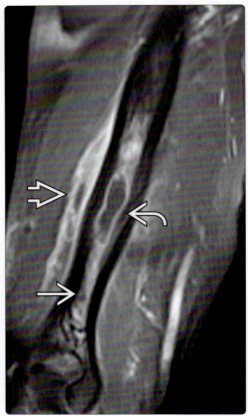

Osteomielite Crônica

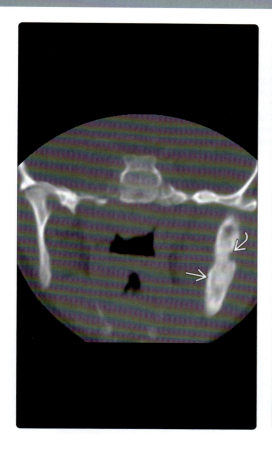
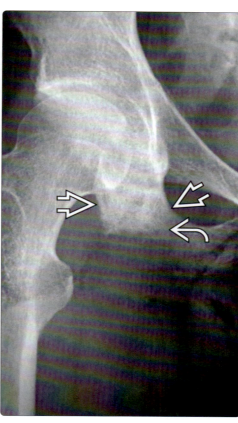

(À esquerda) *TCCC coronal da mandíbula mostra aumento de volume e esclerose heterogênea em todo o ramo mandibular esquerdo ➡. Um defeito no córtex lateral ➦ pode constituir uma cloaca, um defeito no osso por meio do qual há descompressão de infecção/pus. Este paciente apresentava a infecção por organismos actinomyces, com recorrências múltiplas quando suspendia o uso de antibióticos.*
(À direita) *Exame de raios X AP mostra paciente com osteomielite crônica de evolução longa da tuberosidade isquiática, evidenciada por esclerose esparsa ➡. O paciente apresentou mudanças em seus sintomas, incluindo um caroço recente palpável. Em comparação às imagens anteriores, as margens de um defeito preexistente na tuberosidade mostraram nova destruição indistinta ➦. A biopsia comprovou tratar-se de carcinoma de células escamosas. Essas condições malignas podem ocorrer após muitos anos de trato fistuloso de drenagem.*

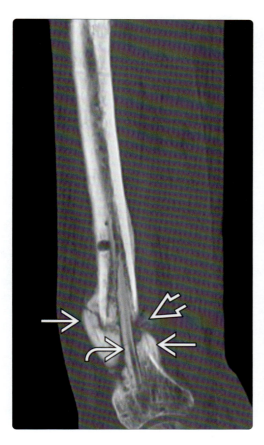
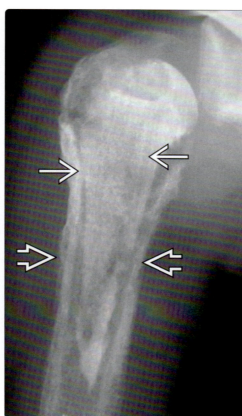

(À esquerda) *TC óssea sagital mostra fratura tibial remota. A fratura permanece em desunião ➡. Um espessamento cortical é visto ao longo da diáfise tibial, e a formação de osso novo periósteo é vista em torno da fratura ➡. O aparelho foi removido. Por ocasião da cirurgia, injetou-se cimento impregnado de antibiótico no defeito ➦ por um dreno torácico. O cimento impregnado de antibiótico é frequentemente usado para se obter um aporte máximo a áreas relativamente avasculares do osso em pacientes apresentando osteomielite crônica.*
(À direita) *Radiografia AP mostra sequestro clássico de osso morto ➡ circundado por um invólucro ➡. Antes do uso generalizado de antibióticos, o único tratamento disponível para a osteomielite crônica era a sequestrectomia. Esta aparência da osteomielite não deve mais ser vista, exceto talvez em países do Terceiro Mundo.*

Artrite Séptica

DADOS PRINCIPAIS

IMAGENS
- Localização
  - Qualquer articulação está em risco, joelho mais comum em adultos
  - Quadril particularmente em risco em crianças
  - Articulações sacroilíaca e esternoclavicular particularmente em risco em diabéticos, pacientes de HIV/AIDS, usuários abusivos de drogas IV
- Radiografias/TC
  - Radiografias se mostram normais ao início do processo
  - Primeiro sinal: derrame articular
  - Hiperemia resulta em osteoporose periarticular
  - Destruição da cartilagem (estreitamento do espaço articular)
  - Osso cortical se torna indistinto
  - Erosões marginais
  - Reação esclerótica do hospedeiro caso a articulação séptica seja bacteriana
  - Articulações sépticas por tuberculose e por fungos tendem a evocar pouca ou nenhuma reação óssea
- Imagens de RM
  - RM anormal dentro de 24 horas do início da articulação séptica
  - Mais sensível (100%) e mais específica (77%) que outras modalidades de aquisição de imagens
  - Sequência T1 ponderada: sinal baixo no osso subcondral de ambos os lados da articulação
  - Sequências sensíveis a fluido: derrame articular hiperintenso, osso subcondral hiperintenso, realce das partes moles perissinoviais
  - Imagens T1 com saturação adiposa pós-contraste: espessamento sinovial circundando o derrame, realce do osso subcondral, ocasionalmente abscesso nas partes moles adjacentes
- Ultrassonografia: altamente sensível para líquido articular se a articulação for superficial o suficiente para ser avaliada
  - Ultrassonografia é o método diagnóstico de escolha para derrame articular em crianças; também guia aspirações

QUESTÕES CLÍNICAS
- Pacientes que estejam sintomáticos por >7 dias antes do diagnóstico e do tratamento apresentam maiores danos
- Quadril séptico é uma emergência clínica; aspiração imediata

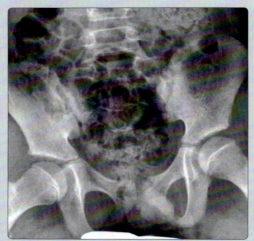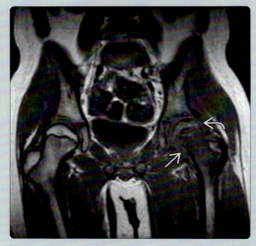

(À esquerda) *Radiografia lateral em perna de rã em criança com fortes dores no quadril esquerdo mostra apenas ligeira osteopenia no colo e na cabeça do fêmur esquerdo. A aspiração guiada por ultrassonografia deve ser efetuada de emergência caso haja a suspeita clínica de quadril séptico em criança.* (À direita) *RM T1 coronal no mesmo paciente mostra derrame no quadril com intensidade de sinal ↓. Ainda mais importante, há intensidade de sinal ↓ confluente em todo o colo ➡ e cabeça ➡ do fêmur esquerdo. Esse padrão confluente sugere infiltração da medula óssea, tal como na osteomielite ou em um tumor, e não alteração reativa.*

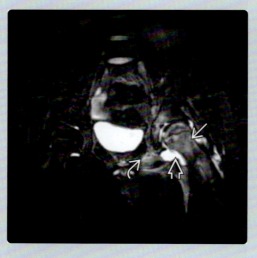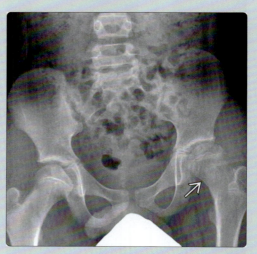

(À esquerda) *RM STIR coronal confirma derrame no quadril ➡ e intensidade de sinal forte na cabeça, no colo ➡ e no acetábulo femoral. Além disso, há um sinal alto em músculos circunvizinhos ➡. Os achados são típicos de uma articulação séptica com osteomielite superposta, comprovada à aspiração.* (À direita) *Radiografia AP obtida 10 meses após o tratamento de um quadril séptico mostra osteopenia e crescimento excessivo do fêmur esquerdo proximal ➡, que têm relação com hiperemia crônica. Há também erosões; este paciente vai apresentar osteoartrite precoce.*

Artrite Séptica

TERMINOLOGIA

Sinônimos
- Artrite infecciosa, artrite piogênica, artrite bacteriana, artrite não piogênica, artrite não bacteriana

IMAGENS

Características Gerais
- Melhor dica para diagnóstico
  - Derrame articular visto por radiografia ou por ultrassonografia; pode se associar a diminuição do espaço articular (destruição da cartilagem articular), osteopenia e destruição óssea
- Localização
  - Qualquer articulação está em risco; joelho é mais comum em adultos
  - Quadril particularmente em risco em crianças
  - Articulações sacroilíaca e esternoclavicular particularmente em risco em diabéticos, pacientes de HIV/AIDS e usuários abusivos de drogas IV

Achados na Radiografia
- Radiografias se mostram normais ao início do processo
- Com a progressão, achados inespecíficos
- Primeiro sinal: derrame articular
  - Planos adiposos abaulados
  - Sinais radiográficos de derrame do quadril
    - Requer AP perfeita da bacia com os quadris em rotação interna
    - Planos adiposos abaulados: obturador, glúteo, iliopsoas
    - Distância aumentada entre gota de lágrima radiográfica e metáfise femoral em comparação a quadril contralateral
    - Artrograma aéreo com tração sobre quadril afasta derrame
  - Sinais radiográficos de derrame do joelho
    - Derrame suprapatelar
    - Obliteração do coxim adiposo de Hoffa
  - Sinais radiográficos de derrame do tornozelo
    - Coxim adiposo anterior abaulado na articulação tibiotalar
    - Falso-positivo em caso de dorsiflexão da articulação tibiotalar
  - Sinais radiográficos de derrame do ombro
    - Nenhum; articulação glenoumeral é grande e pode descomprimir na bolsa subescapular
  - Sinais radiográficos de derrame do cotovelo
    - Coxim adiposo anterior abaulado (sinal da vela)
    - Presença do coxim adiposo posterior
  - Sinais radiográficos de derrame do punho
    - Coxim adiposo pronador abaulado
- Hiperemia resulta em osteoporose periarticular
- Destruição da cartilagem (estreitamento do espaço articular)
- Osso cortical se torna indistinto
- Erosões marginais
- Osteomielite pode se desenvolver em ossos adjacentes
- Reação esclerótica do hospedeiro caso a infecção seja bacteriana
  - Artrite tuberculosa ou por fungos evoca pouca ou nenhuma reação esclerótica do hospedeiro
- Anquilose eventual (rara; mais frequente na artrite tuberculosa que na piogênica)
- Artroplastias infectadas
  - Comumente não se vê anormalidade alguma
  - Em raros casos, há destruição óssea serpiginosa e reação periósteal
  - Formação de osso periarticular irregular é sugestiva

Achados na TC
- Utilizada raramente em caso de suspeita de articulação séptica
- Achados semelhantes aos das radiografias: tumefação de partes moles, derrame articular, estreitamento do espaço articular, erosões ósseas e cartilaginosas
- Pode mostrar erosões ou esclerose em articulações de difícil avaliação (sacroilíaca e esternoclavicular)
- Guia aspirações difíceis (esternoclavicular, sacroilíaca)

Achados na RM
- RM sensível (100%) e mais específica (77%) que outras modalidades de aquisição de imagens; anormal dentro de 24 horas do início
- Sequência T1 ponderada: sinal baixo no osso subcondral de ambos os lados da articulação
- Sequências sensíveis a fluido: derrame articular hiperintenso, osso subcondral hiperintenso, realce das partes moles perissinoviais
- Imagens T1 com saturação adiposa pós-contraste: espessamento sinovial circundando derrame articular, realce de osso subcondral, ocasionalmente abscesso em partes moles adjacentes
- Frequência dos achados
  - Realce sinovial (98%)
  - Alterações da área nua da medula óssea (86%)
  - Sinal T2 anormal (84%) e realce anormal (81%) da medula óssea
  - Sinal da medula óssea (66%)
  - Edema perissinovial (84%)
  - Derrame articular (70%) (quase 1/3 dos pacientes não apresentam derrame; predominam as articulações da mão ou do pé)
- Abscessos e derrames articulares ↓ de tamanho após o tratamento
  - Edema da medula óssea, celulite, espessamento e realce da sinóvia persistem mesmo após resolução da infecção

Achados na Ultrassonografia
- Altamente sensível para líquido articular caso articulação seja superficial o bastante para ser avaliada
- Não específica quanto a tipo de derrame articular
- Ultrassonografia é o método diagnóstico de escolha para derrames do quadril em crianças; também guia a aspiração

Achados na Medicina Nuclear
- Cintilografia óssea
  - Sensível (90%-100%) e não específica (75%) para articulação séptica
  - Imagens de fluxo sanguíneo e de acúmulo no sangue mostram atividade aumentada de ambos os lados da articulação
  - Fase tardia mostra aumento continuado na atividade caso a articulação séptica evolua para osteomielite
- Artroplastias são particularmente problemáticas
  - Captação aumentada em todos os estudos de medicina nuclear por períodos variáveis após a cirurgia

Aspiração Guiada por Imagens
- Aspiração necessária em caso de suspeita de articulação séptica
  - Técnica estéril
  - Posicionamento pode ser difícil dada a articulação dolorida, com frequência mantida em flexão
  - Agulha de grande calibre necessária porque o material purulento pode ser espesso (calibre 18)
  - Anestésico local; tentar evitar a injeção na articulação (lidocaína é fracamente bacteriostática)
  - Se a aspiração não produzir líquido algum, injetar soro fisiológico não bacteriostático e em seguida reaspirar (alguns cirurgiões ortopédicos solicitam que isso não seja feito)
  - Caso seja necessário se confirmar a localização intra-articular, injetar uma pequena quantidade de ar ou de contraste radiográfico (o contraste é fracamente bacteriostático)

Artrite Séptica

- Enviar o líquido para coloração pelo Gram, cultura (com sensibilidades apropriadas), glicose, contagem de leucócitos/contagem diferencial
  - Análise de cristais caso a artropatia por pirofosfato esteja no diagnóstico diferencial
  - Análise de leucócito esterase ("fita") apresenta níveis elevados de sensibilidade (97%), valor preditivo positivo (95%) e valor preditivo negativo (100%) em aspirados periprótese

Recomendações para Aquisição de Imagens
- Melhor ferramenta para aquisição de imagens
  - Aspiração necessária no caso de suspeita clínica
  - Radiografia pode mostrar sinais de derrame articular e de destruição inicial; insensível de início e inespecífica mais tardiamente
  - RM mostra anormalidades inespecíficas; útil em situações de incerteza clínica
  - Suspeita de quadril séptico em criança deve ser avaliada por ultrassonografia
- Orientações de protocolo
  - Avaliação por RM deve incluir sequências pós-contraste

DIAGNÓSTICO DIFERENCIAL

Artrite Inflamatória
- Artrite reumatoide e outras artrites inflamatórias podem apresentar inicialmente apenas derrame articular/tenossinovite
- RM provavelmente mostra edema da medula óssea, possivelmente erosões iniciais

PATOLOGIA

Características Gerais
- Etiologia
  - Mais comum é a disseminação hematógena
    - De origem distante, como pneumonia, infecção de ferida, endocardite
  - Semeadura direta por traumatismo ou cirurgia
  - Disseminação de infecção contígua (osteomielite ou celulite)
  - Piogênica: mais frequente é por *Staphylococcus aureus* (64%)
    - Outros organismos incluem *Streptococcus pneumoniae* (20%), estreptococos grupo B, *Gonococcus* (2%), *Escherichia coli* (10%), *Haemophilus*, *Klebsiella*, *Pseudomonas* (4%)
  - Usuários abusivos de drogas IV com frequência apresentam organismos incomuns: *Mycobacterium avium*, *Pseudomonas aeruginosa*, *Enterobacter* spp.
  - Quadril séptico em criança: comum
    - Osteomielite se desenvolve na metáfise femoral proximal
    - Metáfise está na cápsula da articulação do quadril
    - Extensão da osteomielite à articulação séptica é comum em razão desse arranjo anatômico
  - Não piogênica: artrite séptica tuberculosa ou por fungos
    - Processos mais crônicos que os bacterianos
    - Evoca pouca ou nenhuma reação do hospedeiro
    - Tríade de Phemister considerada característica
      - Destruição da cartilagem é mais lenta (diâmetro da articulação permanece normal por algum tempo)
      - Osteoporose, especialmente justa-articular
      - Erosões se evidenciam tardiamente; bem delineadas ao serem visualizadas
    - Locais mais comuns: quadril > joelho > punho

QUESTÕES CLÍNICAS

Apresentação
- Sinais/sintomas mais comuns
  - Tradicionalmente diagnóstico clínico, mas os achados não são específicos; sepse em articulações profundas é particularmente desafiadora
  - Articulação quente e tumefeita, amplitude de movimento diminuída
  - ± febre, calafrios
  - Monoarticular em 90% dos casos
  - Hemoculturas positivas em 50% dos pacientes
- Outros sinais/sintomas
  - Artrite gonocócica: 66% dos pacientes têm dermatite associada, 25% têm sintomas gastrintestinais (GI) associados

Demografia
- Idade
  - Quadril séptico em crianças geralmente com > 3 anos de idade
  - Incidência de articulações sépticas aumenta em adolescentes
  - Idosos em maior risco em razão da prevalência de artroplastias e de doenças crônicas
- Populações com risco aumentado
  - Doença crônica ± esteroides
  - Artrite reumatoide
  - Diabetes, doença renal em estágio terminal
  - Uso de drogas IV, HIV/AIDS
  - Cirurgia articular, ± prótese

Histórico Natural e Prognóstico
- 60% dos pacientes se recuperam totalmente com o tratamento apropriado
- Os demais podem ter danos permanentes às articulações, ocasionando deformidades ou artrite mecânica
- Pacientes que permanecem sintomáticos por > 7 dias antes do diagnóstico e do tratamento podem ter danos mais graves
- *S. aureus* e organismos gram-negativos tendem a ser mais destrutivos

Tratamento
- Antibióticos, apropriados ao organismo infectante
- Drenagem; aspiração com agulha ou drenagem aberta
- Artroplastia é um caso especial
  - Remover os componentes mais todo o cimento; qualquer remanescência serve como ninho de infecção continuada
  - Cimento impregnado de antibiótico frequentemente colocado no defeito por várias semanas
  - Articulação deve ser avaliada quanto a uma infecção continuada antes da colocação da prótese de revisão

REFERÊNCIAS

1. Colvin OC, et al: Leukocyte esterase analysis in the diagnosis of joint infection: Can we make a diagnosis using a simple urine dipstick? Skeletal Radiol. ePub, 2015.
2. Bierry G, et al: MRI findings of treated bacterial septic arthritis, Skeletal Radiol. 41(12):1509-1516, 2012.

Artrite Séptica

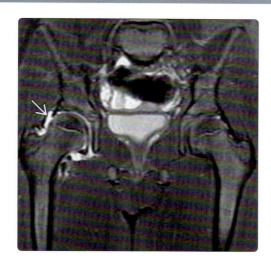
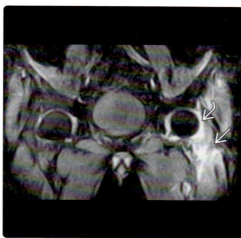

(À esquerda) *RM PDWI FS coronal mostra derrame no quadril direito ➔. Não há evidência de osteomielite ou de envolvimento da fise da cabeça femoral. Todavia, um quadril séptico em uma criança deve ser considerado uma emergência por causa de seu alto risco de desenvolvimento de osteomielite.* (À direita) *RM STIR coronal mostra derrame no quadril esquerdo ➔. Não estão presentes características definidoras de artrite, como estreitamento do espaço articular, alteração do sinal subcondral, cistos ou formação de osteófitos. No entanto, há edema das partes moles ➔; aspiração comprovou tratar-se de quadril séptico.*

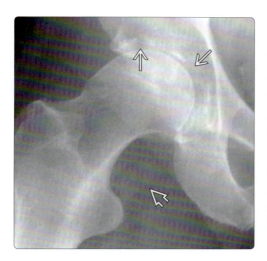
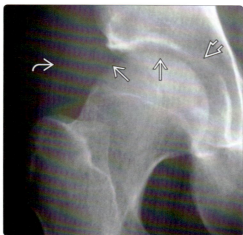

(À esquerda) *Radiografia AP deste quadril mostra sinais radiográficos clássicos de articulação séptica avançada. Há distensão do coxim adiposo do iliopsoas ➔, indicando derrame articular. Além disso, há perda da nitidez cortical do acetábulo superior e medial ➔. Há também redução de cartilagem.* (À direita) *Radiografia AP em paciente diferente deve confirmar o diagnóstico de articulação séptica. O coxim adiposo glúteo do quadril direito está distendido ➔; isso indica um derrame no quadril. Há também desossificação do córtex acetabular ➔, assim como da cabeça femoral ➔.*

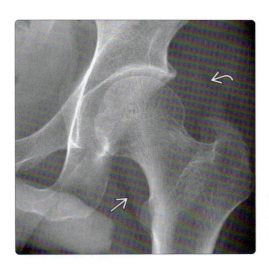
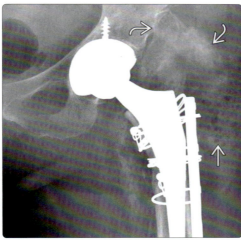

(À esquerda) *Radiografia AP em paciente jovem do gênero masculino mostra distensão do plano adiposo glúteo ➔ e do iliopsoas ➔, indicando derrame articular. O paciente havia recebido uma injeção de esteroides no quadril 1 semana antes e suas dores pioraram. A aspiração comprovou tratar-se de articulação séptica inicial, antes das evidências radiográficas de alteração óssea.* (À direita) *Radiografia AP mostra ar nas partes moles ➔ em torno de uma artroplastia do quadril de 5 anos. Presença de ossificação heterotópica irregular ➔. Essa combinação de achados é típica da infecção de uma artroplastia.*

Artrite Séptica

(À esquerda) *RM T1WI C+ FS axial mostra sinóvia espessa realçada ➡, edema subcutâneo ➡ e um sinal alto esparso vago no fêmur ➡. Esses achados são inespecíficos; podem constituir artrite inflamatória com alterações ósseas reativas ou joelho séptico.* (À direita) *RM T1WI axial mostra intensidade de sinal ↓ marginal em torno do osso subcondral do fêmur ➡. Isso é inespecífico e pode ser visto como reação óssea a artrite inflamatória ou séptica ou como osteomielite relacionada com articulação séptica.*

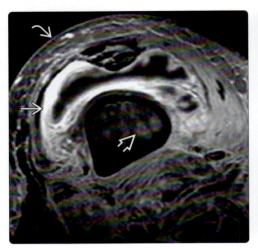
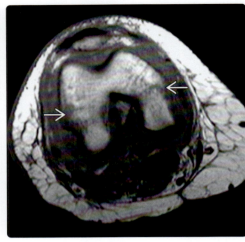

(À esquerda) *RM T1WI C+ FS axial no mesmo nível mostra que o realce do osso ➡ é maior que o esperado para edema reativo da medula óssea por sinovite não infecciosa e é compatível com uma osteomielite relacionada com a articulação séptica; cocos gram-positivos foram obtidos em cultura do aspirado articular.* (À direita) *RM T2WI axial mostra líquido na articulação glenoumeral ➡, assim como sinal líquido complexo na bolsa subdeltoide ➡. Esse usuário abusivo de drogas IV compartilhou agulhas e desenvolveu tanto articulação séptica quanto bursite.*

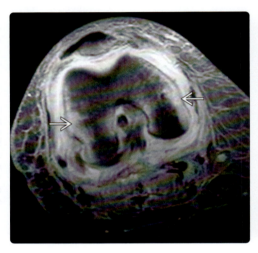
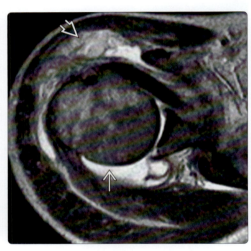

(À esquerda) *RM T1WI coronal angulada mostra sinal mais baixo na clavícula ➡ e no manúbrio adjacente ➡ em mulher de 65 anos de idade. Os idosos estão particularmente em risco de apresentar artrite séptica na articulação esternoclavicular.* (À direita) *RM T2WI FS coronal angulada mostra sinal ↑ na clavícula ➡, manúbrio adjacente ➡, líquido na articulação e disco normal na articulação ➡. Veja quão bem a articulação é visualizada quando angulada ao longo de seu plano coronal. A aspiração comprovou tratar-se de artrite séptica.*

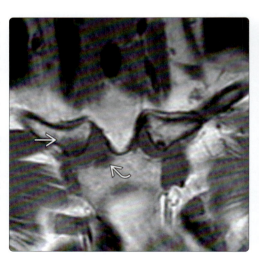
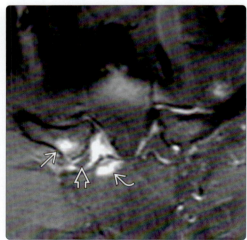

Artrite Séptica

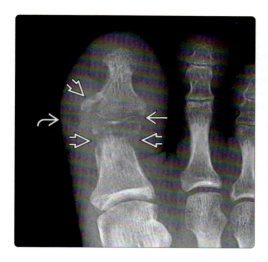
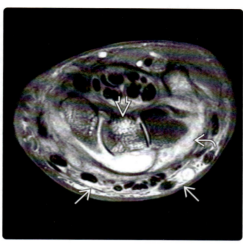

(À esquerda) *Radiografia AP mostra osteopenia grave na articulação interfalangiana ⇨. Presença de destruição óssea envolvendo ambas as falanges ⇨. Há uma reação periósteá na falange proximal e ar nas partes moles ⇨. A constelação de achados é clássica para a artrite séptica acompanhada de osteomielite.* (À direita) *RM PDWI FS axial do punho mostra extensa tenossinovite ⇨, assim como realce da sinóvia ⇨. Hiperintensidade óssea ⇨ é também vista neste paciente com articulação séptica.*

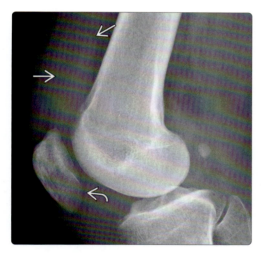
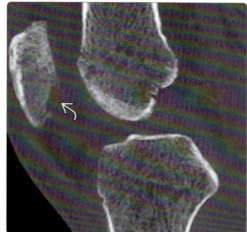

(À esquerda) *Radiografia lateral do joelho em homem de 26 anos de idade que se queixava há 2 meses de dor e tumefação que se agravavam progressivamente. Ele também havia tido quatro episódios de febre e suores noturnos. O exame mostra um grande derrame articular ⇨ e uma região focal de desossificação na patela ⇨. Deve-se presumir uma articulação séptica.* (À direita) *TC sagital no mesmo paciente mostra osteopenia difusa e grande erosão na patela ⇨. Não há alteração reativa. O histórico e as imagens sugerem tratar-se de articulação séptica tuberculosa ou por fungos. A aspiração demonstrou coccidiodomicose.*

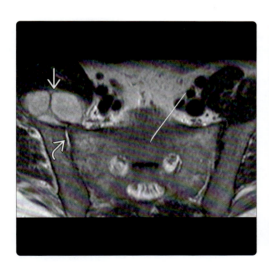
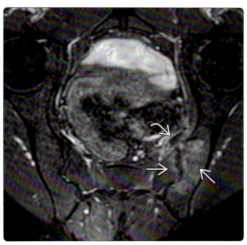

(À esquerda) *RM T2WI axial mostra coleção líquida anterior à articulação sacroilíaca (ASI) direita ⇨, assim como líquido na ASI ⇨. Esta é uma típica ASI séptica. Lembre-se de que a patologia da ASI pode se apresentar inicialmente por dores no quadril (como ocorreu nesse paciente), especialmente na presença de um abscesso do iliopsoas. Este paciente tem HIV e apresenta risco adicional de infecção.* (À direita) *RM T1WI C+ FS mostra realce de ambos os lados da ASI ⇨, junto com um pequeno abscesso anteriormente à articulação ⇨, típicos de uma ASI séptica neste paciente HIV positivo.*

Tenossinovite Infecciosa

DADOS PRINCIPAIS

IMAGENS
- Radiografias: tumefação na região do tendão
- RM: sinóvia espessada, realçada pelo contraste, circundando líquido na bainha do tendão
  - Tendões podem evidenciar lesões com sinal T2 alto
  - Rotura do tendão em caso de evolução prolongada
  - Detritos podem estar presentes na bainha dos tendões
- Ultrassonografia: demonstra a presença de líquido e a integridade do tendão

PRINCIPAIS DIAGNÓSTICOS DIFERENCIAIS
- Tenossinovite inflamatória
  - Sinóvia espessada circundando líquido
  - Pode conter detritos ou corpos de arroz
  - Manifestação comum de LES, AR e outras doenças artríticas inflamatórias
  - Tenossinovite inflamatória vista não raramente em pacientes com artrite reumatoide; não se deve pressupor uma inflamação asséptica
- Tenossinovite traumática
  - Lesão: é comum no extensor ulnar do carpo
- Tenossinovite relacionada com HIV/AIDS
  - Caso comprovada como não infecciosa, pode estar relacionada com a síndrome de reconstituição imune (SRI); SRI vista em 10% a 25% dos pacientes iniciando o TARAA
- Tenossinovite sarcoidal
  - Aparência RM não específica; circunstância clínica sugere o diagnóstico; comprovada por biopsia

PATOLOGIA
- Etiologia: comumente traumatismo ou punção por agulha
- Ambiente de trabalho e condição subjacente do paciente podem sugerir organismo infeccioso específico
- Bainha de tendões flexores: local de infecção agressiva em espaço fechado; antibióticos sistêmicos imediatos reduzem morbidade
- Organismos *Staphylococcus aureus* resistentes a meticilina (MRSA) têm prevalência progressivamente crescente em infecções da mão
  - CDC: cobertura empírica para organismos MRSA em infecções da mão caso a frequência local desses organismos ultrapasse 10% a 15%

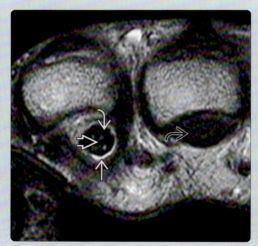 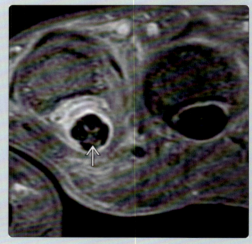

(À esquerda) RM T2WI axial mostra tenossinovite infecciosa das unidades flexoras no segundo dedo decorrente de ferida por punção, com sinal alto nas partes moles ➡ em torno e, em particular, profundamente aos tendões flexores profundos ➡ e superficiais ➡ do dedo. Compare com a unidade flexora normal do terceiro dedo ➡. (À direita) RM T1WI C+ FS axial no mesmo caso confirma tratar-se de tenossinovite. Há também heterogeneidade na unidade profunda ➡, indicando possível infecção do tendão (compare com as unidades flexoras normais do terceiro dedo adjacente).

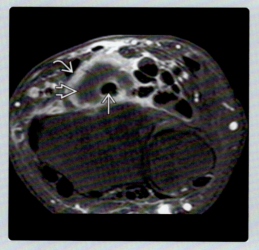 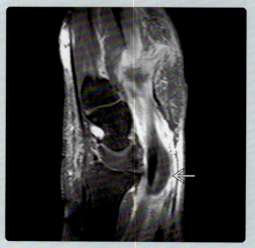

(À esquerda) RM T1WI C+ FS axial mostra tenossinovite do flexor longo do polegar de grandes proporções ➡. O realce pelo contraste ➡ em torno da bainha do tendão repleta de líquido ➡ se mostra espessa, sugerindo infecção. (À direita) RM T1WI C+ FS sagital no mesmo caso mostra novamente a espessa orla realçada pelo contraste ➡ circundando o líquido na bainha do tendão do flexor longo do polegar. Há edema nas partes moles circunvizinhas, mas os ossos adjacentes estão normais. Organismos Staphylococcus foram obtidos em cultura do aspirado.

Bursite Infecciosa

DADOS PRINCIPAIS

IMAGENS
- Localização específica da bolsa
  - Inoculação direta: bolsa pré-patelar, do olécrano
  - Extensão desde artroplastia infectada: bolsa do iliopsoas, subacromial/deltoide
- Radiografias: tumefação, obliteração de planos adiposos adjacentes
  - Edema subcutâneo adjacente
- RM: bolsa distendida, intensidade de sinal ↓ em imagens T1WI, intensidade de sinal ↑ em imagens T2WI
  - Orla espessa realçada pelo contraste circundando líquido, ± detritos
- Ultrassonografia: detecta líquido da bolsa, guia a aspiração

PRINCIPAIS DIAGNÓSTICOS DIFERENCIAIS
- Bursite inflamatória asséptica
  - Sinóvia espessa de intensidade de sinal ↓ circundando líquido da bolsa
  - Pode conter corpos de arroz se o paciente for portador de AR
  - Estado afebril pode diferenciar AR de uma infecção
- Hematoma em uma bolsa
  - Níveis líquidos e derivados sanguíneos mostrados na RM, dependendo da idade do hematoma
- Condromatose sinovial
  - Pode ocorrer tanto na bolsa como na articulação
  - Corpos podem ser radioluscentes; presentes como massa na bolsa
  - Corpos demonstrados na RM T2WI
- Tofo gotoso
  - Pode ocorrer em uma bolsa (especialmente a do olécrano)
  - Densidade calcífica serve para diferenciar, quando presente
- Nódulo reumatoide
  - Pode ocorrer em posição contígua a uma bolsa
  - RM: intensidade de sinal de baixa a alta heterogênea, mostrando realce ± regiões císticas

PATOLOGIA
- Etiologia: traumatismos, punção por agulha, artroplastia
  - Outros fatores predisponentes: diabetes, alcoolismo, estado imunocomprometido, AR ou gota

QUESTÕES CLÍNICAS
- Tratamento: incisão e drenagem, antibióticos apropriados

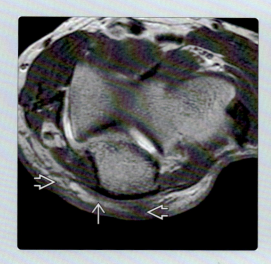
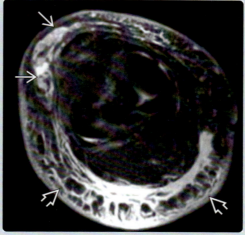

(À esquerda) *RM T2WI axial mostra bursite infecciosa do olécrano. Há uma coleção líquida irregular ➡ nos tecidos subcutâneos posteriores ao olécrano, com alterações infiltrativas circundantes no tecido adiposo ➡. A aspiração da coleção produziu Staphylococcus aureus. Não havia evidência de osteomielite.* (À direita) *RM T2WI FS axial mostra detritos heterogêneos em uma coleção líquida anterior ao tendão patelar ➡. Não há derrame articular; veja o edema subcutâneo ➡.*

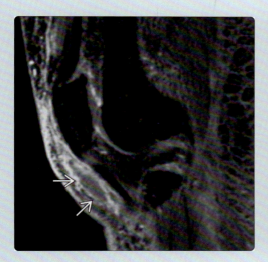
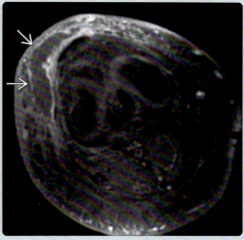

(À esquerda) *RM T1WI C+ FS sagittal no mesmo caso mostra orla espessada e realçada pelo contraste circundando coleção líquida de sinal baixo na bolsa pré-patelar ➡.* (À direita) *RM T1WI C+ FS axial confirma novamente a orla espessada contrastada em torno da coleção líquida na bolsa pré-patelar, compatível com sinovite ➡. Não há derrame no joelho nem sinal anormal no tendão ou no osso adjacentes. A celulite subcutânea é proeminente circunferencialmente em torno do joelho. A coleção líquida foi aspirada, e houve o crescimento de bactérias Gram-positivas.*

Infecção de Partes Moles

DADOS PRINCIPAIS

IMAGENS
- Achados sutis na radiografia, confirmados por TC, RM ou ultrassonografia
- Achados na radiografia/TC
  - Tumefação de partes moles
  - Obliteração de definição de planos adiposos
  - Formação de filamentos no tecido adiposo adjacente
  - Formação de osso reativo adjacente
  - Gases nas partes moles: raros
- Achados na RM
  - Massa nas partes moles com intensidade de sinal T1 baixo, intensidade de sinal T2 alto + líquido
  - Orla e septos espessos realçados pelo contraste por RM
  - Celulite e fasciíte associadas
  - ± forma de pires do córtex adjacente e extensão como osteomielite
- Achados na ultrassonografia
  - Coleção líquida bem definida
  - Orla hiperecoica ± detritos
- Aspirar/drenar sob orientação de ultrassonografia ou de TC, dependendo da profundidade e da acessibilidade

PRINCIPAIS DIAGNÓSTICOS DIFERENCIAIS
- Celulite
- Fasciíte necrosante
- Distensão, articulação de Charcot
- Bursite infecciosa

QUESTÕES CLÍNICAS
- Etiologia
  - Inoculação direta: traumatismos, usuários abusivos de drogas IV
  - Outros fatores de risco: diabetes, doença renal em estágio terminal, usuários de esteroides

CHECKLIST DO DIAGNÓSTICO
- Ficar atento ao envolvimento de ossos adjacentes
- Usar a característica do deslocamento/da obliteração dos planos adiposos para sugerir tumor *versus* abscesso

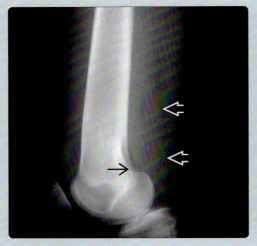
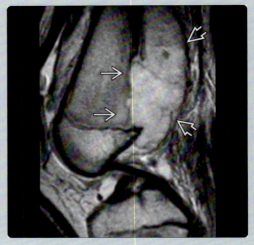

(À esquerda) *Radiografia lateral mostra obliteração de planos adiposos ➡ na fossa poplítea. Esta obliteração sugere que a massa nas partes moles se deve a um abscesso e não a um tumor. Há também tênue forma de concha do córtex posterior ➡, sugerindo destruição óssea extrínseca.* (À direita) *RM T2WI sagital mostra grande massa não homogênea na fossa poplítea, que se desvia dos vasos poplíteos ➡ e dos músculos adjacentes. Presença de rotura do córtex posterior do fêmur ➡ por contiguidade à massa.*

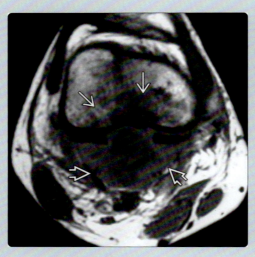
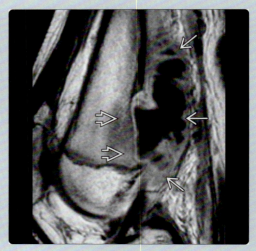

(À esquerda) *RM T1WI axial no mesmo paciente mostra massa de intensidade de sinal ↓ não homogênea ➡, com intensidade de sinal ↑ confluente adjacente no osso ➡ com medula óssea esparsa periférica. As considerações são de infecção versus alteração óssea reativa.* (À direita) *RM T1WI C+ FS sagital confirma tratar-se de grande abscesso ➡ com orla espessa realçada pelo contraste circundando grande coleção líquida e invasão adjacente do córtex e osteomielite focal ➡. O paciente havia acampado nas proximidades de Reno, no estado norte-americano de Nevada, e apresentava adenopatia cervical e mediastinal neste caso comprovado de infecção por Yersinia pestis.*

Infecção de Partes Moles

TERMINOLOGIA

Definições
- Infecção em partes moles: pode ser subcutânea, inter ou intramuscular

IMAGENS

Características Gerais
- Melhor dica para diagnóstico
  - Achados sutis na radiografia, confirmados por TC, RM ou ultrassonografia

Achados na Radiografia
- Achados na radiografia inespecíficos e sutis
  - Tumefação das partes moles, formação de filamentos no tecido adiposo adjacente
  - Obliteração de definição de planos adiposos
    - Tumor desloca os planos adiposos, mas não os oblitera, o que pode ajudar na diferenciação relativamente a um abscesso
  - Formação de osso reativo adjacente
    - Mais raramente, forma de concha/erosão
- Gases nas partes moles: raros

Achados na TC
- Coleção com atenuação líquida na TC
- Paredes e septos internos do abscesso se realçam pelo contraste com TC
- Celulite associada

Achados na RM
- Coleção nas partes moles com intensidade de sinal T1 baixa, intensidade de sinal T2 alta por RM
- Celulite e fascíite associadas
- Formação de osso reativo adjacente
  - Reação perióstea/endóstea
  - Sinal intermediário esparso no osso; reativo *versus* osteomielite (menos esparso, mais confluente)
- ± forma de pires do córtex adjacente e extensão como osteomielite
- Abscesso: orla e septos espessos realçados pelo contraste por RM
- Miosite: edema intramuscular ± edema intermuscular, edema subcutâneo
- Piomiosite: abscesso intramuscular com orla periférica realçada pelo contraste
  - Inflamação em tecidos adjacentes
  - ± periostite/espessamento periósteo

Achados na Ultrassonografia
- Coleção líquida bem definida, orla hiperecoica
- ± detritos
- Elastografia mostra induração das partes moles

Recomendações para Aquisição de Imagens
- Melhor ferramenta para aquisição de imagens
  - RM mais sensível a abscessos profundos ou periostite; obter imagem para definir extensão e complicações da doença
  - Aspirar/drenar sob controle de ultrassonografia ou de TC, dependendo da profundidade e da acessibilidade

DIAGNÓSTICO DIFERENCIAL

Celulite
- Diagnóstico habitualmente clínico; adquirir imagens para afastar hipótese de abscesso ou complicações

- TC ou RM: ↑ da atenuação ou do sinal (respectivamente), com realce no tecido adiposo subcutâneo
- Pode se associar a espessamento e líquido na região fascial (em geral, apenas superficial)

Fasciíte Necrosante
- Líquido se estendendo ao longo de planos fasciais espessados
- Envolvimento superficial e profundo
- Pode haver regiões necrosadas, simulando abscesso

Distensão, Articulação de Charcot
- Articulações neuropáticas desenvolvem enorme distensão articular
  - Coleções líquidas podem dissecar em direção oposta ao local esperado, imitando formação de abscesso

Bursite Infecciosa
- Coleção líquida com orla realçada pelo contraste
- Mesmas características de RM de abscesso
- Ajusta-se ao local anatômico da bolsa

Miosite Inflamatória
- Geralmente múltiplos locais simétricos, não semelhante a massa

QUESTÕES CLÍNICAS

Apresentação
- Sinais/sintomas mais comuns
  - Dor, tumefação de partes moles, eritema

Demografia
- Epidemiologia
  - Inoculação direta: traumatismos, usuários abusivos de drogas IV
  - Miosite do clima tropical: não é rara; vista comumente em crianças e adolescentes
  - Miosite do clima temperado: incidência vem aumentando em decorrência de aumento em indivíduos imunocomprometidos
    - Outros fatores de risco: diabéticos, doença renal em estágio terminal, usuários de esteroides

Histórico Natural e Prognóstico
- Complicações
  - Pode evoluir para uma grave sepse sistêmica
  - Artrite séptica, tenossinovite, osteomielite
  - Ulceração de partes moles, formação de fístula

Tratamento
- Drenagem: por incisão ou percutânea
- Antibióticos apropriados

CHECKLIST DO DIAGNÓSTICO

Dicas para Interpretação de Imagem
- Utilizar características de deslocamento/obliteração de planos adiposos para sugerir tumor *versus* abscesso
- Osso adjacente pode mostrar sinal mais alto esparso e realce pelo contraste como reação e não estar de fato infectado
- Regiões confluentes de sinal baixo na medula óssea em imagens T1 tornam a osteomielite mais provável que uma reação óssea simples (padrão esparso ou reticulado)

REFERÊNCIA

1. Turecki MB, et al: Imaging of musculoskeletal soft tissue infections, Skeletal Radiol. 39(10):957-971, 2010.

Infecção de Partes Moles

(À esquerda) *Radiografia AP mostra obliteração praticamente completa (em vez de distorção) dos planos adiposos ➡. Há uma espessa formação de osso reativo periósteo ➡. A aparência é típica do abscesso de partes moles com reação óssea adjacente.* (À direita) *RM T1 C+ coronal confirma tratar-se de abscesso multiloculado ➡, com várias coleções líquidas e orla realçada. Observe que a medula óssea está normal, mas o córtex está espessado em reação ao abscesso adjacente ➡. Há tumefação e formação de filamentos no tecido subcutâneo ➡.*

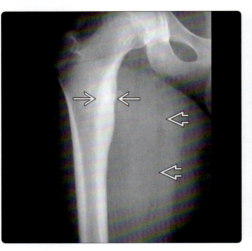
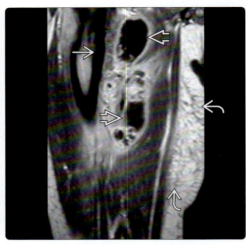

(À esquerda) *Cintilografia óssea frontal mostra captação anormal no acetábulo e na cabeça do fêmur direito ➡. A preocupação nessa criança era quanto a um quadril séptico.* (À direita) *Radiografia AP no mesmo paciente, obtida durante a aspiração e o artrograma do quadril, mostra articulação do quadril normal (cultura e coloração pelo Gram normais). Veja que há um plano adiposo obturador distorcido e abaulado ➡. O osso subjacente está normal. Isso provou tratar-se de um abscesso do músculo obturador, com hiperemia e consequente captação cintilográfica óssea. Lição aprendida: nem todos os casos de dor em uma criança são por articulações sépticas.*

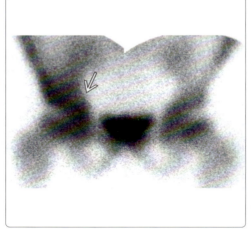
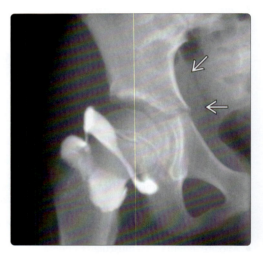

(À esquerda) *TCCC axial mostra lesão de baixa densidade, com fina orla realçada por contraste ➡ localizada no músculo deltoide. A etiologia desse abscesso típico foi uma injeção intramuscular.* (À direita) *RM T1WI lateral mostra sinal baixo substituindo o sinal adiposo do coxim adiposo de Hoffa ➡. Este paciente havia caído sobre seu joelho e teve uma inoculação direta, ocasionando a formação de abscesso. Há um sinal baixo adjacente na epífise tibial ➡, que pode ser uma reação óssea ou uma infecção.*

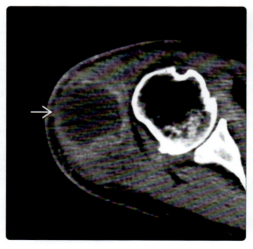
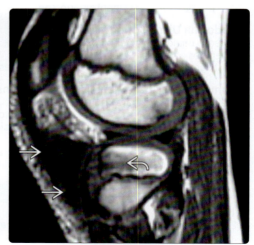

Infecção de Partes Moles

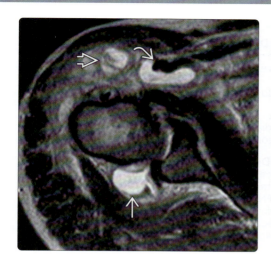
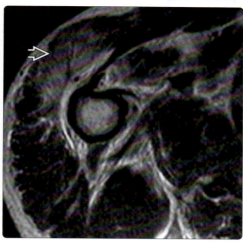

(À esquerda) *RM T2WI axial mostra líquido na articulação glenoumeral ➡. Além disso, há tumefação e massa complexa de sinal líquido localizadas no músculo deltoide anterior ➡. Veja que o tendão do peitoral maior está rompido e retraído ➡, e que se pode ver líquido a seu redor.* (À direita) *RM T2WI axial localizada mais distalmente mostra sinal alto heterogêneo persistindo no aspecto mais distal do músculo deltoide. O músculo perdeu seu aspecto peniforme ➡; a aparência é mais típica de abscesso que de tumor.*

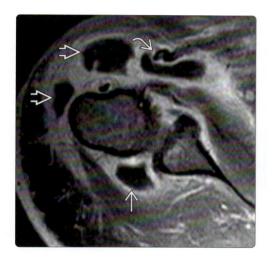
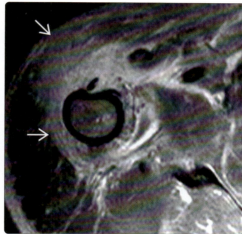

(À esquerda) *RM T1WI C+ FS axial na mesma paciente mostra abscessos intramusculares na massa deltoide anterior ➡, com orla espessa realçada pelo contraste. O peitoral rompido e retraído é visto no mesmo plano ➡. Há também orla realçada em torno do derrame glenoumeral ➡.* (À direita) *RM T1WI C+ FS axial localizada mais distalmente mostra realce difuso das partes moles circundando o úmero ➡. O abscesso intramuscular e o ombro séptico decorreram do fato de a paciente compartilhar agulhas com sua parceira de drogas.*

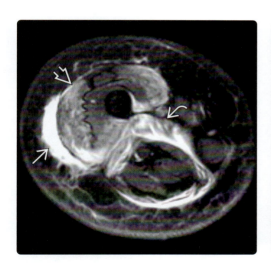
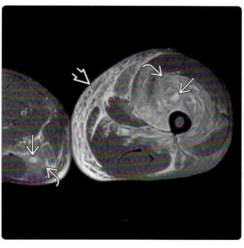

(À esquerda) *RM PDWI FS axial de paciente com HIV/AIDS mostra edema intramuscular difuso ➡ acompanhado de edema extenso nos planos adiposos intramusculares ➡ e de líquido na fáscia superficial ➡, indicando miosite neste paciente imunocomprometido.* (À direita) *RM T2WI FS axial em paciente com HIV/AIDS mostra edema intramuscular e aumento de volume bilateral na coxa ➡, bem como edema subcutâneo ➡ à esquerda. Pequenos abscessos intramusculares ➡ indicam piomiosite. Cultura comprovou Staphylococcus aureus.*

Fasciíte Necrosante

DADOS PRINCIPAIS

TERMINOLOGIA
- Fasciíte necrosante (FN): infecção agressiva e rapidamente progressiva das partes moles que se dissemina ao longo dos planos fasciais tanto superficiais (de início) como profundos, causando necrose por oclusão microvascular

IMAGENS
- Coleções gasosas dissecantes: superficiais e/ou profundas
  - Na ausência de traumatismo penetrante (incluindo causas iatrogênicas, como cirurgia ou dreno torácico), gases se disseminando ao longo de planos fasciais são praticamente patognomônicos (vistos em radiografias, TC ou RM)
- Pode estar presente um edema subcutâneo
  - Proeminência menor na fasciíte necrosante que na celulite
- Espessamento fascial com sinal T2 mais alto (líquido) está invariavelmente presente, mas não é específico
  - Na FN, o espessamento fascial envolve quase sempre tanto a fáscia superficial como a profunda
- Ilhotas de tecido não realçadas pelo contraste na fáscia anormal realçada e por esta circundadas são sugestivas de necrose

PRINCIPAIS DIAGNÓSTICOS DIFERENCIAIS
- Fasciíte não necrosante
- Trombose venosa profunda
- Celulite
- Síndrome do compartimento

PATOLOGIA
- Indivíduos diabéticos estão particularmente em risco tanto por imunocomprometimento como por insuficiência vascular

CHECKLIST DO DIAGNÓSTICO
- Considerar: a aquisição de imagens não deve retardar biopsia/tratamento cirúrgico, caso haja suspeita clínica efetiva de FN
- Dicas de relatórios: na presença de achados de aquisição de imagens negativos ou inespecíficos, lembrar ao médico que a FN é um diagnóstico clínico
  - Se houver suspeita clínica efetiva de FN, a biopsia cirúrgica é necessária, independentemente dos achados na aquisição de imagens

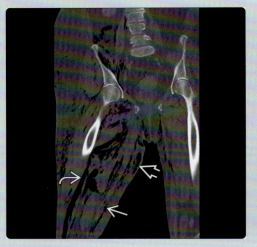 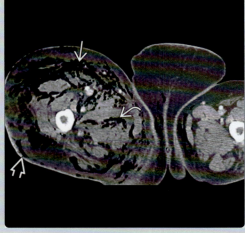

(À esquerda) *TC coronal em indivíduo diabético de 54 anos de idade que apresentou quadro inicial de fístula vesicoentérica, porém de rápida ação, mostra ar dissecando em tecidos subcutâneos ➡, fasciais superficiais ➡ e fasciais profundos ➡. A dissecação se estende até o retroperitônio ao longo dos planos do iliopsoas.* (À direita) *TC axial no mesmo paciente mostra ar dissecando ao longo dos planos teciduais subcutâneos ➡, fasciais superficiais ➡ e fasciais profundos ➡. O períneo e a coxa contralateral estão envolvidos nesse caso de fasciíte necrosante.*

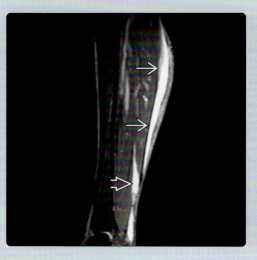 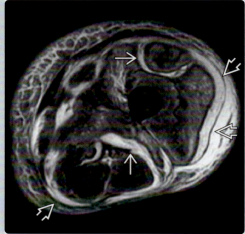

(À esquerda) *RM STIR sagital mostra líquido de sinal alto se estendendo entre gastrocnêmio medial e tecido subcutâneo ➡. São igualmente vistas coleções líquidas fasciais profundas entre flexores profundos e tendão do calcâneo ➡. Achados são típicos, porém inespecíficos para FN.* (À direita) *RM T2WI FS axial mostra extensos espessamentos fasciais líquidos profundos ➡ e superficiais ➡, assim como edema subcutâneo e muscular. Este caso grave de FN tornou necessária a amputação.*

Fasciíte Necrosante

TERMINOLOGIA

Definições
- Fasciíte necrosante (FN): infecção agressiva e rapidamente progressiva das partes moles que se dissemina ao longo dos planos fasciais tanto superficiais (de início) como profundos, causando necrose por oclusão microvascular
- Gangrena de Fournier: fasciíte necrosante do períneo

IMAGENS

Características Gerais
- Melhor dica para diagnóstico
  - Na ausência de traumatismo penetrante (incluindo causas iatrogênicas, como cirurgia ou drenos torácicos), gases se disseminando ao longo de planos fasciais são praticamente patognomônicos
  - Fáscia espessada com líquido mais regiões de necrose fortemente sugestivas do diagnóstico

Achados na Radiografia e na TC
- Gases se disseminando pelas partes moles, superficial e/ou profundamente

Achados na RM
- Tecido subcutâneo
  - É possível ver espessamento circunferencial e edema
  - Edema subcutâneo na FN não é uma característica tão proeminente quanto na celulite
- Fáscia
  - Coleções gasosas dissecantes: superficial e/ou profundamente
  - Espessamento fascial com sinal T2 mais alto (líquido) está invariavelmente presente, mas não é específico
    - Geralmente regular, fusiforme, estendendo-se pelo comprimento do músculo/compartimento
  - Na FN, o espessamento fascial envolve quase sempre tanto a fáscia superficial como a profunda
    - FN tem início na fáscia superficial, de modo que a diferenciação relativamente à celulite na FN bem inicial pode ser difícil
      - Celulite é estatisticamente mais provável se apenas fáscia superficial estiver anormal, mas envolvimento de segmento longo, espessamento fusiforme regular, necrose, gases fasciais e espessamento acentuado devem levantar a possibilidade de FN
  - Fáscia anormal geralmente se realça pelo contraste
    - Pode ser uniforme ou esparsa
    - Ilhotas de tecido não realçadas pelo contraste na fáscia anormal realçada e por esta circundadas são sugestivas de necrose
      - Característica RM mais sugestiva
    - Pode estar presente um abscesso com realce em orla
- Músculo
  - Comumente não tumefeito nem realçado pelo contraste
  - Em raros casos pode ser visto líquido intramuscular

Recomendações para Aquisição de Imagens
- Melhor ferramenta para aquisição de imagens
  - Diagnóstico clínico; podem não ser necessárias imagens
    - Imagens podem ser usadas para a resolução de problemas
      - Fáscia **inteiramente** normal pode afastar a FN
    - TC utilizada para se procurar gases
    - RM contrastada para a avaliação de líquido fascial
  - Principal utilidade da aquisição de imagens em casos de suspeita de FN é auxiliar no planejamento cirúrgico

DIAGNÓSTICO DIFERENCIAL

Fasciíte não Necrosante
- Espessamento fascial profundo com espessamento
- Ausência de necrose

Trombose Venosa Profunda
- Trombo diagnosticado por ultrassonografia, pode ser visto na RM
- Pode haver espessamento fascial profundo com realce pelo contraste

Celulite
- Espessamento e edema subcutâneo
- Não está presente o espessamento da fáscia profunda; pode-se ver espessamento/líquido fascial superficial
- Gases não estão presentes

Síndrome do Compartimento
- Acompanha o comprimento de músculo(s)
- Tumefação e edema muscular; perda das estriações normais
- Pode haver líquido fascial intermuscular

PATOLOGIA

Características Gerais
- Etiologia
  - Fatores predisponentes: imunocomprometimento, insuficiência vascular e traumatismo ou cirurgia recente
    - Indivíduos diabéticos estão particularmente em risco tanto por imunocomprometimento como por insuficiência vascular

QUESTÕES CLÍNICAS

Apresentação
- Sinais/sintomas mais comuns
  - Começo súbito de dor, tumefação e com frequência eritema
    - De início, pode ser muito difícil diferenciá-la da celulite, mas a dor é com frequência muito mais intensa
- Outros sinais/sintomas
  - Com a evolução da infecção, a dor pode desaparecer e a área pode se tornar anestésica
  - Pele pode apresentar áreas esparsas de coloração púrpura-azulado e/ou bolhas hemorrágicas
  - Embora os pacientes possam apresentar quadro inicial de sepse franca, muitos deles parecem notavelmente bem em razão do amortecimento da resposta imune

Histórico Natural e Prognóstico
- Progressão extensa e rápida da infecção das partes moles a sepse e falência múltipla de órgãos e sistemas
  - Índices de morbidade e mortalidade são tão altos quanto 70% a 80%

Tratamento
- Antibióticos de amplo espectro, medidas gerais de apoio e desbridamento cirúrgico imediato e extenso
  - 90% dos casos polimicrobianos, com organismos aeróbicos e anaeróbicos
  - Somente 10% dos casos se devem a estreptococos grupo A isoladamente
- Terapia por oxigênio hiperbárico pode reduzir mortalidade

REFERÊNCIA

1. Paz Maya S, et al: Necrotizing fasciitis: an urgent diagnosis, Skeletal Radiol. 43(5):577-589, 2014.

Tuberculose

DADOS PRINCIPAIS

IMAGENS
- Localização: 50% das infecções de tuberculose (TB) musculoesqueléticas envolvem a coluna vertebral; a manifestação mais comum depois desta é a artrite séptica; o envolvimento das partes moles é raro
  - Espondilite: coluna torácica inferior e lombar superior
  - Artrite séptica: do quadril e do joelho são mais comuns
  - Bacia e costelas são locais relativamente comuns de osteomielite
- Artrite séptica: tríade de Phemister
  - Hiperemia reativa → osteoporose justa-articular
  - Erosão periférica
  - Redução tardia do espaço articular
  - Artrite séptica frequentemente secundária à osteomielite
- Osteomielite apendicular
  - Disseminação hematógena
  - Pode haver múltiplos locais, especialmente em crianças
  - Osteoporose
  - Lesões osteolíticas com margens mal definidas
  - Periostite e esclerose são limitadas
- Espondilite tuberculosa
  - Infecção tem origem na placa terminal; primeiro local de destruição no canto anterior superior ou inferior do corpo vertebral
  - Disseminação subligamentosa secundária
  - Crianças podem semear predominantemente o disco
  - Pode ser isolada a um corpo vertebral ou envolver múltiplos corpos vertebrais ± envolvimento do espaço discal interveniente
  - Estreitamento do espaço discal é um achado tardio
  - Extensa formação de abscesso paraespinal
  - Calcificação no abscesso é característica
  - Corpo vertebral anterior pode assumir forma de concha
  - Destruição vertebral pode resultar em vértebra plana, cifose, deformidade de giba e anquilose

QUESTÕES CLÍNICAS
- Acometimento pulmonar concomitante em 50% dos pacientes
- Com frequência, longa demora no diagnóstico, que pode ser > 1 ano

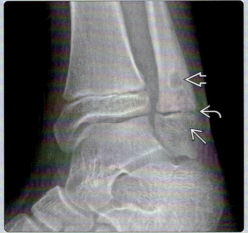
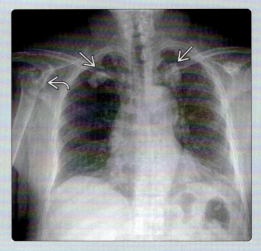

(À esquerda) Radiografia oblíqua mostra lesão osteolítica na metáfise fibular distal ➡. A lesão atravessou a placa de crescimento ➡ e envolveu a epífise ➡. A disseminação transepifisária é vista na osteomielite de tuberculose (TB) e não é comum na osteomielite piogênica. (À direita) Radiografia AP mostra achados típicos de TB. Massas calcificadas estão presentes em ambos os lobos superiores ➡ de acometimento pulmonar anterior. A artrite séptica tuberculosa destruiu o ombro direito ➡.

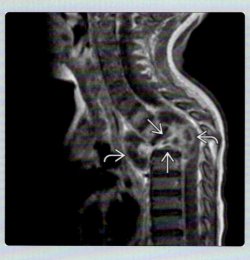
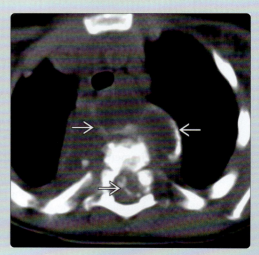

(À esquerda) RM T1WI C+ sagital mostra destruição das vértebras T4-T6 e dos espaços discais intervenientes ➡, com cifose focal. Grandes abscessos paraespinais ➡ estão presentes, com massa epidural posterior causando comprometimento significativo do canal espinal. Observe o espesso realce periférico irregular dos abscessos. (À direita) TCSC axial no mesmo paciente mostra extensas calcificações periféricas em múltiplos locais ➡ em toda a extensão das massas paraespinais. O achado é praticamente patognomônico da infecção tuberculosa.

Tuberculose

TERMINOLOGIA

Definições
- Tuberculose (TB) cística: lesões císticas intraósseas bem definidas
- Abscesso frio: abscessos de evolução lenta, mínima inflamação circundante, mais comuns em torno da coluna vertebral
- Tríade de Phemister: achados vistos na artrite tuberculosa
- Doença de Pott: osteomielite de coluna, espondilite tuberculosa
- Paraplegia de Pott: paraplegia decorrente de espondilite tuberculosa
- Tumor mole de Pott: osteomielite do osso frontal com destruição cortical anterior, tumefação das partes moles sobrejacentes

IMAGENS

Características Gerais
- Melhor dica para diagnóstico
  - Artrite: tríade de Phemister
    - Osteoporose
    - Erosões periféricas
    - Redução tardia do espaço articular
  - Espondilite
    - Estreitamento tardio do espaço discal
    - Grandes abscessos paraespinais com calcificações
  - Osteomielite apendicular
    - Disseminação transfiseal em crianças
- Localização
  - 50% das infecções de TB musculoesqueléticas envolvem a coluna vertebral; a manifestação mais comum depois desta é a artrite séptica; o envolvimento das partes moles é raro
    - Espondilite: coluna torácica inferior e lombar superior
    - Artrite séptica: do quadril e do joelho são as mais comuns
    - Bacia e costelas são locais relativamente comuns de osteomielite
- Morfologia
  - Infecção que provoca pouca reação nos tecidos circundantes
    - Desenvolvimento tardio de periostite, esclerose
    - Destruição tardia da cartilagem articular e de discos intervertebrais
    - Abscessos frios, que podem produzir erosões por pressão sobre ossos adjacentes

Recomendações para Aquisição de Imagens
- Melhor ferramenta para aquisição de imagens
  - Artrite: radiografias identificam achados com base em articulações
    - Imagens avançadas fornecem detalhes da extensão anatômica, não auxiliam no diagnóstico
  - Osteomielite: radiografias para a identificação da anomalia
    - TC e RM identificam extensão da doença em ossos e em partes moles
  - Espondilite
    - RM mostra melhor os achados e a extensão da doença
  - Coleta de amostras de tecido/líquido geralmente é necessária para o estabelecimento do diagnóstico

Achados na Radiografia
- Artrite séptica
  - Tríade de Phemister
    - Osteoporose justa-articular secundária à hiperemia reativa
    - Erosão periférica
    - Estreitamento tardio do espaço articular
  - A periostite e a esclerose são limitadas
    - Quando presentes, vistas mais tardiamente na doença
  - Com frequência, secundária à osteomielite
    - Adultos: osteomielite epifisária pode semear articulações
    - Crianças: local metafisário de osteomielite com disseminação transfiseal à articulação
  - Massas de partes moles e abscessos frios, formação de tratos fistulosos
  - Anquilose fibrosa comum, fusão óssea não tão comum quanto na doença piogênica
- Osteomielite apendicular
  - Disseminação hematógena
    - Pode haver múltiplos locais, especialmente em crianças
  - Localização em metáfises mais comum
    - Pode se disseminar até a epífise
    - Acometimento de diáfises é raro
  - Associada habitualmente a artrite séptica
    - Osteomielite isolada não é tão comum
  - Osteoporose
  - Lesão osteolítica com margens indistintas
    - TB cística: lesões líticas com margens geográficas bem definidas, que podem se mostrar escleróticas
  - A periostite e a esclerose são limitadas
    - Quando presentes, vistas mais tardiamente na doença
  - ± massa de partes moles
  - Sequestro raro
  - Spina ventosa ou dactilite tuberculosa
    - Começa por tumefação fusiforme em partes moles e periostite
    - Evolui para dilatação semelhante a um balão ou fusiforme do osso, com septações internas
      - Espessamento cortical difuso sem osso novo periosteal
    - Mais comum nas mãos que nos pés
    - Muitos pacientes têm idade inferior a 6 anos
- Espondilite tuberculosa (osteomielite de corpos vertebrais)
  - Coluna torácica inferior e lombar superior
  - Semeadura hematógena do corpo vertebral
    - Infecção tem origem na placa terminal, primeiro local de destruição no canto anterior superior ou inferior do corpo vertebral
    - Disseminação subligamentosa secundária
    - Em crianças pode haver a semeadura primária do disco intervertebral
  - Pode ser isolada a um corpo vertebral ou envolver múltiplos corpos vertebrais ± envolvimento do espaço discal interveniente
    - Estreitamento do espaço discal é um achado tardio
  - Extensa formação de abscesso paraespinal
    - Calcificação no abscesso é característica
    - Corpo vertebral anterior pode assumir forma de concha
  - Destruição vertebral pode resultar em vértebra plana, cifose, deformidade de giba, anquilose
  - Esclerose e formação de osso novo periosteal limitadas
- Infecção de partes moles é rara
  - Tenossinovite, bursite, miosite primária

Achados na TC
- TC reflete os achados na radiografia
- Mais sensíveis que radiografias na identificação de abscessos de partes moles e paraespinais
- Sensível na detecção de calcificações em abscessos
- Realce pelo contraste ajuda a diferenciar o abscesso de fleimão e auxilia na detecção de tratos fistulosos

Achados na RM
- Artrite séptica
  - Derrame articular e sinovite
    - Sinal T1W ↓, T2W ↑
    - C + : realce na sinóvia
    - Proliferação sinovial pode ter sinal baixo em imagens T2
  - Observa-se osteomielite associada

Tuberculose

- Osteomielite
  - Edema e inflamação da medula óssea
    - Sinal T1W ↓, T2W ↑
    - C + : realce difuso
      - Pode haver abscesso intraósseo com realce periférico
  - Massas de partes moles
    - Sinal T1W ↓, T2W ↑ heterogêneo
    - Realce periférico espesso irregular no abscesso é característico
    - Realce pelo contraste ao longo do trato fistuloso
    - Abscessos podem ser invasivos, estender-se a locais distantes
      - Na espondilite, se veem grandes abscessos em músculos paraespinais, é possível se ver um abscesso epidural

Achados na Medicina Nuclear
- Cintilografia óssea
  - Útil para a identificação da osteomielite
    - Inespecífica
    - Elevada frequência de falso-negativos na TB decorrente de resposta relativamente leve de osso adjacente
- Cintilografia por Ga-67
  - Melhor que cintilografias com leucócitos marcados na identificação do acometimento paraespinal
    - Frequência elevada de falso-negativos

Biopsia Guiada por Imagens
- Biopsia nuclear recomendada para se obter a produtividade máxima
  - Diagnóstico torna necessária a identificação de *Mycobacterium* na amostra
  - Deve ser enviada para coloração acidófila

DIAGNÓSTICO DIFERENCIAL

Espondilite Tuberculosa
- Infecção bacteriana: pode haver esclerose, formação de osso novo
- Brucelose: pode ser indistinguível de espondilite tuberculosa
- Coccidiodomicose: poupa espaços discais
- Doença metastática: envolve frequentemente espaços discais

Spina Ventosa Tuberculosa
- Doença falciforme: confirmação laboratorial
- Sífilis: bilateral, simétrica

Osteomielite Tuberculosa
- Doença metastática e mieloma múltiplo: biopsia pode ser necessária para a diferenciação
- Infecção piogênica: não atravessa a placa de crescimento

Artrite Séptica Tuberculosa
- Artrites inflamatórias, infecção piogênica
  - Destruição articular mais rápida na artrite inflamatória e piogênica

PATOLOGIA

Características Gerais
- Etiologia
  - Organismo: *Mycobacterium tuberculosis*
  - Disseminação hematógena de infecção pulmonar
  - Doença musculoesquelética (ME) constitui 1% a 3% de todas as infecções de TB
    - Em países em desenvolvimento, doença ME em 10% a 15% de todas as infecções de TB

Características Microscópicas
- Granulomas caseosos
- Coloração positiva para bacilos acidófilos

QUESTÕES CLÍNICAS

Apresentação
- Sinais/sintomas mais comuns
  - Dor leve, febre baixa
- Outros sinais/sintomas
  - Acometimento pulmonar concomitante (50% dos casos)
    - Mais doença pulmonar em pacientes imunocomprometidos
  - Com frequência, longa demora no diagnóstico, que pode ser >1 ano

Demografia
- Idade
  - Países desenvolvidos: TB mais comumente em adultos
  - Países em desenvolvimento: TB vista frequentemente em crianças
- Gênero
  - Masculino ligeiramente maior
- Epidemiologia
  - Incidência progressivamente crescente em decorrência de aumento de população imunocomprometida

Histórico Natural e Prognóstico
- Espondilite: deformidade grave, déficits neurológicos, incluindo paraplegia
- Osteomielite e artrite séptica evoluem para abscesso de partes moles, tratos de drenagem

Tratamento
- Desbridamento cirúrgico, medicações antituberculina
- Organismos resistentes a múltiplos fármacos estão aumentando
  - Nenhuma diferença na virulência
  - Maior morbidade decorrente da incapacidade de se fazer cessar a progressão

REFERÊNCIAS

1. Hirji H, et al: Paediatric acquired pathological vertebral collapse, Skeletal Radiol. 43(4):423-436, 2014.
2. De Backer AI, et al: Imaging features of extraaxial musculoskeletal tuberculosis, Indian J Radiol Imaging. 19(3):176-186, 2009.
3. Sanghvi DA, et al: MRI features of tuberculosis of the knee, Skeletal Radiol. 38(3):267-273, 2009.

Tuberculose

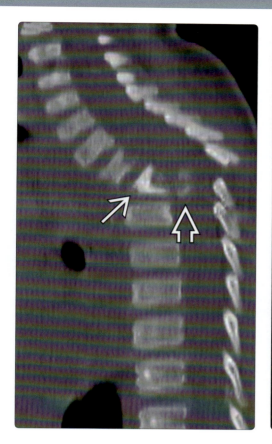 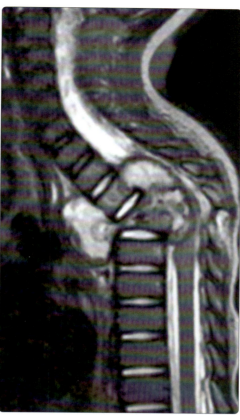

(À esquerda) TCSC sagital mostra criança com TB espinal. Lascas de placas terminais são tudo que resta de três vértebras contíguas ➡. A calcificação no interior do canal espinal ➡ constitui a dica para o reconhecimento desta infecção como tuberculosa. (À direita) RM T2WI sagital no mesmo paciente mostra aparência heterogênea das massas paraespinais. Como se vê aqui, essas massas podem ser bastante grandes. As massas podem se estender até um ponto distante do local de infecção original e podem invadir o mediastino ou o espaço pleural. Complicações neurológicas se associam frequentemente a isso. Neste caso, sintomas de compressão medular espinal são possíveis e podem ser os sintomas iniciais. A doença tem uma natureza lentamente progressiva e se mostra com frequência bastante avançada por ocasião da apresentação para a aquisição de imagens.

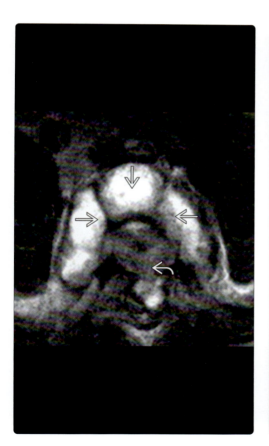 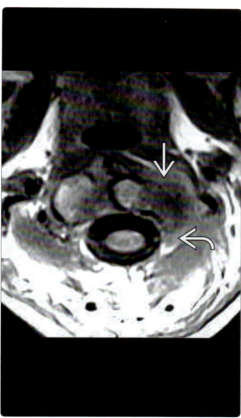

(À esquerda) RM T2WI axial de grandes abscessos paraespinais ➡ e epidurais ➡ acompanhando a espondilite tuberculosa mostram características de sinal que são inespecíficas. Entretanto, sua exuberância, tanto no tamanho como na extensão, deve sugerir a possibilidade de espondilite tuberculosa. Esses abscessos são frequentemente designados como abscessos frios, refletindo os achados de crescimento lento sem evocar uma resposta inflamatória significativa. Com frequência, causam erosões por pressão sobre o corpo vertebral anterior adjacente. (À direita) RM T1WI axial mostra sinal baixo anormal no corpo de C2 à esquerda ➡. Alterações inflamatórias adjacentes estão presentes, com planos adiposos indistintos ➡. A aparência é inespecífica. O envolvimento da TB da coluna cervical não é tão comum quanto à doença torácica ou lombar.

Tuberculose

(À esquerda) *Exame de raios X AP mostra artrite séptica tuberculosa. Tanto a glenoide como a cabeça umeral estão destruídas* ➡. *Múltiplos fragmentos ósseos são vistos na articulação, incluindo a bolsa axilar* ➡. *A extensão da destruição não é tão agressiva como se poderia ver em uma infecção piogênica, e não há uma reação óssea esclerótica. A identificação da massa pulmonar calcificada* ➡ *constitui uma forte indicação para o diagnóstico da artrite séptica tuberculosa.*
(À direita) *Radiografia AP em cone nas costelas inferiores mostra opacificação completa do hemitórax esquerdo e lesão lítica em uma das costelas inferiores* ➡. *Embora a combinação de acometimento pulmonar e lesões líticas possa ser vista na doença metastática, a TB deve ser considerada. As costelas são um dos locais mais comuns para o desenvolvimento da osteomielite tuberculosa.*

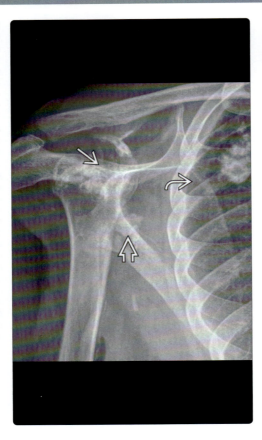 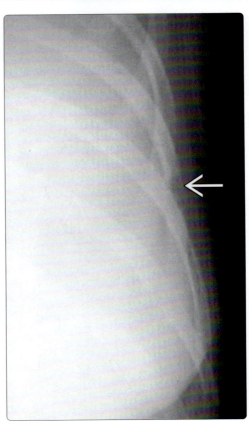

(À esquerda) *RM T1WI sagital mostra osteomielite vertebral da TB em múltiplos níveis. Na coluna torácica inferior, pode ser vista a doença contígua associada ao envolvimento do disco interveniente, que se acompanha da disseminação subligamentosa da infecção* ➡. *Um envolvimento vertebral esparso está presente na coluna torácica média e superior. A extensão epidural da doença pode ser notada na coluna torácica superior, imitando uma neoplasia* ➡. (À direita) *Exame de raios X AP mostra lesão lítica na diáfise femoral com periostite* ➡. *As características da imagem são ligeiramente atípicas para a TB, que geralmente prefere uma localização metafisária e apresenta bordas indistintas sem periostite. O diagnóstico diferencial em uma criança incluiria o granuloma eosinofílico, e, em um adulto, se deveria considerar uma doença metastática. Contudo, a lesão se mostrou ser de TB.*

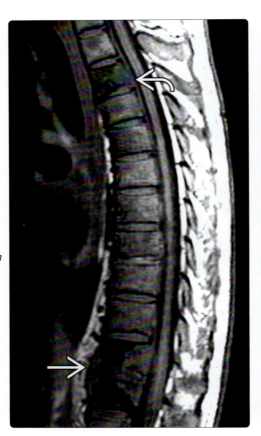 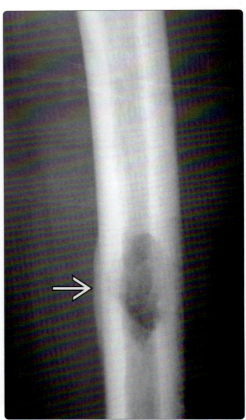

Tuberculose

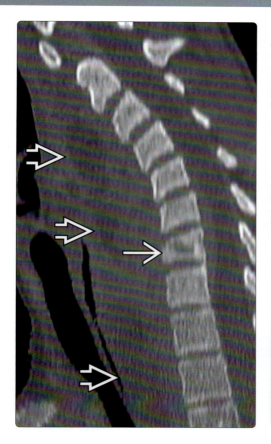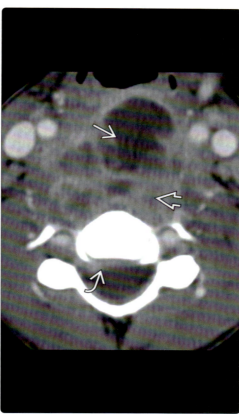

(À esquerda) *TC sagital mostra destruição limitada da vértebra C7 ➡, com espaços discais adjacentes normais. Não são vistas outras lesões ósseas. Há uma extensa anormalidade das partes moles anteriores com a massa se estendendo ao longo do espaço pré-vertebral ➡.* (À direita) *TCCC axial no mesmo paciente mostra extensas alterações das partes moles acompanhando a destruição vertebral decorrente da osteomielite tuberculosa. Está presente um pequeno fleimão epidural realçado pelo contraste ➡. A grande massa nas partes moles anteriores contém componentes não realçados ➡, indicando a formação de um abscesso, assim como componentes difusamente intensificados ➡, que representa o tecido inflamado de um fleimão. O fato de a massa tão grande poder se desenvolver na região cervical sem causar a obstrução das vias aéreas é um testemunho da natureza lentamente progressiva dessa infecção.*

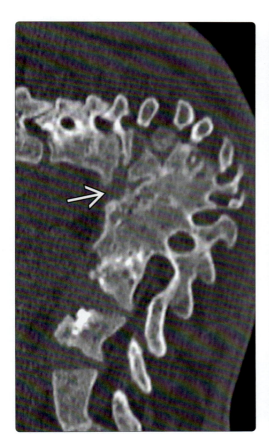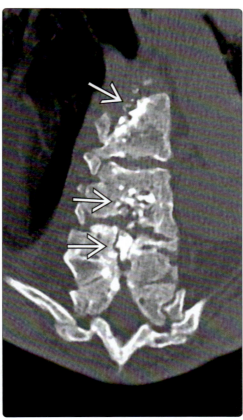

(À esquerda) *TC sagital obtida no acompanhamento de espondilite tuberculosa revela cifose de 90° ➡. Há a destruição em múltiplos níveis de corpos vertebrais contíguos, com o envolvimento dos espaços discais intervenientes, levando à deformidade angular. A consolidação acarretou a fusão ao longo dos segmentos destruídos. Embora leve à fusão na coluna, a consolidação ocorre em frequência menor após a consolidação da discite séptica que na TB.* (À direita) *TC axial no mesmo paciente do segmento superior imita uma incidência coronal em razão da deformidade. Múltiplos focos volumosos de mineralização estão presentes em vários corpos vertebrais ➡. A mineralização intraóssea é uma combinação de fragmentação de corpos vertebrais, formação de osso reativo pelo processo de consolidação e mineralização residual (que se associa comumente aos abscessos frios da TB).*

Infecções por Fungos

DADOS PRINCIPAIS

IMAGENS
- Osteomielite por fungos: locais apendiculares
  - Dois padrões: destruição permeativa **ou** lesões líticas focais bem definidas; ± margens escleróticas; ± periostite, osteoporose limitada
  - Alterações reativas limitadas relativamente à piogênica
  - Pode se estender até a articulação se no fim de um osso longo
- Osteomielite por fungos: locais axiais
  - Extenso fleimão nas partes moles ± abscesso
  - Disseminação ao longo do ligamento longitudinal anterior leva a múltiplos níveis não contíguos de envolvimento
  - Coccidioidomicose: disco poupado é uma característica típica relativamente a outras espondilites
  - Blastomicose: destruição de costelas associada
- Artrite séptica por fungos
  - Estreitamento do espaço articular, focos de destruição bem definidos, osteoporose limitada
  - Esporotricose: artrite séptica > > osteomielite

PRINCIPAIS DIAGNÓSTICOS DIFERENCIAIS
- Tuberculose: pode ser indistinguível daquela por fungos
  - Pode ser mais destrutiva, com margens indistintas
  - Osteoporose é uma característica significativa
  - Destruição do espaço discal mais proeminente que na coccidioidomicose, menos que na piogênica

PATOLOGIA
- Habitantes do solo, entram com frequência pelos pulmões: *Actinomyces, Aspergillus, Blastomyces, Coccidiodes, Cryptococcus, Sporothrix*

QUESTÕES CLÍNICAS
- Com frequência, deficiência imune ou diabetes subjacentes
- Frequentemente diagnosticada incorretamente como uma condição maligna
- Elevada associação à doença pulmonar
- Lesões de pele, tratos de drenagem frequentes
- Tratamento: desbridamento cirúrgico, terapia antifúngica

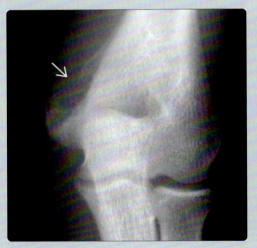
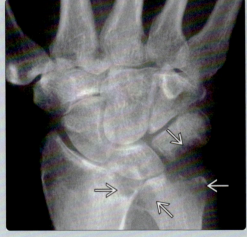

(À esquerda) Radiografia AP do cotovelo mostra lesão lítica bem definida na região epicondilar medial ➡, comprovada por biopsia tratar-se de blastomicose. A lesão é bem definida e não apresenta margens escleróticas, periostite nem osso reativo esclerótico. (À direita) Radiografia AP mostra paciente com artrite séptica por esporotricose. Está presente um estreitamento acentuado do compartimento radiocarpal, junto com vários focos de destruição ➡ bem definidos. Em contraste com outras infecções por fungos, a esporotricose causa artrite séptica mais frequentemente que osteomielite.

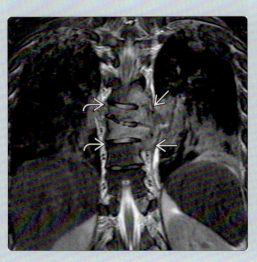
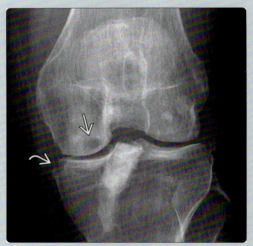

(À esquerda) RM T2WI coronal de um paciente com coccidioidomicose disseminada mostra envolvimento vertebral em múltiplos níveis e extenso fleimão paraespinal ➡. Observe o modo paraespinal de disseminação e os discos relativamente poupados ➡. (À direita) Exame de raios X AP mostra um adulto que apresentou artrite séptica por Candida após a cirurgia do ligamento cruzado anterior 5 anos antes. É possível ver afilamento da cartilagem, erosão tibial marginal ➡ e desossificação ➡. A aspiração comprovou tratar-se de infecção ativa apesar de 2 anos de tratamento. A ausência de alterações reativas é típica.

Brucelose

DADOS PRINCIPAIS

TERMINOLOGIA
- Doença zoonótica causada por bactérias do gênero *Brucella*
  - Infecção sistêmica que pode afetar qualquer órgão
  - Anomalias musculoesqueléticas (MEs) podem estar presentes nos estágios agudo, subagudo ou crônico

IMAGENS
- Articulações sacroilíacas (ASIs) são o local mais comum de envolvimento ME
  - 28% daqueles portadores de brucelose
  - 53% dos pacientes com anomalias MEs apresentam sacroileíte
  - 2/3 dos casos unilaterais, 1/3 bilaterais
  - Erosões irregulares ao longo da parte sinovial da ASI
  - Reação esclerótica leve
- Espondilodiscite é manifestação ME comum
  - 10,5% daqueles portadores de brucelose
  - 19% dos pacientes de brucelose com anomalias MEs apresentam espondilodiscite
  - Coluna lombar mais frequentemente envolvida
  - Pode haver envolvimento contíguo > 1 espaço discal
  - Pode haver um envolvimento multifocal não contíguo
  - Diminuição da altura do disco
  - Irregularidade, destruição das placas terminais adjacentes
  - Perda da altura do disco e resposta óssea esclerótica relativamente mais lenta que aquela vista em outras discites bacterianas mais típicas
  - Deformidade em giba
  - Massa no iliopsoas ± calcificação distrófica
- Ombros (16% dos casos com envolvimento ME)
- Osteomielite
  - Alterações destrutivas lentas sem esclerose reativa significativa
- Artrite séptica
  - Estreitamento do espaço articular, derrame articular
  - Desossificação/destruição franca do osso subcondral
- TC: destruição óssea (incluindo placas terminais em caso de discite)
  - Formação de osso reativo esclerótico relativamente leve
  - Abscesso: coleções com ↓ atenuação/realce em orla
- Achados na RM na brucelose: inespecíficos
  - Imagens T1WI: sinal baixo confluente nas regiões afetadas
  - Sequências sensíveis a fluido: sinal ↑ não homogêneo
  - Imagens pós-contraste: realce não homogêneo
  - Intensificação em orla espessa em torno de coleções de abscesso
  - Extensão epidural e paravertebral
  - Artrite séptica: mesmo padrão de sinal mais derrame articular e destruição da cartilagem articular/óssea

PRINCIPAIS DIAGNÓSTICOS DIFERENCIAIS
- Tuberculose (TB)
  - Aparência idêntica de discite, centrada preferencialmente na junção toracolombar
  - Destruição do espaço discal, deformidade em giba
  - Abscesso do iliopsoas, com frequência contendo calcificações
  - Pode haver múltiplos níveis de envolvimento vertebral, com lesões saltadas
  - Histórico clínica e testes quanto a TB servem para diferenciar TB de brucelose

PATOLOGIA
- Etiologia: exposição direta ou indireta a animais
  - Transmissão geralmente pelo leite ou seus derivados
  - Nos Estados Unidos, é transmitida a trabalhadores de fábricas de embalagem de carnes
- Diagnosticada por análise sorológica (título de aglutininas a *Brucella*) ou por hemocultura positiva
  - Hemocultura é frequentemente falso-negativa

QUESTÕES CLÍNICAS
- Apresentação
  - Fadiga, febre, sudorese, cefaleia
  - Artralgias (84%), dores lombares (65%)
- Idade: variação ampla, 40 a 60 anos é a faixa mais comum
- Gênero: masculino < feminino
- Etnia: regiões mediterrânea e arábica > subcontinente indiano > México, América Central e do Sul
- Histórico natural: 40% dos pacientes em um grande estudo prospectivo vieram a apresentar anomalias MEs
  - Pode haver início agudo e progressão rápida
  - Mais frequentemente crônica e lentamente progressiva

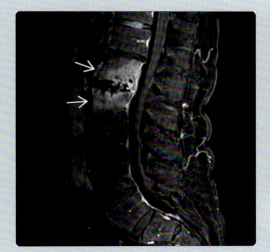 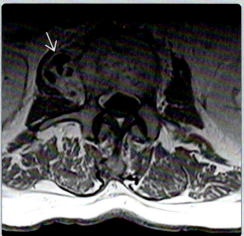

(À esquerda) *RM T2WI FS sagital mostra hiperintensidade envolvendo placas terminais adjacentes L1 e L2* ➡, *com destruição parcial do disco interveniente. Isso indica infecção do espaço discal. A tuberculose deve ser considerada por causa da localização e da destruição lenta do disco.* (À direita) *RM T1 axial pós-contraste no mesmo paciente mostra abscesso no músculo psoas direito* ➡. *O paciente era natural do México e bebia leite não pasteurizado; a análise sorológica comprovou tratar-se de brucelose. O processo destrutivo relativamente lento é típico dessa doença.*

Pé de Madura

DADOS PRINCIPAIS

TERMINOLOGIA
- Micetoma; eumicetoma (infecção por fungos); actinomicetoma (infecção por *Actinomyces*)

IMAGENS
- Múltiplas massas nodulares de partes moles → erosões por pressão e distorção óssea → formação de osso novo periosteal e/ou esclerose → destruição óssea → fusão óssea
- Invasão óssea
  - Pode se disseminar ao longo de um único dedo (disseminação vertical)
  - Pode se disseminar de um osso para outro osso adjacente (disseminação horizontal)
  - Pode haver disseminação multidirecional
- Radiografias
  - Massa(s) de partes moles
  - Erosões por pressão sobre o osso, podem se tornar extensas e ocasionar aparência de neve em derretimento
  - Ossos se tornam arqueados, com alargamento interósseo
  - Doença tardia mostra fusão óssea extensa
- RM
  - Massas ± necrose em partes moles; tratos fistulosos
  - Alterações inflamatórias periósteas, edema da medula óssea
  - Descrito sinal do ponto no círculo: granuloma de sinal alto com elementos fúngicos centrais (grãos) de sinal baixo

PATOLOGIA
- Infecção granulomatosa secundária a *Actinomyces* (60%) ou a fungos (40%)
  - Organismos baseados no solo penetram por soluções de continuidade na pele, invadem partes moles profundas e depois o osso

QUESTÕES CLÍNICAS
- M > F, razão de 5:1; idade mais comum 20 a 40 anos
- Massa(s) solitária/múltiplas de tecidos duros com múltiplos tratos de drenagem pode(m) evoluir para deformidade extensa
- Doença indolor e lentamente progressiva
- Tratamento: antibióticos ao início da doença; doença avançada torna necessária uma ressecção cirúrgica agressiva, amputação necessária em grande percentagem dos casos

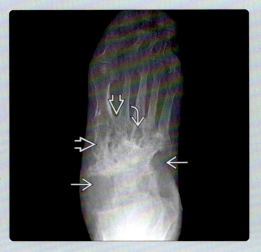
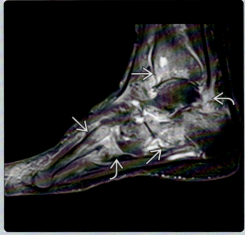

(À esquerda) *Radiografia AP mostra grandes erosões por pressão ao longo do aspecto medial e do lateral do mediopé ➡. Uma extensa fusão óssea está presente na articulação intermetatarsal, na tarsal, na metatarsal e na intertarsal ➡. Podem ser notados defeitos residuais de erosões por pressão ➡.* (À direita) *RM T1WI C+ FS sagital no mesmo paciente mostra um extenso realce intraósseo ➡ e alterações inflamatórias em partes moles ➡. Nesse estágio avançado, as alterações ósseas dominam as das partes moles.*

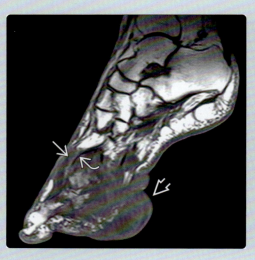
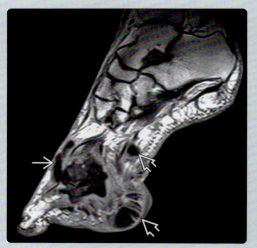

(À esquerda) *RM T1WI sagital revela grande massa de partes moles ao longo da superfície plantar do pé ➡. A massa distorce o metatarso adjacente, que está arqueado ➡. Alterações da medula óssea no metatarso indicam invasão óssea ➡.* (À direita) *RM T1WI C+ FS sagital no mesmo paciente mostra múltiplos focos de necrose em partes moles ➡ e intraósseos ➡. Múltiplos tratos fistulosos de drenagem se evidenciaram clinicamente. O material da drenagem tinha uma aparência granulada, decorrente da aglomeração dos organismos.*

Febre Maculosa das Montanhas Rochosas

DADOS PRINCIPAIS

TERMINOLOGIA
- Febre maculosa das Montanhas Rochosas: doença causada por *Rickettsia rickettsii*

IMAGENS
- Padrão serpiginoso de infarto ósseo
  - Sinal da linha dupla
- Neuro RM: presença de anormalidades é incomum
  - Infarto, edema cerebral, intensificação de meninges, medula espinal e cauda equina

PATOLOGIA
- Bactéria obrigatoriamente intracelular, transmitida a seres humanos por carrapatos
- Causa ↑ de permeabilidade em células endoteliais vasculares
  - ↑ sistêmico na permeabilidade leva a edema, hipovolemia e hipoalbuminemia
  - Vasculite necrosante → infarto ósseo

QUESTÕES CLÍNICAS
- Febre (98%)
- Erupção cutânea (97%): começa nas extremidades, segue em direção proximal e envolve o tronco
- Náuseas e vômitos (73%)
- Cefaleia (61%)
- Epidemiologia
  - Endêmica no sudoeste dos Estados Unidos (somente 2% nos estados das Montanhas Rochosas)
  - Surtos sazonais acompanham paralelamente a atividade dos carrapatos
- Histórico natural
  - Uma das infecções mais virulentas
  - Potencialmente fatal até mesmo em pessoas jovens anteriormente sadias (mortalidade: 1,4%)
  - Mortalidade maior em crianças pequenas (5%, se idade <5 anos)
  - Demora do tratamento > 5 dias leva a complicações em 40% a 55% dos casos

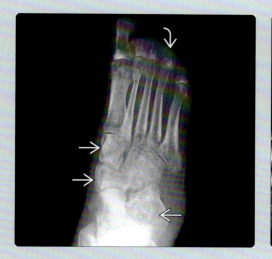
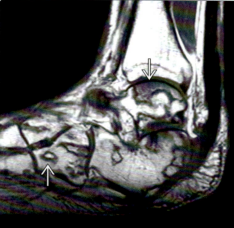

(À esquerda) Este paciente foi hospitalizado com encefalite em consequência de mordida de carrapato; o diagnóstico foi de febre maculosa das Montanhas Rochosas (FMMR). A radiografia mostra que a maior parte dos tarsais apresenta aparência esclerótica e lítica mista, típica do infarto ósseo ➡. Os artelhos foram amputados ➡ em razão de insuficiência vascular. (À direita) RM T1WI sagital no mesmo paciente mostra padrão serpiginoso irregular de infartos ósseos ➡. O osso centralmente à orla de sinal baixo tem sinal variavelmente baixo ou sinal normal de medula óssea.

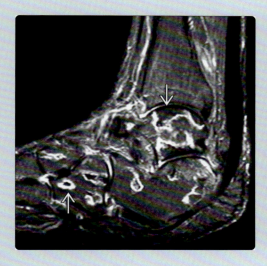
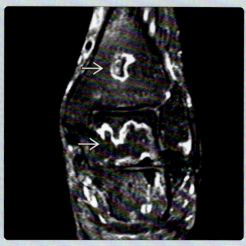

(À esquerda) RM T2WI FS sagital no mesmo paciente mostra sinal de linha dupla, com sinal alto circundando a orla de sinal baixo de múltiplos infartos ósseos ➡. (À direita) RM T2WI FS coronal mostra igualmente um padrão típico de múltiplos infartos ➡. A FMMR, que tem como alvo as células endoteliais vasculares, pode resultar em vasculite necrosante. Esta pode, por sua vez, causar infartos ósseos. Pode ser necessária a amputação. Neste caso, foram amputados vários dedos.

Hanseníase

DADOS PRINCIPAIS

TERMINOLOGIA
- Sinônimo: doença de Hansen
- Definição: infecção crônica causada por *Mycobacterium leprae*, que tem duas fases
  - O ataque inicial é a infecção, causando uma resposta imune celular que acarreta lesões neurais
  - Segundo ataque: destruição óssea secundária à neuropatia periférica

IMAGENS
- Nervos mais comumente envolvidos: ulnar e fibular
- Envolvimento ósseo: dígitos (mãos e/ou pés), tornozelos, punhos
- Anormalidades na radiografia
  - Acro-osteólise neuropática, pode ser grave e envolver muito mais que a falange distal (20%-70% dos casos hospitalizados)
  - Remanescente ósseo acral pode se afilar gradativamente ou ser rombo
  - Articulações do punho ou do tornozelo neuropáticas
  - Periostite, osteomielite (incomuns, 3%-5% dos casos hospitalizados)
  - Em risco também de infecção secundária dada a propriocepção diminuída
  - Calcificação de nervos, considerada patognomônica (rara)
- Achados na RM de envolvimento neural
  - Aumento de volume de nervos
  - Nervo vívido nas imagens STIR, realçam-se ao contraste
- Achados na RM em outros tecidos
  - Achados inespecíficos de sinal reticulado anormal no tecido adiposo subcutâneo
  - Procurar osteomielite e abscessos perineurais
- Ultrassonografia mostra inflamação do nervo
  - Vascularização aumentada
  - Ecotextura distorcida, aumento de volume

PRINCIPAIS DIAGNÓSTICOS DIFERENCIAIS
- Lesões térmicas, queimaduras
  - Contração, acro-osteólise ± calcificações
- Esclerose sistêmica progressiva
  - Acro-osteólise ± calcificações
- Diabetes
  - Articulações neuropáticas, infecção, calcificações vasculares
- Lesch-Nyhan
  - Desenvolvimento motor retardado, destruição de dígitos

PATOLOGIA
- Manifestação depende da resposta de hospedeiro do indivíduo
- Resposta imune celular vigorosa: tipo tuberculoide
  - Lesões de pele e de nervos assimétricas em número limitado contendo um pequeno número de bactérias
- Resposta imune celular mínima: tipo lepromatoso
  - Envolvimento simétrico extenso da pele; grande número de bactérias

QUESTÕES CLÍNICAS
- Apresentação
  - Mancha cutânea indolor acompanhada de perda da sensação
  - Perda da função sensorial e motora, acarretando traumatismos e amputação
  - Ulcerações de mãos e pés
  - Afilamento e fraqueza muscular
  - Queda do pé, mão em garra
  - Destruição da cartilagem nasal
  - Envolvimento ocular
  - Espessamento da pele
- Idade: pico em crianças com < 10 anos de idade
- Gênero: masculino > feminino (razão 1,5:1)
- Epidemiologia: 500.000 a 700.000 casos novos por ano em todo o mundo
  - 150 casos diagnosticados por ano nos Estados Unidos
- Histórico natural
  - Muitos indivíduos expostos a hanseníase nunca vêm a desenvolver a doença
  - 33% dos casos recém-diagnosticados apresentam sinais de alteração da função de nervos
  - Preservação da função nervosa considerada emergência em casos de inflamação inicial

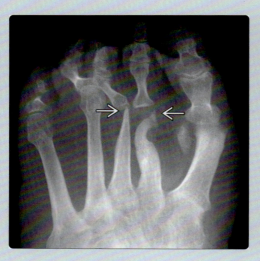 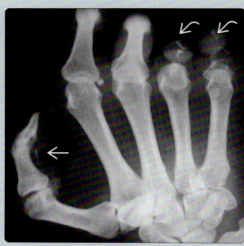

(À esquerda) Radiografia AP em paciente portador de hanseníase mostra a destruição dos metatarsos ➡ de maneira muito mais proeminente que a das falanges. Este padrão não se ajusta ao de outras etiologias de acro-osteólise, tornando a hanseníase o diagnóstico mais provável, como se comprovou. (À direita) Radiografia PA mostra que esse paciente tem grave acro-osteólise ➡, que destruiu a maior parte das falanges. Além disso, há uma calcificação linear na localização de um nervo digital ➡. Esta combinação de achados é patognomônica da hanseníase.

Sífilis

DADOS PRINCIPAIS

IMAGENS

- Sífilis congênita: osteocondrite
  - Distúrbio da ossificação endocondral
  - Envolvimento simétrico de locais de ossificação endocondral (junção epifisário-metafisária, junção costocondral, locais de ossificação no esterno e na coluna vertebral)
  - Alargamento da zona de calcificação provisória, irregularidade metafisária
  - Faixas transparentes horizontais
  - Linhas transparentes e escleróticas alternadas verticais ("talo de aipo")
  - Ao progredir, evidenciam-se lesões de aparência erosiva nas metáfises (histologicamente, granulomas): Na tíbia proximal, denomina-se sinal de Wimberger
- Sífilis congênita: osteomielite diafisária (alterações líticas destrutivas com reação esclerótica)
- Sífilis congênita: periostite
  - Dolorosa; pode estar relacionada com infiltração por tecido de granulação sifilítico
  - Periostite reativa relacionada com a osteocondrite ou o deslizamento de epífises
- Sífilis adquirida: achados musculoesqueléticos geralmente no estágio terciário
  - Periostite proliferativa: densa, comumente linear, com frequência bilateral; tíbia, crânio, costelas, esterno são os locais mais comuns
  - Osteomielite do crânio característica da sífilis secundária (9% dos casos); incomum em outros locais na sífilis secundária
  - Sífilis terciária: lesões ósseas gomatosas (lesões líticas e escleróticas mistas; podem ser grandes, com densas alterações periósteas reativas)
  - Sífilis terciária: lesões ósseas não gomatosas (periostite, osteíte, osteomielite)
- Envolvimento articular
  - Envolvimento séptico ou gomatoso incomum em qualquer estágio; inespecífico
  - Articulações de Charcot: joelho, quadril, coluna vertebral são os locais mais comuns

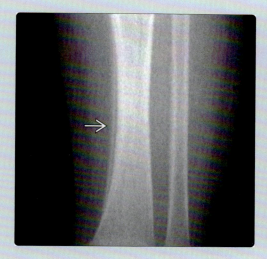 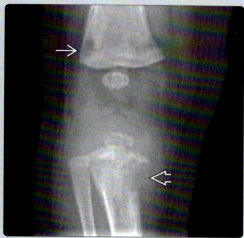

(À esquerda) *Exame de raios X AP mostra periostite ➡ em lactente com sífilis congênita. Esta periostite é inespecífica, pois não há achados metafisários ou outros mais específicos para sífilis; pode representar causas fisiológicas ou outras causas de periostite.* (À direita) *Exame de raios X AP mostra osteíte metafisária generalizada ➡, com lesões metafisárias líticas. Há um local particularmente proeminente de osteíte na metáfise medial proximal ➡, o que foi denominado sinal de Wimberger e é muito sugestivo de sífilis congênita.*

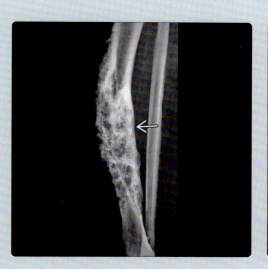 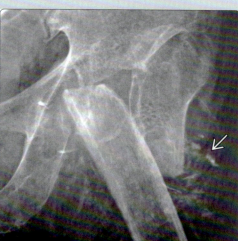

(À esquerda) *Radiografia lateral mostra lesão diafisária tibial central ➡, que apresenta crescimento excessivo, está arqueada anteriormente e tem aparência de cronicidade. Há uma alteração destrutiva moderada, com padrão lítico misto e formação de osso esclerótico reativo. Isso é típico da sífilis terciária, de tal modo que foi denominada deformidade de "canela em sabre".* (À direita) *Radiografia AP mostra destruição da articulação do quadril, fratura, luxação da cabeça e detritos espalhados na articulação e em torno dela ➡, típicos de uma articulação de Charcot tabética.*

Pólio

DADOS PRINCIPAIS

TERMINOLOGIA
- Vírus de RNA que afeta neurônios motores no corno anterior/tronco encefálico, ocasionando paralisia flácida
  - 5% a 10% dos casos vêm a apresentar sintomas (a maioria, silenciosa)
  - Progresso significativo no sentido da erradicação em âmbito mundial por meio de programas agressivos de vacinação
  - Embora não haja casos novos, são vistas complicações dos antigos

IMAGENS
- Osteoporose dos locais afetados
  - ↑ associado no risco de fraturas
- Atrofia das partes moles dos locais afetados
  - Afilamento muscular, infiltração adiposa
- Escoliose
  - Geralmente curva toracolombar única
  - Doença degenerativa da coluna vertebral associada à escoliose e à inclinação pélvica
- Deformidades de crescimento do lado afetado
  - Hipoplasia da hemibacia afetada
  - Relacionada com a falta de contração muscular e/ou com o desequilíbrio do esqueleto em crescimento
  - Quadril valgo ± subluxação/luxação
  - Ossos longos tubulares gráceis
- Fechamento fiseal prematuro (9% em 1 série)
  - Restrito aos pés (4º MT mais comum) ou aos joelhos
  - Corresponde aos locais envolvidos na doença neurológica
  - Pode ser em cone; acarreta encurtamento
- Deformidades do pé
  - Mais comum é o pé cavo
- Ossificação heterotópica: rara
- Articulação neuropática (de Charcot): rara
- Síndrome pós-poliomielite
  - Habitualmente 20 a 40 anos após a infecção
  - Recorrências de fraqueza ou fadiga
  - Comumente mesmo grupo de músculos envolvidos inicialmente

QUESTÕES CLÍNICAS
- Afeta predominantemente crianças; adultos imunocomprometidos em risco

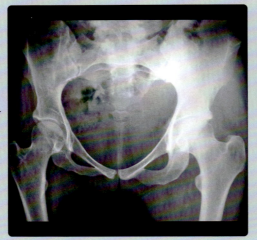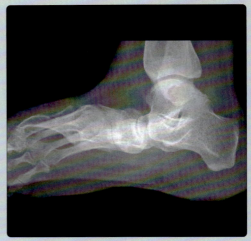

(À esquerda) Radiografia AP mostra assimetria pélvica com hemibacia direita hipoplásica, colo femoral valgo e diáfise femoral grácil. Observe as partes moles relativamente aumentadas à esquerda em comparação à direita. Este é um caso de pólio envolvendo o lado direito. Não há subluxação do quadril, embora esta possa estar presente nesses casos. (À direita) Radiografia lateral mostra um pé em flexão plantar excessiva do tálus, porém sem desvio equino. Há uma deformidade varo do antepé. A aparência geral é de um pé cavo; este paciente tem pólio.

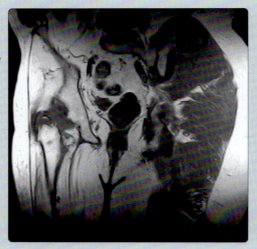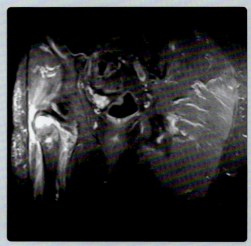

(À esquerda) RM T1WI coronal em paciente com pólio confirma substituição praticamente total da musculatura da coxa direita por tecido adiposo hiperintenso. O grau de hemiatrofia muscular é notável. (À direita) RM STIR coronal no mesmo paciente revela algum sinal T2 alto persistente no músculo remanescente. Isso pode constituir um pequeno componente da desnervação ativa, mesmo em uma etapa tão avançada da evolução clínica, porém clinicamente se suspeitou de um processo inflamatório.

Infestações Parasitárias

DADOS PRINCIPAIS

IMAGENS
- Caracterizadas por calcificação das partes moles secundariamente à calcificação do parasita morto
- Cisticercose (tênia suína)
  - Inúmeros pequenos focos calcíficos lineares/ovoides orientados ao longo do eixo longo do ventre muscular
  - Parasitas ingeridos saem do intestino delgado e seguem pelos tecidos subcutâneos e músculos
  - Locais comuns de infecção: pulmões, cérebro, olho, fígado
  - ↑ de incidência no oeste norte-americano, especialmente em hispânicos do gênero masculino
- Dracunculose (tênia de cobaias)
  - Parasitas fêmeas calcificadas: lineares, podem ser espiraladas ou fragmentadas; preferem membros inferiores
  - Ingestão de água contaminada
  - Outros: abscesso estéril, artrite asséptica
- Doença equinocócica (doença hidátide)
  - Calcificação tem forma de casca de ovo na periferia do cisto
  - Organismos ingeridos; seres humanos são hospedeiros acidentais
  - Locais mais comuns: pulmões, fígado
  - Locais musculoesqueléticos: coluna vertebral, bacia, membros
  - Aparência clássica é de múltiplos cistos (aparência de cacho de uvas) com cistos filhotes
  - Lesões podem ser de partes moles ou ósseas com lise ± expansão óssea
  - RM T1WI: líquido tem intensidade de sinal variável de baixo a alto; depende do conteúdo de proteínas
  - RM C + : realce da periferia e de septos dos cistos
- Filaríase
  - Calcificação esporádica: assemelha-se a um granuloma
  - Organismos penetram por picada de mosquito
  - Obstrução linfática leva à elefantíase
  - Outras: eosinofilia pulmonar, lesões de pele

PRINCIPAIS DIAGNÓSTICOS DIFERENCIAIS
- Calcificações lineares em partes moles: vasculares, dermatomiosite
- Calcificações focais em partes moles: flebólitos, granulomas

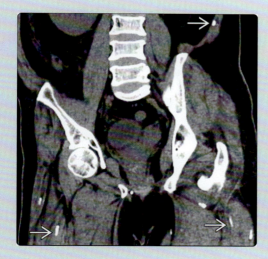
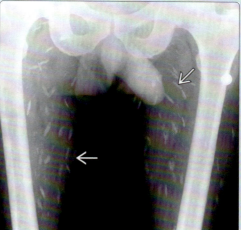

(À esquerda) *TC coronal mostra múltiplas calcificações intramusculares ovais ➡, típicas da cisticercose. Deve-se notar que esta infestação parasitária é vista atualmente em frequência maior no oeste dos Estados Unidos, especialmente em hispânicos do gênero masculino. (Cortesia de P. Tirman, MD.)* (À direita) *Radiografia AP revela múltiplas calcificações ovoides em forma de grãos de arroz, orientadas segundo o eixo longo das fibras musculares das coxas ➡. A aparência é clássica da cisticercose.*

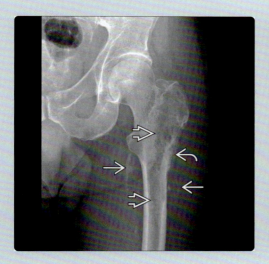
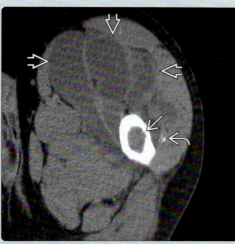

(À esquerda) *Radiografia AP mostra processo osteolítico envolvendo o fêmur proximal ➡, com irregularidade cortical lateral ➡. Presença de massa de partes moles com mineralização periférica ➡.* (À direita) *TCSC axial no mesmo paciente mostra massa de partes moles na medula óssea com destruição endóstea ➡. A massa de partes moles é uma estrutura cística mineralizada ➡. Pode-se notar a mineralização na parede de um cisto ➡. Os achados são típicos da doença equinocócica intraóssea e de partes moles. (Cortesia de M. Murphey, MD.)*

SAPHO

DADOS PRINCIPAIS

TERMINOLOGIA
- Síndrome que envolve classicamente pele, ossos e articulações, embora as alterações de pele possam estar ausentes

IMAGENS
- Articulação esternoclavicular envolvida na maioria dos casos ± 1ª e 2ª articulações costocondrais, articulação esternomanubrial
  - Estreitamento do espaço articular, entesopatia, esclerose
  - Osteólise e anquilose não tão comuns
- Esclerose de corpos vertebrais, estreitamento do espaço discal, erosões de placas terminais, ossificação paravertebral (sindesmófitos a extensas pontes ósseas)
- Ossos longos: transparência e esclerose de aparência agressiva
  - ± periostite metafisária, especialmente em torno do joelho

PATOLOGIA
- Pode ser uma resposta imune exagerada a *Propionibacterium acnes* em indivíduos geneticamente suscetíveis
- Biopsia: inflamação aguda; cultura frequentemente negativa
- Com frequência, HLA-B27 positiva; associação proposta a espondiloartropatias soronegativas, especialmente psoríase e osteomielite multifocal recorrente crônica

QUESTÕES CLÍNICAS
- Mais frequentemente em adultos jovens a de meia-idade, M = F
- Dor, hipersensibilidade, tumefação de partes moles, calor
- Limitação dos movimentos, especialmente da parede torácica anterior
- Achados cutâneos podem ocorrer antes, durante ou depois das manifestações ósseas
- Tratamento habitualmente sintomático, pode ser necessário o uso de esteroides
- Doença crônica com exacerbações, nenhuma ↓ da expectativa de vida

CHECKLIST DO DIAGNÓSTICO
- **S**inovite: parede torácica anterior, sacroileíte unilateral
- **A**cne: hidradenite supurativa; acne conglobata
- **P**ustulose: pustulose palmoplantar (50% dos casos)
- **H**iperostose: entesopatia, esclerose
- **O**steíte: alterações inflamatórias, dor

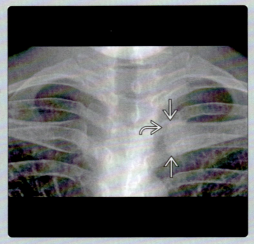
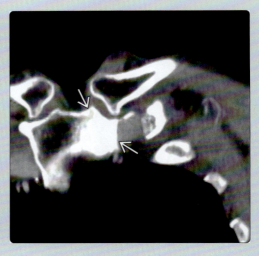

(À esquerda) Radiografia AP mostra esclerose extensa na cabeça clavicular esquerda ➡. Pode-se observar uma única erosão ➡. As alterações são muito sugestivas de hiperostose esternoclavicular (outra denominação da síndrome SAPHO). O termo descreve as características mais proeminentes. (À direita) TC reformatada coronal mostra extensa hiperostose no manúbrio à esquerda ➡, que se correlacionou à dor do paciente. As alterações escleróticas na 1ª e na 2ª articulações costocondrais (não mostradas) ajudaram a confirmar o diagnóstico.

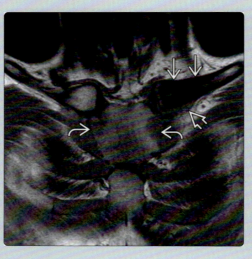
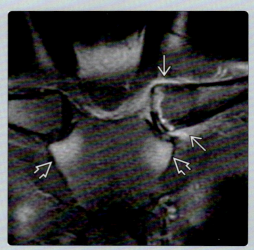

(À esquerda) T1WI coronal mostra edema da medula óssea na cabeça e na diáfise da clavícula esquerda ➡. Ambas as superfícies articulares manubriais estão igualmente afetadas ➡. A osteíte (inflamação óssea) é uma característica comum na síndrome SAPHO. Observe o espessamento das partes moles ao longo da articulação esternoclavicular (EC) esquerda inferiormente ➡. (À direita) RM T1WI C+ FS coronal no mesmo paciente mostra alterações inflamatórias nas partes moles da articulação EC esquerda ➡ e nas superfícies articulares manubriais ➡. A inflamação aguda é a característica típica da SAPHO.

Osteomielite Multifocal Recorrente Crônica

DADOS PRINCIPAIS

TERMINOLOGIA
- Osteomielite multifocal recorrente crônica (OMRC)
- Lesões inflamatórias ósseas assépticas multifocais em crianças e em adolescentes

IMAGENS
- Localização: locais mais comuns na metáfise do fêmur distal, das tíbias proximal e distal, da fíbula distal e da clavícula
  - Com frequência, atravessa para a epífise adjacente
  - Coluna vertebral, bacia, equivalentes epifisários no tórax
  - Membro superior envolvido em raras ocasiões; exceção é a clavícula (envolvida em 30% dos pacientes)
  - Envolvimento clavicular razoavelmente específico da OMRC
- Radiografias: lesões frequentemente não visíveis
  - Líticas, indistintas (27%) ou bem definidas (73%)
  - Reação esclerótica; tende a se associar a cronicidade
    – Mista, periférica ou inteiramente esclerótica
  - Reação perióstea; ocasionalmente grande e densa
- RM: intensidade de sinal baixa esparsa em imagens T1WI, intensidade de sinal alta em sequências sensíveis a fluido (padrão de edema da medula óssea)
  - Realce
  - Periostite (50% dos casos); edema de partes moles adjacentes
  - Sacroileíte
  - Derrame articular, sinovite
  - Não há sequestro nem abscesso significativo
  - RM corporal total recomendada para se avaliar quanto à multifocalidade
- Cintilografia óssea pode mostrar anomalias sutis, mas pode ser normal

PRINCIPAIS DIAGNÓSTICOS DIFERENCIAIS
- Sarcoma de Ewing
  - Mesma faixa etária da OMRC
  - Lesão óssea lítica, muito agressiva
  - Metástases ósseas frequentes, tornando a lesão poliostótica
- Linfoma ósseo
  - 50% dos casos manifestam-se inicialmente por lesões poliostóticas em crianças
  - Lesões ósseas líticas destrutivas
  - Pode não ser visualizado em radiografias
  - Positivo na cintilografia óssea
- SAPHO
  - Alguns investigadores consideram que a OMRC está no mesmo espectro de doença da SAPHO, sendo esta última o equivalente adulto
  - Periostite é uma característica importante na SAPHO, junto com alterações inflamatórias
  - Incidência de pustulose palmoplantar maior na SAPHO que na OMRC

PATOLOGIA
- Etiologia: causa autoimune, possível suscetibilidade genética
- Histologia: inflamação inespecífica crônica
  - Histiócitos, linfócitos, plasmócitos

QUESTÕES CLÍNICAS
- Dor musculoesquelética inespecífica
- Muitos locais mostrados pela RM não são clinicamente sintomáticos
- Remissão e exacerbação por muitos meses
- Hemoculturas geralmente negativas para bactérias
- Biopsia óssea comumente não mostra organismos infecciosos
- Outros sinais/sintomas ou outras associações
  - Febre, perda ponderal, letargia são todos raros
  - Transtornos dermatológicos (pustulose palmoplantar, psoríase, acne fulminante)
  - Transtornos autoinflamatórios
  - Transtornos GI (Crohn, colite ulcerativa)
  - Espondiloartropatias
- Idade: doença predominantemente de crianças (faixa etária mais comum de 9-14 anos); relatada também em adultos
- Gênero: masculino < feminino (1:2)
- Histórico natural
  - Geralmente autolimitada, mas evolução pode ser prolongada e se associar a uma morbidade significativa
  - Quando não controlada, pode se associar a distúrbios do crescimento, fusão fiseal precoce, fraturas patológicas (especialmente na coluna vertebral)
- Tratamento: não há consenso atualmente
  - AINEs e outros fármacos anti-inflamatórios usados
  - Bisfosfonatos relatados como aliviando as dores de modo significativo

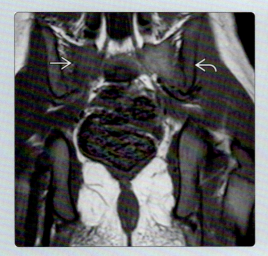 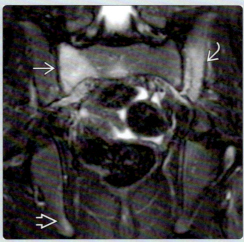

(À esquerda) RM T1WI coronal em criança de 10 anos de idade mostra alterações sutis de ↓ de intensidade de sinal na asa sacral direita ➡ e na asa ilíaca posterior esquerda ➡. Veja que pode ser difícil se identificar o sinal T1 ↓ em crianças, porque a maior parte de sua medula óssea ainda não foi convertida a tecido adiposo. (À direita) RM T2WI FS coronal no mesmo paciente mostra ↑ de intensidade de sinal na medula óssea da asa sacral direita ➡, da asa ilíaca posterior esquerda ➡ e da tuberosidade isquial direita ➡. Este paciente apresentava radiografias, cintilografia óssea e hemoculturas normais; a biopsia nuclear comprovou tratar-se de osteomielite multifocal recorrente crônica.

SEÇÃO 9
Medula Óssea

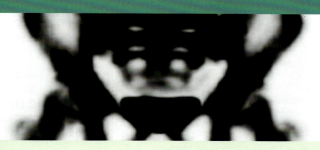

Padrão de Distribuição

Distribuição da Medula: Normal	**1022**
Celularidade Aumentada ou Diminuída da Medula	**1026**
Infiltração e Substituição Medular Difusa	**1032**
Infiltração e Substituição Medular Focal	**1038**

Distribuição da Medula: Normal

DADOS PRINCIPAIS

TERMINOLOGIA
- Medulas hematopoiética (vermelha) e gordurosa (amarela) coexistem no espaço medular
- Relação dinâmica entre as medulas vermelha e amarela
  - Muda ordenadamente ao longo do desenvolvimento
  - É detectável como alterações da intensidade de sinal em sequências de RM de rotina

IMAGENS
- T1 é a sequência de maior utilidade para a avaliação da medula
  - T1WI representa a distribuição da medula vermelha contra um fundo de medula amarela
    - Sequência sensível, porém inespecífica
    - Intensidade de sinal em T1 diretamente relacionada com a quantidade de gordura medular
  - Medula vermelha em T1WI antes de 10 anos de idade
    - Pouca gordura (se houver alguma) misturada à medula vermelha
    - Pode ter IS inferior à do disco e músculo na sequência T1WI
  - Medula vermelha em T1WI em pacientes com ≥ 10 anos de idade
    - A medula vermelha normalmente está misturada com gordura
      - □ **Padrão de comparação interno:** a medula vermelha normalmente tem IS maior que o músculo/disco em T1WI
- T2 **não tem padrão interno** para comparação de IS medular
- O gadolínio é inútil para a avaliação **de rotina** da medula
  - A medula amarela não realça
  - A medula vermelha apresenta realce mínimo em adultos (<10%)
  - A medula vermelha pode realçar nas ilhotas hematopoiéticas em crianças

CHECKLIST DO DIAGNÓSTICO
- As razões entre medulas gordurosa/vermelha variam entre os indivíduos
  - A razão entre medulas gordurosa/vermelha na RM varia com base em
    - idade do paciente e localização anatômica
    - alterações ocorridas sob condições de estresse fisiológico normal
- A distribuição das medulas vermelha e amarela deve ser razoavelmente simétrica
- Uso de padrão interno em T1WI, em que IS da medula vermelha deve ser < IS do disco ou músculo

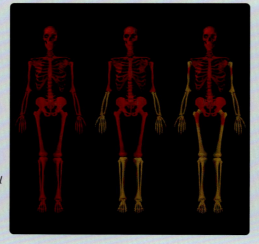
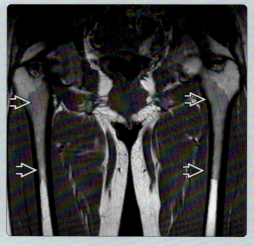

(À esquerda) Gráfico mostra transformação da medula no esqueleto durante desenvolvimento normal. O esqueleto à esquerda mostra medula vermelha global (ao nascimento), o do meio mostra conversão gordurosa das extremidades distais (na infância) e o da direita ilustra a conversão gordurosa proximal (na fase adulta). Este processo é concluído por volta dos 25 anos de idade. A medula vermelha residual no esqueleto axial e nas metáfises umeral/femoral proximais é normal em adultos. (À direita) RM coronal (T1WI) mostra medula vermelha residual ➡. A quantidade varia entre os indivíduos, mas deve ser simétrica.

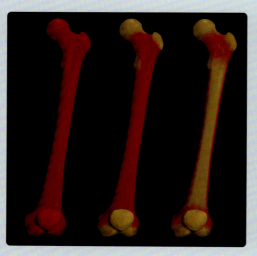
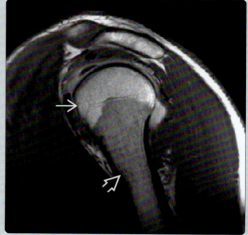

(À esquerda) Gráfico coronal mostra transformação associada a desenvolvimento normal desde a medula vermelha completa nos ossos longos (À esquerda). Apófises/epífises se transformam da medula vermelha em medula gordurosa pouco depois que os centros de ossificação aparecem (no centro). A isto se seguem as metáfises distais e diáfises, e, em seguida, as metáfises proximais, em que a medula vermelha residual pode persistir. (À direita) RM T1 sagital mostra medula amarela na epífise ➡ e medula vermelha misturada com gordura na metáfise ➡, um padrão de distribuição normal neste adulto jovem.

Distribuição da Medula: Normal

TERMINOLOGIA

Sinônimos
- Distribuição medular: conversão da medula vermelha em medula amarela no decorrer do desenvolvimento normal

Definições
- Medulas hematopoiéticas (vermelha) e gordurosa (amarela) coexistem no espaço medular
  - Relação dinâmica
  - Alterações que ocorrem ordenadamente ao longo do desenvolvimento
  - Detectáveis como alterações da IS em sequências de RM de rotina

IMAGENS

Características Gerais
- Melhor dica para diagnóstico
  - As razões entre as medulas vermelha/amarela variam significativamente de um indivíduo para outro
  - A distribuição das medulas vermelha e amarela deve ser bastante simétrica.
    - Antes de 10 anos de idade, a medula vermelha pode ser mais baixa em IS que o disco e o músculo na sequência T1WI
    - Medula vermelha em pacientes com ≥10 anos de idade deve ser discretamente superior em IS que o disco e o músculo em T1WI
- Localização
  - Nascimento: a medula é quase totalmente hematopoiética
  - A conversão para medula amarela começa nas extremidades distais
    - Progride proximalmente
    - A conversão na extremidade começa nas epífises e apófises, com 6 meses de ossificação
    - Epífises/apófises seguidas de conversão da diáfise
    - Um pouco da medula vermelha é retida na periferia do espaço medular
      - Distribuição subcortical da medula vermelha retida
      - Distribuição centrípeta da medula vermelha retida
    - Por fim, as metáfises se convertem em medula amarela
      - Metáfises distais seguidas de proximais
  - Por volta de 20 a 25 anos de idade, a medula apendicular é principalmente gordurosa
    - Medula vermelha retida no esqueleto axial e nas metáfises proximais dos fêmures e úmeros em adultos
      - Diminui com o avanço da idade
  - Por volta dos 60 anos de idade, a medula axial pode ser substancialmente amarela (gordurosa)
- Morfologia
  - A medula hematopoiética não costuma ser geográfica
    - Pode parecer irregular
    - Vagamente demarcada

Achados na TC
- TC de utilidade limitada na avaliação da medula normal
  - Útil para avaliar osso trabecular
  - Útil para mostrar esclerose

Achados na RM
- T1WI
  - Mostra a distribuição da medula vermelha contra um fundo de medula amarela
    - Sequência sensível e inespecífica
    - IS em T1 diretamente relacionada com a quantidade de gordura medular
    - A medula vermelha normalmente está misturada com gordura
      - **Padrão de comparação interna:** a medula vermelha geralmente é superior em IS, em comparação ao músculo/disco em adultos; caso contrário, a suspeita de infiltração medular deve ser considerada
      - Advertência: imagens T1 normais não excluem infiltração medular **inicial**
      - Menos mistura de gordura em crianças com < 10 anos de idade; mesmo padrão de comparação interno não tão confiável em crianças quanto em adultos
- T1WI FS
  - A saturação gordurosa aumenta a conspicuidade das lesões com substituição gordurosa
    - Pode ser mascarada em T2WI de rotina sem saturação gordurosa
  - Diferentemente de T1, as imagens T2 **não têm padrão interno** para comparação de IS da medula
- PD/intermediário
  - Constituintes lipídicos e líquido-ponderados exibem intensidade de sinal similar
    - PD, portanto, de utilidade limitada para acessar a medula
    - PD pode mascarar lesões
- T1WI C+
  - Inútil para avaliação **de rotina** da medula
    - A medula amarela não realça
    - A medula vermelha apresenta realce mínimo em adultos (<10%)
    - A medula vermelha pode realçar nas ilhotas hematopoiéticas em crianças, causando confusão
      - Número de focos e intensidade do realce ↓ com a maturação
- GRE de recuperação de inversão
  - A gordura é uniformemente suprimida
    - Contrastes de T1 e T2 são aditivos
  - Sequências de intensidade intermediária gordura-saturadas e IR mostram resultados similares na avaliação das alterações da intensidade do sinal medular
- Imagens de fase oposta (desvio químico)
  - Sequências GRE usadas
    - Penalidade de tempo mínima; disponível com todas as potências de campo de RM
  - Critérios de perda de sinal de lesão de fase oposta: em geral, <20% são aceitos como sugestivo de malignidade
    - Um estudo mostrou achados de 100% de sensibilidade, 61% de especificidade, 75% de PPV, 100% de NPV e 82% de precisão
      - Apesar da baixa especificidade, a necessidade de biopsia foi evidente em 60% das lesões benignas
  - Em geral, não usada de maneira rotineira, mas é útil para solução de problemas

Recomendações para Aquisição de Imagens
- Melhor ferramenta para aquisição de imagens
  - RM: fornece uma janela não invasiva para visualização direta de alterações na razão entre constituintes lipídicos/celulares da medula
    - A razão entre as medulas amarela/vermelha varia com base em
      - Idade do paciente
      - Localização anatômica
      - Localização junto a um osso específico
      - Estresses fisiológicos atuando no paciente
- Orientações de protocolo
  - SE convencional T1 recomendado
    - As lesões medulares podem ser obscurecidas nas sequências GRE T1
  - T1 mais recuperação de inversão ou sequências gordura-saturadas TSE T2 suficientes para avaliação da medula normal
  - Imagens com contraste reservadas para solução de problemas
  - Imagens de fase oposta usadas para solução de problemas

Distribuição da Medula: Normal

DIAGNÓSTICO DIFERENCIAL

Medula Vermelha Densa Normal
- Pode ser difícil diferenciar de uma patologia infiltrativa
- Difusamente presente no início da infância
- Não mostra captação anormal na cintilografia óssea
- Não mostra captação anormal na PET com FDG
- Ilhotas de medula vermelha vistas na infância
  - Pode realçar
  - Deve cair quando IS >20% em imagens de fase oposta

Anemia
- A recuperação envolve conversão em medula vermelha
- Pode ser irregular
- Pode ser um padrão reverso de conversão em medula gordurosa

Mieloma Múltiplo
- Distribuição similar à da reconversão da medula
  - Corpúsculos vertebrais e elementos posteriores
  - Pelve
  - Cíngulo do membro superior
  - Úmeros e fêmures proximais
- As radiografias podem mostrar osteopenia difusa ou lesões focais
- IS baixa em T1WI, IS alta em STIR
  - As lesões podem realçar

Leucemia
- IS baixa em T1WI, IS alta em STIR
  - As lesões podem realçar
- As radiografias podem mostrar osteopenia difusa ou lesões focais líticas

Linfoma Multifocal do Osso
- Doença multifocal observada com mais frequência na infância
- IS baixa em T1WI, IS alta em STIR
  - As lesões realçam

PATOLOGIA

Estadiamento, Graduação e Classificação
- A medula óssea consiste em
  - Trabéculas
  - Células hematopoiéticas
  - Adipócitos
  - Células reticuloendoteliais
  - Estroma
- Arquitetura trabecular composta por
  - Trabéculas de ponte primárias e secundárias
  - Diminuição em número com o avanço da idade
- A medula amarela é composta de
  - 80% de gordura
  - 16% de água
  - Vascularização precária
    - Portanto, risco aumentado de osteonecrose
- A medula vermelha é composta de
  - 40% de água
  - 40% de gordura
  - Estroma
  - Ricamente vascularizada

Características Cirúrgicas e Patológicas Macroscópicas
- A medula gordurosa é predominantemente amarela
- A medula hematopoiética é rosada a avermelhada

CHECKLIST DO DIAGNÓSTICO

Considerar
- Se a medula estiver mais escura que o disco ou o músculo na T1WI RM, considerar infiltração ou substituição da medula

Dicas para Interpretação de Imagem
- O sinal medular normalmente é baixo em T1WI em crianças com < 10 anos de idade
  - A patologia pode ser mascarada pelo sinal T1 baixo em crianças
    - Conspicuamente aumentado em sequências sensíveis a fluido ou com administração de gadolínio

Dicas de Relatórios
- Particularmente, na avaliação de RM de jovens e idosos, verificar se a distribuição medular é normal para a idade

REFERÊNCIAS

1. Kohl CA, et al: Accuracy of chemical shift MR imaging in diagnosing indeterminate bone marrow lesions in the pelvis: review of a single institution's experience, Skeletal Radiol. 43(8):1079-1084, 2014.
2. Chen BB, et al: Dynamic contrast-enhanced MR imaging measurement of vertebral bone marrow perfusion may be indicator of outcome of acute myeloid leukemia patients in remission, Radiology. 258(3):821-831, 2011.
3. Kung JW, et al: Bone marrow signal alteration in the extremities, AJR Am J Roentgenol. 196(5): W492-510, 2011.
4. Laor T, et al: MR imaging insights into skeletal maturation: what is normal? Radiology. 250(1):28-38, 2009.
5. Shabshin N, et al: Age dependent T2 changes of bone marrow in pediatric wrist MRI, Skeletal Radiol. 38(12):1163-1168, 2009.
6. Van der Woude HJ, et al: Contrast-enhanced magnetic resonance imaging of bone marrow, Semin Musculoskelet Radiol. 5(1):21-33, 2001.
7. Ricci C, et al: Normal age-related patterns of cellular and fatty bone marrow distribution in the axial skeleton: MR imaging study, Radiology. 177(1):83-88, 1990.
8. Custer RP: An Atlas of the Blood and Bone Marrow, Philadelphia: Saunders, 1974.
9. Ellis RE: The distribution of active bone marrow in the adult, Phys Med Biol. 5:255-258, 1961.

Distribuição da Medula: Normal

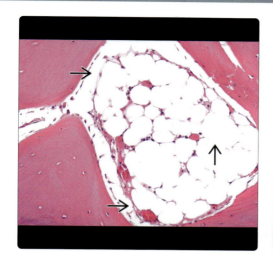
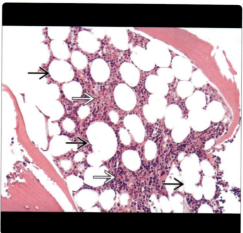

(À esquerda) Micrografia mostra medula gordurosa normal. Adipócitos ⇨ preenchem o espaço entre as trabéculas. A vascularização é escassa. (Cortesia de P. Desai, MD.) (À direita) Micrografia mostra medula vermelha normal. Células vermelhas e brancas ⇨ estão misturadas de modo razoavelmente igual com adipócitos ⇨. (Cortesia de P. Desai, MD.)

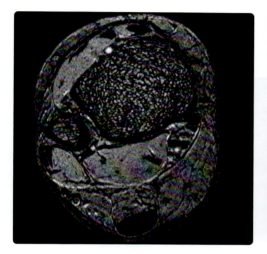
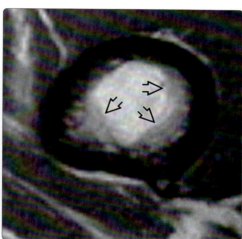

(À esquerda) Imagem 7T axial gradiente-eco de alta resolução da tíbia distal (matriz de 156 µm × 156 µm × 1.000 µm) mostra trabéculas individuais, reveladas por suscetibilidade nesta sequência. (Cortesia de R. Regatte, PhD.) (À direita) RM T1WI axial mostra distribuição centrípeta normal das medulas vermelha e amarela na diáfise de um osso longo. A medula amarela é vista centralmente; a medula vermelha ⇨ se conforma à periferia do espaço medular.

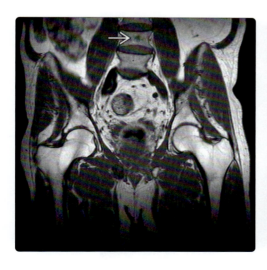
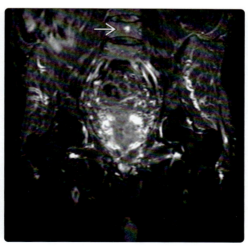

(À esquerdo) RM T1WI coronal mostra padrão medular de adulto normal. Os espaços medulares dos fêmures proximais estão quase totalmente preenchidos por medula amarela. A medula vermelha residual irregular, porém simétrica, é vista nas vertebras > pelve. Um foco de anormalidade de sinal em L4 ⇨ é isointenso ao do músculo e, por conseguinte, suspeito para lesão. (À direita) RM STIR coronal no mesmo paciente mostra supressão gordurosa uniforme. O contraste dos sinais de T1 e T2 aditivo tornam a lesão L4 ⇨ conspícua, todavia é inespecífico para fins de diagnóstico.

Celularidade Medular Aumentada ou Diminuída

DADOS PRINCIPAIS

TERMINOLOGIA
- As razões entre as medulas vermelha e amarela flutuam em resposta a múltiplos processos
- Medula vermelha aumentada vista com
  - Reconversão medular: pacientes aparentemente normais que passam por novos estresses
  - Repreenchimento medular: resposta à anemia grave
  - Estimulação medular: tratamento com fatores estimuladores de granulócitos e/ou hemácias
- Medula vermelha diminuída vista com
  - Idade avançada: depleção medular difusa
  - Depleção grave: anemia aplásica (global)
  - Radiação: depleção medular celular focal
- Atrofia serosa: depleção grave secundária à inanição

IMAGENS
- Melhor dica para diagnóstico: quantidade e distribuição da medula vermelha
  - Relacionada com a idade do paciente e com as circunstâncias clínicas
- A reconversão, o repreenchimento e a estimulação da medula vermelha seguem um padrão específico
  - Ordem reversa de conversão medular fisiológica
- Atrofia serosa
  - Progride das extremidades distais para as extremidades proximais/esqueleto axial

CHECKLIST DO DIAGNÓSTICO
- A medula densamente repreenchida pode ser semelhante à substituição medular difusa por tumor
  - O histórico de tratamento pode esclarecer o diagnóstico
- As anormalidades medulares tendem a ser subdiagnosticadas
  - Recomenda-se estar atento para os padrões normais de medula vermelha e sua relação com a idade do paciente
- Ficar atento à presença de anormalidade de padrão medular
  - Axial *versus* apendicular
  - Regiões de envolvimento proximais a distais
  - Porções de ossos longos afetadas

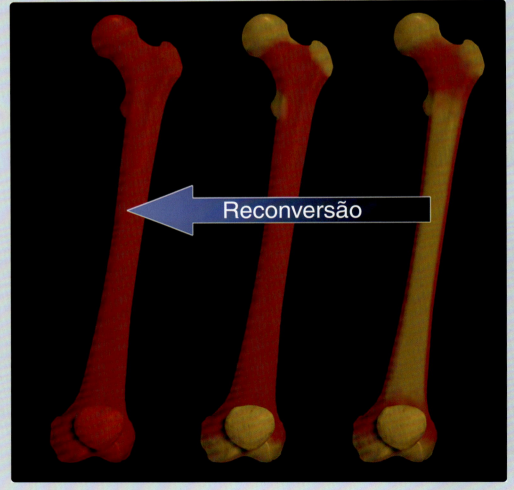

Gráfico mostra padrão de reconversão da medula vermelha, repreenchimento e estimulação dos ossos tubulares longos. A reconversão da medula vermelha ocorre na ordem inversa da conversão do desenvolvimento. Assim, a conversão ocorre primeiro no esqueleto axial e, em seguida, nos ossos apendiculares distais. Como mostra o diagrama, a conversão da medula vermelha nos ossos tubulares começa nas metáfises proximais, seguindo para as metáfises distais e diáfises. Por fim, em casos extremos de estresse hematopoiético, as epífises mostram conversão para medula vermelha

Celularidade Medular Aumentada ou Diminuída

TERMINOLOGIA
Definições
- Razões entre as medulas vermelha e amarela flutuam em resposta a
  - Estresse hematopoiético
  - Demanda de oxigênio
  - Tratamento/medicações
  - Exposição a mielotoxinas
- A medula vermelha aumentada vista com
  - Reconversão medular
    - Pacientes aparentemente normais que passam por novos estresses
    - Por exemplo, novo treino de atletismo, altas altitudes
  - Repreenchimento medular
    - Por exemplo, resposta a anemia grave, talassemia
  - Estimulação medular
    - Tratamento com fatores estimuladores de granulócitos (GCSF) e/ou hemácias
- Medula vermelha diminuída vista com
  - Idade avançada: depleção medular difusa
  - Depleção grave
    - Anemia aplásica: depleção medular celular global
    - Radiação: depleção medular celular focal
  - Atrofia serosa
    - Relacionada com inanição
      - A medula gordurosa geralmente é sequestrada do metabolismo energético, exceto nos estados de inanição
    - Depleção de **ambas** as medulas, vermelha e amarela
    - Transformação gelatinosa da medula

IMAGENS
Características Gerais
- Melhor dica para diagnóstico
  - A quantidade e distribuição da medula vermelha, relacionada com a idade do paciente e as circunstâncias clínicas
- Localização
  - Reconversão, repreenchimento e estimulação da medula vermelha
    - Ordem reversa de conversão medular fisiológica
      - Começa nas vértebras e nos ossos chatos
      - Evolui para os ossos longos: metáfises proximais, seguidas de metáfises distais e, em seguida, diáfises
      - Por fim, envolve os ossos pequenos (mãos, pés)
      - Preservação das epífises, exceto em casos extremos de estresse
  - Depleção da medula óssea
    - Pode ser difusa em indivíduos com idade avançada ou anemia aplásica
    - Radiação terapêutica → depleção focal (porta-símile) da medula vermelha, com medula circundante normal
  - Atrofia serosa
    - Progride das extremidades distais para as extremidades proximais/esqueleto axial
- Morfologia
  - Variável, dependendo do estágio de alteração medular
    - A medula vermelha reconvertida pode ocorrer como ilhotas focais, que, então, coalescem
    - A atrofia serosa começa como pequenos focos luscentes de T2, os quais coalescem com o passar do tempo

Recomendações para Aquisição de Imagens
- Melhor ferramenta para aquisição de imagens
  - RM: T1 e T2 (ou STIR) usadas com mais frequência
    - Sequências de fase oposta podem ser realizadas rapidamente (1-2 minutos) a qualquer potência de campo
    - Imagens realçadas pelo contraste podem ser úteis na diferenciação entre doença medular infiltrativa e outras alterações medulares
- Orientações de protocolo
  - Sequências de pulso T1-ponderadas **convencionais** possibilitam a avaliação ótima da medula
  - A sequência de pulso **T2-ponderada alta** (> 80 ms) é mais sensível para água livre
    - Útil para avaliação de atrofia serosa
  - Sequências de fase oposta altamente recomendadas para solução de problemas
    - Imagens de desvio químico exploram diferenças em frequências ressonantes de lipídios e água
      - Confirma pequenas quantidades de gordura junto ao tecido
    - O reconhecimento de desvio químico pode corroborar o diagnóstico de lesões com elementos lipídicos substanciais
      - Medula repreenchida ou estimulada
  - Se usar imagens com contraste para diferenciar entre repreenchimento/estimulação medular e infiltração
    - Requer T1 FS pré e pós-contraste para determinar as razões

Achados na Radiografia
- Em geral, o aumento ou a diminuição da medula vermelha não resultam em anormalidade na radiografia
- Raras exceções: anemia aplásica e atrofia serosa
  - Podem ocorrer fraturas por insuficiência

Achados na RM
- T1WI
  - Reconversão, repreenchimento, estimulação da medula vermelha
    - IS baixa, isointensa em relação à do músculo ou disco
  - Depleção medular
    - IS alta, medula gordurosa aumentada
  - Atrofia serosa
    - IS medular intermediária, parecendo mais cinza
      - Decorrente das medulas vermelha **e** amarela reduzidas
    - Sem sinal alto de gordura corporal (desgaste)
- T2WI/STIR
  - Reconversão, repreenchimento, estimulação da medula vermelha
    - Discretamente hiperintensa em relação ao músculo
  - Depleção medular
    - IS moderadamente alta, isointensa em relação à da gordura
  - Atrofia serosa
    - IS alta (sinal líquido)
- Imagens gradiente-eco
  - Sítios de repreenchimento medular florescem com depósitos de hemossiderina a partir de transfusões crônicas
    - Pacientes tratados para anemia crônica grave
- Imagens de fase oposta
  - Reconversão, repreenchimento, estimulação da medula vermelha
    - Contém partes iguais de lipídios e água
    - ↓ de sinal nas imagens fora de fase (distingue de tumores, o que mostra não há queda de IS, porque a gordura é substituída pelo tumor)
      - ↓ de IS em >20% na sequência fora de fase é fortemente sugestiva (embora não comprovativa) de processo benigno
- T1 FS realçada pelo contraste
  - A medula amarela não realça
  - A medula vermelha aumenta ~ 10%
    - Exceção: ilhotas de medula em crianças podem apresentar realce significativo
  - O realce máximo da medula estimulada é 35%

1027

Celularidade Medular Aumentada ou Diminuída

Achados na Medicina Nuclear
- PET/TC
  - Medula de rebote subsequente à quimioterapia: ↑ moderado da captação
  - Medula estimulada por GCSF: ↑ intenso da captação
    - Duração incerta, pode estar no intervalo de 3 a 4 semanas

DIAGNÓSTICO DIFERENCIAL

Diagnóstico Diferencial de Medula Vermelha Aumentada
- Reconversão, repreenchimento, estimulação da medula vermelha
- Rebote de quimioterapia
- Doença da reposição medular (incluindo Gaucher)
- Mielofibrose, mielodisplasia
- Tumor
  - Leucemia/linfoma, mieloma múltiplo, carcinomatose
  - Tende a mostrar ↑ de STIR, ↑ de realce, ↑ de IS em imagens fora de fase, em comparação com a medula vermelha

Diagnóstico Diferencial de Depleção de Medula Vermelha
- Idade avançada, anemia aplásica, radiação focal
- Quimioterapia citotóxica (supressão transitória da medula)
  - Observada especialmente com metotrexato
- AINEs raramente causam supressão medular

PATOLOGIA

Características Gerais
- Etiologia
  - Reconversão medular
    - Requerimentos aumentados de oxigênio
      - Atletismo rigoroso, tabagismo, obesidade, doença pulmonar obstrutiva crônica, altas altitudes
  - Repreenchimento medular
    - Anemia falciforme, talassemia
  - Estimulação medular
    - GCSF
      - Intensifica a quimioterapia de alta intensidade e a recuperação da neutropenia subsequente à quimioterapia
      - Usada em doadores de medula para estimular os precursores celulares antes da leucaférese
  - A anemia aplásica pode se desenvolver das mielotoxinas
    - Benzeno, agentes alquilantes, cloranfenicol, alguns inseticidas
    - Irradiação total do corpo
    - Hepatite C
    - CMV, EBV, herpes-zóster
    - 50% dos casos são idiopáticos
  - Atrofia serosa
    - Caquexia avançada, anorexia nervosa, HIV/AIDS
    - Subsequente a quimioterapia
    - Doença grave, como a doença renal crônica

Características Microscópicas
- Medula vermelha de adulto normal
  - Aproximadamente = razão medula celular:medula gordurosa
- Repreenchimento medular
  - Medula vermelha normal com ↑ razão vermelha:amarela
- Anemia aplásica
  - Medula hipocelular ("vazia", <30% das hemácias)
  - Preenchida por adipócitos, estroma fibroso, linfócitos dispersos e plasmócitos
  - Pode desenvolver fibrose ou infarto
- Atrofia serosa
  - Depleção de células hematopoiéticas e adiposas
  - Depósito extracelular de mucopolissacárides

QUESTÕES CLÍNICAS

Apresentação
- Sinais/sintomas mais comuns
  - Anemia aplásica geralmente de início gradual
    - Enfraquecimento, palidez, dispneia, petéquias, equimose
    - Risco aumentado de infecção
  - Atrofia serosa
    - 80% apresentam anemia ou perda ponderal

Demografia
- Idade
  - Anemia aplásica observada em qualquer idade
  - Atrofia serosa geralmente em adultos
- Gênero
  - Anemia aplásica: sem preferência de gênero
  - Atrofia serosa: M:F = 1,5:1

Histórico Natural e Prognóstico
- Curso clínico de anemia aplásica imprevisível
  - Pode ser reversível, se o agente causal for tratado
  - Pode ser fatal
- A atrofia serosa pode ser revertida, se a condição etiológica (p. ex., anorexia) for eliminada

Tratamento
- Anemia aplásica
  - Transplante de medula óssea em pacientes mais jovens
  - Agentes imunossupressores em pacientes idosos

CHECKLIST DO DIAGNÓSTICO

Considerar
- A medula densamente repreenchida pode parecer uma substituição medular difusa
  - O histórico de tratamento pode esclarecer o diagnóstico
- As anormalidades medulares tendem a ser subdiagnosticadas
  - É recomendado estar atento para os padrões normais de medula vermelha e sua relação com a idade do paciente

Dicas para Interpretação de Imagem
- A depleção medular difusa envolvendo uma área maior (i. e., muitas vértebras) tende mais a refletir a anemia aplásica ou um padrão de idade avançada
  - A medula irradiada tem configuração porta-símile, com medula normal do lado de fora da porta
- A escassez de gordura subcutânea sustenta o diagnóstico de atrofia grave

REFERÊNCIA

1. Kohl CA, et al: Accuracy of chemical shift MR imaging in diagnosing indeterminate bone marrow lesions in the pelvis: review of a single institution's experience, Skeletal Radiol. 43(8):1079-1084, 2014.

Celularidade Medular Aumentada ou Diminuída

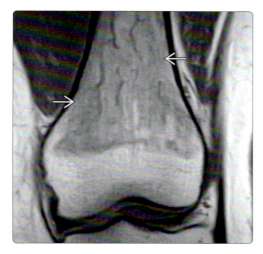
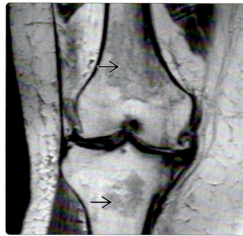

(À esquerda) RM T1WI coronal em jovem adulto normal mostra sinal cinza esperado de medula vermelha residual ocupando as metáfises ➡, nitidamente misturadas com gordura. A conversão gordurosa é completa na epífise. (À direita) RM T1WI coronal mostra reconversão da medula vermelha decorrente de hipóxia em fumante obeso de meia-idade. O sinal T1 intermediário irregular se mistura com a gordura nas metáfises femoral distal e tibial proximal➡. Uma aparência similar pode ser vista em maratonistas e indivíduos que estão se adaptando a regiões de altas altitudes.

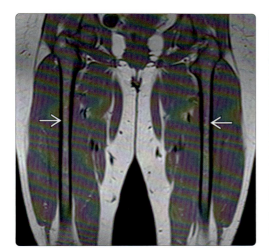
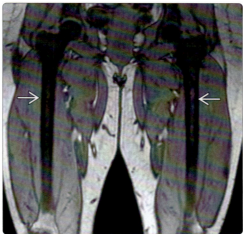

(À esquerda) RM T1WI coronal mostra repreenchimento medular. A mulher de meia-idade tem IS T1 femoral bilateral difusa isointensa em relação à do músculo ➡, com exceção dos fêmures distais e de uma parte das apófises proximais. O médico investigou a paciente para descobrir se isto representaria uma infiltração tumoral. (À direita) A imagem de desvio químico fora de fase demonstra ↓ de IS na medula femoral da ordem de > 20% ➡, sugerindo fortemente o repreenchimento da medula vermelha. A paciente estava em recuperação de uma anemia grave.

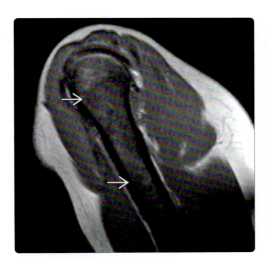
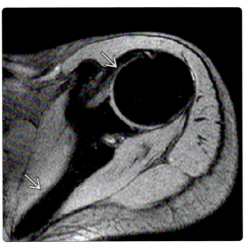

(À esquerda) RM T1WI sagital mostra paciente no fim da adolescência com anemia falciforme, em estado de pós-transfusões múltiplas. Há um sinal T1 baixo difuso ao longo da medula ➡, quase isointenso ao do músculo. Note que o sinal anormal envolve até as epífises. Isso representa o repreenchimento da medula vermelha. (À direita) RM de gradiente-eco axial no mesmo paciente demonstra artefato de suscetibilidade em florescimento ➡. Isto reflete o conteúdo de ferro junto à medula celular, secundário a múltiplas transfusões.

Celularidade Medular Aumentada ou Diminuída

(À esquerda) *RM T1WI coronal de paciente de meia-idade com metástases ósseas, tratada com GCSF, mostra focos confluentes de ↓ de IS ➡ isointensos aos da musculatura. Imagens de fase oposta (não mostradas) demonstraram > 20% de ↓ de IS, indicando que os focos anormais são mais prováveis em decorrência da estimulação da medula.* (À direita) *PET mostra uma ávida atividade apendicular proximal e axial em paciente tratada com GCSF. O padrão é simétrico e em conformidade com a distribuição esperada da medula hematopoiética. (Cortesia de K. Friedman, MD.)*

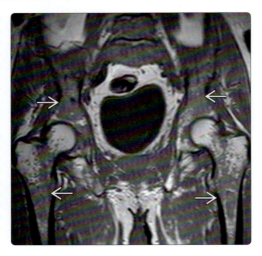
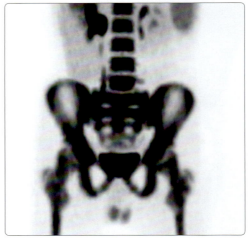

(À esquerda) *RM T1WI sagital mostra ilhota discretamente marginal de medula vermelha junto a um corpo vertebral lombar ➡. Não está tão escuro quando o disco ou o músculo, mas sua morfologia preocupa pela possibilidade de haver uma lesão. Foram obtidas imagens de fase oposta.* (À direita) *É mostrada imagem sagital fora de fase na mesma paciente. A medida da região de interesse da "lesão" em L3 ➡ demonstrou > 20% de ↓ de IS nas imagens fora de fase, em comparação ao observado nas imagens em fase, sugerindo fortemente uma etiologia benigna, como a substituição da medula vermelha.*

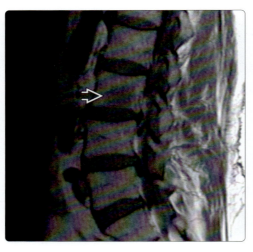
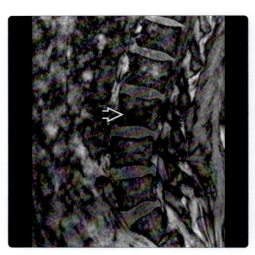

(À esquerda) *Imagens de RM T1 (À esquerda) e T2 (À direita) sagitais mostram foco tumoral tratado exibindo sinal baixo em L2 ➡. Uma razão T1/T2 alta em L1 e L3 ➡ indica substituição gordurosa na porta de radiação. Uma lesão hipointensa é observada em T11 ➡, fora da porta de radiação, e preocupa quanto à possibilidade de metástase.* (À direita) *RM T1WI sagital em adolescente após irradiação de tumor escapular mostra ablação facial da medula vermelha no úmero ➡ Observe a demarcação ➡ entre a medula amarela radiada e a medula celular na diáfise*

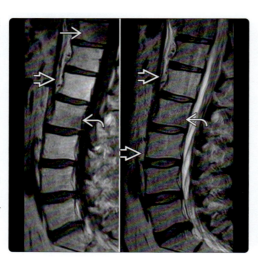
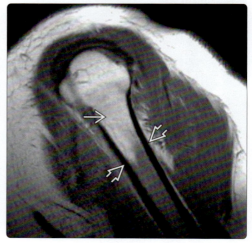

Celularidade Medular Aumentada ou Diminuída

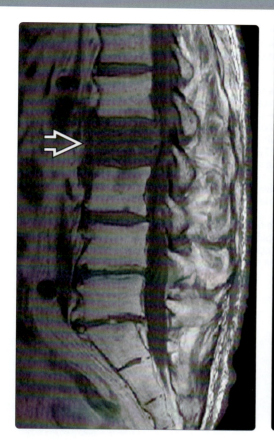
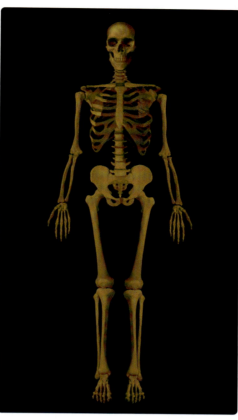

(À esquerda) *RM T1WI sagital mostra depleção medular celular difusa. Este paciente de meia-idade tem anemia e carcinoma de pulmão metastático. A fratura patológica de L2 ➡ mostra sinal T1 baixo difuso. A coluna espinal, por outro lado, mostra depleção da medula celular com substituição gordurosa difusa. Não havia histórico de tratamento com radiação; a medula depletada está em conformidade com uma região maior que a esperada para uma porta de radiação.* **(À direita)** *Gráfico coronal mostra padrão de medula gordurosa difusa ocupando o espaço medular. Isso pode ser visto com idade avançada e/ou com anemia aplásica. Os ossos total ou majoritariamente substituídos por gordura apresentam risco aumentado de fratura e isquemia.*

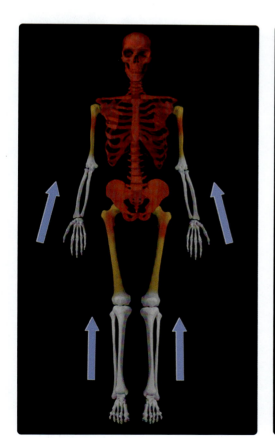
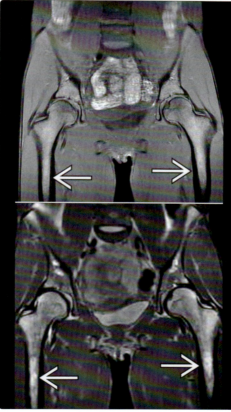

(À esquerda) *Gráfico coronal mostra padrão de espalhamento de atrofia serosa. A transformação gelatinosa da medula progride no sentido distal-proximal no esqueleto apendicular. O esqueleto axial é o último a ser envolvido. Note que este padrão de alteração medular possibilita a diferenciação desde a distribuição hematógena de metástases ósseas. Ilhotas gelatinosas inicialmente podem ser discretas e, por fim, coalescer.* **(À direita)** *Atrofia serosa da medula é mostrada em atleta de 23 anos de idade, do gênero feminino, com anorexia. T1 (na parte superior) mostra regiões cinza, em vez de regiões de sinal intenso na metadiáfise femoral ➡. As regiões compatíveis em STIR (na parte inferior) exibem sinal forte típico de atrofia serosa. Note a gordura subcutânea diminuída na imagem T1; este é um achado essencial da atrofia serosa. (Cortesia de D. Blankenbaker., MD.)*

Medula Óssea

1031

Infiltração e Substituição Medular Difusa

DADOS PRINCIPAIS

TERMINOLOGIA
- "Infiltração medular" e "substituição" se referem à quantidade de mistura de células *versus* adipócitos em uma lesão
- **Infiltração medular difusa:** tecido moderadamente celular misturado com gordura; envolvimento ósseo difuso
  - Medula vermelha regenerada/repreenchida/estimulada
  - Infecção crônica
  - HIV/AIDS
  - Distúrbios de armazenamento medular
- **Substituição medular difusa:** lesões densamente celulares, sem adipócitos significativos, distribuídas difusamente no esqueleto
  - Carcinomatose óssea
  - Mieloma múltiplo
  - Mielodisplasias: grupo diverso de doenças secundárias à produção inefetiva de elementos mieloides
  - Distúrbios mieloproliferativos: produção excessiva de elementos mieloides
- A infiltração medular difusa ou a substituição não são conotativas de benignidade nem de malignidade por si sós

IMAGENS
- As imagens de SE T1-ponderadas convencionais são ótimas para infiltração ou substituição de medula gordurosa por material de sinal de baixa intensidade
  - Infiltração medular difusa: ↓ moderada de IS
  - Substituição difusa da medula: ↓ acentuada de IS
- IS baixa de T2: fibrose medular e/ou depósito de colágeno
- PDWI: pode subestimar ou mascarar anormalidades de sinal medular
- T1WI C +: lesões altamente celulares, como mieloma, linfoma e metástases, em geral realçam com aumentos de IS >35%
- Imagens de fase oposta/desvio químico
  - O princípio do uso consiste em diferenciar entre regeneração/repreenchimento/estimulação da medula vermelha e focos metastáticos

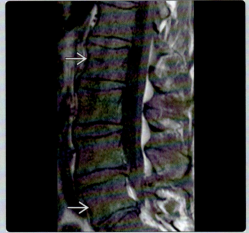
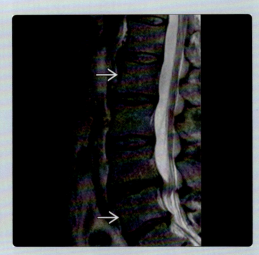

(À esquerda) *RM T1WI sagital mostra baixo sinal razoavelmente homogêneo e difuso substituindo a medula do corpo vertebral normal ➡. Note que o sinal do corpo vertebral é isointenso ao dos discos adjacentes. Esta comparação é um padrão interno de referência em T1WI útil.* (À direita) *RM T2WI sagital no mesmo caso mostra persistência de baixa IS medular difusamente homogênea ➡. Neste caso, a substituição da medula é em razão de trombocitose essencial; outros distúrbios mieloproliferativos podem parecer idênticos.*

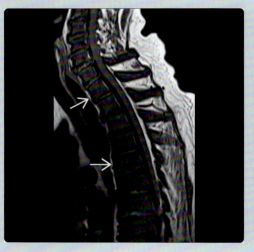
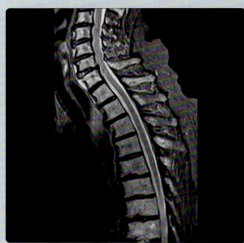

(À esquerda) *RM T1WI sagital em paciente de 42 anos de idade, com lombalgia inespecífica e radiografias normais, mostra ↓ difusa da IS ao longo da coluna espinal ➡. Note que a comparação interna com material de disco mostra que a hipointensidade é séria.* (À direita) *RM STIR sagital no mesmo caso mostra hiperintensidade em todos os níveis. Foi comprovado que esta substituição medular difusa é decorrente de mieloma múltiplo.*

Infiltração e Substituição Medular Difusa

TERMINOLOGIA

Sinônimos
- Mielodisplasia: antigamente, conhecida como pré-leucemia

Definições
- "Infiltração medular" e "substituição" se referem à quantidade de mistura de células *versus* adipócitos em uma lesão
  - **Infiltração medular difusa:** tecido moderadamente celular misturado com gordura; envolvimento ósseo difuso
    - Medula vermelha regenerada/repreenchida/estimulada
    - Infecção crônica
    - HIV/AIDS
    - Distúrbios de armazenamento medular
    - Fase inicial (ou tratada) de mielodisplasia e distúrbios mieloproliferativos
  - **Substituição medular difusa:** lesões densamente celulares, sem adipócitos significativos, distribuídas difusamente no esqueleto
    - Carcinomatose óssea
    - Mieloma múltiplo
    - Mielodisplasias: grupo diverso de doenças secundárias à produção inefetiva de elementos mieloides
      - Caracterizado por várias condições anêmicas refratárias
    - Distúrbios mieloproliferativos: produção excessiva de elementos mieloides
      - Plaquetas (trombocitose essencial)
      - Reticulócitos (policitemia vera)
      - Fibroblastos/colágeno (mielofibrose)
      - Leucócitos (leucemia)
- A infiltração medular difusa ou a substituição não são conotativas de benignidade nem de malignidade por si sós

IMAGENS

Características Gerais
- Melhor dica para diagnóstico
  - Imagens SE T1-ponderadas convencionais são ideais: infiltração ou substituição da medula óssea por material de baixo sinal
- Localização
  - Substituição difusa
    - Densa no esqueleto axial e nos ossos tubulares proximais
    - Mais infiltrativa e esparsa nas extremidades distais
- Tamanho
  - Variável
    - Múltiplas lesões discretas ao longo dos ossos tubulares axiais e proximais
    - Amplas lesões coalescentes/conglomeradas
    - Substituição total da medula
- Morfologia
  - Variável, alterando de concentração medular multifocal a difusa
    - Variabilidade (e aparência inconstante, por vezes confusa) muitas vezes relacionada com
      - Gravidade da doença
      - Regime de tratamento
      - Resposta ao tratamento
  - O mieloma múltiplo exibe uma variedade de padrões de RM
    - Medula normal
    - Medula celular densa
    - Aparência variegada
    - Padrão "sal e pimenta"
    - Lesões focais e confluentes

Achados na Radiografia
- Variáveis, dependendo da agressividade do processo medular em relação ao córtex e às trabéculas
  - De modo não infrequente, aparece normal em qualquer um desses processos patológicos
  - Osteopenia difusa
    - Pode ser difícil de detectar, mas pode ser o único indício radiográfico de doença extensiva
      - Interpretar a densidade óssea no contexto de idade e gênero do paciente
    - 40% a 50% das trabéculas devem ser destruídas para se tornarem radiograficamente evidentes como osteopenia
  - Lesões multifocais líticas ou escleróticas
  - Densidade óssea aumentada difusa
- Rotura cortical e fratura patológica
- Reação periosteal

Achados na TC
- Varia por entidade, podendo ser um depósito em parte mole não detectável a intramedularmente isointensa à do músculo
- Densidade óssea anormal: osteopenia ou esclerose
- Fratura ou rotura cortical

Achados na RM
- T1WI
  - Infiltração medular difusa: diminuição moderada de IS
    - Alguns elementos lipídicos residuais e misturados
  - Substituição medular difusa: diminuição acentuada de IS
    - Músculo/disco úteis como padrão de sinal T1 interno: a substituição difusa mostra IS isointensa ou mais hipodensa que estas estruturas
- T2W1-FS
  - Altamente variável
    - Útil, porém não definitiva na diferenciação das etiologias de substituição/infiltração medular
  - IS em T2 baixa: fibrose medular e/ou depósito de colágeno
    - Lesões escleróticas e fibróticas podem não ser discerníveis em imagens IR e T2 gordura-saturadas
  - IS em T2 alta: componente edema/líquido livre
- PD/intermediário
  - Pode subestimar ou mascarar anormalidades de sinal medular
  - Sem papel na detecção ou no diagnóstico de patologia medular
- STIR
  - Variável, como T2W1-FS
- T1WI-C+
  - Lesões altamente celulares, como mieloma, linfoma e metástases, geralmente realçam com aumentos de IS superiores a 35%
    - Lesões escleróticas exibem realce variável
    - Na ausência de saturação gordurosa, a substituição medular difusa pode ser obscurecida
      - Necessidade de comparação com imagens pré-contraste
- Imagens de fase oposta/desvio químico
  - Sequências GRE usadas
    - Penalidade de tempo mínima; todas as potências de campo de RM
  - O princípio do uso é diferenciar a regeneração/repreenchimento/estimulação da medula vermelha de focos metastáticos
    - Metástases e distúrbios mieloproliferativos são altamente celulares e excluem a gordura medular
      - IS não diminui (e pode aumentar) na sequência fora de fase
    - Regeneração/repreenchimento/estimulação da medula vermelha se misturam com adipócitos
      - Diminuições de IS inferiores a 20% na sequência fora de fase

1033

Infiltração e Substituição Medular Difusa

- ○ Altamente sugestiva, porém não diagnóstica de benignidade *versus* malignidade
  - – Falso-negativos: mieloma múltiplo e linfoma (podem capturar adipócitos e mostrar ↓ de IS na sequência fora de fase)

Recomendações para Aquisição de Imagens
- Melhor ferramenta para aquisição de imagens
  - ○ A RM é a ferramenta de aquisição de imagens mais confiável para detecção de infiltração/substituição medular
  - ○ Protocolo atual para detecção de metástases ósseas
    - – Em geral, cintilografia óssea, seguida de radiografias de sítios positivos
  - ○ Este paradigma está mudando
    - – Para lesões PET-ávidas (como o mieloma múltiplo), a PET pode ser realizada com correlação por RM de sítios hipermetabólicos
    - – Pode ser usado um levantamento de RM (em geral, uma combinação de T1WI e STIR do esqueleto ósseo axial e apendicular proximal)
      - □ Usada com frequência para avaliar carga tumoral e/ou resposta ao tratamento
    - – A RM de corpo inteiro possibilita a avaliação global da medula
      - □ Empregada em alguns centros para levantamento de metástases ósseas, avaliação de mieloma e/ou linfoma ósseo
      - □ Outros achados (esplenomegalia, tumor hipofisário) podem ser revelados
    - – Nenhum papel para a RM no diagnóstico de leucemia e outros distúrbios mieloproliferativos
      - □ Pode ser útil na avaliação da resposta ao tratamento e no levantamento de sítios para biopsia, caso a biopsia da crista ilíaca não forneça material diagnóstico
- Orientações de protocolo
  - ○ SE T1WI convencional: sequência principal para detecção e avaliação de infiltração/substituição medular difusa
  - ○ Fase oposta e contraste de gadolínio IV são úteis para a resolução de problemas

DIAGNÓSTICO DIFERENCIAL

Diagnóstico Diferencial de Sinal T1WI Baixo Moderado Difuso
- Depósito de ferro subsequente à terapia de transfusão
- Anemia grave: célula falciforme, talassemia
- HIV/AIDS: bloqueio de ferro reticuloendotelial
- Estimulação medular (fator estimulador de granulócitos [GCSF])

Diagnóstico Diferencial de Sinal T1WI Baixo Intenso Difuso
- Mastocitose
- Hemossiderose
- Mielofibrose
- Osteopetrose/picnodisostose
- Mieloma, linfoma

↑ de IS Multifocal em T2, Mimetizando Metástases
- Sarcoidose
- Tumores marrons
- Alteração pós-quimioterapia
- Infartos múltiplos
- Atrofia serosa
- Infecção hidática e fúngica disseminada

QUESTÕES CLÍNICAS

Apresentação
- Sinais/sintomas mais comuns
  - ○ Substituição medular difusa: anemia, fadiga, falta de ar

Histórico Natural e Prognóstico
- Varia por entidade
  - ○ ~1/3 dos pacientes com mielodisplasia evolui para leucemia mielógena aguda

CHECKLIST DO DIAGNÓSTICO

Considerar
- Alterações medulares difusas podem ser encontradas na RM, relacionadas com tratamentos de câncer
  - ○ Ablação da medula, rebote, estimulação, osteonecrose disseminada, infecção disseminada
  - ○ Discutir o histórico de tratamento com o médico antes de interpretar a RM nestes pacientes

Dicas para Interpretação de Imagem
- Em crianças, a medula vermelha difusa pode mascarar a infiltração e a substituição medular nas imagens de RM
  - ○ Sequências sensíveis a fluido e realçadas pelo contraste melhoram a detecção

Dicas de Relatórios
- Em muitos casos, foi feito o diagnóstico clínico prévio de distúrbio medular difuso, antes da RM
  - ○ O médico pode estar em busca de informações referentes a carga da doença e/ou a resposta ao tratamento
  - ○ A RM pode ser útil para seleção de sítios para biopsia, caso a biopsia ilíaca não seja diagnóstica
    - – Lembrar que a substituição da medula óssea é o procedimento que oferece maior probabilidade de diagnóstico em comparação à medula infiltrada

REFERÊNCIAS

1. Kohl CA, et al: Accuracy of chemical shift MR imaging in diagnosing indeterminate bone marrow lesions in the pelvis: review of a single institution's experience, Skeletal Radiol. 43(8):1079-1084, 2014.
2. Kung JW, et al: Bone marrow signal alteration in the extremities, AJR Am J Roentgenol. 196(5):W492-510, 2011.
3. Steinbach LS: "MRI in the detection of malignant infiltration of bone marrow"--a commentary, AJR Am J Roentgenol. 188(6):1443-1445, 2007.
4. Zajick DC Jr, et al: Benign and malignant processes: normal values and differentiation with chemical shift MR imaging in vertebral marrow, Radiology. 237(2):590-596, 2005.
5. Lecouvet FE, et al: Magnetic resonance and computed tomography imaging in multiple myeloma, Semin Musculoskelet Radiol. 5(1):43-55, 2001.
6. Walker RE, et al: Whole-body magnetic resonance imaging: techniques, clinical indications, and future applications, Semin Musculoskelet Radiol. 5(1):5-20, 2001.
7. Panicek DM, et al: MR imaging of bone Marrow in patients with musculoskeletal tumors, Sarcoma. 3(1):37-41, 1999.

Infiltração e Substituição Medular Difusa

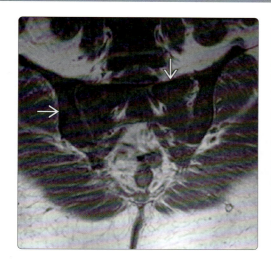
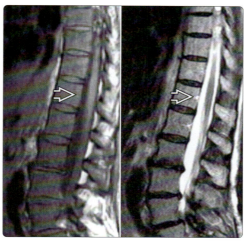

(À esquerda) *RM T1WI coronal oblíqua do sacro mostra substituição medular difusa ➡. A IS na medula é mais baixa que no músculo. Este paciente tem policitemia vera, porém a hipótese de substituição difusa por tumor não pode ser excluída sem biopsia.* (À direita) *T1WI sagital (À esquerda) e T2W1 (À direita) da coluna espinal lombar em paciente com LMC. A IS em T1 é isointensa à do disco e apaga ➡ os vasos basivertebrais. Este padrão de substituição medular difusa pode ser facilmente perdido por não haver lesões focais que chamem a atenção.*

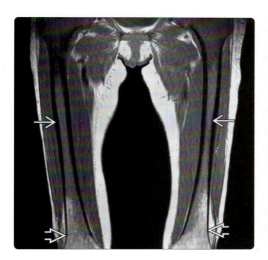
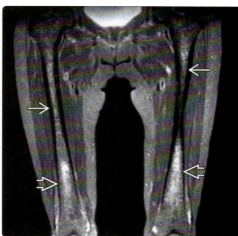

(À esquerda) *RM T1WI coronal oblíqua em paciente com mielofibrose primária mostra IS em T1 isointensa à do músculo nas diáfises femorais bilaterais ➡, com alguma medula gordurosa residual nos fêmures distais ➡. A IS em T1 baixa indica fibrose e depósito de colágeno junto ao espaço medular.* (À direita) *RM STIR coronal no mesmo paciente mostra IS mista nos fêmures proximais ➡, sugerindo fibrose. A IS em T2 alta vagamente demarcada nos fêmures distais ➡ pode refletir edema de medula. A queixa apresentada era dor na parte inferior da coxa.*

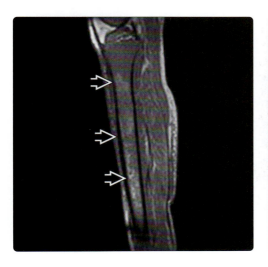
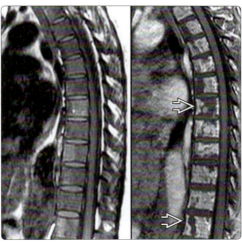

(À esquerda) *RM T1WI sagital da tíbia de paciente com anemia falciforme mostra IS em T1 baixa difusa indicativa de depósito de ferro decorrente de transfusões provavelmente sobrepostas sobre o repreenchimento da medula deste paciente anêmico. Contra este fundo, infartos geograficamente marginados ➡ são fracamente observados.* (À direita) *Gráfico mostra imagens T1WI pré (À esquerda) e pós-contraste (À direita) em paciente com linfoma ósseo. Os infartos são vistos nas imagens com contraste ➡ que foram ocultas em T1. (Cortesia de V. Sarkis-Oliveira, MD, e D. Amaral, MD.)*

1035

Infiltração e Substituição Medular Difusa

(**À esquerda**) *RM T1WI coronal em paciente com mieloma múltiplo comprovado por biopsia mostra padrão "sal e pimenta" difuso de sinal baixo e salpicado contra a gordura medular ⇒, bem como sítios focais maiores de mieloma ⇒. (**À direita**) RM STIR coronal no mesmo paciente mostra padrão "sal e pimenta" de mieloma múltiplo na forma de inúmeros focos luscentes minúsculos ⇒. As lesões de mieloma coalescentes maiores ⇒ estão heterogeneamente aumentadas em IS nesta sequência.*

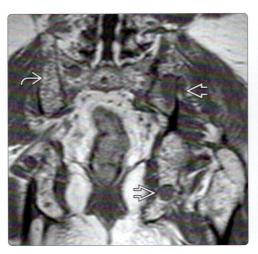 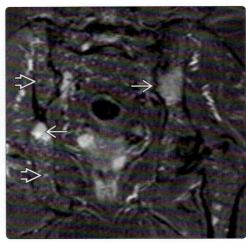

(**À esquerda**) *RM T1WI sagital mostra numerosos depósitos metastáticos, todos com IS menor que a do disco ⇒. A carcinomatose óssea pode variar de múltiplos focos discretos à substituição total da medula. (**À direita**) T1WI sagital (**À esquerda**) e T2W1 (**À direita**) mostram um padrão variegado de substituição da medula. A lesão focal em L5 ⇒ é uma metástase comprovada por biopsia (note que as metástases nem sempre são hiperintensas em T2). O sinal T1 baixo irregular interespaçado com ilhas de gordura ⇒ é indeterminado para metástases e pode refletir a medula vermelha.*

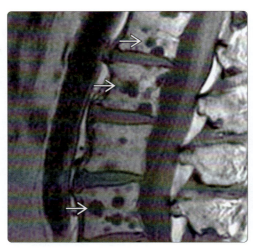 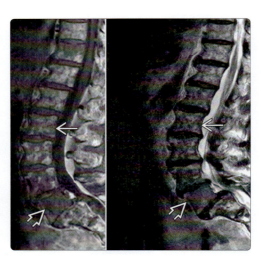

(**À esquerda**) *T1WI sagital (**À esquerda**) e T2W1 (**À direita**) mostram múltiplos focos dispersos de medula de baixo sinal, isointensos aos do disco em T1WI ⇒, interespaçados com ilhas de gordura. Trata-se de um padrão comum encontrado em indivíduos de idade avançada. (**À direita**) Imagem GRE sagital de sequência em fase (**À esquerda**) e fora de fase (**À direita**) no mesmo paciente mostram os mesmos focos irregulares ⇒ para demonstrar uma ↓ de IS > 20%, indicativa de gordura misturada com os voxels medidos. Isto favorece, mas não comprova, que as regiões de interesse consistem em medula vermelha.*

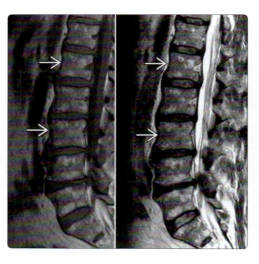 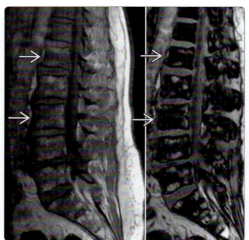

Infiltração e Substituição Medular Difusa

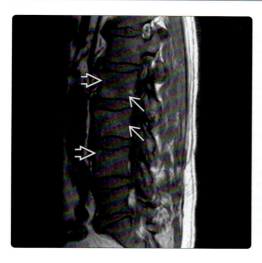
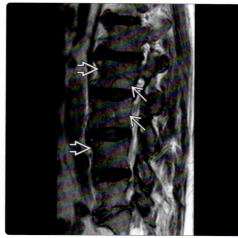

(À esquerda) *RM T1 sagital em homem de meia-idade mostra regiões coalescentes de ↓ de IS nos corpos anterior ⇨ e posterior ➡. Estas regiões são isointensas às do disco; são preocupantes quanto à possibilidade de depósitos metastáticos, embora outras etiologias também devam ser consideradas.* (À direita) *RM T2 sagital no mesmo caso sugere fraco ↑ de IS junto às regiões identificadas dos corpos posteriores ➡, crescentemente preocupantes quanto à possibilidade de substituição da medula. As lesões anteriores ⇨ não parecem ter ↑ de IS, tornando estes sítios menos preocupantes.*

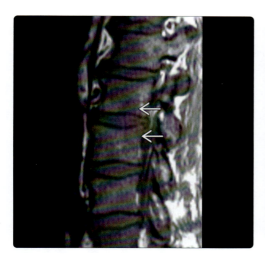
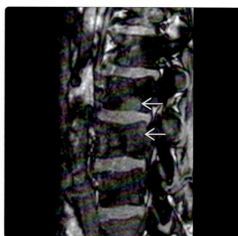

(À esquerda) *Imagem GRE sagital em imagens de sequência de fase oposta no mesmo caso. Esta é a imagem em fase. Note o sinal nas regiões mais preocupantes ➡.* (À direita) *Imagem de fase oposta de imagem GRE sagital, imagem fora de fase compatível, mostrando ↑ de IS nas duas lesões mais preocupantes ➡. Isto sugere fortemente uma lesão infiltrante na medula, como as metástases. As medidas comparativas da região de interesse nos outros sítios variaram, porém mostraram principalmente uma diminuição de > 20% em IS, tornando os demais sítios menos preocupantes quanto à possibilidade de tumor.*

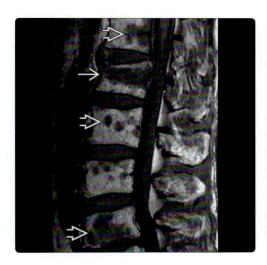
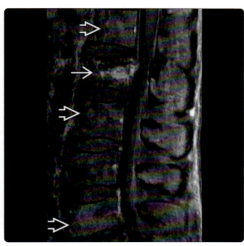

(À esquerda) *RM T1 sagital em homem de 52 anos de idade avaliado para fratura traumática aguda ➡ mostra também regiões difusas de substituição medular ⇨.* (À direita) *RM T1SF sagital pós-contraste mostra edema no sítio de fratura ➡, porém mínima significância nos demais sítios de interesse ⇨, tornando a hipótese de tumor menos provável. No seguimento, isto é determinado para representar hiperplasia medular nodular focal.*

Medula Óssea

1037

Infiltração e Substituição Medular Focal

DADOS PRINCIPAIS

TERMINOLOGIA
- **Infiltração medular** e **substituição da medula** se referem à quantidade de celularidade *versus* gordura misturada na lesão
  - A **infiltração** medular focal tem elementos lipídicos residuais e misturados
  - A **substituição** medular focal não tem gordura residual
- Os termos não implicam benignidade nem malignidade por si sós
  - A infiltração focal é vista nas margens de fraturas, tumores, infartos e sítios de edema mecânico
  - A substituição medular é vista com lesões altamente celulares, como os depósitos metastáticos, mas também pode ser observada em processos não malignos, como a osteomielite

IMAGENS
- **Infiltração** medular focal: ↓ moderada de IS em T1WI, com elementos lipídicos residuais e misturados
- **Substituição** medular focal: ↓ acentuada de IS em T1WI, isointensa ou mais escura que a do músculo/disco

- A biopsia mais provavelmente fornece material diagnóstico da medula substituída em vez da medula infiltrada
- O contraste pode ser usado para resolução de problemas
  - A medula vermelha normal é realçada em 10%
  - A medula estimulada pode realçar em até 30%
  - Um aumento de IS >35% após a injeção de gadolínio IV é suspeito para infiltração/substituição de lesão medular
- O desvio químico útil para diferenciação entre ilha de medula vermelha (que se mistura com a medula gordurosa) e tumor infiltrante
  - Focos de medula vermelha ↓ de IS em pelo menos 20% em imagens fora de fase
  - Um tumor hipercelular com avanço frontal desloca adipócitos, não deve apresentar queda significativa ou deve exibir ↑ de IS em imagens de fase oposta
  - A diminuição da intensidade de sinal <20% em imagens fora de fase é estabelecida como limiar de sugestão de malignidade
    - Altamente sensível, porém com especificidade relativamente fraca

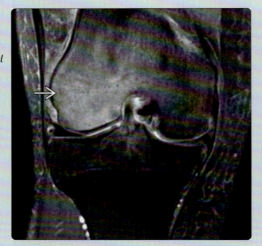
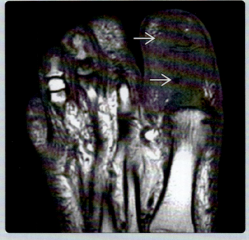

(À esquerda) *RM T2WI FS coronal mostra padrão de infiltração medular focal de edema. Note o ↑ indistintamente marginado do sinal de T2 visto no côndilo femoral direito ➡, misturado à gordura suprimida. T1WI (não mostrado) mostraria padrão recalculado de IS moderadamente baixa.* (À direita) *RM T1WI coronal mostra substituição focal da medula na osteomielite do hálux. A IS baixa substitui a medula gordurosa de ambas as falanges ➡. IS em T2 alta e realce (não mostrados) também foram notados, mas são inespecíficos em relação a este padrão de T1 confluente.*

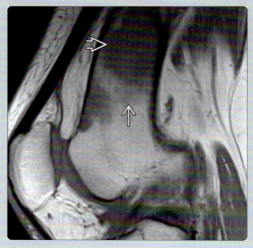
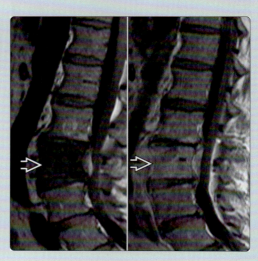

(À esquerda) *RM T1WI sagital mostra infiltração medular ➡ com marginação indistinta e gordura misturada. Mais proximalmente, a medula é substituída ➡ sem gordura perceptível; seria esperado que este último sítio apresentasse melhor rendimento na biopsia.* (À direita) *T1WI sagitais pré (À esquerda) e pós-contraste (À direita) da coluna espinal lombar mostram substituição medular em L4, a qual se realça ➡. Uma imagem pré-contraste é decisiva, porque o realce pode mascarar lesões em imagens não gordura-saturadas.*

Infiltração e Substituição Medular Focal

TERMINOLOGIA

Definições
- As lesões focais podem **infiltrar** ou **substituir** a medula normal
  - Os termos se referem à quantidade de celularidade *versus* gordura misturada na lesão
  - A infiltração ou substituição não implicam benignidade ou malignidade por si sós
- É possível ver infiltração focal
  - Nas margens de fraturas, tumores, infarto
    - Representa edema medular, alteração reativa
- A substituição da medula é vista com
  - Lesões altamente celulares, como tumor ou osteomielite

IMAGENS

Características Gerais
- Melhor dica para diagnóstico
  - A **infiltração** medular focal tem elementos lipídicos misturados
    - Diminuição moderada de IS na RM T1WI
    - Margem indistinta, com zona de transição gradual
    - Dada a gordura residual, a medula infiltrada pode consistir em ↓ de IS >20% na sequência de desvio químico fora de fase
  - A **substituição** medular focal não tem gordura residual
    - ↓ acentuada de IS em RM T1WI (isointensa ou mais escura que a do músculo/disco)
    - As margens podem ser bem delimitadas ou indistintas (ou a medula pode ser totalmente substituída)
    - Em decorrência da substituição gordurosa, IS na sequência fora de fase pode ↑, mas pelo menos não ↓ >20%
      - As margens das lesões infiltrativas com zona de transição maior podem cair em IS >20% na sequência fora de fase
  - A infiltração ou substituição medular são variáveis quanto à IS em sequências sensíveis a fluido
- Localização
  - Lesões infiltrativas em adultos hematogenamente disseminadas (metástases, mieloma múltiplo, infecção)
    - Esqueleto axial, metadiáfises proximais
  - Lesões infiltrativas de linfoma e sarcoidose podem ocorrer nas extremidades distais

Achados na Radiografia
- Quando um foco de anormalidade de sinal medular é encontrado na RM, é recomendado realizar radiografias
  - Se não oculto, o caráter da lesão pode ser diagnóstico
    - Matriz, densidade, grau de agressividade
- A substituição medular difusa pode se apresentar como osteopenia difusa

Achados da TC
- Variam de lesão oculta a lesão(ões) intramedular(es) de partes moles isoatenuadas em relação ao músculo
  - A matriz característica ou aspectos da lesão podem ser diagnósticos

Achados na RM
- T1WI
  - A T1WI SE convencional é mais sensível a focos de medula anormal que GRE
  - Infiltração medular focal
    - ↓ moderada de IS, com sinal de gordura interespaçada
  - Substituição medular
    - ↓ acentuada de IS geralmente na configuração confluente
    - IS menor ou isointensa à do músculo ou disco (tecido de referência padrão)
  - No contexto de infecção *versus* edema reativo, o caráter de anormalidade de T1 pode diferenciar
    - Osteomielite: anormalidade geográfica confluente
    - Edema reativo: sinal baixo e reticulado vago interespaçado com gordura
- T2WI FS
  - IS variável em T2WI ou outras sequências sensíveis a fluido para ambos os processos de infiltração focal e substituição medular
  - Baixa IS em T2WI não necessariamente conotativa de esclerose; esclarecer na radiografia ou na TC
  - Edema de medula óssea: padrão comum de infiltração medular, demonstrando ↑ de IS em sequências sensíveis a fluido
- PD/intermediário
  - Focos de medula celular demonstram IS variável em relação à gordura medular
    - Sequência inútil para avaliação de lesões medulares (pode até ser obscurecida)
- T2* GRE
  - Artefato de suscetibilidade em imagens GRE pode ser explorado para detectar e caracterizar lesões
    - A destruição focal de trabéculas detectadas em imagens GRE implica processo agressivo
- DWI
  - Imagens ecoplanares difusão-ponderadas em investigação para avaliar patologia medular
    - Modelo: fratura por compressão de corpo vertebral benigna *versus* maligna
      - O uso de DWI para diferenciar a medula benigna (osteoporótica) da medula maligna continua sendo controverso
  - Com base no conceito de que as moléculas de água se difundem livremente no tecido normal e apresentam movimento constrito no tecido hipercelular
    - O tecido patológico é mais luscente em IS que o tecido normal
    - Considerações técnicas
      - DWI requer gradientes fortes e as imagens são de baixa resolução
      - DWI multidisparos supera parcialmente o artefato de suscetibilidade nas interfaces junto ao osso
      - Dados de DWI apresentados como IS ou mapa de imagens de coeficiente de difusão aparente (CDA), do qual é possível obter medidas quantitativas de IS
      - O cálculo de CDA requer pelo menos duas aquisições com diferentes ponderações de difusão
      - Uma medida de CDA baixa corresponde a uma IS alta (difusão restrita) e é suspeito de patologia
- T1WI C+
  - A extensão do realce pode diferenciar processos
    - A medula vermelha normal é realçada em 10%
      - Em crianças, os focos medulares podem exibir realce significativo maior
    - A medula estimulada pode realçar em até 30%
    - Realce >35% é suspeito de infiltração ou substituição medular
  - O realce medular perceptível levanta a preocupação com a possibilidade de patologia, porém é inespecífica
    - Realce esperado com substituição da medula por tumor ou osteomielite
      - Do ponto de vista radiográfico, as lesões escleróticas não realçam de modo invariável (potencial falso-negativo)
    - As fraturas e edemas medulares reativos realçam
  - Outras vantagens da imagem com contraste
    - Diferenciação entre lesões císticas e sólidas
    - Localização de regiões necróticas de lesão
    - Avaliação de envolvimento de parte mole

Medula Óssea

1039

Infiltração e Substituição Medular Focal

- ○ Considerações técnicas para T1WI C+
  - – Imagens pré e pós-contraste de imagens gordura-saturadas são necessárias
    - □ T1WI C+ não gordura-saturada pode mascarar lesões
  - ○ Gadolínio IV dinâmico pode ser usado para avaliar lesões ósseas ainda sem utilidade na prática clínica
- Imagens de desvio químico (fase oposta)
  - ○ Útil para ajudar a diferenciar entre processos de substituição da medula e medula vermelha repreenchida/regenerada/estimulada
  - ○ Base da técnica: detecta a presença de lesão lipídica explorando as diferenças de frequências ressonantes de lipídios e água
  - ○ Imagens de desvio químico de focos de repreenchimento/regeneração/estimulação de medula vermelha
    - – Focos de medula vermelha misturada com medula gordurosa
    - – "Lesões" ↓ de sinal em pelo menos 20% nas imagens fora de fase
  - ○ Imagens de desvio químico de focos de tumor ou infecção
    - – Lesões hipercelulares têm um avanço frontal que desloca adipócitos
    - – Por não conterem gordura, as lesões não mostram ↓ de IS significativa em imagens de fase oposta (muitas vezes, ↑ de IS)
  - ○ Lesões falso-positivas em imagens de desvio químico
    - – Fratura
    - – Nódulo de Schmorl, alteração reativa em placa terminal
    - – Algumas lesões inflamatórias
  - ○ Lesões falso-negativas em imagens de desvio químico
    - – Lesões escleróticas
    - – Ocasionalmente, mieloma múltiplo ou linfoma (contém regiões microscópicas de gordura)
    - – Lesões pequenas, de volume médio

Recomendações para Aquisição de Imagens
- Melhor ferramenta para aquisição de imagens
  - ○ Sequências de RM IR ou T1WI e T2WI gordura-saturadas consideravelmente sensíveis para focos de medula anormal
- Orientações de protocolo
  - ○ A T1WI SE convencional é uma sequência mais útil para detecção de focos hipercelulares contra um fundo de medula gordurosa
  - ○ Solução de problema: imagem pré e pós-contraste e/ou de fase oposta pode possibilitar a diferenciação confiável dos depósitos de medula vermelha em relação aos focos de infiltração
    - – Usar T1WI padrão para localizar os focos a serem medidos em imagens de fase oposta
    - – Fazer medidas de IS de ROIs em imagens em fase e fora de fase compatíveis; **o olhar fixamente pode ser decepcionante**

DIAGNÓSTICO DIFERENCIAL

Ilhas de Medula Vermelha
- Ilhas normais ou resultantes de reconversão (demanda hipóxica)
- A mesma IS baixa em T1WI observada na substituição medular
- Imagem com contraste ou de fase oposta, que pode diferenciar dos processos de substituição medular

Repreenchimento da Medula Vermelha
- Rebote da ablação da medula vermelha na quimioterapia
- Anemia grave (célula falciforme, talassemia)
  - ○ Aparência celular repreenchida de baixo sinal, muitas vezes agravada por infarto, fibrose
  - ○ Também mostra depósito de hemossiderina de baixo sinal na medula de transfusões

Estimulação da Medula Vermelha
- Fator estimulador de granulócitos
- Pode mostrar captação intensa em imagens de PET

Mastocitose ou Mielofibrose
- Processos estimulam fibrose por reticulina
- Sinal baixo em todas as sequências, em geral, difuso

PATOLOGIA

Achados Microscópicos
- Infiltração medular: adipócitos geralmente misturados
- Substituição medular: poucos ou nenhum adipócito

CHECKLIST DO DIAGNÓSTICO

Considerar
- Outras imagens que possam solucionar casos problemáticos
  - ○ Cintilografia óssea para avaliar multiplicidade da lesão
  - ○ PET para avaliar atividade metabólica

Dicas para Interpretação de Imagem
- É mais provável que a biopsia forneça material diagnóstico de medula substituída em vez de medula infiltrada
- Alterações de parte mole (reticulação da gordura, flegmão, abscesso, trato) sustentam o diagnóstico de osteomielite, em vez de alteração reativa

Dicas de Relatórios
- ↓ de IS em imagens fora de fase superiores a 20% **favorece** (mas não **comprova**) benignidade
  - ○ Contexto clínico ponderado com achados de imagem
    - – A manifestação inicial/resposta de cicatrização de lesão metastática pode fornecer achados confusos

REFERÊNCIAS

1. Lee EY, et al: Bone marrow uptake of indolent non-Hodgkin lymphoma on PET/CT with histopathological correlation, Nucl Med Commun. 36(10):1035-1041, 2015.
2. Kohl CA, et al: Accuracy of chemical shift MR imaging in diagnosing indeterminate bone marrow lesions in the pelvis: review of a single institution's experience, Skeletal Radiol. 43(8):1079-1084, 2014.
3. Kung JW, et al: Bone marrow signal alteration in the extremities, AJR Am J Roentgenol. 196(5):W492-510, 2011.
4. Collins MS, et al: T1-weighted MRI characteristics of pedal osteomyelitis, AJR Am J Roentgenol. 185(2):386-393, 2005.

Infiltração e Substituição Medular Focal

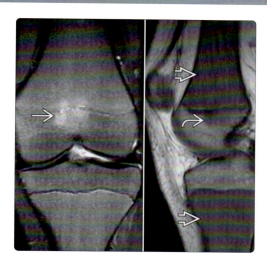
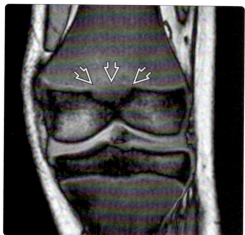

(À esquerda) RM T2WI FS (À esquerda) mostra foco indistintamente marginado de ↑ de IS acima do nó intercondilar ➡ em adolescente com leucemia de Burkitt tratada. RM T1WI sagital (À direita) mostra medula vermelha densa estimulada ➡, bem como a mesma lesão infiltrante estendendo-se para dentro da epífise femoral distal ➡. (À direita) Imagem GRE coronal no mesmo paciente mostra obscurecimento das trabéculas no sítio da lesão ➡. Este achado é inespecífico, mas sugere uma lesão agressiva.

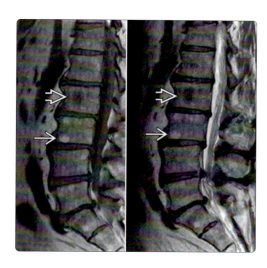
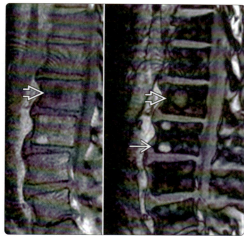

(À esquerda) RM T1WI sagital (À esquerda) e RM T2WI (À direita) mostram um foco redondo de IS baixa de T1 e T2 em L2 ➡. A lesão foi incidentalmente encontrada em um exame para lombalgia. Note a ilha gordurosa em L3 ➡. (À direita) RM GRE de fase oposta sagital no mesmo paciente mostra o foco em L2 ➡ sem ↓ de IS entre as imagens em fase (À esquerda) e fora de fase (À direita) por quantificação de ROI. É, portanto, improvável que este foco reflita um depósito de medula vermelha, e a hipótese de tumor deve ser considerada. A volumosa ilha de gordura em L3 ➡ também não ↓ de IS na fase oposta.

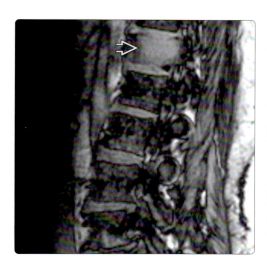
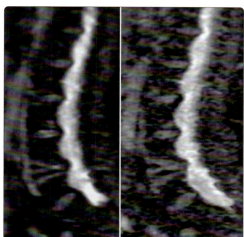

(À esquerda) RM GRE sagital de fase oposta em paciente com lesão de mieloma focal em L1 ➡ mostra elevação de IS (em comparação à imagem em fase não mostrada). Este caso mostra um verdadeiro positivo, mas note que as lesões de mieloma podem ser falsamente negativas nas sequências de desvio químico. (À direita) RM DWI multidisparos ecoplanar sagital mostra a coluna espinal lombar de paciente com linfoma. Nenhuma lesão foi detectada na RM de rotina nem nas imagens de difusão (À esquerda) ou no mapa ADC multiplanar (À direita). As imagens difusão-ponderadas são de baixa resolução.

SEÇÃO 10
Edema e Necrose de Medula Óssea

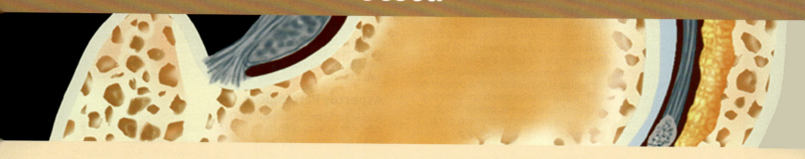

Introdução e Revisão
Introdução a Osteonecrose — 1044

Edema de Medula Óssea
Edema de Medula Óssea Transitório e Osteoporose Migratória Regional — 1048

Osteonecrose
Infarto Ósseo — 1050
Osteonecrose de Quadril — 1054
Osteonecrose de Ombro — 1060
Osteonecrose de Joelho — 1061
Osteonecrose de Punho — 1062
Osteonecrose de Tornozelo e de Pé — 1066
Doença de Legg-Calvé-Perthes — 1070

Introdução a Osteonecrose

Terminologia

A osteonecrose (ON) se refere à morte do osso e dos elementos medulares secundária à perda da irrigação sanguínea. Alguns termos distintos são usados para descrever esta condição, incluindo **necrose avascular**, **necrose asséptica**, **necrose isquêmica** e **infarto ósseo**. Estes termos são empregados de modo relativamente intercambiável, uma vez que se referem à necrose do osso, porém a localização é fator relevante por tender a diferenciar o "infarto ósseo". Há três localizações diferentes no osso onde a necrose pode ser vista, incluindo a subcondral, nas regiões metafisárias ou diafisárias dos ossos longos, longe da região subcondral, e nos pequenos ossos das mãos e dos pés. O termo infarto ósseo geralmente é usado para fazer referência às lesões que ocorrem longe da região subcondral, enquanto os demais termos em geral se referem aos focos de necrose na região subcondral ou nos pequenos ossos das mãos e dos pés. A ON de um corpo vertebral também é conhecida pela denominação **doença de Kümmel**.

Aspectos de Imagem com Base na Anatomia

A aparência e as imagens da ON e do infarto ósseo variam dependendo de a condição ocorrer nos pequenos ossos das mãos e dos pés, na região subcondral de ossos longos, ou nas metáfises e diáfises de ossos longos. Há ainda diferenças quanto às etiologias propostas em cada um destes sítios.

O achado na RM mais característico de ON **(sinal da linha dupla)** ocorre na região subcondral e nas metáfises e diáfises. O sinal da linha dupla consiste em uma borda externa de sinal baixo, geralmente de formato serpiginoso. Esta linha representa uma demarcação entre osso vivo e osso necrótico. Uma linha luscente está localizada ao longo da margem interna da linha de sinal baixo. Esta linha representa o tecido de granulação/resposta inflamatória do processo de cicatrização. Internamente à linha luscente, é mais típica a presença de medula gordurosa. No entanto, esta medula sofrerá alterações no decorrer de toda a evolução do infarto.

Inicialmente, a medula infartada exibirá aspecto semelhante ao de gordura, com um sinal aumentado nas imagens T1W, que diminuirá discretamente nas imagens T2W. A medula, então, progride ao longo de uma fase do tipo hemorrágica, com sinal luscente nas imagens T1W e T2W. Esta fase não é observada com frequência nas imagens. Em seguida, a medula exibirá aparência semelhante a de edema, com diminuição do sinal nas imagens T1W e aumento do sinal nas imagens T2W. Por fim, a medula fica hipointensa em ambas as imagens, T1W e T2W, indicando fibrose e esclerose.

Os infartos junto às metáfises e diáfises podem vir à atenção do médico em razão da dor. Mais comumente, estes achados são incidentais tanto nas radiografias como na RM. Nas radiografias, estas lesões podem mimetizar outras lesões, em especial uma lesão condroide. A RM pode ser usada para diferenciar estes processos. Os infartos ósseos, por outro lado, causam pouca morbidade, embora raramente possam se diferenciar em histiocitoma fibroso maligno.

Diferentemente dos infartos ósseos, a ON no osso subcondral pode acarretar morbidade significativa. Conforme a cicatrização ocorre e o osso é reabsorvido, o osso remanescente se torna enfraquecido. O estresse contínuo imposto pela sustentação de carga resulta nos achados característicos de fratura subcondral, colapso da superfície articular, fragmentação e osteoartrite secundária.

O colapso e a fragmentação óssea são achados encontrados na ON avançada em ossos pequenos das mãos e dos pés. Entretanto, as características das imagens de RM que conduzem a este ponto variam em relação às vistas no osso subcondral. Nestes ossos pequenos, o sinal da linha dupla característico não é geralmente observado. Em vez disso, os achados na RM consistem em edema de medula óssea (↓ de sinal T1 e ↑ de sinal T2), seja focal ou difuso. Nos estágios avançados, o sinal baixo está presente nas imagens T1W e T2W. Os achados na radiografia encontrados nestes ossos podem incluir esclerose irregular ou difusa, a qual pode evoluir para fratura, fragmentação e colapso. Um dos principais indícios para o diagnóstico de ON sutil nesses ossos pequenos é a localização (p. ex., semilunar ou navicular do tarso). Outros fatores predisponentes, como a correlação entre uma variância negativa da ulna com ON semilunar, sustentam o diagnóstico.

Aspectos Patológicos

A aparência microscópica da ON pouco revela sobre a etiologia subjacente. A aparência é comum a todas as formas de ON e inclui lacunas vazias, tecido fibrovascular circundando osso necrótico e debris amorfos no espaço medular. A formação de osso novo está presente na periferia da lesão.

Diversos mecanismos foram propostos para explicar esta condição. O resultado final de cada mecanismo é o fluxo sanguíneo diminuído junto a uma região do osso. A interrupção do fluxo sanguíneo pode ocorrer em muitos níveis diferentes, desde o macro até o microscópico.

A **interrupção vascular** é o mecanismo subjacente às etiologias pós-traumáticas, como a fratura do escafoide. O polo proximal é separado da irrigação sanguínea, que entra pelo polo distal. Existe um mecanismo similar subjacente à ON pós-traumática da cabeça femoral. Esta e o polo proximal do escafoide são os sítios número 1 e número 2 de ON pós-traumática, respectivamente. O **vasoespasmo** também contribui para a ON pós-traumática. Em casos de deslocamento da cabeça femoral, há compressão dos vasos menores. Se a compressão não for resolvida com a pronta recolocação do quadril, o vasoespasmo persiste levando a um fluxo sanguíneo de entrada interrompido no nível dos pequenos vasos.

A anemia falciforme é o exemplo típico de **fenômeno embólico** que limita o fluxo sanguíneo. As células falciformes se aglutinam na microvasculatura. Os êmbolos lipídicos oriundos do fígado observados na ON associada ao alcoolismo e na hiperlipidemia associada ao uso de corticosteroide, bem como os tratamentos para infecção por HIV/AIDS, são exemplos adicionais de ON associada a embolia. A doença de Caisson ou ON disbárica é causada por bolhas de gás nitrogênio que obstruem o fluxo sanguíneo.

A **pressão medular aumentada** diminui o gradiente de pressão ao longo da vasculatura levando à diminuição ou ausência de fluxo de sangue. As condições associadas a este mecanismo produzem aumento da gordura medular. Este é um mecanismo de ON associada ao uso de corticosteroide (tanto endógena como exógena). Similarmente, a doença de Gaucher com suas células cheias de lipídios eleva a pressão medular. A doença de Gaucher também é acompanhada de **vasoespasmo** secundário à irritação vascular, limitando ainda mais o fluxo sanguíneo.

A vasculite interromperá o fluxo sanguíneo por **diminuir o tamanho dos vasos**. O tratamento desta condição com esteroides pode aumentar ainda mais o risco de ON.

Nos pequenos ossos das mãos e dos pés, especialmente no semilunar, navicular do tarso e cabeça do 2° metatarso, o mecanismo proposto é o **traumatismo repetitivo crônico**. Embora as alterações nesses ossos em geral sejam classificadas como ON, a etiologia é provavelmente multifatorial. O traumatismo crônico pode produzir microfraturas que enfraquecem o osso. O próprio traumatismo em si, assim como as fraturas associadas, provavelmente, levam ao edema de medula que, por sua vez, inibe o fluxo sanguíneo.

Introdução a Osteonecrose

Aspectos de Imagem com Base na Patologia

A patologia real da ON está relacionada com o processo de cicatrização. Inicialmente, o osso morto é tão resistente quanto o osso vivo. O processo de cicatrização inclui o *"walling off"* ("desparedamento") do osso morto por meio da formação de margem fibrótica, e finalmente esclerótica, na interface entre o osso vivo e o osso morto. Com esta interface, há um avanço frontal de tecido de granulação. Osteoblastos margeiam o osso morto e têm a tarefa de produzir osso novo e sadio. Os osteoclastos são responsáveis pela reabsorção do osso morto subjacente. O problema surge à medida que o corpo começa a remover o osso morto como parte de seu processo de cicatrização. Esta é a atividade que enfraquece o osso, levando ao desenvolvimento de fraturas subcondrais e ao eventual colapso e fragmentação da superfície articular, com subsequente osteoartrite secundária.

A meta dos exames de imagem e do tratamento deve ser identificar a ON antes que as alterações irreversíveis ocorram. Sistemas de classificação por radiografia e RM foram desenvolvidos para descrever com precisão a progressão da ON. O atraso está no lado clínico, no sentido de encontrar um tratamento apropriado, que reverta o processo isquêmico e/ou sustente o osso ao longo do processo de cicatrização. Embora intervenções como enxertos fibulares vascularizados para tratamento de ON de cabeça femoral teoricamente sejam compensadoras, estas alcançam um sucesso menos impressionante na área clínica.

Protocolos de Imagem

Radiografias

O número e o tipo de incidências variam com o sítio anatômico do qual as imagens são obtidas. O princípio radiográfico subjacente de duas incidências ortogonais permanece relevante. Muitos achados, incluindo o colapso da superfície articular, somente podem ser visíveis em uma única incidência. Exemplificando, a fratura em crescente da cabeça do fêmur frequentemente é mais bem observada em uma incidência lateral em perna de rã, em comparação com uma incidência AP.

RM

As sequências de imagem devem incluir, no mínimo, imagens T1W e sensíveis a fluido. As imagens T1W fornecem excelente visualização da medula gordurosa junto ao infarto. As imagens T2W são melhores para visualizar o sinal patognomônico da linha dupla. O realce pelo contraste pode ser usada para confirmar a desvascularização. As regiões ósseas avasculares falharão em realçar após a administração de contraste. A aplicação deste princípio, porém, não é amplamente aceita. Em geral, se um osso não apresenta realce, é avascular. No entanto, a presença de realce não exclui o desenvolvimento de complicações de ON. O prazo para o desenvolvimento de alterações nos exames de imagem é indeterminado, tendo sido proposto um período máximo de 6 meses após a lesão.

A identificação de achados, especialmente o colapso da superfície articular, não é igual para todos os planos de imagem. Na maioria dos sítios, as imagens axiais serão menos sensíveis para o colapso da superfície articular, uma vez que este plano se estende ao longo do eixo curto do osso. As imagens sagital e coronal orientadas para o eixo longo do osso representam melhor essas anormalidades.

Cintilografia Óssea

Imagens tardias possibilitam identificar osso avascular na sua fase inicial. O osso avascular aparecerá "frio" em razão da falta de captação de radioisótopo. É mais fácil reconhecer este achado na grande cabeça femoral, em comparação aos pequenos ossos das mãos e dos pés. Isso de fato não se aplica aos infartos ósseos nas metáfises ou diáfises. Conforme a cicatrização avança, a captação ocorrerá no osso isquêmico, diminuindo a sensibilidade após os estágios iniciais.

Implicações Clínicas

A maior implicação clínica da ON é a morbidade causada pela fratura, fragmentação e colapso da superfície articular que ocorre com a osteoartrite secundária. Até 10% de todas as substituições totais de quadril são realizadas para tratar a osteoartrite associada à ON. A dor e as limitações funcionais associadas à ON semilunar ou escafoide podem ser significativas.

O uso de esteroide exógeno é um dos principais fatores colaboradores para o desenvolvimento de ON e infartos ósseos. Cerca de 2% de todos os pacientes que usam esteroides desenvolvem ON, e, de modo interessante, o risco com as doses a curto prazo é maior que com o tratamento crônico usando doses baixas. Pacientes de transplante renal que recebem esteroides apresentam risco extremamente alto; mais de 40% desenvolvem ON e infartos ósseos. Outro grupo de alto risco é a população de receptores de transplante de medula óssea, em que 10% dos pacientes desenvolvem ON e infartos ósseos.

Existem algumas condições distintas associadas ao alto risco de ON e infarto ósseo. Entre estas populações, estão os pacientes com lúpus. A vasculite subjacente e o tratamento com esteroide aumentam o risco. Pacientes com anemia falciforme apresentam risco, e aqueles com talassemia falciforme apresentam um risco ainda mais alto. Anormalidades morfológicas, como a displasia do desenvolvimento do quadril, e pacientes com deslizamento prévio da epífise da cabeça do fêmur apresentam incidência aumentada de ON em relação ao observado na população normal.

Diagnóstico Diferencial

Edema de medula óssea é um achado inespecífico e pode ser a primeira manifestação da ON. Na cabeça femoral, côndilos femorais e cabeça umeral, o diagnóstico diferencial é extenso e inclui osteoporose transitória (em especial, no membro inferior), bem como infecção e neoplasia. A correlação com o histórico do paciente, incluindo idade e gênero, é decisiva. A etiologia subjacente em geral será autodeclarada com o passar do tempo.

Fraturas por insuficiência também podem ser confundidas com ON. Esta confusão é mais bem descrita revisando a condição anteriormente conhecida como SONK ou ON espontânea (de joelho). Antigamente considerada resultante de isquemia, esta doença tem várias características atípicas da ON de joelho. A SONK é mais comum em idosas sem fator de risco para osteoporose. Estas pacientes são incluídas na população de alto risco de osteoporose. As características que diferenciam a fratura por insuficiência da ON são: (1) o perfil clínico (pacientes com fraturas por insuficiência não têm fatores de risco e são geralmente idosas); (2) a ausência do sinal da linha dupla em imagens T2W; e (3) as fraturas por insuficiência são vistas diretamente com o exame atento da RM e costumam ser côncavas em relação à superfície articular, enquanto as fraturas subcondrais em crescente da ON são paralelas à superfície articular. Entre as características comuns às duas condições, estão o colapso da superfície articular, fragmentação e osteoartrite secundária.

REFERÊNCIAS

1. Lee GC, et al: How do radiologists evaluate osteonecrosis? Skeletal Radiol. 43(5):607-614, 2014.
2. Murphey MD, et al: From the radiologic pathology archives imaging of osteonecrosis: radiologic-pathologic correlation, Radiographics. 34(4):1003-1028, 2014.

Introdução a Osteonecrose

(À esquerda) Radiografia AP mostra típico infarto ósseo, que aparece como esclerose serpentiforme na região metadiafisária de um osso longo ➡. *(À direita)* Radiografia AP de paciente com osteonecrose (ON) dos côndilos femorais é mostrada. A lesão lateral mostra a típica esclerose serpiginosa ➡. A lesão medial é mais avançada com a irregularidade da superfície articular ➡. Depois que este estágio é alcançado, a lesão se torna irreversível; a osteoartrite é provável e pode requerer eventual intervenção cirúrgica.

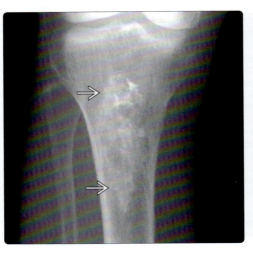
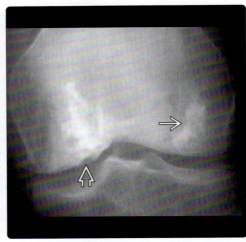

(À esquerda) Radiografia AP mostra quadril com ON em estágio IV. Presença de fratura subcondral em crescente ➡, que é acompanhada de colapso da superfície articular ➡. *(À direita)* Radiografia AP de punho dolorido mostra variância ulnar negativa ➡. Este alinhamento altera a mecânica pela qual o punho, por meio do estresse aumentado sobre o semilunar. Neste caso, há lunatomalacia avançada. As alterações incluem esclerose irregular ➡ e colapso, especialmente ao longo da superfície articular proximal ➡.

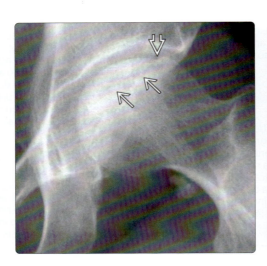
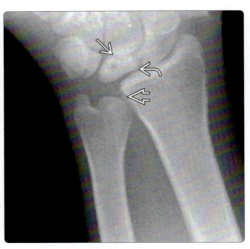

(À esquerda) Radiografia AP mostra ombro de um paciente com anemia falciforme. Há esclerose irregular ao longo de toda a epífise do úmero proximal ➡, com colapso sutil da superfície articular ➡. Os achados são característicos de ON. *(À direita)* Radiografia lateral de coluna espinal no mesmo paciente mostra corpos vertebrais em forma de "H" característicos ➡ da ON na anemia falciforme. O colapso central da placa terminal resulta de ON no osso subcondral e está mais comumente associada às hemoglobinopatias.

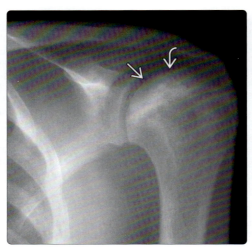
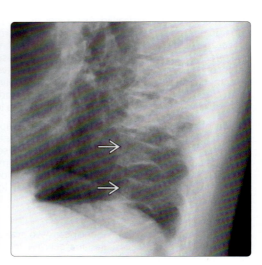

Introdução a Osteonecrose

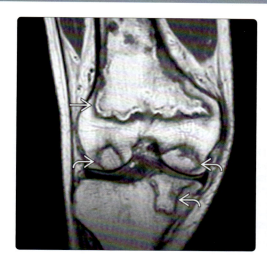
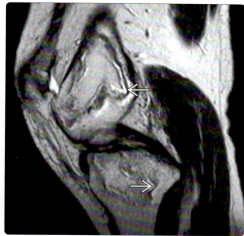

(À esquerda) RM T1WI coronal mostra ON clássica e infartos ósseos. Anormalidades geográficas de sinal baixo serpiginoso estão presentes nas metáfises femorais ➡ e no osso subcondral do fêmur e da tíbia ➡. O sinal medular interno em T1 está relativamente mantido, diferenciando esta aparência de infarto de um tumor. *(À direita)* RM T2WI sagital no mesmo joelho mostra o sinal da linha dupla ➡, que consiste em uma linha periférica de sinal baixo com uma linha interna de sinal alto.

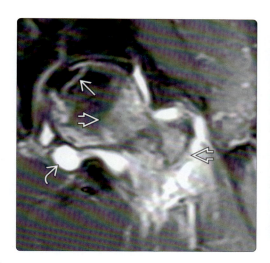
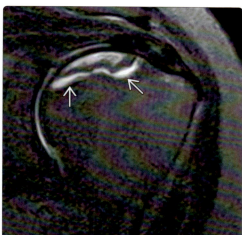

(À esquerda) RM STIR coronal mostra fratura em crescente subcondral em um foco de necrose avascular ➡. Um extenso edema de medula ➡ se distende da cabeça para o colo e é acompanhado de derrame articular ➡. Este padrão de edema de medula foi correlacionado com dor, ao contrário do derrame articular. *(À direita)* Imagem de T1WI FS de artrografia por RM coronal mostra rastro de material de contraste junto a uma fratura subcondral ➡. Esta fratura muitas vezes marca o ponto de doença irreversível e, em geral, continua até o colapso da superfície articular.

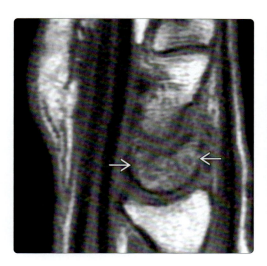
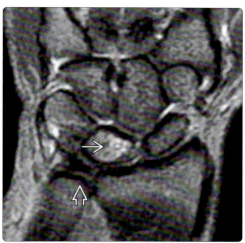

(À esquerda) RM T1WI sagital revela edema de medula ao longo do semilunar ➡. Embora inespecífica, a possibilidade de ON deve ser considerada. *(À direita)* RM T2WI FS coronal no mesmo paciente mostra variância ulnar negativa ➡, que predispõe à ON semilunar. O edema de medula novamente é observado no semilunar ➡ sem fratura, colapso de superfície articular ou fragmentação. A correção da ulna negativa (−) pode levar à reversão das alterações semilunares neste estágio.

Edema e Necrose de Medula Óssea

Edema de Medula Óssea Transitório e Osteoporose Migratória Regional

DADOS PRINCIPAIS

TERMINOLOGIA
- Síndrome do edema de medula óssea transitório: edema de medula óssea doloroso, centralizado em torno das articulações; de etiologia desconhecida e autolimitada
  - Osteoporose regional transitória (ORT): provavelmente, subgrupo da síndrome do edema de medula óssea transitório, que mostra edema de medula óssea e osteoporose
  - Osteoporose migratória regional: ORT que mostra padrão migratório
  - Osteoporose transitória do quadril: ORT, especificamente do quadril (localização mais comum)

IMAGENS
- Membro inferior: fêmur proximal > fêmur distal
- O diagnóstico de ORT **requer** RM combinada e achados na radiografia: edema de medula e osteoporose, respectivamente
  - Edema medular da cabeça femoral
    - ↓ de sinal de T1W e ↑ de sinal de T2W
    - Extensão variável para dentro do colo femoral, ± envolvimento do acetábulo
  - Osteopenia em 8 semanas após o aparecimento dos sintomas
- Ausência de alterações de doença irreversível (sinal subcondral curvilíneo baixo em T1; irregularidade da superfície articular)
- Pode haver pequeno derrame articular; as alterações da parte mole adjacente geralmente são mínimas ou inexistentes

PRINCIPAIS DIAGNÓSTICOS DIFERENCIAIS
- Padrão de edema de medula óssea
- Osteonecrose
- Articulação séptica

PATOLOGIA
- Etiologia desconhecida, autolimitada

QUESTÕES CLÍNICAS
- Masculino > feminino
- Desenvolvimento de dor intensa ao longo de dias

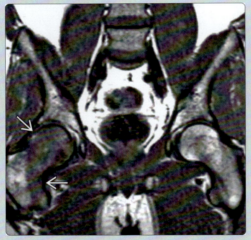 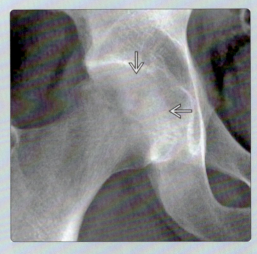

(À esquerda) RM T1WI coronal mostra edema de medula óssea ao longo da cabeça femoral direita, estendendo-se para dentro do colo femoral ➡. O sinal subcondral linear baixo e a irregularidade da superfície articular estão ausentes. *(À direita)* Radiografia AP no mesmo paciente mostra osteopenia difusa da cabeça femoral. Há definição precária do osso cortical da superfície articular ➡. O acetábulo está preservado, assim como o espaço articular. O diagnóstico de osteoporose transitória do quadril requer achados na RM e radiografia, como neste caso.

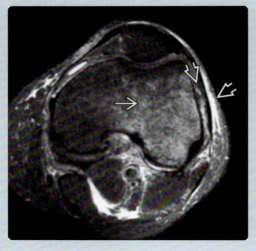 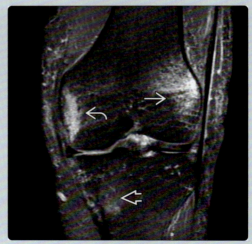

(À esquerda) RM T2WI FS axial em paciente com osteoporose migratória mostra extenso edema de medula no côndilo femoral lateral ➡, e são observadas alterações leves na parte mole ➡. *(À direita)* É mostrada RM T2WI FS coronal no mesmo paciente após vários meses. O padrão de edema mudou, observando-se alterações menos extensas lateralmente ➡ e um novo edema medialmente ➡ e na tíbia proximal ➡. A osteoporose migratória regional pode migrar de uma articulação para outra ou, como neste caso, de um local a outro junto à mesma articulação.

Edema de Medula Óssea Transitório e Osteoporose Migratória Regional

TERMINOLOGIA

Definições
- Síndrome do edema de medula óssea transitório: edema de medula óssea doloroso centralizado em torno das articulações; etiologia desconhecida e autolimitada
  - Osteoporose regional transitória (ORT): provavelmente, subgrupo da síndrome do edema de medula óssea transitória, que mostra edema de medula óssea e osteoporose
    - Osteoporose migratória regional: ORT que mostra padrão migratório
    - Osteoporose transitória do quadril (OTQ): ORT, especificamente do quadril (localização mais comum)

IMAGENS

Características Gerais
- Melhor dica para diagnóstico
  - Radiografia: osteopenia da cabeça e colo femoral no período de 8 semanas, após o aparecimento da dor
  - RM: padrão de edema; altamente sensível, porém inespecífica
- Localização
  - Membro inferior: fêmur proximal > fêmur distal
  - Favorece o quadril esquerdo em gestantes
- Morfologia
  - Sem alterações morfológicas: a presença destas indica outra etiologia ou complicação por fratura

Recomendações para Aquisição de Imagens
- Melhor ferramenta para aquisição de imagens
  - Diagnóstico de ORT **requer** achados na RM e radiografia combinadas
- Orientações de protocolo
  - O momento da aquisição das imagens é essencial para estabelecer o diagnóstico
    - Quando precoce demais, pode não identificar a osteopenia
    - ± seguimento por RM, para excluir a hipótese de ON, especialmente se jamais houver desenvolvimento de osteopenia

Achados na Radiografia
- Para confirmar o diagnóstico de OTQ, deve haver osteopenia no período de 8 semanas após o aparecimento dos sintomas
- A osteopenia se manifesta como um acentuado adelgaçamento ou perda completa do córtex da cabeça femoral, afinamento trabecular
  - Sem alterações agressivas (destruição óssea, ↓ de espaço articular)
  - Sem alterações artríticas (↓ de espaço articular, erosões, cistos)

Achados na RM
- Edema de medula da cabeça femoral
  - ↓ de sinal de T1W, ↑ de sinal de T2W; realce com contraste, sendo que o pico de realce pode ser retardado
  - Não envolve toda a região subcondral
    - Porções da cabeça femoral/colo/trocânter maior podem exibir sinal totalmente normal
  - ± envolvimento do acetábulo
- Sem alterações indicativas de irreversibilidade
  - Sinal subcondral baixo; irregularidade da superfície articular
- Pode haver um pequeno derrame articular
- Alterações da parte mole adjacente geralmente mínimas ou inexistentes

Achados na Cintilografia Óssea
- Captação aumentada; inespecífica

DIAGNÓSTICO DIFERENCIAL

Padrão de Edema de Medula Óssea
- Descritor inespecífico aplicado ao padrão de imagens de RM; o extenso diagnóstico diferencial inclui OTQ, ON precoce, infecção, neoplasia

Osteonecrose
- Edema medular e derrame podem ser a primeira manifestação
- Importante para diferenciar no segmento, uma vez que a ON pode requerer intervenção antecipada para preservar a integridade articular

Articulação Séptica
- Radiograficamente, apresenta-se com osteoporose e derrame
- RM tende mais a exibir alterações extensas na parte mole, alterações ósseas limitadas
- Quando avançada, há destruição da cartilagem, erosões ósseas

PATOLOGIA

Características gerais
- Etiologia
  - Desconhecida; autolimitada

Características Cirúrgicas e Patológicas Macroscópicas
- Pressão elevada junto à medula óssea
- Córtex e cartilagem articular normal
- Derrame e inflamação sinovial

Características Microscópicas
- Edema, formação de osso novo reativo

QUESTÕES CLÍNICAS

Apresentação
- Sinais/sintomas mais comuns
  - Desenvolvimento de dor intensa ao longo de dias
  - Resolução no decorrer de semanas a meses

Demografia
- Idade
  - 2ª, 3ª décadas; pode ocorrer em crianças
- Gênero
  - Descrito inicialmente em gestantes, embora seja mais comum em homens de meia-idade

Histórico Natural e Prognóstico
- Autolimitado, geralmente com a reversão ocorrendo após vários meses; as imagens voltam ao normal
- Pode ser migratório, envolvendo outra articulação (em geral, quadril ou joelho) ou outra localização junto à mesma articulação
- Pode ser agravada por fratura por insuficiência

Tratamento
- Tradicional; sustentação de carga protegida
- Para a dor debilitante, foi sugerida a descompressão central; comprovadamente reduz o curso da doença

REFERÊNCIAS

1. Joshi V, et al: Painless transient bone marrow edema syndrome in a pediatric patient, Skeletal Radiol. 43(11):1615-1619, 2014.
2. Korompilias AV, et al: Bone marrow edema syndrome, Skeletal Radiol. 38(5):425-436, 2009.

Infarto Ósseo

DADOS PRINCIPAIS

TERMINOLOGIA
- Infarto ósseo, osteonecrose, necrose avascular, necrose asséptica (termos que podem ser usados de modo intercambiável)
  - Por conversão, o termo infarto ósseo é usado quando a lesão não tem localização subcondral

IMAGENS
- Infarto descomplicado clássico
  - Esclerose serpiginosa ou amorfa na radiografia
  - Sinal da linha dupla na RM
    - Margem externa de sinal baixo, em geral serpiginosa (demarcação entre osso vivo e osso morto)
    - Margem interna de linha luscente (tecido de granulação/resposta inflamatória de cicatrização)
    - Sinal interno, geralmente gordura
- Ampla gama de outras manifestações, dependendo do estágio do infarto ou do processo de reparo ou degeneração
  - Inicialmente, aparece normal
  - O infarto inicial dos dedos pode demonstrar periostite
  - Com o passar do tempo, pode desenvolver densidade anormal com vários padrões
- Degeneração cística: incomum
- Raramente, há desenvolvimento de degeneração sarcomatosa
  - Alteração de caráter, de lesão de aparência benigna a lesão lítica altamente agressiva com avanço cortical e massa de partes moles
  - Geralmente, transforma-se em histiocitoma fibroso maligna

PATOLOGIA
- Muitos pacientes não têm fatores predisponentes, e os infartos são considerados idiopáticos
- A anemia falciforme é um fator predisponente forte
- O uso de esteroide predispõe ao infarto ósseo

CHECKLIST DO DIAGNÓSTICO
- Embora o padrão serpiginoso de classificação seja um achado clássico, outras aparências radiográficas de infarto ocorrem com frequência e podem mimetizar outras doenças
  - A RM geralmente é definitiva

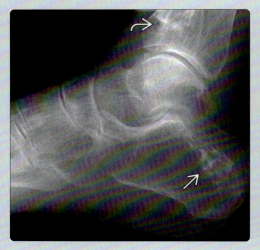
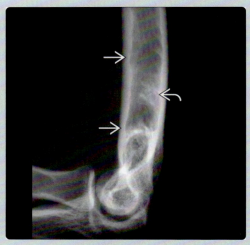

(À esquerda) Radiografia lateral mostra o típico padrão serpiginoso de calcificação distrófica em infartos ósseos do calcâneo ➡ e da tíbia distal ➡. Esta não é a calcificação salpicada vista no encondroma; a multiplicidade das lesões também invoca o diagnóstico de infartos ósseos. *(À direita)* Exame de raios X lateral mostra lesão predominantemente lítica ocupando a diáfise umeral distal, produzindo discreto recorte cortical ➡. Há uma região focal de calcificação salpicada ➡. Isto poderia representar um encondroma ou uma ilhota óssea; o diagnóstico foi a segunda alternativa.

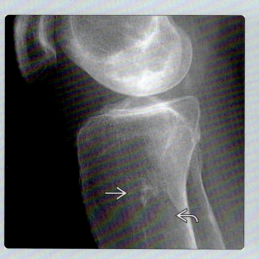
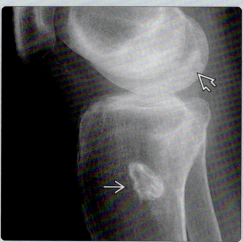

(À esquerda) Radiografia lateral mostra calcificação salpicada sutil ➡ com região adjacente de trabéculas perturbadas ➡. Esta lesão poderia representar um encondroma ou infarto ósseo. *(À direita)* Radiografia lateral no mesmo paciente, decorridos 2 anos, mostra um padrão serpiginoso mais definido de infarto ósseo ➡. Lembre que a aparência de infarto ósseo pode mudar à medida que evolui. Há também um infarto subcondral, mais convencionalmente denominado osteonecrose, junto ao côndilo femoral ➡.

Infarto Ósseo

TERMINOLOGIA

Sinônimos
- Osteonecrose, necrose avascular, necrose asséptica
  - Termos empregados de maneira intercambiável; todos se referem à necrose óssea
  - Por convenção, o termo infarto ósseo é usado quando a lesão não tem localização subcondral

Definição
- Morte do osso e da medula secundariamente à perda da irrigação sanguínea

IMAGENS

Características Gerais
- Melhor dica para diagnóstico
  - Infarto descomplicado clássico
    - Esclerose serpiginosa ou amorfa na radiografia
    - Sinal da linha dupla na RM
  - Ampla gama de outras aparências, dependendo do processo de reparo ou da evolução do infarto
- Localização
  - Ossos longos, localizações metafisária ou diafisária
  - Menos frequentemente, ossos chatos

Achados na Radiografia
- Ampla gama, dependendo do estágio do infarto ou do processo de reparo ou degeneração
  - Inicialmente, exibe aparência normal
  - O infarto inicial dos dedos pode demonstrar periostite
  - Pode haver desenvolvimento de densidade anormal com diversos padrões
    - Esclerose difusa ou irregular
    - Calcificação distrófica serpiginosa
  - Degeneração cística: incomum
    - Expansão discreta da região óssea envolvida
    - Cistos podem desenvolver margem delgada esclerótica
  - Raramente, há desenvolvimento de degeneração sarcomatosa
    - Alteração de caráter, passando de lesão com aparência benigna a lesão lítica altamente agressiva, com rotura cortical e massa de partes moles
    - Transformação geralmente para histiocitoma fibroso maligno

Achados na RM
- Infarto ósseo descomplicado
  - Sinal da linha dupla em sequências sensíveis a fluido
    - Borda externa de sinal baixo, geralmente serpiginosa (demarcação entre osso vivo e osso morto)
    - Borda interna de linha luscente (tecido de granulação/resposta inflamatória de cicatrização)
  - Sinal interno variável
    - Em geral, gordura (sinal alto em T1WI, discretamente baixo em T2WI, com saturação em sequências lipídios-saturadas)
    - A segunda fase é hemorrágica e vista com pouca frequência (sinal alto nas sequências T1WI e T2WI)
    - A fase seguinte é de sinal similar ao de edema (sinal baixo em T1WI, sinal alto em T2WI)
    - Com fibrose e esclerose de medula, é escuro em ambas as sequências, T1WI e T2WI
- Calcificação distrófica → sinal baixo em todas as sequências
  - Pode ser serpiginoso ou focal, salpicada
- Degeneração cística: incomum
  - Sinal diminuído em T1WI
  - Heterogeneamente alto em T2WI
  - A imagem pós-contraste mostra uma borda realçada, bem definida, circundando líquido que tem sinal baixo
- Transformação em sarcoma
  - Alteração do caráter na parte da lesão
  - Rotura cortical com massa de partes moles
  - T2 hiperintensa, heterogênea
  - O pós-contraste mostra realce e regiões de necrose

Achados na Medicina Nuclear
- Cintilografia óssea
  - Mancha "fria" no osso, no início do processo
  - Com a progressão da cicatrização, a captação variavelmente aumenta

DIAGNÓSTICO DIFERENCIAL

Edema de Medula Óssea
- Se estiver no estágio inicial de infarto, sem calcificação distrófica nem sinal de linha dupla

Processos de Substituição Medular, Difusa ou Focal
- Se estiver no estágio inicial de infarto, sem calcificação distrófica nem sinal de linha dupla

PATOLOGIA

Características gerais
- Etiologia
  - Fluxo sanguíneo diminuído para o osso com diversas etiologias
    - Fenômeno embólico: anemia falciforme, êmbolos lipídicos
    - Pressão medular aumentada: esteroides, doença de Gaucher
    - Tamanho vascular reduzido: vasculite
  - Muitos pacientes não têm fatores predisponentes, sendo que os infartos são considerados idiopáticos

QUESTÕES CLÍNICAS

Apresentação
- Sinais/sintomas mais comuns
  - Achados geralmente incidentais na radiografia ou na RM
  - Podem se manifestar com dor entorpecente
  - Pacientes com anemia falciforme podem apresentar intensa dor em membro

Histórico Natural e Prognóstico
- A maioria dos infartos metafisários ou diafisários não muda nem tem consequências
- Pode desenvolver degeneração cística, também sem consequências
- Degeneração rara de infarto ósseo para sarcoma ósseo
  - Em geral, histiocitoma fibroso maligno
  - 60% em torno do joelho
  - 1/3 tem etiologia identificável para infarto
  - Sobrevida de 2 anos livre de doença na faixa de 60%

Tratamento
- O infarto ósseo sem complicação não é tratado

REFERÊNCIA

1. Inusa BP, et al: Dilemma in differentiating between acute osteomyelitis and bone infarction in children with sickle cell disease: the role of ultrasound, PLoS One. 8(6):e65001, 2013.

Infarto Ósseo

(À esquerda) Radiografia lateral mostra anormalidade metafisária que inclui esclerose densa ➡, bem como áreas de calcificação salpicadas ➡. A possibilidade de encondroma poderia ser considerada, em oposição à de infarto ósseo, para estabelecer o diagnóstico. *(À direita)* RM T1 coronal no mesmo caso mostra o padrão de sinal baixo serpiginoso ➡ de infarto ósseo, com a medula gordurosa no centro ➡, junto a focos de sinal baixo mais salpicados ➡ correspondendo ao que é visto na radiografia. A aparência é diagnóstica de infarto ósseo.

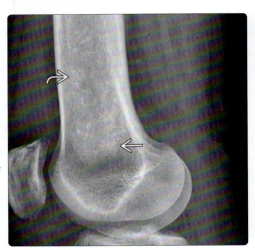
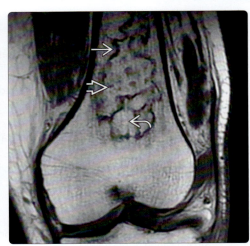

(À esquerda) RM T2FS coronal no mesmo caso mostra margem serpiginosa de sinal intenso ➡; o sinal baixo circundando o sinal alto é pouco visível por causa da saturação lipídica. Entretanto, está presente ➡ e isto constitui um sinal de linha dupla de infarto ósseo. *(À direita)* Exame de raios X AP mostra lesão lítica junto à diáfise femoral ➡. Não há margem esclerótica nem calcificação distrófica. Embora isto pudesse representar um lipoma intraósseo, a biopsia comprovou a existência de infarto ósseo. Uma lesão completamente lítica é uma aparência incomum de infarto.

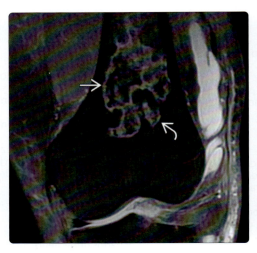
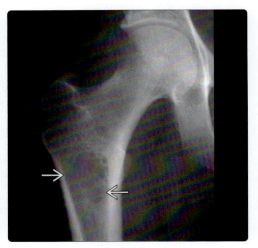

(À esquerda) Radiografia AP em paciente com anemia falciforme mostra áreas irregulares difusas de densidades aumentada ➡ e diminuída. Embora o diagnóstico de infartos ósseos frequentemente seja com base na presença de calcificação serpiginosa, a condição muitas vezes se apresenta apenas como esclerose irregular difusa. *(À direita)* RM T2WI FS sagital mostra padrão típico de múltiplos infartos ósseos com padrão em linha dupla ➡. Este paciente tem febre maculosa das Montanhas Rochosas, que pode resultar em vasculite necrotizante e, consequentemente, em infarto ósseo.

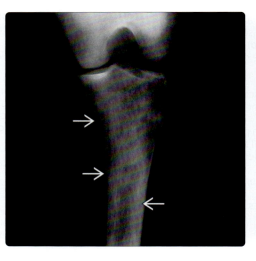
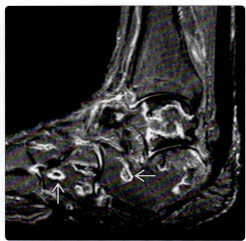

Infarto Ósseo

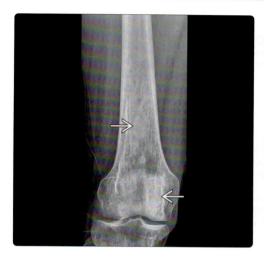
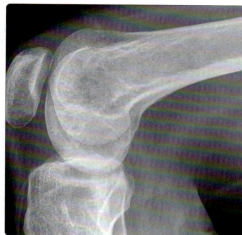

(À esquerda) Radiografia AP mostra esclerose não homogênea difusa ➡ na metadiáfise, estendendo-se para dentro da região subcondral, em paciente dependente de esteroides. Embora nenhum padrão serpiginoso tenha sido visto nesta radiografia, a distribuição e a densidade tornam o infarto ósseo o diagnóstico mais provável. *(À direita)* Radiografia lateral no mesmo paciente mostra que as anormalidades difusas de densidade são mais sutis.

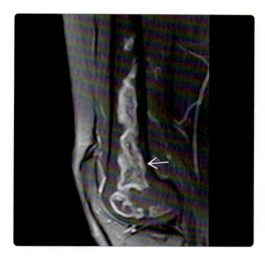
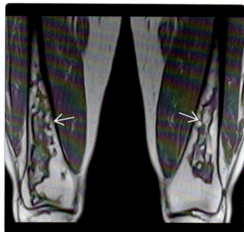

(À esquerda) RM T2FS sagital no mesmo paciente mostra o sinal da linha dupla ➡ e o padrão serpiginoso típico de infarto ósseo. Os infartos envolvem a região subcondral, bem como a metadiáfise, embora nenhum colapso articular seja visto neste momento. *(À direita)* RM T1 coronal no mesmo caso mostra os infartos ósseos envolvendo extensivamente ambas as diáfises femorais ➡. Entre todos os infartos ósseos, 1/3 tem etiologia diagnosticável, e, entre estas, o uso crônico de esteroides é comum.

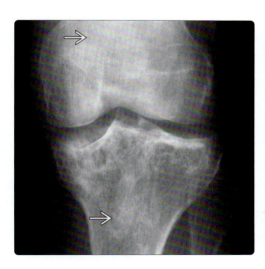
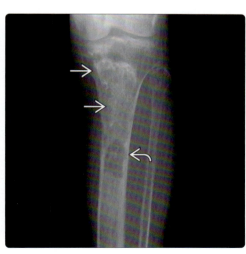

(À esquerda) Radiografia AP mostra esclerose irregular junto às metáfises da tíbia e do fêmur ➡. O padrão visto não é serpiginoso, mas é um padrão de densidade anormal em infarto ósseo. Este paciente tem polimiosite tratada com esteroides. *(À direita)* Radiografia AP mostra calcificação serpiginosa ➡ na metadiáfise, típica de infarto ósseo. Mais distalmente, há uma lesão lítica mais agressiva ➡ que se estende do infarto ósseo. Foi comprovado que essa lesão é um histiocitoma fibroso maligno, uma rara complicação de infarto ósseo.

Osteonecrose de Quadril

DADOS PRINCIPAIS

TERMINOLOGIA
- Necrose de elementos celulares ósseos secundária a isquemia

IMAGENS
- Radiografias iniciais: esclerose irregular da cabeça femoral
- Radiografias tardias: irregularidade, fragmentação, colapso da superfície articular da cabeça femoral; osteoartrite secundária
  - Luscência subcondral em crescente indicativa de fratura, pode preceder o colapso da superfície articular
- A RM é mais sensível e específica
  - O osso infartado evolui na seguinte ordem: medula normal → hemorragia → edema → fibrose
  - Sinal da linha dupla: linha de sinal de baixa intensidade na periferia do infarto, com uma linha interna luscente ao longo da interface com o osso infartado
- T1 C + : realce diminuído na ON inicial; posteriormente, ausência de realce de segmentos inviáveis
- Edema adjacente correlacionado com dor, risco de colapso

PRINCIPAIS DIAGNÓSTICOS DIFERENCIAIS
- Padrão de edema de medula óssea
  - Diagnóstico diferencial extenso, frequentemente requerendo tempo e evidência de progressão para que o diagnóstico definitivo se torne evidente
- Fratura por insuficiência da cabeça femoral
  - Idosas osteoporóticas; ausência do sinal de linha dupla

PATOLOGIA
- Pós-traumática: irrigação sanguínea interrompida
- Uso de corticosteroide: a ampliação de células adiposas intramedulares e a ↑ da pressão medular inibe o fluxo sanguíneo
- A principal morbidade da ON não é decorrente de infarto e sim resultante do processo de cicatrização e subsequente colapso articular

QUESTÕES CLÍNICAS
- Dor no quadril, virilha; amplitude de movimento diminuída
- Mais comum entre a 3 e a 6ª décadas
- M:F = 4:1

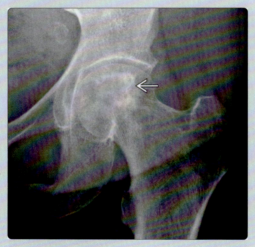
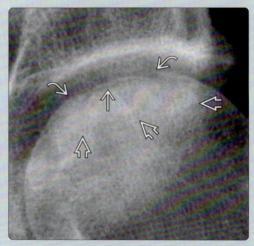

(À esquerda) Radiografia AP mostra esclerose irregular clássica ➡ na cabeça femoral, indicativa de ON. Neste caso, a superfície articular está intacta. Os achados são indicativos de doença em estágio II. *(À direita)* A radiografia AP mostra ON em estágio IV. A esclerose irregular ➡ está presente na cabeça femoral e há colapso sutil de um segmento amplo da superfície articular ➡. Uma fratura subcondral ➡ está presente, paralelamente à superfície articular. O acetábulo e o espaço articular são normais.

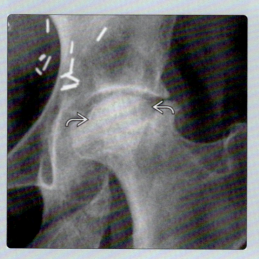
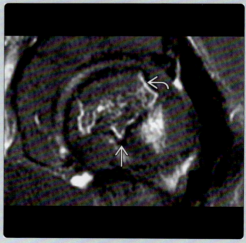

(À esquerda) Radiografia AP mostra ON avançada em estágio IV. Presença de colapso marcante de toda a superfície articular da cabeça femoral ➡. Entretanto, nenhuma alteração radiográfica de artrite é observada junto à superfície articular acetabular. *(À direita)* RM PD FS coronal mostra característico sinal de linha dupla da ON. A linha escura externa hipointensa ➡ representa esclerose na borda entre o osso infartado e o osso normal. A linha luscente ➡ é criada pelo tecido de granulação/resposta inflamatória avançada.

Osteonecrose de Quadril

TERMINOLOGIA

Sinônimos
- Necrose isquêmica, osteonecrose (ON), necrose asséptica, necrose avascular

Definição
- Necrose de elementos celulares do osso secundária à isquemia

IMAGENS

Características Gerais
- Melhor dica para diagnóstico
  - Radiografia
    - Inicial: esclerose irregular na cabeça femoral
    - Tardia: irregularidade, fragmentação, colapso da superfície articular da cabeça femoral
  - RM: sinal da linha dupla
- Localização
  - No início da doença: sustentação de carga pela cabeça femoral anterior
- Tamanho
  - O tamanho do infarto é bastante variável, estendendo-se de foco pequeno a envolvimento de toda a cabeça femoral
    - Avaliar a extensão da doença usando inspeção visual
- Morfologia
  - Fatores associados ao colapso da superfície articular: tamanho do infarto, localização lateral junto à cabeça

Recomendações para Aquisição de Imagens
- Melhor ferramenta para aquisição de imagens
  - A RM é mais sensível e específica
- Orientações de protocolo
  - Qualquer protocolo de RM para dor no quadril deve incluir pelo menos uma sequência com imagens do lado oposto do quadril
    - Auxilia a detecção de doença assintomática
    - T1WI e/ou STIR coronal ideal
  - Imagens de RM: usar os planos coronal e sagital para demonstrar totalmente a extensão; um FOV pequeno de cada quadril é melhor

Achados na Radiografia
- Inicial: esclerose irregular da cabeça femoral decorrente de formação de osso novo ao longo das trabéculas necróticas
- Achados avançados
  - Luscência subcondral em crescente indicativa de fratura, pode preceder o colapso da superfície articular
    - Incidências lateral de perfil falso ou lateral em perna de rã são as que mostram melhor
    - Orientação paralela à superfície articular
  - Colapso da superfície articular
    - Pode ser sutil, requer inspeção minuciosa, a rotura cortical visível pode não ser evidente
    - Frequentemente mais fácil de avaliar em radiografias *versus* RM
  - Fragmentação da superfície articular
  - Osteoartrite (OA) secundária: estreitamento do espaço articular, esclerose subcondral acetabular, osteófitos

Achados na TC
- Osteoporose e distorção das trabéculas ósseas da cabeça femoral na axial
- Modalidade mais sensível para fratura subcondral
  - Sagital e coronal (em menor grau, reformatação 3D) são úteis para visualizar o colapso da superfície articular
- Em geral, não tão sensível (55%) nem preciso quanto a RM

Achados na RM
- A RM tem 97% de sensibilidade e 98% de especificidade para ON
- Achados iniciais de RM: edema de medula óssea inespecífico
  - ↓ de sinal de T1WI, ↑ de sinal de sequências sensíveis a fluido
  - O edema pode se estender da cabeça femoral para dentro do colo femoral
- Durante os primeiros meses subsequentes ao infarto, o osso infartado aparece normal; além do observado no edema, as alterações da RM somente ocorrem depois de a cicatrização ter começado
  - Os estágios junto ao osso infartado progridem na seguinte ordem: medula normal → hemorragia → edema → fibrose
    - T1WI: medula luscente → hipointensa → escura
    - T2WI: medula hipointensa → luscente → escura
- Achado patognomônico: sinal da linha dupla
  - Linha com sinal de intensidade baixa na periferia do infarto com uma linha interna luscente, formando interface reativa com o osso infartado
- Habilidade da RM de detectar colapso sutil da superfície articular mais precária que a das radiografias; frequentemente, é mais fácil analisar as imagens sagitais, enquanto a visibilidade é menor nas imagens axiais
  - A fratura em crescente pode não ser visível; nem sempre precede o colapso
- Edema associado que se estende do infarto para dentro da cabeça/colo e está correlacionado com dor, risco de colapso
  - Edema encontrado em 48% dos pacientes com ON
  - 72% dos casos com edema ocorrem na doença em estágio III de Steinberg (ON com luscência subcondral)
  - Pode antever o colapso da cabeça e sugerir o último ponto onde a descompressão central pode ser eficaz
- Efusão articular: ↓ de sinal de T1WI, ↑ de sinal de T2WI (em qualquer estágio)
- T1 C +: realce diminuído no início da ON; posteriormente, realce ausente de segmentos inviáveis

Achados na Medicina Nuclear
- Cintilografia óssea
  - Muito inicial: cabeça femoral fotopênica
  - Mais tardia: ↑ de acúmulo de radioisótopos resultante de revascularização e reparo
  - Pode ser mais sensível que a radiografia (85% de sensibilidade na SPECT), contudo é significativamente inferior à RM

DIAGNÓSTICO DIFERENCIAL

Padrão de Edema de Medula Óssea
- Extenso diagnóstico diferencial, incluindo osteoporose transitória de quadril, infecção, neoplasia; pode demorar para que o diagnóstico definitivo se torne evidente

Fratura por Insuficiência da Cabeça Femoral
- População de pacientes: idosas osteoporóticas
- ± colapso significativo da superfície articular, fragmentação
- Não desenvolve sinal de linha dupla
- Geralmente, ausência de fatores de risco de ON

PATOLOGIA

Características gerais
- Etiologia
  - Pós-traumática: interrupção da irrigação sanguínea
    - Deslocamento do quadril: quando não reduzido dentro de 12 horas, há desenvolvimento de ON em 50% dos casos
    - Fratura subcapital: em 30% das fraturas femorais deslocadas, há desenvolvimento de ON
  - Uso de corticosteroide: ampliação de células adiposas intramedulares e ↑ de pressão medular inibem o fluxo sanguíneo

Osteonecrose de Quadril

- Entre todos os pacientes que usam esteroides, 2% desenvolvem ON
- Risco maior com duração menor (6 semanas) e doses maiores (>20 mg); 5% a 25% dos pacientes desenvolvem ON
- Risco ↑ em pacientes de transplante renal que usam esteroides, com osteodistrofia (40% desenvolvem ON)
- 10% dos sobreviventes a longo prazo de transplantes de medula óssea que receberam doses altas de esteroides desenvolvem ON
  - Outras etiologias
    - Anemia falciforme: trombose de células falciformes na microvasculatura, em baixa tensão de oxigênio
    - Doença de Gaucher: concentração medular → ↑ de pressão
    - Lúpus eritematoso sistêmico (LES): vasculite + esteroides; 5% a 40% desenvolvem ON
    - Doença de Caisson: embolia gasosa de nitrogênio de fenômenos disbáricos
    - Radiação: vasculite resulta em ON
    - HIV/AIDS: pode estar relacionada com terapia antirretroviral ou hiperlipidemia
    - Consumo abusivo de álcool: provavelmente causado por êmbolos de gordura oriundos do fígado
- Anormalidades associadas
  - A significativa morbidade da ON não decorre do infarto, mas resulta do processo de cicatrização
    - O osso infartado é tão forte quanto o osso normal
    - A cicatrização enfraquece o osso por meio da reabsorção de osso morto

Estadiamento, Gradação e Classificação
- Classificação de Steinberg: baseada na aparência radiográfica e na localização da lesão
  - Estágio 0: radiografias normais, RM, cintilografia óssea de quadril de risco (envolvimento frequente do quadril contralateral, ou o paciente tem fatores de risco e dor no quadril)
  - Estágio I: radiografia normal, RM/cintilografia óssea anormal
  - Estágio II: alterações radiográficas císticas ou escleróticas
  - Estágio III: sinal em crescente ou luscência subcondral
  - Estágio IV: achatamento da cabeça femoral
  - Estágio V: estreitamento do espaço articular
  - Estágio VI: doença degenerativa avançada

QUESTÕES CLÍNICAS

Apresentação
- Sinais/sintomas mais comuns
  - Dor no quadril, na virilha ou referida na coxa
  - Amplitude de movimento diminuída
  - Etiologia da dor pouco conhecida
    - Presença de edema de medula apresenta correlação muito alta com o grau de dor
    - O alívio da pressão por descompressão central alivia prontamente a dor
    - O desenvolvimento de fratura pode exacerbar a dor
- Outros sinais/sintomas
  - A presença de derrame, especialmente com colapso, contribui para a dor
  - ON atraumática comumente bilateral (30%-70% no momento da apresentação), porém evolui de modo assimétrico
    - 1/3 dos quadris contralaterais assintomáticos evolui para dor, colapso, com alterações císticas, mais provavelmente para progredir com colapso
    - Doença assintomática contralateral em 60%
  - Deslize da epífise capital femoral e displasia do quadril associada ao desenvolvimento, ambos com ↑ de risco de ON
  - Em média, 4 anos entre o aparecimento dos sintomas bilateralmente entre os lados envolvidos do quadril

Demografia
- Idade
  - 3ª a 6ª décadas
- Gênero
  - M:F = 4:1
- Epidemiologia
  - 15.000 casos de ON do quadril nos Estados Unidos a cada ano
  - Esteroides responsáveis por 30% a 40% dos casos de ON não traumática
  - O alcoolismo é responsável por 20% a 40%
  - 10% das artroplastias do quadril realizada para ON

Histórico Natural e Prognóstico
- Raramente, pode revascularizar sem progressão
- Em geral, segue a ordem: achatamento → colapso → OA secundária

Tratamento
- O tratamento da doença inicial nem sempre é direto
  - A dor ocasionalmente ameniza de maneira espontânea com o tratamento tradicional
  - A descompressão central geralmente promove o alívio imediato da dor, provavelmente da ↓ de edema de medula e hipertensão intraóssea; possibilidade de usar enxerto
    - Pode ser particularmente útil em casos de pacientes em estágio III (sem colapso significativo) com edema de medula
    - Pode continuar com a progressão para colapso
  - Não há comprovação de que a descompressão central com enxerto fibular vascularizado seja mais eficaz que a descompressão central isolada
  - Um estudo pequeno sugere que o oxigênio hiperbárico é útil nos estágios I ou II
- Tratamento de doença tardia: requerido em 50% dos pacientes em 3 anos de diagnóstico
  - Colapso sem OA: hemiartroplastia
  - OA significativa: artroplastia total do quadril

CHECKLIST DO DIAGNÓSTICO

Considerar
- Verificar o histórico quanto a traumatismos, uso de esteroide, consumo abusivo de álcool, LES, anemia falciforme
- Ficar atento a envolvimento contralateral clinicamente silencioso

Dicas de Relatórios
- Usar terminologia *face-of-clock* para descrever localização

REFERÊNCIAS
1. Koren L, et al: Hyperbaric oxygen for stage I and II femoral head osteonecrosis, Orthopedics. 38(3):e200-e205, 2015.
2. Lee GC, et al: How do radiologists evaluate osteonecrosis? Skeletal Radiol. 43(5):607-614, 2014.
3. Vahid Farahmandi M, et al: Midterm results of treating femoral head osteonecrosis with autogenous corticocancellous bone grafting, Trauma Mon. 19(4):e17092, 2014.

Osteonecrose de Quadril

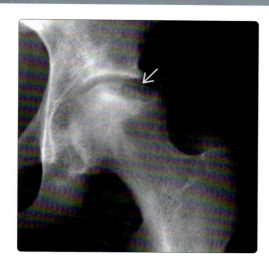
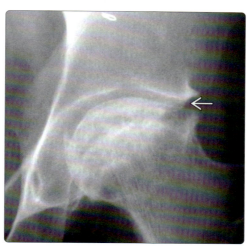

(À esquerda) Radiografia AP mostra ON avançada. Os achados incluem esclerose irregular e um leve colapso da superfície articular ➡. A localização lateral da lesão está associada a um risco de colapso maior que uma lesão mais medialmente posicionada.
(À direita) Radiografia AP mostra ON de quadril com grave colapso da superfície articular. Uma vez ocorrido o colapso, as opções cirúrgicas são limitadas à hernioplastia ou substituição total da articulação. O discreto estreitamento do espaço articular superior ➡ prenuncia o aparecimento de osteoartrite (OA) secundária.

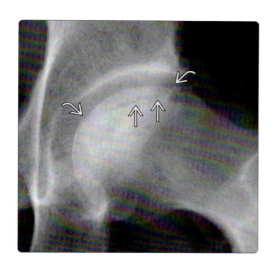
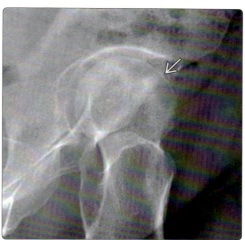

(À esquerda) Radiografia lateral em perna de rã ilustra otimamente uma fratura subcondral extensa ➡. Este tipo de achado deve direcionar a atenção para a superfície articular que, neste caso, está levemente em colapso ➡.
(À direita) Incidência de perfil falso do quadril de outro paciente mostra esclerose sutil e colapso junto à parte anterior da cabeça femoral que sustenta carga ➡. Uma localização anterossuperior é o sítio mais comum de ON, e as alterações sutis são mais bem representadas nas incidências lateral em perna de rã ou de perfil falso.

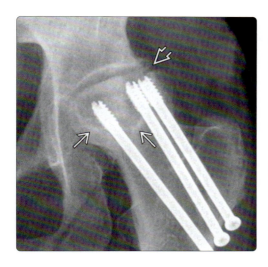
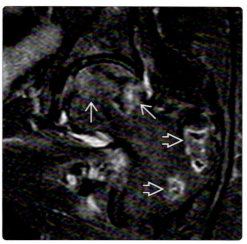

(À esquerda) Radiografia AP com ON subsequente à fratura de colo femoral subcapital e fixação. Um amplo infarto ➡ levou ao achatamento acentuado da cabeça. Uma OA secundária já está presente com estreitamento do espaço articular e osteófitos ➡. *(À direita)* RM STIR coronal com ON ➡ e infartos ósseos ➡ secundários á quimioterapia são mostrados. Embora a etiologia seja a mesma, a terminologia associada a estas lesões muitas vezes é confusa. ON e necrose avascular se referem a lesões subcondrais, enquanto o infarto ósseo descreve lesões distantes de uma superfície articular.

Osteonecrose de Quadril

Edema e Necrose de Medula Óssea

(**À esquerda**) RM T1WI coronal das primeiras alterações indicativas de ON. Focos similares a faixas ➡ de baixo sinal T1W estão presentes no aspecto anterior de cada cabeça femoral. (**À direita**) RM T1WI sagital com ON em um extenso segmento da cabeça anterior. Uma linha de sinal baixo demarca o osso normal em relação ao osso infartado ➡. O osso infartado mantém o sinal de gordura normal ➡. Há edema ➡ na medula aparentemente normal adjacente ao infarto. A medula edematosa está associada à dor e pode prenunciar um colapso iminente.

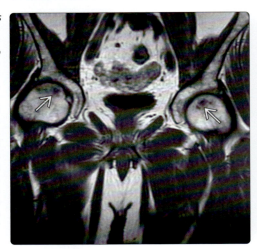
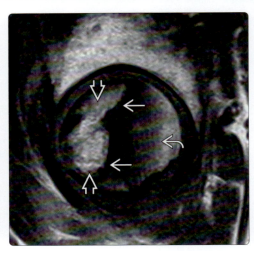

(**À esquerda**) RM T2WI FS axial com sinal de linha dupla, faixa de sinal baixo adjacente ao osso normal ➡ e sinal alto ➡ na zona reparativa. A identificação deste sinal é necessária para confirmar o diagnóstico. O plano axial tende menos a revelar colapso da superfície articular que, em geral, envolve a superfície articular superior. (**À direita**) Imagem de T2WI FS de artrografia por RM coronal mostra fratura subcondral em crescente ➡ envolvendo 50% da superfície articular superior. A doença não havia levantado suspeita clínica e estava relacionada com o consumo de álcool.

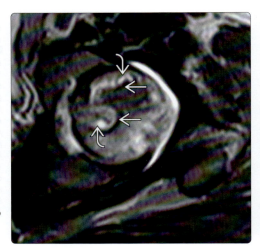
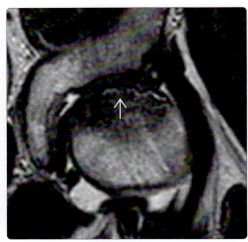

(**À esquerda**) RM PD FSE FS coronal mostra fratura subcondral sutil ➡, irregularidade da superfície articular ➡ e um padrão de edema de medula óssea hiperintenso estendido ➡ junto à cabeça e ao colo femoral. Este padrão de edema é mais comum no estágio III da doença e está altamente associado à dor. (**À direita**) RM STIR coronal mostra linhas luscentes de sinal de linha dupla ➡, edema de medula ➡, e extensa efusão articular ➡. A significância da efusão articular é indeterminada. A aspiração do líquido pode minimizar a dor do paciente.

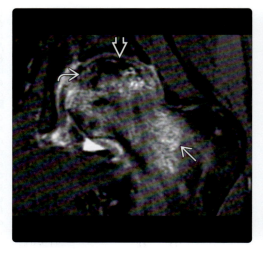
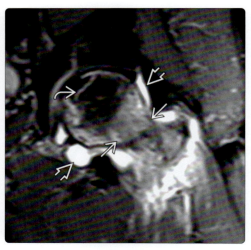

Osteonecrose de Quadril

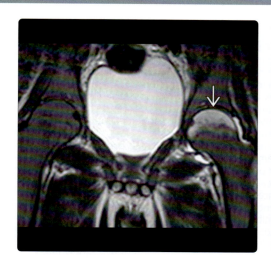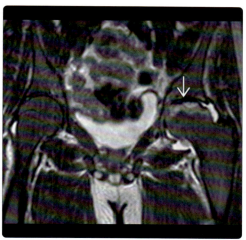

(À esquerda) RM T2 coronal mostra medula hematopoiética difusa secundária à anemia falciforme (AF). A AF é um fator de risco de ON. O quadril é o sítio mais comum de envolvimento. O edema ➡ junto à cabeça femoral esquerda provavelmente é ON em estágio 1. *(À direita)* RM T2WI coronal no mesmo paciente, após 7 meses, mostra progressão com novo colapso da superfície articular ➡; o diagnóstico agora é definitivo e corresponde ao estágio IV. O lado direito do quadril está no estágio 0 ou "de risco". Do ponto de vista estatístico, a doença na parte direita do quadril se desenvolverá nos próximos 3 a 4 anos.

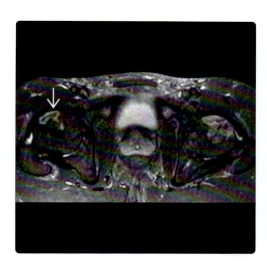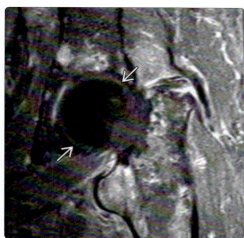

(À esquerda) RM STIR axial obtida do mesmo paciente com AF, decorridos vários (após a demonstração de que houve desenvolvimento de ON clássica na cabeça femoral direita) ➡. *(À direita)* RM T1WI C+ FS coronal em paciente com fratura do colo femoral. Entre as opções de tratamento, estão a colocação de pinos percutâneos versus hemiartroplastia. Este estudo foi conduzido para avaliar o fluxo sanguíneo para a cabeça femoral. Foi demonstrada a ausência completa de realce junto à cabeça ➡, indicando a perda pós-traumática da irrigação sanguínea e a necessidade de reposição.

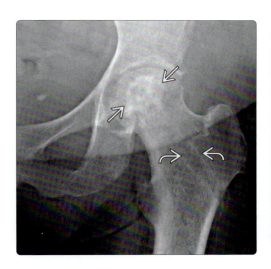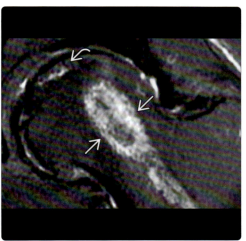

(À esquerda) Radiografia AP do quadril subsequente à descompressão central ➡. Presença de esclerose irregular típica da ON ➡. A descompressão central é destinada a aliviar a hipertensão intramedular e melhorar o fluxo sanguíneo. Também promove alívio imediato dos sintomas. *(À direita)* RM FS PD FSE coronal mostra um pequeno foco de ON ➡. Há um rastro de descompressão central ➡. A descompressão central é mais bem usada para os estágios I e II. Uma vez ocorrida a fratura/colapso, as alterações são irreversíveis.

Osteonecrose de Ombro

DADOS PRINCIPAIS

TERMINOLOGIA
- Osteonecrose (ON), necrose avascular, necrose asséptica, infarto ósseo

IMAGENS
- Classificação de Cruess adaptada de Ficat
  - Estágio 1: radiografias normais, RM positiva
  - Estágio 2: esclerose
  - Estágio 3: fratura subcondral em crescente (melhor incidência em rotação externa), ± colapso menor
  - Estágio 4: colapso mais avançado e fragmentação; glenoide normal
  - Estágio 5: OA secundária
- Em geral, envolve a parte superior central da cabeça umeral no sítio de maior contato com a glenoide
- Lesão frequentemente ampla; o tamanho está correlacionado com o risco de colapso
- RM: linha dupla característica em imagens T2WI
- Cintilografia óssea: sinal da rosquinha

QUESTÕES CLÍNICAS
- Etiologia: induzida por esteroide é o tipo mais comum nos Estados Unidos
  - Em nível mundial, a AF é a etiologia mais comum, sendo que a ON aparece em 1/3 a 1/2 dos pacientes com AF
  - Pós-traumática: 15% a 30% das fraturas de quatro partes desenvolvem ON; a irrigação sanguínea multivascular é protetora
- A cabeça umeral é o segundo sítio mais comum de ON, após a cabeça femoral; 75% a 90% da ON umeral associada a doença em outros sítios, especialmente a cabeça femoral
- Apresentação: dor ± questões mecânicas
  - Frequentemente presente com doença avançada; o movimento do ombro envolve múltiplas articulações, por isso a limitação de movimentos ocorre tardiamente
- Tratamento: direcionado para os sintomas, prevenção do colapso; inclui controle da dor, fisioterapia, modificação da atividade, desbridamento da cartilagem e corpos livres, descompressão central, eventual substituição da articulação

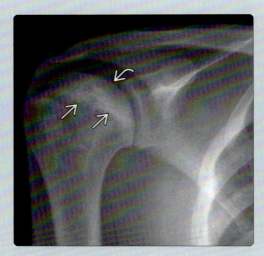 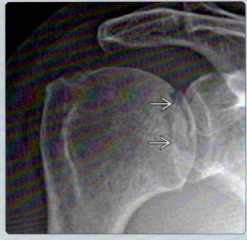

(À esquerda) Radiografia AP mostra esclerose irregular ➡ e colapso mínimo da superfície articular ➡ da cabeça umeral em paciente com AF. A ON em pacientes com AF pode seguir um curso mais benigno, em comparação a outras etiologias. (À direita) Radiografia AP mostra extensa fratura subcondral ➡ na cabeça umeral no sítio de maior contato com a glenoide. O achado é característico de ON, mesmo na ausência de outros achados.

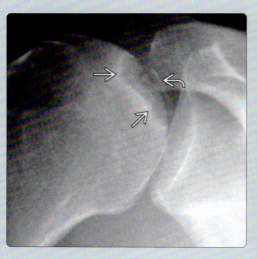 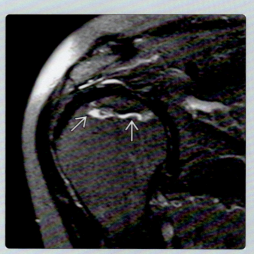

(À esquerda) Radiografia AP revela alterações avançadas de ON umeral. Note a típica localização superior e central, a luscência subcondral com a característica borda esclerótica serpiginosa ➡ e a fratura subcondral com uma ampla lâmina de osso deslocada ➡. (À direita) RM T2WI FS coronal mostra uma linha luscente destacando o osso infartado ➡. É resultado da cicatrização na interface entre o osso normal e o osso infartado. A típica localização central e superior está no sítio de contato máximo entre o úmero e a glenoide.

Osteonecrose de Joelho

DADOS PRINCIPAIS

TERMINOLOGIA
- Osteonecrose (ON) localizada junto a estruturas ósseas do joelho; aparência das imagens e riscos clínicos não exclusivos em relação a outros sítios de ON

IMAGENS
- Radiografias: focos escleróticos serpiginosos ou irregulares
  - Geralmente multifocal: pode ser vista nos côndilos femorais, platô tibial, diáfises femoral e tibial, patela (especialmente, polo superior)
  - O envolvimento da superfície articular pode resultar em colapso, fragmentação
- RM
  - A apresentação inicial pode ser edema de medula óssea: ↓ de sinal de T1W e ↑ de sinal de T2W
  - Sinal da linha dupla nas imagens T2W é diagnóstico: borda de sinal baixo na periferia da lesão com sinal interno alto na interface reativa

PRINCIPAIS DIAGNÓSTICOS DIFERENCIAIS
- Fratura por insuficiência (antigamente conhecida por ON do joelho, SONK)
  - A SONK originalmente era considerada ON primária; atualmente, é reconhecida como fratura por insuficiência, em vez de ON
  - Masculino < feminino; acima de 60 anos de idade
  - Sítio único; fêmur > tibial; medial > lateral
  - Aparecimento mais repentino que na ON
- Osteoporose migratória regional
  - Homens de meia-idade são afetados com mais frequência
  - Edema de medula óssea; ausência de alteração do sinal subcondral curvilíneo, colapso da superfície articular
  - Desenvolvimento de osteopenia radiograficamente evidente

QUESTÕES CLÍNICAS
- Aparecimento gradual de dor leve ou vaga
- ON patelar isolada: rara; pode ser idiopática
  - Pós-traumática: fratura patelar transversal
  - Pós-artroplastia: associada a liberação lateral

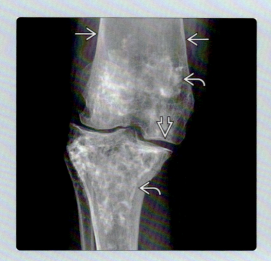
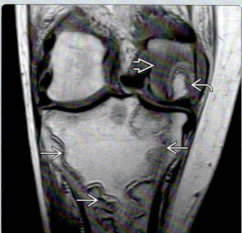

(À esquerda) Radiografia AP revela deformação em tubo de Erlenmeyer ⮕ neste paciente com doença de Gaucher. Há presença de esclerose irregular e serpiginosa clássica ⮕ no fêmur distal e tíbia proximal, indicativa de extensa ON. A ON resulta em leve achatamento da superfície articular condilar femoral medial ⮕. *(À direita)* T1WI coronal mostra extensa ON do côndilo femoral medial ⮕ e tíbia proximal ⮕. O edema em torno da lesão condilar ⮕ pode indicar colapso da superfície articular iminente.

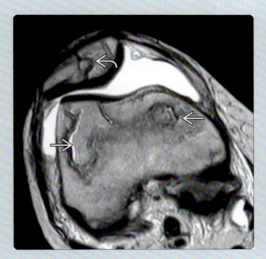
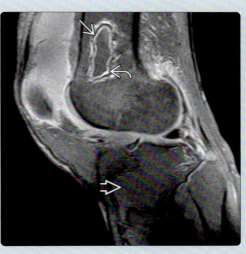

(À esquerda) RM PDWI axial mostra ON multifocal. Lesões estão presentes em ambos os côndilos femorais ⮕ e junto à patela ⮕. O envolvimento patelar quase sempre está associado a doença em outra parte qualquer do joelho. *(À direita)* RM T2WI FS lateral de ON, mostra características de imagem variável. A lesão femoral distal exibe um sinal de linha dupla característico com uma linha externa de sinal baixo ⮕ e uma linha interna de sinal alto ⮕. A lesão tibial tem somente uma linha de sinal baixo. Entretanto, a gordura junto à lesão ⮕ é um forte indício diagnóstico.

Osteonecrose de Punho

DADOS PRINCIPAIS

IMAGENS
- Radiografias: morfologia e densidade óssea normal inicialmente → densidade aumentada → cistos, fragmentação, colapso da superfície articular → osteoartrite (OA) secundária
- Fatores de risco/achados associados
  - Capitato: fratura transversal do corpo médio
  - Semilunar: ulnar negativo, raramente ulnar positivo
  - Escafoide: fratura do polo proximal ou da cintura ± desunião com margens de fratura escleróticas arredondadas
- T1WI: ↓ de intensidade de sinal, é possível ver linha de fratura de sinal baixo; em geral, ↑ de sinal no início e ↓ de sinal posteriormente
- T1WI C + : ausência de realce sugere fragmentos inviáveis
  - Pode haver revascularização tardia no processo
- RM: distribuição de alterações de sinal bastante variável

PRINCIPAIS DIAGNÓSTICOS DIFERENCIAIS
- Semilunar: síndrome da impacção ulnar
  - Em geral, variância ulnar positiva, condromalacia, osteófito e cistos subcondrais
- Escafoide: desunião de fratura na ausência de osteonecrose (ON)
  - A fratura do polo proximal ou da cintura do escafoide pode desenvolver desunião sem haver necessariamente ON

PATOLOGIA
- Capitato: rara; secundária a traumatismo grave e fratura do corpo médio
- Semilunar: traumatismo repetitivo crônico
- Escafoide: etiologia pós-traumática mais comum
  - Distribuição do suprimento vascular → polo proximal em risco

QUESTÕES CLÍNICAS
- 20 a 40 anos de idade
- Dor, amplitude de movimento limitada, enfraquecimento da preensão
- Dor crônica e artrose das articulações radiocarpal e mediocarpal
- Pode começar com tratamento tradicional; nenhum algoritmo aceito
- Enxerto ósseo vascularizado, se o fragmento for inviável

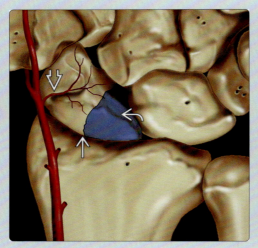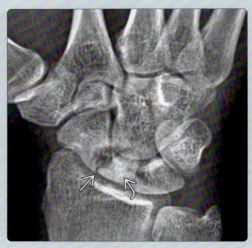

(À esquerda) Ilustração gráfica do carpo mostra irrigação sanguínea para o escafoide, que entra distalmente ➡. A fratura da cintura ou do polo proximal do escafoide ➡ separa o polo proximal de sua irrigação sanguínea, resultando na ON ➡ do fragmento proximal. *(À direita)* Radiografia oblíqua mostra fratura não consolidada ao longo do polo proximal do escafoide ➡. Note a aumentada densidade do polo proximal ➡; esta densidade, assim como a localização proximal da fratura, sugere que a ON irreversível é altamente provável.

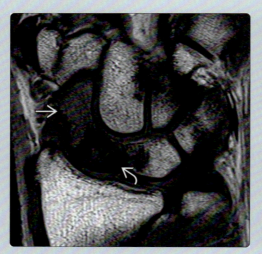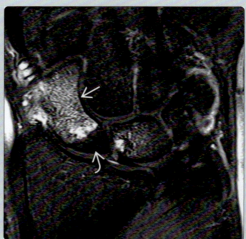

(À esquerda) RM T1 coronal no mesmo caso mostra edema de sinal baixo no polo distal ➡ e esclerose/edema hipointenso no polo proximal ➡ do escafoide. *(À direita)* RM T1FS pós-contraste coronal no mesmo caso mostra realce do polo distal ➡, porém falta realce evidente do fragmento proximal ➡. Embora a revascularização tardia e a cicatrização de fraturas do escafoide possam ser observadas, isso é extremamente improvável neste caso; a localização proximal da linha de fratura tornou o fragmento inviável.

Osteonecrose de Punho

TERMINOLOGIA

Sinônimos
- Necrose isquêmica, necrose asséptica, necrose avascular

Definições
- Doença de Preiser: osteonecrose (ON) do escafoide sem traumatismo comprovado
- Doença de Kienböck: ON do semilunar; lunatomalacia

IMAGENS

Características Gerais
- Melhor dica para diagnóstico
  - Esclerose ± fragmentação, colapso

Recomendações para Aquisição de Imagens
- Melhor ferramenta para aquisição de imagens
  - RM é mais sensível e específica

Achados na Radiografia
- Características gerais
  - Morfologia e densidade óssea normal inicialmente → densidade aumentada → cistos, fragmentação, colapso da superfície articular → osteoartrite (OA) secundária
- Achados associados
  - Capitato: fratura transversal do corpo médio
  - Semilunar: variante ulnar negativa, rararamente variante ulnar positiva
    - Conforme o semilunar entra em colapso, o capitato migra proximalmente
  - Escafoide: fratura do polo proximal ou da cintura ± desunião com margens de fratura escleróticas arredondadas

Achados na RM
- T1WI: ↓ de intensidade do sinal, é possível ver linha de fratura de sinal baixo
- Sequências sensíveis a fluido: alterações de sinal bastante variáveis; em geral, ↑ de sinal no início e ↓ de sinal posteriormente
  - Linha de fratura com sinal baixo ou alto, nem sempre visível
- T1WI C +: ausência de realce sugere fragmentos inviáveis
  - Não invariavelmente específico; pode haver revascularização tardia
- Distribuição de alterações de sinal bastante variável
  - Pode envolver um segmento pequeno ou o osso inteiro, ser irregular ou difusa, mudar entre as sequências
  - Se houver OA secundária, alterações subcondrais em ossos adjacentes
- Questões específicas
  - Semilunar: colapso precoce ao longo da borda radial proximal; se a variação ulnar for negativa com lunatomalacia, o complexo de fibrocartilagem triangular pode ser espessado ou rasgado
  - Escafoide: não união vista como descontinuação do osso trabecular; sinal de líquido junto à linha de fratura

Achados na Medicina Nuclear
- Cintilografia óssea
  - Inicial: captação ausente; tardia: captação normal a ↑

DIAGNÓSTICO DIFERENCIAL

Semilunar: Síndrome da Impacção Ulnar
- Em geral, variância ulnar positiva
- Condromalacia, osteófito e cistos subcondrais

Escafoide: Desunião de Fratura sem Osteonecrose
- A fratura do polo proximal ou da cintura do escafoide pode desenvolver desunião, sem necessariamente ter ON

PATOLOGIA

Características gerais
- Etiologia
  - Capitato: rara; secundária ao traumatismo grave e fratura do corpo médio
  - Semilunar: traumatismo repetitivo crônico
    - Fatores de risco: variância ulnar negativa, raramente ulnar positiva; morfologia semilunar oblonga ou quadrada; raramente associada a lúpus eritematoso sistêmico, esteroides
  - Escafoide: etiologia pós-traumática mais comum
    - Quase 100% das fraturas do polo proximal desenvolvem ON
    - 30% das fraturas da cintura do escafoide desenvolvem ON
    - O deslocamento da fratura aumenta o risco de ON

Estadiamento, Gradação e Classificação
- Lunatomalacia: classificação de Lichtman
  - Estágio I: radiografias normais ± fratura
  - Estágio II: esclerose sem colapso
  - Estágio III: fragmentação + colapso (IIIA = sem instabilidade carpal; IIIB = instabilidade carpal)
  - Estágio IV: esclerose, colapso + OA perissemilunar

Características Cirúrgicas e Patológicas Macroscópicas
- A irrigação sanguínea do escafoide entra no medioescafoide; a fratura do polo proximal/da cintura separa o polo proximal da irrigação sanguínea

QUESTÕES CLÍNICAS

Apresentação
- Sinais/sintomas mais comuns
  - Dor, amplitude de movimento limitada, enfraquecimento da preensão

Demografia
- Idade: 20 a 40 anos

Histórico Natural e Prognóstico
- Dor crônica, artrose das articulações radiocarpal e mediocarpal

Tratamento
- Semilunar: encurtamento radial em estágios I e II, para diminuir o estresse mecânico e retardar a progressão da doença
- Escafoide: antes da intervenção cirúrgica para desunião, excluir a hipótese de ON no fragmento proximal
- Nenhum algoritmo de tratamento comumente aceito
  - Multitude de diferentes procedimentos depõe a respeito do sucesso limitado de qualquer procedimento isolado
  - Cirurgia geralmente para doença mais avançada
    - Revascularização, enxerto ósseo, osteotomia
    - Ressecção de osso avascular, ± ressecção carpal limitada ou extensa; fusão carpal limitada ou extensa

REFERÊNCIA

1. Bervian MR, et al: Scaphoid fracture nonunion: correlation of radiographic imaging, proximal fragment histologic viability evaluation, and estimation of viability at surgery: diagnosis of scaphoid pseudarthrosis, Int Orthop. 39(1):67-72, 2015.

Osteonecrose de Punho

(À esquerda) Radiografia AP de punho esquerdo revela densidade aumentada junto ao semilunar ➡. Não há perda de altura, e nenhuma fragmentação é observada. Os achados correspondem à doença de Kienböck em estágio II. (À direita) RM T1WI coronal mostra sinal irregular de hipointenso ➡ a escuro ➡ junto ao semilunar. O sinal escuro corresponde a esclerose/fibrose na doença avançada. Alterações morfológicas foram observadas em outras imagens e indicam que se trata de doença de Kienböck em estágio III.

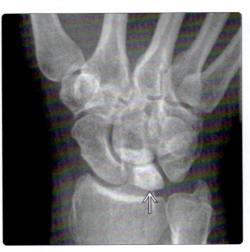 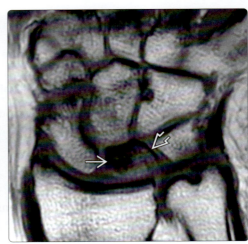

(À esquerda) Radiografia PA mostra esclerose irregular ao longo do semilunar ➡ com colapso significativo da superfície articular proximal ➡. Apesar das alterações avançadas, o encurtamento foi realizado. Esta cirurgia é usada para corrigir a variância ulnar negativa, na tentativa de diminuir as forças mecânicas ao longo do semilunar anormal. (À direita) Radiografia PA no mesmo paciente após o tratamento de dor persistente é aqui mostrada. O semilunar foi resseccionado ➡, e uma fusão carpal limitada foi realizada ➡.

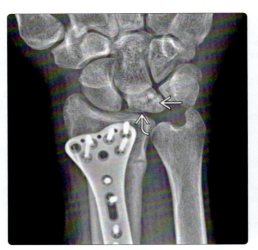 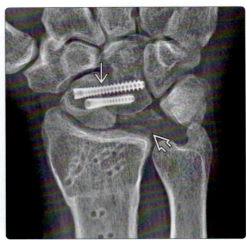

(À esquerda) RM T2WI FS coronal mostra doença de Kienböck em estágio I. Há uma deformação ulnar negativa ➡. O edema de medula é visto no semilunar ➡ e no capitato ➡. O edema do capitato pode estar relacionado com uma mecânica de carga axial alterada secundária à ulna curta. (À direita) RM T1WI coronal no mesmo paciente mostra o edema de medula junto ao semilunar ➡. O principal eixo mecânico, rádio ao semilunar ao capitato ao dedo longo ➡, é facilmente apreciado. As radiografias normais mostram tratar-se de um caso de lunatomalacia em estágio I.

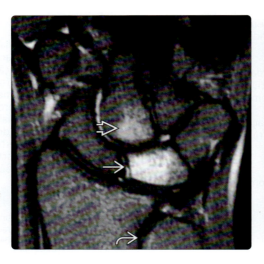 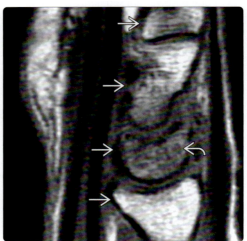

Osteonecrose de Punho

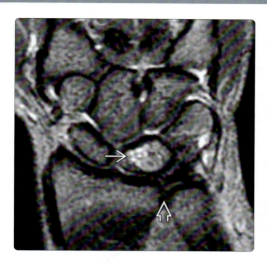
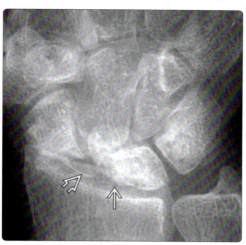

(À esquerda) T2WI gordura-suprimida coronal mostra edema de medula irregular no semilunar ➡ sem alteração morfológica. Uma deformação de ulna negativa ➡ está presente. A aparência é inespecífica e deve ser considerada preocupante quanto à possibilidade de ON inicial. *(À direita)* Radiografia PA mostra ON relacionada com esteroide em múltiplos sítios. O semilunar exibe densidade irregular e colapso da superfície articular proximal ➡. O polo proximal do escafoide está em colapso ➡. Embora a ON escafoide geralmente seja pós-traumática, o uso de esteroide constitui um fator de risco.

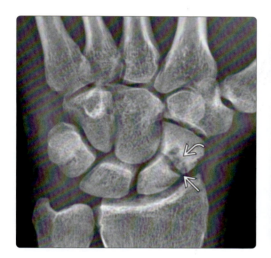
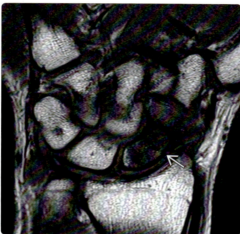

(À esquerda) Radiografia PA mostra fratura de cintura do escafoide não unida ➡. É improvável que isto seja uma desunião verdadeira, porque as linhas de fratura são escleróticas e redondas, com formação de cisto subcondral ➡. Nenhuma esclerose definida do polo proximal é observada. *(À direita)* T1 RM coronal no mesmo caso mostra sinal baixo irregular em ambos os polos, proximal e distal, do escafoide ➡. A linha de fratura é vista de maneira indistinta.

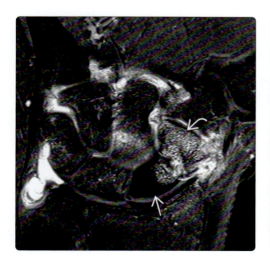
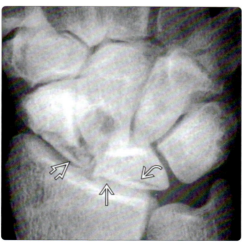

(À esquerda) RM T1FS pós-contraste coronal mostra realce do polo distal ➡, porém sinal baixo no polo proximal ➡, indica ausência de irrigação sanguínea. Apesar de provavelmente inviável, não há colapso; a cirurgia pode ser bem-sucedida. *(À direita)* Radiografia PA do carpo de paciente com lúpus eritematoso sistêmico e ON mostra polo proximal do escafoide em colapso ➡. Uma irregularidade ao longo do aspecto radial da superfície articular proximal do semilunar ➡ e uma fratura subcondral ➡ são observadas. As alterações do lado radial são mais comuns que as alterações semilunares na doença de Kienböck.

Edema e Necrose de Medula Óssea

1065

Osteonecrose de Tornozelo e de Pé

DADOS PRINCIPAIS

IMAGENS
- Radiografias: esclerose, irregularidade da superfície articular ± colapso, fragmentação
- T1WI: sinal medular hipointenso
- Sequências sensíveis a fluido
  - Aguda/inicial: sinal medular alto
  - Tardia: sinal medular baixo
- Osteonecrose (ON) talar: pós-traumática
  - Classificação de Hawkins de fratura talar, usada para estimar o risco de ON
  - Sinal de Hawkins: o relativo ↑ da luscência do tálus indica um fluxo sanguíneo intacto para o corpo talar e prediz baixo risco de ON; ocorre no período de 6 a 8 semanas após a lesão
- ON talar: outras causas
  - Esclerose do corpo talar precariamente definida ± margens serpiginosas na radiografia, menos difusa que as causas pós-traumáticas
  - Aparência clássica na RM, incluindo periferia com sinal serpiginoso baixo e gordura central, sinal de linha dupla
- ON navicular: doença de Mueller-Weiss (aparecimento na fase adulta) e de Köhler (aparecimento na infância)
  - As alterações inicialmente ocorrem lateralmente no navicular
  - O aspecto medial é subluxado medial e dorsalmente
- Metatarsais: mais comuns na cabeça do 2° metatarso, podendo envolver a cabeça do 3° metatarso de modo combinado ou isoladamente (infração de Freiberg)
- Sesamoides: sesamoide fibular > sesamoide tibial

QUESTÕES CLÍNICAS
- ON de navicular e sesamoide, infração de Freiberg comum em adolescentes e jovens adultas
  - O traumatismo repetitivo crônico pode desempenhar algum papel
- O estágio inicial da doença é doloroso; pode recuar ou progredir
- Com a progressão em qualquer um destes sítios, a lesão desenvolve fragmentação e esclerose
  - ± colapso da superfície articular
  - Pode desenvolver osteoartrite secundária

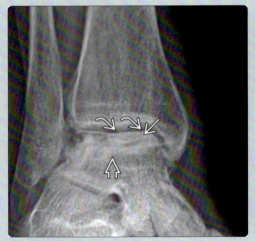
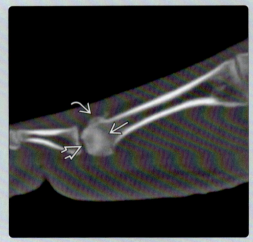

(À esquerda) Radiografia oblíqua mostra alterações típicas de ON avançada do tálus. Presença de esclerose subcondral irregular ➡. O colapso sutil da superfície articular se manifesta como uma discreta ondulação na superfície articular ➡. A fratura subcondral aparece como uma linha luscente ➡. *(À direita)* A aparência na TC sagital da infração de Freiberg é mostrada. A cabeça metatarsal está difusamente esclerótica ➡, e a superfície articular está achatada ➡. Há OA secundária com o estreitamento do espaço articular e osteófitos ➡.

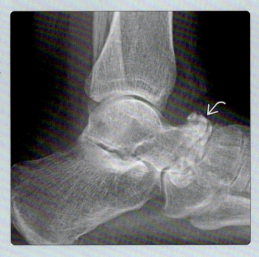
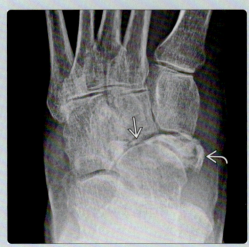

(À esquerda) Radiografia lateral em adulto jovem mostra ON do navicular denominada Mueller-Weiss. O navicular está acentuadamente fragmentado, com alguns fragmentos deslocados superiormente ➡. *(À direita)* Radiografia AP no mesmo caso mostra subluxação medial dos fragmentos ➡ que resulta em achatamento grave do navicular em seu aspecto lateral ➡. Esta morfologia é típica de Mueller-Weiss.

Osteonecrose de Tornozelo e de Pé

TERMINOLOGIA

Definições
- Sinal de Hawkins: ↑ subcondral da luscência da cúpula talar
- Doença de Köhler: doença navicular de aparecimento na infância
- Doença de Mueller-Weiss: doença navicular de aparecimento na fase adulta
- Infração de Freiberg: lesão envolvendo a cabeça metatarsal
- Sesamoidite: termo precariamente definido; pode se referir a qualquer condição dolorosa envolvendo os ossos sesamoides, incluindo a osteonecrose (ON)

IMAGENS

Características Gerais
- Melhor dica para diagnóstico
  - Radiografias: esclerose, irregularidade da superfície articular ± colapso, fragmentação
- Localização
  - Infração de Freiberg: mais comum na cabeça do 2° metatarso, pode envolver a cabeça do 3° metatarso, de modo combinado ou isoladamente
  - Sesamoides: sesamoide fibular > sesamoide tibial

Achados na Radiografia
- Constelação de achados comum
  - Esclerose, fragmentação, colapso da superfície articular
- Tálus: etiologia pós-traumática, mais comumente fratura do colo talar localizada distalmente à faceta posterior
  - O osso vascularizado se torna osteopênico; o osso desvascularizado aparece denso
  - Conforme há cicatrização e formação de osso novo, o fragmento desvascularizado se torna ainda mais denso
  - Sinal de Hawkins: indica fluxo sanguíneo intacto para o corpo talar, prediz baixo risco de ON; ocorrem entre 6 e 8 semanas após a lesão
    - Sinal de Hawkins parcial (luscência subcondral presente apenas medialmente) indicativo de necrose isolada ao corpo lateral
- Tálus: ON por outras causas
  - Esclerose do corpo talar precariamente definida ± margens serpiginosas, menos difusa que causas pós-traumáticas
- Doença de Muller-Weiss e de Köhler: comumente bilateral
  - As alterações no início ocorrem lateralmente
  - Com a progressão da doença, o aspecto lateral entra em colapso, pode fragmentar ou desenvolver fratura
  - O aspecto medial sofre subluxação medial e dorsalmente

Achados na TC
- Radiografias espelhadas; mais sensíveis

Achados na RM
- Aparência comum para todos os sítios descritos
  - T1WI: sinal medular hipointenso
  - Sequências sensíveis a fluido
    - Aguda/inicial: sinal medular baixo
    - Tardia: sinal medular baixo
- Tálus: causas não traumáticas
  - Aparência clássica, incluindo periferia com sinal serpiginoso baixo com gordura central, sinal de linha dupla

Achados na Medicina Nuclear
- Cintilografia óssea
  - Inicialmente, ver foco de captação diminuída
    - Pode ser difícil observar no pé
  - A doença tardia mostra captação aumentada

PATOLOGIA

Características gerais
- Etiologia
  - Doença de Köhler
    - Etiologias propostas diferentes de ON: ossificação encondral anormal, variante normal
  - ON do sesamoide e infração de Freiberg
    - Confuso, se a etiologia for ON idiopática
    - O traumatismo repetitivo crônico pode desempenhar algum papel
    - Sapatos de salto alto podem ser citados como lesão causal

Estadiamento, Gradação e Classificação
- Classificação de Hawkins de fraturas de colo talar: usada para avaliar o risco de ON
  - I: fratura de colo talar sem deslocamento (risco de 0%-15%)
  - II: fratura deslocada com deslocamento/subluxação subtalar (risco de 20%-50%)
  - III: fratura deslocada com rotura tibiotalar e subtalar (risco de 65%-100%)
  - IV: III + rotura talonavicular (risco de 100%)

Características Cirúrgicas e Patológicas Macroscópicas
- Suprimento vascular talar: ramos da artéria tibial posterior, artéria dorsal do pé, perfurante da artéria fibular
  - Irrigação sanguínea para o corpo retrógrado, desde o colo
  - A fratura entre o corpo e o colo separa o corpo de sua irrigação sanguínea
  - Suprimento medialmente mais rico; tálus lateral associado a risco aumentado

QUESTÕES CLÍNICAS

Apresentação
- Sinais/sintomas mais comuns
  - A dor é o sintoma mais comum
  - Doença de Köhler: assintomática ou dor leve

Demografia
- ON navicular e sesamoide, infração de Freiberg comum em adolescentes e jovens adultos do gênero feminino

Histórico Natural e Prognóstico
- Estágio inicial da doença doloroso; pode sofrer resolução ou progredir
- A doença de Köhler pode se resolver sem tratamento
- Em caso de progressão, → fragmentação, esclerose ± colapso da superfície articular; pode desenvolver osteoartrite secundária

Tratamento
- Anterior ao aparecimento de fragmentação e colapso na ausência de sustentação de carga, pode levar à resolução
- Depois que ocorrem colapso e fragmentação, o tratamento, quando sintomático, pode requerer intervenção cirúrgica

REFERÊNCIAS

1. Bartolotta RJ, et al: Mueller-Weiss syndrome: imaging and implications, Clin Imaging. 38(6):895-898, 2014.
2. Talusan PG, et al: Freiberg's infraction: diagnosis and treatment, Foot Ankle Spec. 7(1):52-56, 2014.
3. Buchan CA, et al: Imaging of postoperative avascular necrosis of the ankle and foot, Semin Musculoskelet Radiol. 16(3):192-204, 2012.

Osteonecrose de Tornozelo e de Pé

(À esquerda) Radiografia lateral obtida 1 ano após uma fratura de colo talar. O corpo talar está difusamente esclerótico ➡, e a superfície articular está irregular ➡ – indicação de osteonecrose (ON). Embora a ON talar seja mais comum em adultos, pode ocorrer em indivíduos de qualquer idade. (À direita) Radiografia AP mostra um tálus com necrose avascular confinada ao corpo lateral. A superfície articular lateral está fragmentada e em colapso ➡. O corpo medial tem irrigação sanguínea mais rica, o qual confere alguma proteção contra a ON.

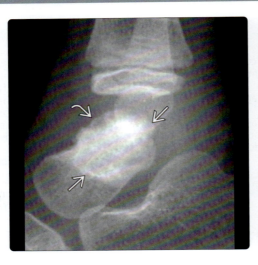 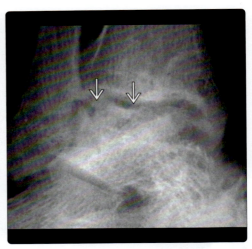

(À esquerda) Radiografia lateral mostra um pé com ON do navicular, também denominada Mueller-Weiss. A típica subluxação superior do aspecto medial do navicular é prontamente evidente ➡. (À direita) TC axial no mesmo caso mostra a morfologia da síndrome de Mueller-Weiss. Esta condição pode estar associada a uma fratura ➡ cuja orientação é geralmente sagital, como neste caso, em que a fratura está cicatrizada. Essa fratura contribui para a subluxação medial do navicular.

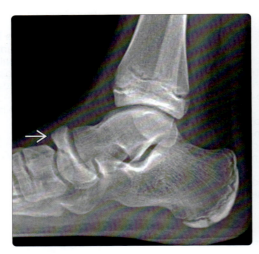 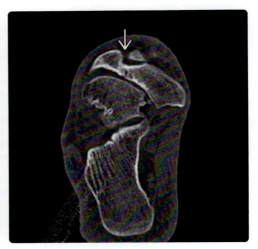

(À esquerda) T1WI sagital do pé mostra a aparência comum da ON navicular. Há um baixo sinal junto ao navicular tarsal ➡, e o osso sofreu colapso. (À direita) RM STIR sagital do pé mostra a aparência comum de ON aguda ou subaguda com edema de medula ➡. Além disso, a fratura típica que acompanha a síndrome de Mueller-Weiss é evidente ➡.

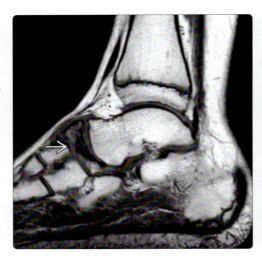 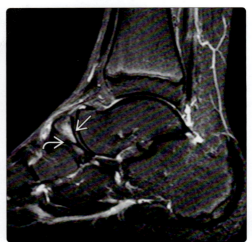

Osteonecrose de Tornozelo e de Pé

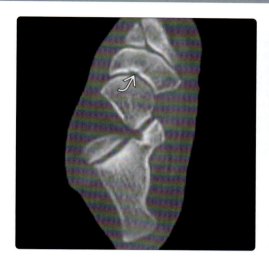
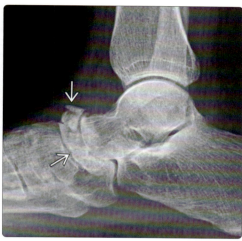

(À esquerda) TC do eixo longo do pé de jovem adulto com dor recente, mostra uma depressão sutil ➡ no aspecto proximal do navicular. Este é o local onde uma fratura subsequentemente se desenvolverá, resultando, por fim, em uma grave fragmentação e aparecimento mais identificável da condição de Mueller-Weiss. **(À direita)** Radiografia lateral no mesmo paciente obtida após 2 anos mostra a séria fragmentação do navicular ➡ que se desenvolveu.

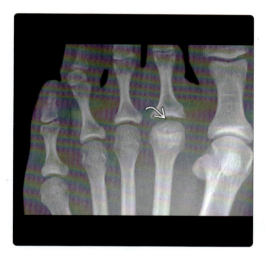
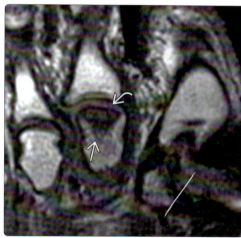

(À esquerda) Radiografia AP dos dedos do pé mostra que a cabeça do 2° metatarso apresenta densidade levemente aumentada e a superfície articular está achatada ➡. Estes achados são típicos da infração de Freiberg. **(À direita)** RM T1WI axial mostra infração de Freiberg típica. O osso subcondral da cabeça do 2° metatarso exibe sinal baixo ➡. A superfície articular está achatada ➡ e sem fratura ou fragmentação.

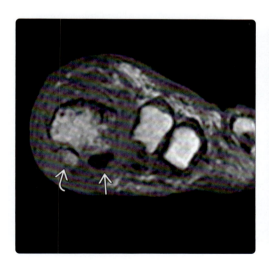
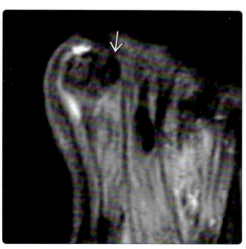

(À esquerda) RM T1WI coronal ao longo do 1° metatarso mostra as esperadas alterações da ON crônica do sesamoide lateral do hálux (fibular), com esclerose e resultante sinal de baixa intensidade da medula ➡. O sesamoide medial (tibial) está normal ➡. **(À direita)** RM T2WI FS axial mostra a fase tardia de ON sesamoide. Um sinal difuso baixo está presente no sesamoide fibular ➡. Na fase aguda, será visto um sinal edematoso/alto.

1069

Doença de Legg-Calvé-Perthes

DADOS PRINCIPAIS

TERMINOLOGIA
- Legg-Calvé-Perthes: osteonecrose da epífise da cabeça femoral durante a infância

IMAGENS
- Achados na radiografia iniciais
  - Efusão e subluxação lateral da cabeça femoral
  - Fragmentação da epífise capital femoral
  - Esclerose e achatamento de epífise
- Achados na radiografia na fase intermediária, em caso de progressão
  - Extrusão lateral de parte da cabeça femoral
  - Irregularidade metafisária, alterações císticas
- Achados na radiografia tardios, em caso de progressão grave
  - Deformidade de *coxa plana*, ↓ da congruência acetabular
  - Deformidade de *coxa magna* (cabeça/colo amplo e curto)
  - Perturbação do crescimento (25% apresentam fechamento fisário precoce, 90% mostram crescimento diminuído com consequente discrepância de comprimento de membro)
- RM: fase inicial (avascular ou necrótica)
  - Epífise de sinal T1 baixo ou intermediário
  - IS variável em T2WI/STIR: é possível observar edema com IS alta ou baixa curvilínea
  - Ausência de realce parcial ou total (quadril normal mostra realce precoce e rápido)
- Fases de revascularização e reparativa
  - Sinal epifisário heterogêneo em T1WI, T2WI/STIR
  - Áreas revascularizadas de epífise mostram ↑ de IS em T2WI/STIR e realce (até hiper-realce)
  - Anormalidades epifisárias morfológicas
  - Anormal: realce fisário secundário à presença de vasos sanguíneos transfisários anormais
  - Formação de ponte óssea inicial (barra fisária)
  - Anormalidades metafisárias correspondendo a "cistos" vistos na radiografia (cartilagem, fibrose)

QUESTÕES CLÍNICAS
- Idade: 3 a 12 anos (mediana do pico de incidência: 6 anos)
- Gênero: M > F (4-5:1)

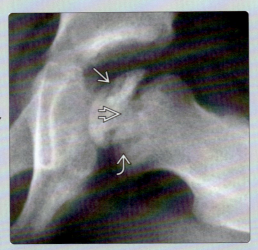 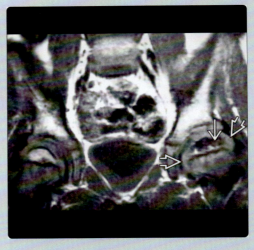

(À esquerda) Radiografia lateral em de perna de rã mostra a Legg-Calvé-Perthes (LCP) clássica, com aumento relativo da densidade da epífise capital femoral, achatamento da cabeça femoral e fratura subcondral na parte sustentadora de carga da cabeça ➡. A metáfise está ampliada, com alterações "císticas" ➡. Há uma barra fisária ➡, que resultará em deformação do crescimento. *(À direita)* RM T1WI coronal no mesmo caso mostra sinal baixo central no sítio de necrose ➡. A cartilagem é mais espessa, circundando a epífise necrótica medial e lateralmente ➡.

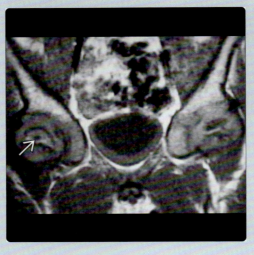 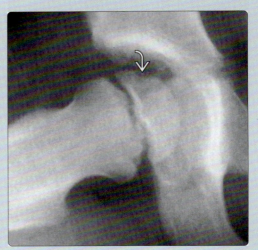

(À esquerda) RM T1WI coronal mais anteriormente no mesmo caso mostra o único foco de anormalidade na epífise direita. Este pequeno foco de sinal baixo ➡ indica a LCP em fase inicial. *(À direita)* Radiografia lateral em perna de rã no mesmo caso mostra uma pequena região focal de luscência na cabeça femoral anterossuperior ➡, correspondendo à anormalidade vista na RM. Não há esclerose nem achatamento convincente. A região AP do lado direito do quadril (não mostrado) estava normal, e apenas o lado esquerdo do quadril estava sintomático. A LCP envolve ambos os lados do quadril em 15% a 20% dos casos e frequentemente é assíncrona.

Doença de Legg-Calvé-Perthes

TERMINOLOGIA

Abreviatura
- Legg-Calvé-Perthes (LCP)

Definição
- Osteonecrose (ON) da epífise da cabeça femoral durante a infância

IMAGENS

Achados na Radiografia
- Radiografia
  - Achados iniciais
    - Derrame e subluxação lateral da cabeça femoral
    - Fragmentação da epífise capital femoral
    - Esclerose e achatamento da epífise
  - Achados de fase intermediária, caso a doença progrida
    - Extrusão lateral de parte da cabeça femoral
    - Irregularidade metafisária (rarefação de lateral + metáfise medial + alterações císticas)
    - Classificação de Catterall (grupos I-IV) estima a quantidade de envolvimento da cabeça femoral
  - Achados tardios com progressão grave
    - Subluxação lateral
    - Deformidade de *coxa plana* (cabeça achatada)
    - Perda da esfericidade da cabeça e congruência com o acetábulo
    - Deformidade de *coxa magna* (cabeça/colo amplo e curto)
    - Perturbação do crescimento (25% apresentam fechamento fisário precoce, 90% mostram crescimento diminuído com consequente discrepância de comprimento de membro)
    - Atrofia da coxa
    - Osteoartrite (OA) eventual

Achados na RM
- Parâmetros a serem avaliados por RM
  - Doença inicial
  - Percentual de envolvimento da cabeça femoral
  - Altura da cartilagem e do osso epifisário da cabeça femoral
  - Hipoperfusão de partes da cabeça
- Fase inicial (avascular ou necrótica)
  - Anormalidade em geral na epífise subcondral e central
    - Sinal T1 baixo ou intermediário
    - Intensidade de sinal variável em T2WI/STIR: é possível ver um edema com intensidade de sinal baixa ou alta curvilínea
    - Ausência de realce parcial ou total (quadril normal mostra realce precoce e rápido)
    - Se a superfície ossificada estiver achatada, a cartilagem sobrejacente pode estar espessada e anômala quanto ao sinal
    - Se o osso apresentar baixa intensidade de sinal em todas as sequências na ausência de realce, é provável que haja necrose avançada
- Fases de revascularização e reparativa
  - Sinal epifisário heterogêneo em T1WI, T2WI/STIR, RM realçada
    - Combinação de necrose, revascularização, reparo
    - Com o tempo, o osso necrótico é substituído por tecido de granulação, mais tarde por tecido fibroso e, por fim, é substituído por osso maduro com sinal normal
  - Áreas revascularizadas de epífise mostram intensidade de sinal aumentada em T2WI/STIR e realce (até hiper-realce)
    - Reperfusão antecipada do pilar lateral (1/3 lateral da cabeça) tem correlação com prognóstico melhor
  - Anormalidades epifisárias morfológicas
    - *Coxa plana*, fragmentação
    - Subluxação da cabeça femoral lateral, ↓ de contenção pelo acetábulo
  - Envolvimento fisário
    - Irregularidade de placa de crescimento
    - Realce anormal secundária à presença de vasos transfisários
    - Formação de ponte óssea inicial (barra fisária)
    - Alteração cística
  - Envolvimento metafisário
    - Anormalidades correspondentes a "cistos" vistas na radiografia
      - Pode consistir em extensões de cartilagem fisária
      - Algumas contêm tecido de granulação, fibrose ou necrose gordurosa
    - Morfologia de *coxa magna* (colo amplo e curto)
- Técnicas de RM especializadas relacionadas com prognóstico
  - SPGR ou T1 subtraída gadolínio-realçada dinâmica
    - Realce de pilar lateral correlacionada com vascularização e melhor prognóstico
  - Imagem de RM difusão-ponderada
    - Difusividade aumentada mostrada em todos os quadris afetados
    - Difusividade aumentada nas metáfises de quadris sem realce de pilar lateral
    - DWI parece ter correlação com imagens realçadas dinâmicas para fins de prognóstico
  - RM realçada tardia
    - Demonstra padrão de dano cartilaginoso complexo (perda de glicosaminoglicana na cartilagem medial)
- Artrografia por RM para pacientes adolescentes/adultos jovens com deformidade residual
  - Rotura labral
  - Afilamento de cartilagem, defeitos

Achados na Medicina Nuclear
- Cintilografia óssea
  - Fotopenia precoce na epífise secundária à interrupção da irrigação sanguínea
  - Captação tardia aumentada, subsequente a revascularização, reparo e/ou artrite degenerativa

Recomendações para Aquisição de Imagens
- Melhor ferramenta para aquisição de imagens
  - RM para detecção antecipada/prognóstico → tratamento antecipado
  - Artrografia por RM para avaliação do impacto femoral acetabular associado e OA inicial
- Orientações de protocolo
  - Planos coronal e sagital enfatizados na RM; são subestimados 26% dos casos de achatamento da cabeça sem plano sagital

DIAGNÓSTICO DIFERENCIAL

Sinovite Imunomediada e Viral (Tóxica)
- Sinovite aguda autolimitada (3-10 dias)
- Meninos com < 4 anos de idade (em geral, mais jovens que na LCP)
- Derrame significativo, sem anormalidade epifisária

Quadril Séptico
- Agudamente enfermo com febre
- Contagem de leucócitos aumentada + velocidade de sedimentação
- Quadril mantido em flexão, abdução + rotação externa *versus* adução do quadril na LCP
- Derrame articular ± debris articulares ± edema de medula reativo

Doença de Legg-Calvé-Perthes

Artrite Idiopática Juvenil
- Crenulação epifisária ou erosões podem mimetizar a LCP
- Doença crônica: quadril valgo, diáfise femoral grácil, asa ilíaca hipoplásica
- Hipoplasia do músculo da coxa

Osteonecrose Juvenil
- Distinção: etiologia de ON identificável
  - Anemia falciforme, menos provável que talassemia
  - Púrpura trombocitopênica idiopática
  - Deslocamento do quadril

Displasias Epifisárias
- Não isoladas às epífises capitais femorais

Hipotireoidismo e Cretinismo
- Quadril cretinoide: fragmentado, epífise capital femoral pequena
- Retardo significativo na maturação esquelética

Diagnóstico Diferencial de Coxa Magna de Legg-Calvé-Perthes Madura
- Displasia de desenvolvimento do quadril
  - A displasia acetabular distingue essa etiologia
- Deslizamento da epífise femoral capital
  - Proeminência posteromedial da cabeça, mesmo com *coxa magna*

PATOLOGIA

Caraterísticas Gerais
- Etiologia
  - Insuficiência da irrigação sanguínea epifisária capital com a fise atuando como barreira
    - Infarto → fratura trabecular com altura epifisária diminuída
    - A isquemia pode ser arterial ou venosa, levando ao infarto intraepifisário
    - Distúrbios hipercoaguláveis podem desempenhar algum papel
  - Supercrescimento de cartilagem articular medial e lateralmente
    - Contribui para o achatamento da cabeça e *coxa magna*
  - Incongruência da cabeça com o acetábulo → impacto femoral acetabular → rotura labral e defeitos de cartilagem → OA inicial

Estadiamento, Gradação e Classificação
- Catterall: distribuição de anormalidades epifisárias com base em radiografias AP + lateral
  - Grupo I: envolvimento epifisário < 1/4
  - Grupo II: envolvimento epifisário < 1/2
  - Grupo III: envolvimento da maior parte da epífise
  - Grupo IV: envolvimento total da epífise
- Sistema de Herring: baseado no envolvimento do pilar lateral (30% da lateral da epífise = pilar lateral)
  - A = sem envolvimento do pilar lateral
  - B = <50% de envolvimento do pilar lateral
  - C = >50% de envolvimento do pilar lateral

QUESTÕES CLÍNICAS

Apresentação
- Sinais/sintomas mais comuns
  - Caroço + virilha, coxa ou dor no joelho (referida)

Demografia
- Idade
  - 3 a 12 anos (mediana do pico de incidência: 6 anos)
- Gênero
  - M > F (4-5:1)
- Etnia
  - Caucasianos afetados com mais frequência
- Epidemiologia
  - 15% a 20% bilateral (geralmente, assíncrona)
  - 5-15 para cada 100.000

Histórico Natural e Prognóstico
- 60% a 70% curam espontaneamente sem comprometimento funcional na maturidade
- Fatores de risco associados a resultado precário
  - Idade esquelética avançada no momento da apresentação
  - Sinais radiográficos de prognóstico ruim
    - Subluxação lateral
    - Calcificação lateral à epífise
    - Sinal de Gage ("V" radioluscente na epífise lateral)
    - Formação de "cisto" metafisário
    - Extrusão epifisária >20%
    - Envolvimento da cabeça femoral >50%
  - Sinais de prognóstico ruim na RM
    - Envolvimento epifisário extenso, em especial do pilar lateral (1/3 lateral da cabeça)
    - Neovascularidade transfisária (associada a perturbação do crescimento)
    - Fratura de núcleo de ossificação subcondral
    - Anormalidades de sinal metafisário e barra fisária
- Desenvolvimentos no fim da adolescência/fase de adulto jovem
  - Em adultos jovens, a deterioração da função do quadril tem correlação com deformação residual do quadril
    - Compressão acetabular femoral
    - Rotura labral, dano à cartilagem, levando ao desenvolvimento de OA precoce

Tratamento
- Tradicional: para aqueles considerados com ↓ de risco de progressão
  - Repouso no leito + alongamento de abdução e uso de imobilizador
- Cirúrgico: o princípio é a contenção e preservação da amplitude de movimento
  - Osteotomia femoral/pélvica para melhorar a contenção, e osteotomia de redução da cabeça para melhorar a esfericidade

CHECKLIST DO DIAGNÓSTICO

Considerar
- RM útil para detecção inicial antes da radiografia, determinação do prognóstico e avaliação de complicações na maturidade esquelética

REFERÊNCIA

1. Accadbled F, et al: "Femoroacetabular impingement". Legg-Calve-Perthes disease: from childhood to adulthood, Orthop Traumatol Surg Res. 100(6):647-649, 2014.

Doença de Legg-Calvé-Perthes

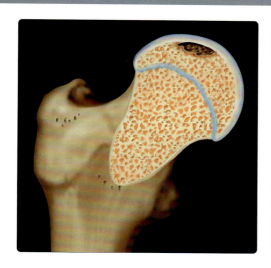
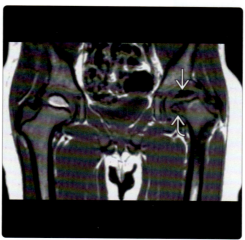

(À esquerda) Gráfico coronal mostra necrose subcondral na epífise femoral proximal na LCP inicial. Esta localização superolateral é típica; a doença em estágio mais inicial costuma ser localizada mais anteriormente que aqui ilustrado. *(À direita)* RM T1WI coronal mostra uma epífise capital esquerda isquêmica ➡. Compare-a com a densidade de gordura normal à direita. Há hipertrofia da cartilagem medial e lateral, bem como alteração cística/esclerose metafisária medial ➡.

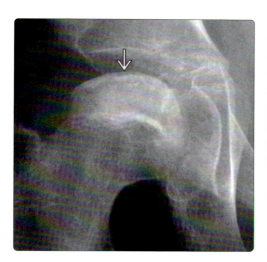
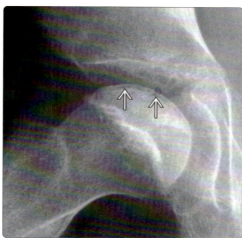

(À esquerda) Radiografia AP mostra densidade relativa de epífise capital femoral direita, vista proeminentemente em razão de osteoporose dos ossos circundantes. O quadril mostra leve achatamento da parte sustentadora de carga da cabeça, além de fratura subcondral ➡. *(À direita)* Radiografia lateral em perna de rã no mesmo caso mostra achatamento e sinal em crescente da fratura subcondral para conseguir vantagem melhor ➡. LCP, bem como a ON no paciente adulto, é uma boa indicação para lateral em perna de rã, em vez de lateral da virilha.

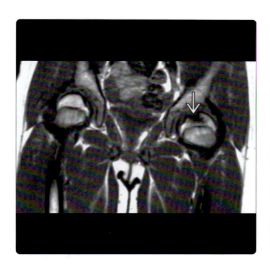
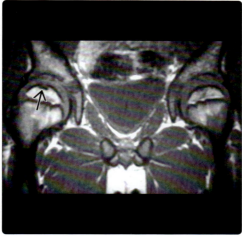

(À esquerda) RM T1WI coronal mostra a LCP esquerda com colapso subcondral ➡. Esta criança é mais velha que muitas outras submetidas a exames de imagem para a LCP, conforme indicado pela maior proporção de ossificação da cabeça femoral. Houve desenvolvimento de coxa plana leve; o acetábulo exibe supercrescimento para contenção da cabeça femoral não esférica. *(À direita)* RM T1WI coronal mostra LCP inicial com alteração isquêmica hipointensa no aspecto superior da epífise capital direita ➡ e, centralmente, na epífise esquerda. Presença de irregularidade fisária bilateral.

1073

Doença de Legg-Calvé-Perthes

(À esquerda) Radiografia lateral em perna de rã mostra discreto achatamento ⇨ e esclerose ⇨ da epífise capital femoral esquerda, típica de LCP. Esta criança tinha 9,2 anos de idade e isto conferia um prognóstico ruim para o quadril. *(À direita)* RM T2WI coronal no mesmo paciente, obtida no momento da aquisição da radiografia, mostra necrose de sinal baixo junto à epífise com achatamento associado ⇨. Há edema de medula no colo femoral ⇨ e derrame articular de tamanho considerável ⇨. A fise está anormal, com sinal variavelmente baixo e alto.

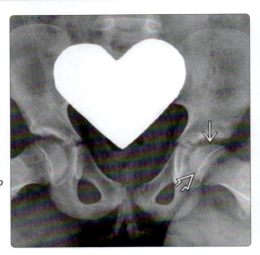
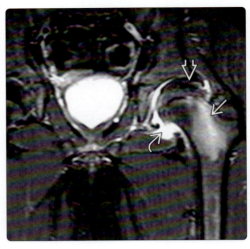

(À esquerda) Radiografia lateral em perna de rã no mesmo caso, obtida 3 meses depois, mostra colapso adicional ⇨ e esclerose do centro de ossificação femoral, além de desenvolvimento de novas alterações pseudocísticas no colo femoral ⇨. As preocupações existentes no início, relacionadas com o prognóstico ruim, foram justificadas. *(À direita)* Lateral em perna de rã mostra achatamento femoral esquerdo, coxa magna e um pequeno centro de ossificação fragmentado ⇨. Embora a cabeça seja propensa à reossificação total em um momento posterior, esta deformidade e a extensão da anormalidade epifisária indicam um prognóstico desfavorável.

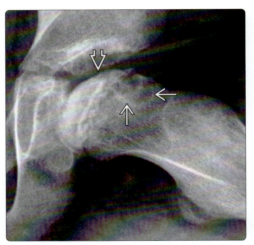
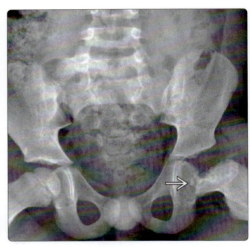

(À esquerda) RM STIR coronal no mesmo caso mostra extrusão da cabeça femoral lateralmente, com descobrimento parcial ⇨. Há um sinal aumentado na junção fisária-metafisária ⇨, decorrente de revascularização e reparo, bem como um pequeno derrame articular ⇨. *(À direita)* RM T1WI C+ FS axial mostra realce na junção fisária-metafisária ⇨, que pode consistir em tecido de granulação ou fibroso, ou ainda em revascularização transfisária. Estes achados indicam um prognóstico ruim para o resultado funcional a longo prazo.

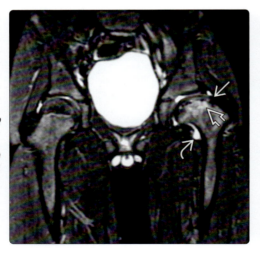
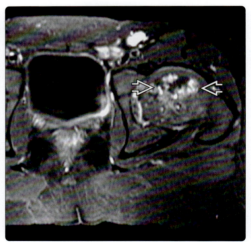

Doença de Legg-Calvé-Perthes

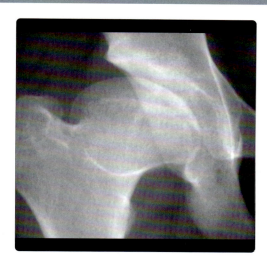
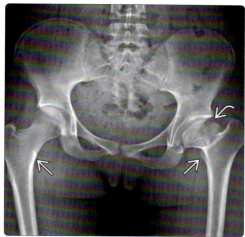

(À esquerda) Radiografia AP obtida 8 anos após o estabelecimento do diagnóstico de LCP mostra deformação de coxa magna típica com cabeça femoral achatada ampla e colo femoral curto e largo. O acetábulo foi remodelado, resultando em articulação concêntrica, porém não esférica. *(À direita)* Radiografia AP mostra deformidade coxa magna ➡. Há relativo encurtamento do membro (compare níveis dos trocânteres menores ➡). Esta LCP apresenta risco de desenvolvimento de OA precoce, dada a morfologia que predispõe ao impacto femoral acetabular (IFA).

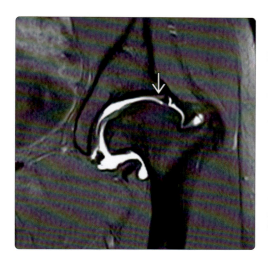
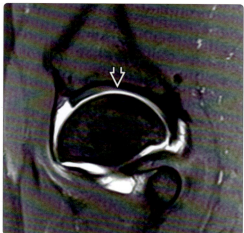

(À esquerda) Artrografia por RM coronal no mesmo caso mostra deformidade de coxa magna com cabeça não esférica e rotura do lábrum superior ➡. *(À direita)* Artrografia por RM sagital no mesmo caso mostra ampla região de dano cartilaginoso nas partes de sustentação de carga do acetábulo e da cabeça femoral ➡. O dano à cartilagem e ao lábrum já são graves nesta paciente de 15 anos de idade que desenvolveu a LCP há 8 anos e, agora, caminha para desenvolver a OA debilitante.

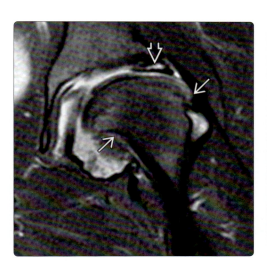
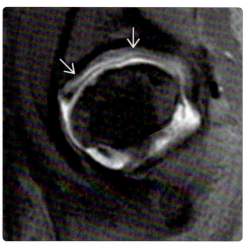

(À esquerda) RM T2WI FS coronal subsequente à artrografia mostra deformidade de coxa magna ➡, a qual resulta em articulação anormal e hipertrofia secundária do lábrum. O formato de cabeça e colo femoral resulta em IFA do tipo excêntrico, que muitas vezes resulta em rotura labral e dano à cartilagem. Uma ampla rotura labral é notada ➡. *(À direita)* Imagem T1WI FS de artrografia por RM sagital no mesmo caso mostra que a lesão labral é como uma rotura da alça de um balde ➡. Lembre que a deformidade de coxa magna contribui para o IFA.

SEÇÃO 11
Doença Metabólica Óssea

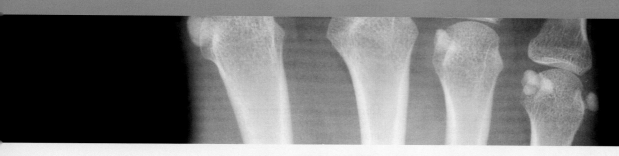

Introdução e Revisão

Introdução a Doença Metabólica Óssea	1078

Doenças da Homeostasia do Cálcio

Hiperparatireoidismo	1084
Osteomalacia e Raquitismo	1090
Osteodistrofia Renal	1094
Doença Relacionada com Diálise, Calcificação Metastática	1100
Doença Relacionada com Diálise, Espondiloartropatia	1101
Hipoparatireoidismo, Pseudo e Pseudopseudo-hipoparatireoidismo	1102

Osteoporose

Osteoporose Primária	1104
Osteoporose por Desuso	1108
Osteoporose Juvenil Idiopática	1109
Anorexia	1110
Osteoporose: Outras Causas	1111

Distúrbios Hipofisários

Distúrbios Hipofisários: Acromegalia e Deficiência de Hormônio do Crescimento	1112

Tireoidopatia

Hipotireoidopatia e Cretinismo	1114
Hipertireoidismo	1116
Acropaquia da Tireoide	1117

Condições Metabólicas Diversas

Hipofosfatasia	1118
Síndrome de Cushing	1120
Calcinose Tumoral (Idiopática)	1121

Introdução à Doença Metabólica Óssea

Comentários Gerais

A doença metabólica óssea é um tópico que muitos consideram intimidante, enquanto outros o acham simplesmente entediante. Não há necessidade de imagens de RM "*sexy*", e nós, frequentemente, somos apenas espectadores em vez de participantes ativos do processo diagnóstico. Entretanto, quando se dedica tempo para explorar o tópico, este pode ser tão estimulante quanto qualquer outra faceta das imagens musculoesqueléticas.

O papel atual do osso muitas vezes não é compreendido. Embora certamente exerça uma função essencial proporcionando estrutura e proteção a nossas partes moles, o osso também desempenha o importante papel de reservatório de cálcio e muitos outros sais essenciais à vida. O osso é um sistema biológico dinâmico. O remodelamento ósseo ativo envolve o equilíbrio entre formação e reabsorção de osso, comum no decorrer de toda a vida.

Metabolismo Ósseo: Componentes

Sais

Cálcio (Ca^{2+}) é essencial à função do músculo esquelético, miocárdio, condução nervosa e cascata de coagulação. O corpo garante a adequada disponibilidade de Ca^{2+} constante, armazenando Ca^{2+} junto ao componente mineralizado do osso. Mais de 99% do Ca^{2+} do corpo é armazenado no osso sob a apresentação de hidroxiapatita de cálcio.

Fósforo é o elemento químico requerido para quase todas as funções biológicas.

Fosfato (PO_4^{3-}) é formado quando o fósforo se liga ao oxigênio para formar fosfato e esta é a apresentação mais comum de fósforo no corpo.

Hidroxiapatita de cálcio [$Ca_{10}(PO_4^{3-})_6(OH)_2$] é a apresentação primária de cálcio encontrada nos ossos e dentes.

Hormônios, pró-hormônios e enzimas

Paratormônio (PTH) é produzido nas glândulas paratireoides. A produção é estimulada por níveis séricos baixos de Ca^{2+}. O PTH atua no osso, rim e intestino aumentando os níveis séricos de Ca^{2+}. Os mecanismos de ação incluem ↑ de reabsorção tubular renal de Ca^{2+}, ↑ de absorção intestinal de Ca^{2+} e estimulação da formação renal de calcitriol. O PTH também aumenta indiretamente os níveis séricos de Ca^{2+} com a redução da reabsorção renal de PO_4^{3-}, evitando, assim, sua ligação ao Ca^{2+}, que levaria a níveis séricos de Ca^{2+} diminuídos. Os efeitos gerais do PTH são ↑ **níveis séricos de Ca^{2+}**. Com relação a seu efeito sobre o PO_4^{3-}, o PTH bloqueia a reabsorção de PO43— excretado (resultando em excreção de PO_4^{3-}) no rim e promove absorção nos intestinos e dos ossos, resultando em um **efeito geral nulo sobre os níveis séricos de PO_4^{3-}**.

Calcitonina é produzida pelas células parafoliculares da glândula tireoide. Antagonista de PTH, sua secreção resulta em **níveis séricos de Ca^{2+} diminuídos**. A formação é estimulada pelo ↑ níveis de Ca^{2+}. Sua importância na homeostasia óssea é indefinida.

Colecalciferol ou vitamina D_3 é o pró-hormônio da vitamina D ativa. É produzido na pele.

7-desidrocolesterol é o precursor suplementar e dietético da vitamina D, convertido na pele em pró-hormônio vitamina D_3. A conversão requer luz UV.

Vitamina D_2 (ergosterol) é a forma artificial da vitamina D que pode ser usada para suplementação dietética. Segue a mesma via de conversão da vitamina D_3.

25-hidroxicolecalciferol (25-OH-D_3, calciferol, calcidiol) é formado pela hidroxilação da vitamina D_3 no fígado; a enzima responsável é a **vitamina D-25 hidroxilase**.

1,25 di-hidroxicolecalciferol [1,25(OH)$_2D_3$; calcitriol] é a apresentação ativa da vitamina D, formada no túbulo proximal renal sob controle da enzima **1α hidroxilase**. A vitamina D ativa, na verdade, é um hormônio. Sua formação é estimulada por níveis séricos baixos de Ca^{2+} e PO_4^{3-}. Seus órgãos-alvo primários são intestino e osso. Nos intestinos, aumenta a absorção de Ca^{2+} e PO_4^{3-}. No osso, aliada ao PTH, a vitamina D ativa estimula a reabsorção de Ca^{2+} e PO_4^{3-}. O rim é um alvo secundário. No rim, a vitamina D aumenta a reabsorção de Ca^{2+} e estimula a atividade da 1α hidroxilase. A alça de *feedback* se dá sobre seus próprios níveis e é suprimida pelo PTH. O efeito geral da vitamina D ativa é **aumentar os níveis séricos de Ca^{2+} e PO_4^{3-}**. Também promove a mineralização óssea normal.

Hormônio do crescimento (GH) é produzido na glândula hipófise. É necessário à **maturação** normal do osso e **manutenção** do remodelamento ósseo normal.

Órgãos e Células

A **pele** é o sítio de conversão de 7-desidroxicolesterol em 25-OH-Ds.

O **fígado** é o sítio de conversão de 25-OH-Ds em 1,25(OH)$_2D_3$.

O **rim** hidroxilisa 25-hidroxicolecalciferol em 1,25(OH)$_2D_3$, além de excretar e reabsorver Ca^{2+} e PO_4^{3-} nos túbulos proximais renais. PTH e vitamina D regulam a reabsorção de Ca^{2+} e PO_4^{3-}.

Os **intestinos** absorvem a ingesta dietética de Ca^{2+} e PO_4^{3-}.

A **tireoide** é fonte de calcitonina.

A **glândula hipófise** forma GH.

Osteoblastos são as células responsáveis pela **formação** de osso novo. Produzem e mineralizam osteoide, e são estimulados por GH, hormônio da tireoide, estrógeno e andrógenos. É interessante notar que a vitamina D e o PTH fazem estas células produzirem substâncias que induzem as células progenitoras a se converterem em osteoclastos, e que estimulam os osteoclastos a reabsorverem osso.

Osteócitos são as células responsáveis pela **manutenção** do osso. São osteoblastos maduros que ficam aprisionados no próprio osso que formam.

Osteoclastos são as células responsáveis pela **reabsorção** do osso. São estimulados por citocinas produzidas pelos osteoblastos. A calcitonina desativa sua função.

Questões Patológicas

A doença metabólica óssea resulta de qualquer condição que interrompa o equilíbrio normal complexo detalhado anteriormente. O estresse sobre os ossos ajuda adicionalmente a manter o equilíbrio normal entre formação e reabsorção ósseas. A osteoporose por desuso é um exemplo de perda deste equilíbrio. A ausência de estresse sobre o osso resulta em rápida reabsorção óssea associada a uma aparência radiográfica agressivamente lítica. Ademais, a doença em outros órgãos, como fígado, intestinos e até a doença cutânea pode levar à interrupção do ciclo, como consequência da falha em fornecer os blocos de construção necessários. As condições resultantes afetam a qualidade e/ou a quantidade de osso.

Osteoporose é a condição de **quantidade diminuída de osso**. Exibe duas manifestações, primária e secundária, podendo resultar da **excessiva reabsorção e/ou reduzida formação de osso**. Na osteoporose primária, o osso aparentemente é normal. Com a osteoporose secundária, a quantidade diminuída de osso pode ser acompanhada de alterações na qualidade óssea.

Hiperparatireoidismo (HPTH) é a clássica doença de reabsorção óssea. Com o HPTH primário, níveis excessivos de PTH resultam em reabsorção óssea desnecessária. No HPTH secundário, o corpo tenta repor o Ca^{2+} sérico sacrificando Ca^{2+}

Introdução à Doença Metabólica Óssea

do osso. Além dos sítios focais de reabsorção óssea associados a esta doença, uma diminuição geral da quantidade de osso também será observada (osteoporose secundária).

Osteomalacia é uma doença de **anormalidade da qualidade óssea** decorrente da incapacidade de formar osso normal. Condição subjacente é a deficiência de vitamina D resultando em incapacidade de mineralizar osteoide adequadamente e consequente amolecimento do osso. É acompanhada de diminuição generalizada da quantidade de osso (osteoporose secundária).

Condições como a **osteodistrofia renal** afeta a **reabsorção e formação ósseas**. A doença parenquimatosa renal leva ao comprometimento da formação de 1,25 hidroxicolecalciferol (vitamina D_3 ativa). Além disso, a hiperfosfatemia secundária à capacidade de excretar excesso de PO_4^{3-} suprime a formação de vitamina D ativa, resultando em osteomalacia. Níveis baixos de vitamina D_3 ativa levam à hipocalcemia que, por sua vez, é agravada ainda mais pela ligação do Ca^{2+} ao excesso de PO_4^{3-}. A hipocalcemia, hiperfosfatemia e níveis baixos de 1,25 di-hidroxicolecalciferol resultam em produção aumentada de PTH, que, por sua vez, cria o componente HPTH de osteodistrofia renal. A causa subjacente da neo-ostose nesta condição é indefinida. Entre os mecanismos propostos, estão a estimulação de osteoblasto e a calcitonina aumentada, que inibe a reabsorção óssea.

GH é necessário ao desenvolvimento ósseo normal. A ausência de GH em uma criança resulta em **maturação esquelética retardada**, bem como em **crescimento ósseo lento**. O excesso desse hormônio leva ao **excesso de formação de osso**, observado na acromegalia.

Protocolos de Imagem

Radiografias e TC são as modalidades de exames de imagem de escolha quando a meta é avaliar a integridade e a estrutura do osso. DEXA e TC quantitativa são as ferramentas para a avaliação da quantidade geral de osso. As cintilografias ósseas não são usadas como uma modalidade de imagem primária para avaliação da doença metabólica óssea. Entretanto, a doença metabólica óssea pode criar algumas alterações significativas. A RM também não constitui uma modalidade de imagem primária. Pode ser útil ao avaliar alterações secundárias, como tumores marrons de HPTH. A RM também é útil para avaliar complicações de baixa qualidade óssea, como fraturas por insuficiência.

Cintilografia DEXA

As cintilografias DEXA são a modalidade de exame de imagem mais amplamente aceita e empregada para medir a densidade mineral óssea (DMO) e, por conseguinte, a quantidade de osso. As cintilografias DEXA não avaliam a qualidade óssea. Padrões para cintilografia DEXA e certificação para interpretação foram estabelecidos pela International Society for Clinical Densitometry, os quais são disponibilizados no site da instituição.

A **técnica** de cintilografia apropriada exige atenção aos detalhes. O posicionamento correto é decisivo e específico para cada fabricante. É preciso determinar as medidas de erro individual de cada técnico para cada sítio corporal, a fim de conhecer o erro de medição. Esta informação é necessária ao comparar estudos de seguimento, o que possibilita determinar se as alterações de DMO ultrapassam o erro de medição. Pelo menos dois sítios devem ser medidos, geralmente a coluna vertebral AP e o lado dominante do quadril. As medidas do quadril não dominante somam informação extra. O antebraço é um sítio de medida adicional. A medida do antebraço não dominante deve ser usada diante da impossibilidade de medir o quadril, em pacientes com obesidade mórbida e em indivíduos com suspeita de HPTH.

A **interpretação** ótima requer mais que o relato dos escores T e Z. Imagens devem ser avaliadas quanto ao correto posicionamento e à ausência de fatores causadores de confusão e artefatos. Idealmente, cada medida de vértebra lombar deve estar dentro de 1 desvio padrão da outra vértebra. A região de interesse apropriada deve ser empregada e as recomendações vigentes devem ser seguidas. As medidas atualmente recomendadas são a medida AP da coluna espinal lombar em L1-L4, a medida do fêmur total e a medida do colo femoral. Se o antebraço for medido, a medida do terço distal do rádio deverá ser relatada. A idade e o gênero do paciente devem ser considerados, para garantir que os padrões de referência apropriados sejam adotados. Na população pediátrica, somente o escore Z deve ser relatado, enquanto os termos osteoporose e osteopenia devem ser evitados. Na população masculina, a osteoporose não deve ser determinada unicamente com base na medida de DMO. Ao realizar as cintilografias de seguimento, apenas as medidas obtidas usando o mesmo aparelho devem ser comparadas.

Questões de Imagem com Base na Patologia

O osso é um órgão altamente organizado. Consiste em uma densa capa externa, o **córtex** ou osso compacto, e uma rede **trabecular** porosa interna. Ossos com maior proporção de osso cortical em relação ao osso trabecular são mais fortes que ossos com conteúdo relativamente maior de osso trabecular. Diferentes condições afetarão distintamente os ossos cortical e trabecular, tendo assim diversas implicações para a força óssea. Como a principal morbidade musculoesquelética em numerosas doenças metabólicas resulta de fratura, haverá morbidade variável. Entre os ossos com proporções de osso cortical:trabecular altas, estão o fêmur, o rádio e a ulna. As vértebras têm menor proporção de osso cortical:trabecular, portanto, são mais propensas a fraturas que os fêmures.

A **placa de crescimento** é um sítio de formação de osso novo altamente ativo, extremamente vulnerável aos fatores que modificam a formação normal de ossos. A ossificação encondral junto a epífises e apófises é menos suscetível. Mecanismos subjacentes distintos resultam na aparência radiológica comum de ampliação, margens irregulares, *cupping* e desgaste. Na osteomalacia, a estrutura altamente organizada normal da zona hipertrófica é rompida pela incapacidade de mineralizar a cartilagem. Esta cartilagem não mineralizada é, então, acumulada. No HPTH, a reabsorção óssea ocorre na margem metafisária da placa de crescimento e em torno da periferia das epífises e apófises, criando irregularidade naquela interface.

REFERÊNCIAS

1. International Society for Clinical Densitometry. www.ISCD.org. Updated 2015.
2. Binkovitz LA, et al: Pediatric DXA: technique, interpretation and clinical applications, Pediatr Radiol. 38 Suppl 2:S227-39, 2008.
3. Christiansen P: The skeleton in primary hyperparathyroidism: a review focusing on bone remodeling, structure, mass, and fracture, APMIS Suppl. (102):1-52, 2001.

Introdução à Doença Metabólica Óssea

(À esquerda) *O principal respondedor ao cálcio sérico baixo é a glândula paratireoide, com produção de paratormônio (PTH). Os órgãos-alvo do PTH são os rins, intestinos e ossos.* **(À direita)** *Nos intestinos, o PTH estimula a reabsorção de cálcio e fosfato. A absorção de PO_4^{3-} é mostrada em vermelho no gráfico porque esta ação se opõe à meta de elevar os níveis séricos de cálcio. Qualquer fosfato sérico diminuirá o cálcio sérico porque ambos se ligam, tornando efetivamente o cálcio indisponível para outras funções.*

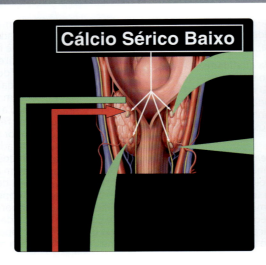
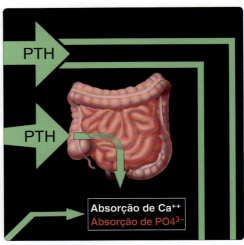

(À esquerda) *O rim é um órgão-alvo primário do PTH e executa duas funções: (1) estimulação pelo PTH a reabsorver Ca^{2+} e excretar PO_4^{3-} nos túbulos renais; e (2) formação de $1,25(OH)_2D_3$ no parênquima renal. Esta apresentação ativa de vitamina D tem como alvo os ossos e intestinos. Produz feedback negativo sobre sua própria produção e sobre a produção de PTH (setas vermelhas).* **(À direita)** *O PTH tem efeitos a curto e longo prazos sobre os ossos. A curto prazo, atua em conjunto com a vitamina D estimulando a reabsorção óssea, → ↑ Ca^{2+} e PO_4^{3-}.*

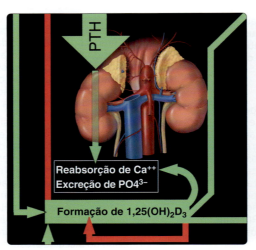
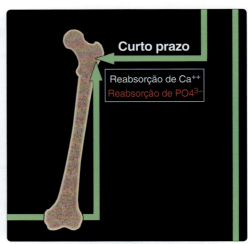

(À esquerda) *A pele e o fígado exercem papéis decisivos no metabolismo do Ca^{2+}, por meio da formação de colecalciferol de seu precursor 7-desidroxicolesterol (obtido pela ingesta dietética). Esta função requer luz UV. No fígado, o colecalciferol é convertido no pró-hormônio $25(OH)D_3$.*
(À direita) *A longo prazo, o PTH inibe os osteoblastos, evitando a formação de ossos (que requer consumo de Ca^{2+} sérico). Estimula a conversão da célula progenitora em osteoclasto que, então, reabsorvem osso liberando cálcio.*

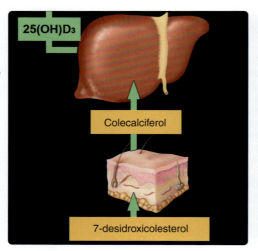
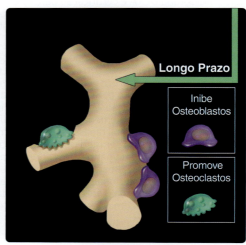

Introdução à Doença Metabólica Óssea

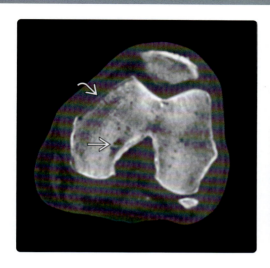
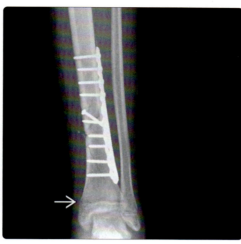

(À esquerda) *TC óssea axial revela alterações de osteoporose por desuso. Trata-se de uma osteoporose verdadeira provocada pela ausência de estresse de carga. Neste caso, a condição se manifesta como pequenas luscências irregulares no osso medular ⇒ e extensa reabsorção de osso intracortical ⇒.*
(À direita) *Radiografia AP mostra paciente com osteoporose por desuso subsequente à limitação de carga após fixação de uma fratura. Neste caso, a osteoporose assume a aparência de uma luscência metafisária linear ⇒.*

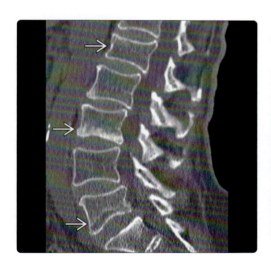
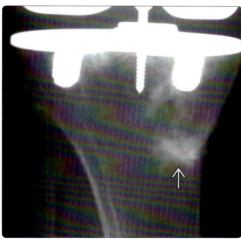

(À esquerda) *TC reformatada sagital mostrando a aparência diversificada de fraturas por compressão vertebral ⇒. Este tipo de fratura é causa significativa de morbidade em pacientes com osteoporose.* (À direita) *Radiografia AP de paciente com osteoporose e nova manifestação de dor mostra que a artroplastia redistribuiu as forças ao longo do joelho, impondo medialmente um estresse maior que o até então experimentado. O osso não consegue responder a estes estresses, e o resultado é a fratura por insuficiência ⇒.*

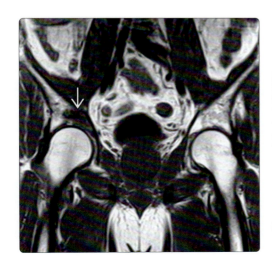
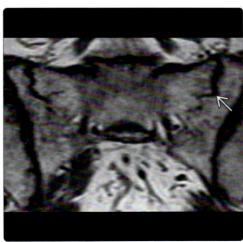

(À esquerda) *RM T1WI coronal mostra paciente com nova manifestação dolorosa no quadril e osteoporose. O diferencial incluiu artrite, porém as radiografias resultaram normais. A dor resulta de fratura por insuficiência do acetábulo ⇒, uma complicação da osteoporose.* (À direita) *RM T1WI coronal mostra fraturas por insuficiência do sacro verticalmente orientadas clássicas ⇒. A dor decorrente destas fraturas é uma das principais causas de morbidade associada à osteoporose. A mobilidade limitada associada acarreta outras complicações, como perda muscular e trombose venosa profunda.*

1081

Introdução à Doença Metabólica Óssea

(À esquerda) *Radiografia AP mostra alterações reabsortivas no osso subcondral típicas do hiperparatireoidismo (HPTH), vistas predominantemente no lado ilial da articulação SI ➡. Isto poderia ser confundido com uma espondiloartropatia, como a espondilite anquilosante.*
(À direita) *Radiografia AP da clavícula distal mostra alterações reabsortivas ósseas características de HPTH ➡. Em casos de osteodistrofia renal (a causa mais comum de HPTH), o corpo tenta reivindicar o cálcio do esqueleto em resposta à hipocalcemia.*

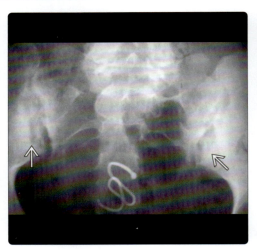
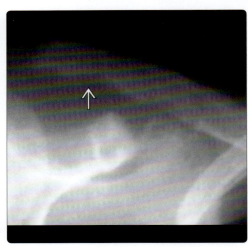

(À esquerda) *Radiografia lateral mostra um crânio típico "sal e pimenta". A aparência é criada pela presença de focos de reabsorção e formação óssea, na osteodistrofia renal. Em geral, isto somente é observado com a doença relativamente avançada.* **(À direita)** *Radiografia PA mostra múltiplos achados de HPTH secundário. A reabsorção subperióstea ao longo do aspecto radial das falanges médias é um achado característico ➡. Entre os achados mais avançados encontrados nesta mão, estão a reabsorção subcortical ➡ de falanges distais e tumores marrons ➡.*

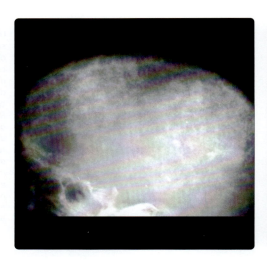
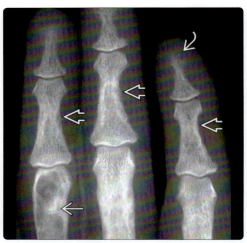

(À esquerda) *Radiografia lateral da coluna espinal mostra linhas densas nas placas terminais dos corpos vertebrais ➡. Isto resulta de atividade osteoblástica que ocorre em adição à atividade osteoclástica na osteodistrofia renal. A aparência é de faixas horizontais, semelhantes ao padrão das camisas dos jogadores de rúgbi.* **(À direita)** *Exame de raios X lateral do polegar mostrando intensa calcificação distrófica em paciente com osteodistrofia renal. Depósitos de parte mole são particularmente frequentes em pacientes sob diálise.*

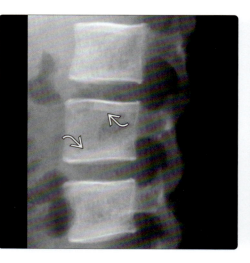
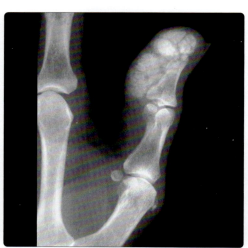

Introdução à Doença Metabólica Óssea

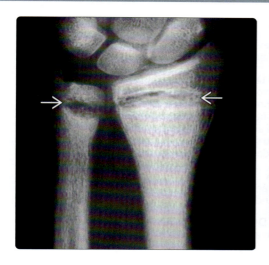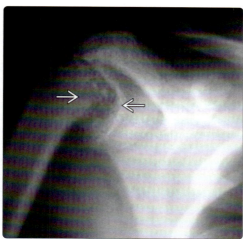

(À esquerda) *Radiografia PA mostra achados de osteodistrofia renal. Alterações fisárias típicas de reabsorção óssea, incluindo ampliação e irregularidade ➡. Ademais, neste paciente, os ossos são difusamente densos – uma manifestação da neo-ostose desta condição.* (À direita) *Radiografia AP mostra acentuada ampliação da placa de crescimento com deslizamento de epífise ➡. A placa de crescimento é um sítio de ↑ de atividade metabólica relacionada com formação de osso. Como tal, é sensível a qualquer doença metabólica óssea.*

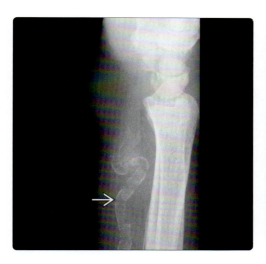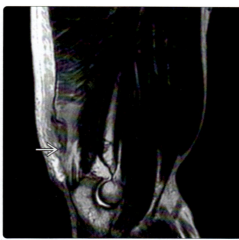

(À esquerda) *Radiografia lateral mostra extensa calcificação de vasos de médio calibre no punho ➡. A doença metabólica óssea afeta não apenas os ossos como também várias partes moles. A calcificação metastática junto às paredes vasculares é um achado comum no HPTH.* (À direita) *RM T2WI sagital mostra rotura do tendão do tríceps ➡. A integridade precária dos tendões e outras partes moles é outra característica não óssea que acompanha a osteodistrofia renal.*

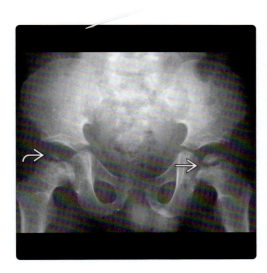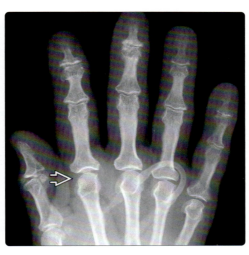

(À esquerda) *Radiografia AP mostra as alterações que acompanham o hipotireoidismo. A idade óssea está gravemente retardada. As placas de crescimento são anormais e apresentam discreta ampliação ➡. A epífise capital femoral direita está fragmentada (denominada quadril cretinoide) ➡.* (À direita) *Radiografia PA mostra alterações de acromegalia. Esta condição resulta em crescimento excessivo de osso e cartilagem, o qual é distribuído de modo não uniforme ao longo do esqueleto. Esta mão mostra ampliação dos espaços da articulação MCF, indicando crescimento excessivo da cartilagem ➡.*

1083

Hiperparatireoidismo

DADOS PRINCIPAIS

IMAGENS
- A reabsorção é um achado radiográfico essencial
  - Subperióstea, endóstea, subcondral, intracortical, subtendinosa, subligamentar, ao longo da trabécula
- A reabsorção fisária, especialmente ao longo do aspecto metafisário, cria ampliação e irregularidade
- Osteopenia generalizada decorrente de osteoporose
- Calcificação metastática da parte mole, condrocalcinose
- Tumor marrom: lesão lítica expansível e com margens geográficas não escleróticas
- Crânio "sal e pimenta" ou "pimenteiro"
- Ligamentos e tendões enfraquecidos, podem romper ou causar frouxidão articular
- Deformidades de arqueamento resultantes de amolecimento ósseo
- Fraturas por fragilidade
- Aparência similar à de erosão por artrite
- Cintilografia óssea com aparência de SuperScan
- Intensidades de sinal mistas: variáveis, dependendo do grau de tecido fibroso, formação de cisto e hemorragia

PRINCIPAIS DIAGNÓSTICOS DIFERENCIAIS
- Tumor marrom pode mimetizar tumor de célula gigante, displasia fibrosa, doença metastática, mieloma múltiplo
- Alterações na sínfise e articulação sacroilíaca mimetizam espondilite anquilosante
- Reabsorção subcondral e colapso de mão, pés, joelhos mimetizando artrite reumatoide

PATOLOGIA
- HPTH primário: adenoma de paratireoide (75%-85%)
- HPTH secundário: doença renal crônica é mais comum

CHECKLIST DO DIAGNÓSTICO
- Reabsorção ao longo do aspecto radial da falange média do dedo indicador considerada patognomônica

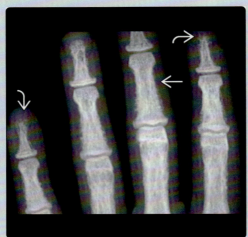 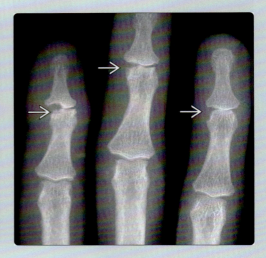

(À esquerda) *Radiografia PA mostra alterações reabsortivas de hiperparatireoidismo (HPTH). O córtex ao longo dos aspectos radial e ulnar das falanges médias exibe uma aparência similar a um laço resultante de reabsorção subperióstea e tunelamento intracortical* ➡. *A reabsorção dos tufos da 2ª e da 5ª falanges distais* ➡. (À direita) *Radiografia PA mostra reabsorção nas margens subcondrais das articulações IFDs* ➡. *A superfície articular adjacente sofreu colapso, mimetizando erosões. Imagens anteriores mostraram que a reabsorção subperióstea já foi resolvida.*

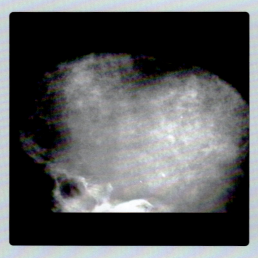 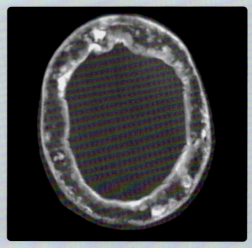

(À esquerda) *Radiografia lateral mostra crânio com alterações "sal e pimenta" resultantes de reabsorção óssea generalizada, porém irregular, acompanhada por focos mal definidos de esclerose. Note a perda de definição das tabelas internas e externas.*
(À direita) *TC óssea axial mostra alterações drásticas, incluindo a má definição das tabelas interna e externa, bem como múltiplos focos escleróticos precariamente definidos junto ao espaço medular. Esta aparência é o equivalente do crânio "sal e pimenta".*

Hiperparatireoidismo

TERMINOLOGIA

Abreviatura
- Hiperparatireoidismo (HPTH)

Sinônimos
- Alterações ósseas avançadas
  - Doença óssea de (von) Recklinghausen
  - Osteíte da fibrose cística
- Tumor marrom: osteoclastoma

Definição
- Doença resultante de ↑ de paratormônio

IMAGENS

Características Gerais
- Melhor dica para diagnóstico
  - A reabsorção óssea é uma característica diagnóstica
    - Reabsorção subperióstea patognomônica ao longo do aspecto radial das falanges médias dos dedos indicador e médio
- Localização
  - A reabsorção pode ser subperióstea, endóstea, subcondral, subtendinosa, subligamentar, intracortical, ao longo das trabéculas

Recomendações para Aquisição de Imagens
- Melhor ferramenta para aquisição de imagens
  - As radiografias são melhores para demonstrar alterações ósseas
- Orientações de protocolo
  - Radiografias de alta resolução das mãos são mais sensíveis para envolvimento ósseo

Achados na Radiografia
- Achados gerais
  - Osteoporose
  - Reabsorção óssea: geralmente bilateral e simétrica
    - Reabsorção subperióstea
      □ Córtices radiais das falanges médias da mão, em especial, dos dedos indicador e médio
      □ Córtices mediais da porção proximal do úmero, fêmur, tíbia
    - Reabsorção subcondral (muitas vezes com colapso associado, mimetizando erosão)
      □ Articulações acromioclaviculares (ACs), em especial, a clavícula distal
      □ Articulações esternoclaviculares (ECs)
      □ Terminações subcondrais dos carpos, metacarpos, falanges
      □ Junções discovertebrais
      □ Articulações sacroilíacas (SIs), em especial, o lado ilíaco
      □ Sínfise pubiana
    - Reabsorção subtendinosa/subligamentar
      □ Fixações claviculares dos ligamentos coracoclaviculares
      □ Tuberosidades umerais na inserção do manguito rotador
      □ Inserção do tendão do tríceps no olécrano
      □ Tuberosidades isquiais
      □ Trocânter maior
      □ Fixação calcânea da fáscia plantar
    - A reabsorção fisária, especialmente ao longo do aspecto metafisário, cria ampliação e irregularidade (mimetiza raquitismo)
    - Reabsorção endóstea/intracortical/trabecular
      □ Tunelamento intracortical metacarpal (do tipo laço)
      □ Acrosteólise (em especial, o padrão tipo faixa)
    - Lâmina dura dos dentes
  - Tumor marrom
    - Maior incidência no HPTH primário que no secundário
    - De modo geral, visto mais comumente com o HPTH secundário decorrente da maior prevalência do HPTH secundário, em relação ao primário
    - Mandíbula, clavícula, costelas, bacia, fêmur
    - Solitário ou múltiplo
    - Características de imagem não agressivas: lesão lítica expansível, margens geográficas não escleróticas, ausência de destruição cortical, periostite, matriz ou massa de partes moles
    - Mais comumente metafisária; pode se estender para dentro da epífise ou se originar na diáfise
  - Anormalidades de parte mole
    - Calcificação metastática de parte mole
      □ Mais comum no HPTH secundário
      □ Favorece sítios periarticulares: quadril, ombro
      □ Artérias de médio calibre, pulmões, coração, fígado
    - Ligamentos e tendões enfraquecidos, podem se romper ou causar frouxidão articular
  - Osteoesclerose
    - Mais frequente após o tratamento (hiperossificante)
    - Mecanismo desconhecido
    - Encontrado mais comumente junto ao esqueleto axial; visto ainda no crânio, metáfises
    - HPTH primário: mais frequentemente irregular, a generalização é incomum, visto com tumores marrons em processo de cura
    - HPTH secundário: pode ser generalizado; não necessariamente manifestação de HPTH
  - Periostite
    - Mais comumente com o HPTH secundário; especialmente durante a fase de cura
- Outros achados
  - Condrocalcinose
    - Meniscos, fibrocartilagem triangular, sínfise pubiana
    - Mais comum com o HPTH primário
  - Cálculos renais e nefrocalcinose
  - Crânio "sal e pimenta" e "pimenteiro", decorrente de reabsorção óssea generalizada e mais áreas císticas focais de reabsorção ± esclerose irregular
  - Coluna vertebral: nodos de Schmorl, espaços discais ampliados e compressões de placa terminal
  - Encunhamento de deformidades resultante do amolecimento ósseo
  - Fraturas por fragilidade
  - Aparência artrite-símile erosiva
    - Colapso e erosão subcondral nas margens articulares mimetizam erosões: articulações SI, AC, SC; sínfise pubiana; margens discovertebrais
      □ Especialmente HPTH secundário
    - Reabsorção subperióstea nas margens articulares cria a aparência de artrite erosiva, envolve mãos, punhos, pés; articulações AC, SC e SI; sínfise pubiana
  - Osteíte da fibrose cística
    - Substituição medular por tecido fibroso e vascular
    - O osso estruturalmente enfraquecido se torna deformado

Achados na RM
- Sensível para identificação de adenoma da paratireoide
- Sem papel significativo na identificação de doença óssea
  - Alterações inespecíficas: medula hematopoiética, cavidade medular ampliada, córtices afilados
- Tumor marrom
  - Intensidades de sinal mistas: variáveis, dependendo do grau de tecido fibroso, formação de cisto e hemorragia

Achados na Medicina Nuclear
- Cintilografia óssea
  - SuperScan: intensa captação esquelética, visualização dos dedos da mão e do pé, ausência de captação renal

Hiperparatireoidismo

- Pode haver captação de parte mole em sítios de depósito de cálcio, especialmente nos pulmões, no fígado, no coração
  - Tumores marrons: captação focal intensa
- Imagens de paratireoide (Tc-99m sestamibi)
  - Captação aumentada no adenoma de paratireoide

Achados em Outras Modalidades
- DEXA e TC quantitativa diagnosticam osteoporose

DIAGNÓSTICO DIFERENCIAL

Tumor Marrom
- Tumor de células gigantes, displasia fibrosa, doença metastática, mieloma múltiplo
- Diferenciar com base no cálcio sérico, outros achados de HPTH na radiografia

Espondilite Anquilosante
- Alterações do HPTH na articulação SI e sínfise podem mimetizar a espondilite anquilosante

Artrite Reumatoide
- Alterações de HPTH semelhantes às da artrite, especialmente na mão, podem mimetizar AR

PATOLOGIA

Características Gerais
- Etiologia
  - HPTH primário
    - Adenoma de paratireoide: 75% a 85%
      - Múltiplas neoplasias endócrinas raras
    - Hiperplasia paratireoide: 10% a 20%
    - Carcinoma de paratireoide: 1% a 5%
  - HPTH secundário
    - Doença renal crônica mais comum
    - Deficiência de cálcio, distúrbios de vitamina D, rotura do metabolismo de fosfato
  - HPTH terciário
    - Hiperplasia da tireoide com ausência de resposta aos níveis de cálcio (glândulas de funcionamento autônomo)
    - Resulta de HPTH prolongado
  - Tumor marrom: processo reativo, não neoplásico
    - Resulta da reabsorção de osso osteoclástico, substituição fibrosa subsequente, hemorragia e necrose levando a formação de cisto
- Anormalidades associadas
  - Bioquímica sérica de HPTH primário
    - Cálcio sérico: elevado
    - Fósforo sérico: normal ou diminuído
  - Bioquímica sérica de HPTH secundário
    - Cálcio sérico: normal ou baixo
    - Fósforo sérico: aumentado
    - Produto cálcio-fosfato: elevado
    - Vitamina D: baixa (com base na doença parenquimatosa renal)

Características Microscópicas
- Generalizadas
  - Osso medular: trabéculas ósseas diminuídas, espaços vasculares aumentados, tecido fibrovascular aumentado
  - Osso cortical: canais vasculares aumentados
  - Número aumentado de osteoclastos
  - Osteoblastos ao longo das trabéculas

QUESTÕES CLÍNICAS

Apresentação
- Sinais/sintomas mais comuns
  - Geralmente, assintomático; quando sintomático, a apresentação mais comum está relacionada com nefrolitíase
- Outros sinais/sintomas
  - "Cálculos, ossos, gemidos abdominais, queixas psiquiátricas"
  - Enfraquecimento e dor muscular, articular, óssea inespecífica
  - Pancreatite, úlcera péptica
  - Náusea, constipação, vômito, anorexia

Demografia
- Idade
  - HPTH primário: mais comum em adultos de meia-idade a idosos, e raro em crianças
  - HPTH secundário: a maioria dos pacientes com mais de 40 anos
- Epidemiologia
  - HPTH primário: 42 a cada 100.000 indivíduos
  - HPTH secundário: presente na maioria dos pacientes sob diálise

Histórico Natural e Prognóstico
- HPTH primário e secundário são reversíveis
  - Se não tratados, evoluem para doença terciária, que é irresponsiva ao tratamento

Tratamento
- HPTH primário
  - Cálcio sérico normal ou levemente ↑: observação estreita
  - Cálcio sérico aumentado: remoção de adenoma
- HPTH secundário
  - Objetiva aumentar os níveis séricos de cálcio
  - Transplante renal

CHECKLIST DO DIAGNÓSTICO

Dicas para Interpretação de Imagem
- Reabsorção ao longo do aspecto radial da falange média do dedo indicador, considerada patognomônica

REFERÊNCIAS

1. Bandeira F, et al: Bone disease in primary hyperparathyroidism, Arq Bras Endocrinol Metabol. 58(5):553-561, 2014.
2. Hoang JK, et al: How to perform parathyroid 4D CT: tips and traps for technique and interpretation, Radiology. 270(1):15-24, 2014.
3. Genant HK, et al: Primary hyperparathyroidism. A comprehensive study of clinical, biochemical and radiographic manifestations, Radiology. 109(3):513-524, 1973.

Hiperparatireoidismo

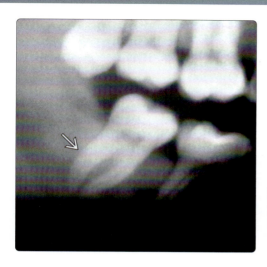
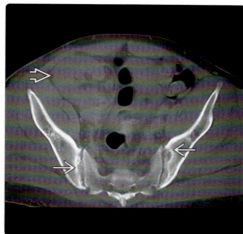

(À esquerda) *Radiografia frontal em forma de cone para baixo para detalhamento do dente, mostrando reabsorção subperióstea da lâmina dura* ➡, *a qual normalmente surge como uma linha branca circundando a raiz do dente.* (À direita) *TCSC óssea axial representando as alterações da articulação sacroilíaca do HPTH* ➡, *com reabsorção subcondral primariamente do lado ilíaco das articulações. O rim transplantado no quadrante direito inferior é um indício forte da etiologia dessas alterações* ➡ *(HPTH secundário à osteodistrofia renal).*

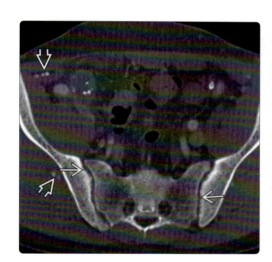
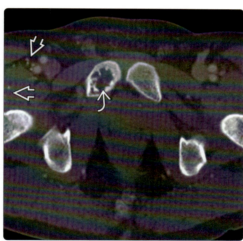

(À esquerda) *TC óssea axial mostra trabéculas manchadas típicas de HPTH, ao longo do lado ilíaco das articulações sacroilíacas* ➡. *Além disso, há calcificação de parte mole* ➡. *Todos os achados indicam HPTH.* (À direita) *TC óssea axial no mesmo paciente mostra mais calcificação de parte mole anormal* ➡, *bem como lesão discretamente bolhosa* ➡ *no ramo pubiano, a qual é típica de tumor marrom de HPTH. Embora ocasionalmente haja somente um único achado sugestivo do diagnóstico de HPTH, é mais comum haver muitos.*

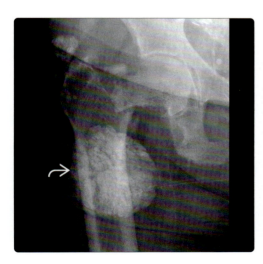
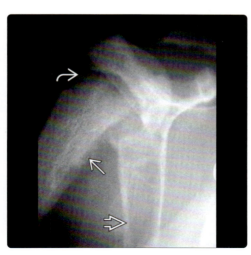

(À esquerda) *Radiografia AP em paciente com HPTH primário mostra calcificação vascular, calcificação de parte mole abundante* ➡ *e uma combinação de osteopenia e trabéculas espessadas. O fêmur frágil foi fraturado.* (À direita) *Radiografia AP mostra alterações drásticas de HPTH. Alterações fisárias típicas estão presentes:* ➡. *Reabsorção subperióstea característica do córtex medial do úmero proximal está evidente* ➡ *e há presença de um amplo tumor marrom na escápula* ➡.

Hiperparatireoidismo

(**À esquerda**) *Radiografia PA em adulto jovem mostra osteopenia difusa e espessamento de trabéculas. A reabsorção subcondral é vista no semilunar ➡ e há calcificação amorfa densa em uma distribuição periarticular ➡. Todos estes são achados esperados de HPTH.* (**À direita**) *Radiografia AP revela nefrocalcinose proeminente ➡. Apesar da aparência inespecífica, a identificação das alterações ósseas associadas ajuda a estreitar o diagnóstico diferencial para HPTH.*

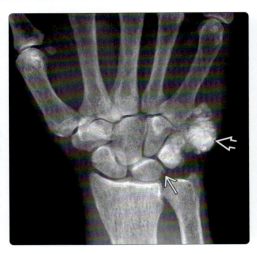 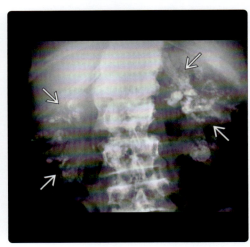

(**À esquerda**) *Radiografia lateral demonstra a extensa calcificação vascular que acompanha o HPTH ➡. Vasos de médio calibre geralmente são envolvidos, em oposição aos vasos de maior calibre afetados na aterosclerose e aos vasos de menor calibre calcificados em diabéticos. Note a densidade óssea anormal e as trabéculas mal definidas.* (**À direita**) *Radiografia AP da parte inferior da perna mostra alterações inespecíficas de HPTH, incluindo osteopenia grave, não explicadas pela idade e gênero, além de calcificação difusa de parte mole ➡.*

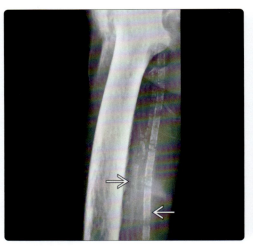 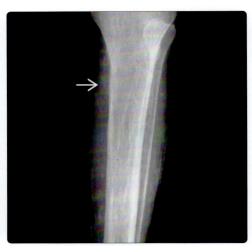

(**À esquerda**) *Radiografia PA mostra alterações fisárias. Ambas as placas de crescimento estão ampliadas ➡, e as margens estão irregulares (especialmente na borda metafisária ➡), mimetizando raquitismo. Presença de tunelamento intracortical ➡. As trabéculas estão espessadas.* (**À direita**) *Radiografia AP mostra tumor marrom típico, lítico, com margens geográficas ➡ e nenhum achado agressivo. Isto é semelhante a outras lesões fibro-ósseas. A densidade óssea é altamente anormal; se o paciente for um adulto jovem, a hipótese de HPTH com tumor marrom deve ser considerada.*

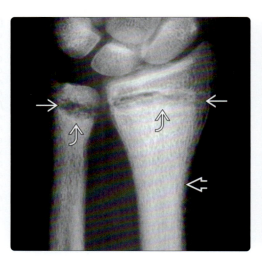 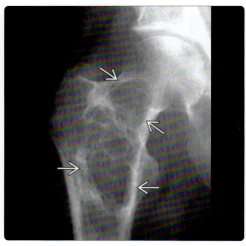

Hiperparatireoidismo

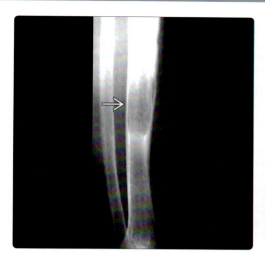
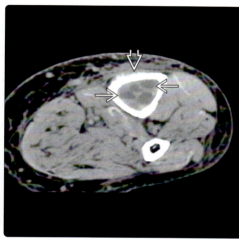

(À esquerda) *Radiografia AP mostra tumor marrom típico. O tumor é lítico e discretamente expansível, com margens geográficas não escleróticas ➡. Sem evidência de agressividade. As lesões podem ocorrer em qualquer parte do osso, inclusive na diáfise, como visto na foto.* (À direita) *TCSC axial ao longo de uma lesão lítica levemente expansível na região tibial média revela múltiplos níveis líquido-líquido ➡ resultantes de hemorragia e necrose levando a formação de cisto. Alterações pouco definidas ao longo da superfície cortical constituem um reflexo de reabsorção subperióstea ➡.*

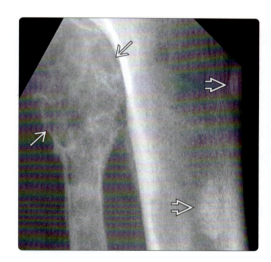
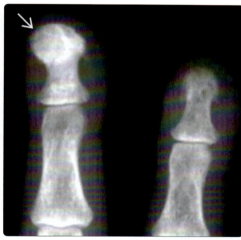

(À esquerda) *Radiografia AP revela mistura de lesões líticas expansíveis ➡ e lesões escleróticas irregulares ➡. Pouco processos exibem esta aparência radiográfica mista. Embora as lesões bem definidas discretamente expansíveis sejam típicas de tumores marrons, este caso revela a ampla variabilidade destas lesões.* (À direita) *Radiografia PA mostra tumor marrom junto à falange distal ➡. A natureza expansível continua evidente. Após o tratamento, esta lesão previamente lítica se tornou esclerótica, indicando cicatrização.*

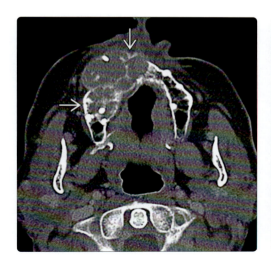
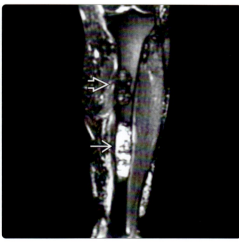

(À esquerda) *TC óssea axial revela lesão multiloculada surgindo da mandíbula ➡. Mandíbula e maxilar são sítios comuns de tumor marrom, além de costelas, clavícula, pelve e fêmur.* (À direita) *RM STIR coronal da tíbia revela duas lesões com características de imagem distintas. A lesão proximal está intensamente mineralizada ➡, enquanto a lesão mais distal exibe ↑ de intensidade de sinal inespecífico ➡. Tumores marrons apresentam intensidades de sinal que variam dependendo da mistura de mineralização, hemorragia, formação de cisto e fibrose.*

Osteomalacia e Raquitismo

DADOS PRINCIPAIS

TERMINOLOGIA
- Osteomalacia: mineralização anormal em ossos trabeculares e corticais
- Raquitismo: mineralização anormal de placas de crescimento, osteomalacia concomitante

IMAGENS
- Adulto com osteomalacia
  - Zonas de Looser, fraturas de leiteiro, pseudofraturas
  - Sítios comuns: borda lateral da escápula, fêmur medial, costelas, ramos pubianos, ísquios
  - Luscências bilaterais, simétricas, mal definidas e horizontais ± periostite focal ± margens escleróticas
- Criança com raquitismo
  - Ampliação, desgaste, *cupping* da placa de crescimento
  - Sítios comuns: costelas, fêmur distal, tíbia proximal e distal, úmero proximal, ulna e rádio distal
- Achados em adultos e crianças
  - Osteopenia generalizada; trabéculas mal definidas
  - Deformidades secundárias ao amolecimento ósseo

- Osteomalacia hipofosfatêmica, de aparecimento no adulto
  - Entesopatia, especialmente na bacia e no fêmur proximal
  - Alterações hiperostóticas espinais

PRINCIPAIS DIAGNÓSTICOS DIFERENCIAIS
- Fraturas por insuficiência mimetizando zonas de Looser
- Lesões fisárias e infecção mimetizando raquitismo

PATOLOGIA
- Causa mais comum: osteodistrofia renal
- Outras causas: má absorção, doença hepática, nutricional, metabolismo anormal de vitamina D ou fosfato, anticonvulsivos, tumor-induzido

QUESTÕES CLÍNICAS
- Dor óssea inespecífica e enfraquecimento muscular
- Fraturas e deformidades ósseas progressivas
- Tratamento: reposição de vitamina D

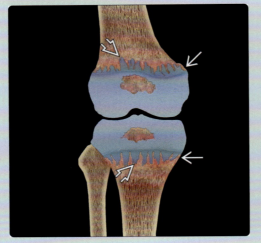

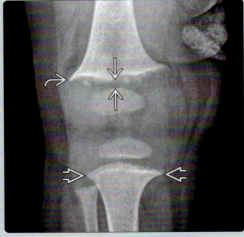

(À esquerda) Gráfico representando transecção ao longo do joelho de criança afetada por raquitismo mostra ampliação da região da placa de crescimento epifisário ➡. Línguas fisárias de cartilagem são vistas penetrando o osso metafisário ➡. Note as trabéculas espessadas, escassas e irregulares. (À direita) Radiografia AP mostra alterações fisárias típicas de raquitismo, induzindo ampliação da placa de crescimento ➡, ampliação no final da metáfise ➡, cupping nas margens ➡ e irregularidade ao longo das margens metafisárias.

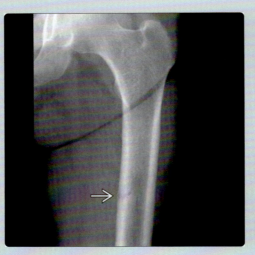

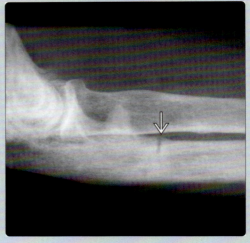

(À esquerda) Radiografia AP mostra típica fratura de leiteiro ➡. Está localizada no sítio de forças compressivas, opostamente às pseudofraturas da doença de Paget, que ocorrem ao longo do lado tênsil do fêmur. A pseudofratura é perpendicular ao córtex, mal definida e com periostite. (À direita) Radiografia lateral do cotovelo mostra zona de Looser da ulna ➡. Esta pseudofratura pode ser razoavelmente bem definida. Note o fundo das trabéculas mal definidas típico de osteomalacia.

Osteomalacia e Raquitismo

TERMINOLOGIA

Definições
- Osteomalacia: mineralização anormal no osso trabecular e cortical
- Raquitismo: mineralização anormal de placas de crescimento
  - Vista apenas em indivíduos esqueleticamente imaturos
  - Osteomalacia concomitante

IMAGENS

Características Gerais
- Melhor dica para diagnóstico
  - Adulto: zonas de Looser
  - Criança: ampliação, desgaste, *cupping* de placa de crescimento
- Localização
  - Sítios comuns de envolvimento fisário: costelas, fêmur distal, tíbia proximal e distal, úmero proximal, ulna e rádio distal
  - Sítios comuns de zonas de Looser: borda lateral da escápula, fêmur medial, costelas, ramos pubianos, ísquios

Achados na Radiografia
- Zonas de Looser (fraturas de leiteiro, pseudofraturas)
  - Luscências bilaterais, simétricas, mal definidas, horizontais e lineares ± periostite focal ± margens escleróticas
  - Resulta de acúmulos locais de osteoide não mineralizado
  - Pode progredir para fratura verdadeira e completa
- Osteopenia generalizada
- Trabéculas grossas mal definidas (manchadas)
- Deformidades secundárias ao amolecimento ósseo
  - Craniotabes: achatamento de crânio posterior em bebês
  - Invaginação basilar, compressões de placa terminal vertebral, escoliose
  - Bacia trirradiada e protrusão acetabular
  - Deformidade do cajado do pastor: fêmur proximal lateralmente encurvado
  - Tíbia da "canela de sabre": encurvamento anterior
- Fise
  - Ampliação ao longo dos eixos longo e curto
  - Desgaste, *cupping*, luscência aumentada
  - Deslizamento da epífise capital femoral e rotura de outras fises, incluindo o úmero proximal
  - Rosário raquítico, decorrente do acúmulo de osteoide na junção costocondral
  - Ossificação tardia e maturação esquelética
- Osteomalacia/raquitismo hipofosfatêmico (vitamina D-resistente) ligado ao X
  - Aparecimento precoce: surge nos primeiros meses de vida
  - Aparecimento na fase adulta: entesopatia, especialmente na bacia e fêmur proximal, alterações hiperostóticas espinais

Achados na Medicina Nuclear
- Cintilografia óssea
  - SuperScan: captação esquelética difusa intensa

DIAGNÓSTICO DIFERENCIAL

Fraturas por Insuficiência
- Mimetização de zonas de Looser, porém com simetria bilateral

Infecção/Lesões Fisárias
- Mimetizam raquitismo: em geral, isoladas a uma placa de crescimento única

PATOLOGIA

Características Gerais
- Etiologia
  - Causa mais comum: osteodistrofia renal
  - Deficiência ou metabolismo anormal de vitamina D
    - Nutricional: ↓ de ingesta, especialmente durante a gestação
    - Estados de má absorção (intestino curto, doença celíaca)
    - Falta de exposição à luz solar
    - Doença parenquimatosa renal crônica
    - Doença hepática
  - Metabolismo anormal de fosfato
    - Acidose tubular renal
  - Raquitismo hipofosfatêmico
    - ↑ de excreção urinária de fósforo
  - Osteomalacia oncogênica (tumor-induzida)
    - Síndrome paraneoplásica, pode ser reversível
    - Mais comum com tumores mesequimais
  - Terapia anticonvulsiva: fenitoína, fenobarbital
  - Raquitismo da prematuridade: causas nutricionais, metabólicas
  - Raquitismo vitamina D-resistente (pseudodeficiência de vitamina D) hereditário
- Genética
  - Raquitismo hipofosfatêmico (dominante ligado ao X)
    - Anormalidades do gene *PHEX* ou *FGF23*
  - Osteomalacia oncogênica: ↑ de produção do gene *FGF23*

Características Microscópicas
- Trabéculas orladas por osteoide não mineralizadas
- Zona hipertrófica anormal de placa fisária e apófises e epífises periféricas
  - Perda da organização colunar; acúmulo de condrócitos; barras cartilaginosas precariamente mineralizadas

QUESTÕES CLÍNICAS

Apresentação
- Sinais/sintomas mais comuns
  - Enfraquecimento muscular e dor óssea inespecífica
- Outros sinais/sintomas
  - Retardo do crescimento e inchaço articular (na verdade, placas de crescimento aumentadas)

Histórico Natural e Prognóstico
- Fraturas e deformidades ósseas progressivas

Tratamento
- Reposição de vitamina D

CHECKLIST DO DIAGNÓSTICO

Dicas para Interpretação de Imagem
- A osteomalacia é difícil de ser observada em radiografias

REFERÊNCIA

1. Hautmann AH, et al: Tumor-induced osteomalacia: an up-to-date review, Curr Rheumatol Rep. 17(6):512, 2015.

Osteomalacia e Raquitismo

(À esquerda) *TC óssea axial revela as trabéculas mal definidas e grossas da osteomalacia. A definição precária resulta do osteoide não mineralizado circundando as margens trabeculares.* (À direita) *Radiografia AP revela fise acentuadamente anormal do úmero proximal. A placa de crescimento está extremamente espessa, apresentando fragmentação extensa* ➡ *e má definição da margem metafisária. A epífise está deslocada, de modo similar à epífise capital femoral deslizada.*

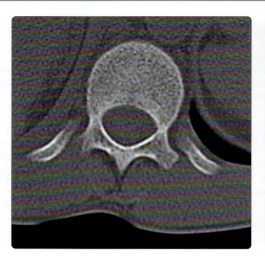
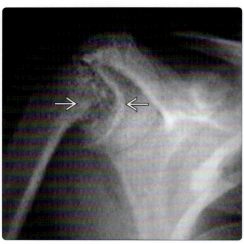

(À esquerda) *Radiografia PA da mão com fises anormais das placas de crescimento do 3° ao 5° metacarpais* ➡ *demonstra que qualquer fise pode ser afetada por raquitismo. As trabéculas espessadas nas falanges proximais são uma manifestação de osteomalacia concomitante* ➡. (À direita) *Radiografia AP mostrando distorção acentuada do contorno pélvico à direita* ➡ *resulta no amolecimento ósseo da osteomalacia. Quando a distorção envolve ambos os lados da bacia, cria a aparência de bacia trirradiada.*

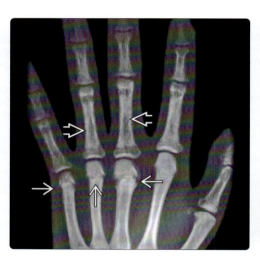
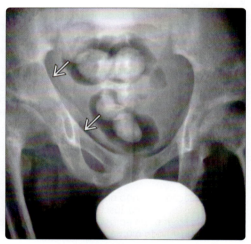

(À esquerda) *É mostrada a radiografia AP de um bebê com raquitismo renal. As epífises femorais proximais* ➡ *são bem menores que o previsto para esta criança de 5 anos, e as placas de crescimento são anormais* ➡. (À direita) *Radiografia AP do tórax centrada nas junções costocondrais anteriores mostra a aparência radiográfica de um rosário raquítico. As extremidades das costelas estão ampliadas, exibem cupping e estão desgastadas* ➡, *de modo idêntico às alterações vistas nas placas de crescimento. O termo se refere às contas proeminentes e clinicamente evidentes ao longo da parede torácica.*

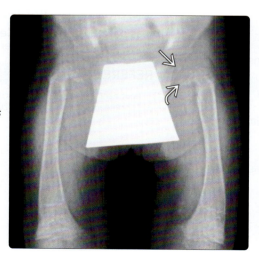
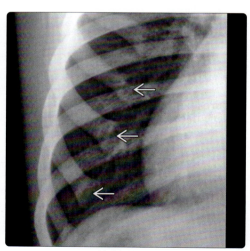

Osteomalacia e Raquitismo

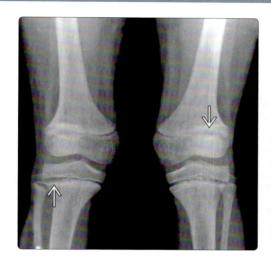
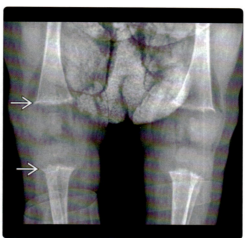

(À esquerda) Esta criança desenvolveu raquitismo nutricional, uma doença extremamente incomum nos Estados Unidos. Entretanto, a aparência é clássica, com uma zona ampliada de calcificação temporária em todas as fises do joelho ➡. As fises enfraquecidas permitiram o desenvolvimento de uma deformidade em valgo. (À direita) Radiografia AP dos joelhos revelando epífises precariamente mineralizadas e fises irregulares levemente alargadas ➡ nesta criança com raquitismo secundário à atresia biliar.

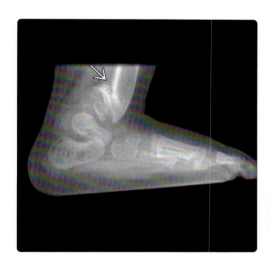
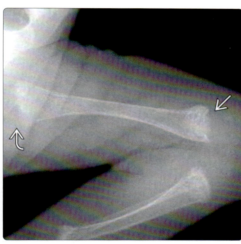

(À esquerda) Radiografia lateral mostra deformidade angular das metáfises tibiais ➡. Uma fratura subjacente de Salter II ao longo do osso osteomalácico resulta neste desalinhamento. (À direita) Radiografia AP em paciente de 3 meses de vida mostra idade esquelética retardada, osteopenia e metáfises desgastadas ampliadas no joelho ➡ e fêmur proximal ➡. Em geral, não seria esperado encontrar raquitismo nesta idade. Contudo, uma criança prematura que passa tempo prolongado na UTIN apresenta risco de desenvolver raquitismo, com a contribuição de deficiências nutricional, hepática e renal.

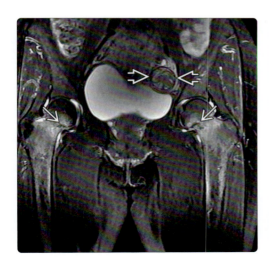
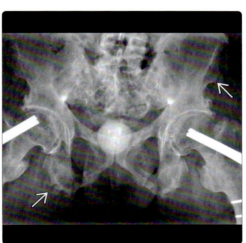

(À esquerda) RM FS PD coronal mostra fraturas por insuficiência incompletas da região subcapital ➡ com edema adjacente. Há também uma massa ovariana ➡ que é não homogênea e contém gordura. Trata-se de um dermoide e o paciente apresenta osteomalacia oncogênica associada. (À direita) Radiografia AP mostra raquitismo vitamina D-resistente causado por um distúrbio tubular renal. O paciente deve tomar doses maciças de vitamina D, com consequente desenvolvimento de entesopatia ➡ e osso frágil osteopênico.

Osteodistrofia Renal

DADOS PRINCIPAIS

TERMINOLOGIA
- Combinação de hiperparatireoidismo (HPTH) secundário, osteomalacia osteoporose, neostose

IMAGENS
- O HPTH secundário se manifesta como reabsorção óssea; tumores marrons; parte mole metastática; mineralização arterial e visceral
- Osteomalacia: zonas de Looser (pseudofraturas, fraturas do leiteiro)
- Raquitismo: *cupping* fisário, desgaste, irregularidade, rotura da placa de crescimento
- Neo-ostose: bacia, costelas, clavículas
- Depósito de amiloide na bursa, tendões, tenossinóvia, ossos, articulações, disco vertebral, cartilagem articular, músculo
  - Considerada quase epidêmica em pacientes sob diálise
- Doença do depósito de cristais: gota, condrocalcinose, oxalose, hidroxiapatita
- Osteonecrose: em geral, a partir de esteroides (comumente relacionada com transplante)
- Frouxidão de tendão e ligamento, rotura
- Bursite do olécrano, osteomielite, artrite séptica
- Toxicidade por alumínio, a qual se manifesta como piora da osteomalacia

PRINCIPAIS DIAGNÓSTICOS DIFERENCIAIS
- Calcificação de parte mole: vasculopatia colágena (escleroderma, lúpus eritematoso sistêmico)
- Espondiloartropatia destrutiva, radiograficamente similar à osteomielite vertebral
- Reabsorção subcondral e colapso mimetizando erosões de artrite reumatoide, espondilite anquilosante
- Traumatismo e infecção podem mimetizar raquitismo

PATOLOGIA
- Formas adquiridas: glomerulonefrite é a mais comum
  - Diabetes e hipertensão são as etiologias mais comuns da glomerulonefrite
- Tipos congênitos: erros inatos do metabolismo afetando os túbulos renais

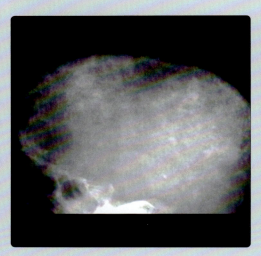
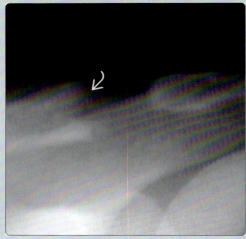

(À esquerda) Radiografia lateral mostra crânio em "sal e pimenta". O osso exibe aparência mal definida. Observe a ausência de camadas internas e externas bem definidas. Focos sobrepostos de esclerose e mais áreas focais de reabsorção óssea contribuem para a aparência mosqueada geral. (À direita) Radiografia AP mostra ampliação evidente da articulação acromioclavicular, que, de fato, resulta de reabsorção subcondral e colapso da extremidade distal da clavícula ➔, resultante do componente de HPTH de osteodistrofia renal.

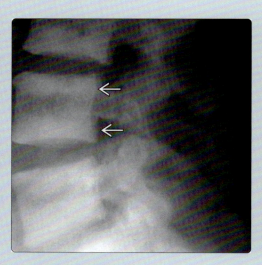
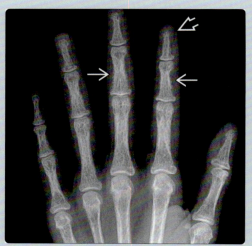

(À esquerda) Radiografia lateral mostra aparência significativa de coluna espinal em "camisa de rúgbi", com esclerose espessa e mal definida ao longo das placas terminais superior e inferior ➔. As vértebras lombares e torácica estão uniformemente envolvidas. (À direita) Radiografia PA mostra mão com as alterações clássicas de osteodistrofia renal. A osteomalacia produz a aparência espessada das trabéculas, enquanto o HPTH secundário leva a reabsorção dos tufos das falanges distais ➔ e reabsorção subperióstea patognomônica ao longo das falanges médias ➔.

Osteodistrofia Renal

TERMINOLOGIA

Definições
- Doença óssea e de partes moles resultante de doença renal em estágio terminal (DRET)
  - Combinação de HPTH secundário, osteomalacia, osteoporose, neo-ostose

IMAGENS

Características Gerais
- Melhor dica para diagnóstico
  - Padrões de reabsorção óssea de HPTH secundário e osteosclerose da coluna vertebral em "camisa de rúgbi"

Recomendações para Aquisição de Imagens
- Melhor ferramenta para aquisição de imagens
  - As radiografias são melhores para a caracterização de alterações ósseas e anormalidades de parte mole

Achados na Radiografia
- HPTH secundário se manifesta como reabsorção óssea
  - Subperiósteo, subcondral, subligamentar, subtendinoso, tunelamento intracortical, trabecular, fisário (em crianças)
  - Resultado de atividade osteoclástica; reversível
  - Achados característicos
    - Reabsorção subperióstea do córtex radial, 2ª e 3ª falanges médias, considerada patognomônica
    - Colapso e osteólise subcondral clavicular distal bilateral; reabsorção subligamentosa nas fixações do ligamento coracoclavicular
    - Reabsorção de osso subcondral bilateral nas articulações sacroilíacas, em especial ao longo da superfície ilial
    - Colapso subcondral, especialmente cabeças metacarpais, pode mimetizar artrite erosiva
    - Crânio "sal e pimenta" ou "pimenteiro"
      - Osteopenia generalizada com áreas císticas de reabsorção óssea e focos irregulares de esclerose
    - Tumores marrons
      - Lesões líticas expandidas com margens geográficas não escleróticas; sem matriz, massa de partes moles, destruição cortical, periostite
      - Múltiplos ou solitários: extensão metafisária ± extensões epifisárias; pode ter origem na diáfise
      - Mandíbula, clavícula, costelas, bacia, fêmur, patela
  - Parte mole metastática, calcificação visceral, arterial
    - Calcificação de parte mole: favorece localizações periarticulares, especialmente os ombros e quadril
      - Gravidade e extensão aumentam com o tratamento com diálise
      - Pode causar erosões por pressão no osso adjacente
      - Pode ter níveis líquido-líquido
      - Cristais de hidroxiapatita de cálcio
    - Calcificação vascular: vasos de calibre médio, como a artéria femoral comum, bem como vasos de pequeno calibre
    - Calcificação visceral
      - Coração, pulmões, rins, estomago
    - Outros sítios: tendões, bursa, tenossinóvia
  - Condrocalcinose
    - Cristais de pirofosfato de cálcio
    - Joelhos, sínfise pubiana, fibrocartilagem triangular
    - Achados artríticos associados incomuns
  - Periostite
    - Aparência lamelar
    - A incorporação pode produzir espessamento cortical
- Osteomalacia e raquitismo
  - Trabéculas grossas e mal definidas
  - Raquitismo: *cupping* fisário, desgaste, irregularidade, rotura da placa de crescimento, como deslizamento da epífise capital femoral
  - Osteomalacia: zonas de Looser, pseudofraturas, fraturas do leiteiro
  - Deformidades com encurvamento secundárias ao amolecimento ósseo
- Osteoporose
  - Osteopenia generalizada
  - Deformidades de compressão vertebral
  - Fraturas por insuficiência
    - Incidência aumentada durante o tratamento com diálise
  - Pode estar sobreposta ao ↑ reparativo da densidade
    - Padrão misto de ↑ e ↓ de densidade possível
- Neo-ostose
  - Áreas focais de esclerose óssea
  - Bacia, costelas, clavículas
  - Metáfises, epífises
  - Aparência característica: coluna vertebral em "camisa de rúgbi"
    - Faixas amplas de esclerose mal definida ao longo das placas terminais vertebrais, por toda a coluna vertebral torácica e lombar
- Outros achados
  - Osteonecrose: em geral, a partir de esteroides, especialmente após o transplante renal
  - Anormalidades de ligamento e tendão
    - Frouxidão; pode causar instabilidade articular
    - Rotura, especialmente os tendões do quadríceps e patelar, pode ocorrer junto à substância do tendão, em consequência da qualidade precária do tecido
    - Resulta de HPTH, acidose crônica, uso de esteroide, depósito intratendinoso de cristais e amiloide
  - Condições relacionadas com diálise
    - Bursite do olécrano, osteomielite, artrite séptica
  - Doença do depósito de cristais: gota, condrocalcinose, oxalose, hidroxiapatita
  - Depósito de amiloide
    - Sítios mais comuns de depósito diferentes das outras causas de amiloide
      - Bursa, tendões, tenossinóvia, ossos, articulações, disco vertebral, cartilagem articular, músculo
    - O ombro é um sítio especialmente comum, cria o sinal da "ombreira"
    - Contribui para a síndrome do túnel do carpo
    - Alterações císticas subcondrais (cistos de hemodiálise): carpo, em especial, o escafoide, lunar, capitato; articulações metacarpofalângicas, quadril, cotovelo
    - Os sítios de depósito no osso tendem a fraturar
    - Espondiloartropatia destrutiva
      - Estreitamento do espaço discal, esclerose mínima de placa terminal e fragmentação, desalinhamento, hiperostose
  - Toxicidade por alumínio
    - Alterações radiográficas idênticas às da osteomalacia
    - Manifesta-se como piora da osteomalacia

Achados na TC
- Achados na radiografia espelhados fornecem mais detalhes
- Achados musculoesqueléticos geralmente incidentais

Achados na RM
- Tumor marrom
  - Intensidade variável de sinal relacionada com graus variáveis de fibrose, hemorragia, formação de cisto

Osteodistrofia Renal

- Rotura de tendão: a RM ajuda a identificar sítios de rotura, sítios de hiato, grau de retração
  - Incapaz de determinar a etiologia subjacente da rotura
- Depósito de amiloide: baixa intensidade de sinal em todas as sequências de imagem; realça após o contraste

Achados na Medicina Nuclear
- Cintilografia óssea
  - SuperScan: captação esquelética difusa intensa no contexto de ausência de captação renal
  - Captação focal em pseudofratura, tumor marrom
  - Captação focal em sítios de calcificação de parte mole

Achados em Outras Modalidades
- DEXA e TC quantitativa diagnosticam osteoporose

DIAGNÓSTICO DIFERENCIAL

Calcificação de Parte Mole
- Inclui vasculopatia colágena, como esclerose sistêmica progressiva, lúpus eritematoso sistêmico
  - Estas condições também podem levar à DRET
  - Depósitos calcíficos nestas condições, geralmente pequenos, favorecem as mãos

Osteoporose
- Série completa de etiologias, muitas das quais se sobrepõem no paciente com osteodistrofia renal

Espondiloartropatia Destrutiva
- Radiograficamente similar à osteomielite vertebral; ausência de intensificação discal na RM
  - O fenômeno do vácuo, quando presente, exclui a hipótese de infecção
- Aparência idêntica à coluna vertebral neuropática

Colapso e Reabsorção Subcondral
- Alterações do tipo artrite reumatoide (AR)
  - As "erosões" no HPTH aparecem mais bem definidas que as erosões verdadeiras na AR
  - HPTH favorece as articulações IFDs, MCFs e do ombro
- Reabsorção no calcâneo, SI e sínfise, mimetizando espondilite anquilosante

Anormalidades Fisárias
- Traumatismo e infecção podem exibir aparência similar, em geral, isoladamente a uma única placa de crescimento

PATOLOGIA

Características Gerais
- Etiologia
  - A doença consiste em uma combinação de HPTH, osteomalacia e raquitismo, além de neo-ostose
  - HPTH
    - Rins danificados falham na excreção de fosfato
    - O excesso de fosfato se liga ao cálcio, levando a hipocalcemia
    - A hipocalcemia estimula a produção de paratormônio (PTH)
    - PTH estimula a reabsorção óssea para aumentar os níveis séricos de cálcio
  - Osteomalacia
    - Rins danificados que falham em converter vitamina D_3 em calcitriol
  - A neo-ostose é pouco conhecida
    - Etiologias propostas
      - Estimulação de osteoclastos pelo PTH
      - Depósito de fosfato de cálcio no osso
  - DRET
    - Formas adquiridas: a glomerulonefrite é a etiologia mais comum; diabetes e hipertensão são as causas mais comuns de glomerulonefrite
    - Tipos congênitos: erros inatos do metabolismo afetando os túbulos renais
      - Raquitismo vitamina D-resistente
      - Síndrome de Fanconi
      - Acidose tubular renal
  - Toxicidade por alumínio
    - Decorrente do excesso de alumínio em ligadores de fosfato oral; antigamente, o dialisado também era uma fonte
    - O alumínio substitui o cálcio na mineralização do osteoide

Características Microscópicas
- Osteoporose: afilamento do osso cortical e trabecular
- Osteomalacia: osteoide circundando as trabéculas
- HPTH secundário: tecido fibrovascular, ↑ de número de osteoclastos
- Tumores marrons: formação de osso novo abortada, hemorragia de idade variável, tecido fibrovascular
- Amiloide: β_2-microglobulina, coloração positiva com vermelho-congo; birrefringência verde-maçã sob luz polarizada

Análise Laboratorial
- Níveis séricos diminuídos de cálcio, calcitriol
- Níveis séricos elevados de fosfato, PTH

QUESTÕES CLÍNICAS

Apresentação
- Sinais/sintomas mais comuns
  - Dor óssea e articular: ↑ de incidência com diálise
- Outros sinais/sintomas
  - Enfraquecimento; deformidade esquelética

Demografia
- Idade
  - Maioria dos pacientes tem mais de 40 anos de idade
- Gênero
  - DRET discretamente mais frequente em homens
- Etnia
  - ↑ de incidência de DRET entre afro-americanos, norte-americanos nativos
- Epidemiologia
  - 0,01% da população
  - Quase 1.000.000 de pessoas atualmente em tratamento com diálise

REFERÊNCIAS

1. Babayev R, et al: Bone disorders in chronic kidney disease: an update in diagnosis and management, Semin Dial. 28(6):645-653, 2015.
2. Degrassi F, et al: Imaging of haemodialysis: renal and extrarenal findings, Insights Imaging. 6(3):309-321, 2015.

Osteodistrofia Renal

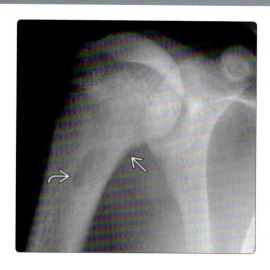
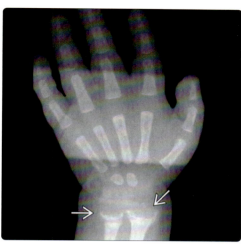

(À esquerda) Radiografia AP mostra úmero proximal com densidade aumentada generalizada e trabéculas manchadas. Há uma súbita reabsorção subperióstea na metáfise umeral medial ➡. Uma pequena lesão lítica junto à metáfise umeral ➡, no contexto de osteodistrofia renal comprovada, pode ser seguramente considerada um tumor marrom. (À direita) Radiografia PA mostra mão esqueleticamente imatura de um paciente com raquitismo renal. As placas de crescimento são anormais, com ampliação, cupping e desgaste ➡.

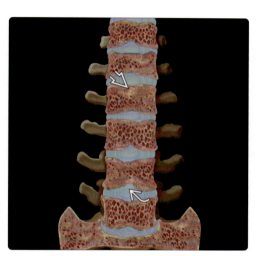
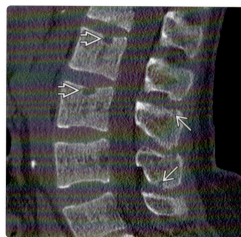

(À esquerda) Gráfico representa a coluna vertebral transeccionada de paciente com osteodistrofia renal. Note a perda de organização trabecular normal. Há também aumento da esclerose, particularmente nas placas terminais ➡, e de outro modo não focal, bem como certo grau de colapso ➡. (À direita) TC óssea sagital mostra trabéculas espessadas e mal definidas, além de múltiplos nodos de Schmorl ➡, todos resultantes de osteomalacia. Vários focos pequenos de reabsorção óssea ➡ resultam de HPTH.

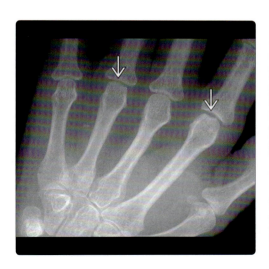
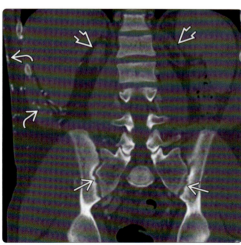

(À esquerda) Radiografia PA mostra deformidades do tipo erosivas nas cabeças do 2° e do 4° metacarpais ➡ resultantes de reabsorção subcondral e colapso em paciente com doença renal em estágio terminal (DRET). A aparência pode ser confundida com artrite reumatoide. (À direita) TC coronal de homem de 33 anos de idade mostra numerosos achados de osteodistrofia renal, incluindo rins atróficos ➡, reabsorção subcondral articular SI ➡ e calcificação de parte mole metastática ➡. Note ainda as trabéculas mal definidas, indicando osteomalacia.

Osteodistrofia Renal

Doença Metabólica Óssea

(À esquerda) *Radiografia AP mostra depósitos de calcificação amorfa circundando o ombro ➡. O ombro e o quadril são sítios comuns deste tipo de depósito de cálcio. O cateter de diálise ➡ fornece um indício da etiologia subjacente.* (À direita) *Radiografia AP mostra quadril com depósitos amorfos de cálcio ➡. Calcificações periarticulares deste tipo são comuns na osteodistrofia renal. São, em parte, atribuíveis ao HPTH secundário e aumentam de tamanho quando o paciente é submetido à diálise.*

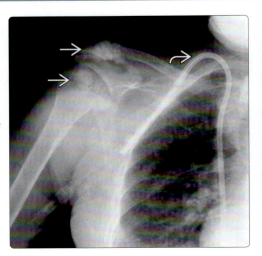 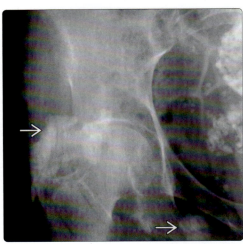

(À esquerda) *Radiografia lateral demonstra extensa calcificação vascular ➡, a qual é vista com frequência como parte do componente HPTH de osteodistrofia renal. A massa de partes moles proeminente na superfície volar do punho ➡ pode ser decorrente tanto de gota como de depósito de amiloide (comprovado neste caso).* (À direita) *Radiografia AP contém todos os achados necessários para estabelecer um diagnóstico. O rim esquerdo é pequeno, e uma extensa nefrocalcinose está presente no rim direito ➡. Alterações significativas de coluna vertebral em "camisa de rúgbi" são evidentes ➡.*

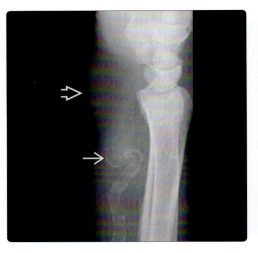 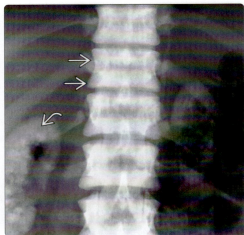

(À esquerda) *TCSC axial mostra sínfise pubiana com extensa condrocalcinose ➡. Não há alterações artríticas, as quais são típicas de depósito de pirofosfato de cálcio na osteodistrofia renal.* (À direita) *RM T1WI axial com múltiplos infartos ósseos ➡ exibindo aparência clássica. A multiplicidade deve deflagrar uma busca pela condição subjacente. Em pacientes com DRET, múltiplos infartos ocorrem com frequência após o transplante, quando esteroides são usados para impedir rejeição.*

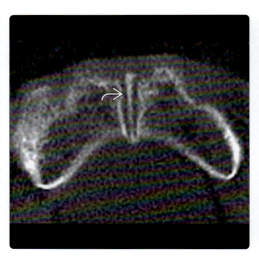 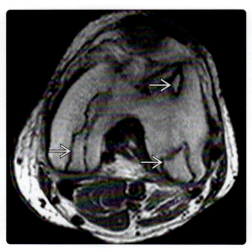

Osteodistrofia Renal

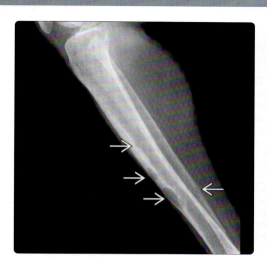
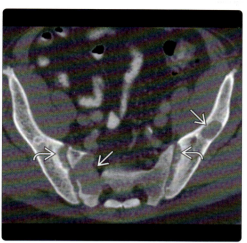

(À esquerda) *Radiografia lateral mostra tíbia com múltiplos tumores marrons ➡. Neste caso, as lesões estão corticalmente baseadas, o que é algo incomum, embora estes tumores exibam apresentação extremamente variável.* (À direita) *TC óssea axial revela duas lesões líticas com margens não escleróticas ➡. Lesões similares foram observadas em outros locais, e a possibilidade de mieloma múltiplo foi considerada. A reabsorção subcondral na articulação SI ➡ é decorrente do diagnóstico subjacente de tumores marrons na DRET.*

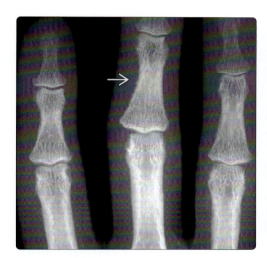
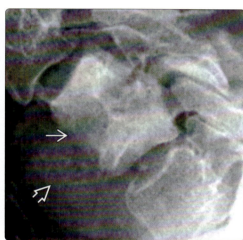

(À esquerda) *Exame de raios X PA mostra reabsorção subperióstea sutil ao longo do córtex radial da 3ª falange média ➡; este é um dos primeiros achados de HPTH, sendo que muitos outros podem ser vistos com a osteodistrofia renal.* (À direita) *Radiografia lateral mostra destruição da placa terminal e erosões do corpo vertebral ao nível C4/5 ➡. Corpos vertebrais escleróticos resultantes do processo reparativo prolongado. As calcificações pontilhadas de localização anterior ➡ são decorrentes de depósito de cristal. Trata-se de uma espondiloartropatia relacionada com hemólise.*

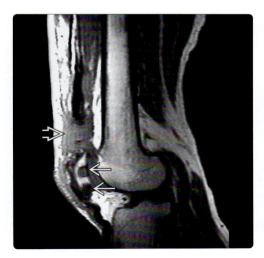
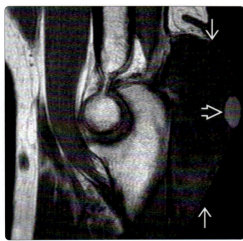

(À esquerda) *RM T1WI sagital mostra rotura de tendão do quadríceps de extensão total ➡. Este tipo de rotura quase sempre ocorre em face de doença sistêmica, a qual enfraquece o tendão. As lesões associadas na patela ➡ tendem a ser tumores marrons.* (À direita) *RM T1WI sagital revela amplo acúmulo de líquido na bursa do olécrano ➡. Em um paciente sob diálise, as possibilidades diagnósticas incluem gota e "cotovelo de diálise", que é a bursite resultante da compressão prolongada de um cotovelo imobilizado (presença de marcador ➡).*

Doença Relacionada com Diálise, Calcificação Metastática

DADOS PRINCIPAIS

TERMINOLOGIA
- Calcificação metastática: transporte de cálcio de uma parte a outra do corpo

IMAGENS
- Sítios comuns
  - Partes moles: em especial, depósitos periarticulares
  - Vascular: artérias de médio calibre
  - Vísceras: pulmão, fígado, estômago, rins, coração
- Depósitos periarticulares: músculos, tenossinóvia, cápsula articular, geralmente bilateral ± simétricos
  - Podem ocorrer em qualquer local; comum nas costelas e ombros
  - Podem erodir osso adjacente
- Radiografias: densidades amorfas, semelhantes a nuvens, de tamanho variável e frequentemente muito amplas
- TC: massas variavelmente densas
- Cintilografia óssea: ↑ de captação em sítios de calcificação de parte mole
- RM T1WI: sinal heterogêneo de hipointenso a baixo
- Sequências de RM sensíveis a fluido: sinal baixo
- Ultrassonografia: ecogenicidade difusa ao longo da massa
- ± inflamação de parte mole adjacente

PRINCIPAIS DIAGNÓSTICOS DIFERENCIAIS
- Vasculopatia colágena: focos pequenos, muitas vezes nas mãos, podem estar associados à insuficiência renal
- Doença do depósito de hidroxiapatita: pequenos depósitos, em geral, solitários

PATOLOGIA
- A diálise altera o produto do fosfato de cálcio (> 70)

QUESTÕES CLÍNICAS
- Massa(s) dura(s), móvel(is) ± sensível(is)
- Controlar os níveis de fosfato pode diminuir o tamanho
- Calcificações vasculares contribuem para ↑ de morbidade
- Calcificações conjuntivais e corneais são relatadamente comuns
- Raros relatos de compressão medular espinal associada
- Sem correlação com início/duração da diálise

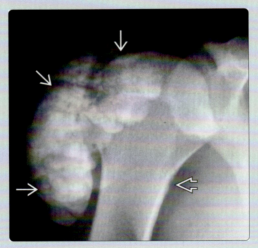
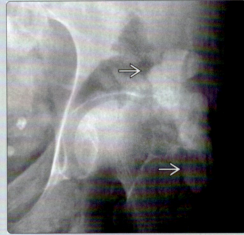

(À esquerda) *Radiografia AP mostra amplo acúmulo de calcificação, semelhante a uma nuvem, adjacente ao ombro ➡. A reabsorção subperióstea na metáfise umeral medial proximal ➡ é indício de osteodistrofia renal subjacente. O paciente estava sob diálise.* (À direita) *Radiografia AP revela mineralização amorfa periarticular típica ➡. O quadril é um sítio comum de envolvimento para calcificações metastáticas relacionadas com diálise. Os depósitos costumam ser bilaterais e se apresentam como massas duras, móveis e assintomáticas.*

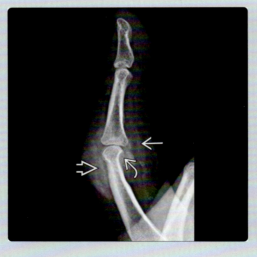
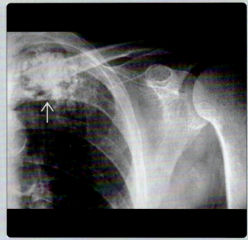

(À esquerda) *Exame de raios X lateral em paciente de 50 anos de idade submetido à diálise mostra calcificação metastática de aspecto macio ➡ com distribuição periarticular. Note uma erosão mecânica relacionada com cabeça falângica ➡. Calcificações vasculares ➡ completam a imagem.* (À direita) *Exame de raios X AP revela amplo foco de mineralização no pulmão superior esquerdo ➡. O pulmão é uma localização menos frequente que as partes moles do sistema musculoesquelético, porém, quando isso ocorre, observa-se uma distribuição preferencial da calcificação pelo lobo superior, cuja causa é atribuída às diferenças de pH.*

Doença Relacionada com Diálise, Espondiloartropatia

DADOS PRINCIPAIS

TERMINOLOGIA
- Alterações discovertebrais destrutivas em pacientes sob diálise secundárias ao depósito de amiloide e cristais

IMAGENS
- Radiografia e TC: estreitamento do espaço discal, erosões de placa terminal e cistos, desalinhamento, mínima esclerose/hiperostose
- RM: depósitos de amiloide no osso e na parte mole têm sinal T1W ↓ e sinal T2W variável (de baixo a levemente ↑)
  - O exame de RM pode diferenciar de uma infecção e evidenciar a necessidade de biopsia
    – Ausência de massa de partes moles na espondiloartropatia
    – Características de sinal distintas da infecção, em particular com o uso de contraste de RM
- Progressão rápida (semanas a meses)
- Múltiplos níveis; favorece os segmentos cervicais e lombares
- Outras alterações de osteodistrofia renal também observadas
  - Nodos de Schmorl, coluna vertebral em "camisa de rúgbi", pequenos focos de reabsorção óssea, depósito de cristal na parte mole periarticular

PRINCIPAIS DIAGNÓSTICOS DIFERENCIAIS
- Osteomielite de corpo vertebral (espondilodiscite)
  - ↑ de sinal e realce no espaço discal à RM
  - Alterações inflamatórias/massa de partes moles
- Coluna vertebral neuropática: mais esclerose, hiperostose, fragmentação, desalinhamento significativo
- Artrite reumatoide com erosões, frouxidão ligamentar

PATOLOGIA
- Depósitos de amiloide no disco intervertebral, faceta articular sinovial, ligamento amarelo
  - As fibrilas de β_2-macroglobulina são coradas por vermelho-congo; há birrefringência verde-maçã sob luz polarizada
- O depósito de cristais e a frouxidão ligamentar podem contribuir
- Previamente atribuída de modo equivocado à toxicidade por alumínio

QUESTÕES CLÍNICAS
- Incidência aumentada com a diálise mais prolongada (seja hemodiálise, seja diálise peritoneal)

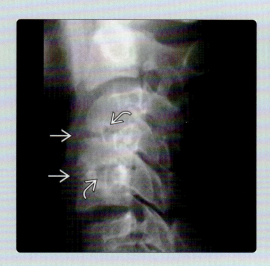
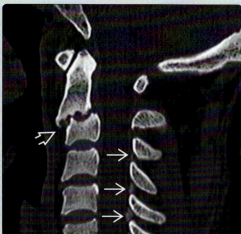

(À esquerda) *Exame de raios X lateral ilustra espondiloartropatia de diálise. Os espaços discais envolvidos estão estreitados* ➡️, *e as placas terminais são destruídas com múltiplas erosões de tamanhos variáveis* ➡️. *Note a ausência de esclerose ou formação de osso novo.* (À direita) *TC sagital em homem de 33 anos de idade com doença renal sob diálise mostra estreitamento do espaço discal, com separação e erosão* ➡️, *porém sem evidência de massa de partes moles. Também há depósitos calcificados em múltiplos níveis do ligamento amarelo* ➡️, *típicos de espondiloartropatia relacionada com diálise.*

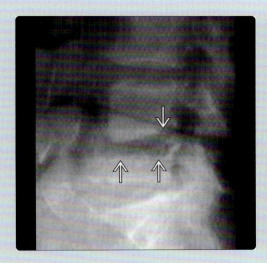
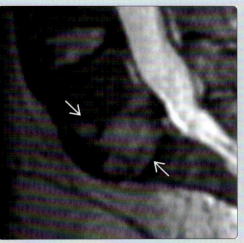

(À esquerda) *Radiografia lateral mostra destruição de placa terminal* ➡️, *estreitamento de espaço discal com esclerose leve e hiperostose mínima. Não há achados que possibilitem diferenciar prontamente entre espondiloartropatia e infecção.* (À direita) *RM T2WI sagital no mesmo caso mostra leve hiperintensidade de amiloide que invadiu o espaço discal e os corpos vertebrais adjacentes* ➡️. *Note a ausência de edema de medula na vértebra destruída. Este é um negativo pertinente que ajuda a diferenciar entre depósito de amiloide e infecção.*

Hipoparatireoidismo, Pseudo e Pseudopseudo-hipoparatireoidismo

DADOS PRINCIPAIS

TERMINOLOGIA
- Hipoparatireoidismo (HP)
- Pseudo-hipoparatireoidismo (PHP)
- Pseudopseudo-hipoparatireoidismo (PPHP)

IMAGENS
- Características comuns no HP, no PHP e no PPHP
  - Calcificação subcutânea, calcificação de gânglios basais, crânio espesso, dentição anormal
- HP pediátrico
  - Osteoesclerose, ossificação/calcificação espinal, entesopatia (especialmente ao redor da bacia)
- PHP e PPHP
  - Baixa estatura e fusão fisária precoce
  - Braquidactilia
    - Especialmente 1°, 4° e 5° metacarpos, embora outros também sejam afetados
    - Falanges distais curtas ± falanges médias curtas
    - Encurtamento e ampliação do 3° e do 4° metatarsos são comuns
  - Epífises cuneiformes, exostoses, deformidades de encurvamento

PRINCIPAIS DIAGNÓSTICOS DIFERENCIAIS
- Calcificação de parte mole: escleroderma, depósito de hidroxiapatita, hiperparatireoidismo/osteodistrofia renal
- Calcificação/ossificação espinal: hiperostose esquelética idiopática difusa

PATOLOGIA
- HP: ↓ de produção de hormônio
- PHP: insensibilidade de órgão-alvo
- PPHP: expressão incompleta de PHP

QUESTÕES CLÍNICAS
- HP e PHP: hipocalcemia e hiperfosfatemia
- PHP: níveis altos de PTH
- PHP: obesidade, face redonda, incapacidade intelectual

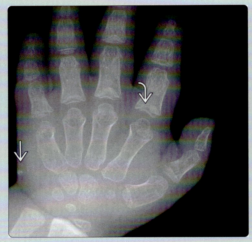 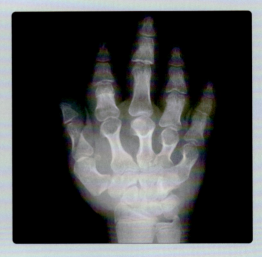

(À esquerda) Radiografia PA mostra mão com achados típicos de pseudo-hipoparatireoidismo (PHP) ou pseudopseudo-hipoparatireoidismo (PPHP). Pequenos focos redondos de calcificação de parte mole estão presentes ➡. Há encurtamento difuso e ampliação de todos os ossos da mão, e epífises cuneiformes são evidentes ➡.
(À direita) Radiografia PA mostra mão com graus variáveis de encurtamento e ampliação nos metacarpais e nas falanges. O 1°, o 4° e o 5° metacarpos estão mais significativamente envolvidos, o que é comum em pacientes com PHP ou PPHP.

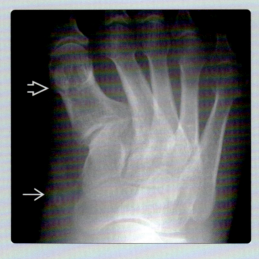 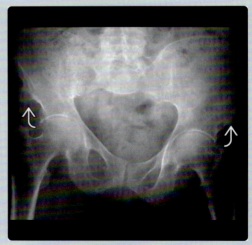

(À esquerda) Radiografia AP de pé mostra múltiplos focos de calcificação de parte mole ➡. Encurtamento e ampliação acentuados do 1° metatarso ➡ estão presentes enquanto os demais metatarsos são relativamente normais. (À direita) Radiografia AP mostra bacia com exostoses típicas ➡ de PHP ou PPHP. As excrescências ósseas são curtas, têm base ampla e estão orientadas perpendicularmente ao córtex.

Hipoparatireoidismo, Pseudo e Pseudopseudo-hipoparatireoidismo

TERMINOLOGIA

Abreviaturas
- Hipoparatireoidismo (HP)
- Pseudo-hipoparatireoidismo (PHP)
- Pseudopseudo-hipoparatireoidismo (PPHP)

Definições
- Osteodistrofia hereditária de Albright: fenótipo, incluindo 4° e 5° metacarpos curtos, face redonda, baixa estatura vista no PHP autossômico dominante

IMAGENS

Características Gerais
- Melhor dica para diagnóstico
  - HP: osteoesclerose, calcificação de parte mole
  - PHP e PPHP: falanges e metatarsos/metacarpos curtos, epífises cuneiformes

Recomendações para Aquisição de Imagens
- Melhor ferramenta para aquisição de imagens
  - As radiografias revelam achados característicos

Achados na Radiografia
- Características comuns de HP, PHP e PPHP
  - Calcificação subcutânea
  - Calcificação de gânglios basais
    - PHP > PPHP
  - Densas faixas metafisárias e linhas de parada de crescimento
  - Crânio espessado, dentição anômala
- HP: adulto (pós-operatória)
  - Achados na radiografia limitados
- HP: pediátrico (autoimune)
  - A osteoesclerose é um achado proeminente
  - Ossificação/calcificação espinal
    - Ligamento longitudinal anterior, ligamentos paraespinais, formação de osteófito
  - Entesopatia, especialmente ao redor da bacia
- PHP e PPHP
  - Baixa estatura e fusão fisária prematura
  - Braquidactilia, em geral, simétrica
    - Desproporcionalmente curta, até mesmo para baixa estatura
    - Encurtamento de metacarpo, mais comumente do 1°, 4° e 5°
    - Encurtamento de metatarso, mais comumente do 3° e 4°
    - Falanges distais curtas ± falanges médias curtas
    - Epífises cuneiformes de falanges e metacarpos
    - Ampliação de metacarpos/metatarsos
  - Exostoses: base curta e ampla, metafisária ou mais central, perpendicular ao eixo longo do osso
  - Deformidades de encurvamento
  - Osteoesclerose ou osteoporose
  - Pode haver hiperparatireoidismo com reabsorção subperióstea de aspecto radial em falanges médias
- Comentários gerais sobre ossificação/calcificação de parte mole
  - Pele, tecidos subcutâneos, tecido conjuntivo
    - Independentemente dos níveis séricos de cálcio e fosfato
    - À parte de músculo ou víscera
    - Pequenos focos redondos, especialmente em torno das articulações
    - Semelhante a placas na pele, tecidos subcutâneos
  - Outros sítios de calcificação dependem dos níveis de cálcio e fosfato

Achados na TC
- TCSC: calcificação de gânglios basais

DIAGNÓSTICO DIFERENCIAL

Calcificação de Parte Mole
- Escleroderma: acro-osteólise, reabsorção de tufos de parte mole
- Doença do depósito de hidroxiapatita: frequentemente solitária, globular, intratendinosa/bursal
- Hiperparatireoidismo/osteodistrofia renal: evidência de reabsorção óssea

Calcificação/Ossificação Espinal
- Hiperostose esquelética idiopática difusa: geralmente em idosos, muitas vezes sintomática

PATOLOGIA

Características Gerais
- Etiologia
  - HP
    - Criança: produção de hormônio diminuída, possível etiologia autoimune
    - Adulto: remoção inadvertida das glândulas paratireoide durante a tireoidectomia
    - Adulto: hipomagnesemia secundária ao uso prolongado de inibidores de bomba de prótons
  - PHP: insensibilidade de órgão-alvo
  - PPHP: expressão incompleta de PHP
- Genética
  - PHP: ligado ao X dominante, autossômico recessivo ou dominante
  - PHP e PPHP: provavelmente geneticamente relacionados

QUESTÕES CLÍNICAS

Apresentação
- Sinais/sintomas mais comuns
  - Frequentemente assintomático
  - Hipocalcemia sintomática (PH e PHP)
    - Manifesta-se tipicamente por volta dos 5 anos de idade
    - Casos tardios se manifestam em momentos de alta demanda de cálcio: gravidez, surto de crescimento
- Outros sinais/sintomas
  - HP e PHP: hipocalcemia e hiperfosfatemia
    - PHP: níveis elevados de PTH
  - PPHP: níveis normais de cálcio e fosfato
  - PHP: obesidade, face redonda, incapacidade intelectual

Demografia
- Gênero
  - PH, PHP, PPHP, M < F

Tratamento
- Reposição de cálcio oral e suplementos de vitamina D

REFERÊNCIA

1. Janett S, et al: Hypomagnesemia induced by long-term treatment with proton-pump inhibitors, Gastroenterol Res Pract. 2015:951768, 2015.

Osteoporose Primária

DADOS PRINCIPAIS

TERMINOLOGIA
- Osteoporose: ↓ de quantidade de osso histologicamente normal
- A osteoporose primária engloba a osteoporose pós-menopausa (tipo I) e a senil (tipo II)
- Fratura por fragilidade: resulta de traumatismo mínimo, como na queda ao permanecer de pé
- Fratura por insuficiência: resulta do estresse normal sobre ossos anormais

IMAGENS
- Espessura diminuída de osso cortical; número diminuído de trabéculas, as quais são mais finas que o normal
- Complicações: fraturas por insuficiência, fraturas por fragilidade, compressões vertebrais
- Absorciometria de raios X de dupla energia (DEXA): modalidade preferida para determinar a densidade mineral óssea
- RM: extremamente útil para detecção de fraturas incompletas por fragilidade ou insuficiência

PRINCIPAIS DIAGNÓSTICOS DIFERENCIAIS
- Osteoporose secundária
- DEXA falsa

PATOLOGIA
- Anormalidade de formação óssea e/ou reabsorção óssea
- Pós-menopausa: níveis diminuídos de estrógeno, resultando em aumentada reabsorção óssea
- Osteoporose senil: alterações associadas a idade no equilíbrio formação/reabsorção óssea, levando a perda de osso

QUESTÕES CLÍNICAS
- Incidência crescente com o avanço da idade
- M << F
- Os sintomas surgem das complicações (fraturas)
- Fraturas levam a ↑ de morbidade e mortalidade
  - Possibilidade de sobreposição de osteoporose por desuso

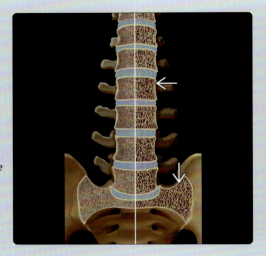 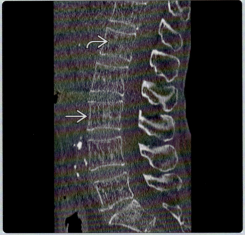

(À esquerda) *Gráfico representa coluna vertebral transeccionada mostra osteoporose senil à esquerda ➡, comparada com a aparência normal à direita. Note que, com a osteoporose, há menos osso, porém o osso presente é normal macroscópica e histologicamente.* (À direita) *Exame de TC mostra osteoporose acentuada envolvendo todos os corpos vertebrais e elementos posteriores com altura e formato do corpo vertebral mantidos. Entre os achados, estão o afilamento cortical difuso ➡ e a diminuição do número de trabéculas ➡.*

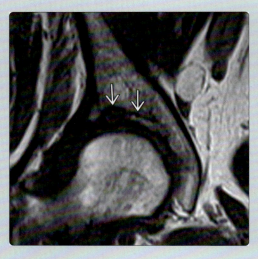 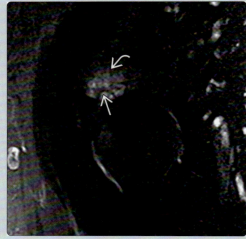

(À esquerda) *RM T1 coronal em paciente de 61 anos de idade, do gênero feminino, com dor no quadril mostra hipointensidade linear no acetábulo subcondral ➡. Isto representa uma fratura por insuficiência.* (À direita) *RM T2FS sagital na mesma paciente mostra fratura linear ➡ do acetábulo com edema circundante ➡. É fácil negligenciar a avaliação do acetábulo em paciente com dor no quadril, bem como atribuir erroneamente esta aparência à osteoartrite. As fraturas por insuficiência do acetábulo em pacientes osteoporóticos são atualmente reconhecidas como não raras.*

Osteoporose Primária

TERMINOLOGIA

Abreviaturas
- Absorciometria de raios X de dupla energia (DEXA)
- Densidade mineral óssea (DMO)

Sinônimos
- A osteoporose primária engloba a osteoporose pós-menopausa (tipo I) e a senil (tipo II)
  - Outros termos: associada à idade ou involutiva

Definições
- Osteoporose: ↓ de quantidade de osso histologicamente normal
  - Para fins de clínica, definida pela DMO em relação à população padrão
- Osteoporose senil: osteoporose que ocorre em indivíduos com >75 anos de idade
- Osteopenia: significados diferentes, dependendo do contexto
  - **Aparência radiográfica** de densidade óssea diminuída
    - Osteoporose é uma de muitas causas
  - A interpretação da **DEXA** se aplica à DMO entre normal e osteoporose; escore T entre −1 e −2,5
- Fratura por fragilidade: resulta de traumatismo mínimo, como na queda ao permanecer de pé
  - Ocorre geralmente no corpo vertebral, colo femoral ou rádio distal (fratura de Colles)
- Fratura por insuficiência: resulta do estresse normal sobre ossos anormais
- Osteoporose grave ou estabelecida
  - Escore T ± −2,5 **e** fratura por fragilidade

IMAGENS

Características Gerais
- Melhor dica para diagnóstico
  - DEXA anormal
- Localização
  - Processo generalizado envolvendo o esqueleto axial e apendicular
  - Quadril, vértebra e rádio distal têm as maiores proporções de osso trabecular:cortical, com maior propensão a fraturas
- Morfologia
  - Espessura diminuída do osso cortical; número diminuído de trabéculas, as quais são mais finas que o normal

Recomendações para Aquisição de Imagens
- Melhor ferramenta para aquisição de imagens
  - DEXA
- Orientações de protocolo
  - Coluna vertebral lombar AP
    - Relatar DMO espinal total
    - Usar L1 a L4; excluir vértebra com anormalidades e anormalidades focais, como esclerose discogênica
    - Deve usar pelo menos duas vértebras
  - Quadril
    - Bilateral, se >65 anos de idade
    - Quadril não dominante, se <65 anos de idade
    - Relatar medidas de quadril total e fêmur proximal
  - Antebraço, não dominante: usar medida de 1/3 do rádio
    - Como substituto da coluna vertebral, o quadril, em caso de indisponibilidade
    - Se o paciente tiver hiperparatireoidismo ou for obeso

Achados na Radiografia
- Osteopenia difusa
  - Achado não confiável
  - Pode ser mimetizada por uma técnica precária, ausência de partes moles sobrejacentes
- Complicações
  - Fraturas por insuficiência: sacro, ramos pubianos, ílio supra-acetabular, colo femoral superolateral, tíbia medial proximal
  - Compressões vertebrais: torácica e lombar
    - Em cunha: perda de altura anterior > posterior
    - Bicôncava: perda de altura central
    - Esmagamento: perda de altura generalizada
  - Fraturas por fragilidade: corpos vertebrais, colo femoral, rádio distal (fratura de Colles)

Achados na TC
- TC quantitativa
  - Vantagem de medidas separadas para ossos corticais e trabeculares
  - Não tão amplamente disseminada quanto a DEXA

Achados na RM
- Sem papel clinicamente aceito no diagnóstico de osteoporose
  - Pesquisa concentrada no uso de diferentes técnicas para avaliar a arquitetura óssea
- Extremamente útil para classificação de fraturas
  - Ossos longos
    - Edema de medula óssea (↓ T1W, ↑ sequências sensíveis a fluido) em localização comum
    - Linha de fratura nem sempre evidente; quando visível, pode ser vista em qualquer sequência e não será visível em toda a sequência
  - Corpo vertebral
    - Aguda: grau/extensão variável de edema de medula + perda de altura
    - Subaguda: diminuição do edema em relação à cintilografia prévia, sendo de outro modo difícil confirmar como subaguda
    - Crônica ou remota: altura diminuída do corpo vertebral, sem edema de medula
    - Pode haver desenvolvimento de fenda ou pseudoartrose na fase subaguda a crônica
      - Cavidade cheia de líquido paralelamente à placa terminal, em geral, corpo vertebral central ou superior
      - Pode ser ampliada com extensão de sinal

Achados na Ultrassonografia
- Ultrassonografia quantitativa; calcâneo
  - Baixo custo, sem radiação ionizante
  - Bem aceita, não tão amplamente disseminada quanto a DEXA

Absorciometria de Raios X de Dupla Energia
- Escore T: DMO relativa ao adulto jovem no pico de massa óssea, específico do gênero
  - ≥ −1: normal
  - Entre −1 e −2,5: osteopenia
  - ≤ −2,5: osteoporose
- Escore Z: DMO relativa a indivíduos de idade, gênero, peso corporal iguais
- Pacientes pediátricos e homens requerem comparação com população apropriada
- Em homens com <50 anos de idade, não pode diagnosticar osteoporose com base apenas na DMO
- Os exames de seguimento devem ser realizados no mesmo aparelho, caso contrário, a comparação não será confiável

DIAGNÓSTICO DIFERENCIAL

Osteoporose Secundária
- Esteroide-induzida, alcoolismo, mieloma múltiplo

Osteoporose Primária

Absorciometria de Raios X de Dupla Energia
- Técnica incorreta
- Lesão lítica ou osteoporose focal

PATOLOGIA

Características Gerais
- Etiologia
  - Anormalidade de formação óssea e/ou reabsorção óssea
    - Pós-menopausa: níveis diminuídos de estrógeno resultando em aumento da reabsorção óssea
    - Osteoporose senil: alterações associadas à idade no equilíbrio formação/reabsorção óssea, levando a perda de osso
  - Fatores colaboradores
    - Exercício diminuído: desenvolvimento e manutenção da DMO normal requerem o estresse dos ossos
    - Desnutrição leva a diminuição da formação óssea
      □ Baixa ingesta de cálcio
      □ Deficiência de vitamina D
      □ Consumo excessivo de cafeína ou álcool
      □ Tabagismo
    - Baixo pico de massa óssea: requer menos perda óssea para alcançar a faixa osteoporótica

Estadiamento, Gradação e Classificação
- A Organização Mundial da Saúde (OMS) classifica a osteoporose em primária ou secundária
  - A osteoporose primária inclui as condições resultantes do processo de envelhecimento normal
- Gradação das deformidades de compressão vertebral: método semiquantitativo visual de Genant

Achados na Microscopia
- Córtex afilado
- Diminuição do número e espessura das trabéculas
- Desorganização da arquitetura trabecular normal
  - Microfraturas ao longo de trabéculas individuais

QUESTÕES CLÍNICAS

Apresentação
- Sinais/sintomas mais comuns
  - A osteoporose em si é assintomática
  - Os sintomas surgem das complicações
    - Em geral, dor subsequente à fratura
- Outros sinais/sintomas
  - Compressão vertebral
    - Dificuldades respiratórias muitas vezes decorrente de ↓ de volume torácico
    - Saciedade precoce secundária a ↓ de volume intra-abdominal
    - Risco aumentado de fraturas adicionais
  - Fraturas de colo femoral
    - Alta incidência de mortalidade no período de 1 ano

Demografia
- Idade
  - Incidência crescente com o avanço da idade
- Gênero
  - M << F
- Epidemiologia
  - Fatores de risco
    - Histórico familiar de osteoporose, fratura de quadril ou fratura por insuficiência após os 40 anos de idade em parente de primeiro grau
    - Raça: maior incidência de osteoporose entre caucasianos > asiáticos > hispânicos > afro-americanos
    - Baixo peso corporal
    - Histórico menstrual: aparecimento tardio (após 15 anos de idade, períodos de amenorreia, menopausa precoce)

Histórico Natural e Prognóstico
- Doença progressiva
  - Perda contínua de DMO
  - Risco crescente de fratura com DMO decrescente
  - Fraturas resultam em morbidade significativa e mortalidade aumentada

Tratamento
- Medicações
  - Tratamento dirigido à redução da taxa de reabsorção óssea: bisfosfonatos, moduladores seletivos de receptor de estrógeno
    - Alguns estudos sugerem que, embora os bisfosfonatos ↑ a densidade óssea, podem não impedir fraturas
  - Tratamento dirigido ao aumento da taxa de formação óssea: nenhum usado na rotina
- Aumento vertebral para tratamento de compressão vertebral dolorosa
  - Vertebroplastia, cifoplastia, sacroplastia

Perspectivas
- A arquitetura óssea é determinante da força óssea, independentemente da DMO (a qualidade óssea é mais importante que a quantidade de osso)
  - Este pode ser o parâmetro mais apropriado para avaliação

CHECKLIST DO DIAGNÓSTICO

Dicas para Interpretação de Imagem
- Importante comentar sobre as deformidades por compressão vertebral sempre que forem observadas, inclusive em raios X torácicos

Dicas de Relatórios
- DEXA: não qualificar osteopenia ou osteoporose como leve, moderada nem grave

REFERÊNCIAS

1. Marques A, et al: The accuracy of osteoporotic fracture risk prediction tools: a systematic review and meta-analysis, Ann Rheum Dis. 74(11):1958-1967, 2015.
2. Krappinger D, et al: Preoperative assessment of the cancellous bone mineral density of the proximal humerus using CT data, Skeletal Radiol. 41(3):299-304, 2012.
3. Adams JE: Quantitative computed tomography, Eur J Radiol. 71(3):415-424, 2009.
4. Bauer JS, et al: Advances in osteoporosis imaging, Eur J Radiol. 71(3):440-449, 2009.
5. Krestan C, et al: Imaging of insufficiency fractures, Eur J Radiol. 71(3):398-405, 2009.

Osteoporose Primária

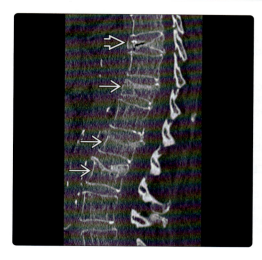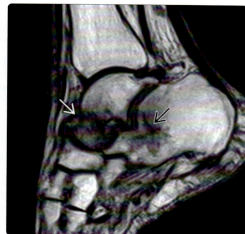

(À esquerda) *TCSC sagital mostra coluna vertebral lombar de paciente com osteoporose grave agravada por múltiplas deformidades decorrentes de compressão. Neste caso, as fraturas são do tipo em cunha ⇨ e do tipo por esmagamento ➡. Em pacientes com osteoporose, as fraturas constituem uma fonte significativa de morbidade.*
(À direita) *T1WI sagital mostra típicas fraturas por insuficiência. O colo talar ⇨ é um sítio comum. A tuberosidade calcânea posterior é mais comumente envolvida que o corpo ⇨. As linhas de fratura são evidentes em ambos os sítios.*

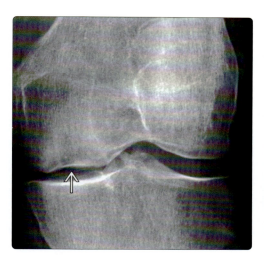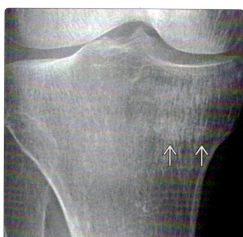

(À esquerda) *Radiografia AP mostra joelho com osteopenia resultante de osteoporose. A fratura por insuficiência do côndilo femoral medial resultou em colapso da superfície articular ➡.*
(À direita) *Radiografia AP mostra fratura por insuficiência da tíbia medial proximal ➡. A fratura se apresenta como uma linha mal definida, manchada e horizontalmente orientada de esclerose, em uma localização típica para fratura por insuficiência.*

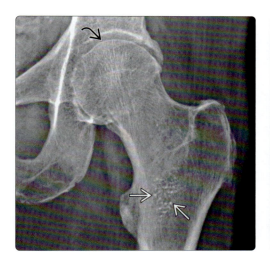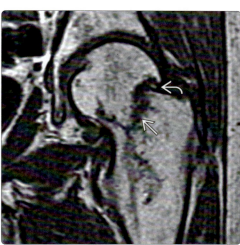

(À esquerda) *Radiografia AP mostra osteopenia típica. Note o córtex delgado da cabeça femoral ⇨. Embora as trabéculas geralmente sejam finas, em certas áreas de estresse podem permanecer normais e destacadas do osso osteoporótico, como observado aqui, com trabéculas primárias grossas ➡.* (À direita) *T1WI coronal mostra fratura femoral subcapital ➡. Uma teoria afirma que as fraturas por insuficiência do quadril, que surgem superolateralmente ➡, seguem até a conclusão e levam à queda, em vez de a queda levar à fratura.*

Osteoporose por Desuso

DADOS PRINCIPAIS

IMAGENS
- Distribuição regional de osteopenia, mais comumente centralizada ao redor da articulação
  - Radiografias e TC podem ser anormais
  - Na RM, espera-se que a cintilografia óssea seja normal no sítio de osteoporose difusa
- Diferentes padrões de osteopenia
  - Linear: metafisária ou subcondral
  - Manchado, salpicado, permeável
  - Tunelamento intracortical (sinal da cortical dupla)
  - Diminuição generalizada da densidade

PRINCIPAIS DIAGNÓSTICOS DIFERENCIAIS
- A identificação da condição recente de não sustentação de carga é decisiva na diferenciação de outras etiologias de osteoporose
- Padrão linear mimetizando fratura
  - Fratura mais delgada, mais precisamente marginada
  - A fratura pode ter calos associados
- Padrões permeáveis e generalizados mimetizam processo infiltrante; tumor ou infecção distinguidos por
  - Geralmente estarem confinados a um único osso, raramente ao longo de articulação
  - Poderem apresentar massa de partes moles
  - Anormalidade de RM com infiltração

PATOLOGIA
- A condição de não sustentação de carga diminui o estresse sobre o osso
  - → ↑ renovação óssea: ↑ reabsorção e/ou ↓ formação de osso
- Se a condição de não sustentação de carga for devida a uma fratura: cicatrização → ↑fluxo sanguíneo → reabsorção óssea

QUESTÕES CLÍNICAS
- Reversível
- Associada à condição de não sustentação de carga recém-surgida: fratura ± imobilização/FIRA, acidente vascular encefálico, paralisia
- Mais comum em membro inferior (joelho, tornozelo)
- Mais comum em idoso (exceto fratura pós-operatória)
- Pode ser agravada por fratura por insuficiência

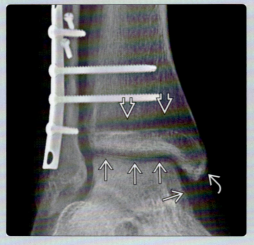
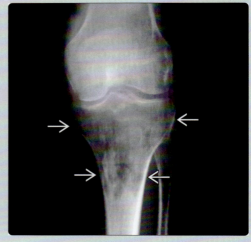

(À esquerda) Radiografia AP de adulto jovem, obtida 2 semanas após a operação de fratura de tornozelo, mostrando osteoporose difusa na forma de luscência metafisária linear ➡ na tíbia, e exibindo luscência subcondral distinta no tálus ➡ e maléolo medial ➡. Estes padrões de osteoporose podem parecer agressivos. (À direita) Radiografia AP revela osteopenia agressiva da tíbia proximal ➡ e fêmur distal. O reconhecimento do padrão regional e a identificação de uma fratura femoral (não mostrada) ajudam a estabelecer o diagnóstico correto.

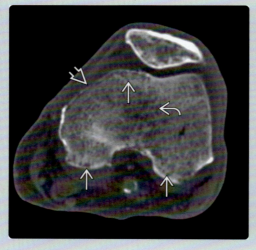
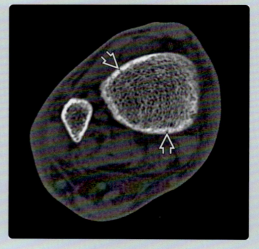

(À esquerda) TCSC axial mostra vários padrões de osteoporose difusa. Múltiplos focos de luscência arredondados, subcondrais e pequenos no fêmur distal ➡, luscências dispersas junto ao osso medular ➡ e perda óssea intracortical ➡ são típicos, porém inespecíficos, de osteoporose por desuso. (À direita) Imagens axiais da tíbia distal e fíbula revelam múltiplas luscências pequenas ao longo do canal medular. Ademais, vários focos luscentes pequenos estão presentes junto ao osso cortical ➡. O tunelamento intracortical é visto (de modo não exclusivo) na osteoporose por desuso.

Osteoporose Juvenil Idiopática

DADOS PRINCIPAIS

TERMINOLOGIA
- Osteoporose idiopática da juventude

IMAGENS
- As radiografias podem mostrar osteopenia difusa do esqueleto axial e apendicular
- As complicações incluem compressões vertebrais e várias fraturas de osso longo
- Osteoporose não óssea: formação de osso novo osteoporótico; aparece como uma zona ampla de rarefação adjacente à fise, na metáfise; leva a colapso, especialmente dos tornozelos, joelhos
- Se tratada com bisfosfonatos, pode adquirir aparência de osso dentro do osso
- Absorciometria de raios X de dupla energia
  - Interpretar junto com os fatores clínicos, incluindo altura, peso, estágio de Tanner, idade óssea
  - O termo baixa densidade óssea é defendido, em relação aos termos osteopenia e osteoporose
  - Somente usar escore Z na avaliação juvenil

PRINCIPAIS DIAGNÓSTICOS DIFERENCIAIS
- Osteogênese imperfeita
  - Não mostra resolução com o passar do tempo
- Osteoporose secundária: raquitismo, doença renal crônica, síndromes de má absorção

PATOLOGIA
- Distúrbio ósseo provavelmente heterogêneo
- Remodelamento ósseo precário: grave envolvimento do compartimento trabecular, com ↓ de formação óssea e ↑ de reabsorção óssea

QUESTÕES CLÍNICAS
- Condição rara
- Diagnóstico de exclusão; exames laboratoriais normais
- Aparecimento pré-puberdade, com remissão espontânea no decorrer da progressão da puberdade: pode ter início em qualquer idade; alguns diferenciam tipos com base na idade do paciente no momento do aparecimento da condição
- M = F; começa mais cedo nas meninas

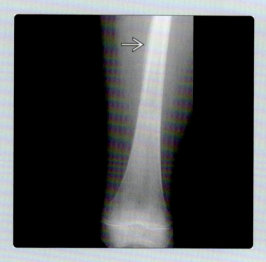
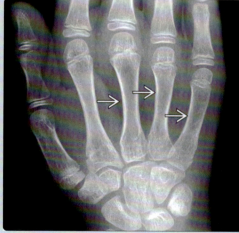

(À esquerda) Radiografia AP mostra fêmur de paciente com 7 anos de idade que apresenta dor na perna. Há formação de osso novo periósteo ➡ que, posteriormente, foi comprovado se tratar de fratura por fadiga. A cintilografia de absorciometria de raios X de dupla energia revelou baixa densidade mineral óssea. As fraturas variam quanto à gravidade, nesta população. (À direita) Radiografia AP mostra mão de criança com fratura significativa no membro inferior na ausência de traumatismo. Esta chapa, obtida 1 ano após a manifestação inicial, mostra acentuado afilamento nos córtices dos metacarpos ➡, indicativo de osteoporose.

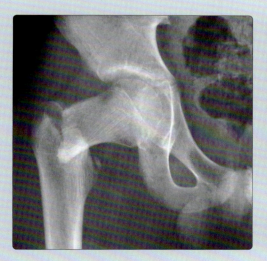
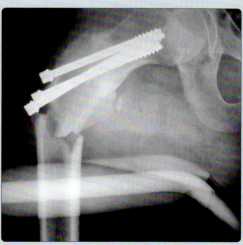

(À esquerda) Radiografia AP mostra fêmur proximal de criança sem qualquer histórico de traumatismo significativo. Este tipo de fratura indica enfraquecimento ósseo grave. Após avaliação extensa, foi estabelecido o diagnóstico (de exclusão) de osteoporose idiopática juvenil. (À direita) Radiografia AP no mesmo paciente, obtida vários meses após a fixação da fratura basicervical, mostra nova fratura subtrocantérica. Novamente, não houve traumatismo significativo. As fraturas são uma das principais causas de morbidade em pacientes com osteoporose juvenil.

Anorexia

DADOS PRINCIPAIS

TERMINOLOGIA
- Transtorno alimentar que envolve limitação da ingesta de alimentos
  - Os efeitos sobre o sistema musculoesquelético dependem da gravidade e da duração do processo
    - Osteoporose, desgaste muscular, maturação esquelética tardia, depleção medular óssea

IMAGENS
- Maturação esquelética tardia em adolescentes
  - Fises abertas além da idade prevista para o fechamento
  - Padrão tardio de substituição da gordura medular à RM: as epífises podem não mostrar substituição gordurosa total no adulto jovem; as metáfises podem reter medula vermelha
- Osteoporose inapropriada para a idade
  - Córtices metacarpais finos
  - Valores anormais de DEXA
  - A TC de volume em tela plana mostra anormalidade estrutural trabecular mesmo que a DMO seja normal na DEXA
- Fraturas por insuficiência em pacientes jovens
  - RM de fraturas por insuficiência: IS baixa linear em T1WI, IS alta com edema em sequências sensíveis a fluido
- Atrofia serosa de medula (rara)
  - Redução grave da gordura subcutânea
  - Sinal cinza focal em T1; e não a IS baixa vista em processos de substituição medular
  - Sinal de líquido muito intenso em sequências sensíveis a fluido
  - Geralmente, coalescente, embora no início possa mostrar vários focos pequenos

QUESTÕES CLÍNICAS
- Efeito sobre o osso: osteoporose e sua consequente fragilidade óssea
  - 7× ↑ no risco de fratura; pode persistir, mesmo com a recuperação
  - Maior déficit de DMO, se o aparecimento da anorexia ocorrer durante a adolescência
- Massa muscular diminuída
- Atrofia serosa associada com inanição verdadeira

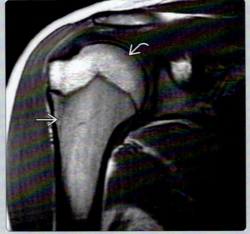
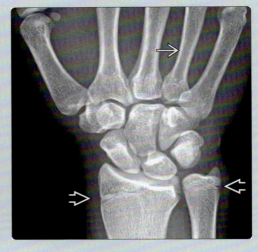

(À esquerda) RM T1WI mostra fusão fisária tardia em uma ginasta de elite de 19 anos de idade. Há também substituição tardia da medula vermelha, com substituição apenas parcial por gordura (note a margem subcondral de medula vermelha de baixo sinal ➡). Não há substituição da medula vermelha na metáfise ➡, indicando um retardo significativo na maturação medular. (À direita) Exame de raios X PA na mesma paciente mostra osteoporose ➡ e fises abertas ➡, indicando um retardo na maturação esquelética. Esta atleta estava anoréxica em razão do grau de exercício requerido por seu treino.

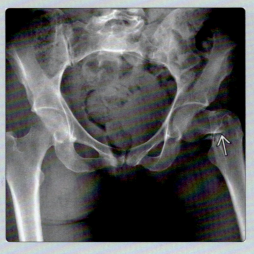
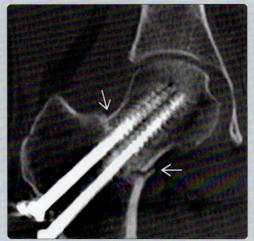

(À esquerda) Radiografia AP em mulher de 44 anos de idade "viciada" em corrida mostra fratura basicervical no lado esquerdo do quadril ➡. Os ossos não evidenciam osteoporose, porém a mulher media 1,68 m de altura e pesava apenas 47,6 kg. A paciente admitiu que "não se alimentava bem". A RM (não mostrada) também revelou fratura por insuficiência no lado direito do quadril. (À direita) TC coronal na mesma paciente, examinada decorridos 9 meses da colocação de pinos na fratura por insuficiência, mostra ausência de evidência de cicatrização ➡. O quadril contralateral mostrou a mesma anormalidade, uma incapacidade de cicatrizar dada a osteoporose relacionada com anorexia.

Osteoporose: Outras Causas

DADOS PRINCIPAIS

TERMINOLOGIA
- Osteoporose não relacionada com estado de pós-menopausa ou processo de envelhecimento

IMAGENS
- Processo difuso envolvendo o esqueleto axial e apendicular: afilamento do córtex com número diminuído de trabéculas finas
- DEXA anormal para estabelecer o diagnóstico
- Aparece como densidade óssea diminuída nas radiografias
- Radiografias úteis para identificar achados característicos de condição subjacente
  - Hiperparatireoidismo (HPTH): reabsorção óssea
  - Osteomalacia: trabéculas grossas e mal definidas
  - Raquitismo: ampliação fisária, desgaste, *cupping*
  - Osteodistrofia renal: osteomalacia e HPTH
  - Artrite reumatoide: artropatia erosiva simétrica bilateral

PRINCIPAIS DIAGNÓSTICOS DIFERENCIAIS
- DEXA incorreta: técnica precária, destruição óssea nos sítios de medição
- Osteoporose primária: pode coexistir

PATOLOGIA
- Outras condições subjacentes a considerar: insuficiência hepática crônica, infiltração tumoral (mieloma, leucemia, linfoma), espondilite anquilosante, artropatia idiopática juvenil, anorexia, síndromes de má absorção, hipertireoidismo, diabetes, esteroides, doença pulmonar crônica, consumo abusivo de álcool

QUESTÕES CLÍNICAS
- Tratamento dirigido para a condição subjacente

CHECKLIST DO DIAGNÓSTICO
- O uso de formulário de rastreamento para DEXA é essencial para ajudar a identificar fatores de risco de osteoporoses primária e secundária

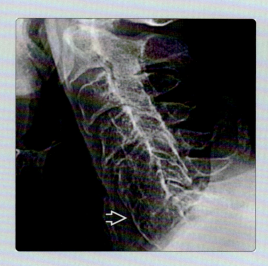 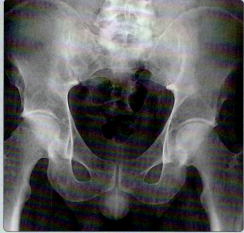

(À esquerda) *Radiografia lateral de homem de meia-idade revela osteopenia atípica para a idade dele. A fusão ao longo dos espaços discais inferiores* ➡ *é decorrente de espondilite anquilosante subjacente (EA). A EA e a artrite reumatoide estão comumente associadas a osteoporose.* (À direita) *Exame de raios X AP mostra osteopenia difusa em homem de 32 anos de idade. A coluna vertebral torácica exibia aparência similar. A osteopenia é incomum em homens jovens; sua presença deve levar à busca imediata da condição subjacente, como mieloma múltiplo, que foi encontrado neste caso.*

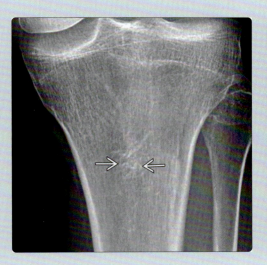 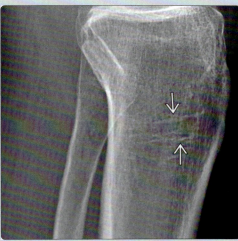

(À esquerda) *Radiografia AP obtida de um polinésio de 33 anos de idade mostra "pontilhado"* ➡ *na metáfise da tíbia. Uma vista lateral é requerida para comprovar a etiologia.* (À direita) *Radiografia lateral no mesmo paciente mostra o pontilhado visto na imagem AP, o qual na verdade é decorrente das trabéculas primárias lineares* ➡. *Apesar de sempre presentes, estas trabéculas aparecem mais proeminentes no osso osteopênico, uma vez que as trabéculas secundárias são reabsorvidas. Neste paciente, a causa era o alcoolismo e a desnutrição associada.*

Distúrbios Hipofisários: Acromegalia e Deficiência de Hormônio do Crescimento

DADOS PRINCIPAIS

TERMINOLOGIA
- Acromegalia: aparecimento da doença após o fechamento fisário
- Gigantismo: aparecimento da doença antes do fechamento fisário

IMAGENS
- Acromegalia
  - Ampliação do espaço articular: interfalângico, metacarpofalângico, metatarsofalângico, joelho
  - Espaços discais ampliados, recorte vertebral posterior em curvas
  - Espessamento craniano, protuberâncias ampliadas
  - Osteofitose de quadril, joelho, coluna vertebral
  - Diáfises espessadas de ossos longos
  - Tufos terminais do tipo "espada"
  - Ampliação da parte mole: especialmente nas mãos e nos pés
  - Artropatia degenerativa
- Hipopituitarismo (crianças)
  - Maturação esquelética tardia: aparecimento tardio das epífises, fusão tardia de fises, baixa velocidade de crescimento

PRINCIPAIS DIAGNÓSTICOS DIFERENCIAIS
- Hipopituitarismo: outras causas de baixa estatura
- Acromegalia: hiperostose esquelética idiopática difusa

PATOLOGIA
- Acromegalia e gigantismo: ↑ de GH
- Hipopituitarismo: ↓ de hormônios hipofisários incluindo GH

QUESTÕES CLÍNICAS
- Acromegalia: cefaleias, características faciais anômalas, dor na coluna dorsal, inchaço doloroso dos joelhos e das mãos
- Hipopituitarismo (crianças): desenvolvimento físico e mental precário
- Acromegalia: diagnosticada por volta dos 40 anos de idade, muitas vezes atrasada em razão do aparecimento insidioso
- Gigantismo: infância; ↑ de crescimento longitudinal = ↑ de altura
- Hipopituitarismo: variável em relação à etiologia

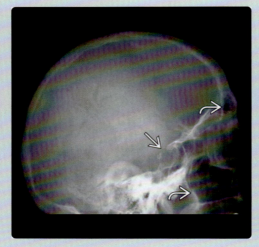
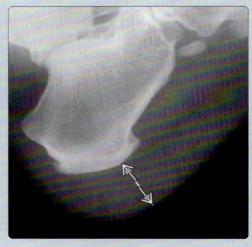

(À esquerda) Radiografia lateral de crânio revela sela ampliada ➡ em consequência do adenoma hipofisário de longa duração, o qual causou remodelamento. Os seios paranasais, em especial os seios maxilares estão aumentados ➡. Neste paciente, o crânio não sofreu espessamento significativo. (À direita) Radiografia lateral de pé demonstra supercrescimento de partes moles, com um coxim de calcanhar espessado ➡. O espessamento > 2,30 cm e 2,15 cm, respectivamente, em homens e mulheres é considerado anormal.

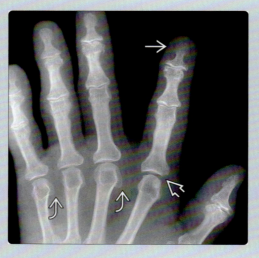
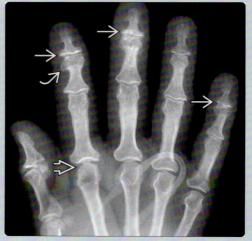

(À esquerda) Radiografia PA de mão mostra tufos ampliados e em forma de espada ➡, bem como espaço articular ampliado no 2° metacarpofalângico (MCF) ➡. Osteófitos proeminentes estão presentes nas cabeças metacarpais ➡. Estes achados resultam da estimulação da formação de cartilagem e osso novo. (À direita) Radiografia PA de mão mostra ampliação do espaço da articulação MCF ➡ e crescimento similares a osteófitos nas margens articulares ➡, que são achados típicos associados à acromegalia. Existem alterações degenerativas nas articulações IFDs ➡.

Distúrbios Hipofisários: Acromegalia e Deficiência de Hormônio do Crescimento

TERMINOLOGIA

Definições
- Acromegalia: aparecimento da doença após o fechamento fisário
- Gigantismo: aparecimento da doença antes do fechamento fisário

IMAGENS

Características Gerais
- Melhor dica para diagnóstico
  - Acromegalia: ampliação óssea e da parte mole, espaços cartilaginosos ampliados
  - Gigantismo: ↑ de comprimento e largura do osso
  - Hipopituitarismo: maturação esquelética tardia

Recomendações para Aquisição de Imagens
- Melhor ferramenta para aquisição de imagens
  - A radiografia é melhor para alterações musculoesqueléticas
  - Idade óssea: método de Greulich e Pyle
  - RM decisiva para avaliação da hipófise

Radiografia: Acromegalia
- Ampliação dos espaços de cartilagem
  - Ampliação do espaço articular: interfalângico, metacarpofalângico, metatarsofalângico, joelho
  - Espaços discais intervertebrais aumentados
  - Articulações costocondrais proeminentes
- Formação de osso: superfícies periósteas, fixações de tendão e ligamento (entesopatia), margens articulares (osteófitos), ossificação/calcificação capsular
  - Espessamento craniano, protuberâncias ampliadas
  - Hipertrofia dos seios paranasais
  - Ossificação do corpo vertebral anterior e do espaço discal
  - Osteofitose de quadril, joelho, coluna vertebral
  - Diáfises espessadas de ossos longos
  - Cabeças metacarpais quadradas
  - Ampliação falângica, excrescências na base
  - Tufos terminais similares a espadas
- Ampliação da parte mole: especialmente nas mãos e nos pés
  - O coxim do calcanhar espessado é o achado clássico
- Reabsorção óssea: achado menos comum
  - Possibilidade de ver osteopenia generalizada
  - Esporadicamente, pode se apresentar como subtubulação
  - Recorte vertebral posterior em curvas: achado comum
- Outros achados musculoesqueléticos
  - Condrocalcinose leve, sem artropatia
  - Artropatia degenerativa: quadris, joelhos, ombros, mãos; resultado final da espessura aumentada da cartilagem

Radiografia: Hipopituitarismo
- Maturação esquelética tardia: aparência tardia de epífises, fusão tardia de epífises, velocidade lenta de crescimento
- Osteopenia (doença da infância e da fase adulta)

DIAGNÓSTICO DIFERENCIAL

Hipopituitarismo: Outras Causas de Baixa Estatura
- Correlação de achados radiográficos, clínicos, laboratoriais

Acromegalia: Hiperostose Esquelética Idiopática Difusa
- Na hiperostose esquelética idiopática difusa, falta espaço articular e ampliação do espaço discal
- Clinicamente, está associada a rigidez; enquanto a acromegalia exibe hipermobilidade dos membros e da coluna vertebral

PATOLOGIA

Características Gerais
- Etiologia
  - Acromegalia e gigantismo: produção excessiva de GH e IGF-1 pelo adenoma hipofisário
    - O GH estimula a produção de osso e cartilagem; formação de colágeno na parte mole e em órgãos sólidos
  - Hipopituitarismo: deficiência de hormônios hipofisários; deficiência de GH é mais comum
    - Geralmente, a partir de tumor hipofisário, mais comumente o craniofaringioma; 10% são casos familiares idiopáticos

QUESTÕES CLÍNICAS

Apresentação
- Sinais/sintomas mais comuns
  - Acromegalia: cefaleias e características anormais
    - Nariz grosso e ampliado, teste saliente, lábios grossos, excrescência mandibular maxilar ampliado, separação de dentes, mau fechamento
    - Dor na coluna dorsal, inchaço doloroso dos joelhos, mãos
  - Hipopituitarismo (crianças): desenvolvimento físico e mental precário
- Outros Sinais/Sintomas
  - Acromegalia
    - Síndrome do túnel carpal: edema do nervo mediano
    - Pele suada e oleosa; engrossamento da voz
    - Hipertensão, cardiopatia, doença valvar
    - ↑ de risco de pólipos colônicos e câncer colorretal
    - Diabetes, insuficiência renal, gota
    - ↑ de massa muscular magra, órgãos sólidos ampliados
  - Gigantismo: ↑ de crescimento longitudinal = ↑ de altura
  - Hipopituitarismo: deficiência de GH
    - Crianças: baixa estatura proporcional, baixa velocidade de crescimento, distribuição da gordura facial e corporal similar à infantil
    - Adulto: síndrome da deficiência de GH: ↓ de músculo esquelético, ↑ de gordura corporal central/truncal; função cardíaca comprometida, resistência a insulina

Demografia
- Idade
  - Acromegalia: diagnosticada por volta dos 40 anos, muitas vezes atrasada em 10+ anos, secundária ao aparecimento insidioso das alterações
  - Gigantismo: infantil
  - Hipopituitarismo: variável em relação à etiologia
- Gênero
  - Todas as condições: M = F
- Epidemiologia
  - Acromegalia: 60/1.000.000 de pessoas
  - Deficiência de GH: estimativa de 1/3.500 crianças

Tratamento
- Acromegalia e gigantismo: tratar tumor hipofisário
- Hipopituitarismo: reposição de hormônio do crescimento

REFERÊNCIA

1. Colao A, et al: The effects of somatostatin analogue therapy on pituitary tumor volume in patients with acromegaly, Pituitary. ePub, 2015.

Hipotireoidismo e Cretinismo

DADOS PRINCIPAIS

IMAGENS
- Hipotireoidismo congênito: maturação esquelética tardia, epífises pequenas ou ausentes, epífises pontilhadas, ossos grossos e curtos
- Doença de aparecimento juvenil ou na adolescência: idade óssea retardada em 1 a 2 anos, deslizamento da epífise capital femoral

PRINCIPAIS DIAGNÓSTICOS DIFERENCIAIS
- Maturação esquelética tardia: diferencial extenso; a mensuração dos níveis de hormônios tireoidianos é útil

PATOLOGIA
- Hipotireoidismo congênito: deficiência materna de iodo mais comum; importante problema de saúde pública em países subdesenvolvidos
- Hipotireoidismo juvenil, do adolescente e de aparecimento na fase adulta: tireoidite autoimune (Hashimoto) é mais comum; outras causas incluem os distúrbios hipofisários, tireoidite subaguda (viral), idiopática

QUESTÕES CLÍNICAS
- Maior morbidade com o aparecimento neonatal/na infância ou com a duração prolongada do estado hipotireóideo
- Congênito: retardo mental e retardo do crescimento, que podem ser graves
  - Face entorpecida, língua grossa protrusa, inchaço facial, hérnia umbilical, falência cardíaca
  - Icterícia, falta de apetite, choro rouco, constipação
  - Prevenção da morbidade, quando a condição é tratada antes de 6 semanas de vida
  - Principal causa de retardo mental evitável
- Aparecimento juvenil: maturação esquelética tardia, puberdade tardia, erupção tardia dos dentes
- Aparecimento juvenil e na fase adulta
  - Rosto inchado, fala lenta, pálpebras caídas
- Em todas as condições: M < F
- Doença autoimune: curso variável, dependendo da gravidade da doença; inicialmente, hipertireoide → eutireoide → hipotireoide (em geral, ao longo de anos)

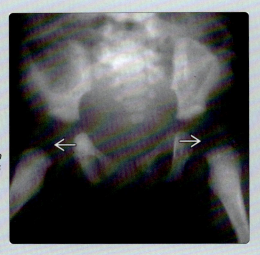
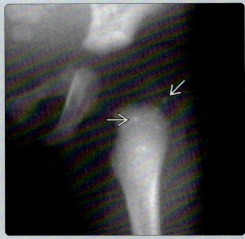

(À esquerda) Radiografia AP mostra bacia de recém-nascido. A epífise capital femoral não está ossificada ➡, indicando retardo do desenvolvimento esquelético. O reconhecimento deste achado e de sua associação a hipotireoidismo é decisivo para evitar as sequelas devastadoras desta condição. (À direita) Radiografia AP do lado esquerdo do quadril no mesmo paciente mostra pontilhado da apófise trocantérica maior ➡ – um achado sutil, neste caso. As epífises pontilhadas são características de hipotireoidismo.

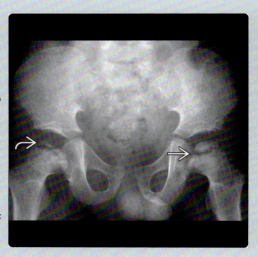
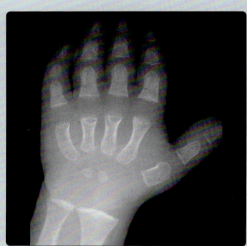

(À esquerda) Radiografia AP de bacia de criança de 4 anos de idade revela fragmentação da epífise capital femoral (denominada quadril cretinoide) ➡. Ambos os lados do quadril mostram ampliação da placa de crescimento ➡. Os achados indicam maturação esquelética tardia. (À direita) Radiografia AP da mão no mesmo paciente é significativa para aquilo que está faltando. Múltiplos ossos carpais ainda não estão visíveis, enquanto as epífises falângicas estão ausentes. As mãos mostram a maturidade esquelética de um bebê e não de uma criança de 4 anos. Os achados são, todos, típicos de hipotireoidismo.

Hipotireoidismo e Cretinismo

TERMINOLOGIA

Sinônimos
- Cretinismo: hipotireoidismo neonatal; hipotireoidismo congênito
- Tireoidite de Hashimoto: tireoidite linfocítica crônica/autoimune

IMAGENS

Características Gerais
- Melhor dica para diagnóstico
  - Congênito: idade óssea atrasada
  - Juvenil, adolescente, adulto: cintilografia de tireoide anormal

Recomendações para Aquisição de Imagens
- Melhor ferramenta para aquisição de imagens
  - Radiografias (idade óssea) para avaliar a maturação esquelética
  - Cintilografia de tireoide para avaliar a glândula tireoide

Achados na Radiografia
- Radiografia
  - Hipotireoidismo congênito
    - Maturação esquelética tardia
    - Epífises pequenas ou ausentes; epífises pontilhadas
    - Ossos grossos e curtos, fechamento tardio das fontanelas
  - Doença de aparecimento juvenil e na adolescência
    - Retardo da idade óssea de 1 a 2 anos
    - Deslizamento das epífises capitais femorais
    - Sela turca ampliada

Achados na Medicina Nuclear
- Cintilografias com iodo marcado
  - Estados atireóideos: sem captação
  - Erros inatos do metabolismo da tireoide: normal
  - Tireoidite de Hashimoto: captação aumentada no início → captação irregular a médio prazo → captação diminuída; ± nódulos quentes ou frios na doença tardia

DIAGNÓSTICO DIFERENCIAL

Maturação Esquelética Tardia
- Diagnóstico diferencial extenso
- A quantificação dos hormônios da tireoide auxilia a diferenciação

PATOLOGIA

Características Gerais
- Etiologia
  - Hipotireoidismo congênito: deficiência materna de iodo é mais comum, problema de saúde pública relevante em países subdesenvolvidos
    - Ausência da glândula tireoide, erros inatos do metabolismo da tireoide, processo relacionado com a hipófise é menos comum
  - Hipotireoidismo juvenil, adolescente, de início na fase adulta
    - Tireoidite autoimune (Hashimoto) é mais comum; outras causas incluem distúrbios hipofisários, tireoidite subaguda (viral), idiopática
- Genética
  - Doença autoimune com padrão familiar
  - Erros inatos do metabolismo da tireoide: padrões autossômico recessivo e dominante

QUESTÕES CLÍNICAS

Apresentação
- Sinais/sintomas mais comuns
  - Congênitos: retardo mental e retardo do crescimento, que podem ser graves
  - Outras etiologias: pele pruriginosa e ressecada, cabelos finos, mixedema, intolerância ao frio, ganho ponderal, fadiga
- Outros sinais/sintomas
  - Morbidade maior com o aparecimento neonatal/na infância ou com a duração prolongada do estado hipotireóideo
  - Bócio palpável com deficiência de iodo, doença autoimune precoce
  - Hipotireoidismo congênito
    - Face entorpecida, língua grossa e protrusa, inchaço facial, hérnia umbilical, falência cardíaca
    - Icterícia, falta de apetite, choro rouco, constipação
  - Manifestação juvenil
    - Crescimento retardado e baixa estatura; com tratamento, o crescimento esquelético é acelerado e possibilita o *catch-up*
    - Aparecimento tardio de dentes temporários e permanentes
    - Aparecimento tardio da puberdade ou puberdade precoce, se a condição levar ao hiperpituitarismo
  - Manifestação juvenil e na fase adulta
    - Rosto inchado, fala lenta, pálpebras caídas
    - Demência reversível, depressão

Demografia
- Idade
  - A doença congênita se manifesta durante a infância e, de outro modo, é bastante variável
- Gênero
  - Todas as condições: M < F
- Etnia
  - Hispânica > caucasiana > afro-americana
- Epidemiologia
  - Hipotireoidismo congênito: 1:6.000 bebês nascidos vivos
  - Tireoidite autoimune: 1% a 5% da população

Histórico Natural e Prognóstico
- Hipotireoidismo congênito
  - Prevenção da morbidade, quando o tratamento é instituído antes de 6 semanas de vida
  - Programas de rastreamento neonatal foram desenvolvidos, porque a condição permanece assintomática até que as alterações se tornem irreversíveis; mesmo com o tratamento, a inteligência fica dentro dos limites normais inferiores
  - Principal causa de retardo mental evitável
- Doença autoimune: curso variável, dependendo da gravidade da doença; padrão típico que tem um estado hipertireóideo inicial seguido de um período eutireóideo com progressão para o estado hipotireóideo, em geral no decorrer de anos

Tratamento
- Reposição hormonal

REFERÊNCIAS

1. Wassner AJ, et al: Congenital hypothyroidism: recent advances, Curr Opin Endocrinol Diabetes Obes. 22(5):407-412, 2015.
2. Rajatanavin R, et al: Endemic cretinism in Thailand: a multidisciplinary survey, Eur J Endocrinol. 137(4):349-355, 1997.
3. Newland CJ, et al: Congenital hypothyroidism--correlation between radiographic appearances of the knee epiphyses and biochemical data, Postgrad Med J. 67(788):553-556, 1991.

Hipertireoidismo

DADOS PRINCIPAIS

IMAGENS
- Radiografias
  - ↓ de densidade óssea, resultante de osteoporose
  - Tunelamento intracortical
  - Fraturas por insuficiência e fraturas por fragilidade; entre os sítios comuns, estão os corpos vertebrais, colo femoral, rádio distal
  - Alterações mais conspícuas em homens e pacientes idosos
  - Crianças: maturação esquelética acelerada, craniossinostose
  - Acropaquia tireoidiana: ocorre durante a fase de cicatrização
- Absorciometria de raios X de dupla energia (DEXA): densidade mineral óssea indicativa de osteopenia ou osteoporose

PRINCIPAIS DIAGNÓSTICOS DIFERENCIAIS
- A osteoporose tem diagnóstico diferencial extenso
- Sem características distintivas específicas de hipertireoidismo

PATOLOGIA
- Patologia complexa
  - O hormônio da tireoide estimula os osteoclastos
  - Reabsorção óssea mediada por osteoblasto
- Perda óssea cortical > perda óssea trabecular
- Uma das causas mais comuns de osteoporose secundária
- Estados hipertireóideos supressivos para tratamento de câncer de tireoide
  - Níveis normais de TSH: sem osteoporose
  - Níveis baixos de TSH: há controvérsias quanto à existência de risco de osteoporose

QUESTÕES CLÍNICAS
- Estados hipertireóideos
  - Doença de Graves
  - Bócio nodular tóxico
- Sintomas: fadiga, perda ponderal, intolerância ao calor, taquicardia, palpitações, anormalidades oculares
- Miopatia
  - Enfraquecimento
  - Desgaste muscular

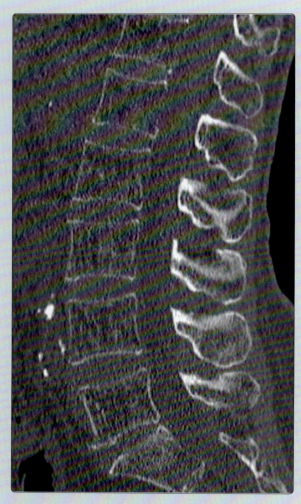

TCSC sagital mostra densidade óssea seriamente diminuída em consequência de osteoporose. O excesso de hormônio da tireoide resulta em desequilíbrio entre formação e reabsorção óssea, o qual favorece a atividade de osteoclasto e a reabsorção óssea.

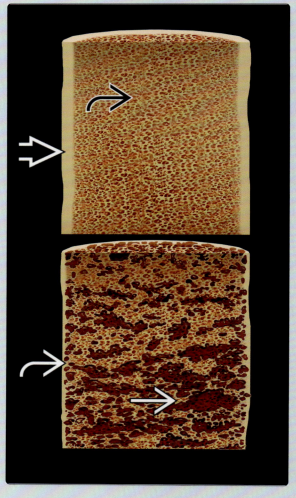

Representação gráfica mostra trabéculas normais ⇗ e osso cortical ⇒ (acima), em comparação com a osteoporose do hipertireoidismo (abaixo), a qual afeta tanto os ossos trabeculares ⇒ como os ossos corticais ⇗ (maior impacto sobre o osso cortical).

Acropaquia da Tireoide

DADOS PRINCIPAIS

IMAGENS
- Radiografias: formação de osso novo periósteo
  - Aparência espiculada, rendada
  - Metacarpais, metatarsais são mais comuns
  - Aspecto radial dos metacarpais, do 1° ao 4°
  - Aspecto ulnar do 5° metacarpal
  - Falanges média e distal são menos comuns
  - Favorece o membro superior
  - Distribuição assintomática

PRINCIPAIS DIAGNÓSTICOS DIFERENCIAIS
- Osteoartropatia hipertrófica
  - Envolvimento da tíbia e fíbula, rádio e ulna
  - Diafisária
  - Reação periósteа linear
  - Distribuição simétrica
- Paquidermoperiostite
  - Envolve a tíbia e fíbula, rádio e ulna
  - Predomina na diáfise, podendo se estender para dentro das metáfises
  - Distribuição simétrica
  - Fáscies características

QUESTÕES CLÍNICAS
- Ocorre após a iniciação do tratamento de Graves
  - Paciente hipo ou eutireóideo
  - Frequentemente, anos após o diagnóstico
- A acropaquia é geralmente assintomática
- A acropaquia é relativamente incomum (0,3% dos pacientes com Graves)
- Masculino < feminino
- Achados associados
  - Oftalmopatia (25% dos pacientes com Graves)
  - Inchaço da parte mole dos dedos das mãos e dos pés
  - Dermopatia: mixedema pré-tibial (1,5% dos pacientes com Graves)
  - O baqueteamento é o achado mais comum
  - A acropaquia quase sempre está associada a oftalmopatia e dermopatia; o contrário é falso

Doença Metabólica Óssea

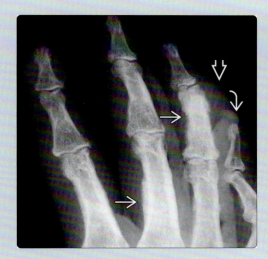 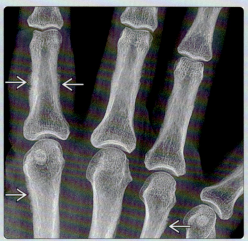

(À esquerda) *Radiografia PA mostra alterações características de acropaquia da tireoide. O baqueteamento é mais bem visto no 5° dedo da mão ➡. Formação de osso novo periósteo macio presente ao longo da 3ª falange proximal e 4ª falange média ➡. O inchaço da parte mole é mais proeminente em torno do 4° dedo da mão ➡.* (À direita) *Radiografia PA de idosa de 74 anos de idade com a doença de Graves mostra periostite rendada ➡ ao longo dos metacarpais e das falanges proximais, o que é típico da acropaquia da tireoide.*

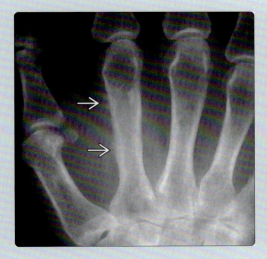 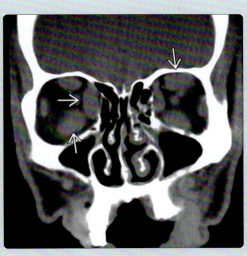

(À esquerda) *Radiografia PA mostra periostite característica ao longo do aspecto radial do 2° metacarpal ➡. Na acropaquia da tireoide, a aparência tem sido descrita como macia, espiculada ou rendada, em oposição à periostite lamelar de outras condições, como a osteoartropatia hipertrófica.* (À direita) *TCSC coronal mostra aumento de aparência benigna dos músculos extraoculares, bilateralmente ➡. Esta oftalmopatia quase sempre acompanha a acropaquia da tireoide. Envolvimento inferior > medial > superior.*

Hipofosfatasia

DADOS PRINCIPAIS

IMAGENS
- Apresentação perinatal: tipo letal
  - Micromelia; densidade óssea acentuadamente diminuída; esqueleto podendo aparecer totalmente não mineralizado
- Apresentação perinatal: tipo benigno
  - Alterações esqueléticas mostram resolução espontânea
- Apresentação infantil: alterações do tipo raquíticas graves
- Apresentação pediátrica
  - Baixa estatura, alterações do tipo raquitismo, suturas com aparência falsamente aumentada e craniossinostose funcional
- Apresentação adulta: osteopenia, alterações do tipo osteomalacia
  - Pseudofratura no córtex lateral do fêmur proximal
- Odonto-hipofosfatasia: afeta somente os dentes
- Ultrassonografia pré-natal: 3° trimestre
  - Detalhamento cerebral excelente: ↓ de mineralização do crânio possibilita ↑ ao longo da transmissão
  - Micromelia

PRINCIPAIS DIAGNÓSTICOS DIFERENCIAIS
- Osteogênese imperfeita
- Raquitismo
- Acondrogênese

PATOLOGIA
- Mutação no gene *ALPL* → produção deficiente de TNSALP (fosfatase alcalina tecido-inespecífica)

QUESTÕES CLÍNICAS
- Letal no perinatal: natimorto ou morto em dias/semanas
- Infantil: aparece nos primeiros 6 meses de vida, sintomas relacionados à hipercalcemia
- Infância: atraso no andar, andar gingado, dor óssea, dificuldades respiratórias secundárias às deformidades de costela
- Adulto: dor óssea, deformidades esqueléticas, fraturas
- Tratamento somente sintomático: não pode abordar adequadamente a anormalidade metabólica subjacente

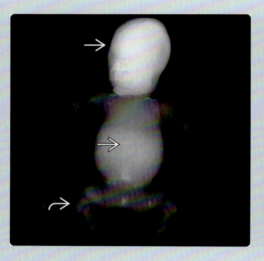
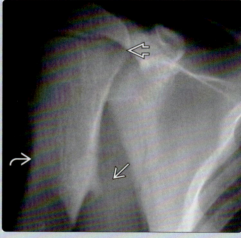

(À esquerda) *Radiografia AP mostra bebê natimorto com a apresentação mais grave e letal de hipofosfatasia. Note a ausência quase total de mineralização do esqueleto ➡ e a micromelia grave ➡.* (À direita) *Radiografia AP do úmero com achados típicos da apresentação infantil de hipofosfatasia. A diáfise umeral está discretamente curvada ➡ e uma exostose está presente ➡. Embora classicamente descritas como oriundas da tíbia ou da ulna, estas excrecências podem surgir de qualquer osso. A fise está minimamente ampliada ➡.*

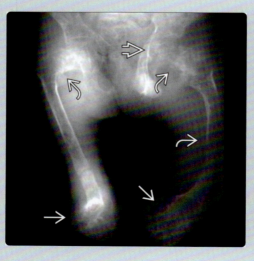
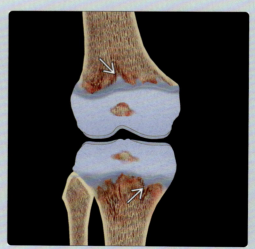

(À esquerda) *Radiografia AP mostra ambos os fêmures de uma criança com hipofosfatasia significativa. As fises são grosseiramente anormais, mostrando ampliação e irregularidade ➡. O amolecimento ósseo resultou no encurvamento de ambos os fêmures, proximalmente, bem como da diáfise do fêmur esquerdo ➡. Deformidades de protrusão bilaterais do quadril são vistas ➡, indicando amolecimento do osso.* (À direita) *Gráfico coronal representa hipofosfatasia com irregularidade marcante das placas de crescimento e línguas de cartilagem se estendendo para dentro da região metafisária ➡.*

Hipofosfatasia

IMAGENS

Características Gerais
- Melhor dica para diagnóstico
  - Perinatal: hipomineralização grave do esqueleto
  - Infantil: várias alterações do tipo raquíticas
  - Pediátrica: alterações do tipo raquíticas de gravidade variável
  - Adulto: alterações do tipo osteomalacia

Achados na Radiografia
- Apresentação perinatal: tipo letal
  - Densidade óssea acentuadamente diminuída
    - O esqueleto pode parecer completamente não mineralizado
  - Micromelia
  - Ossos moles que se tornam deformados
    - Deformidade torácica → dificuldades respiratórias → morte
  - Esporões de Bowdler (ósseos) diáfise média da ulna e fíbula
  - Falsa aparência de suturas ampliadas com craniossinostose funcional
- Apresentação perinatal: tipo benigno
  - Mesmas manifestações esqueléticas do tipo letal
  - Alterações esqueléticas mostram resolução espontânea
- Apresentação infantil
  - Alterações do tipo raquíticas graves
  - Línguas radioluscentes se protrudem para dentro das metáfises, desde a placa de crescimento
  - Suturas falsamente ampliadas, craniossinostose funcional
  - Formação de corpo vertebral anormal
  - Baixa estatura
- Apresentação pediátrica
  - Baixa estatura
  - Alterações do tipo raquitismo
  - Esporões de Bowdler
  - Suturas falsamente ampliadas, craniossinostose funcional
- Apresentação adulta
  - Osteopenia, alterações do tipo osteomalacia
  - Pseudofratura no córtex lateral do fêmur proximal
    - Pseudofraturas da osteomalacia no córtex medial
  - ± doença do depósito de pirofosfato de cálcio
  - Múltiplas fraturas por insuficiência, em especial nos pés
  - Esporões de Bowdler, particularmente na ulna, fíbula
  - Craniossinostose funcional
- Odonto-hipofosfatasia: afeta somente os dentes
  - Perda precoce dos dentes temporários
  - Desenvolvimento anormal dos dentes permanentes
  - Dentes permanentes frouxos

Achados na Ultrassonografia
- Ultrassonografia pré-natal: 3° trimestre
  - Detalhamento cerebral excelente: ↓ de mineralização do crânio permite ↑ ao longo da transmissão
  - Micromelia

DIAGNÓSTICO DIFERENCIAL

Osteogênese Imperfeita
- Múltiplas fraturas produzem encurtamento assimétrico de membro, pequena quantidade de ossificação do crânio

Osteomalacia e Raquitismo
- Hipomineralização e deformidades não tão profundas

Acondrogênese
- Ausência de mineralização principalmente nas vértebras, mineralização mais normal no esqueleto apendicular e no crânio

PATOLOGIA

Características Gerais
- Etiologia
  - Mutação no gene *ALPL* → produção deficiente de TNSALP (fosfatase alcalina tecido-inespecífica)
    - Hidrolisação precária de fosfato inorgânico, que se acumula e impede a formação de hidroxiapatita (osso mineralizado)
- Genética
  - Apresentações infantil, perinatal: autossômica recessiva
  - Apresentações menos graves: autossômica recessiva ou dominante
- Anormalidades associadas
  - Apresentação infantil: hipercalcemia resultante da falha em incorporar cálcio ao osso

Características Microscópicas
- Osteoide aumentado e cartilagem não mineralizada
- Fise: zona hipertrófica desorganizada, como observado no raquitismo, a zona calcificada pode estar totalmente ausente

QUESTÕES CLÍNICAS

Apresentação
- Sinais/sintomas mais comuns
  - Apresentação variável, dependendo do tipo
  - Em todas as apresentações, há perda precoce dos dentes temporários
  - Perinatal letal: natimorto ou morte em dias/semanas secundariamente a dificuldades respiratórias
  - Infantil: aparece nos primeiros 6 meses de vida; sintomas relacionados com a hipercalcemia
    - Irritabilidade, alimentação precária, vômitos, cálculos renais e dano renal, convulsões
  - Pediátrica: atraso para andar, andar gingado, dor óssea, dificuldades respiratórias secundárias a deformidades de costela
  - Adulta: dor óssea, deformidades esqueléticas, fraturas

Demografia
- Gênero
  - Tipos graves: masculino = feminino
- Epidemiologia
  - Tipos graves: 1/100.000 nascimentos

Histórico Natural e Prognóstico
- Perinatal letal: natimorto ou morte em dias/semanas
- Infantil: expectativa de vida limitada
- Pediátrica: pode sofrer resolução espontânea, reaparecer na fase adulta
- Pediátrica e adulta: deformidades e fraturas variáveis

Tratamento
- Apenas sintomática: não pode abordar adequadamente a anormalidade metabólica subjacente
  - Tratamento experimental de reposição enzimática

REFERÊNCIA

1. Bianchi ML: Hypophosphatasia: an overview of the disease and its treatment, Osteoporos Int. 26(12):2743-2757, 2015.

Síndrome de Cushing

DADOS PRINCIPAIS

TERMINOLOGIA
- Síndrome de Cushing (SC): hipercortisolismo decorrente de causas exógenas ou endógenas
  - Independente de hormônio adrenocorticotrófico (ACTH): doença adrenal primária, em geral, adenoma
  - Síndrome de ACTH ectópico: síndrome paraneoplásica; a principal causa é o câncer de pulmão; masculino > feminino
  - Doença de Cushing: dependente de ACTH, em geral, de microadenoma hipofisário; masculino << feminino
  - Exógeno = iatrogênico: tratamento para asma; supressão após o transplante renal
- Doença de Cushing: 65% a 80% dos casos de SC endógena
  - Adultos: masculino << feminino
  - Doença pediátrica: masculino > feminino

IMAGENS
- Radiografias: a osteopenia piora no esqueleto apendicular, é mais grave em homens; osteonecrose, fraturas por insuficiência, calo hipertrófico
- DEXA: osteopenia ou osteoporose
- RM: detecta adenomas de hipófise; útil para diagnosticar fraturas por insuficiência
- Análogos do receptor de somatostatina Ga88 e FDG PET para identificação de etiologias de Cushing ectópicas

PRINCIPAIS DIAGNÓSTICOS DIFERENCIAIS
- Osteoporose de outras etiologias
  - Crianças: osteoporose juvenil idiopática
  - Adultos: diagnóstico diferencial extenso

PATOLOGIA
- Reabsorção óssea: osso trabecular > osso cortical

QUESTÕES CLÍNICAS
- Obesidade truncal, face redonda (de lua), menstruação irregular, ganho ponderal, letargia, hirsutismo, acne, miopatia, pele fina, suscetibilidade a contusões
- Maturação esquelética tardia; baixa estatura resultante

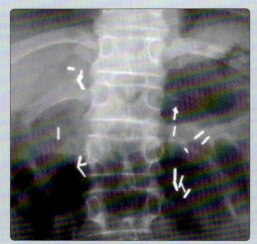 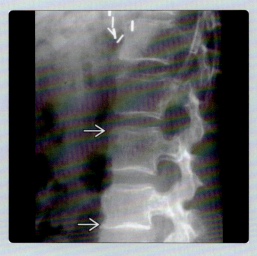

(À esquerda) Radiografia AP de coluna vertebral lombar de jovem de 19 anos de idade, submetida à adrenalectomia bilateral para a síndrome de Cushing (SC) independente de ACTH, mostra osteopenia difusa. (À direita) Radiografia lateral na mesma paciente mostra achados de osteoporose na radiografia. Note o osso cortical finíssimo das placas terminais ➡. Dado o percentual mais alto de osso trabecular, as vértebras são mais gravemente afetadas pela osteoporose a SC que os ossos apendiculares como fêmur e apendicular, que têm maior percentual de osso cortical.

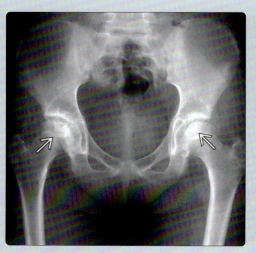 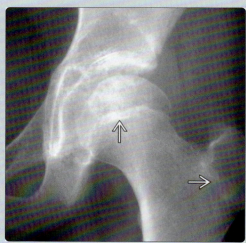

(À esquerda) Radiografia AP da bacia mostra osteopenia difusa e esclerose focal nas cabeças femorais ➡. A esclerose irregular é um achado radiográfico inicial da osteômeros (ON). A incidência de ON é menor na SC endógena que na SC exógena. Embora a osteoporose possa ser revertida após o tratamento, as sequelas da ON serão vitalícias. (À direita) Radiografia AP do quadril revela que as fises do paciente ainda não sofreram fusão ➡, indicando uma maturação esquelética atrasada, entre outras características da SC.

Calcinose Tumoral Idiopática

DADOS PRINCIPAIS

IMAGENS
- Radiografias: densidades semelhantes a nuvens; podem ser bastante amplas e aumentar ainda mais com o tempo, raramente regredindo
    - Periarticular: junto à bursa, ao longo dos tendões extensores, quadril, ombros, cotovelos, pés
    - Depósitos medulares: incomuns, ± periostite
    - Outros sítios: pele, retina, cálculos de polpa nos dentes
- TC, fase ativa: múltiplas áreas císticas pequenas com mineralização periférica, fenômeno de sedimentação (níveis líquido-cálcio)
- TC, fase inativa: lóbulos sólidos de calcificação
- Cintilografia óssea: captação em sítios de depósito de cálcio
- RM T1WI: IS baixa/hipointensa heterogênea
- Sequência de RM sensível a fluido
    - Fase ativa: áreas císticas brilhantes; periferia brilhante secundária à reação de corpo estranho, edema em tecidos adjacentes, sedimentação com sinal baixo
    - Fase inativa: focos de sinal baixo contendo pouco edema

PRINCIPAIS DIAGNÓSTICOS DIFERENCIAIS
- Hiperparatireoidismo/osteodistrofia renal
    - Depósitos relacionados com diálise exibem aparência similar
    - Evidência radiográfica de reabsorção óssea

PATOLOGIA
- Depósito de cristais de hidroxiapatita de cálcio, margem de reação crônica a corpo estranho, fibrose
- Hiperfosfatemia; ↑ 1,25 di-hidroxi vitamina D

QUESTÕES CLÍNICAS
- Aparece na infância/adolescência, embora o início possa ocorrer em qualquer idade, desde bebês até idosos
- Predominantemente, afro-americanos
- Os sintomas surgem da compressão de estruturas adjacentes, incluindo nervos e pele
- Rara, autossômica dominante
- Fator de crescimento de fibroblasto 23 anormal
- Tratamento com bisfosfonato pode ser útil

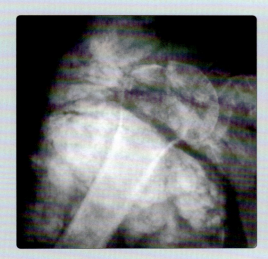
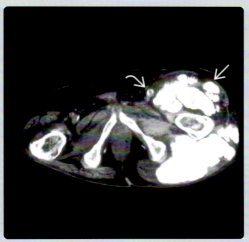

(À esquerda) *Radiografia AP mostra calcificação densa semelhante a uma nuvem circundando um ombro aparentemente normal. Embora as etiologias mais comuns desta condição incluam a osteodistrofia renal em paciente sob diálise ou as vasculopatias colágenas, também deve ser considerada a hipótese de calcinose tumoral.* **(À direita)** *TCSC axial de coxa mostra mineralização densa na musculatura em torno do lado esquerdo do quadril ➡. Neste indivíduo de idade avançada (note a calcificação vascular ➡), a mineralização é sólida e não cística, indicando depósito inativo.*

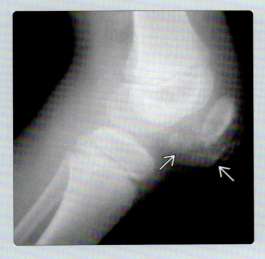
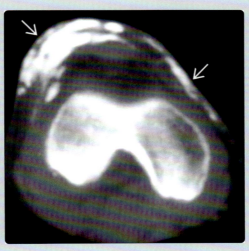

(À esquerda) *Radiografia lateral mostra calcificações densas amorfas, as quais parecem ser totalmente extra-articulares ➡. Como neste caso, os depósitos muitas vezes ocorrem ao longo da superfície extensora. Neste paciente jovem, os depósitos tendem a continuar aumentando. O joelho é um sítio comum de calcinose tumoral.* **(À direita)** *TC óssea axial mostra que, neste paciente, a mineralização foi depositada na pele e nos tecidos subcutâneos ➡. Os depósitos podem ser vistos em vários tecidos periarticulares diferentes.*

SEÇÃO 12
Condições Musculoesqueléticas Induzidas por Fármacos e Nutricionais

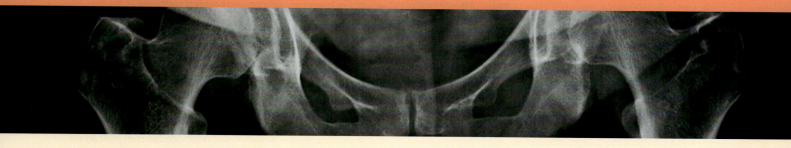

Condições Induzidas por Fármacos

Esteroides: Complicações	1124
Álcool: Complicações	1125
Vitamina A: Complicações	1126
Vitamina D: Complicações	1127
Fluoreto: Complicações	1128
Osteoartrite Associada a Retinoide	1129
Envenenamento por Chumbo	1130
Varfarina (Cumarínicos): Complicações	1131
Voriconazol: Complicações	1132
Bisfosfonatos: Complicações	1133
Tendinopatia por Fluoroquinolona	1134

Deficiência Nutricional

Escorbuto	1135

Esteroides: Complicações

DADOS PRINCIPAIS

- Osteoporose
  - Provável inibição direta da formação óssea e estimulação indireta da reabsorção óssea (↓ absorção intestinal de cálcio → ↑ PTH)
  - Resulta em fraturas por insuficiência, particularmente na coluna espinal, sacro, ramos pubianos, quadril
- Osteonecrose (ON) e infartos ósseos
  - Entre todos os pacientes que usam esteroides, 2% desenvolvem ON
  - Alto risco com curta duração (6 semanas) e doses altas (> 20 mg): 5% a 25% desenvolvem ON
  - ↑ risco de ON em pacientes de transplante renal sob tratamento com esteroides e que também têm osteodistrofia renal (40% desenvolvem ON)
  - O mecanismo pode ser de compressão vascular secundária aos adipócitos medulares ampliados
  - Esteroides responsáveis por 30% a 40% dos casos de ON de quadril não traumática
  - ON em corpos vertebrais: vários padrões de colapso, mas com a possibilidade de desenvolver fenda luscente no corpo
- Acúmulo gorduroso em partes moles
  - Mediastínico, paraespinal, subcutâneo
  - Epidural: pode levar à compressão medular
- Tendinopatia
  - Pode ser induzida por esteroides, cicatrização tardia
- Miopatia
  - Rabdomiólise por glicocorticoide: complicação rara
- Artropatia por esteroide
  - Relacionada com a injeção intra-articular de esteroides
  - Artropatia neuropática-símile, com debris ósseos e colapso que pode ser rápido
  - Envolvimento mais frequente do quadril e joelho
- Calcificação intra-articular: coxim adiposo infrapatelar, sinóvia, cápsula articular
  - Também pode haver calcificação periarticular
  - Ambas, intra e periarticular, relacionadas com injeção de esteroide
- Osteomielite, artrite séptica
  - Complicação rara

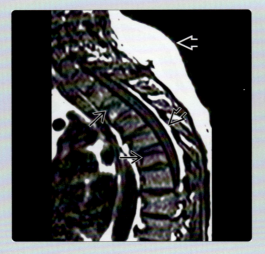
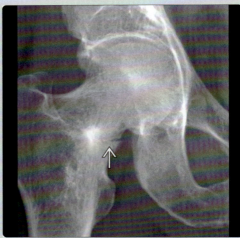

(À esquerda) *RM T1WI sagital em paciente com uso crônico de esteroides mostra múltiplas fraturas por insuficiência vistas como linhas de sinal de baixa intensidade atravessando os corpos vertebrais torácicos ➡. A deposição de gordura epidural ➡ pode, por fim, colocar a medula espinal em risco. A aumentada deposição de gordura no tecido subcutâneo dorsal ➡ resulta no aparecimento da corcova de búfalo.* (À direita) *Radiografia AP em homem de 30 anos de idade mostra fratura basicervical incompleta, porém subaguda ➡, bem como osteoporose grave. A etiologia consistia no uso de esteroide para asma.*

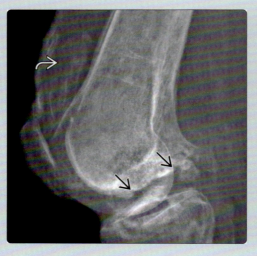
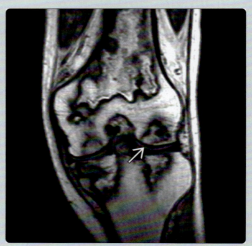

(À esquerda) *Radiografia lateral mostra osteoporose grave, fragmentação e colapso de ambos os côndilos femorais ➡. Ademais, há calcificação revestindo o recesso suprapatelar ➡. Estes dois achados podem resultar da injeção intra-articular de esteroides ao longo de um período prolongado, como ocorreu neste paciente com AR grave.* (À direita) *RM T1 coronal demonstra anormalidades geográficas serpiginosas de ↓ de IS nas metáfises e osso subcondral ➡, diagnósticas de infartos ósseos, em paciente dependente de esteroides.*

Álcool: Complicações

DADOS PRINCIPAIS

TERMINOLOGIA
- Osteoporose
  - Difícil quantificar o quanto a osteoporose de um indivíduo está relacionada com o consumo de álcool
  - A osteoporose também está associada ao estado nutricional geralmente precário dos alcoólatras
- Osteonecrose (ON)
  - Envolvimento mais frequente do quadril ou do ombro
  - O consumo de álcool é responsável por 20% a 40% dos casos de ON do quadril nos Estados Unidos
  - A extensão do uso do álcool pode não ser evidente; é preciso fazer as perguntas adequadas para se extrair o histórico
  - Provavelmente decorrente de êmbolos de gordura oriundos do fígado
  - Esclerose irregular junto à cabeça femoral
  - Luscência subcondral curvilinear, frequentemente seguida de colapso
  - Sinal da linha dupla na RM
- Articulação neuropática
  - O quadril neuropático é raro
- Pode estar associado ao uso abusivo de álcool
- Síndrome alcoólica fetal
  - Metabolismo do etanol → produção de radicais livres → apoptose, dano ao DNA e peroxidação lipídica
  - Sem limiar mínimo de segurança para o consumo de álcool durante a gestação
  - 1 a 3 a cada 1.000 bebês nascidos vivos nos Estados Unidos
  - Retardo do crescimento
  - Microcefalia, distúrbios comportamentais e cognitivos
  - Cardíaca: defeitos septais atriais e ventriculares, vasos calibrosos aberrantes, defeitos cardíacos conotruncais
  - Esquelética: sinostose radioulnar, contraturas, anormalidades de segmentação vertebral, escoliose
  - Renal: rins aplásicos/hipoplásicos/displásicos, rins em ferradura, hidronefrose
  - Oftalmológica: estrabismo, anormalidades vasculares retinais, ptose, hipoplasia do nervo óptico
  - Perda da audição: neurossensorial e condutiva

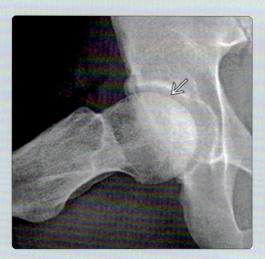
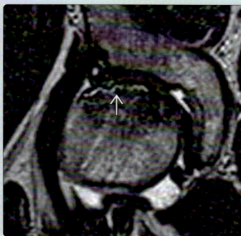

(À esquerda) Exame de raios X lateral em perna de rã demonstra achatamento discreto da cabeça femoral na área de carga ➡. Embora não haja sinal alto crescente, isto é típico de osteonecrose. (À direita) T2WI FS de artrografia por RM coronal no mesmo caso mostra osteonecrose ➡. Isto é facilmente demonstrado por RM e é a causa da dor no quadril do paciente. Apesar da ausência de sinais evidentes de alcoolismo, após um questionamento minucioso, o paciente admitiu que "provavelmente estava bebendo demais com os clientes" várias noites por semana.

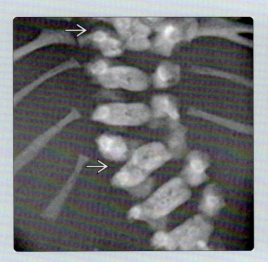
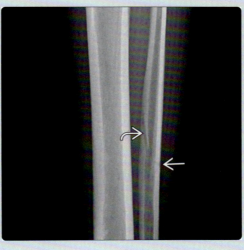

(À esquerda) Radiografia AP mostra defeitos de segmentação vertebral ➡, que são inespecíficos, porém típicos daqueles encontrados na síndrome alcoólica fetal. Outras anormalidades ósseas incluem sinostose do antebraço, contraturas, escoliose e maturação tardia. (À direita) Exame de raios X AP de homem de 35 anos de idade, polinésio, alcoólatra, apresentando perna dolorida, que mostra fratura por insuficiência sutil da fíbula ➡ (a luscência proximal é um vaso nutridor ➡). Este homem apresentava grave osteopenia relacionada com sua condição de alcoolismo/desnutrição.

Vitamina A: Complicações

DADOS PRINCIPAIS

TERMINOLOGIA
- Anormalidades musculoesqueléticas com hipervitaminose A

IMAGENS
- Toxicidade subaguda em crianças (aparece após 6 meses da ingesta)
  - Reação perióstea (hiperostose cortical): regular ou ondulada, densa, ao longo de ossos longos
  - Pode ter nódulos cutâneos associados
  - Localizações mais comuns: ulna, tíbia, metacarpos, metatarsos, clavículas
- Toxicidade crônica em crianças
  - Epífises cônicas com possível fusão precoce ao longo das fises
- Toxicidade crônica relacionada com o uso de retinoide dermatológico
  - Hiperostose ao longo de ligamentos espinais
  - Entesopatia
- Subtoxicidade crônica em adultos
  - Pode ocorrer com a ingesta do equivalente a apenas duas vezes a quantidade permitida recomendada de vitamina A por dia
  - Osteoporose (inespecífica), ↑ de risco de fratura

PRINCIPAIS DIAGNÓSTICOS DIFERENCIAIS
- Reação perióstea em crianças
  - Abuso infantil: pode estar presente com a reação perióstea
  - Doença de Caffey: presente ao nascimento; autolimitada
  - Infecção neonatal difusa: geralmente, bebês na unidade de terapia intensiva ou infecções TORCH
- Epífises cônicas
  - Lesão vascular ou térmica, múltiplas síndromes
- Hipervitaminose por retinoide: DISH

PATOLOGIA
- Ingesta oral excessiva ou como aplicação cutânea de retinoide
- A vitamina A é lipossolúvel, por isso é armazenada no corpo e isto a torna mais propensa a causar toxicidade com a ingesta excessiva

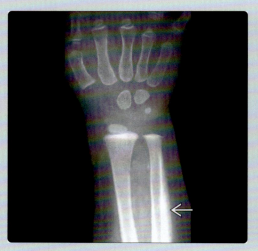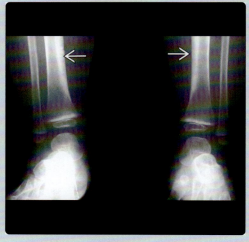

(À esquerda) *Radiografia PA mostra hiperostose cortical da diáfise ulnar ➡, que é típica de hipervitaminose A. A alteração perióstea geralmente não é vista antes dos 6 meses de idade, porque são necessários vários meses de superdosagem para haver desenvolvimento de alterações ósseas.* (À direita) *Radiografia AP obtida na mesma criança mostra hiperostose cortical tibial e fibular bilateral ➡. Note que este espessamento cortical não envolve as metáfises nem epífises. Entretanto, em caso de duração prolongada, também ocorrem alterações fisárias.*

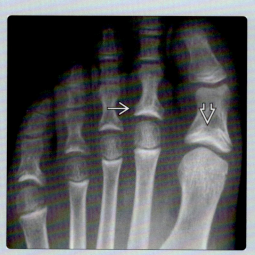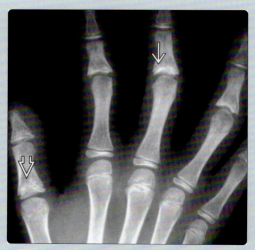

(À esquerda) *Radiografia AP do pé mostra fusão precoce das falanges proximais ➡. Há uma epífise cônica do hálux mostrando fusão precoce ➡. Múltiplas epífises cônicas estão associadas a algumas síndromes. São vistas também com a lesão térmica. A hipervitaminose A também pode resultar em epífises cônicas, como neste caso.* (À direita) *Radiografia PA no mesmo caso mostra fusão precoce das epífises das falanges medianas ➡ e modelamento cônico das falanges do polegar ➡. A mão contralateral mostrou achados similares.*

Vitamina D: Complicações

DADOS PRINCIPAIS

TERMINOLOGIA
- Hipervitaminose D
  - Ingesta excessiva de vitamina D
    - Pode ocorrer em pacientes com raquitismo vitamina D-resistente
    - Dosagem excessivamente zelosa de colecalciferol ou outras formas de vitamina D (bebês são especialmente vulneráveis)
    - Alta vulnerabilidade do conteúdo de vitamina D em suplementos vendidos sem prescrição médica
  - Manifesta-se como entesopatia (ocasionalmente grave)
  - Embora a densidade óssea possa parecer aumentada, a fragilidade continua presente quando há resistência à vitamina D; zonas de Looser observadas em localizações típicas
  - Calcificações vasculares e de parte mole
- Hipovitaminose D na população em geral
  - Deficiência nutricional (rara nos Estados Unidos, exceto em idosos, comum nos países do Terceiro Mundo)
  - Deficiência renal, dano hepático, má absorção intestinal, exposição solar inadequada; a doença renal em estágio terminal é a causa mais comum nos Estados Unidos
  - Manifesta-se em crianças como raquitismo; zona ampliada de calcificação provisória, fragilização metafisária e cupping, ↓ de densidade óssea com trabéculas espessadas
  - Manifesta-se em adultos como osteomalacia: fraturas transversais amplas nas costelas, borda lateral da escápula, ramos pubianos, fêmur medial (zonas de Looser)
- Hipovitaminose D em idosos
  - Alta prevalência: pode ocorrer em até 87% dos adultos com >65 anos de idade
  - As etiologias incluem ingesta dietética precária, má absorção intestinal de precursores, alterações no metabolismo de vitamina D relacionadas com a doença ou induzidas por fármacos, produção cutânea reduzida (↓ idade-dependente na síntese pela pele + exposição inadequada)
  - Afeta primariamente o osso: pode até resultar em osteomalacia
  - Associada a declínio no desempenho físico e perda da força muscular acompanhada de ↓ de massa muscular; pode resultar em ↑ do número e da gravidade das quedas
  - A atrofia muscular da coxa com substituição gordurosa está fortemente correlacionada com a ↓ dos níveis séricos de 25-OHD

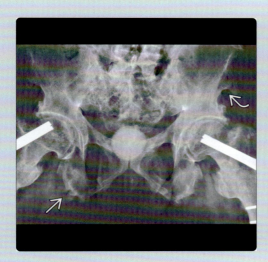
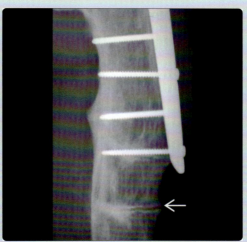

(À esquerda) Radiografia AP de um paciente que apresentava raquitismo vitamina D-resistente causado por um distúrbio tubular renal. O paciente precisa tomar doses maçicas de vitamina D. Isto resulta em entesopatia proeminente, vista na tuberosidade isquiática ➡ e EIAS ➡. (À direita) Radiografia AP no mesmo paciente mostra fratura transversal crônica, com esclerose nas bordas e luscência remanescente ➡. Isto representa uma zona de Looser, uma região de osteoide que não é mineralizada em um sítio de fratura e o sinal radiográfico típico de osteomalacia em adultos.

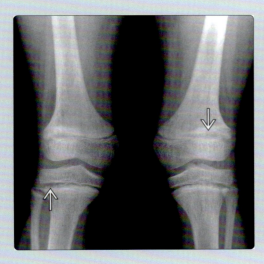
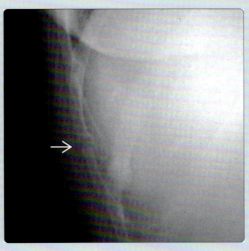

(À esquerda) Radiografia AP dos joelhos de criança que desenvolveu raquitismo nutricional, uma doença extremamente incomum nos Estados Unidos. Entretanto, a aparência é clássica, com uma zona ampliada de calcificação provisória nas fises do joelho ➡. (À direita) Radiografia AP mostra zonas de Looser típicas de osteomalacia. Isto produz luscências amplas nos sítios de fratura ➡ e é a manifestação radiográfica de osteomalacia. A escápula, os ramos pubianos e os ossos sustentadores de carga também são localizações típicas.

1127

Fluoreto: Complicações

DADOS PRINCIPAIS

TERMINOLOGIA
- Intoxicação crônica por fluoreto resultando em anormalidades esqueléticas
  - 99% do fluoreto retido no corpo é depositado no osso
  - Meia-vida de 8 anos; melhora lenta após a cessação

IMAGENS
- A combinação da tríade de achados é diagnóstica: osteoesclerose, osteofitose, Ca + + ligamentar
  - Geralmente, evidente em imagens da bacia e coluna espinal
- Osteoesclerose
  - Densa, com condensação ao longo das trabéculas que obscurece a arquitetura óssea
  - A fragilidade óssea permanece, apesar da esclerose
  - Muitos anos após a cessação da ingesta, a esclerose melhora, contudo o padrão trabecular espessado permanece
  - Localização da osteoesclerose
    - Coluna espinal, bacia, tórax
    - Preserva crânio e ossos tubulares
- Osteofitose vertebral e entesopatia
  - Excrescências nas cristas ilíacas, tuberosidades isquiáticas e outros sítios de fixação tendinosa e ligamentar
- Calcificação ligamentar do esqueleto axial
  - Sacrotuberosa, sacroespinal, iliolombar, paraespinal, intraespinal, longitudinal posterior
- Outros achados extra-axiais: periostite
- Irregularidades da raiz dental e reabsorção

PRINCIPAIS DIAGNÓSTICOS DIFERENCIAIS
- Osteoesclerose
  - Mielofibrose
  - Mastocitose
- Alterações proliferativas ligamentares
  - DISH
  - Espondiloartroplastias
- Periostite
  - Osteoartropatia hipertrófica, 1° ou 2°

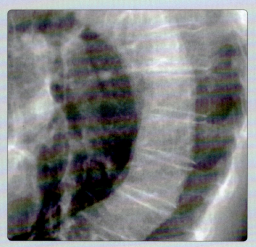 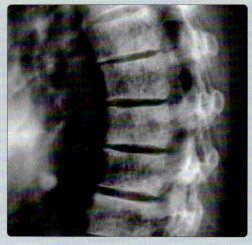

(À esquerda) Radiografia lateral, centrada na coluna espinal torácica, mostra osteoporose grave sobrejacente à aorta ectática; o grave nível de perda mineral óssea era compatível com a idade e o gênero. O paciente iniciou um regime para tratar a osteoporose, incluindo doses regulares de fluoreto. (À direita) Radiografia lateral no mesmo paciente centrada na mesma região e obtida 2 anos após a instituição do tratamento com fluoreto, mostra osteoesclerose com espessamento e indistintividade das trabéculas. Os achados são típicos de fluorose.

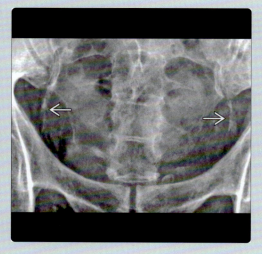 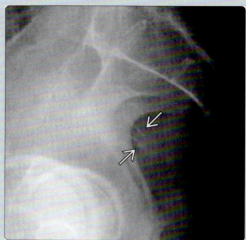

(À esquerda) Radiografia AP mostra ↑ dos achados típicos de fluorose: calcificação dos ligamentos sacroespinhoso e sacrotuberoso. Esta imagem mostra os ligamentos sacroespinhosos calcificados ➡ se estendendo rumo às espinhas isquiáticas. Note que o caráter, bem como a localização da calcificação são um tanto diferentes que a calcificação arterial da bacia mais frequentemente observada. (À direita) Radiografia lateral no mesmo caso mostra calcificações lineares se estendendo posteriormente na direção das espinhas isquiáticas ➡, confirmando-se como Ca + + do ligamento sacroespinhoso.

Osteoartrite Associada a Retinoide

DADOS PRINCIPAIS

TERMINOLOGIA
- Hiperostose relacionada com o uso crônico de retinoides
  - Retinoides: derivados sintéticos da vitamina A

IMAGENS
- Hiperostose axial
  - Todo o esqueleto axial, mais notavelmente a coluna espinal cervical
  - Aparência inicial: osteófitos que se estendem do corpo vertebral adjacente ao disco, conferindo aparência de espondilose
  - Formação contínua de osso resultando em formação de ponte ao longo do espaço discal
  - A longo prazo, pode parecer ondulante e flutuante, suficientemente volumosa para mimetizar a ossificação do ligamento longitudinal anterior da hiperostose esquelética idiopática difusa (DISH)
- Ossificação dos ligamentos atlantoaxial, estilo-hioide, atlanto-occipital e coracoclavicular
- Entesopatia, em especial ao redor da bacia e do quadril

PRINCIPAIS DIAGNÓSTICOS DIFERENCIAIS
- Espondilose deformante
  - Osteófitos se estendendo dos corpos vertebrais anteriores indistinguíveis daqueles da osteoartrite
- DISH: uso prolongado de retinoide resulta neste tipo de ossificação proeminente que mimetiza isto
- Articulações de faceta e discos normais, assim como idade do paciente ainda jovem, ajudam a evitar erros diagnósticos

QUESTÕES CLÍNICAS
- Retinoides usados na prática médica padrão para tratar:
  - Acne, psoríase e outras doenças cutâneas raras
  - Em casos raros, certos cânceres de pele e escamosos
- Etiologia incerta
  - Parece acelerar a formação e maturação ósseas
- As alterações parecem ser irreversíveis

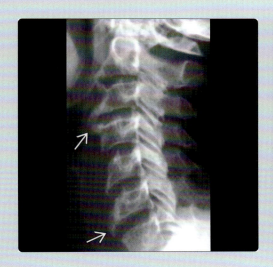 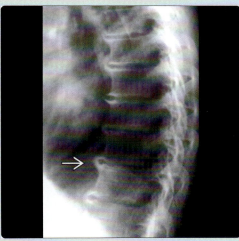

(À esquerda) *Radiografia lateral da coluna espinal cervical mostra espondilose proeminente difusa* ➡, *tão proeminente que se aproxima da aparência dos osteófitos flutuantes anteriores vistos com a hiperostose esquelética idiopática difusa (DISH). Este era um paciente jovem, sem risco de DISH, que usava retinoides para tratar uma condição cutânea.* (À direita) *Radiografia lateral da coluna espinal torácica no mesmo paciente mostra achados similares* ➡ *envolvendo totalmente a coluna espinal torácica. O uso de retinoides impõe ao paciente o risco deste tipo de formação óssea.*

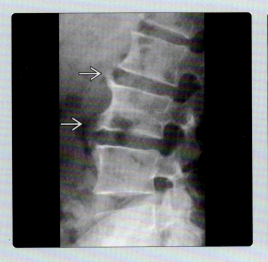 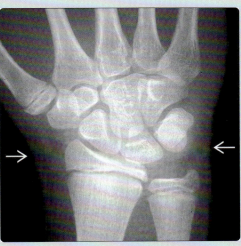

(À esquerda) *Radiografia lateral da coluna espinal lombar no mesmo paciente enfatiza a produção de osso* ➡. (À direita) *Radiografia PA da mão no mesmo paciente, obtida há vários anos, mostra irregularidade difusa das partes moles* ➡. *Este paciente tem ictiose que foi agressivamente tratada com retinoides. O tratamento farmacológico traz o risco de formação óssea, particularmente no esqueleto axial, e o risco relativo está relacionado com a duração do tratamento.*

Envenenamento por Chumbo

DADOS PRINCIPAIS

IMAGENS
- Densas linhas de chumbo nas metáfises de uma criança
- Lascas de chumbo no intestino
- Estilhaços intra-articulares
  - O grau de fragmentação intra-articular tem correlação com os sintomas de intoxicação por chumbo (área de superfície de exposição aumentada)
- Neuroimagem: edema cerebral, micro-hemorragia

PRINCIPAIS DIAGNÓSTICOS DIFERENCIAIS
- Metáfises variantes normais
  - O esqueleto em crescimento normal pode apresentar linhas metafisárias horizontais densas
  - Fíbula normal na variante normal; diferencia-se das linhas de chumbo
- Linhas de interrupção de crescimento
  - Distância variável das metáfises, dependendo da idade da lesão
  - Linhas finas densas, precisamente definidas

PATOLOGIA
- Fonte de ingesta de chumbo
  - Ingesta oral: tinta contendo chumbo presente em lascas de pintura, brinquedos, alimentos ou líquidos armazenados em frascos ou tubulações contendo chumbo
  - Ferimentos a bala; estilhaços contendo chumbo retidos em articulações
  - Inalação; exposição em local de trabalho
  - Exposição do ambiente materno por transferências via placenta e nutrição
- Adultos podem absorver 20% do chumbo ingerido; crianças e gestantes podem absorver até 70%
  - Uma vez no corpo, é rapidamente excretado pelos rins/fígado
  - A porção não excretada se acumula nos ossos (não considerada prejudicial) e nas partes moles (em particular, fígado, rins, pulmões, cérebro)
- Mecanismo de atividade
  - Promove degeneração axonal na medula espinal
  - O chumbo substitui o cálcio nos ossos; maior concentração no osso em crescimento (metáfises em torno do joelho, rádio distal)

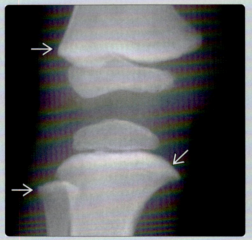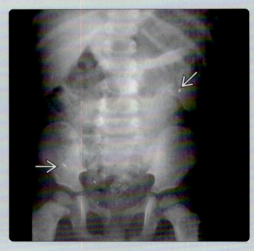

(À esquerda) Radiografia AP mostra linhas metafisárias densas ➡ por envenenamento com chumbo. Isto é visto especialmente bem no joelho, o sítio mais distante de crescimento ósseo, com correspondente deposição de chumbo radiodenso. Embora as crianças possam apresentar linhas metafisárias densas fisiológicas, estas geralmente não são vistas na fíbula, o que serve para distinguir o normal do anormal. (À direita) Radiografia AP no mesmo paciente mostra lâminas metálicas ao longo do intestino ➡. Foi comprovado que se tratava de lascas de pintura, fonte mais comum de chumbo entre crianças.

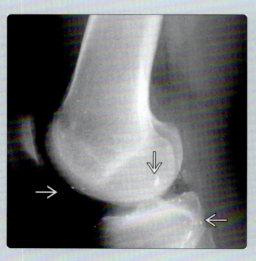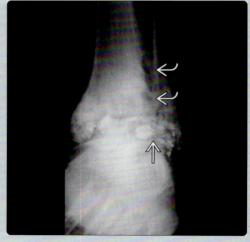

(À esquerda) Radiografia AP mostra estilhaços intra-articulares ➡. Em geral, se o estilhaço estiver remotamente localizado em relação a estruturas importantes, o metal é inerte e não é removido. Por outro lado, se o estilhaço estiver em posição intra-articular, causa sinovite reativa com consequente reabsorção sistêmica do chumbo. Níveis de chumbo altos o bastante podem resultar em sintomas sistêmicos. (À direita) Radiografia AP mostra múltiplos fragmentos de projétil ➡. Este chumbo intra-articular cria um processo inflamatório sinovial, resultando em osteoartrite. As lesões cíticas ➡ são reativas.

Varfarina (Cumarínicos): Complicações

DADOS PRINCIPAIS

TERMINOLOGIA
- Embriopatia da varfarina: anormalidades fetais resultantes do uso materno da varfarina durante a gestação

IMAGENS
- Localização esquelética: epífises e apófises
- Anormalidades radiográficas
  - Apófises e epífises pontilhadas
  - Hipoplasia nasal
  - Ossificação precoce do hioide

PRINCIPAIS DIAGNÓSTICOS DIFERENCIAIS
- Condrodisplasia pontilhada
  - Tipo não rizomélico: Conradi-Hünermann (autossômica dominante e não letal)
  - Tipo rizomélico: autossômica recessiva letal; múltiplas outras anormalidades
- Hipotireoidismo e cretinismo
  - Epífises pontilhadas infantis (inespecíficas)
  - Criança: grave retardo na maturação esquelética e fragmentação da epífise capital femoral

PATOLOGIA
- Fármaco de baixo peso molecular, que atravessa prontamente a placenta → níveis clinicamente significativos no feto
- Maior vulnerabilidade para anormalidades mediofaciais e epifisárias: 6 a 12 semanas de gestação
- Efeitos neurológicos observados em relação à exposição no 2º ou no 3º trimestre
  - Ao menos parcialmente relacionados com episódios hemorrágicos
  - Hemorragia, hidrocefalia

QUESTÕES CLÍNICAS
- Incidência de 5,7% a 7,4% das gestações com exposição
- Epífises pontilhadas geralmente desaparecem nos primeiros meses de vida
- ± deformidades vertebrais e epifisárias residuais
- Complicações respiratórias, dentais, nasais e da fala

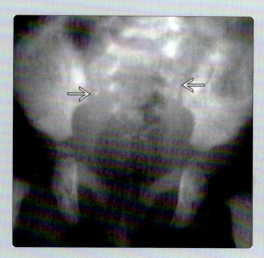
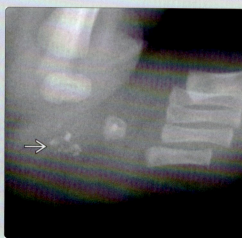

(À esquerda) *Radiografia anteroposterior mostra achados sutis na bacia. Epífises pontilhadas pequenas são vistas ao longo da asa sacral ➡. A mãe deste bebê recebeu varfarina (cumarínicos) no tratamento de trombose venosa profunda durante a gestação. As manifestações ósseas são epífises pontilhadas.* (À direita) *Radiografia lateral do pé mostra epífise pontilhada do calcâneo ➡. Exceto por este achado, o pé parece normal.*

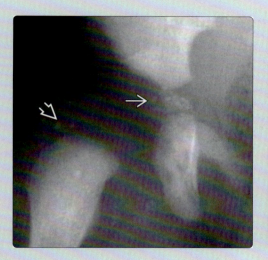
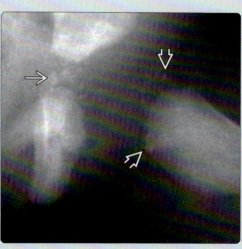

(À esquerda) *Radiografia AP mostra epífises pontilhadas em ambas as cartilagens trirradiadas, do acetábulo ➡ e do trocânter maior ➡.* (À direita) *Radiografia AP, quadril contralateral, também mostra cartilagem trirradiada ➡ e epífises pontilhadas do trocânter maior ➡. Epífises pontilhadas são observadas em vários processos patológicos, um dos quais é a embriopatia por varfarina (cumarínicos). Outras considerações no diferencial incluem o hipotireoidismo e a condrodisplasia pontilhada (doença de Conradi-Hünermann).*

Voriconazol: Complicações

DADOS PRINCIPAIS

TERMINOLOGIA
- Periostite relacionada com ingesta terapêutica de voriconazol
  - Usado como tratamento ou profilaxia para aspergilose
    - A incidência de infecção por Aspergillus subsequente ao transplante pulmonar varia de 6% a 17%
  - Comumente usado em pacientes imunossuprimidos após os seguintes transplantes de órgão:
    - Transplantes de pulmão, coração, fígado

IMAGENS
- Periostite densa
  - Pode ser linear, mas frequentemente amontoada, irregular e focal
  - Embora difusa, frequentemente assimétrica
- Também é descrita a ossificação capsular e entésica
- Localização: múltiplos sítios, incluindo costelas, cíngulos do ombro e do quadril, dedos
  - Frequentemente, não associada ao baqueteamento digital
- Ausente nas imagens pré-transplante

PRINCIPAIS DIAGNÓSTICOS DIFERENCIAIS
- Osteoartrite hipertrófica secundária
  - Periostite de aparência similar; em geral, linear, mas pode ser focal
  - Envolve predominantemente a tíbia e fíbula, rádio e ulna
  - Distribuição simétrica, diafisária
  - Associada a malignidades pulmonares, cardiopatia cianótica congênita
- Periostite deformante
  - Envenenamento subagudo com fluoreto

QUESTÕES CLÍNICAS
- Pode se manifestar como dor óssea difusa
- Caroço palpável
- Os sintomas se desenvolvem decorridos de 6 meses a 3 anos de tratamento crônico com voriconazol
- Tratamento: os sintomas são resolvidos com a interrupção do tratamento com voriconazol

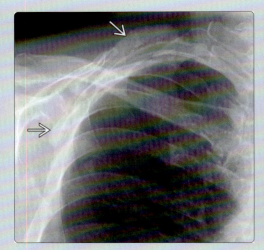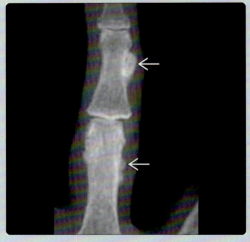

(À esquerda) *Radiografia AP em homem de 68 anos de idade que recebeu transplante de fígado há 14 meses mostra densa periostite de aparência sólida ao longo das costelas superiores* ➡. *Esta é a típica aparência da periostite relacionada com o voriconazol, dado o histórico clínico de transplante recente.* (À direita) *Radiografia AP em mulher de 64 anos de idade que se queixava de um caroço no dedo da mão. O caroço corresponde à periostite densa* ➡ *vista na radiografia. O histórico clínico de transplante de pulmão recente conduz ao diagnóstico correto.*

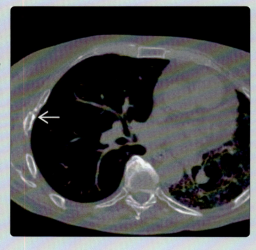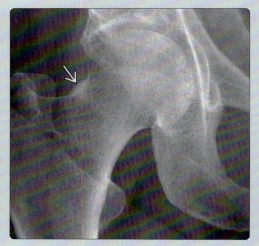

(À esquerda) *TC axial mostra pulmão esquerdo fibrótico com volume reduzido e pulmão direito transplantado. As costelas mostram reação periósteo sutil* ➡ *neste paciente que usa voriconazol profilaticamente contra infecção por Aspergillus.* (À direita) *Radiografia AP em paciente após transplante cardíaco mostra pequeno foco de periostite* ➡ *ao longo do colo femoral lateral. A costela contralateral mostrou um depósito similar, porém menos denso. O histórico clínico de transplante de órgão leva ao diagnóstico correto.*

Bisfosfonatos: Complicações

DADOS PRINCIPAIS

IMAGENS
- Anormalidades estruturais femorais subtrocantéricas
  - Hipertrofia cortical lateral focal precede a fratura
  - Fraturas: orientação transversal, bico cortical; ocorre com traumatismo de baixa velocidade
  - Pode exibir cicatrização óssea precária ou retardada
- Osteonecrose (ON) de osso longo: rara; tíbia e fêmur
- ON mandibular: perda de osso focal ou difusa

PATOLOGIA
- Lesões femorais
  - Ocorrem em sítios de estresse; secundárias ao turnover ósseo inibido em decorrência da inatividade dos osteoclastos
- ON mandibular: infecção e necrose óssea histológica

QUESTÕES CLÍNICAS
- Bisfosfonatos usados para tratamento de osteoporose, doença de Paget, doença metastática, mieloma múltiplo, para reduzir a renovação óssea
  - Mecanismo de ação: inibição da atividade de osteoclasto
- Avaliar a razão risco/benefício: se a morbilidade/mortalidade associada às fraturas osteoporóticas supera o risco de fratura induzida por bisfosfonatos
- ON mandibular: associação indefinida com bisfosfonatos
  - Dúvida quanto às doses usadas no tratamento da osteoporose
  - Possível associação em pacientes com câncer que recebem tratamento com doses altas: relacionada com a duração do tratamento, presença de doença periodontal
  - Diagnóstico clínico: osso mandibular ou maxilar exposto que não cicatriza dentro de um período de 8 semanas após sua identificação pelo profissional de saúde
- Fraturas femorais relacionadas com bisfosfonato
  - A dor pode preceder em meses o aparecimento de fraturas
  - Condição frequentemente bilateral (63%); fazer cintilografia do fêmur oposto mesmo quando assintomático
    - A imobilização com haste profilática pode ser considerada
  - O risco pode chegar a 1/1.000
  - Em geral, tratamento com bisfosfonato tem duração > 4 anos

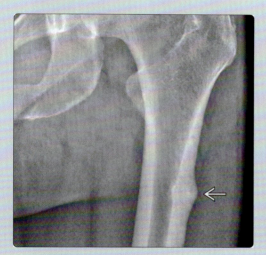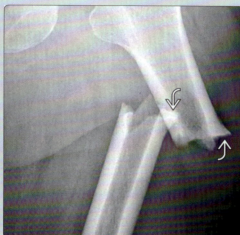

(À esquerda) *Exame de raios X AP mostra espessamento cortical focal do córtex femoral lateral ➔. Este espessamento resulta da incapacidade de responder adequadamente ao estresse normal, em razão do comprometimento da atividade dos osteoclastos secundário ao uso de bisfosfonatos.* (À direita) *Exame de raios X AP no mesmo paciente mostra fratura ocorrida sem traumatismo significativo. As fraturas femorais geralmente requerem energia significativa; a fratura sem este tipo de histórico deve levantar suspeita quanto à existência de um processo subjacente. Neste caso, o bico cortical ➔ na fratura é causado pela condição subjacente.*

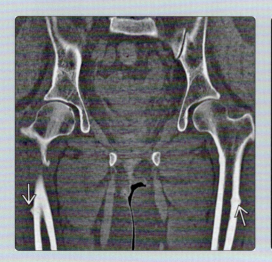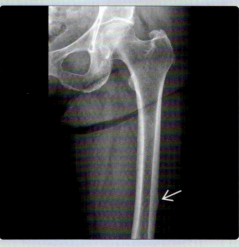

(À esquerda) *TC coronal mostra um paciente apresentando fraca captação à cintilografia óssea nos fêmures subtrocantéricos, que estava sentindo dor na coxa esquerda. A TC mostra espessamento cortical lateral focal ➔; linhas de fratura fracas já são evidentes. Dada a alta bilateralidade desta condição, o fêmur oposto deve ser submetido à cintilografia mesmo que seja assintomático.* (À direita) *Para a coxa dolorida de uma idosa, um exame de raios X AP mostra uma anormalidade cortical sutil ➔ inicialmente considerada um osteoma osteoide (lesão incomum em pacientes idosos). O histórico clínico mostrou uso de bisfosfonato.*

Tendinopatia por Fluoroquinolona

DADOS PRINCIPAIS

TERMINOLOGIA
- Fluoroquinolona: antibiótico comumente usado no tratamento de infecções bacterianas
  - Mais comumente usadas: ciprofloxacina, levofloxacina e moxifloxacina
  - Amplo espectro de cobertura contra patógenos comuns
  - Boa penetração tecidual
  - Alta biodisponibilidade

IMAGENS
- Tendinopatia inespecífica quanto à aparência, em comparação com a tendinopatia associada a esporte
  - No tendão do calcâneo, a anormalidade geralmente ocorre na junção musculotendinosa
    - Há espessamento do tendão, com alteração da morfologia axial em relação à concavidade anterior, tornando a aparência arredondada
  - T1: ↑ de intensidade de sinal no tendão de sinal normalmente baixo
  - Sequências sensíveis a fluido: ↑ de intensidade de sinal
    - Em caso de rotura total, ↑ de sinal de líquido junto ao hiato tendíneo

QUESTÕES CLÍNICAS
- Risco associado de tendinopatia
  - Rotura total do tendão menos frequente que a tendinopatia
  - O risco parece maior em:
    - Pacientes idosos
    - Pacientes não obesos
    - Uso concomitante de glicocorticoides
    - Doença renal crônica concomitante
  - Contraindicado para crianças, exceto em circunstâncias que ameaçam a vida
    - Estudos realizados com animais mostram que há destruição da cartilagem articular imatura
    - Artralgia, artrite, tendinite, anormalidade de marcha relatada em um estudo comparativo não cego realizado com crianças
  - O tendão do calcâneo em geral é o mais frequentemente envolvido
    - Também há relatos a respeito de tendões do ombro e do quadril, bem como de fasciíte plantar

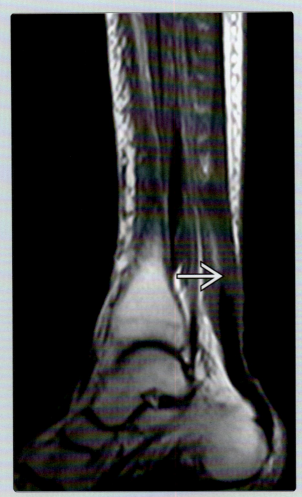

RM T1 sagital na mesma paciente mostra tendão roto ➡. Não há nada específico na aparência que sugira uma tendinopatia associada a fluoroquinolona, contudo a idade e o gênero da paciente seriam incomuns para uma rotura do calcâneo relacionada com esporte, e a paciente estava usando Levaquin® (levofloxacina).

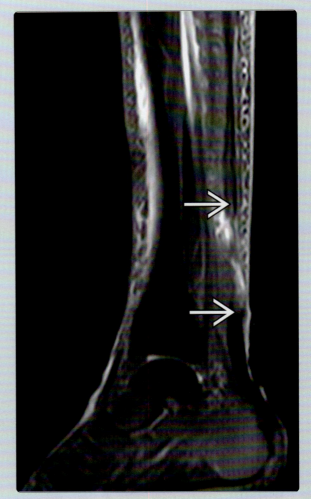

RM T2FS sagital do tornozelo de uma idosa de 72 anos de idade que comprovadamente toma antibióticos, apesar de estar saudável, e que sofreu rotura completa do tendão do calcâneo ➡, com hiato significativo entre os cotos do tendão.

Escorbuto

DADOS PRINCIPAIS

TERMINOLOGIA
- Doença resultante de insuficiência de vitamina C, manifestando-se como colágeno defeituoso

IMAGENS
- Denso anel epifisário com luscência central: sinal de Wimberger
- Densa linha metafisária com linha de escorbuto luscente adjacente
- Excrescências metafisárias ± fratura de canto
- Deslizamento de epífise (incomum)
- Cupping tardio de metáfise, perturbação do crescimento (incomum)
- Elevação do periósteo, hemorragia subperióstea
  - Resulta em reação perióstea extremamente ampla ("concha")
- Osteopenia difusa
- Hemartrose
- Dentes: formação de cisto, interrupção da lâmina dura

PRINCIPAIS DIAGNÓSTICOS DIFERENCIAIS
- Leucemia
  - Osteoporose difusa, linhas metafisárias
- Metástases de neuroblastoma
  - Destruição lítica de metáfises

PATOLOGIA
- A vitamina C tem efeito positivo sobre a formação de osso trabecular, por influenciar a expressão de genes de matriz óssea em osteoblastos

QUESTÕES CLÍNICAS
- Alteração do estado mental
- Doença gengival e perda de dente
- Dano aos músculos do coração e esqueléticos
- Perda de sangue gastrintestinal
- Outras deficiências vitamínicas concomitantes e alcoolismo podem ser vistos em adultos
- Geralmente, crianças com 6 a 18 meses; entretanto, pode ocorrer em qualquer idade
- Masculino = feminino

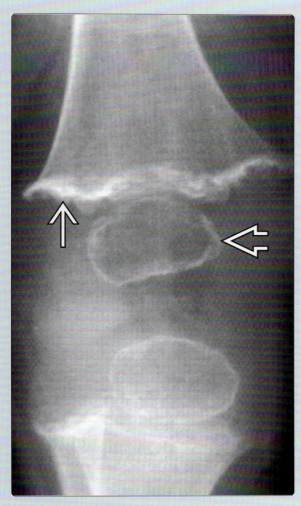

Radiografia AP mostra sinais clássicos de escorbuto. Os ossos são difusamente osteopênicos. Há linhas densas nas metáfises ➡ e epífises ▷; a osteopenia subjacente torna as linhas densas ainda mais proeminentes.

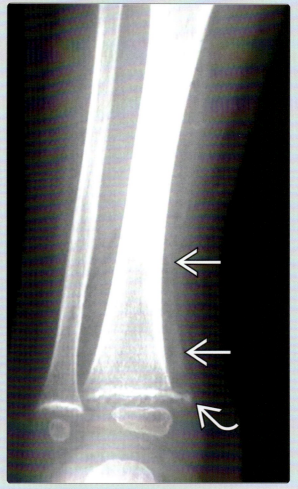

Radiografia AP mostra excrescência metafisária que desenvolveu fratura de canto ➡. Com estas fraturas, os pacientes podem desenvolver um sangramento subperiósteo extensivo, elevando o periósteo ➡ e podendo resultar em uma ampla concha perióstea.

ÍNDICE

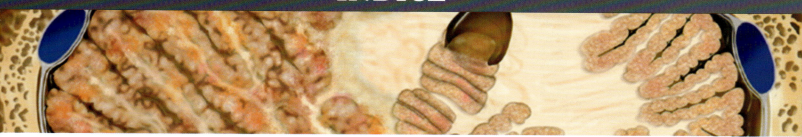

A

Ablação por radiofrequência, para tumores ósseos primários, 186
Abscesso
- Brodie, osteomielite crônica vs., 987
- epidural, 981
- frio, 1005
- linfangioma vs., 577
- osteomielite aguda em criança, 971
- partes moles
    - cisto de inclusão epidermal vs., 645
    - metástase de partes moles vs., 651
    - mixoma intramuscular vs., 599
    - nódulo reumatoide vs., 647
    - tumor de partes moles vs., 661

Absorciometria de raios X de dupla energia (DEXA)
- cintilografia, para doença óssea metabólica, 1079
- falso, osteoporose primária vs., 1106
- hipertireoidismo, 1116
- incorreto, osteoporose de outras causas vs., 1111

Acetábulo adulto, displasia de desenvolvimento do quadril e, 719
Aclasia diafisária. Ver Exostose hereditária múltipla
Aclasia metafisária. Ver Exostose hereditária múltipla
Acne, SAPHO, 1018
Acondrogenesia, 767
- características esqueléticas, 759
- diagnóstico diferencial, 767
- hipofosfatasia vs., 1119

Acondroplasia, 762-765
- checklist do diagnóstico, 764
- diagnóstico diferencial, 763-764
- genética, 764
- heterozigoto, características esqueléticas, 759
- homozigótica
    - displasia espondiloepifisária vs., 773
    - nanismo tanatofórico vs., 769
- mucopolissacaridose vs., 877
- prognóstico, 764
- pseudoacondroplasia vs., 766

Acromegalia, 1112-1113
- diagnóstico diferencial, 1113

Acro-osteólise, 820-823
- checklist do diagnóstico, 821
- diagnóstico diferencial, 821
- em picnodisostose, 805
- ocupacional, acro-osteólise vs., 821

Acropaquia. Ver também Osteoartropatia, hipertrófica
- tireoide, 1117
    - diagnóstico diferencial, 1117

Actinomyces, pé de Madura, 1012

Adamantinoma, 344-347
- checklist do diagnóstico, 346
- diagnóstico diferencial, 345
- displasia osteofibrosa vs., 383
- estadiamento, graduação e classificação, 346
- genética, 345-346
- prognóstico, 346

Adamantinoma como displasia osteofibrosa
- adamantinoma vs., 345
- displasia osteofibrosa vs., 383

Adamantinoma diferenciada. Ver Adamantinoma
Adamantinoma extragnático. Ver Adamantinoma
Adamantinoma intracortical juvenil. Ver Adamantinoma
Adenocarcinoma indiferenciado, fibrossarcoma epitelioide esclerosante vs., 517
Adipose dolorosa, lipomatose vs., 430
Adolescente, hipotireoidismo, 1115 OPAD. Ver Osteopetrose autossômica dominante (OPAD)
Adulto, osteomielite aguda, 974-979
- checklist do diagnóstico, 976
- diagnóstico diferencial, 976
- prognóstico, 976

AIDS, 852-857
- checklist do diagnóstico, 854
- osteomielite aguda em adultos, 976
- osteonecrose de quadril, 1056
- prognóstico, 854
- tenossinovite relacionada com, tenossinovite infecciosa vs., 996

Alargamento, 947
Álcool, complicações, 1125
Algodistrofia. Ver Síndrome da dor complexa regional
Alinhamento de fratura, fixação de placa, 951
Aloenxerto, 961, 962
- cadavérico, 933
    - indicações, 933

Alteração degenerativa relacionada com retinoide, hiperostose esquelética idiopática difusa vs., 55
Alteração óssea destrutiva lítica, osteomielite em adultos, 975
Alterações pós-operatórias/pós-tratamento, tumor de partes moles vs., 674
Amarela, medula, 1023, 1024
- relações, 1027

American Joint Committee on Cancer (AJCC)
- em tumores de partes moles, 416
    - classificação, 416
    - estágios/grupo prognóstico, 416
- estadiamento, 655

Amiloide
- sinovite vilonodular pigmentada vs., 137
- tipos de, 128

ÍNDICE

Amplo espectro da doença, 719
Amputação, pé de Madura, 1012
Âncora, 967
Anemia
– falciforme, 824-829
    anomalias associadas, 826
    checklist do diagnóstico, 826
    diagnóstico diferencial, 826
    doença de Gaucher *vs.*, 873
    genética, 826
    mielofibrose *vs.*, 837
    prognóstico, 826
– distribuição de medula normal *vs.*, 1024
Anemia aplásica, diminuição da medula vermelha, 1027
Anemia de Cooley. *Ver* Talassemia
Anemia eritroblástica. *Ver* Talassemia
Anemia falciforme, 824-829
– anomalias associadas, 826
– checklist do diagnóstico, 826
– diagnóstico diferencial, 826
– doença de Gaucher *vs.*, 873
– genética, 826
– mielofibrose *vs.*, 837
– osteomielite aguda em adultos, 976
– osteonecrose de quadril, 1056
– prognóstico, 826
Anemia mediterrânea. *Ver* Talassemia
Aneurisma da artéria poplítea, 665
Aneurisma micótico, tumor de partes moles *vs.*, 661
Angioendotelioma maligno. *Ver* Angiossarcoma, parte mole
Angiografia, aneurisma, 665
Angioleiomioma, 421, 540-541
– diagnóstico diferencial, 541
– genética, 541
Angiolipoma infiltrativo. *Ver* Angiomatose
Angioma. *Ver* Hemangioma, intraósseo
Angiomatose, 570-571. *Ver também* Hemangioma, intraósseo
– cístico, 350
– diagnóstico diferencial, 571
– difuso, lipomatose *vs.*, 430
– prognóstico, 571
Angiomatose cística, hemangioma intraósseo *vs.*, 350
Angiomatose difusa, lipomatose *vs.*, 430
Angiomioma, leiomioma vascular. *Ver* Angioleiomioma
Angiossarcoma
– epitelioide, hemangioendotelioma de partes moles *vs.*, 585
– ósseo, 356-359
    checklist do diagnóstico, 358
    diagnóstico diferencial, 357
    estadiamento, graduação e classificação, 357-358
    genética, 357
    hemangioendotelioma de partes moles *vs.*, 585
    prognóstico, 358
– partes moles, 586-589
    anomalias associadas, 587
    diagnóstico diferencial, 587
    genética, 587
    hemangioma e malformações vasculares *vs.*, 565
    prognóstico, 588
    sarcoma de Kaposi *vs.*, 581
    sarcoma epitelioide *vs.*, 613
Angiossarcoma epitelioide. *Ver* Angiossarcoma, ósseo
Anomalia de retropé, pés cavos e, 749

Anomalias congênitas e de desenvolvimento
– antrogripose, 690
– coalização tarsal, 750-755
– deficiência focal femoral proximal, 730-733
– deformidade de Madelung, 710-713
– deslizamento da epífise femoral capital, 724-729
    doença de Legg-Calvé-Perthes *vs.*, 1072
– displasia de desenvolvimento do quadril, 718-723
    deficiência focal femoral proximal *vs.*, 731
    doença de Legg-Calvé-Perthes *vs.*, 1072
    osteoartrite de quadril *vs.*, 73
– distrofia muscular, 695
    paralisia cerebral *vs.*, 692
– doença de Blount, 736-737
– doença de Osgood-Schlatter, 734
– doença de Sinding-Larsen-Johansson, 735
– fibrodisplasia ossificante progressiva, 694
    miosite ossificante/ossificação heterotópica *vs.*, 680
– hipoplasia glenoide, 709
– neurofibromatose, 696-701
    fibromatose hialina juvenil *vs.*, 475
    síndrome de Klippel-Trenaunay-Weber *vs.*, 573
– osteogênese imperfeita, 702-707
    acondroplasia *vs.*, 763-764
    hipofosfatasia *vs.*, 1119
    letal (tipo II), acondrogênese *vs.*, 767
    nanismo tanatofórico *vs.*, 769
    osteoporose idiopática juvenil *vs.*, 1109
– paralisia cerebral, 692
    hemiplegia da, macrodistrofia lipomatosa *vs.*, 439
– pé cavo (*pes cavus*), 749
– pé plano (pé chato, *pes planus*), 738-743
    coalizão tarsal *vs.*, 752
– pé torto (talipe equino varo, *talipes equinovarus*), 744-747
    corrigido, tálus vertical congênito *vs.*, 748
– síndrome da banda amniótica, 691
– síndrome de Down (trissomia do 21), 693
– síndrome de Turner, 708
    deformidade de Madelung *vs.*, 712
– tálus vertical congênito (pé em "mata-borrão" [*rocker bottom*]), 748
    pé plano *vs.*, 739
    pé torto *vs.*, 745
– variância ulnar, 714-717
– variância ulnar *vs.*, 715
Anomalias da cavidade torácica, displasias do nanismo, 758
Anomalias de antepé, pé cavo (*pes cavus*) e, 749
Anomalias de partes moles
– em melorreostose, 791
– hiperparatireoidismo, 1085
– osteomielite aguda em adultos *vs.*, 975
Anomalias do tendão, osteodistrofia renal, 1095
Anorexia, 1110
Anormalidades da medula relacionada com HIV, 853
Anormalidades da placa terminal, artrite reumatoide de esqueleto axial *vs.*, 12
Anormalidades de crescimento, em anemia falciforme, 825
Anormalidades fisárias, osteodistrofia renal, *vs.*, 1096
Anormalidades intracranianas, em esclerose tuberosa, 869
Anormalidades ósseas
– displasia de desenvolvimento do quadril e, 719
– osteomielite aguda em adultos, 975
Anormalidades patelares, doença de Fong (síndrome de unha-patela) *vs.*, 789

ÍNDICE

Anormalidades pulmonares, em esclerose tuberosa, 869
Anormalidades renais, em esclerose tuberosa, 869
Anquilose, de articulações periféricas, 5
Antebraço
– fratura em fivela (em toro) de, 399
– osteoporose primária, 1105
Antibióticos
– artrite séptica, 992
– infecção de partes moles, 999
– pé de Madura, 1012
Antoni A, schwannoma, 635
Antoni B, schwannoma, 635
Apofisite, tração, 734
AR. *Ver* Artrite reumatoide
Artefato, técnicas de redução, fixação de parafuso, 956
Articulação de Charcot (neuropática), 158-163
– checklist do diagnóstico, 160
– diagnóstico diferencial, 160
– distensão, infecção de partes moles vs., 999
– em diabetes, 847, 848
– neuropática, artrite reumatoide de ombro e de cotovelo vs., 17
– pé plano e, 740
– prognóstico, 160
Articulação esternoclavicular
– artrite séptica, 991
– SAPHO, 1018
Articulação metatarsofalangiana (MTF), 1ª, deformidade de, 945
Articulação neuropática, 817. *Ver também* Articulação de Charcot (neuropática)
– do álcool, 1125
– em diabetes, 847, 848
– pé plano e, 740
– pólio, 1016
Articulação sacroilíaca
– artrite séptica, 991
– brucelose, 1011
    tuberculose vs., 1006
Articulação séptica
– crônica, artrite idiopática juvenil vs., 43
– edema transitório da medula óssea e osteoporose migratória regional vs., 1049
– em HIV-AIDS, 853
– tornozelo/pés, articulação de Charcot (neuropática) vs., 160
Articulação tarsometatarsal (TMT), 1ª, deformidade de, 945
Articulação tibiofibular, diástase congênita distal, pé torto vs., 745
Articulação tibiofibular distal da diástase congênita, pé torto vs., 745
Articulação tibiotalar em esfera e soquete, coalizão tarsal e, 751
Articulações
– artrogripose e, 690
– deslocamento, artroplastias, 904
– facetárias, osteoartrite associada ao retinoide vs., 1129
– localização de, em processos artríticos, 4
– lúpus eritematoso sistêmico, 881
– neuropáticas, 817
    do álcool, 1125
    em diabetes, 847, 848
– sacroilíaca, brucelose, 1011
– séptica
    edema transitório da medula óssea e osteoporose migratório regional vs., 1049
    em HIV-AIDS, 853
Artralgias, em HIV-AIDS, 854

Artrite
– articulação de Charcot (neuropática). *Ver* Articulação de Charcot (neuropática)
– artropatia por pirofosfato, 114-119
    doença de Wilson vs., 134
    hemocromatose vs., 132
    ossificação do ligamento longitudinal posterior vs., 62
    osteoartrite de joelho vs., 79
    osteoartrite de quadril vs., 74
– condroma intra-articular, 142-145
    condromatose sinovial vs., 153
    sinovite nodular, intra-articular vs., 147
– condromatose sinovial, 152-157
    bursite infecciosa vs., 997
    lipoma arborescente, joelho vs., 443
    primária, osteoartrite de cotovelo vs., 66
    sinovite vilonodular pigmentada vs., 138
    Trevor Fairbank vs., 405
– depósito de amiloide, 126-131
    em diabetes, 847
    em osteodistrofia renal, 1095
    gota vs., 109
    tumor de partes moles vs., 673, 676
– doença de Still em adultos, 48-49
    osteoartrite de punho e de mão vs., 70
– doença inflamatória intestinal, 90-95
    artrite reativa crônica vs., 104
    doença de Still em adultos vs., 49
    espondilite anquilosante vs., 85
– doença por depósito de hidroxiapatita, 120-125
    calcificação metastática relacionada com diálise vs., 1100
    hipotireoidismo vs., 1103
    tumor de partes moles vs., 669
– em HIV-AIDS, 854
– em lúpus eritematoso sistêmico, 881
– espondilite anquilosante, 84-89
    artrite de doença inflamatória intestinal vs., 91
    artrite reativa crônica vs., 107
    artrite reumatoide de joelho vs., 33
    hiperostose esquelética idiopática difusa vs., 55
    hiperparatireoidismo vs., 1086
    ocronose vs., 133
    osteoartrite de esqueleto axial vs., 52
– faceta séptica, 981
– gota, 108-113
    condroma de partes moles vs., 591
    depósito de amiloide vs., 127
    nódulo reumatoide vs., 647
    primária, 109
    sarcoidose de articulação vs., 864
    saturnino, 109
    secundária, 109
    sinovite nodular, intra-articular vs., 147
    sinovite vilonodular pigmentada vs., 137
    tumor de partes moles vs., 669
– hemocromatose, 132
    artropatia de pirofosfato vs., 116
    doença de Wilson vs., 134
    primária, 132
    secundária, 132
– hiperostose esquelética idiopática difusa, 54-59
    acromegalia vs., 1113
    complicações de fluoreto vs., 1128
    espondilite anquilosante vs., 86

ÍNDICE

Artrite *(Cont.)*
    ossificação do ligamento longitudinal posterior *vs.*, 61
    osteoartrite associada a retinoide *vs.*, 1129
    osteoartrite de esqueleto axial *vs.*, 52
– idiopática juvenil, 42-47
    artrite reumatoide de esqueleto axial *vs.*, 12
    artrite reumatoide de joelho *vs.*, 33
    artrodese de tornozelo *vs.*, 937
    doença de Legg-Calvé-Perthes *vs.*, 1072
    genética, 44
    hemofilia *vs.*, 842
    osteoartrite de cotovelo *vs.*, 66
– inflamatória
    artrite séptica *vs.*, 992
    implantes e artrodese em pequenas articulações *vs.*, 940
    infecção espinal *vs.*, 982
– introdução a, 4-9
– ocronose. *Ver* Ocronose
– ossificação do ligamento longitudinal posterior, 60-63
– osteoartrite. *Ver* Osteoartrite
– osteoartropatia hipertrófica. *Ver* Osteoartropatia, hipertrófica
– osteoma osteoide *vs.*, 204
– processos em
    aparência de, 4-5
    característica de, 6
    coexistência de, 5
– psoriática, 96-101
    acro-osteólise *vs.*, 821
    anomalias associadas, 98
    artrite de doença inflamatória intestinal *vs.*, 92
    artrite periférica em, diagnóstico diferencial, 98
    artrite reumatoide de joelho *vs.*, 33
    artrite reumatoide de punho e de mão *vs.*, 24
    artrite reumatoide de tornozelo e de pé *vs.*, 37
    doença de Still em adultos *vs.*, 49
    esclerose sistêmica progressiva *vs.*, 885
    espondiloartropatia de, osteoartrite de esqueleto axial *vs.*, 52
    espondiloartropatia em, diagnóstico diferencial, 98
    osteoartrite de punho e de mão *vs.*, 70
    retículo-histiocitose multicêntrica *vs.*, 150
– reativa crônica, 102-107
    artrite de doença inflamatória intestinal *vs.*, 92
    artrite psoriática *vs.*, 98
    artrite reumatoide de joelho *vs.*, 33
    artrite reumatoide de tornozelo e de pé *vs.*, 37
    doença de Still em adultos *vs.*, 49
    espondilite anquilosante *vs.*, 86
    espondiloartropatia de, osteoartrite de esqueleto axial *vs.*, 52
– relacionada com HIV, 853
– retículo-histiocitose multicêntrica. *Ver* Retículo-histiocitose multicêntrica
– reumatoide
    de cotovelo, 16-21
    de esqueleto axial, 10-15
    de joelho, 32-35
    de mão, 22-27
    de ombro, 16-21
    de punho, 22-27
    de quadril, 28-31

Artrite *(Cont.)*
    de tornozelo e de pé, neuroma de Morton *vs.*, 623
    hiperparatireoidismo *vs.*, 1086
    lúpus eritematoso sistêmico *vs.*, 881-882
    robusta, 40
    sarcoidose de articulação *vs.*, 864
– séptica, 990-995
    diabetes *vs.*, 848
    em HIV-AIDS, 853, 854
    em lúpus eritematoso sistêmico, 881
    implantes e artrodese em pequenas articulações *vs.*, 940
– síndrome da dor complexa regional, 170-175
– síndrome de Felty, 41
– síndrome de sobreposição/doença mista do tecido conjuntivo, 894
– sinovite nodular intra-articular. *Ver* Sinovite nodular, intra-articular
– sinovite vilonodular pigmentada, 136-141
    condroma intra-articular *vs.*, 143
    condromatose sinovial *vs.*, 153
    depósito de amiloide *vs.*, 127
    hemofilia *vs.*, 842
    intra-articular, tumor de célula gigante tipo difuso (SVNP extra-articular) *vs.*, 527
    malformação vascular sinovial *vs.*, 151
    sinovite nodular *vs.*, 147
– tuberculose, 1005
    hemofilia *vs.*, 842
Artrite associada a retinoide, 1129
– diagnóstico diferencial, 1129
Artrite bacteriana. *Ver* Artrite séptica
Artrite crônica juvenil. *Ver* Artrite idiopática juvenil
Artrite de doença inflamatória do intestino, 90-95
– anomalias associadas, 92
– artrite reativa crônica *vs.*, 104
– checklist do diagnóstico, 92
– diagnóstico diferencial, 91-92
– doença de Still em adultos *vs.*, 49
– espondilite anquilosante *vs.*, 85
– prognóstico, 92
Artrite enteropática. *Ver* Artrite por doença inflamatória do intestino
Artrite erosiva, hiperparatireoidismo, 1085
Artrite hemofílica, artrite reumatoide de joelho *vs.*, 33
Artrite idiopática, juvenil
– artrodese de tornozelo *vs.*, 937
– doença de Legg-Calvé-Perthes *vs.*, 1072
– hemofilia *vs.*, 842
Artrite idiopática juvenil, 42-47
– anomalias associadas, 44
– artrite reumatoide de esqueleto axial *vs.*, 12
– artrite reumatoide de joelho *vs.*, 33
– artrodese de tornozelo *vs.*, 937
– checklist do diagnóstico, 44
– diagnóstico diferencial, 43
– doença de Legg-Calvé-Perthes *vs.*, 1072
– genética, 44
– hemofilia *vs.*, 842
– osteoartrite de cotovelo *vs.*, 66
– prognóstico, 44
Artrite idiopática juvenil sistêmica. *Ver* Artrite idiopática juvenil
Artrite infecciosa. *Ver* Artrite séptica

ÍNDICE

Artrite inflamatória
- articulação de Charcot (neuropática) vs., 160
- artrite séptica vs., 992
- implantes e artrodeses em pequenas articulações vs., 940
- infecção espinal vs., 982

Artrite na articulação carpometacarpal (CMC), 1ª, ressecção, 939

Artrite não bacteriana. Ver Artrite séptica

Artrite não piogênica. Ver Artrite séptica

Artrite periférica, em artrite psoriática, diagnóstico diferencial, 98

Artrite piogênica. Ver Artrite séptica

Artrite psoriática, 96-101
- acro-osteólise vs., 821
- anomalias associadas, 98
- artrite periférica em, diagnóstico diferencial, 98
- artrite reativa crônica vs., 103
- artrite reumatoide de joelho vs., 33
- artrite reumatoide de punho e de mão vs., 24
- artrite reumatoide de tornozelo e de pé vs., 37
- atrite de doença inflamatória do intestino vs., 92
- checklist do diagnóstico, 98
- diagnóstico diferencial, 98
- doença de Still em adultos vs., 49
- esclerose sistêmica progressiva vs., 885
- espondilite anquilosante vs., 86
- espondiloartropatia em
    diagnóstico diferencial, 98
    osteoartrite de esqueleto axial vs., 52
- osteoartrite de punho e de mão vs., 70
- prognóstico, 98
- reticulo-histiocitose multicêntrica vs., 150

Artrite radiocarpal, ressecção, 939

Artrite reativa adquirida sexualmente. Ver Artrite reativa crônica

Artrite reativa crônica, 102-107
- anomalias associadas, 104
- artrite com doença inflamatória intestinal vs., 92
- artrite psoriática vs., 98
- artrite reumatoide de joelho vs., 33
- artrite reumatoide de tornozelo e de pé vs., 37
- checklist do diagnóstico, 104
- diagnóstico diferencial, 103-104
- doença de Still em adultos vs., 49
- espondilite anquilosante vs., 86
- espondiloartropatia de, osteoartrite de esqueleto axial vs., 52
- genética, 104
- prognóstico, 104

Artrite reativa, crônica, 102-107
- anomalias associadas, 104
- artrite de doença inflamatória do intestino vs., 92
- artrite psoriática vs., 98
- artrite reumatoide de joelho vs., 33
- artrite reumatoide de tornozelo e de pé vs., 37
- checklist do diagnóstico, 104
- diagnóstico diferencial, 103-104
- doença de Still em adultos vs., 49
- espondilite anquilosante vs., 86
- espondiloartropatia de, osteoartrite de esqueleto axial vs., 52
- genética, 104
- prognóstico, 104

Artrite relacionada com HIV, 853. Ver também Artrite reativa crônica

Artrite reumatoide. Ver também Artrite idiopática juvenil
- artrite psoriática vs., 98
- artrite reativa crônica vs., 104
- artrite séptica vs., 992
- artropatia por pirofosfato vs., 116
- de esqueleto axial, 10-15
    checklist do diagnóstico, 12
    diagnóstico diferencial, 12
    genética, 12
    prognóstico, 12
- de joelho, 32-35
    anomalias associadas, 34
    checklist do diagnóstico, 34
    diagnóstico diferencial, 33
    estadiamento, graduação e classificação, 34
    genética, 34
    prognóstico, 34
- de ombro e de cotovelo, 16-21
    anomalias associadas, 18
    checklist do diagnóstico, 18
    diagnóstico diferencial, 17
    genética, 18
    prognóstico, 18
- depósito de amiloide vs., 127
- de punho e de mão, 22-27
    checklist do diagnóstico, 24
    diagnóstico diferencial, 23-24
    genética, 24
    prognóstico, 24
- de quadril, 28-31
    anomalias associadas, 30
    checklist do diagnóstico, 30
    diagnóstico diferencial, 29-30
    genética, 30
    prognóstico, 30
- de tornozelo e de pé, 36-39
    anomalias associadas, 38
    checklist do diagnóstico, 38
    diagnóstico diferencial, 37
    estadiamento, graduação e classificação, 38
    genética, 37-38
    neuroma de Morton vs., 623
    prognóstico, 38
- espondiloartropatia relacionada com diálise vs., 1101
- gota vs., 109
- hiperparatireoidismo vs., 1086
- lúpus eritematoso sistêmico vs., 881-882
- ocronose vs., 133
- osteoporose de outras causas, 1111
- pé plano (pes planus) e, 740
- reticulo-histiocitose vs., 150
- robusta, 40
- sarcoidose de articulação vs., 864
- síndrome de Felty, 41

Artrite reumatoide juvenil. Ver Artrite idiopática juvenil

Artrite reumatoide robusta, 40

Artrite séptica, 990-995
- artrite reumatoide de joelho vs., 33
- artrite reumatoide de ombro e de cotovelo vs., 17
- artrite reumatoide de quadril vs., 29
- artrite reumatoide de tornozelo e de pé vs., 37
- artropatia de pirofosfato vs., 116
- brucelose, 1011
    tuberculose vs., 1006

ÍNDICE

Artrite séptica *(Cont.)*
- diabetes *vs.*, 848
- diagnóstico diferencial, 992
- em HIV-AIDS, 853, 854
- em lúpus eritematoso sistêmico, 881
- fúngica, 1010
- implante e artrodese em pequenas articulações *vs.*, 940
- induzida por esteroide, 1124
- osteoartrite de ombro *vs.*, 65
- prognóstico, 992
- tuberculose, 1005
    hemofilia *vs.*, 842

Artrite séptica da faceta, 981
Artrite séptica fúngica, 992
Artrite séptica tuberculosa, 992
Artrite tuberculosa (TB), hemofilia *vs.*, 842
Artritite inflamatória
- gota *vs.*, 109
- tuberculose *vs.*, 1006

Artrodese
- artroplastia de revisão, 918-921
- artroplastias, 904-911
- cimento e preenchimentos ósseos, 960-965
    enostose (ilhota óssea) *vs.*, 193
- coalizão tarsal *vs.*, 752
- correções do hálux valgo, 944-945
- dispositivos de ancoragem, 967
- fixação de fio/cerclagem/cabo, 966
- fixação de parafuso, 954-959
- fixação de placa, 950-953
- haste/prego intramedular, 946-949
- implante de cotovelo, 932-933
- implante de joelho, 922-927
- implante de ombro, 928-931
- implante de quadril, 912-917
- implante de tornozelo, 934-935
- implantes e artrodese em pequenas articulações, 938-943
- implantes em pequenas articulações e, 938-943
- tornozelo, 936-937
    checklist do diagnóstico, 937
    diagnóstico diferencial, 937
    prognóstico, 937

Artrogripose, 690
- anomalias associadas, 690

Artropatia
- hemofílica, hemofilia *vs.*, 842
- induzida por esteroide, 1124
- relacionada com tratamento, 831

Artropatia da faceta. *Ver* osteoartrite, do esqueleto axial
Artropatia degenerativa, acromegalia, 1113
Artropatia hemofílica
- artrite idiopática juvenil *vs.*, 43
- depósito de amiloide *vs.*, 127
- hemofilia *vs.*, 842
- malformação vascular sinovial *vs.*, 151
- osteoartrite de cotovelo *vs.*, 66
- sinovite vilonodular pigmentada *vs.*, 138

Artropatia por pirofosfato, 114-119
- anomalias associadas, 116
- checklist do diagnóstico, 116
- diagnóstico diferencial, 115
- doença de Wilson *vs.*, 134

Artropatia por pirofosfato *(Cont.)*
- hemocromatose *vs.*, 132
- ossificação do ligamento longitudinal posterior *vs.*, 62
- osteoartrite de joelho *vs.*, 79
- osteoartrite de quadril *vs.*, 74
- prognóstico, 116
- tumor de partes moles *vs.*, 669

Artropatia relacionada com tratamento, 831
Artroplastia de cotovelo, 933
Artroplastia de revisão, 918-921
- diagnóstico diferencial, 919
- joelho total, 919
- prognóstico, 919

Artroplastia de Swanson, 939
Artroplastia radiocarpal, 939
Artroplastia reversa de ombro (ARO), 929
Artroplastias, 904-911
- artrite séptica, 991, 992
- artrodese de tornozelo, 936-937
    checklist do diagnóstico, 937
    diagnóstico diferencial, 937
    prognóstico, 937
- artroplastia de revisão, 918-921
- blindagem contra tensão, 904
- colocação inicial dos componentes, 904
- cotovelo, 933
- desgaste dos componentes, 905
- desgaste dos componentes/doença de partícula, tumor de partes moles *vs.*, 661
- deslocamento, 904
- doença de partículas, 905
- fratura do implante, 904
- fratura periprotética, 906
- implante de cotovelo, 932-933
- implante de joelho, 922-927
- implante de ombro, 928-931
- implante de quadril, 912-917
- implante de tornozelo, 934-935
- infecção, 904-905
- joelho total, 923
- ombro reverso, 929
- ombro total, 929
- quadril total, osteonecrose de quadril, 1056
- recomendações para aquisição de imagens, 906
- revisões, joelho total, 919
- soltura, 905
- terminologia, 904

Artroplastias do carpo, 939
Artroplastia silástica, 939
Artroplastia total de joelho (ATJ), 923
- revisões, 919

Artroplastia total de ombro (ATO), 929
Artroplastia total de quadril (ATQ), 913
- osteonecrose de quadril, 1056

Aspiração, guiada por imagem, artrite séptica, 991-992
ATJ. *Ver* Artroplastia total do joelho (ATJ)
ATO. *Ver* Artroplastia total de ombro (ATO)
ATQ. *Ver* Artroplastia total do quadril (ATQ)
Atrofia
- cartilagem, 817
- músculo, em melorreostose, 791
- serosa, em HIV-AIDS, 853
- Sudeck. *Ver* Síndrome da dor complexa regional

ÍNDICE

Atrofia de partes moles, pólio, 1016
Atrofia serosa
 – de medula, anorexia, 1110
 – diminuição da medula vermelha, 1027
 – em HIV-AIDS, 853
Aumento vertebral, osteoporose primária, 1106
Autoenxerto, 961, 962
Autoinfarto, esplênico, em anemia falciforme, 825
Autoinfecção esplênica, em anemia falciforme, 825
Avulsão calcânea por insuficiência, em diabetes, 847
Avulsão da bainha patelar, doença de Sinding-Larsen-Johansson vs., 735
Avulsão por insuficiência, calcânea, em diabetes, 847

B

Bacia
 – anormalidades, displasias do nanismo, 758
 – artrogripose e, 690
 – doença de Paget, 365
 – síndrome de Down (trissomia do 21) e, 693
Bainha do tendão
 – fibroma de, 476-479
  diagnóstico diferencial, 477
  fibroma aponeurótico calcificante vs., 483
  genética, 477
  prognóstico, 477
  sarcoidose de partes moles vs., 865
  tumor de célula gigante da bainha do tendão vs., 521
 – tumor de célula gigante, 421, 520-525, 647. Ver também Sinovite vilonodular pigmentada
  amiloide, gota vs., 109
  angioleiomioma vs., 541
  checklist do diagnóstico, 522
  condroma de partes moles vs., 591
  diagnóstico diferencial, 521-522
  estadiamento, graduação e classificação, 522
  fibroma aponeurótico calcificante vs., 483
  fibroma da bainha do tendão vs., 477
  genética, 522
  sarcoidose de partes moles vs., 865
  xantoma vs., 685
Bico talar no dorso do tálus, coalizão tarsal e, 751
Biofosfonatos
 – complicações, 1133
 – osteoporose primária, 1106
Biopsia
 – guiada por imagem, tuberculose, 1006
 – infecção espinal, 982
 – osteomielite aguda em crianças, 971
Blindagem, estresse
 – artroplastias, 904
  articulação, 904
 – em implante de joelho, 923
 – em implante de quadril, 913, 914
  polietileno, 913
Bloqueio dinâmico, 947
Bloqueio estático, 947
Bócio nodular tóxico, hipertireoidismo, 1116
Brucelose, 1011
Bunionectomia, 945

Bursite
 – asséptica inflamatória, bursite infecciosa vs., 997
 – calcificada. Ver Doença por depósito de hidroxiapatita
 – infecciosa, 997
  diagnóstico diferencial, 997
  infecção de partes moles vs., 999
 – intermetatarsal, neuroma de Morton vs., 623
 – tumor de partes moles vs., 661
Bursite asséptica inflamatória, bursite infecciosa vs., 997

C

Cabeça
 – femoral, adulto, displasia de desenvolvimento do quadril e, 719
 – fixação de parafuso, 955
Cabeça femoral
 – em adultos, displasia de desenvolvimento do quadril e, 719
 – fratura por insuficiência, osteonecrose de quadril vs., 1055
Cabeça femoral adulta, displasia do desenvolvimento do quadril e, 719
Calcâneos
 – fratura desunida, tálus vertical congênito vs., 748
 – vertical, em mielodisplasia, pé torto vs., 745
Calcaneovalgus, pé torto (talipe equino varo, *talipes equinovarus*). Ver Pé plano (pé chato, *pes planus*)
Calcificação
 – distrófica, doença por depósito de hidroxiapatita vs., 121-122
 – distrófica e metabólica, 669
 – espinal, hipotireoidismo vs., 1103
 – metastática, relacionada com diálise, 1100
 – partes moles
  cisto de inclusão epidermal vs., 645
  metástase de partes moles vs., 651
  mixoma intramuscular vs., 599
  nódulo reumatoide vs., 647
  tumor de partes moles vs., 661
Calcificação de partes moles
 – hipotireoidismo vs., 1103
 – osteodistrofia renal vs., 1096
Calcificação distrófica
 – doença por depósito de hidroxiapatita vs., 121-122
 – infarto ósseo, 1051
Calcificação intra-articular, induzida por esteroide, 1124
Calcificação metastática, relacionada com diálise, 1100
Calcificações em "pipoca", 543
Calcinose
 – por falha renal crônica, tumor de partes moles vs., 669
 – tumoral, 1121
  miosite calcificante/ossificação heterotópica vs., 679
Calcinose circunscrita, tumor de partes moles vs., 669
Calcinose idiopática, tumoral, tumor de partes moles vs., 669
Calcinose tumoral (idiopática), 1121
 – diagnóstico diferencial, 1121
 – miosite ossificante/calcificação heterotópica vs., 679
 – tumor de partes moles vs., 669
Calcinose universal, tumor de partes moles vs., 669
Cálcio, em metabolismo ósseo, 1078
Calcitonina, em metabolismo ósseo, 1078

ÍNDICE

Carcinoma
- célula escamosa, 817
- pseudovascular, angiossarcoma v s., 587
    sarcoma epitelioide vs., 613
- indiferenciado, angiossarcoma vs., 587
- metastático. Ver Metástase da medula óssea

Carcinossarcoma. Ver Sarcoma sinovial
Carga compartilhada, colocação de haste/prego, 947
Carpo
- deformidade de Madelung e, 711
- ressecção em, 939

Carrapatos, febre maculosa das Montanhas Rochosas, 1013
Causalgia. Ver Síndrome da dor complexa regional
Celularidade, aumento ou diminuição da medula, 1026-1031
- checklist do diagnóstico, 1028
- diagnóstico diferencial, 1028
- prognóstico, 1028

Células, em metabolismo ósseo, 1078
Celulite
- em HIV-AIDS, 853
- fasciíte necrotizante vs., 1003
- infecção de partes moles vs., 999
- tumor de partes moles vs., 661

Cerâmica, 961
Cerclagem, 966
- com FiberWire, 966

Children's Oncology Group, Soft Tissue Sarcoma Committee, 415
Cicatrização de fratura
- em picnodisostose, 805
- fixação por parafuso, 956
- fixação por placa, 951

Cifoplastia, em mastocitose, 867
Cifoscoliose
- neurofibromatose e, 697
- osteogênese imperfeita e, 703

Cilindroma, fibromatose juvenil de hialina vs., 475
Cimento e enchimentos ósseos, 960-965
- enostose (ilhota óssea) vs., 193
- prognóstico, 962

Cimentos injetáveis, 961
Cintigrafia leucocitária marcada, osteomielite em crianças, 971
Cintilografia com Ga-67, tuberculose, 1006
Cintilografia óssea
- artrite séptica, 991
- doença por depósito de hidroxiapatita, 669
- em displasia diafisária progressiva, 795
- em doença de Legg-Calvé-Perthes, 1071
- em doença de Ollier, 781
- em mastocitose, 867
- em melorreostose, 791
- em osteíte púbica não traumática, 811
- em osteopetrose, 799
- hiperparatireoidismo, 1086
- infarto ósseo, 1051
- osteodistrofia renal, 1096
- osteomalacia e raquitismo, 1091
- osteomielite aguda em crianças, 971
- osteonecrose, 1045
    de punho, 1063
    de quadril, 1055
    de tornozelo e de pé, 1067
- tuberculose, 1006

Circunscrita, calcinose, tumor de parte mole vs., 669
Cisticercose, terapia citorredutora, para mastocitose, 867

Cisto
- epidermoide. Ver Cisto de inclusão epidérmica
- gânglio
    lipossarcoma mixoide vs., 461
    mixoma intramuscular vs., 599
    sarcoidose de partes moles vs., 865
    tumor de célula gigante da bainha de tendão vs., 521
- inclusão epidérmica, 644-645
    anomalias associadas, 645
    checklist do diagnóstico, 645
    diagnóstico diferencial, 645
    prognóstico, 645
    tumor de partes moles vs., 673, 676
    tumor glômico vs., 553
- infundibular. Ver Cisto de inclusão epidérmica
- osso unicameral. Ver Cisto ósseo simples
- sebáceo
    cisto de inclusão epidérmica vs., 645
    tumor de partes moles vs., 673
- sinovial, tumor de partes moles vs., 673, 675
- subcondral
    em processos artríticos, 4
    formação de, em artrite reumatoide robusta, 40

Cisto degenerativo, em osteoartrite, condrossarcoma de célula clara vs., 287
Cisto de inclusão epidérmica, 644-645
- anomalias associadas, 645
- checklist do diagnóstico, 645
- diagnóstico diferencial, 645
- prognóstico, 645
- tumor de partes moles vs., 673, 676
- tumor glômico vs., 553

Cisto epidérmico. Ver Cisto de inclusão epidérmica
Cisto epidermoide. Ver Cisto de inclusão epidérmica
Cisto ganglionar
- lipossarcoma mixoide vs., 461
- mixoma intramuscular vs., 599
- sarcoidose de partes moles vs., 865
- tumor de célula gigante da bainha do tendão vs., 521
- tumor de partes moles vs., 673, 675

Cisto infundibular. Ver Cisto de inclusão epidérmico
Cisto ósseo
- aneurismático, 394-399
    checklist do diagnóstico, 396
    cisto ósseo simples vs., 389
    diagnóstico diferencial, 395-396
    encondroma de pequenos ossos tubulares vs., 245
    fibroma condromixoide vs., 267
    fibroxantoma vs., 401
    genética, 396
    osteoblastoma vs., 209
    osteossarcoma telangiectásico vs., 231
    prognóstico, 396
    tumor de célula gigante vs., 339
- essencial. Ver Cisto ósseo simples
- juvenil. Ver Cisto ósseo simples
- simples, 388-393
    apresentação, 390
    características microscópicas de, 390
    checklist do diagnóstico, 390
    cisto ósseo aneurismático vs., 395
    demografia, 390
    diagnóstico diferencial, 389-390
    displasia fibrosa da pelve vs., 377

ÍNDICE

Cisto ósseo *(Cont.)*
 displasia fibrosa de osso tubular *vs.*, 377
 encondroma de pequeno osso tubular *vs.*, 245
 fibroxantoma *vs.*, 401
 prognóstico, 390
 tratamento, 390
- solitário. *Ver* Cisto ósseo simples
- unicameral. *Ver* Cisto ósseo simples

Cisto ósseo aneurismático, 394-399
- checklist do diagnóstico, 396
- cisto ósseo simples *vs.*, 389
- diagnóstico diferencial, 395-396
- fibroma condromixoide *vs.*, 267
- fibroxantoma *vs.*, 401
- genética, 396
- originando na falange, cisto ósseo aneurismático *vs.*, 395-396
- osteoblastoma *vs.*, 209
- osteossarcoma telangiectásico *vs.*, 231
- prognóstico, 396
- tumor de célula gigante *vs.*, 339

Cisto ósseo essencial. *Ver* Cisto ósseo simples
Cisto ósseo juvenil. *Ver* Cisto ósseo simples
Cisto ósseo simples, 388-393
- apresentação, 390
- características microscópicas de, 390
- checklist do diagnóstico, 390
- cisto ósseo aneurismático *vs.*, 395
- demografia, 390
- diagnóstico diferencial, 389-390
- fibroxantoma *vs.*, 401
- prognóstico, 390
- tratamento, 390

Cisto ósseo solitário. *Ver* Cisto ósseo simples
Cisto ósseo unicameral. *Ver* Cisto ósseo simples
Cisto sebáceo
- cisto de inclusão epidérmico *vs.*, 645
- tumor de partes moles *vs.*, 673

Cisto sinovial, tumor de partes moles *vs.*, 673, 675
Cisto subcondral
- em processos artríticos, 4
- formação de, em artrite reumatoide robusta, 40

Classificação de Catterall, doença de Legg-Calvé-Perthes, 1072
Classificação de Cruess, osteonecrose de ombro, 1060
Classificação de Hawkins, osteonecrose de tornozelo e do pé, 1067
Classificação de Lichtman, osteonecrose de punho, 1063
Classificação de Steinberg, osteonecrose de quadril, 1056
Cloaca, 987
Cloroma. *Ver* Leucemia, manifestações ósseas
COA. *Ver* Cisto ósseo aneurismático
Coalização óssea, coalizão tarsal e, 751, 753, 754
Coalização tarsal, pé plano e, 740
Coalizão fibrosa/cartilaginosa, coalizão tarsal e, 751, 754
Coalizão tarsal, 750-755
- checklist do diagnóstico, 752
- diagnóstico diferencial, 752
- pé plano e, 740
- prognóstico, 752

Coccidiomicose, tuberculose *vs.*, 1006
Coeficiente de difusão aparente (CDA), 651
Colapso, subcondral, osteodistrofia renal *vs.*, 1096
Colicalciferol, em metabolismo ósseo, 1078
Colocação anterógrada, 947

Colocação de hardware, fixação de placa, 951
Colocação retrógrada, 947
Coluna lombar, osteoporose primária, 1105
Coluna neuropática, infecção espinal *vs.*, 982
Coluna vertebral
- discite, articulação de Charcot (neuropática) *vs.*, 160
- displasias do nanismo, 758
- doença degenerativa, hiperostose esquelética idiopática difusa *vs.*, 55
- doença de Paget, 365
- hiperparatireoidismo, 1085
- neuropática
 espondiloartropatia relacionada com diálise *vs.*, 1101
 infecção espinal *vs.*, 982
- síndrome de Down (trissomia do 21) e, 693

Compartimentos musculares, de biopsia de massa de partes moles, 420
Complicações de cumarínicos (varfarina), 1131
Complicações do esqueleto, induzidas pela radiação, 406-411
- checklist do diagnóstico, 408
- diagnóstico diferencial, 407-408

Complicações induzidas por radiação de esqueleto, 406-411
- checklist do diagnóstico, 408
- diagnóstico diferencial, 407-408

Componente cimentado, no implante de quadril, 913
Componente femoral
- em implante de joelho, 923
- posição, em implante de quadril, 913

Componente não cimentado
- em implante de quadril, 913
- soltura de, 905

Componentes silásticos, 904
Componente tibial, em implante de joelho, 923
- subdimensionado, 923
- superdimensionado, 923

Compressões vertebrais, osteoporose primária, 1105, 1106
Condições MEs (musculoesqueléticas) induzidas por fármacos e nutricionais
- álcool, 1125
- bisfosfonatos, 1133
- complicações da varfarina (cumarínicos), 1131
- escorbuto, 1135
- esteroides, 1124
- flúor, 1128
- intoxicação por chumbo, 1130
- osteoartrite associado a retinoide, 1129
- tendinopatia por fluoroquinolona, 1134
- tratamento com esteroides, sarcoidose de músculo *vs.*, 863
- vitamina A, 1126
- vitamina D, 1127
- voriconazol, 1132

Condroblastoma, 262-265
- checklist do diagnóstico, 263
- condrossarcoma de células claras *vs.*, 287
- diagnóstico diferencial, 263
- prognóstico, 263
- tumor de célula gigante *vs.*, 339

Condrocalcinose, 5. *Ver também* Artropatia por pirofosfato
- acromegalia, 1113
- hiperparatireoidismo, 1085
- osteodistrofia renal, 1095

Condrodisplasia
- hereditária. *Ver* Exostose múltipla hereditária
- tipo de, 764

ÍNDICE

Condrodisplasia punctata, 785
- complicações da varfarina (cumarínicos) *vs.*, 1131
- diagnóstico diferencial, 785

Condrodistrofia torácica asfixiante. *Ver* Distrofia torácica asfixiante de Jeune

Condrólise, deslizamento da epífise proximal do fêmur e, 725

Condroma
- central. *Ver* Encondroma
- da almofada de gordura intrapatelar. *Ver* Condroma, intra-articular
- intra-articular, 142-145
    - condromatose sinovial *vs.*, 153
    - diagnóstico diferencial, 143
    - sinovite nodular, intra-articular *vs.*, 147
- partes moles, 590-591
    - diagnóstico diferencial, 591
    - fibroma aponeurótico calcificante *vs.*, 483
    - leiomioma, superficial e profundo *vs.*, 543
    - prognóstico, 591
- periosteal, 270-275
    - anomalias associadas, 271-272
    - checklist do diagnóstico, 272
    - condrossarcoma periosteal *vs.*, 285
    - diagnóstico diferencial, 271
    - osteossarcoma de superfície de alto grau *vs.*, 239
    - osteossarcoma parosteal *vs.*, 222
    - osteossarcoma periosteal *vs.*, 227
    - prognóstico, 271
    - proliferação osteocondromatosa parosteal bizarra *vs.*, 467

Condroma central. *Ver* Encondroma

Condroma de partes moles
- fibroma aponeurótico calcificante *vs.*, 483
- leiomioma, superficial e profundo *vs.*, 543

Condroma extraesquelético. *Ver* Condroma, partes moles

Condroma intra-articular, 142-145
- condromatose sinovial *vs.*, 153
- diagnóstico diferencial, 143
- sinovite nodular, intra-articular *vs.*, 147

Condroma intracapsular. *Ver* Condroma, intra-articular

Condroma justacortical. *Ver* Condroma, periosteal

Condroma ossificante gigante. *Ver* Condroma, intra-articular

Condroma parosteal. *Ver* Condroma, periosteal

Condroma periosteal, 270-275
- anomalias associadas, 271-272
- checklist do diagnóstico, 272
- condrossarcoma periosteal *vs.*, 285
- diagnóstico diferencial, 271
- osteossarcoma de superfície de alto grau *vs.*, 239
- osteossarcoma periosteal *vs.*, 227
- prognóstico, 271
- proliferação osteocondromatosa parosteal bizarra *vs.*, 467

Condromatose sinovial, 152-157
- bursite infecciosa *vs.*, 997
- checklist do diagnóstico, 154
- diagnóstico diferencial, 153-154
- genética, 154
- lipoma arborescente, joelho *vs.*, 443
- primária, osteoartrite de cotovelo *vs.*, 66
- prognóstico, 154
- sinovite vilonodular pigmentada *vs.*, 138
- Trevor Fairbank *vs.*, 405

Condromatose sinovial primária, osteoartrite de cotovelo *vs.*, 66

Condrossarcoma, 276-281
- anomalias associadas, 278
- articulação de Charcot (neuropática) *vs.*, 160
- artropatia por pirofosfato *vs.*, 116
- baixo grau, encondroma de osso grande *vs.*, 245
- célula clara, 286-287
    - checklist do diagnóstico, 287
    - condroblastoma *vs.*, 263
    - diagnóstico diferencial, 287
    - prognóstico, 287
- checklist do diagnóstico, 278
- convencional
    - condrossarcoma desdiferenciado *vs.*, 283
    - cordoma em sacro *vs.*, 361
    - cordoma no clívus *vs.*, 362
- desdiferenciado, 282-283
    - checklist do diagnóstico, 283
    - diagnóstico diferencial, 283
    - genética, 283
    - osteossarcoma secundário, 241
    - prognóstico, 283
- diagnóstico diferencial, 278
- em pequenos ossos tubulares, 277
- estadiamento, graduação e classificação, 278
- exofítico, 277
- exostose hereditária múltipla *vs.*, 258
- genética, 278
- histiocitoma fibroso maligno *vs.*, 329
- intramedular, 277
- lítico, fibrossarcoma *vs.*, 333
- mesenquimal extraesquelético, 592-593
    - diagnóstico diferencial, 593
    - genética, 593
    - prognóstico, 593
    - sarcoma sinovial *vs.*, 607
- mixoide extraesquelético, 616-619
    - condrossarcoma mesenquimal extraesquelético *vs.*, 593
    - diagnóstico diferencial, 617
    - genética, 617
    - leiomioma, superficial e profundo *vs.*, 543
    - prognóstico, 617
- osteocondroma *vs.*, 251-252
- periosteal, 284-285
    - checklist do diagnóstico, 285
    - condroma periosteal *vs.*, 271
    - diagnóstico diferencial, 285
    - osteossarcoma periosteal *vs.*, 227
    - prognóstico, 285
- plasmocitoma *vs.*, 289
- prognóstico, 278
- sinovial
    - condroma intra-articular *vs.*, 143
    - condromatose sinovial *vs.*, 153
- tumor de célula gigante *vs.*, 339

Condrossarcoma convencional. *Ver também* Condrossarcoma
- condrossarcoma desdiferenciado *vs.*, 283

Condrossarcoma de células claras, 286-287
- checklist do diagnóstico, 287
- condroblastoma *vs.*, 263
- diagnóstico diferencial, 287
- prognóstico, 287

Condrossarcoma desdiferenciado, 282-283
- checklist do diagnóstico, 283
- diagnóstico diferencial, 283

ÍNDICE

Condrossarcoma desdiferenciado *(Cont.)*
 – genética, 283
 – osteossarcoma secundário, 241
 – prognóstico, 283
Condrossarcoma exofítico, 277
Condrossarcoma intramedular, 277
Condrossarcoma justacortical. *Ver* Condrossarcoma, periosteal
Condrossarcoma mixoide extraesquelético, 616-619
 – condrossarcoma mesenquimal extraesquelético *vs.*, 593
 – diagnóstico diferencial, 617
 – genética, 617
 – leiomioma, superficial e profundo *vs.*, 543
 – prognóstico, 617
Condrossarcoma periosteal, 284-285
 – checklist do diagnóstico, 285
 – condroma periosteal *vs.*, 271
 – diagnóstico diferencial, 285
 – osteossarcoma periosteal *vs.*, 227
 – prognóstico, 285
Condrossarcoma periosteal, condroma periosteal *vs.*, 271
Condrossarcoma primário. *Ver* Condrossarcoma
Condrossarcoma secundário. *Ver* Condrossarcoma
Condrossarcoma sinovial, condroma intra-articular *vs.*, 143
Congelamento, acro-osteólise *vs.*, 821
Consumo abusivo de álcool, osteonecrose de quadril, 1056
Copo de polietileno, artroplastia reversa do ombro, 929
Cordoma, 360-363
 – checklist do diagnóstico, 362
 – diagnóstico diferencial, 361-362
 – genética, 362
 – prognóstico, 362
Core biopsy (biopsia com agulha grossa), tuberculose, 1006
Corpo estranho
 – nódulo reumatoide *vs.*, 647
 – tumor de célula gigante da bainha do tendão *vs.*, 521
Corpos soltos
 – lipoma arborescente, joelho *vs.*, 443
 – Trevor Fairbank *vs.*, 405
Corpo vertebral
 – lesões, hemangioma intraósseo *vs.*, 350
 – osteoporose primária, 1105
Correções do hálux valgo, 944-945
 – checklist do diagnóstico, 945
Corticosteroide, osteonecrose de quadril, 1056
Cotovelo
 – artrite reumatoide de, 16-21
  anomalias associadas, 18
  checklist do diagnóstico, 18
  diagnóstico diferencial, 17
  genética, 18
  prognóstico, 18
 – implante, 932-933
  checklist do diagnóstico, 933
  indicações, 933
  prognóstico, 933
 – osteoartrite de, 64-67
  diagnóstico diferencial, 66
  genética, 66
  prognóstico, 66
Coxa magna, da doença de Legg-Calvé-Perthes tardia, 1072

Crânio
 – displasias do nanismo, 758
 – doença de Paget, 365
 – em sal e pimenta, hiperparatireoidismo, 1085
 – envolvimento básico, em osteopetrose, 799
 – síndrome de Down (trissomia do 21) e, 693
Crânio em sal e pimenta, hiperparatireoidismo, 1085
Cretinismo, 1114-1115
 – diagnóstico diferencial, 1115
 – doença de Legg-Calvé-Perthes *vs.*, 1072
 – genética, 1115
 – prognóstico, 1115
Criança, osteomielite aguda, 970-973
 – diagnóstico diferencial, 971
 – prognóstico, 971
Crise falciforme, 826
CTX (xantomatose cerebrotendinosa). *Ver* Xantoma
Curvatura
 – de desenvolvimento (fisiológica), doença de Blount e, 737
 – deformidades, hiperparatireoidismo, 1085

D

Dactilitite, anemia falciforme, 826
DDP. *Ver* Displasia diafisária progressiva (DDP)
DDQ. *Ver* Displasia do desenvolvimento do quadril
Dedão do pé
 – implantes e artrodeses em pequenas articulações, 938-943
  checklist do diagnóstico, 940
  diagnóstico diferencial, 940
  prognóstico, 940
 – Morton. *Ver* Neuroma de Morton
Dedo do pé de Morton. *Ver* Neuroma de Morton
Defeito calvário da sutura lambdoide, neurofibromatose e, 697
Defeito cortical, fibroso benigno. *Ver* Fibroxantoma
Defeito femoral, em artroplastia de revisão, 919
Defeito fibroso congênito da tíbia. *Ver* Displasia osteofibrosa
Defeito fibroso cortical benigno (DFCB). *Ver* Fibroxantoma
Defeito metafisário. *Ver* Fibroxantoma
Defeitos
 – acetabular, em artroplastia de revisão, 919
 – femoral, em artroplastia de revisão, 919
Deficiência de fator IX. *Ver* Hemofilia
Deficiência de fator VIII. *Ver* Hemofilia
Deficiência de hormônio de crescimento, 1112-1113
 – diagnóstico diferencial, 1113
Deficiência focal femoral proximal, 730-733
 – anomalias associadas, 732
 – checklist do diagnóstico, 732
 – diagnóstico diferencial, 731
 – estadiamento, graduação e classificação, 732
 – genética, 732
 – prognóstico, 732
Deficiência focal femoral, proximal, 730-733
 – anomalias associadas, 732
 – checklist do diagnóstico, 732
 – diagnóstico diferencial, 731
 – estadiamento, graduação e classificação, 732
 – genética, 732
 – prognóstico, 732
Deficiente em pseudovitamina D, raquitismo, 1091

ÍNDICE

Deformidade
- física, na melorreostose, 791
- modelagem, na doença de Gaucher, 873

Deformidade de Madelung, 710-713
- checklist do diagnóstico, 712
- diagnóstico diferencial, 711-712
- genética, 712
- prognóstico, 712
- variância ulnar vs., 715

Deformidade de modelagem, na doença de Gaucher, 873
Deformidade de Ribbon, neurofibromatose e, 697
Deformidade física, em melorreostose, 791
Deformidades de crescimento
- induzidas por radiação, 407, 408
- pólio, 1016

Deformidade tibial, neurofibromatose e, 698
Degeneração cística, infarto ósseo, 1051
Degeneração hepatolenticular. Ver Doença de Wilson
DEM. Ver Displasia epifisária múltipla (DEM)
Densidade óssea
- em processos artríticos, 4-5
- na doença de Gaucher, 873

Densidades ossificantes, adjacentes, em processos artríticos, 5
Depósito celular, extraósseo, na doença de Gaucher, 873
Depósito de amiloide, 126-131
- checklist do diagnóstico, 128
- diagnóstico diferencial, 127
- doença, relacionada com diálise, infecção espinal vs., 982
- em diabetes, 847
- gota vs., 109
- osteodistrofia renal, 1095
- prognóstico, 128
- tumor de partes moles vs., 673, 676

Depósito de cristal
- doença, osteodistrofia renal, 1095
- em diabetes, 847
- infecção espinal vs., 982

Depósitos celulares extraósseos, na doença de Gaucher, 873
Depósitos esqueléticos. Ver Metástase de medula óssea
Dermatoartrite lipoide. Ver Reticulo-histiocitose multicêntrica
Dermatofibroma. Ver Histiocitoma fibroso benigno profundo
- progressivo e recorrente. Ver Dermatofibrossarcoma protuberante

Dermatofibroma progressivo e recorrente. Ver Dermatofibrossarcoma protuberante
Dermatofibrossarcoma protuberante, 536-539
- diagnóstico diferencial, 537
- genética, 537
- histiocitoma fibroso benigno profundo vs., 529

Dermatomiosite, tumor de partes moles vs., 661
Desalinhamento rotacional, em implante de joelho, 923
Descompressão do núcleo, osteonecrose de quadril, 1056
Desgaste do polietileno, 905
- acetabular, 905
- em implante de tornozelo, 935

Desgaste dos componentes, 905
- em implante de joelho, 923
- em implante de quadril, 914

7-desidrocolesterol, no metabolismo ósseo, 1078
Deslizamento de epífise femoral capital, 724-729
- anomalias associadas, 725
- checklist do diagnóstico, 726
- diagnóstico diferencial, 725

Deslizamento de epífise femoral capital (Cont.)
- doença de Legg-Calvé-Perthes vs., 1072
- estadiamento, graduação e classificação, 725-726
- prognóstico, 726

Deslizamento do corpo vertebral posterior, neurofibromatose e, 697
Deslocamento
- artroplastias, 904
    articulação, 904
- em artroplastia de revisão, 919
- em implante de joelho, 923
- em implante de ombro, 929
- em implante de quadril, 913, 914
    polietileno, 913
- polietileno, em implante de tornozelo, 935
- quadril, osteonecrose de quadril, 1055

Deslocamento de quadril, osteonecrose de quadril, 1055
Deslocamento protético, 939
Desmoide extra-abdominal. Ver Fibromatose tipo desmoide
Desmoide, extra-abdominal. Ver Fibromatose tipo desmoide
Destruição da cartilagem, padrão e tempo de, em processos artríticos, 5
Desunião de fratura, escafoide, osteonecrose de punho vs., 1063
DFFP (deficiência focal femoral proximal). Ver Deficiência focal femoral proximal
DFSP. Ver Dermatofibrossarcoma protuberante
Diabetes, 846-851
- checklist do diagnóstico, 848
- diagnóstico diferencial, 848
- hanseníase vs., 1014
- osteomielite aguda em adultos, 976
- prognóstico, 848

Diâmetro do núcleo, 955
Diâmetro externo, fixação de parafuso, 955
1,25 di-hidroxicolecalciferol, no metabolismo ósseo, 1078
Discite. Ver Infecções espinais
- coluna vertebral, articulação de Charcot (neuropática) vs., 160

Disco
- doença mecânica do disco, infecção espinal vs., 982
- hérnia calcificada, ossificação do ligamento longitudinal posterior vs., 62
- neoplasias cruzando o espaço do disco, infecção espinal vs., 982

Discondroplasia. Ver Doença de Ollier
Discondrosteose (Leri-Weill), deformidade de Madelung vs., 711-712
Discos, normais, osteoartrite associada ao retinoide vs., 1129
Discrasia de célula plasmática, POEMS, 301
DISH. Ver Hiperostose esquelética idiopática difusa
Disostose cleidocraniana. Ver Displasia cleidocraniana
Displasia cleidocraniana, 786
- diagnóstico diferencial, 786

Displasia condroectodérmica (síndrome de Ellis-van Creveld), 771
- características esqueléticas, 759
- diagnóstico diferencial, 771
- distrofia torácica asfixiante de Jeune vs., 770

Displasia craniodiafisária, displasia diafisária progressiva vs., 795
Displasia da unha, doença de Fong (síndrome da unha-patela) vs., 789
Displasia de McKusik-Kaufman, displasia condroectodérmica vs., 771

ÍNDICE

Displasia diafisária progressiva (DDP), 794-797
– diagnóstico diferencial, 795
– doença de Erdheim-Chester vs., 879
– genética, 795
– melorreostose vs., 791
– osteopetrose vs., 800
– osteosclerose intramedular vs., 812
– picnodisostose vs., 805
– prognóstico, 795
Displasia diastrófica, nanismo tanatofórico vs., 769
Displasia do desenvolvimento do quadril, 718-723
– checklist do diagnóstico, 719
– deficiência focal femoral proximal vs., 731
– diagnóstico diferencial, 719
– doença de Legg-Calvé-Perthes vs., 1072
– osteoartrite de quadril vs., 73
– prognóstico, 719
– Trevor Fairbank vs., 405
Displasia epifisária múltipla, 776-779
– características esqueléticas, 759
– diagnóstico diferencial, 777
– doença de Legg-Calvé-Perthes vs., 1072
– genética, 777
– prognóstico, 777
Displasia espondiloepifisária congênita (DEC). Ver Displasia espondiloepifisária (DEE)
Displasia espondiloepifisária (DEE), 772-775
– características esqueléticas, 759
– condrodisplasia punctata vs., 785
– diagnóstico diferencial, 773
– displasia epifisária múltipla vs., 777
– genética, 773
– prognóstico, 773
– pseudoacondroplasia vs., 766
Displasia espondiloepifisária pseudoacondroplásica. Ver Pseudoacondroplasia
Displasia espondilometafisária relacionada com tratamento, 831
Displasia fibrocartilaginosa. Ver Displasia fibrosa
Displasia fibrosa, 376-381
– checklist do diagnóstico, 377
– cisto ósseo simples vs., 389
– diagnóstico diferencial, 377
– doença de Paget vs., 365
– e osteossarcoma secundário, 241
– genética, 378
– intracortical
    adamantinoma vs., 345
    displasia osteofibrosa vs., 383
– osteoblastoma vs., 209
– osteoma em seio paranasal vs., 198
– osteossarcoma intraósseo baixo grau vs., 235
– poliostótica
    doença de Ollier vs., 781
    hemangioma intraósseo vs., 350
    neurofibromatose vs., 698
– prognóstico, 378
– tumor mixofibroso lipoesclerosante vs., 327
Displasia fibrosa poliostótica
– doença de Ollier vs., 781
– hemangioma intraósseo vs., 350
– neurofibromatose vs., 698
Displasia mesenquimal. Ver Fibromatose hialina juvenil
Displasia mesodérmica, 784

Displasia metafisária, exostose hereditária múltipla vs., 258
Displasia óssea, esclerosante mista, 813
Displasia óssea esclerosante mista, 813
Displasia osteofibrosa, 382-387
– adamantinoma vs., 345
– diagnóstico diferencial, 383
– hiperparatireoidismo, 1085
– prognóstico, 384
Displasia pseudoacondroplásica. Ver Pseudoacondroplasia
Displasias
– acondrogênese, 767
    características esqueléticas, 759
    diagnóstico diferencial, 767
– acondroplasia, 762-765
    heterozigótica, características esqueléticas, 759
    homozigótica
        displasia espondiloepifisária vs., 773
        nanismo tanatofórico, vs., 769
    mucopolissacaridose vs., 877
    pseudoacondroplasia vs., 766
– condrodisplasia punctata, 785
    complicações da varfarina (cumarínicos) vs., 1131
– condroectodérmica, 771
    distrofia torácica asfixiante de Jeune vs., 770
– craniodiafisária, displasia diafisária progressiva vs., 795
– desenvolvimento de quadril, 718-723
    osteoartrite de quadril vs., 73
– diafisária progressiva, 794-797
    doença de Erdheim-Chester vs., 879
    melorreostose vs., 791
    osteopetrose vs., 800
    osteosclerose intramedular vs., 812
    picnodisostose vs., 805
– diastrófica, nanismo tanatofórico vs., 769
– displasia cleidocraniana, 786
– distrofia torácica asfixiante de Jeune, 770
    diagnóstico diferencial, 770
    displasia condroectodérmica vs., 771
– doença de Caffey, 787
– doença de Fong (síndrome da unha-patela), 788-789
– doença de Ollier, 780-783
    displasia fibrosa de osso tubular vs., 377
– epifisária, doença de Legg-Calvé-Perthes vs., 1072
– epifisária hemimélica. Ver Trevor Fairbank
– epifisária múltipla, 776-779
– espondiloepifisária, 772-775
    condrodisplasia punctata vs., 785
    displasia epifisária múltipla vs., 777
    pseudoacondroplasia vs., 766
– espondilometafisária, relacionada com tratamento, 831
– fibrosa, 376-381
    cisto ósseo simples vs., 389
– fibrosa poliostótica, doença de Ollier vs., 781
– McKusick-Kaufman, displasia condroectodérmica vs., 771
– melorreostose, 790-793
    osteoma em osso longo vs., 197
    osteosclerose intramedular vs., 812
    tumor de partes moles vs., 674, 677
– mesenquimal. Ver Fibromatose hialina juvenil
– mesodérmica, 784
– nanismo, 758-761
– nanismo tanatofórico, 768-769
    acondrogênese vs., 767
    acondroplasia vs., 764

xiii

ÍNDICE

Displasias *(Cont.)*
- osso misto esclerosante, 813
- osteíte condensante, 808-809
- osteíte púbica, origem não traumática, 810-811
- osteopetrose, 798-803
    - displasia diafisária progressiva *vs.*, 795
    - picnodisostose *vs.*, 805
- osteosclerose intramedular, 812
- outras condições esclerosantes do osso, 813
- picnodisostose, 804-807
    - acro-osteólise *vs.*, 821
    - displasia cleidocraniana *vs.*, 786
    - displasia diafisária progressiva *vs.*, 795
    - osteopetrose *vs.*, 800
- pseudoacondroplasia, 766
    - características esqueléticas, 759
    - diagnóstico diferencial, 766
    - displasia epifisária múltipla *vs.*, 777
- quadril, Trevor Fairbank *vs.*, 405
- síndrome de Maffucci, 784
    - doença de Ollier *vs.*, 781
- unha, doença de Fong (síndrome de unha-patela) *vs.*, 789

Displasias em pessoas com nanismo, 758-761
- acondrogênese, 767
    - características esqueléticas, 759
    - diagnóstico diferencial, 767
- acondroplasia. *Ver* Acondroplasia
- características esqueléticas, 759
- displasia condroectodérmica, 771
    - características esqueléticas, 759
    - diagnóstico diferencial, 771
    - distrofia torácica asfixiante de Jeune *vs.*, 770
- displasia epifisária múltipla, 776-779
    - características esqueléticas, 759
    - diagnóstico diferencial, 777
    - genética, 777
    - prognóstico, 777
- displasia espondiloepifisária. *Ver* Displasia espondiloepifisária
- distrofia torácica asfixiante de Jeune, 770
    - diagnóstico diferencial, 770
    - displasia condroectodérmica *vs.*, 771
- nanismo tanatofórico. *Ver* Nanismo tanatofórico
- pseudoacondroplasia, 766
    - características esqueléticas, 759
    - diagnóstico diferencial, 766
    - displasia epifisária múltipla *vs.*, 777

Displasias esclerosantes
- displasia diafisária progressiva. *Ver* Displasia diafisária progressiva (DDP)
- melorreostose. *Ver* Melorreostose
- osteíte condensante, 808-809
- osteíte pubiana, origem não traumática, 810-811
    - diagnóstico diferencial, 811
- osteopetrose, 798-803
    - displasia diafisária progressiva *vs.*, 795
    - picnodisostose *vs.*, 805
- osteosclerose intramedular, 812
- outras condições esclerosantes do osso, 813
- oxalose *vs.*, 135
- picnodisostose. *Ver* Picnodisostose

Dispositivo de ancoragem, 967
Distensão, articulação de Charcot, infecção de partes moles *vs.*, 999

Distrofia cintura-membro, distrofia muscular e, 695
Distrofia facioescapuloumeral, distrofia muscular e, 695
Distrofia miotônica, distrofia muscular e, 695
Distrofia muscular, 695
- de Becker, 695
- de Duchenne, 695
- paralisia cerebral *vs.*, 692

Distrofia simpática reflexa. *Ver* Síndrome da dor regional complexa
Distrofia, torácica asfixiante, características esqueléticas, 759
Distrofia torácica asfixiante de Jeune, 770
- características esqueléticas, 759
- diagnóstico diferencial, 770
- displasia condroectodérmica *vs.*, 771

Distrofia toraco-pélvica-falangiana. *Ver* Distrofia torácica asfixiante de Jeune
Distúrbio trabecular em osso irradiado, complicações do esqueleto induzidas pela radiação *vs.*, 407-408
Dobradiça, fratura em, em artroplastia de Swanson, 939
Doença cística da adventícia, tumor de partes moles *vs.*, 665
Doença/contratura de Dupuytren. *Ver* Fibromatose superficial
Doença crônica do enxerto *vs.* hospedeiro, miopatia inflamatória *vs.*, 889
Doença da adventícia, cística, tumor de partes moles *vs.*, 665
Doença de Albers-Schönberg. *Ver* Osteopetrose
Doença de arranhadura de gato, tumor de partes moles *vs.*, 661
Doença de Blount, 736-737
- anomalias associadas, 737
- diagnóstico diferencial, 737
- prognóstico, 737

Doença de Blount
- de início precoce, 737
- de início tardio, 737

Doença de Caffey, 787
- diagnóstico diferencial, 787

Doença de Caisson, osteonecrose de quadril, 1056
Doença de Christmas. *Ver* Hemofilia
Doença de Engelmann-Camurati (DEC). *Ver* Displasia diafisária progressiva (DDP)
Doença de Erdheim-Chester (EC), 878-879
- diagnóstico diferencial, 879
- prognóstico, 879

Doença de Fong (síndrome da unha-patela), 788-789
- diagnóstico diferencial, 789
- genética, 789

Doença de Forestier. *Ver* Hiperostose esquelética idiopática difusa
Doença de Friedrich, osteíte condensante *vs.*, 809
Doença de Gaucher, 872-875
- diagnóstico diferencial, 873
- estadiamento, graduação e classificação, 873
- genética, 873
- osteonecrose de quadril, 1056
- prognóstico, 873
- talassemia *vs.*, 832

Doença degenerativa da articulação. *Ver* Osteoartrite, de esqueleto axial *Ver* Osteoartrite, de punho e de mão
Doença degenerativa da coluna, hiperostose esquelética idiopática difusa *vs.*, 55
Doença de Gorham. *Ver* Hemangioma, intraósseo
Doença de Graves, hipertireoidismo, 1116
Doença de Hansen, 1014

ÍNDICE

Doença de Hoffa
- sinovite nodular, intra-articular vs., 147
- tumor de partes moles vs., 674

Doença de Hunter, em mucopolissacaridose, 877
Doença de Kienböck, 1063
Doença de Köhler, 1067
Doença de Ledderhose. Ver Fibromatose superficial
Doença de Legg-Calvé-Perthes, 1070-1075
- checklist do diagnóstico, 1072
- diagnóstico diferencial, 1071-1072
- estadiamento, graduação e classificação, 1072
- prognóstico, 1072

Doença de Leri. Ver Melorreostose
Doença de Madelung. Ver Lipomatose
Doença de Marie-Sainton. Ver Displasia cleidocraniana
Doença de Maroteaux-Lamy. Ver Picnodisostose
Doença de Mueller-Weiss, 1067
Doença de Neimann-Pick, doença de Gaucher vs., 873
Doença de Ollier, 780-783
- diagnóstico diferencial, 781
- displasia fibrosa do osso tubular vs., 377
- genética, 781
- prognóstico, 781

Doença de Osgood-Schlatter, 734
Doença de osso frágil, transitória, osteogênese imperfeita vs., 703
Doença de Paget, 364-369
- artrite reumatoide de quadril vs., 29-30
- checklist do diagnóstico, 366
- diagnóstico diferencial, 365
- displasia fibrosa do crânio vs., 377
- genética, 366
- prognóstico, 366

Doença de partículas, 905, 939
- com osteólise, em implante de tornozelo, 935
- em implante de joelho, 923
- em implante de quadril, 914

Doença de Peyronie. Ver Fibromatose superficial
Doença de Pott, 1005
Doença de Preiser, 1063
Doença de Recklinghausen. Ver Neurofibromatose
Doença de Reiter. Ver Artrite reativa crônica
Doença de Ribbing
- displasia diafisária progressiva vs., 795
- osteosclerose intramedular vs., 812
- picnodisostose vs., 805

Doença de Sinding-Larsen-Johansson, 735
- checklist do diagnóstico, 735
- diagnóstico diferencial, 735

Doença de Sly, em osteoporose, 799, 800
Doença de Still em adultos, 48-49
- checklist do diagnóstico, 49
- diagnóstico diferencial, 49
- osteoartrite de punho e de mão vs., 70
- prognóstico, 49

Doença de Trevor. Ver Trevor Fairbank
Doença de van Buchem, displasia diafisária progressiva vs., 795
Doença de von Recklinghausen, do osso, hiperparatireoidismo, 1085
Doença de Wilson, 134
- diagnóstico diferencial, 134

Doença do tecido conjuntivo, mista, 894
Doença embólica, 900
- meningococcemia vs., 901

Doença enxerto contra hospedeiro, crônica, miopatia inflamatória vs., 889
Doença equinocócica, 1017
- hidática, tumor de partes moles vs., 661

Doença falciforme, 825, 1044
- tuberculose vs., 1006

Doença fibrocística generalizada do osso. Ver Displasia fibrosa
Doença granulomatosa, infecção espinal, 982
Doença heterozigótica, em acondroplasia, 764
Doença hidática, 1017
- tumor de partes moles vs., 661

Doença homozigótica, em acondroplasia, 764
Doença intestinal, inflamatória, doença de Still em adultos vs., 49
Doença mecânica do disco, infecção espinal vs., 982
Doença metastática
- doença de Caffey vs., 787
- esclerótica, enostose (ilhota óssea) vs., 193
- neuroblastoma, doença de Caffey vs., 787
- osteoblástica, osteíte pubiana não traumática vs., 811
- tuberculose vs., 1006

Doença mista do tecido conjuntivo, 894
Doença musculoesquelética (ME), tuberculose, 1006
Doença óssea frágil temporária, osteogênese imperfeita vs., 703
Doença óssea Marble. Ver Osteopetrose
Doença óssea metabólica
- acropatia da tireoide, 1117
- anorexia, 1110
- calcinose tumoral (idiopática), 1121
- doença relacionada com diálise. Ver Doença relacionada com diálise
- hiperparatireoidismo, 1084-1089
  - acro-osteólise vs., 821
  - artrite reumatoide de punho e de mão vs., 24
  - artrite reumatoide de quadril vs., 29-30
  - calcinose tumoral vs., 1121
  - em doença óssea metabólica, 1079
  - esclerose sistêmica progressiva vs., 885
  - hipotireoidismo vs., 1103
  - osteíte pubiana não traumática vs., 811
  - osteodistrofia renal, 1096
  - osteoporose de outras causas, 1111
  - oxalose vs., 135
  - tumor marrom de
    - cisto ósseo simples vs., 390
    - gota vs., 109
- hipertireoidismo, 1116
- hipofosfatasia, 1118-1119
  - osteogênese imperfeita vs., 703
- hipoparatireoidismo, 1102-1103
- hipotireoidismo. Ver Hipotireoidismo
- introdução, 1078-1083
- metabolismo ósseo e, 1078
- osteodistrofia renal, 1094-1099
  - calcinose tumoral vs., 1121
  - hipotireoidismo vs., 1103
  - oxalose vs., 135
- osteomalacia, 1090-1093
  - artrite reumatoide de quadril vs., 29-30
  - hipofosfatasia vs., 1119
- osteoporose. Ver Osteoporose
- protocolo de imagem, 1079
- pseudo-hipoparatireoidismo, 1102-1103
- pseudopseudo-hipoparatireoidismo, 1102-1103
- questões de imagem com base na patologia, 1079

ÍNDICE

Doença óssea metabólica *(Cont.)*
- questões patológicas, 1078-1079
- raquitismo, 1090-1093
  - hipofosfatasia *vs.*, 1119
  - resistente a vitamina D, pseudoacondroplasia *vs.*, 766
  - talassemia *vs.*, 832
- síndrome de Cushing, 1120
- transtornos da pituitária, acromegalia e deficiência de hormônio de crescimento, 1112-1113

Doença óssea, metabólica, hipofosfatasia, osteogênese imperfeita *vs.*, 703

Doença osteo-onicodisplasia hereditária (HOOD). *Ver* Doença de Fong (síndrome de unha-patela)

Doença ou síndrome de Camurati-Engelmann (DCE). *Ver* Displasia diafisária progressiva (DDP)

Doença por depósito de cristal de di-hidrato de pirofosfato de cálcio (CPPD). *Ver* Artropatia de pirofosfato

Doença por depósito de cristal, quando imita tumor de partes moles, 668-671
- checklist do diagnóstico, 669
- diagnóstico diferencial, 669

Doença por depósito de hidroxiapatita, 120-125
- anomalias associadas, 122
- calcificação metastática relacionada com diálise *vs.*, 1100
- checklist do diagnóstico, 122
- diagnóstico diferencial, 121-122
- hipotireoidismo *vs.*, 1103
- osteoartrite de ombro *vs.*, 66
- prognóstico, 122
- tumor de partes moles *vs.*, 669

Doença por depósito, em diabetes, 848

Doença progressiva, osteoporose primária, 1106

Doença relacionada com diálise
- calcificação metastática, 1100
  - diagnóstico diferencial, 1100
- depósito de amiloide, infecção espinal *vs.*, 982
- espondiloartropatia, 1101
  - diagnóstico diferencial, 1101

Doença renal em estágio final, osteodistrofia renal, 1096

Doença reumatológica, osteíte pubiana não traumática *vs.*, 811

Doenças sistêmicas com envolvimento musculoesquelético (ME)
- acro-osteólise, 820-823
  - em picnodisostose, 805
- anemia falciforme, 824-829
  - doença de Gaucher *vs.*, 873
  - mielofibrose *vs.*, 837
  - osteomielite aguda em adultos, 976
  - osteonecrose de quadril, 1056
- complicações de paraplegia, 816-819
- diabetes, 846-851
  - hanseníase *vs.*, 1014
- doença de Erdheim-Chester, 878-879
- doença de Gaucher, 872-875
  - osteonecrose de quadril, 1056
  - talassemia *vs.*, 832
- doença embólica, 900
  - meningococcemia *vs.*, 901
- esclerose sistêmica progressiva, 884-887
  - acro-osteólise *vs.*, 821
  - hanseníase *vs.*, 1014
  - ossificação do ligamento longitudinal posterior *vs.*, 62
- esclerose tuberosa, 868-871
  - sarcoidose de osso *vs.*, 859

Doenças sistêmicas com envolvimento musculoesquelético (ME) *(Cont.)*
- hemofilia, 840-845
  - pseudotumor decorrente de, tumor de partes moles *vs.*, 674, 677
- hipertrofia de denervação, 898-899
  - tumor de partes moles *vs.*, 661
- HIV-AIDS, 852-857
  - tenossinovite relacionada com, tenossinovite infecciosa *vs.*, 996
- homocistinúria, 895
  - síndrome de Marfan e de Ehlers-Danlos *vs.*, 897
- lúpus eritematoso sistêmico, 880-883
  - artrite reumatoide de punho e de mão *vs.*, 23
  - osteonecrose de quadril, 1056
- mastocitose, 866-867
  - complicações do flúor *vs.*, 1128
  - hemangioma intraósseo *vs.*, 350
  - infiltração e substituição da medula focal *vs.*, 1040
  - osteopoiquilose *vs.*, 813
- meningococcemia, 901
  - deficiência focal femoral proximal *vs.*, 731
- mielofibrose, 836-839
  - complicações do flúor *vs.*, 1128
  - doença de Erdheim-Chester *vs.*, 879
  - doença de Paget *vs.*, 365
  - infiltração e substituição da medula focal *vs.*, 1040
  - talassemia *vs.*, 832
- miopatia inflamatória, 888-893
  - em HIV-AIDS, 853
  - idiopática, tumor de partes moles *vs.*, 661
- mucopolissacaridose, 876-877
  - deformidade de Madelung *vs.*, 712
- sarcoidose
  - articulação, 864
  - infiltrativa subcutânea, sarcoidose de parte mole *vs.*, 865
  - músculo, 862-863
    - miopatia inflamatória *vs.*, 889
  - osso, 858-861
  - partes moles, 865
  - tumor de partes moles *vs.*, 674
- síndrome de Ehlers-Danlos, 896-897
  - homocistinúria *vs.*, 895
- síndrome de Marfan, 896-897
  - homocistinúria *vs.*, 895
- síndrome de sobreposição/doença mista de tecido conjuntivo, 894
- talassemia, 830-835
  - anemia falciforme *vs.*, 826

Doenças sistêmicas, osteomielite aguda em adultos, 976

Doença tromboembólica, tumor de partes moles *vs.*, 665

Doença vascular de colágeno, calcificação metastática relacionada com diálise *vs.*, 1100

Doença zoonótica, brucelose, 1011

Dor
- insensibilidade/indiferença a, congênita, acro-osteólise *vs.*, 821
- osso, em mastocitose, 867

Dor de cabeça, febre maculosa das Montanhas Rochosas, 1013

Dor muscular de início tardio (DMIT), hipertrofia por denervação *vs.*, 899

Dor óssea, em mastocitose, 867

Dorso, elastofibroma. *Ver* Elastofibroma

ÍNDICE

Dracunculose, 1017
Drenagem
– artrite séptica, 992
– infecção de partes moles, 999

E

EC. *Ver* Doença de Erdheim-Chester (EC)
Edema da medula óssea, 734
– infarto ósseo *vs.*, 1051
– osteonecrose *vs.*, 1045
– padrão, edema transitório da medula óssea e osteoporose migratória regional *vs.*, 1049
Eixo, fixação de parafuso, 955
Elastofibroma, 468-471
– diagnóstico diferencial, 469
– fibroblastoma desmoplásico *vs.*, 481
– fibromatose tipo desmoide *vs.*, 489-490
– genética, 469
– prognóstico, 469
– tumor de partes moles *vs.*, 661
Elastofibroma dorsal. *Ver* Elastofibroma
Embolia aérea, 900
Embolia por coágulo de sangue, 900
Embolia séptica, 900
Embolia tumoral, 900
Embriopatia, varfarina, 1131
– condrodisplasia punctata *vs.*, 785
Enchimentos, cimento e osso, 960-965
– prognóstico, 962
Enchimentos ósseos, 960-965
– prognóstico, 962
Encondroma, 244-249
– checklist do diagnóstico, 246
– cisto ósseo simples *vs.*, 389
– condroma *vs.*, 278
– diagnóstico diferencial
osso grande, 245-246
osso tubular pequeno, 245
– múltiplo, doença de Ollier *vs.*, 781
– prognóstico, 246
– sarcoidose de osso *vs.*, 859
– síndrome de Maffucci, 784
doença de Ollier *vs.*, 781
Encondroma múltiplo, doença de Ollier *vs.*, 781
Encondroma protuberante, 245
Encondroma solitário. *Ver* Encondroma
Encondromatose. *Ver também* Doença de Ollier
– generalizada, doença de Ollier *vs.*, 781
– osteopatia estriada *vs.*, 813
Encurtamento acromélico, 758
Encurtamento da extremidade, displasia do nanismo, 758
Encurtamento mesomélico, 758
Encurtamento micromélico, 758
Endoprótese, 913
Endotelioma sinovial. *Ver* Sarcoma sinovial
Enostose (ilhota óssea), 192-195
– checklist do diagnóstico, 193
– diagnóstico diferencial, 193
– esclerose tuberosa *vs.*, 869
– prognóstico, 193

Envenenamento por chumbo, 1130
– diagnóstico diferencial, 1130
Envolvimento da calota craniana, na osteoporose, 799
Enxerto cortical, 961, 962
Enxerto corticoesponjoso, 961, 962
Enxerto esponjoso, 961, 962
Enxerto estrutural, em artroplastia de revisão, 919
Enxerto, estrutural e não estrutural, em artroplastia de revisão, 919
Enxerto não estrutural, em artroplastia de revisão, 919
Enxerto ósseo, 961
Enxertos vasculares, 961
Enzima catepsina K, mutação em, em picnodisostose, 805
Enzimas, em metabolismo ósseo, 1078
Epífise
– cabeça femoral, osteonecrose de, 1071
– em cone
complicações da vitamina A *vs.*, 1126
meningococcemia *vs.*, 901
– femoral, capital deslizada, 724-729
anomalias associadas, 725
checklist do diagnóstico, 726
diagnóstico diferencial, 725
estadiamento, graduação e classificação, 725-726
prognóstico, 726
Epífise em cone, meningococcemia *vs.*, 901
Epífise femoral, capital deslizada, 724-729
– anomalias associadas, 725
– checklist do diagnóstico, 726
– diagnóstico diferencial, 725
– estadiamento, graduação e classificação, 725-726
– prognóstico, 726
Epífise proximal do fêmur, deslizamento, Doença de Legg-Calvé-Perthes *vs.*, 1072
Epifisiólise femoral capital traumática, deficiência focal femoral proximal *vs.*, 731
Erecta de luxatio com fratura, hipoplasia glenoide *vs.*, 709
Ergosterol, em metabolismo ósseo, 1078
Erupção cutânea, febre maculosa das Montanhas Rochosas, 1013
Escafoide, desunião de fratura, osteonecrose de punho *vs.*, 1063
Escherichia coli, artrite séptica, 992
Escleroderma difuso. *Ver* Esclerose sistêmica progressiva
Esclerodermia. *Ver* Esclerose sistêmica progressiva
Esclerose
– sistêmica progressiva. *Ver também* Esclerose sistêmica progressiva
acro-osteólise *vs.*, 821
diagnóstico diferencial, 885
genética, 886
prognóstico, 886
– tuberosa, 868-871
diagnóstico diferencial, 869
estadiamento, graduação e classificação, 869
genética, 869
prognóstico, 869
sarcoidose de osso *vs.*, 859
Esclerose do corpo vertebral, SAPHO, 1018
Esclerose sistêmica. *Ver também* Esclerose sistêmica progressiva
– progressiva, 884-887
acro-osteólise *vs.*, 821
diagnóstico diferencial, 885
genética, 886
prognóstico, 886

xvii

ÍNDICE

Esclerose sistêmica progressiva, 884-887
– acro-osteólise *vs.*, 821
– diagnóstico diferencial, 885
– genética, 886
– hanseníase *vs.*, 1014
– hipotireoidismo *vs.*, 1103
– ossificação do ligamento longitudinal posterior *vs.*, 62
– prognóstico, 886
Esclerose tuberosa, 868-871
– diagnóstico diferencial, 869
– estadiamento, graduação e classificação, 869
– genética, 869
– prognóstico, 869
– sarcoidose de osso *vs.*, 859
Escoliose, 698
– neurofibromatose e, 698
– pólio, 1016
Escorbuto, 1135
– diagnóstico diferencial, 1135
Espaços da cartilagem, alargamento da, acromegalia, 1113
Espécies de *Enterobacter*, artrite séptica, 992
Espectro da doença, amplo, 719
Esplenomegalia, síndrome de Felty, 41
Espondilite
– anquilosante, hiperparatireoidismo *vs.*, 1086
– infecciosa. *Ver* Infecções espinais
– tuberculosa, 1005
   tuberculose *vs.*, 1006
Espondilite anquilosante, 84-89
– artrite associada à doença inflamatória intestinal *vs.*, 91
– artrite reativa crônica *vs.*, 104
– artrite reumatoide de joelho *vs.*, 33
– checklist do diagnóstico, 86
– diagnóstico diferencial, 85-86
– genética, 86
– hiperostose esquelética idiopática difusa *vs.*, 55
– hiperparatireoidismo *vs.*, 1086
– ocronose *vs.*, 133
– osteoartrite de esqueleto axial *vs.*, 52
– prognóstico, 86
Espondilite infecciosa. *Ver* Infecções espinais
Espondiloartropatia
– artrite reumatoide de ombro e de cotovelo *vs.*, 17
– complicações do flúor *vs.*, 1128
– de hemodiálise
   artrite reumatoide de esqueleto axial *vs.*, 12
   ossificação do ligamento longitudinal posterior *vs.*, 62
– destrutiva, osteodistrofia renal *vs.*, 1096
– do artrite psoriática ou reativa crônica, osteoartrite de esqueleto axial *vs.*, 52
– em artrite psoriática, diagnóstico diferencial, 98
– psoriática
   artrite reativa crônica *vs.*, 103
   espondilite anquilosante *vs.*, 86
– relacionada com diálise, 1101
   diagnóstico diferencial, 1101
– soronegativa, artrite reumatoide de esqueleto axial *vs.*, 12
Espondiloartropatia destrutiva, osteodistrofia renal *vs.*, 1096
Espondiloartropatia psoriática. *Ver* Artrite psoriática
Espondiloartropatias soronegativas, artrite reumatoide de esqueleto axial *vs.*, 12
Espondilodiscite, brucelose, 1011
Espondilose associada ao retinoide, osteoartrite de esqueleto axial *vs.*, 52

Espondilose, associada ao retinoide, osteoartrite de esqueleto axial *vs.*, 52
Espondilose deformante. *Ver também* Osteoartrite, de esqueleto axial
– osteoartrite associada ao retinoide *vs.*, 1129
– osteoartrite com, ossificação do ligamento longitudinal posterior *vs.*, 61
Esqueleto axial
– artrite reumatoide de, 10-15
   checklist do diagnóstico, 12
   diagnóstico diferencial, 12
   genética, 12
   prognóstico, 12
– osteoartrite de, 50-53
   anomalias associadas, 52
   diagnóstico diferencial, 52
   genética, 52
   prognóstico, 52
Esqueleto, complicações induzidas por radiação de, 406-411
– checklist do diagnóstico, 408
– diagnóstico diferencial, 407-408
– etiologia, 408
Estabilização esquelética, fixação de parafuso, 956
Estado de portador de talassemia beta, 831
Estado de suporte sem peso, osteoporose por desuso, 1108
Estase venosa, em extremidades inferiores, osteoartropatia hipertrófica *vs.*, 165
Estenose espinal congênita, 763
Esternocleidomastóideo, fibrodisplasia ossificante progressiva e, 694
Esteroide
– complicações, 1124
– osteonecrose, 1045
   de punho, 1063
   de quadril, 1055
   de tornozelo e de pé, 1067
Estimulação, medula, mielofibrose *vs.*, 837
Estreptococo grupo B, artrite séptica, 992
Exostose de Ivory. *Ver* Osteoma
Exostose. *Ver* Osteocondroma
– osteocartilaginosa. *Ver* Osteocondroma
Exostose múltipla hereditária, 256-261
– checklist do diagnóstico, 258
– deformidade de Madelung *vs.*, 712
– diagnóstico diferencial, 258
– genética, 258
– prognóstico, 258
– tipo pedunculado, 257
– tipo séssil, 257
– variância ulnar *vs.*, 715
Exostose osteocartilaginosa. *Ver* Osteocondroma
Exostoses, hereditárias múltiplas, 256-261
– checklist do diagnóstico, 258
– deformidade de Madelung *vs.*, 712
– diagnóstico diferencial, 258
– genética, 258
– prognóstico, 258
– tipo pedunculado, 257
– tipo séssil, 257
– variância ulnar *vs.*, 715
Exposição materna, chumbo, 1130
Extremidades inferiores, estase venosa em, osteoartropatia hipertrófica *vs.*, 165
Eyelet, dispositivos de ancoragem, 967

ÍNDICE

F

Face, displasias do nanismo, 758
Faceta articular, acessória, variante normal, coalizão total vs., 752
Falange, cisto ósseo aneurismático originando em, cisto ósseo aneurismático vs., 395-396
Falha de fusão sindesmótica, em implante de tornozelo, 935
Falha de revisão, vs. quadro esperado, artroplastia de revisão vs., 919
Fasciíte, 466
- necrotizante, 1002-1003
    diagnóstico diferencial, 1003
    em HIV-AIDS, 853
    infecção de partes moles vs., 999
    prognóstico, 1003
- nodular e proliferativa, 466
    fibroblastoma desmoplásico vs., 481
    fibroma da bainha do tendão vs., 477
    histiocitoma fibroso benigno profundo vs., 529
    leiomiossarcoma vs., 547
    mixofibrossarcoma vs., 511
    rabdomiossarcoma vs., 559
    sarcoma fibromixoide de baixo grau vs., 515
    tumor de partes moles vs., 661
Fasciíte não necrotizante, fasciíte necrotizante vs., 1003
Fasciíte necrotizante, 1002-1003
 - diagnóstico diferencial, 1003
 - em HIV-AIDS, 853
 - infecção de partes moles vs., 999
 - prognóstico, 1003
 - trombose venosa profunda vs., 1003
Fasciíte nodular, 466
 - fibroblastoma desmoplásico vs., 481
 - fibroma da bainha de tendão vs., 477
 - histiocitoma fibroso benigno profundo vs., 529
 - mixofibrossarcoma vs., 511
 - sarcoma fibromixoide de baixo grau vs., 515
Fasciíte proliferativa, 466
Febre
 - maculosa das Montanhas Rochosas, 1013
 - mediterrânea familiar, miopatia inflamatória vs., 889
Fechamento fisário prematuro, pólio, 1016
Fêmur
 - curto congênito, deficiência focal femoral proximal vs., 731
 - inserção retrógrada em, 947
Fenômeno embólico, 1044
Ferimentos de bala, chumbo, 1130
Fibroblastoma
 - célula gigante, dermatofibrossarcoma protuberante, vs., 537
 - desmoplásico, 480-481
    diagnóstico diferencial, 481
 - prognóstico, 481
Fibrodisplasia ossificante progressiva, 694
 - miosite ossificante/ossificação heterotópica vs., 680
Fibrolipoma neural. Ver Lipomatose, nervo
 - com macrodactilia. Ver Macrodactilia lipomatosa
Fibroma
 - aponeurótico calcificante, 482-483
    condroma de partes moles vs., 591
    diagnóstico diferencial, 483
    genética, 483

Fibroma (Cont.)
    hamartoma fibrosa da infância vs., 472
    leiomiossarcoma vs., 547
    prognóstico, 483
 - colagenoso. Ver Fibroblastoma desmoplásico
 - condromixoide, 266-269
    checklist do diagnóstico, 267
    diagnóstico diferencial, 267
    genética, 267
    prognóstico, 267
 - da bainha do tendão, 476-479
    diagnóstico diferencial, 477
    fibroblastoma desmoplásico vs., 481
    fibroma aponeurótico calcificante vs., 483
    genética, 477
    prognóstico, 477
    sarcoidose de partes moles vs., 865
 - desmoplásico, 324-325
    checklist do diagnóstico, 325
    diagnóstico diferencial, 325
    fibroxantoma vs., 401
    genética, 325
    prognóstico, 325
 - não ossificante. Ver Fibroxantoma
    central grande, fibroxantoma vs., 401
    fibroma desmoplásico vs., 325
 - não osteogênico. Ver Fibroxantoma
 - osteogênico. Ver Osteoblastoma
 - tenossinovial. Ver Fibroma, da bainha do tendão
Fibroma aponeurótico, calcificante, 482-483
 - diagnóstico diferencial, 483
 - genética, 483
 - hamartoma fibroso da infância vs., 472
 - leiomiossarcoma vs., 547
 - prognóstico, 483
Fibroma aponeurótico calcificante, 482-483
 - diagnóstico diferencial, 483
 - genética, 483
 - hamartoma fibrosa da infância vs., 472
 - leiomiossarcoma vs., 547
 - prognóstico, 483
Fibroma aponeurótico juvenil. Ver Fibroma aponeurótico calcificante
Fibroma colagenoso. Ver Fibroblastoma desmoplásico
Fibroma condromixoide, 266-269
 - checklist do diagnóstico, 267
 - diagnóstico diferencial, 267
 - genética, 267
 - prognóstico, 267
Fibroma desmoplásico, 324-325
 - checklist do diagnóstico, 325
 - diagnóstico diferencial, 325
 - fibroxantoma vs., 401
 - genética, 325
 - prognóstico, 325
Fibroma não ossificante central grande, fibroxantoma vs., 401
Fibroma não ossificante (FNO). Ver também Fibroxantoma
 - central grande, fibroxantoma vs., 401
 - neurofibromatose vs., 697
Fibroma não osteogênico. Ver Fibroxantoma
Fibroma ossificante extragnático. Ver Displasia osteofibrosa
Fibroma ossificante. Ver Displasia osteofibrosa
Fibroma osteogênico. Ver Osteoblastoma
Fibroma tenossinovial. Ver fibroma, da bainha do tendão

ÍNDICE

Fibromatose
- agressiva. *Ver* Fibromatose tipo desmoide
- como fibrossarcoma congênito. *Ver* Fibrossarcoma infantil
- gengival, fibromatose hialina juvenil *vs.*, 475
- hialina juvenil, 475
    - diagnóstico diferencial, 475
    - genética, 475
- infantil agressiva. *Ver* Fibrossarcoma infantil
- infantil, hamartoma fibroso da infância *vs.*, 472
- musculoaponeurótico. *Ver* Fibromatose tipo desmoide
- partes moles, contraparte intraósseo de. *Ver* Fibroma desmoplásico
- sarcoidose de partes moles *vs.*, 865
- superficial, 484-487
    - anomalias associadas, 485
    - fibroma aponeurótico calcificante *vs.*, 483
    - genética, 485
- tipo desmoide, 488-493
    - anomalias associadas, 490
    - diagnóstico diferencial, 489-490
    - estadiamento, graduação e classificação, 490
    - genética, 490
    - prognóstico, 490
- tipo desmoide, fibroblastoma desmoplásico *vs.*, 481

Fibromatose agressiva infantil. *Ver* Fibrossarcoma infantil
Fibromatose agressiva. *Ver* Fibromatose tipo desmoide
Fibromatose coli, 474
Fibromatose como fibrossarcoma congênito. *Ver* Fibrossarcoma infantil
Fibromatose gengival, fibromatose hialina juvenil *vs.*, 475
Fibromatose hialina juvenil, 475
- diagnóstico diferencial, 475
- genética, 475

Fibromatose hialina juvenil multiplex. *Ver* Fibromatose hialina juvenil
Fibromatose infantil, hamartoma fibroso da infância *vs.*, 472
Fibromatose medular da infância. *Ver* Fibrossarcoma infantil
Fibromatose musculoaponeurótica. *Ver* Fibromatose tipo desmoide
Fibromatose palmar. *Ver* Fibromatoses superficiais
Fibromatose peniana. *Ver* Fibromatose superficial
Fibromatose plantar. *Ver* Fibromatose superficial
Fibromatose superficial, 484-487
- anomalias associadas, 485
- fibroma aponeurótico calcificante *vs.*, 483
- genética, 485

Fibromatose tipo desmoide, 488-493
- anomalias associadas, 490
- diagnóstico diferencial, 489-490
- estadiamento, graduação e classificação, 490
- fibroblastoma desmoplásico *vs.*, 481
- genética, 490
- prognóstico, 490

Fibrose
- músculo esquelético, pós-injeção, tumor de partes moles *vs.*, 674
- subepidérmica nodular. *Ver* Histiocitoma fibroso benigno profundo

Fibrose subepidérmica nodular. *Ver* Histiocitoma fibroso benigno profundo
Fibrossarcoma, 332-333
- alto grau, angiossarcoma *vs.*, 587
- angiossarcoma *vs.*, 357

Fibrossarcoma *(Cont.)*
- diagnóstico diferencial, 333
- epitelioide esclerosante, 516-519
    - diagnóstico diferencial, 517
    - tumor fibromixoide ossificante *vs.*, 605
- fibroma desmoplásico *vs.*, 325
- infantil, 504-505
    - etiologia, 505
    - genética, 505
    - hamartoma fibroso da infância *vs.*, 472
- leiomiossarcoma *vs.*, 547
- não metastizante bem diferenciado. *Ver* Fibromatose tipo desmoide
- ósseo, histiocitoma fibroso maligno *vs.*, 329
- partes moles, 506-509
    - estadiamento, graduação e classificação, 507
    - etiologia, 507
    - fibromatose tipo desmoide *vs.*, 489
    - genética, 507
    - infantil, rabdomiossarcoma *vs.*, 559
- prognóstico, 333
- tipo fibromixoide. *Ver* Sarcoma fibromixoide de baixo grau
- tipo mixoide. *Ver* Mixofibrossarcoma

Fibrossarcoma bem diferenciado não metastático. *Ver* Fibromatose tipo desmoide
Fibrossarcoma congênito. *Ver* Fibrossarcoma infantil
Fibrossarcoma desmoplásico da infância. *Ver* Fibrossarcoma infantil
Fibrossarcoma epitelioide esclerosante, 516-519
- diagnóstico diferencial, 517
- tumor fibromixoide ossificante *vs.*, 605

Fibrossarcoma infantil, 504-505
- etiologia, 505
- genética, 505
- hamartoma fibroso da infância *vs.*, 472
- rabdomiossarcoma *vs.*, 559

Fibrossarcoma infantil congênito. *Ver* Fibrossarcoma infantil
Fibrossarcoma juvenil. *Ver* Fibrossarcoma infantil
Fibroxantoma, 400-403. *Ver também* Histiocitoma fibroso benigno profundo
- anomalias associadas, 401
- atípico. *Ver* Sarcoma pleomórfico não diferenciado
- checklist do diagnóstico, 401
- diagnóstico diferencial, 401
- enostose (ilhota óssea) *vs.*, 193
- fibroma desmoplásico *vs.*, 325
- genética, 401

Fibroxantossarcoma. *Ver* Histiocitoma, fibroso maligno; sarcoma pleomórfico não diferenciado
Fígado, em metabolismo ósseo, 1078
Filariose, 1017
Fio, fixação de parafuso, 955
Fios Kirschner (K-), 955
Fise, osteomalacia e raquitismo, 1091
Fístula arteriovenosa (AV), tumor de partes moles *vs.*, 665
Fixação
- cabo, 966
- integridade, fixação de parafuso, 956
- osso, dispositivos de ancoragem, 967
- parafuso, 954-959
    - checklist do diagnóstico, 956
- placa, 950-953

Fixação da banda de tensão (FBT), 966

ÍNDICE

Fixação de cabo, 966
Fixação de fio/cerclagem/cabo, 966
Fixação de fratura, fixação de parafuso, 956
Fixação de parafuso, 954-959
– checklist do diagnóstico, 956
Fixação de placa, 950-953
Fluoreto, complicações, 1128
– diagnóstico diferencial, 1128
Fluorose, hiperostose esquelética idiopática difusa vs., 55
Fosfato
– em metabolismo ósseo, 1078
– metabolismo anormal, osteomalacia e raquitismo, 1091
Fósforo, em metabolismo ósseo, 1078
"Fragmento caído", cisto ósseo simples, 389
Fraqueza, hipertireoidismo, 1116
Fratura
– calcânea desunida, tálus vertical congênito vs., 748
– de componente de polietileno cimentado, 904
– em dobradiça, artroplastia de Swanson, 939
– estresse
    com reação, osteomielite aguda em adultos vs., 976
    osteosclerose intramedular vs., 812
– estresse acromial, em implante de ombro, 929
– fêmur, relacionada com bisfosfonato, 1133
– implante, 904
    em implante de joelho, 923
    em implante de quadril, 913
– insuficiência
    cabeça femoral, osteonecrose de quadril vs., 1055
    em diabetes, 847
    osteomalacia e raquitismo vs., 1091
    osteonecrose vs., 1045
– osso longo, colocação de haste/prego, 947
– patológica, na doença de Gaucher, 873
– periprotética, 906
    em implante de joelho, 923
    em implante de ombro, 929
    em implante de quadril, 914
    em implante de tornozelo, 935
– polietileno, em implante de tornozelo, 935
– radial distal, em crianças, deformidade de Madelung vs., 712
– Salter I traumática, deslizamento de epífise femoral capital vs., 725
Fratura calcânea desunida, tálus vertical congênito vs., 748
Fratura de Bankart, reversa, hipoplasia glenoide vs., 709
Fratura de Salter I, traumática, deslizamento de epífise femoral capital vs., 725
Fratura do colo femoral, osteoporose primária, 1106
Fratura do implante, 904, 939
– em implante de joelho, 923
– em implante de quadril, 913
Fratura em fivela (em toro), do antebraço, 399
Fratura em toro, de antebraço, 399
Fratura metafisária tibial proximal, em implante de joelho, 923
Fratura ou luxação do polietileno, em implante de tornozelo, 935
Fratura patológica, em doença de Gaucher, 873
Fratura periprotética, 906, 939
– em implante de joelho, 923
– em implante de ombro, 929
– em implante de quadril, 914
– em implante de tornozelo, 914

Fratura por estresse
– com reação, osteomielite aguda em adultos vs., 976
– do acrômio, em implante de ombro, 929
– osteoma osteoide vs., 203
– osteosclerose intramedular vs., 812
Fratura por estresse acromial, em implante de ombro, 929
Fratura protética, 939
Fratura radial, distal, em crianças, deformidade de Madelung vs., 712
Fratura radial distal em crianças, deformidade de Madelung vs., 712
Fraturas do fêmur, relacionadas com bisfosfonato, 1133
Fraturas por fragilidade
– hiperparatireoidismo, 1085
– osteoporose, 1105
Fraturas por insuficiência
– anorexia, 1110
– cabeça femoral, osteonecrose de quadril vs., 1055
– em diabetes, 847
– osteomalacia e raquitismo vs., 1091
– osteonecrose de joelho vs., 1061
– osteonecrose vs., 1045
– osteoporose primária, 1105
Fratura subcapital, osteonecrose de quadril, 1055
Fratura traumática de Salter I, deslizamento de epífise femoral capital vs., 725
Fusão de tornozelo. Ver Artrodese de tornozelo
Fusão pós-traumática, artrodese de tornozelo vs., 937

G

Gene *COL2A1*, em displasia espondiloepifisária, 773
Gênero, em processos artríticos, 4
Gigantismo, 1113
– localizado, macrodistrofia lipomatosa vs., 439, 440
Girdlestone, 905
Glândula pituitária, em metabolismo ósseo, 1078
Glenosfera, artroplastia reversa do ombro, 929
Glioma da via óptica, 698
Glomangioma, 553
Glomangiomioma, 553
Glomangiopericitoma, 553
Glomangiossarcoma, 553
Gonococcus, artrite séptica, 992
Gordura ao redor da articulação, lipoma arborescente, joelho vs., 443
Gordura embrionária, lipoma de. Ver Hibernoma
Gordura normal ao redor da articulação, lipoma arborescente, joelho vs., 443
Gota, 108-113
– anomalias associadas, 110
– checklist do diagnóstico, 110
– condroma de partes moles vs., 591
– depósito de amiloide vs., 127
– diagnóstico diferencial, 109
– nódulo reumatoide vs., 647
– primária, 109
– prognóstico, 110
– sarcoidose articular vs., 864
– saturnina, 109
– secundária, 109

ÍNDICE

Gota *(Cont.)*
- sinovite nodular, intra-articular *vs.*, 147
- sinovite vilonodular pigmentada *vs.*, 137
- tumor de partes moles *vs.*, 669

Gota tofácea. *Ver* Gota

Granuloma
- células plasmáticas. *Ver* Tumor miofibroblástico inflamatório
- corpo estranho
    sarcoma epitelioide *vs.*, 613
    tumor de partes moles *vs.*, 661
- doença de Crohn, miopatia inflamatória *vs.*, 889

Granuloma anular, tumor de partes moles *vs.*, 674, 677

Granuloma eosinofílico. *Ver* Histiocitose das células de Langerhans

Granuloma piogênico, melanoma *vs.*, 655

Granulomatose de célula de Langerhans. *Ver* Histiocitose de célula de Langerhans

H

Haemophilus, artrite séptica, 992

Haemophilus influenzae, osteomielite aguda em crianças, 971

Hamartoma
- da infância, fibrosa, fibroma aponeurótico calcificante *vs.*, 483
- de osso. *Ver* Osteoma
- do nervo
    fibrolipomatoso. *Ver* Lipomatose, nervo
    lipofibromatoso. *Ver* Lipomatose, nervo
- mixoide mesentérico omental. *Ver* Tumor miofibroblástico inflamatório

Hamartoma fibrolipomatoso do nervo. *Ver* Lipomatose, nervo

Hamartoma fibroso da infância, 472
- diagnóstico diferencial, 472
- fibroma aponeurótico calcificante *vs.*, 483
- rabdomiossarcoma *vs.*, 559

Hamartoma lipofibromatoso do nervo. *Ver* Lipomatose, nervo

Hamartoma mixoide mesentérico omental. *Ver* Tumor miofibroblástico inflamatório

Hamartoma mixoide, mesentérico omental. *Ver* Tumor miofibroblástico inflamatório

Hanseníase, 1014
- acro-osteólise *vs.*, 821
- diagnóstico diferencial, 1014

Hardware
- ortopédico, 947
- relação com osso
    fixação de parafuso, 956
    haste/prego intramedular, 947

Haste do úmero, artroplastia reversa do ombro, 929

Haste, fixação de parafuso, 955

Haste/prego
- cefalomedular, 947
- gama, 947
- intramedular, 946-949

Hastes
- flexíveis, 947
- intramedulares, 946-949

HAV (hemangioma ou malformação arteriovenosa). *Ver* Hemangioma, e malformações vasculares

HCa (hemangioma capilar). *Ver* Hemangioma, e malformações vasculares

HCav (hemangioma cavernoso). *Ver* Hemangioma, e malformações vasculares

HC (hemangioendotelioma composto). *Ver* Hemangioendotelioma, partes moles

HE (hemangioendotelioma epitelioide). *Ver* Hemangioendotelioma, partes moles

Hemangioblastoma. *Ver* Angiossarcoma, parte mole

Hemangioendotelioma
- ósseo, 355
    patologia, 355
- partes moles, 584-585
    angiossarcoma *vs.*, 587
    diagnóstico diferencial, 585
    hemangioma e malformações vasculares *vs.*, 565
    prognóstico, 585

Hemangioendotelioma maligno. *Ver* Angiossarcoma, partes moles

Hemangioendotelioma ósseo, 355
- patologia, 355

Hemangioma
- e malformações vasculares, 564-569
    angiomatose *vs.*, 571
    angiossarcoma *vs.*, 587
    anomalias associadas, 566
    diagnóstico diferencial, 565
    linfangioma *vs.*, 577
    partes moles, tumor de célula gigante de bainha de tendão *vs.*, 521
    prognóstico, 566
    sarcoma de Kaposi *vs.*, 581
- esclerosante. *Ver* Histiocitoma fibroso benigno profundo
- intramuscular, 421
- intraósseo, 348-353
    anomalias associadas, 350
    diagnóstico diferencial, 349-350
    histórico natural e prognóstico, 350
- sarcoidose de partes moles *vs.*, 865
- sinovial. *Ver* Malformação vascular sinovial

Hemangioma capilar. *Ver* Hemangioma, intraósseo

Hemangioma cavernoso. *Ver* Hemangioma, intraósseo

Hemangioma esclerosante. *Ver* Histiocitoma fibroso benigno profundo

Hemangioma histiocítico. *Ver* Hemangioma, intraósseo

Hemangioma intramuscular, 421

Hemangioma intraósseo, 348-353
- anomalias associadas, 350
- diagnóstico diferencial, 349-350
- histórico natural e prognóstico, 350

Hemangioma sinovial. *Ver* Malformação vascular sinovial

Hemangiomatose esquelética. *Ver* Hemangioma, intraósseo

Hemangioma venoso. *Ver* Hemangioma, intraósseo

Hemangiopericitoma
- miofibroma/miofibromatose, 473
- ósseo, 354
    checklist do diagnóstico, 354
- tumor fibroso solitário e, 494-499
    características microscópicas, 496
    diagnóstico diferencial, 495
    genética, 495-496

Hemangiopericitoma ósseo, 354
- checklist do diagnóstico, 354

ÍNDICE

Hemangiopericitoma, tumor fibroso solitário e
- condrossarcoma mesenquimal extraesquelético vs., 593
- fibromatose tipo desmoide vs., 490
- histiocitoma fibroso benigno profundo vs., 529
- leiomiossarcoma vs., 547
- sarcoma sinovial vs., 608

Hemangiossarcoma. Ver Angiossarcoma, ósseo Ver Angiossarcoma, em parte mole

Hematoma
- angiossarcoma vs., 587
- cisto de inclusão epidérmica vs., 645
- condrossarcoma mixoide extraesquelética vs., 617
- crônica, mixoma intramuscular vs., 599
- dentro da bursa, bursite infecciosa vs., 997
- linfangioma vs., 577
- metástases de partes moles vs., 651
- sarcoma sinovial vs., 607
- schwannoma vs., 635
- tumor de partes moles vs., 665
- tumor fibromixoide ossificante vs., 605

Hematopoese extramedular
- em anemia falciforme, 825
- em talassemia, 831

Hemiartroplastia, 913, 933
- ombro, 929
- osteonecrose de quadril, 1056

Hemiplegia, da paralisia cerebral, macrodistrofia lipomatosa vs., 439

Hemocromatose, 132
- artropatia de pirofosfato vs., 116
- checklist do diagnóstico, 132
- diagnóstico diferencial, 132
- doença de Wilson vs., 134
- primária, 132
- secundária, 132

Hemodiálise, espondiloartropatia de
- artrite reumatoide de esqueleto axial vs., 12
- ossificação de ligamento longitudinal posterior vs., 62

Hemofilia, 840-845
- checklist do diagnóstico, 842
- diagnóstico diferencial, 842
- prognóstico, 842
- pseudotumor decorrente de, tumor de partes moles vs., 674, 677

Hemofilia A. Ver Hemofilia
Hemofilia B. Ver Hemofilia
Hemoglobina C, falciforme, anemia falciforme vs., 826
Hemoglobina C falciforme (HbSC), anemia falciforme vs., 826
Hemolinfangiomatose. Ver Hemangioma, intraósseo
Hérnia de disco calcificada, ossificação do ligamento longitudinal posterior vs., 62
Hérnia na fáscia, tumor de partes moles vs., 674, 677
HFM pleomórfico/sarcoma pleomórfico indiferenciado
- leiomiossarcoma vs., 547
- sarcoma pleomórfico indiferenciado com inflamação proeminente vs., 535

Hialinose sistêmica. Ver Fibromatose hialina juvenil
Hibernoma, 448-451
- checklist do diagnóstico, 450
- diagnóstico diferencial pela patologia, 449
- diagnóstico diferencial por imagens, 449
- estadiamento, graduação e classificação, 450
- genética, 450

Hibernoma (Cont.)
- lipoblastoma/lipoblastomatose vs., 447
- lipoma, partes moles vs., 424
- variações de, 450

Hidrocéfalo, neurofibromatose e, 697
Hidroxiapatita de cálcio, em metabolismo ósseo, 1078
25 hidroxicolecalciferol, em metabolismo ósseo, 1078
Higroma cístico. Ver Linfangioma
HIM (hemangioma intramuscular). Ver Hemangioma, e malformações vasculares
Hiperalérgica, subsepse. Ver Doença de Still, em adultos
Hipercortisolismo, 1120
Hiperlipoproteinemia, 685
Hiperostose
- em melorreostose, 791
- esquelética idiopática difusa, 54-59
    acromegalia vs., 1113
    anomalias associadas, 55, 56
    checklist do diagnóstico, 56
    complicações do fluoreto vs., 1128
    diagnóstico diferencial, 55
    espondilite anquilosante vs., 86
    ossificação do ligamento longitudinal posterior vs., 61
    osteoartrite associada ao retinoide vs., 1129
    osteoartrite de esqueleto axial vs., 52
    prognóstico, 56
- esternoclavicular, osteíte condensante vs., 809
- periósteo fluído. Ver Melorreostose
- SAPHO, 1018

Hiperostose anquilosante. Ver Hiperostose esquelética idiopática difusa
Hiperostose esquelética idiopática difusa, 54-59
- acromegalia vs., 1113
- anomalias associadas, 55, 56
- checklist do diagnóstico, 56
- complicações do flúor vs., 1128
- diagnóstico diferencial, 55
- espondilite anquilosante, vs., 86
- ossificação do ligamento longitudinal posterior vs., 61
- osteoartrite associada a retinoide vs., 1129
- osteoartrite de esqueleto axial vs., 52
- prognóstico, 56

Hiperostose esternoclavicular (SAPHO), osteíte condensante vs., 809
Hiperostose retinoide, complicações da vitamina A vs., 1126
Hiperparatireoidismo, 1084-1089
- acro-osteólise vs., 821
- artrite reumatoide de punho e de mão vs., 24
- artrite reumatoide de quadril vs., 29-30
- calcinose tumoral vs., 1121
- checklist do diagnóstico, 1086
- diagnóstico diferencial, 1086
- em doença óssea metabólica, 1079
- esclerose sistêmica progressiva vs., 885
- hipotireoidismo vs., 1103
- osteíte pubiana não traumática vs., 811
- osteodistrofia renal, 1096
- osteoporose por outras causas, 1111
- oxalose vs., 135
- prognóstico, 1086
- tumor marrom de
    cisto ósseo simples vs., 390
    gota vs., 109

ÍNDICE

Hipertireoidismo, 1116
– diagnóstico diferencial, 1115
Hipertrofia
– compensatória, hipertrofia de denervação vs., 899
– denervação, 898-899
   checklist do diagnóstico, 899
   diagnóstico diferencial, 899
   prognóstico, 899
   tumor de partes moles vs., 661
– labral, displasia de desenvolvimento do quadril e, 719
– uso excessivo, hipertrofia de denervação vs., 899
Hipertrofia compensatória, hipertrofia por denervação vs., 899
Hipertrofia do ligamento redondo, displasia de desenvolvimento do quadril e, 719
Hipertrofia labral, displasia de desenvolvimento do quadril e, 719
Hipertrofia muscular neurogênica. Ver Hipertrofia de denervação
Hipertrofia por denervação, 898-899
– checklist do diagnóstico, 899
– diagnóstico diferencial, 899
– prognóstico, 899
– tumor de parte mole vs., 661
Hipertrofia por uso excessivo, hipertrofia de denervação vs., 899
Hipervitaminose A, 1126
Hipervitaminose D, 1127
Hipocondroplasia, acondroplasia vs., 763
Hipofosfatasia, 1118-1119
– anomalias associadas, 1119
– diagnóstico diferencial, 1119
– genética, 1119
– osteogênese imperfeita vs., 703
– prognóstico, 1119
Hipofosfatêmico ligado ao X, osteomalacia e raquitismo, 1091
Hipoparatireoidismo, 1102-1103
– diagnóstico diferencial, 1103
– genética, 1103
Hipopituitarismo, deficiência de hormônio de crescimento vs., 1113
Hipoplasia glenoide, 709
– diagnóstico diferencial, 709
Hipotireoidismo, 1114-1115
– complicações da varfarina (cumarínicos) vs., 1131
– condrodisplasia punctata vs., 785
– congênito, 1115
– de início adulto, 1115
– diagnóstico diferencial, 1115
– displasia epifisária múltipla vs., 777
– doença de Legg-Calvé-Perthes vs., 1072
– genética, 1115
– juvenil, 1115
– prognóstico, 1115
Hipovitaminose D, 1127
Histiocitoma
– dérmico. Ver Histiocitoma fibroso benigno
– fibroso
   fibroma de bainha de tendão vs., 477
   mixoide maligno. Ver Mixofibrossarcoma
   sarcoidose de partes moles vs., 865
– fibroso benigno profundo, 528-529
   características microscópicas, 529
   dermatofibrossarcoma protuberante vs., 537
   diagnóstico diferencial, 529
   estadiamento, graduação e classificação, 529
   leiomiossarcoma vs., 548
   tumor fibroso solitário e hemangiopericitoma vs., 495

Histiocitoma (Cont.)
– fibroso maligno, 328-331
   angiossarcoma vs., 357
   anomalias associadas, 330
   checklist do diagnóstico, 330
   diagnóstico diferencial, 329
   estadiamento, graduação e classificação, 330
   fibroma desmoplásico vs., 325
   fibrossarcoma vs., 333
   genética, 330
   linfoma vs., 314
   mixoide, lipossarcoma mixoide vs., 461
   pleomórfico, tumor maligno de bainha periférica vs., 641
   prognóstico, 330
– fibroso maligno pleomórfico, condrossarcoma mixoide extraesquelético vs., 617
Histiocitoma cutâneo. Ver Histiocitoma fibroso benigno profundo
Histiocitoma dérmico. Ver Histiocitoma fibroso benigno profundo
Histiocitoma fibroso
– benigno profundo, tumor fibroso solitário e hemangiopericitoma vs., 495
– fibroma da bainha do tendão vs., 477
– maligno mixoide. Ver Mixofibrossarcoma
– maligno, pleomórfico, tumor da bainha periférica maligno vs., 641
– sarcoidose de partes moles vs., 865
Histiocitoma fibroso maligno, 328-331
– angiossarcoma vs., 357
– anomalias associadas, 330
– checklist do diagnóstico, 330
– diagnóstico diferencial, 329
– estadiamento, graduação e classificação, 330
– fibrossarcoma vs., 333
– genética, 330
– pleomórfico, tumor de bainha periférica maligno vs., 641
– prognóstico, 330
– tipo estoriforme ou fibroblástico. Ver Sarcoma pleomórfico não diferenciado
Histiocitoma fibroso maligno pleomórfico
– condrossarcoma mixoide extraesquelético vs., 617
– tumor da bainha periférica maligno vs., 641
Histiocitoma fibroso maligno xantomatoso. Ver Sarcoma pleomórfico indiferenciado, com inflamação proeminente
Histiocitoma fibroso mixoide maligno. Ver Mixofibrossarcoma
Histiocitoma fibroso profundo benigno, 528-529
– características microscópicas, 529
– dermatofibrossarcoma protuberante vs., 537
– diagnóstico diferencial, 529
– estadiamento, graduação e classificação, 529
– leiomiossarcoma vs., 548
– tumor fibroso solitário e hemangiopericitoma vs., 495
Histiocitoma maligno. Ver Histiocitoma, fibroso maligno
Histiocitose de célula de Langerhans, 310, 370-375
– anomalias associadas, 372
– checklist do diagnóstico, 372
– cisto ósseo simples vs., 389-390
– condrossarcoma de célula clara vs., 287
– diagnóstico diferencial, 371-372
– doença de Erdheim-Chester vs., 879
– genética, 372
– linfoma vs., 314

ÍNDICE

Histiocitose de célula de Langerhans *(Cont.)*
– osteoblastoma *vs.*, 209
– osteomielite aguda em adultos *vs.*, 976
– osteomielite crônica *vs.*, 987
– osteossarcoma intraósseo de baixo grau *vs.*, 235
– prognóstico, 372
– sarcoma de Ewing *vs.*, 304
Histiocitose X. *Ver* Histiocitose de célula de Langerhans
HIV-AIDS, 852-857
– checklist do diagnóstico, 854
– osteomielite aguda em adultos, 976
– osteonecrose de quadril, 1056
– prognóstico, 854
– tenossinovite relacionada com, tenossinovite infecciosa *vs.*, 996
HK (hemangioendotelioma kaposiforme). *Ver* Hemangioendotelioma, partes moles
Homocistinúria, 895
– anomalias associadas, 895
– diagnóstico diferencial, 895
– síndrome de Marfan e de Ehlers-Danlos *vs.*, 897
HOOD (doença osteo-onicodisplasia hereditária). *Ver* Doença de Fong (síndrome de unha-patela)
Hormônio da paratireoide, em metabolismo ósseo, 1078
Hormônio de crescimento, em metabolismo ósseo, 1078
Hormônios, em metabolismo ósseo, 1078
HPC. *Ver* Hemangiopericitoma
HPT. *Ver* Hiperparatireoidismo
HV (hemangioma ou malformação venosa). *Ver* Hemangioma, e malformações vasculares

I

Idade
– avançada, diminuição da medula vermelha, 1027
– em processo artrítico, 4
Idosos, hipervitaminose D em, 1127
IFA (impacto femoroacetabular), 726
Ilhota óssea. *Ver também* Enostose (ilhota óssea)
– esclerose tuberosa *vs.*, 869
– múltipla, POEMS *vs.*, 301
Imagem computadorizada (TC), aneurisma, 665
Imagens da paratireoide, hiperparatireoidismo, 1086
Imagens por ressonância magnética (RM)
– aneurisma, 665
– osteonecrose, 1045
 de punho, 1063
 de quadril, 1055
 de tornozelo e de pé, 1067
Imagens realçadas com gadolínio, lipoma e, 423
Imitação de tumor de partes moles
– doença de cristal, 668-671
 checklist do diagnóstico, 669
 diagnóstico diferencial, 669
– infecção/inflamação, 660-663
– outras entidades, 672-677
 checklist do diagnóstico, 674
 diagnóstico diferencial, 673
– vascular, 664-667
 checklist do diagnóstico, 665
 diagnóstico diferencial, 665

Imitação de tumor de partes moles vascular, 664-667
– checklist do diagnóstico, 665
– diagnóstico diferencial, 665
Impacto femoroacetabular (IFA), 726
– artrite por doença inflamatória do intestino *vs.*, 92
– espondilite anquilosante *vs.*, 86
– osteoartrite de quadril *vs.*, 73
Impacto ulnar, achados associados a, 715
Implante
– artrodese em pequenas articulações e, 938-943
– compartimento único (unicompartimental), 923
– cotovelo, 932-933
 checklist do diagnóstico, 933
 indicações, 933
 prognóstico, 933
– joelho, 922-927
 prognóstico, 923
– ombro, 928-931
– quadril, 912-917
 checklist do diagnóstico, 914
 prognóstico, 914
– silástico, 905
– tornozelo, 934-935
 prognóstico, 935
Implante de compartimento único (unicompartimental), 923
Implantes e artrodeses em pequenas articulações, 938-943
– checklist do diagnóstico, 940
– diagnóstico diferencial, 940
– prognóstico, 940
Implantes ortopédicos
– artrodese de tornozelo, 936-937
 checklist do diagnóstico, 937
 diagnóstico diferencial, 937
 prognóstico, 937
– artroplastia, 904-905, 904-911
– cimento e enchimentos ósseos, 960-965
 enostose (ilhota óssea) *vs.*, 193
– correções do hálux valgo, 944-945
– dispositivos de ancoragem, 967
– fixação de fio/cerclagem/cabo, 966
– fixação de parafuso, 954-959
– fixação de placa, 950-953
– haste/prego intramedular, 946-949, 947
– implante de cotovelo, 932-933
– implante de joelho, 922-927
– implante de ombro, 928-931
– implante de quadril, 912-917
– implante de tornozelo, 934-935
– implantes e artrodese em pequenas articulações, 938-943
Implantes ósseos. *Ver* Metástase da medula óssea
Implantes silásticos, 905
Inchaço de partes moles, em processos artríticos, 4
Infância, hamartoma fibroso da, rabdomiossarcoma *vs.*, 559
Infarto
– muscular diabético, diagnóstico diferencial, 848
– músculo, tumor de partes moles *vs.*, 665
– ósseo, na doença de Gaucher, 873
Infarto, ósseo, 1050-1053. *Ver também* Osteonecrose
– descomplicada, 1051
– diagnóstico diferencial, 1051

ÍNDICE

Infarto, ósseo *(Cont.)*
– em anemia falciforme, 825
– prognóstico, 1051
Infarto ósseo, 1050-1053. *Ver também* Osteonecrose
– diagnóstico diferencial, 1051
– induzido por esteroide, 1124
– medular, encondroma de ossos grandes, *vs.*, 246
– na anemia falciforme, 825
– na doença de Gaucher, 873
– osteonecrose de quadril, 1056
– osteossarcoma secundário, 241
– prognóstico, 1051
– sem complicações, 1051
Infarto ósseo descomplicado, 1051
Infarto ósseo medular, encondroma de osso grande *vs.*, 246
Infecção
– artrite séptica, 990-995
    artrite reumatoide de joelho *vs.*, 33
    artrite reumatoide de ombro e de cotovelo *vs.*, 17
    artrite reumatoide de quadril *vs.*, 29
    artrite reumatoide de tornozelo e de pé *vs.*, 37
    artropatia de pirofosfato *vs.*, 116
    diabetes *vs.*, 848
    implantes e artrodeses em pequenas articulações *vs.*, 940
    osteoartrite de ombro *vs.*, 65
– artroplastia de revisão, 918-921
– bacteriana, fluoroquinolona, 1134
– brucelose, 1011
    tuberculose *vs.*, 1006
– bursite infecciosa, 997
    infecção de partes moles *vs.*, 999
– como tumor de partes moles, imitador, 660-663
    checklist do diagnóstico, 661
    diagnóstico diferencial, 661
– de osso, 971
– disseminada, meningococcemia *vs.*, 901
– em anemia falciforme, 825
– em diabetes, 847
– em implante de quadril, 913
– em implante de tornozelo, 935
– espaço do disco, 817
    artrite reumatoide de esqueleto axial *vs.*, 12
– espinal, 980-985
– fasciíte necrotizante, 1002-1003
    infecção de partes moles *vs.*, 999
– febre maculosa das Montanhas Rochosas, 1013
– fisária, osteomalacia e raquitismo *vs.*, 1091
– fúngica, 1010
– hanseníase, 1014
    acro-osteólise *vs.*, 821
– osteíte pubiana não traumática *vs.*, 811
– osteomielite, 817
    aguda
        em adultos, 974-979
        em crianças, 970-973
    crônica, 986-989
– osteomielite multifocal recorrente crônica, 976
– parasítica, 1017
– partes moles, 998-1001
    em HIV-AIDS, 853
– pé de Madura, 1012
– pólio, 1016
– residual, em artroplastia de revisão, 919

Infecção *(Cont.)*
– SAPHO, 1018
– sífilis, 1015
    tuberculose *vs.*, 1006
– tenossinovite infecciosa, 996
– tuberculose, 1004-1009
    brucelose *vs.*, 1011
    infecção fúngica *vs.*, 1010
Infecção bacteriana
– fluoroquinolona, 1134
– osteomielite aguda em crianças, 971
– tuberculose *vs.*, 1006
Infecção de partes moles, 998-1001
– checklist do diagnóstico, 999
– diagnóstico diferencial, 999
– em HIV-AIDS, 853
– prognóstico, 999
– tuberculose, 1005
    hemofilia *vs.*, 842
Infecção disseminada, meningococcemia *vs.*, 901
Infecção do espaço do disco, 817
– artrite reumatoide de esqueleto axial *vs.*, 12
Infecção fúngica, 1010
– diagnóstico diferencial, 1010
– infecção espinal, 982
– pé de Madura, 1012
Infecção intermuscular, 999
Infecção intramuscular, 999
Infecção parasitária, 1017
– diagnóstico diferencial, 1017
Infecção piogênica, tuberculose *vs.*, 1006
Infecção residual, em artroplastia de revisão, 919
Infecções espinais, 980-985
– diagnóstico diferencial, 982
– prognóstico, 982
Infecções tuberculosas, infecção espinal, 982
Infiltração difusa da medula, 1032-1037
– checklist do diagnóstico, 1034
– diagnóstico diferencial, 1034
– prognóstico, 1034
– síndrome da dor complexa regional *vs.*, 171
Infiltração focal da medula, 1038-1041
– checklist do diagnóstico, 1040
– diagnóstico diferencial, 1040
Infiltração gordurosa do nervo. *Ver* Lipomatose, nervo
Inflamação, como tumor de parte mole, imitadora, 660-663
– checklist do diagnóstico, 661
– diagnóstico diferencial, 661
Infração de Freiberg, 1067
Ingestão oral, chumbo, 1130
Insensibilidade congênita/indiferença à dor, acro-osteólise *vs.*, 821
Insensibilidade/indiferença a dor, congênita, acro-osteólise *vs.*, 821
Insuficiência renal crônica, calcinose de, tumor de parte mole *vs.*, 669
Integridade do hardware
– fixação de parafuso, 956
– fixação de placa, 951
– haste/prego intramedular, 947
Integridade, hardware, fixação de placa, 951
Intestinos, em metabolismo ósseo, 1078
Invólucro, 987

ÍNDICE

J

Joelho
- artrite reumatoide de, 32-35
    - anomalias associadas, 34
    - checklist do diagnóstico, 34
    - diagnóstico diferencial, 33
    - estadiamento, graduação e classificação, 34
    - genética, 34
    - prognóstico, 34
- artrite séptica, 991
- artrogripose e, 690
- implante, 922-927
    - prognóstico, 923
- osteoartrite de, 78-83
    - checklist do diagnóstico, 80
    - diagnóstico diferencial, 79
    - prognóstico, 80
- osteonecrose de, 1061
    - diagnóstico diferencial, 1061
- osteonecrose espontânea de, 1045

K

Kempson-Campanacci. Ver Displasia osteofibrosa
Klebsiella, artrite séptica, 992

L

Leiomioma, superficial e profundo, 542-545
- características microscópicas, 543
- diagnóstico diferencial, 543

Leiomioma vascular, angiomioma. Ver Angioleiomioma
Leiomiossarcoma, 546-551
- angioleiomioma *vs.*, 541
- anomalias associadas, 548
- características microscópicas, 548
- diagnóstico diferencial, 547-548
- estadiamento, graduação e classificação, 548
- genética, 548
- inflamatório, tumor miofibroblástico inflamatório *vs.*, 501

Leiomiossarcoma inflamatório, tumor miofibroblástico inflamatório *vs.*, 501
Leptocitose hereditária. Ver Talassemia
Lesão cística intramedular, em hemofilia, 841
Lesão de Morel-Lavallée, tumor de partes moles *vs.*, 665
Lesão de Nora. Ver Proliferação osteocondromatosa parosteal bizarra
Lesão do tendão, xantoma *vs.*, 685
Lesão involucional, lipoma intraósseo *vs.*, 335
Lesão óssea
- corpo vertebral, hemangioma intraósseo *vs.*, 350
- tubular, hemangioma intraósseo *vs.*, 349-350

Lesão solitária, angiossarcoma *vs.*, 357
Lesão térmica
- acro-osteólise *vs.*, 821
- esclerose sistêmica progressiva *vs.*, 885
- hanseníase *vs.*, 1014

Lesch-Nyhan, hanseníase *vs.*, 1014
LES. Ver Lúpus eritematoso sistêmico (LES)
Lesões
- cística intramedular, em hemofilia, 841
- focal, em mastocitose, 867
- óssea, em mastocitose, 867
- profunda, xantoma *vs.*, 685

Lesões calcâneas, lipoma intraósseo *vs.*, 335
Lesões fibro-ósseas, osteomielite crônica *vs.*, 987
Lesões focais, em mastocitose, 867
Lesões focais múltiplas, mieloma múltiplo *vs.*, 295
Lesões/infecções fisárias, osteomalacia e raquitismo *vs.*, 1091
Lesões ósseas, em mastocitose, 867
Lesões profundas, xantoma *vs.*, 685
Leucemia
- distribuição de medula normal *vs.*, 1024
- escorbuto *vs.*, 1135
- manifestações ósseas, 308-311
    - anomalias associadas, 310
    - checklist do diagnóstico, 310
    - diagnóstico diferencial, 309-310
    - genética, 310
    - prognóstico, 310
- mielofibrose *vs.*, 837
- mieloma múltiplo *vs.*, 295
- talassemia *vs.*, 832

Ligamento patelar, apofisite de tração de, 734
Ligamentos
- anomalias, osteodistrofia renal, 1095
- ossificação progressiva de, 694
- talocalcâneo
    - espessado, variante normal, coalizão tarsal *vs.*, 752
    - medial, variante normal, coalizão tarsal *vs.*, 752

Ligamentos talocalcâneos
- espessado, variante normal, coalizão tarsal *vs.*, 752
- medial, variante normal, coalizão tarsal *vs.*, 752, 753, 755

Ligamento teres, hipertrofiado, displasia de desenvolvimento do quadril e, 719
Ligantes de osteoprotegerina (RANKL), 905
Linfangiectasia cística. Ver Hemangioma, intraósseo
Linfangioma, 421, 576-579
- anomalias associadas, 577
- diagnóstico diferencial, 577
- genética, 577
- mixoma intramuscular *vs.*, 599
- prognóstico, 577

Linfangiossarcoma. Ver Angiossarcoma, parte mole
Linfedema, sarcoma de Kaposi *vs.*, 581
Linfoma
- angiossarcoma *vs.*, 357
- corpo ventral do cordoma *vs.*, 361
- do osso, 312-317
    - anomalias associadas, 314
    - checklist do diagnóstico, 314
    - diagnóstico diferencial, 314
    - genética, 314
    - multifocal, distribuição de medula normal *vs.*, 1024
    - osteomielite multifocal recorrente crônica *vs.*, 1019
    - primário
        - fibrossarcoma *vs.*, 333
        - histiocitoma fibroso maligno *vs.*, 329
    - prognóstico, 314
- esclerosante, fibrossarcoma epitelioide esclerosante *vs.*, 517

ÍNDICE

Linfoma *(Cont.)*
- fibromatose tipo desmoide *vs.*, 490
- hipertrofia de denervação *vs.*, 899
- mielofibrose *vs.*, 837
- não Hodgkin, sarcoma de Kaposi *vs.*, 581
- ósseo multifocal primário
    histiocitose de célula de Langerhans *vs.*, 372
    manifestações ósseas de leucemia *vs.*, 309, 310
- osteomielite aguda em adultos *vs.*, 976
- plasmocitoma *vs.*, 289
- sarcoma de Ewing *vs.*, 304

Linfoma esclerosante, fibrossarcoma epitelioide esclerosante *vs.*, 517

Linfoma multifocal, do osso, distribuição da medula normal *vs.*, 1024

Linfoma não Hodgkin
- primário, de osso. *Ver* Linfoma, de osso
- sarcoma de Kaposi *vs.*, 581

Linfoma ósseo multifocal primário, histiocitose de célula de Langerhans *vs.*, 372

Linfoma primário do osso. *Ver* Linfoma, do osso

Linfonodo
- metástase de partes moles *vs.*, 651
- neurofibroma *vs.*, 629
- tumor de partes moles *vs.*, 673

Linfossarcoma. *Ver* Linfoma, do osso

Linhas de parada de crescimento, envenenamento por chumbo *vs.*, 1130

Linhas metafisárias, radioluscentes, em crianças, manifestações ósseas de leucemia *vs.*, 309-310

Lipoblastoma benigno. *Ver* Lipoblastoma/lipoblastomatose

Lipoblastoma/lipoblastomatose, 446-447
- checklist do diagnóstico, 447
- diagnóstico diferencial, 447
- dicas para interpretação de imagem, 447

Lipoblastomatose difusa. *Ver* Lipoblastoma/Lipoblastomatose

Lipodistrofia
- associada ao HIV, lipomatose *vs.*, 429
- relacionada com HIV, em HIV-AIDS, 853, 854

Lipoma
- atípica. *Ver* Tumor lipomatoso atípico
- bainha do nervo, lipomatose, nervo *vs.*, 435
- benigno, 420
- causando síndrome do túnel do carpo, 426
- célula fusiforme/pleomórfico, hibernoma *vs.*, 449
- cordão espermático, 427
- de gordura embrionária. *Ver* Hibernoma
- de tecido adiposo imaturo. *Ver* Hibernoma
- embrionário. *Ver* Lipoblastoma/lipoblastomatose
- fetal. *Ver* Hibernoma; Lipoblastoma/lipoblastomatose
- infantil. *Ver* Lipoblastoma/lipoblastomatose
- infiltrativo. *Ver* Lipomatose
- intramuscular benigno, 464
- intramuscular, lipomatose *vs.*, 430
- intraneural. *Ver* Lipomatose, nervo
- intraósseo, 334-337
    checklist do diagnóstico, 335
    diagnóstico diferencial, 335
    estadiamento, graduação e classificação, 335
    prognóstico, 335
    tumor mixofibroso lipoesclerosante *vs.*, 327
- lipoblastoma/lipoblastomatose *vs.*, 447
- múltiplo, lipomatose *vs.*, 430
- ossificante. *Ver* Lipoma parosteal

Lipoma *(Cont.)*
- parosteal, 452-455
    diagnóstico diferencial, 453
    prognóstico, 453
- partes moles, 422-427
    anomalias citogenéticas em, 424
    checklist do diagnóstico, 424
    diagnóstico diferencial, 424
    genética, 424
    hibernoma *vs.*, 449
    imagens realçadas por gadolínio e, 423
    lipoma parosteal *vs.*, 453
    recomendação de protocolo, 423
    tumor de célula gigante de bainha de tendão *vs.*, 521
- perineural. *Ver* Lipomatose, nervo
- periosteal. *Ver* Lipoma parosteal
- sinovial
    condroma intra-articular *vs.*, 143
    condromatose sinovial *vs.*, 153
- tumor lipomatoso atípico *vs.*, 457

Lipoma arborescente, joelho, 442-445
- anomalias associadas, 443
- checklist do diagnóstico, 443
- diagnóstico diferencial, 443

Lipoma atípico. *Ver* Tumor lipomatoso atípico

Lipoma de bainha de nervo, lipomatose, nervo *vs.*, 435

Lipoma do cordão espermático, 427

Lipoma embrionário. *Ver* Lipoblastoma/lipoblastomatose

Lipoma fetal. *Ver* Hibernoma; Lipoblastoma/lipoblastomatose

Lipoma infantil. *Ver* Lipoblastoma/lipoblastomatose

Lipoma infiltrativo. *Ver* Lipomatose

Lipoma intracortical. *Ver* Lipoma, intraósseo

Lipoma intramedular. *Ver* Lipoma, intraósseo

Lipoma intramuscular
- benigno, 464
- lipomatose *vs.*, 430

Lipoma intraneural. *Ver* Lipomatose, nervo

Lipoma intraósseo, 334-337
- checklist do diagnóstico, 335
- diagnóstico diferencial, 335
- estadiamento, graduação e classificação, 335
- prognóstico, 335
- tumor mixofibroso lipoesclerosante *vs.*, 327

Lipoma ossificante. *Ver* Lipoma, intraósseo; Lipoma parosteal

Lipoma parosteal, 452-455
- diagnóstico diferencial, 453
- prognóstico, 453

Lipoma perineural. *Ver* Lipomatose, nervo

Lipoma periosteal. *Ver* Lipoma parosteal

Lipoma sinovial
- difuso. *Ver* Lipoma arborescente, joelho
- lipoma arborescente, joelho *vs.*, 443

Lipoma sinovial difuso. *Ver* Lipoma arborescente, joelho

Lipomas múltiplos, lipomatose *vs.*, 430

Lipomatosa, macrodistrofia, síndrome de Klippel-Trenaunay-Weber *vs.*, 573

Lipomatose, 428-433
- checklist do diagnóstico, 430
- considerar, 430
- da face, congênita infiltrativa, lipomatose *vs.*, 430
- diagnóstico diferencial, 429-430
- dicas para interpretação de imagem, 430
- difusa, com supercrescimento do osso, macrodistrofia lipomatosa *vs.*, 439, 441

xxviii

ÍNDICE

Lipomatose *(Cont.)*
– encefalocraniocutânea, lipomatose *vs.*, 430
– lipoma, partes moles *vs.*, 424
– nervo, 434-437
    anomalias associadas, 435
    diagnóstico diferencial, 435
– tipo clínico
    cintura escapular, lipomatose *vs.*, 429
    da bacia, lipomatose *vs.*, 429
    difusa, lipomatose *vs.*, 429
    epidural, lipomatose *vs.*, 430
    mediastinal, lipomatose *vs.*, 429
    seio renal, lipomatose *vs.*, 429
    simétrica múltipla, lipomatose *vs.*, 429
Lipomatose congênita difusa. *Ver* Lipomatose
Lipomatose congênita infiltrativa da face, lipomatose *vs.*, 430
Lipomatose da bacia (tipo clínico), lipomatose *vs.*, 429
Lipomatose de cintura de ombro (tipo clínico), lipomatose *vs.*, 429
Lipomatose difusa
– com supercrescimento do osso, macrodistrofia lipomatosa *vs.*, 439, 441
– lipomatose *vs.*, 429
Lipomatose do seio renal (tipo clínico), lipomatose *vs.*, 429
Lipomatose encefalocraniocutânea, lipomatose *vs.*, 430
Lipomatose epidural (tipo clínico), lipomatose *vs.*, 430
Lipomatose mediastinal (tipo clínico), lipomatose *vs.*, 429
Lipomatose simétrica múltipla (tipo clínico), lipomatose *vs.*, 429
Lipossarcoma
– adipocítico. *Ver* Tumor lipomatoso atípico
– bem diferenciado. *Ver* Tumor lipomatoso atípico
– célula fusiforme. *Ver também* Tumor lipomatoso atípico
    sarcoma fibromixoide de baixo grau *vs.*, 515
– célula redonda. *Ver também* Lipossarcoma mixoide
    hibernoma *vs.*, 449
– como lipoma. *Ver* Tumor lipomatoso atípico
– desdiferenciado, 465
    sarcoma pleomórfico não diferenciado com inflamação proeminente *vs.*, 535
– esclerosante. *Ver* Tumor lipomatoso atípico
– lipoblastoma/lipoblastomatose *vs.*, 447
– mixoide, 460-463
    diagnóstico diferencial, 461
    genética, 461
    mixofibrossarcoma *vs.*, 511
    mixoma intramuscular *vs.*, 599
    prognóstico, 461
    sarcoma fibromixoide de baixo grau *vs.*, 515
    tumor fibroso solitário e hemangiopericitoma *vs.*, 495
– partes moles
    cisto de inclusão epidermal *vs.*, 645
    metástase de partes moles *vs.*, 651
    mixoma intramuscular *vs.*, 599
    nódulo reumatoide *vs.*, 647
    tumor de partes moles *vs.*, 661
– pleomórfico, 464
Lipossarcoma adipocítico. *Ver* Tumor lipomatose atípico
Lipossarcoma bem diferenciado (LBD). *Ver* Tumor lipomatoso atípico
Lipossarcoma como lipoma. *Ver* Tumor lipomatoso atípico
Lipossarcoma de célula fusiforme. *Ver* Tumor lipomatoso atípico

Lipossarcoma de célula redonda. *Ver* Lipossarcoma mixoide
Lipossarcoma desdiferenciado, 465
– sarcoma pleomórfico não diferenciado com proeminente inflamação *vs.*, 535
Lipossarcoma esclerosante. *Ver* Tumor lipomatoso atípico
Lipossarcoma inflamatório. *Ver* Tumor lipomatoso atípico
Lipossarcoma mixoide, 460-463
– diagnóstico diferencial, 461
– genética, 461
– mixofibrossarcoma *vs.*, 511
– prognóstico, 461
– sarcoma fibromixoide de baixo grau *vs.*, 515
– tumor fibroso solitário e hemangiopericitoma *vs..*, 495
Lipossarcoma pleomórfico, 464
Lunatomalacia, 1063
Lunato (semilunar), síndrome de impacto ulnar, osteonecrose de punho *vs.*, 1063
Lúpus eritematoso sistêmico (LES), 880-883
– artrite reumatoide de punho e de mão *vs.*, 23
– critérios de classificação, 882
– diagnóstico diferencial, 881-882
– genética, 882
– osteonecrose de quadril, 1056
– prognóstico, 882
Lúpus. *Ver* Lúpus eritematoso sistêmico (LES)
Luxação do polietileno, em implante de quadril, 913

M

Macroadenoma da pituitária, invasivo gigante, cordoma no clívus *vs.*, 362
Macrodactilia
– fibrolipoma neural com. *Ver* Macrodistrofia lipomatosa
– orientada pelo território do nervo. *Ver* Macrodistrofia lipomatosa
Macrodactilia orientada pelo território do nervo. *Ver* Macrodistrofia lipomatosa
Macrodistrofia lipomatosa, 438-441
– anomalias associadas, 439
– diagnóstico diferencial, 439
– genética, 439
– síndrome de Klippel-Trenaunay-Weber *vs.*, 573
Macrófagos, ativados, 905
Macrófagos ativos, 905
Malácia do semilunar, variância ulnar e, 715
– achados associados a, 715
Malformação arteriovenosa. *Ver* Angiomatose
Malformação glomuvenosa (glomangioma), 553
Malformação vascular sinovial, 151
– diagnóstico diferencial, 151
Malformação venosa. *Ver* Angiomatose
Malformações vasculares. *Ver também* Angiomatose
– hemangioma e, 564-569
    anomalias associadas, 566
    diagnóstico diferencial, 565
    linfangioma *vs.*, 577
    prognóstico, 566
    sarcoma de Kaposi *vs.*, 581
– parte mole, hemangioma e tumor de célula gigante da bainha do tendão *vs.*, 521
Mandíbula, osteonecrose de, bisfosfonatos, 1133

ÍNDICE

Mão
— artrite reumatoide de, 22-27
    checklist do diagnóstico, 24
    diagnóstico diferencial, 23-24
    genética, 24
    prognóstico, 24
— implantes e artrodese em pequenas articulações, 938-943
— osteoartrite de, 68-71
    checklist do diagnóstico, 70
    diagnóstico diferencial, 70
    genética, 70
    prognóstico, 70
— síndrome de Down (trissomia do 21) e, 693

Massa hipoecoica, 426

Massas de partes moles
— em melorreostose, 791
— em processos artríticos, 4
— em síndrome de Maffucci, 784
— necrótica, doença de partículas, 905
— neurofibromatose e, 697

Masseter, aumento benigno do, idiopático, hipertrofia de denervação *vs.*, 899

Mastocitose, 866-867
— complicações do flúor *vs.*, 1128
— hemangioma intraósseo *vs.*, 350
— infiltração da medula focal e substituição *vs.*, 1040
— osteopoiquilose *vs.*, 813
— prognóstico, 867

Matriz condroide, encondroma, 245
Matriz óssea desmineralizada, 961

Maturação esquelética tardia
— anorexia, 1110
— cretinismo *vs.*, 1115

Maturação, ossificação heterotópica, 817

MDE (Múltipla displasia epifisária). *Ver* Displasia epifisária múltipla (DEM)

Medula
— alterações, induzidas por radiação
    achados na RM, 407
    tratamento, 408
— amarela, 1023
— anormalidades, em talassemia, 831
— celularidade aumentada ou diminuída, 1026-1031
    checklist do diagnóstico, 1028
    diagnóstico diferencial, 1028
    prognóstico, 1028
— distribuição normal, 1022-1025
    checklist do diagnóstico, 1024
    diagnóstico diferencial, 1024
    estadiamento, graduação e classificação, 1024
— edema, infarto ósseo *vs.*, 1051
— estimulação, medula vermelha aumentada, 1027
— infiltração e substituição da medula focal, 1038-1041
    checklist do diagnóstico, 1040
    diagnóstico diferencial, 1040
— infiltração e substituição difusa, 1032-1037
    checklist do diagnóstico, 1034
    diagnóstico diferencial, 1034
    prognóstico, 1034
— padrão de edema, osteonecrose de quadril *vs.*, 1055
— pressão, aumentada, 1044
— reconversão, medula vermelha aumentada, 1027
— regeneração/estimulação, mielofibrose *vs.*, 837

Medula *(Cont.)*
— repreenchimento
    em anemia falciforme, 825
    medula vermelha aumentada, 1027
— substituição
    na doença de Gaucher, 873
    pelo tumor, 853
    processos, infarto ósseo *vs.*, 1051
— vermelha, 1023
    aumentada, celularidade da medula aumentada ou diminuída *vs.*, 1028
    densa normal, distribuição normal da medula *vs.*, 1024
    depleção, celularidade da medula aumentada ou diminuída *vs.*, 1028
    repreenchimento/estimulação, infiltração e substituição focal da medula *vs.*, 1040

Medula gordurosa, 1023
Medula hematopoiética, 1023

Medula óssea
— amarela, 1023
— aumento ou diminuição da celularidade, 1026-1031
    checklist do diagnóstico, 1028
    diagnóstico diferencial, 1028
    prognóstico, 1028
— distribuição normal, 1022-1025
    checklist do diagnóstico, 1024
    diagnóstico diferencial, 1024
    estadiamento, graduação e classificação, 1024
— edema transitório, e osteoporose migratória regional, 1048-1049
    diagnóstico diferencial, 1049
    prognóstico, 1049
— esclerótica, em mielofibrose, 837
— ilhas de medula vermelha, infiltração e substituição focal da medula *vs.*, 1040
— infiltração difusa, síndrome da dor complexa regional *vs.*, 171
— infiltração e substituição difusa da medula, 1032-1037
— infiltração e substituição focal da medula, 1038-1041
— irregular normal, síndrome da dor complexa regional *vs.*, 171
— padrão de edema, osteonecrose de quadril *vs.*, 1055
— processos de substituição, infarto ósseo *vs.*, 1051
— vermelha, 1023
    aumentada, celularidade da medula aumentada ou diminuída *vs.*, 1028
    densa normal, distribuição normal da medula *vs.*, 1024
    depleção, celularidade da medula aumentada ou diminuída *vs.*, 1028
    repreenchimento/estimulação, infiltração e substituição focal da medula *vs.*, 1040

Medula óssea esclerótica, em mielofibrose, 837

Medula vermelha, 1023
— aumentada, aumento ou diminuição da celularidade da medula *vs.*, 1028
— densa normal, distribuição da medula normal *vs.*, 1024
— depleção, aumento ou diminuição da celularidade da medula *vs.*, 1028
— ilhas, infiltração e substituição da medula focal *vs.*, 1040
— reconversão, manifestações ósseas de leucemia *vs.*, 309
— repreenchimento/estimulação
    infiltração e substituição de medula focal *vs.*, 1040
    manifestações ósseas de leucemia *vs.*, 309

Melanócitos, tumor maligno de, 655

ÍNDICE

Melanoma, 654-659
– checklist do diagnóstico, 656
– diagnóstico diferencial, 655
– estadiamento, graduação e classificação, 655-656
– genética, 655
– maligno. *Ver também* Melanoma
  sarcoidose de partes moles *vs.*, 865
– metastático, 651
– primário, 655
– prognóstico, 656
Melorreostose, 790-793
– diagnóstico diferencial, 791
– genética, 791
– osteoma em osso longo *vs.*, 197
– osteosclerose intramedular *vs.*, 812
– prognóstico, 791
– tumor de partes moles *vs.*, 674, 677
Membrana sinovial, proliferação lipomatosa vilosa de. *Ver* Lipoma arborescente, joelho
Membros, artrogripose e, 690
Meningioma, ossificação do ligamento longitudinal posterior *vs.*, 62
Meningococcemia, 901
– deficiência focal femoral proximal *vs.*, 731
– diagnóstico diferencial, 901
Meningomielocele, paralisia cerebral *vs.*, 692
Mesenquimal extraesquelético, condrossarcoma, 592-593
– diagnóstico diferencial, 593
– genética, 593
– prognóstico, 593
Metáfise
– subtubulação de, em osteopetrose, 799
– variante normal, envenenamento por chumbo *vs.*, 1130
Metaglene, artroplastia reversa do ombro, 929
Metástase
– cisto ósseo aneurismático *vs.*, 395
– esclerótica
  doença de Paget *vs.*, 365
  metástase de medula óssea *vs.*, 319
  osteopoiquilose *vs.*, 813
  osteosclerose intramedular *vs.*, 812
  POEMS *vs.*, 301
– imitação, infiltração e substituição de medula difusa *vs.*, 1034
– lítica, metástase de medula óssea *vs.*, 319
– medula óssea, 318-323
  checklist do diagnóstico, 320
  diagnóstico diferencial, 319
  linfoma *vs.*, 314
  manifestações ósseas de leucemia *vs.*, 310
  osteíte condensante *vs.*, 809
  prognóstico, 320
  sarcoidose de osso *vs.*, 859
– mieloma múltiplo *vs.*, 295
– neuroblastoma, escorbuto *vs.*, 1135
– ósseo. *Ver* Metástase de medula óssea
– osteoblástica
  esclerose tuberosa *vs.*, 869
  mielofibrose *vs.*, 837
– partes moles, 650-653, 655
  diagnóstico diferencial, 651
  mixoma intramuscular *vs.*, 599
  neuroma traumático *vs.*, 627
  prognóstico, 651
– pulmão, sarcoma primário estágio IV, 420

Metástase *(Cont.)*
– sarcoma de Ewing *vs.*, 304
– sarcoma de Ewing, linfoma *vs.*, 314
– *skip*, em tumores ósseos, 178-179
Metástase da medula óssea, 318-323
– checklist do diagnóstico, 320
– cordoma no clívus *vs.*, 362
– cordoma no corpo vertebral *vs.*, 361
– diagnóstico diferencial, 319
– displasia fibrosa do crânio *vs.*, 377
– histiocitose das células de Langerhans *vs.*, 371
– linfoma *vs.*, 314
– manifestações ósseas da leucemia *vs.*, 310
– osteíte condensante *vs.*, 809
– plasmoticoma *vs.*, 289
– prognóstico, 320
– sarcoidose de osso *vs.*, 859
Metástase esclerótica
– metástase de medula óssea *vs.*, 319
– osteopoiquilose *vs.*, 813
– osteosclerose intramedular *vs.*, 812
Metástase lítica, metástase de medula óssea *vs.*, 319
Metástase óssea esclerótica, POEMS *vs.*, 301
Metástase óssea. *Ver* Metástase de medula óssea
Metástase osteoblástica
– esclerose tuberosa *vs.*, 869
– mielofibrose *vs.*, 837
Metatarsalgia de Morton. *Ver* Neuroma de Morton
Metatarso aducto, pé torto *vs.*, 745
Metatarso primo varo, 945
Método de Graf, displasia de desenvolvimento do quadril e, 719
Microfraturas, de implantes ósseos, 939
Mielodisplasia. *Ver também* Medula óssea, infiltração difusa da medula e substituição
– calcâneo vertical em, pé torto *vs.*, 745
Mielofibrose, 836-839
– checklist do diagnóstico, 837
– complicações do flúor *vs.*, 1128
– diagnóstico diferencial, 837
– doença de Erdheim-Chester *vs.*, 879
– doença de Paget *vs.*, 365
– genética, 837
– infiltração e substituição focal da medula *vs.*, 1040
– primária, 837
– prognóstico, 837
– talassemia *vs.*, 832
Mielofibrose primária, 837
Mieloma
– esclerótico, mielofibrose *vs.*, 837
– múltiplo
  distribuição da medula óssea normal *vs.*, 1024
  sarcoidose de osso *vs.*, 859-860
  tuberculose *vs.*, 1006
– múltiplo esclerótico, esclerose tuberosa *vs.*, 869
Mieloma múltiplo, 294-299
– angiossarcoma *vs.*, 357
– anomalias associadas, 295-296
– checklist do diagnóstico, 296
– cordoma em corpo vertebral *vs.*, 361
– diagnóstico diferencial, 295
– distribuição de medula normal *vs.*, 1024
– doença de Paget *vs.*, 365
– esclerótica, esclerose tuberosa *vs.*, 869
– estadiamento, graduação e classificação, 296

xxxi

ÍNDICE

Mieloma múltiplo *(Cont.)*
- genética, 295
- manifestações ósseas de leucemia *vs.*, 309
- sarcoidose de osso *vs.*, 859-860

Mieloma múltiplo esclerótico, esclerose tuberosa *vs.*, 869

Mineralização condroide na doença de Ollier, 781

Miofibroblastoma. *Ver* Tumor miofibroblástico inflamatório

Miofibroma/miofibromatose, 473

Miofibromatose, 473
- difusa, hamartoma fibroso da infância *vs.*, 472
- multicêntrica infantil, fibromatose hialina juvenil *vs.*, 475

Mionecrose
- calcificada, tumor de partes moles *vs.*, 665
- diabética, tumor de partes moles *vs.*, 665
- em anemia falciforme, 825
- espontânea diabética, miopatia inflamatória *vs.*, 889

Mionecrose calcificada, tumor de partes moles *vs.*, 665

Mionecrose diabética espontânea, miopatia inflamatória *vs.*, 889

Mionecrose diabética, tumor de partes moles *vs.*, 665

Mionecrose espontânea, diabética, miopatia inflamatória *vs.*, 889

Miopatia
- hipertireoidismo, 1116
- induzida por esteroide, 1124
- inflamatória, 888-893. *Ver também* Miopatia inflamatória
    anomalias associadas, 890
    diagnóstico diferencial, 889
    em HIV-AIDS, 853
    genética, 890
    idiopática, tumor de partes moles *vs.*, 661
    prognóstico, 890

Miopatia inflamatória, 888-893
- anomalias associadas, 890
- diagnóstico diferencial, 889
- em HIV-AIDS, 853
- genética, 890
- idiopática, tumor de partes moles *vs.*, 661
- prognóstico, 890

Miopatia inflamatória idiopática. *Ver* Miopatia inflamatória

Miopatia muscular
- em melorreostose, 791
- tumor de partes moles *vs.*, 674

Miosite
- em lúpus eritematoso sistêmico, 881
- infecciosa, miopatia inflamatória *vs.*, 889
- inflamatória, infecção de partes moles *vs.*, 999
- proliferativa, miosite ossificante/ossificação heterotópica *vs.*, 680
- *recall* da radiação, miopatia inflamatória *vs.*, 889
- tumor de partes moles *vs.*, 661

Miosite do clima temperado, 999

Miosite do clima tropical, 999

Miosite infecciosa, miopatia inflamatória *vs.*, 889

Miosite inflamatória, infecção de partes moles *vs.*, 999

Miosite ossificante justacortical, osteocondroma *vs.*, 252

Miosite ossificante/ossificação heterotópica, 678-683
- checklist do diagnóstico, 680
- condrossarcoma mesenquimal extraesquelético *vs.*, 593
- diagnóstico diferencial, 679-680
- fibrodisplasia ossificante progressiva e, 694
- justacortical, osteocondroma *vs.*, 252
- leiomioma, superficial e profundo *vs.*, 543
- melorreostose *vs.*, 791

Miosite ossificante/ossificação heterotópica *(Cont.)*
- osteossarcoma extraesquelético *vs.*, 595
- osteossarcoma parosteal *vs.*, 221
- osteossarcoma periosteal *vs.*, 227
- prognóstico, 680
- proliferação osteocondromatosa parosteal bizarra *vs.*, 467
- sarcoma sinovial *vs.*, 607
- tumor de partes moles *vs.*, 673
- tumor fibromixoide ossificante *vs.*, 605

Miosite por *recall* de radiação, miopatia inflamatória *vs.*, 889

Mixofibrossarcoma, 510-513
- características microscópicas, 511
- checklist do diagnóstico, 511
- diagnóstico diferencial, 511
- leiomiossarcoma *vs.*, 547
- lipossarcoma mixoide *vs.*, 461
- mixoma intramuscular *vs.*, 599
- sarcoma fibromixoide de baixo grau *vs.*, 515

Mixoma
- bainha do nervo
    mixoma intramuscular *vs.*, 599
    neurofibroma *vs.*, 629
- celular intramuscular, sarcoma fibromixoide de baixo grau *vs.*, 515
- intramuscular, 421, 598-603
    anomalias associadas, 600
    checklist do diagnóstico, 600
    diagnóstico diferencial, 599-600
    fibromatose tipo desmoide *vs.*, 490
    genética, 600
    lipossarcoma mixoide *vs.*, 461
    mixofibrossarcoma *vs.*, 511
    prognóstico, 600

Mixoma de bainha de nervo
- mixoma intramuscular *vs.*, 599
- neurofibroma *vs.*, 629

Mixoma intramuscular, 421, 598-603
- anomalias associadas, 600
- celular, sarcoma fibromixoide de baixo grau *vs.*, 515
- checklist do diagnóstico, 600
- diagnóstico diferencial, 599-600
- fibromatose tipo desmoide *vs.*, 490
- genética, 600
- lipossarcoma mixoide *vs.*, 461
- mixofibrossarcoma *vs.*, 511
- prognóstico, 600

Mixoma intramuscular celular, sarcoma fibromixoide de baixo grau *vs.*, 515

Molluscum fibrosum. *Ver* Fibromatose hialina juvenil

MO (miosite ossificante). *Ver* Miosite ossificante/ossificação heterotópica

Mortalidade, febre maculosa das Montanhas Rochosas, 1013

MPS. *Ver* Mucopolissacaridose (MPS)

Mucopolissacaridose (MPS), 876-877
- checklist do diagnóstico, 877
- deformidade de Madelung *vs.*, 712
- diagnóstico diferencial, 877

Músculo
- acessório, tumor de partes moles *vs.*, 674
- atrofia, tumor de partes moles *vs.*, 674
- infarto
    diabético, 848
    tumor de partes moles *vs.*, 665

ÍNDICE

Músculo *(Cont.)*
- lesão, tumor de partes moles *vs.*, 674
- ossificação progressiva de, 694
- sarcoidose, 862-863
    - checklist do diagnóstico, 863
    - diagnóstico diferencial, 863
    - miopatia inflamatória *vs.*, 889
    - prognóstico, 863

Músculo psoas, lipossarcoma, 437
Músculos acessórios, tumor de partes moles vs, 674
Musculoskeletal Tumor Society (MSTS), sistema de estadiamento cirúrgico, 179, 414-415
Mycobacterium avium, artrite séptica, 992
Mycobacterium leprae, 1014
Mycobacterium tuberculosis, 1006

N

Nanismo
- com tronco desproporcionalmente curto, 773
- "raiz" (rizomélico), 763
- rizomélico ("raiz"), 763
- tanatofórico, 768-769
    - acondrogênese *vs.*, 767
    - acondroplasia *vs.*, 764
    - características esqueléticas, 759
    - diagnóstico diferencial, 769
    - estadiamento, graduação e classificação, 769
    - genética, 769
    - prognóstico, 769

Nanismo "raiz" (rizomélico), 763
Nanismo rizomélico ("raiz"), 763
Nanismo tanotofórica, 768-769
- acondrogenesia *vs.*, 767
- acondroplasia *vs.*, 764
- características esqueléticas, 759
- diagnóstico diferencial, 769
- estadiamento, graduação e classificação, 769
- genética, 769
- prognóstico, 769

Náusea e vômito, febre maculosa das Montanhas Rochosas, 1013
Necrose asséptica. *Ver* Infarto ósseo; Osteonecrose; Osteonecrose, de quadril; Osteonecrose, de ombro
Necrose avascular. *Ver* Infarto ósseo; Osteonecrose; Osteonecrose, de ombro
Necrose de gordura
- lipoma, partes moles *vs.*, 424
- tumor de partes moles *vs.*, 673, 676
- tumor lipomatose atípico *vs.*, 457

Necrose isquêmica. *Ver* Osteonecrose; Osteonecrose, de quadril
Nefrocalcinose, hiperparatireoidismo, 1085
Neo-ostose, osteodistrofia renal, 1095, 1096
Neoplasia
- atravessando espaço do disco, infecção espinal *vs.*, 982
- fibro-histiocítica, não específica, dermatofibrossarcoma protuberante *vs.*, 537
- lipomatose atípica. *Ver* Tumor lipomatoso atípico
- osteoartropatia hipertrófica *vs.*, 165

Neoplasia *(Cont.)*
- partes moles
    - cisto de inclusão epidermal *vs.*, 645
    - metástase de partes moles *vs.*, 651
    - mixoma intramuscular *vs.*, 599
    - nódulo reumatoide *vs.*, 647
    - tumor de partes moles *vs.*, 661

Neoplasia de partes moles
- benigna, metástase de partes moles *vs.*, 651
- metástase de partes moles *vs.*, 651

Neoplasia fibro-histiocítica, não especificada, dermatofibrossarcoma protuberante *vs.*, 537
Neoplasia lipomatosa atípica. *Ver* Tumor lipomatoso atípico
Neoplasia lipomatosa, atípica. *Ver* Tumor lipomatoso atípico
Nervo digital, lipomatose, 437
Nervo mediano, lipomatose, 436, 437
Neuralgia interdigital. *Ver* Neuroma de Morton
Neurilemoma. *Ver* Schwannoma
Neurilemoma, maligno. *Ver* Tumor da bainha de nervo periférico, maligno
Neurite interdigital, localizada. *Ver* Neuroma de Morton
Neuroblastoma
- metastático
    - doença de Caffey *vs.*, 787
    - escorbuto *vs.*, 1135
    - osteomielite aguda em adultos *vs.*, 976
- periférico. *Ver* Tumor neuroectodérmico primitivo/sarcoma de Ewing extraesquelético (TNEP/SEE)

Neuroblastoma metastático, osteomielite agudo em adultos *vs.*, 976
Neuroblastoma periférico. *Ver* Tumor neuroectodérmico primitivo/sarcoma de Ewing extraesquelético (TNEP/SEE)
Neuroectodérmico, neurofibromatose e, 698
Neuroepitelioma periférico. *Ver* Tumor neuroectodérmico primitivo/Sarcoma de Ewing extraesquelético (TNEP/SEE)
Neurofibroma, 628-633
- checklist do diagnóstico, 630
- cordoma em sacro *vs.*, 361
- diagnóstico diferencial, 629-630
- fibroblastoma desmoplásico *vs.*, 481
- genética, 630
- neurofibromatose e, 697
- prognóstico, 630
- schwannoma *vs.*, 635

Neurofibromatose, 696-701
- anomalias associadas, 698
- checklist do diagnóstico, 698
- diagnóstico diferencial, 698
- fibromatose hialina juvenil *vs.*, 475
- genética, 698
- prognóstico, 698
- síndrome de Klippel-Trenaunay-Weber *vs.*, 573

Neurofibromatose tipo 1 (NF1). *Ver* Neurofibromatose
Neurofibrossarcoma. *Ver* Tumor da bainha do nervo periférico, maligno
Neurolipomatose. *Ver* Lipomatose, nervo
Neuroma
- coto. *Ver* Neuroma traumático
- neuroma de Morton, 622-625
    - diagnóstico diferencial, 623
    - neuroma traumático *vs.*, 627
    - tumor de partes moles *vs.*, 673, 676

ÍNDICE

Neuroma *(Cont.)*
 – plantar. *Ver* Neuroma de Morton
 – pós-amputação. *Ver* Neuroma traumático
 – traumático, 626-627
  diagnóstico diferencial, 627
  tumor de partes moles *vs.*, 677
Neuroma no coto. *Ver* Neuroma traumático
Neuroma plantar. *Ver* Neuroma de Morton
Neuroma pós-amputação. *Ver* Neuroma traumático
Neuroma traumático, 626-627
 – diagnóstico diferencial, 627
 – tumor de partes moles *vs.*, 677
Neuropatia
 – diabética, 847, 848
 – periférica, POEMS, 301
Neutropenia, síndrome de Felty, 41
Nevo congênito, melanoma *vs.*, 655
Nevo vascular osteo-hipertrófico. *Ver* Síndrome de Klippel-Trenaunay-Weber
Níveis fluido-fluido, sinal de sedimentação, 669
Nódulo de Morton. *Ver* Neuroma de Morton
Nódulo de partes moles não neoplásico, 647
Nódulo, reumatoide, 646-649
 – diagnóstico diferencial, 647
 – prognóstico, 647
Nódulo reumatoide, 646-649
 – bursite infecciosa *vs.*, 997
 – diagnóstico diferencial, 647
 – prognóstico, 647
 – tumor de partes moles *vs.*, 673
Nodulose reumatoide, nódulo reumatoide *vs.*, 647
Nó, Morton. *Ver* Neuroma de Morton

O

Ocronose, 133
 – diagnóstico diferencial, 133
OH (ossificação heterotópica). *Ver* Miosite ossificante/ossificação heterotópica
OLLP. *Ver* Ossificação do ligamento longitudinal posterior (OLLP)
Ombro
 – artrite reumatoide de, 16-21
  anomalias associadas, 18
  checklist do diagnóstico, 18
  diagnóstico diferencial, 17
  genética, 18
  prognóstico, 18
 – brucelose, 1011
  tuberculose *vs.*, 1006
 – condrossarcoma, articulação de Charcot (neuropática) *vs.*, 160
 – implante, 928-931
 – osteoartrite de, 64-67
  diagnóstico diferencial, 66
  genética, 66
  prognóstico, 66
 – osteonecrose de, 1060
Ombro de Milwaukee. *Ver* Doença por depósito de hidroxiapatita
Oncocitoma de glândula salivar, rabdomioma *vs.*, 557

OPAR. *Ver* Osteopetrose autossômica recessiva (OPAR)
Operações de salvamento do membro, para tumores ósseos, 186
Organismos Gram-negativos, infecção espinal, 982
Órgãos, em metabolismo ósseo, 1078
Ossificação
 – espinal, hipotireoidismo *vs.*, 1103
 – heterotópica, em implante de tornozelo, 935
 – variação normal de, doença de Sinding-Larsen-Johansson e, 735
Ossificação do ligamento longitudinal posterior (OLLP), 60-63
 – anomalias associadas, 62
 – checklist do diagnóstico, 62
 – diagnóstico diferencial, 61-62
 – estadiamento, graduação e classificação, 62
 – genética, 62
 – prognóstico, 62
Ossificação espinal, hipotireoidismo *vs.*, 1103
Ossificação heterotópica (OH), 817
 – condrossarcoma mesenquimal extraesquelética *vs.*, 593
 – em implante de tornozelo, 935
 – leiomioma, superficial e profundo *vs.*, 543
 – maturação, 817
 – pólio, 1016
Osso
 – aneurisma, maligno raro. *Ver* Osteossarcoma Telangiectásico
 – biopsia, em mastocitose, 867
 – cimento, 962
 – "cisto" raro de superfície, neurofibromatose e, 697
 – formação, acromegalia, 1113
 – infecção de, 971
 – linfoma multifocal de, distribuição na medula normal *vs.*, 1024
 – morte de, 1051
 – pseudotumor, hemofilia *vs.*, 842
 – reabsorção, acromegalia, 1113
 – relação do hardware com
  fixação de parafuso, 956
  haste/prego intramedular, 947
 – sarcoidose, 858-861
  anomalias associadas, 860
  checklist do diagnóstico, 860
  diagnóstico diferencial, 859-860
  estadiamento, graduação e classificação, 860
  genética, 860
  prognóstico, 860
 – secundárias. *Ver* Metástase da medula óssea
Osso irradiado, distúrbio trabecular em, complicações induzidas por radiação de esqueleto *vs.*, 407-408
"Ossos de negros", em osteopetrose, 799
Ossos escleróticos, em osteopetrose, 799
Ossos longos
 – doença de Paget, 365
 – osteomielite aguda em adultos, 975
 – osteoporose primária, 1105
 – SAPHO, 1018
Ossos sesamoides, osteonecrose de, 1067
Ossos tubulares, neurofibromatose e, 697
Osteíte condensante, 808-809
 – diagnóstico diferencial, 809
 – prognóstico, 809
Osteíte condensante da clavícula (OCC), 809
Osteíte condensante do íleo (OCI), 809
Osteíte fibrosa cística. *Ver* Displasia osteofibrosa
Osteíte fibrosa. *Ver* Displasia fibrosa

ÍNDICE

Osteíte púbica, origem não traumática, 810-811
– diagnóstico diferencial, 811
Osteíte, SAPHO, 1018
Osteoartrite
– articulação de Charcot (neuropática) *vs.*, 160
– artrite de doença inflamatória do intestino *vs.*, 91-92
– associada a retinoide, 1129
– cisto degenerativo, condrossarcoma de célula clara *vs.*, 287
– com espondilose deformante, ossificação do ligamento longitudinal posterior *vs.*, 61
– de joelho, 78-83
    checklist do diagnóstico, 80
    diagnóstico diferencial, 79
    prognóstico, 80
– de ombro e cotovelo, 64-67
    diagnóstico diferencial, 65-66
    genética, 66
    prognóstico, 66
– de punho e de mão, 68-71
    checklist do diagnóstico, 70
    diagnóstico diferencial, 70
    genética, 70
    prognóstico, 70
– de quadril, 72-77
    checklist do diagnóstico, 74
    diagnóstico diferencial, 73-74
    genética, 74
    prognóstico, 74
– displasia de desenvolvimento do quadril *vs.*, 719
– doença de Wilson *vs.*, 134
– do esqueleto axial, 50-53
    anomalias associadas, 52
    diagnóstico diferencial, 52
    genética, 52
    prognóstico, 52
– erosiva
    artrite psoriática *vs.*, 98
    artrite reumatoide de punho e de mão *vs.*, 24
– espondilite anquilosante *vs.*, 86
– hipertrófica, secundária, complicações do voriconazol *vs.*, 1132
– osteíte condensante *vs.*, 809
– secundária, em osteíte púbica não traumática, 811
Osteoartrite erosiva, artrite reumatoide de punho e de mão *vs.*, 23
Osteoartrite erosiva. *Ver* Osteoartrite, de punho e de mão
Osteoartrite hipertrófica, secundária, complicações do voriconazol *vs.*, 1132
Osteoartrite secundária, em osteíte pubiana não traumática, 811
Osteoartrite uncovertebral. *Ver* Osteoartrite, de esqueleto axial
Osteoartropatia hipertrófica, 164-169
– acropatia tireoidiana *vs.*, 1117
– anomalias associadas, 165-166
– checklist do diagnóstico, 166
– complicações do flúor *vs.*, 1128
– diagnóstico diferencial, 165
– em HIV-AIDS, 854
– genética, 165
– prognóstico, 166
Osteoartropatia hipertrófica primária. *Ver* Osteoartropatia, hipertrófica
Osteoartropatia pulmonar hipertrófica. *Ver* Osteoartropatia, hipertrófica

Osteoartrose inflamatória. *Ver* Osteoartrite, de punho e de mão
Osteoblasto, em metabolismo ósseo, 1078
Osteoblastoma, 208-213
– checklist do diagnóstico, 210
– cisto ósseo aneurismático *vs.*, 395
– cordoma em
    corpo vertebral *vs.*, 361
    sacro *vs.*, 361
– diagnóstico diferencial, 209-210
– osteoma em seio paranasal *vs.*, 198
– osteossarcoma convencional *vs.*, 215-216
– prognóstico, 210
Osteócitos, em metabolismo ósseo, 1078
Osteoclastoma, hiperparatireoidismo, 1085
Osteoclastos
– em metabolismo ósseo, 1078
– função, anormal em osteopetrose, 800
Osteocondrite, sífilis congênita, 1015
Osteocondroma, 250-255
– checklist do diagnóstico, 252
– de almofada de gordura infrapatelar. *Ver* Condroma, intra-articular
– diagnóstico diferencial, 251-252
– genética, 252
– induzido por radiação, 407, 408
– miosite ossificante/ossificação heterotópica *vs.*, 679
– parosteal
    lipoma *vs.*, 453
    miosite ossificante/ossificação heterotópica *vs.*, 679
    osteossarcoma *vs.*, 221
– partes moles, miosite ossificante/ossificação heterotópica *vs.*, 679
– prognóstico, 252
– proliferação osteocondromatosa parosteal bizarra *vs.*, 467
– séssil, osteoma em osso longo *vs.*, 197
– superfície de alto grau, miosite ossificante/ossificação heterotópica *vs.*, 679
Osteocondroma de partes moles, miosite ossificante/ossificação heterotópica *vs.*, 679
Osteocondroma de superfície de alto grau, miosite ossificante/ossificação heterotópica *vs.*, 679
Osteocondroma induzido por radiação, 407, 408
Osteocondroma parosteal, miosite ossificante/ossificação heterotópica *vs.*, 679
Osteocondroma sinovial intra-articular gigante. *Ver* Condroma, intra-articular
Osteocondromas múltiplos hereditários. *Ver* Exostose múltipla hereditária
Osteocondroma solitário. *Ver* Osteocondroma
Osteocondromatose
– familiar. *Ver* Exostose hereditária múltipla
– sinovial, gota *vs.*, 109
– sinovial secundária, condromatose sinovial *vs.*, 153-154
Osteocondromatose hereditária. *Ver* Exostose múltipla hereditária
Osteocondromatose sinovial. *Ver também* Condromatose sinovial
– amiloide, gota *vs.*, 109
Osteodistrofia renal, 1094-1099
– calcinose tumoral *vs.*, 1121
– diagnóstico diferencial, 1096
– e doença óssea metabólica, 1079
– em diabetes, 847, 848
– hipotireoidismo *vs.*, 1103

ÍNDICE

Osteodistrofia renal *(Cont.)*
 – osteoporose de outras causas, 1111
 – oxalose *vs.*, 135
Osteofitose. *Ver* Osteoartrite, do esqueleto axial
Osteogênese imperfeita, 702-707
 – acondroplasia *vs.*, 763-764
 – calcificação de Sillence de, 704
 – checklist do diagnóstico, 704
 – diagnóstico diferencial, 703
 – genética, 703
 – hipofosfatasia *vs.*, 1119
 – letal (tipo II), acondrogenesia *vs.*, 767
 – nanismo tanatofórico *vs.*, 769
 – osteoporose juvenil idiopática *vs.*, 1109
 – prognóstico, 704
 – tipos graves de, 703
 – tipos leves de, 703
Osteo-hipertrófico, nevo vasculoso. *Ver* Síndrome de Klippel-Trenaunay-Weber
Osteolinfoma. *Ver* Linfoma, do osso
Osteólise, 905
 – doença de partículas com, em implante de tornozelo, 935
 – maciça, em implante de quadril, 914
Osteoma, 196-201
 – anomalias associadas, 198
 – checklist do diagnóstico, 198
 – diagnóstico diferencial
  osso grande, 245-246
  osso tubular pequeno, 245
 – genética, 198
 – osteoide, 202-207
  checklist do diagnóstico, 204
  diagnóstico diferencial
   lesão cortical diafisária, 203-204
   lesão intracapsular, 204
  enostose (ilhota óssea) *vs.*, 193
  osteomielite aguda em adultos *vs.*, 976
  prognóstico, 204
 – osteoide gigante. *Ver* Osteoblastoma
 – prognóstico, 198
Osteoma de Ivory. *Ver* Osteoma
Osteoma de superfície. *Ver* Osteoma
Osteomalacia, 1090-1093
 – artrite reumatoide de quadril *vs.*, 29-30
 – checklist do diagnóstico, 1091
 – diagnóstico diferencial, 1091
 – em doença óssea metabólica, 1079
 – genética, 1091
 – hipofosfatasia *vs.*, 1119
 – hipovitaminose D, 1127
 – osteodistrofia renal, 1095, 1096
 – osteoporose de outras causas, 1111
 – prognóstico, 1091
Osteomalacia oncogênica, 1091
Osteoma osteoide, 202-207
 – checklist do diagnóstico, 204
 – diagnóstico diferencial
  osso grande, 245-246
  osso tubular pequeno, 245
 – enostose (ilhota óssea) *vs.*, 193
 – osteoblastoma *vs.*, 210
 – osteomielite aguda em adultos *vs.*, 976
 – prognóstico, 204
Osteoma osteoide gigante. *Ver* Osteoblastoma

Osteomielite, 817
 – aguda
  adultos, 974-979
   checklist do diagnóstico, 976
   diagnóstico diferencial, 976
   prognóstico, 976
  crianças, 970-973
   diagnóstico diferencial, 971
   prognóstico, 971
 – apendicular, tuberculose, 1005
 – articulação de Charcot (neuropática) *vs.*, 160
 – ativa crônica, osteomielite crônica *vs.*, 987
 – brucelose, 1011
  tuberculose *vs.*, 1006
 – célula plasmática, 976
 – cisto ósseo simples *vs.*, 390
 – coluna vertebral, 817
 – com úlceras de decúbito, 817
 – corpo. *Ver também* Infecções espinais
  espondiloartropatia relacionada com diálise *vs.*, 1101
 – cortical crônica, osteoma osteoide *vs.*, 203-204
 – cortical, osteomielite aguda em adultos *vs.*, 976
 – crônica, 986-989
  diagnóstico diferencial, 987
  prognóstico, 987
 – de crânio, sífilis adquirida, 1015
 – discite. *Ver* Infecções espinais
 – doença de Caffey *vs.*, 787
 – em anemia falciforme, 825
 – em HIV-AIDS, 853, 854
 – epifisária, condrossarcoma de célula clara *vs.*, 287
 – fúngica, 1010
 – histiocitose de célula de Langerhans *vs.*, 371
 – indolente crônica, 987
 – induzida por esteroide, 1124
 – multifocal, osteoartropatia hipertrófica *vs.*, 165
 – multifocal recorrente crônica, 976, 1019
  diagnóstico diferencial, 1019
  linfoma *vs.*, 314
  manifestações ósseas de leucemia *vs.*, 309
 – pedal, diabetes *vs.*, 848
 – recidiva crônica, 987
 – sarcoma de Ewing *vs.*, 303
 – subaguda, 987
 – tuberculosa, tuberculose *vs.*, 1006
Osteomielite apendicular, tuberculose, 1005
Osteomielite cortical crônica, osteoma osteoide *vs.*, 203-204
Osteomielite cortical, osteomielite aguda em adultos *vs.*, 976
Osteomielite crônica, 986-989
 – diagnóstico diferencial, 987
 – prognóstico, 987
Osteomielite crônica recidivante, 987
Osteomielite de célula plasmática, 976
Osteomielite de coluna vertebral, 817
Osteomielite de corpo. *Ver também* Infecções espinais
 – espondiloartropatia relacionada com diálise *vs.*, 1101
Osteomielite diafisária, sífilis congênita, 1015
Osteomielite epifisária, condrossarcoma de célula clara *vs.*, 287
Osteomielite indolente crônica, 987
Osteomielite multifocal crônica recorrente, 976, 1019
 – diagnóstico diferencial, 1019
Osteomielite multifocal, osteoartropatia hipertrófica *vs.*, 165
Osteomielite pedal, diabetes *vs.*, 848
Osteomielite por discite. *Ver* Infecções espinais

ÍNDICE

Osteomielite recidivante, crônica, 987
Osteomielite subaguda, 987
Osteonecrose escafoide, sem traumatismo conhecido, 1063
Osteonecrose espontânea de joelho (SONK), 1045
Osteonecrose. Ver também Infarto ósseo
- cabeça da clavícula, osteíte condensante vs., 809
- da mandíbula, bisfosfonatos, 1133
- de joelho, 1061
    diagnóstico diferencial, 1061
- de ombro, 1060
- de quadril, 1054-1059
    checklist do diagnóstico, 1056
    diagnóstico diferencial, 1055
    estadiamento, graduação e classificação, 1056
    prognóstico, 1056
- deslizamento de epífise femoral capital, 725
- de tornozelo e de pé, 1066-1069
    estadiamento, graduação e classificação, 1067
    prognóstico, 1067
- diagnóstico diferencial, 1045
- do álcool, 1125
- doença de Legg-Calvé-Perthes, 1070-1075
    checklist do diagnóstico, 1072
    diagnóstico diferencial, 1071-1072
    estadiamento, graduação e classificação, 1072
    prognóstico, 1072
- do punho, 1062-1065
    diagnóstico diferencial, 1063
    estadiamento, graduação e classificação, 1063
    prognóstico, 1063
- edema transitório da medula óssea e osteoporose migratória regional vs., 1049
- em anemia falciforme, 825
- em HIV-AIDS, 853, 854
- implicações clínicas, 1045
- induzida por esteroide, 1124
- introdução para, 1044-1047
- juvenil, doença de Legg-Calvé-Perthes vs., 1072
- na doença de Gaucher, 873
- osteoartrite
    do ombro vs., 65
    do quadril vs., 73
- osteodistrofia renal, 1095
- protocolos de imagem, 1045
- questões de imagem
    com base na anatomia, 1044
    com base na patologia, 1045
- questões patológicas, 1044
- radiação, 407, 408
Osteonecrose juvenil, doença de Legg-Calvé-Perthes vs., 1072
Osteonecrose navicular, 1067
Osteonecrose por radiação, 407, 408
Osteopatia estriada, 813
- diagnóstico diferencial, 813
- melorreostose vs., 791
Osteopenia, 1105
- difusa
    manifestações ósseas de leucemia vs., 209
    mieloma múltiplo vs., 295
    osteoporose primária, 1105
- em diabetes, 847
- em HIV-AIDS, 853
- em talassemia, 831
- osteogênese imperfeita e, 703

Osteopetrose, 798-803
- diagnóstico diferencial, 800
- displasia diafisária progressiva vs., 795
- genética, 800
- picnodisostose vs., 805
- prognóstico, 800
Osteopetrose autossômica dominante (OPAD), 799
Osteopetrose autossômica recessiva (OPAR), 799
Osteopoiquilose (OPK), 813
- diagnóstico diferencial, 813
- esclerose tuberosa vs., 869
- POEMS vs., 301
Osteoporose, 817
- anorexia, 1110
- de outras etiologias, síndrome de Cushing vs., 1120
- desuso, 1108
    angiossarcoma vs., 357
    diagnóstico diferencial, 1108
- difusa, síndrome da dor regional complexa vs., 171
- do álcool, 1125
- e doença óssea metabólica, 1078
- em HIV-AIDS, 854
- em lúpus eritematoso sistêmico, 881
- hipertireoidismo vs., 1116
- idiopática juvenil, 1109
    diagnóstico diferencial, 1109
    osteogênese imperfeita vs., 703
- induzida por esteroide, 1124
- migratória regional
    e edema transitório da medula óssea, 1048-1049
        diagnóstico diferencial, 1049
        prognóstico, 1049
    osteonecrose de joelho vs., 1061
- não senil, manifestações ósseas de leucemia vs., 309
- osteodistrofia renal vs., 1096
- outras causas, 1111
    checklist do diagnóstico, 1111
    diagnóstico diferencial, 1111
- pólio, 1016
- primária, 1104-1107
    checklist do diagnóstico, 1106
    diagnóstico diferencial, 1105
    estadiamento, graduação e classificação, 1106
    osteoporose de outras causas vs., 1111
    prognóstico, 1106
- secundária
    osteoporose juvenil idiopática vs., 1109
    osteoporose primária vs., 1106
- senil, 1105
    síndrome da dor regional complexa vs., 171
Osteoporose idiopática juvenil, osteogênese imperfeita vs., 703
Osteoporose juvenil
- idiopática, 1109
    diagnóstico diferencial, 1109
    síndrome de Cushing vs., 1120
Osteoporose juvenil idiopática, 1109
- diagnóstico diferencial, 1109
- osteogênese imperfeita vs., 703
- síndrome de Cushing vs., 1120
Osteoporose migratória regional, 1048-1049
- osteonecrose de joelho vs., 1061
Osteoporose por desuso, 1108
- angiossarcoma vs., 357
- diagnóstico diferencial, 1108

ÍNDICE

Osteoporose senil, 1105
Osteosclerose
– complicações do flúor vs., 1128
– em picnodisostose, 805
– hiperparatireoidismo, 1085
– intramedular, 812
    diagnóstico diferencial, 812
    doença de Erdheim-Chester vs., 879
    melorreostose vs., 791
Osteosclerose intramedular, 812
– diagnóstico diferencial, 812
– doença de Erdheim-Chester vs., 879
– melorreostose vs., 791
Osteossarcoma
– condroblástico justacortical. Ver Osteossarcoma, periosteal
– convencional, 214-219
    checklist do diagnóstico, 216
    diagnóstico diferencial, 215-216
    genética, 216
    prognóstico, 216
– esclerosante. Ver Osteossarcoma, convencional
– extraesquelético, 594-597
    diagnóstico diferencial, 595
    leiomioma, superficial e profundo vs., 543
    prognóstico, 595
    sarcoma sinovial vs., 607
    tumor fibromixoide ossificante vs., 605
– hemorrágico. Ver Osteossarcoma telangiectásico
– intraósseo de alto grau, 234-237
    checklist do diagnóstico, 235
    diagnóstico diferencial, 235
    genética, 235
    prognóstico, 235
– osteoblastoma vs., 210
– osteolítico, fibrossarcoma vs., 333
– osteoma em seio paranasal vs., 198
– osteoma osteoide vs., 204
– parosteal, 220-225
    checklist do diagnóstico, 222
    condroma periosteal vs., 271
    diagnóstico diferencial, 221-222
    genética, 222
    osteocondroma vs., 252
    osteoma de osso longo vs., 197
    osteossarcoma de superfície de alto grau vs., 239
    osteossarcoma periosteal vs., 228
    osteossarcoma secundário, 241
    prognóstico, 222
    proliferação osteocondromatosa parosteal bizarra vs., 467
    tumor fibromixoide ossificante vs., 605
– partes moles. Ver Osteossarcoma, extraesquelético
– periosteal, 226-229
    checklist do diagnóstico, 228
    condroma periosteal vs., 271
    condrossarcoma periosteal vs., 285
    diagnóstico diferencial, 227-228
    estadiamento, graduação e classificação, 228
    genética, 228
    osteossarcoma de superfície de alto grau vs., 239
    osteossarcoma parosteal vs., 221
    prognóstico, 228
– sarcoma de Ewing vs., 303

Osteossarcoma (Cont.)
– secundário, 240-243
    prognóstico, 241
– superfície de alto grau, 238-239
    checklist do diagnóstico, 239
    condroma periosteal vs., 271
    diagnóstico diferencial, 239
    osteossarcoma parosteal vs., 222
    osteossarcoma periosteal vs., 227
    prognóstico, 239
– telangiectásico, 230-233
    checklist do diagnóstico, 231
    cisto ósseo aneurismático vs., 395, 397
    diagnóstico diferencial, 231
    genética, 231
    prognóstico, 231
Osteossarcoma central, baixo grau. Ver Osteossarcoma, intraósseo baixo grau
Osteossarcoma condroblástico justacortical. Ver Osteossarcoma, periosteal
Osteossarcoma convencional. Ver Osteossarcoma, convencional
Osteossarcoma de partes moles. Ver Osteossarcoma, extraesquelético
Osteossarcoma de superfície de alto grau, 238-239
– checklist do diagnóstico, 239
– diagnóstico diferencial, 239
– osteossarcoma periosteal vs., 227
– prognóstico, 239
Osteossarcoma de superfície. Ver Osteossarcoma, superfície de alto grau
Osteossarcoma esclerosante. Ver Osteossarcoma, intraósseo de baixo grau
Osteossarcoma extraesquelético, 594-597
– diagnóstico diferencial, 595
– leiomioma, superficial e profundo vs., 543
– prognóstico, 595
Osteossarcoma hemorrágico. Ver Osteossarcoma telangiectásico
Osteossarcoma intramedular, bem diferenciado. Ver Osteossarcoma, intraósseo de baixo grau
Osteossarcoma intraósseo, baixo grau, 234-237
– checklist do diagnóstico, 235
– diagnóstico diferencial, 235
– genética, 235
– prognóstico, 235
Osteossarcoma justacortical. Ver Osteossarcoma, parosteal
Osteossarcoma parosteal, 220-225
– checklist do diagnóstico, 222
– condroma periosteal vs., 271
– diagnóstico diferencial, 221-222
– genética, 222
– osteocondroma vs., 252
– osteoma em osso longo vs., 197
– osteossarcoma de superfície de alto grau vs., 239
– osteossarcoma periosteal vs., 228
– osteossarcoma secundário e, 241
– prognóstico, 222
– proliferação osteocondromatosa parosteal bizarra vs., 467
Osteossarcoma periosteal, 226-229
– checklist do diagnóstico, 228
– condroma periosteal vs., 271
– condrossarcoma periosteal vs., 285
– diagnóstico diferencial, 227-228
– estadiamento, graduação e classificação, 228

ÍNDICE

Osteossarcoma periosteal *(Cont.)*
– genética, 228
– osteossarcoma de superfície de alto grau *vs.*, 239
– osteossarcoma parosteal *vs.*, 221
– prognóstico, 228
Osteossarcoma secundário, 240-243
– prognóstico, 241
Osteossarcoma telangiectásico, 230-233
– checklist do diagnóstico, 231
– cisto ósseo aneurismático *vs.*, 395, 397
– diagnóstico diferencial, 231
– genética, 231
– prognóstico, 231
Osteotomia da bacia, doença de Legg-Calvé-Perthes, 1072
Osteotomia de redução da cabeça, doença de Legg-Calvé-Perthes, 1072
Osteotomia, doença de Legg-Calvé-Perthes, 1072
Osteotomia femoral, doença de Legg-Calvé-Perthes, 1072
Osteotomia metatarsal (MT), 1ª, 945
Oxalose, 135
– diagnóstico diferencial, 135

P

Padrão linear, osteoporose por desuso, 1108
Padrões generalizados, osteoporose por desuso, 1108
Padrões permeativos, osteoporose por desuso, 1108
Paquidermoperiostite, acropatia da tireoide *vs.*, 1117
Paquidermoperiostose. *Ver* Osteoartropatia, hipertrófica
Parafuso Acutrak, 955
Parafuso canulado, 955
Parafuso cortical, 955
Parafuso de artroerese, 955
Parafuso dinâmico de quadril, 955
– instrumentação, 951
Parafuso esponjoso, 955
Parafuso esponjoso de retardo, fixação de placa, 951
Parafuso Herbert, 955
Parafusos de interferência, 955
Parafusos femorais, proximais, 947

Parte mole *(Cont.)*
– hemangioendotelioma
angiossarcoma *vs.*, 587
hemangioma e malformações vasculares *vs.*, 565
– hemangioma, e malformações vasculares, angiomatose *vs.*, 571
– lipossarcoma
angiomatose *vs.*, 571
condrossarcoma mixoide extraesquelético *vs.*, 617
– metástase, 650-653
diagnóstico diferencial, 651
neuroma traumático *vs.*, 627
prognóstico, 651
– neoplasia, nódulo reumatoide *vs.*, 647
– sarcoidose, 865
checklist do diagnóstico, 865
diagnóstico diferencial, 865
– sarcoma, metástase de partes moles *vs.*, 651
– úlcera, sarcoma epitelioide *vs.*, 613
Parte mole metastática, osteodistrofia renal, 1095
Partes moles, dispositivos de ancoragem, 967
Partículas de polietileno, 905
Passo, fixação de parafuso, 955
Patógeno, infecção espinal, 982
PC (paralisia cerebral). *Ver* Paralisia cerebral
– artrite reumatoide de, 36-39
anomalias associadas, 38
checklist do diagnóstico, 38
diagnóstico diferencial, 37
estadiamento, graduação e classificação, 38
genética, 37-38
neuroma de Morton *vs.*, 623
prognóstico, 38
– artrogripose e, 690
– deformidades, pólio, 1016
– de Madura, 1012
– diabético, osteomielite aguda em adultos *vs.*, 976
– osteonecrose de, 1066-1069
estadiamento, graduação e classificação, 1067
prognóstico, 1067
Pé cavo (*pes cavus*), 749
– genética, 749
Pé chato
– flexível
coalizão tarsal e, 752
pé plano e, 739-740
– hipermóvel, congênito. *Ver* Pé plano (pé chato, *pes planus*)
Pé de Charcot, osteomielite aguda em adultos *vs.*, 976
Pé de Madura, 1012
Pé diabético, osteomielite aguda em adultos *vs.*, 976
Pedras renais, hiperparatireoidismo, 1085
Pé em "mata-borrão" (*rocker bottom*)
– pé plano *vs.*, 739
– pé torto *vs.*, 745
Pele, em metabolismo ósseo, 1078
Pé plano congênito hipermóvel. *Ver* Pé plano (pé chato, *pes planus*)
Pé plano (pé chato, *pes planus*), 738-743
– coalizão tarsal *vs.*, 752
– diagnóstico diferencial, 739
– em adolescente ou adulto jovem, coalizão tarsal e, 751
– prognóstico, 740
– síntese de colágeno defeituoso, doenças com, 740
Pé plano peroneal espástico. *Ver* Coalizão tarsal

ÍNDICE

Pé plano valgo colapsando talipe equino compensado. *Ver* Pé plano (pé chato, *pes planus*)
Pé plano valgo (*pes valgo planus*), colapso de talipe equino (*talipes equinus*) compensado. *Ver* Pé plano (pé chato, *pes planus*)
Perda auditiva, na osteopetrose, 800
Perda de massa muscular, hipertireoidismo, 1116
Perda visual, em osteopetrose, 800
Perineurioma, neurofibroma *vs.*, 629-630
Periostite
 – complicações do flúor *vs.*, 1128
 – deformante, complicações do voriconazol *vs.*, 1132
 – hiperparatireoidismo, 1085
 – proliferativa, sífilis adquirida, 1015
 – sífilis congênita, 1015
Pessoa com nanismo. *Ver* Acondroplasia
Pessoa com nanismo passível de morte. *Ver* Nanismo tanatofórico
Pessoa de baixa estatura. *Ver* Acondroplasia
Pessoas com nanismo rizomélico, 758
Pé torto (talipe equino varo, *talipes equinovarus*), 744-747
 – anomalias associadas, 746
 – checklist do diagnóstico, 746
 – corrigido, tálus vertical congênito *vs.*, 748
 – diagnóstico diferencial, 745
 – estadiamento, graduação e classificação, 746
 – genética, 746
 – prognóstico, 746
Pé valgo (*pes valgo*). *Ver* Pé plano (pé chato, *pes planus*)
Picnodisostose, 804-807
 – acro-osteólise *vs.*, 821
 – diagnóstico diferencial, 805
 – displasia cleidocraniana *vs.*, 786
 – displasia diafisária progressiva *vs.*, 795
 – genética, 805
 – osteopetrose *vs.*, 800
PILA (Angioendotelioma intralinfático papilar). *Ver* Hemangioendotelioma, partes moles
Pinos de Steinman, 955
Piogênico, granuloma, melanoma *vs.*, 655
Piomiosite
 – em HIV-AIDS, 853
 – miopatia inflamatória *vs.*, 889
Placa de bloqueio, 951
Placa de compressão, 951
Placa de crescimento, 1079
Placas
 – bloqueio, 951
 – compressão, 951
 – contraforte, 951
 – lâmina, 951
 – metálica, 951
 – neutralização, 951
 – ponte, 951
 – reconstrução, 951
 – T, 951
 – tubular, 1/3, 951
Placas contrafortes, 951
Placas de lâmina, 951
Placas de ligação, 951
Placas de reconstrução (recon), 951
Placas metálicas, 951
Placas T, 951
Placas tubulares, 1/3, 951

Plasmocitoma, 288-293
 – angiossarcoma *vs.*, 357
 – anomalias associadas, 290
 – checklist do diagnóstico, 290
 – cordoma em sacro *vs.*, 361
 – diagnóstico diferencial, 289
 – estadiamento, graduação e classificação, 290
 – genética, 289-290
 – prognóstico, 290
Platispondilia, osteogênese imperfeita e, 703
PMMA. *Ver* Polimetilmetacrilato
PMO. *Ver* Proteína morfogenética óssea
POEMS, 300-301
 – diagnóstico diferencial, 301
 – prognóstico, 301
Polegar trifalângico, macrodistrofia lipomatosa *vs.*, 439
Polidactilia de costela curta
 – nanismo tanatofórico *vs.*, 769
 – síndrome. *Ver também* Displasia condroectodérmica (Síndrome de Ellis-van Creveld)
   acondrogenesia *vs.*, 767
   displasia condroectodérmica *vs.*, 771
   distrofia torácica asfixiante de Jeune *vs.*, 770
Polietileno cimentado, fraturas de, 904
Polietileno tibial, luxação de, 923
Polimetilmetacrilato, 961-962
Polimiosite, sarcoidose de músculo *vs.*, 863
Pólio, 1016
 – paralisia cerebral *vs.*, 692
Ponta, fixação de parafuso, 955
Posição do componente acetabular, em prótese de quadril, 913
Pregos cefalomedulares, 947
Pregos de reconstrução, 947
Pregos femorais proximais, 947
Pregos gama, 947
Pré-leucemia. *Ver* Medula óssea, infiltração e substituição de medula difusa
Procedimento com prata, 945
Procedimento de Keller, 945
Procedimento de Lapidus, 945
Pró-hormônios, em metabolismo ósseo, 1078
Proliferação lipomatosa vilosa da membrana sinovial. *Ver* Lipoma arborescente, joelho
Proliferação miofibroblástica pseudossarcomatosa. *Ve* miofibroblástico inflamatório
Proliferação miofibro-histiocítica inflamatória. *V* miofibroblástico inflamatório
Proliferação osteocondromatosa, paroste
 – checklist do diagnóstico, 467
 – condroma de partes moles *vs.*, 5
 – diagnóstico diferencial, 467
Proliferação osteocondromato
 – checklist do diagnóstico, 4
 – condroma de partes mo
 – diagnóstico diferenci
Proteção contra estre
 – artroplastias, 904
   articulação,
 – em implante
 – em implant
   polietile
Proteína mo
 – infecção
Proteína, m

ÍNDICE

Próteses metálicas, 906
Protrusão acetabular, neurofibromatose e, 697
Pseudoacondroplasia, 766
- características esqueléticas, 759
- diagnóstico diferencial, 766
- displasia epifisária múltipla *vs.*, 777

Pseudoaneurisma, tumor de partes moles *vs.*, 665
Pseudoartrose
- em picnodisostose, 805
- tibial congênita, síndrome da banda amniótica *vs.*, 691

Pseudogota. *Ver* Artropatia de pirofosfato
Pseudo-hipoparatireoidismo, 1102-1103
- diagnóstico diferencial, 1103
- genética, 1103

Pseudomonas aeruginosa, artrite séptica, 992
Pseudomonas
- artrite séptica, 992
- infecção espinal, 982

Pseudopseudo-hipoparatireoidismo, 1102-1103
- diagnóstico diferencial, 1103
- genética, 1103

Pseudotumor
- célula plasmática. *Ver* Tumor miofibroblástico inflamatório
- da infância. *Ver* Fibromatose coli
- inflamatória. *Ver* Tumor miofibroblástico inflamatório
- osso, hemofilia *vs.*, 842
- partes moles, em hemofilia, 841
- relacionado com hemofilia, tumor de partes moles *vs.*, 674, 677
- subperiosteal, em hemofilia, 841
- xantomatoso. *Ver* Tumor miofibroblástico inflamatório

Pseudotumor fibro-ósseo dos dígitos, proliferação osteocondromatosa parosteal bizarra *vs.*, 467
Pseudotumor inflamatório. *Ver* Tumor miofibroblástico inflamatório
Pseudotumor subperiosteal, em hemofilia, 841
Pseudotumor xantomatoso. *Ver* Tumor miofibroblástico inflamatório
Pulvinar (tecido fibroadiposo), displasia de desenvolvimento do quadril e, 719
Punho
- artrite reumatoide de, 22-27
    - checklist do diagnóstico, 24
    - diagnóstico diferencial, 23-24
    - genética, 24
    - prognóstico, 24
- osteoartrite de, 68-71
    - checklist do diagnóstico, 70
    - diagnóstico diferencial, 70
    - genética, 70
    - prognóstico, 70
- osteonecrose de, 1062-1065
    - diagnóstico diferencial, 1063
    - estadiamento, graduação e classificação, 1063
    - prognóstico, 1063

Pustulose, SAPHO, 1018

Q

Quadril
- artrite reumatoide de, 28-31

Quadril *(Cont.)*
    - anomalias associadas, 30
    - checklist do diagnóstico, 30
    - diagnóstico diferencial, 29-30
    - genética, 30
    - prognóstico, 30
- artrite séptica, 991
- displasia de desenvolvimento, 718-723
    - checklist do diagnóstico, 719
    - deficiência focal femoral proximal *vs.*, 731
    - diagnóstico diferencial, 719
    - prognóstico, 719
- implante, 912-917
    - checklist do diagnóstico, 914
    - prognóstico, 914
- osteoartrite de, 72-77
    - checklist do diagnóstico, 74
    - diagnóstico diferencial, 73-74
    - genética, 74
    - prognóstico, 74
- osteonecrose, 1054-1059
    - checklist do diagnóstico, 1056
    - diagnóstico diferencial, 1055
    - estadiamento, graduação e classificação, 1056
    - prognóstico, 1056
- osteoporose primária, 1105
- porções cartilaginosas de, 719
- recapeamento (*resurfacing*), 913
- séptica, doença de Legg-Calvé-Perthes *vs.*, 1072

Quadril séptica, doença de Legg-Calvé-Perthes *vs.*, 1072
Queimaduras
- acro-osteólise *vs.*, 821
- esclerose sistêmica progressiva *vs.*, 885
- hanseníase *vs.*, 1014

Queixas musculares, em HIV-AIDS, 854
Queratose seborreica, melanoma *vs.*, 655
Querubismo, 378
Quimioterapia, 186

R

Rabdomialgia induzida por fármacos, miopatia inflamatória *vs.*, 889
Rabdomialgia, miopatia inflamatória induzida por fármacos *vs.*, 889
Rabdomiofibrossarcoma infantil, rabdomiossarcoma *vs.*, 559
Rabdomioma, 556-557
- cardíaco, em esclerose tuberosa, 869
- diagnóstico diferencial, 557
- em esclerose tuberosa, 869
- genética, 557
- hibernoma *vs.*, 449

Rabdomioma adulto (RM-A). *Ver* Rabdomioma
Rabdomioma cardíaco (RM-C). *Ver* Rabdomioma
Rabdomioma fetal (RM-F). *Ver* Rabdomioma
Rabdomioma genital (RM-G). *Ver* Rabdomioma
Rabdomiossarcoma, 558-563
- anomalias associadas, 559
- checklist do diagnóstico, 560
- diagnóstico diferencial, 559

ÍNDICE

Rabdomiossarcoma *(Cont.)*
- embrionário, variante de célula fusiforme, hamartoma fibroso da infância *vs.*, 472
- estadiamento, graduação e classificação, 559
- genética, 559
- prognóstico, 560
- rabdomioma *vs.*, 557
- sistema de estadiamento para, 415
- tumor neuroectodérmico primitivo/sarcoma de Ewing extraesquelético *vs.*, 621

Rabdomiossarcoma embrionário, variante de célula fusiforme, hamartoma fibroso da infância *vs.*, 472

Radiação
- diminuição da medula vermelha, 1027
- osteonecrose de quadril, 1056

Rádio, deformidade de Madelung e, 711
Radioterapia, 186
Raquitismo, 1090-1093
- checklist do diagnóstico, 1091
- diagnóstico diferencial, 1091
- genética, 1091
- hipofosfatasia *vs.*, 1119
- hipovitaminose D, 1127
- osteodistrofia renal, 1095
- osteoporose de outras causas, 1111
- prognóstico, 1091
- resistente à vitamina D, pseudoacondroplasia *vs.*, 766
- talassemia *vs.*, 832

Raquitismo hipofosfatêmico, 1091
Reabsorção endosteal, hiperparatireoidismo, 1085
Reabsorção fisária, hiperparatireoidismo, 1085
Reabsorção intracortical, hiperparatireoidismo, 1085
Reabsorção óssea, hiperparatireoidismo, 1085
Reabsorção subcondral
- e colapso, osteodistrofia renal *vs.*, 1096
- hiperparatireoidismo, 1085

Reabsorção, subcondral, osteodistrofia renal *vs.*, 1096
Reabsorção subligamentosa, hiperparatireoidismo, 1085
Reabsorção subperiosteal, hiperparatireoidismo, 1085
Reabsorção subtendinosa, hiperparatireoidismo, 1085
Reabsorção trabecular, hiperparatireoidismo, 1085
Reação periosteal
- em crianças, complicações da vitamina A *vs.*, 1126
- multifocal, em crianças, osteoartropatia hipertrófica *vs.*, 165

Recapeamento *(resurfacing)*, quadril, 913
Regeneração, medula, mielofibrose *vs.*, 837
Resistência a extração, fixação de parafuso, 955
Resolução esperada, falha de revisão *vs.*, artroplastia de revisão *vs.*, 919
Ressecção, no carpo, 939
Retículo-histiocitose, multicêntrica, 150
- acro-osteólise *vs.*, 821
- diagnóstico diferencial, 150
- osteoartrite de punho e de mão *vs.*, 70

Retículo-histiocitose multicêntrica (RM), 150
- acro-osteólise *vs.*, 821
- diagnóstico diferencial, 150
- osteoartrite de punho e de mão *vs.*, 70

Revestimento de neutralização, 951
Rickettsia rickettsii, 1013
Rim, em metabolismo ósseo, 1078
RMS alveolar. *Ver* Rabdomiossarcoma
RMS embrionário. *Ver* Rabdomiossarcoma

Rompimento (rotura) do tendão tibial posterior (TTP), pé plano e, 740
Rompimento (rotura) do tendão tibial posterior (TTP), pé plano e, 740
Rosca, fixação de parafuso, 955
Rotura do âmnio precoce, síndrome da banda amniótica e, 691
Rotura do ligamento de Lisfranc, traumático, pé plano e, 740
Rotura do manguito rotador. *Ver também* Artrite reumatoide de ombro e de cotovelo
- crônica, osteoartrite de ombro *vs.*, 66

Rotura traumática do ligamento de Lisfranc, pé plano e, 740
Rotura vascular, 1044
Rubéola, osteopatia estriada *vs.*, 813

S

Sacroiliíte, osteíte condensante *vs.*, 809
Sais, em metabolismo ósseo, 1078
SAPHO (sinovite, acne, pustulose, hiperostose, osteíte), 1018
- checklist do diagnóstico, 1018
- osteomielite multifocal recorrente crônica *vs.*, 1019

Sarcoidose
- articulação, 864
    diagnóstico diferencial, 864
- infiltrativo subcutâneo, sarcoidose de partes moles *vs.*, 865
- músculo, 862-863
    checklist do diagnóstico, 863
    diagnóstico diferencial, 863
    miopatia inflamatória *vs.*, 889
    prognóstico, 863
- óssea, 858-861
    anomalias associadas, 860
    checklist do diagnóstico, 860
    diagnóstico diferencial, 859-860
    estadiamento, graduação e classificação, 860
    genética, 860
    prognóstico, 860
- parte mole, 865
    checklist do diagnóstico, 865
    diagnóstico diferencial, 865
- tumor de partes moles *vs.*, 674

Sarcoidose infiltrativa subcutânea, sarcoidose de partes moles *vs.*, 865

Sarcoma
- cordoide. *Ver* Condrossarcoma mixoide extraesquelético
- epitelioide, 612-615
    diagnóstico diferencial, 613
    hemangioendotelioma de parte mole *vs.*, 585
    metástase de partes moles *vs.*, 651
    prognóstico, 613
    sarcoidose de partes moles *vs.*, 865
- Ewing
    extraósseo. *Ver* Tumor neuroectodérmico primitivo/sarcoma de Ewing extraesquelético (TNEP/SEE)
    metastático, doença de Caffey *vs.*, 787
    osteomielite aguda em crianças *vs.*, 971
    tumor neuroectodérmico primitivo/extraesquelético, 620-621
- fibromixoide, baixo grau, fibroblastoma desmoplásico *vs.*, 481

ÍNDICE

Sarcoma *(Cont.)*
- fibromixoide de baixo grau, 514-515
    - características microscópicas, 515
    - diagnóstico diferencial, 515
    - leiomiossarcoma *vs.*, 547
    - mixofibrossarcoma *vs.*, 511
    - tumor de célula gigante tipo difuso (SVNP extra-articular) *vs.*, 527
- induzido por radiação, 407, 408
- infarto ósseo, 1051
- leiomiossarcoma, 546-551
    - anomalias associadas, 548
    - características microscópicas, 548
    - diagnóstico diferencial, 547-548
    - estadiamento, graduação e classificação, 548
    - genética, 548
- lipossarcoma desdiferenciado, 465
- neurogênico. *Ver* Tumor de bainha de nervo periférico, maligno
- osteoblástico. *Ver* Osteossarcoma, convencional
- Paget, osteossarcoma secundário, 241
- parte mole
    - em melorreostose, 791
    - em síndrome de Maffucci, 784
- parte mole inespecífica, sarcoma pleomórfico indiferenciado *vs.*, 531
- pleomórfico indiferenciado, 530-533
    - características microscópicas, 531
    - checklist do diagnóstico, 530
    - com inflamação proeminente, 534-535
        - diagnóstico diferencial, 535
        - estadiamento, graduação e classificação, 535
        - genética, 535
    - condrossarcoma mixoide extraesquelético *vs.*, 617
    - diagnóstico diferencial, 531
    - genética, 531
    - osteossarcoma extraesquelético *vs.*, 595
    - tumor de bainha periférico maligno *vs.*, 641
- radiação, osteossarcoma secundário, 241
- sarcoma de Kaposi, 580-583
    - angiossarcoma *vs.*, 587
    - diagnóstico diferencial, 581
    - hemangioendotelioma de parte mole *vs.*, 585
    - prognóstico, 581
- sinovial, 606-611
    - angioleiomioma *vs.*, 541
    - condrossarcoma mesenquimal extraesquelético *vs.*, 593
    - diagnóstico diferencial, 607-608
    - fibrossarcoma epitelioide esclerosante *vs.*, 517
    - genética, 608
    - leiomioma, superficial e profundo *vs.*, 543
    - leiomiossarcoma *vs.*, 548
    - osteossarcoma extraesquelético *vs.*, 595
    - sarcoma, condroma de partes moles *vs.*, 591
    - schwannoma *vs.*, 635
    - tumor de célula gigante da bainha do tendão *vs.*, 521-522
    - tumor de célula gigante tipo difuso (SVNP extra-articular) vc, 527
    - tumor fibroso solitário e hemangiopericitoma *vs.*, 495
    - tumor neuroectodérmico primitivo/sarcoma de Ewing extraesquelético *vs.*, 621
    - xantoma *vs.*, 685

Sarcoma *(Cont.)*
- sinovioblástico. *Ver* Sarcoma sinovial
- tenossinovial. *Ver* Condrossarcoma mixoide extraesquelético; Sarcoma sinovial
- vascular, histiocitoma fibroso maligno *vs.*, 329

Sarcoma cordoide. *Ver* Condrossarcoma mixoide extraesquelético
Sarcoma de célula sinovial. *Ver* Sarcoma sinovial
Sarcoma de células reticulares. *Ver* Linfoma, de osso
Sarcoma de Ewing, 302-307
- checklist do diagnóstico, 304
- com metástases ósseas, linfoma *vs.*, 314
- diagnóstico diferencial, 303-304
- extraósseo. *Ver* Tumor neuroectodérmico primitivo/Sarcoma de Ewing extraesquelético (TNEP/SEE)
- genética, 304
- histiocitose de célula de Langerhans *vs.*, 371
- linfoma *vs.*, 314
- manifestações ósseas de leucemia *vs.*, 310
- metastático, doença de Caffey *vs.*, 787
- osteoma osteoide *vs.*, 204
- osteomielite aguda em adultos *vs.*, 976
- osteomielite aguda em crianças *vs.*, 971
- osteomielite crônica *vs.*, 987
- osteomielite multifocal crônica recorrente *vs.*, 1019
- osteossarcoma convencional *vs.*, 215
- osteossarcoma intraósseo de baixo grau *vs.*, 235
- prognóstico, 304
- tumor de partes moles *vs.*, 677
- tumor neuroectodérmico primitivo/extraesquelético, 620-621

Sarcoma de Ewing extraósseo. *Ver* Tumor neuroectodérmico primitivo/Sarcoma de Ewing extraesquelético (TNEP/SEE)
Sarcoma de Kaposi, 580-583
- angiossarcoma *vs.*, 587
- diagnóstico diferencial, 581
- hemangioendotelioma de partes moles *vs.*, 585
- prognóstico, 581

Sarcoma de Paget, osteossarcoma secundário, 241
Sarcoma epitelioide, 612-615
- diagnóstico diferencial, 613
- metástase de partes moles *vs.*, 651
- prognóstico, 613
- sarcoidose de partes moles *vs.*, 865

Sarcoma fibromixoide de baixo grau, 514-515
- características microscópicas, 515
- diagnóstico diferencial, 515
- fibroblastoma desmoplásico *vs.*, 481
- leiomiossarcoma *vs.*, 547
- mixofibrossarcoma *vs.*, 511
- tumor de célula gigante tipo difuso (SVNP extra-articular) *vs.*, 527

Sarcoma granulocítico. *Ver* Leucemia, manifestações ósseas
Sarcoma hemangioendotelial. *Ver* Angiossarcoma, ósseo
Sarcoma induzido por radiação, 407, 408
Sarcoma neurogênico. *Ver* Tumor da bainha do nervo periférico, maligno
Sarcoma ósseo, 178
Sarcoma osteoblástico. *Ver* Osteossarcoma, convencional
Sarcoma osteogênico. *Ver* Osteossarcoma, convencional
Sarcoma pleomórfico indiferenciado, 530-533
- características microscópicas, 531
- checklist do diagnóstico, 530

ÍNDICE

Sarcoma pleomórfico indiferenciado *(Cont.)*
- cm inflamação proeminente, 534-535
    - diagnóstico diferencial, 535
    - estadiamento, graduação e classificação, 535
    - genética, 535
- diagnóstico diferencial, 531
- genética, 531
- osteossarcoma extraesquelético *vs.*, 595

Sarcoma pleomórfico, indiferenciado, 530-533
- características microscópicas, 531
- checklist do diagnóstico, 530
- com inflamação proeminente, 534-535
    - diagnóstico diferencial, 535
    - estadiamento, graduação e classificação, 535
    - genética, 535
- diagnóstico diferencial, 531
- genética, 531
- osteossarcoma extraesquelético *vs.*, 595

Sarcoma por radiação, osteossarcoma secundário, 241

Sarcoma sinovial, 606-611
- angioleiomioma *vs.*, 541
- condroma de partes moles *vs.*, 591
- condrossarcoma mesenquimal extraesquelético *vs.*, 593
- diagnóstico diferencial, 607-608
- fibrossarcoma epitelioide esclerosante *vs.*, 517
- genética, 608
- leiomioma, superficial e profundo *vs.*, 543
- leiomiossarcoma *vs.*, 548
- osteossarcoma extraesquelético *vs.*, 595
- schwannoma *vs.*, 635
- tumor de célula gigante de bainha de tendão *vs.*, 521-522
- tumor de célula gigante tipo difuso (SVNP extra-articular) *vs.*, 527
- tumor fibromixoide ossificante *vs.*, 605
- tumor fibroso solitário e hemangiopericitoma *vs.*, 495
- tumor neuroectodérmico primitivo/sarcoma de Ewing extraesquelético *vs.*, 621
- xantoma *vs.*, 685

Sarcoma sinovioblástico. *Ver* Sarcoma sinovial

Sarcoma tenossinovial. *Ver* Condrossarcoma mixoide extraesquelético; Sarcoma sinovial

Sarcoma vascular, histiocitoma fibroso maligno *vs.*, 329

Schwannoma, 634-639
- anomalias associadas, 636
- calcificante, leiomioma, superficial e profundo *vs.*, 543
- diagnóstico diferencial, 635
- genética, 636
- maligno. *Ver* Tumor de bainha de nervo, maligno
- melanótico, schwannoma *vs.*, 635
- neurofibroma *vs.*, 629
- prognóstico, 636
- sarcoma epitelioide *vs.*, 613
- tumor fibromixoide ossificante *vs.*, 605

Schwannoma antigo, 635
Schwannoma celular, 635
Schwannoma epitelioide, 635
Schwannoma plexiforme, 635
Sequestro, 987
Sesamoidite, 1067
SE (sarcoma epitelioide). *Ver* Sarcoma epitelioide
Sífilis, 1015
- tuberculose *vs.*, 1006
Sífilis adquirida, 1015
Sífilis congênita, 1015
Sífilis terciária, 1015
Simetria bilateral, dos processos artríticos, 4
Sinais indiretos de coalizão, coalizão tarsal e, 751
Sinal da linha dupla, 1044
Sinal de Hawkins, 1067
Sinal T1WI
- baixo difuso grave, infiltração e substituição da medula difusa *vs.*, 1034
- baixo difuso moderado, infiltração e substituição da medula difusa *vs.*, 1034

Síndrome alcoólica fetal, 1125
Síndrome da banda amniótica, 691
- diagnóstico diferencial, 691
Síndrome da dor complexa regional, 170-175
- anomalias associadas, 172
- checklist do diagnóstico, 172
- diagnóstico diferencial, 171
- estadiamento, graduação e classificação, 172
- genética, 172
- prognóstico, 172
Síndrome da impactação ulnar, semilunar, osteonecrose de punho *vs.*, 1063
Síndrome da linfocitose infiltrativa difusa, em HIV-AIDS, 854
Síndrome da unha-patela. *Ver* Doença de Fong (síndrome da unha-patela)
Síndrome de angio-osteo-hipertrofia. *Ver* Síndrome de Klippel-Trenaunay-Weber
Síndrome de Behçet, miopatia inflamatória *vs.*, 889
Síndrome de compartimento
- fasciíte necrosante *vs.*, 1003
- neonatal, síndrome da banda amniótica *vs.*, 691
- tumor de partes moles *vs.*, 661
Síndrome de Cushing, 1120
- diagnóstico diferencial, 1120
Síndrome de Dercum. *Ver* Lipomatose
Síndrome de Down (trissomia do 21), 693
- associada à doença cardíaca congênita, 693
- associada à doença do trato gastrintestinal, 693
Síndrome de Ehlers-Danlos, 896-897
- diagnóstico diferencial, 897
- genética, 897
- homocistinúria *vs.*, 895
- prognóstico, 897
Síndrome de Ellis-van Creveld. *Ver* Displasia condroectodérmica (síndrome de Ellis-van Creveld)
Síndrome de Felty, 41
Síndrome de Hurler, em mucopolissacaridose, 877
Síndrome de Jeune. *Ver* Distrofia torácica asfixiante de Jeune
Síndrome de Klippel-Trenaunay. *Ver* Síndrome de Klippel-Trenaunay-Weber
Síndrome de Klippel-Trenaunay-Weber, 572-575
- anomalias associadas, 573
- diagnóstico diferencial, 573
- genética, 573
Síndrome de Launois-Bensaude. *Ver* Lipomatose
Síndrome de linfocitose, infiltrativa difusa, em HIV-AIDS, 854
Síndrome de Maffucci, 784
- doença de Ollier *vs.*, 781
Síndrome de mão/pé, 826
Síndrome de Marfan, 896-897
- diagnóstico diferencial, 897
- genética, 897
- homocistinúria *vs.*, 895
- prognóstico, 897

ÍNDICE

Síndrome de Marie-Bamberger. *Ver* Osteoartropatia, hipertrófico
Síndrome de Mazabraud, 378
Síndrome de McCune-Albright, 378
Síndrome de Morquio
- displasia espondiloepifisária *vs.*, 773
- em mucopolissacaridose, 877
- pseudoacondroplasia *vs.*, 766

Síndrome de ombro-mão. *Ver* Síndrome de dor regional complexa
Síndrome de Parkes-Weber, síndrome de Klippel-Trenaunay-Weber *vs.*, 573
Síndrome de polidactilia, costela curta
- acondrogenesia *vs.*, 767
- displasia condroectodérmica *vs.*, 771
- distrofia torácica asfixiante de Jeune *vs.*, 770
- nanismo tanatofórico *vs.*, 769

Síndrome de pós-poliomielite, 1016
Síndrome de Puretic. *Ver* Fibromatose hialina juvenil
Síndrome de Sanfilippo (MPX III), em mucopolissacaridose, 877
Síndrome de sobreposição, 894
Síndrome de Turner, 708
- anormalidades extraósseas associadas, 708
- deformidade de Madelung *vs.*, 712

Síndrome de Turner-Kieser. *Ver* Doença de Fong (síndrome da unha-patela)
Síndrome de Winchester, fibromatose hialina juvenil *vs.*, 475
Síndrome de Wissler-Fanconi. *Ver* Doença de Still, em adultos
Síndrome do corno ilíaco. *Ver* Doença de Fong (síndrome da unha-patela)
Síndrome do túnel do carpo, causando lipoma, 426
Sinovioma. *Ver* Sarcoma sinovial
- benigno. *Ver* Sinovite vilonodular pigmentada
- maligno. *Ver* Sarcoma sinovial

Sinovite, 905
- florida. *Ver* Tumor de célula gigante tipo difuso (SVNP extra-articular)
- imunomediada e viral (tóxica), doença de Legg-Calvé-Perthes *vs.*, 1071
- lipoma arborescente, joelho *vs.*, 443
- nodular, intra-articular, condroma intra-articular *vs.*, 143
- nodular intra-articular. *Ver* Sinovite nodular, intra-articular
- proliferativa. *Ver* Tumor de célula gigante tipo difuso (SVNP extra-articular)
- relacionado com silástico, 906
- SAPHO, 1018
- tumor de partes moles *vs.*, 661
- vilonodular pigmentada
    - condroma intra-articular *vs.*, 143
    - condromatose sinovial *vs.*, 153
    - depósito de amiloide *vs.*, 127
    - hemofilia *vs.*, 842
    - intra-articular, tumor de célula gigante tipo difuso (SVNP extra-articular) *vs.*, 527
    - malformação vascular sinovial *vs.*, 151
    - sinovite nodular, intra-articular *vs.*, 147

Sinovite florida. *Ver* Tumor de célula gigante tipo difuso (SVNP extra-articular)
Sinovite nodular, intra-articular, 146-149
- checklist do diagnóstico, 147
- condroma intra-articular *vs.*, 143
- diagnóstico diferencial, 147
- prognóstico, 147
- sinovite vilonodular pigmentada *vs.*, 137

Sinovite nodular localizada. *Ver* Sinovite nodular, intra-articular

Sinovite proliferativa. *Ver* Tumor de célula gigante tipo difuso (SVNP extra-articular)
Sinovite relacionada com silástico, 906
Sinovite vilonodular
- intra-articular, tumor de célula gigante tipo difuso (SVNP extra-articular) *vs.*, 527
- pigmentada, hemofilia *vs.*, 842

Sinovite vilonodular pigmentada, 136-141
- checklist do diagnóstico, 138
- condroma intra-articular *vs.*, 143
- condromatose sinovial *vs.*, 153
- depósito de amiloide *vs.*, 127
- diagnóstico diferencial, 137-138
- genética, 138
- hemofilia *vs.*, 842
- intra-articular, tumor de célula gigante tipo difuso (SVNP extra-articular) *vs.*, 527
- malformação vascular sinovial *vs.*, 151
- prognóstico, 138
- sinovite nodular *vs.*, 147

Sinovite vilonodular pigmentada (SVNP) extra-articular. *Ver* Tumor de célula gigante tipo difuso (SVNP extra-articular)
Síntese de colágeno, defeituosa, doença com, pé plano e, 740
Síntese defeituosa de colágeno, doenças com, pé plano e, 740
Sistema de Herring, doença de Legg-Calvé-Perthes, 1072
Sistema do AJCC, em tumores ósseos, 178
Sistema musculoesquelético, anorexia, 1110
Sistemas de classificação de danos da cartilagem, osteoartrite de joelho, 80
SK (sarcoma de Kaposi), 580-583
Soft Tissue Sarcoma Committee of the Children's Oncology Group, 415
Soltura
- artroplastias, 905
    - de componente sem cimento, 905
- em implante de joelho, 923
- em implante de ombro, 929
- em implante de quadril, 913
- em implante de tornozelo, 935

Spina ventosa, tuberculosa, tuberculose *vs.*, 1006
Staphylococcus aureus
- artrite séptica, 992
- infecção espinal, 982
- osteomielite aguda em crianças, 971

Streptococcus pneumoniae
- artrite séptica, 992
- osteomielite aguda em crianças, 971

Subluxação atlantoaxial, artrite reumatoide de esqueleto axial *vs.*, 12
Subseptecemia hiperalérgica. *Ver* Doença de Still, em adultos
Substituição difusa da medula, 1032-1037
- checklist do diagnóstico, 1034
- diagnóstico diferencial, 1034
- infarto ósseo *vs.*, 1051
- prognóstico, 1034

Substituição focal da medula, 1038-1041
- checklist do diagnóstico, 1040
- diagnóstico diferencial, 1040
- infarto ósseo *vs.*, 1051

SuperScan, em osteopetrose, 799
Suprimento vascular, tálus, 1067
Surgical Staging System of the Musculoskeletal Tumor Society, 414-415
Sutura, dispositivos de ancoragem, 967

ÍNDICE

T

Talassemia, 830-835
- anemia falciforme vs., 826
- checklist do diagnóstico, 832
- diagnóstico diferencial, 832
- genética, 832
- prognóstico, 832

Talassemia beta maior. Ver Talassemia
Talassemia intermédia, 831
Talassemia maior (TM), 831
Talipes calcaneovalgus. Ver Pé plano (pé chato, *pes planus*)
Tálus
- medial, 755
- osteonecrose de, 1067
- vertical congênito (pé em "mata-borrão" [*rocker bottom*]), 748
    - diagnóstico diferencial, 748
    - pé plano vs., 739
    - pé torto vs., 745

Tc-99m coloide sulfúrico, osteomielite aguda em crianças, 971
TDGBT. Ver Tumor de célula gigante da bainha do tendão
Tecido adiposo imaturo, lipoma de. Ver Hibernoma
Tecido, fibroadiposo, displasia de desenvolvimento do quadril e, 719
Tecido fibrogorduroso, displasia de desenvolvimento do quadril e, 719
Tecido subcutâneo
- em lúpus eritematoso sistêmico, 881
- infecção, 999

Técnica do parafuso sindesmótico, 955
Técnica *lag screw*, 955
Técnicas de redução de artefatos metálicos, em artroplastia de revisão, 919
Tendão do calcâneo, tendinopatia por fluoroquinolona, 1134
Tendinite calcificada. Ver Doença por depósito de hidroxiapatita
Tendinopatia
- doença por depósito de hidroxiapatita vs., 121
- fluoroquinolona, 1134
- induzida por esteroide, 1124

Tendinopatia por fluoroquinolona, 1134
Tendões, ossificação progressiva de, 694
Tênia, porco, 1017
Tenossinovial, tumor de célula gigante
- tipo difuso. Ver Tumor de célula gigante tipo difuso (SVNP extra-articular)
- tipo localizado. Ver Tumor de célula gigante da bainha do tendão

Tenossinovite
- doença por depósito de hidroxiapatita vs., 121
- infecciosa, 996
    - diagnóstico diferencial, 996
- nodular. Ver Tumor de célula gigante da bainha de tendão; Sinovite vilonodular pigmentada

Tenossinovite inflamatória, tenossinovite infecciosa vs., 996
Tenossinovite nodular. Ver Tumor de célula gigante de bainha de tendão; sinovite vilonodular pigmentada
Tenossinovite sarcoidal, tenossinovite infecciosa vs., 996
Tenossinovite traumática, tenossinovite infecciosa vs., 996
Terapia anticonvulsiva, osteomalacia e raquitismo, 1091
Terapia com prostaglandina, doença de Caffey vs., 787
Tíbia, reação ao estresse de, osteoartropatia hipertrófica vs., 165

Tipo da fáscia, fasciíte nodular e proliferativa, 466
Tipo intramuscular, fasciíte nodular e proliferativa, 466
Tipo subcutâneo, fasciíte nodular e proliferativa, 466
Tireoide, em metabolismo ósseo, 1078
Tireoidite de Hashimoto, 1115
TLA. Ver Tumor lipomatoso atípico
TMBNP (tumor maligno da bainha de nervo periférico). Ver Tumor da bainha de nervo periférico, maligno
TMI. Ver Tumor miofibroblástico inflamatório
TM. Ver Talassemia maior (TM)
TNEP/SEE (Tumor neuroectodérmico primitivo/Ewing extraesquelético)
- sarcoma. Ver Tumor neuroectodérmico primitivo/sarcoma de Ewing (TNEP/SEE)

Tofo gotoso
- bursite infecciosa vs., 997
- sarcoidose de partes moles vs., 865

Tórax, síndrome de Down (trissomia do 21) e, 693
Torcicolo muscular congênito. Ver Fibromatose coli
Tornozelo
- artrite reumatoide de, 36-39
    - anomalias associadas, 38
    - checklist do diagnóstico, 38
    - diagnóstico diferencial, 37
    - estadiamento, graduação e classificação, 38
    - genética, 37-38
    - neuroma de Morton vs., 623
    - prognóstico, 38
- implante, 934-935
    - prognóstico, 935
- osteonecrose de, 1066-1069
    - estadiamento, graduação e classificação, 1067
    - prognóstico, 1067

Toxicidade do alumínio, osteodistrofia renal, 1095, 1096
Traço falciforme (heterozigoto, HbSA), anemia falciforme vs., 826
Transformação maligna, condroide, em doença de Ollier, 781
Transtorno alimentar, 1110
Transtorno mesodérmico hereditário, 694
Transtornos da pituitária, acromegalia e deficiência de hormônio de crescimento, 1112-1113
Tratamento com esteroides, sarcoidose de músculo do, 863
Traumatismo
- doença de Caffey vs., 787
- não acidental, osteogênese imperfeita vs., 703
- repetitivo crônico, 1044

Trevor Fairbank, 404-405
- anomalias associadas, 405
- diagnóstico diferencial, 405
- genética, 405

Tríade de Phemister, 1005
Trissomia do 21 (síndrome de Down), 693
- associada a doença cardíaca congênita, 693
- associada a doença do trato gastrintestinal, 693

Trombose venosa profunda, fasciíte necrotizante vs., 1003
Tuberculose, 1004-1009
- brucelose vs., 1011
- cística, 1005
- diagnóstico diferencial, 1006
- infecção fúngica vs., 1010
- prognóstico, 1006

Tubérculo tibial, estresse e, 734

ÍNDICE

Tumor benigno da bainha do nervo periférico, angioleiomioma *vs.*, 541
Tumor benigno da bainha do nervo periférico encapsulado, schwannoma, 635
Tumor da bainha do nervo periférico
- benigno
    mixoma intramuscular *vs.*, 600
    neuroma traumático *vs.*, 627
    tumor da bainha periférica maligno *vs.*, 641
- maligno, 640-643
    anomalias associadas, 641
    diagnóstico diferencial, 641
    neurofibroma *vs.*, 630
    prognóstico, 641
    sarcoma sinovial *vs.*, 607
    schwannoma *vs.*, 635
    tumor fibromixoide ossificante *vs.*, 605
Tumor de bainha de nervo
- benigno periférico, angioleiomioma *vs.*, 541
- neurofibromatose e, 697
- periférico maligno
    fibrossarcoma epitelioide esclerosante *vs.*, 517
    leiomiossarcoma *vs.*, 547
Tumor de célula fusiforme com rosetas gigantes, hialinizante. *Ver* Sarcoma fibromixoide de baixo grau
Tumor de célula gigante, 338-343
- anomalias associadas, 339
- artropatia de pirofosfato *vs.*, 116
- calcificação. *Ver* Condroblastoma
- checklist do diagnóstico, 340
- cisto ósseo aneurismático *vs.*, 395
- condroblastoma *vs.*, 263
- condrossarcoma de célula clara *vs.*, 287
- cordoma
    em corpo vertebral *vs.*, 361
    em sacro *vs.*, 361
- de bainha de tendão, 421
- diagnóstico diferencial, 339
- displasia fibrosa da bacia *vs.*, 377
- encondroma
    de osso grande *vs.*, 246
    de osso tubular pequeno *vs.*, 245
- epifisária. *Ver* Condroblastoma
- estadiamento, graduação e classificação, 339-340
- estadiamento, graduação e classificação, 527
- fibroma condromixoide *vs.*, 267
- genética, 339
- intra-articular. *Ver* Sinovite nodular, intra-articular
- ossificação. *Ver* Osteoblastoma
- osteoblastoma *vs.*, 209
- osteomielite crônica *vs.*, 987
- plasmocitoma *vs.*, 289
- prognóstico, 340
- sinovial. *Ver* Sinovite nodular, intra-articular
- tenossinovial
    tipo difuso. *Ver* Tumor de célula gigante tipo difuso (SVNP extra-articular)
    tipo localizado. *Ver* Tumor de célula gigante de bainha de tendão
- tipo difuso (SVNP extra-articular), 526-527
    diagnóstico diferencial, 527
Tumor de célula gigante calcificante. *Ver* Condroblastoma
Tumor de célula gigante condromatoso epifisário. *Ver* Condroblastoma

Tumor de célula gigante de bainha de tendão, 421, 520-525, 647. *Ver também* Sinovite vilonodular pigmentada
- amiloide, gota *vs.*, 109
- angioleiomioma *vs.*, 541
- checklist do diagnóstico, 522
- condroma de partes moles *vs.*, 591
- diagnóstico diferencial, 521-522
- estadiamento, graduação e classificação, 522
- fibroma aponeurótico calcificante *vs.*, 483
- fibroma de bainha de tendão *vs.*, 477
- genética, 522
- sarcoidose de partes moles *vs.*, 865
- xantoma *vs.*, 685
Tumor de célula gigante intra-articular. *Ver* Sinovite nodular, intra-articular
Tumor de célula gigante ossificante. *Ver* Osteoblastoma
Tumor de célula gigante tipo difuso (SVNP extra-articular), 526-527
- diagnóstico diferencial, 527
- estadiamento, graduação e classificação, 527
Tumor de célula granular
- hibernoma *vs.*, 449
- rabdomioma *vs.*, 557
Tumor de célula redonda, osteomielite aguda em adultos *vs.*, 976
Tumor de Codman. *Ver* Condroblastoma
Tumor desmoide de osso. *Ver* Fibroma desmoplásico
Tumor desmoide. *Ver* Fibromatose tipo desmoide
Tumor do esternocleidomastóideo da infância. *Ver* Fibromatose coli
Tumores de partes moles
- angioleiomioma, 421, 540-541
- angiomatose, 570-571
- angiossarcoma, partes moles, 586-589
    hemangioma e malformações vasculares *vs.*, 565
    sarcoma de Kaposi *vs.*, 581
    sarcoma epitelioide *vs.*, 613
- checklist do relatório, 415
- cisto de inclusão epidérmica, 644-645
    tumor de partes moles *vs.*, 673, 676
    tumor glômico *vs.*, 553
- classificação do AJCC de, 416
- condroma, partes moles, 590-591
    fibroma aponeurótico calcificante *vs.*, 483
    leiomioma, superficial e profundo *vs.*, 543
- condrossarcoma mesenquimal extraesquelético, 592-593
- condrossarcoma mixoide extraesquelético, 616-619
    condrossarcoma mesenquimal extraesquelético *vs.*, 593
    leiomioma, superficial e profundo *vs.*, 543
- considerações da biopsia, 415
- dermatofibrossarcoma protuberante, 536-539
    histiocitoma fibroso benigno profundo *vs.*, 529
- diferenciando benigno de maligno, 414
- elastofibroma, 468-471
    fibroblastoma desmoplásico *vs.*, 481
    fibromatose tipo desmoide *vs.*, 489-490
    tumor de partes moles *vs.*, 661
- estágios/grupo de prognóstico do AJCC, 416
- fasciíte proliferativa nodular, 466
    leiomiossarcoma *vs.*, 547
    rabdomiossarcoma *vs.*, 559
    tumor de partes moles *vs.*, 661
- fibroblastoma desmoplásico, 480-481
- fibroma aponeurótico calcificante, 482-483
    hamartoma fibrosa da infância *vs.*, 472
    leiomiossarcoma *vs.*, 547

ÍNDICE

Tumores de partes moles *(Cont.)*
- fibroma da bainha do tendão, 476-479
    - fibroma aponeurótico calcificante *vs.*, 483
    - sarcoidose de partes moles *vs.*, 865
    - tumor de célula gigante de bainha do tendão *vs.*, 521
- fibromatose coli, 474
- fibromatose hialina juvenil, 475
- fibromatose superficial, 484-487
    - fibroma aponeurótico calcificante *vs.*, 483
- fibromatose tipo desmoide, 488-493
    - fibroblastoma desmoplásico *vs.*, 481
- fibrossarcoma epitelioide esclerosante, 516-519
    - tumor fibromixoide ossificante *vs.*, 605
- fibrossarcoma infantil, 504-505
    - hamartoma fibroso da infância *vs.*, 472
    - rabdomiossarcoma *vs.*, 559
- fibrossarcoma, partes moles, 506-509
    - fibromatose tipo desmoide *vs.*, 489
- hamartoma fibrosa da infância, 472
    - fibroma aponeurótico calcificante *vs.*, 483
    - rabdomiossarcoma *vs.*, 559
- hemangioendotelioma, partes moles, 584-585
    - angiossarcoma *vs.*, 587
    - hemangioma e malformações vasculares *vs.*, 565
- hemangioma, e malformações vasculares, 564-569
    - angiomatose *vs.*, 571
    - angiossarcoma *vs.*, 587
    - linfangioma *vs.*, 577
    - sarcoma de Kaposi *vs.*, 581
- hibernoma, 448-451
    - lipoblastoma/lipoblastomatose *vs.*, 447
    - lipoma, partes moles *vs.*, 424
- histiocitoma fibroso benigno profundo, 528-529
    - dermatofibrossarcoma protuberante *vs.*, 537
    - leiomiossarcoma *vs.*, 548
    - tumor fibroso solitário e hemangiopericitoma *vs.*, 495
- imitação de partes moles
    - doença de cristal, 668-671
    - infecção/inflamação, 660-663
    - outras entidades, 672-677
    - vascular, 664-667
- introdução a, 414-421
- leiomioma, superficial e profundo, 542-545
- leiomiossarcoma, 546-551
    - anomalias associadas, 548
    - características microscópicas, 548
    - diagnóstico diferencial, 547-548
    - estadiamento, graduação e classificação, 548
    - genética, 548
- linfangioma, 421, 576-579
    - mixoma intramuscular *vs.*, 599
- lipoblastoma/lipoblastomatose, 446-447
- lipoma, 422-427
    - arborescente, joelho, 442-445
    - hibernoma *vs.*, 449
    - ossificante. *Ver* Lipoma parosteal
    - parosteal, 452-455
    - parte mole, lipoma parosteal *vs.*, 453
- lipomatose, 428-433
    - cintura de ombro, lipomatose *vs.*, 429
    - da bacia, lipomatose *vs.*, 429
    - difusa, lipomatose *vs.*, 429
    - epidural, lipomatose *vs.*, 430
    - mediastinal, lipomatose *vs.*, 429

Tumores de partes moles *(Cont.)*
    - nervo, 434-437
    - seio renal, lipomatose *vs.*, 429
    - simétrica múltipla, lipomatose *vs.*, 429
- lipossarcoma
    - angiomatose *vs.*, 571
    - condrossarcoma mixoide extraesquelético *vs.*, 617
    - mixoide, 460-463
    - pleomórfico, 464
- macrodistrofia lipomatosa, 438-411
    - síndrome de Klippel-Trenaunay-Weber *vs.*, 573
- maligno. *Ver* Sarcoma
- melanoma, 654-659
    - maligno, sarcoidose de partes moles *vs.*, 865
- metástase, partes moles, 650-653, 655
    - mixoma intramuscular *vs.*, 599
    - neuroma traumático *vs.*, 627
- miofibroma/miofibromatose, 473
- miosite ossificante/ossificação heterotópica, 678-683
    - condrossarcoma mesenquimal extraesquelético *vs.*, 593
    - fibrodisplasia ossificante progressiva e, 694
    - justacortical, osteocondroma *vs.*, 252
    - leiomioma, superficial e profundo *vs.*, 543
    - melorreostose *vs.*, 791
    - osteossarcoma extraesquelético, *vs.*, 595
    - osteossarcoma parosteal *vs.*, 221
    - osteossarcoma periosteal *vs.*, 227
    - proliferação osteocondromatosa parosteal bizarra *vs.*, 467
    - sarcoma sinovial *vs.*, 607
    - tumor de partes moles *vs.*, 673
    - tumor fibromixoide ossificante *vs.*, 605
- mixofibrossarcoma, 510-513
    - leiomiossarcoma *vs.*, 547
    - mixoma intramuscular *vs.*, 599
    - sarcoma fibromixoide de baixo grau *vs.*, 515
- mixoma intramuscular, 421
    - celular, sarcoma fibromixoide de baixo grau *vs.*, 515
    - fibromatose tipo desmoide *vs.*, 490
    - lipossarcoma mixoide *vs.*, 461
    - mixofibrossarcoma *vs.*, 511
- neurofibroma, 628-633
    - cordoma em sacro *vs.*, 361
    - fibroblastoma desmoplásico *vs.*, 481
    - neurofibromatose e, 697
    - schwannoma *vs.*, 635
- neuroma de Morton, 622-625
    - diagnóstico diferencial, 623
    - neuroma traumático *vs.*, 627
    - tumor de partes moles *vs.*, 673, 676
- neuroma traumático, 626-627
    - tumor de partes moles *vs.*, 677
- nódulo reumatoide, 646-649
    - bursite infecciosa *vs.*, 997
    - tumor de partes moles *vs.*, 673
- obstáculo do tratamento, 415
- osteossarcoma extraesquelético, 594-597
    - leiomioma, superficial e profundo *vs.*, 543
- previsão de grau ou prognóstico por imagens, 414
- proliferação osteocondromatosa parosteal bizarra, 467
    - condroma de partes moles *vs.*, 591
- proliferação osteocondromatosa, parosteal bizarra, condroma de partes moles *vs.*, 591

xlviii

ÍNDICE

Tumores de partes moles *(Cont.)*
- rabdomioma, 556-557
    - cardíaco, em esclerose tuberosa, 869
    - hibernoma *vs.*, 449
- rabdomiossarcoma, 558-563
    - embrionário, variante de célula fusiforme, hamartoma fibroso da infância *vs.*, 472
    - rabdomioma *vs.*, 557
    - tumor neuroectodérmico primitivo/sarcoma de Ewing extraesquelético *vs.*, 621
- sarcoidose de músculo *vs.*, 863
- sarcoma de Kaposi, 580-583
    - angiossarcoma *vs.*, 587
    - diagnóstico diferencial, 581
    - hemangioendotelioma de parte mole *vs.*, 585
    - prognóstico, 581
- sarcoma epitelioide, 612-615
    - metástase de partes moles *vs.*, 651
    - sarcoidose de partes moles *vs.*, 865
- sarcoma fibromixoide de baixo grau, 514-515
    - fibroblastoma desmoplásico, *vs.*, 481
    - leiomiossarcoma *vs.*, 547
    - mixofibrossarcoma *vs.*, 511
    - tumor de célula gigante tipo difuso (SVNP extra-articular) *vs.*, 527
- sarcoma, partes moles, fibromatose tipo desmoide *vs.*, 489
- sarcoma pleomórfico indiferenciado, 530-533
    - osteossarcoma extraesquelético *vs.*, 595
- sarcoma pleomórfico indiferenciado com inflamação proeminente, 534-535
- sarcoma sinovial, 606-611
    - angioleiomioma *vs.*, 541
    - condroma de partes moles *vs.*, 591
    - condrossarcoma mesenquimal extraesquelético *vs.*, 593
    - fibrossarcoma epitelioide esclerosante *vs.*, 517
    - leiomioma, superficial e profundo *vs.*, 543
    - leiomiossarcoma *vs.*, 548
    - osteossarcoma extraesquelético *vs.*, 595
    - schwannoma *vs.*, 635
    - tumor de célula gigante da bainha do tendão *vs.*, 521-522
    - tumor de célula gigante tipo difuso (SVNP extra-articular) *vs.*, 527
    - tumor fibromixoide ossificante *vs.*, 605
    - tumor fibroso solitário e hemangiopericitoma *vs.*, 495
    - tumor neuroectodérmico primitivo/sarcoma de Ewing extraesquelético *vs.*, 621
    - xantoma *vs.*, 685
- schwannoma, 634-639
    - leiomioma calcificante, superficial e profundo *vs.*, 543
    - melanótico, schwannoma *vs.*, 635
    - neurofibroma *vs.*, 629
    - sarcoma epitelioide *vs.*, 613
    - tumor fibromixoide ossificante *vs.*, 605
- síndrome de Klippel-Trenaunay-Weber, 572-575
- tipo histológico de, previsão, 414
- tumor de bainha de nervo periférico maligno, 640-643
    - fibrossarcoma epitelioide esclerosante *vs.*, 517
    - leiomiossarcoma *vs.*, 547
    - neurofibromatose e, 697
- tumor de célula gigante da bainha do tendão, 421, 520-525, 647. *Ver também* Sinovite vilonodular pigmentada
    - amiloide, gota *vs.*, 109
    - angioleiomioma *vs.*, 541

Tumores de partes moles *(Cont.)*
   - condroma de partes moles *vs.*, 591
   - fibroma aponeurótico calcificante *vs.*, 483
   - fibroma da bainha do tendão *vs.*, 477
   - sarcoidose de partes moles *vs.*, 865
   - xantoma *vs.*, 685
- tumor de célula gigante tipo difuso (SVNP extra-articular), 526-527
- tumor fibromixoide ossificante, 604-605
- tumor fibroso solitário e hemangiopericitoma, 494-499
    - condrossarcoma mesenquimal extraesquelético *vs.*, 593
    - fibromatose tipo desmoide *vs.*, 490
    - histiocitoma fibroso benigno profundo *vs.*, 529
    - leiomiossarcoma *vs.*, 547
    - sarcoma sinovial *vs.*, 608
- tumor glômico, 552-555
    - cisto de inclusão epidérmica *vs.*, 645
- tumor lipomatoso atípico, 456-459
    - hibernoma *vs.*, 449
    - lipoblastoma/lipoblastomatose *vs.*, 447
    - lipomatose *vs.*, 430
- tumor miofibroblástico inflamatório, 500-503
    - leiomiossarcoma *vs.*, 547
- tumor neuroectodérmico primitivo/sarcoma de Ewing extraesquelético, 620-621
- xantoma, 684-687

Tumores neurogênicos intraósseos verdadeiros, neurofibromatose e, 697

Tumores ósseos
- adamantinoma, 344-347
    - checklist do diagnóstico, 346
    - diagnóstico diferencial, 345
    - displasia osteofibrosa *vs.*, 345
    - estadiamento, graduação e classificação, 346
    - genética, 345-346
    - prognóstico, 346
- adamantinoma, displasia osteofibrosa *vs.*, 383
- angiossarcoma, 356-359
    - checklist do diagnóstico, 358
    - diagnóstico diferencial, 357
    - estadiamento, graduação e classificação, 357-358
    - genética, 357
    - prognóstico, 358
- benigno *vs.* maligno, 178
- condroma, 360-363
    - checklist do diagnóstico, 362
    - diagnóstico diferencial, 361-362
    - genética, 362
    - prognóstico, 362
- consideração da biopsia em, 179
- diagnóstico, estadiamento e biopsia, 178-185
- displasia osteofibrosa, 382-387
    - checklist do diagnóstico, 384
    - diagnóstico diferencial, 383
    - prognóstico, 384
- doença do osso frágil, transitória, osteogênese imperfeita *vs.*, 703
- enostose (ilhota óssea), 192-195
    - checklist do diagnóstico, 193
    - diagnóstico diferencial, 193
    - prognóstico, 193
- estadiamento de, 178-179
    - agrupamento por estágio do AJCC, 180
    - estadiamento de T, N, M, G, 180

ÍNDICE

Tumores ósseos *(Cont.)*
- exostoses múltiplas hereditárias, 256-261
  - checklist do diagnóstico, 258
  - deformidade de Madelung vs., 712
  - diagnóstico diferencial, 258
  - genética, 258
  - prognóstico, 258
  - tipo pedunculado, 257
  - tipo séssil, 257
  - variância ulnar vs., 715
- fibroma condromixoide, 266-269
  - checklist do diagnóstico, 267
  - diagnóstico diferencial, 267
  - genética, 267
  - prognóstico, 267
- fibrossarcoma, 332-333
  - diagnóstico diferencial, 332-333
  - fibroma desmoplásico, vs., 325
  - histiocitoma fibroso maligno vs., 329
  - prognóstico, 333
- hemangioendotelioma, 355
  - patologia, 355
- hemangioma intraósseo, 348-353
  - anomalias associadas, 350
  - diagnóstico diferencial, 349-350
  - histórico natural e prognóstico, 350
- hemangiopericitoma, 354
  - checklist do diagnóstico, 354
- ilhotas múltiplas ósseas, POEMS vs., 301
- introdução, 178
- lipoma intraósseo, 334-337
  - checklist do diagnóstico, 335
  - diagnóstico diferencial, 335
  - estadiamento, graduação e classificação, 335
  - prognóstico, 335
- lipoma intraósseo, tumor lipoesclerosante mixofibroso vs., 327
- maligno primário
  - agrupamento por estágio do AJCC, 180
  - definições de T, N, M, G para, 180
- opções de tratamento e acompanhamento, 186-191
  - considerações sobre salvamento de membros, 186
  - graduação do tumor residual (pós-operatório), 187
  - principais obstáculos do tratamento, 186-187
- osteoma, 196-201
  - anomalias associadas, 198
  - checklist do diagnóstico, 198
  - diagnóstico diferencial, 197-198
  - genética, 198
  - prognóstico, 198
- plasmocitoma, 288-293
  - anomalias associadas, 290
  - checklist do diagnóstico, 290
  - cordoma em sacro vs., 361
  - diagnóstico diferencial, 289
  - estadiamento, graduação e classificação, 290
  - genética, 289-290
  - prognóstico, 290
- primário, tumor de partes moles vs., 674
- prognóstico de, por imagem, 178
- reestadiamento de, 179

Tumores ósseos *(Cont.)*
- tipo histológico de, 178
- tumor lipoesclerosante mixofibroso, 326-327
  - checklist do diagnóstico, 327
  - diagnóstico diferencial, 327
  - prognóstico, 327

Tumores ósseos
- adamantinoma, 344-347
  - checklist do diagnóstico, 346
  - diagnóstico diferencial, 345
  - displasia osteofibrosa vs., 345
  - estadiamento, graduação e classificação, 346
  - genética, 345-346
  - prognóstico, 346
- adamantinoma, displasia osteofibrosa vs., 383
- angiossarcoma, 356-359
  - checklist do diagnóstico, 358
  - diagnóstico diferencial, 357
  - estadiamento, graduação e classificação, 357-358
  - genética, 357
  - prognóstico, 358
- benigno vs. maligno, 178
- condroma, 360-363
  - checklist do diagnóstico, 362
  - diagnóstico diferencial, 361-362
  - genética, 362
  - prognóstico, 362
- consideração da biopsia em, 179
- diagnóstico, estadiamento e biopsia, 178-185
- displasia osteofibrosa, 382-387
  - checklist do diagnóstico, 384
  - diagnóstico diferencial, 383
  - prognóstico, 384
- doença do osso frágil, transitória, osteogênese imperfeita vs., 703
- enostose (ilhota óssea), 192-195
  - checklist do diagnóstico, 193
  - diagnóstico diferencial, 193
  - prognóstico, 193
- estadiamento de, 178-179
  - agrupamento por estágio do AJCC, 180
  - estadiamento de T, N, M, G, 180
- exostoses múltiplas hereditárias, 256-261
  - checklist do diagnóstico, 258
  - deformidade de Madelung vs., 712
  - diagnóstico diferencial, 258
  - genética, 258
  - prognóstico, 258
  - tipo pedunculado, 257
  - tipo séssil, 257
  - variância ulnar vs., 715
- fibroma condromixoide, 266-269
  - checklist do diagnóstico, 267
  - diagnóstico diferencial, 267
  - genética, 267
  - prognóstico, 267
- fibrossarcoma, 332-333
  - diagnóstico diferencial, 332-333
  - fibroma desmoplásico, vs., 325
  - histiocitoma fibroso maligno vs., 329
  - prognóstico, 333

ÍNDICE

Tumores ósseos *(Cont.)*
- hemangioendotelioma, 355
    - patologia, 355
- hemangioma intraósseo, 348-353
    - anomalias associadas, 350
    - diagnóstico diferencial, 349-350
    - histórico natural e prognóstico, 350
- hemangiopericitoma, 354
    - checklist do diagnóstico, 354
- ilhotas múltiplas ósseas, POEMS *vs.*, 301
- introdução, 178
- lipoma intraósseo, 334-337
    - checklist do diagnóstico, 335
    - diagnóstico diferencial, 335
    - estadiamento, graduação e classificação, 335
    - prognóstico, 335
- lipoma intraósseo, tumor lipoesclerosante mixofibroso *vs.*, 327
- maligno primário
    - agrupamento por estágio do AJCC, 180
    - definições de T, N, M, G para, 180
- opções de tratamento e acompanhamento, 186-191
    - considerações sobre salvamento de membros, 186
    - graduação do tumor residual (pós-operatório), 187
    - principais obstáculos do tratamento, 186-187
- osteoma, 196-201
    - anomalias associadas, 198
    - checklist do diagnóstico, 198
    - diagnóstico diferencial, 197-198
    - genética, 198
    - prognóstico, 198
- plasmocitoma, 288-293
    - anomalias associadas, 290
    - checklist do diagnóstico, 290
    - cordoma em sacro *vs.*, 361
    - diagnóstico diferencial, 289
    - estadiamento, graduação e classificação, 290
    - genética, 289-290
    - prognóstico, 290
- primário, tumor de partes moles *vs.*, 674
- prognóstico de, por imagem, 178
- reestadiamento de, 179
- tipo histológico de, 178
- tumor lipoesclerosante mixofibroso, 326-327
    - checklist do diagnóstico, 327
    - diagnóstico diferencial, 327
    - prognóstico, 327

Tumor estromal, gastrintestinal, tumor miofibroblástico inflamatório *vs.*, 501

Tumor estromal gastrintestinal, tumor miofibroblástico inflamatório *vs.*, 501

Tumor fibromixoide, ossificante, 604-605
- diagnóstico diferencial, 605
- prognóstico, 605

Tumor fibromixoide ossificante, 604-605
- diagnóstico diferencial, 605
- prognóstico, 605

Tumor fibroso
- calcificante, fibroblastoma desmoplásico *vs.*, 481
- e hemangiopericitoma, fibromatose tipo desmoide *vs.*, 490

Tumor fibroso calcificante, fibroblastoma desmoplásico *vs.*, 481

Tumor fibroso solitário e hemangiopericitoma, 494-499
- características microscópicas, 496
- condrossarcoma mesenquimal extraesquelético *vs.*, 593
- diagnóstico diferencial, 495
- fibromatose tipo desmoide *vs.*, 490
- genética, 495-496
- histiocitoma fibroso benigno profundo *vs.*, 529
- leiomiossarcoma *vs.*, 547
- sarcoma sinovial *vs.*, 608

Tumor glômico, 552-555
- características microscópicas, 553
- cisto de inclusão epidérmica *vs.*, 645
- diagnóstico diferencial, 553
- genética, 553
- maligno, 553
- sólido, 553

Tumor hialinizante de célula fusiforme com rosetas gigantes. *Ver* Sarcoma fibromixoide de alto grau

Tumor inchado de Pott, 1005

Tumor lipomatose atípico, 456-459
- diagnóstico diferencial, 457
- genética, 457
- hibernoma *vs.*, 449
- lipoblastoma/lipoblastomatose *vs.*, 447
- lipoma, partes moles *vs.*, 424
- lipomatose *vs.*, 430
- lipossarcoma desdiferenciado, 465
- prognóstico, 457
- sarcoma fibromixoide de baixo grau *vs.*, 515

Tumor maligno de bainha de nervo periférico, 640-643
- fibrossarcoma epitelioide esclerosante *vs.*, 517
- leiomiossarcoma *vs.*, 547
- neurofibromatose e, 697

Tumor marrom, 1085
- de hiperparatireoidismo
    - cisto ósseo simples *vs.*, 390
    - gota *vs.*, 109
    - tumor de partes moles *vs.*, 674
- depósito de amiloide *vs.*, 127
- hiperparatireoidismo *vs.*, 1086
- plasmocitoma *vs.*, 289

Tumor miofibroblástico inflamatório, 500-503
- diagnóstico diferencial, 501
- etiologia, 501
- leiomiossarcoma *vs.*, 547
- prognóstico, 501

Tumor mixofibroso lipoesclerosante, 326-327
- checklist do diagnóstico, 327
- diagnóstico diferencial, 327
- prognóstico, 327

Tumor mixo-hialino inflamatório, fibroma de bainha de tendão *vs.*, 477

Tumor neuroectodérmico primitivo/sarcoma de Ewing extraesquelético (TNEP/SEE), 620-621
- diagnóstico diferencial, 621
- genética, 621
- prognóstico, 621

Tumor rabdoide extrarrenal maligno, rabdomiossarcoma *vs.*, 559

Tumor sinovial de célula gigante. *Ver* Sinovite nodular, intra-articular

ÍNDICE

U

Úlcera
- de decúbito, 817
    - com osteomielite, 817
- partes moles, sarcoma epitelioide vs., 613

Ulna, deformidade de Madelung e, 711
Ultrassom pré-natal, em acondroplasia, 763
Úmero proximal, 669
Universal, calcinose, tumor de partes moles vs., 669
Urato monossódico, depósito em partes moles de, 669
Utilização de polietileno acetabular, 905

V

Valgo, 945
Varfarina (cumarínicos)
- complicações, 1131
    - diagnóstico diferencial, 1131
- embriopatia, condrodisplasia punctata vs., 785

Variância do carpo em Chevron, deformidade de Madelung e, 711
Variância negativa, ulnar, variância ulnar e, 715
Variância positiva, ulnar, variância ulnar e, 715
Variância ulnar, 714-717
- diagnóstico diferencial, 715
- prognóstico, 715

Variância ulnar negativa, variância ulnar e, 715
Variância ulnar positiva, variância ulnar e, 715
Variante reversa de Madelung, 711
Varo, 945
Vasculite, 1044
- acro-osteólise vs., 821

Vasoespasmo, 1044
Verme da Guiné, 1017
Verruga comum, melanoma vs., 655
Vírus de RNA, 1016
Visualização direta da coalizão, coalizão tarsal e, 751
Vitamina A, complicações, 1126
- diagnóstico diferencial, 1126

Vitamina D
- complicações, 1127

Vitamina D *(Cont.)*
- deficiência, osteomalacia e raquitismo, 1091
- raquitismo resistente, pseudoacondroplasia vs., 766

Vitamina D2, em metabolismo ósseo, 1078
Vitamina D3, em metabolismo ósseo, 1078
Voriconazol, complicações, 1132
- diagnóstico diferencial, 1132

X

Xantogranuloma
- histiocítico. *Ver* Fibroxantoma
- maligno. *Ver* Sarcoma pleomórfico indiferenciado, com inflamação proeminente

Xantogranuloma histiocítico. *Ver* Fibroxantoma
Xantogranuloma maligno. *Ver* Sarcoma pleomórfico não diferenciado, com inflamação proeminente
Xantogranuloma retroperitoneal. *Ver* Sarcoma pleomórfico indiferenciado, com inflamação proeminente
Xantoma, 684-687
- diagnóstico diferencial, 685
- fibroso maligno. *Ver* Histiocitoma, fibroso maligno; Sarcoma pleomórfico indiferenciado
- genética, 685
- lesões profundas vs., 685
- prognóstico, 685
- tendão, 685

Xantoma do tendão, 685
Xantoma fibroso maligno. *Ver* Histiocitoma, fibroso maligno; Sarcoma pleomórfico não diferenciado
Xantomatose cerebrotendinosa. *Ver* Xantoma
Xantossarcoma. *Ver* Histiocitoma, fibroso maligno
Ver Sarcoma pleomórfico indiferenciado, com inflamação proeminente

Z

Zonas de Looser, osteomalacia e raquitismo, 1091